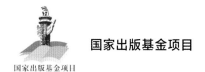

本书第一版曾获
第六届国家图书奖提名奖
第十一届全国优秀科技图书奖一等奖

Modern Neurosurgery

现代神经外科学

（第三版）

下 册

主　　编　周良辅

副主编　毛　颖　朱　巍　陈　亮

名誉主编　史玉泉

主编助理　范　振　常　珺　魏子玄

复旦大學出版社

编 委 会

主　　编　周良辅
副 主 编　毛　颖　朱　巍　陈　亮
名誉主编　史玉泉
主编助理　范　振　常　珺　魏子玄
编 写 者（按姓氏拼音排序）

安庆祝	鲍伟民	蔡加君	曹晓运	车晓明	车薛华
陈　弟	陈　功（大）	陈　功（小）	陈　宏	陈　亮	陈灵朝
陈　澍	陈衔城	程海霞	丁兴华	杜固宏	杜倬婴
高　超	高　亮	耿道颖	宫　晔	龚方源	顾宇翔
顾玉东	管一晖	郭兰君	韩　晞	胡　杰	胡　锦
胡枢坤	花　玮	冷　冰	李士其	李世亭	李智奇
梁伟民	廖煜君	刘晓东	刘正言	卢洪洲	路俊锋
马德选	毛　颖	倪　伟	潘　力	秦智勇	邱天明
沈　明	盛晓芳	施奕敏	史之峰	寿佳俊	寿雪飞
孙　安	孙　兵	孙一睿	汤海亮	汤旭群	唐　超
唐寅达	田彦龙	汪　寅	王滨江	王　晨	王恩敏
王潇文	王　鑫	王镛斐	王　涌	王玉元	王知秋
卫永旭	翁心华	吴　刚	吴劲松	吴　惺	吴雪海
吴　毅	吴泽翰	谢立乾	谢　清	谢　嵘	徐　斌
徐　锋	徐宏治	徐　健	徐　铭	徐　荣	徐　伟
徐文东	杨伯捷	姚成军	姚　瑜	于　佶	虞　剑
袁　强	张　超	张法永	张海石	张　军	张明广
张　荣	张晓硌	张　义	赵　帆	赵卫国	赵　曜
郑　康	郑名哲	钟　平	周良辅	朱国行	朱剑虹
朱　巍	朱玉连	诸壬卿	诸言明	庄冬晓	左传涛

主编简介

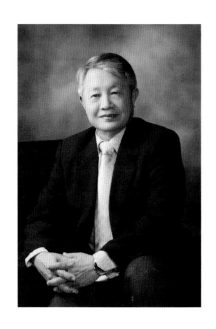

周良辅 1965 年毕业于上海第一医学院(复旦大学上海医学院前身)。中国工程院院士,教授,博士研究生导师。现任国家神经疾病医学中心主任、上海神经外科临床医学中心和上海神经外科急救中心主任、复旦大学神经外科研究所所长、复旦大学附属华山医院神经外科主任、复旦大学学术委员会委员、中华医学会神经外科分会荣誉主任委员、上海市医学会神经外科分会终身名誉主任委员、世界神经外科学院院士。1986 年在美国明尼苏达大学神经外科任研究员。曾赴美国梅奥医学中心、雷希医学中心、马迪根综合医院、加利福尼亚大学洛杉矶分校和日本东京女子医科大学、大阪医学院、大阪市医科大学等机构进行学术交流。

主要从事中枢神经系统肿瘤、血管病变、颅脑外伤、先天或后天畸形等疾病的诊治。已培养博士生和博士后 35 人、硕士生 40 人。发表第一作者或通讯作者论文 400 余篇,SCI 收录 150 余篇,主编专著 7 本。曾任美国 *Neurosurgery* 杂志、欧洲 *Neurosurgical Review* 杂志国际编委。现任日本 *Neurolgia Medico-Chirurgica* 杂志国际编委,并担任国际多本杂志审稿专家。

获国家科学技术进步奖(1990、1995、2009、2012、2017 年)、省部级一等奖(4 项)、光华医学奖(1997 年)、上海市医学荣誉奖(1997 年)、上海市科技功臣(2011 年)等奖项。获国家有突出贡献中青年专家(1988 年)、全国五一劳动奖章(1996 年)、全国先进工作者(2010 年)等荣誉称号。曾担任第九、十、十一届全国政协委员。被世界神经外科联盟官方杂志选为 2011 年度人物。获世界神经外科联盟终生荣誉奖章和奖状(2015 年)。

第三版前言

《现代神经外科学》(第二版)出版于2015年,距今已经6年了。在这段时间内,神经外科及其相关学科有了很大进步,亦有突破性进展。在神经外科方面,许多基于循证医学的定期更新的指南或共识相继问世,如"美国自发性脑内出血处理指南(2015)""大面积脑梗死处置指南(2015)""美国重症脑外伤处置指南(2016)""世界卫生组织(WHO)中枢神经系统肿瘤分类(第四版修订版,2016)""美国急性脑缺血卒中早期处理指南(2018)""中国脑胶质瘤诊疗规范(2018)""欧洲外伤后出(凝)血异常处理指南(2019)"等。经多个多中心随机对照试验(RCT)证实,急性脑缺血卒中采用溶栓和血管内取栓已成常规,且取得了良好的近、远期效果;对于自发性脑出血,早期积极控制血压和防治血肿扩大也取得一定疗效。这些可喜的成果改变了人们对卒中束手无策的悲观态度,使人们看到卒中可防可治。对脑外伤和脑胶质瘤的深入研究不仅解疑答惑,而且厘清了攻克方向。例如,明确RCT在脑外伤研究和应用的局限性,疗效比较研究(CER)的循证医学级别虽然没有RCT高,但在临床诊治上实用性强,是近来脑外伤诊治取得进展的主要推手。最大程度安全切除肿瘤加上术后放射治疗和化学治疗的综合性治疗已成为脑胶质母细胞瘤的标准治疗方案。其中,多模态影像导航和电生理监测,有条件者配合术中磁共振导航,也成为标准术式。组织病理加上分子病理诊断的个体化诊断方法为进一步提高疗效和避免并发症奠定了基础。在相关学科方面,引领人类第4次工业革命的人工智能(AI)正以前所未有的姿态大跨步地进入各行各业。AI以其超越人类的记忆力和图像识别力在医学领域大显身手,对医学发展产生巨大影响。作为医务工作者,我们应该如何看待和应用AI;国内外研究机构相继推出脑计划,作为能"与脑对话"的神经外科医生,我们应该如何积极参与……关于这些问题我们在书中都做了专文介绍。近年来,脑解剖和相关生理学研究取得突破性进展。例如,语言中枢,包括语言模型(如Wernicke Geschwind模型),已被语言网络取代。再如,颅内不仅有类淋巴系统,还有淋巴管;脑脊液不是循环的,而是流动的等。前者(有关语言)和后者不仅分别平息了长达100多年和300多年的学术争论,而且更新了我们对语言、脑脊液、类淋巴系统和颅内淋巴管的传统认知,更新了相关神经系统疾病的诊治方法,拓宽了与其相关疾病的研究方向。

本版《现代神经外科学》保留前两版的总布局,共8篇,总章数从第二版的140章增至148章,总字数由第二版的3 152千字增至4 257千字。新增的章节有:18章"强化神经外科术后患者康复";20章"临床前期研究、前瞻性随机对照试验和疗效比较研究";33章"颅外脑动脉钝性损伤";83章"中枢神经系统肿瘤的无电离辐射治疗";120章"顽固性耳鸣";126章"微意识昏迷";147章"神经外科与脑计划";148章"人工智能在神经外科的应用"。原有章节也全面更新,特别是在相关章节内增加许多新内容,如语言、脑脊液和类淋巴系统、WHO中枢神经系统肿瘤分类(第四版修订版,2016)、非惊厥性癫痫、脑动脉瘤的预警医学、脑动脉瘤壁增强、复合手术室、外视镜等,相信细心的读者在阅读中可以发现。在本书定稿之际,WHO(2021)发布了中枢神经系统肿瘤分类(第五版),为了紧跟形势,呈现最新进展,我们将 WHO 中枢神经系统肿瘤分类(第五版)翻译成中文,并进行了详尽的解读,附在书末,以飨读者。

2018 年下半年,复旦大学附属华山医院(以下简称华山医院)神经外科几代人的梦想成真了——华山医院西院试运行了。这家"大专科小综合"的三级甲等医院拥有核定床位 800 张、手术室 40 间(内有 DSA、3.0TMRI、CT 等大型影像检查设备和手术显微镜、内镜、外视镜等先进手术设备)、100 张 NICU 床位,年手术量逾万例。国家神经疾病医学中心、上海神经外科临床医学中心、上海市脑疾病中心、复旦大学脑疾病中心、世界神经外科联盟(WFNS)培训基地在这里挂牌。占地 200m^2 的神经外科研究所拥有上海脑库、显微外科解剖室、内镜外科解剖实验室、脑功能研究实验室(内有 3.0TMRI、高密度 EEG 和 VR 平台)、GMP 实验室、分子细胞实验室、AI实验室、无离子辐射实验室等平台,全方位开展中枢神经系统疾病的诊治和临床基础研究及培训。华山医院西院与本部、东院和北院,以及上海伽马医院的神经外科一起,共同构成名副其实的神经外科的"航空母舰",年治疗量逾 2 万例。这些大量的临床病例是本书的基本素材。

本版仍保留前两版编写特色,由神经外科老、中、青三代医学专家共同编写。20 多年过去了,庆幸的是,青年人才辈出,后继有人。作为主编,我对参与本书编写的各位作者深表感谢,感谢你们不辞辛苦,利用繁忙工作的间隙积极、认真地编写,为广大读者献上高质量的论著。作为主编,我希望本书的出版对各级神经外科医生、研究生和相关学科读者有所助益。

最后,由于各位编者均是临床工作者,工作繁忙、时间紧迫,加之主编学识有限,虽努力避免,但书中缺点和不足仍在所难免,还望广大读者不吝指正。

中国工程院院士

国家神经疾病医学中心主任

复旦大学上海医学院神经外科教授

复旦大学神经外科研究所所长

复旦大学附属华山医院神经外科主任

上海神经外科临床医学中心主任

上海神经外科急救中心主任

2021 年 10 月

第二版前言

《现代神经外科学》(第一版)在2001年12月出版,至今已12年了。纵观这段时间,虽然神经外科没有突破性的进展,像20世纪60年代和90年代分别出现显微神经外科和微侵袭神经外科,但是,它还是取得令人鼓舞的长足进步。例如,一系列多中心前瞻性随机对照试验(RCT)的出现,解决了一些长期悬而未决的临床问题,对一些疾病的诊断和治疗产生了巨大影响。具代表性的RCT有:国际蛛网膜下腔出血脑动脉瘤试验(ISAT),比较血管内介入(简称介入)和显微外科手术夹闭(简称夹闭)两种技术治疗脑动脉瘤的疗效。术后一年不良预后(死亡和病残),介入和夹闭两组分别为23.5%和30.9%($P < 0.001$)。2005年、2007年和2009年长期随访结果,脑动脉瘤因复发需再处理,介入和夹闭两组分别为早期8.8%和2.9%,后期8.6%和0.9%(相差8倍),再出血率分别为0.6%和0.3%(相差2倍)。虽然ISAT在研究设计、病例选择和分析等方面存在缺陷,引发质疑,但是它符合国际公认衡量RCT的CONSORT标准,是迄今全球唯一的最大组病例、多中心研究,比较脑动脉瘤介入和夹闭的疗效,达到循证医学Ⅰ级证据标准。因此,ISAT成果不仅解决了脑动脉瘤治疗方法长期的争论,而且对全球(包括中国)脑动脉瘤外科治疗产生巨大影响,该研究成果收录入欧美等国脑动脉瘤诊治指南中。

再如,虽然人类基因工程(HGp)和癌基因谱(TCGA)分别于2001年和2008年问世,世人期望攻克癌症的日子却仍遥遥无期,但是,分子生物学研究的成果还是对临床医学产生巨大的影响。例如,长期以来临床上已发现患者的年龄、性别和身体状况等可影响治疗的效果和预后,可是其真正原因不明。现在这一现象可从肿瘤的分子生物学特性找到答案。脑胶质瘤的分子生物学分型与经典的组织形态学分型相结合,不仅可提高肿瘤分型的准确性,而且可为患者"量身裁衣"地制订个性化治疗方案,提高诊断和治疗水平以及预后判断。

此外,新神经影像学技术、新神经外科手术及有关设备层出不穷,新知识、新理论、新理念日新月异。因此,为了较全面反映近几年神经外科领域的最新进展,跟上时代步伐,我们在复旦大学出版社医学分社的支持下,组织专家对第一版《现代神经外科学》进行全面的修订和更新。

复旦大学附属华山医院神经外科自21世纪初组建集团医院以来,医疗、教学和科研以及学科建设蓬勃发展。目前,该学科是国家重点学科、"211工程"Ⅰ~Ⅲ期建设学科、国家神经外科教学和培训基地、卫生部重点专科、上海市重中之重学科和上海市神经外科临床医学中心、上海市神经外科急救中心、WHO神经科学研究和培训中心、复旦大学神经外科研究所、神经外科博士点和博士后基地。有包括工程院院士、长江学者、杰出青年的专科医生和研究人员120人,拥有先进的医疗与科研设施和设备,如3.0T术中磁共振和0.15T术中磁共振各1台、导航8台、PET/MRI、DSA等。承担国内外科研项目几十项,与国内外医学中心广泛合作和交流。为国内外患者提供优质医疗服务,外科治疗数量年年递增,2012 年已达 16 824 人次,神经肿瘤病理累计逾 66 228 例,脑动脉瘤超过 4000 例,加上大量的脑外伤、先天性和获得性疾病以及功能神经外科病变,这些均为本书提供了丰富的素材。

第二版《现代神经外科学》仍保留第一版 8 篇的布局,但是总章数由第一版的 108 章增至第二版的 140 章,总字数达 3152 千字(原第一版为 2778 千字)。第二版不仅对保留的章节做全面的更新,而且所有章节力求反映当今神经外科及相关学科的最新进展和发展方向。本书内容除收集国内外最新文献,还强调结合复旦大学附属华山医院神经外科自己的资料和数据,力求翔实,并配有大量的影像学图片或示意图,力求图文并茂,以方便读者阅读和参考。

本书仍保留第一版的编写特色,由神经外科的老、中、青医学专家共同参与,以结合中青年医生思维活跃和老专家丰富经验的优势。值得提出的是,本版编写有幸得到下列人员加入,为本书增添了光彩,他们是顾玉东院士、徐文东教授、吴浩强教授、翁心华教授、冯晓源教授、王怡教授、朱国行教授、管一晖教授、左传涛教授、梁伟民教授、盛晓芳教授、胡永善教授、李世亭教授、赵卫国教授等。

本书可作为各级神经外科医师、研究员、进修医师、技术员和相关学科医师的参考书和教科书。由于编者们工作繁忙、时间紧迫,加之主编经验有限,书中缺点和不足之处还望读者不吝指正。

中国工程院院士　周良辅

2014 年 8 月　上海

第一版前言

　　我国古代有关神经外科的传说可追溯到公元 3 世纪三国时期,神医华佗使用麻药为病人施行脑部手术。曹操因患头疾,找华佗求治,华佗建议用手术方法,但曹操疑其不轨而将华佗杀害。虽然在 20 世纪 30～40 年代,我国有少数几位外科医师和神经科医师曾开展颅脑外伤、脑脓肿和脑瘤手术,但数量很少,种类有限,疗效较差。1949 年新中国诞生给我国神经外科发展带来契机。继天津(1952)和上海(1953)成立神经外科之后,全国许多省市也开展神经外科临床工作。特别是 20 世纪 80 年代改革开放的春风使我国神经外科得到全面、快速发展。据不完全资料统计,我国神经外科医师在 20 世纪 50 年代仅有 10 余人,到 20 世纪 90 年代增至 8000 余人,其中主治医师以上者 3000 余人。全国大中型医院都设立神经外科,并装备有较现代化的设施和设备,全面开展了神经外科各种疾病的诊治,在一些医学院校附属医院,还开展神经外科的临床基础研究和教学工作,取得令人瞩目的成就。但是,与我国神经外科临床工作迅速发展不相称的是专科综合性参考书和教科书出版滞后。例如,20 世纪 80 年代以前,我国几乎没有一本综合性的神经外科专著;20 世纪 80 年代以后,已故薛庆澄教授主编《神经外科学》(1990),王忠诚院士主编《神经外科学》(1998),这两部专著在我国神经外科具有划时代的意义,是我国老一辈神经外科专家智慧和辛勤劳动的结晶,为我国神经外科发展作出了重大贡献。

　　近 10 年,神经外科全方位向前突飞猛进,继显微神经外科、神经影像学技术如 CT 和 MRI 之后,微侵袭神经外科、神经导航、放射外科和新影像技术如 CTA、MRA、PET 和 MEG 等相继问世,分子神经外科初露端倪,新知识、新理论、新技术、新手术和新器械大量涌现。面对信息爆炸时代,人们在新世纪需要一本能反映时代气息的,指导神经外科医、教、研工作的综合性参考书。因此,在上海医科大学出版社及各级领导鼓励和支持下,我们组织华山神经外科集团的专家教授,历时 1 年,编写成本书。

　　华山神经外科集团成立于 21 世纪第一个春天,它的前身是华山医院神经外科。在史玉泉、蒋大介和杨德泰等教授开创性工作的基础上,华山医院神经外科医、教、研工作蓬勃发展,蒸蒸日上。目前,该科是国家重点学科、上海市医学领先学科、上海市神经外科临床医学中心、WHO 神经科学研究和培训中心、国家神经外科教学和培训基地、神经外科博士点和博士后基地,承担了国家和地方多项科研项目,并与国外医学中心进行广泛学术交流和合作。由于面临大量的临床医疗工作,该集团总医院(即华山医院)年手术量已逾 2500 台,中枢神经系统肿瘤的经治病例数已逾 2 万。加上大量脑血管病变、脑外伤、先天性病变和功能性神经外科病变,这些均构成了本书的基本素材。

　　全书共分 8 篇 108 章,约 300 万字,内容涵盖神经外科的各个方面,包括总论、中枢神经系统损伤、感染、肿瘤、血管性病变、先天性病变、疼痛及外科技术和器械等。编写时特别注意结合国内外最新发展动态,详细介绍神经外科各种疾患的临床表现、诊断和鉴别诊断及治疗,特别重点介绍脑动脉瘤、脑血管畸形、脑干和脊髓肿瘤等疾病的诊治以及颅底外科、放射外科等,对少见肿瘤、脑血管病变和先天性病变,对神经导航、神经内镜、功能性神经外科和 PET 等新技术也作了详细介绍。同时特辟章节介绍临床分子神经外科内容。本书内容翔实,配有大量影像学资料或示意图,力求图文并茂,以方便读者阅读和参考。

　　本书由华山神经外科集团的老、中、青医学专家共同编写,以求充分发挥中青年医生思维活跃和老专家经验丰富的优势,力求统一全书撰写风格和保持内容的系统性和连续性。本书可作为各级神经外科医师、研究生、进修医师、技术员和相关学科医师的参考书和教科书。由于编者们工作繁忙、时间紧迫,加之主编经验有限,书中缺点和不足之处还望读者不吝指正。

周良辅

2001 年 10 月于上海

contents **目 录**

第一篇 总 论

第二篇 中枢神经系统损伤

第三篇　中枢神经系统感染

第四篇　中枢神经系统肿瘤

第五篇　脑脊髓血管病

第六篇　先天性和后天性异常病变

第四篇
中枢神经系统肿瘤

72 眼眶肿瘤

72.1　应用解剖

眼眶是位于颅底骨与颅面骨之间的两个骨腔，在鼻的两侧，左右各一，相互对称。眼眶是一个四边锥形的结构：锥形的底朝前，是一个四边形，眶腔最大径位于眼球赤道平面；锥形的尖朝后，即眶尖，由视神经管和眶上裂组成。成人眶深为 40～50 mm，容积为 25～28 ml。眶内容物包括眼球、肌肉、血管、神经、筋膜、泪腺和脂肪。

72.1.1　骨性眼眶

眶壁是由 7 块颅骨构成的，包括额骨、蝶骨、颧骨、上颌骨、腭骨、泪骨和筛骨。这些颅骨之间的孔和裂有神经、血管通过，主要通道包括视神经管、眶上裂和眶下裂。

（1）眶顶

眶顶的前部由额骨眶板构成，后部由蝶骨小翼构成。眶顶的前内侧，眶上缘之后约 5 mm 处，有一小圆形凹陷，名滑车凹，是上斜肌滑车的附着处。眶上缘内 1/3 与外 2/3 交界处有一切迹或骨孔，为眶上切迹或眶上孔，有眶上神经血管束通过。眶顶前外侧部的下方为泪腺窝，是泪腺所在位置。眶顶内上方为额窦，上方为颅前窝。眶顶后部有一椭圆形骨管，为视神经管。

（2）眶外侧壁

眶外侧壁由颧骨的额突和蝶骨大翼构成。眶外侧壁的前部与眶顶相连续，而眶外侧壁的后部与眶顶被眶上裂分开。眶外缘中点之后，骨面上有一小隆起，名眶外结节，是外直肌节制韧带、眼球悬韧带、眼睑外眦韧带及上睑提肌腱鞘外脚的附着处。眶外壁有两个小孔：一个在眶外结节之后，名颧眶孔，有颧神经通过；另一个位于眶上裂上端，有脑膜中动脉眶支通过。

（3）眶内侧壁

眶内侧壁由筛骨眶板构成大部分，上颌骨额突和泪骨构成眶内侧壁前部,蝶骨体构成眶内侧壁后部。泪囊位于由前方上颌骨额突和后方泪骨构成的泪沟内,经鼻泪管开口于鼻腔。眶顶和眶内侧壁的交界处有筛前孔和筛后孔,有眼动脉的筛前支、筛后支和鼻睫神经穿过。眶内侧壁内侧为筛窦,筛骨眶板甚薄,且有孔洞,故筛窦的炎症和肿块易侵入眶内。

(4)眶底

眶底由上颌骨的眶板、颧骨的眶面和腭骨的眶突组成。眶底很薄,构成上颌窦的顶壁。眶底的前部与眶外侧壁相连续,后部被眶下裂分开。眶底与眶内侧壁相连续,只在最前方由鼻泪管穿过。眶底前内角有一浅凹,为下斜肌起点。眶下沟起自眶下裂,在骨壁内向前至眶下孔,眶下神经和血管从眶下沟内穿过。

(5)视神经管

视神经管在眶顶和眶内侧壁交界处,开口于眶尖的前内侧,位于蝶骨小翼和蝶骨体交界处,约4.5 mm 宽、4~9 mm 长、5 mm 高。视柱将视神经管与眶上裂分开,构成视神经管的下外侧缘。视神经管内有视神经和眼动脉通过。管近端背侧开口的反折硬脑膜称镰状韧带,从视交叉至此韧带,走行在蛛网膜下腔的视神经约 10 mm 长。颅内硬脑膜进入视神经管时分成围绕视神经的硬脑膜(视神经鞘)和眶筋膜。颅内蛛网膜和软脑膜在视神经管处,与硬脑膜和总腱环(Zinn 环)部分融合,入眶后则与眼球软脑膜融合,总腱环是眼球直肌的起点。

(6)眶上裂

眶上裂是蝶骨小翼和大翼之间的裂隙,位于眶后部,是眶顶和眶外侧壁的分界线。眶上裂自后向前向外伸展,后宽前窄。眶上裂为眼眶与颅中窝之间的沟通,动眼神经、滑车神经、展神经、三叉神经眼支、眼静脉和交感神经纤维经此通过。

(7)眶下裂

眶下裂是蝶骨大翼下缘与上颌骨眶面、腭骨眶突间的裂隙,是眶外侧壁和眶底的分界线。眶下裂的后内侧部向下与翼腭窝相通,前外侧部与位于蝶骨大翼下方的颞下窝相通。经过眶下裂的结构包括颧神经、上颌神经的眶下支和颧支、上颌动脉的一些分支,以及与翼状静脉丛相沟通的眼下静脉属支。

72.1.2 肌肉

眼眶内的肌肉包括眼外肌、上睑提肌和平滑肌。

总腱环发出的 4 条直肌,围着穿过总腱环的神经和血管,形成一个肌肉圆锥。

(1)眼外肌

眼外肌包括 4 条直肌和 2 条斜肌。4 条直肌为内直肌、上直肌、外直肌和下直肌,均起自眶尖的总腱环,环绕视神经及眶上裂内端,向前展开,越过眼球赤道部,止于相应方位的巩膜。眼球运动神经在直肌前 2/3 与后 1/3 交点处进入肌腹。2 条斜肌为上斜肌和下斜肌。上斜肌起自视神经孔内上方的蝶骨体,沿眶内壁上方向前至眶前部内上角,通过滑车,折向后、外,止于眼球赤道后外方。下斜肌起自眶底前内侧,止于眼球赤道后外方。

(2)上睑提肌

上睑提肌是一条又薄又长的横纹肌,起自眶尖总腱环,在上直肌上方前行,两肌筋膜相连。至眶隔后,相当于上穹窿处变为总腱鞘,呈扇形继续前行,止于上睑板前面、上睑皮肤下和穹窿部结膜。

(3)平滑肌

眼眶内平滑肌不发达,除上睑提肌的平滑肌成分外,还有一束横跨眶下裂的上缘,与眶骨膜、上颌骨骨膜、眶下神经束膜融为一体。

72.1.3 血管

(1)动脉

眶内供血主要来自眼动脉,颈外动脉的终末支眶下动脉和脑膜中动脉分支只分布于邻近结构。眼动脉起自颈内动脉,在视神经下方硬脑膜下间隙通过视神经管到达眶尖,穿出硬脑膜,向外、向上、向内绕过视神经。在其内上方向前走行过程中,依次分出重要分支。

1)视网膜中央动脉:沿视神经下方前行,距眼球 8~10 mm 处进入视神经,终末支分布于视网膜。视网膜中央动脉是眼动脉的第 1 分支,也是最细的分支,是终末支,没有交通吻合血管。剥离视神经下方时应特别注意,该动脉的损伤会导致失明。

2)泪腺动脉:为眼动脉进入眼眶后的第 2 分支,起自视神经附近,沿外直肌上缘向前,与泪腺神经伴行,主干进入泪腺,终末支穿出泪腺分布于眼睑和结膜的外侧部分。泪腺动脉或邻近的眼动脉有时也发出回返支,经眶上裂到达硬脑膜,与脑膜中动脉吻合。

3)肌动脉支:常分为两大支,上支供应上睑提肌、上直肌、上斜肌,下支供应内直肌、下直肌和下斜肌。外直肌由泪腺动脉供血。肌动脉支还分出睫状前动脉,供应虹膜睫状体、角巩膜缘和前部球结膜。

4)睫状后动脉:眼动脉越过视神经时发出2~3分支,接近眼球时又分出15~20支,在视神经周围穿过巩膜到达脉络膜和睫状体。

5)眶上动脉:起自眼动脉,越过视神经后,与眶上神经一起沿上直肌内侧向前至上睑提肌上方,经眶上切迹达额部皮下。

6)筛后和筛前动脉:越过视神经后,眼动脉在上斜肌和内直肌之间发出筛后和筛前动脉。2支动脉穿过筛后、前孔,供应相应的筛窦及鼻黏膜。

7)额动脉:为眼动脉终末支,在眼内上角穿过眶隔达眶内上皮下。

（2）静脉

眼上、下静脉是眶内的主要静脉。眼上静脉由眼眶上内侧的静脉属支汇聚而成,眼下静脉由眼眶下外侧的静脉属支汇聚而成,这些静脉在眶前缘与面静脉和内眦静脉形成的粗大吻合静脉连在一起。通过眶下裂、眼下静脉,与翼状静脉丛相交通。眼下静脉一部分经眶下裂汇入翼状静脉丛,大部分经眶上裂汇入海绵窦,可以直接汇入海绵窦,但更多的是加入眼上静脉合成共干,然后汇入海绵窦。眶内小静脉均汇入这2支主要静脉干。眼静脉缺乏静脉瓣,正常时静脉血向海绵窦引流。发生颈动脉-海绵窦瘘时,海绵窦压力增高,则血液逆流,可由海绵窦流向眼静脉。

72.1.4　神经

（1）视神经

视神经是由视网膜神经节细胞的轴突集中形成的神经束,自视神经盘至视交叉全长约50 mm,横径3~4 mm。按其部位划分为球内段(0.7~1 mm)、眶内段(25~30 mm)、视神经管内段(4~9 mm)、颅内段(约10 mm)。眶内段自眼球后极至视神经管,走行弯曲,略呈"S"形,其外被覆硬脑膜、蛛网膜和软脑膜,为颅内同名脑膜的延续。眶内段和视神经管内段视神经由视网膜中央动脉、后睫状动脉和眼动脉的细小分支供血。眶内占位病变、手术器械压迫或视神经挫伤肿胀,均可影响其血供,致视力丧失。

（2）眼球运动神经

1)动眼神经:自中脑发出,经小脑幕切迹、海绵窦外侧壁和眶上裂进入眼眶。分为上、下两支:上支进入上直肌,分出纤维穿过上直肌,支配上睑提肌;下支又分为3支,分别分布于内直肌、下直肌和下斜肌,下支还分出副交感神经纤维进入睫状神经节,支配眼内的瞳孔括约肌和睫状肌。

2)滑车神经:自中脑背面发出,在环池中绕过大脑脚,在小脑幕下缘进入幕内潜行,经海绵窦外侧壁和眶上裂进入眼眶,在上斜肌的骨膜面入肌腹,该神经位于肌锥外。

3)展神经:起自第4脑室底,向前、向上经蝶岩韧带下方、海绵窦内和眶上裂进入眼眶,进入外直肌。此神经细长,位于肌锥内的外侧。

（3）感觉神经

眼神经经海绵窦外侧壁分为泪腺神经、额神经、鼻睫神经,分别经眶上裂进入眼眶。泪腺神经沿外直肌上缘向前,除分布于泪腺外,还分布于上、下睑外侧及外侧结膜。泪腺神经与上颌神经的颧颞神经支吻合,该神经含有翼腭神经节发出的泪腺分泌纤维。额神经沿眶顶向前分为眶上神经及滑车上神经,前者经眶上切迹分布于眼睑及额顶部,后者分布于眼睑内侧、眶内上缘及内侧结膜。鼻睫神经自眶上裂,越过视神经至眶内壁,穿过筛后、前孔,分布于额窦、筛窦、蝶窦和鼻腔黏膜。鼻睫神经在眶内分出睫状神经节的感觉根、睫状长神经、筛后神经和滑车下神经等。

（4）自主神经

眶内交感神经纤维沿眼动脉经视神经孔进入眼眶,司平滑肌和血管的收缩,并有交感根进入睫状神经节,司眼内血管及瞳孔开大肌的收缩。副交感神经的一部分为中脑动眼神经副核发出的纤维,汇入动眼神经至睫状神经节,进入眼内,支配瞳孔括约肌和睫状肌。另一部分为颧颞神经发出的副交感支,汇入泪腺神经,司泪腺分泌。

（5）睫状神经节

睫状神经节是位于总腱环前10 mm,视神经与外直肌之间的神经节,大小为1 mm×1 mm~3 mm×4 mm。节前纤维由3个根组成:①长根,为感觉根,由鼻睫神经发出;②短根,为运动根,由动眼神经发出,含副交感神经纤维;③交感根,由颈动脉丛发出。节后纤维即睫状短神经为混合纤维,共6~10支,在视神经周围穿过巩膜进入眼内,前行至睫状体,组成神经丛。由此发出分支,司虹膜睫状体、角膜和巩膜的感觉,其副交感神经纤维分布于瞳孔括约肌和睫状肌,交感神经纤维至眼球内血管,司血管舒张与收缩。

72.1.5 其他眶内容物

眼球位于眼眶前部,借眶筋膜、韧带与眶壁联系,周围有脂肪垫衬,前面有眼睑保护,后面受眶壁保护。

(1) 眶筋膜

1) 眼球筋膜囊:是一层疏松的、围绕眼球的弹力纤维组织膜,起于角膜缘,向后扩展,止于视神经周围。

2) 眼球悬韧带:是眼球筋膜囊的加厚和向两侧延伸部分,位于眼球下方。当下直肌与下斜肌交叉时,与之融合,两端均汇入内、外直肌节制韧带,止于泪骨及眶外结节。

3) 肌间膜:眼外肌均被覆一层筋膜鞘,4 条直肌的鞘膜向两侧扩展,并与邻近直肌鞘膜连接,形成肌间膜。

(2) 眶骨膜

眶骨膜是黏附于眼眶骨面的一层纤维膜,在骨缘、骨缝和孔裂处粘连牢固,手术时不易分离,在骨面处粘连疏松。

(3) 泪腺

如杏仁大小,分泌泪液。被上睑提肌的腱鞘分为两部分:①眶部,较大,位于腱鞘上方,眶顶泪腺窝内;②眼睑部,较小,在腱鞘之下伸展至上睑外侧。

(4) 脂肪

眶内脂肪充满于重要结构之间,其含量直接影响眼球突出度。在人体发育过程中,儿童时期尚未发育完全,青春期最为丰满,老年期脂肪萎缩。

(5) 眶隔

眶隔是一层结缔组织膜,形成眼眶前界。周围起自眶缘骨膜,止于相应的上、下睑板前面。

72.2 临床表现

眼眶肿瘤最早的临床表现往往是突眼,出现在 44% 的患者中。复视是另一个常见的早期症状。视力下降往往出现比较晚,或者提示肿瘤接近眶尖或视神经。

根据肿瘤在眼眶内的位置,将眼眶肿瘤分为 3 种类型:①肌锥内型(肿瘤位于眼外肌锥内);②肌锥外型(肿瘤位于眼外肌锥外);③视神经管型(肿瘤位于视神经管内)。

不同位置的眼眶肿瘤,其临床表现也不相同:①肌锥内型肿瘤往往表现为早期视力下降,眼球运动障碍(复视)和轴向突眼,这些与肿瘤直接压迫视神经和侵犯眼外肌有关;②肌锥外型肿瘤往往以突眼为早期表现,眼球移位或压迫眼外肌时出现复视,有时表现为凝视,视力损害出现较晚,系肿瘤压迫视神经和引起眼球变形所致;③视神经管型肿瘤早期表现为视力下降、视神经水肿,眼底可见在视盘表面有视睫状分流血管,这类肿瘤不引起突眼或仅引起轻度突眼。

72.3 常见肿瘤

眼眶肿瘤可以分为两大类:原发性眼眶肿瘤(原发于眼眶内的肿瘤)和继发性眼眶肿瘤(起源于其他部位且侵入眼眶内的肿瘤)。在原发性眼眶肿瘤中,成人最常见的是海绵状血管瘤、淋巴瘤和脑膜瘤;儿童最常见的是皮样囊肿、毛细血管瘤和横纹肌肉瘤。在继发性眼眶肿瘤中,最常见的是脑膜瘤,其次是鼻窦癌。

72.3.1 海绵状血管瘤

海绵状血管瘤是成年人最常见的眼眶肿瘤,占 10%~23%。多发生于女性,占 52%~70%。就诊年龄为 6~72 岁,平均 38 岁,30~49 岁者占 2/3。多发生于一侧,并可多发。

(1) 临床表现

1) 眼球突出:一般来说,肿瘤直径>1 cm 时出现眼球突出。无痛性进行性眼球突出是最常见的症状,72%~83% 的患者眼球突出。眼球突出为轴向,不受体位影响。

2) 视力下降:视力下降患者占 65%,由肿瘤压迫眼球,导致眼轴缩短,脉络膜、视网膜改变而引起,或由肿瘤压迫视神经引起。肌锥外肿瘤,一般视力保持正常,除非肿瘤体积较大,压迫眼球或角膜暴露。眶尖部肿瘤,早期即有视力下降,常被误诊为球后视神经炎或原发性视神经萎缩,由于眼球突出并不明显,一些患者视力很差时才来就诊。

3) 眼球运动障碍:晚期出现眼球运动受限,是肿瘤的机械性阻力所致。

4) 眼底改变:眶尖部肿瘤早期引起视神经萎缩。肌锥内肿瘤压迫视神经发生视神经盘水肿。压迫眼球的肿瘤,眼底镜可发现眼底压迫征,如后极部隆起、脉络膜水肿、出现放射性纹理或黄斑变性,因受肿瘤压迫、影响局部血液循环导致。

5) 眼睑和结膜改变:眶前部肿瘤引起眼睑隆

起,皮肤或结膜可透见紫蓝色肿块。眶后部肿瘤、眼睑及结膜多属正常。

6) 眶缘肿块:眶前部肿瘤,体检可于眶缘扪及肿块,肿块呈中等硬度,稍具弹性或囊性感,表面光滑,边界清楚,可推动。不能扪及肿块者,将眼球回纳时有阻力感。

（2）辅助检查

1) 超声检查:超声对海绵状血管瘤诊断符合率高,并可测定肿瘤大小、位置,以及与周围重要结构的关系。B 超探查:海绵状血管瘤具有独特的声像图,病变呈圆形或椭圆形,边界清楚;其内回声多而强,且分布均匀,中等度衰减;压之可变形。

2) CT 检查:①肿瘤多位于肌锥内、视神经的外侧,视神经被推挤移位,冠状位扫描便于判断视神经的位置(图 72-1A);②肿瘤呈圆形或椭圆形,边界清楚,内部密度多均匀,呈轻度高密度,有时肿瘤内可见钙化;③增强扫描显示,肿瘤明显强化;④半数患者眶腔扩大,大部分患者的眶尖保留一个三角形透明区,但起源于眶尖或向后蔓延者往往缺乏"黑三角",视神经和眼外肌距离加宽。一侧眼眶发现多个肿瘤是海绵状血管瘤的特异性改变。

3) MRI 检查:T_1 加权图像上,肿瘤为中等强度信号,信号均匀,与眼外肌相似,比玻璃体高。T_2 加权图像上,肿瘤为高信号,增强后肿瘤明显强化(图 72-1B、C)。与脑内海绵状血管瘤不同,眼眶海绵状血管瘤无出血征象。

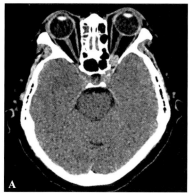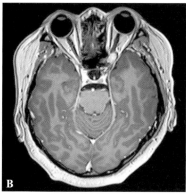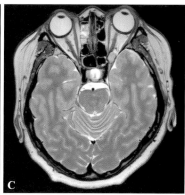

图 72-1　海绵状血管瘤影像学表现

注:A. CT 平扫示左侧眶尖肌锥内视神经外侧实质性肿瘤,轻度高密度;B. MRI T_1 加权增强见肿瘤明显强化;C. MRI T_2 加权平扫示肿瘤呈高信号。

（3）治疗

海绵状血管瘤增长缓慢,不发生恶变。在视力正常和症状不明显时,允许观察。症状明显、影响视力时,须手术切除,手术治疗的预后较好。但位于眶尖者,如勉强行全切除,术后往往使视力进一步下降,须注意。

72.3.2　脑膜瘤

脑膜瘤可原发于眼眶内;也可继发于颅内,由颅内蔓延至眼眶内,即颅眶沟通脑膜瘤,更多见。原发性眼眶脑膜瘤占眼眶肿瘤的 4%～8%,本节主要涉及原发性眼眶脑膜瘤。

（1）肿瘤起源

原发性眼眶脑膜瘤可发生于视神经鞘、眼眶骨膜和埋藏于眶脂肪内的异位脑膜细胞。视神经鞘包括硬脑膜、蛛网膜和软脑膜 3 层。蛛网膜由 2 层细胞及其中间的网状组织构成。外层为脑膜上皮细胞,胞体较大,呈椭圆形,脑膜瘤多由该层细胞发展而来;内层细胞呈梭形,为成纤维细胞,该层细胞也可发展为脑膜瘤。起源于视神经鞘的脑膜瘤占原发性眼眶脑膜瘤的 3/4。眼眶骨膜在视神经管内与脑膜是同一层膜状结构,在眶尖部分离,两者关系密切,眼眶骨膜也是脑膜瘤的原发部位之一。起源于异位脑膜细胞的脑膜瘤,临床上甚少见。

（2）临床表现

原发性眼眶脑膜瘤多发生于中年女性,临床表现因发生部位不同而异。

眼球突出是最常见和较早出现的体征,其突出的方向一般沿眼轴向前发展。原发于蝶骨大翼骨膜的肿瘤,往往使眼球向内、向下移位。眼球突出程度因人而异,区别可很大。肿瘤起源于视神经管内视神经鞘或沿鞘发展,眼球突出的程度较低;肿瘤发生于眼眶,呈块状增长,眼球突出较明显,严重者眼球突出于睑裂。

视力下降也是较早的表现之一。视力下降与肿瘤部位有关。发生于视神经管内者,视力下降和视野缺失是早期症状。只有少数患者有头痛,而较长时间内不伴有眼球突出。肿瘤沿视神经鞘发展,外形呈管状,因压迫视神经纤维,使之萎缩,视力丧失较早,但眼球突出不明显,两种体征不成比例。

眼底改变也是视神经鞘脑膜瘤常见的重要体征。早期发生视神经盘水肿,其后出现继发性视神经萎缩。眼底镜所见与炎症后的继发萎缩不同,视神经盘边界不清,色调灰白污秽,且向前轻度隆起,视神经盘表面往往出现视神经睫状静脉。

脑膜瘤质地较硬,妨碍视神经移动,造成眼球运动障碍,影响静脉回流,引起眼睑和结膜水肿。

(3)辅助检查

1)超声检查:B超探查显示视神经增粗,与眼球间构成的角度加宽,边界清楚,内回声较少,衰减明显,后界常不能显示或回声微弱。

2)CT检查:可提供优良的眼眶肿瘤图像,由于肿瘤与周围脂肪密度差异较大,显示甚为清晰(图72-2A),较超声和MRI为优。因体积平均效应及与脑密度比较接近,对提示视神经管扩大或颅内蔓延比较困难。前者须用薄层骨窗位扫描观察,后者须注射造影剂。特征性CT表现如下:①视神经呈管状、梭状、块状或锥形肿大。②车轨样图像:两侧为高密度条影,如同车轨,为肿瘤区;中央低密度区为萎缩的视神经纤维区。③视神经增粗,可有钙化,见于砂粒型脑膜瘤。④原发于骨膜的脑膜瘤,眶骨增生、肥厚,密度增高。

3)MRI检查:MRI显示肿瘤眼眶部分不及CT对比度高,但病变与脑对比明显,揭示脑膜瘤眶外部分优于CT。T_1加权图像上视神经肿大,中等低信号,脑膜瘤呈低或略低信号;T_2加权图像上肿瘤高信号,高于脑组织和眶脂肪。增强后肿瘤明显强化(图72-2B、C)。

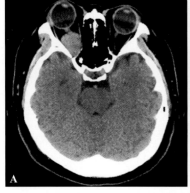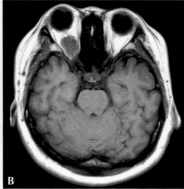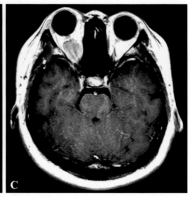

图72-2 原发性眼眶脑膜瘤影像学表现

A. CT平扫示右侧眼眶肌锥内实质性肿瘤,与脑组织等密度;B. MRI T_1加权平扫肿瘤呈低信号;C. MRI T_1加权增强肿瘤明显强化。

(4)治疗

对以侵犯蝶骨大翼骨质为主,同时向颅腔和眼眶生长的蝶骨嵴外侧扁平型脑膜瘤,主张早期手术治疗。对视神经鞘脑膜瘤,全切除肿瘤导致视网膜中央动脉损伤的可能性很大;若视力尚好、肿瘤又未延及颅内,可观察,待视力丧失后再手术。

72.3.3 视神经胶质瘤

胶质瘤为颅内最常见的肿瘤,但发生于视神经者并不多见,只占胶质瘤的1%~5%。视神经胶质瘤多发生于学龄前儿童,10岁以内占75%,90%见于20岁以前。发病年龄与肿瘤部位有一定关系,发生于视交叉段者较发生于视神经者年龄大,前者平均发病年龄为15.8岁,后者为10.9岁。

(1)病因

对于视神经胶质瘤究竟是一种家族遗传性星形胶质细胞的良性增生,还是一种新生物,看法不同。该病可发生于同一家族和刚生的新生儿,进展缓慢,常伴有先天性小眼球和神经纤维瘤病。神经纤维瘤病是一种常染色体显性遗传病,视神经胶质瘤伴发该病者高达 15%～50%,因而有人认为视神经胶质瘤与遗传有关。

（2）病理

儿童视神经胶质瘤多为毛细胞型星形细胞瘤,成人视神经胶质瘤恶性程度较儿童高,可为间变性星形细胞瘤或胶质母细胞瘤。

（3）临床表现

视神经胶质瘤的临床表现与肿瘤部位有明显关系,一般均有视力下降、眼球突出和视神经盘水肿或萎缩等现象,其他如斜视、眼球运动障碍和皮肤棕色斑块也常有发现。若肿瘤向颅内蔓延,侵犯视交叉、视束、下丘脑和第 3 脑室,可发生头痛、呕吐、尿崩、癫痫及昏迷。

15%～50% 的视神经胶质瘤患者可伴有 1 型神经纤维瘤病表现,如虹膜 Lisch 结节、皮肤牛奶咖啡斑、神经纤维瘤和蝶骨发育不良等。伴发神经纤维瘤病者,其病程和预后不受影响。

（4）辅助检查

1）超声检查:B 超探查显示视神经呈梭形肿大,边界清楚,内回声少而弱。囊性样病变,呈液性暗区,透声中等,衰减较少,加压变形不明显。视神经盘水肿时,视神经盘光点突入玻璃体腔;在适当的切面方向上,可见肿大的视神经,与视神经盘光点相连,形成一体。

2）CT 检查:水平位上视神经呈梭形肿大,边缘光滑,与周围脂肪分界清楚,密度均匀,增强后出现轻或中度强化。瘤内囊腔液体密度较肿瘤实体低,不强化。冠状位见视神经增粗,肿瘤较大时呈现偏心肿大或多叶状,偶见钙化。骨窗位薄层扫描常发现视神经管扩大。

3）MRI 检查:肿瘤在 T_1 加权图像上为低信号或中度偏低信号,T_2 加权图像为高信号。视神经管壁为暗区,等信号或高信号的肿瘤在视神经管内蔓延,清晰可见。与颅内低信号的脑脊液对比,肿瘤侵犯颅内视神经、视交叉、视束、下丘脑和第 3 脑室的征象较 CT 检查清楚。

（5）治疗

对儿童视神经胶质瘤的治疗尚有不同观点,有报道该肿瘤可长期静止或自然退缩。若患者视力好、眼球突出不明显,影像学上肿瘤距视神经管较远,可定期观察和随访;若肿瘤仅累及一侧视神经,引起眼球突出和视力下降,可手术切除患侧视神经;

肿瘤累及视交叉和下丘脑时,若肿瘤边界不清,特别是与下丘脑紧密粘连,不要强求全切除,以保存下丘脑功能和减少对周围组织的损伤,结合放疗和化疗,可延长患者的生存期。

72.3.4　神经鞘瘤

神经鞘瘤可原发于眼眶内,也可继发于颅内,即颅眶沟通神经鞘瘤。原发性眼眶神经鞘瘤较少见,占眼眶原发性肿瘤的 1%～6%,可发生于任何年龄,多为 20 岁以后的成年人,无明显的性别差异。

（1）肿瘤起源

眼眶神经鞘瘤多位于眶上部,起源于眶上神经和滑车上神经的比较多见。视神经不含鞘膜细胞,视神经纤维不发生神经鞘瘤。但视神经周围的脑膜含周围神经成分,可产生神经鞘瘤。

（2）临床表现

肿瘤生长缓慢,初期缺乏明显体征。患者视力均有程度不等的减退,眼球突出也是常见症状,还可以有复视、疼痛等。

由鼻旁窦或颅内蔓延引发者,可伴有鼻塞、头痛等症状。

（3）辅助检查

1）超声检查:B 超探查显示圆形或长椭圆形占位病变,边界清楚,内回声较少、较低。

2）CT 检查:肿瘤呈类圆形、长椭圆形或锥形,高密度占位病变,边界清楚、圆滑,密度均匀。有囊变者囊变部分的密度较低,实质性部分呈轻度或中度强化;囊性神经鞘瘤呈环状强化。肿瘤压迫眶壁,引起眶壁骨质吸收。

3）MRI 检查:神经鞘瘤信号与眶内脂肪差异较大,在图像上,肿瘤的轮廓甚为清晰。T_1 加权图像上肿瘤为中等低信号,明显低于脂肪,较眼外肌和视神经信号稍高;T_2 加权图像上肿瘤信号明显高于眶脂肪,也高于视神经和眼外肌。

（4）治疗

眼眶神经鞘瘤生长缓慢,最终将破坏视力。若早期发现,应采用积极的手术治疗。制订手术方案时,要综合考虑肿瘤的部位、范围及患者的功能和外观。若肿瘤局限于肌锥外并与颅内重要结构无密切关系,应及早手术,并力争全切除。肿瘤位于眶尖、肌锥内或与颅内重要结构关系密切的,而患者又无明显视力损害和其他功能障碍时,宜在保留正常功能的前提下切除肿瘤;若肿瘤已经造成失明,则应争取全切除;对眼球本身亦受累者,可将肿瘤与眼球一并切除。

72.3.5 皮样囊肿和表皮样囊肿

皮样囊肿和表皮样囊肿均属鳞状上皮构成的囊肿,前者含皮肤附件和表皮组织,后者仅含表皮组织。

(1)临床表现

位于眶缘的囊肿,好发于外上眶缘,也可见于内上或内下眶缘。在幼儿时期即可发现眶缘局部隆起,扪及半圆形或圆形肿块,边界清楚,略有弹性,无压痛,可推动。局部皮肤色泽、视力、眼球位置及眼球运动无改变,肿瘤增长缓慢。肿瘤较大时可压迫眼球,引起眼球突出和屈光不正,如侵蚀眶壁,可使眶顶或外侧壁缺损。

眶缘之后的囊肿往往至青少年时期才出现症状。囊肿多位于眶内的外上象限,其次为内上象限,发生于眶下部者少见。囊肿所在的眶间隙,以骨膜下间隙多见,压迫骨壁,形成凹陷。囊肿可在骨窝与骨膜间增长,甚至突向颅内或颞窝形成哑铃状囊肿。位于骨膜和肌锥之间的囊肿也不少见,但位于肌锥内的罕见。

眶深部囊肿在临床首先表现为眼球突出,多向下方移位。在眶上缘往往扪及圆形肿块或骨性膨隆,前者囊肿多位于肌锥外间隙,后者肿块在骨膜下间隙。由于肿块压迫眼球,可引起屈光不正、视网膜水肿、视力下降。

(2)辅助检查

1)超声检查:B超探查显示边界清楚的占位病变,内回声较多、较强,分布不均匀。有时可见液性暗区,声衰不著,压之可变形。

2)CT检查:可见占位性病变,呈圆或半圆形肿块,呈低、高密度混杂。增强后环形增强,部分眶壁缺失。

3)MRI检查:囊肿内容物 T_1 加权图像为高信号, T_2 加权图像信号也较高,弥散加权成像(diffusion-weighted imaging,DWI)为高信号。

(3)治疗

因囊肿增长缓慢,无症状者可观察;如囊肿增长较快,有相应症状,应及时手术切除。手术原则是将囊壁及内容物完全去除,保留上睑提肌的功能。对于骨窝凹陷较大、术后眼球内陷明显者,应考虑眶壁

重建,有利于术后美容。

72.3.6 横纹肌肉瘤

横纹肌肉瘤是儿童最常见的原发性眼眶恶性肿瘤,占眼眶肿瘤的 1‰～2‰,占儿童眼眶肿瘤的4%～5%。多见于 10 岁以下儿童,平均发病年龄7～8 岁,女性略多于男性,多发生于一侧眼眶。肿瘤恶性程度高、发展快,预后不良。

(1)临床表现

横纹肌肉瘤最常见于眼眶内上部或下部。典型临床表现为眼球向前方突出和向下方移位,上睑水肿、变色和下垂,急性发病,很快发展为单侧突眼,皮肤充血、肿胀、发热,可误诊为眶蜂窝织炎。如肿瘤侵犯视神经和眼外肌,则导致视力丧失和眼球运动障碍。多数患者在眶缘可扪及肿块,肿块较软,早期边界清楚,晚期占据全眼眶。肿块和眼球均突出于眶外,有压痛,睑裂不能闭合,角膜暴露、溃疡。肿瘤可累及鼻旁窦,甚至侵入颅内。

(2)辅助检查

1)超声检查:B超探查显示肿瘤形状不规则,肿瘤内回声低而散在,有的可出现带状回声间隔,后界显示较清楚。彩色多普勒探查在肿瘤内可见丰富而杂乱的彩色血流。脉冲多普勒检测在肿瘤内可见动脉频谱,且血流速度较快。

2)CT检查:肿瘤呈软组织密度影,初期为圆形,增大后形状不规则,边界不清楚,有出血或坏死,密度不均匀。注射造影剂后轻度至中度增强。相邻骨质破坏明显,肿瘤可侵入鼻旁窦、颅中窝、颞下窝或翼腭窝。

3)MRI检查:肿瘤 T_1 加权图像为中等或中等偏低信号, T_2 加权图像为高信号。肿瘤内如有出血或坏死,则可见与肿瘤实质信号不一的片状区。

(3)治疗

目前主要采取以手术、放疗和化疗相结合的综合治疗。如肿瘤较局限,可单纯切除肿瘤和部分瘤周组织;如肿瘤体积巨大,眶周广泛侵犯,可行辅助化疗,再行眶内容物剜除;术后给予放疗和化疗,通常放疗剂量为 45～60 Gy,疗程 6 周,化疗采用长春新碱、环磷酰胺等药物,疗程 1～2 年。

72.3.7 淋巴瘤

淋巴瘤是一种常见的眼眶恶性肿瘤,可原发于眼眶内,也可为全身淋巴瘤的一部分,占眼部肿瘤的

8%～10%。好发于50岁以上中老年人,女性略多于男性,15%～20%双侧眼眶受累,20%合并系统性疾病。

（1）肿瘤起源

眼眶淋巴组织主要分布于眶隔前的结构,眶隔后的眶腔内几乎不含淋巴组织。因此,眼眶淋巴瘤一般首先发生在泪腺、眼睑、结膜等部位,然后再沿肌锥外间隙向后侵犯,可累及肌锥和肌锥内间隙,少数向筛窦和鼻腔发展。

（2）病理

眼眶淋巴瘤基本上属于非霍奇金淋巴瘤,绝大多数起源于B细胞,包括结外边缘区B细胞淋巴瘤(extranodal marginal zone B cell lymphoma, EMZL)、弥漫性大B细胞淋巴瘤(diffuse large B-cell lymphoma, DLBCL)、滤泡性淋巴瘤(follicular lymphoma, FL)和套细胞淋巴瘤(mantle cell lymphoma, MCL)。低级别淋巴瘤(EMZL和FL)预后较为良好,高级别淋巴瘤(DLBCL和MCL)预后不良。

（3）临床表现

低级别淋巴瘤起病隐匿,无明显炎症征象。患者常有无痛性突眼,眼睑肿胀、下垂,可扪及无痛性硬性肿块,球结膜水肿。肿瘤侵犯结膜下时,透过结膜可见粉色鱼肉样肿瘤;侵犯眼外肌,可引起眼球运动受限;侵犯视神经,可引起视力下降。高级别淋巴瘤进展较快,眼睑受浸润后变硬,遮住眼球,与眶内容物连为一体。

（4）辅助检查

1）超声检查:B超探查显示肿块为弱回声,呈不规则或类圆形。彩色多普勒探查可以显示肿瘤内部血流情况。

2）CT检查:肿瘤呈均匀的等或稍高密度,形状不规则。

3）MRI检查:肿瘤 T_1 加权信号均匀,低于脑实质,与眼外肌相当,T_2 加权稍高于眼外肌,增强扫描呈中等度均匀强化。

（5）治疗

怀疑眼眶淋巴瘤者,应行手术活检,明确病理诊断,同时需要进行全身系统检查,判断系统受累的范围和程度。对于孤立性低级别淋巴瘤,放疗是首选的治疗方法;对播散性和高级别淋巴瘤,应选择化疗,可以辅助放疗等。

72.3.8 转移瘤

转移瘤占眼眶肿瘤的1%～13%,眶隔后的眶腔内不含淋巴组织,因此,眼眶转移瘤由血行播散而来。几乎所有部位的恶性肿瘤均可转移至眼眶。成人多来自肺癌、乳腺癌、肝癌和前列腺癌等,儿童多来自神经母细胞瘤(neuroblastoma)、Ewing肉瘤和Wilms瘤等。一般多转移至一侧眼眶,仅少数患者见于两侧。

（1）临床表现

大多数患者有既往肿瘤病史,有原发肿瘤的症状和体征。眼眶转移瘤的表现如下:

1）占位征:转移性肿瘤多发生于眶内组织的周边部位,故出现眼球突出并向一侧移位。其发生和发展较良性肿瘤和原发于眼眶的恶性肿瘤快,常伴有眼睑和结膜水肿。

2）浸润征:转移性肿瘤呈浸润性生长,侵犯眼外肌及其运动神经时,表现为复视及眼球运动障碍;侵犯视神经或其供血血管时,出现视力下降、视神经盘水肿或萎缩;浸润眶脂肪时,引起眼球突出。

3）炎性征:常出现眼部炎性症状,如自发疼痛和肿块触痛,局部皮肤充血、热感,结膜充血、水肿。肿瘤内坏死出现波动感,可误诊为脓肿。

（2）辅助检查

1）超声检查:B超探查显示形状不规则、内反射较弱的占位病变,病变内坏死、出血区显示为暗区。

2）CT检查:可发现眶内不规则的肿块和继发水肿、浸润引起的眼外肌肥大,常可发现颅内转移灶。

3）MRI检查:其发现肿瘤和鉴别诊断优于CT检查。

（3）治疗

眼眶转移瘤多属晚期,原则上以放、化疗为主,可减轻痛苦,延长生命。还可局部切除肿瘤,保留视力;缝合眼睑,保护角膜。

72.4 手术入路

眼眶肿瘤手术可以通过面部或结膜从前方进入,也可以直接或经颅打开一个眶壁进入。经面部或结膜入路适用于眼球周围和眼眶中部以前的眼眶肿瘤切除,为眼科常用手术入路。神经外科最常用的手术入路是经眶顶和眶外侧壁,以切除眼眶后部或累及视神经管、眶上裂及邻近区域的眼眶肿瘤。近年来,随着神经内镜技术的发展和应用,有学者开始经鼻内镜打开眶内侧壁和眶底,切除位于视神经内侧和下方肿瘤,甚至包括经内侧向颅内侵犯的肿瘤。

眼眶肿瘤手术入路的选择很大程度上取决于病变的部位、范围和类型。另外,手术的目的是活检、减压,还是肉眼全切除,也是需要考虑的因素。眼眶肿瘤手术入路选择最重要的原则:不要跨越视神经。因此,视神经外侧的肿瘤需要采用外侧开眶术,视神经内侧的肿瘤需要采用内侧开眶术。

72.4.1 眶额入路

眶额入路适用于累及视神经管和眶尖的眼眶肿瘤。冠状切口,翻开皮瓣,暴露额骨和眶上缘,用骨凿将眶上血管神经束从眶上孔内游离出来。将颞肌的前缘向后翻开,暴露关键孔。关键孔钻孔上半暴露额底硬脑膜,下半暴露眶骨膜。可采用一片法将眶上缘和额部骨瓣一起取下,也可先取下额部骨瓣,再将眶上缘和眶顶作为第2片骨瓣取下,后者可以保留更多的眶顶骨质。完全位于眶内的肿瘤,不需要切开硬脑膜,但累及视神经管、眶上裂或颅内的肿瘤需要打开硬脑膜。剩余部分的眶顶和视神经管可根据需要切除。

眶额入路有3种方式进入眶内,包括内侧、中部和外侧入路,这3种方式也可用于眶颧入路中。内侧入路将上斜肌牵向内侧,将上睑提肌和上直肌牵向外侧,所提供的间隙可以暴露眼球和视神经管之间的视神经,是到达视神经眶尖部最直接的入路,适用于视神经内上方的肿瘤。中部入路将上睑提肌牵向内侧,将上直肌牵向外侧,是处理视神经眶内段中间部最直接和距离最短的入路,适用于视神经眶内段中部病变的活检和切除。外侧入路将上直肌和上睑提肌牵向内侧,将外直肌牵向外侧,比内侧和中部入路能提供更宽敞的操作空间,适合在视神经外侧暴露眶尖深部区域。该入路联合眶颧开颅还可以暴露眶上裂及邻近部分的海绵窦,适用于沿前床突、蝶骨嵴和颅中窝发展,并经视神经外侧通过眶上裂进入眶内的肿瘤。

72.4.2 眶颧入路

眶颧入路适用于除眶尖外还累及颅中窝或眶上裂的眼眶肿瘤。翻开额颞皮瓣,暴露眶外侧缘、眶上缘和颧弓。单片骨瓣成形的骨瓣包括部分眶上缘、眶外侧缘,以及颧弓和额颞骨瓣。双片骨瓣成形的眶颧入路,先取下额颞骨瓣,再进行眶颧切除,可以保留更多的眶顶和眶外侧壁骨质。眶颧入路通常可暴露大约180°的眶缘,使眶上面和外侧面能得到良好的暴露。可以根据需要打开硬脑膜和眶上裂。

72.4.3 眶外侧壁入路

该入路直接经眶外侧壁进入,包括切除眶外侧缘和眶外侧壁,适用于位于外侧、上方或下方的眶内肿瘤,以及位于眶尖外侧的肿瘤。弧形皮肤切口起自耳前,沿颧弓上缘向前延伸,后沿眶外侧缘转向上方。在手术结束时,应尽量重新缝合切断的面神经分支。暴露由颧骨额突和额骨颧突构成的眶外侧缘,将颞肌从眶外侧壁表面剥离。将由额骨、颧骨和邻近部分蝶骨翼构成的眶外侧壁作为一整块小骨瓣取下,显露眶外侧壁前2/3的眶骨膜。切开眶骨膜,暴露外直肌、泪腺动脉和神经、泪腺,牵开眶脂肪,显露视神经外侧、上方和下方的结构。肿瘤切除后,应复位固定眶外侧壁和眶上缘。

72.4.4 经上颌窦入路

经上颌窦入路是经上颌窦打开眶底进入眶内。通常采用经唇下切口,而不是面部切口,翻起软组织,暴露上颌骨的前表面,不需要离断眶下神经。打开上颌窦前壁,暴露眶底的眶下管;打开眶底,暴露覆盖眶底和眶下动脉、神经的眶骨膜。该入路可能暴露的结构包括下直肌、内直肌、下斜肌、动眼神经下支及其分支、睫状神经节及其分支、睫状短神经和视网膜中央动脉。该入路可用于外伤后的眶底重建,或者打开眶底行眼眶减压术。

72.4.5 眶内侧经筛窦入路

眶内侧经筛窦入路可用于暴露泪骨和筛骨外侧区域,向后一直到眶尖,如切除部分筛窦和蝶窦气房,即可暴露视神经管或对其进行减压术。切口设计在眶内侧和鼻之间,沿上颌骨额突延伸。暴露要在骨膜和眶骨膜下进行,如切断内眦韧带。手术结束时,需要将该韧带缝合复位。泪囊位于泪沟内,通常可以抬起,在其后方可见眼动脉的筛前支和筛后支,可以切断这些动脉分支。在筛后管后方平均7 mm处可以找到视神经管,切除部分筛板和蝶窦,可以暴露视神经管。

72.4.6 经鼻内镜入路

经鼻内镜入路适用于位于视神经内侧或下方的眼眶肿瘤,尤其是位于眶后部者。肿瘤将视神经向外侧、向上方推挤是经鼻内镜入路的最佳适应证。经鼻内镜入路切除眼眶肿瘤,主要分为 3 种类型:①眶内下肌锥外入路,主要适用于累及眼眶的鼻旁窦癌、脑膜瘤、青少年鼻血管纤维瘤,以及视神经管减压术;②经上颌窦肌锥外入路,主要适用于压迫肌锥并累及颅中窝或 Meckel 囊的肿瘤,如脑膜瘤、青少年鼻血管纤维瘤,以及延伸至颞下窝、翼腭窝或上颌窦的神经鞘瘤;③眶内侧肌锥内入路,主要适用于位于视神经内侧或下方的任何肌锥内的肿瘤,包括视神经鞘脑膜瘤、神经鞘瘤、血管瘤和转移瘤。

(徐　铭　徐　伟　周良辅)

参考文献

[1] 徐伟,陈衔城. 眼眶肿瘤[M]//周良辅. 现代神经外科学. 2 版. 上海:复旦大学出版社,2015:831－839.

[2] CALANDRIELLO L, GRIMALDI G, PETRONE G, et al. Cavernous venous malformation (cavernous hemangioma) of the orbit: current concepts and a review of the literature[J]. Surv Ophthalmol, 2017, 62(4):393－403.

[3] EI RASSI E, ADAPPA N D, BATTAGLIA P, et al. Development of the international orbital cavernous hemangioma exclusively endonasal resection (CHEER) staging system[J]. Int Forum Allergy Rhinol, 2019, 9(7):804－812.

[4] GARDNER P A, MAROON J C, STEFKO S T. Tumors of the orbit[M]//WINN H R. Youmans and Winn neurological surgery. 7th ed. Philadelphia: Elsevier, 2017:1310－1321.

[5] KONDO A, AKIYAMA O, SUZUKI M, et al. A novel surgical approach for intraorbital optic nerve tumors[J]. J Clin Neurosci, 2019, 59:362－366.

[6] KONG D S, YOUNG S M, HONG C K, et al. Clinical and ophthalmological outcome of endoscopic transorbital surgery for cranioorbital tumors[J]. J Neurosurg, 2018, 131(3):667－675.

[7] MARCELLINO C R, PERIS-CELDA M, LINK M J, et al. Endoscopic endonasal resection of orbital apex cavernous hemangioma: 2-dimensional operative video[J]. Oper Neurosurg, 2019, 16(5):E144－E145.

[8] MONTANO N, LAURETTI L, D'ALESSANDRIS Q G, et al. Orbital tumors: report of 70 surgically treated cases[J]. World Neurosurg, 2018, 119:E449－E458.

[9] OLSEN T G, HEEGAARD S. Orbital lymphoma[J]. Surv Ophthalmol, 2019, 64(1):45－66.

[10] RASSI M S, PRASAD S, CAN A, et al. Prognostic factors in the surgical treatment of intracanalicular primary optic nerve sheath meningiomas[J]. J Neurosurg, 2018, 131(2):481－488.

[11] TROUDE L, BERNARD F, ROCHE P H. The medial orbito-frontal approach for orbital tumors: how I do it[J]. Acta Neurochir, 2017, 159(11):2223－2227.

73 假脑瘤

假脑瘤(pseudotumor cerebri，PTC)又称特发性颅内压增高(idiopathic intracranial hypertension，IIH)，是指原因不明的颅内高压，经各种检查又未发现引起颅高压的病因。它首先在 1866 年被报告，后经腰椎穿刺被证实。正式命名假脑瘤的是 Nonne (1904)。首先报告脑室不大的是 Davidoff 和 Dandy (1937)，报告颅内静脉窦狭窄的是 Dandy(1937)。首先报告无脑水肿的是 Wall(1955)。过去曾命名为耳源性脑积水、良性颅内压增高症等，因不准确，现已不用。

PTC 在人群中的发生率为 1/10 万～28/10 万，一般女性为 0.65/10 万～4.05/10 万,但肥胖女性可达 0.7/10 万～19.3/10 万,育龄＋肥胖达 12/10 万～28/10 万。男女比为 1：(4.3～8)。近来,随着肥胖(包括短期内体重快速增加)在人口中增加,该病发生率也在增加。

73.1 病理生理

该病病因迄今不明,其病理生理和发病机制研究长期围绕在脑脊液(CSF)分泌、循环和吸收障碍方面(图 73-1)。近年来,由于颅内类淋巴循环受到重视,类淋巴循环功能异常成为研究重点。现概述如下。

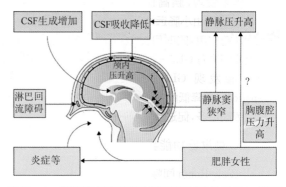

图 73-1　假脑瘤病理生理过程示意图(改良 Mollan,2016)

73.1.1 脑脊液产生增多

支持证据:碳酸酐酶抑制剂通过抑制脑室脉络膜丛上皮的水通道蛋白 1,减少脑脊液产生,可缓解病情。11β-羟基类固醇脱氢酶抑制剂可缓解 2 型糖尿病和胰岛素抵抗,对抗肥胖和高血压;同时减少脑脊液和房水分泌,降低颅内压和眼压。

不支持证据:未见脑室增大和脉络膜丛肥大,无脑积水。广泛分布于血脑屏障星形细胞足上的水通道蛋白 4 没有基因上调,无抗水通道蛋白 4 的抗体。

73.1.2 脑脊液吸收减少

支持证据:放射性核素示踪和 MRI 检查证实脑脊液吸收减少,蛛网膜绒毛胞外基质增厚,特别见于维生素 A 缺乏者。

不支持证据:解剖未发现因炎症、出血引发的蛛网膜颗粒阻塞;无脑室增大。颅内静脉窦狭窄是该病的结果,而不是原因。

73.1.3 肥胖

身体质量指数(BMI)与发病有关,而且与腰椎穿刺压力呈正相关,当 BMI 从 18 增加至 89,腰椎穿刺压力升高 37.7%。减肥可改善颅内压增高和眼底水肿。可是,有些患者并不肥胖。

73.1.4 慢性炎症

慢性炎症患者的血和脑脊液中,促炎症因子、趋化因子(CCL)、脂肪因子、瘦素和 CCL-2 增高。单血中增高的有 CCL-8、CCL-7 和白介素-1α(IL-1α),单脑脊液中增高的有 IL-2、IL-17。

73.1.5 代谢异常

近年来发现,胰高血糖素样肽(glucagon-like peptide,GLP)由小肠远端分泌,具有抑制胰高血糖素而降血糖作用,同时可促饱腹感和降体重。脉络膜丛上皮细胞有 GLP-1 受体,可调节脑脊液分泌。动物实验发现 GLP-1 激动剂[艾塞那肽(exenatide)]可降低颅内压。女性患者雄激素异常,可导致睾酮增多,促进脉络膜分泌脑脊液。

73.1.6 类淋巴功能异常

Virchow-Robin 间隙又称血管周围间隙,广泛分布于中枢神经系统,连接脑脊液和组织间液,起输送营养、免疫细胞和清除内外源废物,其血脑屏障的星形细胞足突上室管膜、下室管膜上皮有水通道蛋白 4。由于视神经在颅内行程较长,其静脉血管因间隙回流易因各种因素(如炎症)受阻,造成组织间液淤滞,导致眼底水肿和视力受损。

73.2 临床表现

该病发病年龄为 13~50 岁,平均 29 岁,女性占多数。常见表现(图 73-2):①肥胖(>90%),呈梨型,平均 BMI 为 40 kg/m²。②头痛(80%~90%),可轻可重,可与体位或劳累有关,单或双额、眼球后痛,呈持续性或发作性压迫感、搏动感或偏头痛,伴或不伴恶心、呕吐,有或无怕光(声)。③视物模糊(60%~70%),典型者呈一过性视物模糊,历时数秒(颈动脉一过性缺血>15 min),一天可数十次。常在弯腰或体/头位改变时发生,伴复视和眼底水肿,后期近 1/3 视力可丧失。少数无眼底水肿。④搏动性耳鸣(>50%),持续性,单侧或双侧。常被患者忽略,须提醒。⑤背、颈痛(40%~50%),可与头痛合并或单独发生。⑥其他,记忆力下降、忧郁、注意力下降等。

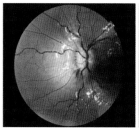
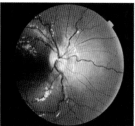

A. 眼底水肿

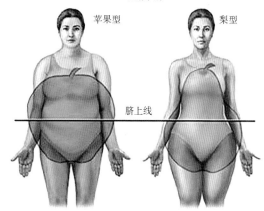

苹果型　　　　　梨型

脐上线

B. 肥胖呈梨型

图 73-2　假脑瘤的表现

73.3 辅助检查

73.3.1 MRI、CT 检查

头部 MRI、CT(平扫和增强)主要表现：①"4

无"(100%)，即无颅内占位病变、无脑积水、无脑水肿、无脑膜增强征；②空蝶鞍(70%)；③眼球后部扁平、视神经鞘变宽(45%见于 T_2 加权图像)；④颅底骨孔扩大、蛛网膜下腔疝入圆孔、颈静脉孔等(图73-3)。

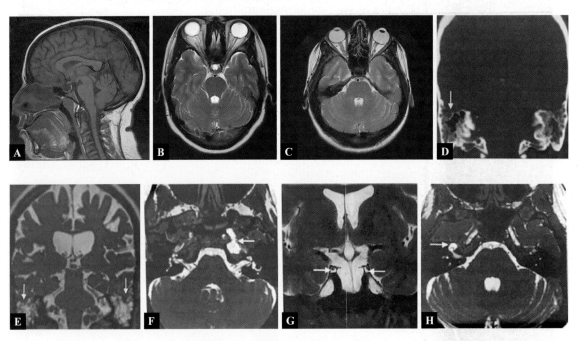

图 73-3　假脑瘤的头部 MRI 表现

注：A. MRI T_1WI 见无颅内占位病变、无脑积水、无脑水肿、无脑膜增强(未显示)；B. MRI T_2WI 见空蝶鞍、眼球后视神经扁平(右)和视神经突入玻璃体(左)、视神经鞘扩大；C. 神经扭曲；D. 冠状 CT 检查见右鼓室顶盖缺如(箭头示)、双气房透明差；E. 冠状 MRI T_2WI 检查见相应颞叶下疝；F、G. MRI 水平位 T_2WI 和冠状位 T_2WI 见麦氏囊疝和动眼神经鞘疝入海绵窦(箭头示)；H. 膝状窝扩大(箭头示)。

73.3.2 磁共振静脉成像检查

单纯不注射造影剂的动脉自旋标记(arterial spin labeling，ASL)法有假象，应该用造影剂法。检查发现横窦狭窄(30%~90%)，无窦内血栓。引起横窦狭窄原因：①外源性，表现平滑狭窄；②内源性，表现充盈缺损。一般认为，横窦双侧狭窄或单侧主侧狭窄才能引起该病。

73.3.3 类淋巴功能检查

Ringstad(2017 年)报道经腰椎穿刺注入低浓度 GBCA(含钆造影剂)，在 1~24 h 内多次进行头 MRI 检查，发现常压脑积水者 GBCA 清除延迟，且逆入

脑室和蛛网膜下腔，可量化脑类淋巴功能(图73-4)。常压脑积水与该病有类似的发病解剖基础。

73.3.4 腰椎穿刺

腰椎穿刺测压具有诊断和治疗的双重作用。由于正常人腰椎穿刺压力是取大多数人的均值，如 70~180 mmH$_2$O(成人)和 40~100 mmH$_2$O(儿童)(1 mmH$_2$O = 9.81 Pa)，少数正常人可达 250 mmH$_2$O(成人)和 280 mmH$_2$O(儿童)。因此，目前多建议侧卧位，腰椎穿刺进针后，放松伸展下肢 5 min 后测压。当压力≥250 mmH$_2$O(成人)和≥280(未使用镇静剂，儿童)时，方诊断为该病。常规实验室检查显示脑脊液多正常。

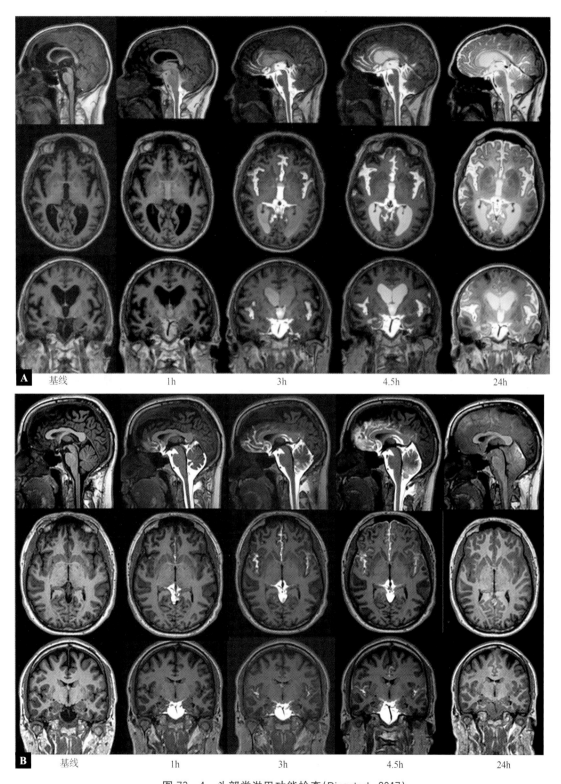

图 73 - 4 头部类淋巴功能检查(Ringstad，2017)

注:患者(A)和健康人(B)MRI T₁WI 显示造影剂显著延长,且经室管膜逆流入脑室(A，3 h),蛛网膜增强早于脑实质,大脑凸面不增强,提示血管周围间隙(即 Virchow-Robin 间隙)功能障碍。

73.4 诊断与鉴别诊断

目前仍采用 Freidman(2013)提出的诊断标准。它分为以下几种类型。

73.4.1 诊断

（1）假脑瘤肯定诊断和可能诊断

主要有：①眼底水肿；②除展神经障碍，其余神经系统阴性；③神经影像"4 无"（宜用头部 MRI 平扫和增强）；④脑脊液实验室检查正常；⑤腰椎穿刺压力≥250 mmH$_2$O（成人）。

假脑瘤肯定诊断为①～⑤，可能诊断为①～④。

（2）假脑瘤不伴眼底水肿的诊断

1）上述②～⑤＋单或双侧外展麻痹。

2）上述②～⑤＋下列中的 3 项：①空蝶鞍；②眼球后扁平；③横窦狭窄；④视神经鞘宽大伴和/或不伴视神经扭曲。

73.4.2 鉴别诊断

（1）颅内压增高病变

应与下列引发颅内压增高的病变或情况相鉴别：颅内占位（包括脑膜转移）、脑积水、颅内静脉窦血栓形成、硬脑膜动静脉瘘、上腔静脉阻塞、右心房压增高、脑膜炎或蛛网膜下腔出血后、内分泌和/或代谢病（多囊卵巢综合征、Cushing 病、Addison 病、甲状腺功能亢进症及甲状腺功能减退症）、肥胖、维生素 A 缺乏及四环素应用等。

（2）偏头痛

一般偏头痛无眼底水肿，复视和视力下降，少有肩颈痛和背痛。必要时可行 MRI 和腰椎穿刺检查。

73.5 治疗

由于该病涉及神经内科、神经外科、眼科、急诊科、内分泌和代谢科、血管科、营养科及放射科等多学科。因此，应提倡多学科团队（multiple disciplinary team，MDT）诊治，特别是对疑难病例。该病治疗的核心是：①处置潜在的病因；②缓解症状，如头痛和颅内高压；③保护视力。

73.5.1 药物治疗

药物治疗为该病的一线治疗，且经多中心随机对照盲法试验（循证医学Ⅰ级证据）证实有效，特别是乙酰唑胺。

（1）乙酰唑胺

2.5 g/d，最大剂量 4 g/d，口服。

（2）托吡酯片（妥泰）

100～150 mg/d。托吡酯片不仅与乙酸唑胺一样有抑制碳酸酐酶的作用，减少脑脊液分泌，而且有止痛、抗癫痫和抑制食欲的作用（乙酰唑胺无止痛作用）。经证实其疗效优于乙酰唑胺，且更适用于伴偏头痛的患者。

（3）佐尼沙胺（zonisamide）

为抗癫痫剂，也有抗震颤作用。在托吡酯片作用不好或不良反应大时，可用它替代。上述药物的主要不良反应为腹泻、疲劳、耳鸣、忧郁及致畸（乙酰唑胺）、食欲减退、忧郁、共济失调、注意力障碍、汗闭和高热等（托吡酯片）。佐尼沙胺除有托吡酯片的不良反应外，还有白细胞降低、肝功能障碍等不良反应。

（4）其他药物

如呋塞米（速尿）、奥曲肽和非类固醇抗炎剂。一般不主张用类固醇剂。

（5）在研药物

水通道蛋白 4 拮抗剂、胰高血糖素样肽 1（GLP-1）激动剂。上述药物多仅作用于脉络膜丛上皮的水通道蛋白 1。分布广泛的组成血脑屏障的星形细胞足突上是水通道蛋白 4，它对颅内血-脑脊液和脑脊液-组织间液作用更大。因此，寻找水通道蛋白 4 拮抗剂是当务之急。GLP-1 激动剂（艾塞那肽）可降实验动物颅内压。

73.5.2 减肥

（1）减肥饮食

减肥须与药物治疗同步。低热量[1 779 kJ/d（425 kcal/d）]、低盐（＜100 mg/d），液体≤1 250 ml/d。至少减 6%～10%基本体重，方可降低颅内压、改善视力、改善眼底水肿和头痛。

（2）外科减肥手术

1）指征：①保守治疗失败，近期体重增加 5%～15%。②脑脊液分流和/或支架置入失败。

2）胃旁路术疗效：比用腹带好，可使体重减轻 20%～35%，维持 10 年，而且术后腰椎穿刺压力下降。

73.5.3 视神经减压

（1）指征

药物治疗无效且眼底水肿和视力下降加重。

（2）疗效

1）荟萃分析显示，术后视力提高（59％）、视力稳定（95％）、视野扩大（68％）及眼底水肿减轻（85％）。

2）单侧手术可改善双眼。

73.5.4 腰椎穿刺

（1）指征

主要指征：①诊断该病；②治疗该病，但降颅内压作用短暂，不提倡多次腰椎穿刺；③疗效判断。

（2）注意事项

1）该病 2.7％～28％患者有小脑扁桃体疝（≤4 mm），这些患者不宜做腰椎穿刺。

2）适合腰椎穿刺者应无颈痛（特别是屈颈时）、CT 和/或 MRI 检查见环池，无小脑扁桃体下疝。

3）放脑脊液应缓慢（15 ml/h）。

4）测腰椎穿刺放液前、后压力。

5）腰椎穿刺后予 20％甘露醇，并送新生儿重症监护病房（NICU）监护。

（3）并发症

并发症包括脑疝、感染、低颅压。

73.5.5 脑脊液分流术

（1）指征

1）药物治疗无效，且视力进行性恶化。

2）腰椎穿刺引流无效或复发。

（2）注意事项

1）由于脑室不大，应在导航下穿刺侧脑室。

2）脑室腹腔分流比腰大池腹腔分流好，两者均应用可调压和抗虹吸管。

3）分流后头痛不好者，如分流管装置功能好，应考虑偏头痛成分，给予对症处理。

73.5.6 静脉窦支架植入术

迄今多见病例报告，且对该病治疗作用有争议。近年来研究显示，静脉窦狭窄与颅内压呈正相关，与血管直径和 BMI 无关。经腰椎穿刺多次放液后，静脉窦狭窄不仅减轻，且消失。故宜慎用支架。

（1）适应证

1）药物治疗无效且视力恶化。

2）脑脊液分流失败。

3）静脉窦狭窄＞50％。

4）静脉窦压力梯度≥8 mmHg，但近期研究发现患者可无静脉窦压力梯度，特别是经脑脊液分流者。

（2）注意事项

1）疗效：头痛缓解（83％）、眼底水肿改善（97％）、视力提高（78％）。

2）并发症：支架游走、静脉窦穿破、硬脑膜下出血及血栓形成等。

3）需要长期服用阿司匹林和波利维。

4）部分患者（2.2％）植入支架后仍需行脑脊液分流术。

73.5.7 特殊情况的处理

（1）妊娠

对孕妇的诊断和处理同未妊娠妇女。虽乙酰唑胺的致畸仅见于动物研究，但应用于患者时应告知或改用托吡酯片等。尽量少用脑室腹腔分流，因其易发生堵塞。如该病发生在产褥期或自发流产后，应怀疑有颅内静脉窦血栓形成，引发继发性假脑瘤。

（2）暴发性假脑瘤

暴发性假脑瘤发病突然，进展迅速，视力恶化快，须快速进行多学科诊疗。

（3）急诊室处置

假脑瘤患者去急诊就诊，除按高颅压处置外，有下列情况者需入院：暴发性假脑瘤、腰椎穿刺、眼底水肿、进行分流装置调整等。

73.6 预后

该病的自然病程不一，可自限或颅内压始终高，甚至视力和头痛等缓解；也可好转或稳定后又复发或加重。Adderley（2019）对英国 2 760 例患该病女性患者随访 28 年，并与无该病的 27 125 名女性对比。调整后的危险比：心脑血管疾病为 2.10（95％ CI 为 1.61～2.74，$P<0.001$）、心脏衰竭为 1.97（95％CI 为 1.16～3.37，$P=0.1$）、短暂性脑缺血发作（TIA）为 2.27（95％ CI 为 1.61～3.31，$P<0.001$）、2 型糖尿病为 1.30（95％CI 为 1.07～1.57，$P=0.009$）、高血压为 1.55（95％CI 为 1.30～1.84，

$P < 0.001$）。可见患该病的女性患者患心脑血管疾病风险增加 2 倍，治愈该病对患者预后有很大影响。

73.7 今后研究重点

假脑瘤被发现已有百余年，虽然对它的诊治有很大进步，但仍有许多未知。为此，英国国家卫生研究所与伯明翰大学组织多学科团队和患者参与研讨，列出今后研究的十大重点：

1）病因，包括致病因素、机制。

2）头痛生物学机制。

3）安全、有效的新疗法。

4）预测视力快速或逐渐下降的方法。

5）监测视力的最好方法。

6）判断预后或疗效的生物学指标。

7）内分泌，如为什么该病多见于女性。

8）安全、有效的止痛药物。

9）减肥，如减多少、减多快、何法安全有效且持久、与病初 BMI 有关吗。

10）外科手术，如何法最好。

（周良辅）

参考文献

［1］ADDERLEY N J，SUBRAMANIAN A，NIRAN-THARAKUMARK，et al. Association between idiopathic intracranial hypertension and risk of cardiovascular diseases in women in the United Kingdom［J］. JAMA Neurol，2019，76（9）：1088 – 1098.

［2］BEZERRA M L S，FERREIRA A C A F，DE OLIVEIRA-SOUZA R. Pseudotumor cerebri and glymphatic dysfunction［J］. Fornt Neurol，2018，8：734 – 741.

［3］HORNBY C，MOLLAN S P，BOTFIELD H，et al. Metabolic concepts in idiopathic intracranial hypertension and their potential for therapeutic intervention［J］. J Neurolo-Ophthamol，2018，38（4）：522 – 530.

［4］MARKEY K A，MOLLAN S P，JENSEN R H，et al. Understanding idiopathic intracranial hypertension：mechanisions，management，and future directions［J］. Lancet Neurol，2016，15（1）：78 – 91.

［5］MILLER N R. Pseudotumor Cerebri［M］//WINN H R. Youmans and Winn neurological surgery. 7th ed. Philadelphia：Elsevier，2017：1352 – 1365.

［6］MOLLAN S P，ALI F，HASSAN-SMITH G，et al. Evolving evidence in adult idiopathic intracranial hypertension：pathophysiology and management［J］. J Neurol Neurosurg Psychiatry，2016，87（9）：982 – 992.

［7］MOLLAN S P，HORNBY C，MITCHELL J，et al. Evaluation and management of adult idiopathic intracranial hypertension［J］. Pract Neurol，2018，18（6）：485 – 488.

［8］MOLLAN S，HEMMINGS K，HERD C P，et al. What are the research priorities for idiopathic intracranial hypertension？A priority soling partnership between patients and healthcare professionals［J］. BMJ Open，2019，9（3）：E026573.

［9］O'REILLY M W，WESTGATE C S J，HORNBY C，et al. A unique androgen excess signature in idiopathic intracranial hypertension is linked to cerebrospinal fluiddynasties［J］. JCI Insight，2019，4（6）：E125348.

［10］ROHR A，DORNER，STINGELE R，et al. Reversibility of venous sinus obstruction in idiopathic intracranial hypertension［J］. AJNR，2007，28（4）：656 – 659.

［11］SCOTTON W J，BOTFIELD H F，WESTGATE C S J，et al. Topiramate is more effective than acetazolamide at lowering intracranial pressure［J］. Cephalonia，2019，39（2）：209 – 218.

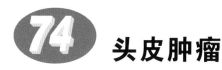

头皮肿瘤

头皮肿瘤(scalp tumor)可来源于头皮的各层组织,有些肿瘤为头皮所特有,有些与身体其他部位的皮肤肿瘤相同。由于皮肤暴露在外,肿瘤容易早发现和早治疗,所以,即使是恶性肿瘤,也有相当高的治愈率。但头皮有头发遮挡,相对其他部位皮肤肿瘤而言,不容易被发现。头皮肿瘤切除后,大面积的头皮缺损需要进行植皮等修复。

74.1 表皮样囊肿与皮样囊肿

表皮样囊肿与皮样囊肿(epidermoid and dermoid cyst)均为胚胎残留组织形成的肿瘤,常见于成人,男、女性无差异。肿瘤单发,常位于颞顶及枕部(图 74-1)。表皮样囊肿又被称为胆脂瘤,来源于残余的胚胎外胚层组织。其囊壁白色,有珍珠样光泽;囊内为乳酪样物质,可见发亮的胆固醇结晶。病灶直径 0.5~5 cm,边界清楚,可呈半球形突出于皮面上。表面皮肤光滑,肤色正常,中央可有窦道与皮外相通,可挤出乳酪样角质性组织。肿瘤基底多固定,质地结实有弹性或稍有波动感。

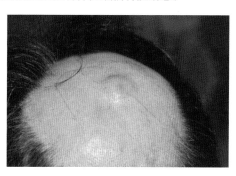

图 74-1 头皮表皮样囊肿

皮样囊肿与表皮样囊肿相似,主要区别在于皮样囊肿常位于胚胎闭合处,囊内容物包含皮肤附件,如毛囊、皮脂腺、汗腺及毛发等,多为黄白色。

表皮样囊肿和皮样囊肿生长缓慢,可长期压迫颅骨,使其变薄。肿瘤的基底常与颅骨粘连。

治疗以手术切除为主。切开头皮后,清除囊内容物,然后将囊壁彻底切除干净,以免肿瘤复发。

74.2　皮脂腺囊肿

皮脂腺囊肿(sebaceous cyst)并非真正的肿瘤,但常常被误认为头皮肿瘤。当皮脂腺管被堵塞时,皮脂腺分泌物不能排出,滞留积聚形成囊肿。囊肿位于皮下,囊内容物主要为皮脂,呈白色乳酪样,生长较快;有包膜,有弹性感,与皮肤粘连,但可以被推动。囊肿感染时可破溃流脓。

皮脂腺囊肿不会恶变,但囊肿不断生长可造成患者不适,应将囊肿切除。切除时必须将堵塞的皮脂腺管一并切除。感染的囊肿要切开引流,但仍有可能再次感染。

74.3　大汗腺囊瘤

大汗腺囊瘤(apocrine hidrocystoma)是发生于成年人的一种少见的肿瘤,常累及头皮及眼睑附近的汗腺。肿瘤单发,为针头至豌豆大小的半球形半透明结节;质地类似囊肿,易推动;表面光滑,呈肉色、灰色或蓝黑色;极少数直径可达 10 mm 或更大。肿瘤生长缓慢,切开后流出水样透明液体,一般无自觉症状。该病可并发皮脂腺痣。

治疗采用激光、电灼或手术切除。

74.4　皮脂腺痣

皮脂腺痣(nevus sebaceus)是先天性发育异常所致,好发于头部,出生时或童年早期即已存在。一般无家族史,病灶常为单发。表面呈颗粒状或天鹅绒状的局限性斑块,呈黄色或黄褐色,形状各异;患处头发稀少或缺如(图 74-2)。患者无自觉症状。皮脂腺痣可继发于良性或恶性肿瘤,如乳头状汗管囊腺瘤或基底细胞癌。青春期恶变的风险升高。

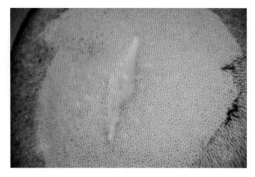

图 74-2　头皮皮脂腺痣

鉴于皮脂腺痣有恶变的潜在风险,主张在青春期前进行激光或手术切除病灶。

74.5　乳头状汗管囊腺瘤

乳头状汗管囊腺瘤(syringocystadenoma papilliferum)又称乳头状汗管腺痣,主要位于头皮,尤其是前额和颞部原有皮脂腺痣处,是先天发育异常导致的,出生时或幼年起病。病灶为单发的丘疹或斑块。丘疹呈粉红色,坚硬,直径为 2～10 mm,顶端可有"脐窝",下连一小瘘管,常有少量液体溢出;斑块的直径通常不超过 4 cm,表面呈疣状,无毛发,常有溢液和结痂。可与皮脂腺痣同时存在于一个病灶内,无自觉症状。

治疗以手术切除为唯一方法。手术必须彻底,以免复发。

74.6　圆柱瘤

圆柱瘤(cylindroma)又称头巾状瘤,是一种不成熟的汗腺上皮瘤。该病少见,多发生于头皮,有单发和多发。单发型常发生于老年人,无遗传性;多发型多发生于青少年,为常染色体显性基因遗传。圆柱瘤的大小不等,小的为直径数毫米的丘疹,大的为直径数厘米的半球形结节;表面光滑,质地如橡皮,色粉红、红、淡青或如正常皮肤。肿瘤表面的头发脱落。肿瘤数目可随年龄的增加而增多,甚至覆盖整个头皮,似头巾状。一般无自觉症状。在同一病灶内可与小汗腺螺旋腺瘤并发。少数圆柱瘤可恶变并转移。

治疗采用手术切除,多发型者应加以植皮术。

74.7　小汗腺囊瘤

　　小汗腺囊瘤(eccrine hidrocystoma)又称汗管扩张症，与小汗腺远端导管堵塞有关。该病罕见。表现为深在的非炎症性水疱或表皮下囊肿，直径为1～3 mm，呈圆形或卵圆形，色淡黄或稍带青色，半透明，不易破裂；将瘤壁刺破，有清澈液体排出。常为单发，偶有多发，散布在眼睑、额、颊及颞部。夏季好发，数目增多，体积增大；冬季缩小。注射阿托品后消失，而注射毛果芸香碱后扩大。

　　治疗采用手术切除。

74.8　小汗腺螺旋腺瘤

　　小汗腺螺旋腺瘤(eccrine spiradenoma)多发于青年患者，病灶单发，偶有多发；直径3～50 mm，位于真皮内，呈结节状，略高出皮面；表面覆以正常表皮。质地软如海绵，生长缓慢，常有触痛。偶有恶变，可与圆柱瘤或毛发上皮瘤并发。

　　治疗可用激光或手术切除。

74.9　汗腺癌

　　汗腺癌(sweat gland carcinoma)大多来自大汗腺，也可自小汗腺发生。好发于50～80岁人群的头颈部。可无特殊的临床表现，诊断困难，易经由淋巴系统转移。

　　手术切除为首选疗法，手术范围须扩大至距肿瘤3～5 cm。癌转移的患者术后给予化疗。该癌一般对放疗不敏感，但对不适合手术治疗的患者可试用。

74.10　脂肪瘤

　　脂肪瘤(lipoma)可发生在包括头皮在内的身体任何部位，中年患者多见。肿瘤表面皮肤正常，肿瘤位于皮下，深及帽状腱膜，柔软，界限清楚，可推动，直径为2～10 cm。

　　脂肪瘤一般不必治疗。若患者要求，可手术切除，不易复发。

74.11　皮肤纤维瘤

　　皮肤纤维瘤(dermatofibroma)又称硬纤维瘤，主要发生于四肢，头颈部少见。患者以成人居多。肿瘤为表皮下的真皮结节，界限清楚，可被推动，直径为0.5～1 cm，质地坚硬，局部呈红色、褐色或黄色。

　　治疗首选手术切除。

74.12　隆突性皮肤纤维肉瘤

　　隆突性皮肤纤维肉瘤(dermatofibrosarcoma protuberans)是一种恶性肿瘤。该病好发于成人，男性多于女性。可发生于躯干、四肢、生殖器及头部皮肤。起初为1个或数个结实的真皮性小结节，呈肉色、红色、粉红色或淡青色，无痛感。肿瘤缓慢扩展，融合成形态不规则的坚硬斑块，表面有大小不等的不规则斑块突出，色深红或青红，可破溃伴疼痛。肿瘤很少转移。

　　隆突性皮肤纤维肉瘤的治疗以手术切除为首选疗法，切除的范围须超出肿瘤外缘3 cm，并再扩大至深筋膜层1～2 cm。放疗无效。

74.13　脂溢性角化病

　　脂溢性角化病又称老年疣，多见于老年男性。损害好发于头面部和躯干，通常散在分布。起初为毛孔周围针头大小的淡黄色斑，渐增大成深黄至淡褐色略高出皮面的扁平丘疹。表面呈细颗粒状，最后变成黄褐色至黑色(图74-3)，覆以油腻性鳞屑，鳞屑经剥除后可再长。损害受刺激或感染后可肿胀，表面有渗液、结痂或出血。一般无自觉症状，发展缓慢，少数可发展为鳞癌。

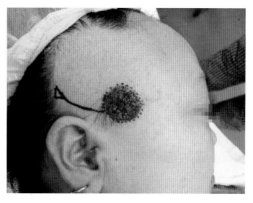

图74-3　头皮脂溢性角化

一般不需要治疗,必要时可采用激光或手术切除。

74.14 光化性角化病

光化性角化病(seborrheic keratosis)又称日光性角化病,常见于中老年人,好发于暴露部位,如头面部、颈部、手背和前臂。损害为局限性,界限清楚,直径自针尖大至2 cm以上,大多为数毫米。起初表面可见少量扩张的毛细血管,覆有黏着性的鳞屑,呈黄色至黑色,可略高出皮面。有时有明显角质增厚,呈疣状增生,甚至皮角。若损害持续增大,显著高出皮面伴糜烂、破溃,即为鳞癌。

治疗首选手术切除。避免阳光曝晒,使用防光剂有一定的预防作用。

74.15 皮角

皮角(cutaneous horn)为一局限性、锥形角质增生性损害,其高度往往大于横径。多在脂溢性角化、日光性角化、角化棘皮瘤和鳞癌等基础上产生。常见于40岁以上,尤其是常受日晒的老年人,男性多于女性。好发于头皮、面、颈、前臂和手背等暴露部位。损害常为单发,直径为2~25 cm,呈圆锥形或圆柱形,有的微弯成弧形,或者呈笔直或不规则形。角突表面光滑或粗糙,基底硬,呈肉色至黑褐色。一般无自觉症状,少数可恶变。

治疗首选手术切除。

74.16 皮肤原位癌

皮肤原位癌(carcinoma in situ)又称 Bowen 病(Bowen disease),常见于30~60岁成年人,好发于头面部和四肢。损害一般为单发,起初为淡红或暗红色丘疹,表面有少量鳞屑和结痂,逐渐增大融合成斑块,直径为0.2~14 cm,边界清楚,稍隆起,呈圆形、多环形或不规则形,覆以棕色或灰色厚的结痂,不易剥离。若强行剥离结痂,则露出红色颗粒状或肉芽状湿润面,或者少量出血。一般无自觉症状,病程缓慢,自数年至数十年不等,可并发内脏肿瘤。

治疗首选手术切除。此外,也可用激光、冷冻疗法或放疗。

74.17 基底细胞癌

基底细胞癌(basal cell carcinoma)是最常见的恶性皮肤肿瘤,起源于皮肤多能性基底样细胞,常发生于前额头皮和眶额区皮肤,中年以上人群好发。肿瘤初发时为有光泽或花纹状的结节,表面逐渐破溃成边缘不整齐的溃疡,易出血,创面不易愈合。溃疡边缘继续扩展,可见多数浅灰白色、呈蜡样或珍珠样外观的小结节,参差不齐,并向内卷起,称侵蚀性溃疡(rodent ulcer),为该癌典型的临床表现(图74-4)。肿瘤生长缓慢,可向深部组织浸润,累及骨膜,破坏颅骨。很少有远处转移。

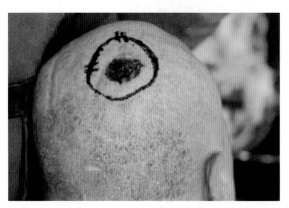

图74-4 头皮基底细胞癌

肿瘤低度恶性,能够获得比较满意的疗效。对于较小的肿瘤,用刮除术和烧灼术即可达到根治目的;对于直径>1 cm 的肿瘤,则须手术切除,手术切缘离肿瘤应有一定的距离。肿瘤细胞对放疗敏感,因此术后加用放疗。对于无法耐受手术者、肿瘤位于无法手术的部位(如眼睑、耳部等)者或手术未能全切肿瘤者,可予放疗。

74.18 鳞状细胞癌

鳞状细胞癌(squamous cell carcinoma)来源于表皮鳞状上皮形成的恶性肿瘤,比基底细胞癌更恶性,占皮肤肿瘤的10%~20%。日光和放射线照射、化学物质(如砷和烃)、瘢痕、慢性溃疡、红斑狼疮及深部真菌病等均可引起鳞状细胞癌。

最初皮肤上出现结实的小结节,边缘不清,表面呈疣状或乳头状,结节逐渐长大,固定在下面的组织上。病灶质地韧,表面可形成溃疡,易出血(图74-5)。鳞状细胞癌可向深部侵犯肌肉和颅骨,也可转移至局部淋巴结或向远处转移。

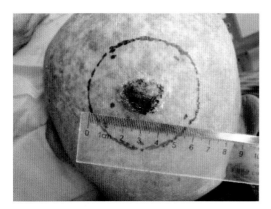

图 74-5　头皮鳞状细胞癌

治疗首选手术切除。手术时应将肿瘤连同被侵犯的帽状腱膜、肌肉等一并切除。如果肿瘤累及颅骨,也应将颅骨切除,术后辅以局部放疗和淋巴结的预防性放疗。

74.19　血管性肿瘤

头皮的血管性肿瘤(vascular tumor)是由异位的胚胎血管组织在出生后异常发育所致。常见的两种类型为:毛细血管瘤和动静脉畸形。发生在皮肤和皮下组织层。

74.19.1　毛细血管瘤

毛细血管瘤(capillary hemangioma)由皮肤内毛细血管扩张和迂曲而形成。常发生于出生 2～4 周的婴儿。早期在皮肤表面有一个小的粉红色斑,在以后的 6 个月至 1 年内逐渐增大,成为稍突出于皮肤表面的、酒红色的、形状和大小各异的病灶。在以后的数年内逐渐消退,残留纤维脂肪性组织。

毛细血管瘤一般无须治疗,可自行消退。对于继续长大的病灶,可采用局部注射激素、硬化剂或使用干扰素等方法,1/3～1/2 的患儿可获得满意的疗效,也可用激光、冷冻疗法或手术切除病灶。

74.19.2　动静脉畸形

头皮的动静脉畸形(AVM)是由动、静脉的异常交通引起的。在出生的早期并不一定有所表现,以后逐渐长大,为慢性持续性生长,好发于头颈部。

病灶位于头皮下或肌肉内。皮肤表面可见片状扩张、迂曲的血管,有震颤和杂音,常有局部颅骨增生,偶尔可见颅骨的侵蚀。生长较快的病灶,可造成病灶局部溃疡和出血;一旦出血,有生命之虞。

影像学检查:头部 X 线平片可见颅骨的增生或破坏;CT 增强扫描见头皮内有明显增强的病灶;MRI 检查显示头皮内有许多蚯蚓状流空影像;血管造影见快速显影的动、静脉血管影,有供血动脉和回流静脉,有时见动静脉瘘。有些病灶与颅内血管畸形或静脉窦相连。

头皮动静脉畸形的治疗同颅内血管畸形,要根据病灶大小、症状及与其他结构的关系等因素来决定。高流量动静脉畸形的治疗很棘手,血管内介入治疗可应用于该病。先行介入治疗,阻断病灶的供血动脉,然后再将病灶切除。大范围的头皮动静脉畸形切除术后,对头皮缺损应予修补。

74.20　头皮黑色素瘤

黑色素瘤(melanoma)是由表皮、真皮内的黑色素细胞恶变而成,也可来自痣内的黑色素细胞恶变。其发病率不断上升,强烈的日晒是诱因。6%～12%的患者有家族史。

恶性黑色素瘤在皮肤内的生长可分为两个阶段,即辐射生长阶段和垂直生长阶段。在前阶段,小量瘤细胞沿真皮乳头层侵袭,瘤细胞在该处增生,但不聚集;在后阶段,瘤细胞聚集生长,形成细胞巢或结节。

在显微镜下,按瘤细胞侵犯的水平可分为 5 级:1 级,局限于表皮内;2 级,瘤细胞破坏表皮基膜,侵入真皮乳头层;3 级,瘤细胞在乳头层内聚集,乳头层被瘤细胞所形成的结节、斑块或巢充填;4 级,瘤细胞已侵入网状层;5 级,皮下组织已受侵犯。

74.20.1　临床分型

(1) 恶性雀斑样痣性黑色素瘤

最多发生于头颈日晒部,患者年龄在 60 岁以上,辐射生长阶段长,一般为 3～15 年。病灶为比较大的扁平雀斑,颜色多样,表面有不规则散布的黑色结节;斑的直径为 3～6 cm,甚至更大。偶尔有病灶为无黑色素性。

(2)表浅扩展性黑色素瘤

较常见,好发于 40~60 岁,但发生在头皮者少。病史一般为 1~5 年,与黑色素细胞痣密切相关。病灶较小,直径为 2.5 cm,甚至更小一些,边缘常有特征性的角形凹口或突出。病灶内有许多小结节,颜色多样。

(3)结节性黑色素瘤

较少见,发生在头皮者更少见。发展迅速,病程为 6~18 个月。患者平均年龄为 53 岁,病灶直径约为 2 cm,为黑色隆起的结节,结节有时可很大并呈息肉状,边缘呈褐色和黑色。病灶发展很快,预后很差。

74.20.2 治疗

(1)手术切除

原发性头皮恶性黑色素瘤唯一的治疗方法为手术切除。以往提倡手术切除时必须包括肿瘤周围 5 cm 的正常皮肤,而不管肿瘤的厚度如何,因此造成了很大的皮肤缺损。目前主张:肿瘤厚度<1 mm 者,切除边缘延伸 1 cm;厚度为 1~1.5 mm 者,切除边缘延伸 1.5 cm;厚度为 1.5~4 mm 者,切除边缘延伸 2~3 cm;厚度>4 mm 者,切除边缘延伸 3 cm。切除时必须包括皮下组织,争取一期缝合,必要时须植皮。

(2)选择性局部淋巴结切除

肿瘤厚度<1.5 mm 者很少有淋巴结转移;而厚度>4 mm 者,即使加上淋巴结切除,也不能延长患者寿命。因此,只有对肿瘤厚度在 1.5~4 mm 者,才考虑行淋巴结切除术。

(3)化疗

对恶性黑色素瘤的疗效差。

74.21 神经纤维瘤和神经鞘瘤

74.21.1 神经纤维瘤

神经纤维瘤(neurofibroma)是一种良性的神经束膜肿瘤,可单发,也可多发。单发的头皮神经纤维瘤直径为 2~20 mm,质地柔软而松弛,呈肉色,可活动,偶有自发性疼痛或相应神经分布区麻木感,可无其他表现。

多发的神经纤维瘤称为神经纤维瘤病,是一种遗传性疾病。表现为皮下沿神经干分布的实质性结节,常见于三叉神经或枕神经分布区。神经干变粗

呈念珠状,神经纤维呈蔓状生长。头皮变厚,融合成片状软结节(图 74-6),周围结缔组织增生,皮肤呈折叠悬垂状,形成皮肤赘生物。全身散在牛奶咖啡斑。

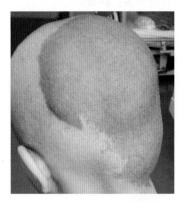

图 74-6 头皮神经纤维瘤

手术为主要的治疗方法。神经纤维瘤血供丰富,无明显包膜反应,手术前应充分备血。如有头皮缺损,应行修补。

74.21.2 神经鞘瘤

神经鞘瘤(neurilemmoma)又称施万细胞瘤,是沿施万细胞系分化的一种良性肿瘤。发生于皮肤者很少见。头皮的施万细胞瘤发生于真皮,肿瘤表现为无特征的丘疹或结节,生长缓慢。患者无自觉症状,伴有疼痛。疼痛可局限于肿瘤处,也可向周围放射。

手术切除可根治该瘤。

74.22 颗粒细胞瘤

颗粒细胞瘤(granular cell tumor)非常少见。目前认为该瘤细胞起源于施万细胞,属神经源性,非肌瘤性。患者多为成人,约半数发生于头颈部。一般无自觉症状,偶有疼痛。肿瘤发生于真皮质,为界限不清的结节,质地结实,固定于周围组织,可稍带黄色。

手术切除为首选疗法,切除后很少有复发。也有肿瘤内注射曲安西龙(去炎松)治疗成功的报道。

74.23 皮肤神经内分泌癌

皮肤神经内分泌癌(cutaneous neuroendocrine

carcinoma)又称梅克尔（Merkel）细胞癌，肿瘤细胞的超微结构与梅克尔细胞相似。50%以上的皮肤神经内分泌癌发生于头面部，各种年龄均可发生，其中以 60～80 岁者为多。肿瘤常单发，生长迅速。为粉红色、蓝红色或红褐色的结节，直径为 0.5～5 cm，一般不破溃，仅 10%有溃疡。

皮肤神经内分泌癌是一种高度恶性的肿瘤，5年存活率为 50%。手术切除后有 40%的患者局部复发，复发的肿瘤出现于手术瘢痕及其周围。50%～60%患者发生局部淋巴结转移，30%～40%的患者发生肺、肝、骨骼、脑和深部淋巴结等远处转移。

对肿瘤应予广泛的局部切除，包括边缘延伸1～2 cm，同时做预防性局部淋巴结切除术。术后给予放疗。

74.24　恶性血管内皮瘤

恶性血管内皮瘤（malignant angioendotheliomatosis）又称血管肉瘤，是一种少见的血管源性恶性肿瘤，常见于头颈部。真皮、皮下组织、帽状腱膜或筋膜，甚至更深的组织均可累及。临床表现多种多样，可为紫色、瘀斑样、蜂窝织炎样和结痂的斑块，也可是暗黑色结节或有溃疡的结节等（图 74 - 7）。结节呈暗黑色，可误为恶性黑色素瘤。血管肉瘤生长迅速，形成溃疡和出血，向下侵入皮下组织，并经淋巴和血液向远处转移。由于肿瘤生长快，转移早，因此预后不良。

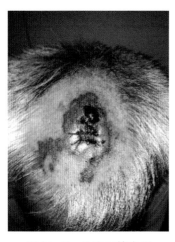

图 74 - 7　头皮血管肉瘤

因为血管肉瘤生长快，迅速侵及皮下组织和筋膜，要想确定手术范围以便将肿瘤全切除颇为困难。生存的唯一希望在于早期诊断和彻底手术切除肿瘤。切除的边缘应超过肿瘤可见的边缘。放疗，特别是电子束疗法，有明显疗效，可延长患者的生命。

74.25　头皮转移瘤

肾脏、乳房和肺等部位的恶性肿瘤可转移至头皮；颅内肿瘤（如恶性脑膜瘤）也可直接扩展至头皮。

头皮转移瘤的治疗根据患者的综合情况而定：如果患者全身情况好，仅有孤立的头皮转移，可予手术切除，同时治疗原发肿瘤；若已有全身多处转移，只能予以化疗和放疗。

74.26　头皮肿瘤术后的头皮修复

头皮肿瘤切除术后的头皮缺损需要用合适的方法去修复。颌面外科医生和整形外科医生可以提供专业的帮助。

应根据头皮缺损部位、大小及深度的不同制订不同的修复方案：

1) 小面积缺损（<1 cm²）可以游离缺损部位附近的头皮后，直接拉拢缝合。

2) 稍大面积的缺损，可以根据缺损的具体大小、形态，将周围正常的头皮做一个或多个长条皮瓣，进行无张力缝合。

3) 大面积缺损，可以用游离全厚皮瓣植皮（适用于额、颞、顶部）或用带蒂皮瓣进行修复（适用于枕部、枕顶部、枕颞部）。

总之，头皮肿瘤术后的头皮重建是手术的另一个关键环节，应根据具体的情况做个体化修复。

（孙　安）

参考文献

[1] 冯康,韩立虎,佘希龙,等. 头皮肿瘤切除术后大面积头皮缺损修复体会[J]. 中国临床神经外科杂志,2016,21(12):775 - 776.

[2] 孙安,陈衔城. 头皮肿瘤[M]//周良辅. 现代神经外科学. 2 版. 上海:复旦大学出版社,2015:844 - 849.

[3] MAGNONI C, DE SANTIS G, FRACCALVIERI M,

et al. Integra in scalp reconstruction after tumor excision: recommendations from a multidisciplinary advisiory board[J]. J Craniofac Surg, 2019, 30(8): 2416 – 2420.

[4] RICCI J A, ORGILL D P, PERSING J A, et al. Scalp tumors [M]//WINN H R. Youmans and Winn neurological surgery. 7th ed. Philadelphia: Elsevier, 2017: 1344 – 1351.

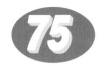

75 颅骨肿瘤与瘤样病变

颅骨肿瘤占全身骨骼肿瘤的 1%～2%。颅骨肿瘤可分为原发性肿瘤、继发性肿瘤和肿瘤样病变，有良性和恶性之分，继发性肿瘤常指其他远处的肿瘤经血运到颅骨，或者邻近组织的肿瘤直接扩散至颅骨所形成的肿瘤。

75.1 颅骨骨瘤

颅骨骨瘤(osteoma)是最常见的颅骨肿瘤，占颅骨肿瘤的 20%～30%。好发于女青年，多见于颅面部，如额窦、筛窦、上颌骨、蝶窦及额顶部。

颅骨骨瘤有 3 种病理学分类：致密型(象牙瘤)、网状骨质型(成熟型)和纤维型。最典型的骨瘤是致密型，类似于骨皮质。网状骨质型骨瘤内包含致密骨、骨小梁、脂肪和纤维组织。纤维型骨瘤周围是成熟的薄层骨，瘤内有大量软组织基质。头颅 X 线片和 CT 影像表现常常与息肉、肉芽肿和囊肿等黏膜性病变相混淆。

骨瘤是呈缓慢生长的无痛性肿块，在头皮下扪及，其表面光滑、质硬、无压痛、不活动。致密型骨瘤常累及颅骨外板，向外生长，极少引起颅内压增高的症状。头部 X 线平片和 CT 检查显示局限性高密度影，自颅骨外板弧形突出，也可以从颅骨外板长至额窦。发生于内板的骨瘤常常是网状骨质型和纤维型，它们可向颅内生长，引起颅内压增高和局灶定位症状。头部 X 线平片和 CT 检查显示边缘清晰、密度不均匀的斑点状影(图 75-1)。

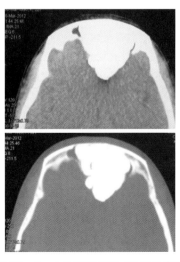

图 75-1 内生型骨瘤的 CT 影像表现

小的、从外板发生的外生性骨瘤可以用刮除法或磨除法将肿瘤及其基部外板切除,同时保留内板;大的,特别是发生于内板的骨瘤,通过开颅术将病变的颅骨全层切除,同时行颅骨修补术。

75.2　胚胎样颅骨肿瘤

胚胎样颅骨肿瘤(embryonal tumor)包括表皮样囊肿、皮样囊肿和畸胎瘤,是生长于板障内的良性先天性肿瘤,是神经管闭合过程中细胞异常分化所造成的,常发生于中线部位。表皮样囊肿和皮样囊肿有时也可由于感染、外伤或医源性操作不当等因素,使表皮和真皮组织种植到颅骨板障内,发展形成肿瘤,因此也称获得性或继发性肿瘤。

颅骨的表皮样囊肿(epidermoid cyst)和皮样囊肿(cutaneous cyst)的起病年龄在 20~50 岁。表皮样囊肿主要生长在颅盖骨,皮样囊肿以前囟周围和前颅底中线部颅骨受累多见。肿瘤呈膨胀性缓慢生长,常发生于板障内,内外板有不同程度的骨质变薄、分离和破坏。临床症状主要取决于肿瘤的生长部位。生长于板障的肿瘤,有局部皮下水肿,有时患者诉头痛。肿瘤很少侵入颅内,神经系统的定位症状少见,少数患者有癫痫发作史。眼眶部位的肿瘤常表现为无痛性突眼或眼外肌功能障碍。

颅骨的皮样囊肿和表皮样囊肿在 X 线平片上的表现为:颅骨局部骨质呈圆形、卵圆形或分叶状边界锐利的密度减低区。CT 检查见局部颅骨内有如脑脊液状的低密度影,板障增宽,内外板分离、变薄;MRI 检查病灶 T_1 加权图像呈高信号,T_2 加权图像亦呈高信号影。

颅骨畸胎瘤(dysembryoma)则发生于新生儿和婴幼儿,最常见于鞍旁和眼眶处。头部 X 线平片和 CT 检查表现为颅骨局部类圆形或不规则形密度不均匀影,内有钙化,边界清晰;CT 增强扫描可见瘤内不同程度的强化。MRI 检查 T_1 加权图像为高低混杂信号影,增强后瘤内有部分强化,T_2 加权图像也为高低混杂信号影。

手术切除是根治胚胎样颅骨肿瘤的唯一方法。在肿瘤全部切除后,瘤床用 10% 甲醛或 75% 乙醇或 0.3% 石炭酸涂抹,再用生理盐水冲洗,以减少复发。如肿瘤与硬脑膜粘连紧密,可将硬脑膜一并切除,同时行硬脑膜修补术。肿瘤复发的主要原因是肿瘤累及重要的结构而使肿瘤残留。

75.3　血管性肿瘤

颅骨血管性肿瘤(vascular tumor)较常见,约占颅盖部良性肿瘤的 10%。多发生于中青年,女性的发病率为男性的 2 倍。好发于顶骨和额骨。颅骨血管性肿瘤通常导致颅骨外板向外膨胀,呈无痛性缓慢生长的头皮下肿块,有时有搏动感,很少有血管杂音;患者可有头痛,这通常是颅骨内、外板同时膨胀性生长的结果。

根据血管瘤内血管成分的不同,可将其分为海绵状血管瘤和毛细血管瘤。海绵状血管瘤是最常见的类型,其主要成分是扩张的血窦,窦内壁衬以发育良好的内皮细胞。毛细血管瘤由大量毛细血管丛组成。

不同的组织类型有不同的影像学表现。海绵状血管瘤的头部 X 线平片可见局部颅骨骨质吸收和增生;头部 CT 检查显示病灶呈圆形或类圆形混合密度,内有钙化,骨小梁放射状排列呈“光芒状”,外板扩张,病灶周围有完整的边界,增强后见病灶强化明显;在 MRI 的 T_1 和 T_2 加权图像上,病灶有完整边界,信号高低不均,强化明显。毛细血管瘤的 CT 和 MRI 检查显示由颅骨外长入的均匀而有不同程度侵袭性的软组织影,肿瘤可穿入颅骨的组织间隙内,病灶强化明显。

手术完整切除颅骨内的整个肿瘤,暴露正常颅骨边缘,是治疗颅骨血管性肿瘤的最有效方法,很少复发。为减少术中出血,对于较大的颅骨血管性肿瘤,术前可做供血动脉血管内栓塞。对于病灶广泛或多发性肿瘤,术中可能会有较大的出血,也可能无法彻底切除肿瘤而致术后复发。对于不能彻底切除或无法手术者,应用放疗可控制肿瘤生长。

75.4　骨软骨瘤

颅骨的骨软骨瘤(osteochondroma)发生率很低,仅占颅内肿瘤的 0.5%。绝大部分发生在颅底,常累及颅中窝和脑桥小脑三角,如蝶骨、筛骨、岩骨尖和枕骨。以 20~50 岁的女性多见。

颅骨的骨软骨瘤是一种良性肿瘤,生长缓慢。肿瘤较大时可出现相应部位受压的症状,如视力减退、眼肌麻痹、三叉神经痛,以及颅内压增高等。颅骨的骨软骨瘤很少恶变成软骨肉瘤,但对于有马富奇(Maffucci)综合征(软骨发育不全合并多发性软骨瘤和多发性血管瘤)的患者,要高度怀疑有骨软骨肉瘤的可能性。

骨软骨瘤的 X 线片特点是局部骨质广泛破坏,其内常有钙化。CT 检查可见颅底或大脑凸面不规则,分叶状高密度肿块伴钙化影;MRI 检查显示混杂信号,边缘清楚,无瘤周水肿。

手术切除肿瘤是首选的治疗方法。但由于骨软骨瘤多发生于颅底,一部分骨软骨瘤不可能做到全切除。术中应尽量将肿瘤大部切除,以缓解脑神经受压的症状。

75.5 骨软骨肉瘤

颅骨的骨软骨肉瘤(osteochondrosarcoma)很罕见,可以单独发病,也可以发生在软骨发育不良的基础上。若伴发全身骨骼的软骨病变如长骨骨骺病变,称为奥利尔(Ollier)病;若伴发其他部位的血管瘤,称为 Maffucci 综合征。颅骨软骨肉瘤是一种生长缓慢的局部侵袭性肿瘤,好发于颅底,尤其在蝶骨和斜坡,侵袭性较强。中年男性多见。早期患者无症状,随着肿瘤增大而向颅内生长,可出现脑神经损害和颅内压增高的症状。肿瘤很少发生远处转移。

影像学检查无特征性表现,很容易与其他肿瘤(脊索瘤、颅咽管瘤等)混淆。溶骨性破坏和钙化是软骨肉瘤的重要影像学表现。头部 X 线平片可见病灶部位骨质的大片破坏。头部 CT 检查显示病灶为等或略低密度影。头部 MRI 检查显示:T_1 加权图像为等或高信号,有些部位的信号非常高;T_2 加权图像为高信号,其内可见钙化灶;增强扫描后有周边强化,病灶内可见不均匀环状、弓状或隔膜状强化。

手术切除肿瘤应包括其周围的骨质。但颅骨软骨肉瘤常位于颅底,很难做到彻底切除,术后可辅助放射治疗,包括普通放疗、调强适形放疗、伽马刀和射波刀治疗,可延缓肿瘤复发。该病对化疗不敏感。

75.6 骨巨细胞瘤

骨巨细胞瘤(giantcell tumor)是一种局部具有侵袭性的良性肿瘤,相对少见,好发于长骨。颅骨骨巨细胞瘤非常少见,占所有骨巨细胞瘤的1%。颅

骨骨巨细胞瘤常见于颅中窝,蝶骨和颞骨的岩骨乳突部是最多见的部位,中青年较多见。早期无症状,之后表现为疼痛的、进行性增大的颅骨肿块,较大的肿瘤可有相应的脑神经损害和颅内压增高等症状。

颅骨巨细胞瘤在 X 线片上表现为边缘锐利的骨破坏区。

CT 检查显示为膨胀性生长、密度不均的颅骨肿块,外周可有骨性包壳,肿瘤内骨质被破坏,形成实质性软组织肿块(图 75-2)。"交界角征"是其典型的 CT 表现:肿瘤和正常颅骨交界处表现为高密度角状区域,该区域边缘超过正常颅骨的边界,角度<180°。

MRI 检查显示肿瘤表现为颅骨部位的不规则异常信号区,与脑实质分界清楚,瘤周水肿不明显。T_1 加权图像为低、等信号;在 T_2 加权图像上,肿瘤呈明显低信号是其特征性表现(图 75-3)。

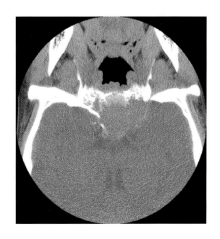

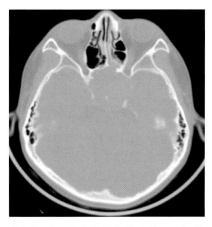

图 75-2 颅底骨巨细胞瘤的 CT 表现

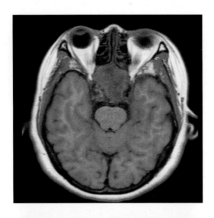

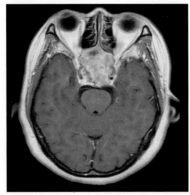

图 75-3 颅底骨巨细胞瘤 MRI T_1 加权和增强图像表现

全脑数字减影血管造影(DSA)可见肿瘤"染色",血管丰富。

骨巨细胞瘤的组织病理学特征多种多样,质地可软或呈胶状,也可硬如橡胶状。显微镜下,肿瘤的主要成分为基质细胞、多核巨细胞和圆形单核细胞。基质细胞自身除了能分裂增殖外,还能分泌单核细胞趋化蛋白-1、转化生长因子-β_1 等化学因子,刺激单核细胞聚集,融合形成多核巨细胞。基质细胞是促使肿瘤增殖的主要细胞。恶性骨巨细胞瘤很罕见,只占 1.8%。骨巨细胞瘤的组织学分级与患者的预后无明确关联。

彻底切除肿瘤是最理想的治疗方法。但颅骨骨巨细胞瘤常位于颅底并侵蚀邻近的骨质,给肿瘤全切除带来很大的困难,因此肿瘤常常复发。随着放疗设备和技术的提高,特别是兆伏级放疗技术的应用,对手术未能全切除的骨巨细胞瘤患者进行术后放疗,可取得较为满意的疗效。化疗的疗效不明确。

75.7 动脉瘤性骨囊肿

颅骨的动脉瘤性骨囊肿(aneurysmal bone cyst)很少见,主要累及颅盖部,如枕骨、额骨、颞骨和顶骨。多见于青少年,无明显的性别差异。病因尚不明确。动脉瘤性骨囊肿并非真正意义上的肿瘤、动脉瘤或囊肿,可能是由于损伤导致局部血液动力学紊乱而形成的。

颅骨动脉瘤性骨囊肿同时累及颅骨内外板时呈对称的膨胀性生长,因而可造成局灶性神经功能障碍和颅内压增高等症状。

CT 检查可见界限清楚伴骨皮质中断的膨胀性肿块,约 35% 的患者可出现液平。不同的分层结构具有不同的 CT 值,邻近的颅骨无侵蚀迹象,增强不明显。

MRI 检查表现为显著膨胀性骨质破坏,T_1 加权图像低信号,T_2 加权图像高信号,大部分呈不规则的分叶状;由多个大小、信号强度不等的囊组成;病灶边缘在 T_1、T_2 加权图像均呈光整的低信号;部分患者可见囊内液平。

病理学大体观察,动脉瘤性骨囊肿为蜂窝状结构。显微镜下囊肿为大小不等的有骨性间隔的腔隙,互相沟通,内含不凝的血液、巨细胞、散在的骨样组织和纤维组织,但无内皮细胞。

病灶全切除可以达到治愈的目的。术中有大出血的风险,如能控制出血,可做单纯的囊肿刮除术或部分切除术。术前放疗可降低术中大出血的风险。

75.8 成骨肉瘤

成骨肉瘤(osteosacoma)是最常见的原发性恶性骨肿瘤,来源于成骨细胞,但发生于颅骨的很少见(<2%),主要位于上颌骨。多见于青年男性。如发病年龄超过 40 岁,常有以下病史:佩吉特(Paget)病、骨纤维结构不良、骨巨细胞瘤、慢性骨髓炎和放疗等。

成骨肉瘤生长快、病程短。半数患者诉疼痛,肿瘤早期向外生长,头部有局灶性隆起,以后向颅内扩展。血供丰富,局部温度升高,甚至可有搏动和血管性杂音。该肿瘤早期易向肺部转移。

组织病理学分类有 4 型:成骨型(约占 50%)、成软骨型、成纤维型和毛细血管扩张型。成骨型在显微镜下可见大量明显间变,呈有丝分裂象的骨样组织;并有出血、坏死和毛细血管扩张;肿瘤内血管丰富,汇合成窦状。

X线片显示成骨型成骨肉瘤为大小不等和形状不一的骨质破坏区,边缘不清;瘤内有成骨现象,由新生骨组成的粗大骨针呈"光芒状"侵入肿瘤周围的软组织中,局部有不规则的骨皮质增厚区和散在的钙化灶。CT检查显示不规则的颅骨破坏区,其内见密度不均匀软组织影,并呈膨胀性生长。MRI检查显示病灶呈膨胀性,边界不清,但很少侵及硬脑膜下;T_1加权图像为等高混杂信号,T_2加权图像为高信号影,甚至超过脑脊液的信号;增强后常常是不均匀强化。

颅骨成骨肉瘤的治疗很棘手,目前主要采取手术切除肿瘤合并放疗和化疗的综合措施,但疗效不佳。影响手术彻底切除的主要因素是肿瘤的部位。对手术残留的肿瘤行放疗和化疗,包括大剂量的甲氨蝶呤或合并使用其他的化疗药物,但远期生存率低,为3～10年。

75.9 纤维肉瘤

颅骨纤维肉瘤(fibrosarcoma)是起源于骨髓结缔组织的恶性肿瘤,好发于青壮年,位于颅盖或颅底部。多数患者有Paget病、放疗史、骨纤维结构不良、骨巨细胞瘤、骨折和慢性骨髓炎等病史。

早期表现为疼痛性肿块,生长迅速,侵入颅内时可引起相应的神经系统症状和颅内压增高。远处转移发生较晚。

显微镜下可见数量不等、排列成栅栏状的成纤维细胞。胞核呈梭形,有核分裂象,间质中有成束的胶原纤维。很难与成纤维型骨肉瘤、骨纤维结构不良、梭形细胞转移瘤或有成纤维反应改变的良性肿瘤等鉴别。

X线片可见骨质大量破坏,伴有残余骨质。

CT检查表现为无特征性的颅骨破坏病灶,边缘不清。病灶内呈均匀、囊性扩张的软组织影,无明显强化。

手术切除肿瘤和术后化疗;对放疗不敏感。肿瘤易向肺部转移,因此,彻底切除肿瘤不仅有助于防止复发,还可减少远处转移的机会。

75.10 颅骨转移瘤

颅骨转移瘤(metastatic tumor)是常见的颅骨

肿瘤。多数经血行转移而来。全身各个部位的恶性肿瘤均可转移至颅骨,其中60％为乳腺癌和肺癌转移,90％患者同时伴有其他部位的骨转移,1/3以上合并脑转移。

颅骨转移瘤好发于顶骨,可多发。质稍硬、不活动。早期症状不明显,中晚期常有局部疼痛。肿瘤增大并向颅内发展者,有局部神经功能障碍和颅内压增高的症状。全身检查可发现肿瘤的原发病灶。

肿瘤可分为溶骨型、增生型和混合型。溶骨型肿瘤最多见,常多发,发生于板障内,破坏内、外板,向颅内或颅外生长。X线片表现为类圆形颅骨破坏区,边缘整齐或不规则,周围无增生或硬化带,间或有新骨形成。单纯的增生型转移瘤很少见,一般由乳腺癌、前列腺癌、直肠癌或骨癌等转移而来。CT检查见颅骨局部破坏,有片状密度增高影,内、外板增生,向周围膨隆,有硬化带形成。MRI的灵敏度比CT高,还可以显示脑膜受累情况。放射性核素扫描对骨骼(包括颅骨)转移瘤的检测很灵敏。

颅骨转移瘤的治疗要根据患者的具体情况而定。若患者一般情况尚好,颅骨转移瘤症状明显,可行手术切除转移瘤,术后积极治疗原发病灶;若患者全身情况差,不能耐受手术,仅行放疗和化疗。

75.11 多发性骨髓瘤

多发性骨髓瘤(multiple myeloma)是骨髓浆细胞异常增生所致全身性恶性肿瘤,以侵犯骨骼系统为特点,约占骨肿瘤的3％。颅骨的多发性骨髓瘤起源于板障,侵蚀内板。好发于中老年。约2/3为多发性,除颅骨外,还常累及肋骨、胸骨、锁骨、椎体、骨盆和长骨两端。

临床症状是肿瘤破坏骨髓和血液中产生异常免疫球蛋白所致。患者头部出现局部肿块,单发或多发,生长快,有间歇性或持续性疼痛,质软及压痛明显。疼痛是最常见的症状,由肿瘤对骨骼的破坏引起。肿瘤侵及颅底可引起多组脑神经麻痹、眼球突出等症状。多发性骨髓瘤的全身症状包括间歇性发热、高钙血症、高球蛋白血症、恶性贫血、肾衰竭、尿中可查出本周(Bence-Jones)蛋白和骨髓增生活跃等。

X线片表现为颅骨局部圆形破坏区,边缘清晰,呈现特征性的凿状骨硬化边缘,周围无反应性改变。

孤立的颅骨骨髓瘤称浆细胞瘤,患者可在几年后出现多发性骨髓瘤的全身表现。

颅骨多发性骨髓瘤不宜手术,目前主张早期放疗和化疗。待取得明显疗效后,再行骨髓移植,可能获得较好的效果。单发的浆细胞瘤可行手术切除,术后局部放疗。

75.12 淋巴瘤

颅骨的原发性非霍奇金淋巴瘤发生率极低。表现为头皮下疼痛性包块;肿瘤对颅骨的破坏、对脑膜的浸润或向颅内生长引起颅内压增高均可导致头痛。位于颅底的肿瘤沿硬脑膜表面侵犯蝶骨平板、海绵窦、小脑天幕和岩骨等产生相应的脑神经损害症状。

颅骨淋巴瘤(lymphoma)主要是肿瘤细胞对颅骨的浸润,很少引起颅骨结构的直接破坏。X线片检查很难发现肿瘤。头部CT和MRI检查可以发现肿瘤对颅骨的浸润。头部CT检查可见板障内不规则的中等密度影,沿骨皮质生长,可强化。MRI检查的T_1、T_2加权图像均表现为低信号影,可明显增强。

颅骨淋巴瘤的治疗常采用局部放疗加全身放疗。单纯颅骨内淋巴瘤的5年生存率在60%以上;但如果肿瘤侵入颅内或有软脑膜的种植,则预后不良。

75.13 脑膜瘤

脑膜瘤(meningoma)是最常见的累及颅骨内板的肿瘤。脑膜瘤一般起源于蛛网膜细胞,常常累及颅骨内板;但也有一部分脑膜瘤直接起源于颅骨板障。原发和继发的颅骨脑膜瘤均可导致局部颅骨的增生和破坏。

CT检查:继发性颅骨脑膜瘤表现为密度均匀、部分钙化和明显增强的病灶影,同时可见局部颅骨内板的吸收或增厚。原发性颅骨脑膜瘤可见局部颅骨向颅内和颅外膨隆,板障内有密度均匀的软组织影,增强明显,颅骨内外板骨皮质可变薄或消失(图75-4)。

MRI检查:表现为边缘清晰的T_1、T_2等信号,可向板障一侧或两侧生长,增强扫描可见肿瘤明显强化(图75-4)。

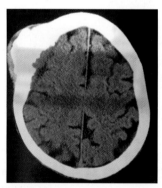

A. CT表现

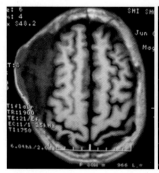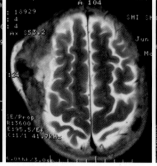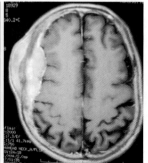

B. MRI表现

图 75-4　颅骨脑膜瘤的影像学表现

手术切除是治疗颅骨脑膜瘤的唯一方法,切除病变颅骨后,可酌情行颅骨修补术。

75.14 畸形性骨炎

畸形性骨炎(deformans osteitis)又称 Paget 病,是一种原因不明的慢性进行性骨病。发病率随年龄的增长而增高,男性多于女性,有家族性倾向。病变可影响髋骨、颅骨及其他骨骼组织。

畸形性骨炎可导致颅骨增厚,内、外板和板障同时增生;刺激骨膜和硬脑膜,产生不成熟的新骨;新骨不断地被再破坏和再形成,最终出现广泛的颅骨增生,对局部压迫产生相应的症状。在病变的颅骨、骨膜和硬脑膜上血供特别丰富,严重的患者可出现高输出量充血性心力衰竭。血清钙在病变的不同时期可有不同程度的增高,血清碱性磷酸酶(AKP)和尿羟脯氨酸明显增高。

在病变的不同时期,X 线片表现可分为硬化型、溶骨型和混合型。硬化型表现为骨皮质和骨小梁均匀增厚;溶骨型则为病灶处有显著的透光区;混合型最常见,表现为不均匀的高低混杂密度的病灶,板障膨胀呈疏松状,在新骨的周围有低密度溶骨区形成。

畸形性骨炎的治疗方式是增加患者营养,改善体质。服用降钙素和二膦酸盐、睾丸素或雌激素等药物,有助于改善代谢,缓解骨质的破坏和吸收。由于畸形性骨炎的血供极为丰富,手术治疗是困难的。

75.15 颅骨纤维结构不良症

颅骨纤维结构不良症(fibrous dysplasia)的发病机制是成骨细胞的分化缺陷,使颅骨成熟障碍,导致纤维组织替代骨质,引起颅骨增厚、变形。颅骨纤维结构不良症并非肿瘤。病因尚不明确,多数认为是一种生理学上的障碍,没有遗传学的证据。发病率占所有骨肿瘤的 2.5%。多见于儿童和青少年,女性多于男性。

病变好发于额骨、蝶骨及颅底。症状主要由颅骨增厚引起,表现为头部骨质畸形、突眼、视力下降、头痛及其他脑神经麻痹。80% 为单发,无全身骨质疏松和钙磷代谢紊乱。少数可同时影响多处骨骼,如脊椎、骨盆和股骨等。女性患者伴有内分泌紊乱,如性早熟、甲状腺功能亢进、肢端肥大及库欣(Cushing)病等,称奥布尔赖特(Albright)综合征。

X 线检查可见局部骨质增厚、密度增高,骨膨胀、囊状骨质破坏、不规则骨化、骨结构模糊,以及骨小梁消失呈"磨砂玻璃样"改变。头部 CT 检查可见病灶局部骨质增厚,骨密度增高或高低混杂密度,板障增厚,骨皮质消失;增强后可见病灶明显强化,密度不均(图 75-5)。头部 MRI 检查可见病灶信号呈多样性,无特异性。

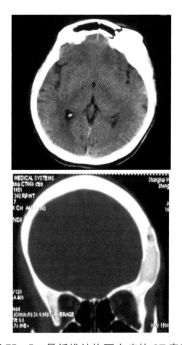

图 75-5 骨纤维结构不良症的 CT 表现

病理学特点:增厚的颅骨骨质较软,以纤维组织为主,成纤维细胞、胶原蛋白和骨小梁排列成螺纹状,有骨化的小岛。

颅骨纤维结构不良症一般是自限性疾病,患者如无特殊神经功能障碍,则不行手术治疗。累及颅面部造成畸形者,可将隆起的骨性部分切除,同时行颅骨修补术;前颅底病灶致视力下降、眼球突出等症状者,则应做手术将增厚的眶顶切除,打开视神经管,使神经得到充分减压,以减轻或消除症状。但手术本身也有可能损伤视神经,使视力进一步下降。如广泛切除病灶引起的破坏或容貌改变太大,则不宜施行。病灶对放疗和化疗均不敏感。

75.16 颅骨膜窦

颅骨膜窦(sinus pericranii)为颅骨上先天小缺

损,不是肿瘤。一般位于中线或旁中线,常在额顶部上矢状窦处。上矢状窦的腔隙部通过缺损与扩张的颅骨外表面静脉相通,在低头下垂时出现局部隆起的肿块,质软,能被压缩,抬头时消失。颅骨膜窦一般不会引起神经功能障碍,但上矢状窦正常血流反复受干扰会引起头痛、呕吐、心动过缓和呼吸过慢等。

颅骨中线部位附近有柔软的、可随体位变化的肿块,加之头部 X 线片检查见小骨孔,边缘整齐,诊断不难。除非有美观上的考虑,一般无须治疗。手术有大出血和空气栓塞的风险性。手术方法有两种:①开颅切除病变的颅骨,阻断颅内外交通的血管,同时行颅骨修补;②直接切除颅外的颅骨膜窦,电凝颅内外交通的血管蒂。

75.17　黏液囊肿

黏液囊肿(mucous cyst)是一种良性、缓慢生长的病变,常累及蝶窦、额窦和筛窦。它们是由于鼻旁窦引流不畅,使黏液在窦内积蓄引起鼻旁窦的囊性扩张,部分囊肿可突入颅内。主要症状为视力障碍、视交叉型视野缺损、动眼神经麻痹及突眼,但无内分泌障碍。

CT 检查可见扩张的鼻旁窦腔,腔壁的骨质变薄,囊腔内呈均匀的中等密度影,增强不明显;MRI 检查的 T_2 加权图像为高信号影,T_1 加权图像则信号多变,增强比较明显。

手术治疗的目的是解除囊肿对周围结构的压迫,引流窦内黏液,防止囊肿的复发。手术入路的选择根据病灶的位置而定。手术主要使窦腔的出口扩大,改善引流。一般术后症状迅速消退。

75.18　黄色瘤

黄色瘤(xanthoma)又称汉-许-克病(Hand - Schüller - Christian disease),是遗传性脂质沉积病,属于网织内皮系统疾病之一,不是肿瘤,病因尚不明确。好发于儿童。病变主要发生在骨骼系统的骨髓内,特别是头部的膜状骨,常累及颞顶骨。其病理学特点为肉芽肿样病变,肉芽组织为黄色或灰黄色的肿块,内有油灰样组织。显微镜下可见大量含胆固醇结晶的网状内皮细胞,即泡沫细胞。晚期多有结缔组织增生。患者常有尿崩症、矮小、性征发育不良、肥胖及地图样颅骨缺损,病变突入眶内则引起眼球突出;此外,可出现低热、贫血、肌肉和关节酸痛等。在颅骨缺损处可触及皮下肿块,质软。头部 X 线片可见典型的单发或多发地图样颅骨缺损,病变大小不等,边缘锐利,周围有少量的硬化带。头部 CT 和 MRI 检查可见颅骨缺损区内软组织肿块,常穿透外板或内板扩展至帽状腱膜下或硬脑膜外。若病变仅破坏一侧骨皮质,其形状如香槟瓶塞;若内外板同时被破坏,病变则呈纽扣状(图 75 - 6)。

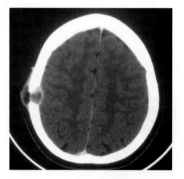

图 75 - 6　颅骨黄色瘤的 CT 表现

该病的治疗方法是手术切除病灶,术后辅以小或中等剂量的放疗。放疗可以消除和缓解病变的发展。约 30% 的患者术后复发,复发常在原位,儿童比成人更容易复发。对于全身症状,可采取对症治疗,如用鞣酸加压素(尿崩停)控制尿崩症,用激素改善内分泌症状和骨骼的发育。

75.19　嗜酸性肉芽肿

嗜酸性肉芽肿(eosinophil granuloma)是一种原因不明的全身性疾病,不是肿瘤。多发生于儿童和青年,偶见于老年人,男性多见。常侵犯扁平骨,如颅骨、骨盆、肩胛骨和肋骨等,有时也可侵犯脑及其他内脏。病变可为单发或多发。其病理特点为颅骨骨质破坏,呈肉芽肿样改变,内有大量嗜酸性细胞浸润,同时有结缔组织生成的新骨。

患者在短时间内出现头部疼痛性肿块,以颅顶部最多见,伴有乏力、低热和体重减轻。实验室检查可见血象嗜酸性粒细胞增多,白细胞总数偏高,红细胞沉降率(血沉)加快,血钙、磷、碱性磷酸酶正常。CT 检查见病灶局部颅骨内、外板及板障均被破坏,呈圆形或椭圆形,密度不甚均匀。内有小的新骨形成,边缘为凿齿状,周围有增厚的骨反应(图75-7)。

嗜酸性肉芽肿属良性,对放疗敏感。范围较小

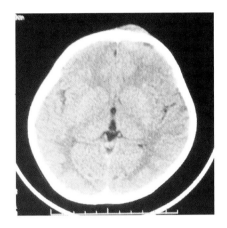

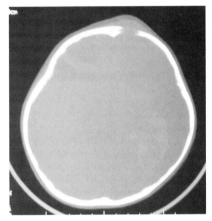

图75-7 嗜酸性肉芽肿的CT表现

者应行手术切除,较大的病灶可行病灶刮除术;术后加用放疗,一般只需15 Gy的放射剂量。

(孙 安)

参考文献

[1] 孙安,陈衔城,吴劲松.颅骨肿瘤及肿瘤样病变[M]//周良辅.现代神经外科学.2版.上海:复旦大学出版社,2015:850-856.

[2] 周茜,熊佶,张俊,等.颅骨骨肉瘤的CT、MRI影像学诊断[J].中国医学计算机成像杂志,2014,20(2):121-125.

[3] BENJAMIN B, WALTER S, PETER S. Simpson grade Ⅳ resections of skull base meningiomas: dose the postoperative tumor volume impact progression [J]. J Neurooncol, 2018,137(1):219-221.

[4] CLAIR E G, MCCUTCHEON I E. Skull tumors [M]//WINN H R. Youmans and Winn neurological surgery. 7th ed. Philadelphia: Elsevier, 2017:1322-1343.

[5] DANIELLE F, SHI W, RONG L, et al. Chondroblastoma-like tumor of the skull in a patient with cardio-facio-cutaneous syndrome[J]. Pathol Res Pract, 2018, 214(9):1510-1513.

[6] SARAH T G, RIVA-CAMBRIN J K. Occipital aneurysmal bone cyst rupture: following head trauma: case report[J]. J Neurosurg Pediatr, 2015,15(3):272-275.

[7] YOHEI M, SUSUMU I, MIO T, et al. Spontaneous regression of infantile dural-based non-Langerhans cell histiocytosis after surgery: case report[J]. J Neurosurg Pediatr, 2015,15(4):372-379.

76 儿童脑肿瘤

儿童中枢神经系统肿瘤在组织学上有着非常大的特殊性,某些肿瘤单靠外科手术切除即可以治愈,而另一些则预后不良。儿童脑实质性肿瘤以恶性为主,占所有儿童癌症患者的 20%～30%。一般来说,在对绝大多数脑肿瘤患儿的长期随访中观察到,儿童的恶性脑肿瘤预后比成人要好。近年来,儿童恶性脑肿瘤的 5 年总生存率达到 35%～65%,尤其是 4～14 岁患儿,预后相对较好。影响儿童脑肿瘤预后的另一个重要因素是肿瘤的生长部位。尽管儿童脑肿瘤 50% 位于颅后窝,但是其可以在神经系统的任何部位生长。颅内肿瘤患儿会出现一系列令人困惑的神经系统症状,在临床可归纳为数种不同的表现类型。因此,把不同的肿瘤按其生长部位的特点进行归类是很有用的理念,因为这些因素对患儿的临床表现和随后的治疗有重要影响。在儿童中,颅内肿瘤的好发部位主要是颅后窝、鞍区、大脑半球和松果体区。

76.1 病因

儿童脑肿瘤尚未发现确切的病因。目前根据某些肿瘤的发病特点、病理及一些基础实验研究,提出几种发病机制假说:

(1) 遗传学说

在神经外科领域中,某些肿瘤具有明显的家族倾向性,如视网膜母细胞瘤、血管网织细胞瘤及多发性神经纤维瘤等。一般认为它们均为常染色体显性遗传,肿瘤外显率很高。

(2) 病毒学说

已发现腺病毒、乳多空病毒、猴空泡病毒及肉瘤病毒等可诱发脑肿瘤,但主要见于动物。目前尚未获得病毒引起人脑肿瘤的直接证据。

(3) 理化学说

物理因素中被确认具有致瘤可能的是放射线。已有许多关于头颅放疗后引起颅内肿瘤的报道。在化学因素中,3-甲基胆蒽、多环烃类(PCH)与烷化剂等在一些动物实验中都可诱发脑肿瘤。

(4) 免疫抑制学说

器官移植免疫抑制药的应用会增加颅内或外周肿瘤发生的风险。

(5) 胚胎残余学说

颅咽管瘤、皮样囊肿、畸胎瘤及脊索瘤明显发生于残留在脑内的胚胎组织。这些残余组织具有增殖、分化的潜力,在一定条件下可发展为肿瘤。

76.2 分类

中枢神经系统肿瘤的分类历史较长。Virshow 开创了中枢神经系统原发性肿瘤的近代分类概念,提出中枢神经系统包括神经元与神经胶质两部分,神经胶质是神经系统的支持组织,并首先提出胶质瘤的概念。随后,Cohnheim 与 Ribbert 提出某些中枢神经系统肿瘤与胚胎残留有关。1926 年,Bailbey 与 Cushing 较为系统地对中枢神经系统原发性肿瘤进行了分类。随后,Kernohan 又对神经外胚层肿瘤按其恶性程度进行了分级。1978 年,WHO 曾根据 Russell、Rubinstein 与 Zulch 的建议,经多国专家协商、审定,对中枢神经系统肿瘤进行了一次新的分类。在新分类中,根据肿瘤细胞的分化程度,将神经上皮源性肿瘤分成偏良性、间变性(恶性)及高度恶性 3 级。之后,在 1993、2000、2007 与 2016 年,WHO 又进行了多次修订,不仅确定了从良性到恶性(Ⅰ~Ⅳ级)的分级,而且加入了分子生物学特征(表 76-1)。

儿童中枢神经系统肿瘤多为原发性,其好发部位与肿瘤性质均与成人有所不同。儿童颅后窝与鞍区、松果体区等中线部位的肿瘤所占比例明显高于成人。从肿瘤的性质上讲,儿童毛细胞型星形细胞瘤、髓母细胞瘤、颅咽管瘤及胚生殖细胞瘤的发生比例要明显高于成人,而成人多见的胶质母细胞瘤、脑膜瘤、垂体腺瘤等在儿童中却少见。

76.3 临床表现

儿童往往不像成人,主诉症状没有那么早和那么明确,大多数儿童脑肿瘤发现时往往体积已经非常大。另外,发育中的儿童脑顺应性极大,当占位体积尚未足够大时,并不产生明显症状与体征。在婴儿期,颅内肿瘤所产生的症状可能只是激惹与生长发育不良。总的来讲,儿童脑肿瘤主要有 3 类症状:高颅压、局灶症状和癫痫。儿童颅内肿瘤好发于中线及颅后窝,故易早期阻塞脑脊液循环通路而出现脑积水,导致颅内压增高等症状。病程常较成人短。同时,儿童颅骨发育不完全,代偿能力较成人强,因此,局限性神经系统损害症状相对较成人少。婴幼儿由于有良好的代偿,其局部肢体活动障碍可能并不明显或有所表现。局灶性症状的出现常常是由位于脑功能区、脑干周围或脑干内部的病灶压迫脑组织所致。如果生长缓慢,在出现局灶症状前,位于大脑半球的肿瘤可长成巨大型。较小的儿童会不自主地改变肢体活动习惯,以适应原有的功能缺失。鞍区肿瘤常见视力改变,但这种改变可能在早期往往不能被家长发现,当发现时可能已经失明或仅剩光

感。此外,鞍区肿瘤患儿常见多饮多尿、早熟和消瘦。位于皮质的良性或偏良性病灶,则引起癫痫可能性较大。

(1) 颅内压增高表现

颅后窝肿瘤患儿常有典型的高颅压三连征。儿童颅内压增高可表现为烦躁和易激惹,有的则淡漠或嗜睡。若有意识障碍、脉缓、呼吸减慢和血压增高,说明已进入脑疝前期,须做紧急降颅压处理。儿童颅内压代偿能力较成人高,颅内压增高症状出现较晚,一旦失代偿,病情就会急剧恶化。

(2) 呕吐

呕吐为患儿常见表现,为颅内压增高或颅后窝肿瘤直接刺激延髓呕吐中枢所致。在婴幼儿尤为多见。呕吐可与行走不稳并存,并不全为喷射性。以清晨或早餐后多见,常在呕吐后能立即进食,其后又很快呕吐。

(3) 头痛

头痛主要是颅内压增高或脑组织移位引起脑膜血管或脑神经张力性牵拉所致。头痛可呈间歇性或持续性,随病程的延长有逐渐加重的趋势。婴幼儿不能主诉头痛,可表现为双手抱头、抓头或阵发哭闹不安。对较小儿童头痛应予以重视,因为儿童很少有功能性头痛。

(4) 视觉障碍

视力减退可由鞍区肿瘤直接压迫视传导通路,导致视神经原发性萎缩引起,也可由颅内压增高出现视神经盘水肿引起。具体取决于肿瘤的部位、性质及病程。儿童视力减退易被家长忽视,故患儿常在就诊时双目几近失明或失明。较少大龄鞍区肿瘤患儿检查配合者有双颞侧偏盲,视神经盘水肿后期可有视野向心性缩小。

(5) 头颅增大

约半数婴幼儿头颅增大,McCewen 征(破罐音)阳性,为颅缝愈合不全或纤维性愈合、颅内压增高致颅缝分离、头围增大引起,叩诊可闻及破罐音。1 岁以内的婴儿也可见前囟膨隆及头皮静脉怒张,但不如先天性脑积水者严重。某些肿瘤位于大脑半球凸面的患儿,尚可见头颅局部隆起,外观不对称。

(6) 颈部抵抗或强迫头位

儿童颅内肿瘤有强迫头位者多见于第 3 脑室或第 4 脑室枕骨大孔区肿瘤。第 3 脑室肿瘤患儿可呈膝胸卧位,颅后窝肿瘤患儿则头向一侧偏斜,以保持

表 76-1 儿童中枢神经系统肿瘤的分子生物学特点与预后的关系

项目		髓母细胞瘤	神经外胚层肿瘤	高级神经胶质瘤	低级别胶质瘤	室管膜瘤
分子分型		WNT, SHH, Group3, Group4	Group1 ETANTR, Group2, Group3	IDH1, K27, G34, RTK I, RTK II, MES	MAPK	ST, PF-A, PF-B, SP
临床表现	年龄分布	WNT: ... SHH: ... Group3: ... Group4: ...	Group1: ... Group2: ... Group3: ...	IDH1: ... K27: ... G34: ... RTK I: ... RTK II: ... Mes: ...	婴儿 儿童 成人	ST: ... PF-A: ... PF-B: ... SP: ...
	5年生存期	WNT: ~95% SHH: ~75% Group3: ~50% Group4: ~75%	Group1: ~10% Group2: ~25% Group3: ~40%	IDH1: ~50% K27: <5% G34: 50% RTK I: ~10% RTK II: ~10% Mes: ~10%	~95%	ST: ~60% PF-A: ~40% PF-B: ~80% SP: ~85%
基因特征	结构上改变	WNT: 6号染色体单倍体 SHH: GL12扩增, MYCN扩增, 染色体3q, 9q增加, 10q缺失 Group3: MYC扩增, PVT1-MYC的融合, i17q, GFI1, 染色体增加1q, 7, 17q和18q, 染色体缺失5q, 8, 11p, 10q和16q Group4: SNCAIP重复, GFI1, CDK6扩增, MYCN扩增, i17q, 染色体增加7, 17q, 18q, 染色体缺失8, 11p, X	Group1: C19MC扩增 Group2: CDKN2A/B缺失, 染色体增加8p, 13, 20 Group3: CDKN2A/B缺失	RTK I: PDGFRA扩增, CDKN2A缺失, Mes: 拷贝数低 RTK II: CDKN2A/B缺失, EGFR扩增, 7号染色体增益, 10号染色体缺失	小脑PA, BRAF基因融合	ST: CDKN2A/B缺失, EPHB2扩增, 染色体增加1q, C11of95-RELA的融合 PF-A: 染色体增加1q和CIMP+ PF-B: ++染色体变化 CIMP-SP: EGFR扩增, +染色体变化
	基因表达	WNT: Wnt信号通路 SHH: Shh信号通路 Group3: 视网膜签名 Group4: 神经元签名	Group1: 原始神经元 Group2: 少突神经元 Group3: 间质细胞组成	IDH1: 原神经 K27: 原神经 G34: 混合型 RTK I: 原神经 RTK II: 间质细胞组成 MES: 典型的	MAPK信号通路	ST: NF-κB信号 PF-A: PRC2

续 表

项目	髓母细胞瘤	神经外胚层肿瘤	高级神经胶质瘤	低级别胶质瘤	室管膜瘤
核苷酸变化	WNT:CTNNB1, DDX3X SHH:PTCH1, SUFU, SMO, TP53 Group 3:MLL2, MLL3, SMARCA4, KDM6A		IDH1:IDH1, TP53 K27:H3F3A - K27M, ATRX, DAXX, TP53 G34: H3F3A - G34V/R, ATRX, DAXX, TP53	NF-1, BRAF, KRAS, FGFR1, PTPN11, NTRK2	SP:NF-2
潜在的靶向治疗	WNT:减少治疗强度和范围 SHH:维莫德吉	Group1:Shh信号通路抑制剂	小分子抑制剂:西妥昔单抗,尼妥珠单抗,吉非替尼	PA:索拉非尼,依维莫司	PF - A:地西他滨,GSK343

脑脊液循环通畅。颅后窝肿瘤因慢性小脑扁桃体下疝或肿瘤向下生长,压迫和刺激上颈神经根,可引起颈部抵抗。该类患儿要防止枕骨大孔疝的发生,应尽早行脑室穿刺外引流或开颅肿瘤切除术。

(7) 癫痫发作

良性或偏良性的胶质瘤如神经上皮肿瘤(DNT)、神经节胶质瘤等可引起小儿癫痫。但由于儿童幕下肿瘤较多、恶性肿瘤发病急,儿童脑肿瘤癫痫的发病率较低,为10%～20%。

(8) 发热

少部分患儿病程中可有一过性发热史,可能与儿童体温调节中枢不稳定有关。

(9) 复视及眼球内斜视

多见于脑干胶质瘤的患儿,也有少数为颅内压增高引起展神经麻痹所致,多为双侧性。

76.4　诊断

儿童出现无明显原因的反复发作性头痛和呕吐时,应考虑颅内肿瘤的可能性,不可因症状缓解而放松警惕。仔细耐心的神经系统查体是非常必要的,尤其对婴幼儿格外重要,因为婴幼儿常常不能完整地表达病程与不适。对疑有颅内肿瘤的患儿应及时做颅脑CT与MRI等辅助检查。

(1) 颅骨X线平片

了解有无颅内压增高症(颅缝分离及指压迹增多等)及有无异常钙化斑(多见于颅咽管瘤和少突胶质瘤)。

(2) CT检查

不仅可以精确定位,还可了解肿瘤大小、囊实性、有无钙化、血运是否丰富、瘤周水肿及脑积水情况等。此外,CT检查速度快,对婴幼儿检查方便,容易实施。

(3) MRI检查

MRI具有更鲜明的对比度和较好的解剖背景,对中线和颅后窝肿瘤显示尤为清晰,但对钙化和骨质显示不如CT检查。MRI检查与增强对幼儿都很重要,尤其对于鞍上或颅后窝肿瘤来说是必需的。但MRI检查较耗时,易哭吵的儿童须在应用镇静剂后实施。

(4) 数字减影血管造影检查

当肿瘤在MRI检查中被高度怀疑为血管母细胞瘤时,常需要做DSA检查,血供丰富的肿瘤可见肿瘤异常染色,并可择机行肿瘤的供血动脉栓塞治疗,以利于手术切除。

当上述检查已明确颅内肿瘤时,对婴幼儿不建议行额外的放射线检查。若怀疑为生殖细胞肿瘤时,应做血浆与脑脊液甲胎蛋白(AFP)、β-人绒毛膜促性腺激素(β-hCG)与胚胎碱性磷酸酶(PALP)检查(详见第59章"颅内生殖细胞瘤")。

对较小儿童来说,位于各部位的肿瘤有其特殊性。较小儿童大脑半球的肿瘤多为毛细胞型星形细胞瘤与原始神经外胚层肿瘤(PNET);丘脑-基底节区肿瘤多为生殖细胞肿瘤与毛细胞型星形细胞瘤;鞍区肿瘤多为颅咽管瘤、生殖细胞瘤、视路-下丘脑低级别胶质瘤;小脑半球肿瘤多为毛细胞型星形细胞瘤;第4脑室肿瘤多为髓母细胞瘤与室管膜肿瘤。

值得注意的是,较小儿童颅内肿瘤早期症状多不典型,婴幼儿查体多不能较好地配合,使系统的神经系统检查难以获得阳性体征。另外,较小儿童神经系统尚未发育成熟,体征不易被发现或易被误解。这些往往导致早期对疾病的遗漏诊断。当颅内占位病变位于中线部位时,临床上除颅内压增高症状外,可无定位体征。以呕吐为首发症状的颅后窝肿瘤易引起脑脊液循环通路梗阻,故颅内压增高症状出现较早,也缺乏明确的定位体征。又因较小儿童颅缝未闭合或闭合不牢固,颅内压增高常致颅骨分离,头围增大,使颅内压增高症状得到暂时缓解。头痛、呕吐常呈间歇性,视神经盘水肿出现较晚。患儿通常首先就诊于儿科,经对症治疗好转后,不再行进一步检查,易延误诊断与治疗。因此,要熟悉儿童神经系统检查方法,对发现有可疑症状者,应及早做头部CT检查,以期得到早期定位诊断。

76.5　鉴别诊断

因儿童表达能力欠佳及神经系统发育不完善或查体不合作,症状、体征可不明显。而且许多症状与婴幼儿其他疾病表现相似,或者在其他疾病之后发生,因此极易误诊,应引起高度重视。儿童脑瘤最易误诊为以下几种疾患。

(1) 脑膜炎或脑炎

部分脑瘤患儿有发热现象,当合并小脑扁桃体下疝时,表现为颈抗,临床易误诊为结核性或化脓性脑膜炎。因此,仅在CT或MRI检查排除颅内占位性病变时,才能对患儿行腰椎穿刺脑脊液检查。

（2）胃肠道疾患

颅压增高时，患儿有反复进食后呕吐症状，易误诊为胃肠炎或幽门梗阻及肠蛔虫症。

（3）先天性脑积水

婴幼儿脑瘤的头颅增大、前囟张力高及头皮静脉怒张与脑积水表现相似。但脑积水起病较早，多在出生后头颅逐渐增大，有明显的落日征，但视神经盘水肿少见，呕吐症状少。

（4）Chairi 畸形

可有走路不稳、共济失调等颅后窝症状，病变进展缓慢，伴脑积水者可有颅内压增高症状，须与颅后窝肿瘤鉴别。

（5）眼科疾病

脑瘤引起的视神经盘水肿和继发性视神经萎缩可影响视力视野，易误诊为视神经盘炎或视神经炎。

（6）性早熟与单纯性肥胖

需与鞍区生殖细胞肿瘤与颅咽管瘤等相鉴别。

（7）癫痫

儿童脑血管病变、脑寄生虫病、脑炎或脑膜脑炎等都可出现癫痫症状。此外，部分婴幼儿大脑无明显器质性改变而出现原发性癫痫。因此，癫痫患儿须做详细检查以明确病因。

（8）神经性头痛

儿童单纯性头痛并不多见，头痛多为器质性病变。但病因较多，应注意进一步检查。

76.6　治疗

儿童颅内肿瘤的治疗以手术为主，手术的目的为切除肿瘤或活检明确其病理性质。根据病理性质，在术后可辅以放疗与化疗。恶性胶质瘤还可用免疫治疗。

76.6.1　手术治疗

儿童颅内肿瘤的手术应在具备快速病理学检查的条件下进行。手术原则包括以下几个方面：

1）手术应先切除少量病理组织做组织学检查，若明确为单纯性生殖细胞肿瘤，则以解除脑脊液梗阻为目的而停止手术。

2）若非单纯性生殖细胞瘤，则应尽可能多地切除肿瘤，有条件的行全切除。

3）缓解颅内高压。

4）做到对重要神经结构（如视神经）的减压。

5）不能全切除的肿瘤，应尽量多切除，以达到充分颅内减压，为后期放、化疗创造条件。

6）对脑脊液循环梗阻者，手术应解除梗阻，恢复循环通畅。

76.6.2　放射治疗

儿童髓母细胞瘤、生殖细胞瘤对放疗敏感，应列为术后常规辅助治疗。其次，放疗对各种类型胶质细胞瘤也有一定效果，未能完全切除的肿瘤也应使用。对良性的颅咽管瘤、毛细胞型星形细胞瘤的放疗早年存在争议，但近来也倾向于术后放疗能延缓肿瘤的复发。对于年龄小于 3 岁的患儿，应特别考虑放疗对发育脑组织的长期不良反应，如可引起放射性脑坏死、甲状腺功能低下、生长发育迟缓及智商降低等并发症。

76.6.3　化学治疗

原则上，化疗适用于恶性肿瘤术后，与放疗协同进行；复发颅内恶性肿瘤也是化疗的指征；对于儿童髓母细胞瘤的脊髓内播散种植，化疗可作为首选方法。近来，对婴幼儿采用术后早期化疗来延迟放疗开始时间。目前，大剂量多元联合化疗后辅以自体骨髓移植来减少化疗不良反应也成为研究热点。对于良性的、巨大的或复发的颅咽管瘤，博来霉素的腔内注射有着良好的效果，可缩小囊腔，有利于进一步手术切除。

76.6.4　常见儿童脑肿瘤的治疗特点与预后

（1）颅咽管瘤

根据颅咽管瘤的生长方式，可以将颅咽管瘤分为鞍内型（隔下型）、垂体柄型（蛛网膜下腔型）、结节漏斗型和联合型。初发的儿童颅咽管瘤应力争做到全切除。儿童初发者的肿瘤通常与周围神经、血管等重要结构粘连不紧密，有机会做到全切除。通常根据肿瘤的生长方式选择适合的手术入路，如经翼点入路、经终板入路、经胼胝体经穹窿间或经胼胝体经脉络膜裂入路（图 76 - 1），以及内镜下经蝶入路。有时肿瘤囊变可呈巨大型，对于该类囊变肿瘤，可先囊内注射博来霉素，以缩小肿瘤囊变体积，再进行手术切除，可降低手术风险。对于与重要神经、血管组织粘连严重的颅咽管瘤（如复发的颅咽管瘤），则有时仅可做次全切除，残余肿瘤行伽玛刀治疗。残留肿瘤越小，伽玛刀的疗效越佳。但是伽玛刀治疗后，

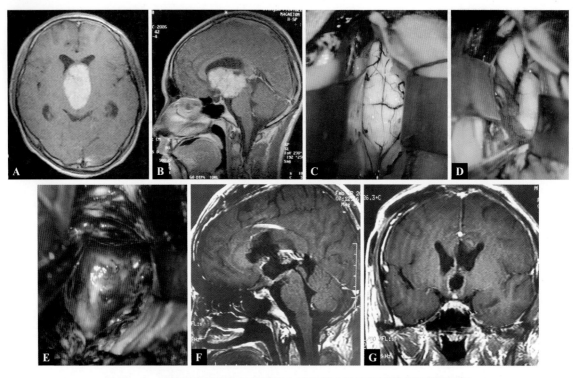

图 76-1　经纵裂经胼胝体脉络膜裂入路行第 3 脑室实质性颅咽管瘤切除

注:A、B. 术前 MRI 增强;C、D. 术中经纵裂经胼胝体脉络膜裂入路暴露左侧的侧脑室室间孔、隔静脉、脉络丛、丘纹静脉及透过室间孔可见到的肿瘤;E. 断离透明隔静脉后,切开透明隔,逐步切除第 3 脑室内的肿瘤,直至全切除;F、G. 术后第 3 天的 MRI 检查,未见肿瘤残留,还可见切开的胼胝体与开放的脉络膜裂。

远期复发率仍很高。患儿的预后与肿瘤大小、患者年龄、术前下丘脑功能损害程度及肿瘤复发有关。目前,随着显微外科技术和神经影像学的不断发展、手术入路和治疗手段的多样化、显微神经解剖学知识的日益深入,大多数肿瘤全切除后预后较好。手术强调保留神经功能下全切除肿瘤。同时应权衡利弊,最大限度地保留未受累的解剖结构,尤其是保护颈内动脉、大脑中动脉、大脑前动脉、前交通动脉、大脑后动脉及基底动脉不受损伤。术中出现大动脉损伤应考虑对血管缝合修补,以减少术后并发症和死亡率。尽量减少对下丘脑和视神经、动眼神经的损害,以改善患者的预后和生存质量。次全切除后辅以放疗效果肯定,对延缓术后的复发有着重要作用。

　　(2) 髓母细胞瘤

　　髓母细胞瘤以显微外科手术切除为主,力争做到肿瘤的全切除或次全切除。位于第 4 脑室者尽可能选用经髓帆入路,防止小脑蚓部损伤,并保护第 4 脑室底不受损害(图 76-2)。Chang 等根据肿瘤术中所见,对肿瘤进行 T～M 临床分期(表 76-2)。若

术后仍有脑积水,则须行脑室腹腔分流。髓母细胞瘤术后应行全脑脊髓放疗,放疗结束 4 周应化疗。化疗应长期坚持,间断进行 3～5 年。对于复发的髓母细胞瘤,能够再次手术者应手术,若有蛛网膜下腔肿瘤播散,则只能予化疗。近年来,随着手术技巧的提高,肿瘤全切除或次全切除的比率增高。加之术后常规脑脊髓放疗的实施,使患者的生存率明显提高。目前,髓母细胞瘤的 5 年生存率在 50%～60%,10 年生存率为 28%～33%。在某些报道中,5 年生存率甚至达到 80%～100%。患者的预后与发病年龄、肿瘤的临床分期及治疗措施有关。年龄越小,预后越差。儿童患者的 5 年生存率明显低于成人患者,分别为 34% 与 79%,而 10 年生存率则较为接近,为 25%～28%,无显著差别。肿瘤的手术切除程度直接影响患者预后。肿瘤全切除与次全切除对患者的 5 年生存率(82%～100%)无显著性差异。而大部切除则明显降低生存率(仅为 42%)。髓母细胞瘤对放疗较为敏感,尤其对于次全切除肿瘤的患者,1 个疗程后进行 MRI 或 CT 检查,可发现残余

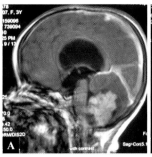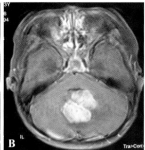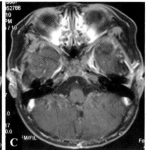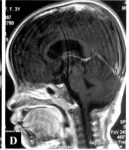

图 76-2　经髓帆入路行小脑蚓部髓母细胞瘤全切除

注:患儿,女性,3 岁,术后化疗 4 个疗程。A、B. 术前 MRI 增强检查;C、D. 术后半年 MRI 增强复查,片中可见保留的小脑蚓部,未见肿瘤残留或复发。

表 76-2　髓母细胞瘤的分期

时期	表现
T_1	肿瘤直径 3 cm 以内,局限于小脑蚓部或小脑半球
T_2	肿瘤直径超过 3 cm,侵犯 1 个邻近结构或部分占据第 4 脑室
T_{3a}	肿瘤侵犯 2 个邻近结构或充满第 4 脑室
T_{3b}	肿瘤侵犯第 4 脑室底或充满第 4 脑室
T_4	肿瘤长入导水管,侵犯中脑;或者向下长入枕骨大孔,影响上颈髓
M_0	无转移
M_1	镜下见脑脊液中有肿瘤细胞
M_2	肿瘤在颅内蛛网膜下腔播散,肉眼可见
M_3	肿瘤在脊髓蛛网膜下腔播散
M_4	肿瘤有神经系统以外的转移

肿瘤消失。脊髓放疗对提高近期生存率有意义,但脊髓放疗可引起脊髓放射性损伤,出现新的神经系统症状。2～3 岁以下的患儿术后应先行化疗,待 4 岁后再行全脑脊髓放疗。髓母细胞瘤的复发多见于术后 2～4 年。复发髓母细胞瘤的手术及放疗效果,均不如首发肿瘤。复发后除个别患者可生存 5 年以上外,一般不超过 2 年。通过对基因组拷贝和表达谱的分析,将髓母细胞瘤分为 4～12 个分子亚型(表 76-3)。各亚型中相对明确的是与 Shh 通路和 Wnt 通路相关的两种截然不同的亚型。目前较为明确的是髓母细胞瘤以非 SHH/WNT 型为主,儿童中该亚型的比例更高。分子亚型与患儿的年龄和性别、组织病理类型和增殖指数等因素无关。各种亚型间的预后关系较为肯定的为:WNT 型＞SHH 型＞非 SHH/WNT 型。

(3) 脑干胶质瘤

儿童脑干外生型胶质瘤(图 76-3)或局限性内生型脑桥胶质瘤(图 76-4)可通过显微手术切除,术后根据病理类型进行放疗与化疗。弥漫性内生型脑桥胶质瘤(DIPG)者(图 76-5)以往行开颅或立体定向穿刺活检后进行放疗与化疗,但目前认为,活检虽能明确肿瘤性质,但并不能延长患儿生存期。因此,目前主张如通过 MRS 或 PET/CT 等检查能明确为胶质瘤者,可直接行放疗与化疗。

(4) 生殖细胞肿瘤

儿童生殖细胞肿瘤好发于鞍区、松果体区与丘脑基底节区。由于生殖细胞肿瘤有多种分型,包括单纯生殖细胞瘤、胚胎癌、绒毛膜上皮癌、内胚窦瘤、未成熟畸胎瘤、成熟畸胎瘤和混合性生殖细胞肿瘤等。对于鞍区、松果体区、丘脑基底节区病变的患儿应查血浆和/或脑脊液肿瘤标志物 AFP 和 β-hCG。对于肿瘤标志物阴性的、单发的生殖细胞肿瘤,应先选择手术切除或活检,以明确肿瘤的病理分型(图 76-6、76-7)。对位于丘脑基底节区的生殖细胞肿瘤,可选择立体定向穿刺活检来明确病理分型(图 76-8)。然后根据病理分型进行化疗,再辅以常规放疗或放射外科治疗。对于肿瘤标志物阳性的患儿,可定性为生殖细胞肿瘤,超过 3 cm 的肿瘤可先化疗,肿瘤体积缩小后再行手术切除。对于颅内和椎管内多发肿瘤高度疑似生殖细胞瘤者,则可直接进行化疗后放疗。生殖细胞肿瘤对化疗敏感。一般来讲,化疗药物多数以铂类为基础,联合长春新碱、足叶乙苷、环磷酰胺、博来霉素和甲氨蝶呤等。对于非生殖细胞瘤性恶性生殖细胞肿瘤,盲目地在未明确病理性质前先进行常规放疗或放射外科治疗可加重症状,在常规放疗或放射外科治疗后因肿瘤未控制,进一步增大而再进行手术切除者,术后早期复发

表76-3 髓母细胞瘤的分子分型

项目	WNT		SHH				Group3			Group4		
	WNTα	WNTβ	SHHα	SHHβ	SHHγ	SHHδ	Group3α	Group 3β	Group3γ	Group4α	Group4β	Group4γ
亚型比例												
亚型关系												
临床数据												
年龄(岁)	3~17	>10	3~17	0~3	0~3	>17	0~10	3~17	0~10	3~17	3~17	3~17
组织病理			LCA 促结缔组织增生型	促结缔组织增生型	MBEN 促结缔组织增生型	促结缔组织增生型						
转移率(%)	8.6	21.4	20	33	8.9	9.4	43.4	20	39.4	40	40.7	38.7
5年生存率(%)	97	100	69.8	67.3	88	88.5	66.2	55.8	41.9	66.8	75.4	82.5
拷贝数												
广泛	6^-		$9q^-$、$10q^-$、$17p^-$		平衡基因组		7^+、8^-、10^-11^-、i17q		8^+、i17q	$7q^+$、$8p^-$、i17q	i17q	$7q^+$、$8p^-$、i17q(低概率)
局部			MYCN扩增、GLI2扩增、YAP1扩增	PTEN丢失		$10q22^-$、$11q23.3^-$		OTX2获得、DDX31丢失	MYC扩增	MYCN扩增、CDK6扩增	SNCAIP重复	CDK6扩增
其他变异信息			TP53突变			TERT启动子突变		GFI1/1B高表达				

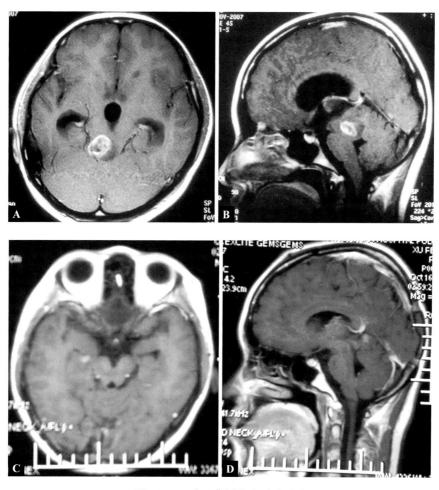

图 76‑3　脑干背侧外生型胶质瘤

注:患儿,女性,16 岁。行幕上枕叶经天幕入路行肿瘤切除,病理为星形细胞瘤 WHO Ⅱ级。术后行放疗及替莫唑胺(TMZ)化疗辅助治疗,术后 3 年肿瘤未复发。A、B. 术前增强 MRI 检查;C、D. 术后 3 年复查的 MRI 增强片,未见肿瘤复发。

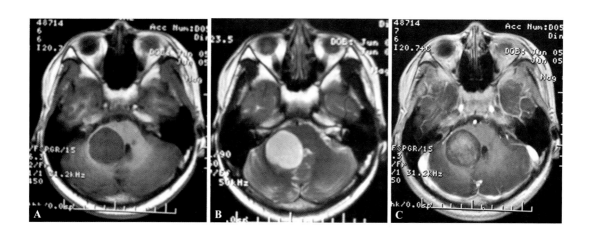

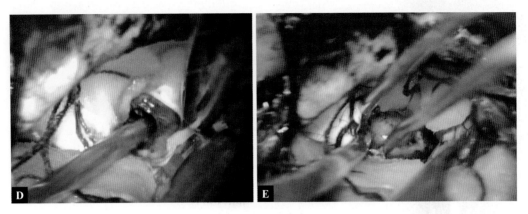

图76-4 右侧局限性内生型脑桥胶质瘤

注:患儿,男性,14岁。行开颅肿瘤切除术。肿瘤全切除,术后病理为毛细胞性星形细胞瘤。A~C. 术前MRI检查,肿瘤T₁WI低信号,T₂WI高信号,增强后强化不明显;D、E. 术中照片,切开白色的脑桥后可见灰红色鱼肉状肿瘤组织(D),肿瘤边界存在,切除肿瘤后可见瘤床光整(E)。

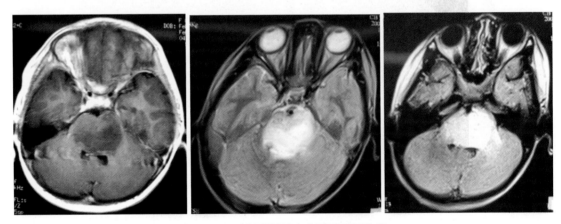

图76-5 脑桥弥漫性内生型星形细胞瘤

注:患儿,女性,7岁。WHO Ⅱ级(经活检)。

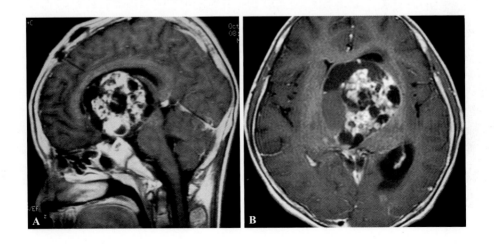

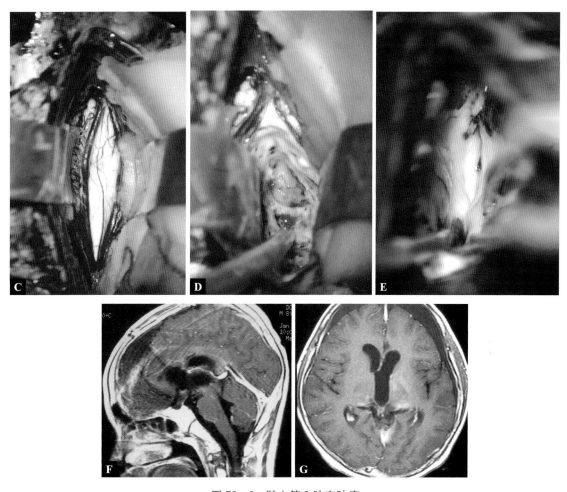

图 76-6 鞍上第 3 脑室肿瘤

注:患儿,男性,8 岁。经胼胝体经穹窿间入路行肿瘤全切除,术后病理为未成熟畸胎瘤。A、B. 术前增强 MRI 检查;C~E. 术中照片,经胼胝体经穹窿间暴露第 3 脑室肿瘤,肿瘤切除后可见第 3 脑室导水管开口。F、G. 术后增强 MRI 检查,未见肿瘤残留。

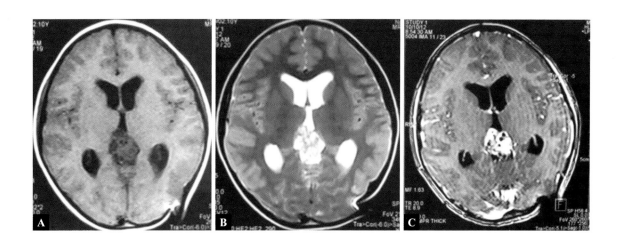

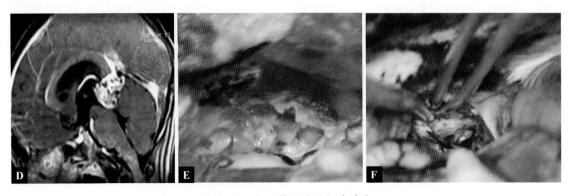

图 76-7　松果体区生殖细胞肿瘤

注:患儿,8岁。Popen入路行肿瘤切除,病理为未成熟畸胎瘤。A～D. 术前MRI检查;E、F. 术中照片,切开天幕后暴露肿瘤(E),肿瘤切除后可见第3脑室(F)。

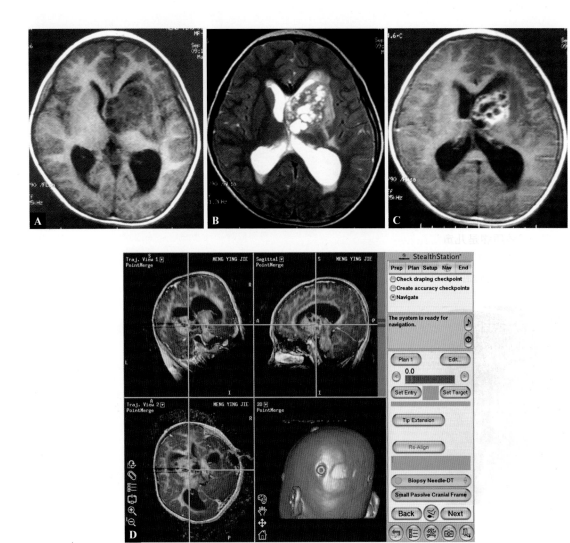

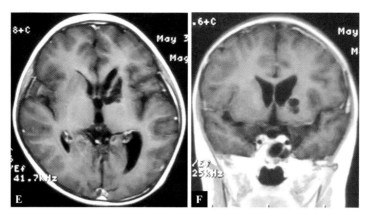

图 76-8 左丘脑-基底节区肿瘤

注:患儿,男性,10岁。行神经导航下穿刺活检,病理为生殖细胞瘤,经放化疗后肿瘤消退。A~C. 术前 MRI 检查;D. 术中在增强 MRI 与 DTI 融合下导航穿刺;E、F. 放疗及化疗后增强 MRI 检查,肿瘤完全消退。

率极高。

（5）毛细胞性星形细胞肿瘤

儿童毛细胞性星形细胞瘤常见于小脑、脑干、视路-下丘脑及大脑半球,属于 WHO Ⅰ级良性肿瘤(图 76-9)。分子病理改变以 BRAF 基因融合为特征。对于小脑及大脑半球的毛细胞性星形细胞瘤,应以手术全切除为主要目的。全切除肿瘤后可不予放疗与化疗。对于脑干和视路-下丘脑的毛细胞星形细胞瘤,应在大部切除后行放疗和化疗,通常也能获得较好的预后。

（6）视交叉胶质瘤

视交叉胶质瘤是儿童常见肿瘤,多数为低级别胶质瘤(图 76-10)。手术目的为缩小肿瘤体积、打通脑脊液循环、明确肿瘤性质。手术要求保存现有

视力。若无法解除脑积水者,则需行脑室-腹腔分流术。术后应辅以放疗与化疗。

（7）室管膜瘤

室管膜瘤分 WHO Ⅱ级与 WHO Ⅲ级。以手术切除为主,力争全切除。肿瘤多位于第4脑室(图76-11),若肿瘤与第4脑室底不易分离,则只能次全切除。儿童幕上室管膜肿瘤可位于大脑半球内(图76-12),应以全切除为手术目的。次全切除者术后应行放射外科治疗。全切除者术后放疗可降低复发率。结合肿瘤发生部位将幕上室管膜瘤分为 YAP1 和 RELA 融合基因2种分子亚组;颅后窝室管膜瘤根据染色体稳定性分为 A 型和 B 型,B 型具有染色体不稳定性。脊髓室管膜瘤为 NF-2 基因突变型。其中颅后窝 A 型和 RELA 基因融合型预后不佳。

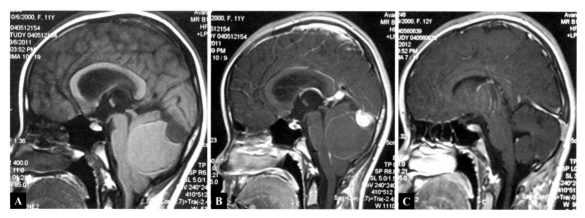

图 76-9 小脑蚓部囊实性肿瘤

注:患儿,女性,11岁。行手术切除,术后病理为毛细胞性星形细胞瘤,术后未予放疗及化疗。A、B. 术前 MRI 平扫与增强检查;C. 术后2年随访 MRI 检查。

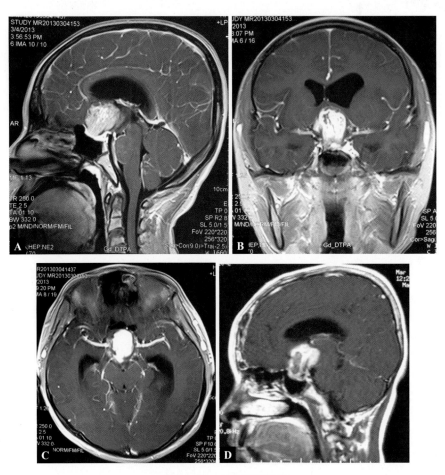

图 76 - 10　视交叉胶质瘤

注:患儿,11 岁。A~C. MRI 增强检查示鞍区肿瘤;D. 手术探查发现为视交叉胶质瘤,予大部切除后的 MRI 增强片,病理为星形细胞瘤 WHO Ⅱ级。术后视力有改善,予放、化疗。

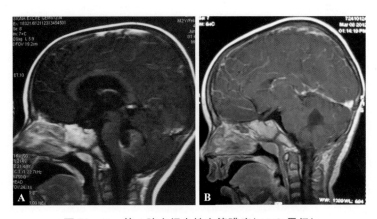

图 76 - 11　第 4 脑室间变性室管膜瘤(WHO Ⅲ级)

注:患儿,男性,2 岁。肿瘤全切除,术后未放疗。A. 术前 MRI 增强检查;B. 术后 1 年复查 MRI 增强检查。

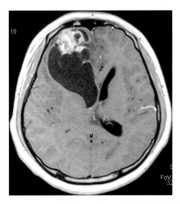

图 76 - 12　右额脑内间变性室管膜瘤

76.7　预后

以往认为儿童颅内肿瘤的预后较成人差,因为儿童颅内肿瘤恶性者多,且良性肿瘤因位置深在、险要,切除困难。随着临床研究的不断开展、深入,显微外科技术的不断提高,术后放、化疗等综合治疗的不断改进,儿童颅内肿瘤的预后得到了可观的改进,有些患儿可获得长期生存,甚至治愈。儿童脑组织处于发育期,有较强的代偿能力,术后神经系统功能损害恢复较成人快。患儿生存期长短首先取决于肿瘤的组织类型;其次是肿瘤的生长部位、切除程度、患儿年龄、患儿对术后放疗与化疗的耐受程度、是否有复发;神经系统内外的种植或转移等亦可影响。

(张　荣)

参考文献

[1] 张荣,周良辅.儿童脑肿瘤[M]//周良辅.现代神经外科学.2版.上海:复旦大学出版社,2015:857 - 865.

[2] ARCHER T C, MAHONEY E L, POMEROY S L. Medullo-blastoma: molecular classification-based personal thera-peutics[J]. Neurotherapeutics, 2017,14(2):265 - 273.

[3] BOGUSZ A, MÜLLER H L. Childhood-onset craniopharyn-gioma: latest insights into pathology, diagnostics, treatment, and follow-up[J]. Expert Rev Neurother, 2018,18(10):793 - 806.

[4] HARGRAVE D, BARTELS U, BOUFFET E. Diffuse brainstem glioma in children: critical review of clinical trials [J]. Lancet Oncol, 2006,7(3):241 - 248.

[5] HUANG X, ZHANG R, MAO Y, et al. Recent advances in molecular biology and treatment strategies for intracranial germ cell tumors[J]. World J Pediatr, 2016,12(3):275 - 282.

[6] INFINGER L K, STEVENSON C B. Re-examining the need for tissue diagnosis in pediatric diffuse intrinsic pontine gliomas: a review[J]. Curr Neuropharmacol, 2017,15(1):129 - 133.

[7] JURATLI T A, QIN N, CAHILL D P, et al. Molecular pathogenesis and therapeutic implications in pediatric high-grade gliomas [J]. Pharmacol Ther, 2018,182:70 - 79.

[8] KHATUA S, MANGUM R, BERTRAND K C, et al. Pediatric ependymoma: current treatment and newer therapeutic insights[J]. Future Oncol, 2018,14(30):3175 - 3186.

[9] PARKER M, MOHANKUMAR K M, PUNCHI-HEWA C, et al. C11ORF95 - RELA fusions drive oncogenic NF - κ B signalling in ependymoma[J]. Nature, 2014,506(7489):451 - 455.

[10] RASOOL N, ODEL J G, KAZIM M. Optic pathway glioma of childhood[J]. Curr Opin Ophthalmol, 2017,28(3):289 - 295.

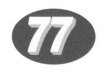 **脊髓和脊柱肿瘤**

77.1　脊髓肿瘤概述

脊髓肿瘤(spinal cord tumor)按起源分为原发性与转移性;按解剖部位分为高颈段、颈膨大段、胸段和腰段;按解剖层次分为硬脊膜外、硬脊膜下、髓内;按病理性质分为良性与恶性。脊髓肿瘤可起源于脊髓外胚叶的室管膜和胶质细胞,如神经胶质瘤、神经纤维瘤;可起源于脊髓的中胚叶间质,如脊膜瘤;亦可由椎管周围组织直接侵入椎管,如淋巴肉瘤;或来自身体其他部位恶性肿瘤的转移,如肺癌、鼻咽癌、甲状腺癌等。

原发性神经系统肿瘤的年发病率为(2~5)/10万,原发性椎管内肿瘤的发病率为原发性脑瘤的1/12~1/3。椎管肿瘤包括发生于椎管内各种组织,如神经根、硬脊膜、血管、脊柱及脂肪组织的原发性和继发性肿瘤。肿瘤部位以胸段和颈段较多。男性多于女性,男女比约为1.6∶1。

77.1.1　分类

根据肿瘤生长的部位及与硬脊膜和脊髓的关系,可将脊髓肿瘤分为硬脊膜外肿瘤、髓外硬脊膜下肿瘤及髓内肿瘤3类。由于颅颈交界区肿瘤通常累及高位颈髓,本书将其归为脊髓脊柱肿瘤的特殊类型。

(1) 硬脊膜外肿瘤

多为恶性肿瘤,如肉瘤和转移癌。此外还有脂肪瘤、血管瘤、软骨瘤、骨瘤、神经鞘瘤和脊膜瘤等。有时肿瘤可骑跨脊膜内外,称为哑铃形肿瘤,多见骑跨硬脊膜内外的哑铃形神经鞘瘤。

(2) 髓外硬脊膜下肿瘤

该类肿瘤最常见,主要是神经鞘瘤和脊膜瘤,少数为先天性肿瘤。

(3) 髓内肿瘤

髓内肿瘤主要是胶质瘤和血管母细胞瘤,少数为先天性肿瘤、转移瘤和神经鞘瘤。

（4）颅颈交界区肿瘤

有髓外来源的脊膜瘤、神经鞘瘤等，有骨源性的脊索瘤、成骨细胞瘤、软骨肉瘤，还有髓内来源的肿瘤。

77.1.2 临床表现

脊髓肿瘤的病程长、进展缓慢，主要表现为进行性的脊髓、神经根压迫症状，包括病变节段以下的感觉障碍、运动障碍、自主神经系统症状及括约肌功能障碍。

77.1.3 诊断

应详细询问病史，进行全身及神经系统检查，并予必要的辅助检查，以及早做出定位诊断和定性诊断。

（1）病史

良性肿瘤病程一般比较缓慢，转移癌病程多在半年以内，如肿瘤发生囊变或出血，症状可急剧恶化。髓内肿瘤少有神经根痛，症状、体征自上而下发展；而髓外肿瘤则相反，常有神经根痛，症状、体征自下而上发展。

（2）体格检查

各节段脊髓肿瘤的主要症状及体征的特征如下。

1）高颈段（$C_{1\sim4}$）肿瘤：枕颈区放射性痛，四肢痉挛性瘫痪、感觉障碍，可出现呼吸障碍。

2）颈膨大段（$C_5\sim T_1$）肿瘤：肩及上肢放射性痛，上肢弛缓性瘫痪，下肢痉挛性瘫痪，病灶以下感觉障碍，Horner 征阳性。

3）胸髓段（$T_{2\sim12}$）肿瘤：胸、腹部放射痛和束带感，上肢正常，下肢痉挛性瘫痪，并有感觉障碍。

4）腰膨大段（$L_1\sim S_2$）肿瘤：下肢放射痛，弛缓性瘫及感觉障碍，会阴部感觉障碍，明显的括约肌功能障碍。

（3）辅助检查

1）MRI 检查：是最具诊断价值的方法，对指导手术切除肿瘤有积极意义。

2）脊髓血管造影：可显示肿瘤病理性血管及其供血动脉和引流静脉情况，也有手术指导意义。

3）CT 检查：清晰显示肿瘤周边的椎体、椎弓根等骨质破坏程度，肿瘤是否有钙化等。

4）脊柱 X 线片：部分肿瘤可引起相应节段椎骨骨质改变，以椎间孔和椎弓根改变最常见。

77.1.4 鉴别诊断

（1）椎间盘突出

颈椎间盘突出常易与颈段脊髓肿瘤混淆，腰椎间盘突出则易与马尾肿瘤混淆。椎间盘突出的发病常与损伤有密切联系。脊柱 X 线片可见病变椎间隙、椎间孔狭窄，正常脊柱曲度消失；CT、MRI 检查可证实椎间盘突出症的诊断。

（2）脊髓空洞症

病程缓慢，有感觉分离现象，并有下运动神经元瘫痪。腰椎穿刺时，蛛网膜下腔大多通畅；脑脊液检查正常；MRI 检查可证实脊髓空洞症的诊断。

（3）脊髓蛛网膜炎

病程长、范围广，感觉障碍不明显，可有缓解期。腰椎穿刺时，蛛网膜下腔大多阻塞。脑脊液检查蛋白质含量升高、白细胞增多。

（4）运动神经元疾病

特点为肌萎缩及受侵肌肉麻痹，并有舌肌萎缩，可见肌束颤动；病理反射（＋）；脑脊液流动无阻，细胞及生化正常。放射学检查无占位性病变存在。

77.1.5 治疗

诊断明确后，应予早期手术治疗，手术效果与神经组织受压时间、范围、程度及肿瘤性质和部位有关。

77.2 颅颈交界区肿瘤

颅颈交界区是由斜坡、枕骨大孔、寰枢椎复合体构成的特殊区域，内有延髓、颈髓、椎动脉、神经根等重要结构。该处容积大、蛛网膜下腔宽，早期症状不明显，患者临床就诊时间较晚。颅颈交界区肿瘤常见的原发肿瘤有来源于神经根的神经鞘瘤，起源于该处硬脊（脑）膜的脊（脑）膜瘤，来源于局部骨质的脊索瘤、软骨肉瘤、成骨细胞瘤和巨细胞瘤等。

77.2.1 临床表现

（1）特点

颅颈交界区肿瘤的临床表现不典型、多样化，与肿瘤的病理类型和邻近组织结构受累程度有关。症状常为隐匿性，缓慢进展，甚至长期无明显变化。据 Meyer 统计，从出现临床轻微症状到明确诊断的平均时间为 2.5 年。

（2）早期症状

最常见的是 C_2 神经根刺激症状。有半数以上的患者出现颈项部或枕下部疼痛，向枕大神经分布区域放射。由于该区域空间较大，症状在颈部活动时加重，有时可自行减轻，疼痛通常是早期唯一症状。Beatty 等发现高位颈髓早期累及时的特征表现是面部、双手、肢体的感觉异常或麻木、发冷等，这些症状通常先出现在上肢。还有部分患者常常表现为胸腹部的束带感。

（3）中、晚期症状

随着肿瘤的增大，肢体痉挛性瘫痪是常见的临床体征，且这一病变会按顺或逆时针的方向渐进性发展，即肢体无力从患侧上肢→患侧下肢→健侧下肢→健侧上肢渐次发展，同侧鱼际部肌萎缩提示病情进展。延颈髓腹侧的肿瘤会出现交叉性麻痹。血管受压会出现头痛、视野缺损、黑蒙及猝倒等，累及后组脑神经患者会出现吞咽困难、言语不清、耸肩无力等。部分患者因病变累积或涉及舌下神经而出现伸舌偏斜、舌肌萎缩等。

77.2.2　诊断

（1）影像学诊断

因早期临床症状无特异性，影像学是诊断的主要手段，CT、MRI 检查可以帮助确立诊断。特别是颅颈交界区的三维重建、MRI、CTA、DSA 等影像检查融合技术等，可以直观地判断肿瘤与周边结构的毗邻关系。

（2）电生理检测

电生理检测可以在术前评估临床病情，在术中也可以指导手术的顺利进行。电极置于软腭，可评估舌咽神经和迷走神经的功能；置于舌上，可描记舌下神经肌电图，以及置于体表检测脑干诱发电位。

77.2.3　治疗

颅颈交界区肿瘤确诊后，绝大多数需要手术治疗。

（1）术前评估

制订手术计划前，要考虑以下因素：患者的年龄，肿瘤的来源、生长方向和局部压迫特点，肿瘤是否累及椎动脉和脊髓组织，颅颈交界区的稳定性等。针对不同性质的肿瘤，治疗策略会做出不同的调整。对于部分可以通过穿刺活检明确性质的肿瘤，可先

行穿刺病理检查。

（2）手术原则

良性肿瘤通常呈膨胀、压迫性生长，与神经、血管有蛛网膜界面，应力争手术全切除；恶性肿瘤应在保留功能的前提下，尽可能广泛切除，解除局部压迫，术后辅以放、化疗。术前、术后需充分考虑颅颈交界区的稳定性，特别注意对枕骨髁和寰枢椎复合体的保护，避免过度切除，引发稳定性问题。

（3）手术入路

常用的手术入路：经口腔-腭咽部入路，适用于下斜坡、脑干腹侧硬脑膜外肿瘤；经颈-咽侧方入路，适用于偏侧生长、累及寰枢椎前方的脊索瘤、转移瘤等；经颞下窝侧颅底入路，能有效控制颈内动脉，特别适合偏侧生长、压迫颈内动脉的肿瘤；经远外侧入路，可以清晰暴露椎动脉颅外段和颅内段，增加枕骨大孔腹侧的直视角度，减少对小脑和脑干的牵拉，特别适合枕骨大孔腹侧的脑膜瘤切除；经枕下正中入路，适用于背侧和背外侧的肿瘤。

77.3　脊髓髓内肿瘤

脊髓髓内肿瘤占椎管内肿瘤的 20% 左右，原发的胶质瘤约占 80%。最常见的是室管膜细胞瘤和星形细胞瘤，少见的有神经节胶质瘤、少突胶质细胞瘤和室管膜瘤亚型（如室管膜下瘤、黏液乳头状型室管膜瘤）。血管母细胞瘤占 $3\%\sim8\%$，神经鞘瘤、脂肪瘤、先天性肿瘤约占 8%。近年来，转移瘤比例有逐步增加的趋势。

77.3.1　临床表现

（1）病史

脊髓髓内肿瘤的临床特点多样，且大多进展慢，病程个体差异大，可达 6 个月至 5 年，少数高度恶性肿瘤或转移瘤病程仅几周或数月。

（2）首发症状

首发症状以疼痛最多见。引起疼痛的原因是多方面的，如肿瘤压迫脊髓丘脑束的纤维，或侵及后角细胞，或脊髓局部缺血、肿胀。疼痛可为单侧，通常无放射痛，虽较明显，但往往不如神经鞘瘤所引起的疼痛强烈。

首发症状中，运动功能障碍者约占 1/5，除疼痛外其他形式的感觉异常者亦接近 1/5，但以括约肌功能紊乱为首发症状者不多见。

（3）症状和体征

患者来院时，大多数已有不同程度的肢体运动障碍，同时有疼痛症状者达 85%，肢体麻木或束带感者有 43%，大便秘结者为 52%，排尿障碍者为 18%。体征方面超过半数患者有不同程度的截瘫。另一部分患者虽未发生瘫痪，但也有明显的锥体束征。有较明显肌萎缩者约占 1/3。

77.3.2 诊断

除详细询问病史和反复核实体征外，还应予必要的辅助性检查。MRI 检查对诊断最有价值，脊柱 X 线片、腰椎穿刺脑脊液动力学试验和脑脊液蛋白质定量，以及脊髓 CT 检查可在鉴别诊断时选用。影像学诊断如下：

（1）MRI 检查

髓内肿瘤在 T_1 和 T_2 加权图像上显示一段脊髓增粗、脊髓内有团块影。依病变性质不同、信号不同，表现为病灶与脊髓分界不清或分界清晰。肿瘤可伴有囊变或在其上、下端伴脊髓空洞形成；增强扫描常可见不同程度的不规则强化。髓内肿瘤最常见的是室管膜瘤和星形细胞瘤，其他还有血管母细胞瘤、转移瘤、黑色素瘤等。

（2）脊髓 CT 检查

脊髓 CT 检查在髓内肿瘤的诊断中意义不大，主要用于术前计划切除椎管骨窗的范围，以最大限度维持脊柱术后的稳定性。

（3）脊柱 X 线片

X 线片上的直接征象为肿瘤钙化；少数巨大型肿瘤压迫引起椎管扩大、椎弓根间距离加宽或局部骨质腐蚀破坏，多个椎体内呈弧形吸收。其他征象包括脊柱伴发的原发、继发性脊柱侧弯、脊柱前突、脊柱裂等。

77.3.3 常见肿瘤

（1）室管膜瘤

室管膜瘤好发于颈胸段脊髓和圆锥终丝部，是成年人最常见的髓内肿瘤。根据病理，可分为室管膜瘤（WHO Ⅱ级）、间变性室管膜瘤（WHO Ⅲ级）、室管膜下瘤和黏液乳头状型室管膜瘤（WHO Ⅰ级）等。肿瘤多起源于中央管或终丝室管膜，完全位于脊髓内，呈同心圆生长，或稍偏向一侧，约 1/3 手术治疗病例的肿瘤长至腹侧软脊膜下。绝大多数为低度恶性肿瘤，虽然没有明显的包膜，但通常与脊髓组织的分界清楚，不浸润周边的脊髓组织。肿瘤呈灰褐色，质地中等，血供一般。肿瘤邻近的脊髓多有继发空洞形成，少数肿瘤本身可发生出血、囊变。典型的室管膜瘤在 MRI T_1 加权图像上呈等信号或略高信号，在 T_2 加权图像上为高信号。增强扫描显示肿瘤呈轻、中度均匀强化（图 77-1）。65% 左右的室管膜瘤在瘤体的头、尾端脊髓内有继发的空洞形成。肿瘤发生出血、囊变时，因血红蛋白分解产物和囊液内容物不同而出现高、等、低异常信号及各种混合信号。疑为室管膜瘤的病例若在 MRI 上呈现不均匀强化、脊髓水肿和蛛网膜下腔信号异常时，提示病变可能为间变性室管膜瘤。

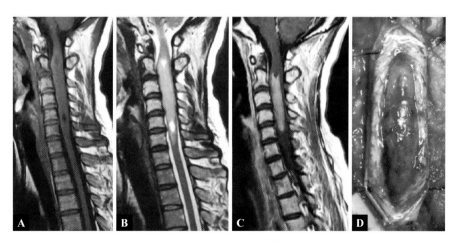

图 77-1 脊髓室管膜瘤

注：A. MRI 显示脊髓内肿瘤 T_1 加权图像呈等信号；B. 在 T_2 加权图像呈高信号，肿瘤上、下极伴有脊髓空洞；C. 增强扫描肿瘤呈均匀强化；D. 术中背正中切开脊髓见肿瘤与邻近脊髓边界清楚。

（2）星形细胞瘤

星形细胞瘤多见于 30 岁以下,是青少年和儿童最常见的脊髓内肿瘤,好发于颈胸段的脊髓,髓内星形细胞瘤和神经纤维瘤病Ⅰ型(neurofibromatosis type 1,NF-1)相关。根据病理,可分为原浆型和纤维型星形细胞瘤、恶性星形细胞瘤、胶质母细胞瘤、神经节细胞瘤和少突胶质细胞瘤。绝大多数为WHO Ⅰ～Ⅱ级的低恶性肿瘤,少数为Ⅲ～Ⅳ级的高恶性肿瘤。肿瘤起源于脊髓白质的胶质细胞,或位于脊髓中央,大多呈偏心生长。肿瘤长大时,也可长至腹侧软脊膜下。肿瘤可发生囊变和出血,质地稍韧。MRI 表现多样化是其特点,局部脊髓增粗,T_1 加权图像呈等信号或略低信号,T_2 加权图像呈高信号;肿瘤边缘不清,增强后可呈均匀强化、斑片状、不均匀或部分强化(图 77-2)。当肿瘤有出血、坏死或囊变时,可出现不均匀、环状强化等现象。高度恶性星形细胞瘤呈浸润性生长且脊髓边界不清,手术目的是大部分切除、局部减压,常常预后不佳。少数低度恶性的肿瘤,有时能发现肿瘤边界,可达到显微镜下全切的目的。

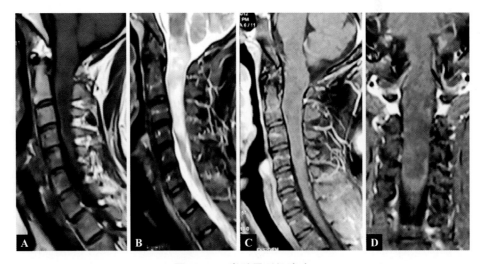

图 77-2　脊髓星形细胞瘤

注:A. MRI 显示脊髓内肿瘤 T_1 加权图像呈略低信号;B. T_2 加权图像呈高信号,局部脊髓明显增粗;C、D. 肿瘤不均匀、轻度强化,肿瘤与邻近脊髓边界不清楚。

（3）血管母细胞瘤

髓内血管母细胞瘤占髓内肿瘤的 3%～8%。血管母细胞瘤是起源于血管上皮细胞的良性肿瘤。华山医院神经外科数据资料显示,19% 的患者合并Hipple-Lindau 综合征。各年龄阶段均可发病,好发于颈胸段脊髓,通常位于脊髓背外侧,部分位于腹外侧,少数完全"潜伏"在脊髓内。绝大多数肿瘤为实体性,有完整包膜,瘤体呈橘黄色或鲜红色、暗红色,肿瘤血供丰富,常有数根动脉供血,可以来自脊髓前动脉和脊髓后动脉(根动脉);引流静脉明显扭曲怒张,多匍匐于脊髓表面,通过脊髓后静脉、脊髓前静脉引流向脊髓根静脉。邻近脊髓可继发空洞形成。少数肿瘤呈囊性,类似于小脑血管母细胞瘤,有红色小的附壁瘤结节。

血管母细胞瘤的 MRI 表现:在 T_1 加权图像上呈等信号或略高信号,在 T_2 加权图像上呈高信号。邻近脊髓常有继发空洞形成。在 T_1 和 T_2 加权图像上,于瘤体内、肿瘤边缘和肿瘤邻近区域均可见不规则的点状或线状低信号"流空"影。这是由迂曲的肿瘤血管所致,为血管母细胞瘤的特征之一。在增强MRI 上,肿瘤明显强化。华山医院神经外科数据资料显示,60% 有继发脊髓空洞形成,25% 显示血管流空现象。增强后扫描,肿瘤均明显强化。当肿瘤为囊性时,MRI 上表现为小附壁结节的脊髓囊性改变。

脊髓血管造影能显示致密的肿瘤结节、供血动脉和引流静脉,对于定位、定性诊断血管母细胞瘤有重要价值,而且能判明供血动脉数目、部位、来源与走向,对于手术的顺利进行有指导意义(图 77-3)。如果肿瘤较大,术前成功实施栓塞,可以明显减少肿瘤血供,有利于肿瘤切除。

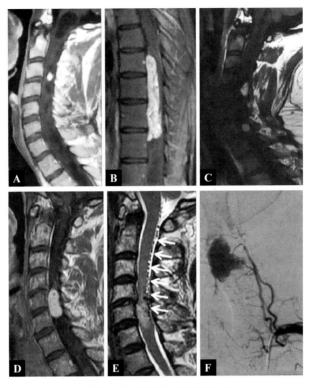

图 77‐3　脊髓血管母细胞瘤

注:A. MRI 显示瘤结节明显强化、体积小、伴有明显的脊髓空洞;B. 实质性血管母细胞瘤,肿瘤显著强化;C. 合并 Hipple-Lindau 综合征时,呈多发肿瘤结节;D. 肿瘤血供丰富;E. 在 T_2 加权图像上可见蚯蚓状、流空的引流静脉;F. DSA 清晰显示肿瘤的供血动脉。

（4）脂肪瘤

髓内脂肪瘤占原发性脊髓内肿瘤的 2%～5%,好发于 11～30 岁,无性别差异。临床上分为 2 种类型:①软脊膜下脂肪瘤,好发于胸段和颈胸段脊髓,脊髓、脊柱发育正常,多以病变节段相应区域的疼痛为首发症状;②圆锥部脂肪瘤,常伴有低位脊髓、椎管闭合不全和皮下脂肪垫。主要临床表现为单腿或双腿痉挛性无力,踝关节、趾骨间关节畸形和括约肌功能障碍。这类脂肪瘤不是真正的肿瘤,被认为是错构瘤,仅在儿童生长或成人发胖时膨胀。肿瘤色黄、质地较韧,与脊髓组织分界不清,难以全切除。

脊髓 X 线片可显示受累阶段椎管直径增大和伴发的脊柱裂。脊髓 CT 片上,脂肪瘤表现为低密度,CT 值在－100 Hu 左右。脂肪瘤的 MRI 表现,在 T_1 加权和质子加权图像上呈高信号,在 T_2 加权图像上也呈高信号。肿瘤界限尚清楚,无囊变,无继发脊髓空洞。圆锥部脂肪瘤 MRI 还可显示伴发的低位脊髓、脊柱裂和皮下脂肪垫。

（5）神经鞘瘤

由于中枢神经系统的纤维不含髓鞘,即无神经膜细胞(施万细胞),故髓内神经鞘瘤(neurinoma)较少见。髓内神经鞘瘤或完全位于髓内,或部分长至髓外。发生病变的神经膜细胞的来源有几种假说:①胚胎发育中异位至脊髓的神经膜细胞;②脊髓动脉壁上神经纤维的神经膜细胞;③髓内异位神经纤维鞘上的神经膜细胞;④软脊膜下、脊神经后根上的神经膜细胞;⑤神经外胚层起源的软脊膜细胞转变成神经膜细胞。

髓内神经鞘瘤属良性肿瘤,男性多见,平均发病年龄为 40 岁。肿瘤好发于颈段脊髓,多位于脊髓后方,且偏向一侧,类似神经根(束)穿出软脊膜处。有完整包膜,呈圆形或椭圆形,质地中等偏硬,血供偏丰富,少见脊髓空洞形成。

髓内神经鞘瘤的 MRI 表现,在 T_1 加权图像上呈等信号或略高信号,T_2 加权图像上呈高信号。增强 MRI 上,肿瘤呈中等度均匀强化,边界清楚而局限,通常不伴有脊髓空洞(图 77-4)。

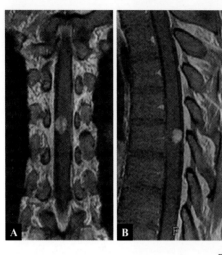
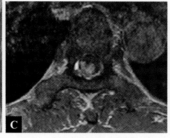
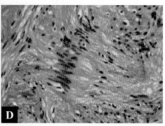

图 77-4　脊髓神经鞘瘤

注:脊髓增强 MRI 显示实性、偏侧生长、均匀强化、边界清楚的肿瘤。A. 冠状位;B. 矢状位;C. 水平位;D. 病理示典型神经鞘瘤:镜下见细胞细长、梭形,互相紧密平行排列呈栅状,为典型的 Antoni A 型区。

(6) 表皮样囊肿和皮样囊肿

表皮样囊肿和皮样囊肿(epidermoid cyst and dermoid cyst)不多见,有完整包膜,且血供不丰富。但包膜质韧,常常与脊髓组织分界不清、紧密粘连。属先天性良性肿瘤,好发于脊髓圆锥,常伴发低位脊髓。

CT 检查:表皮样囊肿表现为低密度状,CT 值为 $-16\sim80$ Hu。囊肿内角化物含量较高时,呈略低密度或等密度,增强 CT 上通常不强化。若 CT 上呈等密度或略高密度,且增强 CT 上出现均匀强化,提示瘤灶为表皮样癌。皮样囊肿表现为均匀或不均匀的低密度灶,偶尔病灶内可见边缘毛糙的毛发团,囊壁较厚,呈等密度或略高密度影,有时可见不完整的强化环,增强 CT 囊肿无强化。

MRI 检查:表皮样囊肿在 T_1 加权图像上呈低信号,在 T_2 加权图像上呈高信号,增强显示病灶无强化。皮样囊肿在 T_1 和 T_2 加权图像上均表现为高信号。有时皮样囊肿在 T_1 加权图像上呈低高混合信号,而在 T_2 加权图像上呈高低混合信号,增强 MRI 显示病灶无强化。

77.3.4 治疗

(1) 手术治疗

早在 1911 年就有成功切除脊髓髓内肿瘤的报道,但早期的手术主要局限于肿瘤活检和姑息性椎板切除减压术。随着显微外科技术和影像学的快速发展,脊髓髓内肿瘤的定位、定性诊断更准确。随着手术技术的不断提高,使髓内肿瘤的手术成功切除率和预后有了明显提高。因此,脊髓髓内肿瘤,即使是颈髓髓内肿瘤,宜行积极的手术治疗,手术宜尽早施行。对于低度恶性胶质瘤,以及血管母细胞瘤和神经鞘瘤等良性髓内肿瘤,应力争做全肿瘤切除;对于脂肪瘤等边界不清、强行切除会导致功能明显降低的肿瘤,手术目的以减轻脊髓受压和改善脊髓功能为主,肿瘤切除宜严格限于"瘤内"。

1) 手术操作技术:脊髓髓内肿瘤手术技术最为重要的是,需在离断肿瘤的主要血供后,严格沿正确的界面分离、切除肿瘤。具体手术方法因不同的病理类型而异。

A. 室管膜瘤:多位于脊髓中央偏后。切瘤时,沿脊髓后正中切开软脊膜,显露瘤体,向两侧做分离后,用无损伤缝针缝吊软脊膜,牵开两侧,分离肿瘤与脊髓的界面,或在瘤与空洞交界处,先游离出肿瘤的一极,再自上而下或自下而上分离侧方和腹侧肿瘤,直至全肿瘤切除。若肿瘤无继发空洞形成,或因两端肿瘤较细、位置较深在,且空洞腔壁较厚,难以分清瘤、髓界面时,可在肿瘤中部分离或行肿瘤瘤内切除、减压后,再分离识别肿瘤的边界;发现理想的肿瘤界面后,再分别向上、下端分离腹侧肿瘤,直至全肿瘤切除。

B. 血管母细胞瘤:常位于脊髓的背外侧。切瘤时需先电凝切断背外侧的供血动脉,可在肿瘤的上极或下极(远离主要引流静脉那一极)剪开软脊膜,电凝、皱缩肿瘤包膜,渐次暴露分离;电凝切断侧方和腹侧的肿瘤供血动脉,分离出肿瘤的一极,然后也是自上而下或自下而上分离腹侧肿瘤,如此交替进行电凝、皱缩肿瘤包膜和离断余下的腹侧供血动脉,直至肿瘤自脊髓上完全游离下来,最后离断主要的引流静脉,尽可能整块全切除肿瘤。当肿瘤合并上、下端空洞时,可以先进入空洞,电凝瘤体,以利于肿瘤的分离和切断血供。切忌在离断主要供血动脉前电凝引流静脉和进入瘤体,造成肿瘤急剧充血、膨大或难以控制的出血,从而影响肿瘤切除和误伤脊髓组织。当背侧肿瘤边缘分别为引流静脉和脊神经后根妨碍分离时,宁可切断部分神经根,以利显露、分离肿瘤,而不能在未明确离断全部供血动脉前侥幸地电凝引流静脉,以免引起不良后果。

C. 髓内脂肪瘤:质地较韧,与脊髓组织边界不清,分离困难。可以尝试用激光刀行肿瘤内减压至肿瘤大部分切除或次全切除。

D. 髓内神经鞘瘤:手术是髓内神经鞘瘤的首选治疗方法。该肿瘤有 2 种生长方式:①自髓内向髓外生长至软脊膜下,如同"嵌"在髓内;②肿瘤完全位于髓内。对前者,可以沿肿瘤边缘剪开软脊膜,将肿瘤向远离脊髓组织方向分离,操作过程中尽量减少触及脊髓,可以采用小功率电凝肿瘤包膜的方法,使肿瘤皱缩,与脊髓分离,分块或整块切除肿瘤。当肿瘤局部张力高,特别是肿瘤主体位于髓内,"浮出"脊髓部分较小时,主张瘤内部分切除,减压后,再分离肿瘤边界。这样既可以降低局部张力,利于分离,也增加了操作空间,减少对脊髓的损伤。个别情况下,神经后根与肿瘤关系密切,影响手术操作时,可在电生理监测下,切断患侧感觉神经根。对于后者,应根据肿瘤的位置选择后正中沟或后外侧沟,在距肿瘤最薄处纵行切开脊髓,用无创缝线悬吊软脊膜,并向两侧牵拉,显露肿瘤。循前述方法,严格按肿瘤边界分离,分块或整块切除肿瘤。术中注意保护脊髓组织和脊髓前动脉。

E. 髓内表皮样囊肿或皮样囊肿:在囊肿最表浅处切开软脊膜和肿瘤包膜,通常即能顺利吸除肿瘤内容物。由于囊肿壁与脊髓组织粘合较紧,全切除囊肿壁非常困难。

2)术中注意事项:为提高肿瘤全切除率和患者的生存质量,除了掌握上述技术外,还需注意以下事项:

A. 脊髓后正中静脉妨碍手术时,可予电凝后切开脊髓,显露肿瘤。

B. 个别胶质瘤患者,首先探查肿瘤的边界,可能不甚清楚。此时,不要轻易放弃肿瘤切除,而应增加脊髓切开探查的范围或做多点检查。待探明肿瘤分界清楚的区域后,再向分界不甚清楚的区域分离,以增加肿瘤全切除的可能。

C. 少数胶质瘤可能呈多中心生长,在两部分肿瘤团块间可能存在功能脊髓组织,切瘤时应注意保护。

D. 少数偏中心生长的髓内胶质瘤,可造成脊髓旋转移位,使脊髓后正中沟偏离中线。此时,需参考双侧脊神经后根进入带及脊髓后正中静脉等结构,仔细辨认脊髓后正中沟,以在正确的脊髓后正中部切开脊髓。

E. 髓内肿瘤长至髓外,或肿瘤位于圆锥、马尾时,脊神经可受压变扁,紧贴于肿瘤表面,酷似肿瘤包膜,少数马尾神经甚至可穿越肿瘤,故均需加以仔细辨认,防止误伤。

F. 切除侵犯延髓的颈髓内肿瘤时,应先切除颈髓内肿瘤。必要时切开小脑下蚓部,沿正确的肿瘤界面向头端分离;切开延髓后正中沟,再显露并切除肿瘤的延髓部分。

G. 切除伴发低位脊髓的圆锥内肿瘤时,可同时离断终丝,以松解对脊髓的牵拉。

H. 肿瘤发生囊变时,含有肿瘤细胞的囊壁也应予以切除。沿正确的界面,电凝皱缩肿瘤囊壁,使其与软脊膜和变薄的脊髓组织分离,便能顺利切除整个肿瘤。

I. 切除复发性肿瘤,多难以形成理想的分离界面,故以解除脊髓压迫、缓解临床症状为主,不宜强求肿瘤全切除。

J. 分离、切除腹侧肿瘤时,应避免损伤脊髓前动脉。

K. 髓内肿瘤继发的脊髓空洞和延髓空洞,在肿瘤全切除后会自行缩小或消失,不必切除或另行空洞分流术。不必要的空洞切除会增加延髓、脊髓损伤。

L. 术中应用诱发电位监护,有助于避免损伤有功能的脊髓组织。

M. 如果肿瘤全切除后脊髓仍然明显膨胀,术者需将脊髓轻轻牵向一侧,检查并切开引流腹侧蛛网膜下腔。

3) 术中判断肿瘤全切除的标志:肿瘤切除程度是影响预后的重要因素之一,术中提示肿瘤全切除的征象为:①膨隆的脊髓下陷;②肿瘤头、尾端的脊髓搏动恢复,蛛网膜下腔可清楚显示,并有脑脊液流出;③瘤床表面光滑,呈白色或浅黄色。术中超声波检查有助于辨明有否有肿瘤残留。

(2) 放疗和化疗

对于次全切除的肿瘤,近年来不主张术后早期行常规性放疗。理由包括:①手术切除仍是最有效手段,放疗会造成二次手术困难;②放疗的有效剂量通常超过脊髓的承受范围,小剂量放疗达不到治疗目的;③放疗导致的继发性损害和肿瘤恶变可能,使得放疗弊大于利。因此,建议患者术后定期做MRI检查,监测肿瘤的复发时间和生长特点。首先评估是否进行二次手术,再辅以放疗,可行小剂量分割照射,放射总剂量为 40~50 Gy。但目前放射剂量与治疗反应之间的量效关系尚无可靠证据,应谨慎控制放疗指征。对于髓内高级别胶质瘤,过多的手术切除,不能延长患者的生存期,反而会降低生活质量,手术主要是减压和诊断,推荐这类患者行放疗以延缓肿瘤生长,延长生存期。

对于脊髓髓内胶质瘤,特别是间变性胶质瘤或胶质母细胞瘤,目前没有有效的化疗方案。推荐应用替莫唑胺(TMZ),使用剂量和疗程同颅内胶质瘤的化疗方案。

77.3.5 预后

脊髓髓内肿瘤的预后取决于:①肿瘤的性质与部位;②术前神经系统的功能状态;③治疗方法的选择;④患者的一般情况;⑤术后护理与康复措施等。

77.4 脊髓髓外肿瘤

脊髓髓外肿瘤包括硬脊膜下肿瘤和硬脊膜外肿瘤,前者主要是神经鞘瘤和脊膜瘤,少数为先天性肿瘤;后者有恶性肿瘤,如肉瘤和转移瘤,此外还有脂肪瘤、血管瘤、神经鞘瘤、脊膜瘤和脊索瘤等。

77.4.1 神经鞘瘤

神经鞘瘤在脊髓肿瘤中发病率占首位,好发于脊髓外硬脊膜下,多位于脊髓的侧面,起源于脊神经根。

(1) 临床表现

1) 病程:大多较长,胸段者病史最短,颈段和腰段者较长,有时病程可超过 5 年。肿瘤发生囊变或出血时呈急性进展过程。

2) 首发症状:最常见者为神经根痛,其次为感觉异常和运动障碍。

上颈段肿瘤的疼痛主要在颈项部,偶向肩部及上臂放射;颈胸段的肿瘤疼痛多位于颈后或上背部,并向一侧或双侧肩部、上肢及胸部放射;上胸段的肿瘤常表现为背痛,放射到肩或胸部、腹股沟及下肢。胸腰段肿瘤的疼痛位于腰部,可放射至腹股沟、臀部、大腿和小腿部,以及腰骶部、会阴部和下肢。

以感觉异常为首发症状者占 20%,可分为感觉过敏和减退两类。前者表现为蚁行感、发麻、发冷、酸胀感和灼热;后者大多为痛、温及触觉的联合减退。

以运动障碍为首发症状者居第 3 位。因肿瘤的部位不同,可产生神经根性或传导束性损害所致的运动障碍。随着肿瘤体积的增大,锥体束损害症状常常愈加明显。

3) 主要症状和体征:脊髓神经鞘瘤的临床症状和体征主要为疼痛、感觉异常、运动障碍和括约肌功能紊乱。

感觉障碍一般从远端开始,逐渐向上发展。患者早期主观感觉异常,而检查无特殊发现;继之出现感觉减退,最后所有感觉伴同运动功能一起逐渐丧失。圆锥马尾部感觉异常多呈周围神经型分布,典型的表现为肛门和会阴部皮肤呈马鞍样麻木。

括约肌功能紊乱往往是晚期症状,表明脊髓部分或完全受压。

(2) 诊断

有明显的神经根性疼痛,运动、感觉障碍自下而上发展;肿瘤节段水平有一个皮肤过敏区,特别是存在脊髓半切综合征,即表现为病灶节段以下,同侧上运动神经元性运动麻痹及触觉、深感觉的减退。对侧的痛、温觉丧失,以及脑脊液动力学改变引起疼痛加剧时,均提示脊髓髓外神经鞘瘤的可能,需做必要的辅助检查加以确诊。

MRI检查是确诊的首选方法(图77-5)。肿瘤在MRI T_1加权图像上呈髓外低信号类圆形病灶,在T_2加权图像上呈高信号。增强后,实体性肿瘤呈均匀强化,囊性肿瘤呈环形强化,少数肿瘤呈不均匀强化。肿瘤所在部位的脊髓出现受压移位,肿瘤的上下端可见蛛网膜下腔扩大。

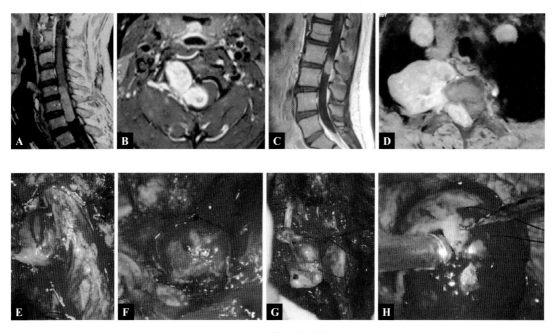

图77-5 脊髓髓外肿瘤

注:增强MRI矢状位显示实质性肿瘤,明显均匀强化(A);术中见肿瘤与脊髓边界清楚(E);水平位MRI(B)和术时(F)示颈椎椎管内外哑铃型肿瘤;矢状位MRI(C)和术时(G)示腰椎管内神经鞘瘤,载瘤神经来源于马尾神经;水平位MRI(D)和术时(H)示胸椎管巨大神经鞘瘤,突入胸腔生长,胸腔镜下见肿瘤边界清楚。

(3)治疗

原则上采取肿瘤与其载瘤神经一并切除的方法,以防复发。手术中暴露肿瘤,于蛛网膜下分离脊髓、载瘤神经根及邻近神经根,将载瘤神经连同肿瘤一并切除。对局部受压、紧贴肿瘤表面的"过路"神经注意分离并保留。特别是颈膨大、腰膨大节段的神经鞘瘤,应只切断载瘤神经根,避免损伤其他邻近的神经根,影响神经功能。

对于椎管内外哑铃型肿瘤,手术宜先切除峡部肿瘤,减压后再切除椎管内部分,最后切除椎管外部分。切除椎管外肿瘤时应将载瘤神经向椎管内方向牵拉,直至载瘤神经呈正常粗细,再予以离断,以保证肿瘤的完整切除。哑铃型神经鞘瘤残留或复发的最多见原因是椎间孔段的肿瘤切除困难,所以为实现肿瘤全切,常常需要打开椎间孔。切除颈段肿瘤硬脊膜外部分时,应避免损伤其前方的椎动脉。胸段肿瘤的椎管外部分常突入胸腔,有时需切断1~2个肋横突关节;肿瘤多位于胸膜外,在游离时应避免损伤胸膜,如剥破胸膜应立即予以修补,注意勿损伤大血管。腰段肿瘤常突入腹膜后,剥离时注意勿损伤大血管和腹膜后脏器和输尿管。肿瘤与载瘤神经穿出硬脊膜后,表面覆盖着蛛网膜、硬脊膜、骨膜的延续(伸)成分,还有椎管外静脉丛,以及菲薄、压扁的其他伴行神经束,故在切除椎管外部分肿瘤时,需要正确识别肿瘤的界面。有时看似边界很清楚的肿瘤,由于局部张力比较高,表面常有硬脊膜、菲薄的"过路"神经和静脉丛。不当的界面分离和撕扯常常造成静脉丛开放,特别是在颈段,出血汹涌。所以应当重视肿瘤"真正"界面的识别和分离。

绝大多数的椎管神经鞘瘤,包括椎管内外哑铃型肿瘤,均可以通过半椎板切开术实现全切除。即使肿瘤体积较大,也可以通过先行肿瘤内切除、减压,待肿瘤体积减小后,轻轻拖动肿瘤,游离"过路"神经,显露载瘤神经,并做相应处理、全切除肿瘤。这种术式可以保留绝大多数后方韧带复合体和一侧椎旁肌肉的完整性,更多地减少对脊柱稳定性的影响。至于暴露工具,可以使用通道或半椎板牵开器,可以使手术切口更小,更符合微创的理念。

对于椎管内外哑铃型神经鞘瘤,打开椎间孔、切除上下关节突关节后,造成脊柱后柱结构损害,需要酌情行内固定处理。

77.4.2 脊膜瘤

脊膜瘤(meningioma)的发病率位居椎管内肿瘤的第 2 位,占所有椎管内肿瘤的 25%。肿瘤多起源于蛛网膜细胞,也可起源于蛛网膜和硬脊膜的间质成分。80% 以上发生在胸段,颈段次之,腰段最少。绝大多数肿瘤生长于髓外硬脊膜下,少数可生长于硬脊膜外。大多数呈圆形或卵圆形。少数呈扁平"地毯"状,该类多见于脊髓腹侧。一般长度为 2~3.5 cm,以单发为多;呈实质性,质地较硬,包膜上覆盖较丰富的小血管膜。肿瘤基底较宽,与硬脊膜粘连较紧,极少数可浸润到脊髓内。肿瘤压迫脊髓使之变形、移位,在受压部位远端的脊髓由于血供障碍,可出现水肿、软化,甚至囊变。组织学上,脊膜瘤可有多种类型,以上皮型最常见,成纤维细胞型和砂粒型次之,其他类型较少。切片中大部分可见钙化,年龄越大,钙化率越高。少数脊膜瘤可发生恶变。临床上多见于 30~60 岁患者,女性多于男性。其临床表现与神经鞘瘤相似。

(1) MRI 表现

MRI 检查可见肿瘤节段上、下端的蛛网膜下腔明显增宽,肿瘤部位脊髓受压。肿瘤在 T_1 加权图像上呈等信号,少数呈低信号,少数恶性脊膜瘤可突破脊膜长到硬脊膜外;在 T_2 加权图像上多呈高信号,少数为等信号或低信号。肿瘤囊变罕见。增强扫描显示肿瘤呈均匀强化,大多可见硬脊膜尾征,肿瘤基底较宽,与脊髓组织边界清楚(图 77-6)。

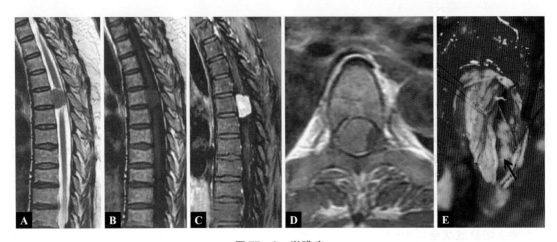

图 77-6 脊膜瘤

注:脊髓 MRI 矢状位 T_2 加权图像(A)、T_1 加权图像(B)、增强扫描(C)和水平位(D)。肿瘤的 T_1 和 T_2 加权图像均为等信号,增强后明显均匀强化,基底范围广,位于硬脊膜;术中见肿瘤与脊髓边界清楚(E),血供来源于硬脊膜。

(2) 诊断和鉴别诊断

脊膜瘤常发生于胸髓,具有髓外硬脊膜下肿瘤的共同表现,与神经鞘瘤容易混淆。病灶钙化、硬脊膜尾征和无神经孔扩大是鉴别这种肿瘤的主要征象。

(3) 治疗

切开蛛网膜显露肿瘤,如肿瘤位于脊髓的背侧或外侧,则较易切除。先围绕基底部将硬脊膜脏层切开,在硬脊膜的脏、壁层之间分离,将肿瘤连同基底附着的脏层硬脊膜一并游离,然后分离肿瘤和脊髓的蛛网膜边界,最后切除肿瘤。对于脊髓前方的脊膜瘤,有时可剪断一侧的一根或数根齿状韧带,将齿状韧带或侧副韧带向一侧悬吊牵开,使脊髓轻度旋转移位,以增大其前方的暴露。先渐次铲除肿瘤的基底,再分块切除肿瘤,如此反复,直至全肿瘤切除,最后切除基底部硬脊膜脏层。

发生于腹侧、胸段的"地毯"状脊膜瘤,特别是肿瘤涉及节段较长,合并钙化者,处理时还面临较大挑战。必要时可以考虑切除一侧肋横突关节和椎弓根,以增加脊髓腹侧的暴露。硬脊膜切开后,如前述方法,将脊髓轻度向对侧旋转移位。由于"地毯"状脊膜瘤常常浸润硬脊膜脏、壁两层,合并钙化时操作过多可能损伤脊髓。所以可以将腹侧的硬脊膜沿肿瘤边界一并切除。这样肿瘤切除更完全、确切,减少复发机会;且操作减少,避免脊髓损伤。至于腹侧硬脊膜缺损,只要不是切除过大、与背外侧相通,就不存在脑脊液漏之虞。可以不必修补。对于椎管腹侧比较汹涌的静脉丛出血,予电凝处理即可。

77.4.3　终丝室管膜瘤

终丝室管膜瘤生长缓慢,早期症状轻,易延迟就医。通常患者确诊肿瘤时,肿瘤体积已较大。常见的临床表现是双下肢感觉异常,有麻木、痛觉过敏等,并逐渐出现马尾综合征表现。MRI 检查提示肿瘤位于脊髓末端,信号高于正常脊髓,均匀强化或部分囊变。

手术是首选治疗方法,但手术结果取决于肿瘤的大小及其与马尾的关系。对于中、小型肿瘤,肿瘤与马尾之间有边界时,在脊髓末端探明受累的终丝及终丝与肿瘤的解剖关系,完整切除肿瘤。应注意,该类肿瘤不推荐先行瘤内减压,以免造成肿瘤的种植转移。如果肿瘤全切除,则预后良好,复发率低。

临床上常会遇到巨大的肿瘤,伴有椎间孔的扩大,肿瘤与马尾交织在一起。对于这类肿瘤,建议术前先行 MRI 薄层扫描,评估肿瘤的种植播散情况。术中可见巨大的肿瘤充满椎管,通常包膜不完整,神经根穿行其中。该类肿瘤即使 MRI 检查未发现肿瘤,但实际可能已有肿瘤的脑脊液播散。研究发现,强行全切除肿瘤和受累的神经根后,仍有约 20% 的复发率。因此,推荐术中在多保留马尾神经、减少神经功能障碍的前提下,尽量切除肿瘤。

肿瘤全切除或次全切除时,术后应定期随访MRI 检查,及时了解肿瘤复发情况。如果有局部复发,推荐二次手术治疗,通常可获得满意疗效,不建议早期放疗;若患者较年轻,肿瘤迅速早期复发,有恶性生长行为,可辅以放疗;若巨大肿瘤术中残留多或术前 MRI 检查提示肿瘤已种植转移,则应尽早给予放疗。

77.4.4　髓外先天性肿瘤

（1）表皮样囊肿及皮样囊肿和畸胎瘤

1）发病率:该类肿瘤占全部椎管内肿瘤的10%～20%,男性稍多于女性,发病多在 20 岁之前,少数为老年患者。

2）病因:该类肿瘤均由胚胎发育期残存的细胞异位发展而成。表皮样囊肿仅含表皮和脱屑;皮样

囊肿内容物除表皮及其脱屑外,尚有真皮及皮肤附件如汗腺、皮脂腺、毛囊等;畸胎瘤则含有 3 个以上胚层结构。

3）临床表现:

A. 发病年龄较轻、病程长,可有缓解期。

B. 腰腿疼痛者多见,多较剧烈。另有椎旁肌痉挛,腰椎可呈过度前凸、屈曲,且下肢伸直时可引起疼痛加重。

C. 大小便障碍者多见,有时是首发症状。

D. 运动系统损害不典型。

E. 一般容易合并颅内感染,约 10% 以上的患者有脑膜炎病史,多见于并发藏毛窦者,感染源经藏毛窦进入蛛网膜下腔。

F. 可合并其他先天性畸形,如脊柱裂和内脏畸形等。

G. 脊柱 X 线表现:有较大范围或明显的增宽,病变部位的椎弓根偏窄,椎弓根间距加宽。椎体后缘内凹,部分病例可见脊柱裂的表现。

H. MRI 表现:表皮样囊肿好发于圆锥附近,T_1 加权像呈低信号,T_2 加权图像呈高信号,增强后无强化或边缘轻微强化,附近脊髓无囊变及空洞。畸胎瘤者 T_1、T_2 加权图像均为混杂信号影,病灶形状不规则。肿瘤多呈囊实性,与脊髓组织分界不清。

4）诊断:

A. 慢性病史,有神经根性症状。可伴有脊柱裂。可伴有脑膜炎病史,同时有反复发作的腰骶部藏毛窦感染。

B. MRI 检查是主要的诊断方法。

5）治疗:手术治疗是唯一有效的治疗方法。手术时应清除囊肿内容物,尽可能切除囊肿壁。但对与脊髓或神经根粘连过紧的部分囊壁不宜勉强全切除,以免损伤神经组织,加重神经功能障碍。大多数病例预后良好,表皮样囊肿和皮样囊肿全切除后,很少复发。即使部分切除囊肿内容物,其症状亦多可长期缓解。畸胎瘤有恶性变时,预后较差。

（2）脊索瘤

脊索瘤起源于胚胎脊索残余组织,好发于骶尾部及颅底斜坡蝶枕交界部位,是骶尾部最常见的肿瘤。可位于骶骨中,将骶骨破坏后,向前侵入盆腔,向后侵入椎管,压迫脊髓。

1）临床表现:发病年龄多在中年以上,较多以骶尾部疼痛为首发症状。随着病程进展,可发生便秘,排尿障碍,下肢及臀部、会阴区相应部位的麻木

或疼痛。

A. 体检:会阴区感觉障碍,肛门括约肌反射、提睾反射障碍。肛指检查可触及圆形、光滑肿块,有弹性。

B. X 线检查:骶骨局部膨胀,破坏透亮部分可见钙化斑。

C. MRI 检查:肿瘤在 T_1 加权图像呈不均匀低信号,在 T_2 加权图像上呈高信号。增强扫描后呈不均匀强化,肿瘤内可见钙化灶。椎体骨质和椎间盘呈破坏性表现。

D. CT 检查:脊索瘤可见钙化,是鉴别诊断的重要依据。

2)治疗:肿瘤在椎骨内常呈浸润性生长,与椎骨分界不清。既往手术大多采用瘤内分块切除(刮除),常将肿瘤的纤维包膜切开,用息肉钳或吸引器将肿瘤组织清除和刮出。手术结果大多为大部分或次全切除,术后复发率很高。脊索瘤早期多为低度恶性,部分病例数次切除后,出现高度恶性改变,预后不佳。所以初次手术整块切除(en bloc)的全切除肿瘤为近年来推崇的方法。有学者将骶骨依 $S_{1/2}$、$S_{2/3}$ 椎间盘分为上、中、下区,对应肿瘤侵犯的区域将手术分型为Ⅰ型、Ⅱ型和Ⅲ型。Ⅰ型宜行前后联合的整块全骶骨切除术,Ⅱ型可经后路行 S_1 椎体的整块全骶骨切除术。Ⅲ型可经单纯后路行 S_2 椎体的整块全骶骨切除术。骶尾部的脊索瘤大多涉及下区,所以大多可选用Ⅲ型手术。术中需要强调对骶神经的保护。特别是 S_3 以下肿瘤,需保留 S_3 神经,至少手术中要尽量保存一侧的 S_3 神经,这样可保留排尿、射精和排便功能;对于肿瘤体积巨大者,术中出血也是对术者的巨大挑战。术前肿瘤血管栓塞、术中腹主动脉和髂动脉阻断或腹主动脉球囊阻断等手段有利于出血的控制。另外,涉及上区高位骶骨的手术需要考虑脊柱和骨盆环的稳定性。需要通过腰椎椎弓根螺钉、髂骨螺钉、钛棒的钉棒系统进行腰椎-骨盆固定,实现腰髂稳定性重建。对于不能或未能全切除的肿瘤需要考虑术后辅助放疗。近年来,质子、重离子放射治疗也是热点之一,但迄今尚少见令人鼓舞的循证医学证据。加之设备昂贵、治疗费用巨大,也限制了该类技术的临床广泛使用。

77.5 脊柱肿瘤概述

脊柱肿瘤包括原发性脊柱肿瘤和转移性脊柱肿瘤。根据肿瘤来源,原发肿瘤的类型有:骨源性肿瘤、软骨肿瘤、血管瘤、浆细胞异常增生症、先天性肿瘤和非肿瘤反应性病变。良性肿瘤好发于青年患者的脊柱后柱,恶性肿瘤多见于脊柱椎体。

77.5.1 骨肿瘤

(1)骨瘤

由分化很好的成熟骨组织构成,有明显的骨小梁结构。依其密度不同,脊柱骨瘤分成致密型、松质型和混合型。致密型呈深白色如象牙,又称象牙样骨瘤,质地坚硬,切面与皮质骨近似,其中可有骨板和少许哈氏管。松质型骨瘤的瘤骨疏松如海绵,故又称海绵样骨瘤,可含有骨髓组织。混合型则具有以上两种骨瘤的成分。按其生长方式,脊柱骨瘤可分为外生型和内生型,前者在骨表面生长,后者向髓腔生长。

1)临床表现:临床症状与骨瘤的大小、生长速度、邻近组织受压等因素有关。

小的骨瘤一般无症状,通常因其他原因行 X 线检查偶被发现;大的骨瘤依骨瘤压迫部位的组织不同,患者可出现相应的症状。发生在椎体部的骨瘤 X 线表现为椎体内部结构呈均匀致密的增白影。

2)诊断与治疗:根据患者的临床症状与 X 线表现,较易诊断。

对无症状的骨瘤患者,可进行观察,不予处理。若有脊髓、神经受压症状时,可切除骨瘤并行植骨融合术,以解除骨瘤对脊髓、神经的压迫。该类患者预后良好。

(2)骨样骨瘤

该病好发于青少年,年龄多在 10～25 岁,男性多于女性。发病部位以腰椎多见,其次为颈椎、胸椎,骶椎最少。

主要症状为疼痛,初始为偶发疼痛、较轻微,后渐加重,且为持续性疼痛。夜间疼痛加重为该病的特征。

患者脊柱的病变处常有轻度脊柱侧弯(曲度为10°～20°),病变一般在主弯的凹侧,且多位于曲度的顶点,病变发生于第 4、5 腰椎者可有骨盆倾斜。病变部椎旁肌痉挛,局部明显压痛,脊柱活动受限,有的出现相应的神经根刺激症状。

1)影像学检查:X 线表现为瘤巢较小,直径为1～2 cm,呈圆形或椭圆形,相应透光及其周围反应性骨硬化。发生于脊柱时,病变可累及整个椎弓并延伸至关节突、横突及棘突,受累的小关节可发生退行性病变,表现为关节间隙变窄和小关节排列紊乱,最后可发生融合。早期诊断最准确的方法是放射性核素骨扫描。

2)诊断与治疗:青少年脊柱部出现疼痛,有轻度侧弯者,应想到该病的可能。如脊柱骨出现瘤巢及周围骨质硬化,应首先与慢性骨髓炎相鉴别。位于皮质骨者,应与硬化性骨髓炎或布罗迪(Brodie)骨脓肿相鉴别。

手术治疗该病效果良好。手术要点:①术中勿伤及神经、脊髓等重要组织;②术前需准确定位,以利于发现与去除瘤巢;③将瘤巢及其周围硬化骨一并切除,术后患者的疼痛会立即消失;④术后或术中拍摄 X 线片,以确定瘤巢是否被切除。术后极少复发。

(3)成骨细胞瘤

成骨细胞瘤起于成骨结缔组织。发病部位以腰椎常见,次为胸椎及颈椎,骶椎最少。发病多见于青少年,男性较多。

1)临床表现:患者起病隐匿,局部钝痛,夜间痛不明显,服止痛药症状不缓解。肿瘤位于胸椎者,常有背痛;若位于椎弓,患者常发生相应的神经脊髓受压迫症状;发生于腰椎时,患者常有腰痛和伴有下肢放射痛等症状。

2)影像学表现:X 线和 CT 检查显示的主要特点为一囊性圆形或卵圆形病变,膨胀性生长,有反应骨形成及不同程度的钙化,周围无广泛骨质硬化;如果肿瘤有钙化或出血时,MRI 检查显示肿瘤呈不均匀信号,骨性外壳为环形低信号。病变多位于棘突、椎弓及横突。椎体病变多由附件蔓延所致,原发于椎体者较少。

3)诊断:青少年腰或背部钝痛,脊柱病变部位呈囊状膨胀性改变,密度逐渐增加并向成骨发展者,应考虑该病的可能。注意与骨样骨瘤、骨巨细胞瘤相鉴别。

4)治疗:手术是治疗该病的首选。手术切除病灶,根据病变部位不同,有的需行椎体部分切除加植骨术或椎板切除减压术。手术完整切除病灶,预后良好;如部分切除,肿瘤复发率高。

(4)脊柱软骨瘤

脊柱软骨瘤通常伴发于 Ollier 综合征或 Maffucci 综合征,在脊柱的发病率仅为 1%。好发年龄为 20～30 岁,男性居多。

1)临床及影像学表现:病程缓慢,可有局部疼痛不适,常因病理骨折所致症状加重而就诊。典型软骨瘤的 X 线检查表现为卵圆形透明区,骨皮质膨胀变薄,瘤内存在砂粒样钙化;CT 和 MRI 检查提示皮质骨不连续和椎间盘病变,CT 检查可见软骨骨化高密度影。

2)诊断与治疗:对有典型影像学表现者易于诊断。发生于脊柱者,有时诊断困难,需做病理检查才能确诊。

软骨瘤可发生恶变,其中骨软骨瘤的恶变率高。治疗该病,以手术治疗为主。对肿瘤位于椎体者,彻底切除肿瘤并行植骨融合术;若在椎弓附件者,应将其彻底切除。

(5)脊柱骨软骨瘤

脊柱骨软骨瘤好发年龄为 30 岁,男女比约为 2∶1。多见于颈椎和上胸段的棘突,很少累及椎体。创伤和先天因素是主要病因。肿瘤可以单发或多发,多发患者是常染色体显性遗传。

1)临床表现:该病病程缓慢,因肿瘤多位于椎管外,症状常不明显。当肿瘤增大至一定程度压迫邻近组织时,患者可出现疼痛,局部有压痛或相应神经支配区痛觉过敏。

2)影像学表现:肿瘤位于棘突者,可呈菜花状;位于椎体者,椎弓根可消失。肿瘤呈团块状致密影,其内有不规则的斑点或相互重叠的环状钙化影,累及邻近椎体部分可有局限性压缩,但椎间隙无狭窄改变。三维 CT 重建可以准确判断肿瘤的位置。

若肿瘤生长缓慢或已停止生长,后又突然出现生长加速,则应想到恶变的可能。

3)诊断:根据患者的临床表现,经影像学检查即可确诊。

4)治疗:治疗应彻底切除肿瘤。若为椎体部肿瘤者,在切除肿瘤后需同时行椎体间植骨融合术。骨骺停止发育后肿瘤即停止生长,因此极少复发。若恶变为软骨肉瘤,则应按恶性肿瘤处理。

77.5.2 脊柱血管瘤

脊柱血管瘤为错构瘤,是良性骨肿瘤。大样本尸检发现该病的发生率为 10.7%。以胸椎最多,其次为腰椎、颈椎和骶椎。该病常见于 40 岁左右的中年人,但 14～65 岁均可发病,女性多于男性,66% 为单发,34% 为多发。

临床上脊柱血管瘤检出率低的原因是:①骨血

管瘤为良性,生长缓慢,早期患者往往无症状或症状轻微,患者很少就医;②晚期溶骨性破坏改变显著时,常被误认为是转移癌而放弃进一步检查治疗,未能确诊。

(1)临床表现

脊柱骨血管瘤的患者,往往有局部轻微疼痛不适,全身情况良好,仅在X线检查时才被发现。随着肿瘤的增大,压迫脊髓可产生相应的症状。患者一般在出现症状后3~5个月就诊,可出现四肢运动和括约肌功能障碍,以及上、下肢病理反射。病变在胸椎者,则有下肢运动和括约肌功能障碍及下肢病理反射。

脊柱骨血管瘤所致脊髓神经受压迫的可能原因:①肿瘤蔓延到硬脊膜外腔;②受累椎体膨大使椎管狭窄变形;③受累椎体骨折移位;④血管瘤出血导致硬脊膜外血肿。

(2)影像学检查

1)X线表现:按脊柱骨血管瘤侵犯的部位,可分为椎体型、椎弓型及混合型。

A.椎体型脊柱骨血管瘤:病变椎体略膨胀,有典型栅状或网眼状影像,密度减低的阴影中有许多致密而清晰的垂直、粗糙的骨小梁。有人认为这是由于椎体受血管瘤侵蚀破坏后,受肿瘤的刺激及支持体重的应力刺激,骨内发生反应性增生所致。在肿瘤的发展过程中,早期形成的骨小梁较粗大,晚期形成者则较纤细。亦可见椎体压缩呈楔形改变者,这时栅状影不易被观察到,诊断较困难。

B.椎弓型脊柱骨血管瘤:椎弓根或椎板呈溶骨性改变,其影像模糊或消失,但椎体及椎间隙正常。若脊髓受累时,可见与病变部位一致的椎管狭窄。

C.混合型脊柱骨血管瘤:指病变侵及椎体和椎弓者,除可以上两型不同程度的X线表现外,还可伴有病理性脊柱骨折脱位。

2)CT检查:显示增粗的骨小梁断面与透亮区相间,并能显示病变弥漫的范围。

3)MRI检查:T_1加权图像上骨内部分不均匀增强,骨外部分呈低信号;T_2加权图像上肿瘤的骨内和骨外均为高信号。

(3)诊断

根据临床表现与放射学改变,可作出诊断。应与转移癌、骨髓瘤、淋巴瘤及椎弓结核等相鉴别。

(4)治疗

脊柱骨血管瘤患者无临床症状时,一般无须治疗,临床观察即可。有临床症状者需治疗。

1)放疗:脊柱骨血管瘤对放疗中度敏感,放射剂量为30~40 Gy。放疗适用于不适合手术治疗者或手术切除不彻底者,用以治疗残余肿瘤。但放疗会损害脊髓血管的内皮细胞,容易发生血栓,并致放射性脊髓炎,需严格掌握指征。

2)选择性动脉栓塞术治疗:已成为治疗脊柱骨血管瘤的一种常规手段。但由于供血动脉栓塞可能会造成相应节段的脊髓坏死等原因,单独应用动脉栓塞法需谨慎。目前主要应用于手术前减少瘤体血供。

3)经皮椎体成形法:经单侧或双侧椎弓根向椎体注入骨水泥等物质重塑椎体,可以有效缓解疼痛,并可以稳定椎体,减少远期椎体压缩性骨折的发生。

4)手术治疗:脊柱骨血管瘤引起脊髓受压时,行手术摘除肿瘤并行椎管减压,是一种有效的治疗措施。

77.5.3 脊柱非肿瘤性肿块

(1)脊柱骨囊肿

骨囊肿好发于20岁以下的儿童及青少年,男性多于女性。

1)临床表现:患者一般症状轻微,病变部仅有隐痛,多数患者因轻微外伤发生病理骨折时,行X线检查才被发现。发生于腰椎者,可出现神经根刺激症状。

2)X线表现:与其他骨囊肿膨胀病变相比,该病囊肿以透亮度较强、膨胀性较轻为特点,囊壁光滑,边界清晰,无骨膜反应。若发生病理性骨折,骨质断裂,骨折片伸入囊腔,椎体呈压缩改变。

3)诊断:儿童及青少年外伤后出现脊柱部轻微不适者,应予重视。X线检查发现有脊柱囊肿,透亮度较强,膨胀性较轻,无骨膜反应,应考虑该病的可能。

该病需与骨巨细胞瘤、纤维异常增殖症、嗜酸性肉芽肿及动脉瘤样骨囊肿等相鉴别。

4)治疗:对位于椎弓附件骨囊肿,宜手术切除。对位于椎体者,宜刮除病灶并植骨融合。患者预后良好。

(2)脊柱动脉瘤样骨囊肿

脊柱动脉瘤样骨囊肿为良性骨病。病变椎骨外形呈囊状膨出,囊腔内充满血液,为破坏性骨性病变。发病年龄以10~20岁最多见,男女发病无差异。

迅速膨胀性生长、破坏性病变和神经功能障碍是该病的特点。病变部轻度疼痛，位于胸椎者，患者可有束带状疼痛，下肢出现进行性肌萎缩。若位于腰椎，患者可发生大小便失禁。当病变增大至晚期，患者可出现脊髓受压迫症状。

1) 影像学表现：脊柱动脉瘤样骨囊肿可发生于椎体或附件，为骨性膨胀性囊状透明影，囊内可见淡而粗的骨小梁。CT 检查可以直观显示病变膨胀程度和蜂窝状特征。MRI 检查可见病灶内部的液平面。

2) 诊断和治疗：青少年出现脊柱局部疼痛不适，病程长，X 线检查发现脊柱有骨性膨胀性囊状透明影，应考虑该病的可能。但需与脊柱骨囊肿、骨巨细胞瘤等相鉴别。

术前栓塞可以有效减少术中的出血。病变位于椎体附件者，宜手术切除。若在椎体者，可行刮除植骨术。若椎体发生病理性骨折、成角畸形或有脊神经受压迫症状时，宜行椎体次全切除术，彻底减压并植骨融合稳定脊柱。患者预后一般较好。

77.5.4 恶性肿瘤

（1）骨肉瘤

骨肉瘤是最常见的骨源性恶性肿瘤之一，发生于脊柱者仅占 3.7%。相较骨肉瘤好发于 10～20 岁年轻人而言，脊柱骨肉瘤患者年龄较大，约 30 岁。

1) 临床表现：该病病程短，病情进展迅速。疼痛为其主要特征，且最早出现，开始为间歇性，很快变为持续性，疼痛剧烈难忍，尤以夜间更甚，影响患者睡眠及食欲。患者的脊柱畸形，局部肌肉痉挛、压痛及活动受限。患者全身症状在早期多不明显，随着病变的进展，逐渐出现低热、疲乏、进行性消瘦和贫血，最后出现恶病质。有肺转移时，可出现胸痛及呼吸道症状。

2) 影像学表现：

A. 脊柱：常为单个椎体发病，有骨膜反应及成骨表现，如棉絮状，密度均匀，不侵犯椎间盘，无椎旁软组织阴影。有溶骨性破坏改变时，可累及椎板和椎弓，使其模糊或消失。MRI 检查可以清晰显示肿瘤的范围和占位效应。

B. 转移灶：10%～20% 的患者发生肺转移。脊柱病变确诊后，应常规行 CT 检查，胸部 CT 检查可见肺部大小不等的弥漫性多发圆形结节。

C. 血管造影检查：造影检查对良、恶性肿瘤的鉴别诊断有较大的价值。

恶性肿瘤动脉造影特征：有大量血管及其分支供应瘤组织，局部血流量增加。血管粗细不均，新生毛细血管网形成，排列无规律。

3) 诊断：青年男性，脊柱疼痛较剧者，应高度怀疑该病。血清碱性磷酸酶增高，结合影像学表现，可初步诊断为该病，最后需根据病理检查结果确诊。

4) 治疗和预后：原发恶性脊柱肿瘤患者，目前虽无根治方法，但一经确诊，仍应积极进行综合治疗，可取得一定的疗效。治疗目标是缓解症状，延长生存期。

手术治疗：①彻底切除肿瘤。选择较广泛显露肿瘤的切口，尽可能将肿瘤彻底切除。②重建脊柱完整性。前路切除肿瘤，行单纯植骨融合术；后路切除肿瘤，植骨融合，加钉棒系统行后固定。

根治性手术联合化疗或放疗可以延长患者的生存期。

脊柱骨肉瘤患者的预后不佳，平均生存期仅为 6～10 个月。

（2）脊柱骨纤维肉瘤

骨纤维肉瘤是骨原发性恶性肿瘤，起始于成纤维性结缔组织，来自髓腔者称为中央型（髓腔型）骨纤维肉瘤，较多见；发自骨外膜的非成骨层者称为周围型（骨膜型）骨纤维肉瘤，较少见。该病多数为原发性的，只有少数继发于畸形性骨炎、骨纤维异常增殖症、感染、外伤及骨巨细胞瘤等。该病多发于中青年，男性多于女性。

1) 临床与 X 线表现：脊柱骨纤维肉瘤患者的临床症状主要是局部疼痛，但其疼痛不如骨肉瘤那样重，其症状与肿瘤细胞分化程度有关。一般组织学所见瘤细胞分化好者，患者病程较长，发展较慢，局部疼痛较轻，就诊较晚，转移亦较晚，肺转移也少；瘤细胞分化不良者，患者疼痛较重，就诊较早，一般中央型比周围型恶性程度高，可有肺转移。

脊柱骨纤维肉瘤患者的 X 线表现为椎体及椎弓不规则的溶骨性破坏，境界不清楚。病变在附件者，以溶骨改变为主，常累及 2～3 个椎体。此种改变是一般恶性骨肿瘤的改变，须经病理活检才能确诊。

2) 诊断与治疗：青少年患者脊柱出现局限性、慢性、进行性疼痛；X 线检查局部以溶骨性破坏改变为主，应想到该病的可能。

对该病的治疗，以手术为主，方法同骨肉瘤的手术方法。该病对放疗不敏感。对不宜进行手术的患者,可考虑进行放疗或化疗。

(3) 脊柱软骨肉瘤

软骨肉瘤来自软骨结缔组织。按其发生部位,可分为中型和周围型,前者发生于髓腔,呈中心性生长;后者起源于骨皮质或骨膜而向外生长。依肿瘤发展过程分为原发性和继发性两种。前者发病年龄较小,起病即有恶性特点,病变发展较快,预后差,常继发于内生软骨瘤;后者发病年龄较大,病程进展较慢,预后佳,常继发于骨软骨瘤、畸形性骨炎、骨纤维异常增殖症及软骨黏液样纤维瘤等。

脊柱软骨肉瘤占原发脊柱肿瘤的 7%~8.3%。该病男性与女性的患病率约为 2:1。原发性患者多在 30 岁以下,继发性患者多在 40 岁以上。

诊断与治疗:根据患者的不同年龄,出现脊柱局部疼痛或有相应部位神经受压症状。X 线检查示溶骨性破坏的钙化软组织影;CT 和 MRI 检查示周边骨和软组织受累。最后应据病理检查结果确诊。

脊柱软骨肉瘤患者应尽可能行根治性手术,手术范围包括肿瘤和累及的骨、软组织。但术后易复发,5 年生存率约为 21%。

(4) 尤文肉瘤

尤文肉瘤于 1921 年首先由詹姆斯·尤文(James Ewing)描述,占全身原发性骨肿瘤的 1.9%,好发年龄为 15~25 岁,男性较多见。

该病以局部疼痛为主要症状,初为间歇性隐痛,后迅速发展为持续性剧痛,可伴有脊柱神经受压迫症状,常有贫血、体温升高(38~40℃)等表现。许多患者有局部压痛、肿胀和局部肿块。

该病的 X 线表现:椎体广泛骨质破坏,呈不对称楔形,横突和椎弓根亦可受累,有典型的骨膜反应,呈"洋葱皮"样。放射性核素骨扫描和胸部 CT 检查常可以发现转移灶。

1) 诊断:青少年出现脊柱局限性疼痛,放射痛伴有发热、红细胞沉降率增快、白细胞增多。X 线检查显示"洋葱皮"样骨膜反应和溶骨性破坏,应高度怀疑该病的可能。

2) 治疗和预后:手术目的是切除病灶、缓解疼痛、解除压迫和恢复脊柱稳定性。症状明显进展前可行诱导化疗,提高缓解率;术后应辅以放疗,剂量 40~60 Gy。肿瘤恶性程度高,转移早,5 年存活率为 5%~10%,预后差。

77.5.5 脊柱转移瘤

(1) 概述

转移至椎管内的途径:①经动脉播散;②经椎静脉系统播散;③经蛛网膜下腔播散;④经淋巴系统播散;⑤邻近的病灶直接侵入椎管。

转移瘤的分布:在椎管内的任何节段均可发生,但以胸段最多见,其次是腰段,颈段和骶段发生较少,绝大多数发生在硬脊膜外(95%),一部分还同时侵犯脊柱骨质,瘤细胞可通过神经根或蛛网膜下腔扩散至脊髓髓内或软脊膜下。

转移瘤多来自肺癌、肾癌、乳腺癌、甲状腺癌、结肠癌和前列腺癌,原发灶多样;约 10% 找不到原发灶。

(2) 临床表现

1) 病史:病程短,出现脊髓症状到医院就诊,有 1/2 病例的病程在 1~3 个月,最长者在半年内。

2) 首发症状:由于脊髓转移瘤绝大多数在硬脊膜外呈浸润性生长,可早期侵犯脊髓神经根,故疼痛是最常见的首发症状。疼痛的程度比其他类型的椎管内肿瘤剧烈。神经根性疼痛从后背开始放射,常因咳嗽、打喷嚏、深呼吸等加剧。以运动或感觉障碍为首发症状者少见。

3) 症状和体征:入院时有神经根疼痛,主要在病灶累及平面以上。但当截瘫出现后,部分患者疼痛程度可自觉减轻,超过半数有大小便异常等括约肌症状。主要的体征为截瘫、锥体束征和感觉障碍。

(3) 诊断

有恶性肿瘤病史,出现进行性脊髓受压症状,应考虑椎管内转移瘤的可能,但这种典型的病例并不多见。其辅助检查这主要有以下几种:

1) 脊柱 X 线检查:可见椎管周围骨质疏松,有不同程度的骨质破坏。最多见的是椎板和椎弓根的骨质破坏,其次是椎体的破坏和脱钙、疏松。

2) CT 检查:可见脊髓硬脊膜外软组织低密度影,向内压迫脊髓,向外累及邻近椎体,多数呈溶骨性破坏,少数呈成骨性破坏。椎间孔可有狭窄。

3) MRI 检查:能更清晰地显示转移性硬脊膜外肿瘤的部位、范围及脊髓是否受累情况,表现为硬脊膜外软组织肿块伴椎体信号异常。在 T_1 加权图像上,肿瘤信号常与椎旁软组织信号相仿,多位于硬脊膜外腔的侧后方。信号多较均匀,大多累及 2~3 个脊髓节段,外形不规则,亦可较局限。邻近椎体大多受累,信号减低,相应硬脊膜囊受压,脊髓可有水肿,甚至软化。在 T_2 加权图像上,硬脊膜外肿瘤组织呈高信号,与邻近肌肉组织的分界明显;邻近受累骨质在 T_2 加权图像上可有多种信号改变,溶骨破坏的骨组织为高信号,而成骨转移者仍呈低信号。增强后肿瘤均匀强化,与周边组织对比明显。

（4）病情评估和治疗

脊柱转移瘤的手术指征:①放疗无效。有症状患者放疗无效时,应建议外科手术治疗。②诊断不明。无法确定病灶来源时,减压手术既可改善症状,也可明确病理诊断。③病理性骨折脱位。手术可以解除神经压迫和改善脊柱稳定性。④病情迅速恶化或迅速截瘫。快速有效的减压手术可以改善症状,提高患者生活质量。

为准确判断脊柱转移瘤的病情、治疗选择和预后,国外学者建立了多种评分系统,量化患者的综合评定。目前应用较多的是 Tokuhashi 评分系统,从 6 个方面评价患者病情(表 77 - 1)。

表 77 - 1　Tokuhashi 脊柱转移瘤预后评分法(修正版)

项　　目	评分
1. 全身情况(根据 Kamofsky 功能评分确定)	
差	0 分
中等	1 分
良好	2 分
2. 脊椎外骨转移灶数目	
≥3 个	0 分
1～2 个	1 分
0 个	2 分
3. 受累脊椎数目	
≥3 个	0 分
2 个	1 分
1 个	2 分
4. 主要脏器转移灶	
不能切除	0 分
可以切除	1 分
无转移灶	2 分
5. 原发肿瘤部位	
肿瘤原发于肺、原肠道、食道、膀胱和胰腺	0 分
肝、胆囊、原发灶不明者	1 分
淋巴、结肠、卵巢和尿道	2 分
肾脏、子宫	3 分
直肠	4 分
甲状腺、乳腺、前列腺	5 分

续　表

项　　目	评分
6. 瘫痪情况(根据 Frankel 神经功能分级确定)	
完全瘫(Frankel's A、B)	0 分
不全瘫(Frankel's C、D)	1 分
无瘫痪(Frankel's E)	2 分
总分	

对于评分在 0～8 分的患者,治疗目的是缓解症状,提高生活质量。应采用保守治疗,予放、化疗,适量激素、镇痛药等。部分患者可行椎板减压术,缓解神经压迫症状。评分在 9～11 分,应积极采用姑息性手术,如后路减压＋内固定、椎板切除椎管减压、前路部分病灶切除＋内固定等。部分患者病灶单一且无远隔部位转移时,建议行根治性手术。评分在 12～15 分时,根治性手术是首选治疗方案。根据病灶累及的范围行病灶扩大切除＋内固定术,并根据病理类型辅以放、化疗。

Tokuhashi 评分也是判断预后和生存期的参考指标,0～8 分的患者预后差,生存期通常＜6 个月,9～11 分患者生存期＞6 个月,12～15 分患者存活多超过 1 年。

（车晓明）

参考文献

［1］车晓明. 脊髓和脊柱肿瘤［M］//周良辅. 现代神经外科学. 2 版. 上海:复旦大学出版社,2015:866.

［2］郭卫,蔚然. 中国骶骨肿瘤外科治疗的进步［J］. 中华骨与关节外科杂志,2018,11(4):241 - 251.

［3］谢嵘,寿佳俊,陈功,等. 微创通道在椎管肿瘤手术中的应用［J］. 中华医学杂志,2020,100(4):265 - 269.

［4］ARRIGO R T, KALANITHI P, CHENG I, et al. Predictors of survival after surgical treatment of spinal metastasis［J］. Neurosurgery, 2011,68(3):674 - 681.

［5］BALMACEDA C. Chemotherapy for intramedullary spinal cord tumors［J］. J Neurooncol, 2000,47(3):293 - 307.

［6］BORIANI S, BANDIERA S, BIAGINI R, et al. Chordoma of the mobile spine: fifty years ofexperience［J］. Spine, 2006,31(4):493 - 503.

［7］BYDON M, GARZA-RAMOS R D, JEAN-PAUL WOLINSKY J P, et al. Tumors of the spine ［M］// WINN H R. Youmans and Winn neurological surgery.

7th ed. Philadelphia：Elsevier，2017：2414 – 2454.

［8］ CHAMBERLAIN M C, TREDWAY T L. Adult primary intradural spinal cord tumors：a review［J］. Curr Neurol Neurosci Rep, 2011,11(3)：320 – 328.

［9］ HOUTEN J K, COOPER P R. Spinal cord astrocytomas：presentation, management and outcome［J］. J Neurooncol, 2000,47(3)：219 – 224.

［10］ HSU K Y, ZUCHERMAN J F, MORTENSEN N, et al. Follow up evaluation of resected lumbar vertebral chordoma over 11 years：a case report［J］. Spine, 2000, 25(19)：2537 – 2540.

［11］ ISAACSON S R. Radiation therapy and the management of intramedullary spinal cord tumors［J］. J Neurooncol, 2000,47(3)：231 – 238.

［12］ ISHII K, NAKAMURA M. Intramedullary spinal cord cavernous hemangiomas：clinical features and surgical treatment［J］. Brain Nerve, 2011,63(1)：27 – 30.

［13］ JACOBS W B, PERRIN R G. Evaluation and treatment of spinal metastases：an overview［J］. Neurosurg Focus, 2001,11(6)：E10.

［14］ KHALIL I M, ALARAJ A M, OTROCK Z K, et al. Aneurysmal bone cyst of the cervical spine in a child：case report and review of the surgical role［J］. Surg Neurol, 2006,65(3)：298 – 303.

［15］ LAGARES A, RIVAS J J, LOBATO R D, et al. Spinal cord ependymoma presenting with acute paraplegia due to tumoralbleeding［J］. J Neurosurg Sci, 2000,44(2)：95 – 97.

［16］ LOWE G M. Magnetic resonance imaging of intramedullary spinal cord tumors［J］. J Neurooncol, 2000,47(3)：195 – 210.

［17］ MILLER D C. Surgical pathology of intramedullary spinal cord neoplasms［J］. J Neurooncol, 2000,47(3)：189 – 194.

［18］ PARSA A T, FIORE A J, MCCORMICK P C, et al. Genetic basis of intramedullary spinal cord tumors and therapeutic implications［J］. J Neurooncol, 2000,47(3)：239 – 251.

［19］ SCHALLER B, KRUSCHAT T, SCHMIDT H, et al. Intradural, extramedullary spinal sarcoidosis：report of a rare case and review of the literature［J］. Spine J, 2006,6(2)：204 – 210.

［20］ SCHICK U, MARQUARDT G, LORENZ R. Intradural and extradural spinal metastases［J］. Neurosurg Rev, 2001,24(1)：1 – 5.

［21］ SCHWARTZ T H, MCCORMICK P C. Intramedullary ependymomas：clinical presentation, surgical treatment strategies and prognosis［J］. J Neurooncol, 2000,47(3)：211 – 218.

［22］ YAGI M, NINOMIYA K, KIHARA M, et al. Symptomatic osteochondroma of the spine in elderly patients［J］. J Neurosurg Spine, 2009,11(1)：64 – 70.

［23］ ZANG J, GUO W, YANG R, et al. Is total en bloc sacrectomy using a posterior-only approach feasible and safe for patients with malignant sacral tumor［J］. J Neurosurg Spine, 2015,22(6)：563 – 570.

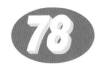 **中枢神经系统肿瘤的化学治疗**

78.1 概述

　　中枢神经系统肿瘤化疗是通过药物来治疗中枢神经系统肿瘤,其在颅内胶质瘤、原发性淋巴瘤、髓母细胞瘤和生殖细胞肿瘤等治疗中具有非常重要的作用。由于受到血脑屏障的限制,很多药物不能进入脑内或达不到有效浓度而加大化疗药剂量,这加重了化疗药物的不良反应。加之化疗多在放疗结束后进行,而放疗后小血管闭塞或胶质增生等阻碍化疗药物进入肿瘤组织。因此,过去曾认为化疗对脑

胶质瘤意义不大。2005年3月,《新英格兰医学杂志》发表了循证医学Ⅰ级证据的研究结果:替莫唑胺(TMZ)化疗与放疗同步进行,放疗后再延续6个疗程化疗可显著延长新诊断胶质母细胞瘤患者的生存期。因此,化疗在中枢神经系统肿瘤(特别是恶性肿瘤)中的治疗作用越来越受到重视。由于呈侵袭性生长的特性及解剖位置的特殊性,中枢神经系统恶性肿瘤难以大范围彻底切除,肿瘤周边及远处转移的瘤细胞(包括手术引起的播散)成为日后复发的根源。而化疗可以杀灭残留的肿瘤细胞,减少复发,延长生存,是中枢神经系统恶性肿瘤综合

治疗中不可缺少的重要治疗方法之一。本章所论及的中枢神经系统肿瘤主要涉及胶质瘤（包括高级别和低级别胶质瘤）、髓母细胞瘤、颅内生殖细胞瘤、原发性中枢神经系统淋巴瘤（PCNSL）和转移瘤等。

78.1.1 化学治疗药物的药理及药代动力学

化疗药物在近半个世纪以来发展较为迅速，尤其在治疗绒毛膜上皮癌等疾病时，可以单独使用并治愈肿瘤。正常人的脑内毛细血管不能通过半径0.5 nm以上的非离子化水溶性分子。只有小分子量、高脂溶性、非离子化的抗癌药物易通过血脑屏障。pH值为生理状态时，药物分子多处于离子化状态，不易通过血脑屏障，这时进入脑肿瘤的药物含量取决于该药的非离子化比例。以甲氨蝶呤（MTX）为例，分子量为454，在大分子药物生理条件下其非离子化率为3%。如应用该药物，仅3%能通过脑毛细血管进入肿瘤细胞膜内。在恶性胶质瘤瘤体内，瘤内毛细血管超微结构存在异常改变，这有利于某些大分子药物进入瘤内。这种缺陷与胶质瘤的恶性程度有关。许多抗癌药物能够进入恶性胶质瘤内，但由于瘤内的这种药物漏出概率并不均等，使大分子抗癌药物在瘤内分布也不均匀。

在高级别胶质瘤化疗中，最关键的因素是药物能否进入血瘤屏障（图78-1）及正常脑-肿瘤交界区。后者含恶性肿瘤的头端细胞，属增殖期细胞，极其活跃，生长积分高，是肿瘤生长及术后复发的根源。但值得注意的是，该区内经毛细血管交换的物质明显低于正常脑组织（仅为53%），水溶性药物分布降低。

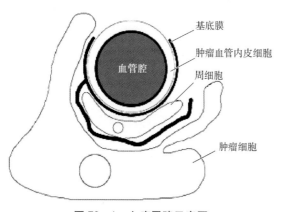

基底膜

肿瘤血管内皮细胞

周细胞

血管腔

肿瘤细胞

图78-1 血瘤屏障示意图

理想的抗脑肿瘤药物应具备如下条件：易通过脑毛细血管壁、脑组织和脑-肿瘤交界区，能迅速到达和均匀分布于肿瘤内，并在三处保持基本相同的浓度；同时在从组织回流进入毛细血管（药物的双向运动）的过程中，药物并不从瘤内渗漏进入脑脊液，而是弥散到正常周围脑组织，分布到脑-肿瘤交界区，使药物浓度不损失。

脑肿瘤的化疗有几个特殊的问题，包括血脑屏障的作用、胶质瘤的异质性、胶质瘤固有的抵抗性及低治疗/毒性的比例。由于完整血脑屏障的存在，许多化疗药物不能进入脑肿瘤。在某些肿瘤，如转移瘤或高级别胶质瘤中，血脑屏障被破坏，水溶性化疗药物可不同程度地渗入肿瘤。但是在一些肿瘤，如低级别胶质瘤中，血脑屏障相对完好，水溶性化疗药物不能到达病灶。另外，高级别胶质瘤浸润边缘的血脑屏障是完好的，该区域的细胞最具活力。曾试图在治疗脑肿瘤过程中开放血脑屏障，包括用高渗药物如动脉输注甘露醇，可是没有证据显示该法优于不施行血脑屏障开放的单独化疗。而且，高渗药物开放血脑屏障可导致正常脑组织中药物增加的比例高于肿瘤。还尝试向肿瘤输送高浓度的药物来克服血脑屏障的影响，包括动脉输注、经导管瘤内注射（对流强输送，convection enhanced delivery）、瘤腔内植入药片，以及改造药物使其能通过血脑屏障。迄今，除瘤腔内植入Wafer外，其他方法还缺乏高级别循证医学证据，并未显示比常规路径更有效或具有较小的不良反应。

除了血脑屏障的阻碍外，多数脑肿瘤对化疗药物有抵抗性，可能是因为高级别胶质瘤的异质性。因此，即使肿瘤组织中有足够的药物浓度，多数常规药物也是无效的。纵使放疗或化疗能成功杀死肿瘤细胞，但由于脑组织中缺乏淋巴系统，妨碍了对治疗引起的细胞碎片的清除。不能被迅速清除的坏死组织将成为脑水肿的促发因素而加重神经功能损伤。

78.1.2 化学治疗的基本原则

（1）减轻负荷

绝大多数化疗药物作用于分裂活跃的肿瘤细胞，且遵循一级药代动力学原则，即每次化疗药物只能杀灭一定数量的肿瘤细胞。当肿瘤体积较小时，分裂细胞的比例最大，化疗效果发挥较好。因此，在化疗前，应在保留脑功能的前提下，尽量切除肿瘤，以减轻肿瘤负荷。

（2）及时化学治疗，同步放射治疗

术后尽早开始化疗，并可与放疗同步进行，以取得较好的肿瘤控制结果。

（3）联合化学治疗

胶质瘤的瘤内异质性，使一个实体病灶中含有药物敏感性不同的亚克隆。通常选择作用机制不同及毒性不重叠的药物进行联合化疗。这是杀灭肿瘤细胞的主要化疗方法。

（4）充分化学治疗

采用最大耐受化疗剂量，并以尽可能短的间歇期获得最佳的治疗效果（剂量密度原则）。

（5）疗程合理

保证合理的化疗疗程，并注意保护患者的免疫力。

（6）药物选择

根据病理诊断和分子标志物检查结果选择化疗药物。

（7）药物相互作用

某些抗肿瘤药物［如卡莫司汀（BCNU）、顺铂（DDP）］可能会导致抗癫痫药物的血清浓度降低，从而诱发癫痫发作。因此，要注意化疗药物与抗癫痫药物的相互影响。

由于抗癫药物诱导肝酶活性增强，降低了某些经 P450 肝酶途径代谢的抗肿瘤药物［如伊立替康、洛莫司汀（CCNU）、长春新碱（VCR）、他莫昔芬（TAM）、紫杉醇（PTX）和依托泊苷（VP-16）］的血清浓度。因此，在应用这类抗癫痫药物时，应酌情调整化疗药物的剂量。

78.1.3 细胞周期及其肿瘤细胞动力学

正常细胞和癌细胞中的 DNA 复制和细胞增殖具有细胞周期规律。细胞周期有 4 个阶段为有丝分裂做准备。细胞首先进入 G_1 期，在此阶段产生用于 DNA 合成的酶和 RNA。在 S 期 DNA 双倍扩增。S 期结束后，细胞进入有丝分裂（G_2）期，在此阶段进一步发生蛋白质和 RNA 合成，为有丝分裂做准备。在有丝分裂阶段（M 期）发生细胞分裂，产生 2 个子细胞。因此，根据细胞处于的不同周期，组织内可包括下列细胞：非分裂和终末分化的细胞、不断增殖的细胞和静止的细胞（G_0 期）。在癌肿中，由于不适当的细胞增殖，上述 3 种细胞成分的数量都过多存在。

化疗药物作用于增殖细胞，可分为细胞周期特异性药物或细胞周期非特异性药物。细胞周期非特异性药物对所有增殖细胞均起作用，即使 G_0 期细胞也是如此。这些药物具有线性剂量-反应曲线，其细胞杀伤力随药物剂量的增加而增加。而细胞周期特异性药剂（如抗代谢物）作用于细胞周期的特定阶段，它们的细胞杀伤力不会随着药物剂量的增加而增加。

肿瘤负荷是诊断恶性肿瘤时人体中肿瘤细胞的总数，它是疾病进展程度的指标，与可治愈性成反比。较大的肿瘤包括更多数量的耐药细胞，同时更大程度地损害了血液供应和氧合，导致药物传递和敏感性受损，引起可治愈性下降。肿瘤的细胞周期、生长率和细胞丢失率是影响其生长的因素。大多数癌细胞的周期时间为 48～72 h，这与某些正常的快速分裂细胞（如 19～40 h 的骨髓前体细胞）相似。在给定时间内分裂细胞的比例称为生长分数。细胞周期或倍增时间的长短随肿瘤大小而变化，因此，体积最小的肿瘤具有最大的生长分数。细胞损失的速率也影响肿瘤净生长。由于大多数脑肿瘤由异质性细胞组成，其中包含增殖、不增殖和濒死的坏死细胞。因此，肿瘤的生长曲线遵循"S"形曲线的Gompertzian 曲线，而不是恒定的线性图。

化学疗法杀死细胞遵循一级动力学。也就是说，在给定的药物剂量下，无论肿瘤细胞负荷如何，化疗药物均会杀死恒定百分比而不是绝对数量的细胞。例如，如果某种药物具有 90% 的细胞杀伤力，那么它将需要 4 个周期才能达到 99.99% 的肿瘤细胞杀灭作用。考虑到这些动力学原理，当肿瘤体积最小时，化学疗法具有根除癌细胞的最大机会。同时，肿瘤细胞耐药是另一因素，耐药细胞克隆的产生依赖于诊断时肿瘤大小、基因的突变频率，以及肿瘤细胞对化学疗法的固有敏感性。新化疗药耐药性的产生与细胞数量和细胞分裂有关。因此，为求得最大疗效，应尽量在肿瘤最小体积时，选用互不交叉耐药药物，在最大耐受剂量下进行。

78.1.4 肿瘤细胞的化学治疗耐药机制

肿瘤细胞的耐药严重影响化疗药物的疗效。肿瘤细胞会随着时间的推移发生突变，对化疗产生抗药性，或者在诊断时已经产生抗药性。例如，异质性肿瘤（如脑瘤）就是这种情况。Goldie 和 Coldman 模型提出耐药性表型的产生与肿瘤固有的遗传不稳定性有关，它导致突变、缺失、基因扩增、易位和染色体重排等。

耐药性涉及串联或并行发生的几种机制,包括药物吸收或流出的改变(药物运输调节的耐药性)、DNA 修复的改变(DNA 修复介导的耐药性)、药物激活或失活的改变(代谢介导的耐药性)、作为特定药物靶标的酶的水平或亲和力的改变(药物靶点介导的耐药性),以及肿瘤细胞凋亡能力的改变(凋亡介导的耐药性)。前两个机制在脑神经肿瘤中比较重要。

多药耐药基因 1(multi-drug resistance gene 1, *MDR1*)的过度表达是中枢神经系统肿瘤化疗失败的主要因素之一。*MDR1* 编码 P-糖蛋白(P-gp),是一种膜转运蛋白,可主动将化疗药物从肿瘤细胞中泵出,并作为渗透性屏障来阻止药物进入细胞,从而引起耐药性。P-gp 在血脑屏障和血脑脊液屏障、肿瘤脉管系统的内皮细胞,以及少数情况在脑肿瘤细胞中高表达。另一个重要机制是:肿瘤细胞中 O6-甲基鸟嘌呤-DNA 甲基转移酶(MGMT)修复酶的存在。烷化剂,如 TMZ 和亚硝基脲类药,通过在 O6 位置将鸟嘌呤甲基化,对 DNA 发挥细胞毒性作用。而这些药物通常用于治疗高级神经胶质瘤(HGG),包括胶质母细胞瘤和间变性星形细胞瘤。MGMT 可以通过去除烷基来修复生成的 O6-甲基鸟嘌呤。因此,表达高水平 MGMT 的肿瘤被认为是抗烷化剂的。

78.2 高级别胶质瘤的化学治疗

替莫唑胺(TMZ)同步放疗联合辅助化疗方案,即放疗的整个疗程应同步化疗,口服 TMZ 75 mg/m^2,疗程 42 d。放疗结束后 4 周,辅助 TMZ 治疗,150 mg/m^2,连续用药 5 d,28 d 为 1 个疗程。若耐受良好,则在以后化疗疗程中增量至 200 mg/m^2,TMZ 化疗 6 个疗程(循证医学 Ⅰ 级证据)。

根据中国实际国情,亦可放疗后使用尼莫司汀(ACNU)(或其他烷化类药物,如 BCNU、CCNU)联合替尼泊苷(VM-26)方案(循证医学 Ⅰ 级证据)。

对于新诊断的间变性胶质瘤(WHO Ⅲ 级)推荐:①放疗联合 TMZ(同胶质母细胞瘤)或亚硝基脲类;②PCV 方案[CCNU＋甲基苄肼(PCZ)＋VCR];③亚硝基脲类方案,如 ACNU 方案。推荐有条件的单位对高级别胶质瘤患者检测 *MGMT* 启动子区甲基化状态、*IDH1/IDH2* 突变情况,以及 1p/19q 缺失与否。

具体用于恶性肿瘤的化疗药物介绍如下。

78.2.1 替莫唑胺

TMZ 是一种烷化剂(甲基化剂),是恶性胶质瘤化疗的一线药物。该药口服吸收后自动分解并形成有活性的 5-(3-甲基三氮烯-1-基)咪唑-4-酰胺(MTIC),MTIC 进一步分解为 5-氨基-咪唑-4-酰胺(AIC)与重氮甲烷,重氮甲烷被认为是有活性的烷基化物质。其细胞毒性是对 DNA 甲基化,甲基化主要发生在鸟嘌呤 O6 和 N7 位置,导致错配系统修复失败,使得 DNA 子链有缺口形成,最终阻碍 DNA 复制启动而致细胞凋亡。该药较易透过血脑屏障,脑脊液的药物浓度几乎是血浆浓度的 30%。该药的代谢物主要通过肾脏排泄。该药可以单药化疗,亦可进行联合化疗及与放疗同时进行。该药的主要不良反应为脱发、恶心、呕吐、疲乏,以及中度骨髓抑制。骨髓抑制是非蓄积性的,一般 1～2 周内即可恢复。但淋巴细胞减少会导致机会性感染,如卡氏肺囊虫肺炎的发生。

对于新诊断的胶质母细胞瘤患者,强烈推荐 TMZ 同步放疗联合辅助化疗方案,该方案被 2018 美国国立综合癌症网络(National Comprehensive Cancer Network,NCCN)指南、加拿大胶质母细胞瘤共识、英国国家卫生与临床优化研究所(National Institute for Health and Clinical Excellence,NICE)、澳大利亚及中国胶质瘤临床诊疗指南推荐。该方案具体内容:放疗的整个疗程应同步化疗,口服 TMZ 75 mg/m^2,疗程 42 d,应在放疗前约 1 h 给药。放疗过程中,在不接受照射日仍应按相同时间用药。放疗结束后 4 周,辅助 TMZ 治疗,用药方法:150 mg/m^2,连续用药 5 d,28 d 为 1 个疗程;同时检测血液系统并发症,若耐受良好,则增量至 200 mg/m^2。一般在 3 个疗程的辅助化疗后,应该进行临床和影像学的评估。若有假性进展,则推荐继续服药至 6 个疗程。对于治疗中有持续改善的患者,可以考虑延长治疗周期。若 3 个疗程后有复发,则建议再手术或改用其他化疗方案。替代方案如 21/28 剂量密度方案,或是 50 mg/m^2 连续给药方案对于新诊断的胶质母细胞瘤的疗效已经有一些 Ⅱ 期临床研究报告。21/28 剂量密度方案与 5/28 标准方案的对比研究显示,其疗效无显著差异。

间变性少突胶质细胞瘤和间变性星形细胞瘤也属于恶性胶质瘤,它们对化疗要比恶性星形细胞瘤敏感。这些肿瘤患者若有染色体 1p/19q 的联合缺失，则对 PCV 化疗方案（第 1 天，CCNU 110 mg/m²；第 8~21 天，PCZ 60 mg/m²；第 8、第 29 天，VCR 1.5 mg/m²）反应率要明显高于 1p/19q 未缺失者（100% vs 23%~31%）。两项大规模的Ⅲ期临床试验推荐放疗后使用 PCV 方案进行化疗（Ⅰ级证据）。虽然目前关于间变性少突胶质细胞瘤和间变性少突星形细胞瘤的化疗都采用 PCV 方案，但 TMZ 因为不良反应少也倍受重视。目前尚没有 CCNU 或 BCNU 与 TMZ 比较的研究结果。不推荐对初发的恶性间变性室管膜瘤进行化疗，仅在复发时可以考虑化疗。

78.2.2 亚硝基脲类

亚硝基脲类代表药物为 CCNU、BCNU，以及欧洲和日本常用药物 ACNU。亚硝基脲类具有高脂溶性及良好的血脑屏障穿透力。该类药物主要使肿瘤细胞 DNA 在多位点烷基化，导致 DNA 交联并发生单链或双链断裂及谷胱甘肽耗竭，最终抑制 DNA 修复和 RNA 合成。该类药物的主要不良反应为骨髓抑制，这种毒性是延迟的、蓄积性的，且有不可逆的肺纤维化。在以 TMZ 为一线标准化疗方案之前，亚硝基脲类单药或联合方案如 PCV 方案为恶性胶质瘤的一线化疗方法。Stewart 对 1965—1997 年所进行的 12 项随机对照试验进行了详细、深入的分层荟萃分析，发现这 12 项随机对照试验所应用的抗肿瘤药物谱中均有亚硝基脲类药物。其中单独应用 BCNU 者 3 项，BCNU 联合其他抗肿瘤药物者 4 项，单独应用 CCNU 者 2 项，CCNU 联合其他抗肿瘤药物者 3 项（其中 PCV 方案 1 项）。研究结果表明，对高级别胶质瘤患者进行化疗，可以延长患者的生存期（Ⅰ级证据）。Wolff 等对 1976—2002 年的 364 项关于亚硝基脲类药物治疗高级别胶质瘤的临床试验进行了回顾性分析，包括 504 项队列研究，共 24 193 例患者（72% 为胶质母细胞瘤，22% 为间变性星形细胞瘤）。该研究结果表明，以 ACNU 为基础的化疗队列研究中，患者生存受益为 8.9 个月，以 CCNU 为基础的化疗患者生存受益为 5.3 个月。该结果提示，以 ACNU 及 CCNU 为基础的化疗效果优于以 BCNU 为基础的化疗。德国肿瘤协会神经肿瘤研究组发起 NOA-01 随机对照试验（Ⅰ级证据），以亚硝基脲类药物为主的联合化疗［ACUN+VM-26 及 ACNU+阿糖胞苷（Ara-C）］

治疗胶质母细胞瘤及间变性胶质瘤，胶质母细胞瘤的全组中位生存时间为 16.5 个月，而间变性胶质瘤为 60 个月。上述结果明显优于以往美国肿瘤放射治疗协作组（Radiation Therapy Oncology Group，RTOG）结果。

亚硝基脲类化疗药物进行恶性胶质瘤化疗的具体用法是：①PCV 方案（PCZ+CCNU+VCR），即 8 周为 1 个疗程，不超过 6 个疗程。第 1 天口服 CCNU 110 mg/m²；第 8~21 天每天口服 PCZ 60 mg/m²；第 8、第 29 天静脉给药 VCR 1.4 mg/m²（最大剂量为 2 mg）。值得注意的是，考虑到 VCR 的不良反应大，目前美国常用 PC 方案。②ACNU 方案，即 ACNU 单药治疗方案：ACUN 静脉用药 100 mg/m²，每 6 周为 1 个疗程，不超过 6 个疗程，该方案目前已较少应用；ACNU 联合用药方案：每 6 周为 1 个疗程，共 4~5 个疗程。第 1 天 ACNU 静脉用药 90 mg/m²；第 1~3 天 VM-26，每日静脉用药 60 mg/m²。

78.2.3 甲基苄肼

PCZ 又称丙卡巴肼，是一种口服烷化剂，在肝酶代谢下生成中间体，再生成活性产物——氧化偶氮甲基化合物。后者使 DNA 甲基化，从而抑制细胞分裂。该药虽可进行单药化疗，但多为联合化疗，即 PCV 方案（PCZ+CCNU+VCR）的组成部分。该药的主要不良反应为骨髓抑制、恶心、疲乏和皮疹。

78.2.4 天然抗肿瘤药物

长春碱类主要来源于长春花植物（夹竹桃科），其代表药物有长春新碱（VCR）和长春碱（VLB）。该类药物是细胞周期特异性化疗药物，主要作用于微管蛋白，阻止聚合作用和诱导细胞分裂中期停顿。该药常用于联合化疗，是 PVC 化疗方案的化疗药物之一。该类药物有一定的外周神经毒性。

在鬼臼毒类化疗药物中，代表药物为 VM-26 和 VP-16。VM-26 是鬼臼毒的半合成衍生物，为高度脂溶性药物，分子量小，易通过血脑屏障，且毒性较低。VM-26 主要作用于 DNA 拓扑异构酶Ⅱ，其作用机制是通过干扰 DNA 拓扑异构酶Ⅱ使得 DNA 单链和双链断裂，诱导肿瘤细胞停滞在 G_2 期；另外，该药还与微管蛋白结合阻止微管形成。该药多作为联合化疗的一部分。主要的不良反应为消化道和血液毒性。

在喜树碱类化疗药物中,代表药物是伊立替康及拓扑替康。喜树碱类药物是通过抑制细胞存活中的一种必需酶——DNA 拓扑异构酶Ⅰ来实现其细胞毒性作用的。研究表明,多种肿瘤细胞(包括胶质瘤细胞)的 DNA 拓扑酶Ⅰ含量高于正常组织,尤其在 S 期肿瘤细胞中活性大幅提高。伊立替康使DNA 拓扑异构酶Ⅰ失活,引起 DNA 单链断裂,阻碍DNA 复制和 RNA 合成,最终抑制细胞分裂。该药物主要剂量限制性毒性为迟发性腹泻与中性粒细胞减少,少数患者出现急性胆碱能综合征。

78.2.5　铂类抗肿瘤药物

铂类抗肿瘤药物属细胞周期非特异性药物,具有细胞毒性。其在细胞低氯环境中迅速解离,以水合阳离子的形式与生物大分子结合,主要靶点为DNA,可形成 DNA 链内交联、链间交联和 DNA－蛋白质交联,破坏 DNA 的复制及抑制肿瘤细胞的分裂。具体机制如下:与蛋白的结合可致蛋白交联和构象改变,影响膜结构;与膜磷脂作用可改变其构象,影响细胞膜的流动性、通透性;结合胞内金属硫蛋白及谷胱甘肽等小分子,抑制酶活性;与骨架蛋白作用,影响微丝、微管自组装过程,抑制癌细胞的DNA 复制过程,并损伤其细胞膜上结构。该类药物有较强的广谱抗癌作用,为治疗多种实体瘤的一线用药及二线用药(如针对复发胶质瘤)。肾毒性是顺铂的剂量限制性毒性,临床可采取水化、利尿剂稀释尿液和使用巯基化合物减小肾毒性损害。顺铂的另一剂量限制性毒性是神经损伤和胃肠道反应,可用5－HT3 受体拮抗药昂丹司琼、格拉司琼等,以及地塞米松,以减轻恶心、呕吐症状。

78.2.6　贝伐珠单抗

贝伐珠单抗(阿瓦斯汀)已被美国 FDA 批准用于复发性胶质母细胞瘤及复发性间变性胶质瘤的治疗,并被 NCCN 指南推荐。

高级别胶质瘤往往是一种富含血运的肿瘤,常伴有血管内皮生长因子(VEGF)和血管内皮生长因子受体(VEGFR)的过表达。因此,为临床实施抗血管治疗提供了理论基础。贝伐珠单抗是 VEGF 分子靶向药物,是人源化抗 VEGF 单抗,2004 年获得美国 FDA 批准上市,用于一线治疗晚期结直肠癌。患者经用药后,虽然 3 度或 4 度不良反应比较常见,但患者多具有良好的耐受性。常见的不良反应包括

高血压、癫痫、血栓形成。2013 年,美国阿斯卡(ASCO)公司年会上公布的一项标准一线放、化疗联合贝伐珠单抗来治疗胶质母细胞瘤的Ⅲ期随机临床试验显示,虽然增加贝伐单抗能够适当延长患者的无进展生存期,但并不能改善患者的总生存期(RTOG 0825 和 AVAglio Ⅲ期临床研究)(Ⅰ级证据)。进一步对贝伐珠单抗用药方案(每 2 周10 mg/kg 或每 3 周 15 mg/kg)的研究结果显示,对新诊断的胶质母细胞瘤患者,在标准治疗方案(同步放、化疗和 TMZ 化疗)后加用贝伐珠单抗化疗并不能延长患者的总生存期,也不能显著延长患者的无进展生存期。这一研究结果提示,贝伐珠单抗可能最适用于复发的胶质母细胞瘤患者,而不是新诊断的胶质母细胞瘤患者。

AVAglio 临床研究的数据发现,低表达 MMP9的原发胶质母细胞瘤患者应用贝伐单抗可以延长其总生存期,安慰剂组患者的平均总生存期为 13.6 个月,贝伐单抗治疗组患者为 18.8 个月(Ⅰ级证据)。此外,应用贝伐珠单抗治疗 TCGA 分型前神经元型中 IDH 野生型可以延长患者的总生存期。贝伐珠单抗组患者的平均总生存期为 17.1 个月,安慰剂组患者的为 12.8 个月。5 项Ⅱ期临床试验数据表明,弥散 MRI 检查是抗 VEGF 治疗复发胶质母细胞瘤的影像判断疗效的检测方法,可用于临床试验确定复发患者抗血管治疗选择。同时,贝伐珠单抗还能有效控制水肿且不会产生免疫抑制,在未来的免疫治疗和其他治疗的临床研究设计中可能具有重要的作用。

78.3　低级别胶质瘤的化学治疗

低级别胶质瘤(low grade glioma，LGG)占胶质瘤的 15%～25%,是一组异质性的肿瘤,生物学特性及临床预后相差很大。低级别胶质瘤主要包括星形细胞瘤、少突胶质细胞瘤。两项由 EORTC 进行的Ⅲ期实验的多变量分析显示:低级别胶质瘤预后的高危因素有星形细胞瘤组织学特征、年龄＞40岁、KPS＜70 分、肿瘤最大径≥6 cm、肿瘤跨中线、术前明显的神经功能障碍、1p 和 19q 没有缺失或只有1 个缺失、IDH1/IDH2 没有突变。影像学上灌注增加也可能是高危因素之一。低危因素有少突胶质细胞瘤或混合性胶质细胞瘤、年龄≤40 岁、KPS≥70分、肿瘤最大径＜6 cm、轻微或没有神经功能障碍、

1p 和 19q 共缺失、*IDH1/IDH2* 突变。对如何治疗低级别胶质瘤特别是具有高危因素的低级别胶质瘤,仍存在较大争议。化疗在低级别胶质瘤治疗中的作用逐渐引起人们的重视,虽然目前的证据还不充分,但最近 10 年来,化疗已越来越多地用于低级别胶质瘤的治疗,其中 PCV 方案和 TMZ 是研究最多的化疗方案。

78.3.1 少突胶质细胞瘤的化学治疗

(1) PCV 方案

20 世纪 80 年代后期,国外研究发现间变少突胶质瘤,无论其是否含有星形细胞成分,均对 PCV 方案化疗敏感,且化疗的敏感性与某些分子标志物的表达相关。此后,该方案陆续被用于低级别少突胶质细胞瘤和少突星形细胞瘤的治疗初步结果显示,在复发进展或新诊断的患者中都有客观疗效:有效率(完全缓解+部分缓解+疾病稳定)17%~76%,1 年疾病无进展生存率为 21%~100%。但这些研究存在以下缺陷:随访时间较短,研究终点仅为影像学上的变化;多为小样本、非随机的前瞻性或回顾性临床研究;各项研究的入组标准不同,难以相互比较。目前仅有的一项已完成的前瞻性随机临床试验并未显示 CCNU 化疗联合放疗治疗低级别胶质瘤比单纯放疗获益更大。

2008 年,美国临床肿瘤学会上报道了 RTOG 于 1998 年启动的一项Ⅲ期临床试验(RTOG 9802)的最终结果。251 例年龄≥40 岁或肿瘤未完全切除的"高危"低级别胶质瘤患者随机接受单独放疗或放疗联合 6 个疗程的 PCV 方案化疗。结果显示,放化联合治疗对疾病无进展生存期(PFS)有改善,而对总生存期(OS)并无改善(有评论说其实随访时间还不够长)。放化联合组和单纯放疗组的 5 年总生存率分别为 70% 和 63%($P=0.13$),5 年无进展生存率分别为 63% 和 46%($P=0.005$)。多因素分析显示,联合化疗是一个有利的预后因素。但值得注意的是,单纯放疗组有 2/3 的患者在疾病进展时接受了化疗。因此,该试验实际上是早期与延期(疾病进展时再化疗)化疗的比较。但大部分放化联合组的患者出现了严重影响日常生活的治疗相关毒性,而单纯放疗的毒性较少,遗憾的是 RTOG 9802 试验并未前瞻性地评价生活质量。

2013 年,RTOG 针对间变性少突胶质瘤(AO)患者染色体 1p/19q 是否缺失进行了单纯放疗和放疗联合 PCV 方案化疗共同治疗的分组对照临床试验(RTOG 9402)。长期随访数据发现,染色体 1p/19q 缺失的患者,PCV+放疗组的中位生存期为 14.7 年,而单纯放疗组中位生存期为 2.6 年;染色体 1p/19q 非缺失组患者,PCV+放疗组中位生存时间为 7.3 年,单纯放疗组中位生存时间为 2.7 年。比较结果表明,对于染色体 1p/19q 缺失患者,相比单纯放疗,早期的放、化疗结合为患者提供了明显改善的预后,单纯放疗已经不再被认为是该类患者的适宜治疗方案。同时也表明间变性少突胶质瘤患者染色体 1p/19q 是否缺失可以作为预后的生物学指标。

PCV 给药方法:术后给予 PCZ、CCNU 和 VCR 联合化疗方案,尤其是对伴有 1p/19q 染色体丢失的少突胶质细胞瘤患者,对化疗敏感。给药方法详见 78.2.1"替莫唑胺",与同级别的星形细胞瘤相比,化疗对少突胶质细胞瘤的效果更好。8 周为 1 个疗程,一般不超过 6 个疗程。

(2) 替莫唑胺方案

TMZ 是第 2 代烷化剂,口服具有良好的生物利用度和血脑屏障通透性,不良反应较亚硝基脲类明显减轻,毒性发生率不到 10%,无累积毒性,耐受性好。1999 年,美国 FDA 批准用于复发的间变性星形细胞瘤,2005 年批准用于初诊胶质母细胞瘤。一项多中心的随机对照试验已经证实,在胶质母细胞瘤中,TMZ 联合放疗较单纯放疗对疗效和生存都有改善。因此,人们希望这种治疗策略也能成功应用于低级别胶质瘤。

近 5 年的几项Ⅱ期临床试验及回顾性临床研究显示:TMZ 治疗初治或复发进展低级别胶质瘤(其中包含了纯星形细胞瘤)的客观有效率为 30%~61%,复发低级别胶质瘤的肿瘤缩小或稳定的中位生存时间为 10~31 个月,曾经放疗但未经化疗的患者疾病稳定时间可超过 3 年。研究提示,存在 1p/19q 染色体缺失的少突胶质细胞瘤对 TMZ 化疗更敏感,但染色体无缺失的患者用化疗也有一定疗效。局灶的神经缺失症状得到改善,癫痫和生活质量也有改善。

另一项探讨 TMZ 对低级别胶质瘤病程进展的影响及与分子遗传学改变关系的研究发现,未治疗的低级别胶质瘤以一定的比率持续生长,并受肿瘤遗传特征的影响。TMZ 一开始可逆转这种生长模式,但这种影响对过表达 *P53* 和无 1p/19q 缺失的患者作用短暂,可能是因为产生了获得性化疗耐药性。

当治疗终止时,大部分肿瘤将重新生长。研究者在肯定 TMZ 对低级别胶质瘤化疗有效的同时,提出 TMZ 可能更适合具有某些特殊分子遗传学改变的低级别胶质瘤;但对于化疗有效的患者,TMZ 的最佳持续治疗时间还有待进一步探索。

TMZ 给药方案:有 2 种不同的给药方案。早期临床阶段的所谓标准用法是第 1～5 天, 200 mg/m², 28 d 重复。现在更倾向于延长给药天数的每日低剂量用法,即第 1～21 天给予 TMZ 75 mg/m², 28 d 重复,其药物暴露浓度是标准用法的 1.58 倍。研究显示,这种给药方式可耗竭肿瘤内的 DNA 修复酶 MGMT,理论上可降低耐药性。此外,延长疗程的低剂量 TMZ 可能影响了肿瘤的血管发生。其不良反应小、使用方便。但目前还没有对照研究报道。

综合以上文献和美国指南(NCCN, 2018),对于低级别胶质瘤应检测 1p/19q 和 IDH,以及端粒酶反转录酶(TERT)。对高危者,术后应放疗和化疗;对低危者,术后应紧密随访或早期化疗和放疗。

78.3.2 低级别侵袭性星形细胞瘤的化学治疗

低级别星形细胞瘤是一种分化较好的肿瘤,但多数呈浸润性生长。低级别星形细胞瘤通常病理形态很相似,但它们的生物学行为和预后却大相径庭。其中弥漫性星形细胞瘤(纤维型、原浆型和肥胖细胞型星形细胞瘤)占 70%,多呈侵袭性生长,可逐步转变为高级别星形细胞瘤。大脑神经胶质细胞瘤的特点是具有广泛侵袭性,常侵犯整个大脑半球。低级别星形细胞瘤采用手术和分次外照射放疗后仍有侵袭性生长,经过 5～10 年后可能转变为恶性胶质细胞瘤。对于伴有癫痫发作和偶然发现的低级别星形细胞瘤患者,最佳治疗策略目前尚无定论。一般认为,应尽可能安全地多切除肿瘤。肿瘤切除程度与患者的生存及复发时间相关,还可能延迟或阻止向恶性肿瘤转变。此外,既然有些浸润性肿瘤和侵及功能区的肿瘤无法完全切除,术后积极辅助化疗显得非常必要。

目前,TMZ 已成为低级别星形细胞瘤治疗中可考虑选择的药物。近年来的几项 Ⅱ 期临床试验及回顾性临床研究相继报道了 TMZ 治疗初治或复发进展包含星形细胞瘤在内的低级别胶质瘤的总体客观有效率为 30%～61%,复发低级别胶质瘤的肿瘤缩小或稳定的中位生存时间为 10～31 个月,曾经放疗

但未经化疗的患者疾病稳定时间可超过 3 年。研究对象虽包含了少突胶质细胞瘤患者,但研究提示不含少突胶质细胞成分的星形细胞瘤对化疗也有效,且 1p/19q 染色体不缺失的患者对化疗也有一定疗效。影像学检查有增强的低级别胶质瘤,常提示可能含有高级别的病理成分,与没有增强表现的患者相比,对化疗更敏感。治疗后患者局灶的神经缺失症状得到改善,癫痫症状和生活质量也有改善。2018 年,欧洲癌症研究和治疗组织(EORTC)26053 期的分析结果,即更为人们所熟知的 CATNON 试验结果(NCT00626990)显示,针对那些最新被确诊的不存在 1p/19q 联合缺失的低级别神经胶质瘤患者,推荐放疗加 12 个疗程的 TMZ 治疗。

TMZ 的标准用法是第 1～5 天, 200 mg/m², 28 d 重复。也有采用每日低剂量用法,即 TMZ 第 1～21 天, 75 mg/m², 28 d 重复。

就低级别胶质瘤的治疗现状而言,还有许多未解决的问题。目前,化疗在低级别胶质瘤中的应用资料大多是 2B 证据,尽管其确切的价值还不十分清楚,但正在成为一种有希望的治疗。由于人们对肿瘤生物学行为有了更精确的了解,可更有针对性地治疗某些具有特殊分子标志物的肿瘤患者。分子标志物对化疗药的疗效预测越来越受到重视。例如, MGMT 是一种 DNA 修复酶, MGMT 启动子甲基化是高级别胶质瘤的独立预后指标, TMZ 治疗该种类型高级别胶质瘤效果较好,在低级别胶质瘤中是否有同样效果还有待进一步证实。其他标记,如 1p/19q 的状态与化疗敏感性的关系也需要进一步研究,分子和基因靶向治疗也正在开展。这种治疗特异性作用于肿瘤细胞,毒性小,目前主要在高级别胶质瘤中开展了一些研究,但这些方法在低级别胶质瘤中是否有效还不清楚。近年来的研究发现,约 3/4 的 WHO Ⅱ 级、1/2 的 WHO Ⅲ 级胶质瘤及 80% 的继发性胶质母细胞瘤存在 IDH1/IDH2 的突变,而只有 5% 的原发性胶质母细胞瘤存在该变异。这提示 IDH1/IDH2 在胶质瘤发生发展的始动阶段起着重要作用。目前认为 IDH1/IDH2 突变可作为一个诊断性生物指标。同时还可以作为一个预后性生物指标:在 CATNON 试验的二次中期分析中, IDH 突变状态及 MGMT 甲基化状态是与预后高度相关的生物标志物。 IDH 突变或 MGMT 启动子甲基化的患者具有临床获益。在已经接受了 TMZ 辅助治疗的 IDH 突变肿瘤患者中,如果在放

疗期间也给予 TMZ,则似乎会带来较小的额外益处,但这种差异在统计学上并不显著。同步并辅以 TMZ 治疗的 *IDH* 突变间变性星形细胞瘤患者的 5 年总生存率为 84.4%,而仅接受佐剂但未同时辅以 TMZ 治疗的患者,其 5 年总生存率为 80.4%。值得注意的是,TMZ 治疗对放疗可能产生神经毒性影响,必须谨慎使用该治疗方案。该研究需要进行更多随访。同步和辅助的 TMZ 治疗不能改善 *IDH* 或 *MGMT* 未甲基化间变性星形细胞瘤患者的生存时间。但是,由于分子亚组的样本量较小,该结论还需要进一步分析。

78.4　老年人恶性胶质瘤的化学治疗

作为胶质瘤中恶性程度最高的亚型,年龄是胶质母细胞瘤治疗效果重要的独立预后因素。间变性星形细胞瘤与胶质母细胞瘤有相似的分子改变。德国的神经肿瘤工作组针对 65 岁以上老年人单独 TMZ 化疗与单独放疗效果进行Ⅲ期临床试验比较(NOA-08,2012)。该试验有新诊断胶质母细胞瘤(89%)或间变性星形细胞瘤(11%)患者,KPS 均>60 分。对其中 195 例给予 100 mg/m² 密集剂量化疗(用药 1 周,停药 1 周);另外 178 例予 60 Gy 总剂量(分 30 次)肿瘤野放疗。所有患者都接受了至少 1 个疗程的治疗。结果显示,TMZ 化疗组的中位生存时间为 8.6 个月,而放疗组为 9.6 个月(P=0.033)。而无事件生存期(event free survival,EFS)分别为 3.3 个月(化疗组)和 4.3 个月(放疗组)。两组的中位生存时间和 EFS 差异都不显著。同时,研究人员对其中 209 例受试者 *MGMT* 启动子甲基化检测发现,*MGMT* 启动子甲基化者接受 TMZ 单独化疗者 EFS(8.4 个月)显著高于放疗组(4.6 个月),而 *MGMT* 启动子非甲基化者接受 TMZ 单独化疗的 EFS(3.3 个月)低于放疗组(4.6 个月)。这表明,对于 65 岁以上老年人,单独使用 TMZ 化疗效果并不比单独放疗效果差,而 *MGMT* 启动子甲基化与否是评估其化疗效果的重要独立预后因素。对于 TMZ 放、化疗联合方案治疗老年胶质母细胞瘤患者的相关研究目前也正在进行。尽管治疗相关的神经毒性导致严重的残疾和生活质量下降,但标准的放疗,同步和辅助的 TMZ 化疗对于 70 岁以下 KPS 良好的患者仍然是可行的治疗方法。根据 EORTC 26062-22061/NCIC CTG(CE.3)随机试验的结果,

应为 70 岁及以上 *MGMT* 启动子甲基化的老年胶质母细胞瘤患者提供短期放疗疗程(总剂量 40 Gy,分 15 次)。

78.5　儿童胶质瘤的化学治疗

中枢神经系统肿瘤是儿童最常见的实体肿瘤,胶质瘤占 60%。儿童胶质瘤包括低级别胶质瘤(WHO Ⅰ～Ⅱ级)、高级别胶质瘤(WHO Ⅲ～Ⅳ级)。而弥漫性内生型脑桥胶质瘤(DIPG)等由于预后差,也归于高级别胶质瘤。

手术切除是大部分胶质瘤的首选治疗方法。对位置深在的肿瘤如脑干胶质瘤,以及不能全切除的肿瘤,辅助放、化疗有重要作用。由于放疗可能影响 3 岁以下婴幼儿的认知功能、生长和内分泌功能,甚至可导致胶质瘤恶性发展,因而化疗的作用显得尤为重要。

对于儿童低级别胶质瘤,首先应争取在安全前提下最大限度地手术切除。手术全切除后 10 年 PFS 能超过 85%,可不考虑其他辅助治疗;出现复发时行放、化疗。如果肿瘤未能全切除,则需要进行化疗。

对于儿童高级别胶质瘤,也应争取在安全前提下最大限度地手术切除。无论切除程度如何,术后均推荐行放、化疗。>3 岁可直接行放、化疗,≤3 岁者建议先行化疗,3 岁后再行放疗。高级别胶质瘤的化疗效果不佳,贝伐珠单抗等新型生物制剂已用于临床,但确切的疗效有待大规模临床试验验证。针对化疗耐药的儿童胶质瘤,一些分子靶向药如曲美替尼,一种 MAPK 通路抑制剂,显示出良好疗效,但还需要进一步开展临床试验研究。

TMZ 在成人高级别胶质瘤与复发胶质瘤中有良好疗效,但在儿童中的总体疗效不佳,且疗效不一致,可能与生物遗传学上的差异有关。儿童胶质瘤患儿中 *MGMT* 启动子甲基化与预后相关。因此,推荐有条件的单位进行 *MGMT* 甲基化检测。

78.5.1　儿童低级别胶质瘤的化学治疗

2007 年,Gururangan 进行的一项Ⅱ期临床试验评估了口服 TMZ 对复发低级别胶质瘤的效果。选取了 26 例以前接受过手术或放、化疗,平均年龄 10 岁的视路胶质瘤(OPG)患者,给予患者 TMZ 每天 200 mg/m²,连续 5 d,4 周为 1 个周期。结果显示,

总的肿瘤控制率（包括部分反应、轻微反应和病情平稳）为54%，2年PFS为49%，2年总生存率为96%，不良反应较少。结果表明，TMZ方案具有较好的疗效及良好的耐受性。

2010年，Massimino等比较了低剂量DDP（每天25 mg/m²）与VP‑16（每天100 mg/m²）联合化疗和大剂量DDP（每天30 mg/m²）与VP‑16（每天150 mg/m²）联合化疗的疗效，PFS和总生存率无明显差异，且低剂量组不良反应明显降低。因此，低剂量DDP与VP‑16联合化疗可作为儿童低级别胶质瘤的有效治疗方案。

COG A9952 III期临床试验结果提示，VCR＋卡铂（CBP）（CV方案）与6‑硫鸟嘌呤＋PCZ＋CCNU＋VCR（TPCV方案）均对儿童低级别胶质瘤术后残留（未行放疗）或非NF‑1型的进展低级别胶质瘤的控制发挥作用，CV方案的中位无进展时间为3.2年，而TPCV方案的中位无进展时间为4.9年。两个方案的不良反应大致相当。国际儿童肿瘤学会（International Society of Paediatric Oncology，SIOP）2017年的另一项III期随机试验观察到，在CBP和VCR中增加VP‑16并不能提高生存率。

78.5.2 儿童高级别胶质瘤和复发胶质瘤的化学治疗

1989年发表的CCG‑943临床试验结果将58例儿童高级别胶质瘤随机分成单纯放疗组和放、化疗组（PVC方案：VCR、CCNU和泼尼龙），随访5年无事件生存率分别为16%和48%，有显著统计学差异。该试验是证实PVC化疗方案在儿童高级别胶质瘤辅助治疗中有疗效的第一个临床随机试验。之后，CCG‑945研究了70例病理确诊为高级别胶质瘤的患儿，其中A组术后采用PCV方案（VCR 1.5 mg/m²，CCNU 100 mg/m²，泼尼松每天40 mg/m²，连续14 d与放疗同步，然后维持化疗8个周期）；B组术后采用"8合1"方案。结果显示，两组1年无进展生存率及总生存率无显著差别，表明"8合1"方案较传统剂量的PVC方案并无明显优势。

HIT‑91临床试验将高级别胶质瘤患儿随机分成先化疗后放疗组［异环磷酰胺（IFO）、VP‑16、MTX、DDP和Ara‑C］、先放疗后化疗组（CCNU、VCR和DDP），结果中位生存期分别为5.2年和1.9年。表明在尽可能全切除的前提下，化疗越早的患

儿获益越多。

2011年公布的COG临床试验ASNS 0126将107例各种类型的高级别胶质瘤进行TMZ同步放化疗，或者放疗后辅助TMZ化疗。随访结果与CCG‑945临床试验结果比较，发现TMZ的两种治疗方案在3年PFS和总生存率上与PCV方案无明显差别。该结果与1998、2002和2007年公布的临床试验结论相吻合。总体上，TMZ在高级别胶质瘤治疗中对儿童的疗效远不如成人。

随后的一项研究（COG ACNS0423）将CCNU与TMZ联合使用，生存率仍然令人失望，与单独使用TMZ相比，其结果获益不大。2018年，一项多国多中心随机试验评估了新诊断为高级别神经胶质瘤的患儿在放疗联合TMZ的基础上增加贝伐单抗治疗。不幸的是，未观察到增加贝伐单抗的生存获益。

78.5.3 脑干胶质瘤的化学治疗

脑干胶质瘤包括中脑、脑桥和延髓的胶质瘤，大多数病例被认为是手术禁区而无法手术，以化疗、放疗等综合治疗为主，但总体疗效不佳。

弥漫性内生型脑胶质瘤（DIPG）主要出现在儿童中。Kim进行的一项多中心研究选取了17例新发DIPG患儿（平均年龄8岁），采取的化疗方案为TMZ＋沙利度胺。结果显示，在完成治疗的12例患儿中，总的肿瘤控制率达到92%，总反应率为83%，中位无进展生存期为7.2个月，中位生存期为12.7个月。该研究提示TMZ＋沙利度胺方案对DIPG的治疗是安全且有效的。

2011年，COG开放标签II期临床试验（ASNS 0126）报道，对新诊断的63例DIPG予以TMZ同步放、化疗（每天90 mg/m²，42 d）和TMZ辅助化疗（每天90 mg/m²，连续5 d，28 d为1个周期，共10个周期），结果1年无进展生存率为（14±4.5）%，低于CCG‑9941的无化疗1年无进展生存率为（21.9±5）%。表明TMZ化疗不能改善DIPG的治疗效果。一项前瞻性研究纳入15例儿童DIPG，放疗联合TMZ治疗，中位随访时间为15个月，其中13例儿童死亡，2例儿童肿瘤进展。总体来讲，目前TMZ在DIPG治疗中并没有显示出明显的生存获益。

对于非DIPG高级别胶质瘤，因其发病率较低，对这类疾病的分子特征了解很少，预后较差，目前尚无统一的化疗方案。

78.6　髓母细胞瘤的化学治疗

髓母细胞瘤是一种胚胎源性肿瘤,多起源于小脑的下蚓部。好发于儿童,85%的病例在15岁以前发病,发病高峰年龄为7岁。该肿瘤易复发、播散,对放、化疗敏感。25%~35%的髓母细胞瘤发生在<3岁的儿童,由于不成熟的脑组织对放疗诱导的认知缺陷敏感,从而限制了放疗在婴幼儿中的使用。单纯术后高强度化疗可使≤3岁患儿5年生存率达到66%。>3岁的髓母细胞瘤患儿需在放疗后行足够周期数的化疗。

髓母细胞瘤分期包括手术后3 d内做脑MRI检查,以评价手术切除程度,以及手术后2周做脊髓MRI检查和腰椎穿刺脑脊液细胞学分析。脊髓MRI检查和腰椎穿刺脑脊液细胞学分析都必须做,只做其中一种检查可能漏掉15%有脑脊液播散的病例。

目前,通常将髓母细胞瘤患者分为中危和高危组进行不同的治疗。中危组:肿瘤全切除或近全切除,残留病灶≤1.5 cm³,无播散转移。高危组:年龄<3岁,肿瘤次全切除,残留病灶>1.5 cm³和/或非颅后窝定位,即幕上原始神经外胚叶性肿瘤。最近法国Frappaz提出,术后2周以上若脑脊液循环中有恶性肿瘤细胞,亦属高危组。目前探索的治疗方案是对中危患者降低治疗的强度,对高危患者则增加治疗强度。对中危髓母细胞瘤患者,主张在放疗结束后6周进行辅助化疗,方案为:第1天,CCNU 75 mg/m²,口服;第1~3天,DDP 75 mg/m²,静脉注射;第1、8、15天,VCR 1.5 mg/m²,静脉注射。每6周重复1次,共8个疗程。该方案的5年无进展生存率约为79%。也有推荐放疗期间每周静脉注射VCR 1.5 mg/m²(最大剂量2 mg)。高危组如按中危髓母细胞瘤的治疗策略,其5年生存率<55%。因此,高危髓母细胞瘤患者在手术和/或放疗基础上需增加化疗剂量强度,辅助化疗在放疗结束后6周进行,有条件者推荐自体造血干细胞支持下行超大剂量化疗,5年生存率获得改善,可达70%。

对于<3岁的髓母细胞瘤患者,无论术后有无肿瘤残留,均定义为高危。25%~35%的髓母细胞瘤发生于<3岁的儿童。与较大的儿童比较,婴幼儿的预后相对差,近20年来生存率没有明显改善。不成熟的脑组织对放疗诱导的认知缺陷敏感,从而

限制了放疗在婴幼儿中的使用,一般不主张术后马上放疗。术后单独高强度化疗策略:通过侧脑室前角穿刺植入Ommaya囊,通过该囊反复单次将小剂量MTX(2 mg/d)注入脑室化疗,维持脑脊液内MTX水平,以代替放疗的作用。同时静脉给予环磷酰胺(CTX)(800 mg/m²)、VCR(1.5 mg/m²)、MTX(5 mg/m²)、CBP(200 mg/m²)、VP-16(150 mg/m²)。该方案每2个月为1个周期。3个周期后如果患儿肿瘤完全消失,则停止治疗。该方案应用环磷酰胺时要同时应用巯乙磺酸钠(mesna),以防治出血性膀胱炎。应用大剂量MTX时,需用四氢叶酸解救,并检测MTX血药浓度。CTX、VCR、CBP的剂量需根据年龄进行调整。该术后单独高强度化疗患儿的5年无进展生存率和5年总生存率分别为(58±9)%、(66±7)%。这个结果可以与放疗加化疗相当,且患儿的认知缺陷较放疗减轻。由此可以认为,单纯术后高强度化疗可以使<3岁儿童获得较长期的缓解,尤其在诊断时没有转移的儿童,放疗可以保留为复发时的挽救治疗策略。最近,哈佛大学一项关于高危髓母细胞瘤患者的临床试验表明,术后先化疗再放疗的治疗效果与先放疗再化疗的效果相当。

2010年Grundy等报道了包括31例髓母细胞瘤患者(83.9%术后有肿瘤残留或术前已有转移)在内的97例颅内肿瘤婴幼儿,术后予化疗,每14天1次,疗程为1年或直至肿瘤进展。而在肿瘤进展前不增加放疗方案。发现患儿开始放疗的年龄均达3岁,45%的患儿避免放疗。婴幼儿髓母细胞瘤当前有3种治疗模式:①全身性化疗+局部脑室化疗+复发后的放疗;②全身性化疗+瘤室化疗;③全身性化疗+局部适形放疗。高剂量化疗作为治疗的一部分,可延迟或避免放疗,被许多学者认可,并认为髓母细胞瘤的临床和组织学类型如促结缔组织增生型、肿瘤转移及年龄<2岁是预后和复发的独立风险因素。因复发髓母细胞瘤再次全脑、全脊髓放疗(CSI),将带来严重的远期中枢神经系统不良反应。对复发髓母细胞瘤者,特别是经CSI后复发患儿,行高剂量化疗和自体干细胞移植治疗是有争议的。2009年,Butturini等对33例复发髓母细胞瘤患儿进行研究,移植后3年无瘤生存率未经CSI者为83%,经CSI者为20%。最初的放疗和复发后的骨髓根治化疗间隔时间<1年者有更高的死亡风险,而诊断时有转移者和对最初治疗反应较差者有移

植后再复发的高风险。为提高复发患儿生存率,学者们尝试了许多不同方案化疗。2010 年,Sterba 等对1例通过高剂量化疗和标准放疗后复发髓母细胞瘤患儿,给予诱导节律化疗(metronomic chemotherapy)21 个月,使之达到完全缓解。停止治疗3个月后,患儿肿瘤复发死亡。研究认为诱导化疗用于治疗复发髓母细胞瘤有可行性,但是停止该治疗后的远期效果有不确定性。2009 年,Grodman 等对8例复发髓母细胞瘤患儿进行持续小剂量输注VP-16,同时予高剂量 CBP 和塞替派(TSPA)及自体干细胞移植治疗,发现该方案可行,但需要进一步大样本试验。

髓母细胞瘤是一种高度异质性肿瘤,若干与控制细胞增殖、分化有关的信号通路失调控参与其形成。目前的分子生物学研究方向主要集中在监测这些信号系统内各因子突变或异常表达的情况,以及探索新的肿瘤发生相关基因水平的改变。髓母细胞瘤可分为4个分子生物学亚型:①Axin2 突变激活Wingless(Wnt)通路型髓母细胞瘤;②Sonic Hedgehog(Shh)通路型髓母细胞瘤;③Group 3 型和 Group 4 型。后两型髓母细胞瘤和 Shh、Wnt 通路无明显联系。笔者研究100 余例髓母细胞瘤患儿肿瘤分子生物学分型与预后、放化疗反应之间的关系,发现在 WNT/SHH 型和非 SHH/WNT 型髓母细胞瘤中,WNT 型髓母细胞瘤的预后较其他3型好,SHH 与 Group 3 和 Group 4 型预后相似。

针对分子分型的髓母细胞瘤化疗最新进展:对Wnt 通路型髓母细胞瘤,目前至少有4项多机构临床试验正在评估新诊断为非转移性 WNT 活化型髓母细胞瘤患儿的 PFS。这些患儿不接受放疗(COG ACNS1422,SIOP PNET5),或者接受低剂量的颅内放疗(15 Gy,SJMB12)和强度较低的化疗(COG ACNS1422 和 SIOP PNET5)。smoothened 是 Shh 通路的重要调节分子,两种 smoothened 的抑制剂——维莫德吉(vismodegib)和索尼德吉(sonidegib)已显示疗效,多机构正在进行维莫德吉治疗 SHH 活化型的髓母细胞瘤患儿的多中心临床试验(SJMB12)。

对于新诊断的 Group 3 型和 Group 4 型髓母细胞瘤患儿,新药的临床试验落后于 WNT 和 SHH 活化型的肿瘤患儿。SJMB12 正在评估高危 Group 3型和 Group 4 型髓母细胞瘤(如转移性疾病,MYC或 MYCN 扩增)患儿在标准化疗中添加培美曲塞和

吉西他滨的疗效。

78.7 原发性中枢神经系统生殖细胞肿瘤的化学治疗

原发性中枢神经系统生殖细胞肿瘤占所有颅内肿瘤的2%～3%。亚洲国家发生率比西方国家高。好发于年轻人群,70%发生在10～24 岁。病理主要分为两大类型:①生殖细胞瘤(germinoma),相当于颅外睾丸精原细胞瘤或卵巢的无性细胞瘤,无甲胎蛋白(AFP)或β-人绒毛膜促性腺激素(β-hCG)升高;②非生殖细胞性生殖细胞肿瘤(NGGCT),相当于颅外的非精原细胞瘤,包括畸胎瘤、胚胎癌、卵黄囊瘤(内胚窦瘤)、绒毛膜上皮癌和混合型,常伴有AFP 和/或β-hCG 升高。

生殖细胞瘤对放疗很敏感,单纯放疗的治愈率在90%以上,对儿童患者可通过联合化疗减少放疗的剂量和范围。原发颅内的生殖细胞瘤对化疗较敏感,然而采用单纯化疗治疗颅内的生殖细胞瘤复发率较高,5年复发率达48%。目前,颅内纯生殖细胞瘤的化疗方面主要是探索联合化疗减少纯生殖细胞瘤的放疗剂量和范围,在不影响疗效的基础上,减少放疗所致的远期不良反应。例如,对局限型生殖细胞瘤患者,先化疗2个疗程(VP-16、CBP、IFO),随后仅行局部瘤床放疗,不做全中枢放疗,4年总生存率达 100%,无病存活率为 93.3%。COG ACNS0122 试验研究了 CBP/VP-16 与 IFO/VP-16 交替治疗6个周期并随后进行 36 Gy CSI 和局部肿瘤加量放疗至 54 Gy 的治疗策略。研究观察到不错的结果:5年无进展生存率为 84%,总生存率为93%。

NGGCT 对放疗敏感性较差,与纯生殖细胞瘤相比预后较差,单纯放疗5年生存率为10%～38%,需要联合化疗或手术等综合治疗以改善生存率。有人提出术后"三明治疗法",即先行3～4个疗程化疗,然后接受全中枢及瘤床放疗,放疗后再化疗4个疗程,4年 EFS 达67%～75%。SIOP CNS-GCT-96 化疗方案:先行4个疗程铂类为主化疗,随后施行肿瘤切除和放疗。

颅内生殖细胞瘤是化疗敏感肿瘤,近年来化疗加减量放疗已逐渐被认可。如果肿瘤单发、脑脊液细胞学检查阴性、β-hCG 和 AFP 不高,术后首先化疗3～4个疗程[通常采用 PEB 方案:DDP、VP-16

和博来霉素（BLM），也有采用 BEJ 方案：BLM、VP‐16 和 CBP]，肿瘤消失后在肿瘤原发部位采用减量放疗，不用 CSI。这不仅减少了放疗造成的并发症，同时又避免用 CSI 来预防肿瘤播散和种植。如果肿瘤有多灶性、有播散或 β‐hCG 和 AFP 升高，术后采用高强度化疗 3～4 个疗程后，肿瘤局部放疗加 CSI。此外，颅内生殖细胞瘤（直径＜3 cm）伽玛刀治疗后应立即辅以化疗，否则容易复发、播散。一些研究已证明，化疗后实现完全缓解的局限型生殖细胞瘤患者中，可进一步降低针对肿瘤和全脑室放疗的剂量。值得注意的是：虽然大多数生殖细胞瘤对化疗敏感，但单纯化疗方案的复发率比联合放、化疗方案高。

78.8　原发性中枢神经系统淋巴瘤的化学治疗

　　原发性中枢神经系统淋巴瘤（PCNSL）是一种侵袭性非霍奇金淋巴瘤，具有弥漫浸润性生长的特点，可发生于脑、脊髓、眼及软脑膜。在所有脑肿瘤中 PCNSL 占 0.5%～2%。近 20 年，无论是免疫抑制性还是非免疫抑制性 PCNSL 的发病率都明显升高。在非免疫抑制性患者中，平均诊断年龄是 55 岁；免疫抑制性患者则较为年轻，在艾滋病患者中平均诊断年龄为 31 岁。

　　研究证实，手术仅起诊断作用，无明显治疗价值。立体定向活检术可以提供足够的组织，明确病理诊断，损伤较小，优于常规开颅手术。目前该病较佳的治疗模式：立体定向活检明确病理，首选含大剂量甲氨蝶呤（HD‐MTX）的联合化疗方案，同时鞘内化疗，对 60 岁以下患者化疗后可考虑行全脑放疗。PCNSL 的化疗疗效好，化疗后患者中位生存时间为 5 年；60 岁以下患者疗效更好，74% 的患者能存活超过 10 年。2000 年，Mead 等通过随机对照试验（RCT）发现针对 PCNSL，放疗后加用 CHOP 方案[CTX、多柔比星（阿霉素、ADM）、VCR、泼尼松]化疗与单纯放疗相比，不能延长生存期，且毒性较大，老年患者难以耐受。目前认为采用联合 HD‐MTX（＞3 g/m²）和其他化疗药物能够显著提高患者的 PFS 和减少复发，而单独使用 HD‐MTX 不再提倡。2009 年，Ferreri 等的随机临床试验（IELSG20）发现，HD‐MTX 与 Ara‐C 联合化疗较单用 MTX 能提高 PCNSL 患者的完全缓解率和总

生存率，但血液系统毒性反应也相应增加。其他联合治疗药物包括烷化剂、利妥昔单抗。2016 年，一项涉及 5 个欧洲国家 53 个中心的随机临床 Ⅱ 期试验（IELSG32 试验）结果表明：在 HD‐MTX 与 Ara‐C 联合化疗的结果上联合使用三胺硫磷和利妥昔单抗能够显著提高疗效，总体应答率达到 87%，2 年的总生存率分别达到 62% 和 67%。

78.9　脑转移瘤的化学治疗

　　脑转移瘤是颅外肿瘤转移到颅内的恶性肿瘤，约占颅内肿瘤的 10%。大部分患者的发病年龄在 50～70 岁。随着生活条件改善、人类寿命延长和先进诊断设备及诊断治疗方法的应用，颅内转移瘤的发病率有增高趋势，有报道占颅内肿瘤的 40%。恶性肿瘤患者中 20%～40% 将发生脑转移，其中 70%～75% 的患者为多发脑转移瘤。美国的资料提示，它至少是原发脑肿瘤的 4 倍。国内外均认为脑转移瘤中以肺癌最常见，约占 50%。胃肠道癌和乳腺癌次之，泌尿生殖系和皮肤癌较少见。儿童则以肉瘤和生殖细胞瘤多见。

　　脑转移瘤需要多学科综合治疗，包括手术、放疗、化疗等。对于年龄＜40 岁、KPS＞70 分、原发肿瘤已切除或控制良好、单发颅内转移瘤或转移瘤位置可以达到全切除的患者，应积极争取手术治疗。对先后发现脑转移瘤与原发瘤的患者，一般应先切除原发病灶，后切除转移瘤。但对颅内症状明显的患者，也可先行颅脑手术切除脑转移瘤，而后再切除原发病灶。对原发病灶不能切除的患者，为缓解症状，延长生命，也可只切除颅内转移瘤。对单发转移瘤，如原发病灶已切除，患者一般条件好，未发现其他部位转移，应及早手术切除病变，手术定位要准确，力争全切除肿瘤。多发脑转移瘤一般不宜手术治疗，因手术不能达到全切除肿瘤，但为延长患者生命和改善生活质量，也可手术切除占位大的"责任肿瘤"。位于"哑区"的转移瘤可行脑叶切除，缓解高颅压后再行放、化疗。放疗包括全脑放疗、立体定向放疗、间质内放疗等。

　　化疗多数为针对原发病的方案，有一定疗效。化疗目前还未成为脑转移瘤的主要治疗方式，除化疗敏感肿瘤外，化疗很少单独用于脑转移瘤的初始治疗，往往用于其他治疗失败后的挽救治疗或联合脑部放疗。脑肿瘤化疗方案的选择主要是根据原发

肿瘤的病理类型及血脑屏障通透性,常见的药物包括容易通过血脑屏障的通透性较高,分子量较小的药物,如亚硝基脲类药物、PCZ、VM-26等;中等程度通过血脑屏障化疗药包括TMZ、Ara-C、VP-16、BLM、DDP或CBP等。

肺癌分为小细胞肺癌和非小细胞肺癌,两者具有不同的临床特征和预后。小细胞肺癌患者多发生肺癌脑转移,小细胞肺癌对化疗敏感。因此,小细胞肺癌脑转移可以首选化疗,治疗效果和颅外病灶相似,药物包括DDP/CBP、TMZ、VP-16及拓扑替康等。VP-16联合DDP是小细胞肺癌初次治疗的一线化疗方案。非小细胞肺癌的脑转移化疗主要用于肿瘤复发后的姑息治疗,主要采取以铂类药为主的化疗方案。全身化疗药物包括铂类联合培美曲塞、紫杉醇、长春瑞滨和吉西他滨等。多项研究显示,以铂类为基础的联合化疗方案治疗非小细胞肺癌脑转移的疗效有限,单纯化疗的总生存时间仅4～8个月。因大部分化疗药物难以通过血脑屏障,导致其在脑转移中的治疗效果有限。

值得注意的是,非小细胞肺癌脑转移对靶向药物的反应率比细胞毒化疗药物好。常见的基因改变是EGFR基因突变和ALK基因的重排,分子靶向药物包括EGFR酪氨酸激酶抑制剂(如吉非替尼、厄洛替尼、阿法替尼)、ALK抑制剂(奥希替尼、克唑替尼、色瑞替尼和阿来替尼)等。其中2018年3期AURA3研究显示奥希替尼组的PFS显著长于化疗组(11.7个月 vs 5.6个月,$P=0.004$)。

78.10 脑肿瘤细胞的生物学特性、肿瘤干细胞及化学治疗展望

2001年,Reya等在多种实体肿瘤组织中发现了数量极少但具有自我更新和增殖分化潜能的细胞样肿瘤细胞,由此提出了肿瘤干细胞假说。在随后的数年中,不断有学者从恶性胶质瘤肿瘤组织中分离、培养和纯化出具有干细胞特征的细胞,并通过体内外实验证实了胶质瘤干细胞的存在。经研究发现,化疗耐受性是肿瘤干细胞的特性之一。人脑肿瘤干细胞化疗耐受性的可能机制有ABC转运蛋白高度表达、MGMT高度表达、细胞凋亡机制改变,以及其多处于G_0期。

近年来,抑制或逆转胶质瘤干细胞的化疗耐受性研究是胶质瘤干细胞研究的热点。例如,针对胶

质瘤干细胞高表达MGMT而逆转胶质瘤干细胞化疗耐受性的研究。目前,采用小剂量、长疗程给药方式消耗MGMT或应用MGMT假底物以阻断MGMT已广泛应用于临床。化疗药物联合应用可增强MGMT阳性细胞对药物的敏感性,联合应用DDP和TMZ治疗MGMT阳性复发性胶质瘤疗效良好。针对胶质瘤干细胞高表达抗凋亡蛋白和凋亡蛋白抑制因子家族成员而逆转胶质瘤干细胞化疗耐受性的研究很多。例如,姜黄素可通过下调胶质母细胞瘤细胞Bcl-2和凋亡蛋白抑制因子的表达水平,从而增强肿瘤细胞对化疗药物的敏感性。

针对目前一线化疗用药TMZ的耐药机制如DNA修复引起的抗性,克服耐药性的方法目前包括使用O6-苄基鸟嘌呤、IFNα和GSK3α抑制剂进行MGMT启动子的甲基化,以及通过ddTMZ对MGMT进行消除。另外,一些研究发现:肿瘤干细胞的JNK、MEK/ERK和Wnt等信号通路涉及胶质瘤细胞增殖并与TMZ耐药有关。因此,联合靶向这些分子的相关药物可能有利于减少TMZ耐药。

此外,针对神经肿瘤的专业化、个体化治疗,将不断提高神经肿瘤患者的生存质量和远期生存率。目前,以化疗耐药及敏感分子检测为依据的个体化化疗,以及分子靶向治疗等是神经肿瘤化疗未来的努力方向。

(唐　超　姚　瑜　周良辅)

参考文献

[1] 姚瑜,周良辅.中枢神经系统肿瘤的化疗[M]//周良辅.现代神经外科学.2版.上海:复旦大学出版社,2015:881-894.

[2] CATHERINE M, DANIEL G, KATHRYN D, et al. Report of effective trametinib therapy in 2 children with progressive hypothalamic optic pathway pilocytic astrocytoma: documentation of volumetric response[J]. J Neurosurg Pediatr, 2017,19(3):319-324.

[3] FERRERI A J, CWYNARSKI K, PULCZYNSKI E, et al. Chemoimmunotherapy with methotrexate, cytarabine, thiotepa, and rituximab (MATRix regimen) in patients with primary CNS lymphoma: results of the firstr and omisation of the International Extranodal Lymphoma Study Group-32 (IELSG32) phase 2 trial[J]. Lancet Haematol, 2016,3(5):E206-E207.

［4］ GNEKOW A K，WALKER D A，KANDELS D，et al. A European randomised controlled trial of the addition of etoposide to standard vincristine and carboplatin induction as part of an 18-month treatment programme for childhood（≤16 years）low grade glioma—a final report［J］. Eur J Cancer, 2017, 81: 206－225.

［5］ GRILL J，MASSIMINO M，BOUFFET E，et al. Phase Ⅱ，open-label，randomized，multicenter trial（HERBY）of bevacizumab in pediatric patients with newly diagnosed high-grade glioma［J］. J Clin Oncol, 2018, 36（10）: 951－958.

［6］ JAKACKI R I，COHEN K J，BUXTON A，et al. Phase 2 study of concurrent radiotherapy and temozolomide followed by temozolomide and lomustine in the treatment of children with high-grade glioma: a report of the Children's Oncology Group ACNS0423 study［J］. Neuro Oncol, 2016, 18（10）: 1442－1450.

［7］ JIAPAER S，FURUTA T，TANAKA S，et al. Potential strategies overcoming the temozolomide resistance for glioblastoma［J］. Neurol Med Chir, 2018, 58（10）: 405－421.

［8］ ROBINSON G W，ORR B A，WU G，et al. Vismodegib exerts targeted efficacy against recurrent sonic hedgehog-subgroup medulloblastoma: results from phase Ⅱ pediatric brain tumor consortium studies PBTC－025B and PBTC－032［J］. J Clin Oncol, 2015, 33（24）: 2646－2654.

［9］ VAN DEN BENT M J，ERRIDGE S，et al. Second interim and first molecular analysis of the EORTC randomized phase Ⅲ intergroup CATNON trial on concurrent and adjuvant temozolomide in anaplastic glioma without 1p/19q codeletion［J］. J Clin Oncol, 2019, 21（Suppl 3）: iii3.

［10］ WELLER M，VAN DEN BENT M，TONN J C，et al. European Association for Neuro-Oncology（EANO）guideline on the diagnosis and treatment of adult astrocytic and oligodendroglial gliomas［J］. Lancet Oncol, 2017, 18（6）: E315－E329.

［11］ WU Y L，AHN M J，GARASSINO M C. CNS Efficacy of osimertinib in patients with T790M-Positive advanced non-small-cell lung cancer: data from a randomized phase Ⅲ trial（AURA3）［J］. J Clin Oncol, 2018, 36（26）: 2702－2709.

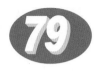 **中枢神经系统肿瘤的放射治疗**

众所周知,放射治疗(简称放疗)是肿瘤治疗的重要手段,通常指的是外照射放疗(external beam radiotherapy,EBRT)。事实已证明 EBRT 对颅内肿瘤的治疗是有效的。无论是原发性还是转移性、良性还是恶性脑肿瘤,EBRT 都会带来一定的治疗效果。随着科技的发展,不同物理性质的射线(光子、质子、重离子、中子及电子线等)被应用于临床肿瘤的治疗,同时也延伸了治疗模式的发展,如内照射、放射外科、带电粒子的治疗等。放射生物学的发展,揭示了肿瘤与正常组织细胞对射线的敏感性有明显差异,射线产生损伤后的修复也不同。由此拓展形成了分次放疗的模式。本章主要讲述分次 EBRT 在脑的良、恶性肿瘤治疗中的应用。

放射治疗学由 3 个方面组成:放射生物学、放射物理学、临床放射肿瘤学。其中,放射物理学和放射生物学是提高肿瘤放疗疗效的基础和保证,技术与生物遗传学的发展为开展临床研究提供依据。

79.1 放射生物学基础与实践

高能放射线对生物体的作用主要是针对细胞膜和细胞核。在射线的作用下,膜上蛋白质因肽键断裂而丧失正常功能,核 DNA 损伤直接关系到细胞的存活。细胞周期的 5 个时相中,G_2 和 M 期对射线较敏感,G_0 和 S 期对射线敏感性较差。这样,任何类型肿瘤都有可能受到高剂量照射后死亡。但是,

由于射线需穿过正常组织,高剂量的射线会给大范围的正常组织带来毁灭性的损伤和不良反应。必须在有效性和不良反应之间取得平衡,使之达到"治疗窗"。放疗处方剂量不仅要考虑对肿瘤杀伤的有效性,同时也必须保护周围的正常组织,如一些重要的功能单位,维持结构的血管、有再生功能的干细胞等。研究发现,射线可激发免疫、激活或阻断某些组蛋白通路而产生放射耐受。总之,放疗需要多因素集合考量,包括放射总剂量、分次剂量、分割次数、受照射体积、解剖位置、病理类型及患者的一般状况(KPS,有无基础疾病、是否有功能缺陷和潜在的宿主遗传环境等),临床治疗中每个因素都是必须考虑的。众多考量因素中,EBRT 的主要方式有两种:分次 EBRT(光子、质子、重离子)、单次大剂量照射——立体定向放射外科(stereotactic radiosurgery,SRS)。后者将在另外章节阐述,简单说,SRS 主要受到并发症的限制,常用于病灶范围清楚的疾病,对明确边界的小病灶给予单次大剂量毁损性治疗。同时,SRS 也受到空间、剂量、治疗计划设计精度和肿瘤自身特异性的限制,无法达到理想的治疗效果。分次放疗是利用正常组织与肿瘤组织对放射性损伤修复的差异,射线对肿瘤和正常组织作用机制和反应过程,如 DNA 损伤及修复,肿瘤细胞乏氧、再氧合及肿瘤干细胞再群体化等生物效应的发生、发展过程和机制等来确定放射剂量。关于放射线给神经组织带来的生物学改变和神经传导变化的研究还在不

断进行中。

中枢神经系统肿瘤的放射生物学特点：属于早期反应组织，对放射线最敏感的是肿瘤血管内皮细胞和神经胶质细胞；而正常脑细胞处于静止或低速增殖状态，属于后期反应组织。目前治疗的常规放射分次剂量是 1.8～2.0 Gy/d。这个单次剂量条件下对肿瘤有一定的杀伤力，而正常神经组织可以得到大部分的修复。为了加强射线的杀伤力，进一步提高局部控制率，常将高聚焦精准的 SRS 与分次立体定向放疗(fractionated stereotactic radiotherapy，FSRT)相结合，用于中枢神经系统良、恶性肿瘤的治疗中。

79.2 放射物理学和实施照射技术

20 世纪 40 年代开始 EBRT 被用于脑胶质瘤的治疗。由于技术的限制，治疗效果一直不尽如人意。进入 21 世纪，随着计算机技术运用到放疗中，以及精准、高照射剂量、放化疗联合等技术的应用，患者的生存率不断提高。近年来，放疗技术已经发展到容积弧形调强放疗(volumetric intensity modulated arc therapy，VMAT)和图像引导放疗(image guided radiation therapy，IGRT)阶段，基于网络的放疗流程将临床治疗带入了精准时代。

EBRT 使用的主要是医用直线加速器。其基本原理是：高压状态下产生的电子束在磁场推动下获得不断加速，获取能量提高，此时可有 2 种不同的射线被引出，并用于临床治疗：电子线(能量在 4～20MeV)和高能 X 线。高能 X 线具有穿透力强、半影小、建成区在皮下等优势，成为目前放疗的主流设备。在中枢神经系统肿瘤的治疗中主要使用的是高能 X 线，利用它的高穿透力，透过颅骨和脑组织到达肿瘤部位，以实现治疗目的。

现代放疗中，除执行治疗的治疗机外，还需要许多辅助设备。这些辅助设备是治疗准确、精确的保证。首先是体位固定，常用的固定装置分为有创和无创，如各种固定体架、头架、体模和头模等。这些装备用于保障在多日多次治疗过程中的良好重复性，减少因重复摆位带来的误差。中枢神经系统肿瘤大多位于颅内。头颅是人体活动度较大的部位，如何保证治疗部位的重复性和准确性，在分次放疗中显得尤为关键。临床常用的头颅(体位)固定材料是热塑膜，在患者放疗定位前制作，需进行每人专用

的个体化制作，即将热塑膜在 72℃的热水箱中水浴软化，依个人头面部大小、形状制作冷成型。它可以个性化地固定体位，每天治疗前后也可方便地装卸。热塑膜是非金属、对射线低吸收的材料，可以用于 CT 和 MRI 检查的定位和复位，不会影响影像的质量。这样有利于进行同体位的图像融合，为靶区勾画提供了可靠的重复性保障；还可用于体表激光标识的固定，方便 IGRT。热塑膜体位固定为脑肿瘤放疗的定位奠定了基础。现代中枢神经系统肿瘤放疗的治疗计划设计依赖于利用高分辨率的 MRI 和 CT 检查进行肿瘤与正常组织结构的勾画。常规平板 KV 级 X 线模拟机已无法满足对肿瘤三维立体方位治疗的需求，先进的 CT 模拟机不仅可以得到显示体层扫描图像的三维模拟定位，更重要的是通过 CT 图像提供的组织结构的电子密度，治疗计划系统可逆向运算出照射剂量，模拟射线照射治疗时的数字化重建图像，更加明确肿瘤与周围正常组织的关系。在中枢神经系统肿瘤中，MRI 检查更为重要，它可以很清楚地显示解剖结构和肿瘤的部位、大小、侵犯范围，以及与周围正常组织的解剖关系；CT 检查与多模态 MRI 图像融合，在放疗中用于确定治疗的靶区和区分正常组织器官，为脑肿瘤范围与重要功能性组织器官的识别提供了丰富的信息。另外，PET/CT 作为肿瘤代谢与解剖融合的影像，为治疗的定位和肿瘤侵犯范围识别提供了很好的依据。在神经系统肿瘤中常用的示踪剂是[11]C 标识的氨基酸代谢产物，它可提示胶质瘤内不同的代谢活性，为个性化设计治疗方案提供了基础。多种影像结合可以更加方便靶区的勾画，提高治疗的精确性。

随着科技的发展，应用于神经肿瘤治疗的放疗设备和技术层出不穷，如伽玛刀(γ 刀)、X 刀、三维调强适形放疗、VMAT、图像引导的自适应治疗及 MRI 引导的放疗设备等。这些设备区别于过去常规放疗设备的是其多叶准直器和嫁接在治疗机上的治疗前后及治疗中的图像追踪，目标是精准治疗，其中图像追踪可以用来修正分次重复治疗的位置误差。头颅在热塑膜的固定下移动小，但每日的摆位仍可能存在一定的移位可能。颅内肿瘤对颅骨相对固定，但也可能因术后结构的变化而变化。因此，治疗时的即时 MRI、CT 追踪很有必要，它可以根据实时的位置、解剖结构与肿瘤的变化进行修正，让误差降到最小。实现适形和调强的射线释放离不开多叶光栅，首先是动态多叶光栅的出现，可以使照射野的

形状随射线入射方向肿瘤投影的形状而发生相似性变化。这个技术的进步为适形放疗提供了可能。目前已能够做到采用足够小的治疗范围和足够适合的治疗野，在治疗计划系统引导下，根据投照肿瘤的形状产生相应的照射形状，可随照射角度的不同而进行动态的变化，高剂量的分布形态在三维空间与靶区的实际形态始终保持一致，最大程度减少正常组织的受照体积，提高靶区照射剂量，减少不良反应。脑肿瘤的治疗需高剂量照射，且有很多需要保护的重要功能结构，如脑干、视交叉、视神经和脊髓等。这些功能结构的单位体积的剂量耐受不同，当肿瘤靠近这些结构时，需根据剂量-体积显示剂量分布，以数学模型剂量-体积直方图（DVH）表达。前期研究显示三维造形放疗（3D-CRT）与过去的二维治疗相比，从技术上可避免30%以上正常脑组织受到高剂量的照射。调强放疗（intensity-modulated radiotherapy，IMRT）是在3D-CRT的基础上，动态多叶准直器投照肿瘤的形状产生相应的动态照射剂量，使其高剂量分布形态在三维空间与靶区实际形态上始终保持一致，并尽可能使靶区内的受照剂量接近均匀。这种技术有高适形性和剂量分布优势，可产生凹凸的剂量分布。当肿瘤靠近视神经、前庭耳蜗、下丘脑-垂体轴、海马和脑干等重要器官时，IMRT提供了规避受到高剂量照射的条件，通过处方限定减少受照剂量。目前缺乏有关中枢神经系统正常结构受到低剂量辐射的长期数据结果。有研究数据显示，对限制照射敏感的干细胞亚区（特别是参与神经再生的）和有认知功能脑组织区的剂量有临床意义。

IMRT/3D-CRT是精准放疗的优化模式，在中枢神经系统肿瘤的EBRT中发挥着极其重要的作用。主要用于做局部野的照射，不仅能够减少正常组织的受照体积，也可使靶区照射剂量进一步达到处方剂量，是目前临床应用最多的治疗方式。

全脑照射（whole brain radiation therapy，WBRT）常用于脑转移瘤（多发或脑膜转移）、原发性中枢神经系统淋巴瘤（多发）、弥漫多发脑胶质瘤病，是全脑全脊髓照射（craniospinal irradiation，CSI）的组成部分。WBRT需热塑膜制作面罩固定体位，模拟定位可以通过CT数字重建或千伏X线机的投影进行，在临床上常使用4~6 MV光子进行治疗。考虑到日常治疗摆位和剂量学边界因素之间的误差，建议照射野衔接的边缘至少留存1 cm的间隔。全

脑治疗的骨标志包括颅骨、筛状板及颅中窝和颅后窝的基底。一般情况下，可通过多叶光栅遮挡和准直器角度的调整保护晶体、眼睛和视神经，使其免受超量照射，避免形成延迟性白内障。WBRT的应照区域覆盖大脑到第1、2颈椎椎骨的底部。有些特殊疾病，如原发性中枢神经系统淋巴瘤（PCNSL），倾向于累及眼眶，该病WBRT照射野设计，在考虑球后照射剂量的同时，应将晶体和泪腺的伤害降至最低。

FSRT是一种混合技术，是将常规分次放疗的生物学特性与SRS的空间优势结合，发挥个体化治疗的主动性，从而扩大治疗范围的技术。FSRT通常使用多个非共面固定或拉弧，以改善追踪和固定来保障精确计划的实施。自动化设备和微型多叶光栅的出现允许使用这种方法进行非常精确和适形的剂量输送。

粒子束照射利用的是一种特定带电粒子（最常见是质子、重离子），而不是光子。该射线的优势是布拉格（Bragg）峰将高剂量释放到特定深度，从而避免了光子治疗中存在的射线入、出路径中能量的衰减，以及对正常组织的不必要损伤。尽管质子束放疗可用于任何中枢神经系统肿瘤，目前更多地用于颅底肿瘤，特别是需要高剂量治疗的肿瘤，以达到持久的局部控制，如脊索瘤和软骨肉瘤。质子束放疗也常用于治疗儿童肿瘤或良性肿瘤，可减少正常脑组织接受低剂量放疗的体积，这意味着放射线的容积剂量显著减少，可降低辐射后遗症的发生，同时避免造成血液循环系统高度敏感的血液毒性。近年来，用于胶质母细胞瘤术后治疗的探索也在进行中。

79.3　放射治疗

中枢神经系统是由脑和脊髓组成的，中枢神经系统肿瘤指发生在颅内和椎管内的肿瘤，分为原发和继发两大类，即临床上经常遇到的原发性脑肿瘤和转移性脑肿瘤。中枢神经系统肿瘤的治疗仍采取以手术、放疗、化疗为主的综合治疗。近年来，随着基础研究的快速发展和计算机技术的广泛应用，中枢神经系统肿瘤的治疗也取得了较大的进展。随着设备的不断更新和治疗模式的改进，中枢神经系统肿瘤的放疗也有了新的发展，临床神经放疗根据患者的全身状况及肿瘤病理、分期、生物学特性制订出相应的放疗措施，从而达到治愈或缓解病情、延长生

命、提高生存质量的目的。本节重点介绍 EBRT 在原发性中枢神经系统肿瘤治疗中的作用及其结果，并探讨未来研究途径和临床进展。

国内报道，原发性中枢神经系统肿瘤内原发肿瘤的发病率平均每年在 10.6/10 万左右。在美国，2006—2010 年按年龄调整的原发性中枢神经系统肿瘤的发病率约为 21/10 万，其中 2/3 是良性的，1/3 是恶性的。发病率并不高，但患者的总生存期较差，致残率高。鉴于中枢神经系统肿瘤的浸润性，大多数限制了手术完整切除。EBRT 长期以来一直在中枢神经系统恶性肿瘤的治疗中发挥作用。中枢神经系统肿瘤的放疗是安全、有效的，其原则是在最大程度保护正常组织的情况下尽可能地给予肿瘤致命的打击，即治疗肿瘤的同时，还需要对重要功能区进行保护。放疗在中枢神经系统肿瘤治疗中的适应范围为：①手术无法完全切除的颅内肿瘤；②深部和重要功能区的颅内肿瘤（有手术禁忌的）；③对放射线极敏感的髓母细胞瘤、松果体生殖细胞瘤等。

79.3.1　脑胶质瘤

2016 年，WHO 修订了《中枢神经系统肿瘤新分类》（第 4 版），以分子病理学和遗传学特征取代了组织病理学特征，根据肿瘤分子遗传学特征，更加清楚地提示肿瘤的预后及根据预后给予合适的治疗方案。与治疗策略更密切的仍是脑胶质瘤的分级，通过分子与组织学整合的病理报告所得到的胶质瘤分级，为临床治疗方案和临床研究提供了基础，整合后Ⅰ、Ⅱ级为低级别脑胶质瘤，Ⅲ、Ⅳ级为高级别脑胶质瘤。

（1）高级别脑胶质瘤

首先从预后较差的胶质母细胞瘤谈起。根据流行病学和数据库的分析，高发年龄段在 60 岁以上，原发胶质母细胞瘤约占所有神经胶质瘤的 54.4%，1 年和 5 年生存率分别仅为 35.0% 和 4.7%。到 2010 年，放疗和辅助替莫唑胺（TMZ）化疗相结合的中位生存期从 12 个月提高到 14 个月，但长期生存率仍然不尽如人意，特别是高龄患者。恶性神经胶质瘤治疗失败的主要原因仍是局部复发。早期放疗作为外科手术后局部治疗的辅助手段，用以改善局部控制。"中国中枢神经系统胶质瘤诊断与治疗指南"和"NCCN 指南·中枢神经系统肿瘤"作为一级证据，强烈推荐胶质母细胞瘤术后尽早开始放、化疗，建议采用 3D - CRT 和 IMRT 技术进行图像引导下的肿瘤局部照射，利用术前和术后的影像学检查，以 CT/MRI 图像融合为勾画靶区基础，用 MRI 增强 T_1 和 FLAIR/T_2 定义肿瘤靶体积（gross target volume，GTV）。考虑肿瘤的外侵，治疗范围适当外扩作为临床靶体积（clinical target volume，CTV），外扩的范围在不同机构给予不同的定义。EORTC、RTOG、欧洲放射肿瘤学会指导委员会（ESTRO's Advisory Committee in Radiation Oncology Practice，ESTRO - ACP）及中国专家共识对靶体积外扩范围均有不同的见解和阐述，综合各方建议和 NCCN 指南，对于Ⅲ级胶质瘤 CTV = GTV + 1 ～ 2 cm；对于Ⅳ级胶质瘤 CTV = GTV + 2 ～ 2.5 cm，考虑多次治疗的重复摆位误差，外扩 PTV（计划靶体积）= CTV + 0.3 ～ 0.5 cm。尽管扩大了治疗范围，但仍难以满足在临床上的局部控制和降低转移。目前尚不清楚 FLAIR/T_2 异常区域是否准确反映了肿瘤浸润、局部复发的倾向性及多中心、多灶性病变占比小。高级别胶质瘤的放疗仍然选择局部野治疗。早年，来自 Walker、Strike 和 Sheline 的数据已证明高级别胶质瘤的剂量-效应关系，综合 EORTC、RTOG、NCCN 指南和"中国中枢神经系统胶质瘤诊断和治疗指南"的推荐，放疗总剂量为 60 Gy，每次 2.0 Gy，常规分割 30 次。肿瘤体积较大（弥漫侵犯多脑叶）或分子检测预后倾向较好的患者，推荐降低分割剂量至每次 1.8 Gy，分割 33 次，总剂量 59.4 Gy。

近年来，化疗在恶性胶质瘤治疗中的重要性有了进一步提高。Wick 等人进行了一项Ⅲ期临床研究，主要观察序惯放、化疗的疗效。化疗主要用 PCV 方案或 TMZ，比较放疗联合化疗对无进展生存期（PFS）和总生存期（OS）的影响。结果发现，由于化疗药物的联合应用，对高级别胶质瘤的 PFS 和 OS 均有延长，明确了高级别胶质瘤术后需要将放疗和化疗作为重要的辅助治疗手段。

2005 年，《新英格兰医学杂志》发表了 EORTC 26981 - 22981 的研究结果，即 TMZ 用于脑新诊断恶性胶质母细胞瘤治疗方案的随机化研究结果，证明放、化疗联合应用可以延长胶质母细胞瘤患者的中位生存期和总生存期。目前对新诊断高级别胶质瘤常采用放疗加化疗的联合治疗措施。由于胶质瘤的异质性，化疗前最好做 *MGMT*、1p/19q、*IDH1* 等基因检测，选择疗效高、毒性低的 TMZ 同步放化疗加辅助化疗已经成为新诊断胶质母细胞瘤的标准治疗。该方案又简称 Stupp 方案，具体为：同步放化疗期间，TMZ 75 mg/(m² · d)，连续服 42 d；辅助化疗期间，TMZ 150～200 mg/(m²·d)，连续服药 5 d，每 28 天为 1 个周期，共 6 个周期。对于 TMZ 治疗中有持续改善且毒性可耐受的患者，可考虑延长辅助化疗至 12 个周期。最近，中国一项多中心临床试验对新诊断的胶质母细胞瘤患者，在 Stupp 方案的基础上增加手术后 2 周开始 TMZ 早期治疗 14 d，75 mg/(m²·d)。初步结果已公布，部分患者有明显获益，特别是 MGMT 启动子甲基化的患者获益显著。如果没有特别禁忌证，同步放、化疗一般在手术后 2～6 周开始。

脑胶质母细胞瘤多见于老年人，对老年人的年龄界定，不同的国家和机构稍有不同。综合多篇文献、联合国及中国的法律规定，将老年人的年龄限定为≥65 岁。有人认为，老年胶质母细胞瘤患者或一般状况不佳的患者不能从辅助放疗中显著获益，应单独接受支持治疗。Keime 及其同事将≥70 岁，KPS≥70 分的患者随机分成 2 组，一组进行放疗＋支持治疗，给予放疗剂量为每次 1.8 Gy，总量为 50 Gy；另一组单纯给予支持治疗。2 组的中位生存期分别为 29.1 周和 16.9 周（HR = 0.47，P = 0.002）。高龄患者仍期待有生存期的延长，积极良好的治疗能够带来获益。对于老年患者是否需要给予 60 Gy/6 周，共 30 次的标准放疗，Roa 和同事报道了一项随机对照试验（RCT）的结果，该试验比较了 40.05 Gy/3 周与 60 Gy/6 周的放疗方案，其生存率无显著差异，低剂量组的类固醇需要量减少，2 组之间的生存率分布差异不明显。该试验为非等效性结果，不足以证明单纯降低放疗剂量会给老年患者带来生存获益。NOA－08 对单纯 TMZ 化疗与单纯放疗进行了比较，在老年患者的一项随机、多中心、Ⅲ期临床非劣效性研究中，纳入 584 例 KPS≥60 分、年龄≥65 岁的老年高级别胶质瘤患者，随机将其分为 TMZ 化疗组（100 mg/m²，7 d 方案：7 d on/7 d off）和放疗组（60.0 Gy/30 次），TMZ 组总生存时间为 8.6 个月（95% CI 7.3～10.2 个月），放疗组总生存时间为 9.6 个月（95% CI 8.2～10.8 个月），两者相比 HR 为 1.09（95% CI 0.84～1.42），非劣效性 P = 0.033，提示单独 TMZ 组与单独放疗组疗效相似；TMZ 组与放疗组中位无事件生存率无显著差异（3.3 个月 vs 4.7 个月，HR 为 1.15，95% CI 0.92～1.43，P = 0.43）。该研究最终结论是单纯化疗并不优于单纯放疗。NOA－08 研究显示令人失望的结果。随后开展了 Nordic 研究，该研究也是

一项前瞻性、多中心、随机Ⅲ期临床研究，共纳入 342 例新诊断的老年胶质母细胞瘤患者（年龄≥65 岁），其中 291 例患者被随机分为 3 个组：93 例接受 TMZ 治疗（200 mg/m²，5/28 方案，6 个周期）；98 例接受低分割放疗（34.0 Gy，3.4 Gy/次）；100 例接受标准放疗（60.0 Gy，2 Gy/次）。研究结果显示，年龄≥65 岁的接受 TMZ 或大分割放疗的患者比标准放疗患者具有更好的生存率，但 TMZ 受益仅限于 MGMT 启动子甲基化的患者（HR = 0.59，P = 0.02）。2016 年国际期刊发表了多篇对老年高级别胶质瘤放疗的研究结果。一项多中心的Ⅲ期随机临床研究（CCTG CE 6、EORTC26062－22061、TROG 08.02）对≥65 岁的老年胶质母细胞瘤患者，随机分别进行单独大分割放疗（40 Gy/15 次，3 周完成）与大分割放疗＋同步 TMZ 化疗＋TMZ 辅助×12 周期的对照研究，结果显示后者比前者总生存期和无进展生存期均有明显获益（P＜0.000 1），其中 MGMT 启动子甲基化的患者获益更显著（P＜0.000 1），而非甲基化者也有部分获益，单纯年龄（高龄）不应被视为同步放、化疗（TMZ＋RT）的禁忌证。对于老年胶质母细胞瘤患者，在保证治疗疗效的前提下可考虑缩短放疗的时长。EORTC26062－22061、NCIC CTG 的研究证明，低分割放疗同步加辅助 TMZ 与单独低分割放疗相比，可为老年患者带来更多的生存获益。此外，对于年龄＞65 岁或 KPS＜70 分的老年胶质母细胞瘤患者，常规分割照射（60 Gy/6 周）与大分割照射（40 Gy/3 周）比较，缩短了治疗期，总生存期无显著差异。总体来说，针对老年胶质母细胞瘤患者制订治疗方案时，生活质量是一个非常重要的考虑因素。

目前胶质母细胞瘤的放疗进入了瓶颈时代，试图提高治疗剂量和添加放射增敏剂等，结果均不尽如人意。近年来，多以放疗联合不同的药物开展临床研究，探索不同特质的射线治疗胶质母细胞瘤，如质子、重粒子束放疗。Castro 及其同事在 NCOG 的Ⅰ、Ⅱ期临床试验中报道了对 39 例原发性脑胶质瘤患者进行的重粒子束治疗，数据未显示出优于标准治疗的结果。由于重粒子设备使用的局限性，该领域研究尚缺乏实质性进展。质子与光子结合的Ⅱ期研究对 23 位患者提高局部剂量到 90CGE（钴戈瑞当量），无进展生存期为 20 个月，多数患者复发部位仍在 60～70 CGE 区域内，而在大剂量（90 CGE）等剂量范围内只有 1 例复发。不同射线组合方式对脑

胶质瘤进行放疗的剂量与分割、疗效分析等还有待更多的数据支持。

预后因素分析：RTOG 应用递归分区分析（recursive partitioning analysis，RPA）的方式分析了 1974—1989 年所进行的 3 项恶性神经胶质瘤临床试验共 1578 例患者的生存率，根据预后变量创建了分级模型，主要使用年龄、组织学、KPS、神经功能、症状持续时间和切除程度等变量（表 79-1）。先将其分为不同的亚组，再用于进一步的预后分析。

表 79-1　RTOG RPA 对预后类别的定义

分级	肿瘤	分级标准定义
1	AA	年龄<50 岁，精神状态正常
2	AA	年龄>50 岁，KPS>70 分，症状持续时间>3 个月
3	AA	年龄<50 岁，KPS>90 分，精神状态异常或 GBM
4	AA	年龄>50 岁，KPS>70 分，症状持续时间<3 个月或 GBM 年龄<50 岁，KPS<90 分或 GBM 年龄>50 岁，KPS>70 分，部分或全部切除，可以工作
5	GBM	年龄>50 岁，KPS>70 分，部分或全部切除，不能有效工作 年龄>50 岁，KPS>70 分，仅活检或 GBM 或 AA 年龄>50 岁，KPS<70 分，精神状态正常
6	GBM	年龄>50 岁，KPS<70 分，精神状态异常

注：AA，间变性星形细胞瘤；GBM，胶质母细胞瘤。

RPA 分级揭示了预后和生存与分级的负相关性，第 5 级和第 6 级患者的预后最差，其 2 年生存率低于 6%，而第 1 级和第 2 级患者的 2 年生存率接近并超过 70%。第 3 级和第 4 级患者的 2 年生存率分别为 35% 和 15%。当 TMZ 被应用于胶质母细胞瘤的治疗后，RTOG RPA 保持了各组之间的预后意义，并发现 *MGMT* 启动子甲基化状态是接受放疗和 TMZ 治疗患者生存的有力预测指标，并且已被纳入术后的整合病理报告中。近年来，有人发现 *IDH1*、*IDH2* 基因的突变显示良好的预后。德国脑胶质瘤的研究数据显示，伴有 *IDH1* 突变的胶质母细胞瘤患者预后好于没有 *IDH1*、*IDH2* 突变的间变性星形细胞瘤患者，提示由肿瘤生物学分子特征定义胶质瘤的诊断等级依据准确。*MGMT* 启动子甲基化和 *IDH* 突变已成为目前胶质母细胞瘤的

主要预后良好指标。

总结多个具有循证医学证据的指南，放疗在脑胶质母细胞瘤的治疗中占有重要地位。局部脑照射是放疗的标准模式。如何应用放疗取决于肿瘤性质和患者的具体特征，包括年龄和一般状况。对于复发性胶质母细胞瘤，可以考虑对表现良好的年轻患者进行局灶性再照射，有多种可接受的放疗策略，通常包括 2 个阶段（大野＋缩野加量）或 1 个阶段（单野）。在活检或切除术后，KPS 良好的 65 岁以下的胶质母细胞瘤患者应同时接受 TMZ 辅助治疗，常规分割放疗（如 2 Gy 分割，60 Gy/30 次），不推荐常规加用贝伐珠单抗。KPS 欠佳的老年患者（65 岁以上）可给予大分割放射治疗（40 Gy/15 次）；支持在该方案中添加 TMZ 的同步和辅助治疗。

最后，需提及胶质瘤治疗后的假性进展问题。20%～30% 的胶质母细胞瘤患者在进行同步放、化疗后出现假性进展，多数出现在放疗结束后的前 3 个月。胶质瘤假性进展如何判断一直是临床上的难题。2010 年，由 Wen 提出了新的高级别胶质瘤治疗反应评价标准，即神经肿瘤反应评价（response assessment in neuro-oncology，RANO）标准（表 79-2）。RANO 标准经过近 6 年的临床实践，得到了神经肿瘤学界的认可，也成为高级别胶质瘤临床试验研究的常用评价标准。因此，建议在复发肿瘤的临床试验中将这类患者排除，除非是在原放射野外出现肿瘤进展或组织病理学证实存在进展的患者。

表 79-2　脑胶质瘤治疗效果评估 RANO 标准

项目	完全缓解	部分缓解	疾病稳定	疾病进展
T$_1$ 增强	无	缩小≥50%	变化 −50%～+25%	增加≥25%
T$_2$/FLAIR	稳定或减小	稳定或减小	稳定或减小	增加
新发病变	无	无	无	有
激素使用	无	稳定或减少	稳定或减少	不适用
临床症状	稳定或改善	稳定或改善	稳定或改善	恶化
需要满足条件	以上全部	以上全部	以上全部	任意 1 项

（2）间变性神经胶质瘤

高级别恶性神经胶质瘤分为两大类：胶质母细胞瘤（WHO Ⅳ 级）和间变性星形细胞瘤（WHO Ⅲ

级)。间变性星形细胞瘤患者的中位生存期为 2~3 年。间变性星形细胞瘤的放疗方式为局部野照射。初始定义治疗靶区 GTV_1 为 MRI 上 FLAIR/T_2 序列异常区;定义 GTV_0 为 MRI＋C(增强)可见强化病灶,定义 CTV 为 GTV_0 外扩 1~2 cm 边缘。通常 CTV(包括 GTV_1)给予 40~46 Gy/(20~23)次,GTV_0 给予每 60 Gy/30 次。在恶性神经胶质瘤中,间变性少突胶质细胞瘤(WHO Ⅲ 级)是不常见的亚型之一,这种肿瘤对放疗和化疗均具有一定的敏感性。间变性少突胶质细胞瘤还具有独特的分子遗传学特征改变,肿瘤中约 80% 伴有 1p/19q 的联合缺失,具有 1p/19q 联合缺失的肿瘤通常在 *IDH1*、*IDH2* 基因中带有突变。这些肿瘤通常还具有相对较好的生存预后。日本研究人员发现间变性少突胶质细胞瘤患者的中位生存期可长达 12.7 年,当含有星形细胞成分(间变性少突星形细胞瘤)时,中位生存期缩短至 4.8 年。与其他神经胶质瘤一样,治疗首选外科手术,最大程度地安全切除肿瘤是治疗的标准。单纯和/或混合性间变性少突胶质细胞瘤的患者术后接受放疗,照射剂量为常规 1.8~2 Gy/d,27~30 次,总剂量 54~30 Gy。由于这些肿瘤对放疗和化疗都有明显的治疗响应,因此,如何延长该病患者的无进展生存期成为研究的目标。有 2 项Ⅲ期临床研究,一项在北美(RTOG 9402),另一项在欧洲(EORTC 26951),将化疗与化疗加 PCV 方案进行了比较。接受化疗＋PCV 治疗的患者显示有生存率的提高,特别是具有 1p/19q 联合缺失和 *IDH* 突变的患者,具有更高的生存率。TMZ 在间变性少突胶质细胞瘤患者中也有高应答,RTOG 0131(一项Ⅱ期研究)报告,结果显示间变性少突胶质细胞瘤和混合性间变性少突胶质细胞瘤患者接受放疗＋TMZ 治疗的 6 年 PFS 和总生存率优于 RTOG 9402 的放疗＋PCV 方案。未来的研究将根据 1p/19q 染色体缺失的存在与否对患者进行前瞻性分层。

(3)低级别胶质瘤

低级别胶质瘤通常指 WHO Ⅱ级弥漫性星形细胞瘤或少突胶质细胞瘤(除外毛细胞星形细胞瘤,WHO Ⅰ级),比高级别胶质瘤的自然生长期要长。自然病程长造成对总生存有价值的治疗方案难以确认。可以肯定的是,手术、放疗与化疗在其治疗中发挥着各自的重要作用。针对放疗存在的难点,即何时开始放疗、多大放疗剂量开展了临床研究。

EORTC 22845 将患者随机分为 2 组,即术后早期放疗组和进展后(延迟)放疗组。放疗方案为放疗前 CT 定位＋CT/MRI 图像融合勾画靶区,肿瘤体积由术前和术后影像来界定,通常应用 MRI 中 T_2/FLAIR 序列确定肿瘤靶区(GTV),临床治疗靶区(CTV)在肿瘤靶区(GTV)基础上外扩 1~2 cm。CTV 照射剂量 1.8 Gy/次,总剂量 54 Gy/30 次。研究发现术后早期放疗组的患者无进展生存期明显较长(中位数为 5.3 vs 3.4 年),能更好地控制癫痫发作(发生率 25% vs 41%),但总生存期无差异(7.4 vs 7.2 年)。值得注意的是,无论患者是否做过放疗,大多数患者的复发伴随向更高级别的发展。因此,也排除了由放疗引起的低级别向高级别转化的嫌疑。无进展生存期的获益并未转化为总生存期的获益,这对于治疗决策和研究有特别的意义。最近报道的 RTOG 9802 提供了一个比较结果,放疗联合 PCV 序贯化疗治疗低级别胶质瘤不仅有无进展生存期获益,长期随访后更显示出明显的总生存期获益。EORTC 22844 和 22845 研究预后变量及与不良预后相关的因素:星形细胞瘤组织学、年龄(≥40 岁)、肿瘤大小(直径≥6 cm)、跨中线和神经功能缺损。具有 2 个以下因素的患者被认为是低风险,这组患者的平均中位生存期为 7.8 年。而具有 3 个以上因素患者的平均中位总生存时间为 3.7 年。这也明确提示,对高风险的低级别胶质瘤应主张术后早期进行放疗。2018 年版"NCCN 指南·中枢神经系统肿瘤中的诊疗路径解读"通过大量文献荟萃分析,将低级别胶质瘤的风险分级进一步浓缩与简化,发现年龄与手术切除率是最直接的导致肿瘤早期复发和进展的因素:①年龄≥40 岁;②未完全切除。具备 2 个因素中的任何 1 个都视为高风险;两者必须同时具备才视为低风险。解决何时放疗问题的答案随之而来,对具有高风险的患者术后早期开始放、化疗会有生存获益。另一个问题是放射剂量与治疗模式的问题,有 2 项独立的随机研究:EORTC 22844 将患者在 45~59.4 Gy 按 1.8 Gy,进行随机分组。RTOG 和 ECOG 进行了研究,将患者随机分为 50.4 Gy 和 64.8 Gy 组。2 项研究发现 2 组之间的无进展生存期和总生存期均无显著差异,较高剂量会带来更多晚期不良反应并潜在降低生活质量。权衡治疗收益和晚期不良反应,许多放射肿瘤学专家认为安全有效的治疗剂量为 54 Gy,分割剂量每次 1.8 Gy,共 30 次。这主要是基于 EORTC 22845 研究中所定义的靶区范围,45 Gy 与 54 Gy 之间并未增加毒性作用,而随机证据支持治疗有效性的剂量。

79.3.2 脑膜瘤

脑膜瘤是成人中最常见的非神经胶质细胞来源的颅内肿瘤,约占原发性中枢神经系统肿瘤的36%。大多数脑膜瘤是良性的。在WHO分类中组织学亚型与分级密切相关,分为Ⅰ~Ⅲ级,通常指良性、非典型和间变性脑膜瘤。外科手术是脑膜瘤的首选治疗方法,切除术可获取组织学诊断,减轻肿瘤压迫所带来的相关症状。减轻肿瘤诱发的癫痫发作。手术有较高的局部控制率。脑膜瘤的生长部位和浸润性导致其很难被完全切除,分次EBRT和SRS(质子或光子)是目前可接受的非手术治疗方式。而辐射是脑膜瘤的已知病因之一。有研究报道,头颅肿瘤在接受照射后继发脑膜瘤的风险5年时仅为0.53%,25年时为8.18%。新的放疗计划和技术进步对放疗相关的后期神经系统不良反应都有明显改善。这些观察结果得到了Goldsmith及其同事的验证。结果直接支持术后平均照射剂量为54Gy。1980年以后(使用CT和MRI检查进行计划治疗时)良性脑膜瘤的5年无进展生存率为98%,而之前的计划技术下的5年无进展生存率为77%。现代治疗计划和技术大大降低了放疗带来的不良反应。

非典型脑膜瘤(WHO Ⅱ级)可能占所有诊断出的脑膜瘤的20%。许多研究者都认为,无论手术切除的程度如何,均需进行放射线照射。然而也有学者认为,分次放疗对局部控制和总生存期没有明显影响。Perry等报道了108例手术切除、病理明确的非典型脑膜瘤患者,术后影像学表现为全切除,其5年复发率也达到40%。由于不可接受的高复发率,建议非典型脑膜瘤术后放疗以总剂量59.4Gy(1.8Gy/次)或60Gy(2Gy/次)进行照射是安全的。对于完全切除后非典型脑膜瘤的辅助治疗尚有争议,需要将生存率或生活质量作为主要结果指标,进行大型的多中心随机临床试验以给出明确答案。

恶性脑膜瘤(WHO Ⅲ级)5年生存率不足20%,大多数患者需接受术后放疗。因病例数相对少,很难确定最佳的治疗方法。一项对48例恶性脑膜瘤患者的研究显示,在初次切除术后5年内伴辅助放疗的患者无进展生存率有所改善。根据回顾性数据,建议术后放疗剂量为每30~33次60Gy。GTV为术后MRI上可见增强病灶,CTV为GTV外扩1.5~2cm,尤其是在病理性脑部侵袭患者,治疗范围还需参考术前MRI检查结果。

79.3.3 原发性中枢神经系统淋巴瘤

PCNSL是局限于中枢神经系统的淋巴瘤,其发生率占所有中枢神经系统肿瘤的不到2%。PCNSL的特征是随着其自然病程的发展而通过脑-脊髓轴传播。化疗是主要的治疗方式。PCNSL是一种放射敏感性肿瘤,临床反应率高达80%。在1970年年初的一份报告中,有83例PCNSL患者接受了观察、手术切除或放疗治疗。单纯手术切除患者中位生存期为4.6个月,接受EBRT的患者中位生存期为15.2个月。放疗不仅可延长生存期,还可产生快速反应,快速、持续地改善症状,使用WBRT显示快速的临床疗效。一篇文献综述中指出,放疗后该疾病的1、2和5年生存率分别为66%、43%和7%。WBRT加化疗方案的使用产生了更显著的疗效,RTOG的Ⅱ期临床试验证实了放、化疗联合的生存获益。RTOG 9310研究了对102例患者给予5个周期的大剂量甲氨蝶呤、长春新碱和卡巴肼的治疗持续10周,随后进行45Gy WBRT和大剂量阿糖胞苷辅助化疗,中位无进展生存期为24个月,总生存时间为36.9个月,同时提示无须全脊髓的预防照射。另外,发现年龄对存活率有明显的影响,年龄≤60岁的患者中位生存期为50.4个月,而年龄≥60岁的患者中位生存期仅为21.8个月。目前,发现放疗后出现了迟发性神经毒性反应,对放疗的使用、总剂量、分割剂量产生了争议。Shah等发表了一项减量WBRT(23.4Gy)方案,该方案针对由利妥昔单抗、甲氨蝶呤、卡巴肼和长春新碱组成的诱导方案,对化疗后完全缓解的患者给予低剂量放疗WBRT(23.4Gy)。中位随访时间为37个月,2年总生存率和无进展生存率分别为67%和57%,并未发生晚期神经毒性。近期更新的NCCN指南将低剂量WBRT作为PCNSL危重症患者的首选挽救性治疗。对于化疗失败或局部复发的患者,放疗可快速缓解症状,改善生存状况。

79.3.4 髓母细胞瘤

髓母细胞瘤在成年人中极为罕见,在儿童中更为常见。放疗为这类肿瘤的治疗提供了治疗的基础。髓母细胞瘤根据预后分为2组;根据年龄、分期、病灶位置和切除范围4个因素,分为标准风险组和高风险组。具有标准风险的患者患有Chang M。

期疾病(脑脊液播散证据),颅后窝起源,年龄＞3岁且手术后肿瘤残留＜1.5 cm²。成人的预后因素似乎与儿童的预后因素相似,并且治疗通常以风险分层为指导。儿童髓母细胞瘤的放射治疗必须高度重视治疗带来的内分泌和生长发育的不良反应,应在不降低肿瘤控制率的前提下,减少CSI剂量以降低后期不良反应。推荐CSI剂量每20次36 Gy,每次1.8 Gy,颅后窝瘤床局部加量至每30次54 Gy。这已是大多数该类患者的标准治疗方法。高风险组的当前治疗方案是放疗联合辅助化疗继续。

79.3.5　生殖细胞肿瘤

中枢神经系统生殖细胞瘤易沿脑脊液在全中枢播散,对放疗和化疗均敏感,好发于儿童和青少年,放疗是该病的主要治疗手段,以CSI加局部照射为常用放疗方式。给予分割剂量和靶区范围勾画时,应考虑对患儿生长发育的影响。一项多中心的前瞻性试验发现,60例经放疗、未化疗的颅内生殖细胞瘤患者均完全缓解,5年无复发生存率为91%。生殖细胞肿瘤成年患者的放疗疗效极佳,治愈率高达90%。推荐CSI剂量共20次36 Gy,每次1.8 Gy,原发瘤局部加量至共30次54 Gy。中枢神经系统的非单纯生殖细胞性肿瘤患者生存期较差,手术和化疗是主要的治疗方式。对于术后残留病灶,放疗可能有助于延长无进展生存期。

79.3.6　总结

中枢神经系统肿瘤的治疗需要神经外科、神经影像科、放射治疗科、神经肿瘤科、病理科和神经康复科等多学科合作,遵循循证医学原则,采取个体化综合治疗,优化和规范治疗方案,为不同分子亚型胶质瘤患者提供更精确的靶区和治疗。放疗对免疫系统具有双重作用,既有免疫抑制性,也有通过激活免疫达到免疫增强的作用,以期达到最大治疗效益,尽可能延长患者的无进展生存期和总生存期,提高生存质量。为使患者获得最优化的综合治疗,放疗任重道远。

（盛晓芳）

参考文献

［1］ 中华医学会放射肿瘤治疗学分会.胶质瘤放疗中国专家共识(2017)［J］.中华放射肿瘤学杂志,2018,27(2):123-131.

［2］ 国家卫生健康委员会医政医管局.脑胶质瘤诊疗规范(2018年版)［J］.中华神经外科杂志,2019,35(3):217-239.

［3］ 周良辅,毛颖,王任直.中国中枢神经系统胶质瘤诊断与治疗指南(2015)［J］.中华医学杂志,2016,96(7):485-509.

［4］ 盛晓芳,毛颖,周良辅,等.中枢系统肿瘤的放疗［M］//周良辅.现代神经外科学.2版.上海:复旦大学出版社,2015:895-906.

［5］ ALEXANDER B M, BARANI I J, MEHTA M P. Fractionated radiotherapy for brain tumors［M］//WINN H R. Youmans and Winn neurological surgery. 7th ed. Philadelphia: Elsevier, 2017:2168-2190.

［6］ BUCKNER J C, SHAW E G, PUGH S L, et al. Radiation plus procarbazine, CCNU, and vincristine in low-grade glioma［J］. N Engl J Med, 2016,374(14):1344-1355.

［7］ CABRERA A R, KIRKPATRICK J P, FIVEASH J B, et al. Radiation therapy for glioblastoma: executive summary of an American society for radiation oncology evidence-based clinical practice guideline［J］. Pract Radiat Oncol, 2016,6(4):217-225.

［8］ CHAN M D. Radiation therapy technique［M］//WINN H R. Youmans and Winn neurological surgery. 7th ed. Philadelphia: Elsevier, 2017:2155-2159.

［9］ DE ROBLES P, FIEST K M, FROLKIS A D, et al. The worldwide incidence and prevalence of primary brain tumors: a systematic review and meta-analysis［J］. Neuro Oncol, 2015,17(6):776-783.

［10］ GILBERT M R, MARK R G, WANG M H, et al. RTOG 0525: a randomized phase Ⅲ trial comparing standard adjuvant temozolomide (TMZ) with a dose-dense (dd) schedule in newly diagnosed glioblastoma (GBM)［J］. J Clin Oncol, 2011,29 (Suppl 3): 51.

［11］ MALMSTRÖM A, HERRUING B, MAROSI C, et al. Temozolomide versus standard 6-week radiotherapy versus hypofractionated radiotherapy in patients older than 60 years with glioblastoma: the Nordic randomised, phase 3 trial［J］. Lancet Oncol, 2012,13(9):916-926.

［12］ NIYAZI M, BRADA M, CHALMERS A, et al. ESTRO-ACROP guideline "target delineation of glioblastomas"［J］. Radiother Oncol, 2016,118(1):35-42.

［13］ PERRY J R, LAPERRIERE N, O'CALLAGHAN C J, et al. Short-course radiation plus temozolomide in elderly patients with glioblastoma［J］. N Engl J Med, 2017,376(11):1027-1037.

 **中枢神经系统肿瘤的放射外科治疗**

80.1　概述

利用高能量的放射线通过特定的导向系统照射到颅内病灶上,无须钻孔或开颅手术,没有手术创伤而达到治疗目的的方法称为放射外科或立体定向放射外科(SRS)。最早提出放射外科这一概念的是瑞典神经外科教授 Leksell。在 20 世纪 50 年代,由于医疗技术的限制,神经外科手术病死率高达 40% 左右,其致残率更高。因此,寻求一种低风险、低创伤、安全有效的治疗手段一直是神经外科医生们所期望的。1951 年,Leksell 医生和他的同事们用立体定向外科方法,把 X 线引入颅内治疗精神病患者,开创了 SRS 的应用和研究。但是,由于当时应用的 X 线能量低、设备简陋,这种技术未能在临床推广运用。之后,Leksell 医生经过长期研究和实践,从粒子束放射源到非粒子放射源(如 γ 射线及 X 线)中选出最理想的放射源 γ 射线。另外,由于设备的机械精度高,治疗后产生的放射性毁损灶边界清晰,犹如"刀割"样,故被形象地称为"伽玛刀"[γ 刀(gamma knife)](图 80-1)。1967 年,Leksell 医生与放射物理学家 Borje Larsson 合作,研制了世界第 1 代伽玛刀;1975 年和 1984 年,第 2 代与第 3 代伽玛刀相继问世;

1987 年和 1999 年,美国匹兹堡大学医院分别安装使用了世界上最早的 B 型和 C 型伽玛刀;2006 年,法国马塞 Timone 医院安装使用了世界首台 LeksellPerfexion 伽玛刀。从此,伽玛刀进入了常规程序化及高度自动化的临床应用阶段。2015 年,医科达(Elekta)公司在西班牙巴塞罗那推出了最新一代带有一体化锥形束计算机体层成像(cone beam computed tomography, CBCT)的 Leksell Icon 伽玛刀,它能提供更高的精度范围,并可采用无框架固定。与此同时,基于直线加速器的放射外科(LINAC-based stereotactic radiosurgery,当时以 X 刀为代表)和基于同步回旋加速器的带电粒子束(当时以质子为代表)也相继问世(表 80-1)。自 1987 年 Alder 提出影像引导的无框架 SRS 的概念之后,他很快在 1992 年研制出世界首台射波刀(cyber knife),并在此后的 20 年间将其不断更新换代,逐步应用于临床。射波刀及其他无框架直线加速器放射外科设备(以 Novalis Radiosurgery 为代表)的临床应用,不但使颅内肿瘤的治疗增加一种新的放射外科治疗手段,而且将放射外科在神经外科领域的肿瘤治疗范围扩大到整个中枢神经系统。目前伽玛刀、X 刀、射波刀和带电粒子放疗(charged particle radiotherapy)已成为放射外科的主要治疗手段。

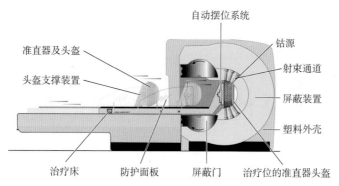

图 80-1 Leksell 伽玛刀结构示意

注:图片由医科达公司提供。

表 80-1 立体定向放射外科发展史

时间(年份)	创始人	地 点	事 件
1951	L. Leksell	Stockholm(瑞典)	描述 SRS 技术,并治疗首例患者
1954	J. Lawrence	Berkeley(美国)	带电粒子束放射抑制垂体功能
1958	B. Larsson	Uppsala(瑞典)	在神经外科应用质子放疗
1962	R. Kjellberg	Boston(美国)	进行质子束的实验工作
1965	V. Koroshkow	Moscow(苏联)	临床应用质子束技术
1967	L. Leksell	Stockholm(瑞典)	第 1 代伽玛刀诞生
1970	L. Steiner	Stockholm(瑞典)	第 1 次应用伽玛刀治疗动静脉畸形
1974	B. Larsson	Uppsala(瑞典)	首次提出直线加速器放射外科技术
1975	L. Leksell	Stockholm(瑞典)	第 2 代伽玛刀使用
1980	J. Fabrikant	Berkeley(美国)	应用氦离子束治疗动静脉畸形
1982	J. BarciaSolurio	Madrid(西班牙)	钴源照射治疗颈内动脉海绵窦瘘
1982	O. Betti	Paris(法国)	改良直线加速器放射外科治疗
1982	F. Collombo	Vicenza(意大利)	采用改良直线加速器形成 X 刀原型
1984	H. Bunge	Buenos Aires(阿根廷)	第 3 代伽玛刀使用
1986	W. Lutz, K. Winstor	Boston(美国)	改进直线加速器,进一步完善 X 刀
1987	Elekta	Stockholm(瑞典)	B 型伽玛刀使用
1987	John R. Alder	Stanford(美国)	提出影像引导的无框架 SRS
1992	John R. AlderV	Stanford(美国)	研制出射波刀
1992	J. Loeffler, E. Alex	Boston(美国)	第 1 台商用 X 刀建成
1999	Elekta	Stockholm(瑞典)	C 型伽玛刀使用
2006	Elekta	Stockholm(瑞典)	Perfexion 伽玛刀问世
2015	Elekta	Barcelona(西班牙)	Icon™ 伽玛刀推出

放射外科应用医学影像学三维图像定位方法,把多束高能量的放射线准确汇聚于体内特定的靶区上、毁损靶区内病变组织,从而达到治疗目的。它不同于普通放疗,后者是利用组织对放射线敏感性不同而达到治疗目的,而 SRS 则像一把“无形”的手术刀,摧毁靶区内所有的生物组织,由于靶区外射线剂量迅速衰减,因此,对靶区周围正常组织影响甚微。

由来自神经外科、神经影像科、肿瘤放疗科、物理学科、护理和技术等辅助部门的人员组成的一支多学科队伍,使放射外科逐渐发展成一门新兴的学科。50 余年的临床实践证明,放射外科具有外科手术无法比拟的优点:无手术创伤、无手术死亡、无感染风险、费用低和并发症低。由于三维图像定位的准确、等剂量曲线的设计及所引起的独特放射生物学变化,使其与常规放疗有根本区别。在常见的 4 种放射外科设备中,伽玛刀具有准确度高(误差<0.1 mm)、操作简便、特别适用于小病灶(直径<3 cm)和功能神经外科的特点,从而成为最早应用于临床的 SRS 标准治疗手段。目前这项治疗工作主要是在神经外科医生主持下进行。X 刀对照射野无严格限制,针对>3 cm 的病灶容易获得均匀剂量分布,而且可以分次照射,价格较便宜。但由于机械原因,照射准确性略差。近 20 年来,逐步发展起来并应用于临床的射波刀与 X 刀一样,都属于直线加速器放射外科,但在照射准确性和分次治疗方面具有独特的优势,被越来越多地应用于神经外科领域。带电粒子束(包括质子和重粒子)具有剂量学和放射生物学方面的优点,适用于较大病灶(直径>3 cm),但价格昂贵,限制了其临床应用(表 80-2)。

表 80-2 4 种放射外科设备的性能对比
(部分参考 Loxton)

项目	质子或重粒子	X 刀	伽玛刀	射波刀
对正常脑组织损害少	+++	+	+	+
边缘是否锐利	+++	+	+	+
放射学的生物效应	+++	+	+	+
治疗剂量计算的灵活程度	++	+++	+	++
治疗剂量计算的复杂程度	-	++	++	++
小病灶的治疗效果	++	++	+++	++
大病灶的治疗效果	++	++	+	++
安装难度小	-	+	++	++
对工作人员的要求小	-	++	+++	++
治疗费用少	-	+++	++	+
操作方便	-	+	++	++

注:+++,优;++,良;+,中;-,差。

放射外科与显微外科手术治疗的目的不同。显微外科以切除肿瘤多少和术后临床表现来判断疗效,而放射外科则主要是对比治疗前后影像学变化,通过对治疗前后病灶体积大小的测量,以及术后某一阶段的临床表现来判断疗效。控制肿瘤生长则是放射外科的治疗目的;病灶大小不变(停止生长)或体积缩小为有效,增大为无效。伽玛刀的治疗作用不是在治疗后立即显示出来的,需要一定的潜伏期才能渐渐表现出来。对不同性质的病灶,其作用期也不同,恶性肿瘤如颅内转移瘤、生殖细胞瘤及淋巴瘤等,治疗后数月肿瘤体积明显缩小或消失,良性肿瘤则需要半年至数年才能观察到疗效。

放射外科应用于肿瘤治疗逐渐增多,它不但增加了神经外科治疗中枢神经系统肿瘤的手段,而且拓宽了神经外科的治疗范围,已经成为神经外科治疗中枢神经系统肿瘤必不可少的重要组成部分。

80.2 放射生物学变化

能量大、剂量分布曲线呈陡峭下降是放射外科的特点,它产生的独特生物学作用如下。

80.2.1 细胞水平

生物组织受高能量射线照射后,可产生直接和间接反应。前者为细胞原子发生电离,后者为细胞内水分子解离,产生自由基。直接和间接反应均引起一系列生物学变化,导致细胞内重要结构的破坏。一般光子照射(如伽玛刀或 X 线)以引起间接反应为主(占 75%),粒子束以引起直接反应为主(图 80-2)。

80.2.2 组织水平

单次高能量(每次 200 Gy)照射,靶组织发生下列变化。

(1) 坏死期

照射后 3~4 周,出现边缘清晰的坏死灶,周边组织少量出血和急性炎症反应。

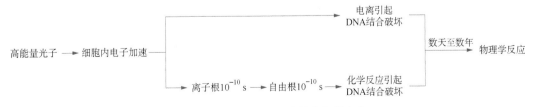

图 80-2 细胞水平的放射生物学变化

（2）吸收期

坏死细胞被吞噬细胞清除，同时胶质细胞增生，病灶周围呈慢性炎症反应，血管充血，新生毛细血管形成，血管内皮细胞增厚，吸收期可持续 1 年以上。

（3）修复期

自照射后 1 年开始，各种反应消退，胶质瘢痕形成，病灶趋稳定。照射后肿瘤退行性变，先从照射中心开始，逐渐向边缘发展，表现为肿瘤毛细血管和肿瘤细胞的液体交换破坏，肿瘤细胞皱缩退变。

80.2.3 靶组织分类

按靶组织及其内正常组织的生物学特点，可将靶组织分成 5 类（表 80 - 3）：第 1 类，正常组织与病理组织均经历显著的放射生物学反应；第 2 类，仅病理组织有反应；第 3 类，正常组织反应较病理组织大；第 4、5 类，仅病理组织有中度反应。第 1、2 类对常规放疗敏感，但放射外科有效；第 3 类不适用放射外科；第 4、5 类在理论上常规放疗较单次照射效果好，因为肿瘤细胞在分次照射中可以从乏氧变成有氧，后者对放疗敏感，但实际上放射外科治疗转移癌较常规放疗好。

表 80 - 3　不同靶组织的放射生物学反应

靶组织分类	靶组织中病理组织	靶组织中正常组织
第 1 类，如动静脉畸形	后期反应	后期反应
第 2 类，如脑膜瘤	后期反应	—
第 3 类，如胶质瘤（Ⅰ、Ⅱ级）	早期反应	后期反应
第 4 类，如胶质瘤（Ⅲ、Ⅳ级）	早期反应	—
第 5 类，如转移瘤	早期反应	—

80.3　伽玛刀

80.3.1 伽玛刀的一般组成和原理

伽玛刀是一种多钴源的放射装置，由钴源、内准直器、外准直器、治疗床和控制台等组成。Leksell 伽玛刀因其高度的精确性和安全性而成为目前 SRS 治疗的主要设备。在 C 型 Leksell 伽玛刀中，201 个直径约 1 mm、长约 20 mm 的钴源呈半球状排列和安置在巨大头盔状防护罩内，γ 线通过内准直器和外准直器（分为 4、8、14 和 18 mm 4 种）的对接，将

201 束 γ 线会聚在半圆形的头盔中心点（称为靶区或靶点），产生高能量的放射能去摧毁靶区内的生物组织。而在 Leksell Perfexion 伽玛刀中，钴源数目更改为 192 个，平均分为 8 个各自独立的扇形系统，每个钴源对应 3 个可变换的准直器位置（分为 4、8 和 16 mm 3 种）和 2 个屏蔽位置（即堵塞位和初始位）（图 80 - 3～80 - 5）。使用堵塞位是可以保护某些重要结构或靶点位置转换时暂时屏蔽住放射源。初始位是伽玛刀关机时钴源所在位置。当使用某一指定的准直器时，驱动马达就会准确无误地带动放射源沿着轴承到达正确位置。放射源与所选择的准直器对应，射线束释放出来，并会聚在设定靶区。无论是 C 型还是 Perfexion 型伽玛刀，大孔径准直器形成较大的靶区，但对靶区周围的正常组织辐射亦大，故临床上为减少对靶灶周边正常组织的损伤，对较大或不规则病灶常采用小孔径准直器和多靶点的照射。而最新的 Leksell Icon 伽玛刀采用自适应剂量控制技术，能确定治疗时放射剂量的准确率并保证精度，全过程连续监控，允许临床治疗时调整决策，主要由绝对移位管理和实时剂量递送两部分组成。实时移位管理系统在治疗时实时监控患者，准确度达 0.15 mm，无框架和有框架定位可以达到相同精确度。CBCT 图像是 Icon 型伽玛刀的新亮点。定位系统通过骨性标记确定 3D 立体定向坐标。基于 Leksell 伽玛刀独特的剂量递送技术，系统能自适应

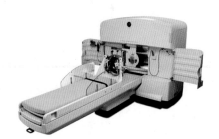

A. C 型伽玛刀

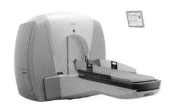

B. Perfexion 型伽玛刀

图 80 - 3　Leksell C 型和 Perfexion 型伽玛刀
注：图片均由医科达公司提供。

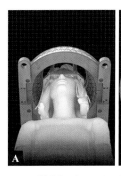
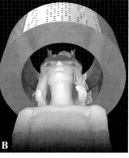

图80-4　Leksell 伽玛刀准直器头盔

注：A. C 型准直器头盔为半圆形；B. Perfexion 型准直器头盔呈筒状，使治疗范围扩展至上颈部。

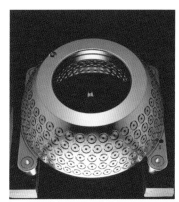

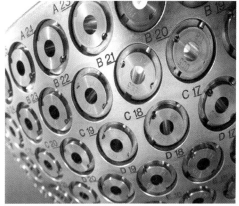

图80-5　Leksell C 型伽玛刀头盔及准直器

注：由于 ^{60}Co 半衰期为 5.27 年，故伽玛刀需定期更换钴源。图片由医科达公司提供。

患者头部位置变化，从而保证高准确率。Icon 的另一个特点是在线剂量评估，可通过控制台直接操作，还可在线修改放射剂量计划，方便快捷。

目前国际上通用的伽玛刀设备有 B 型、C 型、4C 型、Perfexion 型和 Icon 型。欧洲、美国及日本等地

区使用的伽玛刀设备已基本更新换代为 Perfexion 型伽玛刀，国内大多数医疗单位使用的是 C 型或 Perfexion 型伽玛刀。C 型伽玛刀于 1999 年进入临床，它将头架固定在治疗床上，通过计算机将先进的计划软件与自动化控制技术完美结合在一起。其自动摆位系统（automatic positioning system，APS）可根据剂量计划的结果自动完成各等中心照射点坐标的调整及验证工作，从而减少完成整个治疗过程所需的时间，并提高治疗的精确性。世界首台 Leksell Perfexion 伽玛刀于 2006 年 7 月在法国马塞 Timone 医院安装使用，华山医院伽玛刀中心也于 2012 年 4 月引进和安装了 Leksell Perfexion 伽玛刀。该机型极大地扩展了伽玛刀的治疗空间，其特有的患者摆位系统（patient positioning system，PPS）、准直器组合形式和自动堵孔等技术减少了治疗运行的时间，提高了患者舒适度，降低了患者体部照射量，并进一步提高了剂量计划的适形性和选择性，而后者对增加伽玛刀疗效、减少并发症至关重要。2019 年 2 月，中国大陆首台 Leksell Icon 伽玛刀在华山医院伽马刀中心投入临床使用。它以 Perfexion 系统为基础，引入 CBCT，新增了完全无创的面罩式固定方式和无创分次治疗功能，扩大了适应证范围，提供多种治疗模式，从单次治疗、大分割治疗到常规治疗。无框架定位方式适用于较大肿瘤的大分割治疗、结构复杂的病灶及新发或复发的脑转移瘤。Icon 系统是伽玛刀技术又一次里程碑式的提升。

80.3.2　伽玛刀的治疗过程

（1）定位头架或面罩的安装

头架式定位，术前患者无须剃头，只清洗和消毒头部。除儿童与不合作的患者外，一般在局部麻醉下将 Leksell 定位头架用 4 个螺钉固定在患者的颅骨上。如果患者有颅骨缺损或做过开颅手术，且螺钉的位置刚好落在骨窗上，也可用 3 个螺钉固定。若采用面罩固定，则无须在颅骨上固定螺钉。

（2）定位扫描

根据不同的病灶，分别在头架上安放 CT、MRI 或 DSA 定位盒进行定位扫描，通过计划系统软件识别定位盒上标记点之间的相关位置关系，建立起立体定向坐标系，这样就能通过将病灶所在位置与放射外科治疗设备的等剂量中心重合来进行治疗。

（3）剂量计划设计

分别把患者的姓名、性别、出生年月、诊断和头

型测量数据等参数输入计算机，通过 Leksell Gamma Plan(LGP)剂量计划系统软件设计出与靶灶形态相适形的三维剂量曲线图。剂量计划制订修改完毕后，由LGP工作站将剂量计划通过网络传输到伽玛刀主机的控制台。

（4）治疗

核对完患者的姓名、性别和年龄等基本信息后，将患者头架固定在治疗床上即可开始治疗。伽玛刀控制台会显示出治疗状态及相关参数，以便操作人员监视治疗情况，同时还配有视频监视器和双向对讲系统，确保患者与操作人员能随时沟通，一旦发生问题可以马上处理或暂停治疗。

（5）治疗后的处理

完成全部治疗后即可拆除头架。螺钉固定点处的头皮有时可有少量渗血，经压迫后多能自行止血，极少数情况下才需缝扎止血。头皮钉孔处可用消毒纱布覆盖，并用绷带缠绕包扎，24 h后可自行拆除。

80.3.3 伽玛刀的临床应用

在SRS治疗中，伽玛刀运用最为广泛，开展时间最长。据世界Leksell伽玛刀协会公布的资料：1968—2017年，全世界已治疗了1 124 639例患者（表80-4），其中肿瘤性病例数达到913 471例，占81.2%。长期临床随访资料显示，严格按照伽玛刀适应证治疗，伽玛刀治疗颅内肿瘤具有低创伤、低费用、低并发症，以及安全有效的优势。

表80-4 1968—2017年全世界约337个伽玛刀中心（约500台伽玛刀）治疗病例总数

病例类型	治疗例数
良性肿瘤	414 574
听神经瘤	108 590
脑膜瘤	125 760
恶性肿瘤	498 897
转移瘤	434 010
血管性疾病	125 362
动静脉畸形	102 692
功能神经外科	81 666
三叉神经痛	71 556
其他	4 140

（1）听神经鞘瘤

听神经鞘瘤约占原发脑肿瘤的10%,实际年发病率为7/10万,大多起源于覆盖在前庭上(下)神经上的施万细胞,极少数发生于耳蜗神经,属颅内轴外系的良性肿瘤。其生长缓慢,充满内听道,并会继续侵蚀骨质或扩展内听道,逐渐延伸至脑桥小脑三角。目前有数种关于听神经鞘瘤的分级分期方法,其中与伽玛刀放射外科最相关的是Koos分级(表80-5)。一般认为,Koos分级为1～3级者适合首选伽玛刀治疗,Koos分级为4级者应首选外科手术。

表80-5 听神经鞘瘤的Koos分级

分级	定义
1	肿瘤位于管内段
2	肿瘤延伸至脑桥小脑三角,但未与脑桥接触
3	肿瘤与脑桥接触,脑桥可有变形,但没有发生移位
4	肿瘤压迫脑桥,使其变形,并造成第4脑室的移位

目前听神经鞘瘤公认的治疗方法包括显微外科手术、放射治疗和随访观察。来自美国听神经瘤协会的最新调查数据显示:1998—2008年,听神经鞘瘤采用上述3种治疗方案的比例分别为53.4%、24.2%和22.4%,而在此之前的数据分别为92.7%、5%和2.3%。一方面,这可能与听神经瘤首次诊断时中小型听神经瘤的比例较以往增加有关(首诊时平均直径<1.5 cm的听神经瘤在1999—2008年占45.3%,而在1966—1998年仅占23.8%);另一方面,表明越来越多的中小型听神经瘤经放射治疗后也能取得满意的疗效。自1969年Leksell首先运用伽玛刀治疗听神经瘤以来,截至2017年年底,全球500多台Leksell伽玛刀共治疗听神经鞘瘤约108 590例,位居伽玛刀治疗良性脑肿瘤的第2位。由此可见,伽玛刀在听神经鞘瘤的治疗中具有重要的地位。

对于直径<3 cm、术后残留或早期复发,以及高龄或全身情况无法耐受全麻开颅手术的听神经瘤患者,可首选伽玛刀治疗。而那些体积较大、脑干明显受压者,由于伽玛刀不能在短期内有效缩小肿瘤体积,应首选外科手术。伽玛刀治疗听神经瘤的目的是控制肿瘤生长和保留现有功能。目前已有多篇关于伽玛刀治疗听神经瘤长期随访结果的文献发表。有文献报道肿瘤控制率均在90%以上,绝大多数超过95%。Smith等回顾分析了1998—2015年419名接受伽玛刀治疗的听神经瘤患者,治疗后2年和4

年的临床肿瘤控制率分别为98%和96%,影像学无进展生存率分别为97%和88%。Watanabe等对1990—2015年19名接受SRS治疗的听神经瘤患者进行分析,其肿瘤体积均大于8 ml。临床和磁共振中位随访时间均为98个月(49～204个月)。肿瘤生长控制率为83%。肿瘤控制率低于95%都有一定的原因,包括肿瘤体积较大、曾做过外科手术、重复行伽玛刀和非常规照射剂量等。听力保留一直是听神经瘤所有治疗措施的难题。有系列大宗病例报道,伽玛刀治疗听神经瘤的听力保留率为52%～78%。之所以各家的报道不一,可能与有效听力保留的评定标准和随访时间不同有关。伽玛刀治疗后面神经功能的保留率为95%～100%,而且所有病例的面神经损伤都是一过性的。文献报道,伽玛刀

治疗后三叉神经功能损伤的发生率为0～12%,主要表现为面部麻木,少数为面部感觉减退或面部疼痛,其症状的持续时间与肿瘤体积有关。近期的大宗病例报道听神经瘤伽玛刀治疗后脑积水的发生率为1%～5%,但尚不清楚伽玛刀是否促进听神经瘤患者发生脑积水。需要指出的是,多名学者发现听神经瘤在伽玛刀治疗后的3～12个月会出现肿瘤的一过性增大,这往往与肿瘤中心坏死、强化减弱相伴发生有关,仅极少数患者(Kondziolka等报道2%)需进一步手术治疗。对于治疗后肿瘤体积增大者,在其后的随访中多可见退缩。推断这可能与瘤内血管损伤和闭塞后肿瘤组织缺血、肿胀有关,而不应过早认为是治疗失败而进行开颅手术(图80-6～80-8)。

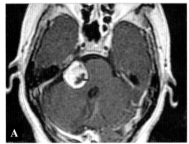
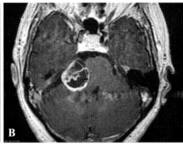
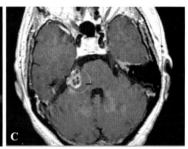

图80-6 右听神经瘤(一)

注:A. 右听神经瘤伽玛刀治疗前;B. 治疗后17个月肿瘤膨胀,中心坏死区增加,强化减弱;C. 治疗后34个月,肿瘤明显缩小。

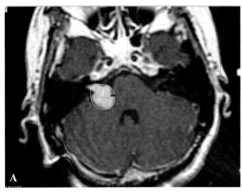
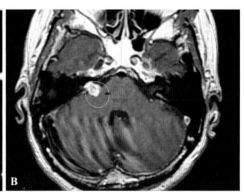

图80-7 右听神经瘤(二)

注:A. 右听神经瘤伽玛刀治疗前;B. 治疗后10.5年,病灶明显缩小。

(2)转移瘤

脑转移瘤是颅内最常见肿瘤,有报道其发病率是颅内原发肿瘤的10倍。美国每年新确诊的脑转移瘤大约有17万例,估算发生率为每年10/10万。

有20%～40%的癌症患者会发生脑转移瘤,而死于癌症的尸检结果表明50%有脑转移。脑转移瘤最常见的原发癌是肺癌,占30%～60%,其他常见的包括乳腺癌、黑色素瘤、肾癌、直结肠癌和未知来源

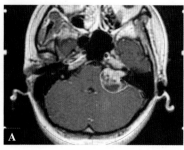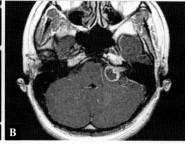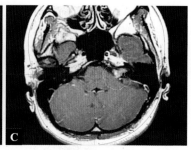

图 80-8　左听神经瘤伴囊变

注：A. 伽玛刀治疗前；B. 治疗后 1 年，病变明显缩小，仍可见囊性坏死区；C. 治疗后 4.5 年，病变继续缩小，囊变坏死部分消失。

的原发灶。估计 80％的脑转移瘤发生在大脑半球，其他较少见的转移部位有小脑（占 15％）和脑干（＜5％）。绝大多数的脑转移瘤为多发转移，孤立的单个转移灶仅占 25％～30％。脑转移瘤患者大多预后不佳，不治疗者平均生存 4 周，用激素治疗者不超过 2 个月，全脑放射治疗者为 3～6 个月，手术联合放疗者为 8 个月。

在过去的 50 多年里，全脑放疗曾被作为脑转移瘤的标准姑息性治疗方法。但由于脑转移瘤多为球形或假球形，位于灰白质结合处，与周围组织基本无浸润，呈膨胀性生长，四周组织被推挤，影像显示边界清晰，使其成为放射外科治疗的理想对象。目前已有多项随机临床试验表明，对单发脑转移瘤患者进行外科手术，或者采用 SRS 治疗联合全脑放疗，比单独使用全脑放疗具有更好的生存受益。Chang 等认为，对于存在 1～3 处新确诊脑转移瘤的患者，为保留神经认知功能，可单独使用 SRS 治疗，辅以

密切的临床监测，以此延缓或完全避免使用全脑放疗。很多回顾性研究也将手术切除与 SRS 治疗进行比较。O'Neill 等回顾分析 97 例单发转移灶且病情相似的患者，分别用手术切除和 SRS 治疗后对其平均随访 20 个月，两者的存活期无显著差别。手术组的 1 年存活率和局部复发率分别为 56％和 58％，而 SRS 组分别为 62％和 0。该结果表明，存活患者的生存质量后者优于前者。Rades 等对 52 例全脑照射后接受 SRS 治疗的患者与 52 例全脑照射后接受手术切除治疗的其他患者进行配对分析，结果显示 SRS 治疗在 1 年存活率、颅内肿瘤控制和局部控制率方面具有明显优势（图 80-9、80-10）。对于脑转移瘤术后，有报道采用分次立体定向放疗（FSRT）的 67 例脑转移瘤术后残留患者，治疗后 6、12、18 个月的肿瘤局部控制率分别为 91.0％、85.1％、85.1％。

目前，多数学者建议将 SRS 治疗用于病情稳定

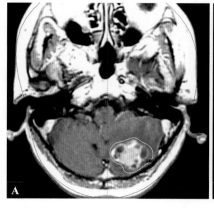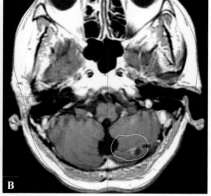

图 80-9　肺腺癌左小脑转移瘤

注：A. 伽玛刀治疗前；B. 伽玛刀治疗后 2 个月，左小脑病灶明显缩小。

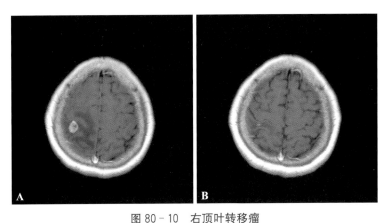

图 80 - 10 右顶叶转移瘤

注:A. 伽玛刀治疗时;B. 伽玛刀治疗后 70 d。

(颅外转移瘤已得到控制,或者不存在颅外转移及身体状况较好),且转移灶数量有限(1～4 处)的患者,可以将其作为具有全身性疾病而不能耐受手术的患者的选择,还可将其用于全脑照射后治疗失败的患者。Ⅰ类证据支持 SRS 治疗联合全脑放疗可以手术切除的单发转移灶;ⅡB 类证据支持单独使用 SRS 治疗数量有限的脑转移瘤。对于病灶较大(直径>3.5 cm)、未确诊原发病灶、存在占位效应或脑水肿显著的患者,手术依然是最佳的选择。

伽玛刀治疗脑转移瘤一次完成、创伤小、术后不影响患者的 KPS,为进一步治疗患者原发灶赢得了时机。此外,伽玛刀治疗脑转移瘤的并发症少见,文献报道有一过性灶周脑水肿、可逆性神经功能障碍、肿瘤出血、放射性脑坏死及迟发性囊肿形成等,发生率<5%。由于伽玛刀只能对影像学可见的病灶进行治疗,不能预防新的转移灶出现,对于颅内转移瘤数目较多或有脑膜脑转移的患者,许多学者主张伽玛刀术后应再辅以传统全脑放疗,并积极控制身体其他部位的肿瘤,以提高疗效,延长患者生存时间。

(3) 脑膜瘤

脑膜瘤是颅内常见原发肿瘤之一,起源于脑蛛网膜绒毛的蛛网膜被膜细胞,患病率约为 2/10 万,女性多见,占颅内原发肿瘤的 13%～30%。脑膜瘤中约 90% 为良性,非典型性脑膜瘤占 5%～15%,约 4% 为恶性脑膜瘤。脑膜瘤好发于颅内大脑凸面、矢状窦旁、大脑镰旁、蝶骨嵴、鞍旁、脑桥小脑三角及岩斜海绵窦区等。

自从 Harvey Cushing 时代开始,肿瘤切除术用于治疗颅内脑膜瘤已经超过了 50 年。该方案已非常成熟,且手术全切除预后良好。但大多数颅底脑膜瘤、位于脑深部重要结构附近或附着于静脉窦的脑膜瘤在不损伤神经功能的情况下无法完全切除。Simpson 指出,Simpson Ⅰ级切除后脑膜瘤的复发率为 9%,Ⅱ级为 19%,Ⅲ级为 29%,Ⅳ级为 40%。有证据表明,即便实施了全切除手术,10 年肿瘤的复发率仍达到 18%～25%。

脑膜瘤的边界清楚,是伽玛刀非常好的靶区。良性脑膜瘤生长缓慢且富血管性的特点,允许伽玛刀充分发挥放射生物学效应。因此,伽玛刀可作为脑膜瘤手术后残留或复发的辅助治疗方法。对于颅内某些部位深在或位于重要结构附近无法手术切除的中小型脑膜瘤患者、高龄患者,以及不能耐受全麻手术的患者,也可选择伽玛刀单独治疗脑膜瘤。长期随访结果表明,伽玛刀治疗脑膜瘤不但安全,而且肿瘤控制率高。资料显示,运用伽玛刀放射外科治疗脑膜瘤的肿瘤控制率范围为 85%～100%,平均长期控制率约为 95%,中重度并发症发生率为 0～4%,轻度并发症发生率为 0～35%。Pollock 等研究发现,对于平均直径<35 mm 的脑膜瘤,首选伽玛刀治疗与手术 Simpson Ⅰ级全切除的肿瘤控制率相当。近 10 年来的文献报道,伽玛刀治疗海绵窦脑膜瘤的肿瘤控制率达到 84%～97.5%(平均随访时间 30.5～86.8 个月),肿瘤缩小比率为 22%～73.8%,并发症发生率为 4%～19.3%。Sughrue 等报道海绵窦脑膜瘤采用手术近全切除、仅手术部分切除与仅行伽玛刀 3 组治疗方案的荟萃分析结果:3 组方案平均随访时间分别为 51、59 和 44 个月(组间无统计学差异),肿瘤复发率分别为 11.8%、11.1% 和

3.2%（$P<0.01$），手术组和伽玛刀组的并发症发生率分别为59.6%和25.7%（$P<0.05$）。Flannery等报道伽玛刀治疗168例岩斜脑膜瘤的随访结果，平均随访时间72个月，肿瘤平均体积6.1 cm³，肿瘤控制率为94%，中、重度并发症发生率为1.8%，轻度并发症发生率为6.5%。最近一项回顾性研究分析欧洲15家伽玛刀治疗中心1987年5月至2003年11月治疗的4 565例良性脑膜瘤（其中影像学诊断占56.2%，病理学诊断为WHO Ⅰ级者占43.8%）的随访结果显示，影像中位随访时间63个月，肿瘤缩小比率为58%，保持不变和增大者分别占34.5%和7.5%，肿瘤总控制率为92.5%；临床中位随访时间61个月，症状完全消失者占22.2%，症状改善者占53.5%，5年和10年无进展生存率分别为92.2%和88.6%；并发症发生率12.9%，一过性致残率6.3%，永久性致残率6.6%。统计学分析表明肿瘤控制良好的因素：影像确诊组优于手术组，肿瘤位于颅底优于凸面者，单发优于多发者，女性优于男性。Pollock等的研究同样发现与伽玛刀治疗良性脑膜瘤的局部控制率呈负相关的因素有男性、有开颅手术史、肿瘤位于矢状窦旁/大脑镰/凸面，以及肿瘤体积较大，认为伽玛刀治疗小体积、未手术，且位于颅底或天幕的脑膜瘤效果最好（图80-11～80-15）。

此外，既往研究表明脑膜瘤病理类型是脑膜瘤伽玛刀治疗失败最相关的危险因素。Pollock等报道WHO Ⅰ级良性脑膜瘤其5年控制率为93%，而病理类型为WHO Ⅱ级和Ⅲ级者分别只有68%和0。而Kondziolka等研究发现这3种病理类型脑膜瘤的总体控制率分别为93%、50%和17%。由于普通外照射疗法所带来的认知衰退、垂体功能低下，以及辐射诱导第二肿瘤等不良反应，近来将伽玛刀作为对非典型性和恶性脑膜瘤必要的补充治疗手段已逐渐被认可。

目前多数学者认为，对于体积较大需尽快缓解占位效应的脑膜瘤；位于浅表如大脑凸面、颅前窝底和蝶骨嵴外侧的脑膜瘤，不应首选伽玛刀治疗。对位于大脑凸面或侧裂区的脑膜瘤，由于伽玛刀治疗后脑水肿的发生率较高，应严格控制伽玛刀治疗的适应证，以降低术后脑水肿的发生率，有效提高肿瘤控制率。

（4）垂体腺瘤

垂体腺瘤是颅内常见的肿瘤之一，占颅内肿瘤的10%左右。近年来，垂体腺瘤的发现率有明显增加的趋势。垂体腺瘤的分类方法很多，与伽玛刀治疗密切相关的是侵袭性和非侵袭性腺瘤，以及功能性和无功能性腺瘤的分类。侵袭性垂体腺瘤由于肿瘤生长侵犯硬脑膜、海绵窦及骨质等毗邻结构，外科手术常难全切除，术后须辅以放射外科治疗；而功能性垂体腺瘤的伽玛刀治疗目标除了控制肿瘤生长，尽可能保护正常垂体组织和脑神经外，更为重要的是纠正异常的激素水平，改善临床内分泌症状。因此，对有分泌功能的垂体腺瘤，需更高的照射剂量

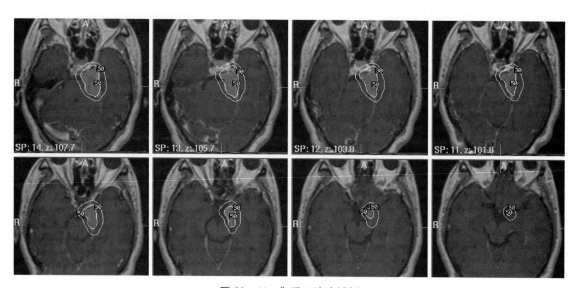

图80-11　伽玛刀治疗计划

注：处方剂量13 Gy，等剂量线50%。

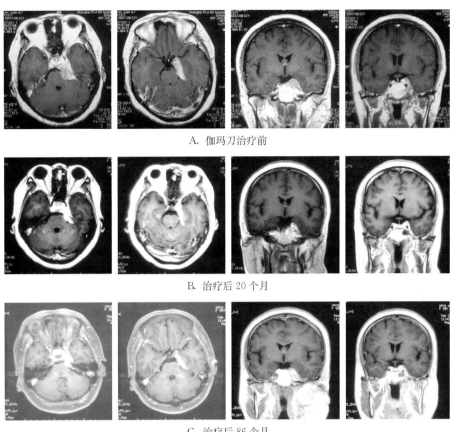

A. 伽玛刀治疗前

B. 治疗后 20 个月

C. 治疗后 86 个月

图 80 - 12　左岩斜海绵窦脑膜瘤

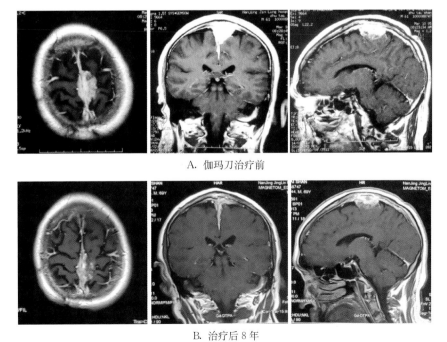

A. 伽玛刀治疗前

B. 治疗后 8 年

图 80 - 13　左额叶功能区矢状窦脑膜瘤

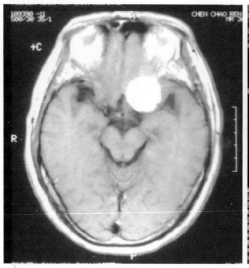
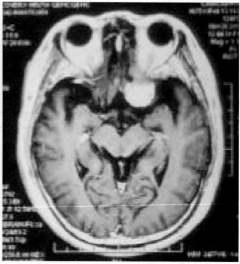

A. 伽玛刀治疗前　　　　　　　　　B. 治疗后 18 年

图 80－14　左蝶骨嵴脑膜瘤

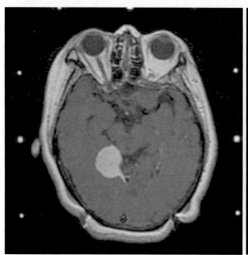
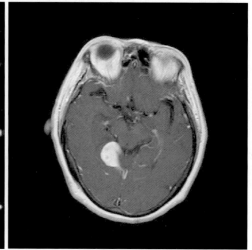

A. 伽玛刀治疗时　　　　　　　　　B. 治疗后 2 年

图 80－15　右天幕脑膜瘤

（通常≥30 Gy）才可能达到内分泌症状缓解的目的；而对无分泌功能的腺瘤，常给予 12～18 Gy 的照射剂量就能起到控制肿瘤生长的目的。

自 1968 年 Backlund 等率先运用伽玛刀治疗垂体腺瘤以来，全世界接受伽玛刀治疗的垂体瘤患者越来越多。与普通放疗相比，伽玛刀具有以下优点：能一次完成治疗，单次高剂量的照射不仅能控制肿瘤生长，还能缓解功能性垂体瘤的内分泌症状（图

80－16、80－17）。大宗病例报道和长期随访结果证实，伽玛刀治疗垂体腺瘤是一种微创、安全、有效的方法。伽玛刀治疗的适应证：垂体腺瘤无明显视路压迫或颅内压增高症状；垂体腺瘤术后残留或复发，尤其是侵袭性垂体瘤；患者年龄较大或不能耐受全麻手术者。

近几年文献报道伽玛刀治疗无功能性垂体腺瘤的肿瘤控制率一般为 93％～97％，有的甚至达到

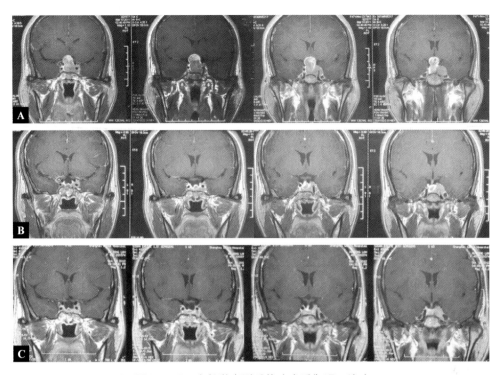

图 80-16　生长激素型垂体瘤术后伽玛刀治疗

注:A. 经蝶手术前(该患者术后 1 个月生长激素达 11.34 μg/L);B. 经蝶术后 4 个月伽玛刀术前,已用醋酸兰瑞肽肌注 40 mg×7 次,生长激素仍高达 8.20 μg/L;C. 伽玛刀术后 14 个月,已停用醋酸兰瑞肽 11 个月,生长激素降至 3.5 μg/L,肿瘤缩小。

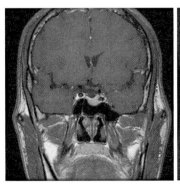 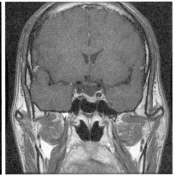

A. 伽玛刀治疗前　　　　　　　B. 治疗后 3 年

图 80-17　垂体微腺瘤

100%。对于与视路关系密切的垂体腺瘤,可先行手术切除,以充分减压,若有残留肿瘤,再行伽玛刀治疗;或者在保证视神经和视交叉安全的前提下,运用伽玛刀先治疗部分肿瘤,在随访过程中发现经治疗肿瘤缩小、远离视路时,再对近视路侧肿瘤补充照射剂量。

对于功能性垂体腺瘤,伽玛刀的治疗目的除了控制肿瘤生长外,更具挑战性的是达到内分泌症状缓解。华山医院的经验认为,泌乳素腺瘤对射线的敏感程度要低于生长激素型腺瘤和促肾上腺皮质激素型腺瘤。并指出对于泌乳素型腺瘤,伽玛刀周边剂量要达到 30 Gy 以上才可以较好地控制肿瘤生长并降低激素水平。而生长激素型腺瘤和促肾上腺皮质激素型腺瘤可以用低于 30 Gy 的周边剂量达到控制肿瘤和激素水平正常化的目的。Pollock 等报道功能性垂体腺瘤的内分泌症状缓解率与肿瘤分泌的激素类型有关:伽玛刀治疗后,Cushing 综合征的 4 年内分泌症状缓解为 87%,肢端肥大症为 67%,泌乳素腺瘤为 18%。笔者用伽玛刀治疗 72 例有分泌功能的垂体腺瘤,随访时间平均为 29 个月,肿瘤控制率为 95%,治疗后激素水平不同程度下降者占 95%,治疗后激素水平恢复正常者占 51.2%,其中生长激素型腺瘤和促肾上腺皮质激素型腺瘤治疗效果较泌乳素型腺瘤好。此外,Landolt 和 Pollock 等均发现,在伽玛刀治疗时,使用激素抑制性药物会降低患者的内分泌症状缓解率。估计这可能与激素抑制药改变了肿瘤细胞周期,使细胞的放射敏感性降低有关。

伽玛刀治疗垂体腺瘤的远期并发症主要是视神经损伤和垂体功能低下。目前一般认为视路可以耐受的受照剂量应低于 9 Gy,但在临床实践过程中需考虑患者既往有无放疗史,以及视路接受的照射容积和剂量等因素。随着伽玛刀治疗垂体腺瘤后随访时间的延长,伽玛刀引起的垂体功能低下问题已越来越受到重视。现有文献报道,放射外科治疗后出现垂体功能低下的概率为 0～72%,通过降低正常垂体的受照剂量至安全范围,以及综合考虑患者既往治疗过程,可以减少该并发症的发生。

(5)海绵窦海绵状血管瘤

海绵窦海绵状血管瘤是颅内较少见、生长缓慢的良性肿瘤,属于轴外的血管性肿瘤,占所有海绵窦肿瘤的 2%～3%。其发病率低,好发于亚洲人,女性多见,占颅内所有血管畸形的 0.4%～2%。其显微病理虽与脑实质内的海绵状血管瘤相似,但两者的临床表现不同,前者以脑神经损伤和颅内压增高症状为主,约占颅内所有海绵状血管瘤的 13%。周良辅等将海绵窦海绵状血管瘤的大体病理分为 A 型和 B 型:A 型呈假包膜完整的海绵状,B 型呈无假包膜或假包膜不完整的桑葚样。海绵窦海绵状血管瘤在 MRI 上有特征性的表现:T_2 加权和 FLAIR 图像上多呈高或极高信号,可与脑脊液相仿;其他的影像学表现包括边界锐利,多数呈明显、均匀强化,少数强化不均匀。近年来,越来越多的学者根据上述影像学特点来诊断海绵窦海绵状血管瘤,但具体临床应用时仍需与海绵窦附近的神经鞘瘤、脑膜瘤、垂体瘤、动脉瘤、表皮样囊肿及转移瘤等鉴别。

目前,海绵窦海绵状血管瘤的治疗方式主要是显微手术切除和 SRS 治疗。外科手术能够明确病理诊断,有彻底切除肿瘤的可能。但由于肿瘤累及海绵窦重要的神经、血管且血供异常丰富,术中严重出血和术后并发症的发生率比较高。文献报道海绵窦海绵状血管瘤的手术全切除率仅为 30%～44%,术后脑神经受损率高,近期并发症发生率可达 70%。自从 Iwai 于 1999 年首次报道运用伽玛刀治疗海绵窦海绵状血管瘤并取得较好疗效以来,目前已有 8 篇关于伽玛刀治疗海绵窦海绵状血管瘤的 SCI 收录期刊文献发表。在所报道的共 75 例海绵窦海绵状血管瘤患者中,肿瘤控制率为 100%,肿瘤缩小比率达到 92%,症状改善率为 61.3%,症状保持稳定者占 17.3%。值得一提的是,上述研究的平均随访时间为 49 个月(6～156 个月),今后尚需更长时间的随访资料,以进一步明确伽玛刀治疗海绵窦海绵状血管瘤的复发率和晚期并发症发生率。

华山医院伽玛刀中心自 20 世纪 90 年代就开始运用伽玛刀治疗手术后残留的海绵窦海绵状血管瘤,通过影像学和临床随访发现,海绵窦海绵状血管瘤对放射线非常敏感。伽玛刀治疗后病灶大都很快缩小,患者症状多有明显改善,并且掌握其临床特点和影像学特征,提高了对海绵窦海绵状血管瘤的术前正确诊断率,至今已运用伽玛刀治疗了逾 100 例患者。目前,已将伽玛刀作为海绵窦海绵状血管瘤的首选治疗方法。1999 年 6 月至 2005 年 2 月,该中心应用 Leksell 伽玛刀治疗的 14 例海绵窦海绵状血管瘤的随访资料中,11 例为手术后残留或复发,3 例为神经影像学诊断。肿瘤的 MRI 特点:肿瘤边界清晰;T_2 加权图像上呈均匀的高信号,形状如"葫芦状",海绵窦外侧部分大而圆润,向鞍内部分较小;肿瘤巨大时呈大而圆润的分叶状;增强时肿瘤为均匀强化的高信号,脑膜尾征不明显。平均随访时间为 42 个月(10～77 个月)。结果发现伽玛刀治疗后,所有患者均未出现新的神经受损症状,3 例首选伽玛刀治疗和 2 例术中仅做活检的患者,在接受伽玛刀治疗后 6～10 个月症状改善或消失。尽管部分肿瘤大或巨大,13 例肿瘤伽玛刀治疗后均缩小,未见肿瘤复发。1 例巨大肿瘤伽玛刀术后 5 个月行开颅手术;开颅手术切除肿瘤时,发现肿瘤出血明显减少。2007 年 4 月至 2012 年 10 月,华山医院运用伽玛刀治疗 50 例海绵窦海绵状血管瘤,35 例为神经影像学诊断,15 例为手术后残留或复发。平均随访时间为 24.5 个月。肿瘤控制率 100%,肿瘤体积平均缩小 79.5％,大多数肿瘤在治疗后 6 个月就明显缩小(体积平均缩小 60.2％);伽玛刀术后症状消失或改善率为 68.8％,并发症发生率为 2.1％。该研究结果表明,伽玛刀治疗海绵窦海绵状血管瘤安全有效,并有可能替代传统神经外科手术,成为中小型海绵窦血管瘤的首选治疗方法(图 80-18～80-20)。同样由于随访时间较短,今后还需更多患者的长期随访资料,以进一步证实。

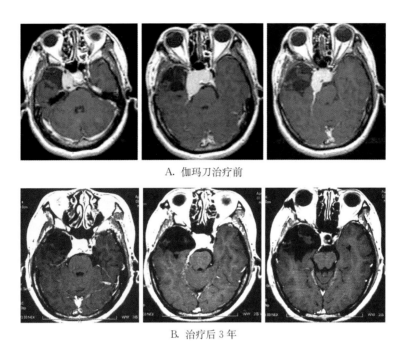

A. 伽玛刀治疗前

B. 治疗后 3 年

图 80-18 右侧海绵窦海绵状血管瘤术后残留

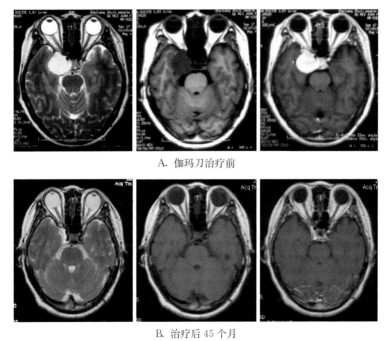

A. 伽玛刀治疗前

B. 治疗后 45 个月

图 80-19 右侧海绵窦海绵状血管瘤

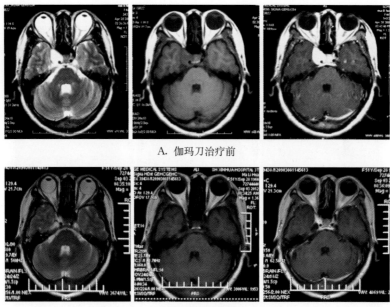

A. 伽玛刀治疗前

B. 治疗后 9 年

图 80 - 20   右侧海绵窦海绵状血管瘤

80.4   X 刀

X 刀是利用直线加速器释放 X 线,在立体定向技术下将高辐射量 X 线聚合在特定的靶点上而达到治疗目的,属于直线加速器放射外科的一种。该技术最早被法国 Betti 和意大利 Colombo 同时运用于临床。直到 20 世纪 90 年代初,X 刀才在临床推广应用。目前,它已成为放射外科治疗的重要手段。

X 刀由立体定向仪、直线加速器、内外准直器、治疗计划系统、可调式治疗及治疗辅助系统等组成。改装的直线加速器可产生 4～20 MeV 的 X 线或 6～20 MeV 的电子线。它由支架和旋转臂构成,X 线管可绕水平轴旋转,做等圆运动;不管它旋转到什么位置,准直器发出的 X 线均射向等圆的中心点(等中心点)。该等中心点是固定不变的,而可调式治疗床可做上下、前后及水平左右的旋转运动,使颅内任何点(病灶)能与等中心点重合。治疗时,通过旋臂角度和治疗床位置的改变,直线加速器发出的 X 线与受照射靶灶做相对和绝对运动,使靶点周围的组织接受放射剂量锐减,靶点(等中心点)接受多束射线交汇重合,形成一次高能量的放射区,从而达到治疗目的。

X 刀治疗过程:在患者头部固定立体定向仪,根据不同病变,可选择头部 CT、MRI 或 DSA 定位,计算出病灶的 X、Y、Z 坐标,确定病灶的位置。剂量计划系统可根据病灶大小和形态设计出三维像立体剂量曲线图,给予照射总剂量。治疗开始前还将用直线模拟点(RLPP)或激光定位方法(LLOC)检测治疗的准确性、可靠性及安全性。

X 刀应用于临床已超过 20 年,并显示出满意的疗效。文献报道 X 刀治疗颅内转移瘤的局部控制率为 83%,脑膜瘤的肿瘤控制率接近 90%,听神经瘤的局部控制率达 95% 左右,但各家报道的脑神经受损率较伽玛刀高。此外,X 刀还可作为胶质瘤的一种辅助治疗手段。

80.5   射波刀

射波刀是一种新的大型立体定向放射治疗设备(图 80 - 21),于 1992 年研发成功。它无须使用金属头架或体架,而采用计算机立体定位导航和自动跟踪靶区技术,治疗中实时追踪靶区(肿瘤),然后从100 多个节点对肿瘤实施聚焦照射。射波刀由直线加速器、机器人机械臂、治疗床、靶区定位追踪系统、呼吸追踪系统、治疗计划系统、计算机网络集成与控制系统组成。

1994 年,射波刀开始用于治疗转移瘤;1999 年,

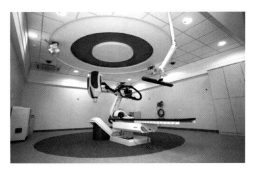

图 80-21 射波刀

射波刀通过 FDA 批准开始治疗脑肿瘤及颅底和颈脊柱肿瘤;2001 年,FDA 批准射波刀治疗全身肿瘤,第 3 代射波刀出现;2006 年下半年,第 4 代射波刀(G4)出现;2002—2009 年,射波刀的靶区追踪系统、呼吸追踪、脊柱追踪、治疗计划系统、直线加速器及射波刀控制系统等进一步升级完善,推出多功能射波刀;2010 年 Accuray 公司在第 4 代射波刀的基础上,推出了 Cyberknife VSI(第 5 代射波刀),它具有智能化、多功能、操作更简便的特点,可任意变换孔径的 Iris 准直器,提高治疗效率;2012 年,Accuray 公司研发出 Cyberknife M6(第 6 代射波刀),Cyberknife M6 根据治疗肿瘤的特点又分成 3 个亚型,包括针对神经系统肿瘤的 FI 系统、针对体部肿瘤的 FM 系统,以及可同时用于放疗和放射外科的 FIM 系统。

射波刀可用于治疗直径<3 cm、体积<10 cm³ 的中枢神经系统良性肿瘤;也可用于脑转移瘤、脊柱转移瘤、复发胶质瘤、髓母细胞瘤颅内转移、鼻咽癌颅底转移及斜坡骨软骨肉瘤等中枢神经系统恶性肿瘤的姑息性治疗。通过严格按照适应证治疗,射波

刀通常能取得良好效果。与其他放射外科设备相比,射波刀具有以下优势:治疗范围广,可达脑部、颅底、颅颈沟通、颈部及脊柱;分次治疗不良反应轻,可治疗某些较大的肿瘤,但不能过大;肿瘤内的剂量差异较小,不良反应轻;分次照射可提高脑神经对射线的耐受剂量;对某些重要部位的肿瘤,采取分阶段(间隔半年或更长时间)治疗,对控制肿瘤、减轻不良反应有重要意义。

截至 2019 年 10 月底,华山医院射波刀中心累计治疗中枢神经系统肿瘤患者 5 500 余例,其中脑膜瘤 1 200 多例,占首位。与伽玛刀相比,射波刀的优势在于能分次照射(图 80-22),中小型脑膜瘤的 5 年控制率为 95%。文献报道射波刀分次治疗听神经瘤的肿瘤控制率为 94%~100%,有效听力保存率为 83%~93%,面神经和三叉神经受损的报道较少。华山医院射波刀中心于 2008 年 1 月至 2018 年 1 月采用射波刀分次治疗海绵窦海绵状血管瘤 182 例,平均随访 56 个月(12~123 个月),81% 症状改善,肿瘤控制率为 100%,肿瘤体积平均缩小 80% 以上(图 80-23)。射波刀治疗海绵窦、岩尖斜坡脑膜瘤 478 例,肿瘤的 5 年控制率为 90%(图 80-24)。2008 年 1 月至 2015 年 1 月,该中心治疗颈静脉孔区神经鞘瘤 59 例,随访 24~105 个月(平均 58 个月),结果 32 例(54%)术后症状改善,9 例(15%)症状稳定,18 例有不同程度的症状加重,肿瘤 5 年控制率为 93%(图 80-25)。射波刀分次治疗大体积脑转移瘤获得良好的肿瘤局部控制率。根据该中心随访数据,射波刀治疗后 1 年,肿瘤的局部控制率为 90%,脑转移瘤患者的中位生存期为 18 个月(图 80-26)。

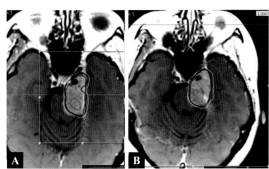
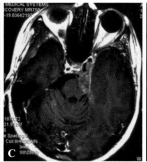
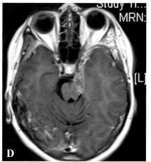

图 80-22 射波刀分次治疗左侧岩斜脑膜瘤术后残留

注:A、B. 射波刀治疗计划,肿瘤压迫脑干;C. 射波刀治疗后 5 年肿瘤缩小,脑干压迫减轻。D. 射波刀治疗后 7 年,肿瘤保持缩小状态。

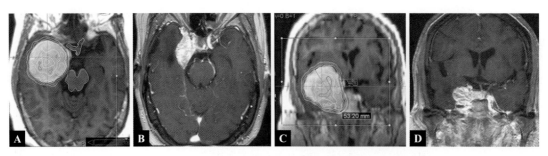

图 80 - 23　射波刀治疗右侧海绵窦海绵状血管瘤的长期结果

注:A、C. 射波刀治疗计划;B、D. 射波刀治疗 7 年后随访,肿瘤体积减小 90%,复视、右眼睑下垂、头晕等症状消失。

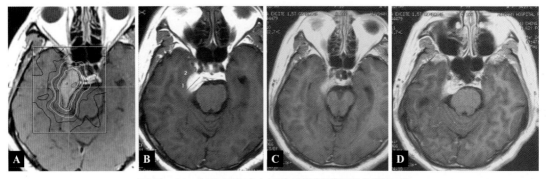

图 80 - 24　射波刀治疗右侧海绵窦脑膜瘤的长期结果

注:A. 射波刀治疗计划;B. 射波刀治疗后 5 年,肿瘤缩小,患者无不适症状;C、D. 射波刀治疗后 9 年,肿瘤进一步缩小。

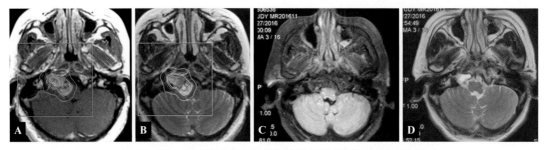

图 80 - 25　射波刀治疗右侧颈静脉孔区神经鞘瘤的长期结果

注:A. 射波刀治疗计划,T_1 增强序列;B. 射波刀治疗计划,T_2 序列;C. 射波刀治疗后 5 年随访 T_1 增强序列,肿瘤体积减小 50%;D. 射波刀治疗后 5 年随访 T_2 序列。

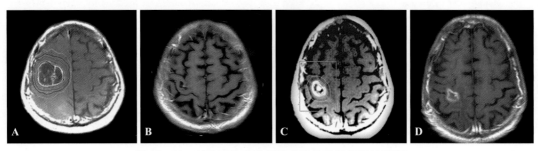

图 80 - 26　射波刀治疗食管腺癌脑转移及复发的结果

注:A. 射波刀治疗前 MRI 示囊性肿瘤占位;B. 射波刀治疗 3 个月后,肿瘤退缩明显;C.15 个月后复查肿瘤复发,高信号区域增加;D. 复发后再次射波刀治疗,3 个月后复查肿瘤退缩,患者总生存 30 个月。

80.6　带电粒子束

在各种带电粒子中,质子(proton)和碳离子(carbon ion)在治疗癌症中应用最为广泛。自1954年首例乳腺癌患者在美国加利福尼亚州立大学伯克利分校的劳伦斯-伯克利国家实验室(Lawrence Berkeley National Laboratory,LBNL)接受460 cm(181 in)同步回旋加速器照射垂体组织以抑制垂体激素分泌以来,紧随其后的有瑞典乌普萨拉大学医院、美国波士顿东北质子治疗中心、俄罗斯的研究所(有三大研究所)和日本千叶医用重离子加速器中心。1990年,世界上第1台旋转支架质子设备在美国Lomo Linda建立,并运用于癌症治疗(图80-27)。

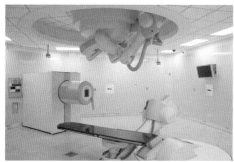

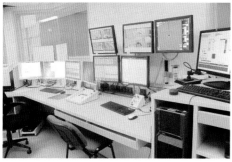

图 80-27　质子治疗室及控制室

早期重离子(heavy ion)的临床应用使用了氦离子(1957)和氖离子(1975)。1994年,日本国家放射科学研究院在千叶开始了与世界上第1台产生碳离子的医用设备重——离子医用加速器相关的一系列临床研究。1997年,德国Darmstadt国家重离子研究中心也开始碳离子放疗研究;2009年,第1家运用扫描束传递系统的质子碳离子海德堡粒子放疗中心(Heidelberg Ion-Beam,HIT)成立,它在重离子前期临床研究开展和推广方面做了大量的工作。

我国开展带电粒子放疗起步较晚。最早于2004年,山东淄博万杰肿瘤医院引进质子治疗仪;2014年,上海市质子重离子医院建成;2018年,中科院近代物理研究所自主研发的首台重离子治疗设备在甘肃武威、兰州进行临床试验;2019年,应用我国自主研发的首台质子治疗仪的上海瑞金医院肿瘤(质子)中心成立。

质子和碳离子作为一种粒子射线,具有独特的物理学特性。与常规的光子射线剂量深度呈指数型衰减分布相比,碳离子剂量集中在射程末端的Bragg高峰区,在此之前的射线入路上能量沉积很少,而在此之后能量迅速衰减。碳离子的这种物理学特性使其能够精确地将绝大部分能量聚焦在肿瘤部位,使周围的正常组织得到有效保护,从而有效降低急性与晚期放疗不良反应的发生率。此外,相比于光子,碳离子是一种高线性能量传递(linear energy transfer,LET)射线,其相对生物有效性(relative biological effectiveness,RBE)高于光子。接受高LET射线的照射后,可产生更难修复的DNA双链断裂,而光子等低LET射线在多数情况下只导致DNA单链断裂,而后者可被修复。碳离子射线优越的物理学和生物学特性,使其能够在提供较光子更佳的肿瘤局部控制率的同时,减少对周边正常脑组织的损伤,减少对神经认知功能及其他相应区域的损伤。

1904年,Bragg首先发现高速带电重粒子射线(包括质子及氦离子)有许多独特的物理特征:能够调节射线的射程,使射线终止于目标的远端,这样大脑深部正常组织将不会受到射线的照射;能够调节射线剂量分布,随射程的延伸呈指数式上升,这样射线进入正常组织的剂量就能维持于一个最低水平,而到达目标的剂量就能维持于一个最高水平;能够调节射线的照射区,使其与目标的轮廓一致,从而使目标周围的正常组织只受到一个可忽略剂量的照射。

Bragg高峰电离区与平台电离区:一个带电粒子释放放射剂量的多少取决于该粒子通过组织的速度大小。一个带电粒子刚进入组织时由于速度大,其所释放的放射量较低。随着速度下降,释放的放射剂量逐渐上升,导致能量大量会聚于射程末端,这就构成了射程晚期的剂量Bragg高峰区。未加调整的Bragg高峰区只有几毫米宽,不足以治疗颅内病变。但通过加置一些不同厚度的吸收器于射线所通过的路线上,可以使 Bragg 高峰区的宽度与病变相一致。一般情况下,病变附近 2～3 mm 区域放射剂量只有中心剂量的 10％。

带电粒子射线治疗区域一般通过射线成形孔来校正,治疗小的病灶,一般用圆形或椭圆形的黄铜制成的孔径来校正射线;治疗大的或不规则形状的病灶,用特制的合金制成的孔径来校正射线,使射线的照射区与病灶适形一致。

在治疗过程中首先使用立体定向架-面罩定位系统进行影像学及神经放射学定位检查。这个系统由一个独特可移动的热塑固定面罩与立体定向头架组成,立体定向头架有若干基线标志,用来三维定位。通过一系列影像学检查如头部 CT、MRI 或 DSA 检查得出一个综合的全面病灶轮廓图,为以 CT 检查为基础的治疗计划提供依据。应用计算机辅助治疗系统,选择适当的射线出口参数,包括射线的入射角、相应的射线射程、Bragg 高峰宽度及校正孔径的大小。计算机计算出剂量分布、显示等剂量曲线的轮廓,并设计出一个相当于组织的补偿器,使 Bragg 高峰的外形与病灶的轮廓一致。

目前,全世界范围内仅有 20 余家单位开展了质子加速器的放疗,共治疗各类肿瘤 40 000 多例。国际上大多应用 70～250 MeV 的质子射线治疗不同部位的肿瘤,如胶质瘤、颅底脊索瘤、前列腺癌、鼻咽癌及胰腺癌等。但是,由于带电粒子束治疗设备造价昂贵,维修费用高,加之存在下列一些问题,其应用推广受到限制。

1) 带电粒子束照射远端射线分布边界的不确定性,不仅影响靶照射的准确性,而且关系到正常组织的保护能力。其产生原因:①基于 CT 检查的治疗计划。在同质化组织内,射线剂量分布均匀,计算容易,不存在不确定性;反之,在异质化组织内,存在不同密度的组织界面,计算质子散射是复杂的,可产生 2.5％的不确定性(Paganotti,2012)。CT 检查是光子束衰减测量,难以应付质子制动变化,后者须明确照射组织的离子电位。②其他原因,如影像噪声和分辨率、剂量校准方法、病灶的解剖部位等。

目前的解决方法:①用质子影像取代 X 射线影像,可减少基于 X 射线影像的间接推算质子作用的不足(Talamonti,2010)。②增加附加边界,抵消剂量分布不配准。③用个体化剂量沉着监测,如 PET、MRI 检查,γ 射线快速探测(Xie,2017)。④超声探测射线热效应产生的声波(Jones,2014)等。

2) 目前广用的锥束 CT 系统提供 3D 质子照射剂量分布,但存在伪迹,影响预测剂量分布,产生剂量计算错误(Schulze,2011)。虽然制造商尽力改进,但仍未根本解决。目前在研纠正方法有变形纠正注册算法(Park,2015),双能量锥束 CT 系统(Kovacs,2016)等。

3) 带电粒子束照射有 PBS_PT(笔状射线扫描质子治疗)和 IMPT(调强质子治疗)。前者是单野均匀剂量(SFUD),后者是多野非均匀剂量照射,各有优缺点,两者结合,则可互补。但是,一些技术问题尚待解决,如剂量分布不确定性、快速剂量计算重置能力等。

4) 需对带电粒子束治疗的生物学效应进行优化研究,以求肿瘤治疗效果的最大化,不良反应的最小化。

5) 需加速临床研究,以提供高循证医学佐证。目前质子治疗中枢神经系统肿瘤多处于临床 Ⅰ、Ⅱ 期研究,少数为 Ⅲ 期研究。如目前在美国麻省总院开展质子治疗低级别和 WHO Ⅲ 级脑胶质瘤伴 *IDH1* 突变或 1p/19q 丢失的临床 Ⅱ 期研究,WHO Ⅱ/Ⅲ 级脑膜瘤的临床 Ⅰ/Ⅱ 期研究等。

(王滨江　周良辅)

参考文献

[1] 王滨江,周良辅. 中枢神经系统肿瘤的放射外科治疗[M]//周良辅. 现代神经外科学. 2 版. 上海:复旦大学出版社,2015:907-921.

[2] SMITH D R, SAADATMAND H J, WU C C, et al. Treatment outcomes and dose rate effects following gamma knife stereotactic radiosurgery for vestibular Schwannomas [J]. Neurosurgery, 2019, 85 (6): E1084-E1094.

[3] TRAYLOR J I, HABIB A, PATEL R, et al. Fractionated stereotactic radiotherapy for local control of resected brain metastases [J]. J Neurooncol, 2019, 144(2):343-350.

[4] VOGEL J, CARMONA R, ANISLEY C G, et al. The promise of proton therapy for CNS malignancies [J]. Neurosurg, 2019,84(5):1000-1010.

[5] WATANABE S, YAMAMOTO M, KAWABE T, et al. Long-term follow-up results of stereotactic radiosurgery for vestibular Schwannomas larger than 8 cc [J]. Acta Neurochir, 2019, 161(7):1457-1465.

81 放射性脑损伤

放射性脑损伤(radiation injury of the brain)是指电离辐射(临床上主要是γ射线、X射线和带电粒子束)治疗头颈部肿瘤、颅内肿瘤、脑血管畸形[如动静脉畸形(AVM)]等疾病时,或脑部意外受到电离辐射的照射,引起正常脑组织功能和形态变化,甚至可诱发肿瘤。早在20世纪的20年代,人类开始探讨放射治疗(放疗)对脑肿瘤的治疗作用,与此同时也开展了脑组织对放射线耐受性的研究。1930年,Fischer和Holfelder最早报道和描述了迟发性放射性脑坏死。这是一例头皮癌患者,放疗后7年出现了放射性脑坏死。1948年,Pennybacker和Russell详尽地描述了放射性脑坏死的病理改变。从20世纪80年代起,立体定向放射外科开始应用在脑部良性肿瘤、AVM、脑转移瘤的治疗,并且这一技术迅速得到普及和高速发展。近年来,超分割与低分割放疗,适形调强放疗、立体定向放射治疗(影像引导调强适形放疗、螺旋体层放疗)的临床应用,以及经综合治疗的肿瘤患者其平均生存期延长,使脑转移瘤患者增多,有限数量(1~4枚)脑转移瘤优选放射外科治疗。肺癌靶向药物治疗的飞速发展及免疫治疗

的诞生,使脑转移瘤患者的生存期明显延长。上述这些因素使得放射性脑损伤有增多的趋势。立体定向放射外科的广泛应用,产生了一些与常规放疗有着不同表现的放射性脑损伤。

CT、MRI和PET/CT应用于临床之前,放射性脑损伤的诊断很困难,对一些早期放射性脑损伤或无症状者无法发现。CT、MRI和PET/CT应用于临床后,大大提高了人们对放射性脑损伤的组织学改变和临床症状的认识,以及可早期发现无临床症状的放射性脑损伤。

81.1 放射生物学概述

由于受到肿瘤周围正常组织放射耐受性的影响,常规外放疗(conventional radiotherapy)照射肿瘤的剂量常常受到限制。为了对正常组织器官的放射耐受性提供有用指导,人们引入了人体正常组织的最大耐受剂量(tissue tolerance dose, TD)这个概念,有最小和最大耐受剂量两种。组织的最小耐受剂量(TD5/5)是指在标准治疗条件下,组织接受放

疗后的 5 年内,其严重并发症(放射性坏死)的发生率≤5%的放疗剂量。组织的最大耐受剂量(TD50/5)是指在标准治疗条件下,为在 5 年内产生 50%严重并发症所需的照射剂量。每种正常组织最大耐受剂量和最小耐受剂量已经有详细的数据。脑组织全脑放疗的 TD5/5 为 60 Gy,TD50/5 为 70 Gy;脑部 25%放疗的 TD5/5 为 70 Gy,TD50/5 为 80 Gy。这些数据是在使用 1～10 MeV 的直线加速器,每天照射 2 Gy,每周照射 5 次,中间休息 2 d,6～8 周内完成治疗的情况下得出的。立体定向放射外科尚无这方面的详尽资料。

放射生物学家将细胞死亡解释为细胞失去再增殖能力。在体外的实验研究中,用细胞存活曲线(cell survival line)表示细胞增殖能力对射线的反应。细胞存活曲线描述的是所吸收的放射剂量与细胞存活比例的关系曲线。一个典型的哺乳类动物细胞存活曲线如图 81-1 所示。

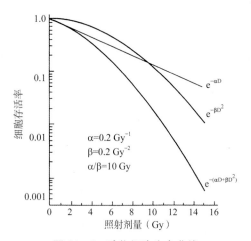

图 81-1 动物细胞生存曲线

当放射剂量呈直线增加时,细胞的存活比例呈对数下降。细胞存活曲线提示细胞的杀死由两部分组成,一部分(低剂量时,曲线的起始部分)是与剂量(αD,D 为放射剂量)成比例,另一部分与剂量的平方(βD^2)成比例。射线对细胞的影响作用与剂量与剂量的平方之和($\alpha D + \beta D^2$)成正比。Kellerer 和 Rossi 根据双重辐射的理论提出线性二次模型:$SF = e^{-(\alpha D + \beta D^2)}$。系数 α 代表曲线的起始斜率,决定低剂量照射下损伤的程度;系数 β 代表曲线的超线性部分,它的作用随照射剂量的增大而加大。当剂量低时,αD 起主导作用;剂量高时,βD^2 起主导作用。当

线性部分和平方部分对杀死细胞的贡献相等时,其照射剂量等于 α 和 β 的比值,即 α/β。在低剂量照射范围 α 系数较 β 系数大时,存活曲线起始部呈线形曲线较长。相反,当 β 数值大而 α 数值小,细胞存活曲线更加向下弯曲。目前已经测得各类组织的 α/β 比值。α/β 比值大提示为早反应组织,接受辐射后放射反应发生早,如肠黏膜、咽喉部上皮细胞及精原细胞,其 α/β 比值大,对射线产生急性期反应。α/β 比值小代表组织对放射治疗反应晚,为晚反应组织,如脑和脊髓。近几年越来越清楚地认识到早反应组织与晚反应组织对分割放疗的反应不同。当每次的分割剂量(即每次的照射剂量)大时,晚反应组织产生的放射反应远比每次使用小分割剂量时严重。中枢神经系统的许多放疗反应均归咎于高的分割剂量。

通过实验研究,每次分割剂量高比每次分割剂量低时更容易对晚反应组织产生副反应。每次分割剂量对中枢神经系统的耐受性起着决定性作用。当每次剂量>2 Gy 时,安全范围的放射总剂量急剧下降。但是,当每次照射剂量<2 Gy,中枢神经系统的耐受剂量增加得非常少。最近的研究提示,当每次剂量低于 2 Gy 时,脑组织的耐受性有所提高。

81.2 常规放射治疗引起的脑损伤

81.2.1 放射性脑损伤的类型

临床上按照放射性脑损伤出现的时间将放射性脑损伤分为急性放射反应、亚急性放射反应(早期迟发性脑损伤)、迟发性放射性脑损伤和晚期诱发癌变。

(1) 急性放射反应

急性放射反应是指常规放疗开始后几小时到几天(或几周)内出现的反应。临床表现包括恶心、呕吐或纳差、乏力,少数患者出现头痛,甚至有癫痫发作。这些反应 2～3 周内消失。有人行头部 MRI 检查可发现肿瘤组织及其周围的脑组织有急性水肿反应。这种不良反应经甘露醇和地塞米松对症治疗后短期内可消失。

(2) 亚急性放射反应

亚急性放射反应(早期迟发性脑损伤)是指放射治疗后数周到数月内出现的不良反应(也有学者将常规放疗后 3 个月至 1 年出现的脑损伤称为亚急性期脑损伤)。其发生率约为 20%。多数患者症状轻无须治疗,部分患者可出现困倦综合征(嗜睡症),临

床表现为困倦、厌食、低热、淡漠、头疼、眩晕、恶心、偶尔出现呕吐,极少数出现脑神经麻痹。症状持续2周左右自然缓解。患急性淋巴细胞白血病的儿童在预防性全脑放疗结束后4~8周,多数患者易出现这种症状。Watne曾报道,低度恶性胶质瘤患者接受放疗和化疗后约5％出现困倦综合征。症状轻者表现为乏力、困倦,CT检查显示脑内受照射区有明显的水肿,3个月内水肿消失,症状缓解。症状重者发生在放疗后3~8个月,CT检查显示有明显的脑水肿和类似肿瘤复发的强化灶,但也有早期脑神经受损的表现。早期放射性脑损伤的病理改变主要是放射性脑水肿,也有少突胶质细胞损伤导致髓鞘合成停止。相当数量的脑水肿反应是迟发性放射性脑损伤的早期表现。放射性脑水肿需要甘露醇和地塞米松治疗,脑组织受损轻者治疗效果满意,脑组织受到照射的范围大或接受的放射剂量高时,需要长达1个月或数月的脱水治疗。

（3）迟发性放射性脑损伤

迟发性放射性脑损伤是指常规放疗后半年到数年出现的放射反应,这些迟发型脑损伤通常为不可逆和持续进展的。脑损伤出现的高峰期为放疗后1~3年。主要表现为放射性脑水肿、白质脱髓鞘、放射性脑坏死、放射性脑萎缩、放射性白质脑病等。患者的临床表现有:①以颅内压升高引起的头痛、恶心、呕吐症状;②原有脑组织受损症状加重,包括运动障碍、感觉障碍、癫痫发作;③精神异常、智能减低、记忆力障碍,严重者痴呆;④内分泌功能障碍。

（4）晚期诱发癌变

晚期诱发癌变通常指放疗5年,甚至10年后,射线诱发放疗的局部（照射野内）产生肿瘤。放疗诱发的头部肿瘤有胶质肉瘤、脑膜瘤、脑膜肉瘤、颅盖骨肉瘤、纤维肉瘤、海绵状血管瘤等。放疗诱发肿瘤的潜伏期差异较大,放疗后1~50年均有报道。有报道放疗后7年左右诱发癌变,也有报道放疗诱发癌变的平均潜伏期为14.5年。根据国外资料,放疗诱发胶质瘤的潜伏期为1~25年,平均10.5年;其发生率10年为1.7％,15年为2.7％;骨肉瘤和纤维肉瘤的潜伏期为3~27年,平均10年;脑膜瘤和脑膜肉瘤的潜伏期平均21年。华山医院曾治疗2例垂体瘤放疗后诱发的脑膜瘤和神经纤维瘤。一例垂体瘤手术后放疗后16年出现左侧鞍旁肿瘤,MRI检查诊断为三叉神经瘤。然后行伽玛刀治疗,肿瘤周边剂量为14 Gy。治疗后2年肿瘤增大,手术切除肿瘤,病理证实为神经纤维瘤,细胞生长活跃。手术后2年肿瘤再次增大,再次手术切除肿瘤。再次手术后2年肿瘤第3次增大,采取射波刀治疗（图81-2）。另一例垂体瘤术后放疗后17年,在左侧鞍旁眶尖出现脑膜瘤。

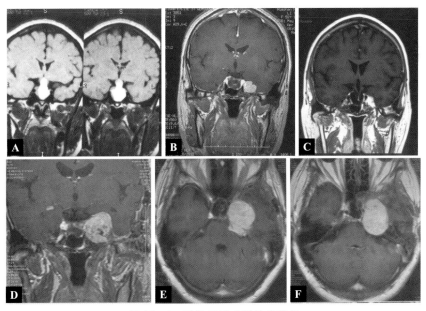

图 81-2 垂体瘤手术后放疗效果

注:垂体瘤手术后放疗45 Gy,放疗后16年诱发左侧鞍旁神经纤维瘤。A. 垂体瘤手术前;B. 手术后放疗后16年出现左侧鞍旁肿瘤,病理检查结果为神经纤维瘤,生长活跃型;C. 手术后肿瘤残留;D. 手术后2年肿瘤再次长大,再次手术;E、F. 肿瘤第3次增大。

81.2.2　放射性脑损伤的形态学和影像学分类

由于 CT 和 MRI 的出现，放射性脑损伤的诊断发生了一次飞跃。放射性脑损伤的患者临床上可无症状，但 CT 和 MRI 检查可发现有脑组织形态学改变，这些变化多数出现在迟发性放射性脑损伤时期。放射性脑损伤的形态学和影像学分类及 CT 和 MRI 表现如下：

（1）放射性脑水肿

常规放疗引起的脑水肿较少，而放射外科或常规放疗联合放射外科治疗胶质瘤容易引起脑水肿。急性期的髓鞘水肿、脑组织肿胀和迟发性放射性脑损伤时的脱髓鞘均在 CT 和 MRI 表现为脑水肿。

CT 上为低密度，增强后强化不明显或无肿块状强化。MRI 上 T_1 加权图像为低信号，T_2 加权图像为高信号，T_2 加权图像对显示水肿范围敏感，MRI FLAIR 序列扫描通过选择性抑制水信号的作用，使脑脊液呈低信号，但脑组织中水肿的组织仍像 T_2 加权图像一样呈高信号，显示脑水肿尤其敏感（图 81-3），无或轻度占位效应，注射钆剂（Gd-DTPA）后，多数不强化。脑水肿持续时间长短不一，这样的典型表现通常发生在放疗后 2 年内。放射性脑水肿的范围比较广泛，主要为血管源性脑水肿伴炎性细胞渗出。脑水肿严重时需要脱水治疗，少数患者需要长时间的类固醇激素治疗以减轻或缓解脑水肿引起的不适症状。

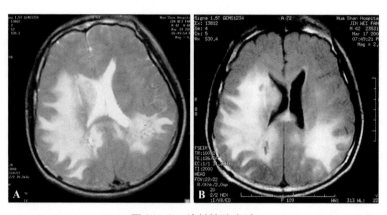

图 81-3　放射性脑水肿

注：右颞叶后部胶质瘤常规放疗后近 3 年，右侧额叶后部和枕叶的脑白质内及左顶叶内出现大片脑水肿。
A. MRI T_2 加权图像；B. MRI FLAIR 序列图像。

（2）放射性脑坏死

放射性脑坏死这是放射性脑损伤的最严重表现形式。全脑放疗剂量 60 Gy 或局部放疗 70 Gy，约有 5% 的患者出现放射性脑坏死。化疗和手术创伤降低了脑组织的放射耐受性，使肿瘤周围的白质易发生脑坏死。CT 上为低密度肿块，增强后肿块边缘不规则强化，周围伴不同程度血管源性水肿，占位效应轻度到重度。MRI T_1 加权图像为低信号，注射钆剂（Gd-DTPA）后，不规则强化；T_2 加权图像为高信号，T_2 加权和 FLAIR 序列能明确水肿范围。脑坏死周围的脑水肿持续时间较长，但病灶被外科手术切除后，脑水肿很快得到控制。这样的典型表现通常发生在放疗后 1～3 年（70%），有的甚至是数年后发生。放射性脑坏死通常发生在局部放疗靶区范围内。在全脑照射时，也可发生在原发病灶的远隔部位。因为白质的血供较少，所以病变主要累及白质（图 81-4），这与其他病变可资鉴别。肿瘤放疗后，易在邻近肿瘤的部位出现放射性脑坏死，即便在全脑放疗后也如此，说明肿瘤周围的组织易受损伤。部分患者可以有血肿形成，病理上也可发现血肿周围出现放射导致的毛细血管扩张，伴放射坏死。CT 上血肿为高密度，MRI 上则根据血肿的不同期别表现为不同信号。根据病灶的位置和占位效应的大小，迟发性局灶性放射性坏死可以有症状也可以无症状；可出现在原发脑肿瘤处、原发脑肿瘤的周围或肿瘤的远隔部位。垂体瘤放疗后出现的颞叶放射性脑坏死，鼻咽癌放疗后出现的颞叶、脑干或额叶的脑损伤均属于远隔部位的脑损伤。CT 表现为局灶性增强灶，多数病灶有占位效应。病灶的边界不规则，位于白质内的坏死灶边缘呈皱缩样。

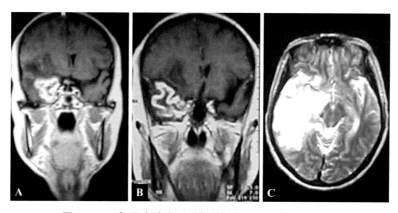

图81-4　鼻咽癌放疗后引起的脑坏死(手术病理证实)

注:A.放疗后3年半左右,右颞叶出现了脑坏死;B.放疗后近4年脑坏死灶明显增大,脑坏死主要累及白质;C.坏死灶周围脑组织大片水肿。

（3）放射性血管闭塞及脑白质疏松

放射性血管闭塞及脑白质疏松是迟发性放射性脑损伤的一种。放疗后1～2年脑白质内的神经纤维脱髓鞘,神经细胞数量减少,脑白质变疏松,其中的脑血管管壁增厚或闭塞。这种表现可能是放射性脑坏死前的病理过程。患者可无明显的症状或有智能下降。

（4）放射性脑神经损伤

视神经、听神经、面神经、动眼神经及展神经均可在放疗中受损伤。颅咽管瘤内注射放射性核素进行肿瘤内放疗时可导致少数患者的展神经或动眼神经受损。

当视网膜受照射的剂量大于50 Gy,将产生放射性视网膜病,化疗可降低放疗剂量的阈值。放射性视网膜病出现在放疗后1.5～6年,临床症状为进行性视力丧失,眼底检查发现视网膜上有毛细血管微动脉瘤,火焰状出血和棉絮状渗出,以及新生血管增生、视网膜脱离、玻璃体出血。视网膜荧光血管造影证实血浆从受损的血管中渗处,视网膜小血管阻塞,视网膜缺血水肿和新生血管增生。有时在虹膜上可看到新生血管和白内障。视神经的放射损伤多发生在放疗后2～4年,患者出现进行性视力减退,视神经盘水肿、苍白,靠近视神经盘处有火焰状出血。

（5）弥漫性脑白质损伤

弥漫性脑白质损伤的CT表现为广泛不强化的脑白质低密度,无占位病灶,MRI表现为脑室周围白质T₂和质子加权像有异常高信号病灶。病灶的大小从脑室角和枕角小的局灶性高信号到脑室周围白质广泛性高信号,即从脑室壁开始扩展到脑皮质与脑白质结合部。弥漫性脑白质损伤分为轻、中、重3种。严重的弥漫性脑白质损伤的临床表现包括智力受损、人格改变、记忆力减退、精神障碍和明显的痴呆症状;儿童患者表现为学习困难、语言障碍。严重的病例可死亡,偶尔有运动功能障碍和癫痫发作。这些症状往往出现在放疗后肿瘤被完全控制以后。由于放疗影响的是脑室周围深部传导束,患者仅有轻微的症状,而多数患者虽有MRI显示的脑室周围异常信号,但无症状或无临床异常表现。Curran认为严重的弥漫性脑白质损伤与临床症状有关系,而轻、中度弥漫性脑白质损伤与临床症状无关系。多数无症状患者可能有智能下降,CT和MRI表现为脑白质大片水肿,增强不明显,多数病变位于脑室周围。弥漫性脑白质损伤可能由于血管内皮的损伤,导致毛细血管的通透性增加和血管性水肿,也可能由于脱髓鞘后组织内水替代了髓鞘所致。但是严重的弥漫性脑白质损伤病理上可见到凝固性坏死。

（6）坏死性白质脑病

坏死性白质脑病是指化疗联合放疗或不伴放疗引起的一种特殊形式的广泛性脑白质损伤。这种形式的脑损伤首先见于长期生存的患白血病的儿童,他们曾进行了鞘内注射甲氨蝶呤治疗。白血病患者化疗和脑部放疗后或胶质瘤化疗和/或放疗后均可引起坏死性白质脑病。CT的MRI的表现如同弥漫性白质脑病。

（7）钙化性微小血管病变

儿童淋巴瘤患者鞘内注射甲氨蝶呤和脑部放疗后,在生存期9个月以上的患者中,25%～30%头部CT片上出现脑内钙化,但也可见于单独脑部放疗后。钙化发生在基底节特别是壳核及基底节和皮质之间的穿支小血管,有时也见到皮质钙化。这些钙化常伴有脑皮质萎缩、白质低密度。病理为小血管壁内钙质沉积及血管周围脑组织小钙化灶(钙化性脑坏死)。少数患者有神经功能异常,但是目前仍不清楚这些病理改变与临床症状之间的关系。

(8) 脑萎缩

脑萎缩在 CT 和 MRI 影像上表现为脑室扩大、脑沟变宽、脑皮质萎缩,有些患者出现痴呆症状,脑室腹腔分流手术也不能改善患者的症状。病理检查可发现脑组织内有小的坏死灶和脑组织疏松。

(9) 脑部大血管的放射性损伤

当脑部大血管位于放疗的照射野内,放疗后脑部大血管可出现狭窄或闭塞,甚至有报道颈内动脉闭塞,脑底部出现异常烟雾状血管。

(10) 放射性下丘脑垂体内分泌轴的损伤

远离下丘脑和鞍区的颅内肿瘤放疗后,常有报道出现内分泌改变,但其发生率和引起下丘脑垂体轴受损的最低剂量尚不清楚。在鞍区或鞍上无肿瘤时,全脑放疗 13.2 Gy,未见到下丘脑和垂体功能减退。然而全脑放疗剂量为 27~29 Gy,放疗后 2 年或数年可见到 40%~80% 的患者出现不同程度的内分泌不足表现。在颅内恶性或良性肿瘤放疗时,放射剂量多数大于 45 Gy,将导致不同程度的下丘脑垂体功能障碍。常规放疗鞍区肿瘤,放疗照射野内经常包括下丘脑、垂体柄和垂体窝。鞍区肿瘤的外科手术增加了继发性内分泌功能受损的危险性。外科手术和放疗鞍区肿瘤时,有时很难区分是肿瘤本身还是手术或放疗引起内分泌功能不足。

放疗后引起下丘脑垂体受损的危险性随着时间的延长而增加。最早的损伤可发生在放疗后 3 个月,生长激素缺乏和高泌乳素症出现在放疗后 2 年内。Littley 报道鞍区肿瘤放疗后 5 年,100% 的患者出现生长激素缺乏,91% 有促性腺激素缺乏,77% 的患者有促皮质激素缺乏,42% 的患者有促甲状腺激素缺乏。生长激素缺乏最早出现,之后为促性腺激素、促甲状腺激素。垂体本身可被放疗损伤,但多数情况下实际受损部位在下丘脑。儿童脑肿瘤患者特别是颅咽管瘤患者,放疗后长期生存者出现这种类型的放射性脑损伤。急性淋巴细胞白血病的儿童,全脑脊髓放疗后长期生存者也出现这一类型脑损伤。主要表现为身材矮小,激素水平低,需要激素替代治疗。

81.2.3　放射性脑损伤的病理机制和病理变化

在放疗过程中,照射野内的正常组织不可避免地受到不同程度的照射。细胞接受放疗后主要表现出 3 种类型损伤:①亚致死损伤;②潜在致死损伤;③致死性损伤。脑组织为晚反应组织,放射性脑损伤的程度和发生速度的相关因素如下:①放射源的类型及能量;②放射治疗的总剂量;③分次剂量、间隔时间、照射野的大小;④放疗与化疗同步治疗;⑤全脑放疗;⑥患者个体因素等。放射性脑损伤的病理机制尚不完全清楚。常规外放疗为剂量限制性放疗,即由于脑组织的放射耐受性而限制了放疗的总剂量。通常治疗总剂量为 50~60 Gy,少数患者接受高达 70 Gy 的剂量。放射性脑损伤与剂量成正比,当剂量超过 50 Gy 时剂量越高放射性脑损伤越重;与分割的次数及每次之间的间隔时间成反比。通常每次 2 Gy、每周 5 次,5 周照射 50 Gy。如果每次 10 Gy,1 周内照射 50 Gy,那将产生致命性脑损伤。立体定向放射外科是通过聚焦作用将高能量的射线一次照射到靶区内(肿瘤或 AVM),对其产生的放射性脑损伤的机制了解更少。

(1) 病理机制

1) 血管损伤机制:照射强度低、照射范围广的常规放疗主要引起血管壁的退行性变导致脑缺血,最后表现为广泛的脱髓鞘和脑坏死及脑软化。动物实验证实脑部放疗后内皮细胞核减少、血管密度降低和血管长度缩短与照射剂量相关。脑组织受照射后,脑内小血管、微血管及毛细血管的内皮受损,导致血脑屏障被破坏,引起血管的通透性增高。虽然组织学上无变化,但辣根过氧化酶(HRP)标记的血浆内物质从血管内溢出,证明血脑屏障受损。脑内微小血管及毛细血管内皮受损诱发内皮细胞的凋亡,细胞凋亡诱发了氧自由基形成,细胞因子、血管内皮生长因子(VEGF)和细胞间黏附分子释放和高表达。VEGF 和低氧诱导因子 1α(HIF-1α)在脑射坏死的发病机制中的作用越来越明显。HIF-1α 是 VEGF 的转化因子,其上调导致星形胶质细胞增加 VEGF 的产生,从而导致血管生成。然而,源自这种反应的血管脆弱且渗漏,引起病灶周围水肿。这些因素进一步引起血管周围水肿、炎性细胞渗出和脑水肿。血管的高通透性及由此引起的脑水肿导致脑组织内压力增高,进一步影响脑的血流量,导致继发性脑缺血和脑梗死。血管壁的受损引起血管内皮和胶原纤维反应性增生,引起微小血管闭塞。小血管的损伤引起脑组织血供不足,产生脑梗死和毛细血管扩张症;毛细血管扩张可导致渗出和微量出血(斑点状出血),最后引起钙化。

2) 胶质细胞受损:脑内的小胶质细胞和少突胶质细胞形成脑内的支架结构和构成轴索的髓鞘,星形胶质细胞参与血脑屏障的形成。放疗可导致星形胶质细胞、少突胶质细胞和少突胶质细胞-2 型星形胶质细胞前体细胞受损。特别是少突胶质细胞的前体细胞在放疗后失去再生能力,不能分化成少突胶质细胞,失去替代损伤的少突胶质细胞。胶质细胞的损伤引起脱髓鞘和髓鞘损伤,轴索肿胀。加之血管性水肿,两者形成一种胶质血管灶,这是放射性脑坏死的基础。而血管的进一步狭窄和闭塞,导致脑白质产生局灶性坏死。

3) 神经细胞直接受损:神经细胞被放射线照射后可发生凋亡。放射性脑损伤是一个连续过程,早期胶质细胞和血管内皮受损,血脑屏障破坏,出现脑水肿和髓鞘肿胀;进一步发展的结果为白质脱髓鞘,胶质细胞死亡,数量减少。小神经细胞的放射耐受性小,细胞易发生凋亡。小血管和毛细血管的损伤导致内皮细胞增生,小血管壁中层肌纤维受损导致胶原纤维增生和管壁的玻璃样变,形成了组织学上嗜酸性染色的无形态结构组织,即放射性脑坏死表现。此外也有人提出引起放射性迟发性脑坏死的免疫学说。脑组织的放射性坏死由散在的脱髓鞘及其中心的坏死和斑状出血组成。

(2) 放射性脑损伤的病理变化

放射性脑损伤可表现为局部的占位性病变和广泛的低密度病灶。局部占位性病变需要手术治疗才能解除临床症状,而广泛的低密度病灶或脑水肿需要药物治疗,因此临床病理资料较少。这里主要介绍迟发性放射性脑坏死的病理改变。放射性脑损伤的早期病理变化,多数为动物实验。放射性脑水肿在组织学上表现为髓鞘肿胀、微小血管周围水肿、单核白细胞渗出、血管内皮细胞肿胀。尽管血管壁结构完整但 HRP 标记显示血管通透性增加;神经细胞、轴索、胶质细胞均有肿胀。无症状的迟发性放射性脑损伤的 CT 和 MRI 影像类似水肿的病灶,组织学表现为斑块状脱髓鞘,有的类似多发性硬化。放射性脑坏死被认为是典型的放射性脑损伤。放射性脑坏死多发生在放疗后 1～2 年内。在常规放疗剂量>50 Gy 时,放射性脑坏死的发生率与放射剂量成

正比。放射性脑坏死多发生在白质内,当放射性坏死靠近肿瘤特别是胶质瘤,将使得放射性脑坏死很难与胶质瘤的放射性坏死相区别。放疗后肿瘤处于相对静止状态时,肿瘤内和肿瘤的边缘区域可产生放射性坏死。迟发性放射性脑坏死早期的组织学特点:嗜酸性染色的无形态结构的渗出性物质,免疫组化证实为纤维素样物质,呈舌样渗出到灰白质交界的细胞层。纤维素从小血管内渗出,表现为典型的纤维素样坏死。这个区域可发生钙化,进一步发展成放射性脑坏死。迟发性坏死引起的脑实质变化为多发的小的凝固坏死灶,这些小的坏死灶组成像马赛克的图案。坏死灶内有嗜酸性颗粒。放射性脑坏死进一步发展进入慢性阶段,通过吞噬作用,小的坏死组织被吸收,形成多发的小囊腔或大囊腔。而大的坏死组织常保留为嗜酸性物质,孤立地存在于脑白质或皮质的深部。也有一些坏死组织发生钙化形成结构紊乱的白垩块。位于灰白质结合部位的纤维素样渗出物发展成脑软化或凝固性坏死。血管的变化为管壁内纤维素样渗出和纤维素样坏死,血管壁增厚和玻璃样变伴有内皮细胞变形或缺失及毛细血管扩张。这些改变是放射性脑坏死的典型表现。在脑干有一种特殊形式的放射性脑坏死,脑桥的基底部形成小的椭圆形孤立的病灶,周围有嗜酸性染色的肿胀轴索包绕,病灶中心有钙化。

81.2.4　临床上常见的放射性脑损伤

(1) 放射性脑水肿

放射性脑水肿多发生在放疗后 3 个月至 2 年。常规放疗后脑水肿出现的比例低,症状也相对较轻。立体定向放射外科广泛应用临床后出现了不容忽视的放射性脑水肿。

胶质瘤患者常规放疗 50～60 Gy 后再利用放射外科给肿瘤局部增加 12 Gy(肿瘤的周边剂量)的放射剂量是国外 20 世纪 80 年代末和 90 年代初应用于临床的联合放疗。这种联合放疗能明显延长患者的生存期,但是 25%～35% 的患者出现放射性脑水肿。Hall 用上述方式治疗一组恶性胶质瘤,治疗后 31% 的患者出现放射性脑水肿,需要开颅减压。华山医院也收治数例这一类型的脑水肿。其中一例胶质瘤患者首先在外院进行常规放疗(50 Gy),之后再行 X 刀治疗,肿瘤周边剂量 14 Gy。联合放疗后 4 个月开始出现脑水肿,患者出现头痛和神经功能受损

症状。放射性脑水肿逐渐加重,累及一侧大脑半球/1/2~2/3 的皮质(图 81-5),间断地应用地塞米松和甘露醇脱水治疗 1 年,放射性脑水肿才逐渐消退,最后出现放射性脑坏死。放射性脑水肿严重时影响患者的神经功能。其余几例为外院常规放疗联合 X 刀治疗者。另一典型病例:胶质瘤患者在外院进行常规放疗,紧接着行 X 刀治疗。联合放疗后半年开始出现放射性脑水肿,应用地塞米松和甘露醇

脱水治疗后症状改善但不能停药。逐渐出现一侧肢体功能障碍。治疗后 1 年脑水肿严重同时出现新的增强病灶,在华山医院行穿刺活检,证实为放射性脑坏死。经长期静脉应用地塞米松和甘露醇脱水治疗,脑水肿有增无减,强化灶增大,严重影响患者的肢体功能,放疗后 1.5 年在华山医院行开颅手术切除增强病灶(图 81-6),病理再次证实为放射性脑坏死。手术后脑水肿逐渐减轻。

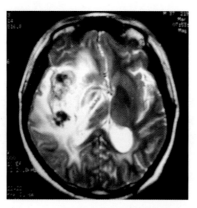

图 81-5　右侧颞叶胶质瘤常规放疗联合 X 刀治疗 1 年后出现的脑水肿

注:脑水肿累及右侧半球的 1/2 皮质。

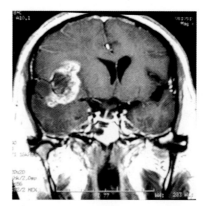

图 81-6　右额叶胶质瘤常规放疗联合 X 刀治疗 1.5 年后出现的放射性脑坏死(经病理证实)

（2）放射性脑坏死

放射性脑坏死是迟发性放射性脑损伤的一种形式,是头颈部肿瘤、颅内肿瘤和脑内 AVM 放疗后的最严重并发症。由于放射外科和肿瘤内放疗在临床上的广泛应用,临床上也能见到早期迟发型放射性脑坏死。放射性脑坏死的发生与下列因素有关:①放射治疗的总量;②放射线的剂量率;③每次分割放疗的剂量;④分割放疗的间隔时间;⑤联合化疗或联合肿瘤内放疗或放射外科治疗。颅内肿瘤放疗后产生的脑坏死可发生在放疗后 10 个月至 10 年,少数在 13 年后发生(经尸检证实),但是 70% 的脑坏死发生在放疗后 1~3 年。

1）鼻咽癌患者颞叶放射性脑坏死可发生在放疗后 1.9~14 年,平均为 6 年。但是由于放疗总剂量的提高,鼻咽癌第一程放疗后出现放射性脑坏死的平均时间为 41 个月。如果鼻咽癌复发进行第二程放疗,放射性脑坏死的发生时间为 4~24 个月,平均为 12 个月。鼻咽癌放疗后发生放射性脑损伤的

比例为 7%~10%。其临床上有如下特点:患者有鼻咽癌放疗史,出现新的神经功能受损症状,如肢体无力、脑神经受损,CT 和 MRI 检查发现颞叶或脑干处有病变,增强明显,病变周边水肿。

2）脊索瘤和脊索肉瘤对放疗欠敏感,照射肿瘤的剂量常高达 60 Gy 以上,放疗后易出现放射性脑损伤。放疗后 2 年发生放射性脑坏死的比例约为 7.6%,5 年的发生率约为 13%。放射性脑坏死多发生在颞叶内侧。MRI 增强显示颞叶有一病灶,周围有大片水肿。患者常因脑水肿和放射性脑坏死出现头疼或癫痫发作。

3）胶质瘤手术后进行常规放疗和化疗来控制肿瘤的复发。如果联合肿瘤内注射放射性核素放疗或联合立体定向放射外科治疗,放射性脑坏死的发生率可高达 20% 以上。胶质瘤手术切除后联合放疗和/或化疗,放射性脑坏死多发生在放疗后 1~2 年。这种放射性脑坏死与肿瘤复发不易区别,有时放射性脑坏死与肿瘤复发同时存在。放射性脑坏死

患者,放疗后半年就开始出现脑水肿,脑水肿范围大,需要长期的甘露醇和地塞米松脱水治疗;早期MRI增强扫描无明显的强化灶。随着脑水肿进一步加重,大约1年后放疗的局部出现脑坏死。放射性脑坏死的发生是一个不断加重的过程。当脑坏死的范围小,病灶不在功能区,脑坏死经过高峰后,脱水和激素治疗能使脑坏死缩小,脑水肿减退。如果脑坏死范围大,脑水肿累及的范围更广泛,患者的颅内高压症状和神经功能受损症状严重时,需要手术切除坏死灶以缓解临床症状。放射性脑坏死的CT和MRI特点:①原手术野区无明显扩大,手术野附近未见新的肿块,而脑水肿的范围广泛,呈指样水肿。②CT增强扫描时病灶强化较弱,延迟20~30 min扫描,病灶增强明显(但是临床上也遇到病灶为肿瘤复发和放射性坏死同时存在),呈不规则强化肿块。③MRI波谱分析对鉴别胶质瘤复发和放射性坏死有很大帮助。目前临床上应用最多的是质子波谱分析(^{1}H-MRS)。^{1}H-MRS主要测N-乙酰天冬氨酸(NAA)、含胆碱化合物(Cho)、磷酸肌酸和肌酸(Cr)、乳酸(Lac)等波峰信号。脑肿瘤的NAA减少,Cr有不同程度的减少,而Cho波峰升高。胶质瘤放疗后肿瘤侧正常脑组织有短暂时间NAA降低,Cho升高。在放疗照射区内,放疗后2~3个月Cho、Cr和NAA均降低。当Cho升高时提示与肿瘤复发有关。通过计算NAA/Cr、Cho/Cr、Cho/NAA、Lac/Cr和Lac/Cho的比值来鉴别胶质瘤复发与放射性坏死。放射性坏死时的变化:Lac/Cr比值升高,Cho/Cr比值降低(多数情况低于1.71),Cho/NAA比值降低(多数情况低于1.71)或所有代谢产物的波峰均消失(图81-7)。放射性坏死时Lac/Cho的比值波动在1.51~10.80,而胶质瘤复发时Cho/NAA、Cho/Cr比值大于1.71,甚至大于2.0。Lac/Cho为0.24~0.72,当Lac/Cho的比值大于1提示放射性脑坏死。④磁共振对比剂灌注成像和磁共振动态增强检查(DCE-MRI)中容积转运常数(K^{trans})值也常用于鉴别胶质瘤复发与放射性脑坏死。胶质瘤复发时,局部脑血容量(rCBV)、局部脑血流量(rCBF)比值分别在2和1.7以上,明显高于放射性脑损伤(rCBV<0.6,rCBF<0.8),胶质瘤复发时K^{trans}界限值大于0.19 min^{-1}。⑤PET定量测定中枢神经系统的局部代谢可提高放射性脑坏死的正确诊断率。放射性脑坏死时,用^{18}F-FDG(^{18}F-脱氧葡萄糖)测得组织代谢率下降,其诊断符合率达80%(图81-8)。^{11}C-蛋氨酸(^{11}C-MET)PET/CT在鉴别胶质瘤复发与放疗后放射性脑坏死的符合率达83%,肿瘤复发的标准摄取值(SUV)值在2.5以上,而放射性脑坏死的SUV值在1.6或更低。^{18}F-氟乙基酪氨酸(^{18}F-FET)是目前常用于PET/CT诊断胶质瘤的示踪剂。^{18}F-FET在肿瘤组织的摄取量较高,正常脑组织摄取量较低,对诊断胶质瘤复发的符合率为90%。必须指出,目前各种影像学诊断放射性脑坏死各有不足之处,加之肿瘤坏死灶与复发灶可并存,因此,应综合采用多种影像学诊断和随访手段,必要时进行手术处理,方可提高诊断正确率而避免误诊。

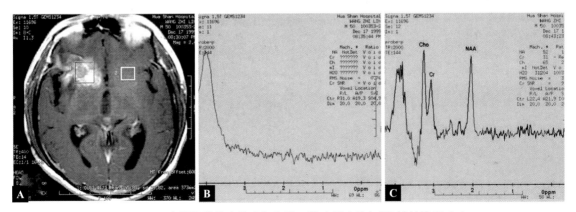

图81-7　右额海绵状血管瘤经伽玛刀治疗后4.5年(照射剂量25 Gy)

注:A. 右额叶伽玛刀照射区出现放射性脑坏死,方框1表示MRI波谱分析所选定的坏死区,波谱分析的结果为图B;方框2表示MRI波谱分析所选定的正常脑组织,波谱分析结果为图C;B. ^{1}H-MRS显示所有的波峰均消失;C. 正常脑组织出现胆碱(Cho)、N-乙酰天冬氨酸(NAA)和肌酸(Cr)波峰。

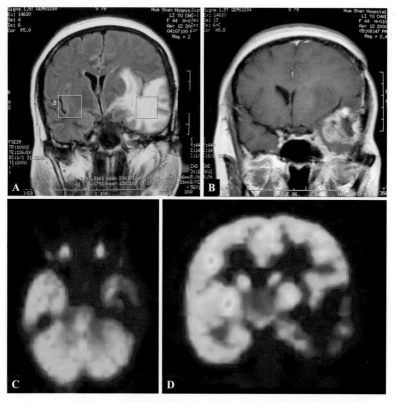

图 81-8 左侧蝶骨嵴脑膜瘤(肿瘤呈浸润性生长)手术切除后(放射治疗后 5 年)

注:左颞叶出现大片脑水肿和强化病灶(A、B),PET/CT 检查提示左颞病灶处葡萄糖(FDG)代谢明显下降(C、D)。手术病理证实为放射性脑坏死。

81.3 立体定向放射外科治疗引起的脑损伤

立体定向放射外科治疗与常规放疗不同。它是在立体定向仪的引导下将高能量的射线聚焦照射到脑内小的靶区内,由于其照射的形状非常接近所照射的靶区,而靶区周围的剂量呈梯度锐减,周围正常脑组织接受高剂量的范围减少。放射外科通常是单次或几次分割治疗,即将实施的处方剂量一次完成或等分割成几次,因此引起的脑损伤与常规放疗有所不同。近几年有关放射外科治疗引起的脑损伤有增多的趋势。

81.3.1 引起放射性脑损伤的危险因素

(1)照射容积

放射外科照射的容积增大时,放射性损伤也随之增加。当 AVM 的直径小于 15 mm,肿瘤直径小于 20 mm 时,未见到明显的并发症。绝大多数并发症发生在较大病灶。

(2)放射剂量

放射剂量在放射性脑损伤中起决定性作用。当治疗的病灶大时,如果所给的处方剂量没有相应地降低,放射外科治疗后极易产生脑损伤。这时容积因素和剂量因素共同起作用。因此在用放射外科治疗大病灶时,为减少脑损伤常常降低照射剂量。

(3)病变的部位

如果病变位于功能区,放射外科治疗后易出现有症状的并发症。如果病变位于脑内"哑区",即使影像学上出现了异常改变患者亦无症状。例如,位于额叶后部和顶叶的 AVM,伽玛刀治疗后极易产生有临床症状的并发症,如肢体无力或麻木;而位于枕叶的 AVM,伽玛刀术后虽然 MRI 影像上有脑水肿,但患者很少出现临床症状。

(4)准直器大小

在伽玛刀放射外科治疗中,笔者发现准直器的大小与治疗后的并发症有重要关系。在伽玛刀应用的早期,治疗较大病灶常过多使用 18 mm 和 14 mm 准直器,治疗后的早期并发症和晚期并发症相对较高。使用大准直器治疗病灶时周围正常脑组织受照射的范围大,治疗后增加了产生并发症的危险性。目前无论病灶大小均倾向使用小直径准直器、多等中心点,这种剂量设计方案不仅使等剂量曲线和病灶的形态更加吻合,而且周围脑组织受照射的范围明显减少,治疗后的并发症减少。

（5）等中心点数

X 刀治疗中,Nedzi 认为等中心点数（number of isocenter）越多越易产生并发症。而在伽玛刀治疗中正相反,等中心点数越多,设计的照射形状越吻合病灶的轮廓,周围正常脑组织接受高剂量照射的范围越少,并发症也因此而减少。

（6）病变类型

不同的病变所需要的放射剂量不同,还与病变内是否包含正常脑组织有关。转移瘤所照射的剂量高而治疗后的并发症发生率很低,这可能与肿瘤将正常脑组织向周围推开有关。胶质瘤浸润在正常的脑组织内,AVM 病灶中包含了正常的脑组织,两者放射外科治疗后易出现脑水肿。生长在矢状窦旁、颞叶和顶叶内的脑膜瘤,放射外科治疗后极易产生脑水肿。

（7）等剂量曲线

X 刀治疗中倾向使用高的等剂量曲线覆盖病灶的周边,通常使用 80% 或 90% 等剂量曲线,以保持肿瘤内放射剂量均匀。对 X 刀治疗引起的并发症的统计分析结果提示,其并发症的发生与等剂量曲线的高低有关系。但是在伽玛刀的治疗中通常使用 50% 的等剂量曲线覆盖病灶的周边,其并发症的出现与等剂量曲线的高低无关。

（8）以前是否接受过放射治疗

放射外科治疗前已接受过常规放疗者,其并发症的发生率明显增高。对胶质瘤患者先行常规放疗再利用放射外科在肿瘤局部增加 12 Gy（肿瘤周边剂量）的放射剂量,是目前国际上广泛采取的方案。这种联合放疗能有效控制肿瘤,但使并发症发生率增高。

（9）治疗的时代及随访时间

若伽玛刀应用的早期所给的处方剂量高和经验不足,并发症的比例较高。对听神经瘤,在伽玛刀的应用初期所给的周边剂量高达 20 Gy 以上,面神经的受损率达 38%。20 世纪 80 年代末和 90 年代初,周边剂量降低到 17 Gy,面神经和三叉神经的受损率

分别为 29% 和 32%。而目前治疗听神经瘤的周边剂量仅为 13 Gy,甚至更低。其面神经受损率约在 1% 左右。在 AVM 的治疗随访中,早期单纯用脑血管造影随访畸形血管是否闭塞,缺少或忽视了 AVM 周围脑组织的改变,观察到的并发症少。随着随访时间延长和 MRI 等神经影像学的定期检查,并发症有所增加。此外随访 5 年以上的患者,少数可出现新的并发症如脑组织坏死和囊变。由于 MRI 的定期随访,脑水肿的发生率远比早期高。

（10）剂量率

在动物实验中发现放射源每小时产生的剂量对脑组织的耐受剂量有重要的影响。当使用 100 Gy/h 剂量率照射脑组织,脑白质发生坏死的剂量为 21 Gy;如果使用 4 Gy/h 剂量率照射脑组织,脑白质发生坏死的剂量为 36 Gy。在伽玛刀的治疗中也发现剂量率对放射性脑损伤有重要影响。伽玛刀治疗的初期钴-60 每分钟辐射出的剂量高,治疗后的急性期反应和晚期放射反应的发生率均高。随着钴-60 的衰变,伽玛刀的剂量率降低,引起的放射反应也降低。

（11）放射外科治疗设备

立体定向放射外科治疗设备有伽玛刀、直线加速器（X 刀和射波刀）、质子刀和重离子刀,由于设备不同,产生的并发症也有所不同。

81.3.2 并发症的预防

在放射外科治疗的临床应用中,AVM 是其治疗的主要病种,从 20 世纪 70 年代初期至今有 40 多年的历史。瑞典 Karolinska 医院对伽玛刀治疗 AVM 的闭塞率和并发症进行了系统的研究,得出在产生较低并发症的情况下提高 AVM 闭合率的剂量计算公式,即 $D = 27/V^{1/3}$,D 代表照射病灶的周边剂量,V 代表 AVM 病灶的体积。当 AVM 病灶大时,所照射剂量将相应降低,以减少并发症,但是 AVM 的闭合率也相应降低。

在肿瘤的放射外科治疗中,通过数学模型、剂量、容积和部位等因素绘出产生 3% 脑坏死的剂量容积曲线图,按照此曲线制定照射剂量,以减少不良反应。

81.3.3 引起的放射反应

（1）急性期反应

急性期反应是指放射外科治疗后 24 h 内出现的不良反应。临床表现为头痛、恶心、呕吐,其发生

比例比常规放疗高。华山医院对早期伽玛刀治疗的176例患者进行观察,伽玛刀治疗后24 h内约13%的患者出现恶心、呕吐或不适反应,绝大多数患者的症状在48 h内消失。其中3例患者的眩晕、呕吐反应持续3 d以上,经甘露醇脱水、激素治疗和对症处理后消失。急性期反应与病灶的部位有一定的关系。靠近脑干的肿瘤和鞍区下丘脑的肿瘤伽玛刀治疗后易出现急性不良反应,如听神经瘤、垂体瘤和鞍旁脑膜瘤伽玛刀术后出现急性反应的比例高。此外照射的剂量也是引起急性反应的重要因素。

(2)晚期放射反应

放射外科引起明显的脑损伤症状常出现在治疗后数月到数年。这种脑损伤症状在不同的病种表现不同。脑损伤可为暂时性也可为永久性。这些症状可由脑水肿、脑血管供血不足、脑坏死或脑神经损伤引起。近几年,放射外科实施的剂量比以前有所降低,对脑组织的损伤也有所降低。

(3)不同类型的病种出现的放射反应

1) AVM:AVM是立体定向放射外科治疗的主要适应证,放射外科治疗后的1年内,大约30%患者的MRI T_2 图像呈现放射性脑水肿,多数没有症状。当AVM位于脑部的功能区时,大约20%的患者因脑水肿产生临床症状。70%~80%的脑水肿在治疗后10~12个月开始出现;随着放射性脑水肿的进一步发展,8%~12%的患者最终出现不可逆的放射性脑损伤,其中部分患者出现明显的脑坏死(图81-9)。据华山医院的不完全统计,AVM伽玛刀治疗后3年以上的患者中有8例(8/90)出现了放射性脑坏死,发生率约为9%。放射外科治疗AVM时所给的处方剂量高,周边剂量为20~25 Gy(中心剂量

40~50 Gy),当照射范围大时,出现放射性脑水肿在所难免。这种类型的脑水肿持续时间长,少数患者的脑水肿持续2年以上,需要长期的地塞米松和甘露醇脱水治疗。高压氧治疗期间能改善受损的神经功能,但停止高压氧治疗后症状再次出现。华山医院院曾治疗数例这一类型的放射性脑水肿,由于脑水肿严重影响功能区,产生了神经功能受损的症状和体征。其中1例患者间断静脉应用地塞米松和甘露醇脱水治疗2年以上,并出现放射性脑坏死导致的脑组织液化囊变。其发展过程如下:患者首先出现明显的脑水肿(伽玛刀术后1年左右),术后2年AVM缩小或消失,但AVM病灶处开始出现毛细血管扩张或慢性微出血或渗血,形成慢性包裹性血肿。出血停止后血肿逐渐吸收形成囊腔,在囊腔形成的过程中仍有反复慢性微渗血。大约3年后出现明显的囊肿。如果囊肿位于脑的功能区,患者可出现神经功能受损,甚至肢体瘫痪。AVM治疗后发生的囊变率有增多趋势,早期报道低于0.5%,之后有报道为2.8%。通过MRI和CT神经影像学5年以上的系统随访,最近报道AVM的囊变率为4.7%。华山医院一典型病例为左丘脑后部的AVM,伽玛刀术后2年AVM病灶处有慢性出血,并出现一侧上肢无力,DSA检查发现AVM消失;2.5年时复查CT,显示慢性血肿内出现囊变,3年时形成大囊肿(图81-10)。在华山医院定向穿刺囊肿抽取囊液,囊内放置Ommaya。伽玛刀术后4年AVM病灶处再出现囊变,并再次行定向穿刺手术抽取囊液。囊液为淡黄色、高度黏稠,遇到空气易凝固。但是也有脑水肿症状不明显的,伽玛刀手术后4年原AVM病灶处形成囊肿(图81-11)。

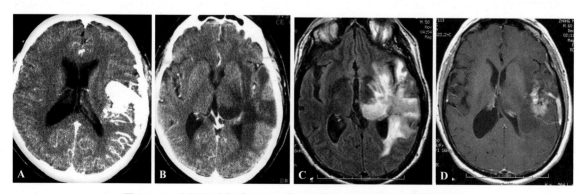

图81-9 左侧颞叶岛叶AVM经伽玛刀治疗后出现的放射性脑损伤

注:A.治疗前CT增强;B.伽玛刀治疗后2年半增强CT显示脑水肿,AVM缩小;C.伽玛刀治疗后4年半,MRI的FLAIR扫描显示脑水肿;D.伽玛刀治疗后5年MRI增强显示脑组织有强化影,伴有囊变,考虑为脑坏死。

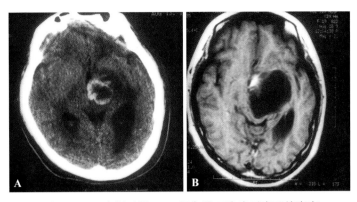

图 81 - 10　左侧丘脑 AVM 经伽玛刀治疗后出现的囊变

注:A. 伽玛刀治疗后 2 年,AVM 病灶处出血囊变;B. 伽玛刀治疗后 3 年,囊变增大,定向穿刺抽出囊液,并在囊肿内放置 Ommaya,以备后续抽液。

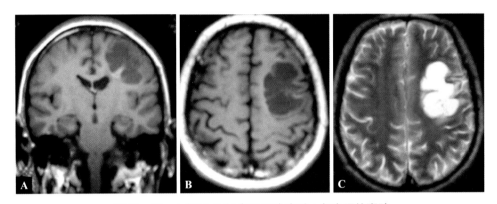

图 81 - 11　左额叶 AVM 伽玛刀治疗后 4 年出现的囊肿

注:原 AVM 病灶处出现囊变,囊变周围水肿不明显,患者出现部分性失语。A. MRI 冠状位;B. MRI T_1 水平位;C. MRI T_2 水平位。

2) 听神经瘤:听神经瘤是放射外科(特别是伽玛刀)治疗效果最好的肿瘤。对于小的听神经瘤,其疗效已得到神经外科的公认。在临床应用的早期,照射肿瘤的周边剂量为 20 Gy 左右,面神经和三叉神经的受损率较高,分别为 30% 和 33%(但也有报道高达 38%)。随着技术不断进步和临床经验的积累,治疗听神经瘤的周边剂量为 12～13 Gy,面神经和三叉神经受损率明显下降,目前降低到 1%～2%。面神经受损的平均时间为治疗后 7 个月(4～15 个月)。听力保存(治疗后听力保持不变或改善)率可达到 60% 以上。在引起面神经和三叉神经受损的因素中,除了放射剂量外,还与这两根神经受照射的长度有关。当受照射的长度增加 1 cm(从 1 cm 增加到 2 cm),三叉神经的受损率增加 4 倍,面神经的受损率增加 2 倍以上。伽玛刀治疗后约 2% 的患者出现三叉神经痛。华山医院治疗的 200 例听神经瘤中,4 人出现三叉神经痛,其中 1 人的症状持续半年后自然缓解。由于听神经瘤分泌蛋白质,使脑脊液蛋白质含量增加,约 9% 的患者神经影像上有脑积水征象。放射外科治疗后 2%～5% 的患者出现脑积水症状,表现为头痛,视物模糊,少数患者出现走路不稳。脑室腹腔分流手术后脑积水症状消失。

3) 垂体瘤:小垂体瘤和垂体微腺瘤是放射外科治疗较多的良性肿瘤。治疗垂体瘤所需的放射剂量分为两种情况:①控制肿瘤生长所需剂量较低;②控制内分泌症状的剂量较高。对有内分泌功能的肿瘤给予高的剂量,无功能者给予低的放射剂量。泌乳型垂体瘤和生长激素型垂体瘤的周边剂量为 20～30 Gy,促肾上腺皮质激素型垂体瘤的周边剂量为 35 Gy。原发肿瘤治疗后约 10% 的患者出现短期的暂时性或长期的垂体功能低下和空蝶鞍(图

81-12),此外还发现女患者过早进入绝经期。而复发垂体瘤放射外科治疗后约30％的患者有不同程度的垂体功能低下。由于视神经受照射的剂量严格控制在9 Gy以下,视力受损者很少见到。

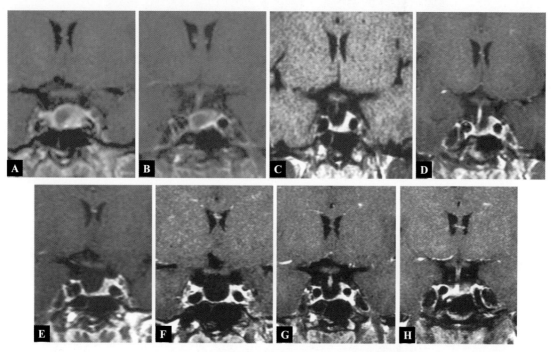

图81-12　垂体瘤经伽玛刀治疗后出现的部分空蝶鞍

注:A、B.伽玛刀治疗前;C.伽玛刀治疗后2年,肿瘤缩小;D、E.伽玛刀治疗后5年,肿瘤消失,出现部分空蝶鞍;F～H.伽玛刀治疗后10年,出现明显的空蝶鞍,患者伴有轻微的垂体功能减低。

4)脑膜瘤:由于肿瘤的位置不同,放射外科治疗产生的放射反应也有所不同。颅底脑膜瘤经放射外科治疗后发生不良反应的比例低,2％～5％的患者出现轻度或暂时性脑神经受损。位于大脑凸面、矢状窦旁及颞叶的脑膜瘤,放射外科治疗后易出现脑水肿。这里需要重点说明,颞叶外侧裂附近的脑膜瘤经放射外科治疗后极易出现脑水肿。华山医院曾经用伽玛刀治疗1例直径2 cm的脑膜瘤,该肿瘤正好在外侧裂,患者没有症状,头部MRI检查偶然发现肿瘤;伽玛刀治疗后半年出现大片脑水肿,并逐渐出现脑疝症状,急诊手术切除肿瘤。肿瘤切除后,脑水肿逐渐消失。另外1例颞叶脑膜瘤患者由于内科疾病无法手术治疗,被迫选择伽玛刀治疗,伽玛刀治疗后1年出现大片脑水肿,予反复脱水治疗和高压氧治疗;伽玛刀治疗后7年,仍有大片水肿(图81-13)。大多数脑水肿发生在放射外科治疗后半年,少数患者的脑水肿可发生在治疗后3个月。大脑凸面、矢状窦旁及颞叶内的脑膜瘤首选放射外科治疗,治疗后放射性脑水肿发生率高达40％～50％。产生明显临床症状者约占20％。这种类型的脑水肿分两种情况:①放射外科治疗前肿瘤周围已有较轻的脑水肿,治疗后脑水肿加重;②治疗前无脑水肿,治疗后产生放射性脑水肿。脑水肿不在功能区或脑水肿较轻时,患者无症状,复查头部MRI偶然发现。而位于大脑凸面、矢状窦旁及颞叶的脑膜瘤治疗后发生的放射性脑水肿常常较重。患者需要长达半年,甚至1年的间断性脱水治疗。但是一旦肿瘤被切除,脑水肿的症状立刻减轻并逐渐消退。放射外科治疗术后残留的脑膜瘤其放射性脑水肿的发生率低,脑水肿程度轻。放射外科治疗脑膜瘤后产生的脑水肿有两种解释:一种观点认为脑膜瘤具有某种激素受体,肿瘤本身引起脑水肿;另一种观点则认为脑膜瘤被射线照射后释放某些细胞因子或毒素,诱发脑水肿。因为脑水肿的范围远远超出2 Gy放射剂量的照射范围(2 Gy是常规放疗1次剂量的标准),肿瘤被切除后脑水肿短期内消退。

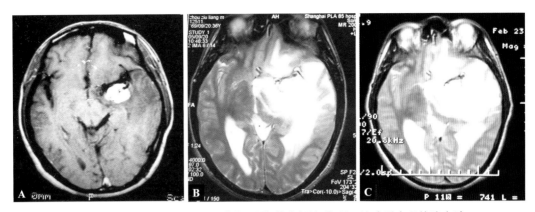

图 81-13　左侧颞叶内侧脑膜瘤(影像学诊断)经伽玛刀治疗后出现的脑水肿

注：A. 伽玛刀治疗前,肿瘤周围有较轻的脑水肿；B. 伽玛刀治疗后 1 年,肿瘤周围出现大片脑水肿；C. 伽玛刀治疗后 7 年,脑水肿持续存在。

5) 松果体区肿瘤:放射外科照射松果体区肿瘤的剂量过高,容易出现丘脑或间脑脑水肿或脑坏死。根据华山医院临床随访资料,丘脑和间脑对放疗的耐受剂量较低。单次伽玛刀治疗时,丘脑和间脑接受的剂量超过 14 Gy 就产生脑水肿

(图 81-14)。射波刀治疗时,将照射单次剂量控制在 6.4 Gy 以下,照射 3 次,丘脑出现的脑水肿较轻,没有症状。如果射波刀单次照射剂量在 7 Gy,照射 3 次,丘脑和间脑容易出现有症状的脑水肿。

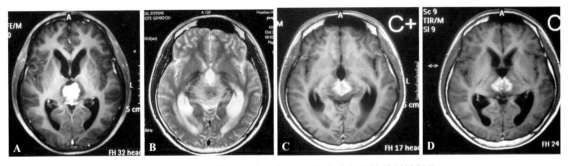

图 81-14　松果体区肿瘤经伽玛刀治疗后出现的放射性损伤

注：A. 伽玛刀治疗前；B. 伽玛刀治疗后 1 年,出现间脑脑水肿；C、D. 伽玛刀治疗后 2 年,肿瘤消失,但是间脑出现脑损伤。

6) 胶质瘤:胶质瘤不是放射外科治疗的良好适应证,但是可作为其辅助治疗的手段之一。放射外科联合常规放疗治疗胶质瘤的并发症为脑水肿和放射性脑坏死。

7) 脑转移瘤:脑转移瘤是伽玛刀治疗病例数最多的脑肿瘤,随着肿瘤患者生存期的延长,放射外科治疗后出现放射性脑水肿和脑坏死比例逐年增多,特别是患者生存期超过 1 年半者,可出现放射性脑坏死和多次伽玛刀治疗的患者出现痴呆症状。肠癌脑转移瘤引起较重脑水肿,伽玛刀治疗后脑水肿加重,需要长期、间断的脱水治疗。近 5 年应用了贝伐珠单抗治疗脑水肿获得了良好的效果。

81.4　放射性脑损伤的诊断

根据原发病灶的性质、病变的部位、放疗剂量、照射范围、放疗后时间,结合临床表现和 CT、MRI、PET 等影像学检查,多数放射性脑损伤可以作出明确诊断。颅内肿瘤残留复发或肿瘤复发与放射性脑坏死有时难以辨别,可进一步行[11]C-MET 或[18]F-FET PET 检查或立体定向穿刺活检。[18]F-FET PET 对鉴别肿瘤复发的灵敏度为 75%～100%,特异度为 38%～100%。

81.5 放射性脑损伤的治疗

81.5.1 药物治疗

放射性脑水肿明显并引起颅内压增高症状或诱发癫痫发作时,可使用甘露醇、地塞米松脱水治疗。根据脑水肿的情况,每天1～2次,连续使用1周左右。国外有报道用静脉滴注肝素或口服抗凝剂华法林治疗放射性脑水肿和放射性脑坏死。抗凝治疗期间使凝血酶原时间维持在 20 s 左右(正常值为12 s)。治疗1～7 d症状开始改善。治疗持续3～6个月,无严重的并发症,多数患者的症状改善,少数患者症状未继续加重,取得了良好效果。一部分放射性脑水肿患者颅内压增高症状不明显,患者自己感觉头部不适,口服小剂量激素后症状消失。严重的放射性脑水肿为顽固性脑水肿,需要长期间断性脱水治疗。

贝伐珠单抗是一种重组的人源化单克隆抗体,可以选择性地与人 VEGF 结合并阻断其生物活性。

通过使 VEGF 失去生物活性而减少肿瘤的血管形成,从而抑制肿瘤的生长。但是对其治疗放射性脑水肿和脑坏死的机制并不十分清楚,多数认为贝伐珠单抗可减少脑血管的通透性,从而减轻血管性脑水肿。通常按照每千克体重5 mg 计算出一次用药的剂量,每 3 周使用 1 次,连续使用 2～3 个疗程。目前认为使用低剂量(3 mg/kg)贝伐珠单抗治疗放射性脑水肿可以取得同样的治疗效果。使用前检查患者的出凝血时间、血常规、肝肾功能和大便隐血。如果使用低剂量贝伐珠单抗治疗脑水肿,可以每 2 周使用 1 次。根据患者脑水肿情况,可以使用2～4个疗程。特别是胃肠癌脑转移瘤,放射外科联合贝伐珠单抗治疗此类肿瘤,脑水肿短期内消失。如图81-15 所示的患者,肠癌右顶叶转移瘤,肿瘤周围大片脑水肿,患者左侧肢体瘫痪。射波刀照射转移瘤后立即使用 2 个疗程的贝伐珠单抗。射波刀治疗后4 周复查 MRI,显示肿瘤明显缩小,脑水肿几乎消失,患者的左侧肢体瘫痪症状明显改善(肌力从 1 级恢复到 5 级弱)。

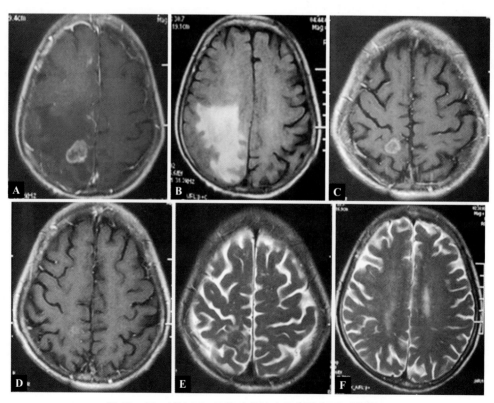

图 81-15 射波刀+贝伐珠单抗治疗肠癌右顶叶转移瘤

注:A、B. 射波刀治疗前肿瘤周围大片脑水肿;C～F. 射波刀治疗后1个月、2个疗程贝伐珠单抗治疗后复查 MRI 平扫和增强,显示肿瘤明显缩小,脑水肿几乎消失。

81.5.2　高压氧治疗

使用高压氧治疗脑部放射损伤的机制是增加氧气浓度以刺激血管生成,恢复坏死病变的血液供应,从而促进愈合。患者在 2.5 个大气压下的高压氧仓内吸入 100% 浓度氧气,每周最多 5 次,治疗 4～8 周,最多可以治疗 40 周。据报道预防性高压氧治疗(放射外科治疗后 1 周,吸高压氧 20 次)可将脑放射性坏死率从 20% 降低到 11%。华山医院早期使用伽玛刀或射波刀治疗 AVM 时,大约 20% 的患者出现脑水肿;后用高压氧联合神经营养药(神经节苷脂、神经生长因子、维生素 E、维生素 B)治疗,脑水肿得到明显改善。目前通过降低治疗 AVM 的剂量以减少脑水肿的发生。

81.5.3　手术治疗

放射性脑坏死患者,如果出现进行性神经功能障碍,长期依赖激素治疗,CT 和 MRI 显示有广泛脑水肿并出现占位效应,可行手术切除坏死组织。手术治疗可以获得组织标本,进一步明确诊断。当肿瘤复发与放射性脑坏死难鉴别,病灶有占位效应时,应积极手术切除病灶。

组织内激光热消融术(laser interstitial thermal therapy,LITT)依赖于将激光电磁辐射传递到目标组织,该组织吸收光子,从而释放热量。然后,这些热量通过对流和传导重新分配,导致病变的凝固性坏死。目前,有两种 LITT 系统:NeuroBlate 系统和 Visualase 系统。LITT 是一种有前途的、针对难以通过外科手术进行切除的病灶的治疗方式。目前,LITT 在脑部放射性坏死中的应用比较少,但在已报道的病例中,其症状和坏死灶的消退已有明显改善。

(王恩敏)

参考文献

[1] 王恩敏,周良辅. 放射性脑损伤[M]//周良辅. 现代神经外科学. 2 版. 上海:复旦大学出版社,2015:922-934.

[2] ALI F S, AREVALO O, ZOROFCHIAN S, et al. Cerebral radiation necrosis: incidence, pathogenesis, diagnostic challenges, and future opportunities [J]. Curr Oncol Rep, 2019, 21(8):66.

[3] KANDA T, WAKABAYASHI Y, ZENG F, et al. Imaging findings in radiation therapy complications of the central nervous system [J]. Jpn J Radiol, 2018, 36(9):519-527.

 **中枢神经系统肿瘤的免疫治疗**

82.1　免疫与肿瘤免疫概述

　　过去认为中枢神经系统(CNS)是免疫豁免器官,但近年来人们发现CNS只是免疫功能低下,当疾病发生时,CNS仍然能够产生免疫应答。

　　免疫是指机体为维持自身稳定,免除来自外部或内部的各种危险因素可能造成的机体损害,通过免疫系统进行监视、识别、应答和清除等的系统功能。按照发生规律和时间顺序,人体免疫可分为固有免疫(innate immunity)和适应性免疫(adaptive immunity)两种。

82.1.1　固有免疫

　　固有免疫是在人体长期进化过程中发展而来的,先天具有、非特异性抗原识别,在疾病早期发挥作用。它包括免疫屏障(如血脑屏障、胎盘屏障)、固有免疫细胞和免疫分子3个部分。固有免疫细胞包括巨噬细胞、自然杀伤细胞(NK细胞)、$\gamma\delta$T细胞、B_1细胞、树突状细胞(DC)等。其中巨噬细胞和DC

通过识别多种病原表面受体,如Toll样受体(TLR),可对病原体的分子特征予以识别,并激活和上调主要组织相容性复合物(MHC)-Ⅱ型的分子表达和B7的分子表达,分泌多种促炎性细胞因子,如白细胞介素-12(IL-12)、肿瘤坏死因子-α(TNF-α)等。这一过程也是巨噬细胞和DC作为抗原提呈细胞(APC)成熟的过程,且为激活适应性免疫中T细胞提供必不可少的第二和第三信使。在激活同时,巨噬细胞和DC可摄取、降解病原体或肿瘤细胞,进行MHC-Ⅰ类和MHC-Ⅱ类抗原提呈,提供T细胞激活的第一信号。在第一和第二信号同时具备的情况下,T细胞首次被APC进行抗原特异性激活,然后CD4$^+$T辅助细胞(Th)为抗原特异性B细胞和CD8$^+$T细胞提供帮助,激活抗原特异性T细胞和B细胞,产生效应性细胞毒性T细胞(CTL)和抗体,发挥重要的适应性免疫反应和特异性免疫攻击能力,以清除肿瘤和病理细胞。可见TLR在启动和调节天然免疫及诱导获得性免疫中发挥的重要作用,是连接固有免疫和适应性免疫的桥梁。各种病原信号可通过TLR激活细胞内的髓样分化因子

(myeloid differentiation factor 88，MyD88)等信号通路,介导免疫反应。由此可见,固有免疫是机体对肿瘤早期作出迅速、非特异性、广谱的初级免疫反应,同时固有免疫的细胞可提呈抗原,提供抗原特异性 T 细胞第一和第二信使,为激活适应性免疫提供主要的条件。固有免疫被激活后所分泌的各种细胞因子和趋化因子有效地调控适应性免疫反应的方向和特征。

82.1.2　适应性免疫

适应性免疫是杀伤肿瘤的主要和决定性力量,它由抗体介导的体液免疫和 T 细胞介导的细胞免疫组成。CTL 对肿瘤细胞具有特异性杀伤功能,但这一功能的发挥必须依赖 CD4$^+$ Th 细胞的激活和 Th 细胞因子,特别是 γ-干扰素(IFN-γ)的大量分泌。同时在肿瘤抗原特异性抗体的诱导、抗体依赖细胞介导的细胞毒性作用下,调节巨噬细胞和 NK 细胞到达肿瘤所在部位,并杀伤肿瘤细胞。肿瘤的特异性 T 细胞应答和 B 细胞应答均发生于肿瘤引流的淋巴结内,其中肿瘤浸润 DC 摄取和携带肿瘤抗原,到达淋巴结,提呈肿瘤抗原,通过 MHC-肽复合物提供第一信使和共刺激分子及第二信使,并分泌 IL-12 等细胞因子,先激活肿瘤特异性 Th0 细胞,使其分化为 Th1 细胞,然后 DC 提呈抗原,并激活 CD8$^+$ T 细胞,同时借助 Th1 细胞分泌的 IL-2 和 IFN-α,使其分化为效应性 CTL,最后 Th1 细胞和 CTL 可迁移至肿瘤局部,发挥杀伤肿瘤细胞的作用。肿瘤特异性 B 细胞识别肿瘤抗原 B 细胞表位,借助 Th2 细胞,分化为浆细胞,分泌特异性抗体 IgG 等,介导对肿瘤表面抗原的封闭和促进抗体依赖细胞介导的细胞毒性作用而杀伤瘤细胞。

82.1.3　免疫细胞和免疫调节

(1) 免疫细胞

免疫系统的功能主要通过白细胞和一组辅助细胞来执行。白细胞中的淋巴细胞能识别来自机体外部和内部的异体分子,产生两种免疫应答:细胞介导(T 细胞、NK 细胞)和体液介导(B 细胞、抗体和补体)的反应。一旦发生反应,淋巴细胞产生一组分子物质——细胞因子,如 IL、IFN、TNF 和集落刺激因子(CSF)。淋巴细胞包括 B 细胞(产生抗体)和 T 细胞。T 细胞有如下一系列功能:辅助 B 细胞产生抗体(如辅助性 T 细胞 Th2)、辅助毒性 T 细胞应答

(如辅助性 T 细胞 Th1)、识别和破坏肿瘤细胞(如 CD8$^+$ T 细胞)、调控免疫应答的程度和数量(如调节性 T 细胞 Treg)。

APC 是一组细胞,能部分处理抗原,使其被 T 细胞识别。不同于 B 细胞能识别原生态的抗原,T 细胞只能识别来自复合体抗原的肽,后者与 MHC 分子结合,即 MHC 分子将抗原(多肽)提呈给 T 细胞。MHC 分子有两种:①MHC-Ⅰ型,存在于所有带核的细胞和血小板内;②MHC-Ⅱ型,又称 Ⅰa 抗原,在 B 细胞、巨噬细胞、单核细胞、APC 和一些 T 细胞表达。CD8 细胞(CTL)只能识别 MHC-Ⅰ型提呈的抗原;CD4 细胞(Th)则只识别 MHC-Ⅱ型。在细胞内合成的抗原——内源性抗原(如多肽)倾向与 MHC-Ⅰ型分子结合,提呈给 CD8 细胞,此称直接通道。相反,由 APC 提呈和部分处理过,再回到细胞表面的外源性抗原,与 MHC-Ⅱ型分子结合,并被 CD4 细胞识别,称间接通道(图 82-1)。

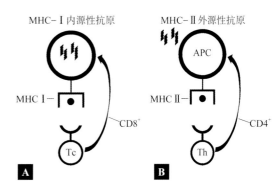

图 82-1　抗原肽的识别(仿 Glick 等)

注:A. CD8$^+$ T 细胞(Tc),直接识别;B. CD4$^+$ T 细胞(Th),间接识别。

为了启动适应性免疫反应,T 细胞需要两个信号:①通过 T 细胞受体识别来自 MHC 提呈的抗原;②共刺激受体 CD28 识别 APC 表面表达的共刺激分子 CD80、CD86。另外,全部激活 T 细胞还需同时激活和促使幼稚 T 细胞克隆的扩增。如缺乏共刺激分子或其受抑制,将导致效应 T 细胞处于无反应(无能)状态。

(2) 免疫调节

Treg 是近年来备受免疫学家关注的一类 T 细胞亚群,它公认的标志是 CD4$^+$ CD25$^+$ Foxp3$^+$,占 CD4$^+$ 细胞的 5%～10%,通过细胞-细胞接触或分泌抑制因子(如 TGF-β 和 IL-10 等),在机体正常免

疫环境下发挥免疫抑制作用,从而避免正常细胞或器官遭受自身免疫排斥。被激活的 CD8$^+$T 细胞用穿孔素破坏肿瘤细胞,使其溶解或通过 Fas/APO-1 受体介导凋亡。此过程中,被激活的 Treg 起调控免疫反应的作用,使免疫反应不会无限扩大。而在肿瘤微环境中,Treg 一旦继续诱导免疫抑制,则有可能引起肿瘤的免疫逃逸及播散。已有研究证实 Treg 在肝癌、胃癌、乳腺癌、食管癌患者的血液中比例显著上调,同时在肿瘤组织中的浸润也明显增多,这些都提示这类免疫细胞可能与肿瘤的发生、发展密切相关。动物实验结果表明,抑制荷载胶质瘤的小鼠体内 Treg 可以延长生存期。一组 62 例胶质母细胞瘤患者分析发现,肿瘤组织中 Treg 浸润越多,患者预后越差。细胞毒性 T 细胞抗原 4(CTLA-4)是被激活的 T 细胞表面受体,它与 CD28 结合,可启动抑制 T 细胞的信号,下调免疫反应。此受体也存在于激活的 Treg 上,可能与胶质瘤免疫抑制微环境有关。程序性死亡蛋白-1(PD-1)及其配体 PD-L1 构成负性调控共同刺激受体,即抑制 CD4$^+$ 和 CD8$^+$T 细胞激活,诱导 T 细胞凋亡。PD-L1 在肿瘤微环境中上调,是胶质瘤逃避免疫的重要机制。综上所述,Treg、CTLA-4 和 PD-1 及 PD-L1 等在胶质母细胞瘤等肿瘤的免疫逃逸中发挥重要作用,是免疫治疗的新靶点。

82.1.4 免疫抑制状态

免疫抑制状态包括免疫耐受和免疫逃逸两种。免疫耐受是指诱导 T 细胞对肿瘤抗原产生耐受,不产生免疫应答反应。发生免疫耐受的原因:①不成熟 DC 使 T 细胞无能。根据表达 MHC-Ⅱ型、CD80/CD86 和分泌 IL-10 的程度,一般把 DC 分为不成熟、半成熟和成熟 3 种,其中只有成熟 DC 能够激活 CTL 和 Th1,发挥抗肿瘤免疫的作用;不成熟 DC 和半成熟 DC(也称耐受 DC)不仅不能激活 CTL 和 Th1 细胞,反而诱导 Th0 细胞分化为 Treg,从而抑制 Th1 细胞和 CTL 应答,使 T 细胞无能,产生免疫耐受。②髓来源抑制细胞(MDSC)介导的免疫耐受。近年来人们发现肿瘤会分泌趋化因子和细胞因子,募集多种细胞,导致 MDSC 到达肿瘤和淋巴器官。MDSC 是一群异质性细胞,包括多形性细胞、单核细胞(如单核巨噬细胞、粒细胞、DC),它们均具有早期髓细胞的分化标志、低表达 MHC-Ⅱ型分子和 B7 等共刺激分子。MDSC 具有显著的免疫抑制功

能,通过多种机制对 CD8$^+$T 细胞发挥抑制作用。③小胶质细胞/肿瘤相关巨噬细胞(Mø)。一般来说,小胶质细胞分为 M1、M2 两型,M2(CD163、CD204 等阳性)与 M1 型不同,多表现为免疫抑制功能。胶质瘤来源的巨噬细胞克隆刺激因子(M-CSF)和干细胞可激活或促成 Mø。Mø 中 PTN 蛋白与受体 PTPRZ1 结合能激活一系列信号通路,维持肿瘤恶性行为,促进肿瘤生长。④色氨酸和精氨酸分解代谢途径介导的 T 细胞耐受,包括吲哚胺双氧生成酶(IDO)介导和诱导型一氧化氮合酶(iNOS)及精氨酸酶介导 3 种。

免疫逃逸是指肿瘤通过一系列手段逃避免疫系统的识别、应答和攻击。有下列几种逃逸机制:①下调肿瘤抗原表达,包括肿瘤特异性和相关性抗原,逃避 T 细胞识别,下调表达 NK 细胞等固有免疫表面监视受体,逃避 NK 和 γδT 细胞的识别和杀伤。②下调抗原提呈途径和相关分子,包括低表达肿瘤抗原、低表达 MHC-Ⅰ型分子,但是不完全丢失 MHC-Ⅰ型分子,否则会去除对 NK 细胞的抑制,诱发 NK 细胞对肿瘤的天然杀伤。③PD-1、PD-L1 途径介导 T 细胞耗竭。PD-L1 又称 B7-H1,常表达于 T 细胞、B 细胞、DC、巨噬细胞、内皮细胞、心肌细胞等表面,在实体肿瘤细胞也有表达。高表达 B7-H1 的患者预后差。研究证实,肿瘤细胞表达的 B7-H1 与 T 细胞表面的 PD-1 相互作用,抑制 T 细胞的增殖及分泌细胞因子,显著抑制 CD8$^+$T 细胞的杀伤功能。④分泌若干抑制性细胞因子,如转化生长因子-β(TGF-β)、IL-1、IL-4、IL-6、IL-10,趋化因子 CCL2、半乳凝素(galectin)-3 和前列腺素 E$_2$ 等。其中 TGF-β 对 T 细胞免疫应答具有广泛的、强抑制作用,IL-10 能显著抑制 T 细胞增殖,前列腺素 E 能抑制淋巴细胞的溶瘤作用。⑤表达抑制免疫分子,如 Fas、TRI IL、CTLA-4 配体等,与免疫细胞表面相应的 FasL、DR-1、B7 分子相互作用后,诱导免疫细胞凋亡或抑制免疫细胞激活。⑥肿瘤干细胞或干细胞样细胞不仅对放、化疗具有抵抗作用,同时对免疫系统能够产生耐受和逃逸。

鉴于上述胶质母细胞瘤中免疫抑制多种机制,寻找关键靶点是研究方向。信号转导及转录激活蛋白-3(STAT-3)在胶质母细胞瘤微环境中表达,肿瘤干细胞可激活 STAT-3。研究显示,阻断 STAT-3 激活可上调免疫刺激细胞因子 IL-2、IL-4、IL-

12 和 IL - 15，以及共刺激分子 CD80、CD86，可抑制肿瘤细胞增生。Sarkars 等（2014）报道从胶质母细胞瘤患者身上提取单核细胞和小胶质细胞，用抗真菌药两性霉素处置，可减少肿瘤干细胞形成。

82.1.5 肿瘤免疫微环境

肿瘤微环境包括肿瘤细胞、基质细胞、细胞外基质等。基质细胞在胶质瘤中主要有小胶质细胞、成纤维细胞、血管内皮细胞、免疫/炎性细胞等。肿瘤微环境是肿瘤细胞生长的"土壤"，虽然该"土壤"低氧、偏酸、高压，但往往还有大量生长因子、趋化因子、蛋白水解酶、负性免疫调节因子等。因此，肿瘤微环境在促进肿瘤生长、浸润，协助胶质瘤细胞免疫逃逸等方面起到了关键作用。而胶质瘤免疫微环境属于"冷肿瘤"特征（根据 T 细胞及其他免疫细胞的浸润程度，肿瘤可分为"热"肿瘤和"冷"肿瘤）。对肿瘤"冷""热"属性的判断有助于对胶质瘤微环境的免疫评价和监测。两者比较明显特点在于瘤区浸润炎性淋巴细胞的有无。一般来说，有效的肿瘤免疫应答形成包括瘤区 APC 的浸润、肿瘤新抗原（neo-antigens）的提呈、瘤区效应淋巴细胞的浸润等关键环节。"热"肿瘤主要是在于免疫活化后的自身免疫保护作用，随后通过免疫系统上调免疫抑制机制，避免过度免疫反应，表现为瘤区 DC、效应 T 细胞的浸润、Ⅰ型干扰素（IFN - α/β）、CCL2、PD - L1 等的表达，以及免疫系统吲哚胺 2，3 - 双加氧酶（IDO）、Treg 等免疫抑制机制的上调；而"冷"肿瘤则主要是在于肿瘤细胞的一些内在信号对免疫的干扰，效应 T 细胞无法有效启动活化或在瘤区浸润募集。

对于"热"肿瘤，免疫检查点抑制剂的运用和各种细胞疗法、疫苗对抗肿瘤的鲜活效应细胞的补充，可以在一定程度上克服其免疫逃逸机制的限制，再次激活瘤区抗肿瘤免疫，最终表现为患者生存的获益。而对于"冷"的胶质瘤，即使瘤区存在着强免疫原性的肿瘤新抗原（非下调表达肿瘤新抗原者）或是外源性给予再多的免疫疗法，也不一定能在瘤区激发出有效的抗肿瘤免疫反应。"冷"肿瘤对免疫检查点抑制剂没有反应，并不意味着"冷"肿瘤就不能从免疫疗法中获得收益。一些相关的研究表明胶质瘤免疫疗法联合其他疗法能够实现瘤区由"冷"变"热"，这为胶质瘤的免疫治疗指出了新的思路。

Biollaz 等通过动物实验研究发现，皮下接种较颅内注射 GL261 细胞形成的胶质瘤对免疫治疗更

敏感，疗效更显著，且颅内形成的胶质瘤中有更多的 Treg。而 Pellegatta 等发现胶质瘤瘤内注射 DC 疫苗较皮下注射效果更佳，提示 CNS 免疫本身具有其特殊性，胶质瘤特殊的微环境在其中起决定性的作用。胶质瘤细胞中有 5%～30% 是小胶质细胞，小胶质细胞功能广泛，一般认为其来源于血液单核-巨噬细胞系统，具有抗原提呈功能，但在胶质瘤中此抗原提呈功能缺失。基质细胞中成纤维细胞是另一大类，在恶性肿瘤细胞的"浸染"下也具有了一定的恶性生物学行为，其中以成纤维细胞为代表，参与了肿瘤免疫逃逸。有研究发现，恶性胶质瘤细胞能利用其周围的基质细胞包围肿瘤细胞，从而逃避宿主的抗肿瘤免疫，这些细胞表达成纤维细胞活化蛋白（FAP）。研究人员利用 *FAP* 基因敲除小鼠制作胶质瘤模型，48 h 内启动抗肿瘤免疫后杀死了 80%～90% 的肿瘤细胞，而对照组因为这些基质细胞的保护几乎对肿瘤未产生影响。此外，肿瘤微环境还擅长诱生血管内皮细胞为肿瘤提供营养支持，这方便了负性免疫细胞参与微环境，同时还为肿瘤细胞与淋巴细胞之间及肿瘤细胞之间的"对话"（cross talk）提供了便利。表皮生长因子受体Ⅲ型突变体（*EGFRvⅢ*）突变的胶质瘤细胞能分泌 IL - 6，使得周围的肿瘤细胞表达 EGFRvⅢ，恶性程度升级。肿瘤干细胞可通过黏附分子"锚定"干细胞龛微环境中，其增殖或分化则取决于周围的细胞因子和激活的信号通路。显而易见，肿瘤微环境相当于免疫微环境，存在着大量免疫抑制细胞因子、负性免疫调节细胞和抑制性配体受体反应，不仅使免疫监视功能丧失，还有利于肿瘤生长、侵袭，加速肿瘤进展和免疫逃逸。

82.1.6 颅内淋巴管和类淋巴系统

正常情况下 CNS 中 T 细胞匮乏，然而在病理情况下 T 细胞可大量进入其中。近年来，Aspelund 和 Louveau（2015）分别发现啮齿类动物和人类硬脑膜内有淋巴管。Ha（2018）用 MRI 证实存在这些淋巴管，加之类淋巴系统及其功能被重新重视，现在认为类淋巴系统促使脑脊液和组织间液交换，脑膜淋巴管又使脑脊液、组织间液和 CNS 来源的抗原、免疫细胞（如 APC）与颈部及其他颅外淋巴结相通（Louveau，2018）（详见第 2 章"脑和脊髓的解剖"和第 3 章"脑和脊髓的生理与病理生理"）。Hickey 等在用 F1 杂交大鼠诱发移植物抗宿主病时发现，注入

亲本淋巴细胞后大鼠大脑细胞表面广泛表达 MHC Ⅰ、Ⅱ类分子,说明 CNS 可以激发免疫反应。

同时,CNS 中的部分小胶质细胞具有 DC 样功能。CNS 免疫在脑肿瘤、炎症、自身免疫性疾病、退行性疾病以及包括记忆等在内的各种病理、生理过程中发挥着重要作用,对于 CNS 免疫我们还需要进一步深入了解。

82.2 中枢神经系统肿瘤抗原

肿瘤抗原泛指在肿瘤发生、发展过程中新出现或过度表达的抗原物质,包括肿瘤特异性抗原(tumor specific antigen,TSA)和肿瘤相关抗原(tumor associated antigen,TAA)。肿瘤特异性抗原是指只存在于肿瘤细胞表面而不存在于正常细胞的新抗原,此类抗原可通过肿瘤在同种系间移植而被证实,故也被称为肿瘤特异性移植抗原。化学、物理、病毒等因素诱发的肿瘤抗原等多属此类。肿瘤相关抗原是指一些在正常细胞上也有微量表达,但在肿瘤细胞表达明显增高的蛋白,胚胎性抗原是其中的典型代表。恶性脑肿瘤,如胶质母细胞瘤、髓母细胞瘤、原始神经外胚层肿瘤(PNET)等均起源于神经外胚层,它们与神经嵴来源的神经母细胞瘤、黑色素瘤等在肿瘤抗原上具有一定的相似性,因此在很多方面可以互相借鉴。肿瘤细胞或多或少都会表达区别于正常细胞的肿瘤抗原,但迄今发现的脑胶质瘤抗原均为 TAA。

常见的脑胶质瘤抗原有如下几种。

82.2.1 组织特异性抗原

组织特异性抗原也称为分化抗原,具有组织特异性,如黑色素瘤细胞 E(MAGE)高表达于黑色素细胞和脑胶质瘤细胞,糖蛋白非转移黑色素瘤蛋白 B(GPNMB)在 70% 的胶质母细胞中表达。其他有 CD133(内皮前体细胞标志)、A2B5(胶质瘤前体细胞标志)。肿瘤-睾丸抗原家族(cancer testis antigen,CTA)目前已发现了 96 个成员,分别由 15 个基因家族的 31 种基因编码。CTA 是一类具有特异性表达模式的 TAA,有一些共同的特点:①具有共同的表达模式,即在正常组织中仅限于睾丸的生殖细胞,如精子、卵子和胎盘的滋养层细胞中表达,而在各种肿瘤组织中有不同频率的表达;②大多数 CTA 位于 X 染色体上,包括 MAGE、GAGE、NY-

ESO-1 等,只有少许定位在其他染色体,如 SCP-1 等;③通常以多个家族成员的形式存在;④在各种不同来源的肿瘤组织中,CTA 表达常具有异质性。由此可见,CTA 具有很好的肿瘤相关抗原的特点。MAGE-1 在胶质瘤中表达,可作为标志物来评价抗胶质瘤免疫应答。MAGE-2 在髓母细胞瘤和室管膜瘤有较高表达,SSX-4 在少突胶质细胞瘤表达。NY-ESO-1 是目前发现免疫原性最强的抗原,但不同报道对其在胶质瘤的表达情况差异较大。

82.2.2 胚胎性肿瘤抗原

这些蛋白表达于正常胚胎组织,出生后逐渐消失,或仅存微量,癌变时此类抗原表达明显增多,如胶质瘤中的 SOX 家族蛋白等。

82.2.3 突变或融合基因的产物

异柠檬酸脱氢酶(IDH)突变常见于较低级别胶质瘤,在正常脑组织中不表达,因此其特异性蛋白产物也可能是较好的肿瘤抗原。其他肿瘤抗原包括:*EGFR* 扩增/*EGFRvⅢ*,见于 30%~50% 的胶质母细胞瘤;*p53* 突变融合基因产物,如 bcrabl;以及其他基因突变产生的肿瘤抗原。此外,胶质瘤属于低频突变肿瘤,而复发胶质瘤一般存在超突变以及非超突变。超突变指全基因组突变增加,C:G 富集程度大于 T:A,多数由于碱基错配修复(MMR)相关基因失活导致,替莫唑胺化疗有诱导超突变的情况发生。超突变胶质瘤的肿瘤突变负荷增加,可能会增加免疫治疗的效果。

82.2.4 其他

MHC 非限制性抗原,如 MUC-1 抗原可直接激活效应细胞;文献报道还有 IL-13Ra2(50% 胶质瘤母细胞表达),SCCVⅡ(鳞形细胞癌与 CTL 共同反应抗原),EphA2,EphB6,WT-1,HER2,KIFIC,KIF3C,生腱蛋白(tenascin),凋亡抑制蛋白家族的存活素(survivin),SOX2,SOX11,T 细胞识别的鳞状细胞癌抗原 Sart1、Sart2、Sart3,负性延伸因子(negative elongation factor A,NELFA),HIN-200 家族蛋白 Aim2,ADP 核糖基转移酶 Art1、Art4,GalNAc 转移酶 3(GalT-3),FOS 样抗原(FOSL1),人异质性胞核核糖核蛋白 L(hnRPL),人酪氨酸酶相关蛋白 TRP1、TRP2,甲状旁腺激素相关蛋白(PTHrP),*ZESTE* 基因增强子同源物

2(EZH2)，泛素结合酶 E2 变异体（ubiquitin E2 variant，UBE2V），人类软骨糖蛋白 40（YKL－40），人端粒酶反转录酶 hTERT，N－乙酰葡糖胺基转移酶 GnT-V，酪氨酸酶（tyrosinase），多药耐药相关蛋白 3（MRP－3）等。

但是，由于上述的抗原均为 TAA，加之胶质瘤的异质性特点，TAA 在肿瘤表达充其量不过 50%～70%，以及免疫治疗的复杂性，所以迄今脑胶质瘤免疫治疗不尽如人意。举例如下：EGFR 基因在原发性胶质母细胞瘤中有扩增和过表达，尤其在"经典型"分子亚型中，其中约 50% 同时伴有 EGFR 突变，Ⅲ型 EGFR 突变最常见。EGFRvⅢ 可自发激活 MAPK 和 PI3K 信号通路，驱动肿瘤细胞增生、侵袭、血管生成以及凋亡抑制等。由于 EGFRvⅢ 不表达于正常细胞，目前已有学者开发出了针对 EGFRvⅢ 的多肽疫苗（CDX－110），有Ⅱ期临床试验报道针对 EGFRvⅢ 的多肽抗原与一种佐剂钥孔血蓝蛋白（keyhole limpet hemocyanin，KLH）共轭疫苗可改善胶质母细胞瘤的肿瘤无进展生存期（PFS），大部分肿瘤复发后 EGFRvⅢ 消失了，表明该疫苗有一定疗效，但仍存在着免疫逃逸机制，还需要进一步探索。

82.3　脑胶质瘤免疫治疗

脑胶质瘤的治疗是以外科手术、放疗和化疗组成的综合治疗，免疫治疗则是综合治疗的主要补充，对术后清除微小转移灶和隐匿灶，预防肿瘤的转移和复发有较好的效果。

82.3.1　单克隆抗体靶向治疗

单克隆抗体（简称单抗）可以针对 TAA，也可针对非 TAA，其抗肿瘤作用一般分为直接作用和间接作用。直接作用包括抗体依赖细胞介导的细胞毒作用（ADCC），补体介导的细胞杀伤（CDC）、McAb 主动免疫等，针对 TAA 多以直接作用为主。间接作用则通过结合放射性核素、化疗药物、毒素等，抵达肿瘤局部发挥抗肿瘤作用。小分子靶向药物抗体多通过阻断信号通路等来达到抑制肿瘤的目的。靶向药物同样可以激活免疫，免疫靶点同样可以设计为小分子药物，因此两者之间不能互相割裂。

20 世纪 60 年代，Mahaley 尝试用单抗治疗脑肿瘤，80 年代华山医院神经外科也有学者尝试用第 1

代抗体治疗胶质瘤，但均因下列原因而失败：①非人源性单抗在体内易引起抗球蛋白抗体，因此难以重复应用，同时出现不同程度的过敏反应。人源化抗体可以克服上述缺点，但目前制备尚有难度，限制了其推广。②血清中存在的肿瘤抗原易与单抗结合，使治疗效果大打折扣。③单抗与非特异的 Fc 受体结合会损伤正常组织。④肿瘤抗原表达弱、抗原调变等也影响了单抗与肿瘤细胞结合。

单纯靠抗体诱发抗肿瘤免疫反应困难重重，因此学者们发明了结合型单抗，即将具有细胞毒性作用的杀伤因子与 McAb 偶联制成"生物导弹"，并利用单抗能特异性结合肿瘤抗原的特点使杀伤因子"靶向"集中到肿瘤病灶，杀伤肿瘤细胞。常用方法有：①放射免疫治疗，将放射性核素（如^{131}I）与单抗连接，可将放射性核素带至瘤灶杀死肿瘤细胞；②抗体导向化学疗法，抗肿瘤药物与单抗通过化学分子交联组成的免疫偶联物，将药物导向肿瘤部位，杀伤肿瘤细胞，常用的有氨甲蝶呤（MTX）、多柔比星（阿霉素）等；③免疫毒素疗法，将毒素与单抗相连，如植物毒素、细胞毒素等。标记物过大影响抗体穿透进入靶区。双特异性抗体既能结合靶肿瘤细胞又能结合高细胞毒性的效应细胞，可实现针对肿瘤细胞的特异性高效杀伤。但是实际应用中，受众多因素制约，特别是脑胶质瘤异质性、多抗原性，单抗或多抗恐难奏效。靶向药物治疗实体肿瘤效果有限，仍需要进一步探索。

82.3.2　免疫检查点抑制剂治疗

免疫检查点抑制剂是目前研究进展较好的免疫治疗方法，在黑色素瘤、肺癌等肿瘤的治疗中取得了一定的临床效果。如前述，免疫检查点是免疫调节中的重要环节，免疫检查点抑制剂通过利用机体自身的免疫系统杀伤肿瘤。目前应用于临床的主要靶点包括 PD－1（纳武单抗、BMS－936558、MDX－1106）、PD－L1 及 CTLA－4（伊匹单抗）。在一项针对复发性胶质瘤的Ⅲ期临床试验 Checkmate143 中，受试者被随机分为 PD-1 单抗组、PD-1 单抗联合 CTLA－4 单抗组和贝伐珠单抗组。2017 年的初步结果显示，复发胶质瘤中纳武单抗治疗组中位生存期为 9.8 个月，贝伐单抗组为 10.0 个月，PD－1 单抗联合 CTLA－4 单抗组因出现严重的不良反应而终止试验。另一项将 PD－1 单抗（派姆单抗）用于复发胶质瘤新辅助免疫治疗的研究最近取得一定进展。

82.3.3　免疫疫苗

目前最常用的肿瘤疫苗,根据制备方法不同可分为多肽/蛋白疫苗、DNA疫苗、肿瘤细胞疫苗、DC疫苗、基因工程重组疫苗、混合性疫苗等。由于抗肿瘤免疫应答强度很大程度取决于肿瘤抗原,单一抗原作用小,多种抗原可增强免疫应答,如MHC抗原-多肽复合疫苗、热休克蛋白(HSP)-肽复合疫苗、多肽疫苗与佐剂联合等。热休克蛋白疫苗在胶质瘤中最常用的是多见于胶质瘤外泌体中的HSP70和HSP90。此外,还有学者将多种TAA抗原肽混合,既保留抗原特异性强的优点,又弥补单个抗原表达弱的不足。Okada等将4种胶质瘤特异性相关抗原肽——EphA2、IL-13Rα2、YKL-40和gp100混合后制备DC疫苗,治疗HLA-A2阳性的复发胶质瘤患者。Terasaki等选取14种人HLA-A24限制性抗原肽,包括EGFR、EZH2、MRP3、Lck、SART等,首先用相应抗体滴定恶性胶质瘤患者血清,再挑选出排名前4位的抗原肽,将这4种抗原肽混合制备相应疫苗,达到个性化治疗的目的。

德国海德堡大学将IDH1肽疫苗用于临床Ⅰ期试验,ICT-107疫苗可使机体产生与胶质瘤有关的多种抗原,Ⅰ期临床试验证明了其安全可行,Ⅱ期临床试验证明其对HLA-A2阳性的患者有效。CDX-110(rindopepimut)疫苗可诱导针对EGFRvⅢ表位的免疫应答,用于治疗EGFRvⅢ阳性的成年胶质瘤患者。

DNA疫苗是基因治疗研究衍生出来的一个新领域,被认为是继传统疫苗及基因工程亚单位疫苗之后的第3代疫苗。它将编码某种抗原的重组真核表达载体直接注射至体内(如深部肌内注射),被宿主细胞摄取后转录和翻译,表达出相应蛋白,刺激机体产生非特异性和特异性的免疫应答。该疫苗能同时激活体液免疫和细胞免疫应答,同时还具有制备简便、易储存、毒性低等优点。目前已进行了表达TRP-2的DNA疫苗治疗胶质母细胞瘤的动物试验研究,结果证实DNA疫苗有效。但由于该技术目前尚未成熟,是否会整合至宿主基因组导致癌基因激活或抑癌基因失活等安全问题还有待进一步观察。

肿瘤DC疫苗已由实验室走进了临床,众多体外试验、动物试验均证实了DC疫苗安全有效,但针对人恶性胶质瘤的DC疫苗临床试验现多停留在Ⅰ、Ⅱ期。目前已证实DC疫苗治疗胶质瘤的安全性和可行性,可延长生存期。

DC疫苗大多数采用的是混合抗原或全肿瘤细胞抗原,即将肿瘤细胞经过物理因素(照射、高温)、化学因素(酶解)及生物因素(病毒感染、基因转移)等处理后改变或消除其致瘤性,保留其免疫原性。该类抗原优点在于可以弥补各种胶质瘤相关抗原表达量偏低的缺陷,并能改善由于某一种抗原变异引起的免疫逃逸,且可用于个性化治疗。DCVaxL是用患者全肿瘤裂解物刺激DC细胞。由于采取交叉设计,胶质母细胞瘤使用者生存期目前达到30个月以上。笔者自2007年开始,尝试从胶质瘤肿瘤干细胞样细胞中提取混合抗原,简称为"干细胞样抗原",经研究证实较传统的混合抗原具有更强的免疫原性。体外试验发现"干细胞样抗原"介导的效应T细胞对胶质瘤细胞的杀伤率明显优于传统方法。动物试验和Ⅰ期临床试验均证实了基于干细胞样抗原的抗胶质瘤免疫治疗安全有效,进一步的Ⅱ期临床试验发现对于IDH1野生型*TERTp*突变及低B7H4表达的胶质母细胞瘤患者,干细胞样抗原诱导的DC疫苗可增加血中CCL22和IFN-γ,较对照组总体生存期和无进展生存期显著延长。

82.3.4　适应性免疫治疗

适应性免疫治疗因具有以下优点而越来越受重视:①淋巴细胞在体外活化、大量扩增简便可行;②体外活化过程中可根据需要使淋巴细胞产生广谱、特异/非特异性抗肿瘤作用,相关耐受的免疫细胞也可被逆转;③免疫细胞在体外扩增可避免一些制剂在体内大量应用带来严重的不良反应;④在体外扩增免疫细胞数量大于肿瘤疫苗在体内激活的效应细胞数,所以适应性免疫治疗是目前应用最广、最有希望的抗肿瘤免疫疗法。其效应细胞包括T细胞、NK细胞、巨噬细胞或广谱淋巴因子激活的LAK细胞和TIL等。

CAR-T免疫疗法(嵌合抗原受体T细胞免疫疗法,chimeric antigen receptor T-cell immunotherapy)是目前研究进展较快的一种新型精准靶向适应性免疫治疗,通过基因工程技术改造患者自身T细胞,在体外培养、扩增肿瘤特异性CAR-T细胞,再回输至体内攻击肿瘤细胞。CAR-T免疫疗法已有多年研究历史,近些年通过不断优化改良,临床上在一些恶性肿瘤,如黑色素瘤、神经母细胞瘤、急性白血病和非霍奇金淋巴瘤的治疗方面取得很好的效果。第2、3代CAR-T中还加入了共刺激分子,CD28和4-1BB最常用,临床效果更持久。第4代CAR-T则联合细胞因子,如IL-12等,进一步强化免疫应答。目前CAR-T治疗高级别胶质瘤已进入临床试验阶段,如多靶向IL-13Rα2、EGFRvⅢ、HER2等。CAR-T可透过血脑屏障,安全性好,可明显抑制胶质瘤,但尚缺乏大样本临床试验证实。《新英格兰医学杂志》报道了1例复发胶质瘤患者行靶向IL-13Rα2的CAR-T治疗,包括直接肿瘤切除灶内应用及鞘内注射,病灶缩小77%~100%,7.5个月后复发。由于胶质母细胞瘤存在异质性,通常需要提高CAR-T细胞覆盖更多的抗原以及联合其他疗法,如联合免疫检查点抑制剂、IDO抑制剂或CSF1R抑制剂等。

NKT细胞号称第4种淋巴细胞,兼具NK细胞和杀伤性T细胞特性,1997年发现了NKT细胞配位体糖脂类(α-GalCer:alpha galactosylceramide)。NKT细胞可同时活化先天免疫系统和后天获得性免疫系统,产生抗癌效果。无论MHC是否缺失,NKT细胞治疗都可以发挥抗肿瘤作用。目前NKT细胞针对胶质瘤的免疫治疗也在研究当中。其他还有γδT细胞治疗等。

82.3.5 细胞因子治疗及其他

许多细胞因子具有免疫调节功能,恰当应用可增强一种或多种免疫细胞的功能,发挥更强的抗肿瘤免疫。随着重组细胞因子表达和纯化技术的进步,目前已能够较容易地获得相关细胞因子,使得细胞因子治疗得以实现。美国FDA已批准了IL-2、IFN-α、TNF-α、GM-CSF等细胞因子进入临床应用。目前抗肿瘤细胞因子多见于IL、IFN、TNF家族等,多具有免疫活性。

免疫佐剂可以非特异性地增强免疫应答,以前多采用卡介苗和弗氏佐剂等非特异性免疫增强剂,目前多采用细胞因子(如IL-12)、TLR激动剂[如CpG寡脱氧核苷酸(TLR-9激动剂)、咪喹莫特(TLR-7激动剂)及poly-I:C(TLR-3激动剂)等]。众多动物试验及Ⅰ期临床试验均证实了上述佐剂安全有效,但具体机制目前仍不清楚。多种细胞因子能够诱导或上调抗原的表达,如吉西他滨是一种核苷类似物,可增加肿瘤抗原提呈,并诱导T细胞浸润。去甲基化药物5-Aza能促使肿瘤表达相

关抗原,诱导CTL杀伤。溶瘤病毒除本身裂解肿瘤细胞外,还同时释放大量肿瘤相关抗原,有利于T细胞致敏(T cell priming),实现类似"疫苗"的作用。

胶质瘤术后往往辅助其他治疗,如化疗、放疗等。Prins等研究证实化疗与免疫治疗联合应用可产生协同效应,推测这可能是因为化疗后凋亡的肿瘤细胞给DC提供了丰富的肿瘤抗原。化疗药物伊立替康已被证明能够诱导产生Ly6D(淋巴细胞抗原6复合体D)抗原,与细胞毒素装备的单抗协同作用导致结直肠癌异种移植小鼠肿瘤消退。Hilko等在用DC疫苗联合替莫唑胺治疗多形性胶质母细胞瘤患者时,发现肿瘤中CD8+T细胞数量明显增多,认为化疗与免疫治疗联合要好于单一治疗方式。Prins等报道放疗后进行免疫治疗可显著延长胶质母细胞瘤患者生存期。而Walker和Chang等提倡放疗之前予以免疫治疗,认为电离辐射不仅杀死T细胞,还会损伤小血管,更可能引起胶质母细胞瘤细胞克隆的突变,诱发抗原变异导致免疫逃逸。因此,推测放疗的剂量与其诱导的免疫反应有关。

近年来对胶质瘤的认识也发生了翻天覆地的变化,分子分型的更新让我们在开展免疫治疗的同时不可避免地要考虑到不同分子亚型之间的免疫差别,已有研究认为间质型胶质母细胞瘤对免疫治疗更敏感。同时有研究表明IDH突变胶质瘤中的异常代谢物2-HG会影响淋巴细胞功能,IDH突变还会抑制STAT-1和CD8+T细胞聚集。而谷氨酰胺代谢拮抗剂能够在重塑肿瘤微环境的同时增强CD8+肿瘤浸润T细胞的作用,更有学者提出了"代谢检查点抑制剂"这一概念。而高通量基因组学测序和新型质谱等新技术更为免疫组学(包括免疫基因组学、免疫蛋白质组学和免疫信息学等)研究提供了利器。目前在基因组学和蛋白质组学研究的基础上,充分利用生物信息学、生物芯片、系统生物学、结构生物学、高通量筛选等方法可能会带来免疫治疗新的飞跃。

肿瘤的发生、发展、复发和转移是一个涉及多种免疫细胞,且固有免疫和适应性免疫同时参与的复杂的生物学过程。因此,深入揭示肿瘤的特异性抗原、相关抗原,阐明肿瘤抗原经APC提呈,特异性激活肿瘤特异性CD4+和CD8+T细胞及B细胞的机制,可从根本上激活患者的免疫系统功能,去除肿瘤引起的免疫抑制状态,充分激活患者自主抗肿瘤的特异性免疫。努力发展多种基于APC、T细胞、单

抗、趋化因子和共刺激分子、佐剂等的多种肿瘤抗原特异性免疫生物治疗方法,同时结合外科手术、放疗和化疗以及非离子物理治疗(如热疗和具有生物分子干扰功能的电磁场)等综合性治疗,应是今后脑胶质瘤免疫治疗发展的方向。

(花　玮　姚　瑜　周良辅)

参考文献

［1］中国医师协会脑胶质瘤专业委员会,上海市抗癌协会神经肿瘤分会.中国中枢神经系统胶质瘤免疫和靶向治疗专家共识[J].中华医学杂志,2018,98(5):324－331.

［2］花玮,姚瑜,周良辅.中枢神经系统肿瘤的免疫治疗[M]//周良辅.现代神经外科学.2版.上海:复旦大学出版社,2015:935－946.

［3］余双全,姚瑜,周良辅.胶质瘤免疫逃逸及对策研究的现状与展望[J].中华医学杂志,2018,98(5):321－323.

［4］ASPELUND A, ANTILA S, ALITALOK, et al. A dural lymphatic vasular system that drains brain interstitial fluid and macromolecules [J]. J Exp Med, 2015,212(7):991－999.

［5］HA S K, NAI G, REITH D S. MRI and histopathological visualization of human dural lymphatic vessels [J]. Bio Protoc, 2018, 8(8):E2819.

［6］LOUVEAU A, HERZ J, ALME M N, et al. CNS lymphatic drainage and neuroinflammation are regulated by meningeal lymphatic vasculature [J]. Nat Neurosci, 2018,21(10):1380－1391.

［7］NDUOM E K, WELLER M, HEIMBERGER A B. Brain tumor immunology and immunotherapy [M]// WINN H R. Youmans and Winn neurological surgery. 7th ed. Philadelphia:Elsevier, 2017:777－785.

［8］PHUPHANICH S, WHEELER C J, RUDNICK J D, et al. Phase I trial of a multi-epitopepulsed dendritic cell vaccine for patients with newly diagnosed glioblastoma [J]. Cancer Immunol Immunother, 2013,62(1):125－135.

 **中枢神经系统肿瘤的无电离辐射治疗**

肿瘤的物理治疗分两大类:电离辐射治疗和无电离辐射治疗。前者是物质的原子、分子中的电子成为自由态,发生电离。因此,电离辐射频率高($\geqslant 10^{12}$Hz)、波长短(10^{-10}m)和能量大,如X线、γ线等,已为大家所熟悉。无电离辐射不会发生电离,仅改变原子、分子的运动。对于无电离辐射对生物组织作用的研究仅开展二三十年,早期集中在它的致癌作用。但随着科学发展,它在中枢神经系统疾病,特别是在肿瘤治疗中的作用,近来得到重视。理由如下:①脑瘤的综合治疗(手术、化疗、放疗)遇到瓶颈,未能进一步提高。②无离子辐射机制研究、设备制造进步。无离子辐射的频率在0 Hz到3.0 PHz,目前临床和临床前期研究的主要是频率0 Hz至10 THz的电场、电磁场、射频、低射频、极低射频、静电场(表83-1)。目前国内外已有许多实验证实了物理治疗的生物学效应,可以起到调控肿瘤细胞内生化分子含量、抑制原癌基因表达、调控肿瘤细胞的周期、抑制肿瘤细胞的增殖及促进肿瘤细胞凋亡等作用(表83-2)。

表83-1　常用无电离辐射

分类	亚分类(缩写)	频率	分类	亚分类(缩写)	频率
静态场	静电场(SEF)	0 Hz	高频	射频电磁场/电波(RF/EMF)	100 kHz至300 MHz
	静磁场(SMF)			微米波(μm)	300 MHz至30 GHz
低频	极低频电场(ELF/EF)	1～300 Hz		毫米波(mm)	30～300 GHz
	极低频电磁场(ELF/EMF)	6～22 kHz		太赫波(THz)	300 GHz至10 THz
中频	中频电磁场(IF/EMF)	300 Hz至100 kHz			

表83-2　肿瘤的电场或电磁场治疗

方　法	物理特性	作用机制	治疗疾病	临床研究
热损伤/射频消融	侵袭性(射频消融针)	热损伤致瘤坏死	肝癌转移	+
纳米射频消融	非侵袭/侵袭性	热损伤致瘤坏死	复发乳腺癌、胶质母细胞瘤	-
肿瘤电场治疗	微侵袭	有丝纺锤体断裂、抗瘤细胞增生	胶质母细胞瘤标准治疗后	+

续 表

方　法	物理特性	作用机制	治疗疾病	临床研究
肿瘤特异性频率射频消融	非侵袭,可调肿瘤频率	同肿瘤电场治疗	肝癌及其转移	—
电穿孔	侵袭性,非侵袭性	诱导瘤细胞死亡、配合放疗/化疗/基因治疗	实质肿瘤、胶质母细胞瘤	＋
极低射频电磁场	非侵袭性	诱导瘤细胞死亡、生物静电效应	复发胶质母细胞瘤	＋

83.1　电场治疗

　　人类对电场和电流的应用最早可追溯到 18 世纪。通过导电电极产生的电位差在人体中产生电流,不同频率和强度的电流具有不同的生物学作用。当电场频率低于 1 kHz 时,可引起细胞膜的去极化,引发一系列的电生理反应。基于这些生理反应,人们研制出各种低频电场设备,如心脏除颤器、末梢神经和肌肉刺激器、脑电刺激器等。当电场频率高于 1 MHz 时,电场施加在人体组织或细胞上会产生热效应,如肿瘤切除、灼烧装置等。21 世纪初,10 kHz 至 1 MHz 的中频电场引起了学者的重视。以色列的 Palti 发现特定参数的中频交流电场能有效地抑制肿瘤细胞增殖,这种电场也被称为肿瘤治疗电场。该技术最先应用于中枢神经系统肿瘤胶质母细胞瘤的治疗中。

83.1.1　肿瘤治疗电场

　　胶质母细胞瘤(GBM)是最常见的原发性脑肿瘤。尽管积极治疗,但几乎总是复发。自 2005 年以来,新诊断的 GBM 的标准治疗包括最大程度手术切除,术后放疗联合替莫唑胺(TMZ)同步辅助化疗等,但临床效果仍有限。电场疗法于 2011 年 4 月 15 日被美国食品药品监督管理局(FDA)批准用于复发 GBM 治疗,并于 2015 年 10 月 5 日批准用于新诊断 GBM 治疗。

　　(1)工作原理

　　肿瘤治疗电场(tumor treating fields,TTF)装置包括 4 个传感器阵列,每个传感器由 9 个绝缘电极组成,作用于患者头皮,是一种低强度中交变(100～300 kHz)电场。电场疗法是通过电场牵拉肿瘤细胞内带电物质,使之不能进行有丝分裂活动,并最终导致肿瘤细胞死亡。根据交流均匀与交流不均匀的电场原理,肿瘤细胞有丝分裂分别在两个环节受损:①肿瘤细胞有丝分裂中期结束进入后期时,

外加电场在单个细胞内形成均匀电场,带电微管受均匀电场牵拉作用,不能形成肿瘤细胞内正常的纺锤体微管结构,并进一步导致后续异常分裂(图 83-1);②肿瘤细胞进入有丝分裂后期时,逐渐形成 2 个亚子细胞,亚子细胞以卵裂沟(cell cleavage furrow,CCF)相连,形成"亚子细胞-CCF-亚子细胞"特殊结构,交流电场线在此结构经过时,从一个亚子细胞一极进入,高度聚集于 CCF 结构,再从细胞另一极穿出,呈现亚子细胞两极电场线稀疏、CCF电场密集的情况,形成胞内非均匀交流电场。此时电场引导下细胞内带电物质向 CCF 电泳聚集,使该处细胞膜压力升高,最终导致细胞起泡、破裂(图 83-2)。特别的是,只有当细胞 CCF 演化长轴方向

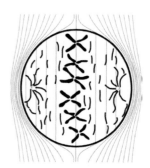

图 83-1　TTF 对细胞分裂中期的影响

注:①破坏高度极化的微管蛋白亚基的排列;②在有丝分裂期间破坏纺锤体形成并最终可能导致细胞凋亡。

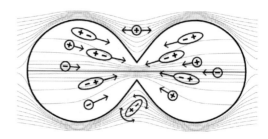

图 83-2　TTF 对细胞分裂末期的影响

注:①细胞分裂末期,CCF 形成导致其周围形成非均匀电场;②极性分子向 CCF 移动;③细胞无法正常分裂,可能最终走向凋亡。

与电场方向平行时,细胞分裂才能被破坏,正常神经细胞因分裂缓慢,被认为不受影响。同时,由于瘤细胞产生免疫源性死亡,介导机体的过继免疫反应,杀伤残瘤。

（2）临床应用

2006 年启动的临床研究 EF－11(NCT00379470)比较了单独 TTF 疗法与对照组最佳化疗方法治疗复发性 GBM 患者的疗效。患者以 1∶1 比例随机分配到两组中,120 例患者被分配到单独 TTF 组,117 患者被分配到最佳化疗组。主要研究终点为总生存期(OS)。单独 TTF 组和对照组的中位生存期分别为 6.6 个月和 6.0 个月（$HR = 0.86$,95% CI 0.66～1.12；$P = 0.27$),中位无进展生存期(PFS)分别为 2.2 和 2.1 个月($HR = 0.81$,95% CI 0.60～1.09；$P = 0.16$)。尽管研究未能显示 TTF 在总生存期和次要研究终点上优于最佳化疗组,但 TTF 治

疗的毒性最小,与化疗对照组相比,其生活质量更好。16% 的 TTF 患者出现轻度至中度(1 级和 2 级)电极阵列下方头皮的接触性皮炎,可用局部皮质类固醇治疗,治疗后症状完全缓解。基于该试验结果,2011 年 FDA 批准了 TTF 疗法治疗复发性 GBM。

2009 年启动了 TTF 治疗新诊断 GBM 患者的临床研究 EF－14(NCT00916409,图 83－3),695 名患者以 2∶1 的比例随机接受电场疗法＋替莫唑胺(TMZ)联合治疗或对照组单独 TMZ 治疗。试验结果显示:TTF 联合治疗组比对照组的中位 PFS 显著延长(6.7 个月 vs 4.0 个月,$P < 0.001$)。联合组中位 OS 为 20.9 个月,而对照组为 15.6 个月,$P < 0.01$,TTF 联合 TMZ 疗法显著改善患者 PFS 和 OS (Stupp,2017)。2015 年,TTF 联合 TMZ 被 FDA 批准用于治疗新诊断的 GBM。

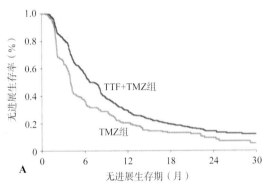
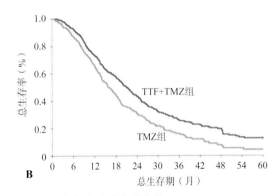

图 83－3　新诊断 GBM 临床研究的无进展生存期和总生存期曲线

注:A. TTF 联合 TMZ 组的中位 PFS 为 6.7 个月,单用 TMZ 组为 4 个月;B. TTF 联合 TMZ 组的中位 OS 为 20.9 个月,单用 TMZ 组为 15.6 个月。

引自:STUPP R, TAILLIBERT S, KANNER A, et al. Effect of tumor-treating fields plus maintenance temozolomide vs maintenance temozolomide alone on survival in patients with glioblastoma: a randomized clinical trial [J]. JAMA, 2017,318 (23):2306－2316.

（3）存在问题

尽管 EF－14 取得了非常有说服力的临床研究数据,FDA 也已批准 TTF 应用于临床治疗,目前电场治疗装置及其应用还是面临着诸多需要解决的问题。2016 年,著名德国专家 Wick 就美国 TTF 治疗装置提出了一系列质疑,包括目前基于复发 GBM Ⅲ期临床试验的阴性结果,而将电场疗法写入指南,主要依赖于其疗效和不良反应的权衡,以及风险获益比等。而从临床设计的角度看,新发 GBM 试验因考虑到空白对照设备的复杂性,采取非盲、无空白

对照的模式,成为对试验有效性的怀疑理由,但从试验伦理的角度来说,让对照组患者剃光头并戴上"假帽"超过 18 h/d 是不道德的,因此"双盲"设计的研究十分困难。而从 TTF 本身特征而言,治疗没有针对肿瘤大小、深度进行电场参数调整。因此,未来需开发计划系统做到具有更佳部位大小针对性的精准治疗。此外,异柠檬酸脱氢酶(IDH)、端粒酶反转录酶(TERT)等分子病理指标及不同 O－6－甲基鸟嘌呤－DNA 甲基转移酶(MGMT)对电场疗法效果的影响也值得进一步探讨,是否存在独立于基因分型、

敏感度不同的"物理参数分型"尚不得而知。尽管临床前研究给出细胞生物学水平的证据,但电场影响细胞分裂的准确机制,各种肿瘤细胞最佳抑制频率与机制间的关系,特别是与其他治疗联合应用时的协同机制等仍不明确。

此外,TTF 是一种物理治疗,其生物学效应随停机而终止,因此,设备需要尽可能地连续佩戴(至少 16 h/d)。最近的分析显示,患者的依从性和 OS 之间的存在相关性:依从性>90% 的患者显示出 29.3% 的 5 年 OS。但由于社会、生活状态、舒适度及患者心理、生理因素等原因,临床上患者可能无法长期佩戴 TTF 装置(18 h/d)。目前仍需要长期、客观的临床数据来验证 TTF,同时进一步改进设备,使其更适应于日常生活,且侵袭性更小,以提高患者依从性。

目前,TTF 在研项目:①低级别胶质瘤;②其他肿瘤,如转移瘤、肺癌、胰腺癌;③联合治疗,与化疗、靶向治疗、放疗、免疫治疗联合等。

83.1.2 电穿孔

电穿孔(electroporation,EP)是一种在肿瘤细胞膜上打孔的技术,以增加其通透性,便于输送药物或基因,达到治疗肿瘤的目的,故又称电化学治疗(ECT)、电基因治疗(EGT)。后来发现它还可以直接杀伤肿瘤细胞,甚至肿瘤干细胞,故又称无组织加热的肿瘤消融术。根据电场强度、脉冲大小和作用时间,EP 可分为 3 种:可逆性 EP、不可逆性 EP 和高频不可逆 EP。它们具有下列特点:①ECT 可避免全身给药(化疗或靶向药)的障碍(如血脑屏障)和不良反应。②EGT 不用病毒载体。③不可逆 EP 和高频不可逆 EP 可直接诱导肿瘤细胞,包括肿瘤干细胞死亡。④激活机体固有和获得性免疫反应。2006 年获欧洲标准操作局(ESOPE),2014 年获美国 FDA 批准,进入临床应用。⑤可以与放疗或放射外科联合应用。

早在 1991 年,Wir 等报道临床应用 ECT。Neumann 等(2018)用 EP 技术成功地在小鼠肿瘤细胞转染基因。ESOPE(2016)报道单次 ECT 可使 73.7% 瘤结节完全消退,84.6% 可持续 6 个月。2019 年,150 个欧洲癌症中心报道用 ECT 治疗转移瘤和原发瘤,虽然难与其他姑息治疗比较,ECT 的肿瘤完全反应率达 30%～65%,1 年瘤控制率为 30%～90%(Campana,2019)。但是,可逆性 EP 和

不可逆性 EP 有下列缺点:①对瘤细胞杀伤作用是非选择性的,也会杀伤正常组织的细胞。②对直径大于 3 cm 的肿瘤效果不好。③电极周边的肌肉受激惹后收缩,需用肌松剂。④不同组织存在电传导的异质性,近血管区域电场下降,影响疗效。⑤虽称"无组织加热"的消融,但可逆/不可逆 EP 在电极与组织作用面,温度可升高 10～15℃,造成热损伤。加之,上述治疗均是针对非中枢神经系统肿瘤。因此,这里不进一步讨论,仅介绍与脑瘤有关的内容。

针对上述可逆性和不可逆性 EP 的缺点,Lorenzo(2017)等采用高频脉冲,即把 100 μs 的脉冲分成一串 1 μs 的脉冲,与单级脉冲的等相位宽度比,双极脉冲的电流阈值、作用电位更大,且随脉冲的时程缩短,效应增大。由于细胞膜穿孔形成在 10 ns,不会引起电极周边肌肉收缩。用培养的 3D 人类 GBM 细胞系 U87、DBTRG,鼠 GBM 的 C6,人正常星形细胞,鼠正常星形细胞和未分化的神经元 PCl2,经受 1－5－1 μs 脉冲处理,发现癌细胞(U87、DBRGT、C6)的致死阈值显著小于正常细胞。

Lvey(2019)改良第 1 代 H－FIRE(高频不可逆 EP),使脉冲由 100 μs 缩短至 0.5～2 μs,由单极改为双极。第 2 代 H－FIRE 的生物学作用与细胞核大小有关。由于肿瘤细胞具有细胞核大、核/质比大和细胞器形态不规则等,而正常细胞无此现象,因此第 2 代 H－FIRE 可选择性杀伤瘤细胞,包括肿瘤干细胞。但是,由于正常神经干细胞也有类似细胞特点,对 H－FIRE 也敏感,在使用时应注意。另外,电场作用区的中央部分,血脑屏障为不可逆性破坏,但其周边亚致死区的血脑屏障是可逆性开放,药物易进入。此种现象为联合治疗提供有利的基础,以加强杀伤肿瘤。

由于犬发生脑胶质瘤的概率是人类患此种病的 3 倍,犬自发恶性脑胶质瘤的生物学、病理学和分子生物学特征与人脑胶质瘤很相似。因此,犬自发恶性脑胶质瘤是很好的研究模型。Gavcia(2017)报道 7 只犬自发脑恶性胶质瘤,经 MRI 和活检病理证实,用 H－FIRE 治疗后,按 RANO 标准肿瘤有效反应率为 80%,估计杀伤肿瘤≥90%;存活大于 1 年的 2 只犬中,1 只在报道时已大于 5 年。

83.2 电磁场和静磁场治疗

近 20～30 年来,对电磁场(electromagnetic

field，EMF）的生物学效应一直有争论，主要在于它的致癌作用。近来，随着对它的深入研究，发现其另一方面特性——治癌作用。虽然目前研究主要在离体细胞、动物模型和临床Ⅰ期，但是显示出令人鼓舞的结果。

Aldinucci等研究强静磁场（4.75 T）可以有效减缓Jurkat细胞的增殖，并且细胞内的钙离子浓度和IL-2水平明显下降，且其含量下降越多，细胞增殖速度就越慢。Tenuzzo及其团队研究了静磁场对肿瘤细胞系的作用。研究结果表明：静磁场可以促使FRTL-5、3DO和HepG2这3个细胞系发生凋亡，实验发现静磁场使细胞的贴壁功能减弱，使胞内Ca^{2+}浓度提高。而动磁场的潜在治疗效果可能比静磁场的效果好，因为它克服了静磁场作用范围和深度有限的缺点。Pirozzoli研究了极低频电磁场的生物学效应，观察50 Hz、1 mT的磁场是否可以影响人神经母细胞瘤细胞系LAN-5中的细胞凋亡和增殖，发现磁场辐照后细胞并没有发生凋亡，但在连续辐照7 d后发现增殖指数仅发生小幅增加。在暴露5 d后检测到$B-myb$致癌基因表达的轻微且短暂的增加。结果显示电磁场对LAN-5细胞分化的拮抗作用和对细胞增殖的抑制作用。目前磁场（包括静磁场和电磁场）的生物学效应在许多实验中得到了证实，电磁场的穿透能力，直流电超导量子干涉仪测得药物、小干扰RNA的表面静电位，两者的协同作用可以调控肿瘤细胞的周期和促进肿瘤细胞凋亡，并能有效地抑制荷瘤小鼠体内的血管新生并抑制肿瘤的生长。这些结果表明，磁场可以作为肿瘤治疗的一种潜在方式，有着广泛的应用前景。

美国Charles Cobbs团队2017年发现射频能量（RFE）范围内的电磁场可以影响恶性胶质瘤细胞系U-87 MG的表皮生长因子受体（EGFR）基因siRNA的分子水平，从而抑制U-87 MG细胞中EGFR的表达，起到抑制在体与离体细胞活力。在2018年，其与Nativis公司联合开发一款名为Nativis Voyager的便携式电磁刺激设备，将电磁刺激技术用于临床试验。Voyager戴在患者头部，并连接到控制器。作为一种闭环电磁线圈，Voyager使用医用级硅胶包覆成型，以产生非线性、振荡磁场，提供了超低射频能量（ulRFE：0～22 kHz），利用磁场的高穿透能力，并载荷化疗药和小干扰RNA的静电位，达到穿透组织并杀伤肿瘤细胞的生物行为。2019年，美国和澳大利亚两团队分别报道用

Voyager设备的临床Ⅰ期研究，两组共治26名不能接受放、化疗的复发胶质母细胞瘤患者，接受至少1个月的治疗，每2～4个月使用MRI评估安全性和临床效用。初步结果：ELF-EMF是安全的，无与设备有关的不良反应。30%～50%的患者存活＞12个月，个别＞1 000 d。目前研究还在继续进行。

83.3 热疗

近年来中枢神经系统肿瘤的组织内加温治疗，已经取得一定的进展，主要原理是因为组织在43～45℃下不造成任何永久性损伤；45～59℃引起的热损伤取决于作用时间；高于60℃可造成即时蛋白质变性、组织凝固坏死；超过100℃则可导致细胞膜破裂，组织气化，产生所谓的"爆米花效应"。如何在临床上更好地利用这一生物学特性，目前潜在的方案主要有超声聚焦和间质热疗两种方式，后者又分激光和射频两种热疗方式。

83.3.1 超声聚焦

超声聚焦刀（HIFU）治疗是20世纪90年代兴起的一门新技术，其原理是利用超声波的软组织穿透性、可聚焦性和良好的指向性等物理特性，将体外的能量超声波经过精确定位聚焦到靶区形成高能超声，在短时间内（0.1～0.5 s）局部产生＞50℃的高温，通过热效应、空化效应和机械效应等物理作用使焦域处的组织瞬间凝固性坏死，而焦域以外的组织无显著损伤，凝固坏死组织可逐渐被吸收或焦域化。但目前超声聚焦大多应用于治疗肝脏肿瘤、乳腺肿瘤、胰腺癌、子宫肌瘤等疾患。由于颅骨的阻碍影响了超声对于颅骨内肿瘤的定位和成像作用，目前超声聚焦治疗直接作用于颅脑肿瘤的经验较少。但随着MRI和温度监控技术的进步，磁共振引导超声聚焦可以更准确地对肿瘤进行三维定位，追踪监控病灶及周围组织温度的变化，在造成不可逆损伤之前，对治疗方案进行再定位和调整。目前最新的HIFU手术系统包括3个技术单元：①具有高强度聚焦超声的热消融；②术中磁共振定位和温度敏感的MRI；③使用超声相控阵校正颅骨变形。目前有两种磁共振结合超声聚焦刀装置，一个是INSIGHTEC公司的Exablate Neuro，该装置目前已获得FDA认可，针对药物治疗无效的特发性震颤患者进行临床应用；另一个是Supersonic Imagine发布的装置，但目前尚未上市。

83.3.2 脑间质热疗

脑间质热疗是一种微创治疗中枢神经肿瘤的方式,在临床应用已有几十年的历史,但因早期缺少无创的温度监控方法和精确有效的加温手段,在神经外科中一直未得到广泛应用。近年来随着光导纤维束的发展和激光器的改造及与 MRI 融合,该技术在神经外科中的应用得到拓展。

脑间质热疗的主要原理是通过温度变化造成脑肿瘤组织坏死。临床中多采用钕-钇-铝-石榴石激光(Nd–YAG)。MRI 温度成像使实时温度监控成为可能。激光间质热疗所影响的容积大小不仅取决了激光能量、照射时间,也与靶区组织的光/热学特性密切相关。靶区中央坏死灶和周围正常脑组织间仅有狭窄(<1 mm)的过渡区。激光热疗引起的坏死组织可在数月内被逐步吸收。

目前市场上间质激光治疗仪有两种:Visualase (Medtronic Inc.)和 NeuroBlate(Monteris Medical, Inc.),它们的激光波长和光纤维直径分别为 980 nm/1.65 mm 和 1 064 nm/3.3 mm。Visualase 的激光由光纤维顶端向前射出,其热损毁区呈卵圆形;NeuroBlate 的激光则由光纤维顶端向侧方射出,旋转光纤维可改变激光射出方向,从而改变热损毁区。两者均有光纤维冷却系统,使激光热疗仅对光纤维顶端的靶组织有治疗效果,对光纤维穿过的正常脑组织无热损伤。两者均需连接到 MRI 单元的计算机工作站,在治疗部位实时显示热成像数据。提取的热量数据基于 Arrhenius 率产生颜色编码的"热"和"损坏"图像。

据近 3 年来的文献报道,间质激光热疗主要用于治疗脑肿瘤和损毁癫痫灶,如治疗多发、小体积的脑转移癌和恶性胶质瘤;顽固性癫痫患者如发现有深部、邻近脑功能区的癫痫灶,如异位灰质结节、海马硬化/低级胶质瘤、下丘脑错构瘤,均可考虑使用间质激光的方法损毁癫痫灶。对于一般肿瘤组织,激光可有效穿透 1~1.5 cm,如肿瘤直径大于 3 cm,虽可采用瘤内多靶点的治疗方法,但急性大面积热疗所致肿瘤坏死可引起严重脑水肿,有些患者需急诊开颅肿瘤切除或去骨瓣减压。

83.3.3 射频消融、纳米射频消融

(1)射频消融

射频消融(RFA)指用射频加热瘤组织到 40~

45℃,杀伤肿瘤细胞,可与放化疗联合应用,增加疗效。因为热疗可使瘤细胞对放疗或化疗的敏感性提高,这对复发肿瘤很重要,因为它们都曾用过放、化疗,并产生一定的耐受性。

由于 RFA 须把 RF 针插入肿瘤内,具有创伤性。目前主要应用于颅外肿瘤,如黑色素瘤、肺癌、乳腺癌等,少数用于 GBM 的临床前期研究。

(2)纳米射频消融

由于 RFA 是侵袭性,脑瘤使用不便。近来出现纳米颗粒(NP)取代射频针,把 NP 注入瘤内,再用射频电磁场(RF–EMF)加热,达到治疗目的。常用 NP 有超顺磁氧化铁纳米颗粒(SPION)和氧化铁纳米颗粒(IONP)等。一般以特别吸收率(SAR)来判断热效应。影响 SAR 的因素有:①磁场大小和频率;②纳米颗粒材质、大小、形状、结晶状态、浓度和聚集度;③环境的黏度等。纳米颗粒大,易加热。颗粒聚集,热分布不均。因此,纳米粒应设计成对物理环境反应适中。例如,SPION 粒子应 <50~ 150 nm(Zuvin,2019)。电磁场应在数个 kHz 至 1 MHz(Cardosu,2018)。

虽然,纳米射频消融(NP–RFA)临床前期研究报道不少,但是临床研究报道不多,且局限于欧盟。例如,德国 Maier-Hauff(2011)报道临床Ⅱ期 59 例复发 GBM,年龄 18~75 岁,女性占 54%,目前 KPS ≥60。IONP 经导航注入瘤内,平均 4.5 ml(0.5~ 11.6 ml)。用交变电磁场(100 Hz,2~15 kA/m)加热。射波刀(30 Gy,2 Gy×5/W)在注 NP 前后。结果:总生存时间 23.2 个月(文献对照报告 14.6 个月),首次复发后生存时间 13.4 个月(文献对照报告 2~6 个月)。多因素分析,仅肿瘤体积与预后有关。不良反应可接受,有发热、出汗、心率增快、血压波动,少数有局灶癫痫。

综合文献有关复发 GBM 的 NP–RFA 病例共 76 例,都使用 IONP,磁场频率为 100 Hz,强度为 2~15 kA/m。平均作用 60 min,4~10 次。平均生存时间为 14.5~23.2 个月。NP–RFA 的不足:①治疗前需移除不兼容物(如齿填充物、种植牙、牙冠等)于磁场 40 cm 外。②装有心脏起搏器、去颤器者禁用。③由于纳米粒子干扰,MRI 有伪迹,不能用 MRI 评估疗效。但 MRI 可发现 NP 外的新肿瘤。④PET/CT 或 SPECT 可鉴别疗效。⑤NP 穿刺道渗漏或分布不均匀。⑥由于瘤内异质和血管存在,造成瘤杀伤不全或误伤血管。⑦热疗场内存在的热

传导相关梯度也会影响疗效。

83.4 其他物理治疗

PDT 又称光化学疗法,通过生物光敏作用杀伤肿瘤或其他病理性增生组织而达到治疗目的。其反应机制分两型:一种是光敏剂通过电子或质子(e^- 和 H^+)的转移引起自由基的氧化还原反应,称为 Ⅰ 型光动力反应机制;另一种是光敏剂将能量传递给周围的氧分子使其成为活性氧(ROS),称为 Ⅱ 型光动力反应机制。PDT 治疗肿瘤的基本原理:机体在接受光敏剂后一定时间,光敏剂可以相对较高浓度存留在肿瘤组织内,此时以特定波长的光(激光)照射肿瘤部位,光敏剂发生化学反应,在有氧情况下,产生化学性质非常活泼的 ROS 和/或某些自由基,与肿瘤组织和细胞内多种生物大分子发生作用,通过各种信号途径,引起细胞功能障碍和结构损伤,最终导致肿瘤组织消亡,从而起到治疗作用。

自 1980 年以来,全世界已有千例以上的脑肿瘤患者接受了 PDT。PDT 的适应证主要是原发及复发的高分级胶质瘤。墨尔本的一项研究报道,GBM 患者 350 例,86 例光照前 24 h 静脉注射 Hp D 5 mg/kg,光照能量密度为 70~260 J/cm^2,没有使用球囊辅助光照,29% 的患者同时接受放疗。31 例原发患者的平均生存期达 14.3 个月,2 年和 5 年生存率分别为 28% 和 22%。治疗后 1.4% 的患者出现脑梗死,6.2% 患者出现脑水肿,1.4% 患者出现皮肤光敏毒性反应,但均未影响到患者的预后。苏格兰光动力中心做了一项临床 Ⅲ 期的随机分组对照试验,27 例 GBM 患者分为试验组 13 例,对照组 14 例。前者采用 ALA 和卟吩姆钠行 FGR 及多次的 PDT 治疗,后者采用传统治疗。平均生存期前者为 52.8 周,后者为 14.6 周,差异明显。

(陈　亮　周良辅)

参考文献

[1] 陈迪康,陈亮,姚瑜,等. 神经胶质瘤的电场疗法. 中国微侵袭神经外科杂志,2018,23(05):234-237.

[2] ALDINUCCI C, GARCIA J B, PALMI M, et al. The effect of strong static magnetic field on lymphocytes [J]. Bioelectromagnetics,2003,24(2):109.

[3] COLLINS H A, KHURANA M, MORIYAMA E H, et al. Blood-vessel closure using photosensitizers engineered for two-photon excitation [J]. Nat Photonics,2008,2(7):420-424.

[4] FABIAN D, GUILLERMO PRIETO EIBL M D P, ALNAHHAS I, et al. Treatment of glioblastoma (GBM) with the addition of tumor-frenting fields (TTF): a review [J]. Cancers,2019,11(2):174.

[5] MATTSSON M O, SIMKO M. Emerging medical applications based on non-ionizing electromagnetic fields from 0 Hz to 10 THz [J]. Med Devices-Evid Res,2019,12:347-368.

[6] PIROZZOLI M C, MARINO C, LOVISOLO G A, et al. Effects of 50 Hz electromagnetic field exposure on apoptosis and differentiation in a neuroblastoma cell line [J]. Bioelectromagnetics,2010,24(7):510-516.

[7] STYLLI S S, KAYE A H, MACGREGOR L, et al. Photodynamic therapy of high grade glioma-long term survival [J]. J Clin Neurosci,2005,12(4):389-398.

[8] STYLLI S S, KAYE A H. Photodynamic therapy of cerebral glioma. A review — Part Ⅱ-Clinical studies [J]. J Clin Neurosci,2006,13(7):709-717.

[9] TENUZZO B, CHIONNA A, PANZARINI E, et al. Biological effects of 6 mT static magnetic fields: a comparative study in different cell types [J]. Bioelectromagnetics,2010,27(7):560-577.

[10] ULASOV I V, FOSTER H, BUTTERS M, et al. Precision knockdown of EGFR gene expression using radio frequency electromagnetic energy [J]. J Neurooncol,2017,133(2):257-264.

84 脑肿瘤动物模型

　　脑肿瘤目前仍是严重威胁人类健康和生命的疾病之一。脑肿瘤发生发展和对各种治疗的反应十分复杂,长久以来,以患者本身作为研究和实验对象来推动医学发展是困难的,研究数据和临床经验的积累不仅在时间和空间上存在着局限性,而且许多实验在伦理上和方法上也受到限制。虽然脑肿瘤动物模型存在不足,不可能完全模拟人类肿瘤,可是脑肿瘤动物模型可克服上述一些不足,是人类探索脑肿瘤的发生与发展规律和评估潜在治疗措施不可缺少的工具。

　　实验模型系统朝向复杂性和可医学转化方向发展。对人类肿瘤复杂性的研究已从使用肿瘤细胞系

演变为使用越来越复杂的体内系统。在同基因或免疫缺陷小鼠和人源化小鼠中使用可移植癌细胞系模型、患者来源的异种移植物和人源化小鼠是向更全面的实验模型迈出的重要一步。基因工程小鼠导致肿瘤发生并重构肿瘤复杂演变过程,为临床前癌症研究开启了第1次革命。为克服鼠模型的局限性,测试大型动物的免疫疗法,如具有更接近人类免疫系统的非人灵长类动物,在扩大人类患者的剂量方面具有优势。近来,在与人类生活在同一环境的"宠物"中自然发生的肿瘤引起重视,因为这是无价的比较肿瘤学研究模型,可加速新的抗肿瘤疗法进入人类领域(图84-1)。

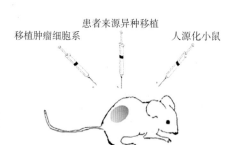

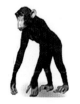

A. 肿瘤细胞系　　　　B. 移植小鼠　　　　C. 转基因小鼠　　D. 非人灵长类动物　　　　E. 宠物

图84-1　脑肿瘤模型的演化过程(Riccardo 等,2015)

84.1　人工脑肿瘤动物模型

84.1.1　人工脑肿瘤动物模型的种类

自 20 世纪 50 年代始,人们为了研究脑肿瘤的发生、发展,建立了许多脑肿瘤动物模型,这些脑肿瘤动物模型大致可分为 4 类:①化学诱导动物模型;②病毒诱导动物模型;③移植动物模型;④转基因动物模型。

（1）化学诱导的脑肿瘤动物模型

化学诱导的脑肿瘤动物模型是指用化学性致病因素作用于动物,造成动物组织、器官或全身一定的损害,出现某些脑肿瘤动物模型。在该类模型中大鼠是使用最广泛的动物,且自 20 世纪 70 年代中期以来,已经开发了几种大鼠脑肿瘤模型;另外,鼠、犬和猫模型也存在,但普及程度较低。

1939 年,Seliman 和 Sheart 首先将甲基胆蒽注入 20 只鼠脑实质内成功地诱发出脑肿瘤,其中 11 只为胶质瘤,2 只为脑膜纤维肉瘤。1970 年,Kostener 等用 50 mg/kg 人工合成的致癌物 N -亚硝基脲及其衍生物乙基亚硝基脲（ENU）对受孕 20 d 的 SD 大鼠进行一次性静脉注射后,大鼠子代中均出现了中枢神经系统肿瘤,但 ENU 对成年鼠诱发脑肿瘤率较低。Druckrey 等评价 ENU 对实验鼠的影响,认为 ENU 对幼鼠的致癌作用较成年鼠大,且肿瘤发生率、类型和部位随致癌物剂量、动物年龄、品系和动物的生理状态（如妊娠或营养不良）不同而异。1974 年,Brucher 和 Ermel 将甲基硝基脲注射到妊娠的 Wister 鼠,结果子代鼠产生中枢神经母细胞瘤,并证实其经胎盘起致癌作用。然而亚硝基脲类物质所诱发的脑肿瘤在部位、类型、诱导时间及恶性程度等方面均存在很大差异,且同一种药物所诱导产生的肿瘤性质也不稳定。其他化学诱导的大鼠脑肿瘤模型包括同系 9L、C6、F98 和 CNS - 1,尤其是源自化学诱导瘤的 9L 和 C6 细胞系,也经常用于体内建立异种移植物。然而,化学诱导的脑肿瘤似乎与人类神经胶质瘤有很大不同,并且经常被称为"神经胶质肉瘤"或"神经胶质瘤样肿瘤"。因此,它们在人类神经胶质瘤研究中的有效性是有疑问的。在这方面应该强调的是,尽管亚硝基脲在诱导各种大鼠品系的中枢神经系统肿瘤方面非常有效,但其在小鼠中的诱导效果较差,不过后者可以通过

将 p53 基因敲除小鼠暴露于 N -乙基- N -亚硝基脲而获得。因此,亚硝基脲诱导的中枢神经系统致癌作用似乎也取决于所涉及的物种。免疫原性和肿瘤组织学特征在不同的化学诱导模型之间也显示出很大的差异。

将化学诱导的啮齿动物脑肿瘤细胞系移植到同源免疫动物〔尽管免疫系统的所有分支（先天和后天）都与正在发展的肿瘤及实验性治疗药物相互作用〕的一个缺点是:观察到某些啮齿动物神经胶质瘤细胞系的免疫原性。将脑肿瘤细胞系移植入鼠的大脑和侧翼（诱导全身性免疫应答）后,所有动物都存活下来,如在 C6 模型中,研究人员在大鼠脑内移植 10^6 个细胞后,观察到同源的 Wistar 大鼠宿主存活了 11%;当使用 10^4 个细胞时,存活率提高到 30%。此外,当将 C6 细胞同时移植到小鼠体内时,存活率提高了 30%。相比之下,9L/Fischer 大鼠模型在所有应用的肿瘤细胞数量上的渗透率均为 100%。因此,将 C6/Wistar 模型应用于评估基于免疫系统疗法效果的研究时,所得的结论是令人怀疑的。这类模型的另一个缺点是其组织学特征:通常它们表现出一定程度的浸润,却未能表现出对侧半球的单细胞浸润及人类胶质细胞瘤的微血管异常。尽管 BT4C、F98 和 RG - 2 肿瘤均已被表征为侵袭性异种移植物,但体内移植后表现出不同程度的局部集体侵袭,而不是人类胶质母细胞中经常看到的涉及两个半球的单细胞浸润。另外大多数肿瘤细胞系已在培养物中传代了很长时间,因此已在体外经历了遗传漂移。所以,由于基因型和表型的同质性及程度不同的免疫原性,源自细胞系的肿瘤可能对某些实验方法过于敏感,从而导致对治疗效果的高估。直到最近,同系移植物在组织学上才被表征,且如果它们表现出人类肿瘤的某些生长特征,则可认为是合适的模型,然而目前在分子水平上表征这些品系的努力却很少。

尽管许多化合物能诱发鼠产生脑肿瘤,然而没有证据证明任何一种化合物与人的脑肿瘤发生、发展有关。这种差异可能涉及动物致癌与人类不同:动物是故意被暴露于有毒药物,致癌剂量方面,通过在早期发育阶段单一地大剂量注射或几个月重复给药直至成年;相反,人类接触毒物可能只是偶尔且微量水平。在大鼠致癌试验中,发育中的胚胎是怀孕的雌鼠致瘤概率的 50～100 倍。因此,由于化学剂量、暴露时间、代谢物的偏好及物种间的化学诱导动

力学的不同,该模型只能在有限程度上帮助认识人类脑肿瘤发生的病因,目前很少单独使用化学诱导法制备脑肿瘤动物模型。总而言之,同源性化学诱导法制备神经胶质瘤的实用性由于其来源文献的不明确及缺乏与它们的遗传概况和表型有关的数据而受到阻碍。如果希望进一步使用这个系统,则必须有更好的分子表征信息。只有这些结果出现时,人们才可能真正考虑化学诱导模型的分子标志及组织学特征,然后将它们更好地用于评估治疗反应。

(2)病毒诱发的脑肿瘤动物模型

由于发现病毒与脑肿瘤的发病存在一定的关系,病毒感染细胞可将遗传物质(或致癌基因)整合到宿主细胞 DNA 链上,引起宿主细胞癌变。DNA病毒[腺病毒和乳多泡病毒(papovaviruses,PV)]和RNA 病毒(Rous 肉瘤病毒)均可诱发脑肿瘤。多瘤病毒是 PV 中最易引起脑肿瘤的病毒,它包括牛乳头状瘤病毒、人 JC 病毒和猴空泡病毒(SV40)。在小牛及仓鼠的颅内接种牛乳头状瘤病毒 1 年后,发现颅内出现脑膜瘤、纤维瘤和纤维肉瘤;从进行性多灶性白质脑病(PML)患者脑组织中分离出来的 PV 感染新生仓鼠后,可诱发小脑髓母细胞瘤、丘脑胶质瘤、室管膜瘤、脑膜瘤和松果体瘤等多种脑肿瘤模型。将人 JC 病毒接种至猴的脑组织后,可诱发星形细胞瘤、胶质母细胞瘤、混合性胶质和神经细胞肿瘤。尽管 JC 病毒在正常小鼠中并不诱发肿瘤,但已有报道 JC 病毒可在大鼠中诱发神经外胚层肿瘤,在仓鼠中诱发髓母细胞瘤、胶质瘤、神经母细胞瘤和松果体肿瘤等。猿猴体内的 SV40 一旦接种至新生仓鼠脑内能产生与病毒用量成正比的致瘤作用。Bigner 等把浓缩的 Rous 肉瘤病毒(0.01 ml)注射到一种新生犬脑内,经一段潜伏期后全部发生胶质瘤或肉瘤,而且在动物体内并未发现子代病毒,这说明病毒的致瘤机制可能与其复制无关。有人将 AD12病毒直接注入出生后 24 h 的鼠脑实质内,经过数月的潜伏期后就能发生脑肿瘤,其中大部分为髓母细胞瘤。Tabuchi 等则把感染 Rous 病毒的成纤维细胞接种到猴的右额叶内,73% 发生了肿瘤,主要是肉瘤。1998 年,Darling 等在犬或大鼠的皮质或室管膜下注射猴 Rous 病毒后,动物脑内均出现间变性星形细胞瘤,且从肿瘤细胞内可复制出该病毒基因序列,因而认为猴 Rous 病毒可用来制作可靠的胶质瘤模型。

尽管病毒在脑肿瘤发生中所起的作用仍有很大的争议,但近年来在人脑肿瘤中检查出病毒的 DNA或 RNA 和相关蛋白,越来越多的证据似乎支持了该观点。病毒诱发的脑肿瘤的种类决定于接种的部位和动物的年龄:大脑凸面或小脑蚓部易发生肉瘤,室管膜下易诱发胶质瘤;新生动物较成年动物易感。病毒诱发的脑肿瘤可在同种动物中连续传代,经过克隆后可制成生物特性稳定的模型,但病毒诱发的脑肿瘤模型瘤株的传代率差异较大、致瘤周期不一、模型建立耗时较长,而且病毒保存较为困难,对人也有一定的伤害作用,从而限制了此类模型的应用。

(3)脑肿瘤移植动物模型

通过异种移植肿瘤建立动物肿瘤模型,主要有细胞系和微组织块两种形式。这两种模型对探索肿瘤的形成和研究肿瘤进展的机制是非常有价值的。特别是免疫缺陷动物的出现,使人们对人类中枢神经系统肿瘤的生长获得重要的认识。这两种移植模型根据移植到宿主的部位又分为同种同位移植、同种异位移植、异种同位移植、异种异位移植。同种移植模型较多用于胶质瘤的研究,其虽能提高肿瘤的模拟性和统一性,但动物脑瘤与人脑瘤相比,在遗传学、细胞动力学和生物学方面均存在显著的差异,因而人们将目光更多地投向脑肿瘤异种移植模型。脑肿瘤的移植模型特别是异种移植模型的主要优点是移植瘤株易存活、易建立、易保存,且保留了较好的人脑肿瘤的组织形态学、分子生物学及细胞生物学特性。因此,该模型基础及临床应用较广,是研究脑肿瘤的外科切除、放疗、化疗的较好模型。但此模型有以下缺点:①经过筛选和人工培养的肿瘤细胞不能完全代表人类脑肿瘤的异质性;②肿瘤细胞在相应动物的组织中注射后其生长时间窗短(因动物需被处死),不能完全模拟真正人体内肿瘤的生长情况;③大部分细胞已经过长时间传代培养并导致体外遗传漂移。因此,模型细胞与原肿瘤因为基因型和表型的均匀性不同,具有不同程度的免疫能力。肿瘤来源的细胞系可能对某些实验性治疗更敏感,导致治疗效果被高估。

早期多将肿瘤移植于动物免疫缺陷区,如豚鼠眼前房、仓鼠颊囊、兔角膜和鸡胚绒毛膜等部位。为减少宿主机体免疫排斥反应对脑肿瘤的移植模型制作的影响,可采用药物、X 线照射等方法抑制动物免疫反应。1968 年免疫缺陷动物模型的建立开创了脑肿瘤异种移植动物模型的时代。这些动物包括 T细胞功能缺陷的裸小鼠、裸大鼠,B 细胞功能缺陷的

CBA/N 小鼠及 T、B 细胞联合缺陷的 Lasat 小鼠、SCID 小鼠等。该种异种移植模型现已在胶质瘤及其他颅内肿瘤，如髓母细胞瘤、淋巴瘤、垂体瘤、颅咽管瘤、血管母细胞瘤等有报道。脑肿瘤移植主要包括脑内原位移植、异位肾包膜下移植和皮下移植。显然脑内原位移植更具吸引力，因为它提供了正确的组织/器官环境，但其操作复杂，动物易感染及死亡率高。皮下注射已被广泛使用，因为它在技术上很容易，而且可以实现更大的通量，但不能用于探索脑肿瘤浸润行为，且缺乏适当的脑微环境。需强调的是皮下移植是不可取的，研究人员应尽可能避免使用这种方法。原位异种移植的优点是可精确控制肿瘤发生的时空性，因此可以产生具有一致肿瘤尺寸和部位的大群荷瘤小鼠。在体内使用生物发光技术监测移植的肿瘤细胞需要在移植的细胞中稳定表达荧光素酶，现在这种方法已被广泛采用，并且能够纵向追踪肿瘤的生长。缺点是这种方法通常需要注射大量细胞，并且在植入和接种步骤中控制意外事件发生的能力有限。同样，注射过程本身不可避免地会造成伤害，从而破坏正常的组织结构和生理功能。

虽然异种移植模型保留了人脑肿瘤的许多生物学特征，在组织形态学、细胞动力学、遗传学等方面与人类肿瘤存在相似性，但肿瘤长期传代后可能发生一定的改变，表现为基因型和表现型的不稳定。最近对该种模型的批评主要是：①使用缺乏功能性免疫系统的动物；②采用种植肿瘤的实验方法。很显然，肿瘤的发生、发展涉及免疫监视和逃逸机制，大多数原位移植肿瘤模型是将人脑肿瘤细胞注射到免疫功能低下的小鼠体内，而在这个免疫异常宿主异质环境中的演进并不能代表原肿瘤的发展过程。此外，这些免疫功能缺陷动物 DNA 修复缺陷可能限制对新的治疗方法的评估，包括放射治疗。另一个潜在的缺点是异种移植模型的肿瘤开始通过大量的细胞注射到受体动物，这种肿瘤启动与自发性脑肿瘤存在很大差异：自发性脑肿瘤的发生、发展通常被认为是一个单细胞获得额外的基因改变在原位发生转化。相对于细胞移植模型，活检微组织块被原位异种移植后，存活的移植物所显示的 DNA 拷贝数和 mRNA 表达特征与癌症基因组图谱相似程度较高，然而，当肿瘤在原位生长时，病变缺乏坏死特征且不能显示内皮增殖。因此，至今仍不能获得人类脑肿瘤的所有组织学特征都得以保留的动物模型。

越来越多研究数据表明，如果想更好地了解人类神经胶质瘤如何在动物中生长及如何使用这种模型进行可靠的治疗评估，在模型系统中维持肿瘤的异质性则至关重要。因此，该模型的强度与人类肿瘤组织学特征及原始病变的遗传畸变的维持有关。然而，并非所有原位异种移植物经过相同的传代次数后都反映出原位肿瘤的主要组织学特征。此外，初始植入可能需要 2～11 个月的时间；而且活检微组织块异种移植模型高度可变，可代表临床相关的模型系统，缺点是标准化和实验计划的制定可能很困难。值得注意的是，一些早期传代异种移植病变类似于脑胶质瘤却不是胶质母细胞瘤，若要获得类似人的胶质母细胞瘤的组织学特征通常需要在大鼠脑中至少传代 3 次，需要 8～18 个月才可能获得反映人类胶质母细胞瘤特点的代表性病变。同时，在患者可能已经无法抵抗原始肿瘤或者临床治疗的情况下，可能拥有具广泛选择性的肿瘤细胞群，这些细胞群不能代表原始病变，因此不能代表异种移植肿瘤。这使得使用这种模型进行个性化医学研究变得困难。另一个障碍与肿瘤免疫学有关，尽管无胸腺裸鼠具有良好的先天免疫系统，T 细胞的正确应答却不会发生。对该动物模型进行的治疗研究表明，就治疗效果及生存和逃逸机制而言，基因治疗和抗血管生成治疗的临床研究结果相似，在某种程度也不能反映人类该肿瘤模型的临床意义。

（4）转基因脑肿瘤动物模型

近年来，对脑肿瘤分子生物学的深入认识和对其发生、发展机制的理解，加上分子克隆技术、微注射技术等高科技的出现，为转基因脑肿瘤动物模型的建立铺平了道路。这些模型应用不同的癌基因和抑癌基因启动肿瘤，以及不同的系统来生成这些突变，包括病毒介导的方法和 Cre 重组酶的转基因，以及用于精确基因组操作的 CRISPR/Cas 工具。量身定制的模型中的新功能遗传方法可能会激发新发现、新靶标识别和新治疗策略。转基因小鼠脑肿瘤模型通过新生肿瘤的启动和进展，且保留组织器官的微环境，重构了肿瘤。因此，在一定程度上，转基因脑肿瘤动物模型更能反映人类原发性脑肿瘤组织病理、病因学和肿瘤生物学特征；并可能成为揭开原发性脑肿瘤遗传信息的改变，以及测试新的治疗策略的重要实验工具，对评价分子靶向治疗也可提供一个优良平台。

病毒载体现已被广泛用于脑肿瘤研究中令人感兴趣的小鼠模型的产生。将病毒载体输送到大脑的途径有脑内立体定向鞘内注射和脑室内注射,以及血管内输注。病毒载体给药途径的选择需要仔细考虑,因为它可影响神经元的转导效率和空间分布,以及感染细胞中转基因表达的水平。脑内注射具有低毒性、高局部载体浓度和局部转基因递送的优点,但是它不允许广泛的病毒载体分布且需要侵入性外科手术干预。可以通过鞘内或脑室内注射实现病毒载体在中枢神经系统中的普遍分布,但是这些方法不允许递送的空间选择性,并且需要大量的载体。最后,血管内病毒载体的应用不需要侵入性的外科手术干预,但是由于存在周围器官(如肝脏)的损伤,必须使用高浓度的载体。

病毒转导的相关功能获得改变的表达与转基因小鼠技术相结合,使人们可以在生命的后期阶段对这种体细胞改变进行建模,然而它并不会导致种系集落。病毒基因与人类神经胶质瘤之间的联系较弱,但已设计出用于表达相关功能获得基因的反转录病毒用于在小鼠和其他哺乳动物中创建神经胶质瘤模型。这包括劳斯肉瘤病毒(RSV)家族和猿猴肉瘤病毒,其转化特性是由于病毒癌基因 $v-sis$ 的过表达而引起的,其细胞对应物是 $c-sis$ 或 $PDGF-B$。

注射到正常小鼠体内的带有 $v-sis$ 的反转录病毒(转导 $PDGF-B$ 基因)产生了星形胶质细胞瘤,当注射到无 Cdkn2a 的小鼠体内时会产生多种胶质瘤类型。RCAS-Tva 系统是偶联反转录病毒以在不同的细胞谱系和遗传背景中表达体细胞定义的功能获得基因以模拟神经胶质瘤的最佳实例之一。该系统导致局灶性神经胶质瘤,其亚型和等级随注射的反转录病毒转导基因(即 $PDGF-B$、$EGFRvⅢ$、活化的 $p21-RAS$、活化的 AKT)的不同而不同,该细胞系表达 tva 受体(GFAP、NES)和小鼠中潜在的遗传细胞周期改变(Cdkn2a、Trp53 等无效)。例如,在 GFAP-tva 小鼠中反转录病毒转导 $v-sis$ 或 $PDGF-B$ 的表达,导致 40% 的小鼠出现少突胶质细胞瘤或混合性星形胶质细胞瘤,其中 60% 的 NES-Tva 小鼠出现类似的神经胶质瘤。当在无 Cdkn2a 的小鼠中进行这些实验时,胶质瘤形成的潜伏期较短,等级更高。另一方面,将含有 $EGFRvⅢ$ 的腺病毒注射到具有活化 RAS 的小鼠体内可有效形成胶质母细胞瘤。将表达致癌基因(如 $HRAS$ 或 AKT)的慢病毒有效引入表达 Cr 重组酶的小鼠中,

或将携带激活的 RAS 和 AKT 的慢病毒注入在 Trp53 杂合背景下表达 GFAP-Cre 的小鼠中,可以有效地形成胶质母细胞瘤。目前的研究已经确定,将与胶质母细胞瘤相关的基因(如 $PTEN$、$NF-1$ 和 $TP53$)敲除后,小鼠发生胶质瘤概率更大。Misuraca 等运用此方法已建立了低级别和高级别神经胶质瘤。在 RCAS-Tva 小鼠胶质瘤模型中,禽反转录病毒(由 RCAS 质粒产生)感染表达 Tva(RCAS 病毒的受体)的小鼠细胞。

CRISPR/Cas 工具可用于精确基因组操作,用其进行基因组编辑,不仅可以实现肿瘤抑制基因的敲除(优于 RNAi 介导的敲除),而且还可以实现一系列更复杂和精确的基因改变,如敲入或工程改造等位基因为体外(Toledo,2015)和体内(Chow,2017)的新型基因筛选方法提供了可能性。重要的是,这使研究人员对同基因细胞系进行基因精准调控实验成为可能。这种量身定制的模型中新功能基因方法可能会激发新发现、新靶标识别和新的治疗策略。

CRISPR/Cas9 诱导的基因组 DNA 切割可通过细胞机制修复,该机制通过插入/缺失突变的形成导致基因被有效敲除。它们也可以通过同源重组与基因靶向相结合来修复,以引入特定的点突变或更复杂的修饰,如表位标签的敲入及蛋白质分子融合(Dewari,2018);同源重组 CRISPR/Cas9 介导的基因靶向小鼠和人的间充质样品均表达异质细胞类型的标记物,移植到小鼠中形成脑肿瘤。基因工程改造的转化细胞及其亲本对照物的此类等位基因板提供了关键模型,可以改善药物发现工作中的靶标识别和验证。这克服了机械研究中遗传变异的障碍。严格的功能遗传研究探索了肿瘤生物学调控方面的关键基因和途径,可以解决临床前癌症靶点验证研究中的一些常见陷阱。

其他脑肿瘤的转基因动物模型还包括垂体瘤、脑膜瘤、神经鞘瘤、脑转移瘤等各类动物模型,Windie 等将编码人类糖蛋白 a 亚单位的基因 5′端 1.8 kb 区与猿猴病毒 T 抗原(SV40TAg)序列作为插入序列,结果超过 50% 的转基因子代鼠发生了垂体瘤并由此建立了几个稳定的细胞系。HeIseth 等将连接在编码多瘤病毒大 T 抗原(PyLT)cDNA 的早期启动基因显微注射到小鼠受精卵的精原核,建立了小鼠 Cushing 病的转基因动物模型。Tascou 等建立的 TSPY-TAg 转基因小鼠形成的垂体瘤同时

分泌催乳素（PRL）和促肾上腺皮质激素（ACTH），对少见垂体瘤类型的研究和治疗有很大价值。当前转基因动物脑膜瘤模型是直接通过鞘内注射病毒载体（重组酶 Cre 腺病毒）于局部组织。这种方法是通过嵌合体方式，针对蛛网膜细胞，使其等位基因 $NF-2$ 失活，可能较通过使靶组织内所有细胞的基因突变来模拟肿瘤发生更为准确。直接注射重组酶 Cre 腺病毒到 $NF-2^{loxP/loxP}$ 小鼠脑脊液将靶向软脑膜。在最初 4 个月内，30% 小鼠的蛛网膜细胞酶 Cre 介导的 $NF-2$ 失活，最终发展为一系列良性脑膜瘤亚型，其组织学上类似于人类肿瘤，如脑膜上皮细胞肿瘤和成纤维细胞肿瘤；类似于人类良性脑膜瘤，可以侵入脑实质。小鼠脑膜瘤呈相似形式为肿瘤细胞浸润邻近的脑实质，引起星形胶质细胞增生。在该模型中，小鼠软脑膜肿瘤发生的最初病变软脑膜细胞增殖的发生率非常低，由脑膜上皮细胞组成的微小病变代表了肿瘤形成的早期病变。由于腺病毒-Cre 通过脑脊液循环扩散，脊膜瘤也可发生。这些结果表明，Cre-loxP 介导的 $NF-2$ 等位基因失活引发脑膜瘤。另外，在 0%～29% 不典型脑膜瘤和 29%～46% 间变性脑膜瘤中发现了 $p15^{Ink4b}-p16^{INK4a/p14ARF}$ 位点缺失。

84.1.2　人工脑肿瘤动物模型的局限性

最近 60 年动物模型的开发给我们提供了了解脑肿瘤发生机制的捷径，所获信息还为研究人类脑肿瘤发生和发展所涉及的特定机制提供了有价值的线索。然而，当今使用的脑肿瘤模型都无法概括人类肿瘤的完整基因组和表型特征，如化学异种移植诱导的模型及在补充血清的培养基中生长的所谓"肿瘤细胞系"，在很大程度上无法反映人类神经胶质瘤的遗传背景；而异种移植物通常来源于神经球培养物，由于无血清培养基中的神经球培养似乎可以选择浸润性细胞表型，因此需要详细鉴定人类肿瘤细胞系中的浸润性细胞是代表异质性肿瘤细胞的单克隆选择还是肿瘤细胞针对特定条件的适应性改变，脑-肿瘤界面中是否存在微环境趋化，或者两种作用方式是否共同存在于肿瘤进展期间。肿瘤细胞命运的复杂性还体现在不同微环境下的差异，即肿瘤细胞通常可以在特定的微环境内改变或适应其表型，而随机事件可以在癌细胞的异质群体内提供表型平衡。应该强调的是该表型不是静态的，很明显，将来对表观遗传机制的关注应基于微环境因素下该

表型可以在多大程度上改变才能成为有价值的线索。在具有免疫能力的宿主中进行异种移植，肿瘤形成的效率和再现性也是很大的问题，而在缺乏免疫系统的动物中，缺乏肿瘤相关的微环境是异种移植的最大局限性。最新研究证明了结合 CRISPR/Cas9 的效用，该系统可以精准传递致癌基因和/或肿瘤抑制因子的功能丧失突变（Oldrini，2018）。RCAS-Tva 系统的局限性是需要繁殖表达 Tva 的特定小鼠品系。此外，还有病毒载物限制（最大 2.5 kb），这带来了一些限制（如 $EGFRvⅢ$ 基因长 2.8 kb）。多克隆起源和缺乏对特定基因驱动器的控制也是一个问题。更为重要的是，当前所有人工开发的脑肿瘤动物模型均无法完全反映人类所见脑肿瘤的致瘤转化事件。因此，从这样的模型中获得的知识在多大程度上可以体现人类脑肿瘤的状况仍然是一个悬而未决的问题。如在鼠模型中证明有效的抗肿瘤疗法中，仅有 11% 被批准用于人类，这表示这种候选疗法非常令人失望且耗资巨大［美国国家科学院（NAS），2015］；更有甚者，这些被批准且被证明有效的方法在人体Ⅱ、Ⅲ期临床试验中却不成功。

然而为什么还需要动物模型也是不言而喻的——探索肿瘤基础生物学且因无法直接在人类患者身上来测试治疗措施的疗效。当前受到的限制需要新的方法来激发各个层面的新发现，如细胞内在机制（转录、表观遗传和代谢）、细胞信号、生态位和微环境、系统性信号、免疫调节和组织水平特性。从设计用于描述分子和细胞机制的简单还原模型到用于新治疗方法的临床前测试所需的复杂动物模型，现在可以在整个研究流程中使用无数互补且日趋复杂的实验方法。无论是从还原论的角度设计的模型，还是包含并试图概括"真实"疾病复杂性的模型，没有任何一个人工模型可以涵盖上述未解决问题的全部范围。简化模型通过专注于肿瘤生物学的特定方面（如培养中的细胞作为生化研究的材料），提供了获得决定性机制见解的捷径，但具有产生疾病相关局限性的风险。理想的简化主义实验模型得益于尽可能简单以确保可靠的基本功能洞察力，可能通常集中在一个特定的特征上，如尽管不探讨宿主-肿瘤的相互作用或浸润，体外研究可以提供对细胞周期控制的新见解。相比之下，当目标是测试治疗策略时，如考虑到癌症免疫疗法在临床中的重要性，迫切需要免疫功能模型来了解如何克服免疫抑制机

制,如正在开发具有人源化免疫系统小鼠的策略、紧密模拟人类疾病状况及所有相关复杂性通常变得至关重要。模型越复杂,由于增加的信号异质性和多样性及更大范围的肿瘤细胞状态,解剖清晰的机制将变得越不简单,研究者需要结合自己所研究的问题,在选择最适合的模型时,进行权衡且不可避免地有所折中。因此,人工动物模型的作用在人类与肿瘤这场战役中,尽管前景黯淡,我们仍有理由感到乐观,在接下来的时间里,我们将发现新的有效方式。这些方式将专门针对人类脑肿瘤中的肿瘤起始细胞及浸润性肿瘤细胞。

此外,转基因动物模型还存在引发多克隆肿瘤的可能性(含脱靶效应引起肿瘤的可能性),这确实使得用该方法获得的转基因脑肿瘤动物模型的数据变得更为复杂。因此,尽管 RCAS-Tva 系统提供了诱发脑肿瘤动物模型的有用工具,但这种方法很可能会被 CRISPR 方法所取代,因为后者可以直接在体内以足够高的效率多重递送癌基因和抑癌药。这些基于质粒的方法不需要小鼠繁殖或产生病毒,并且可以传递更大尺寸的目标基因。

84.2 自发性脑肿瘤动物模型

脑肿瘤的发生是一个复杂的生物学过程,即正常细胞可通过该过程逐步获得新能力,从而使其转化为肿瘤起源细胞并最终演变成肿瘤细胞。至今,人类所获得的相关有价值的线索仍然有限,迫切需要开发一种能够忠实反映人类脑肿瘤病因和获得针对这些疾病的更有效治疗方法的合适的脑肿瘤模型。

先前认为动物自发肿瘤发生率低,加之自发瘤的隐匿性及荷瘤动物生存期短的特点,自发性脑肿瘤模型曾经被认为难以用于药物研发和临床前应用。最近 30 年的进展已向前迈出良好一步。现认为这是一种被严重低估的巨大资源,由此创造了"比较肿瘤学",即将研究动物中自然发生的肿瘤作为人类疾病的模型。比较肿瘤学有望对研究患有肿瘤的动物和人类产生深远的影响,该领域正蓬勃发展,并已证明其在肿瘤学研究各方面的效用,包括遗传学、肿瘤的发生与发展、免疫学和疗法。特别是宠物在肿瘤生物学研究和新型抗癌疗法的加速发展方面,与传统的啮齿动物模型相比都具有许多优势。

宠物中发生的肿瘤是自然发生的疾病,与人类一样普遍。它是导致猫和犬死亡的主要原因,尤其是由于它们的寿命较长而足以发展成这种疾病。犬是研究最多的动物,因为它们与人类生活密切相关,也会遭受相同的癌症折磨,因此不仅提供了应对疾病的遗传风险,而且还提供了解决这些疾病的营养和环境因素的机会,对人类肿瘤学研究的发展至关重要。犬的自发性癌症会由肿瘤块自然演化形成且在同基因微环境中长期生长;也经常引起复发和转移,比其他临床前模型更好地模拟了人类肿瘤的进展。犬的不同品种的存在类似于人类的遗传多样性。宠物肿瘤会在完整的免疫系统中生长,从而使肿瘤与免疫系统之间复杂的相互作用自然发生,使得肿瘤易受自发免疫的选择性压力的影响,并导致肿瘤内异质性和遗传不稳定性,真实地复制人类癌症。如犬脑肿瘤发病率与人类相似,约为每年 20/10 万。犬的神经系统癌症被认为是造成 1/3 死亡的原因,其脑肿瘤约占犬颅内疾病的 1/6。在犬中,神经胶质瘤占所有原发性脑肿瘤的 1/3 以上,仅次于脑膜瘤。此外,转移性肿瘤几乎与原发性脑瘤一样常见,其中转移性血管肉瘤和淋巴瘤最为常见。与人一样,神经胶质瘤发生在中年犬中,一直持续到老年,诊断的最高年龄为 7~8 岁。到目前为止,犬类的主要可识别危险因素是品种,短鼻(头颅)品种的发病率最高,最常见的品种是拳师犬,而波士顿小猎犬则仅发生神经胶质瘤(几乎完全排斥其他原发性脑肿瘤)。尽管不同犬种之间存在显著差异,但在每个犬种中都有重要的近交和遗传同质性。每个品种中的这种遗传瓶颈可能会限制其对研究人类肿瘤的推广,但任何 2 组犬(甚至密切相关的犬种,如拳师犬和波士顿小猎犬)的表型变异都比任意 2 组实验室啮齿类动物大得多。品种似乎也与神经胶质瘤类型有关:在拳师犬和法国斗牛犬中,少突胶质细胞瘤比星形细胞瘤更为常见;而波士顿小猎犬的星形胶质瘤和少突胶质细胞瘤风险显著增加。公狗和母狗受到的影响大致相同。

神经胶质瘤唯一被确定的危险因素是先前的高剂量放射治疗。研究猫和犬癌症的明显好处之一就是它们与人接触相同的外在环境,因为它们通常生活在主人的家中并享有共同的环境。因此,它们可能充当环境中致癌物的前哨,从而可以剖析基因和环境对癌症发病机制的独特贡献,并产生了比较肿瘤学、比较放射学、肿瘤免疫疗法等。特别是在新药物开发流程中,这种模型价值尤为突出;这种模型在完整免疫系统的存在下发生、发展，从而使肿瘤与免疫系统之间复杂的相互作用自然发生、发展。这使得肿瘤易受自发免疫的选择性压力的影响，并导致肿瘤内异质性和遗传不稳定性，忠实地复制人类癌症。用新型疗法治疗宠物脑肿瘤有效具有令人信服的医学转化意义。一些组织也加入这一行列，如2003 年美国国家癌症研究中心（CCR）启动了比较肿瘤学计划（COP），以通过评估癌症的生物学反应来帮助人们加深对癌症生物学的认识并确定新疗法，对人类的益处在于发现针对宠物（主要是猫和犬）中自然发生的肿瘤治疗的有效方法。同样，2008年欧洲委员会发起并资助了一项以犬为模型研究人类常见复杂疾病（包括癌症）的欧洲倡议——LUPA项目。最新的转化贡献来自辉瑞动物保健公司（现为 Zoetis 公司）的妥拉尼布（帕拉丁）［Toceranib（Palladia）］，并已被 FDA 批准用于临床。

肿瘤模型的预测效用取决于它们对癌变过程进行概括的保真度，包括肿瘤与免疫系统之间的相互作用，固有的血管生成过程，肿瘤相关的成纤维细胞浸润和其他基质成分；经过基因工程改造以表达致癌基因或肿瘤抑制因子被破坏。因此，自发性动物模型肿瘤与周围组织之间的关系得以保留，而癌变进程可能会模拟人类肿瘤的发生、发展情况。此外，比较肿瘤学模型可有效弥补临床前小鼠研究与人类临床试验之间的转化医学鸿沟。开发一种系统的、多学科的方法以纳入该模型，很可能会帮助迅速研发出有效的抗肿瘤疗法。有人建议，兽医肿瘤临床试验应在临床前研究和人体临床试验之间占据一席之地，以降低人类临床试验的失败率。其缺点是更昂贵，更耗时，所以啮齿动物异种移植模型仍然是进行初始分子研究的有效且经济的临床前模型，可描述分子生物学，包括特定基因在肿瘤中的作用。而比较肿瘤学模型对新药的临床前研究更具有优势，相对于如果因人类临床试验失败而付出的代价而言可能更具成本效益。如今，宠物可以活到足以罹患癌症。因为它们被视为家庭成员，越来越多的主人正在为他们的宠物寻求先进而新颖的治疗方法，这是促使兽医、病理学家、研究人员、临床医生和宠物主人本身相互合作和共同努力的主要动机。最终目标是将比较肿瘤学的概念转变成更有效、更具体的转化医学工具。2016 年，美国国立卫生研究院（NIH）成立了比较脑肿瘤联盟，其首要目标之一是根据当前 WHO 的人类肿瘤分级系统为犬神经胶质瘤创建更新的犬胶质瘤分级和分类系统，以应用于人与犬之间的胶质瘤比较研究。同时，NIH 及大学（包括实验室动物专家、临床肿瘤学家、兽医肿瘤学家、动物福利和伦理学专家及生物医学研究顾问）举办的许多有关转化癌症研究的研讨会重点关注宠物（主要是犬）的临床研究贡献，并纳入人类癌症治疗方法的开发流程，且制定一些原则。遵守这些原则对于保持道德标准并从每只动物获得信息至关重要，最终是为了宠物和人类患者的共同利益。

84.3　脑肿瘤动物模型建立的目的、评价标准及注意事项

建立脑肿瘤动物模型的基本目的：一是确定脑肿瘤发生的分子机制；二是评价潜在的治疗策略。其在脑肿瘤的转化研究中发挥着不可替代的重要作用。理想的脑肿瘤动物模型必须考虑以下几点：①脑肿瘤动物模型建立后应与人类脑肿瘤的组织形态学特征基本一致。②保持特定脑肿瘤的异质性，即在肿瘤细胞中也能表达某些特定的标志物。③重复性好，即动物移植瘤可连续传代，且移植瘤的生物学特性保持稳定。④对治疗的反应与人类脑肿瘤相似。其他还包括制备方法简便、易大量复制、诱发时间短、生存期长、对人体无危害等。事实上，目前还没有一种脑肿瘤动物模型能完全符合上述所有标准。

鉴于当前人工脑肿瘤动物模型的局限性，在设计人工脑肿瘤动物模型时还要注意下列问题：①动物的选择。设计脑肿瘤动物模型必须强调从尽可能再现所要求的人类脑肿瘤这一研究目的出发，在条件允许的情况下，应尽量考虑选用与人相似、进化程度高的动物作为模型，但非人灵长类动物模型不适合用于研究癌症（自然发病率极低且昂贵），可以用于研究肿瘤免疫反应。当前广泛使用大、小鼠作为脑肿瘤模型，研究者需要熟悉不同群种及品系鼠的特性，所需的诱发剂量，宿主年龄、性别和遗传性状等对实验的影响；同时要考虑到模型应适用于多数研究者使用，动物来源必须充足，容易复制等；对于特殊品系，在研究时不能盲目地使用近交系。动物形成亚系后不应再视为同一品系，要充分了解新品系的特征和背景材料。国外经常取用两种近交系的杂交一代（F_1）作为模型。其个体之间均一性好，对实验的耐受性强，又多少克服了近交系的缺点。

②注意环境因素对模型动物的影响。复制模型的成败往往与环境的改变有密切关系,如拥挤、饮食改变、过度光照时间、噪声、屏障系统的破坏等,任何一项被忽视都可能给模型动物带来严重影响,因此要求尽可能保持模型动物处于最小的变动和最少的干扰之中。即使作为已形成模型的品系,由于不适当的育种方法和环境改变,也可发生新的基因突变和遗传漂变,从而影响实验结果。由于鼠类习性为昼伏夜行,对照研究应考虑两组实验条件一致性。年龄也会影响实验结果,应引起重视。③正确评估脑肿瘤动物疾病模型。应该懂得没有一种脑肿瘤动物模型能完全复制人类脑肿瘤真实情况。脑肿瘤动物模型实验只是一种间接性研究,只可能在某个或几个方面与人类脑肿瘤相似。因此,研究结论只是相对的,最终必须在人体得到验证。复制过程中一旦出现与人类脑肿瘤不同的情况,必须分析其差异范围和程度,找到相平行的共同点,正确评估哪些是有价值的。

84.4　脑肿瘤动物模型发展方向和前景

　　脑肿瘤发生、发展的机制如此复杂,人们越来越认识到当今使用的脑肿瘤模型都无法全面概括人类肿瘤的生物学特征。那么,未来几年,脑肿瘤模型会有哪些潜在改进?

　　人类肿瘤细胞系模型和啮齿动物异种移植模型仍然是进行初始分子信号、治疗反应和组织学的分子机制研究的有效且经济的临床前模型,在肿瘤研究中起着不可替代的作用。源自神经球培养的患者来源异种移植模型为我们提供了很好的工具,可用来研究单个肿瘤细胞渗入正常大脑的确切机制;随着免疫缺陷荧光标记动物表达增强的绿色荧光蛋白的出现,我们能够分离并鉴定肿瘤-宿主细胞区域,并在单细胞水平上研究肿瘤细胞在宿主微环境中如何通信。接下来,由于无血清培养基中的神经球培养似乎可以选择浸润性细胞表型,因此我们应该能够鉴定出人类胶质瘤中的浸润性细胞是代表了异质性肿瘤细胞的单克隆选择,还是显示肿瘤细胞针对特定条件的适应能力,脑-肿瘤界面中是否存在微环境趋化,或者两种作用方式在肿瘤进展期间共同作用。在这种情况下,应该将重点放在鉴定表征特定肿瘤细胞表型的标志物上,然后将其与特定的生物学特性相关联。可是,此类研究却忽略了这样一个

事实,即细胞通常可以在特定的细胞微环境内改变或适应其表型,而随机事件可以在癌细胞的异质群体内提供表型平衡。因而该种表型不是静态的,将来对表观遗传机制的研究将关注微环境因素在多大程度上改变其表型才可成为有价值的线索。另外,将异种移植模型中产生的表型与各种浸润性转基因动物模型中获得的表型进行详细比较也非常有趣。这对于寻找反映人类疾病的最佳转基因动物模型尤为重要。这些信息还将为描述人类神经肿瘤的发生、发展所涉及的特定机制提供有价值的线索。如果进行这样的比较,它将在接下来的几年里帮助发现新的有效治疗方式。这些方式将专门针对人类神经肿瘤起始细胞及浸润性肿瘤细胞。

　　缺乏人类免疫系统是患者来源异种移植动物模型的局限性,考虑到癌症免疫疗法在临床中的重要性,迫切需要免疫功能模型来了解如何克服病症中的免疫抑制机制。正在开发具有人源化免疫系统的小鼠。同时,比较肿瘤学模型不仅提供了应对疾病的遗传风险,而且还提供了解决这些疾病的营养和环境因素问题的机会,而后者对人类肿瘤的发展至关重要。宠物的自发性肿瘤会在自然演化中形成,在相同微环境中长期发展,并且经常发生复发和转移,比其他临床前模型更好地模拟了人类肿瘤的发生、发展。不同品种的犬也存在类似于人种的遗传多样性。如美国每年有 12 000 例自发性犬脑肿瘤,兽医教学医院每年可以为胶质母细胞瘤临床试验招募 18～20 只犬,进行战略合作并建立兽医之间的有组织的推荐模式,这种合作的持续进行可以加速癌症机制和治疗干预研究的发展,弥补真正意义上的转化医学的鸿沟。

　　基于 CRISPR 的方法可用于编辑人神经干细胞(NSC)中的多重诱导型肿瘤驱动程序,然后将其植入小鼠胚胎期的大脑中,从而产生肿瘤。同样,随着诱导性多能干细胞(iPSC)培养和分化方案的改进,将有可能产生同基因的人的原代细胞(如小胶质细胞、巨噬细胞和内皮细胞)。这些可以在体外通过与肿瘤细胞的共培养进行研究,也可以在移植后用于探讨宿主与肿瘤细胞的相互作用。因此,iPSC 技术与基因组编辑相结合可以创建复杂的离体模型,这可能有助于小分子药物的发现。基因组编辑技术的进步意味着,在某种程度上,所有动物都具有被基因改造的潜力,并将推动一系列新的大型动物模型发展来补充鼠类模型和支持人类脑肿瘤研究。尤卡坦

(Yucatan)小型猪免疫功能低下的菌株已被用作人类细胞系异种移植的宿主。猪脑的大小和结构,以及与人相似的血脑屏障及生理机制使其与人脑的相似性比啮齿动物更高。犬也可以提供胶质母细胞瘤的有用模型,因为这种疾病会自发地发生,并在具有免疫能力的宿主中产生与人类相似的异质浸润性肿瘤。因此,它们对新疗法的临床前测试(无论是小分子疗法、生物疗法还是基因疗法或细胞疗法)应更可靠和更具有医学转化价值。另外,最近发布的犬科动物基因组序列已证明,其与人类基因组的同源性远强于鼠类,比较基因表达研究揭示了在肿瘤遗传学和分子生物学方面的与人类紧密对应。精确基因组操作的CRISPR/Cas9平台是实现致癌基因或抑癌基因突变的一种简单而有效的生物学工具,介导的脑肿瘤建模可能更适合用于研究脑肿瘤的发病机制,有利于识别和鉴定在肿瘤发生、发展中改变了的额外基因,而且可用于验证在肿瘤发生中特定基因的作用,增加对单个基因及其突变体在肿瘤发生、发展中作用的认识。因此,针对一些有明确遗传性的肿瘤(如VHL病、Turcot综合征等),较理想的转基因动物脑肿瘤模型有可能获得成功,但如针对一些人类特有种属发生的肿瘤,也可能无法获得成功。

(马德选　周良辅)

参考文献

[1] 马德选,周良辅.脑肿瘤动物模型[M]//周良辅.现代神经外科.2版.上海:复旦大学出版社,2015:941-946.

[2] BEER P, POZZI A, ROHRER B C, et al. The role of sentinel lymph node mapping in small animal veterinary medicine: a comparison with current approaches in human medicine [J]. Vet Comp Oncol, 2018, 16(2): 178-187.

[3] BENTLEY R T, AHMED A U, YANKE A B, et al. Dogs are man's best friend: in sickness and in health [J]. Neuro Oncol, 2017, 19(3): 312-322.

[4] BENTLEY R T. Magnetic resonance imaging diagnosis of brain tumors in dogs [J]. Vet J, 2015, 205(2): 204-216.

[5] DI CERBO A, PALIMERI B, DE VICO G, et al. Onco-epidemiology of domestic animals and targeted therapeutic attempts: perspectives on human oncology [J]. J Cancer Res Clin Oncol, 2014, 140(11): 1807-1814.

[6] FERREIRA L M, AZAMBUJA J H, DA SILVEIRA E F, et al. Antitumor action of diphenyl diselenide nanocapsules: in vitro assessments and preclinical evidence in an animal model of glioblastoma multiforme [J]. J Trace Elem Med Biol, 2019, 55: 180-189.

[7] GLANZ V Y, OREKHOV A N, DEYKIN A V. Human disease modelling techniques: current progress [J]. Curr Mol Med, 2018, 18(10): 655-660.

[8] HEFFRON T P. Challenges of developing small-molecule kinase inhibitors for brain tumors and the need for emphasis on free drug levels [J]. Neuro Oncol, 2018, 20(3): 307-312.

[9] KOL A, ARZI B, ATHANASIOU K A, et al. Companion animals: translational scientist's new best friends [J]. Sci Transl Med, 2015, 7(308): 308, 321.

[10] MAERTENS O, MCCURRACH M E, BRAUN B S, et al. Collaborative model for accelerating the discovery and translation of cancer therapies [J]. Cancer Res, 2017, 77(21): 5706-5711.

[11] MARU Y, ONUMA K, OCHIAI M, et al. Shortcuts to intestinal carcinogenesis by genetic engineering in organoids [J]. Cancer Sci, 2019, 110(3): 858-866.

[12] MISURACA K L, HU G, BARTON K L, et al. A novel mouse model of diffuse intrinsic pontine glioma initiated in Pax3-expressing cells [J]. Neoplasia, 2016, 18(1): 60-70.

[13] MIYAI M, TOMITA H, SOEDA A, et al. Current trends in mouse models of glioblastoma [J]. J Neurooncol, 2017, 135(3): 423-432.

[14] NIGIM F, ESAKI S, HOOD M, et al. A new patient-derived orthotopic malignant meningioma model treated with oncolytic herpes simplex virus [J]. Neuro Oncol, 2016, 18(9): 1278-1287.

[15] RICCARDO F, AURISICCHIO L, IMPELLIZERI J A, et al. The importance of comparative oncology in translational medicine [J]. Cancer Immunol Immunother, 2015, 64(2): 137-148.

[16] RISSI D R, LEVINE J M, EDEN K B, et al. Cerebral oligodendroglioma mimicking intraventricular neoplasia in three dogs [J]. J Vet Diagn Invest, 2015, 27(3): 396-400.

[17] ROBERTSON F L, MARQUÉS-TORREJÓN M A, MORRISON G M, et al. Experimental models and tools to tackle glioblastoma [J]. Dis Model Mech, 2019, 12(9): dmm040386.

[18] SANCHO-MARTINEZ I, NIVET E, XIA Y, et

al. Establishment of human iPSC-based models for the study and targeting of glioma initiating cells [J]. Nat Commun, 2016,7:10743.

[19] SCHIFFMAN J D, BREEN M. Comparative oncology: what dogs and other species can teach us about humans with cancer [J]. Philos Trans R Soc Lond B Biol Sci, 2015,370(1673):2014231.

[20] SUPPIAH S, NASSIRI F, BI W L, DUNN I F, et al. Molecular and translational advances in meningiomas [J]. Neuro Oncol, 2019,21(Suppl 1):i4 – i17.

[21] SZABO E, SCHNEIDER H, SEYSTAHL K, et al. Autocrine VEGFR1 and VEGFR2 signaling promotes survival in human glioblastoma models in vitro and in vivo [J]. Neuro Oncol, 2016,18(9):1242 – 1252.

[22] TENG J, DA HORA C C, KANTAR R S, et al.

Dissecting inherent intratumor heterogeneity in patient-derived glioblastoma culture models [J]. Neuro Oncol, 2017,19(6):820 – 832.

[23] TEW B Y, LEGENDRE C, GOODEN G C, et al. Solation and characterization of patient-derived CNS metastasis-associated stromal cell lines [J]. Oncogene, 2019, 38(21):4002 – 4014.

[24] TEW B Y, LEGENDRE C, SCHROEDER M A, et al. Patient-derived xenografts of central nervous system metastasis reveal expansion of aggressive minor clones [J]. Neuro Oncol, 2020,22(1):70 – 83.

[25] WAINWRIGHT D A, HORBINSKI C M, HASHI-ZUME R, et al. Therapeutic hypothesis testing with rodent brain tumor models [J]. Neurothera-peutics, 2017,14(2):385 – 392.

第五篇
脑脊髓血管病

85 脑脊髓血管病概述

脑脊髓血管病又称脑卒中,是神经外科常见疾病。据世界卫生组织(WHO)2005年公布数据,全世界每6人中就有1人患脑卒中,每6秒钟就有1人死于脑卒中或因脑卒中而永久致残。WHO的MONIKA研究显示,我国脑卒中发病率高于全世界平均水平,并以每年8.7%的速率上升;脑卒中死亡率为151/10万~251/10万,比欧美国家高2.5~3.5倍。2008年,我国居民第3次死因抽样调查显示,脑卒中已成为我国居民第1位死亡原因,超过心脏病。脑卒中应防重于治,因为一旦发作,不但病死率较高,而且即使经过积极抢救和康复治疗,仍有相当的致残率,患者的生活质量也往往受到严重影响。

预防脑血管病的发作,不仅是预防医学的工作范畴,还是临床医学工作的重中之重。控制血压、血糖、血脂,以及抗凝药物和抗血小板药物的应用,定期随访和提高患者就医意识,是降低血管病发病率的有效措施。

脑卒中的治疗历经600年的发展,在人类文明历史长河中是短暂的,但取得了令人瞩目的成就,包括从单纯临床观察、尸体解剖到有创性(如颈动脉切开造影)和微创/无创检查(经皮穿刺脑血管造影、CT和MRI脑血管造影);从单一内科或外科手术发展到包括血管介入的综合治疗;从经验学模式发展到循证医学模式。

85.1 脑卒中的早期历史

考古学家利用现代放射衍射技术,发现在非洲、欧洲、南美洲国家和中国出土的史前(公元前7000—公元前3000年)人类颅骨上有钻洞的证据,表明人类早已掌握在颅骨上钻洞治疗颅内疾病的技术。《黄帝内经·素问》和殷商(公元前1600—公元前1046年)甲骨文中有关于脑卒中(中风)的记载,如"中风斜诊"。在西方,Hippocrates(公元前400年)在其著作中首先用"apoplexy"描述脑卒中。虽然文艺复兴(15—16世纪)促使欧洲最早步入资本主义社会,但由于科学技术发展仍相当不发达,医学对脑卒中的认识仍处于临床观察和尸体解剖。例如,Galen(130—200)在其著作中描述"灵魂由左心产生,经颈动脉入脑"。Donley(1658)在《中风论》(Treatise de Apoplexia)中描述循环血与脑功能的关系,以及血溢出脑血管可引发脑卒中。Hoffman(1660—1742)首先使用脑出血(ICH)这一概念。Morgagni(1682—1771)不但区分脑出血有脑实质与脑室之分,而且在尸体解剖中发现脑动脉瘤。Luschka(1854)和Virchnr(1863)先后发现脑动静脉畸形。Willist(1664)在其解剖专著中描述脑循环。

根据临床判断,Macewen(1888)、Cushing(1903)开颅清除ICH,后者还认为ICH可引起颅内压升高和占位效应。Horsley(1885)通过结扎颈动脉治疗脑动脉瘤。

85.2 医学影像学的发展对脑卒中诊疗的影响

Roentgen(1895)发现 X 线,开启了医学应用仪器探索人体奥妙的大门。虽然 Dandy(1917)和 Davidoff(1932)先后发明了脑室空气造影和气脑造影术,首创颅内影像学检查,但是仅能显示颅内占位效应,不能显示脑血管病变。Moniz(1927)经过不懈努力,发明了切开颈动脉脑血管造影术,其发明初衷是为诊断脑肿瘤,后来发现更适合脑血管病变。Seldinger(1953)发明了以他名字命名的经皮穿刺动脉技术,不仅可省去切开手术的痛苦,还可插管进行选择性脑脊髓造影。

20 世纪 40—50 年代,由于电子管、集成电路的发明,出现了电子计算机,开启了数字医学影像学的大门。脑血管造影技术发展为数字减影血管造影术(DSA),从 2D 变为 3D。计算机体层成像(CT)、磁共振成像(MRI)、单光子发射计算机体层成像(SPECT)和正电子发射计算机体层成像(PET)先后出现,不仅使成像技术从有创性走向微创或无创,还可多功能成像。例如,解剖上可显示 1 mm 直径的血管,功能上可显示脑功能皮质和皮质下传导束、脑

血管和脑代谢,为脑脊髓血管病变的诊断和治疗提供了前所未有的条件。近年来出现的 4D MRA 和 DSA 及多模态功能影像技术更是将不同时间点、脑功能网络与病灶融合,更利于外科医师观察病变结构形态、分析病变血流动力学特征、制订个体化治疗方案。

85.3 颅内动脉瘤

纵观历史,脑动脉瘤的治疗经历了由远向近、由间接向直接、由外向内的发展过程。例如,Horsley(1885)首先尝试用结扎颈动脉治疗颅内动脉瘤。虽然可减少动脉瘤出血,但是不可避免带来缺血性神经功能障碍。由于 Willis 环代偿作用被临床医生所认识,慢性阻断颈动脉治疗逐渐替代了传统的直接阻断颈动脉方法,相应出现了颈动脉慢性阻断夹,如 Selverstone 夹、Crutchfied 夹等。随着神经外科医生治疗动脉瘤经验的累积,结扎动脉瘤近端供血动脉、动脉瘤包裹术(Datt,1931)等技术也相继出现。Dandy(1938)成功夹闭动脉瘤,是动脉瘤治疗史上里程碑式的成就。其后,各式各样的动脉瘤夹应运而生,由各式银夹到各种弹性夹,金属生物相容性大大提高,而且可磁兼容(图 85-1)。由于患者临床病情的差异,动脉瘤的复杂性,动脉瘤夹闭术也有一定的局限性。随着对血流动力学的认识,手术显微镜的使用、动脉瘤孤立术+颅内外血管吻合术、动脉瘤切

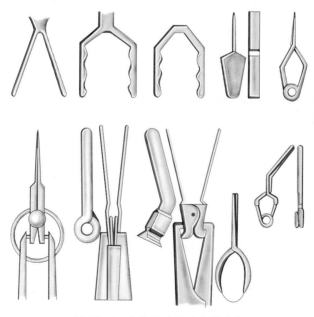

图 85-1 各代脑动脉瘤夹的演变

除脑血管直接吻合术相继出现。目前脑血管吻合技术已发展至第 4 代，极大地扩展了复杂动脉瘤的手术指征。同时颅底内镜的逐渐开展，对辅助复杂颅底动脉瘤的治疗也具有一定的应用价值。特别是最近 10 年复合手术的出现和应用，使得开放手术和介入治疗两种技术互补融合，大大提高了复杂动脉瘤治疗的安全性和治愈率，是近年来脑动脉瘤治疗的主要进展之一。

血管介入治疗是脑动脉瘤治疗史上又一个里程碑，它也经历了由血管外到血管内介入这一发展过程。例如，Werner(1941)用银丝从外插入动脉瘤，再接直流电促动脉瘤内血液凝固。Gallagher(1963)用特制手枪把猪毛或马毛射入动脉瘤内，虽然取得一些疗效，但不理想。在此之后，Lussenhop(1964)往血管内置入球囊治疗动脉瘤，因有"水球"效应而失败。1991 年，Guglielmi 发明了一种特制铂金弹簧丝(GDC)，经血管置入动脉瘤内，再通电诱使导丝与GDC 分离，退出导丝，留下 GDC 促使动脉瘤血栓形成。现在，血管内介入已从单纯 GDC 发展为球囊辅助 GDC(Moret，1997)、支架辅助 GDC(Lanzino，1999)、生物涂层 GDC、生物涂层支架、密网支架(血流导向装置，2008)、覆膜支架等。目前血管内介入已成为治疗动脉瘤的常用治疗手段，特别是血流导向装置的出现，使大型或宽颈颈内动脉动脉瘤的治疗模式由瘤体栓塞转为载瘤血管的重建，介入治疗的理念从此进入了一个新时代。但是我们也要指出，鉴于动脉瘤患者的个体差异性，术前完整评估患者的病情(一般情况、动脉瘤破裂与否、手术耐受程度、动脉瘤解剖特征、血流动力学情况、术后服用抗凝药物的个体差异等)对于选择动脉瘤治疗方式极为重要。此外，由于国内的特殊国情，患者的经济情况也是选择治疗方式的参考之一。不能忽略的是，两种常用的治疗方式(夹闭术和栓塞术)治疗破裂动脉瘤的利弊也是临床上常见的争议点。数项前瞻性随机临床试验以及相关的荟萃分析陆续发布，已证明夹闭术和栓塞术是相辅相成的，而非对立(详见第93 章"脑动脉瘤")。在治疗方式的选择上，主要考虑患者身体状况和动脉瘤本身特点等因素。然而，在手术与栓塞术利弊相当的情况下，选择主治医生擅长的治疗技术也是保证治疗效果的合理决定。对于部分复杂的难治性动脉瘤，更需要复合手术技术(hybrid operation)对患者的预后保驾护航。

破裂与未破裂动脉瘤患者的临床表现和预后具有显著差别，治疗理念也有所不同。破裂的动脉瘤发生再次出血的概率高，因此原则上应积极治疗。而未破裂动脉瘤的自然史尚未被透彻研究，治疗的风险/受益(特别是微小动脉瘤的)仍是临床上的争议点。近年来，多项针对未破裂动脉瘤自然史和治疗方式选择的研究结果在国际上发布，其中对当前治疗具有重要指导作用的包括国际多中心合作进行的全球未破裂颅内动脉瘤研究(international study of unruptured intracranial aneuryms，ISUIA)。而2012 年，日本率先发布第 1 个大样本(5 720 例患者，6 697 个动脉瘤)未破裂动脉瘤的数据。这些数据表明，小型的前交通和后交通动脉瘤，具有子囊的动脉瘤及巨大动脉瘤破裂的风险尤其高(相比以前报道的文献)。2014 年，Greving 等基于 6 个前瞻队列研究的数据，以患者地域差异、高血压、年龄、动脉瘤大小、蛛网膜下腔出血史及动脉瘤位置为重要危险因素构成 PHASE 评分系统，对动脉瘤破裂风险给出了较为系统的评估方式。近年来开展的应用常规钆剂增强，3D 黑血序列的高分辨率血管壁 MRI(vessel wall MRI，VW - MRI)，由于操作简单、快速、图像客观等优点，被认为是未来临床评价脑动脉瘤破裂风险的重要技术。与此同时，已经陆续有队列研究表明阿司匹林等抗炎药物对稳定未破裂动脉瘤具有一定的作用，也意味着药物控制脑动脉瘤进展存在可能性。总之，针对脑动脉瘤自然史及治疗方式选择等重大问题的前瞻性临床试验一直没有中断，许多研究还期待更大样本、更长时间的随访结果。相信随着时间的推移、治疗经验的积累、大样本病例研究的深入及更客观和直观的评估方法，特别是新的影像技术的出现，脑动脉瘤治疗的时机和方案选择将更加合理和完善。

85.4　脑血管畸形

在脑血管造影发明之前，脑血管畸形的诊疗一直处于摸索阶段。虽然 1928 年 Cushing、Bailey 和 Dandy 开始系统性地进行脑血管畸形的临床研究，然而真正开始认识脑血管畸形是从 1936 年 Bergstrand 首次报道脑血管畸形的血管造影诊断开始。近年来，随着对脑血管畸形自然史的深入认识，显微外科技术、介入治疗和放射外科水平的提高，脑血管畸形的治疗手段和策略从单一模式过渡到多模式的复合模式，治疗效果显著改善。复合手术理念不是简单地为显微神经外科手术提供术前/术中栓塞或术后造影复查,还要进一步整合脑功能影像和导航、脑血流动力学监测和电生理监护等高新技术,通过进行多模式的综合性诊疗,不仅能提高脑血管畸形的手术切除率,还能有效保护脑功能和保障生活质量。

同脑动脉瘤一样,动静脉畸形(AVM)的自然史与治疗方式的选择是决定治疗时机和方式的重要问题。治疗方案的选择基于 AVM 的大小、部位、引流方式,以及患者本身的年龄和身体状况。Spetzler-Martin 分级是目前公认的指导模式和选择标准,也是评估手术预后的重要依据。国内"史氏分级"也具有重要价值,在分型上较 Spetzler-Martin 分级更具体。Spetzler-Martin 分级因为其客观、简单、实用而被普遍应用,但缺点也显而易见。首先,它忽视了年龄、患者本身状况及出血史等重要因素在治疗方式选择中的参考作用,而只强调病灶本身;其次,Spetzler-Martin 分级非常适用于评估幕上 AVM,对于一些特殊部位,如小脑、脑干等部位,由于功能区的判定、静脉引流特点的差异,该分级的可操作性差;再者,对于 Spetzler-Martin 分级 Ⅲ 级的病例,手术治疗的风险差别较大,不能就此一概而论。因此,有关学者提出了新的 AVM 分级,如 Lawton 的 Spetzler-Martin 改良分级、补充分级,正是考虑了 Spetzler-Martin 分级的以上不足而进行了改进和完善。而对未破裂脑 AVM,国际未破裂脑 AVM 随机试验研究(a randomized trial of unruptured brain arteriovenous malformations,ARUBA)认为侵袭性治疗效果并不优于保守治疗,但该结果囿于研究设计缺陷和随访时间短的原因而饱受争议。一项关于 ARUBA 研究的亚组分析表明,Spetzler-Martin Ⅰ和 Ⅱ 级的患者,手术疗效确切;仅在 Ⅲ 级以上的患者中,保守治疗的短期效果才优于侵袭性治疗。由此,AVM 的评估手段仍需要进一步完善,才能使治疗方式的选择和预后判断更具有依据,也更为客观。

海绵状血管瘤由于发病率较高,多数病灶表现为良性病程,但对于表现为反复出血的位于脑干部位的海绵状血管瘤,如何选择手术干预仍是临床医师需要面对的难题,因此对其自然史的认识显得尤为重要。目前大致认为脑干海绵状血管瘤占所有颅内海绵状血管瘤的 9%～35%,年出血率为 0.5%～6%,首次出血后近期,年再出血率高达 35% 左右。令人惊喜的是,两项大样本前瞻性观察海绵状血管瘤自然史的长时间随访数据在 2012 年发布。一项

是 Mayo 临床中心对 292 例患者进行 2 035 人/年的随访数据,另一项是 Scottish 成人颅内海绵状血管瘤的 139 例为期 1 177 人/年的数据。两项大样本前瞻性临床数据都表明,既往出血史是海绵状血管瘤出血的高危因素,该结论强有力地支持了既往共识。2016 年的一项纳入 7 个队列共计 1 620 例患者的荟萃分析同样显示既往出血及病灶位置是影响预后的独立危险因素。而在其他一些因素,如性别、年龄等与海绵状血管瘤预后关系上,许多研究存在相反的结果。

家族性海绵状血管瘤是指一个家族中至少 2 名以上成员患病,其病因与 CCM1、CCM2 和 CCM3 这 3 个基因之一突变有关,影像上以颅内多发海绵状血管瘤病灶为多见。家族性海绵状血管瘤和非家族性海绵状血管瘤在临床特征上存在一定的差异。除以多发病灶为主外,每年 32.1% 的病例发生新增病灶,远高于非家族性海绵状血管瘤的 0.7%;且年病灶变化率达 8%。因而,家族性海绵状血管瘤临床表现为更为活跃的病灶。

大多数无症状海绵状血管瘤以观察为主。手术是目前以出血为临床表现的症状性海绵状血管瘤的首选治疗。然而对于部分功能区、深部重要部位的病灶,手术必然会带来神经功能损害的风险。立体定向放射治疗作为手术以外的辅助治疗方法,其效果始终存在争议。因而,近年来针对出血性海绵状血管瘤的多项药物治疗研究逐步展开,部分已在临床前期显示出效果。药物作用的靶点和机制包括突变基因及其信号通路、血管通透性调节、降低血管增生活性、抑制免疫反应等。随着多项临床研究结果的公布,可能会给无法耐受手术的患者带来新的希望,并改变海绵状血管瘤的整体治疗模式。

85.5　缺血性脑血管病

脑血管狭窄或阻塞可引发缺血性脑血管病。对其治疗有以下方法。

85.5.1　颅内外血管吻合

Fisher(1951)首先提出把颅外血管接到颅内以治疗缺血性脑卒中的理念。15 年后,由于小血管吻合技术的出现,Donagh 和 Yazargil 几乎同时报道成功进行颞浅动脉与大脑中动脉皮质支吻合,开创了颅内外动脉吻合治疗脑血管病的先河,在世界范围内引起一片手术热潮,各种术式应运而生。可是

1985 年国际多中心前瞻性随机对照试验发现，外科手术在防治脑卒中方面并不比内科药物治疗好，国际颅外-颅内旁路移植术热潮顿时降温。但是这篇研究在设计、病例选择和观察指标方面并不完善。2012 年，Powers 等发表 COSS 北美多中心研究，进一步证实，在防治脑卒中方面手术与药物相当（详见第 89 章"缺血性脑血管病"）。

85.5.2 颈动脉内膜切除术与颈动脉血管成形术

Pizkering（1953）从四肢动脉血栓内膜切除术中得到启示，开展颈动脉内膜切除术（CEA）治疗脑缺血；Sussman（1958）尝试溶栓；Dotter（1964）经皮穿刺颈动脉植入支架；Sundt（1980）经外科手术暴露和扩张椎动脉。随着人们对缺血性脑卒中及其病理生理的深入认识、手术与介入器械和导管制作工艺和材料的提高，血管内介入应用趋于微创并得以推广。究竟应采用外科手术、药物还是颈动脉血管成形术（carotid angioplasty and stenting, CAS）治疗，一直有争论。20 世纪 90 年代北美和欧洲有 3 项随机对照试验（RCT）比较外科手术与药物对有或无症状颈动脉狭窄的疗效。结果一致表明，在防治短暂性脑缺血发作（TIA）和脑卒中的危险方面，外科手术优于药物。21 世纪，ICSS（2011）和 CRET（2010）两项多中心 RCT 证实，外科手术在防治脑卒中和死亡风险方面优于血管内支架，且支架治疗后再狭窄率较高（≥50%）。SAMMPRIS（2011）多中心 RCT 比较支架与药物在治疗颅内动脉狭窄的作用，结果发现支架＋药物组的病死率高于药物组。美国脑卒中干预项目（IMS，2013）和意大利急性脑缺血项目（SYNTHESIS，2013）分别在发病 3、4、5 h 内比较介入＋组织型纤溶酶原激活剂（t‑PA）与单纯 t‑PA 溶栓，结果两组在病残、死亡和脑出血等方面无差别。而基于 ICSS、CRET、SPACE 和 EVA‑3S 四大 RCT 的荟萃分析表明，对于 70 岁以上高龄患者，CAS 可能优于 CEA。上述结果提示，多中心 RCT 是解决长期悬而未决争论的好办法，是现代医学从经验模式走向循证模式的表现。

85.5.3 烟雾病

烟雾病的本质是虹吸段颈内动脉、大脑前/中动脉近端慢性进行性狭窄/闭塞的缺血性病变。根据 Suzuki 的分类标准（主要根据影像学表现）可分为 Ⅰ～Ⅵ 期（详见第 90 章"烟雾病"）。然而在临床上，Suzuki 分类并不能很完美地与患者脑血流灌注情况匹配。现在也有学者提出基于侧支循环结合传统 Suzuki 分期的新烟雾病分级系统，因此其他辅助检查（如 SPECT、PET/CT 等）检测脑血流灌注情况及缺血区脑细胞代谢活性十分重要。临床分型主要是采用 Matsushima（1990）分型标准，分为 Ⅰ～Ⅵ 型，该分型与外科手术指征相关性比较大。由于烟雾病病因尚不完全明确，保守治疗一般为对症支持处理，缺血起病的烟雾病可用扩血管药物和抗血小板药物。外科治疗方式为血管重建术，包括直接和间接重建术。由于缺乏高级别循证医学研究，外科手术仍为本病的主要治疗手段。

85.6　高血压脑出血

早在 1859 年，Wilks 便指出脑出血有外伤和自发性两种。Cushing（1903）证实自发性脑出血与血压有关。开颅清除血肿（MacEnan，1888）和微创手术，如立体定向穿刺、内镜（Kizuma，1989；Auer，1989）下介入等，以及以控制血压为主的内科治疗一直应用于临床，历经几个世纪，但对于理想的治疗方法一直有争论。Mickissock（1961）首先用 RCT 比较外科与内科疗效，由于研究病例较少、设计粗糙，未引起重视。2005 年国际多中心 RCT 研究（STICH Ⅰ）和 STICH Ⅱ（2013）分别证实早期外科手术清除血肿并不优于内科治疗，但是该研究未纳入脑疝或脑疝前期患者，因为对这类患者外科手术还是有一定作用的。Gregson（2012）系统复习 8 篇 RCT，共研究 2 186 例患者，发现早期（<8 h）手术对格拉斯哥昏迷量表（GCS）评分 9～12 分者的疗效比内科好。而我们也需要充分认识到重症监护、早期血压控制的价值。INTERACT2（2013）研究指出，强化降血压方案（出血后 1 h 内控制收缩压<140 mmHg）对降低高血压脑出血致死、致残风险具有重大的意义。但也有 RCT（ATACH‑2）研究指出强化降压方案并不优于标准降压方案（收缩压 140～179 mmHg）。

由于多项国际多中心研究证明针对自发性基底节出血的传统开颅术并不优于内科治疗，近年来对于部分适应证较强的病例越来越倾向于采用微创技术进行血肿清除，以最大限度避免手术的额外损伤，如内镜下血肿清除、立体定向血肿穿刺抽吸等。2019 年，最新一项评估立体定向穿刺血肿腔置管、结合术后重组组织型纤溶酶原激活剂腔内注射的国际多中心研究（MISTIE）显示，患者预后与血肿清除程度呈正相关。清除血肿超过 70% 和残余血肿<15 ml 可显著提高术后生存质量；残存血肿<30 ml 或血肿清除率>53% 可显著降低病死率。发病时脑内出血量、高血压史、形状不规则血肿、阿替普酶剂量、置管位置、手术过程顺利与否均为影响血肿清除程度的因素，决定了患者的预后。

85.7 脊髓血管病变

脊髓血管病变在临床上比脑血管病变少见。按照 Spetzler 等（RFS）的分类分为 3 类：肿瘤型病变、脊髓动脉瘤、动静脉型血管畸形。

肿瘤型病变里包括血管母细胞瘤和海绵状血管瘤。在病理上，脊髓和颅内血管母细胞瘤与海绵状血管瘤是相同的，因此认为脊髓肿瘤型病变只是病灶生长在中枢神经系统的不同部位而已。

单纯的脊髓血管动脉瘤在临床上比较少见，一般合并脊髓血管畸形（spinal cord vascular malformation），因此认为病因一般与脊髓血管畸形造成的血流动力学改变有关。

脊髓动静脉型血管畸形分为 AVM 和动静脉瘘。根据畸形与蛛网膜的关系，AVM 分为硬脊膜内外型、髓内型（长在圆锥上为圆锥型）。根据瘘口与硬脊膜的关系，动静脉瘘分为硬脊膜型和硬脊膜内型；在硬脊膜内型中，根据瘘口在脊髓前后面，又分为背侧型和腹侧型。

脊髓 MRI 和脊髓血管造影是确定诊断的重要手段。对有些病灶较小的血管畸形，脊髓 MRA 和脊髓血管造影中特殊技术的运用（如增加造影剂、延迟扫描时间等）能够避免漏诊。

治疗上，外科切除和介入治疗是最主要的治疗手段。由于脊髓血管病变的特殊性，疗效不如脑部。因此，进行治疗前，务必使患者及其家属做好思想准备（特别是关于生活质量的思想准备）。近年来复合手术的出现，以及术中脊髓功能监护（运动诱发电位、感觉诱发电位）的日趋成熟，使得脊髓血管病手术的安全性和治愈率得以大幅提高。

（朱　巍　周良辅）

参考文献

[1] 朱巍,周良辅. 脑脊髓血管病概述[M]//周良辅. 现代

神经外科学. 2 版. 上海：复旦大学出版社,2015：949 - 952.

[2] AWAD I A, POLSTER S P, CARRION-PENAGOS J, et al. Surgical performance determines functional outcome benefit in minimally invasive surgery plus recombinant tissue plasminogen activator for intracerebral hemorrhage evacuation （MISTIE） procedure [J]. Neurosurgery, 2019, 84（6）: 1157 - 1168.

[3] BONATI L H, GREGSON J, DOBSON J, et al. Restenosis and risk of stroke after stenting or endarterectomy for symptomatic carotid stenosis in the International Carotid Stenting Study （ICSS）: secondary analysis of a randomised trial [J]. Lancet Neurol, 2018,17(7):587 - 596.

[4] HORNE M A, FLEMMING K D, SU I C, et al. Clinical course of untreated cerebral cavernous malformations: a meta-analysis of individual patient data [J]. Lancet Neurol, 2016,15(2):166 - 173.

[5] HOWARD G, ROUBIN G S, JANSEN O, et al. Association between age and risk of stroke or death from carotid endarterectomy and carotid stenting: a meta-analysis of pooled patient data from four randomised trials [J]. Lancet, 2016,387(10025):1305 - 1311.

[6] LIU Z W, HAN C, ZHAO F, et al. Collateral circulation in moyamoya disease: a new grading system [J]. Stroke, 2019,50(10):2708 - 2715.

[7] POLSTER S P, CAO Y, CARROLL T, et al. Trial readiness in cavernous angiomas with symptomatic hemorrhage （CASH） [J]. Neurosurgery, 2018,84(4): 1 - 11.

[8] QURESHI A I, PALESCH Y Y, BARSAN W G, et al. Intensive blood-pressure lowering in patients with acute cerebral hemorrhage [J]. New Engl J Med, 2016, 375(11):1033 - 1043.

[9] TASLIMI S, KU J C, MODABBERNIA A, et al. Hemorrhage, seizure, and dynamic changes of familial versus nonfamilial cavernous malformation: systematic review and meta-analysis [J]. World Neurosurg. 2019, 126:241 - 246.

[10] WALCOTT B P, STAPLETON C J, CHOUDHRI O, et al. Flow diversion for the treatment of intracranial aneurysms [J]. JAMA Neurol, 2016,73(8):1002 - 1008.

[11] WINN H R. Youmans and Winn neurological surgery [M]. 7th ed. Philadelphia: Elsevier, 2017.

 **脑脊髓血管病流行病学**

脑血管病或身体其他部位疾病导致的脑出血或脑缺血所致脑梗死统称为脑卒中,它可造成严重的神经结构破坏,致死、致残率高。据世界卫生组织(WHO)估算,每 6 人中就有 1 人患脑卒中,每 6 秒钟就有 1 人死于脑卒中或因脑卒中而永久致残。每年全球有 900 万新发脑卒中病例,因脑卒中死亡达 570 万人,占各类死因的 10%。

目前许多流行病学研究是针对脑卒中进行总体分析,而对各类脑或脊髓血管病单独研究较少。大多数国家采纳 WHO 疾病分类法(international classification of disease, ICD)进行疾病登记,并据此统计各大疾病的发病率、患病率和死亡率。但 ICD 缺乏细分,且一般均为非医学专业人士分类和登记,统计较为粗糙。因此,现有对脑卒中流行病学的认识,主要来自对某一区域居民的长期观察性研究和在此基础上的一些干预研究。国际上已有多项持续数十年的长期研究,系统分析脑卒中的发病现状、危险因素和干预效果。例如,著名的 Framingham 试验开始于 1948 年,纳入 5 209 名无明显心脑血管疾患的居民,1971 年又纳入 5 124 名第 2 代成人,2002 年纳入第 3 代。目标人群每隔 2 年检查 1 次直至死亡。60 多年来,发表论文约 2 500 篇,对心脑血管病高危因素的发现和干预具有重要价值。我国研究起步较晚,但在北京、上海等地已开展大规模的类似研究,有望在若干年后获得国人脑血管病的疾病谱特征,并更加科学地进行危险因素评估和干预。

86.1　国内外脑卒中的发病现状

世界各国脑卒中的发病率存在很大差异,其中亚洲大部分地区、俄罗斯和非洲中部为高发地区(>150/10 万),而加拿大等地则不足 25/10 万。总体上,有色人种的发病率高于白种人,缺血性与出血性脑卒中之比为(3~5)∶1。

美国 2012 年调查显示:全美每年约有 795 000 人新发脑卒中,其中缺血性脑卒中约占 87%。但出血性脑卒中后果更严重,发病后 30 d 病死率约为 50%;而相比之下,缺血性脑卒中发病后 30 d 病死率约为 20%。与 1996 年相比,脑卒中的总体病死率已下降约 1/3,但是由于人口老龄化导致发病率上升,脑卒中死亡的绝对数量仅下降 18.4%,病死率为 43.6/10 万,并且仍然是老年人需要长期护理的最主要原因。调查还发现亚裔脑出血的发病率明显高于白人。

Lagano(2013)等为明确特定死因,采用渐进方法学(stepwire methodology),历时 5 年收集和分析 187 个国家 1980—2010 年医学死亡证明、尸体解剖资料、基于人口的登记表、司法犯罪报表、卫生和人文调查及卫生机构死亡记录等资料,去除前10年不完整资料,后20年资料经复杂统计学模型(死因整体模型、固定比例模型等)分析,并排除死于HIV/AIDS和麻疹者,结果显示:缺血性心脏病和脑卒中为世界范围头号两大杀手,分别为2011年总死因的13.3%和11.1%。心脏和脑卒中死因总和在2010年为1290万,占该年总死因的1/4,而20年前仅占1/5。

中国是脑卒中发病和死亡的高风险国家,并且发病率正以每年8.7%的速率上升,比美国高出1倍。根据我国2003、2008及2013年3次国家卫生服务调查结果,脑卒中患病率分别为6.6‰、9.7‰、12.3‰,其中城市分别为13.0‰、13.6‰、12.1‰,农村分别为4.4‰、8.3‰、12.3‰,总患病率已位居慢性病患病率的第4位,且农村患病率正在快速升高。2016年最新资料显示,我国目前脑卒中标化患病率已达21.9‰,罹患人群高达1000万以上,且发病率仍处于持续上升阶段。中国国家卒中筛查数据显示,我国40～74岁人群首次脑卒中标化发病率由2002年的189/10万上升到2013年的379/10万,平均每年增长8.3%,且年轻化趋势严重,罹患人群半数在65岁以下,构成了严重的社会和经济负担。2008年我国居民第3次死因抽样调查结果显示,脑卒中已成为我国居民的第一杀手,超过心脏病。因病致残而给家庭和社会造成沉重负担,据估计脑卒中给我国带来的社会经济负担已达到每年400亿元。

我国脑卒中发病率的迅速上升可能与我国居民生活和饮食习惯改变、基本疾病谱变化,如高血压、糖尿病发病率的上升等有密切关系。我国卫生部门也针对这些情况正在开展大型流行病学调研和干预研究,希望找到降低脑卒中发病的可控因素。国际上对发病危险因素的研究已持续多年。

86.2 脑卒中的危险因素

脑卒中的危险因素很多,可分为可控因素和不可控因素,后者包括年龄、性别等。因此,前者更应引起重视。2016年《柳叶刀》杂志发表了来自32个国家的INTERSTROKE研究。结果提示:全球90.7%的脑卒中与高血压、糖尿病、血脂异常、心脏疾病、吸烟、酒精摄入、不健康饮食、腹型肥胖、体力活动不足和心理因素这10项可控危险因素相关。

值得注意的是,出血性与缺血性脑卒中的危险因素有所不同,脑内出血与蛛网膜下腔出血也不尽一致。

86.2.1 高血压

无论出血性或缺血性脑卒中,高血压都是首要危险因子。约77%脑卒中患者血压超过140/90 mmHg。若收缩压≥160 mmHg或舒张压≥95 mmHg,脑卒中的风险性超过常人4倍。反之,血压低于120/80 mmHg的人群一生中患脑卒中的概率仅为高血压患者的一半。国家医疗改革重大专项"脑卒中高危人群筛查和干预项目"2012年中期数据分析也显示,高血压位列我国脑卒中患者伴发危险因素的首位。美国心脏病协会指南要求成人至少每2年检查1次血压,并采用各种方法积极控制高血压(Ⅰ级推荐;A级证据)。

研究者曾关注收缩压或舒张压究竟何者升高危险性更大。以往认为舒张压升高的风险大于收缩压升高,新近研究认为事实上可能恰恰相反。随着人群年龄增长,收缩压不断升高,而舒张压则在50多岁后进入平台期,随着年龄而变化的脑卒中风险与收缩压升高更趋一致。对65岁以上人群,收缩压影响尤其明显。对80岁以上人群,1/4有单纯收缩压升高(≥160/90 mmHg),降压治疗2年后致死和非致死性脑卒中均下降30%。近来,晨起高血压引起关注,它能解释晨起易患脑卒中的现象。

86.2.2 高血脂

高血脂对脑卒中的影响存有争议。有学者荟萃分析国外45项前瞻性研究,总计45万监测人群出现1.3万人次脑卒中,但未发现血胆固醇升高与脑卒中之间存在明显相关性;降血脂治疗可降低心肌梗死风险,但对脑梗死无益。不过也有少数试验提示,多年的高胆固醇血症可能会增加脑卒中风险。在我国,血脂指标与脑卒中危险性由高到低分别为高密度脂蛋白偏低、三酰甘油偏高、低密度脂蛋白偏高和胆固醇偏高。另外,颈动脉狭窄也是发生脑梗死的独立危险因素,有研究表明总胆固醇和低密度脂蛋白水平与颈动脉狭窄程度相关,高密度脂蛋白则有保护作用。因此,无论是从降低心肌梗死或是降低脑卒中角度出发,均须合理控制高血脂。

不过血总胆固醇水平过低[<4.16 mmol/L(160 mg/dl)]会增加脑出血风险。第二次世界大战后日本农村40～49岁居民平均血总胆固醇水平从

20 世纪 60 年代的 4.03 mmol/L(155 mg/dl)逐渐升高到 80 年代 4.68 mmol/L(181 mg/dl),同期男性脑出血发病率下降 65%,女性下降 94%。美国 MRFIT 试验的结果也表明,血总胆固醇水平 < 4.16 mmol/L(160 mg/dl)者发生出血性脑卒中的风险性是一般人群的 3 倍。其可能机制是胆固醇缺乏使细胞膜代谢缓慢,直接导致脑血管内皮易受损伤而不易修复。

86.2.3 高血糖

糖尿病或糖耐量异常作为一种独立危险因素使脑卒中的风险增加 1 倍,且约 80% 的 2 型糖尿病会合并高血压,进一步增加脑卒中风险。不过也有研究认为,糖尿病与缺血性脑卒中关系密切,而与出血性脑卒中无明显相关性。推荐积极控制高血糖(特别是合并高血压者),如此可降低脑卒中风险(Ⅰ级推荐;A 级证据)。

86.2.4 心脏疾病

慢性房颤即使不合并瓣膜疾病,也会使脑卒中风险增加 4～5 倍,且是脑卒中严重度、复发率、致死率的独立危险因素。未治疗的房颤患者发生脑卒中者 1 个月和 1 年病死率分别高达 32.5% 和 49.5%,而慢性房颤患者的脑卒中发病率从 30～39 岁的 0.2‰ 增加到 80～89 岁的 39.0‰。既往的 Framingham 试验曾有数据指出:患者在 50～59 岁人群中房颤所致脑卒中仅占 1.5%,而 80～89 岁人群中该比例上升至 23.5%,因此慢性房颤与老年人发生脑卒中关系密切。用华法林治疗后脑卒中下降 68%。

其他心脏疾病,包括心肌梗死、心力衰竭等也易诱发脑卒中,特别是左心室心肌梗死,2 周内脑卒中发病率达 0.7%～4.7%,10 年内男女发病率分别为 19.5% 和 29.3%。无症状心肌梗死也会增加脑卒中风险,10 年内男女发病率分别为 17.8% 和 17.3%。

86.2.5 不良生活习惯及其他

吸烟会增加脑缺血、脑出血风险约 50%,尤其是蛛网膜下腔出血,吸烟被认为是其最重要的可控危险因素。少量吸烟可使蛛网膜下腔出血风险增加 3 倍,每天 25 支以上则增加 9 倍风险。但戒烟后 2 年脑卒中风险性就明显下降,5 年后与从未吸烟者无显著差别。适量饮酒可降低脑卒中,但过量饮酒反而增加脑卒中风险。另外对偏头痛、口服避孕药是否增加缺血性脑卒中的风险一直有争论。但如果合并吸烟和过去有血栓或栓塞史,则脑卒中风险增加。中至高强度的体能运动可降低脑卒中风险。多吃谷类、蔬菜、水果和鱼类也可降低其风险。明显超重或肥胖(BMI≥26 kg/m²)、有脑卒中家族史、有睡眠呼吸暂停等也是较为肯定的危险因素。

86.3 脑卒中的三级预防

为了降低脑卒中的危害性,按照三级预防原则,应该分别在疾病发生之前、发生早期和康复早期采取相应的干预措施,改善患者预后。

86.3.1 一级预防

一级预防亦称为病因预防,是指在疾病尚未发生时针对致病因素或危险因素的干预,目的是降低高危人群的发病率,是预防疾病和消除疾病的根本措施,因此最为重要。及早认识和控制危险因素,能够显著降低脑卒中的发病率和再次发作。从 20 世纪中期至今,美国脑卒中的死亡率就保持下降趋势,特别是近 30 年又下降了 50%。因此,脑卒中是可以预防的。脑卒中一级预防也是降低脑卒中发病率的根本措施。

对照上述脑卒中的危险因素,如果存在 1 项,应警惕多项危险因素往往合并存在,需要全面评估,并及早发现其他危险因素。风险因素的增多将使脑卒中风险同步累积。如果存在≥3 项危险因素,就属脑卒中高危人群,必须进行全面筛查和积极干预。

为了更准确预测脑卒中风险,也有统计学家根据长期观测结果,建立数学预测模型,由各个危险因素存在与否及严重程度,推测今后某一时间段内发生脑卒中的概率。这种数字化的风险性描述更易引起高危人群的关注,而随着高危因素的逐步控制,风险性下降,也更能鼓舞高危人群长期坚持良好的生活习惯和规律服药。其中应用最广的是 Framingham 模型(Framingham stroke profile,FSP),它整合年龄、血压、糖尿病、心脏疾病、吸烟等危险因素,预测未来 1、5 和 10 年脑卒中的风险性,但准确性尚未得到充分评估。

对颈动脉狭窄进行筛查也是预防脑卒中的有力措施。2011 年,全国 75 家卫生部脑卒中筛查与防治基地医院共完成颈动脉超声筛查近 38 万例,发现颈动脉狭窄 50% 以上者 3.6 万例、狭窄 70% 以上者 1.7 万例。对这些人群指导生活调理和采用药物干预，或采取颈动脉内膜切除、血管成形术治疗，能够降低脑卒中的发病率或阻止轻症患者恶性进展，改善预后。

86.3.2 二级预防

二级预防是针对发生过 1 次或多次脑卒中的患者，探寻病因和控制可干预危险因素，预防或降低脑卒中再发危险。脑卒中后短期内是再发的高危期。据统计，2 年内再卒中率 14.1%，其中约 1/3 的再卒中发生于 1 个月内。预防再次发作必须针对不同病因采取相应的干预措施。

传统上神经外科脑血管病主要包括脑动脉瘤、血管畸形、颈部或颅内大动脉狭窄等。针对病因的治疗包括动脉瘤夹闭或栓塞、血管畸形切除、栓塞或放射外科治疗等（详见第 93 章"脑动脉瘤"和第 94 章"脑动静脉畸形"）。长期以来，临床医生对流行病学的研究也满足于在出血或缺血发生后评估其风险性和治疗的获益率。例如，对动脉瘤的研究，主要在于蛛网膜下腔出血后评估再出血的风险、患者状况和动脉瘤治疗的难易程度，然后做出是否治疗的决定，并就治疗时机和治疗方式展开比较研究。然而随着 CT、MRI 等无创检查方式的进步和普及，已发现无症状脑梗死患病率约为 10%，老年人症状隐袭的微小脑出血也并不罕见。另外，许多动脉瘤、动静脉畸形、海绵状血管瘤、烟雾病、颈部或颅内大动脉狭窄等疾病尚无症状就被发现。对这些患者治疗的争议也随之出现。鉴于脑血管病急性发作的特点，若未得到充分治疗，可能酿成严重后果，且由于认识不足，在观察期间容易造成患者严重心理负担；而过度治疗不仅是医疗资源的浪费，更会带给患者不必要的风险，甚至反而不如自然进程的预后。医生、患者及其家庭、公共卫生政策制定者都迫切需要了解这些疾病的流行病学规律，包括发病率、临床特征、出血风险和预后等。因此，从 20 世纪末至 21 世纪初，围绕其中最为严重的脑动脉瘤、动静脉畸形、颈动脉狭窄等，展开了一系列基于社区人群的流行病学研究。虽然这些研究还存在许多有待完善的空间，但已能为临床决策提供依据，并达成了一定的专家共识（详见第 93 章"脑动脉瘤"和第 94 章"脑动静脉畸形"）。对其中无症状者的流行病学特征、自然预后和治疗建议详见第 103 章"偶发现脑脊髓血管病"。

86.3.3 三级预防

三级预防亦称临床预防，是对脑卒中进入后期阶段的预防措施，包括对症治疗和康复治疗。其目的是防止病情加重，预防或减轻残疾，促进功能康复，提高生存质量，降低病死率。

对症治疗可以减轻患者生理和心理痛苦，减少疾病的不良反应。康复治疗是采用多种手段促进患者神经功能的恢复。除常规措施外，采用脑机控制的人工假体，如轮椅、计算机键盘等，或者用脑机接口技术控制瘫痪肢体，也将成为重要的康复治疗手段，并成为今后神经外科临床工作和科研的一个重要方向。

（陈 亮 周良辅）

参考文献

［1］ 陈亮，周良辅. 脑脊髓血管病流行病学［M］//周良辅. 现代神经外科学. 2 版. 上海：复旦大学出版社，2015：953 - 956.

［2］ BENJAMIN E J, BLAHA M J, CHIUVE S E, et al. Heart disease and stroke statistics—2017 update：a report from the American Heart Association ［J］. Circulation, 2017, 135：E229 - E445.

［3］ MENDELOW A D, LO E H, SACCO R L, et al. Stroke：pathophysiology, diagnosis, and management ［M］. 6th ed. London：Elsevier, 2015.

［4］ ORNELLO R, DEGAN D, TISEO C, et al. Distribution and temporal trends from 1993 to 2015 of ischemic stroke subtypes：a systematic review and meta-analysis ［J］. Stroke, 2018, 49(4)：814 - 819.

［5］ WU S, WU B, LIU M, et al. Stroke in China：advances and challenges in epidemiology, prevention, and management ［J］. Lancet Neurol, 2019, 18(4)：394 - 405.

［6］ YANG Q H, TONG X, SCHIEB L, et al. Vital signs：recent trends in stroke death rates-United States, 2000 - 2015 ［J］. Mmwr-Morbid Mortal W, 2017, 66 (35)：933 - 939.

脑脊髓血管病的遗传和分子生物学基础

目前认为,脑脊髓血管疾病是由多个基因和环境因素共同作用的结果。动物模型或临床研究均证实脑卒中的基因易感性。遗传流行病学研究显示,同卵双生子的脑卒中发病具有较高的一致性,有脑血管病和脑卒中家族史的个体其脑卒中发病率显著增高。为寻找脑卒中易感基因,研究者进行了广泛的候选基因研究。随着全基因组关联分析(GWAS)、高通量全基因组测序以及基于全基因组的基因表达分析技术的进一步发展,有望更深入地研究基因与脑脊髓血管病的关系。本章着重探讨常见脑脊髓血管病的遗传和分子生物学基础。

87.1 颅内动脉瘤

颅内动脉瘤系颅内动脉血管管壁的异常膨出,是引起蛛网膜下腔出血的首要原因,其破裂出血具有较高的致残率和致死率。尽管颅内动脉瘤的破裂率仅 1/10 000,未破裂动脉瘤发病率在普通人群超过 2%。目前尚未能明确颅内动脉瘤发生的高危群体,在颅内动脉瘤患者中除了大小、部位和不规则形态等可能因素外,尚无其他动脉瘤破裂的危险因素。随着分子生物学和遗传学的发展,颅内动脉瘤的遗传学因素及其相关的易感基因逐渐被认识。

87.1.1 病因

颅内动脉瘤的形成是多种因素综合作用的结果,主要分为两大类:遗传学因素和环境因素。同卵双生、家族性遗传分析和基于人群的遗传流行病学研究均已证实遗传学因素在颅内动脉瘤的发病机制中具有重要意义。环境因素包括吸烟、过量饮酒、高龄、女性、高血压、滥用药物及引起动脉粥样硬化和血压升高的药物治疗等。其中,吸烟、高血压、过量饮酒和女性是颅内动脉瘤形成的最危险因素。本节主要介绍遗传学因素对颅内动脉瘤形成的影响。

目前研究表明,特定人群存在遗传倾向性。家族性颅内动脉瘤指一级亲属至三级亲属中出现两个或两个以上亲属被确诊颅内动脉瘤。发生颅内动脉瘤破裂的患者其一级亲属发生颅内动脉瘤的风险是普通人群的 4 倍,而其同胞患颅内动脉瘤的风险则达到普通人群的 6 倍,存在明显的家族聚集性。一般认为遗传和环境因素共同作用导致颅内动脉瘤的发生。分析同卵双生子和异卵双生子的遗传或者环境因素与颅内动脉瘤的表型关系。假设环境因素相同,同卵双生子的颅内动脉瘤表型一致性高于异卵双生子,即表明遗传因素在颅内动脉瘤的发病机制中起着重要作用。双胞胎及家族遗传研究表明,颅内动脉瘤家族亲属发病年龄小,且动脉瘤破裂概率升至7倍。家族性颅内动脉瘤破裂时间提早5~10年,50岁时破裂概率达71%,远远高于非家族性的42%。家族性破裂颅内动脉瘤患者较非家族性易患多发动脉瘤,提示遗传因素导致颅内动脉瘤破裂。颅内动脉瘤的遗传方式可以是常染色体隐性遗传、显性遗传或多因素遗传。遗传流行病学方法和统计学分析发现,遗传因素约占颅内动脉瘤的25%,其中5%常与某些遗传性结缔组织病伴发。

动脉管壁血流动力学因素和血管壁结构异常是颅内动脉瘤的发病机制之一。动脉壁的细胞外基质和结缔组织蛋白使动脉壁保持一定的弹性和抗张性能,在血流冲击下仍能维持形状。遗传性结缔组织病缺乏某些与细胞外基质和结缔组织相关的蛋白或相应基因。部分动脉瘤常伴发某些遗传性疾病,如合并常染色体显性遗传多囊肾(ADPKD)、埃勒斯-当洛斯综合征Ⅳ型(EDS Ⅳ)、马方综合征、Loeys-Dietz综合征(LDS)、弹力纤维假黄瘤(PXE)、主动脉瓣上狭窄(SVAS)等。*PKD*基因编码的多囊蛋白(polycystin)是一种跨膜的整合素蛋白,有多个细胞外区域,对结缔组织细胞外基质的结构完整性起重要作用。EDS Ⅳ的病因是*COL3A1*突变引起Ⅲ型胶原蛋白缺乏,导致动脉壁抗张性能降低。马方综合征是编码原纤蛋白(fibrillin)-1(FBN1)的基因突变造成,因为FBN1是构成微丝和弹力纤维的主要成分。LDS是由于转化生长因子β(TGFβ)信号通路异常所致,与该通路异常相关的基因包括*TGFBR1*、*TGFBR2*、*SMAD2*、*TGFB2*及*TGFB3*。其中,超过90%的LDS由编码转化生长因子受体1或2(TGFBR1或TGFBR2)基因突变所致。PXE是由位于16号染色体短臂的编码跨膜转运蛋白ATP结合盒(ABC)-C6(ABCC6)基因发生突变引起。SVAS是由弹性蛋白(ELN)基因突变引起的。颅内动脉瘤常与ADPKD密切相关,10%~15%的ADPKD患者合并颅内动脉瘤。

目前对神经纤维瘤病Ⅰ型(NF-1)患者是否更易合并颅内动脉瘤仍有争议。神经纤维瘤病是由编码神经纤维蛋白的*NF-1*基因突变引起的,它包括1个GTP酶激活蛋白结构域。此区域与胞质内的微管结构相同,推测*NF-1*可能通过影响微管结构而调控血管结缔组织的生长。*NF-1*基因突变导致动脉和静脉系统血管异常,包括脑血管系统疾病,如烟雾病、动脉闭塞、动脉瘤或动静脉瘘的发生。一

项关于316例儿童神经纤维瘤病Ⅰ型患者的研究发现,脑血管异常的发病率约为2.5%。一项39例成年神经纤维瘤病Ⅰ型患者的研究报道中有2例颅内动脉瘤发生,而另一项研究报道中70例成年患者仅1例发生颅内动脉瘤。神经纤维瘤病Ⅰ型患者合并颅内动脉瘤发病率的低估归因于有限的病例数和传统MRI筛查的局限性。

87.1.2 基因研究

家族性颅内动脉瘤的出现及遗传性结缔组织病的合并发生表明遗传因素在颅内动脉瘤的发病机制中具有重要意义,学者们多致力于研究参与颅内动脉瘤形成的遗传学标志。若能够鉴定与颅内动脉瘤形成和破裂相关的可疑基因,将更容易筛查和紧急处理颅内动脉瘤。然而,颅内动脉瘤是一个多因子作用的疾病,可能是多个不同基因造成的。

既往鉴定颅内动脉瘤责任基因的两种主要途径为连锁分析和关联分析。通过家族连锁分析途径,定位疾病的致病位点。利用遗传标记在家系中进行分型,再计算遗传标记在家系中是否与动脉瘤产生共分离。另一种连锁分析的方法是兄弟姐妹配对分析法,从许多个家族收集成对的兄弟或姐妹患者分析他们在某一个基因座的多型性。连锁分析易受家族遗传异质影响,而关联分析是基于候选基因的研究。关联分析是在可能的候选基因附近选择遗传标记,在动脉瘤患者与正常个体之间进行比较,从而得到某一等位基因片段与引起疾病基因关联的相对危险度。下一代测序利用高通量测序平台对不同个体或群体进行全基因组测序,并在个体或群体水平上进行全面的生物信息分析,旨在发现颅内动脉瘤高风险的罕见突变。微阵列全基因组表达分析通过基因芯片,找出可能影响颅内动脉瘤发生的基因,有助于发现颅内动脉瘤的发病机制。

DNA连锁分析研究已经确定了多个染色体位点,其中1p34~36、5q31、7q11、11q24~25、14q22~31、19q13和Xp22最有可能与动脉瘤的发生有关,各研究结果差异归因于遗传异质性和人群差异。家族连锁分析对染色体位点显示连锁后,候选基因的研究有助于判断形成颅内动脉瘤的倾向性。许多病例-对照的关联研究着重于此疾病相关的功能性候选基因,如维持细胞外基质完整性的基因。*Perlecan*基因位于染色体1p34.3~p36.13,由它编码的基底膜糖蛋白是一种粘连蛋白,具有稳定

细胞外基质中的大分子和对细胞的黏附作用；*Versican* 基因位于 5q22～31 区域内，由 9 万个碱基对的连续 DNA 编码的 15 个外显子组成，其编码蛋白组成细胞外基质的组成成分，在维持细胞外基质的稳态中起着重要作用；*ELN* 基因位于染色体 7q11.23，*ELN* 是明确的与颅内动脉瘤相关的候选蛋白，包括 90% 的弹力纤维和 10% 的微纤维糖蛋白，因为颅内动脉缺乏外弹力层，所以固有弹力层的缺乏将导致动脉主要支撑结构的丧失；*APOE* 基因位于染色体 19q13.3，与动脉瘤存在连锁关系。

　　GWAS 是应用人类基因组中数以百万计的单核苷酸多态性（SNP）为标记进行关联分析，以期发现影响疾病发生的 SNP 的一种策略。既往有关颅内动脉瘤的 GWAS 研究已发现多个基因组区域包含颅内动脉瘤的风险基因，包括 *SOX17*、*CDKN2A* - *CDKN2B*、*CNNM2*、*STARD13* 和 *RBB1* 等。Bilguvar 等于 2008 年首次对芬兰和日本人群散发性颅内动脉瘤进行大规模 GWAS 研究，发现了染色体 2q33.1 位点上的 *BOLL/PLCL1*、8q11.23 位点上的 *SOX17* 及 9p23.1 位点上的 *CDKN2A/B* 基因，并且在日本人群中得到验证。2010 年，Bilguvar 扩大样本研究量，发现既往报道的 2 个位点（8q11.23 位点上的 *SOX17* 和 9p21 位点上的 *CDKN2A/B*）相关性增加，又发现 3 个新位点，分别是 10q24.32 位点上的 *CNNM2*、13q13.1 位点上的 *STARD13* 和 18q11.2 位点上的 *RBBP8*。另一项关于日本人群颅内动脉瘤的 GWAS 研究发现，分别位于染色体 4q31.22 和 9p21.3 的 *EDNRA* 和 *CDKN2A/B* 基因座与颅内动脉瘤发生密切相关。Foroud 等也通过 GWAS 研究发现位于染色体 9p21 位点附近的 *CDKN2A/B* 基因及染色体 8q11.23 位点上的 *SOX17* 基因是颅内动脉瘤的风险基因。

　　随着生物测序技术的发展，越来越多的研究利用外显子测序对家族性动脉瘤进行遗传学研究，又发现了多个颅内动脉瘤相关的致病基因，如 *ADAMTS15*、*RNF213*、*ANGPLT6*、*PCNT*、*COL22A1* 等，它们可能与颅内动脉瘤的发生相关。Yan 等对日本家族性动脉瘤的研究发现，*ADAMTS15* 可能通过促进血管内皮细胞的迁移，导致颅内动脉瘤的生理结构发生改变，诱发颅内动脉瘤。Rachakonda 等对法国-加拿大人群的 6 个颅内动脉瘤家族研究发现，*RNF213* 基因突变后，可促进血管生成，可能导致颅内动脉瘤的发病风险增加。

Bourcier 等对法国颅内动脉瘤家族进行外显子测序，发现 *ANGPTL6* 基因变异可编码一种促血管生成因子，从而增加颅内动脉瘤的易感性。Lorenzo-Betancor 等对美国颅内动脉瘤家系的研究发现，*PCNT* 基因的低频变异，使 PCNT 蛋白功能缺失，降低血管壁稳态性，引起颅内动脉瘤发病及破裂。Ton 等对欧美国家颅内动脉瘤家系的研究发现，*COL22A1* 基因的低频变异（rs142175725）与颅内动脉瘤相关。*COL22A1* 基因的罕见变异可能破坏了该基因的功能，使血管通透性增加，导致颅内血管扩张和结构变化，从而形成颅内动脉瘤。

　　尽管目前已经确定了很多潜在易感基因，但仍没有足够证据确定定位于某单一基因。对动脉瘤家族连锁分析染色体某个区域时，关联分析往往显示无关联。提示颅内动脉瘤可能是一种有高度人群遗传异质性的疾病，人群特异性的变异可能在颅内动脉瘤的发生、发展中起重要作用。高通量全基因组测序有助于弥补 DNA 连锁分析和 GWAS 研究的不足，可检测到颅内动脉瘤患者基因组内较大的结构性变异及基因拷贝数变化等，为颅内动脉瘤筛选易感基因。深入探索和寻找颅内动脉瘤的候选基因，有助于了解颅内动脉瘤的形成和发展，能够及早诊断和治疗颅内动脉瘤。

87.2　动静脉畸形

　　动静脉畸形（AVM）是一种胚胎时期脑血管发育异常所致的先天性血管畸形，供血动脉与引流静脉之间存在迂曲、盘旋的血管结构和异常分流。由于两者之间无毛细血管床，从而导致动静脉直接交通和异常分流，产生一系列的血流动力学的紊乱，出现相应的临床症状和体征。

87.2.1　病因

　　目前观点多认为 AVM 是一种血管形成活跃的炎性病变，而非静态的先天性异常。AVM 表型的显著特征即血管内皮生长因子 A（VEGF - A）mRNA 和蛋白过表达。促使 AVM 形成的上游因素是同源盒转录因子（HOX）的表达，如促血管生成因子 HOXD3 的过表达或抑制血管生成因子 HOXA5 的表达缺失。另外，AVM 血管通道的周围区域过度表达血管生成素 2（ANG - 2），后者造成细胞-细胞间结构疏松。促使血管生成型的 VEGF

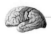

和 ANG-2 信号通路的下游因素是金属基质蛋白酶(MMP)的表达。AVM 中的 MMP-9 表达明显高于对照组织,另外炎症标志物,如髓过氧化物酶(MPO)和 IL-6 表达增高,均与 MMP-9 密切相关。MMP-9 表达与脂质运载蛋白-MMP-9 复合物密切相关,这表明中性粒细胞是主要的来源。未破裂且未行栓塞治疗的 AVM 血管壁中中性粒细胞和巨噬细胞/小胶质细胞表达显著,而 T 细胞和 B 细胞则异常少见。

87.2.2 家族性动静脉畸形

绝大多数脑 AVM 为散发性,然而有证据支持家族性 AVM 的存在,其中遗传变异与其发病密切相关。

(1) 孟德尔遗传病

多系统 AVM 常高发于遗传性出血性毛细血管扩张症(HHT),呈常染色体显性遗传。脑 AVM 在 10%~25% 的 HHT 患者中发现,两种类型的 HHT 已被发现,均为编码 TGFβ 受体的蛋白基因突变引起。ENG 基因位于 9q34.1,突变导致 I 型 HHT;ALK-1 基因位于 12q13,突变导致 II 型 HHT。近期又发现 HHT3 和 HHT4 型,突变基因分别定位于 5 号和 7 号染色体。此外,家族性幼年性息肉病的致病基因 SMAD4 也与 AVM 有关,其编码 TGF-β 和 BMP 通路的下游信号。HHT1/ENG 患者的脑 AVM 患病率(20%)约为 HHT2/ALK-1 的 10 倍。与正常人群散发性 AVM 相比,ENG 或 ALK-1 基因突变将导致脑 AVM 发生率增高 100~1 000 倍。

(2) 家族聚集性

目前为止,仅有少量文献报道非 HHT 的家族性 AVM。最近研究发现在 25 个家族的 53 例排除 HHT 的脑 AVM 患者中,79% 为一级亲属关系。家族性 AVM 患者的临床表现与散发性 AVM 无明显差异,然而确诊年龄更年轻,这与遗传因素影响相一致。一项关于日本家族性 AVM 的连锁分析和关联研究发现,7 个候选区域中染色体位点 6q25 最可能与 AVM 相关。

87.2.3 非家族性动静脉畸形

(1) 候选基因研究

AVM 的发生机制仍未明确。尽管涉及结构异常或机械性损伤,后续病变生长和行为仍受基因变异影响。例如,多个遗传位点影响 VEGF 诱导的血管新生。AVM 病理生物学的遗传学影响可以通过病例-对照研究或队列研究评价。

目前可以筛选 4 类候选基因:①孟德尔遗传病的突变基因,如 HTT 有关的 ALK-1 和 ENG;②AVM 病变组织中表达改变的基因,如炎症或血管生成基因;③动物或体外模型表型变异的基因;④与脑出血相关的易感基因,如载脂蛋白 E(APOE)。

常见遗传多态性将影响蛋白质功能或表达,导致疾病相关表型的出现。例如,常见的内含子变异 ALK-1、IVS3-35A>G 与 AVM 相关。该单核苷酸多态性(SNP)的功能性尚未明确,但它可能影响 mRNA 拼接或扮演调节元件。因此,常见基因变异造成 HHT,也可能导致散发性 AVM 表型的出现。

炎症相关基因的 SNP 研究发现,常见的 IL-6 启动子多态性(IL-6-174G>C)与拉丁裔易感 AVM 有关,而常见的 IL-1β 启动子多态性(IL-1β-31T>C、-511C>T 和+3953C>T)与高加索人易感 AVM 和颅内出血的高发率有关。促炎症细胞因子基因的功能性多态性研究发现,IL1α-889 C>T 基因多态性与 AVM 易感性密切相关。MMP3 基因的 SNP 研究发现,MMP3 基因启动子区-707 A>G 多态性的 AA 表型有利于降低脑 AVM 的易感性。血管生成基因的 SNP 研究发现,VEGFA/VEGFR、FLT4/KDR、ANGPT2/TIE2 等基因的 SNP 均与颅内出血的危险因素无关。EPHB4 基因的单倍型标签 SNP 研究发现,rs314313C 和 rs314308T 等位基因明显降低颅内出血风险。ANGPTL4 基因的标签 SNP 研究发现,rs11672433A 等位基因与 AVM 易感性密切相关。最近研究发现,肿瘤相关通路 KRAS/BRAF 体细胞突变在脑脊髓血管畸形中高达 87.1%,病变组织中体细胞突变的丰富与病灶的体积大小成反比,提示内皮细胞的 KRAS/BRAF 突变可能是 AVM 发生的始动因素而非继发改变。

动物模型研究表明,TGF-β 信号通路的上游调节蛋白——整联蛋白(integrin)ανβ8 为一候选蛋白。缺乏整联蛋白 β8 的小鼠血管不稳定,导致脑出血的发生。编码整联蛋白 β8 亚单位的常见 ITGB8 遗传变异与 AVM 密切相关。

TNF-α-238G>A 启动子 SNP 的 A 等位基

因与新发脑出血密切相关。*APOE* 的 ε2 和 ε4 等位基因是 ICH 的危险因素。*APOE* 的 ε2 等位基因与脑 AVM 的破裂出血密切相关,而后者与 *APOE* 的 ε4 等位基因无关。多因素模型分析发现,*APOE* 的 ε2 和 *TNF - α - 238G A* 等位基因均为 ICH 的独立危险因素。

（2）全基因组关联分析

GWAS 避免了候选基因策略需要预先假设致病基因,可以设计成病例-对照研究或队列研究,比较病例与对照组的疾病易感基因。GWAS 是一种对人类全基因组范围内的常见遗传变异（SNP 和拷贝数）基因总体关联分析的方法,在全基因组范围内进行整体研究,揭示疾病相关的遗传基因。GWAS 优势在于高通量（一次反应监测成百上千个 SNP）,但需要重复研究来保证遗传标记与疾病的关联。Inoue 等基于显性模型通过基因连锁分析确定 33q27、4q34、6q25、7p21、13q32～33、16p13～12 和 20q11～13 等候选位点,而基于隐性模型仅确定 6q25 位点。Bilguvar 又通过基因关联分析发现,3p12 的 rs1384309、11q22 的 rs1938887、18q22 的 rs728714 和 Xp21 的 rs953009 SNP,以及 Xp21 的两单倍体均与脑 AVM 明显关联。然而,这些染色体区域均不同于连锁分析区域。Weinsheimer 等对高加索人群散发性脑 AVM 进行 GWAS,结果发现没有任何 SNP 位点可以复制,提示 SNP 位点对 AVM 易感性影响不大。

迄今,GWAS 已鉴定出超过 250 种与疾病相关的常见等位基因变异。然而,绝大多数的实际作用甚微,导致疾病的病理生理的遗传机制仍未明确。今后的研究应更多集中于人类外显子序列,仅选择性鉴定翻译为蛋白质的 DNA 编码区,从而代替全基因组序列。

87.3　海绵状血管瘤

脑海绵状血管瘤（CCM）可分为两种类型:散发性 CCM,以脑内单个病灶为主;家族性 CCM,以常染色体不完全显性遗传方式传递,其特征是脑内常有多个病灶,伴有家族性癫痫史。有些患者无临床症状,影像学检查或尸检能发现其脑部毛细血管有病变,也可为极少见的致命性出血,病程变异很大,可以有急性或慢性神经功能障碍,或进行性加重。其中家族性 CCM 占 6％～50％,美籍墨西哥人多

见,有癫痫家族史,为常染色体显性遗传。50％的家族性 CCM 有多发病灶,而散发性患者仅 12％～20％有多发病灶。

CCM 多呈散发性和常染色体显性遗传,其中常染色体显性遗传 CCM 多外显不全,90％以上家族性 CCM 中可检测到基因变异,60％以上散发性病例中可检测到变异。遗传性 CCM 患者脑内往往有多个病灶,且数目与年龄密切相关;散发性 CCM 患者大多只有 1 个病灶。近年来,3 个 CCM 致病基因种系突变的研究报道非常多,普遍认为遗传性 CCM 与 3 个致病基因种系突变相关,包括 *CCM1*（*KRIT1*,7q11.2～q21）、*CCM2*（*MGC4607*、7p15～p13）和 *CCM3*（*PDCD10*、3q25.2～q27）。

Dubovsky 等于 1995 年在 D7S804 座位处得到 $Lod_{max} = 4.2$,在 D7S804 附近的另外 4 个标记的 Lod 值也＞3.0,在平均了两性图谱的差异后,将致病基因定位到 7q11～q22。接着 Gunel 等利用连锁分析,进一步将致病基因更精细地定位到 7q11.2～q21,其中在 D7S669 处得到无重组值的 Lod＝6.88,位于这个区域内的基因被命名为 *CCM1* 基因。随后该小组在分析了大量的拉美患病家系之后发现,这些人群拥有相同的突变,暗示了他们可能来自一个共同的祖先,即"始祖效应"（founder effect）。Craig 等在对非拉美系的高加索患病家系进行连锁分析时发现了另外 2 个座位,分别是位于 7p15～p13 的 *CCM2* 和位于 3q25.2～q27 的 *CCM3*。在这些家系中,40％的家系致病基因位于 *CCM1* 座位,位于 *CCM2* 和 *CCM3* 的分别占 20％和 40％。同时,还发现在 *CCM1* 家系和 *CCM3* 家系中存在不完全外显的情况。在这两种家系中,携带致病基因的个体的外显率分别为 88％和 63％,而在 *CCM2* 家系中则完全外显。这些座位上的致病基因引起 CCM 的比例在法国人群中有所变动,其 *CCM1* 家系占 65％,且无"始祖效应"。

CCM1 编码 736 个氨基酸的蛋白产物 KRIT1,是一个分子量为 84 000 的无催化活性支架蛋白。Liquori 等用候选基因定位测序法确认了 *MGC4607* 基因就是 *CCM2* 基因,*CCM2* 基因含 10 个外显子,编码 444 个氨基酸的蛋白 MGC4607（malcavemin）,其内有 1 个磷酸化酪氨酸结合区。Bergametti 等运用杂合性丢失绘图（loss of heterozygosity mapping）方法确认了 *PDCD10* 基因就是 *CCM3* 基因,*CCM3* 基因只有 7 个外显子,编码含 212 个氨基酸的蛋白

PDCD10,其不含有任何已知的保守功能结构域。*CCM3* 被认为拥有凋亡和增殖功能。

CCM1 基因突变使血管壁发育异常,导致 CCM 发生。*CCM2* 基因 Rac/MEKK3 通路发挥支架作用,特别是在下游的 p38/MAPK 信号转导通路中起重要作用。*CCM2* 可与 *CCM1* 相互作用并有相似作用机制。*CCM3* 基因引发细胞凋亡,*PDCD10*(*CCM3* 基因产物)与 *KRIT1*(*CCM1* 基因产物)及 *MGC4607*(*CCM2* 基因产物)相互结合,共同调节血管内皮细胞及平滑肌细胞发育。

种系突变指发生在种系细胞即生殖细胞中的突变,它是一些遗传性疾病发生的基础。关于 *CCM1*、*CCM2* 和 *CCM3* 的种系突变研究很多,Riant 报道已超过 150 种,且还在继续增加。虽然突变种类繁多,但这些突变所导致的结果高度一致,几乎都是导致终止密码子的出现而使翻译提前终止。突变类型包括无义突变、错义突变、拼接位点突变、移码突变、缺失突变及大片段基因组重排。首个华人家系 CCM 的基因种系突变报道于 2002 年,是位于 *CCM1* 基因 19 号外显子 Q698X 终止密码子突变,经预测形成 1 个截短的 KRIT 蛋白。2003 年报道了第 1 个汉族家系 CCM 的基因种系突变,通过基因测序突变点位于 *CCM1* 基因 14 号外显子第 1 289 位核苷酸 CyG 的取代,属于无义点突变,导致编码改变(S430X),形成终止密码子使翻译过程提前终止而产生截短蛋白。2005 年,笔者报道 *CCM1* 基因第 13 号外显子发生缺失移码突变 1292delAT,形成截短的 KRIT1 蛋白。2011 年,笔者又发现另一家系新的 *CCM1* 基因缺失,在 NT1197 第 12 外显子发生 CAAA 缺失。预测此缺失产生 NT1228 的提前终止编码(TGA),形成 409 个氨基酸的截短蛋白。这些资料揭示了基因突变导致 mRNA 退化而使其功能丧失,使蛋白产物表达异常或不能表达,很可能是 CCM 的病理生理学发病机制。

此外,CCM 的基因种系和体细胞双等位基因突变研究发现并提出了"二次打击机制"(two-hit mechanism)学说,认为其参与了 CCM 的发病机制,导致表达于 CCM 毛细血管腔内皮细胞的致病基因编码蛋白完全失去功能。二次打击通过影响野生型等位基因而参与 CCM 病灶的病理生理过程。根据此学说,在受累细胞内已知的 CCM 致病基因的两个等位基因功能完全缺失导致 CCM,所以第 1 次打击指的是第 1 对等位基因功能缺失引起的种系突变,第 2 次打击指的是第 2 对等位基因功能缺失出现的体细胞突变。Gault 等在 2005 年首次报道了 *CCM1* 基因种系和体细胞双等位基因突变,支持至少在 *CCM1* 患者病灶形成中的二次打击机制。

87.4 硬脑膜动静脉瘘

硬脑膜动静脉瘘(DAVF)是位于硬脑膜的一处或多处动静脉瘘,由硬脑膜动脉或颅内动脉的硬脑膜支供血,回流至静脉窦或动脉化硬脑膜静脉。DAVF 约占颅内血管畸形的 10%,以横窦乙状窦区常见。合并皮质静脉引流的患者,发生颅内出血和神经功能缺损的风险高。DAVF 确切病因不明,大部分学者认为 DAVF 是一种获得性病变,继发于硬脑膜静脉窦内血栓形成,常见诱因包括颅脑外伤、手术和临床可致高凝状态的生理或病理改变,如妊娠、感染和口服避孕药等。静脉窦血栓形成和伴随的静脉高压与 DAVF 的发生有密切关系。笔者将动物模型分为 4 组:静脉高压组、静脉高压及静脉窦血栓组、矢状窦血栓组、假手术组。监测发现,静脉高压组和静脉高压及静脉窦血栓组脑灌注压下降,相应脑血流明显下降。免疫组化结果表明,右枕叶皮质、蛛网膜及邻近硬脑膜持续表达 VEFG,术后 12 周硬脑膜血管生成显著,蛋白免疫印迹杂交结果显示 VEGF 和 MMP - 9 高表达。这表明颅内静脉窦血栓继发局部持续低灌注是导致硬脑膜血管生成的主要原因,导致颅内 DAVF 形成。

基于以上假说,遗传性易栓症可能与 DAVF 的发生有关。许多小样本病例研究发现,凝血因子 V 的 *Leiden* 基因突变和凝血酶原 G20210A 等位基因与 DAVF 的发生有关。然而,这仅仅在小部分 DAVF 患者中证实,仍需要大样本获得验证。另外,*ALK - 1*(IVS3 - 35A>G)多态性不仅与脑血管畸形有关,也高发于 DAVF 患者。这种关联还未被单独验证,仅表明 AVM 和 DAVF 的病因学存在部分相同,例如两者均存在动静脉瘘。

87.5 烟雾病

烟雾病是一种以双侧颈内动脉末端及大脑前、中动脉近端进行性狭窄或闭塞伴脑底异常血管网形成为特征的少见脑血管病。烟雾病的发病机制目前仍未明确,流行病学研究提示遗传因素可能在烟雾病的发病过程中起着极其重要的作用。家族性烟雾病的发病率相对较高,约15%的烟雾病患者存在家族史。单卵孪生子共同患病的概率为80%,患者的同胞及其后代罹患此病的风险较普通人群高42倍和34倍。此外,烟雾病常伴随一些遗传性疾病,如神经纤维瘤病、镰状细胞贫血、自身免疫性疾病和唐氏综合征。这些均提示,遗传因素可能在烟雾病的发病过程中起重要作用。烟雾病基因研究经历了白细胞抗原(HLA)及等位基因相关研究、基因连锁分析和基因关联研究3个阶段,已发现了多个烟雾病相关基因位点。

87.5.1 HLA 及其等位基因

现已证实,HLA-B51与白塞病、川崎病及儿童自发性卒中等免疫炎症性疾病存在关联。Aoyagi等对32例日本烟雾病患者HLA-A、HLA-B、HLA-C和HLA-DR/DQ进行分型,并与178名健康个体进行比较,结果发现HLA-B51与烟雾病显著相关,而HLA-DR/DQ与烟雾病无显著相关性。烟雾病患者增厚的血管内膜表层大量巨噬细胞与T细胞聚集,表明慢性炎症刺激在烟雾病血管内膜平滑肌细胞增殖过程中起着重要作用。尽管近来已发现了其他几种不同的烟雾病相关HLA等位基因,但是韩、日学者研究得出的不同结果提示HLA与烟雾病之间的关联可能存在种族差异。因此,目前发现的烟雾病相关HLA等位基因还需要在今后的研究中进一步验证。

87.5.2 基因连锁分析

运用基因连锁分析对家族性烟雾病患者进行基因定位,是烟雾病相关基因研究中最重要的一个阶段,已相继发现5个烟雾病相关基因位点,包括3p24.2～26、6q25、8q23、12p12和17q25。

（1）3p24.2～26

Ikeda等对16个家系的77名日本人进行研究,其中烟雾病患者37例(男性14例,女性23例)。为了寻找烟雾病相关基因位点,他们利用371个微卫星标记对全基因组进行扫描,结果发现3p24.2～26与烟雾病相关联,且微卫星标记D3S3050与烟雾病显著相关。因此,3p24.2～26成为烟雾病相关基因研究中发现的首个基因位点。Zafeiriou等报道了希腊一对孪生兄弟烟雾病患者,其临床和神经影像学表现均一致。对整个家系成员进行基因连锁分析发现,3p24.2～26基因位点与烟雾病密切相关。然而,Papavasiliou等对希腊和苏格兰2个烟雾病家系进行微卫星标记基因连锁分析,未能发现3p26基因位点与烟雾病显著相关,而线粒体DNA D环区与日本家族性烟雾病患者存在相同的变异序列,提示不同种族的家族性烟雾病患者可能存在遗传异质性。

（2）6q25

Inoue等选择19个日本烟雾病家系作为研究对象,在20对烟雾病同胞中对HLA基因所在的第6号染色体进行基因连锁分析。结果显示,仅6q25上的D6S441微卫星标记在这20对烟雾病同胞中均与烟雾病密切相关。

（3）8q23和12p12

Sakurai等发现了新的烟雾病相关基因位点8q23和可能的相关基因位点12p12。他们以12个日本家系的46例烟雾病患者为研究对象,应用428个微卫星标记进行全基因组连锁分析。结果提示,8q[最大LOD值(maximum LOD score, MLS)＝2.8]和12p(MLS＝2.2)可能与烟雾病相关。随后,分别应用另外17个和20个微卫星标记对8q和12p进行连锁分析,结果发现8q23.1上接近D8S546区与烟雾病显著相关(MLS＝3.6,NPL＝3.3),12p12上D12S1690可能与烟雾病相关(MLS＝2.3,NPL＝2.5)。然而,先前研究发现的烟雾病相关基因位点3p、6q和17q上的标记MLS在此研究中分别为1.7、1.6和1.3,均未达到可能与烟雾病相关联的水平。

（4）17q25

Yamauchi等发现,在NF-1患者中偶尔可见烟雾病特征性脑血管病变,且NF-1的致病基因已被证实位于17q11.2。为了探寻第17号染色体是否存在烟雾病相关基因,他们对24个日本家系56例烟雾病患者的17号染色体进行微卫星标记基因连锁分析。两点连锁分析结果显示,D17S939位点与烟雾病相关(MLS＝3.11);多点连锁分析结果提示,致病基因在D17S785与D17S836之间9 cM的区域内(MLS＝4.58);对烟雾病家系成员17q25邻近5个微卫星标记进行的研究结果显示,均显著相关。最终认为烟雾病相关基因位于17q25。Mineharu等对有≥3个烟雾病成员的15个高度聚集的日本家系进行研究发现,家族性烟雾病的遗传模式为不完全外显的常染色体显性遗传。他们于2008年进行的后续研究表明,常染色体显性烟雾病主要致病基

现·代·神·经·外·科·学·

因位于 17q25.3。Liu 等对东亚地区(日本、韩国和中国)3 个国家的 42 个家族性烟雾病家系进行全基因组连锁分析发现,烟雾病与 17q25.3 区基因多态性存在关联。

87.5.3　基因关联分析

近年来,基因关联研究逐渐成为烟雾病相关基因研究的主要方法。Nanba 等根据不同功能在 17q25 上选取 9 个候选基因,并对家族性烟雾病家系成员的 DNA 标本进行测序,但 9 个候选基因均未能检测出基因突变,通过表达序列标签分析也未发现新的候选基因。Kang 等发现,编码金属蛋白酶组织抑制物 TIMP - 4 和 TIMP - 2 的基因位点分别与家族性烟雾病相关基因位点 3p24.2～26 和 17q25 部分重合。进一步对家族性烟雾病患者的 *TIMP - 2* 和 *TIMP - 4* 基因进行 SNP 标记基因关联分析,结果提示 *TIMP - 2* 基因启动子 418 位点的 G/C 杂合子可能与家族性烟雾病的遗传易感性相关。Kamada 等对日本烟雾病患者与健康对照人群进行的全基因关联分析显示,染色体 17q25 区基因多态性与烟雾病强烈相关。位于环指蛋白 213(RNF213)基因的 SNP 位点由 7 个 SNP 构成的单倍型与烟雾病强烈相关。对 *RNF213* 基因进行的突变分析表明,p.R4859K 这一起始突变大大增加了烟雾病风险。Liu 等研究发现 *RNF213* 基因的 p.R4810K 突变与东亚人群烟雾病的遗传易感性相关。进一步研究发现 *RNF* 基因的 p.R4810K 变异在日本和韩国烟雾病患者中具有强相关性,而在中国烟雾病患者中具有相对较弱的相关性。Duan 等通过对中国地区烟雾病患者进行全基因组关联分析研究,结果显示汉族烟雾病患者除了已知的 p.R4810K 突变外,17q25 位点中还存在多种基因突变,进一步证实了中国烟雾病患者存在更为复杂的遗传因素,而 p.R4810K 突变则是日本和韩国烟雾病患者的主要遗传因素。

烟雾病是一种多基因遗传性疾病,其易感基因尚未明确。将研究对象从家族性病例延伸到散发性病例,并进行全世界范围各种族人群的大样本遗传学研究,可明确易感基因的突变位点,为基因筛查和基因治疗提供理论依据。

(徐　锋　毛　颖)

参考文献

[1] 徐锋,毛颖. 脑脊髓血管病的遗传和分子生物学基础[M]//周良辅. 现代神经外科学. 2 版. 上海:复旦大学出版社,2015:953 - 963.

[2] BOURCIER R, CHATEL S, BOURCEREAU E, et al. Understanding the pathophysiology of intracranial aneurysm: the ICAN project [J]. Neurosurgery, 2017, 80(4):621 - 626.

[3] DUAN L, WEI L, TIAN Y, et al. Novel susceptibility loci for Moyamoya disease revealed by a genome-wide association study [J]. Stroke, 2018, 49(1):11 - 18.

[4] HONG T, YAN Y, LI J, et al. High prevalence of KRAS/BRAF somatic mutations in brain and spinal cord arteriovenous malformations [J]. Brain, 2019, 142(1):23 - 34.

[5] HUANG S, GUO Z N, SHI M, et al. Etiology and pathogenesis of Moyamoya disease: an update on disease prevalence [J]. Int J Stroke, 2017, 12(3):246 - 253.

[6] LORENZO-BETANCOR O, BLACKBURN P R, EDUARDS E, et al. PCNT point mutations and familial intracranial aneurysms [J]. Neurology, 2018, 91(23):E2170 - E2181.

[7] NARDELLA G, VISCI G, GUARNIERI V, et al. A single-center study on 140 patients with cerebral cavernous malformations: 28 new pathogenic variants and functional characterization of a PDCD10 large deletion [J]. Hum Mutat, 2018, 39(12):1885 - 1900.

[8] NIKOLAEV S I, VETISKA S, BONILLA X, et al. Somatic activating KRAS mutations in arteriovenous malformations of the brain [J]. N Engl J Med, 2018, 378(3):250 - 261.

[9] WEINSHEIMER S, BENDJILALI N, NELSON J, et al. Genome-wide association study of sporadic brain arteriovenous malformations [J]. J Neurol Neurosurg Psychiatry, 2016, 87(9):916 - 923.

[10] ZAFAR A, QUADRI S A, FAROOQUI M, et al. Familial cerebral cavernous malformations [J]. Stroke, 2019, 50(5):1294 - 1301.

[11] ZHOU S, AMBALAVANAN A, ROCHEFORT D, et al. RNF213 is associated with intracranial aneurysm in the French-Canadian population [J]. Am J Hum Genet, 2016, 99(5):1072 - 1085.

[12] ZHOU S, DION P A, ROULEAU G A. Genetics of intracranial aneurysms [J]. Stroke, 2018, 49(3):780 - 787.

 **脑缺血的病理生理和临床检查**

脑缺血是指脑血流量(CBF)降低导致正常的脑代谢与脑功能难以维持,可见于心脏停搏、休克、脑卒中、脑肿瘤、蛛网膜下腔出血及颅脑外伤等疾病。脑缺血可表现为不同形式,有局灶性和弥漫性脑缺血、永久性和暂时性脑缺血之分。但不论以何种方式出现,脑缺血的病理生理机制和生化改变基本相似,临床表现与脑缺血的部位、程度、持续时间及侧支循环的代偿能力相关。严重脑缺血可诱导相关区域神经细胞凋亡,最终造成不可逆性神经功能障碍,甚至死亡。本章节重点讲述脑缺血如何影响脑代谢、脑功能及继发脑损伤的分子机制。

88.1 脑缺血的病理生理机制

88.1.1 弥漫性与局灶性脑缺血

脑缺血发作可分为两大类:弥漫性与局灶性。休克、心脏停搏等疾病可造成 CBF 弥漫性、均匀下降,但由于脑组织不同部位对缺血耐受性不同,各个区域神经细胞损伤的程度也不同。在啮齿类动物,海马(尤其是 CA1 区)、新皮质及尾状核区域神经元对于缺血的耐受性较差。弥漫性脑缺血通常是脑血流完全中断,缺血持续时间和预后有明确的一致性。

例如,在动物实验中,心脏停搏若能在 12 min 内恢复,则神经功能保留完好。局灶性脑缺血发作多是由于原位血栓形成或血栓栓塞造成区域性 CBF 下降,相对于非致死性弥漫性脑缺血,神经功能障碍较轻微但持续时间更长。局灶性脑缺血长时间存在可导致动脉供区区域的神经细胞死亡及脑梗死,值得注意的是脑梗死的程度并不是均质的,从核心区域到外周存在着一个离心式梯度,这是由于核心区域只由责任动脉单支供血,而外周有侧支循环起到部分代偿作用。某些情况下,局灶性缺血是永久性的,但多数情况血栓溶解后闭塞动脉可再通,临床上常见的短暂性脑缺血发作(TIA)就是典型例子。动物实验表明,短暂的局灶性脑缺血发作只在相关区域造成个别神经元的选择性丧失。由于临床上局灶性脑缺血尤为常见,以下讨论部分将主要围绕其展开。

88.1.2 脑血流阈值与缺血半暗带

由于神经元本身存储的能量物质 ATP 或 ATP 代谢底物很有限,大脑需要持续的脑血流来供应葡萄糖和氧。正常 CBF 值为每 100 g 脑组织每分钟 45~60 ml。当 CBF 下降时,脑组织通过自动调节机制来调节血流,最大限度地减少脑缺血对神经元的影响。

临床上,TIA 患者通常不会出现永久性神经功能障碍,这提示笔者,脑缺血导致神经细胞死亡存在一个临界水平或阈值。随着脑血流定量测定方法的完善,探究 CBF 与神经细胞功能的关系亦成为可能。Symon 等在大脑中动脉球囊闭塞的动物模型中发现,根据脑血流受影响的程度可将脑缺血区域分为三部分:①外围区域。CBF 轻度下降,不伴有神经细胞功能障碍。②中间区域。CBF 降低到 20 ml/(100 g·min)以下,在此区域内神经细胞出现诱发电位缺失和等电位脑电,称之为"电衰竭",此为"脑缺血阈值"。③核心区域。CBF 进一步降到 6～10 ml/(100 g·min)水平,出现 ATP 耗竭,离子稳态破坏,膜磷脂降解,K^+ 从神经元释放到细胞外,Ca^{2+} 大量进入神经元内,引起后者钙超载,伴胶质细胞内 Na^+、Cl^- 和水分异常增加,细胞破坏死亡,提示存在"细胞膜功能衰竭",因此 6～10 ml/(100 g·min)也被认为是"脑梗死阈值"。

Symon 等同时还发现,通过适度提高血压来改变缺血中间区域的 CBF,神经细胞功能可得以恢复,且最终减少脑梗死面积。据此,Symon 等提出了"缺血半暗带"这一概念。相对于缺血核心区,"缺血半暗带"的脑组织依靠侧支循环,神经元尚未发生不可逆死亡,虽然细胞电活动消失,但仍维持细胞的离子稳态,在一定时限内恢复血流,神经元可恢复功能。在解剖结构上,严格区别半暗区较为困难,它主要指通过药物治疗或恢复脑血流后能够挽救的脑组织。但如果脑缺血进一步发展,半暗区内细胞可死亡,因此缺血半暗带并不完全是一个解剖区域,更主要的是一个血流动力学变化过程。某些情况下,缺血半暗带也可变为局部充血带,可能与局部脑血管自动调节功能受损、CO_2 和乳酸等代谢产物堆积、侧支循环再通等因素有关。充血带内血流量虽然增加,但脑组织平均耗氧量减少,脑损害持续,此时增加脑灌注量会加重充血、脑水肿甚至发展为"出血性脑梗死"。随着研究的不断深入,缺血半暗带已经从一个纯粹电生理/血流动力学概念发展成为一个更广泛意义的代谢-细胞-治疗的医学概念,成为临床和影像诊断的重要靶点以及治疗时间窗能否延长的生物学标志。

CBF 下降会引起一系列血生化和基因方面的变化,这些变化通常早于 ATP 水平的明显下降。CBF <50 ml/(100 g·min),蛋白质合成减少;CBF<35 ml/(100 g·min),组织中乳酸水平上升;CBF<20 ml/(100 g·min)时,神经递质释放且能量合成障碍;而当 CBF 降到 6～15 20 ml/(100 g·min)水平时,则导致细胞膜去极化并功能衰竭(表 88-1)。基因芯片研究证实,脑缺血可诱导多种基因表达上升或下降,包括调控热休克蛋白、抗氧化酶、RNA 代谢、炎症和细胞通路的诸多基因和即早期基因。

表 88-1 脑血流阈值

脑缺血程度	CBF [ml/(100 g·min)]	神经症状
正常	50～60	无神经功能障碍
Ⅰ级	25～30	电活动受损引起轻-中度神经功能障碍
Ⅱ级	16～20	电衰竭导致严重神经功能障碍
Ⅲ级	10～12	泵衰竭和细胞水肿引起的重度功能障碍
Ⅳ级	<10	代谢衰竭导致细胞濒死状态

引自:WINN H R. Youmans and Winn neurological surgery [M]. 7th ed. Philadelphia:Elsevier,2017.

88.1.3 脑缺血细胞死亡类型

关于脑缺血诱导神经元死亡的方式,研究较多的有两种:凋亡与坏死。凋亡可继发于多种病理生理刺激因素,是一种普遍存在的细胞死亡方式。电镜下可清楚显示细胞凋亡后的形态变化,包括细胞皱缩、染色体凝聚、核紧缩、质膜出泡及细胞器结构紊乱等,最后细胞解体为包含有胞质细胞器的膜结合囊泡。这些膜结合囊泡及凋亡的残体最终将通过磷脂酰丝氨酸定向吞噬作用被逐步清除,而且在周围组织中一般不存在损伤或炎性反应的征象。根据活化的凋亡酶的不同,细胞凋亡诱导途径可分为两种——内源性途径与外源性途径,分别由线粒体和细胞表面"死亡"受体所触发。通过明胶电泳的方式还可以发现细胞凋亡另一个独特之处,即典型的 DNA 阶梯样降解——形成核小体间桥(internucleosomal bridge)。相对凋亡而言,坏死是一种消耗性细胞死亡方式,见于 ATP 耗竭或细胞膜损伤等极端应激情况。典型的形态学改变包括细胞水肿、大量细胞质空泡形成、线粒体膨胀或结构紊乱、内质网扩张及最终细胞膜裂解。细胞坏死后内容物释放到细胞间隙,造成邻近细胞的损伤并诱发炎性反应(与凋亡不同)。

脑缺血引起的细胞死亡还有第3种方式——自噬。自粗面内质网的无核糖体附着区脱落的双层膜结构可包裹部分胞质和细胞内需降解的细胞器、蛋白质等成分形成自噬体,并与溶酶体融合形成自噬溶酶体,降解其所包裹的内容物,以实现细胞本身的代谢和某些细胞器更新的需要。与凋亡类似,细胞自噬也被认为是程序性死亡方式的一种,可见于生理状态。但是,在某些情况下细胞自噬被认为有助于细胞的存活,其在脑缺血后细胞死亡中的作用还有待进一步研究。

实际上,3种不同的细胞死亡方式难以严格区分。相对而言,对于凋亡和坏死的研究更深入一些。濒死状态的神经元可同时表现出坏死和凋亡的形态学特点;凋亡和坏死存在共同的效应因子,如组织蛋白酶和半胱天冬酶;某些坏死相关应激因素也可以诱发细胞凋亡,反之亦然。在肝脏和体外模型中,研究者发现,表达凋亡形态特点的细胞可继发裂解并最终表达典型的坏死样形态学特点。脑缺血程度似乎是细胞死亡方式的决定因素之一,缺血程度越重,发生坏死的可能性越高。而且大量研究已经证实,在脑缺血核心区域神经细胞坏死的程度要明显高于外周区域。其他可能影响细胞死亡方式的因素有线粒体功能、ATP利用率以及凋亡酶的完整性。换句话说,细胞死亡方式决定于其接受到"死亡信号"时所处的生理环境。

88.1.4　脑缺血的病理生理学改变

目前对于缺血性脑损伤的病理生理基础的了解多来自动物实验及体外细胞培养等研究,可概括为局灶性脑灌注不足,导致细胞能量衰竭、兴奋性氨基酸毒性、氧化应激反应、血脑屏障功能障碍、微血管损伤、凝血功能激活、继发炎症反应及最终导致神经细胞死亡等多个相互关联的不同层级的病理生理反应。

1) 能量衰竭。脑组织完全依靠血流供给的氧和葡糖糖代谢生产ATP提供能量,一旦血流终止,氧和葡糖糖的供应中断,即可引起高能物质ATP的耗竭,导致能量依赖的维持细胞内外离子平衡的离子泵功能障碍及神经元和胶质细胞去极化。离子泵功能障碍导致K^+外流,Na^+内流带动CL^-和水大量进入细胞内,导致细胞性水肿。细胞膜的去极化,又促使Ca^{2+}内流和谷氨酸释放(其细胞毒性作用后面将加以详述)。

同时由于缺氧,无氧酵解加强,乳酸产生增多,导致细胞内酸中毒和高渗透压,促使Na^+(通过Na^+/H^+交换)和水内流,加重细胞性水肿。

2) 兴奋性神经毒性作用。缺血后细胞膜的异常去极化和大量Ca^{2+}内流可引起神经递质的异常释放,其中包括谷氨酸、多巴胺、γ-氨基丁酸(GABA)、乙酰胆碱和天冬氨酸等。这些物质的合成和摄取再利用都需要能量物质的供应,脑缺血时能量供应障碍,可使这些物质积聚,产生毒性作用。谷氨酸是脑内主要兴奋性神经递质。目前认为它通过与两类受体结合而发挥作用:一类为趋离子性受体,如N-甲醛-D-天冬氨酸(NMDA)、氨基-3-羟基-5-甲基-4-异吡咯丙酸(AMPA)等,激活此类受体可影响离子的跨膜运动;另一类为趋代谢性受体,如使君子氨酸,不影响离子通道的功能。谷氨酸与NMDA、AMPA等受体结合,可使离子通道开放,Ca^{2+}大量内流,并通过Ca^{2+}发挥细胞毒性作用。所以谷氨酸受体较多的细胞如海马的CA1细胞和小脑的浦肯野细胞易受缺血损害。采用谷氨酸受体拮抗剂,可以减轻脑缺血后的梗死体积,改善缺血半暗区的损害,证明以谷氨酸为代表的兴奋性神经毒性作用在脑缺血的病理生理中起作用。但同时发现,谷氨酸受体拮抗剂对弥漫性前脑缺血或局灶性脑缺血的核心区的脑损害改善不明显,表明脑缺血后的损害演变并非只有兴奋性氨基酸参与。

3) 钙平衡失调。Ca^{2+}是细胞内重要的第二信使,在细胞的分化、生长、基因表达、酶激活、突触囊泡的释放、膜通道状态的维持等方面都起着重要作用。通常细胞内Ca^{2+}浓度低于细胞外约10 000倍。维持离子梯度需要依靠能量供应来控制以下离子调节过程:离子跨膜进出、细胞内钙池的摄取和释放、与细胞内蛋白结合成结合钙。细胞外Ca^{2+}进入细胞内主要依赖钙通道,而排出则依靠Ca^{2+}-ATP酶和Na^+/Ca^{2+}交换来实现。内质网和线粒体是细胞内Ca^{2+}存储部位和缓冲系统。Ca^{2+}从内质网释放依靠两种受体:一种受体通道由三磷酸肌醇(IP3)控制;另一种受体为雷诺丁受体(ryanodine receptor,RyR),由细胞内钙离子浓度控制。此外,内质网膜上还有钙泵ATP酶。因此内质网释放或摄取Ca^{2+}依赖于胞质内Ca^{2+}、IP3和ATP浓度。线粒体内膜上有依靠氧化磷酸化的电化学梯度来控制Ca^{2+}的进出。脑缺血时,能量代谢减慢或停止,细胞膜去极化,细胞外Ca^{2+}顺离子浓度内流。同时细胞内钙池也不能维持浓度梯度,将Ca^{2+}释放入胞质内,引起

细胞内 Ca^{2+} 升高。

细胞内 Ca^{2+} 升高是脑缺血后的主要病理生理变化,可激发一系列反应导致细胞死亡。主要表现为激活 Ca^{2+} 依赖的酶,如蛋白水解酶、磷脂酶、蛋白激酶、一氧化氮合酶及核酸内切酶等。这些酶在正常状态下可保持细胞结构的完整,从而维持细胞功能。但脑缺血时,磷脂酶(如磷脂酶 A_2 和磷脂酶 C)被过度激活,可释放游离脂肪酸,最终产生自由基、血管活性物质和炎性物质等。磷脂酶 A_2 可将氨基乙醇磷酸甘油酯、磷酸胆碱和其他细胞膜磷脂转变为溶血状态。溶血状态的磷脂如同细胞膜的去垢剂,破坏膜稳定性;也可促进血小板活化因子(PAF)的形成。PAF 是一种细胞因子,可介导炎症细胞与内皮细胞的黏附及血小板的形成。脑缺血后的炎症反应和氧自由基反应可加速缺血后细胞损害(后面加以详述)。此外,非生理性、非可调节性细胞内浓度 Ca^{2+} 升高可改变蛋白磷酸化过程,影响蛋白合成和基因表达;蛋白水解酶分解结构蛋白并激活 NO 合成,导致神经元的磷脂膜、细胞骨架蛋白、核酸等重要结构解体,最终造成神经元坏死。

4)氧化应激。自由基介导的氧化应激在脑缺血的病理生理过程中也起重要作用,自由基清除剂可减轻脑缺血后的脑损害证明了这一作用。脑缺血后氧自由基产生增多,特别是脑缺血再灌注后,可使氧自由基产生更加明显,以羟自由基(·OH)、超氧(阴离子)自由基(O_2^-)和 H_2O_2 产生为主。再灌注后大量炎症细胞随血流进入梗死区,成为氧自由基的另一来源。氧自由基的一个来源是花生四烯酸,由钙离子激活的磷脂酶 A_2 产生;另一途径来自黄嘌呤氧化酶,钙离子内流可使黄嘌呤脱氢酶转化为黄嘌呤氧化酶,作用于 O_2,产生 O_2^-。自由基引起脑损害的可能机制:自由基可破坏细胞内酶的活性,造成细胞内储存的 Ca^{2+} 释放,并造成蛋白质变性、脂质过氧化及细胞骨架破坏等。自由基还可破坏线粒体结构,造成 ATP 生产障碍和细胞色素 C 的释放(为细胞凋亡提供靶点)。自由基介导的氧化应激可通过激活基质金属蛋白酶(MMP,尤其是 MMP9)增加血脑屏障的通透性并损伤神经细胞和血管内皮细胞。此外,自由基是强烈的血管扩张剂,影响脑血流量;氧自由基还可增加血小板聚集性。

5)酸中毒。酸中毒引起神经元损害的可能机制:脑水肿形成、线粒体呼吸链抑制、乳酸氧化抑制和细胞内 H^+ 排出机制受损。酸中毒还可增加血脑屏障的通透性。酸中毒的损害作用取决于缺血前血糖水平和缺血的程度,血糖水平正常者,pH 值可降到 6.2 以下,而缺血前高血糖者 pH 值可低至 5.6 水平以下。缺血前的高血糖可使缺血后无氧酵解产生的乳酸异常增多,当组织中乳酸含量高于 $25\ \mu g/g$ 时可产生脑损害作用。近些年来研究发现,酸中毒还可抑制内源性抗氧化剂活性并有助于 Fe^{2+} 自铁蛋白中释放,从而催化氧自由基的生成。酸中毒可能加重缺血脑损伤的另一个可能机制是 pH 依赖的 DNA 链裂解,DNA 裂解酶 Ⅱ(DNase Ⅱ)在 pH 值降至 $6.0 \sim 6.5$ 水平时被激活。

6)一氧化氮(NO)的作用。近年来,NO 在脑缺血/再灌注损伤中的作用得到重视,其本身作为一种活泼的自由基,既能作为神经信号分子发挥作用,也可成为神经毒性物质。不同部位的 NO 具有不同功能,可调节脑血管张力和神经传递。NO 本身不具有毒性作用,但在脑缺血后,增多的细胞内 Ca^{2+} 刺激 NO 合成增加,作为逆向神经递质,NO 能介导产生氧自由基和花生四烯酸,引起自由基反应,导致神经元死亡。NO 过量合成能进一步分解产生更多毒性更强的氧自由基,造成细胞损害。因 NO 半衰期很短,直接研究尚有困难,主要通过对一氧化氮合酶(NOS)的研究来判断。NOS 有细胞来源不同、作用不同的 3 种同工酶。目前认为 NO 在缺血中起保护作用还是破坏作用取决于缺血过程的演变和细胞来源。脑缺血后兴奋性氨基酸介导一系列连锁反应,激活 Ca^{2+} 依赖 NOS,包括神经元型 NOS(nNOS)和内皮型 NOS(eNOS),选择性抑制 nNOS 具有神经保护作用,而选择性抑制 eNOS 具有神经毒性作用。此外,迟发缺血或缺血后再灌注可诱导不依赖 Ca^{2+} 的诱导型 NOS(iNOS)的产生,主要位于胶质细胞,选择性抑制 iNOS 具有神经保护作用。因此,nNOS 的激活和 iNOS 的诱导产生可介导缺血性脑损伤,作用机制可能为通过破坏线粒体功能,影响能量代谢而发挥作用。最新研究发现,采用非选择性 NOS 阻断剂 L-NAME(NG-nitro-L-arginie methyl ester)能明显减轻缺血/再灌注后的脑损害。笔者的研究也发现大鼠缺血再灌注早期(10 min)缺血区 NOS 的活性升高至缺血前 $2 \sim 3$ 倍。采用 L-NAME,阻断 NOS 活性 80% 以上,也能明显减轻缺血/再灌注后的梗死体积。表明由 NO 引起的自由基损害在再灌注损伤中起着重要作用。

7)细胞因子和炎症反应。脑组织中的多种细胞类型都参与到缺血后炎症反应过程,小胶质细胞和星形细胞被活性氧化产物激活,可分泌促炎性细胞因子、趋化因子和可诱导的 NO 合酶等;另一方面,胶质细胞还表达主要组织相容性抗原及与抗炎反应相关的协调刺激因子。暂时性脑缺血后 4～6 h 或永久性脑缺血后 12 h 梗死区即可见炎症细胞浸润,脑缺血后再灌注可引起更明显的炎症反应。脑内炎症反应在缺血/再灌注损伤机制中起着重要作用,这类炎症反应起始于致炎细胞因子在缺血区局部表达增多,以炎症细胞在脑缺血区的聚集为主要表现,引起一系列的损伤反应,导致神经系统破坏。促炎性细胞因子,如肿瘤坏死因子 α、β(TNFα、TNFβ)、白介素,巨噬细胞来源细胞因子,生长因子,趋化因子、单核因子等作为炎症细胞的趋化物质,对炎症细胞在缺血区的聚集起重要作用。其中以白介素-1(IL-1)的作用最为关键。IL-1 可能通过以下两个途径引起细胞损害:①激活胶质细胞或其他细胞因子或内皮黏附分子,刺激产生炎症反应。脑缺血后表达增高的 IL-1 能刺激其他细胞因子的表达,产生协同作用,引起炎症细胞浸润。炎症细胞在缺血区聚集,一方面能机械堵塞微血管,使局部血供减少,进一步加重缺血损害;另一方面浸润的炎症细胞释放活性物质,破坏血管内皮细胞,损害血脑屏障,引起神经元死亡。目前推测脑内炎症反应起源于 IL-1 等促炎性细胞因子的表达,释放化学趋化因子,以及诱导白细胞黏附分子的表达,从而使炎症细胞向缺血区聚集,并被黏附于血管内皮细胞,释放炎性介质。②刺激花生四烯酸代谢或 NOS 活性,释放自由基,引起自由基损伤。此外,白三烯是涉及血脑屏障功能障碍、脑水肿和神经元死亡的强烈趋化因子。炎症细胞还产生活性氧和基质金属蛋白酶等诱导更严重的缺血性脑损害。

8) 止血功能激活。缺血和高切应力环境下血小板(PLA)可被激活。实验中发现血管闭塞 2 h 后,活化的 PLA 便在微血管内蓄积,同时释放各种趋化介质诱导白细胞在局部聚集,继而形成微血栓,加之外在脑组织水肿的压迫、微血管内皮细胞损伤后膨胀等因素,促成"无复流"现象的发生,即闭塞血管再灌注后下游微血管床仍阻塞的现象,从而加重局部脑缺血损伤。PLA 还通过释放自由基和血栓素 A2 引起短暂血管痉挛,并可能通过释放趋白细胞介质加剧炎症级联反应。

88.2　脑缺血的临床检查

脑血管阻塞或心跳停止导致脑血流供应停止所产生的神经症状称为脑缺血,由此产生的神经症状和体征称为缺血性神经症状。临床对脑缺血的检查主要需弄清脑缺血的存在与程度、缺血累及的部位以及造成缺血的原因。详细了解病史、仔细体格检查和相应的辅助检查是临床诊断的基本手段。

88.2.1　病史

脑缺血可有多种形式,包括短暂脑缺血发作、脑血栓形成、脑栓死和腔隙性梗死等。了解病史可初步判断缺血类型和伴随疾病,可从以下几个方面进行考虑。

1) 起病时间:对脑缺血的病因诊断有重要参考价值。突发意识障碍和神经功能损害最常见于脑血管性疾病,起病时间短,在数秒至数分钟之内,也可能在数小时甚至数天内出现症状。

2) 症状持续时间和发作频率:短暂脑缺血发作为短暂、可逆和局部的脑血液液循环障碍,可以反复发作。但发作时间均较短,在数分钟和 1 h 之间,也可超过 1 h,但一般不会超过 24 h。但因脑血栓形成或脑栓塞,缺血症状可维持较长时间,并可能进一步加重。

3) 伴随症状和诱因:对缺血的诊断也有参考价值。有心脏瓣膜疾病者,出现脑缺血,应怀疑脑栓塞。有无癫痫发作、感染症状对诊断也有重要参考价值。

4) 既往史:全身系统疾病,如高血压、心脏病、血液系统疾病、糖尿病等都已明确为脑缺血的易发因素。吸烟、肥胖、避孕药物、酗酒可促发脑缺血。

88.2.2　体格检查

(1) 生命体征监测

动态血压和颅内压监测可以了解颅内压力情况和原发疾病,如高血压的控制情况。如怀疑颅外大血管阻塞性病变,应对照测量两侧血压。如双侧血压不对称,常提示颈胸部大血管的阻塞性疾病。呼吸节律和幅度改变提示脑干功能障碍和弥漫性脑部病变。心率、心律和有无杂音对诊断原发病变有参考价值。

(2) 眼底检查

可间接了解高血压、动脉硬化的程度及血栓脱落对中枢系统血管的影响,如高血压眼底血管可呈铜丝样改变或动静脉切迹;动脉粥样硬化可在眼底检出胆固醇栓子。

（3）神经系统检查

详细的神经系统检查,对判断来自颈内动脉系统或椎基动脉系统的缺血有定向定位作用。

88.2.3 临床分类和表现

（1）暂时脑缺血

暂时脑缺血包括 TIA 和可逆性缺血神经障碍（RIND）。前者指因暂时缺血,引起脑、视网膜和耳蜗等功能障碍,少有意识改变。症状持续数分钟,少数可持续数小时,但均在 24 h 内完全恢复,不留后遗症。后者的发病同 TIA,只不过神经功能障碍持续大于 24 h,但不超过 3 周。如超过 3 周者,则属永久性脑缺血。根据病变累及范围,分为以下几种类型。

1）颈内动脉系统 TIA：突发短暂偏瘫、偏身感觉障碍,以单侧面部、手部受累常见,也可出现单眼短暂失明或黑矇。主侧半球受累者,有言语功能障碍,出现短暂失读、失写和失语。

2）椎-基底动脉系统 TIA：症状较颈内动脉系统复杂。眩晕、同向偏盲为最常见症状。此外,面瘫、耳鸣和吞咽困难等也可出现。头痛、复视、共济失调也可为患者主诉。口周感觉障碍为脑干受累表现。双颞侧内部缺血可出现突发记忆障碍,老年人多见,顺行性遗忘较逆行性遗忘多见,可持续数小时。TIA 和 RIND 后短期内是脑梗死的高发期,9%～20% 的 TIA 和 RIND 患者最终演变为脑梗死,其中 20% 发生于 1 个月内,50% 发生于 1 年内。

（2）脑梗死

常起病突然,根据病情有稳定型和进展型之分,前者指病情稳定无进展,历时 24～72 h,又称完全性中风。11%～13% 的患者起病隐匿,无临床症状和体征,仅影像学发现有缺血灶。

（3）边缘型梗死

边缘区位于大脑中动脉、大脑前动脉之间和大脑中动脉与大脑后动脉分支交汇处。此外,小脑供应血管之间、基底节区、皮质下都有类似边缘区。这些区域主要由各大血管末梢支供血,最易受到缺血损害,形成从额叶到枕叶的镰形缺血灶。

（4）腔隙性梗死

由小穿通动脉病损引起的脑深部微小梗死,占脑梗死的 12%～25%。好发于基底节区及丘脑、脑桥、内囊和白质内。可隐匿起病、无症状或表现为神经功能障碍。意识状态和高级皮质功能不受影响。

88.3 辅助检查

（1）CT 和 MRI

是目前诊断脑缺血的主要手段,能直接显示梗死灶,但不能显示闭塞的血管。短暂缺血发作时头部 CT 多无异常,少数病灶呈条形或圆形低密度改变,并可增强。脑梗死后 4 周内头部 CT 上病变呈扇形低密度改变及脑回状不均匀强化灶。2 个月后病灶增强不明显。腔隙性梗死可于基底节或丘脑区发现散在低密度病灶,大小约 10～15 mm,并有均匀或斑片状强化。但急性脑缺血 CT 检查有时间限制。多数患者发病后 24 h 内梗死区密度与正常脑组织难以区别,但少数患者发病后 6 h 即可出现低密度区。脑梗死后半小时 MRI 即可有异常发现。脑梗死信号与病程和梗死类型有关。梗死早期（9 h 内）,病变区仅表现为脑水肿,呈等 T_1 长 T_2 信号。病变区出现坏死,MRI 呈长 T_1 长 T_2 信号。进一步发展为软化灶,MRI 呈类似脑脊液信号。如出现点状出血,则在大片梗死灶中出现散在不规则点片状短 T_1 长 T_2 高强度信号。此外血栓性脑梗死多出现细胞毒性脑水肿,沿血管分布。而脑栓塞则出现血管源性脑水肿,可伴有出血性梗死。

磁共振弥散加权成像（diffusion-weighted imaging, DWI）技术是近来发展起来的脑血流检查方法。它应用回波平面快速成像技术和注射造影剂 Gd - DTPA 血流灌注成像可分析缺血区血容量、血流量下降及恢复情况,在脑缺血诊断中具有下列优点：①早期诊断脑缺血。DWI 能够在超早期（起病 2 h）发现脑缺血灶,而常规 MRI T_2 加权像最少需要 10 h,T_1 加权像需要 14 h 才能发现病灶。②结合 T_2 加权像有助于鉴别新旧梗死灶。③有助于脑缺血的预后判断。DWI 上无改变者,为短暂脑缺血发作,而 DWI 有异常者常证实为脑梗死。DWI 上发现不同时期的梗死灶通常预示着较高的脑缺血复发风险。

注射钆剂后液体衰减反转恢复序列（FLAIR）可显示脑梗死同侧脑脊液腔增强扫描延迟,该现象提示血脑屏障的损坏,称之为高信号急性再灌注标志（HARM）,提示发生出血、脑水肿加重的风险较高,且再灌注后预后较差。磁敏感加权成像（SWI）以

T_2^* 加权梯度回波序列作为基础,可用于预测脑梗死,尤其是溶栓后发生出血性并发症的风险,同时也有助于显示颅内动脉或静脉内的血栓。

(2) CT 血管成像或磁共振血管成像

作为非侵入性血管成像技术,CTA/MRA 在临床上应用比较广泛。两种方法都能得到高质量的颅内外血管图像,有助于对脑缺血原因进行分析。相对而言,MRA 是血管内血液流动产生的图像,与标准的注射造影剂的血管成像技术不同,MRA 不显示血管的解剖结构。当动脉内血流速度慢,MRA 图像上血管可显示为狭窄或信号缺失。CTA 是基于解剖学的图像技术,当血流严重减少时,CTA 较 MRA 具有理论上的优势。在诊断颅内动脉狭窄或闭塞性疾病时,CTA 比 MRA 具有更高的灵敏度和特异度(狭窄 98% 对 70%,闭塞 100% 对 87%);对于后循环低血流状态的患者,CTA 成像准确度亦优于 MRA。

(3) CT 灌注成像或磁共振灌注成像

CTP 成像原理是在注射碘对比剂的同时应用螺旋扫描仪进行连续的图像采集,在灌注正常的区域,对比剂可使脑组织的密度升高,而在低灌注区域变化不明显,通过专门软件可计算出平均通过时间(MTT)、CBF 和脑血容量(CBV)的变化,用于描述梗死区和半暗区的血流特征。

MRP 是在注射 Gd-DTPA 后应用超速成像技术计算局部 CBF 和 CBV,从而产生灌注加权成像。近些年来,一种新的、不需要注射对比剂就能显示灌注图像的方法得到了广泛应用,被称为动脉自旋标记成像(arterial spin labeling, ASL)。ASL 技术利用动脉血中的水作为内源性示踪剂获取灌注图像,利用动力学模式获取 CBF,以反映血流灌注情况。ASL 技术被广泛应用于闭塞性脑血管疾病。其优点是操作简单,无须注射外源性对比剂,无创伤。

动态磁敏感对比增强灌注成像采用对比剂在较短时间内改变局部组织的磁化率,增加局部磁场的不均匀,引起局部的 T_2、T_2^* 的缩短,进而改变磁共振信号的强弱。其中,信号降低幅度与组织局部对比剂浓度成指数关系。使用 T_2 敏感的平面回波成像序列可获得时间-信号曲线,将时间-信号曲线转换为浓度-时间曲线,可计算出 CBF、MTT、CBV 和达峰时间等参数。动态磁敏感对比增强灌注成像可为早期脑缺血提供较为全面的血流动力学参数,可多方位、多角度评估血流灌注情况。

一般而言,梗死区域内,CBF 和 CBV 均降低;而在半暗带区域,CBF 通常亦下降,但由于该区域血管扩张,CBV 反而是上升的。

(4) 多模态 CT 或 MRI

多模态 CT 或 MRI 检查包括脑组织、脑血管和脑灌注成像,对于综合判断急性缺血性卒中患者是否可行再灌注治疗十分有效。CT 的优点在于成像速度快,缺点是需要注射对比剂,且只能提供有限的脑组织层面和结构;相对而言,MR 的 DWI 序列和表观扩散系数(ADC)更能够有效地显示半暗区。

(5) 超声成像

颈部高分辨率 B 型超声能提供颈部血管不同平面的图像,可准确评估颈动脉狭窄程度,识别溃疡和斑块内出血,并测量血管壁上不同结构的直径,具有较高的灵敏度和特异度(80%)。同时超声能显示出病灶不同截面的图像,并允许对血管病灶进行三维重建。

近些年来,超声技术不断发展,连续波和脉冲多普勒技术、彩色多普勒血流图、能量多普勒及实时复合成像等新技术,有助于对动脉斑块的形态和性质进行更精确的分析,指导临床治疗。

(6) 经颅多普勒超声

TCD 技术的引进当时是血管病变研究领域的重大进展之一,它使得对颅内动脉的研究成为可能。TCD 能准确探测大脑底部主要动脉的粥样硬化性狭窄病变,显示颅外动脉闭塞对颅内动脉分支血流速度造成的影响,同时也可用于研究大动脉狭窄患者的侧支循环情况。

(7) 脑血管造影

脑血管造影可直接显示闭塞血管,了解血管狭窄情况、血管腔内血栓形成和侧支循环功能。但不能显示脑梗死,对梗死灶诊断不如 CT 和 MRI。

(8) 局部脑血流量及代谢的其他检测方法

常用方法为 ^{133}Xe 吸入法和静脉注射法、单光子体层扫描(SPECT)和正电子发射体层扫描(PET)。短暂脑缺血在发病时病灶侧 rCBF 可正常,脑梗死时 rCBF 异常。近来 PET 能对 rCBF 和脑代谢作动态监测,可量化并显示 CBF、氧代谢率、糖代谢率和氧摄取功能。通过 PET 检查,笔者发现脑代谢的下降也可出现在远离梗死区域的部位,称之为神经功能联系不能,常见部位有梗死灶同侧的丘脑、丘脑梗死灶同侧的大脑皮质等,这些具有远隔效应的区域使笔者对脑传导通路有了更深层次的理解,并为康复治疗提供了生理学依据。同时 PET 也用于研究接受不同刺激后脑血流和脑代谢情况。

（9）心脏的评估

心脏评估的意义包括以下两方面：①许多颈动脉和颅内动脉粥样硬化的患者同时伴有冠状动脉硬化，缺血性卒中患者后期的死亡通常由冠状动脉疾病或心肌梗死引起，而不是脑血管疾病；②缺血性卒中心源性栓塞所占的比例较高，心脏栓子可能来源于各种心脏瓣膜病、心脏节律异常及心内膜和心肌的疾病。心泵血功能障碍可引起全脑低灌注。因此应常规行心电图和胸片检查，必要时可加做心脏超声检查。

（10）其他脑缺血实验室检查

包括血尿常规、血糖、血脂和出凝血功能。

88.4　血管综合征

血管综合征可引起相应供血区脑组织缺血表现，根据血管阻塞程度、侧支循环的情况，脑缺血表现可轻可重，可为完全性，也可为部分性。

88.4.1　颈内动脉系统

颈内动脉系统如图88-1所示。

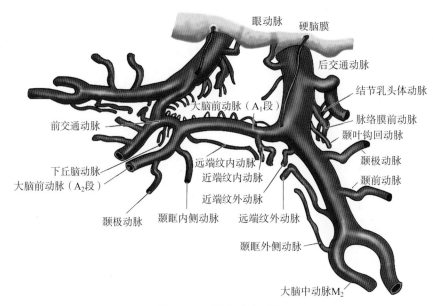

图 88 - 1　颈内动脉系统

（1）眼动脉

眼动脉（ophthalmic artery）为颈内动脉入颅腔后首先发出的大分支，起自颈内动脉的前内侧方，随同侧视神经进入视神经管，供应眼眶、眶周和大脑半球的血液。眼动脉与颈外动脉及其分支之间有着丰富的侧支沟通，所以眼动脉近端阻塞或动脉瘤手术中暂时阻断可不引起视觉功能障碍，但如血管内栓子脱落，造成眼动脉的远端分支视网膜血管阻塞，可引起单眼视力减退或失明。

（2）后交通动脉

后交通动脉（posterior communicating artery）为颈内动脉入颅后发出的第2根分支，起自颈内动脉的背侧，并向后内侧分布，与动眼神经毗邻，与大脑后动脉沟通。从后交通动脉上可发出多根丘脑前穿通动脉，主要供应视交叉下部、视束、灰结节、乳头体、丘脑前部和腹侧、下视丘后部和内囊后肢等，其中较为恒定和最大的穿通支为乳头体前动脉，供应丘脑和下丘脑的前部和外侧部。该动脉一旦发生阻塞，可引起神经精神障碍，如定向障碍、强迫症、淡漠等，同时还可有轻中度的感觉和运动障碍。优势半球的损伤可以出现语言功能障碍。但目前关于其他后交通动脉分支损害引起的临床表现还无定论。是否出现功能障碍还取决于颅内侧支沟通情况。后交通动脉的分支数目相对恒定，管径甚至较后交通动脉本身来得大，临床意义也高于后交通动脉本身。

（3）脉络膜前动脉

脉络膜前动脉（anterior choroidal artery）为颈内动脉颅内发出的第 3 根大分支，紧贴后交通动脉发出。走行于视束后内侧，并位于颞叶钩回内侧。脉络膜前动脉供应范围较广，并与较多血管间有交通支连接，如后交通动脉、大脑后动脉及脉络膜侧后方动脉等。主要供应部分颞叶、基底节、间脑、中脑和视路系统，所以脉络膜前动脉近端阻塞，可不引起临床缺血症状。但如脉络膜前动脉阻塞，同时侧支代偿能力差，可引起对侧偏瘫、偏身感觉障碍和偏盲等临床症状。右侧病变可引起失用症；左侧病变可出现轻度语言功能障碍。双侧脉络膜前动脉阻塞可引起假性球麻痹。

（4）大脑前动脉

在前穿质水平，颈内动脉分出大脑前动脉（anterior cerebral artery）和大脑中动脉。大脑前动脉向前内侧走行于视神经、视交叉之上，进入大脑纵裂。大脑前动脉主要供应整个额叶前端、额叶、顶叶内侧面及额顶叶上外侧突面（支配小腿和足部的运动和感觉皮质及辅助运动皮质）。大脑前动脉的深部穿通支，即内侧丘纹动脉供应尾状核头部、壳核前部、丘脑前部、苍白球外侧核、内囊前肢等。大脑前动脉近端阻塞通常可不引起临床症状。但如侧支循环不能满足血供要求，可引起广泛皮质和皮质下梗死，并影响基底节血供。如大脑前动脉的深部穿通支供血不足，最常见的临床表现为对侧肢体偏瘫，以对侧上肢和面部中枢性瘫痪为主，上肢瘫痪多发生在近端，主要由于内囊前肢和基底神经节受累引起。这些症状与大脑前动脉远端缺血引起的皮质损害不同，后者以小腿和足部的瘫痪明显，可伴有感觉障碍。此外，深部穿通支的缺血还可引起构音困难和行为改变。发生于前交通动脉远端的大脑前动脉阻塞可引起对侧肢体的感觉运动障碍，以下肢为主，并且肢体肌张力不高，但腱反射活跃，锥体束征阳性。头部和眼可向病变侧偏斜，优势半球可引起语言功能障碍，非优势半球可有失用症和空间定向障碍。此外双侧病变时可有排尿困难和认知功能改变，如人格改变、运动不能性缄默等。

（5）大脑中动脉

大脑中动脉（middle cerebral artery，图 88-2）为颈内动脉终末支。主干发出分支供应除额极、枕极以及矢状窦旁前后的狭长条带（分别由大脑前动脉和大脑后动脉供血）以外的整个大脑半球外侧面的血液。大脑中动脉自颈内动脉分出后即发出分支供大脑深部的基底节和内囊区。大脑中动脉主干是最常见脑内栓子阻塞部位，这与大脑中动脉与颈内动脉成角较大，血管内血流量较大有关。主干完全阻塞可引起皮质和深部穿通支供应区缺血，出现病变对侧偏瘫（包括面部、手和腿）、偏身感觉障碍和对侧同向偏盲。优势半球损害可引起失语，累及非优

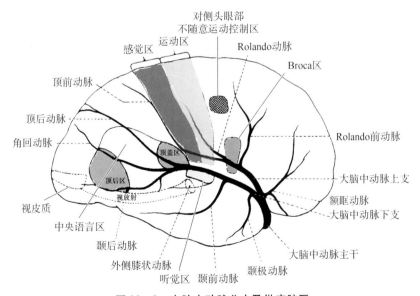

图 88-2 大脑中动脉分支及供应脑区

势半球可出现失用症、失认症、体象障碍等顶叶症状。广泛梗死可引起严重脑水肿,颅内压增高,出现脑疝而死亡。通常,病变仅累及大脑中动脉各分支,临床表现视病变血管而定,一般意识改变少见,以病变对侧上肢和面部瘫痪较多见。大脑中动脉穿通支缺血主要由小血管病变所致,可出现基底节和内囊区损害,如偏瘫、感觉障碍,但单纯感觉障碍或高级认知功能障碍较少出现。视野改变常提示内囊后肢背侧视放射受损。

(6)颈内动脉

颈内动脉(internal carotid artery)常见颈总动

脉分叉部和虹吸部动脉硬化引起的血管阻塞,如Willis环和颈外-颈内动脉侧支代偿功能完好可无症状;如侧支代偿功能不全,可出现类似大脑中动脉阻死症状,如对侧偏瘫、对侧感觉障碍和对侧同向偏盲。颈内动脉阻塞引起临床缺血症状时,常伴有对侧大脑前动脉发育不全,可出现双侧额叶梗死。

88.4.2 椎-基底动脉系统

椎-基底动脉系统如图88-3所示。

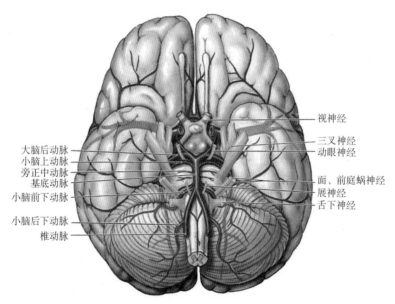

视神经
三叉神经
动眼神经

大脑后动脉
小脑上动脉
旁正中动脉
基底动脉
小脑前下动脉

面、前庭蜗神经
展神经
舌下神经

小脑后下动脉
椎动脉

图88-3 椎-基底动脉系统

(1)小脑后下动脉

小脑后下动脉(posterior inferior cerebellar artery)是由椎动脉发出的最大分支,多数情况由椎动脉颅内段分出,少数情况可以由其他血管发出。自椎动脉发出后,小脑后下动脉可围绕延髓外侧,沿路发出分支供应延髓后部和小脑。小脑后下动脉主干阻塞,可引起延髓外侧损伤综合征,交感神经受损可出现同侧Horner综合征;脊髓丘脑束受损,有同侧面部和对侧肢体痛温觉改变;影响前庭核可出现恶心、呕吐、眼震和眩晕;小脑下脚损害可引起同侧小脑性共济失调;讲话含糊不清、吞咽困难,病侧软腭声带瘫痪见于疑核或舌咽、迷走神经损害。

(2)椎动脉

椎动脉(vertebral artery)在第6颈椎横突平面

进入颈椎横突管内,上升至第2颈椎横突后绕过环椎椎板,进入枕骨大孔,到达颅内。入颅腔后发出下行支与对侧椎动脉发出的下行支合成脊髓前动脉。椎动脉分出小脑下后动脉及供应脑干腹内侧的旁正中动脉,在桥延沟水平双侧椎动脉合并成基底动脉。椎动脉供应颈髓上端、延髓和大部分小脑,椎动脉阻塞可视侧支循环建立情况而定,可无临床症状,也可出现相应分支供应区的缺血表现。

(3)小脑前下动脉

小脑前下动脉(anterior inferior cerebellar artery)自基底动脉发出后,向外后下方走行至脑桥小脑三角,与面、前庭蜗神经毗邻,主要供应小脑绒球、小脑半球及脑桥下方、延髓上方背外侧。小脑前下动脉阻塞引起恶心、呕吐、眩晕、同侧面部和对侧肢体痛温觉消失、同侧共济失调。周围性面瘫、耳聋、耳鸣和侧视障碍等症状可区别于小脑后下动脉引起的缺血症状。此外,皮质脊髓束损害可引起对侧肢体偏瘫。

(4) 小脑上动脉

小脑上动脉(superior cerebellar artery)发自基底动脉背侧,外侧支围绕小脑,供应小脑外上方表面和深部核团;内侧支围绕脑桥中脑结合部,供应脑干背侧部。小脑上动脉阻塞可出现对侧面部、上肢、躯干和腿部分离性感觉障碍、Horner综合征、软腭阵挛、同侧或对侧听力丧失,其他症状,如眩晕、恶心、呕吐、眼震、同侧共济失调、同侧上肢震颤等也可发生。但通常单独小脑上动脉阻塞引起缺血症状较为少见,多与其他血管缺血改变同时发生。

(5) 大脑后动脉

大脑后动脉(posterior cerebral artery)由基底动脉发出,但有15%~22%的大脑后动脉由颈内动脉系统发出。供应大脑半球后部包括枕叶距状裂视觉中枢、颞叶底部。其深部分支分布于脑干,包括红核、丘脑底核、黑质、大脑脚内侧部。其他如丘脑、海马、膝状体、部分视放射、内囊后肢也接受来自大脑后动脉深穿质的供应。典型大脑后动脉动脉硬化病变并不多见,栓子脱落引起血管阻塞是引起大脑后动脉分布区缺血的常见原因。主要临床表现有视觉障碍、眼球运动障碍和意识精神状态改变。丘脑膝状体分支阻塞可出现对侧分离性感觉障碍,并可伴有暂时性偏瘫。如感觉恢复,受累区可出现丘脑性疼痛。视觉中枢受累,可引起同向偏盲,但黄斑视力常可保留。如双侧枕叶梗死可引起皮质性失明,但瞳孔光反应仍正常,常同时伴有行为异常(谵妄、虚构、否认视力丧失等)。优势半球的大脑后动脉病变,还可累及顶颞区皮质而出现失写、失读、失认等症状。

(6) 基底动脉

基底动脉(basilar artery)供应脑干核团、传导束、小脑及各种传导连接,由基底动脉主干阻塞引起的缺血症状较难与由基底动脉分支阻塞相区别,症状多为双侧性,常迅速出现意识障碍,引起死亡。

(高 超 毛 颖)

参考文献

[1] 高超,毛颖.脑缺血的病理生理和临床检查[M]//周良辅.现代神经外科学. 2版.上海:复旦大学出版社,2015:964-972.

[2] AHADPOUR M, ESKANDARI M R, MASHAYEKHI V, et al. Mitochondrial oxidative stress and dysfunction induced by isoniazid: study on isolated rat liver and brain mitochondria [J]. Drug Chem Toxicol, 2016, 39(2):224-232.

[3] ASHRAF M I, EBNER M, WALLNER C, et al. A p38MAPK/MK2 signaling pathway leading to redox stress, cell death and isehemia/reperfusion injury [J]. Cell Commun Signal, 2014, 12(1):6-7.

[4] BAIRD A E, WARACH S. Magnetic resonance imaging of acute stroke [J]. J Cereb Blood Flow Metab, 1998, 18(6):583-609.

[5] BROUGHTON B R S, REUTENS D C, SOBEY C G. Apoptotic mechanisms after cerebral ischemia [J]. Stroke, 2009, 40(5):E331-E339.

[6] BURROWS A M, BROWN D A, KLAAS J P, et al. Cerebral blood flow and metabolism and cerebral ischemia [M]//WINN H R. Youmans and Winn neurological surgery. 7th ed. Philadelphia: Elsevier, 2017:5381-5420.

[7] BYKOWSKI J L, LATOUR L L, WARACH S. More accurate identification of reversible ischemic injury in human stroke by cerebrospinal fluid suppressed diffusion-weighted imaging [J]. Stroke, 2004, 35(5):1100-1106.

[8] CHAVEZ J C, HURKO O, BARONE F C, et al. Pharmacologic interventions for stroke: looking beyond the thrombolysis time window into the penumbra with biomarkers, not a stopwatch [J]. Stroke. 2009, 40(10):E558-E563.

[9] CHRISTOPHE B R, MEHTA S H, GARTON A L A, et al. Current and future perspectives on the treatment of cerebral ischemia [J]. Expert Opin on Pharmaco, 2017, 18(6):573-580.

[10] FAN Y Y, HU W W, NAN F, et al. Postconditioning-induced neuroprotection, mechanisms and applications in cerebral ischemia [J]. Neurochem Int 2017, 107:43-56.

[11] JOHNSTON S C, GRESS D R, BROWNER W S, et al. Short-term prognosis after emergency department diagnosis of TIA [J]. JAMA, 2000, 284(22):2901-2906.

[12] KIM H Y, SINGHAL A B, LO E H. Normobaric hyperoxia extends the reperfusion window in focal cerebral ischemia [J]. Ann Neurol, 2005, 57(4):571-

575.

[13] LAMBERTSEN K L, BIBER K, FINSEN B. Inflammatory cytokines in experimental and human stroke [J]. J Cereb Blood Flow Metab, 2012,32(9): 1677 – 1698.

[14] LAMY C, OPPENHEIM C, CALVET D, et al. Diffusion-weighted MR imaging in transient ischaemic attacks [J]. Eur Radiol, 2006,16(5):1090 – 1095.

[15] LI P, STETLER R A, LEAK R K, et al. Oxidative stress and DNA damage after cerebral ischemia: potential therapeutic targets to repair the genome and improve stroke recovery [J]. Neuropharmacology,

2018,134(Pt B):208 – 217.

[16] MACDONALD R L, STOODLEY M. Pathophysiology of cerebral ischemia [J]. Neurol Med Chir, 1998,38: 1 – 11.

[17] OSTERHOLM J L, FRAZER G D. Pathophysiologic consequences of brain ischemia [M]//WILKINS R H, RENGACHARY S S. Neurosurgery. 2nd ed. New York: McGraw-Hill Book Co. , 1996:2033 – 2037.

[18] SPULER A, TAN W K M, MEYER F B. Molecular events in cerebral ischemia [M]//RAFFEL C, HARSH G R. Molecular basis of neurosurgical disease. Baltimore: Williams and Wilkins Co. , 1996:248 – 269.

89 缺血性脑血管病

 随着我国工业化、城镇化、老龄化进程的加快,疾病谱也在发生显著变化,心脑血管病等慢性非传染性疾病已成为严重威胁我国居民健康的重要危险因素,并呈现"井喷"态势。脑卒中发病率正以8.7%的速率上升,我国每年新发卒中人数超过300万。脑血管病的人群年发生率在(150～200)/10万,其中缺血性脑血管病占75%～85%。据2010年《中国卫生年鉴》中的数据统计显示,脑卒中已成为我国国民第1位的疾病死亡原因。急性脑血管病不仅具有发病率高、病残率高、病死率高、复发率高的"四

高"特点,而且由此造成的经济负担高,脑卒中给我国每年带来的社会经济负担达400亿元。脑卒中筛查与防治是一项包括规范筛查、健康教育与生活行为指导、内科用药、外科手术与介入治疗、康复医学、专科护理、疾病管理等多方面工作的系统性工程。

 缺血性脑血管病的病理生理详见第88章"脑缺血的病理生理和临床检查",这里只介绍与缺血性脑血管病外科治疗有关的内容。脑缺血可分全脑性与局灶性,前者由于心脏停搏、严重心律不齐或系统性低血压等引起全脑血供障碍,属内科治疗范围。后

者见于脑血管局部狭窄或阻塞,加上脑侧支循环不良而引起,其治疗包括内科和外科疗法。随着现代影像学技术的不断发展,缺血性脑血管病的影像诊断有了显著提高,外科手术和新开展的介入治疗也都取得了很大的进步。在清醒猴脑卒中研究模型中,可见下列 3 种脑缺血阈值:①神经功能缺血阈值。脑血流量(CBF)由正常的 $55\sim56$ ml/(100 g·min),降到 23 ml/(100 g·min)以下时,出现肢体偏瘫。②神经元电活动缺血阈值。CBF<20 ml/(100 g·min),脑电活动减弱;CBF 每分钟 $10\sim15$ ml/100 g,电活动处于静息状态。③膜泵功能缺血阈值。CBF≤10 ml/(100 g·min)时,ATP 耗尽的神经元释放 K^+ 浓度升高,并伴有神经元内钙超载和胶质细胞内 Na^+、Cl^- 和水的异常增加,一般认为人类的脑缺血治疗窗为缺血发生后 $3\sim6$ h,如侧支循环好,大脑中动脉阻断 8 h 恢复血流,预后仍好。局灶性脑缺血的中央区(又称暗带)的神经元多处于膜泵功能衰竭,即使在短时间内恢复脑血流,仍不能存活。但是缺血的周边区(半暗带)的神经元处于电活动或功能缺血阈之间,尚能耐受较长时间缺血而不发生死亡。现代外科治疗脑缺血就是利用半暗带的神经元耐受缺血的时间(治疗窗),采用各种方法恢复脑血流,挽救濒死的神经细胞。治疗窗的大小取决于缺血时间和有效侧支循环的建立,时间就是大脑的概念正在逐步普及。随着 2017 年 DAWN 研究(临床-影像不匹配)与 2018 年 DEFUSE-3(灌注-梗死不匹配)研究结果的发表,外科治疗缺血性脑血管疾病更趋于精准。

89.1 颈动脉狭窄的外科治疗

89.1.1 颈动脉狭窄常见的病因

(1) 动脉粥样硬化

最常见的病因,常多发并累及颈总动脉分叉、颈部颈内动脉(ICA)、海绵窦内 ICA、基底动脉和大脑中动脉(MCA)等。在颈总动脉分叉的病变往往同时累及颈总动脉(CCA)的远心端和 ICA 的近心端,病变主要沿动脉后壁扩展,提示局部脑血流冲击血管内膜所致。

(2) 颈动脉纤维肌肉发育不良

为一种非炎症血管病,以引起颈动脉和肾动脉狭窄为其特征。好发于 $20\sim50$ 岁白种女性。常同时累及双侧颈动脉、椎动脉,但 CCA 分叉常不受累(异于

动脉粥样硬化)。20%~40%的患者伴颅内动脉瘤。

(3) 颈动脉内膜剥离

有外伤和自发 2 种。外伤者由于旋转暴力使颈过伸,颈动脉撞击于 C_2 横突上。自发者常伴动脉粥样硬化和纤维肌肉发育异常。本病血管造影典型表现:CCA 分叉远端颈部颈动脉呈鸟嘴状狭窄或阻塞,可延伸达颅底,有时伴动脉瘤。

(4) 颈动脉蹼

颈动脉蹼(carotid web)是位于颈动脉球部后壁颈动脉分叉处突向于管腔内的薄膜样结构,其组织学特点为纤维肌性发育不良的非典型性变异并伴有内膜纤维化与增生。其最早由 William 在 1967 年为 1 例 30 岁的缺血性卒中患者行全脑血管造影时发现,颈动脉蹼被认为是导致反复发作同侧缺血性卒中的隐匿性危险因素。由于颈动脉蹼的发病率较低,临床对其缺乏足够了解。

89.1.2 超声检查

(1) 颈部动脉超声检查

可采用彩色血流、能量多普勒和高分辨率 B 型超声对颈动脉进行全面的横向和纵向扫描以获得 CCA、颈外动脉(external carotid artery,ECA)和 ICA(包括球部和远端)的完整图像。

彩色血流双功能超声扫描是一种无创性技术,可提供 CCA 及其分叉及 ICA 动脉壁轮廓清晰的图像,并可显示颈动脉不同节段的涡流。虽然具有操作人员依赖性,但无神经系统损伤、容易操作且可重复性强。为获得准确、可靠的结果,对该检查进行标准化至关重要。因此,建议在超声报告中针对测得的血流速率及报告的狭窄程度应当注明是采用基于相对于颈动脉球血管造影狭窄程度的欧洲颈动脉外科手术试验(European carotid surgery trail,ECST)法还是北美症状性颈动脉内膜切除试验(North American symptomatic carotid endarterectomy trial,NASCET)法图像。

能量多普勒成像和对比增强超声能更加准确地识别通过颈动脉狭窄部位的低血流及鉴别闭塞前狭窄状态与完全闭塞。高分辨率 B 型超声是一种评价动脉粥样硬化斑块结构特征的合适方法,可显示表面溃疡及斑块内部回声和异质性。

计算机辅助分析与高分辨率 B 型超声图像相结合能够对图像特征进行标准化分析,从而更加客观和准确地评价斑块的回声特性。在图像标准化之

后,可采用灰阶中位数(grey-scale median,GSM)来衡量斑块的总体回声特性和斑块内低回声区的像素百分比。在图像标准化后,斑块表面溃疡、低GSM(<25)、斑块异质性和斑块内接近管腔位置的无回声区是斑块易损性的超声表现,针对该类患者应考虑选择适当的治疗并提高随访频率。

(2)经颅多普勒超声

使用经颅多普勒超声(TCD)监测能检测和评价单侧无症状狭窄患者的对侧血液代偿程度。压迫狭窄侧血管后监测血流方向变化可用来判断当一侧血管闭塞时是否有充足的对侧代偿血流。如果存在充足的代偿血流,则可能没有必要对这类患者进行手术。

虽然没有Ⅰ级证据表明TCD必须作为颈动脉狭窄治疗的一种常规监测手段,但是普遍认为在手术过程中及术后短期内进行TCD监测是有益的,尤其针对高危患者的术中TCD监测更有必要。术中通过TCD的监测不但能检测到手术过程中剥离内膜时出现的任何栓子,还能通过MCA的流速监测提示术中有无应用临时颈动脉转流管的必要。在术后早期TCD监测如果发现MCA血流速度下降,可能提示内膜剥离部位由于血栓形成而造成狭窄,需要引起注意。如果血流速率明显加快,提示需要警惕发生过度灌注综合征的可能。

89.1.3 外科治疗的机制

研究显示,颈动脉管腔狭窄<70%时,CBF仍保持不变。可是,当狭窄≥70%,管腔横切面减少90%,即引起CBF显著减少。由于脑有丰富的侧支循环,如脑底动脉环、颈内动脉与颈外动脉的交通支、软脑膜动脉间的交通支等,即使脑动脉完全阻塞,可不引起任何神经功能障碍。动脉管腔内血栓形成或栓塞是错综复杂的过程,受下列多种因素相互作用:血液成分、血管壁内膜、局部脑血流的特征(如流速、漩涡等)。颈动脉粥样硬化引起管腔高度狭窄是上述诸因素所促成的血栓所致,因此颈动脉外科治疗之所以能防治脑卒中,不仅是由于增加了CBF,而且也在于消除潜在的脑血栓和栓塞的根源。

89.1.4 颈动脉内膜切除术

(1)手术适应证和禁忌证

1)适应证:

A. 对于近期发生TIA或6个月内发生缺血性卒中合并同侧严重(70%~99%)颈动脉狭窄的患者,尤其是伴有溃疡斑块者,如果预计围手术期并发症发生率和死亡率风险<6%,推荐进行颈动脉内膜切除术(CEA)(Ⅰ级推荐;A级证据)。如双侧动脉均有狭窄,狭窄重侧先手术。如双侧狭窄相似,选择前交通充盈侧先手术。如颈动脉近端、远端均有病灶,应选近端先手术(Ⅰ级推荐;A级证据)。

B. 对于近期发生TIA或6个月内发生缺血性卒中合并同侧中度(50%~69%)颈动脉狭窄的患者,如果预计围手术期并发症发生和死亡风险<6%,推荐进行CEA,取决于患者的个人因素,如年龄、性别和并存疾病(Ⅰ级推荐;B级证据)。

C. 无症状颈动脉狭窄者应根据狭窄程度、侧支循环、溃疡斑部位、CT或MRI脑梗死灶及围手术期的预计并发症率等因素决定手术与否。

D. 不建议给颈动脉狭窄<50%的患者施行CEA(Ⅰ级推荐;A级证据)。

2)禁忌证:

A. 12个月内颅内自发出血。

B. 30 d内曾发生大面积脑卒中或心肌梗死。

C. 3个月内有进展性脑卒中。

D. 伴有较大的颅内动脉瘤,不能提前处理或同时处理者。

E. 慢性完全闭塞但无明显脑缺血症状者。

F. 颈动脉完全阻塞,并且血管造影显示没有侧支逆流到达岩骨段ICA。

G. 凝血功能障碍,对肝素及抗血小板类药物有禁忌证者。

H. 无法耐受麻醉者;重要脏器如心、肺、肝和肾等严重功能不全者;严重痴呆。

3)手术时间选择:迄今仍有争论。不论是短暂性脑缺血发作(TIA)还是完全性脑卒中,如不治疗,脑缺血或梗死的再发率明显增高,因此,及时检查和治疗是必要的。急性缺血性脑卒中在发病6周后手术较为安全,对于近期出现症状发作,影像学检查提示为不稳定斑块时应尽量争取尽早手术,可以建议于2周内手术;对于TIA或轻微卒中患者,如果没有早期血管重建术的禁忌证,应当在事件出现2周内进行干预而非延迟手术。对急性颈动脉阻塞,如血管造影显示侧支循环血流可到达岩骨段ICA者,应急诊手术。如为双侧病变,根据临床情况两侧手术间隔可以在2~4周,有症状侧和/或狭窄严重侧优先手术。

4) 手术要点和注意事项：

A. 麻醉要点：可全麻或局麻，但不论用哪种麻醉，均应保证脑和心脏的正常血供，因此，术时应监测动脉压、中心静脉压或肺动脉楔压等。诱导麻醉宜用短程巴比妥类或依托咪酯(宜妥利，etomidate)。为避免插管时咳嗽，可静脉给吗啡类药和利多卡因。皮肤切口用局麻药阻断浅颈丛，可减少全麻药用量。

B. 手术方法：患者双肩下垫小枕，使颈部过伸，下颌转向手术对侧，上半身抬高20°。沿胸锁乳突肌前缘做纵向皮肤切口，上方自乳突尖端开始，下方到达甲状软骨下缘；当斑块位置较高时，可将切口沿下颌缘向后上转折，以免伤及面神经下颌支。沿皮肤切口将颈阔肌切开，在切口的上部，有耳大神经在颈阔肌深面交叉而过，予以保留，以免术后耳部麻木。沿胸锁乳突肌前缘将深筋膜切开，游离胸锁乳突肌前缘。在切口的下段，向外牵开胸锁乳突肌后，即可见其深面的颈内静脉的内侧缘，游离并向外侧牵开，结扎进入颈内静脉内侧面的分支(包括跨越颈动脉分叉的面总静脉)。暴露颈动脉，在其表面，颈内静脉的内侧，可见舌下神经降支，后者与颈动脉分叉并无固定的解剖关系，有时可在分叉下方2～3 cm处。因此，应小心寻找和游离，向内侧牵开并保护之。颈外动脉常发出一肌支到胸锁乳突肌，在舌下神经降支段中部交叉，将此动脉结扎后切断，即可将舌下神经向上牵开，置于术野边缘。在解剖过程中常会遇到小静脉丛，应先电凝或结扎后切断。

沿颈内动脉向上解剖2～3 cm，直至二腹肌的下后缘，如动脉硬化斑的上极超过二腹肌与颈内动脉的交叉点，可将二腹肌切断，沿颈内动脉继续向上解剖。沿颈内动脉向下解剖，直至分叉点下方2～3 cm，达动脉与肩胛舌骨肌的交叉点。如果硬化斑的下极在肩胛舌骨肌的下方，可将该肌向下牵开，不必切断。暴露颈外动脉起始段、甲状腺上动脉，用动脉夹或控制带将颈外动脉暂时阻断，用小动脉夹将甲状腺上动脉也暂时阻断。暴露及解剖颈动脉窦时，应先用1%普鲁卡因将其封闭，阻断神经反射，一般不必去神经。如果颈内动脉因动脉硬化而有弯曲和扭折，可将颈动脉窦去神经后与四周分离，将动脉向前方牵引，以利显露。将颈总动脉、颈内动脉和颈外动脉都解剖游离后，在颈总动脉与颈内动脉上各套上控制带。在阻断颈内动脉血流之前，静脉注

射肝素50 mg，等待5 min，再将控制带收紧以阻断颈动脉的血流。

为了在切除动脉内膜期间保持脑部有连续血流，争取较充分的手术操作时间，可以施行颈动脉分流的措施，即用一根分流导管插入动脉硬化斑近方的颈总动脉和远方的颈内动脉，将分流导管外的球囊打起，以使血液既不能流出动脉，又可经分流管向颅内供血。但目前对其使用的适应证尚有争议。

通过麻醉师确定患者情况良好、适度升高血压后，就可以进行动脉内膜切除术。先用无损伤动脉夹将颈总动脉夹住，这样做一方面可测定有无脑部供血不足，同时可减少血栓脱落机会。将甲状腺上动脉和颈外动脉(在甲状腺上动脉的远端)用动脉夹夹住。如颈内动脉已完全阻塞，则不必钳夹；否则也用动脉夹夹住。轻轻按摸暴露的动脉，就能找出动脉硬化斑的所在。在硬化斑的远方纵向切开颈动脉。在这里几乎经常能找到一个血凝块。放开颈内动脉上的动脉夹。如果血块尚未充分机化，则从颈内动脉远端来的血液逆流(来自脑底动脉环的血流)会将之冲出动脉切口。如颈内动脉已完全阻塞，这种现象并不发生，则可将Fogarty球囊导管在导丝的引导下插入颈内动脉的阻塞远端，打起球囊将动脉内的血凝块取出，直至血液逆流为止。如尝试数次后仍无逆流出现，表明血凝块已显著机化并与动脉内壁粘连，或血栓形成已深入颈内动脉远端，不能清除，可以改行复合手术的方法。

如有逆流血液出现，再用动脉夹将颈内动脉在切口远方夹住，向动脉夹远方注入肝素。将动脉切口向下延长，直至硬化斑下方。确认颈内动脉切口以上无硬化斑后，将分流导管一端先插入颈内动脉腔内，打起球囊，放开暂时阻断夹，使血流从颈内动脉远端反流经导管流出，然后将分流管的另一端插入颈总动脉中，打起球囊，松开暂时阻断夹，恢复颈内动脉中的血流。这部分手术操作要迅速和轻巧，不可使脑部缺血时间太长，注意勿将分流管阻断，或使动脉壁受压太重。

动脉内膜切除从颈总动脉开始，在硬化斑下端找出动膜内膜与中层间的分界面，沿此界面将硬化斑用剥离子轻轻剥离。剥离时注意勿使动脉壁的肌肉层受到损伤，保持动脉壁在术后仍具有一定强度，不致形成动脉瘤。硬化斑剥离后，局部动脉内膜缺失。沿此缺失区边缘有游离的动脉内膜，应予修剪平整。通常硬化斑长入颈内动脉数厘米，如长入长

度较长,厚度较薄,可予切断,将颈内动脉中无法暴露的硬化斑保留,不予切除。硬化斑切除范围:下方到达颈动脉分叉点下方 2 cm,上方到达颈内动脉的最远方暴露范围。颈外动脉内的硬化斑也尽可能予以切除。由于颈外动脉未曾切开,硬化斑的切除长度一般只有 0.5 cm 左右。据 Persson 等(1980)的观察,切除这一小段硬化斑后,颈外动脉在术后常发生阻塞。因此该式常在颈外动脉上另做切口,在直视下切除其内硬化斑。

动脉内膜的切口边缘必须用缝结予以固定,使其紧贴在动脉壁上,否则动脉内膜将被血流冲击,继续从动脉壁上剥离,成瓣状将动脉腔阻塞或引起动脉腔狭窄。在颈总动脉内的内膜切口可不予缝合固定。

大块硬化斑切除后,仔细检视动脉壁上的粗糙面,将遗漏的小片硬化斑清除。清除方法可用小棉球轻轻揩拭。用 0.9%氯化钠溶液冲洗动脉腔,去除所有血凝块及硬化斑碎块。

动脉切口用 6/0 单股尼龙线缝合。分 2 段进行,用连续缝法,先从颈内动脉远端开始。第 1 针缝在动脉切口的稍上方,第 2 针缝在第 1 针的较远方,结扎之。然后齐动脉切口上端缝合第 3 针,再向近端连续缝合,直至切口中段。缝针穿过动脉切口时,向前进方向倾斜 45°,使一串缝线呈"W"形绕过动脉切口。这样便于动脉切口对合后卷起,有利于止血,而且使动脉内壁更为平整。如果缝针穿过动脉切口时垂直于切口,不作倾斜,一串缝线将呈"N"形,不易将切口边缘对合后卷起。此缝合法仅适用于血管壁较软时。在使用人造血管时,由于人造血管壁较硬,缝合时无法卷起,仍以"N"形连续缝合较合适。然后从颈总动脉上的切口近端开始,同样先缝 2 针,结扎后连续向切口中段缝合。动脉切口缝合后最易发生的漏血点是在切口远、近两端点,缝合时的第1、2 针就是为了防止漏血(图 89-1)。

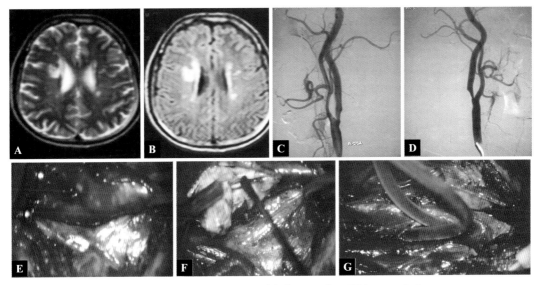

图 89-1　用间断缝线分层缝合伤口(用负压引流 24～48 h)
注:A、B. MRI 示双测多发脑楔压;C、D. DSA 提示双侧颈内动脉起始段狭窄;E～G. 术中照片。

上下两连续缝合间相距 1 cm 左右时暂停。卸去引流管的球囊,抽出引流导管,让血流短时间冲刷动脉腔,迅速收紧控制带,阻断血流。用肝素盐水反复冲净动脉腔后,将余下动脉切口缝合。这部分动作要迅速,以减少脑缺血时间。

放开动脉夹的次序:先放开颈内动脉上的动脉夹,使血液倒流进入颈外动脉。然后再将颈内动脉暂时再夹住,放开颈总动脉的动脉夹,使血流冲入颈外动脉,脉搏搏动 5～6 次后,再次开放颈内动脉的动脉夹,恢复脑部血流。这样的开放次序可使血管内的残留碎块冲入颈外动脉中。

C. 注意事项:

a. 术野识别装置:由于适当放大和良好照明是保证识别术野关键结构、小心切除血管腔表面疏松组织碎片、准确缝合动脉壁的重要条件,因此宜用显微镜或放大镜与头灯。

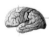

b. 术时监测:可根据需要选用或采用下列监测。

Ⅰ. 脑电图(EEG):能很好地间接反映全脑血供,为无创性检查。但它不能反映局部脑血流量(rCBF)变化和脑血栓的发生。

Ⅱ. 体感诱发电位(SEP):无创性检查,反映CBF变化较EEG敏感。

Ⅲ. TCD:无创性检查,反映脑底动脉环各主要动脉的血液流速,可动态观察和发现脑栓塞,但不能了解脑皮质血供情况。

Ⅳ. 颈动脉残端压:有创性检查,方法简便,但残端压与CBF关系不恒定。

c. 术时转流管应用:尚有争论,有主张用、不用或选择性用3种态度。转流管主要优点是在颈动脉暂时阻断时提供适当的脑血流,其主要缺点是可诱发脑栓塞,需要大的手术暴露和影响血栓斑块远心端的观察,因此不常规推荐放置转流管。华山医院主张在有脑电监护的情况下有条件地使用转流管,分析其EEG、SEP、运动诱发电位(MEP)等电生理指标,以决定在术中是否应用颈动脉转流管。术中以EEG监测切除手术最具指导作用,SEP与EEG监测具有一致性,而MEP的敏感性较差。对术中电生理监护有利于决定手术策略,避免手术并发症。

d. 颈动脉扩大缝合:对于切除内膜后是直接缝合动脉壁还是用补片扩大缝合动脉壁,目前有不同意见。理论上,后者较前者提供较大的血管腔和CBF,减少术后再狭窄和血栓形成的机会。但这需较多时间缝合颈动脉壁,意味着较长时间阻断颈动脉,术后有发生修补片破裂出血或动脉瘤形成。有作者根据术中颈内动脉的粗细来作为是否应用补片的依据,认为颈内动脉直径<4 mm是使用补片扩大缝合的指征。

e. 外翻式内膜切除:是在颈动脉分叉处斜行切断颈内动脉,分离增厚内膜,将外膜及中层向外翻起行内膜切除后原位端-端吻合颈动脉切口。此种手术方法的优点:内膜剥脱操作方便,仅需环形吻合血管切口,大大缩短了颈动脉阻断时间;吻合口位于颈动脉分叉膨大处,且为端-端吻合,不易产生狭窄;颈动脉阻断时间短,降低远期再狭窄的发生,可同时处理迂曲延长的颈内动脉;较低的颅内微栓发生率。缺点:对于斑块狭窄范围较大且颈总动脉和颈外动脉狭窄斑块远端距切口较远者,采用外翻式技术处理颈总动脉和颈外动脉狭窄斑块操作不便,而且环行切断颈动脉分叉处会破坏颈动脉体对血压的调节功能,容易引起术后高血压不易控制。

D. 术后处理:术时脑和心脏功能监测等措施要维持到术后24~48 h,并注意观察神经功能(包括意识、瞳孔、肢体活动)。同时注意水电解质平衡和颈部伤口检查。

清醒后即可给予拜阿司匹林片100 mg口服,每日1次。

E. 并发症:常见有脑梗死,可发生于术时或术后,围手术期脑卒中率为2.2%~5.5%,其中1/3为可逆性脑缺血,1/3为轻度脑卒中,1/3为重度脑卒中。其他有脑出血、心肌梗死、伤口出血或感染、脑神经(舌下神经、迷走神经、面神经、耳大神经、舌咽神经)损伤。颈动脉再狭窄多发生在术后6~12个月,原位缝合颈动脉再狭窄率为0~50%,有症状颈动脉狭窄者复发率为1%~2%。

(2)疗效

虽然CEA已有超过50年的历史,大样本随机对照试验结果显示CEA在有症状或无症状颈动脉狭窄治疗中的疗效比药物治疗明显,可减少TIA加重和脑卒中发生。

对于重度症状性颈动脉狭窄的治疗,1991年同时有NASCET和ECST 2项随机对照试验显示CEA能显著预防缺血性脑卒中的发生。对于颈动脉狭窄为70%~99%,症状性颈动脉狭窄侧神经功能症状不严重的患者,若CEA术中的重要并发症(卒中或死亡)发生率<6%,则可考虑采用CEA治疗颈动脉狭窄。

对NASCET、ECST与退伍军人管理局症状性颈动脉内膜切除术试验(Veterans Affairs cooperative symptomatic carotid stenosis trial,VACS)结果的综合分析发现,CEA对于颈动脉狭窄70%~99%的患者助益最大,5年可减少15.3%的死亡或任何脑卒中发生;对于颈动脉狭窄50%~69%的患者也有一定的益处,5年可减少7.8%的死亡或任何脑卒中发生。进一步分析显示,对于此类患者中男性、年龄>75岁、刚发生梗死性脑卒中即接受CEA治疗(2周内)者,CEA的助益较高。对于症状性颈动脉狭窄30%~49%的患者,CEA手术没有效果;对于狭窄0%~29%的患者,手术增加卒中的风险。因此,不建议将CEA用于治疗症状性颈动脉狭窄<50%的患者。

有研究认为,无症状性颈动脉狭窄超过50%,5年内发生血管疾病的概率增加50%。有3项随机试验比较了无症状颈动脉狭窄患者经CEA与内科治疗的疗效,包括退伍军人管理局无症状性颈动脉内膜切除术试验(Veterans Administration asymptomatic carotid endarterectomy trial,VAACET)、无症状颈动脉粥样硬化研究(asymptomatic carotid atherosclerosis study,ACAS)及无症状颈动脉外科试验(asymptomatic carotid surgery trial,ACST)。对VAACET、ACAS及ACST研究结果进行综合分析后发现,相对于内科治疗无症状颈动脉狭窄,CEA能减少3年内30%的脑卒中发生。对于无症状性颈动脉狭窄<60%的患者,不建议手术;≥60%的患者,手术需综合考虑,且要求围手术期卒中率和病死率<3%。

89.1.5 颈动脉血管成形术

颈动脉内膜切除术(CEA)对由颈动脉内膜血栓引起的重度颈动脉狭窄和症状性中度颈动脉狭窄的治疗效果明显优于药物治疗,从而奠定了CEA在治疗颈动脉狭窄中的"金标准"地位。但CEA手术有创伤,不适合于合并严重的心肺疾病、延伸至颅内的颈动脉狭窄、之前接受过颈部放射治疗及其他原因引起的颈动脉狭窄患者。相对于CEA,颈动脉血管成形术(CAS)具有微创、便捷、较少局部神经损伤等优势。国外颈动脉血管成形术的研究(Coward,2005)发现,在12 392次治疗中,成功率超过98%,脑卒中及死亡率为4.75%,3年颈动脉再狭窄率为2.4%。

(1)适应证

目前,根据指南的意见,对于有症状的患者,具有平均或较低的血管内操作并发症风险的,当颈动脉直径狭窄程度非侵袭性影像检查为>70%或导管成像检查为>50%时,需要CAS作为CEA的替代方案。对于症状性严重狭窄>70%的患者,当狭窄超出手术所能及、伴发内科疾病时大大增加手术风险,存在CEA后再狭窄、放疗诱导的狭窄等特殊情况时可以考虑进行CAS。接受CAS操作者,其围手术期并发症发生率和死亡率应当<4%~6%。

CAS特别适应证:不适合行CEA者,包括:①高位颈动脉狭窄;②外伤性或医源性颈动脉狭窄伴有颈动脉夹层动脉瘤;③颈动脉内膜纤维组织形成不良;④肿瘤压迫性颈动脉狭窄;⑤一般情况差

不能耐受手术;⑥动脉内膜切除术后再狭窄者。

(2)禁忌证

颈内动脉慢性完全闭塞者;颈动脉狭窄钙化斑明显成半圆形者;较大面积脑梗死急性期。

(3)手术实施过程

1)术前用药:术前3~5 d口服阿司匹林300 mg/d及氯吡格雷75 mg/d;术前1 d静脉持续滴注尼莫地平;术前肌内注射阿托品0.5 mg,预防术中迷走反射。

2)操作方法:

A. 在颈内动脉狭窄远端放置保护装置。

B. 预扩张:对于狭窄严重(血管腔直径<2 mm)、支架直接通过有困难者,可选用直径为3.5~4.5 mm的球囊进行预扩张。

C. 支架的选择:测定狭窄两端正常颈动脉的直径,决定需采用的支架型号和大小。

通常选择成形血管最宽处直径>1~2 mm的支架,一般ICA在5~6 mm,CCA在8~10 mm,支架的长度以能将病灶完全覆盖为宜。对于颈动脉狭窄的治疗,通常采用自膨式支架。

D. 放置支架:沿保护装置的微导丝输送支架,到达狭窄血管段适当位置时释放自膨式支架。

E. 行血管造影:检查支架放置的位置,评估狭窄的解除程度及血管狭窄段和远侧段的血流情况。

F. 后扩张:如未行预扩张,支架放置后狭窄血管扩张程度低于60%,可用球囊再次扩张狭窄部位。

G. 造影证实支架放置满意后,撤扩张球囊,收回保护装置。

3)注意事项:

A. 目前多主张预扩张时一步到位,避免支架放置后再扩张。

B. 在球囊扩张之前,给予阿托品0.5~1.0 mg肌内注射。

C. 操作中切忌反复扩张球囊,避免碎屑脱落造成远端血管栓塞。

D. 整个放置支架的操作过程中,需严密监测患者的神经功能状况及心率、血压,必要时给予升压药或者硝酸甘油以保持血压的平稳。

E. 支架的准确释放是手术成功的关键。

4)并发症:

A. 支架移位。

B. 脑动脉远端栓塞:CAS 治疗中最令人担忧的并发症是碎片脱落引起的远端血管的栓塞。栓子保护装置(emboli protection devices,EPDs)可减少施行扩张或支架放置时所引起的栓塞。但最新研究发现,在有或无栓子保护的 CAS 治疗后 MRI 检查却未显示有明显的 DWI 差异。栓子保护装置包括近端或远端的球囊阻断装置和远端滤器。尽管远端 EPD 能够清除血栓碎片,但不能完全杜绝栓塞并发症。EPD 难以通过狭窄部位,造成血管的损害、血流的阻断而引起缺血,不能保证所有的碎片被清除等都能够引起并发症。微孔滤器放置在颈内动脉狭窄远端,其主要优点是不阻断血流,但缺点是有较大的外径和硬度,通过严重迂曲狭窄的血管时操作相对困难。球囊阻断保护装置的外径相对较小,容易通过狭窄部位,但需要阻断血流。现尚无证据显示何种栓子保护装置的效果更佳,多采用伞状滤过装置保护。如血栓形成,可行血管内溶栓治疗。

C. 血管破裂:选择适当直径的支架,一般不超过狭窄段近端的 1.5 倍。一旦出现破裂,即采用球囊将破裂处动脉闭塞,并作外科治疗。

D. 心动过缓和低血压:系刺激颈动脉窦所致,可在手术前应用阿托品。

89.1.6 颈动脉内膜切除术与颈动脉血管成形术疗效比较的循证医学证据

迄今,已有多个随机临床试验比较 CEA 与 CAS 对颈动脉狭窄的疗效,其结果也带来了广泛的争论。最初,Leisester 的研究随机纳入症状性颈动脉狭窄超过 70% 的患者,有 17 例接受治疗后被中止,CAS 组约 70% 的患者发生神经系统并发症,CEA 组的发生率则为 0。2001 年,颈动脉和椎动脉狭窄血管成形术和外科治疗的研究(CAVATAS)显示,30 d 内 CAS 组脑卒中或死亡发生率为 10.9%,而 CEA 组为 9.9%,两者无差异,但明显高于 NASCET 及 ECST 的发生率,可能与病例的选取标准不同、使用血管成形术的经验较少、使用栓子保护装置较少有关。1 年后 CAS 组及 CEA 组的再狭窄率分别为 14% 和 4%,前者明显高于后者。3 年后同侧脑卒中发生率 2 组间无差异性。2004 年,高危患者保护装置下血管成形术和内膜切除术随机对照试验(stenting and angioplasty with protection in patients at high risk for endarterectomy trial,SAPPHIRE)

中 307 例高危患者分组进行使用 EPD 的 CAS 或 CEA 治疗,30 d 内并发症(心肌梗死、脑卒中、死亡)发生率在 CAS 组为 4.8%,在 CEA 组为 9.8%。1 年的并发症(心肌梗死、同侧脑卒中、死亡)在 CAS 组为 12.2%,在 CEA 组为 20.1%,CAS 组似乎优于 CEA。SAPPHIRE 的结果明显不同于 CAVATAS,这可能主要与其研究设计(SAPPHIRE 的并发症包括心肌梗死,这是导致差异的主因)、病例选取、血管成形术的改进有关。然而,Ecker 等综合以往试验分析发现,高危患者接受 CAS 或 CEA 治疗,30 d 内并发症(卒中、死亡、心肌梗死)发生率在 CAS 组为 3.3%,CEA 组为 3.2%。2006 年颈动脉内膜切除和血管成形术试验(SPACE)中 1 183 例症状性颈动脉狭窄超过 70% 的患者被随机分为 CAS 组或 CEA 组,CAS 组中有 27% 的患者应用了 EPD。30 d 同侧脑卒中、死亡发生率在 CAS 组与 CEA 组分别为 6.84% 和 6.34%,2 组之间无明显差异。法国卫生部主持的 EVA-3S 试验纳入了 527 例症状性颈动脉狭窄为 60%~99% 的患者(该试验由于安全性的原因被提前中止),结果显示,30 d 内脑卒中、死亡发生率,CAS 组(9.6%)显著高于 CEA 组(3.9%)。CAS 组和 CEA 组术后 6 个月脑卒中、死亡发生率分别为 11.7% 和 6.1%,提示 CAS 比 CEA 带来的风险更大。但 EVA-3S 研究中对进行介入操作的医师没有严格的要求,尽管 30 d 脑卒中、死亡发生率在不同医师治疗之间没有差异,还是让人怀疑术者经验之间的差异影响了研究的结果。2008 年,SAPPHIRE 的长期随访结果显示,3 年的并发症(30 d 内的死亡、脑卒中和心肌梗死及 31 d~3 年的死亡和同侧脑卒中)发生率在 CAS 组为 26.2%,在 CEA 组为 30.3%。对于高危的颈动脉狭窄患者,采用脑保护下的 CAS 治疗与 CEA 相比较没有明显差异。

2005 年,有 2 项针对之前发表的试验所作的综合分析研究认为,CEA 与 CAS 的 30 d 或 1 年的脑卒中或死亡发生率无明显差异,CAS 有较低的脑神经损伤和心肌梗死发生率。而 2008 年新的针对之前发表的试验所作的综合分析研究认为,CAS 的 30 d 内脑卒中、死亡发生率高于 CEA。

著名的 RCT 研究 CREST 试验结果于 2010 年正式发表,患者来自美国 108 个中心、加拿大 9 个中心。其入选条件包括:①3 个月内有 TIA、黑矇发作、轻度非致残性脑卒中且颈动脉狭窄程度≥50%(DSA)或≥70%(超声);②无症状患者,狭窄程度

≥60%(DSA)或≥70%(超声)。研究主要终点复合指标包括围手术期脑卒中、心肌梗死、死亡事件、4年内同侧脑卒中；上述指标分析由不了解治疗分组的研究委员会来执行并进行 NIHSS 评分、修正 Rankin 评分、TIA－卒中调查问卷评估；心肌酶、ECG 检查；术后颈部超声检查；SF－36 短期健康状况调查表评估。

试验结果：2 502 例患者(47％有症状,53％无症状)得到分析(随访时间中位数 2.5 年),其中 CAS 组 1 262 例,CEA 组 1 240 例,96.1％的 CAS 组患者使用了保护装置,90.0％的 CEA 组患者采用了全麻。结果发现,所有患者在围手术期脑卒中与死亡发生率,CAS 组高于 CEA 组(4.4％ vs 2.3％,危险比 1.90;95％ CI 1.21～2.98, P＝0.005),而有症状组 CAS 后脑卒中与死亡发生率为 6.0％±0.9％,明显高于 CEA 的 3.2％±0.7％(危险比 1.89,95％ CI 1.11～3.21, P＝0.02)。在无症状患者中 CAS 后脑卒中和死亡的发生率(2.5％)和 ACAS(2.3％)类似,低于 ACST(3.1％)；CEA 后脑卒中和死亡的发生率(1.4％)低于 ACAS 和 ACST。由此认为,在围手术期的脑卒中与死亡发生率,CEA 比 CAS 更低,但其心肌梗死与脑神经受损的比例更高一些。而关于 CAS 与 CEA 疗效比较的 meta 分析(Bangalore,2011),选取 13 个临床随机对照试验中的 7 477 例治疗患者分析,发现 CAS 在围手术期脑卒中发生率要比 CEA 高 67％,而 CEA 的心肌梗死发生率比 CAS 增加 122％。故得出结论：CAS 无论在围手术期还是中长期的随访中都具有比 CEA 更易发生脑卒中的风险,但可以减少围手术期的心肌梗死与脑神经损伤的发生率。

2016 年 2 月,《新英格兰医学杂志》(The New England Journal of Medicine,NEJM)先后公布了 2 项针对颈动脉狭窄的重磅研究数据,即 ACT－I 研究的 5 年随访结果和 CREST 研究的 10 年随访结果。CREST 研究针对颈动脉狭窄,前瞻性随机纳入 2 502 名颈动脉狭窄程度≥70％的患者,分别接受颈动脉支架与颈动脉内膜切除术治疗,并进行了长达 10 年的随访,以对比 2 种术式的疗效差异。结果显示,对于症状性和无症状性颈动脉狭窄患者,2 种治疗方法的围手术期脑卒中、心肌梗死等终点事件及术后长期同侧脑卒中的发生率均无显著差异。CAS 的手术疗效不弱于 CEA。但早期不良事件(大多为轻度脑卒中)在 CAS 组中有所增多。这一结果与主

要针对无症状性颈动脉狭窄患者的 ACT－I 研究结果一致。

CREST 研究具有严格的筛选、入组及随访标准,是目前为止关于颈动脉血管成形术预防脑卒中的研究中随访时间最长的。然而,CREST 的结果与 ACT－1 面临着同样的问题：2 项研究均缺乏合理的药物治疗对照组。对于颈动脉狭窄应当采取颈动脉血管成形术与颈动脉内膜切除术还是进行适宜的内科药物治疗,这一困惑将在后续的 CREST－2 研究中得到解答。

89.1.7 复合手术技术在缺血性脑血管病治疗中的应用

复合手术技术在神经血管疾病中的应用为复杂脑血管病的治疗提供了一种崭新的治疗模式。目前,神经外科复合手术主要运用于出血性脑血管病的诊治,而在缺血性脑血管病中应用相对较少。对于缺血性脑血管病,复合手术的应用主要集中于颈内动脉闭塞再通、多节段串联狭窄病变及逆行性插管颈动脉支架置入等方面。

颈动脉狭窄及闭塞是导致缺血性脑卒中的重要原因之一。CEA 和 CAS 治疗颈动脉狭窄的有效性和安全性已被多项前瞻性随机对照试验所证实,且 2 种治疗方式的长期预后并无明显差异。但 2 种治疗方式都存在一定的局限性。例如,当血管狭窄位置过高、动脉粥样硬化斑块节段过长时,单纯颈内动脉内膜切除很难实现血管重塑；而病变动脉过于迂曲、粥样硬化斑块严重钙化或颈内动脉慢性闭塞时,颈动脉血管成形术也难以实施。因此,对于复杂的缺血性脑血管病,单一的治疗方式很难达到理想的治疗效果,而复合手术技术给复杂缺血性脑血管病的治疗带来了新的突破。

(1) 颈动脉闭塞性疾病

颈内动脉闭塞是造成缺血性脑卒中的重要原因之一。研究发现,对于症状性颈内动脉闭塞患者即使经过规范的药物治疗,缺血性脑卒中的年发生率仍高达 6％～20％；而颅内外血管旁路移植术也仅能改善部分脑灌注不足,手术效果有限。国外 2 项随机双盲试验均表明颅内外血管旁路移植联合药物治疗与单纯药物治疗相比,并不能降低缺血性脑卒中的风险。而颈内动脉开通术可重塑颈内动脉解剖结构,显著改善脑血流灌注,但是目前国内外对于颈动脉开通治疗颈动脉闭塞仅限于病例报道,仍缺乏

循证医学证据。2019年,"慢性颈内动脉闭塞再通治疗中国专家共识"提出符合下列适应证时推荐行血管再通治疗:①有血流动力学障碍的慢性颈内动脉闭塞患者可能从血管再通中获益;②慢性颈内动脉闭塞血管再通术前应进行包括颈动脉超声、CTA、DSA、磁共振斑块分析等在内的综合评估,以预判手术成功率、围手术期风险及远期再闭塞率等;③闭塞远端在床突段及以上的非局限闭塞者的成功率低,并发症多、远期再闭塞率高,不建议尝试血管再通;④无血流动力学障碍的慢性颈内动脉闭塞不建议尝试血管再通;⑤闭塞段在床突段及以上的局限闭塞或床突段以下的长节段闭塞,经评估成功率高的可尝试血管再通治疗。血管再通手术根据病变特点不同可选择不同的治疗方案:①颈内动脉岩骨段以下的慢性颈内动脉闭塞首选CEA,术中可联合使用取栓球囊导管拉栓;②术前影像学评估考虑原始闭塞段在岩骨段以上的,无论闭塞长短均建议行单纯介入治疗;③慢性颈内动脉闭塞闭塞段自起始段至岩骨段以上的长节段闭塞,可考虑杂交手术或单纯介入治疗;④术前评估认为原始闭塞段在颈动脉起始段的慢性颈内动脉闭塞,手术均建议安排在复合手术室。由此可见,复合手术是颈动脉闭塞再通的最理想治疗方案。

1)术前准备:术前完善头颈部血管及灌注成像(CTA+CTP)、颈部彩色多普勒超声、颈部高分辨率磁共振以及全脑血管造影检查;术前3~5 d口服阿司匹林100 mg/d及氯吡格雷75 mg/d。

2)手术方法:Shih等最早报道3例通过复合手术行慢性颈内动脉闭塞再通。根据患者的不同情况,开通手术的方式也有差异,主要包括CEA+CAS或CEA+导管取栓术。手术主要步骤:患者首先行经股动脉穿刺造影,观察闭塞的位置、病灶长度、远端血流及侧支循环代偿情况;然后经颈部胸锁乳突肌前缘切口,显露颈动脉鞘后分离颈总动脉、颈内动脉和颈外动脉,无创血管钳阻断甲状腺上动脉、颈外动脉和颈总动脉,不阻断颈内动脉,纵行切开颈总动脉。完全剥除阻塞管腔的斑块至颈内动脉切开处最远端。斑块剥除后观察颈内动脉是否有血返流,若有返流,说明颈内动脉已开通,若无返流,部分缝合颈动脉,经颈动脉引入6F导管鞘,在路图下指导,微导丝导引微导管小心穿过闭塞段,到达远端正常颈内动脉内,并经微导管造影证实在正常血管内。用小号球囊由闭塞血管上段逐步向下扩张,取出栓

子,若取栓后有返流说明开通成功;若取栓后仍血液回流不通畅,于局部狭窄处置入颈动脉支架,股动脉穿刺造影确认支架位置及贴壁良好,颈内动脉闭塞段血流恢复通畅。手术显微镜下连续缝合血管壁,完成缝合后依次开放颈外动脉、颈总动脉和颈内动脉。

(2)颈动脉串联病变

复合手术治疗颈内动脉串联病变主要集中在对颈动脉分叉和弓上动脉(颈总动脉和头臂干)联合病变的治疗。Allie等在2004年即报道同期治疗颈总动脉近端和颈动脉分叉部位复合病变的颈动脉串联病变的治疗方案。一项关于复合手术治疗颈动脉串联病变的meta分析显示,30 d病死率和卒中事件发生率分别为0.7%和1.5%,手术成功率约97%。复合手术治疗颈动脉串联病变的方式有两种,一种为先行颈动脉内膜切除术,而后行颈总动脉支架成形术;另一种为先行颈总动脉支架成形术,然后行颈动脉内膜切除术。目前认为前者相对更加合理,因为一方面可缩短支架置入颈总动脉后闭塞的时间,减少支架内急性血栓形成的可能;另一方面先行颈内动脉内膜切除术可在动脉壁切口范围内置入动脉鞘,避免在颈总动脉先行穿刺,避免穿刺部位距离动脉壁切口过远而导致额外损伤。

1)术前准备:同"颈动脉闭塞性疾病"。

2)手术方法:经颈部胸锁乳突肌前缘切口,显露颈动脉鞘后分离颈总动脉、颈内动脉和颈外动脉,无创血管钳阻断甲状腺上动脉、颈外动脉和颈总动脉、颈内动脉,纵行切开颈总动脉后切除颈动脉斑块;然后经动脉壁切口置入动脉鞘,于X线辅助下行颈总动脉血管成形术,球囊扩张或支架植入闭塞的动脉节段;然后再连续缝合血管壁,复查血管造影证实颈动脉起始段及分叉处血流通畅。

3)术中及术后并发症处理:术中通过TCD持续监测脑血流量变化,若颈动脉开通后,TCD提示大脑中动脉血流速度增加>150%,则部分阻断颈总动脉,降低血压、逐渐开放,防止过度灌注,同时术后给予镇静、严格控制血压等治疗,必要时可联合脱水治疗,预防脑水肿;术后予以抗血小板治疗,阿司匹林100 mg/d和氯吡格雷75 mg/d口服。术后1周内复查DSA、CTA+CTP,出院后定期复查颈部血管超声或颈部CTA。

(3)椎动脉闭塞

关于症状性椎动脉闭塞,目前治疗经验较少。

国内有医生结合椎动脉内膜切除和支架置入技术,尝试了椎动脉闭塞的复合手术再通技术,也取得良好的疗效。但是目前仅限于个案病例报道,其手术的安全性及长期疗效仍有待进一步探讨。

89.2 颅内血管重建手术

颅内血管重建指用外科手术方法重新建立脑的侧支循环通路,包括颅内外动脉吻合(EIAB)、大网膜颅内移植、头皮动脉-硬脑膜动脉-颞肌-脑皮质血管粘连成形等方法。

89.2.1 颅内外动脉吻合的发展过程与相关研究的争论

早在 1951 年,Fisher 就提出颅内外血管之间搭桥治疗颅内血管阻塞疾病的理论,之后有不少实验室和临床作了尝试,均告失败。1961 年,Jackson 等首先在实验室应用显微外科技术吻合 2 mm 直径的小血管获得成功,这一重大突破鼓舞了外科医生对脑皮质血管吻合的尝试。1966 年,Yasargil 及 Donaghy 首先在狗身上成功地把颞浅动脉(STA)与大脑中动脉(MCA)皮质支吻合。1 年后他把这一手术应用于临床,开创了应用显微外科技术重建颅内血管治疗缺血性脑血管病的新篇章。此后,各种各样的手术方法层出不穷。

归纳总结较常用的手术方法如下:①颅内外血管直接吻合术,如颞浅动脉-大脑中动脉吻合术(STA-MCA)、枕动脉-小脑后下动脉吻合术(OA-PICA)等;②颅内外血管旁路移植术(EC-IC grafting operation),用以旁路移植的血管多为静脉,有时也用人造血管或动脉;③大网膜颅内移植术,常分为带蒂和带血管两种;④其他,如头皮动脉-硬脑膜动脉-颞肌-脑皮质血管粘连成形,常用于治疗 moyamoya 病。我国于 1976 年 3 月,首先由臧人和为 1 例闭塞性脑血管病患者施行 STA-MCA 吻合治疗获得成功。这引起了国内神经外科的广泛重视,掀起了手术治疗脑缺血性疾病的热潮,短时期内各省市较大医院均有大宗病例报道,累计可能达数千例之多,取得了一定的疗效。EIAB 作为治疗缺血性疾病的一种新方法,在应用初期难免有指征过宽的偏向。国际上于 1985 年发起了由北美、西欧和亚太地区百余个医疗中心组成国际合作研究组,进行前瞻性随机分组治疗,研究的结果发现 EIAB 并没有减少脑卒中发生的作用。这对 EIAB 的热潮起到了极大的降温作用。尽管 EIAB 的应用已明显减少,但围绕国际协作研究的方法和 EIAB 的应用仍然存在着争论,该试验没有将脑血流动力学损害作为独立因素进行分析。此后,很多学者提出对闭塞性脑血管患者中血流动力学损害的亚群行 STA-MCA 吻合术后,能够逆转"贫乏灌注"(misery perfusion),提高 rCBF,改善脑代谢。这使得已受到冷落的 EIAB 术在 20 世纪 90 年代中期得到了重新发展的机会,北美和日本在 21 世纪初再次进行了 2 次大规模的临床随机对照试验。

2011 年 11 月,JAMA 发表了北美颈动脉闭塞外科研究(carotid occlusion surgery study,COSS)。该研究将脑血流动力学受损的患者作为纳入标准,用来比较单纯药物治疗组与药物治疗加 EIAB 两者的疗效,共有美国及加拿大 49 个临床中心与 18 个 PET 中心参与,分别有 97 例入选手术加药物治疗组,98 例入选单纯药物治疗组。尽管该研究中血管吻合的通畅率围手术期达到 98%,随访时也达到 96%,氧摄取分数(oxygen extraction fraction,OEF)也由术前的 1.258 下降至 1.109,但是 30 d 内的脑卒中发生率在手术加药物治疗组高达 14.4%,远高于药物治疗组的 2.0%;2 年的脑卒中发生率手术加药物治疗组(21%)与单纯药物治疗组(22.7%)无明显差别。因此,研究得出结论:行 STA-MCA 吻合术并不能减少颈内动脉闭塞的脑低灌注患者再发生脑卒中的风险。可是,COSS 发表引起的争论问题比解决的多。例如,药物治疗"超出预计的疗效"。COSS 试验的研究者也认为手术组 2 年的再发卒中率并没有超出预计,但是药物治疗组的再发卒中率却明显低于预计(根据 20 世纪 90 年代末的文献数据)的 40%。因此认为,药物治疗的进展,尤其是他汀类药物的广泛使用使疗效得到明显提升,这是造成试验中止的主要原因,这一现象在另一项关于颅内支架的 RCT 研究(SAMMPRIS 试验)中也同样存在。因此很多研究者认为,COSS 研究中患者的入选标准存在问题,无法真正将高危患者入组。该研究中还采用半定量方法进行 OEF 评定,将患侧与健侧 OEF 比值设为>1.13 作为存在血流动力学障碍的指标首先受到质疑,这一方法可能影响了研究结果的准确性。Carlson 等(2011)认为在 COSS 研究中采用的 OEF 比值对研究患者的入组存在极大问题。其次,对于手术者能力的质疑同样存在。

尽管 COSS 研究对入选中心的医师资质有着严格的准入制度,但事实上,这个准入制度仅仅是经过 2 d 的培训课程或者是在那些少于 10 例经验的医师的指导下进行手术。因此,手术者的水平受到了极大质疑。尽管手术的桥血管通畅率很高,但是并发症发生率也相当可观。当然手术者仅仅是成功的一个重要环节,神经麻醉、术后监护及容量维持等都是必不可少的部分。笔者认为,颅内外血管重建术仍适用于内科药物治疗无效或疗效欠佳者。

89.2.2 颅内外动脉吻合的临床应用

(1) 患者的选择

目前,华山医院 EIAB 适应证可概括为如下几点:①TIA、轻-中型脑梗死,经规则药物治疗半年后疗效不佳者(有再发作);②全脑血管造影证实颅内血管狭窄或阻塞伴侧支循环代偿不充分或颈内动脉狭窄或阻塞不适合 CEA 或 CAS;③脑血流测定有相关区域的脑血流低灌注且相关区域内细胞代谢仍维持在一定水平(PET/SPECT)。禁忌证:①严重脑卒中发作急性期(4~6 周之内);②梗死面积大,已有严重的神经功能后遗症(NIHSS 评分>15 分,或 MRS 评分>3 分);③PET 提示相关缺血区域脑细胞代谢缺损;④严重全身性疾病无法耐受全麻手术。

(2) 手术方法

强调术中根据解剖的具体情况选择血管合适部位进行吻合,表 89-1 是各部位脑动脉的直径(Wollschlaeger 等,1967 年)。另外,术中轻柔仔细地处理血管、熟练的显微血管吻合技术及选择创伤小且得心应手的手术器械是手术成功的重要保证。

1) STA-MCA 术:STA-MCA 皮质支吻合是应用最广泛的一种方法,但是由于吻合的血管较细(平均直径 1~2 mm),所提供的血流有限(25~50 ml/min)。为了增加供血量,有下列几种技术可以选择:①增加供血动脉的口径,如利用锁骨下运动、颈总动脉、颅外动脉、颅外椎动脉作为供血动脉,经移植血管(如大隐静脉、桡动脉等)分别与颅内动脉吻合。这种方法可显著提高供血量(可达 100 ml/min)。②增加承血动脉口径,如与侧裂内 $M_{2\sim3}$(直径 3~4 mm)或床突上 ICA(直径 5~6 mm)吻合。但是,上述几种方法虽增加脑供血,但与 STA-MCA 相比,手术难度提高,术时需阻断脑血

流的时间相应延长,术后并发症也相应增多。

表 89-1 各部位脑动脉的直径(参考值)

动 脉	直径(mm)	
	右	左
颈内动脉	3.70~4.55	3.70~4.51
大脑中动脉	1.87~3.10	1.94~3.16
大脑前动脉	1.17~2.34	1.33~2.44
脉络膜前动脉	0.17~0.60	0.13~0.62
脉络膜后动脉	0.30~1.58	0.28~1.54
椎动脉	0.92~4.09	1.60~3.60
基底动脉	2.70~4.28	
小脑后下动脉	0.70~1.76	0.65~1.78
小脑前动脉	0.38~1.26	0.36~1.21
小脑上动脉	0.73~1.50	0.72~1.49
小脑后动脉	1.49~2.40	1.44~2.27
皮质动脉	0.50~1.50	0.50~1.50

手术在全身麻醉下施行。皮肤切口有改良翼点与弧形切口两种。做弧形切口时,皮瓣坏死的机会较小,但对脑皮质的显露区域较小。笔者主张通常选用改良翼点切口,切口尽量将颞浅动脉后支包入,手术时可以充分利用颞浅动脉的前支与后支进行吻合,但如果术前造影看到颞浅动脉前支已与眼动脉吻合构成脑部侧支供血,则只能用颞浅动脉后支与大脑中动脉分支进行吻合。切口深达皮下,在颞肌筋膜浅层与深层之间翻开皮瓣。找到颞浅动脉,分离出其前后支。将颞肌连同颞上线以上的骨膜一并翻起,注意保护颞深动脉网免受损伤。额颞骨瓣成形,注意保留脑膜中动脉主干与主要分支,并沿脑膜中动脉分支的两侧切开硬脑膜,暴露额颞脑皮质,选好皮质受血动脉。用浸有 3%罂粟碱溶液的棉片覆盖皮质动脉,以防痉挛。

放好手术显微镜。使用双极电凝和显微外科器械,在 16 倍显微镜下(物距 200 mm)将颞浅动脉(或其他动脉)仔细从血管床上游离出来。四周应留少许组织,这样既可避免损伤动脉的滋养血管,又可留作牵引之间。所遇小分支用双极电凝或 6/0 尼龙线结扎后切断,注意勿使动脉干发生狭窄。要游离足够长度,使吻合时没有张力。但也不宜太长,以免发生扭折。游离好后,在动脉近端用动脉夹暂时夹闭,远端用丝线结扎后切断,用肝素盐水冲洗管腔,用

2%普鲁卡因或3%罂粟碱棉片敷盖以防痉挛。

在外侧裂上缘的脑皮质选出1条大脑中动脉分支,其直径应是1.0 mm左右。在显微镜下,将选定作吻合的皮质动脉表面的蛛网膜用锐器切开,分离长约5 mm的一段。将动脉的小穿通支用双极电凝后切断,使动脉能从皮质表面分开。在动脉与皮质间垫入一片橡皮片或硅胶片,以保护脑组织。将游离的颞浅动脉吻合端用锐性切割法剥去动脉管壁四周的软组织(旁外膜),使动脉外膜裸露约2 mm长的一段。再将吻合端修剪成斜口。将颞浅动脉通过颞肌切口引到皮质动脉附近。用2个无损伤微型动脉夹将皮质动脉游离段的两端夹住,暂时阻断血流。在其侧壁用剃须刀做纵向切口或开成1个卵圆窗,窗口长2~3 mm。动脉腔用肝素盐水冲洗干净。将颞浅动脉的吻合端与皮质动脉切口行端-侧血管吻合。吻合时颞浅动脉的指向要使其血流冲向皮质动脉的近端。吻合时用10/0单股尼龙丝无损伤缝线。

先在皮质动脉切口两端打2个固定缝结,然后在两侧各间断缝合6~10针。先缝合反面,再缝合暴露面。缝线离吻合口边缘的距离不宜过远,大致与管壁厚度相等,以免产生皱褶和内膜损伤,并可防止外膜卷入管腔,或误将对侧管壁缝住。最后3针缝线结扎之前,要将动脉腔内的空气和血块洗净。在吻合过程中要经常用2%普鲁卡因溶液冲洗动脉壁,用肝素盐水冲洗动脉腔。缝合完毕去除动脉夹。先松开皮质动脉远端的夹子,以防止远端栓塞,这时常可看到来自侧支的倒流血液。再松开皮质动脉近端的夹子,这时可见吻合口和颞浅动脉搏动,表明吻合口通畅。最后松开颞浅动脉上的夹子,这时可见皮质动脉搏动增强,管腔饱满,吻合口喷血。缝合口出血可用橡皮片轻压片刻,多可止之。如出血不止,可在出血处补缝1针。如发现动脉狭窄,应拆开重缝。止血后用罂粟碱盐水棉片将手术区动脉覆盖,以防痉挛。烟雾病CTA-MSA吻合术如图89-2所示。

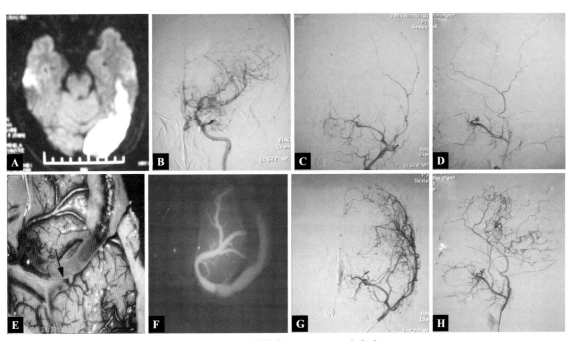

图89-2　烟雾病CTA-MSA吻合术

注:A. MRI示左侧颞枕叶大片梗死灶及右颞叶梗死灶;B. 脑血管造影示左侧大脑中、大脑前动脉闭塞,周围烟雾状血管形成;C、D. 脑血管造影示左侧颈外动脉造影,脑中膜中动脉少许代偿;E. CTA-MSA吻合术中照片;F. 术中吲哚菁绿造影示桥血管通畅;G、H. 术后随访示桥血管通畅。

在动脉吻合时,可静脉滴注低分子右旋糖酐500 ml(加丹参液16~24 ml)。手术室室温最好保持在25℃左右,以减少动脉痉挛和血栓形成机会。

皮质动脉的选择:可按下述3项选用合适的皮质动脉进行吻合。①皮质动脉的位置,应邻近颞浅或其他准备吻合的颅外动脉;②皮质动脉的直径与颅外动脉相近,应>1 mm,以1.4~1.8 mm为佳,直径要均匀;③皮质动脉的穿透支要少。在优势半球更要尽可能避免牺牲穿透支,减少小灶脑组织梗死机会。Chater(1976)在 50 例尸体上研究了额极、颞极、角回等 3 个最常用皮质吻合区,发现角回的颞后动脉或角回动脉最符合上述要求。在 35％的人体中,此处的动脉直径可达 2 mm(表 89 - 2)。

表 89 - 2　不同部位不同直径皮质血管的比例

血管直径(mm)	颞前区(%)	额后区(%)	角回区(%)
≥2	5	0	35
≥1.8	5	5	57
≥1.4	17	5	100
≥1.0	70	52	100

曾经认为受血动脉应选在临床、血管造影或 rCBF 检查提示灌注不足之处。但 Chater(1978)认为,只要受血动脉有足够大小、吻合口良好,对于大脑中动脉阻塞的患者,吻合后血液能够流向受血动脉的远、近两方,能增加整个中动脉分布区的供血;对双侧颈内动脉阻塞者,还能对同侧或对侧大脑前动脉,甚至对侧大脑中动脉供血。

在选择吻合位置时,要考虑大脑中动脉的血流方向:①颈内动脉闭塞时,大脑中动脉由眼动脉和前、后交通动脉供血,其血流方向与正常相同。此时吻合应选在脑部缺血区的近侧。②大脑中动脉狭窄,动脉血流减少但方向不变,吻合口应尽量靠近动脉狭窄区。③大脑中动脉近侧段闭塞,缺血区由大脑前、后动脉的侧支供血。这时大脑中动脉内血流方向常与正常时相反,吻合口应尽量选在大脑中动脉的远侧部分,以便吻合后的血流方向与吻合前的血流方向一致(Donaghy)。

2) OA - PICA 术:患者取坐位或侧卧位,头前屈用头架固定。做一侧马蹄形皮肤切口,从第 3 颈椎棘突开始,向上过枕外粗隆,在上项线上方弯向耳后乳突。将枕下肌从枕骨和寰椎后弓上分离后向下翻开,外侧直至乳突。枕下肌应在其枕骨附着区后缘的下方切断,以留下部分肌肉组织,便于关颅时缝合。在近乳突时,应小心不要伤及位于肌层内的枕动脉。在乳突后内方的乳突沟中用扣诊方法找出枕动脉,用小圆头剪将枕动脉与四周组织分离,小分支用双极电凝器电凝后切断。枕动脉与四周组织粘着较紧,其四周有薄壁静脉丛包围,在其远段还与枕大神经包裹在同一个筋膜鞘内,这些因素都增加了枕

动脉分离的困难。枕动脉位于二腹肌、头夹肌和头最长肌的深部,位于头半棘肌的表面。沿枕动脉向其近端解剖游离,一直至乳突沟内。在乳突沟内枕动脉的近端段应尽可能游离得长些,以便获得充分的长度。游离充分时,有可能将枕动脉远端较细部分切除 1～2 cm。吻合后枕动脉位于枕下,由乳突沟直接走行到颅后窝的吻合区。为使移植后枕动脉途径更直接,可将动脉深面的上斜肌切断。

做一侧枕下小骨窗。寰椎后弓也一并切除。纵向直线切开硬脑膜,其边缘向两旁悬吊。找出小脑后下动脉的延髓环,后者位于延髓旁,绕过延髓走行到小脑蚓部。在动脉下垫以硅胶薄片,将薄片的上下端分别缝合到骨窗边缘的硬脑膜或肌肉上,利用薄片的牵张将小脑后下动脉抬起。在小脑后下动脉上选定合适的吻合点后,对供血的枕动脉端进行吻合前准备,包括切取适当的长度、修整吻合口四周的组织、把吻合口切成鱼口状。然后在小脑后上动脉吻合口远近两端用动脉夹暂时夹住,在其侧壁上形成卵圆窗。先在吻合口腋部进行定位缝结,用双针 9/0 尼龙线从血管腔里面向外缝合固定。吻合口的其余部分用间断缝法缝合。一般宜先缝后壁,再缝前壁。由于枕动脉壁比颞浅动脉厚,用 9/0 针线较合适,用 10/0 或 11/0 针线缝合时,缝针不易穿过枕动脉壁,容易弯折。

吻合满意后,先放开小脑后下动脉远端动脉夹,再松开近端夹,最后取下枕动脉的动脉夹。小出血点用明胶海绵轻压片刻,多能止住。如出血不止,可补缝 1 针。取出硅胶片,复位小脑后下动脉。在枕动脉入颅腔与硬脑膜切口边缘的交叉点外,将硬脑膜向外侧作放射形切开,使枕动脉在硬脑膜缝合后由此裂孔进入颅腔。缝合枕动脉四周的硬脑膜时,不要太紧密,以免压榨动脉腔。由于脑脊液可从枕动脉四周渗出硬脑膜外,肌肉层缝合应紧密。切口缝合后枕动脉位于肌肉深部,沿水平方向进入颅腔。

伤口缝线在术后 2 周拆除。枕动脉搏动可在乳突后方摸出,如搏动消失则示动脉阻塞。

3) 大网膜颅内移植术:实验证明,移植的大网膜与脑表面的蛛网膜可发生粘连,形成血管沟通,有助改善脑的血供,防治脑缺血病。Goldsmith(1978)首先将带蒂大网膜移植于颅内,治疗缺血性脑血管病。随着显微血管外科的应用,游离带血管大网膜颅内移植成为可能,可克服带蒂大网膜颅内移植长度和供血不足等缺点。

本部分主要介绍带蒂大网膜颅内移植术。

A. 患者取仰卧位，头转向对侧，术侧肩下垫小枕。手术分腹部和脑部2个手术组同时进行。

B. 大网膜的游离和剪裁：取上腹部正中旁或正中切口，打开腹腔，检查大网膜有无缩短、粘连或纤维化后，把大网膜提出腹腔，平铺展开观察其血管分布，确定大网膜的血管类型。Ⅰ～Ⅳ型以大网膜右动脉为蒂，在无血管区将大网膜与横结肠分离，由左向右在胃大弯和胃网膜动脉弓之间将血管逐支结扎切断，使胃网膜动脉弓与胃大弯分开。Ⅴ型以大网膜左动脉为蒂，结扎切断血管方法同Ⅰ～Ⅳ型，但方向相反，即沿胃大弯由右向左分离。按照 Alday 法裁剪延伸大网膜，即可得到足够长度的大网膜。将带蒂的大网膜由腹部切口上端引出腹腔，大网膜经过的腹直肌鞘、腹直肌和腹白线均应横切开2～3 cm以防关腹后使大网膜受压，影响血液循环。在胸、颈和耳后，每隔15～20 cm 做3～4 cm 长横切口，用长血管钳分别在胸、颈和耳后做3～4 cm 宽的皮下隧道，使之分别与腹和颅内切口相通。把大网膜经皮下隧道引到耳后切口，用温盐水纱布垫妥加保护。应防止大网膜经过皮下隧道时受压和扭曲。缝合腹腔、胸、颈皮肤切口。

C. 大网膜颅内移植：做额颞顶大皮-骨瓣，翻向颞侧。剪开硬脑膜，翻向矢状窦。把大网膜由耳后切口引到颅内，平铺覆盖于大脑表面，并分别与蛛网膜和硬脑膜间断缝合数针，使其固定。缝合硬脑膜。切除骨瓣基底部分骨质，以防骨瓣复位时压迫大网膜。按常规关颅和缝合耳后皮肤切口。

4）皮质粘连血管成形术：上述大网膜颅内移植术是其中一种。利用头皮动脉、硬脑膜动脉或颞肌与大脑皮质粘连，形成血管，这是一种简便、经临床和实验室研究证实有效的方法，主要适用于moyamoya 病和儿童患者（详见第90章"烟雾病"）。

5）颅内外自体血管旁路移植术（EC－IC bypass grafting operation）：以下以大隐静脉移植为例进行介绍。

A. 理想的自体移植血管必须符合下列条件。①血管管径均匀，与皮质血管之比不应超过2.5：1；②管壁适中；③取材容易。临床多采用大隐静脉、头静脉或桡动脉。

B. 大隐静脉的游离和准备：在内踝前1横指处，沿大隐静脉作皮肤切口，向小腿近端延长。应围绕静脉两旁数毫米游离，保留大隐静脉外围的结缔组织，这样既可减少对血管的损害，又可利用结缔组织作为血管夹持物之用。静脉的小分支5/0尼龙线结扎，大分支则用3/0 或 4/0 丝线结扎。如分支撕破产生静脉壁上破口，可用 7/0 尼龙线做褥式缝合。游离足够长度后，在取下移植大隐静脉前，应在静脉壁上用缝线做好定位点，便于取下后辨认移植静脉的远近端和前后壁，以防止血管扭曲。

C. 结扎大隐静脉的远近端，取下移植段大隐静脉，用肝素盐水冲洗管腔，并做扩张管腔试验，扩张压力不可超过 200 mmHg（26.5 kPa），以免损伤血管。

D. 上述准备工作完成后，即可行血管吻合（方法同前）。由于静脉瓣的关系，大隐静脉的远端先与颅外动脉吻合（端-侧或端-端吻合），另端再与颅内动脉吻合。

（3）疗效与并发症

1）疗效：2006 年，日本颅内外自体血管旁路移植术随机对照试验（Japanese EC－IC bypass grafting operation trial，JET）公布中期研究结果，入选者为症状性颈内动脉/大脑中动脉狭窄闭塞，病侧经乙酰唑胺激发试验证实脑血流灌注低于对侧的患者，随机进行 EIAB 手术或药物治疗，2 年后发现手术组卒中率明显下降。华山医院神经外科（2012）总结 66 例非烟雾病性缺血性脑血管病患者行血管吻合术的疗效。结果显示，75.8% 的患者出院时神经功能（NIHSS 评分）得到改善。中期随访时 88.5% 的患者获得进一步改善。血管吻合的通畅率达到 99%。

2）并发症：常见的并发症包括吻合血管闭塞、吻合口出血、脑梗死等。近年来发生于颅内外血管吻合后的神经功能障碍（失语、肢体偏瘫等）被一些学者认为是脑血流动力学改变以后的高灌注综合征所致，这些症状往往在术后 7 d 内发生，并在短期内得以恢复，尤以烟雾病的患者术后更为常见，文献报道的比例，手术后为 16.7%～28.1%。Fujimura 等（2011）应用 SPECT 证实 102 例次的烟雾病颅内外自体血管旁路移植手术有 26 例次（21.5%）发生症状性的高灌注综合征，而同期 28 例动脉粥样硬化性血管闭塞或狭窄的颅内外旁路移植患者无一例发生症状性高灌注综合征。Kejia 等（2013）同样证实术后有 17% 的患者有经 SPECT 或 CTP 证实的症状性高灌注综合征，并发现 TCD 监测术后 MCA 的流速大于术前 50% 以上，与高灌注的发生显著相关。

89.3 颅内动脉粥样硬化的血管内治疗

药物治疗是颅内动脉粥样硬化性疾病的基础治疗。对需血管内治疗的有症状的颅内动脉粥样硬化患者,应在治疗前 3 个月内联合服用阿司匹林与氯吡格雷,然后给予阿司匹林,同时纠正高血压、血脂异常、糖尿病及吸烟等血管危险因素(Ⅱa 级推荐;B 级证据)。

89.3.1 经皮血管扩张成形术

经皮血管扩张成形术(percutaneous transluminal angioplasty, PTA)系指经皮肤穿刺动脉,送入特制的球囊导管,扩张狭窄的动脉,以恢复或改善动脉供血。本治疗方法最早应用于四肢动脉、肾动脉和冠状动脉病变,应用于脑动脉始于 1980 年,Sundt 等在治疗冠状动脉狭窄的启发下,用特制的导管扩张 3 例严重基底动脉狭窄的患者。由于在脑动脉应用 PTA 受到急性内膜夹层分离、血管破裂、血管弹性回缩及术后残余狭窄率高等原因影响,疗效不理想且有较高的并发症和危险性,因此曾一度被冷落。近 10 年来,由于微导管和血管内介入技术的发展,PTA 不仅广泛应用于治疗冠状动脉、股动脉、肾动脉等狭窄病变,在脑动脉的应用也重新引起人们的兴趣,尤其是亚极限血管成形术(submaximal angioplasty)技术理念的应用,术中选择尺寸略小于目标管腔内径的球囊,可有效地降低并发症的风险。虽然近年出现 PTA 治疗脑动脉成功的报告,但是由于脑动脉,特别是颅内脑动脉的解剖异于颅外动脉,如脑动脉管壁较薄,特别是内弹力层和肌层较薄,血管周围无软组织支撑,以及其供血的神经细胞对缺血的敏感性较高,因此,在开展脑动脉 PTA 治疗时应慎重。

(1) 适应证和禁忌证

1) 适应证:对于未接受最佳药物治疗的有症状颅内动脉狭窄(70%～99%)患者,推荐给予最佳的药物治疗而非血管成形术(Ⅱa 级推荐;B 级证据)。对于最佳强化药物治疗失败的有症状颅内动脉狭窄(70%～99%)患者可考虑行血管成形术(Ⅱb 级推荐;B 级证据)。

2) 禁忌证:出血性脑梗死、缺血性脑卒中急性期和脑动脉已完全闭塞。

(2) 治疗要点

1) 麻醉:宜用局麻,以便治疗时可监测患者的神经系统功能和体征。患者不合作时,可改全麻。由于 PTA 治疗脑动脉狭窄有一定的危险性和并发症,因此,治疗前应做好抢救和复苏的各项准备,以免措手不及。

2) 治疗要点:

A. 动脉穿刺部位:常用股动脉或腋下动脉。

B. 全身肝素化:治疗全过程应维持全身肝素化,可用肝素 70 IU/kg,使凝血时间≥200 s。

C. 按 Seldinger 技术,穿刺动脉,在导丝引导下把 2.0 mm(6F)诊断管送入颈部的颈内动脉或椎动脉。注入造影剂确定接近病变的路线。经可控方向的导丝送入不同直径的 Stealth 球囊导管,穿过动脉狭窄部。退出可控导线,送入有 Stealth 瓣的封闭金属丝,用含有造影剂的生理盐水膨胀气囊。一般扩张血管的压力为 608～1 216 kPa(6～12 atm),维持 10～20 s。在荧屏监视下确认狭窄被扩张。

D. 扩张成功的标准:追求最大限度地扩张狭窄的脑动脉,常引起血管壁的损伤,结果可发生血管破裂或血管再狭窄或阻塞。研究证实动脉管腔减小 50%,不会发生脑缺血。因此,PTA 纠正狭窄不必超过 50%,以获得适当脑血流为目的,而不是达到脑血管造影标准的狭窄消失。

E. Stealth 球囊导管的选择:有直径从 2～6 mm(按 0.5 mm 递增)的 Stealth 球囊导管,可根据狭窄段近端、远端正常血管直径和扩张需要选择。一般近端或中端椎动脉病变,选用直径 3～6 mm 的球囊导管,远端椎动脉或基底动脉者,选用 2～4 mm 的球囊。选用的球囊的长度应至少超过狭窄长度 5 mm。

F. 扩张完成后,排空球囊,经诊断导管注入造影剂检查扩张的效果。如动脉管腔仍狭窄或球囊附近有造影剂滞留,可重复扩张 1～2 次,再重复脑血管造影,检查扩张效果和有否发生远端脑栓塞。治疗目的达到,可拔管。动脉穿刺点压迫 15 min,确认不出血后敷盖消毒纱布。

G. 为防止加重脑缺血,球囊扩张时间应控制于 10 s,不超过 20 s。

3) 疗效:Ferguson 报告 147 例患者,其中男性 98 例,年龄 34～85 岁,脑动脉狭窄≥70%。83% 的患者经 PTA 扩张狭窄减至 50% 以下,5 例(3.4%)死亡。20 世纪 80 年代初有学者开始尝试球囊成形术治疗颅内动脉狭窄,但高并发症及高再狭窄率限制着这一技术的应用。直到近年来球囊导管和支架的柔顺性和压缩率不断提高,经皮腔内血管成形术逐渐用于治疗症状性颅内动脉狭窄。Marks 等报道,对 120 例患者共 124 处病灶进行单纯球囊扩张,总的围手术期 30 d 脑卒中和死亡发生率为 5.8%,同期文献报道的围手术期脑卒中和死亡发生率为 4.8%~8.0%。

89.3.2 颅内血管成形术

在血管内置入支架以保持管腔通畅的构想是由 Dotter 于 1969 年提出的。早期,支架成形术被广泛用于冠状动脉、髂动脉等血管的狭窄性疾病,但由于脑血管结构的特殊性,用于脑血管狭窄治疗的研究却较少。近年来,随着对脑血管病研究的深入、血管内介入治疗技术的成熟和完善以及高性能支架的问世,血管内支架成形术在治疗颈、椎动脉狭窄性疾病上取得较好效果,被认为是颇具前景的治疗手段。

（1）适应证与禁忌证

同经皮血管扩张成形术。

（2）支架种类

1）球囊扩张支架:支架的使用可以大大降低因夹层分离而发生的急性动脉闭塞的风险,因此原来主要应用于冠状动脉系统的球囊扩张支架已被用于颅内动脉粥样硬化治疗领域。目前绝大多数研究仅限于病例报告和单中心研究,缺乏大样本随机对照试验来明确其疗效和安全性。2004 年,第 1 项使用球囊扩张裸金属支架进行的多中心前瞻性非随机研究(stenting of symptomatic atherosclerotic lesions in the vertebral or intracranial arteries,SSYLVIA)显示,应用新型颅内支架治疗颅内动脉狭窄,技术成功率为 95%;术后 30 d 脑卒中发生率为 6.6%,无死亡病例;6 个月内颅内动脉再狭窄率为 32.4%。随着技术的不断成熟,其术后残余狭窄率要低于自膨式支架的优势得以显现,但也暴露出术中斑块挤压与移动堵塞穿支动脉的并发症,在治疗大脑中动脉与基底动脉时更为明显(图 89 - 3)。

2）药物洗脱支架(drug eluting stent,DES):药物洗脱支架是针对裸金属支架在治疗后易形成支架内再狭窄而设计的,但是目前 DES 支架过于僵硬,在实际操作中往往难以通过颅内血管,使其应用受到限制。

3）自膨式支架:目前,唯一获得美国 FDA 批准用于治疗颅内动脉粥样硬化的支架是颅内支架。

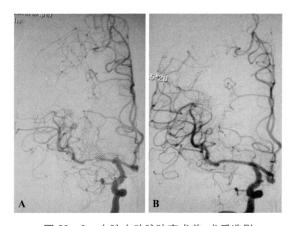

图 89 - 3 大脑中动脉狭窄术前、术后造影

注:A. 脑血管造影显示右侧大脑中动脉 M_1 段重度狭窄;B. 支架置入术后可见狭窄明显缓解。

（3）疗效

Gateway-Wingspan 系统是一种镍钛合金支架,2005 年应用于临床并进行注册研究。2007 年,来自美国的多中心研究中心率先报道了使用颅内支架 Gateway-Wingspan 系统治疗症状性颅内粥样硬化性动脉狭窄的效果。9 个月内共对 78 例患者的 82 处狭窄血管进行了治疗,技术成功率为 98.8%,治疗前平均狭窄率为 74.6%,经过 Gateway 球囊扩张后降低到 43.8%,经过支架置入后进一步下降为 27.2%。总的围手术期并发症发生率为 6.1%。Turk 等进一步研究 Wingspan 置入术后支架内再狭窄率(in-stent restenosis,ISR)时发现,年龄≤55 岁组的 ISR 明显高于年龄大于 55 岁组,2 组前循环的 ISR 均高于后循环;尤其在年龄≤55 岁组,床突上段病变血管最易发生 ISR;即便不考虑年龄,床突上段病变血管的 ISR 和症状性 ISR 均明显高于其他部位。2008 年,NIH 登记的多中心研究组报道了使用 Wingspan 支架治疗狭窄为 70%~99% 的 129 例症状性颅内动脉的效果,技术成功率为 96.7%,治疗前平均狭窄率为 82%,经过血管成形术后降低到 20%。6 个月的并发症(30 d 内任何卒中/脑出血/死亡或 30 d 后同侧卒中)发生率为 14.0%,远期随访发现再狭窄率≥50% 的发生率为 25%。

89.3.3 血管成形术与药物治疗对比的循证医学证据

SAMMPRIS(2011)试验是正规颅内支架的第 1 个 RCT 研究。该试验将颅内动脉狭窄 70%~99%,

且近期发生过 1 次 TIA 或脑卒中的患者随机分配到积极药物治疗组或积极药物治疗并行经皮血管成形术(Wingspan 支架系统治疗)组中。主要终点为入组后 30 d 或血管重建治疗责任病灶随访期内发生脑卒中或死亡,以及治疗 30 d 后责任动脉区域发生脑卒中。结果:试验原计划募集 764 名患者,但是随机化分组治疗 451 例患者后,因为 PTAS 组的 30 d 脑卒中或死亡发生率为 14.7%(非致死性脑卒中为 12.5%,致死性脑卒中为 2.2%),而药物治疗组的脑卒中或死亡发生率为 5.8%(非致死性脑卒中 5.3%,致死性脑卒中 0.4%,$P = 0.002$),由于支架组的脑卒中和死亡发生率显著高于药物治疗而提前终止。

多个随机对照试验(RCT)均发现,强化药物治疗后的主要脑卒中终点事件发生率远低于血管成形术后,其中包括 SAMMPRIS 试验(2011 年早期结果、2014 年最终结果和 2015 年的亚组分析,狭窄超过 70%的高危患者)、VISSIT 试验(2015 年,症状性颅内动脉狭窄)和 VAST 试验(2015 年,症状性椎动脉狭窄),而 2014 版美国心脏/卒中协会(AHA/ASA)发布的"卒中和短暂性脑缺血发作预防指南"也明确表示不推荐使用 Wingspan 颅内支架。然而血管成形术后不少患者症状明显改善的临床经验及早期临床研究本身存在的设计缺陷,推动新的临床研究的开展。国内首个单中心(2012)和多中心(2015)RCT 均证实支架组的安全性和有效性均不劣于药物组。2014 版"中国缺血性卒中和短暂性脑缺血发作二级预防指南"对症状性颅内动脉狭窄超过 70%的患者,推荐血管内介入治疗作为药物治疗的辅助手段。2019 年 Wingspan 支架上市后的监察(WEAVE 试验)提高了操作者的准入资质并严格把握了手术适应证,首次发现支架使用的并发症发生率及安全性优于药物治疗。目前认为,对于症状性中-重度以上颅内狭窄,医生的经验和患者的选择是决定临床结局的重要因素,个体化评价和精准治疗可能是今后探索的方向。

89.4 急性闭塞性脑血管病的治疗

由于急性闭塞性脑血管病的发病基础主要是血栓形成,血栓是由血小板黏附并释放二磷酸腺苷,使血小板相互作用和聚集,形成血小板栓子,然后纤维蛋白沉着,逐渐转化为纤维蛋白栓子。采用溶栓剂溶解血栓,使血管再通,从而达到恢复脑血流的目的,应当是治疗急性闭塞性脑血管病的最理想措施。

早在 20 世纪 60 年代就有人开始了急性脑梗死的溶栓疗法,但由于并发症较多和效果不佳,这方面的研究一度中断。近年来,随着对脑缺血病理生理的深入认识,尤其是半暗区概念的提出、PET 和 MRI 新技术的临床应用,急性脑梗死的早期诊断和半暗区的直接检测成为可能,溶栓治疗再次引起人们的关注,并已成为治疗急性闭塞性脑血管病的热点。多模式 MRI 用以确定脑组织可逆及不可逆损害区,评估缺血半暗带存在的范围和持续的时间,为超急性期溶栓治疗提供了客观全面的影像学证据。通过磁共振灌注加权成像(PWI)/弥散加权成像(DWI)不匹配区来确定缺血半暗带被认为是判定缺血半暗带的有效方法。另有研究认为,液体衰减反转恢复序列(FLAIR)/DWI 不匹配时提示患者发病时间可能在"溶栓时间窗"内,因此其也可以作为筛选适合溶栓对象的方法。

89.4.1 静脉溶栓的适应证与禁忌证

1996 年,FDA 批准重组组织型纤溶酶原激活剂(recombinant tissue plasminogen activator,rt-PA)用于明确证实发病 3 h 内且头部 CT 平扫排除脑出血的缺血性卒中患者的静脉溶栓治疗。2009 年,根据前瞻性随机安慰剂对照的欧洲急性脑卒中协作研究-Ⅲ(European co-operative acute stroke study-Ⅲ,ECASS-Ⅲ)的结果,推荐静脉 rt-PA 溶栓治疗的时间窗延长至 4.5 h。

(1)适应证

1)年龄 18～80 岁。

2)发病 4.5 h 以内(rt-PA)或 6 h 内(尿激酶)。

3)脑功能损害的体征持续存在超过 1 h,且比较严重。

4)脑 CT 已排除颅内出血,且无早期大面积脑梗死影像学改变。

5)患者或家属签署知情同意书。

(2)禁忌证

1)既往有颅内出血,包括可疑蛛网膜下腔出血;近 3 个月有头部外伤史;近 3 周有胃肠道或泌尿系统出血;近 2 周内进行过大的外科手术;近 1 周内有在不易压迫止血部位的动脉穿刺。

2)近 3 个月有脑梗死或心肌梗死史,但不包括陈旧小腔隙梗死而未遗留神经功能体征。

3）严重心、肝、肾功能不全或严重糖尿病患者。

4）体检发现有活动性出血或外伤（如骨折）的证据。

5）已口服抗凝药，且 INR＞1.5；48 h 内接受过肝素治疗（APTT 超过正常范围）。

6）血小板计数低于 100×10^9/L，血糖＜2.7 mmol/L。

7）血压：收缩压＞180 mmHg，或舒张压≥100 mmHg。

8）妊娠。

9）不合作。

根据 2019 年 AHA/ASA 发布的《急性缺血性卒中早期管理指南》，对于适用于阿替普酶静脉注射的患者，治疗的效果与时间相关，治疗的时间越早越好；醒后脑卒中或发病时间不明确但距正常/基线状态时间大于 4.5 h 的发病时间不明患者，在症状出现的 4.5 h 之内，MR-DWI 上的病灶小于 1/3 大脑中动脉供血区域并且在 FLAIR 上无明显可见的信号改变，进行静脉溶栓是获益的；对处于静脉溶栓治疗的患者，医生应当做好应对可能出现的包括出血、呼吸道受阻在内的血管源性水肿等并发症的治疗准备。

89.4.2 动脉溶栓

动脉溶栓可将纤溶药直接注入血栓内部，因此所需剂量相对较小，理论上可降低脑和全身出血并发症发生风险。静脉内溶栓操作简便、省时，但受药物剂量的限制和药物浓度被动稀释的影响，以至于难以在血栓部位形成有效的药物浓度，从而影响治疗效果。而且，许多静脉内溶栓在治疗前多未行血管造影检查，难以确定病变类型，亦不能监测用药，较动脉溶栓有许多不足之处。动脉溶栓为某些经过精心选择的脑动脉缺血性卒中（arterial ischemic stroke，AIS）患者提供了一种补充或替代静脉溶栓的治疗方法。

动脉内溶栓操作复杂，需要熟练的导管操作技术。动脉溶栓前行脑血管造影可以确定病变类型以指导治疗，如治疗过程中造影证实血管再通，则可立即停药。以往的指南认为：在经过选择的发病时间＜4.5 h 的严重脑卒中患者中进行动静脉联合溶栓治疗是合理的［AHA（Ⅱa 级推荐；B 级证据）；循证医学中心（Centre for Evidence-Based Medicine，CEBM）（Ⅱa 级推荐；B 级证据）］。

1999 年的卒中急诊联合治疗（emergency management of stroke，EMS）桥接试验及分别发表于 2004 年和 2007 年的 IMS-Ⅰ（interventional management of stroke-Ⅰ）和 IMS-Ⅱ 研究均应用动静脉联合治疗。IMS-Ⅱ 的结果证实了最初在 EMS 研究中观察到的动静脉联合溶栓的安全性和血管再通率增高，随访 3 个月的死亡率为 16%，较美国静脉 rt-PA 试验（21%）和欧洲静脉 rt-PA 试验（21%）明显降低，颅内出血发生率无明显差异（9.9% *vs* 6.6%），而且 3 个月的预后良好率明显好于单纯的静脉用药（OR≥2.7）。IMS-Ⅰ 和 IMS-Ⅱ 均显示，单纯静脉溶栓治疗很少能够实现闭塞的大血管再通。几项病例系列研究都验证这一观点。更大规模的 Ⅲ 期随机对照试验——IMs-Ⅲ 比较动静脉联合溶栓与单纯静脉 rt-PA 溶栓的疗效，结果提示虽然动静脉联合溶栓可显著提高血管再通率，但并未带来相应的临床转归改善。在溶栓治疗过程中，正确选择溶栓对象是确保治疗成功和避免出现并发症的关键所在。

89.4.3 常用溶栓药物

溶栓药物通过纤溶酶原激活途径促进血栓溶解。目前已经用于临床的常用溶栓剂有尿激酶（UK）和组织型纤溶酶原激活剂（t-PA），两者具有不同的药理特性，其中 UK 为非特异性溶栓剂，t-PA 则具有纤溶特异性。替奈普酶是近年来的一种新型溶栓药物，与阿替普酶相比，其半衰期更长，对纤维蛋白特异性更高，且对纤溶酶原激活物抑制剂-1 抵抗力更高。

（1）尿激酶

UK 是由人尿或人肾细胞培养物制得的一种蛋白酶，可直接激活血浆酶原而转化为血浆酶，无抗原性，以前在国内得到较广泛的应用。一般推荐用 UK 作为静脉内溶栓的剂量为 600 万 IU。UK 动脉内溶栓的剂量为 18 万～120 万 IU。目前国内动脉和静脉内溶栓多使用 UK，用药总量为 50 万～250 万 IU，用药时间不超过 2 h，一般在 1 h 内完成。

（2）组织型纤溶酶原激活剂

组织型纤溶酶原激活剂（t-PA）是一种分子量为 70×10^3 的丝氨酸蛋白酶。目前临床使用的 t-PA 主要是通过基因重组技术获得。t-PA 可以单链或双链的形式存在，但两者的纤溶特异性基本相同。t-PA 的作用原理：①可加速激活血浆酶原转化为血浆酶；②与纤维蛋白结合的t-PA能加速纤维蛋白与血浆酶原结合，从而加速上述激活过程；③能增加血栓局部的血浆酶原浓度。t-PA的溶栓作用强，不良反应较少，国内外已广泛用于临床。欧洲急性卒中研究协作组（ECASS）的t-PA静脉溶栓临床研究采用剂量为1.1 mg/kg，总量为100 mg，开始1～2 min给予10%的冲击量，其余量在1 h内用完。美国国立神经病学与卒中研究所（NINDS）建议的t-PA静脉溶栓剂量为0.9 mg/kg，最大剂量为90 mg，先予总量的1/10进行静脉冲击，其余量在60 min内滴完。t-PA动脉内溶栓的剂量为20～100 mg。静脉rt-PA溶栓治疗急性缺血性卒中是目前公认的一线治疗方案。阿替普酶是目前唯一被FDA批准的静脉溶栓药物。然而，阿替普酶也存在一些缺陷，如再通率低、颅内出血风险及半衰期短，需要持续静注。

（3）替奈普酶

临床Ⅱ期研究ATTEST比较阿替普酶与替奈普酶治疗急性缺血性脑卒中的效果。研究发现两者治疗急性缺血性脑卒中效果相似，但仍有待更大样本的临床研究验证。为此，挪威卑尔根大学神经科Logallo教授开展了旨在比较替奈普酶与阿替普酶在适合溶栓治疗的急性缺血性卒中患者中的安全性及有效性的临床Ⅲ期试验，结果发现替奈普酶并不优于阿替普酶，2种药物在安全性及有效性上均相似。但该研究纳入的患者大多数是轻型脑卒中，还需要更进一步的临床研究来明确其在重型脑卒中患者中的安全性及有效性，以及替奈普酶是否优于阿替普酶。在急性缺血性脑卒中静脉溶栓桥接血管内治疗中，EXTEND-IA TNK研究发现替奈普酶桥接治疗效果优于阿替普酶。因此，2019年AHA/ASA发布的《急性缺血性卒中早期管理指南》建议对无静脉溶栓禁忌，同时也适合行机械取栓的患者优选替奈普酶（单次静脉团注0.25 mg/kg，最大剂量25 mg）而非阿替普酶进行溶栓治疗。

（4）超声溶栓

2019年AHA/ASA发布的《急性缺血性卒中早期管理指南》指出，不推荐超声溶栓作为静脉溶栓的辅助治疗。

89.4.4 血管内取栓治疗

近年来血管内治疗的方法在不断更新，目前主要包括动脉溶栓/碎栓、支架取栓及抽吸取栓等方法。2015年，随着急性缺血性脑卒中血管内治疗的五大临床研究（MR CLEAN，ESCAPE，REVASCAT，SWIFT PRIME，EXTEND-IA）结果的公布，急性缺血性脑卒中的治疗进入了新纪元，而基于五大临床研究的成果，2015年AHA/ASA发布的《急性缺血性卒中早期管理指南》指出，对于发病6 h内经过静脉溶栓的前循环大血管闭塞的急性脑卒中患者进行血管内治疗是安全有效的，并将推荐意见调整为Ⅰ级推荐，A级证据。2016年，美国HERMS协作组对五大临床研究进行的meta发现，71%的患者经血管内治疗获得mTICI评分Ⅱb/Ⅲ级的再灌注，与单独药物治疗相比，血管内治疗后24 h NHISS评分明显改善，90 d预后良好率（mRS 0～2分）显著提高，死亡率显著降低。随后THRACE研究又进一步证实血管内治疗的安全性及有效性。以上六大临床研究取得突破性成果的原因主要在于采取了多模态的影像评估，既排除了非大血管闭塞性疾病，又通过灌注的评估来筛选病例。评估术前是否有足够的缺血半暗带，将有助于避免无效甚至有害的血管开通。六大临床研究中，除了MR CLEAN和THRACE研究外，其他四大研究都将术前灌注评估作为纳入排除标准；而MR CLEAN研究亚组分析结果提示，ASPECTS评分0～4分患者获益的优势比显著降低（OR＝1.09，95% CI 0.14～8.46）。而且通过多模态的影像评估，急性缺血性卒中血管内治疗的时间窗进一步延长。ESCAPE研究由于采用了更为可靠的小核心梗死区和较好侧支循环的评估，其血管内治疗的时间窗延长至发病后12 h。

在2018年相继发表的DWAN研究和DEFUSE 3研究进一步将血管内治疗的时间窗延长至发病后24 h。DAWN研究研究对于急性缺血性脑卒中发病6～24 h患者，根据临床症状与影像检查不匹配原则，选择"小梗死体积，大缺血半暗带"患者进行机械取栓仍可使患者明显获益；而DEFUSE 3研究根据"灌注-梗死不匹配"原则对急性缺血性脑卒中发病6～16 h患者进行血管内治疗，介入治疗组预后明显优于药物组，并且DEFUSE 3研究中有38%不符合DAWN纳入标准的患者进行血管内治疗也同样获益。因此，2018年AHA/ASA发布的《急性缺血性卒中早期管理指南》中将符合DAWN和DEFUSE 3研究纳入标准的急性缺血性脑卒中患者血管内治疗的时间窗由原来传统的6 h延长至

24 h。尽管多模态影像评估为急性缺血性脑卒中提供了更加精准的治疗,但同时也增加了术前评估的时间。至此,2019 年 AHA/ASA 对 2018 版《急性缺血性卒中早期管理指南》进行了调整和修改,指出当评估发病 6 h 内,ASPECTS≥6 的大血管闭塞患者时,优先使用平扫 CT+CTA,或 MRI+MRA 来筛选适合机械取栓的患者,而非进行灌注等其他影像学评估。

目前,血管内机械取栓主要包括支架取栓和抽吸取栓两种方式。Merci 取栓系统是最早的支架取栓装置,2004 年,FDA 首次批准在急性缺血性脑卒中中应用 Merci 取栓系统。随后,Solitaire 支架、Trevo 系统的出现,明显提高了支架取栓的再通率,Solitaire FR 装置是一种治疗急性缺血性卒中的可回收支架,闭环设计使得其在部分或完全释放后可被收回,起到再通闭塞血管的作用。支架导管通过闭塞血管的血栓后,打开支架随后可被回收,而非被永久性置留,在回收时作为血栓摘除装置,将血栓取出。因此,Merci 取栓系统逐渐被临床弃用。抽吸取栓最早源于 2009 年的机械负压抽吸系统(Pneumbra 系统),2013 年 Pneumbra 公司研发了一种基于新一代 Pneumbra 系统的血管内取栓术——直接吸引一次性通过技术(ADAPT)。五大临床研究奠定了支架取栓治疗急性缺血性脑卒中的地位,是急性缺血性脑卒中血管内治疗最常用的方式,关于支架取栓和抽吸取栓的效果比较一直充满争议。ASTER 研究、COMPASS 研究及 Penumbra Separator 3D 研究共同比较了支架取栓和抽吸取栓的临床疗效,三大临床试验皆证实抽吸并不劣于支架取栓。而抽吸取栓操作过程中不必将微导丝过血栓,通过负压直接抽吸血管,操作相对简单,且发生血管夹层或导丝穿孔的概率较小。因此,2019 年 AHA/ASA 发布的《急性缺血性脑卒中早期管理指南》提出当符合以下标准时,首选直接抽吸取栓的效果不劣于支架取栓:①脑卒中前 mRS 0~1 分;②症状性 ICA 或 MCA M_1 闭塞;③年龄≥18 岁;④NIHSS≥6 分;⑤ASPECTS≥6 分;⑥发病 6 h 内可开始治疗(股动脉穿刺)。随着材料的不断发展,机械取栓的方式也在不断进化和完善;近年来,支架取栓联合抽吸取栓技术开始兴起并逐渐崭露头角,目前常用的技术包括 SWIM、TRAP 及 PROTECT 技术等。总之,急性缺血性脑卒中的血管内治疗,从动脉溶栓逐步发展到机械取栓、抽吸取栓阶段,至于选择何种治疗方式,应根据患者的病情、医疗、经济条件进行选择,才能使患者获得更大的益处。

89.4.5 静脉溶栓桥接血管内治疗

五大临床实践的问世奠定急性缺血性脑卒中静脉溶栓桥接血管内治疗的基础,五大临床研究中约 5/6 的患者在行血管内治疗前进行了静脉溶栓治疗,桥接治疗与单纯静脉溶栓相比更能使患者获益。但针对血管内治疗前是否有必要进行静脉溶栓仍存在争议,因为对于大血管病变,单纯静脉溶栓很难实现有效的再通,且可能增加出血风险、延误血管内治疗的时机。HERMS 协作组分析了五大研究中 188 例不适合进行静脉溶栓的患者行血管内治疗的疗效,结果提示血管内治疗不应仅限于已进行静脉溶栓的患者,尽快地实现血流再灌注才是提高治疗效果的关键。有研究比较静脉溶栓联合血管内治疗和单纯血管内治疗的效果,发现桥接治疗预后明显优于单纯血管内治疗,因此静脉溶栓仍是治疗急性缺血性脑卒中的一线治疗方案。对于符合静脉溶栓指征的患者,即使正在考虑行血管内治疗也应先接受静脉溶栓治疗;但对于考虑进行机械取栓的患者,不应静脉溶栓后观察患者的临床反应后再行血管内治疗,以免延误血管内治疗的时机。

89.4.6 后循环脑卒中的血管内治疗

基底动脉闭塞虽然只占脑卒中的 6%~10%,但几项汇总分析显示再通失败的患者临床转归普遍很差。基底动脉闭塞经静脉和动脉溶栓后的血管再通率及其临床证据报道差异很大,这可能与临床表现、发病机制及基础疾病的严重程度差异有关。系统分析显示,采用动脉和静脉溶栓治疗基底动脉闭塞的血管再通率均在 50% 以上。目前,急性椎-基底动脉闭塞血管内治疗仍充满争议,已有研究指出支架取栓能够明显提高急性基底动脉闭塞的再通率,但其是否能够明显改善患者预后仍不确切。2009 年,基底动脉国际协作研究(basilar artery international cooperation study,BASICS)纳入 592 例患者,38% 的患者在发病 7 h 后接受抗栓药、静脉溶栓或动脉内治疗。BASICS 研究比较急性基底动脉闭塞药物治疗和血管内治疗疗效,显示血管内治疗效果并不优于单纯药物治疗。目前仍然正在荷兰进行的 BASICS 研究至 2019 年 8 月共纳入 226 例患者,已经进行了第 10 期中分析,结果仍然是阴性的。

目前,我国有 2 项关于后循环大血管闭塞血管内治疗的多中心登记研究,分别是由原南京军区南京总医院牵头的血管内介入与标准药物治疗急性基底动脉闭塞的多中心随机对照试验(BEST)与首都医科大学宣武医院牵头的中国急性基底动脉闭塞血管内治疗临床实验(BAOCHE)。

BEST 的研究属于一项多中心、前瞻性、开放标签的随机对照临床研究,意在比较取栓联合标准药物治疗与单纯标准药物治疗对急性椎-基底动脉闭塞脑卒中患者的疗效差异。入组患者将按 1∶1 的比例被随机分配至取栓联合标准药物治疗组(介入组)或单纯的标准药物治疗组(对照组)。对于分配至介入组的患者,术中操作以支架取栓(首选)和抽吸技术为主,在此基础上,可按技术者意愿继续采用动脉溶栓、球囊成形及支架置入等血管内治疗技术以利血管再通。该研究临床结局的主要终点依据为 90 d 时 mRS 0~3 分的患者比例;临床结局的次要终点包括 90 d 功能独立(mRS 0~2 分)的患者比例、90 d mRS 评分分布情况、24 h、5~7 d 时的 GCS 及 NIHSS 评分情况;影像结局的次要终点包括介入组的血管再通率(mTICI Ⅱb/Ⅲ级)、基于 CTA/MRA 检查的责任血管开通效果及 24 h 的 pc-ASPECTS 评分。评价安全性结局的主要终点指标为 90 d 死亡率;次要结局终点为症状性颅内出血发生率、其他严重不良事件及操作相关并发症等。该研究结果将按 3 种不同形式展现,依次为 ITT 分析(intention-to-treat analysis)、PP 分析(perprotocol analysis)及 AT 分析(astreated analysis)。ITT 分析即意向性分析,仅按患者的随机分组情况统计数据,一般认为其参考价值最大;PP 分析按随机分组(排除跳组患者)且未违反入排标准及不存在方案违背的情况统计数据;AT 分析不考虑随机分组情况,仅按患者实际接受治疗的情况统计数据。

从 2015 年 4 月 27 日至 2017 年 9 月 27 日,来自中国 28 家医疗机构的 288 例患者接受了筛选,该研究最初计划纳入 344 例患者,仅纳入 131 例患者被纳入研究并被随机分配至介入组(66 例)及对照组(65 例);在 65 例被随机分配至对照组的患者中,有 14 例(22%)接受了取栓治疗;在 66 例被随机分配至介入组的患者中,有 3 例(5%)仅接受了标准药物治疗。

2019 年 12 月 9 日,*Lancet Neurology* 发表了 BEST 的研究结果:在主要结局终点方面,基于 ITT 分析,2 组 90 d mRS 0~3 分的患者比例无明显差异(介入组 42% vs 对照组 32%,$P = 0.23$; adjusted OR=1.74,95%CI 0.81~3.74)。此外,两组患者的次要结局终点同样无明显差异。介入组患者的血管再通率为 71%。然而,基于 PP 分析及 AT 分析的结果表明,介入组患者 90 d mRS 0~3 分的比例显著高于对照组。此外,2 组患者 90 d 功能独立的比例及 mRS 评分分布情况同样存在显著差异。在安全性终点方面,2 组患者 90 d 死亡率相近,介入组患者 24 h 症状性颅内出血比例虽然稍高,但未达显著性差异。其余安全性结局终点在 2 组患者中同样无明显差异。

研究结论:整体而言,该研究由于跳组率较高等问题被迫提前终止,虽然 PP 分析及 AT 分析均展现出阳性结果,但更被大家所公认的 ITT 分析却未能展现出取栓治疗对于急性椎基底动脉闭塞的优势。

目前 BAOCHE 研究正在进行中,后循环大血管闭塞血管内治疗的效果仍需要更多随机对照试验进一步验证。

89.4.7 并发症

(1)再灌注损伤

溶栓后血管再通,缺血脑组织得以再灌注,不可避免地会出现再灌注损伤,可加重脑水肿或引起出血性转变。但近年研究发现早期再灌注可改善预后,缩小梗死体积,早期再灌注的益处远远超过其损害作用。通常脑梗死发病 12 h 内,缺血脑组织再灌注损伤不大,脑水肿较轻,而发病 12 h 后则可能出现缺血脑组织过度灌注,加重脑水肿,甚至向脑出血转变。因此严格掌握治疗时间窗,尽早行溶栓治疗,是减轻再灌注损伤的关键。

(2)脑出血

在溶栓治疗过程中,出血转化是急性缺血性卒中常见且最严重的并发症,也是溶栓治疗过程中最危险的因素,可表现为脑内血肿和出血性梗死。脑栓塞、大面积脑梗死及早期 CT 出现低密度影是出血转化的独立危险因素;高血糖、高血压、低密度脂蛋白胆固醇水平升高均可增加出血转化的发生率。2019 年 AHA/ASA 发布的《急性缺血性卒中早期管理指南》建议,对于机械取栓的患者,在手术过程中、术后 24 h 及成功再灌注的患者,血压应当维持≤180/105 mmHg 的水平。对于大面积脑梗死伴有明显水肿的患者,应积极给予脱水治疗,同时监测血压、血糖,给予常规降脂治疗及稳定斑块。在发病 1 周内或病情变化时,应及时复查头部 CT,以明确及指导下一步的治疗。

虽然血管再通和症状改善密切相关,但血管再通并不总是意味着改善病情,病情改善尚取决于缺血程度、范围和缺血持续时间(治疗时间窗)等。因此,溶栓治疗后的临床效果与血管再通是不能完全等同的。血管内介入治疗对不同病因、不同部位血管闭塞的治疗策略及方法,也不尽相同,目前血管内介入技术越来越多地应用于急性缺血性脑卒中患者的血管再通治疗,特别是对超过时间窗、静脉溶栓失败及不能满足静脉溶栓标准患者的治疗。随着神经影像学技术、介入材料及治疗理念的不断发展与进步,选择适合于患者的最佳个体化治疗方案,将使越来越多的缺血性卒中患者受益。

89.5 大脑中动脉血栓摘除

早在 1956 年,Welch 等就报告 1 例成功行大脑中动脉血栓摘除治疗病例,之后,文献上有多次个案报告。最大组报告来自美国 Mayo Clinic,其适应证和治疗窗:急性大脑中动脉栓塞,治疗窗(从动脉被栓塞到手术再通血管的时间)应在 6～8 h,少数患者如有良好侧支循环,可延长到 18 h。

由于本病要求急诊手术,不可能做全面、详尽的各种检查,一般脑血管造影证实大脑中动脉栓塞、头部 CT 显示无脑梗死和出血现象是必要的检查。对栓子的来源应作必要的了解,来源于心脏或大血管的栓子,多由血小板、纤维蛋白组成,阻塞大脑中动脉后,不易自行再通,手术时易于完整摘除。相反,动脉粥样硬化斑来源的栓子,易碎,常阻塞大脑中动脉的远端,不易完整摘除。

手术需全麻插管,并应用各种脑保护剂和措施,一般用翼点或改良翼点入路开颅。打开外侧裂蛛网膜,暴露大脑中动脉主干及其分支,必要时可暴露颈内动脉和大脑前动脉。结合术前血管造影,常可在大脑中动脉分叉部($M_{1～2}$)看到管壁内灰白色栓子,其近心端血液暗红,提示血流淤滞。将暂阻断夹安放在阻塞大脑中动脉近端、远端后,切开栓子远心端

的大脑中动脉(一般选粗侧 M_2),用挤牛奶式方法轻柔地把栓子从切口挤出。然后分别放开远端、近端阻断夹,一则利用远端逆流的血流把残存栓子冲洗出来,二则了解血流恢复情况和侧支循环的功能,以及判断有否广泛栓塞。最后用 9/0 或 10/0 单股尼龙线缝合动脉壁切口。术后大脑中动脉血流再通率 75%(16 例)。虽然术前全部患者都有中到重度神经功能障碍,术后神经功能评估优(无神经障碍)者占 10%,良(轻度神经障碍)25%,好(虽有中度神经障碍,但生活自理或可工作)35%,差 20%,死亡 2 例 (10%)。

由于近年来动静脉溶栓及动脉取栓技术的日益成熟与推广,此项手术已较少开展。

89.6 大面积脑梗死去骨瓣减压术

大面积脑梗死占缺血性脑血管病的较少部分,但死亡率和致残率较高。临床上根据梗死部位可分为大脑和小脑梗死。大脑大面积梗死多由大脑中动脉(MCA)闭塞所致,占缺血性脑卒中的 10%～15%。Heinsius 对 3 038 例脑卒中患者进行研究,发现引起大面积脑梗死的常见原因主要有颈内动脉(ICA)剥离、动脉硬化性 ICA 闭塞、心源性疾病。小脑大面积脑梗死占脑卒中患者的 1.5%,Amarenco 等分析发现,心源性栓塞占 43%,动脉粥样硬化占 35%,其他原因占 22%。大面积脑梗死一经形成,表现为病情进行性加重,虽部分患者经溶栓、机械取栓和内科治疗有效,但仍有部分患者对这些治疗无效,需行去骨瓣减压术。这种手术已在临床运用较久,近年报道有增多趋势。

89.6.1 治疗机制

Forsting 和 Doerfler 分别进行了 MCA 闭塞后去骨瓣减压的动物实验研究,发现非手术组的死亡率为 35%,手术组死亡率为 0%,证实去骨瓣减压术可明显地改善神经功能、减少梗死体积,且分别确定了最佳的治疗时间窗为 MCA 闭塞后 1 h 和 4 h。由于 MCA 闭塞后颅内压(ICP)再增加,继而出现梗死灶扩大,加重缺血半暗区的脑水肿,使病情恶化,而去骨瓣减压术则增加颅腔容积、使 ICP 和脑组织压下降,脑灌注压增加,从而改善病情,推测可能通过软脑膜侧支血管的逆行灌注增加半暗区血流量,从而保护缺血半暗区尚未死亡的细胞,减少脑梗死的

体积。但也有人发现去骨瓣减压术虽可使 ICP 和脑组织压下降,增加脑皮质的顺应性,而局部脑血流量(rCBF)并没有增加。由于动物实验设定的观察时间点有限,人类脑水肿的高峰期与其他动物不同,脑膜的侧支循环也不完全相同,因此目前动物实验确定的时间窗很难直接用于临床。

89.6.2 大面积大脑梗死

(1)手术时机和适应证

早期溶栓、机械取栓和常规内科治疗历来是治疗脑梗死的主要方法,已形成一套较完善的治疗方案,也是治疗大面积脑梗死的最基本和必要的手段。

对于一部分大面积脑梗死的患者,如果经上述措施积极治疗后,病情仍进行性加重,若不进行减压手术,患者极有可能死亡,因此许多学者将此时进行的减压性手术称为"救命"手术,该手术也是常规内科治疗的必要补充。去骨瓣减压术最早被用于解除当时无法定位的脑部肿瘤引起的颅内压升高。1905年,Cushing 曾对此作过详述。1935 年,Greco 曾对1 例大面积脑梗死的患者施行去骨瓣减压术,以后曾有多位学者作过报道。这种治疗有 4 种目的:①保存生命;②阻止梗死扩大;③防止系统并发症;④有利于康复。

手术适应证:①患者经积极内科治疗无效,处于脑疝早期或前期;②CT 见大面积脑梗死和水肿,中线结构侧移≥5 mm,基底池受压;③颅内压(ICP)≥30 mmHg(4 kPa);④年龄≤70 岁;⑤排除系统疾病。

决定手术成败和远期功能恢复的一个关键因素是对手术时机的把握。许多学者认为,一旦有手术适应证,尽早手术可减少梗死面积,降低并发症,有利于以后康复。Reike 认为,进行手术最晚的时机是瞳孔已有改变并对脱水等治疗无反应,瞳孔已散大固定后不宜手术,并认为连续 ICP 监测可为早期手术提供指导作用,一旦脑干发生不可逆损伤,手术效果必差。Koadziolka 认为,在出现第 1 个脑干体征时,即一侧瞳孔扩大,对光反应消失时宜尽快进行开颅减压术。而 Dalashaw 则认为,若神经功能进行性加重,不必等出现脑疝体征时即可行手术治疗。由于早期手术与良好预后相关,在出现脑疝之前进行去骨瓣减压术成为手术时机最重要的考量。因为研究发现,去骨瓣减压缩小梗死灶的部位是在缺血半暗区,而缺血半暗区的有效灌注因缺血时间和缺血

严重程度不同可发生动态变化,因此对符合手术适应证的患者尽早施行手术仍是一个影响预后的关键因素。

如何在早期预测发生难以控制的脑水肿的可能性对决定手术时机十分重要。von Kummer 等认为,若 CT 上低密度灶范围超过 MCA 区域的 50%时,发生难以控制脑水肿的可能性约有 85%。Berrouschot 等认为,^{99m}Tc - ECD SPECT 能在缺血6 h 内预测到大面积脑梗死,其灵敏度为 82%,特异度为 98%以上。Serena 等通过对 40 例 MCA 脑梗死患者的血清进行研究,发现 c - Fn 和 MMP - 9 水平显著升高($P<0.001$),其中 c - Fn >16.6 $\mu g/ml$对预测出现恶性脑水肿的大面积脑梗死的灵敏度为90%,特异度为 100%。Zhang 等认为,血清前降钙素和中性粒细胞计数是预测恶性脑水肿的独立因素,其中前者作用更加突出。华山医院神经外科曾进行去骨瓣减压术治疗大面积脑梗死的研究,发现GCS 评分可作为判断病情和选择治疗时机的重要指标,本研究中虽然存活患者与死亡患者入院时GCS 评分之间无显著性差异,但两者术前 GCS 评分之间却差异明显($P<0.05$)。根据死亡患者术前GCS 评分的中位数(5 分),笔者认为若术前 GCS 评分低于 5 分,即使行去骨瓣减压术,对挽救患者生命的作用可能不大,故选择这种患者进行手术时应慎重。根据存活患者术前 GCS 评分的中位数(7.5分),笔者认为若 GCS 评分下降至 7~8 分时,应及时行减压术。因此,临床上应根据患者的神经系统症状体征、连续 CT 检查、ICP 监测、SPECT 扫描和血液中细胞因子的动态变化进行综合分析和预测,决定最适合的手术时机。另外,对优势半球大面积脑梗死,应慎重选择手术,因为即使患者术后得以生存,但生活质量较差。

(2)手术方法

手术方法如图 89 - 4 所示。采用全麻,患者取平卧位,病侧朝上。取额颞顶部马蹄形或倒问号形切口,大骨瓣开颅,前方位于发际内近中线,后方达顶结节,向下延伸达颅中窝底,去除骨瓣,并咬除颞骨达颞窝,于骨窗缘悬吊硬脑膜以防发生硬脑膜外血肿,星形切开硬脑膜即见到向外疝出的梗死脑组织,严格止血后减张缝合硬脑膜以获得充分减压,缝合颞肌和切口。对存活的患者可于术后行颅骨成形术。至于术中是否切除缺血失活的脑组织仍有争议,多数认为不作切除,因为目前无有效的方法确定

缺血坏死区和半暗区,但 Kalia 等根据 CT 和 Xe - CT 测定 rCBF 的方法行病变脑组织切除术。

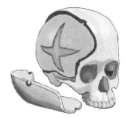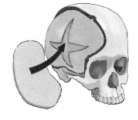

图 89 - 4　标准去骨瓣减压手术示意

（3）预后评价

文献报道大面积脑梗死合并脑疝的发生率为 15%~20%,死亡率高达 80%~90%,也有报道为 30%~66%。Kalia 治疗 3 例患者,无一例死亡,所有患者于术后 6 h 内恢复到入院时的功能水平,随访 3 个月至 3 年,全部恢复良好。Cater 治疗 14 例,3 例死于非神经系统原因,其余 11 例经 1 年康复治疗,8 例轻度到中度残疾[Barthel Index(BI)>60,表 89 - 3],3 例重残。Rieke 等曾进行去骨瓣减压抢救大面积脑梗死的前瞻性非随机研究,发现手术组死亡率为 35%,致残率为 24%,而非手术组死亡率为 76%,致残率为 80%。3 项名为 DESTINY、DECIMAL 和 HAMLET 的前瞻性多中心随机对照试验发现去骨瓣减压术显著降低大面积脑梗死的死亡率和改善神经功能,尤其在发病后 48 h 内手术,至发病后 96 h 再手术虽然可以降低死亡率,但并未显示手术可以改善神经功能。Dasenbrock 等分析 1 300 例患者,其中 56% 的患者在发病后 48 h 行去骨瓣减压术,发现预后不良与发病超过 72 h 和术前出现脑疝密切相关,而对没有脑疝体征的患者,手术时机的早晚与预后无关。Steiner 等发现术后死亡率与术前的脑干听觉诱发电位存在显著相关性,与术前瞳孔、意识和体感诱发电位无相关性,而且所有 BI >60 的存活者术前脑干听觉诱发电位均正常。华山医院神经外科曾用前瞻性自身对照方法研究去骨瓣减压术治疗大面积脑梗死患者共 26 例,术后早期序列 CT 扫描可见中线结构移位逐渐减轻,伴随低密度病灶逐步缩小（图 89 - 5）。死亡率为 30.8%,共随访 14 例患者,术后 3 个月和 6 个月 GOS 分别为（3.6±0.8）分和（4.0±0.8）分,与出院时 GOS 比较差异有统计学意义（P<0.05）。术后 3 个月和 6 个月 BI 分别为 68.9±29.4 和 77.5±28.3（P<0.05）,其中术后 6 个月 BI >60 者占 85.7%。按术后 6 个月 BI 判断患者恢复的情况:完全依赖（0~20）2 例;严重依赖（21~60）0 例;中等依赖（61~90）7 例;轻度依赖（91~99）2 例;生活自理（100）3 例。通常认为影响预后的因素有梗死部位、梗死灶的大小、年龄、有否系统性疾病、是否出现脑疝及手术时机。虽然对存活患者可择期行颅骨成形术,但研究发现推迟颅骨成形术可显著降低交通性脑积水的发生率。

表 89 - 3　Barthel 评分表

检查项目	评 分	
	自理	需帮助
1. 饮食	10	5
2. 洗澡	5	0
3. 梳洗(洗脸、刷牙、梳发)	5	0
4. 穿衣	10	5
5. 大便(有时需通便者=需帮助)	10	5
6. 小便(有时需导尿者=需帮助)	10	5
7. 上厕所	10	5
8. 上床或起坐(需轻微帮助者得 10 分,能坐但需完全帮助者得 5 分)	10	5~10
9. 行走	15	10
10. 上楼梯	10	5

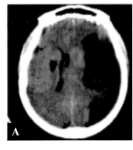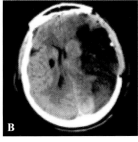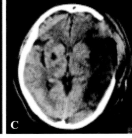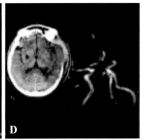

图 89 - 5　大面积脑梗死去骨瓣减压术效果

注:患者,女性,51 岁,左侧大面积脑梗死,经积极内科保守治疗无效后行去骨瓣减压术。A. 术前 CT;B. 术后 1 d CT;C. 术后 7 d CT;D. 出院时 CT 和 MRA。

89.6.3 大面积小脑梗死

(1) 手术适应证及时机

小脑梗死后由于脑水肿而出现逐渐加重的占位效应,表现为脑干受压移位,第 4 脑室移位变形,伴有阻塞性脑积水,除表现小脑症状外,还有脑干损害和 ICP 升高症状。Heros 曾根据小脑梗死的临床表现分为 3 期:早期为小脑症状;中期为脑干受压症状,但患者神志清楚;晚期患者昏迷,去大脑强直,伴有呼吸循环功能异常。由于大面积小脑梗死死亡率极高,及时进行减压性手术的观点已在许多学者中形成共识,并认为手术是唯一有效的措施。

早在 1956 年,Fairburn 和 Lindgren 等首先报道枕下减压术治疗大面积小脑梗死。Heros 认为,手术目的不是针对脑梗死本身,而是针对因脑水肿所继发的脑干受压和脑积水,因此对小脑梗死患者应密切观察神经系统体征变化,定期复查头部 CT 和 MRI。另外,决定是否进行手术治疗前尚需对脑干原发性和继发性损害进行鉴别,若发病一开始就有脑干体征,表明为原发性脑干梗死,如早期结合脑血管造影和 MRI 检查则诊断更易明确。原发性脑梗死不宜手术,继发性脑干受压则是手术指征。同时患者的年龄和全身情况也是选择手术应该考虑的因素。

目前对手术时机的选择仍有争议,多数学者认为一旦患者出现神志改变即可手术。Chen 等认为,内科治疗无效,病情加重,再拖延必然致死时则有手术指征。许多学者认为,Heros 的临床分期对手术时机的选择有指导作用。Hornig 根据这一分期在其治疗的 36 例患者中发现,中期患者经保守治疗虽可持续一段时间,但多数于 24 h 内出现继发性脑干损害和进入昏迷状态,一旦进入第 3 期则手术效果较差,因此他选择治疗的手术时间为第 2 期的早期,即使如此,他仍认为对进入第 3 期的患者,手术减压仍是唯一有效的选择。

(2) 手术方法

手术分为脑室外引流术和枕下减压术。若 CT 证实脑室扩大可行脑室外引流术,一般选择侧脑室的枕角进行穿刺。行枕下减压术时采用全麻,患者取侧卧位或俯卧位,头架固定,取正中或旁正中切口,根据病变部位切除一侧或双侧枕骨鳞部,上方达横窦,外侧达乙状窦,下方切开枕骨大孔,"十"字形切开硬脑膜,对疝出的梗死脑组织和小脑扁桃体予以切除。

虽然一些研究证实单纯脑室外引流术或枕下减压术对死亡率和功能恢复的影响没有明显差别,但由于单纯脑室外引流术后可出现小脑幕切迹上疝,以及梗死脑组织持续存在,脑干受压没有解除,部分患者仍可出现病情恶化,因此目前许多人主张 2 种手术均需要进行。Chen 主张先行脑室外引流,若病情加重及时行枕下减压术,而 Hornig 则认为先行枕下减压术,若伴有脑积水再行脑室外引流术。Kudo 通过比较单纯脑室外引流术(A 组,5 例)和单纯枕下减压术(B 组,20 例)发现:A 组 1 例恢复良好,重残 3 例,死亡 1 例;B 组 10 例恢复良好,中度残废 6 例,重残 2 例,死亡 2 例。因此,B 组的疗效好于 A 组,枕下减压术应该是优先考虑的手术。遗憾的是,该研究没有回答两种手术结合是否会提高疗效的问题,因此对究竟先行哪一种手术的问题和是否两种手术同时进行的问题也许需要进一步开展临床前瞻性对照研究才能得以解决。

(3) 预后评价

文献报道小脑大面积梗死非手术治疗的死亡率高达 80%,手术治疗的总体恢复率为 63%。许多作者发现多数术前昏迷的患者于术后数小时至数天神志转清,CT 复查结果显示脑积水消失,脑干受压解除。Chen 治疗 11 例患者,无 1 例死亡,7 例于术后第 1 天好转,随访 10~60 个月,2 例可参加以前的工作,6 例独立生活,3 例需他人照顾。Hornig 治疗 52 例小脑梗死发现手术和非手术治疗对早期患者的预后影响无明显差别,行手术治疗的 23 例晚期患者中死亡 5 例,非手术治疗 3 例中死亡 2 例。Jüttler 治疗 56 例患者,死亡率 39.3%,随访 3 年,mRS≤3 分为 51.8%,mRS≤2 分为 35.7%,mRS≤1 分为 28.6%。Kim 等报道与保守治疗相比,手术显著降低不良预后率(mRS>2 分),分别为 49% 和 33%。影响预后的主要因素有患者年龄、合并原发性脑干梗死、晚期患者及合并系统疾病等。

总之,对大面积脑梗死病情重、进展快死亡率和致残率高,对内科治疗无效的患者,在符合手术适应证的条件下及时行去骨瓣减压术往往不仅可挽救生命,而且可减少脑梗死面积,改善神经功能。对大面积小脑梗死患者更应采取积极态度。虽然目前争议较多,但通过前瞻性多中心研究制定循证医学标准,实现对手术适应证、手术时机和疗效预判的个性化是未来的一种趋势。

(顾宇翔　刘正言　周良辅)

参考文献

［1］顾宇翔，刘正言，周良辅. 缺血性脑血管病的外科治疗［M］//周良辅. 现代神经外科学. 2版. 上海：复旦大学出版社，2015：973-994.

［2］ALBERS G W，MARKS M P，KEMP S，CHRISTENSEN S，et al. Thrombectomy for stroke at 6 to 16 hours with selection by perfusion imaging［J］. N Engl J Med，2018，378(8)：708-718.

［3］AYLING O G S，ALOTAIBI N M，WANG J Z，et al. Suboccipital decompressive craniectomy for cerebellar infarction：a systematic review and meta-analysis［J］. World Neurosurg，2018，110：450-459.

［4］BEEZ T，MUNOZ-BENDIX C，STEIGER H J，et al. Decompressive craniectomy for acute ischemic stroke［J］. Crit Care，2019，23(1)：209.

［5］BERKHEMER O A，FRANSEN P S，BEUMER D，et al. A randomized trial of intraarterial treatment for acute ischemic stroke［J］. N Engl J Med，2015，372(1)：11-20.

［6］BRACARD S，DUCROCQ X，MAS J L，et al. Mechanical hrombectomy after intravenous alteplase versus alteplase alone after stroke（THRACE）：a randomised controlled trial［J］. Lancet Neurol，2016，15(11)：1138-1147.

［7］CAMPBELL B C，MITCHELL P J，KLEINIG T J，et al. Endovascular therapy for ischemic stroke with perfusion-imaging selection［J］. N Engl J Med，2015，372(11)：1009-1118.

［8］CHALOS V，LECOUFFE N E，UYTTENBOOGAART M，et al. Endovascular treatment with or without prior intravenous alteplase for acute ischemic stroke［J］. J Am Heart Assoc，2019，8(11)：E011592.

［9］DAS S，MITCHELL P，ROSS N，et al. Decompressive hemicraniectomy in the treatment of malignant middle cerebral artery infarction：a meta-analysis［J］. World Neurosurg，2019，123：8-16.

［10］DASENBROCK H H，ROBERTSON F C，VAITKEVICIUS H，et al. Timing of decompressive hemicraniectomy for stroke：a nationwide inpatient sample analysis［J］. Stroke，2017，48：704-711.

［11］FINGER T，PRINZ V，SCHRECK E，et al. Impact of timing of cranioplasty on hydrocephalus after decompressive hemicraniectomy in malignant middle cerebral artery infarction［J］. Clin Neurol Neurosurg，2017，153：27-34.

［12］GOYAL M，DEMCHUK A M，MENON B K，et al. Randomized assessment of rapid endovascular treatment of ischemic stroke［J］. N Engl J Med，2015，372(11)：1019-1130.

［13］GOYAL M，MENON B K，VAN ZWAM W H，et al. Endovascular thrombectomy after large-vessel ischaemic stroke：a meta-analysis of individual patient data from five randomised trials［J］. Lancet，2016，387(10029)：1723-1731.

［14］JOVIN T G，CHAMORRO A，COBO E，et al. Thrombectomy within 8 hours after symptom onset in ischemic stroke［J］. N Engl J Med，2015，372(24)：2296-2306.

［15］KIM M J，PARK S K，SONG J，et al. Preventive suboccipital decompressive craniectomy for cerebellar infarction：a retrospective-matched case-control study［J］. Stroke，2016，47(10)：2565-2673.

［16］LAPERGUE B，BLANC R，GORY B，et al. Effect of endovascular contact aspiration vs stent retriever on revascularization in patients with acute ischemic stroke and large vessel occlusion：the ASTER randomized clinical trial［J］. JAMA，2017，318(5)：443-452.

［17］LINDESKOG D，LILJA-CYRON A，KELSEN J，et al. Long-term functional outcome after decompressive suboccipital craniectomy for space-occupying cerebellar infarction［J］. Clin Neurol Neurosurg，2019，176：47-52.

［18］LINDSBERG P J，PEKKOLA J，STRBIAN D，et al. Time window for recanalization in basilar artery occlusion：Speculative synthesis［J］. Neurology，2015，85(20)：1806-1115.

［19］NOGUEIRA R G，FREI D，KIRMANI J F，et al. Safety and efficacy of a 3-dimensional stent retriever with aspiration-based thrombectomy vs aspiration-based thrombectomy alone in acute ischemic stroke intervention：a randomized clinical trial［J］. JAMA Neurol，2018，75(3)：304-311.

［20］NOGUEIRA R G，JADHAV A P，HAUSSEN D C，et al. Thrombectomy 6 to 24 hours after stroke with a mismatch between deficit and infarct［J］. N Engl J Med，2018，378(1)：11-21.

［21］PALLESEN L P，BARLINN K，PUETZ V. Role of decompressive craniectomy in ischemic stroke［J］. Front Neurol，2019，9：1119.

［22］POWERS W J，DERDEYN C P，BILLER J，et al. 2015 American Heart Association/American Stroke Association focused update of the 2013 guidelines for the early management of patients with acute ischemic stroke regarding endovascular treatment: a guideline for healthcare professionals from the America Heart Association/American Stroke Association [J]. Stroke, 2015,46(10):3020 - 3035.

[23] POWERS W J, RABINSTEIN A A, ACKERSON T, et al. 2018 guidelines for the early management of patients with acute ischemic stroke: a guideline for healthcare professionals from the American Heart Association/American Stroke Association [J]. Stroke, 2018,49(3):E46 - E110.

[24] POWERS W J, RABINSTEIN A A, ACKERSON T, et al. Guidelines for the early management of patients with acute ischemic stroke: 2019 update to the 2018 guidelines for the early management of acute ischemic stroke: a guideline for healthcare professionals from the American Heart Association/American Stroke Association [J]. Stroke, 2019,50(12):E344 - E418.

[25] RUMALLA K, OTTENHAUSEN M, KAN P, et al. Recent nationwide impact of mechanical thrombectomy on decompressive hemicraniectomy for acute ischemic stroke [J]. Stroke, 2019,50(8):2133 - 2139.

[26] SAVER J L, GOYAL M, BONAFE A, et al. Stent-retriever thrombectomy after intravenous t - PA vs. t - PA alone in stroke [J]. N Engl J Med, 2015,372(24): 2285 - 2295.

[27] SINGER O C, BERKEFELD J, NOLTE C H, et al. Mechanical recanalization in basilar artery occlusion: the ENDOSTROKE study [J]. Ann Neurol, 2015,77 (3):415 - 424.

[28] TURK A S 3RD, SIDDIQUI A, FIFI J T, et al. Aspiration thrombectomy versus stent retriever thrombectomy as first-line approach for large vessel occlusion (COMPASS): a multicentre, randomised, open label, blinded outcome, non-inferiority trial [J]. Lancet, 2019,393(10175):998 - 1008.

[29] VAN HOUWELINGEN R C, LUIJCKX G J, MAZURI A, et al. Safety and outcome of intra-arterial treatment for basilar artery occlusion [J]. JAMA Neurology, 2016,73(10):1225 - 1230.

90 烟雾病

烟雾病(moyamoya disease)是一种原因不明，以双侧颈内动脉末端、大脑中动脉和大脑前动脉起始部慢性进行性不可逆性狭窄或闭塞为特征，并因缺血引起代偿性的颅底异常血管网形成的一种脑血管疾病。1957年，Takeuchi和Shimizu最先报道了1例此类病变，到1969年，日本学者Suzuki及Takaku将这种在脑血管造影图像上形似"烟雾"的颅底异常血管网命名为"moyamoya"，即日文"烟雾"。烟雾状血管是由扩张的穿支动脉或由缺血诱导的新生血管构成，起着侧支循环的代偿作用(图90-1)。

烟雾病不同于烟雾综合征和烟雾现象。烟雾综合征和烟雾现象由某些明确病因所引起，如动脉硬化、放疗后损伤、脑膜炎、镰状细胞病、肿瘤、外伤、神经纤维瘤病Ⅰ型、唐氏综合征，以及自发性颈内动脉闭塞等，可以是单侧的。烟雾病则专指病因不明的累及双侧颈内动脉的病变。

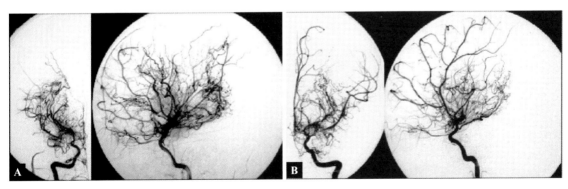

图90-1　典型烟雾病脑血管造影表现

注：A. 右侧颈内动脉正侧位；B. 左侧颈内动脉正侧位。显示双侧颈内动脉末端至大脑前动脉、大脑中动脉起始段狭窄，并且颅底可见典型"烟雾状管"。

90.1 流行病学

烟雾病最早发现于日本(Takeuchi,1957),一度被认为仅发生于日本人。1962年,法国的Subirana报道了一组烟雾病后,世界各地陆续有这种疾病的报道。但总体而言,该病在中、日、韩等东亚国家高发。Kleinloog等综合分析了1962—2011年中、日、美三国报道烟雾病的文献,结果显示按10万人口计,日本发病率为0.35～0.94,中国为0.41,美国为0.05～0.17。欧洲发病率为每10万人0.03～0.1。世界各地的差异还表现在临床上,如亚洲成年患者多见脑出血,欧洲则不一定。这种地区之间的差异原因不明。男女发病比为1∶1.6～1.8。本病可见于任何年龄。其发病年龄有2个高峰:第1个高峰在10岁以内;第2个高峰在30～49岁。但是,近年来的调查显示,发病率与患病率较之前有超过2倍以上的显著增加,据信主要是因为CTA或MRA的普及,有更多的无症状患者被检出。就年龄分布来说,45～49岁最高,其次是5～9岁。

烟雾病的发病有一定的家族聚集性,在日本占全部烟雾病患者的7%～15%,美国的报道约为6%。有家族史的发病率更高,是正常人群的42倍。近来发现烟雾病相关基因位点有17q25、8q23、6q25、12p12和3p24等。其中,17q25区域环指蛋白213(RNF213)的C.14576 G＞A变异是本病的易感基因变异,与家族遗传性关系密切。Miyawaki(2012)报道烟雾病患者中85%有C.14576 G＞A变异,与正常对照组相比有显著相关($P＜0.000 1$)。Miyawaki(2012)发现纯合型C.14576 G＞A变异患者发病年龄＜4岁,60%以脑梗死为首发症状,与杂合型和野生型变异比,预后更差。但在中国患者群体中,该变异比例只占23%左右。Hong等发现人类白血病抗原(HLA)- DRB1 * 1302和HLA - DQB1 * 0609等位基因与家族性烟雾病关系密切。目前的基因研究尚未发现普遍适用的基因突变类型。总体而言,虽然有报道支持烟雾病存在遗传因素,但反对意见也不容忽视。有报道显示同卵双生儿中仅有1个患病。这些报道提示外界环境因素在烟雾血管的形成中也很重要。

90.2 病因和病理

烟雾病的病因迄今不明。烟雾样血管的形成可以源自很多遗传性的或获得性的病理状态,有下列各种病因和相关因素:免疫介导和炎症反应(Lin,2012),钩端螺旋体、EB病毒感染后引发血管免疫反应或遗传因素所致先天性血管内膜发育异常(Miyanaki,2012),系统性红斑狼疮或神经纤维瘤病Ⅰ型等全身系统性血管病变的颅内表现;与类风湿因子、甲状腺自身抗体、抗磷脂抗体等自身抗体也有关;很多的生长因子、酶及肽被认为与烟雾血管形成相关,包括成纤维细胞生长因子、肝细胞生长因子、转化生长因子-β、血管内皮细胞生长因子、血小板衍生生长因子、基质金属蛋白酶、细胞黏附分子、低氧诱导因子1α等相关。但目前尚无法确定这些物质中究竟哪些是该病的始动因子,哪些仅是参与了缺血缺氧诱导的病理反应过程。

1965年,Maki和Nakata报道了首例9岁疑似烟雾病患儿的尸检病理检查结果(当时尚未正式命名该病)。以后有更多的,主要是成人的尸检报告。通过组织学检查发现,烟雾病患者颅底动脉环的主要分支内膜细胞破坏,内弹力层不规则断裂,中膜平滑肌细胞从内弹力层断裂处向内膜增生,血管管腔不对称狭窄,管壁呈向心型增厚。血管增厚主要为平滑肌细胞增生并伴有大量细胞外基质,而内膜及内弹力层几乎没有磷脂沉积,这与动脉粥样硬化及动脉炎不同(图90-2)。这些发现在儿童与成人之间无明显差别。烟雾病患者的心脏、肾脏及其他器官的动脉也可见到类似的病理改变,提示该病不单纯是脑血管疾病,有可能是一种系统性血管疾病。最近研究发现,病变血管中免疫球蛋白G(IgG)和钙结合蛋白S-100A4均呈阳性,表明免疫机制引起血管平滑肌细胞形态和功能的改变,使表达S-100A4的平滑肌细胞更容易从断裂的内弹力层突入细胞内膜,加快血管狭窄或闭塞。烟雾状血管是扩张的穿通支和新生的血管,可发生血管壁纤维蛋白沉积、弹力层断裂、中膜变薄,以及微动脉瘤形成等许多病理变化。烟雾状血管亦可发生管壁结构的破坏及继发血栓形成。这些病理改变是临床上烟雾病患者既可表现为缺血性症状,又可表现为出血性症状的病理学基础。

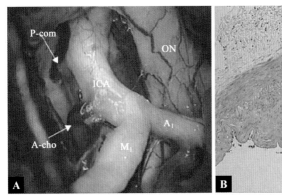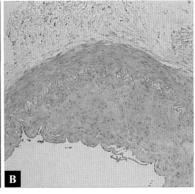

图90-2　烟雾病患者的颈内动脉末端及其分叉部术中照片及颈内动脉末端组织学检查(HE染色)

注：A. 可见颈内动脉末端及大脑前动脉、大脑中动脉起始段外径变细,但前交通动脉、后交通动脉及A₁发出的穿通支直径正常；B. 显示颈内动脉末端内膜增厚、内弹力层不规则及中膜变薄。P-com：后交通动脉；A-cho：脉络膜前动脉；ICA：颈内动脉；M₁：大脑肿动脉M₁段；ON：视神经；A₁：大脑前动脉A₁段。

病变早期表现在颈动脉颅内段的远端、大脑前动脉和大脑中动脉的近端部分,偶然发生在交通动脉和大脑前动脉、大脑中动脉的远端部分。后循环椎基动脉、颈外动脉和身体其他部位的动脉有时也可发生类似的病理改变。在病变的早期阶段通常不累及Willis环的后半部分,到病变后期,Willis环后半部分可受累。脑底部出现烟雾状血管以及脑表面软脑膜血管形成异常血管网是本病的特征。这些烟雾状血管来源于Willis环,把脉络膜前动脉、颈内动脉和大脑后动脉,与大脑前动脉和大脑中动脉的终末支相通。研究表明,烟雾样血管既有扩张和扭曲的豆纹动脉及丘脑穿通动脉,也有由缺血缺氧诱导产生的新生血管。这些异常的小动脉管壁的增厚和弹力层的重叠,导致管腔狭窄,还可使部分弹力层断裂、中间层纤维化和局部呈不规则扩张,形成微小动脉瘤。微小动脉瘤和血管扩张同时伴有不同程度的纤维化常常是导致破裂出血的原因。

Ikeda等对烟雾病患者的颅外血管进行研究,发现动脉的内膜呈进行性纤维化增厚,这种病理变化与颅内动脉相似。部分患者在肺动脉近端有血栓形成,与正常年龄和性别组对照,烟雾病患者的肺动脉、肾动脉和胰动脉的内膜明显增厚,差异在统计学上有显著意义($P<0.05$)。

烟雾病以动脉内膜缓慢、进行性增厚为特征,发生在单侧或双侧颈内动脉的远端分叉处,逐渐蔓延至邻近的Willis环前部,引起前循环近端动脉的狭窄和闭塞,造成正常脑血供减少,缺血部位的脑组织常常发生萎缩、软化,在显微镜下可以看到皮质下第2、3层有坏死灶。

影响本病病情发展和预后的因素：①前循环近端主要动脉内膜增生的程度；②侧支循环血管的形成和代偿能力；③患者的年龄。

Ogawa等研究发现,5岁以内儿童的脑血流是成人的2～2.5倍,10～15岁儿童的脑血流是成人的1.3倍。由此可见,年龄越小对脑血供的需求越多,因此年龄较小的儿童起病方式较为严重,常常伴脑梗死和癫痫发作。随着时间的推移,患者对脑血供的需求量减少,发病症状的严重程度可随之减轻,有些患者甚至可以停止发病。

90.3　脑侧支循环系统

90.3.1　侧支系统的组成

脑部血供的侧支系统由以下几个方面组成。

（1）脑内侧支吻合系统

脑表面和脑底部各有1套穿通血管吻合,均在侧脑室的外侧角。由于缺血的程度不同,这些血管吻合形成不同程度的烟雾状血管网,见于烟雾病或烟雾现象。

（2）脑底交通系统

即Willis环。烟雾病早期主要累及Willis环前半部和邻近的血管,后期可累及Willis环的后半部分。

（3）皮质软脑膜血管吻合系统

主要是脑表面直径为 200～600 μm 的小血管之间直接的端-端吻合。

（4）硬脑膜血管吻合网

硬脑膜血管之间可相互吻合成网，如果没有含脑脊液的蛛网膜层，这种吻合网与脑表面直接接触，可向脑表面供血。因此，该系统在脑缺血时可充当侧支血供的来源。

（5）颅外血管网

头皮、颅外肌肉和颅骨的血管可以相互交通成网，这种网的血供是相当丰富的，可以通过直接或非直接的方式与颅内血管沟通。

（6）功能性侧支

高碳酸血症、颈交感神经切断或上颈部交感神经节切除等可增加脑血流。

（7）颅底侧支吻合

该系统在颅底，通过颈动脉系统与椎动脉系统在颈部相互吻合。

脑血供的侧支循环系统可以相互吻合。脑表面有 3 层膜、脑脊液和颅骨，它们对脑组织的保护很重要，但是相互之间不仅很难形成侧支循环，还阻碍其他侧支与脑血管交通，尤其是侧支循环丰富的硬脑膜血管系统和颅外血管网系统几乎无法与脑表面吻合。

90.3.2　分类

根据 Suzuki 的分类标准，烟雾病可分为 6 期。

（1）Ⅰ 期

病变呈缓慢、进行性发展，Willis 环的前半部，颈内动脉狭窄，脑内侧支吻合系统（第 1 侧支）和皮质软脑膜吻合系统（第 3 侧支）起代偿作用，如代偿不足则可引起缺血性发作。

（2）Ⅱ 期

又称脑底异网症，脑内侧支吻合系统代偿性扩张，在脑底部形成异常血管网。由于正常脑血管造影中没有这类血管，因此较易引起临床注意。但在这一阶段，因皮质软脑膜血管吻合（第 3 侧支）在脑血管造影时尚未显示而常被疏忽。

（3）Ⅲ 期

随着病变进展，颈内动脉血流进一步减少，脑内侧支吻合网变得更为明显，同时从硬脑膜来的侧支也开始在脑血管造影中显示出来，分别在脑表面和前颅底形成穹窿烟雾症和筛板烟雾症。

（4）Ⅳ 期

随着时间增长，皮质软脑膜血管吻合（第 3 侧支）、硬脑膜血管吻合（第 4 侧支）和颅外血管网（第 5 侧支）之间吻合增多，脑内侧支吻合系统（第 1 侧支）的作用逐渐减弱，并且在脑血管造影上逐渐消失。

（5）Ⅴ 期和Ⅵ 期

通过颈外动脉系统，脑部得到代偿血供，可使缺血性发作逐渐减少，甚至停止。

有时由于病程进展较快或脑底部交通系统（第 2 侧支）供血不够，颅内外侧支代偿系统来不及形成和发挥作用，导致脑供血不足而发生不可逆的脑缺血。因此，为解决脑缺血的问题，避免脑损害的发生，有两种方法可供选择：①减少脑组织对血流的需要，等待脑侧支循环的自然形成；②通过外科手术，建立或促使脑侧支循环的形成。显然采取后一种方法较为合理。

90.4　临床表现

烟雾病的临床表现可直接来自脑缺血，如脑梗死或短暂性脑缺血发作，也可来自脑缺血导致的继发损害，如脆弱的代偿血管破裂引起的脑出血，或硬脑膜代偿引起的刺激性头痛。

儿童及成人烟雾病患者临床表现各有特点。儿童患者以缺血症状为主要临床表现，包括短暂性脑缺血发作、可逆性神经功能障碍及脑梗死，语言功能发育迟缓，有时可有舞蹈样动作或头痛。有些儿童患者仅表现为偶发的间断性的短暂性脑缺血发作，可以在相当长的时间里在临床表现上保持稳定，而有些则可快速进展。值得注意的是，低龄患儿尤其两岁以下的患儿，常呈快速进展。成人患者的缺血症状和体征与儿童患者类似，但成人患者常以出血症状为主，具体症状因出血部位不同而异。少数患者可无症状，因体检或其他原因被发现，可能属疾病早期。临床上接触到的多数无症状烟雾病患者，仔细追问病史，一般都会存在短暂性脑缺血发作病史，只是因为发病时间短，有时仅几秒，而未能引起重视；或者成年患者，在童年时曾有过短暂性脑缺血或脑梗发作，常可被误诊为脑炎或脊髓灰质炎等疾病。

（1）脑缺血

脑缺血烟雾病患者的缺血症状与具体的皮质缺血范围及程度有关，通常缺血位于额叶和颞叶，常见肢体无力、构音困难、失语、认知功能减退和癫痫。由于儿童的表达能力不如成人，因此有些精神或认知方面的症状可被误诊为精神疾病或发育迟滞。

1）可表现为短暂性脑缺血（TIA）、可逆性神经功能缺失（RIND）或脑梗死：由于缺血性发作短暂，患者就诊或入院时症状已消失，因此从家属那里获得病史很重要。同时应该详细记录下列内容：首次发病年龄、发病方式（缺血性或出血性）、发作次数、严重程度、神经功能障碍，以及诱发因素和发生时间等。对于上次起病情况和病情变化过程也应记录，并且要弄清楚目前的体征是上次发作后残留的还是几次发作累积的结果。有些症状是家属无法提供的，要提示性询问患者，如感觉性发作、头痛和视觉障碍等。

2）TIA：发作常常与过于紧张、哭泣、应激性情感反应、剧烈运动、进餐、过冷或过热有关。此与过度通气引发血 CO_2 分压（$PaCO_2$）下降有关。

3）运动性障碍：常为早期症状，约占 80.5%（Kurokawa，1985），主要表现为肢体无力，甚至偏瘫。常有上述的诱发因素。见于 TIA、RIND 或脑梗死患者。

（2）颅内出血

近半数成年患者可出现颅内出血，儿童患者也可以出血为首发。出血往往不仅给患者带来严重的神经功能损害，还面临着反复出血的威胁。文献报道再出血率高达 28.3% ～ 33%，年再出血率为 7.09%。烟雾病患者发生颅内出血主要有两个原因：烟雾状血管破裂出血或合并的微动脉瘤破裂出血。烟雾状血管破裂出血主要是由于持续的血流动力学压力使脆弱的烟雾状血管破裂，通常出血发生于基底节区、丘脑及脑室旁区域，且常常合并脑室内出血，微动脉瘤可位于侧支或烟雾状血管的周围或基底动脉分叉部或基底动脉与小脑上动脉交界处。烟雾病患者的椎-基底动脉系统在提供血流代偿前循环中往往起着重要的作用，相应的椎-基底动脉系统也承担着较大的血流动力学压力，这或许是诱发患者动脉瘤形成和造成蛛网膜下腔出血的一个重要原因。目前有越来越多的证据表明，成年烟雾病患者可诱发非颅内动脉瘤破裂所致的蛛网膜下腔出血。另外一种导致烟雾病患者发生颅内出血的少见原因是脑表面扩张的动脉侧支破裂。

（3）头痛

部分患者伴头痛，尤以儿童多见。头痛的原因可能与颅内血供减少，软脑膜或硬脑膜的代偿血管扩张刺激了硬脑膜的伤害性感受器有关。典型的头痛与偏头痛类似，药物治疗无效。临床上显示许多伴头痛的烟雾病患者在做了血管重建手术后症状即自行消失。

（4）不随意运动

不随意运动被认为与基底节附近的代偿血管有关，肢体可出现舞蹈样动作。面部不随意运动在烟雾病较为少见，睡眠时不随意动作消失。

（5）癫痫

一些患者以癫痫发作起病，可部分发作或全身性大发作。

（6）智力

烟雾病患者由于脑缺血而不同程度存在智商下降。根据 Matsushima 分型，Ⅰ 型的平均智商为 111.4，Ⅱ 型的平均智商为 88.9，Ⅲ 型的平均智商为 68.9，Ⅳ 型的平均智商为 63.9。由此可见，脑缺血程度越严重，对智商的影响越大。在患者治疗前和治疗后做智商（IQ）测定和发育商（DQ）测定，有助于对手术效果的评价。

90.5 临床分型

临床分型多用 Matsushima（1990）的烟雾病分型标准：

1）Ⅰ型（TIA 型）：TIA 或者 RIND 每个月发作 ≤2 次，无神经功能障碍，头部 CT 无阳性发现。

2）Ⅱ型（频发 TIA 型）：TIA 或者 RIND 每个月发作 >2 次，余同上。

3）Ⅲ型（TIA-脑梗死型）：脑缺血发作频繁，并后遗神经功能障碍，头部 CT 可看到低密度梗死灶。

4）Ⅳ型（脑梗死-TIA 型）：脑梗死起病，以后有 TIA 或 RIND 发作，偶然可再次出现脑梗死。

5）Ⅴ型（脑梗死型）：脑梗死起病，可反复发生梗死，但无 TIA 或 RIND 发作。

6）Ⅵ型（出血型或其他）：侧支烟雾血管破裂出血或者微小动脉瘤破裂出血，并且无法归纳在上述各类者。

90.6 辅助检查

辅助检查对烟雾病的诊断与判断脑损害的程度

和预后很重要,主要有以下几个方面。

（1）实验室检查

各项常规实验室检查多属正常。

（2）头部 CT 检查

Ⅰ型和Ⅱ型患者的头部 CT 是正常的。在Ⅲ型和Ⅳ型患者中可见单一或多发性梗死灶,常位于灰白质交界处（"分水岭"带）呈斑点状或蜂窝状,伴不同程度的脑萎缩和蛛网膜下腔及脑室扩大。增强 CT 显示颈内动脉远端、大脑前动脉和大脑中动脉近端缺失。病变后期影响到 Willis 环,并且在脑底部出现烟雾状血管。在缺血的急性期（1～4 周）脑回可增强,脑出血的情况多发生在脑室附近,可破入脑室系统。

（3）头部 MRI 检查

除可显示新、旧脑缺血改变及脑出血或脑萎缩,同时头部 MRI 和头部 MRA 常作为首选的筛选性检查外,还可显示基底节多发、点状的流空现象,以及颅内动脉远端和大脑前动脉、大脑中动脉近端的正常流空现象消失。MRA 对烟雾病来讲是一种有效的诊断手段,可显示 Willis 环与脑血管造影相一致的信号强度改变,以及由于分布在整个基底节区的烟雾状血管所造成的点状信号改变。

Yamada 等（1992）将常规脑血管造影与 MRA 进行比较:对烟雾病的确诊率,脑血管造影为100%,MRA 为 83%;对床突上颈内动脉狭窄的发现率,脑血管造影为 100%,MRA 为 88%。由此可见,对烟雾病的诊断,MRA 还不能完全替代脑血管造影。

（4）脑电图

Kodama 等对 25 例烟雾病患儿做了脑电图检查,脑后部的慢波主要发生在起病的早期（10 个月）,颞叶中央的慢波发生在起病后的 28 个月,弥漫性低电压则发生在病情较长的患儿（约 56 个月）。过度换气期间,出现高电压慢波,在换气结束 20～60 s 可再次出现高电压的慢波,Kodama 等称这种情况为"重建现象"（rebuilt up phenomenon）,见于75%的患儿。烟雾病患儿过度换气可导致低碳酸性低氧血症,使皮质表面的正常血管收缩而局部脑血流量（rCBF）下降,引起低电压性慢波。过度呼吸后,开始扩张的皮质血管从深部烟雾状侧支循环血管处"盗血"而造成脑缺血,加上过度换气后呼吸抑制,使原有的缺血性低氧血症加重,出现高电压性慢波。这种在脑电图上表现为"重建现象",是烟雾病

的特征性变化。

（5）脑血流量和脑代谢评价

SPECT、PET、PCT 及 PMRI 等脑血流评估手段为缺血性脑血管病的诊断提供了新方法,评价指标有脑灌注压（CPP）、脑血流量（CBF）、脑血容量（CBV）、达峰时间（TTP）、平均通过时间（MTT）及脑血管储备功能（CVR）等。其中,CPP 为平均动脉压与颅内压的差。CBF 是组织内血流量;CBV 是血管床容积;MTT 是显影剂通过观测区的平均时间,主要是通过毛细血管的时间;TTP 指对比剂首次通过脑组织观测区至峰值的时间。此外,PET 还可获得脑氧代谢率（$CMRO_2$）、氧摄取分数（OEF）及脑葡萄糖代谢率（CMRglu）等反映脑代谢功能的指标。这些指标是用于评价脑血流灌注的理想方法之一,对指导临床医生选择最佳治疗方案及观察疗效也具有非常重要的意义。

（6）脑血管造影

脑血管造影是诊断烟雾病的金标准。典型表现:双侧颈内动脉床突上段狭窄或闭塞;基底部位纤细的异常血管网,呈烟雾状;广泛的血管吻合,如大脑后动脉与胼周动脉吻合。可合并 ACA 和 MCA 近端狭窄或闭塞,约 25% 的患者椎-基底动脉系统亦存在狭窄或闭塞。脑血管造影还可用于评价烟雾病的进展变化,用于血管重建手术后评价。

1969 年 Suzuki 和 Takaku 提出的根据脑血管造影表现不同将烟雾病分为 6 期的分期标准被普遍接受,并广泛应用于临床（表 90-1）。

表 90-1　烟雾病分期标准

分期	血管造影表现
Ⅰ期	颈内动脉末端狭窄,通常累及双侧
Ⅱ期	脑内主要动脉扩张,脑底产生特征性异常血管网（烟雾状血管）
Ⅲ期	颈内动脉进一步狭窄或闭塞,逐步累及大脑中动脉和大脑前动脉;烟雾状血管更加明显（大多数病例在此期发现）
Ⅳ期	整个 Willis 环,甚至大脑后动脉闭塞,颅外侧支循环开始出现;烟雾状血管开始减少
Ⅴ期	Ⅳ期的进一步发展
Ⅵ期	颈内动脉及其分支完全闭塞,烟雾状血管消失;脑的血供完全依赖于颈外动脉和椎-基底动脉系统的侧支循环

典型的发展过程多见于儿童患者而少见于成人患者,而且可以停止在任何阶段,少部分患者可发生自发性改善。

早期脑底部烟雾血管由颈内动脉供血,后期主要来自大脑后动脉,虽然供血动脉不同,但脑底部烟雾血管团的容积未发现明显改变。在后阶段软脑膜侧支血管有减少的倾向,并且大脑后动脉开始狭窄。大脑后动脉狭窄或阻塞的发生率,脑梗死为 77.8%,TIA 为 14.6%,无症状者为 9.8%,出血为 9.1%($P<0.01$;Ohkura,2018)。可见大脑后动脉在预测本病发生脑梗死时的重要性。及时发现和处置,可预防脑梗死。

烟雾病的早期来自颈外侧支血管的较少见,后期可高达 45%~67%。最常见的颈外侧支血管来自脑膜中动脉,也可来自上颌动脉,来自颞浅动脉和枕动脉的较为少见(占 15%)。

90.7 诊断与鉴别诊断

90.7.1 烟雾病的诊断依据

(1) DSA 的表现

1) 颈内动脉(ICA)末端和/或大脑前动脉(ACA)和/或大脑中动脉(MCA)起始段狭窄或闭塞。

2) 动脉相出现颅底异常血管网。

3) 上述表现为双侧性,但双侧的病变分期可能不同(分期标准见表 90-1)。

(2) MRI 和 MRA 的表现

1) ICA 末端和/或 ACA 和/或 MCA 起始段狭窄或闭塞。

2) 基底节区出现异常血管网(在 1 个扫描层面上发现基底节区有 2 个以上明显的流空血管影时,提示存在异常血管网)。

3) 上述表现为双侧性,但双侧的病变分期可能不同(见表 90-1)。

(3) 诊断需排除的合并症

确诊烟雾病须排除的合并疾病有动脉粥样硬化、自身免疫性疾病(系统性红斑狼疮、抗磷脂抗体综合征、结节性周围动脉炎、干燥综合征)、脑膜炎、多发性神经纤维瘤病、颅内肿瘤、Down 综合征、头部外伤、放射性损伤、甲状腺功能亢进、特纳综合征、Alagille 综合征、Williams 综合征、努南综合征、马方综合征、结节性硬化症、先天性巨结肠、Ⅰ型糖原贮

积症、Prader-Willi 综合征、肾母细胞瘤、草酸盐沉积症、镰状细胞性贫血、Fanconi 贫血、球形细胞增多症、嗜酸细胞肉芽肿、Ⅱ型纤维蛋白原缺乏症、钩端螺旋体病、丙酮酸激酶缺乏症、蛋白质缺乏症、肌纤维发育不良、成骨不全症、多囊肾、口服避孕药的不良反应及药物中毒(可卡因)等。

(4) 对诊断有指导意义的病理表现

1) 在 ICA 末端内及附近发现内膜增厚并引起管腔狭窄或闭塞,通常双侧均有;增生的内膜内偶见脂质沉积。

2) 构成 Willis 动脉环的主要分支血管均可见由内膜增厚所致程度不等的管腔狭窄或闭塞;内弹力层不规则变厚或变薄断裂及中膜变薄。

3) Willis 动脉环可发现大量的小血管(开放的穿通支及自发吻合血管)。

4) 软脑膜处可发现小血管网状聚集。

90.7.2 烟雾病的诊断标准

患者出现自发性脑出血(特别是脑室内出血)、儿童或年轻患者出现反复发作的 TIA 应考虑该病,确诊标准如下。

1) 成人患者具备 90.7.1 中诊断依据(1)或(2)+(3)可作出确切诊断。

2) 儿童患者单侧脑血管病变+诊断依据(3)可作出确切诊断。

3) 无脑血管造影的尸检病例可参考诊断依据(4)。

值得注意的是,由于影像技术的限制,使用 MRI/MRA 作出烟雾病的诊断只推荐应用于儿童及其他无法配合进行脑血管造影检查的患者,在评估自发代偿及制订手术方案等方面更应慎重。

90.7.3 鉴别诊断

(1) 单侧烟雾病

定义为成人单侧病变而无上述诊断依据 3 中所列伴发疾病者,可向烟雾病进展。

(2) 疑似烟雾病

定义为单侧或双侧病变而无法确切排除诊断依据(3)中所列伴发疾病者。

90.8 烟雾病可能伴随的疾病

烟雾病可能伴随肾动脉狭窄性高血压、颅内动

脉瘤、脑血管畸形、原发性肺源性高血压、周期性斜颈和发育障碍等。

伴随烟雾病的脑动脉瘤有两种类型。

（1）同普通颅内动脉瘤

以 Willis 环上的动脉瘤多见，但分布不同，主要位于基底动脉的顶端。这与本病的椎-基底动脉血流动力学负荷增大有关，其次发生在颈内动脉。大脑中动脉和前交通动脉瘤很少见。

（2）烟雾血管或侧支血管上动脉瘤

这些动脉瘤如有足够的血供代偿或接受血管重建手术后可自行消失。

在成人，这些动脉瘤是脑内出血、脑室内出血和蛛网膜下腔出血的原因之一。

90.9 麻醉

在烟雾病患者手术过程中，细致的麻醉操作非常重要。术前应尽量消除患者的顾虑，尤其对儿童任何操作都应细心、轻巧，并且恰当使用术前用药，尽量避免患儿因哭叫而发生过度换气。

在麻醉过程中应对患者做脑血流量测定和特殊监护。烟雾病患者虽然脑血流量减少，但仍能保留脑血管对 CO_2 反应的功能。在手术过程中应避免过度换气所造成的脑血流量减少而加重神经功能的障碍。此外，在手术过程中要防止血压下降、不当脱水、高热等情况，这些都是加重脑缺血的原因。

术中监测 $PaCO_2$ 和血压。据报道，$PaCO_2$ 保持在 45 mmHg 左右，最高值在（46.3±6.9）mmHg，最低值在（39.6±5.1）mmHg；平均血压保持在 75 mmHg 以上，即（138±18）～（87±24）mmHg，此组患者在术中及术后没有出现脑缺血性问题。根据华山医院的经验，麻醉状态时的血压应尽量维持在术前基础血压水平。

90.10 治疗

对特定烟雾病患者确切预测其自然史是不可能的，患者可以在相当长的时间里相对稳定，也可以在短期内快速进展恶化。对于烟雾综合征患者来说，无论是血管病变还是临床症状，都只会进展。据报告，即使血流动力学稳定的出血型或缺血型烟雾病患者，其再出血或缺血中风发作率分别为 4.3％和 3％，有的可高达 10％（Cho，2015）。血管重建术可

防止进一步脑卒中，10 年后脑卒中发生率，手术组和非手术组分别为 3.9％和 13.3％（$P＝0.019$；Kim，2016）。无症状儿童患者的随访表明，50％的患儿在 5 年内出现影像学与临床表现上的疾病进展。而根据对 1 000 多例患者的 meta 分析结果，外科手术后仅有 2.6％的患者仍有症状进展。以上这些发现，结合卒中发生后果的不可预测性，以及此病进程的不可预测性，对无症状的烟雾病患儿，在排除外科手术禁忌证后，均应积极手术治疗。

90.10.1 药物治疗

用于烟雾病治疗的药物有血管扩张剂、抗血小板药物及抗凝药等，这些药物有一定的临床疗效，但有效性均无循证医学Ⅰ、Ⅱ级试验证实。有缺血症状的患者可考虑使用阿司匹林、噻氯匹定等药物，癫痫患者可使用抗癫痫药物。日本 2012 年新指南推荐口服抗血小板聚集药物治疗缺血型烟雾病，但缺乏充分的临床依据，而且值得注意的是，长期服用阿司匹林等抗血小板聚集药物可能导致缺血型向出血型转化，一旦出血后不易止血，对患者预后不利。目前尚无有效的药物能够降低烟雾病患者的出血率。

90.10.2 外科治疗

颅内外血管重建手术是烟雾病和烟雾综合征的主要治疗方法，可有效防治缺血性卒中。近年来，其降低出血风险的疗效也逐渐得到证实。来自日本的一项多中心前瞻性随机对照试验表明，脑血管重建手术能将 5 年再出血率从 31.6％降低至 11.9％，国际上多家中心报道的结果与此相似。因此，对于该病不论是出血型或缺血型，主流观点越来越倾向于采取积极的手术策略。

（1）手术指征

主要包括：①Suzuki 分期≥2 期（5～6 期患者，存在尚未建立自发代偿的颈外动脉分支者）。②与疾病相关的脑缺血，如 TIA、RIND、脑梗死、认知功能障碍、癫痫及头痛等临床表现或陈旧性脑梗死、微小出血灶、脑白质变性及脑萎缩等缺血相关的脑实质损害。③与疾病相关的颅内出血，排除其他原因。④存在脑血流动力学损害的证据。⑤大脑后动脉狭窄或阻塞。

（2）手术方式

包括：间接血管重建手术、直接血管重建手术以及组合手术 3 类。

1) 直接血管重建手术:①颞浅动脉-大脑中动脉分支吻合术,最常用;②枕动脉-大脑中动脉分支吻合术,在颞浅动脉细小时采用;③枕动脉-大脑后动脉吻合术。

2) 间接血管重建手术:①脑-硬脑膜-动脉血管融合术(encephalo-duro-arterio-synangiosis, EDAS);②脑-肌肉血管融合术(encephalo-myo-synangiosis, EMS);③脑-肌肉-动脉血管融合术(encephalo-myo-arterio-synangiosis, EMAS);④脑-硬脑膜-动脉-肌肉血管融合术(encephalo-duro-arterio-myo-synangiosis, EDAMS);⑤环锯钻孔,硬脑膜和蛛网膜切开术;⑥大网膜移植术。

目前各种手术方式的疗效报道不一且存在较大争议,缺乏高质量的循证医学证据。在间接手术血管供体的选择上,华山医院神经外科根据不同术式术后随访血管造影得出的经验是:颞中深动脉和脑膜中动脉在术后引起的新生血管吻合要明显好于颞浅动脉,颞浅动脉作为间接手术的供体血管,效果很差,但是在直接手术中颞浅动脉是最好的供体血管。因此,笔者设计了新的手术方式,采用颞浅动脉-大脑中动脉分支吻合术结合颞肌贴敷、硬脑膜翻转贴敷的组合术式,并将之命名为“颞浅动脉-大脑中动脉分支吻合术+脑-硬脑膜-肌肉血管融合术(STA - MCA anastomosis combined with encepho-duro-myo-synangiosis, STA - MCA + EDMS)”。随访DSA发现,间接手术形成的脑膜中(副)动脉、颞中深动脉、蝶腭动脉均与皮质动脉形成不同程度的吻合,并较术前明显增粗(图90 - 3);术后CT灌注显示,吻合侧术后皮质血流量、血容量及血流峰值时间以对侧为参照,与术前相比明显改善(图90 - 4)。

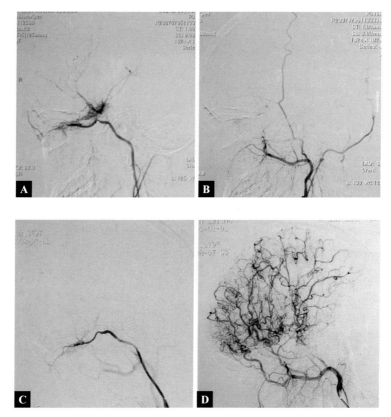

图 90 - 3 烟雾病Ⅳ期患者术前与术后 1 年 DSA 对比

注:A. 术前右颈内动脉造影;B. 术前右颈外动脉造影;C. 术后右颈内动脉造影,示颅内段完全闭塞,异常血管网消失;D. 术后右颈外动脉造影,示颞浅动脉吻合口通畅,颞中深动脉、脑膜中动脉、蝶腭动脉均较术前明显增粗,与皮质动脉吻合良好,术侧半球血供完全依赖颈外动脉。

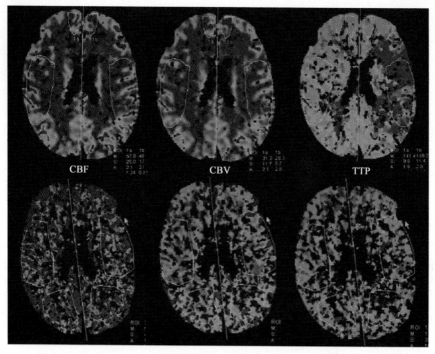

图 90 - 4　手术前后(左侧,白色箭头侧)CTP 图像

注:上排为术前,显示左侧血流达峰时间明显延长;下排为术后,显示术后双侧 CBF、CBV 明显增加,TTP 明显缩短,恢复正常。

(3) 手术时机

采用内科治疗仅半数患者在 4～5 年内缺血性发作消失,其余患者持续 7 年仍有缺血性发作(Fukuyama,1985)。烟雾病的缺血性发作在自然病程中将持续很长一段时间,甚至 I 型患者也是如此,并且病程越长对智商的影响越大。据报道,如将智商定在 86 为正常,那么在烟雾病起病 4 年内 92% 的患者智商是正常的,起病后 5～9 年 40% 患者的智商是正常的,病程 10～15 年仅 33% 患者的智商是正常的(Kurokawa,1985)。

因此,一旦烟雾病诊断明确应尽早手术。但应避开脑梗死或颅内出血的急性期,具体时间间隔仍存在较大争议,应根据病变范围和严重程度等作出决策,一般为 1～3 个月。术后不但能改善脑缺血发作,智商也有不同程度的提高。Ishii 等(1984)报道 20 例烟雾病,术后 50% 的患者智商明显改善。手术方式尽量采用简单、易行、安全、有效的方法,如脑-硬脑膜 - 肌肉血管融合术(encephalo-duro-myosynangiosis,EDMS)。年龄<5 岁的患者(尤其<2 岁),脑梗死发生率高,病情发展较快,预后和康复率较差。同时,年龄越小,智商下降出现越早,手术治疗对此期年龄的儿童同样有价值。但是对于症状较少或者仅仅以头痛、癫痫和不随意运动为主要症状的患者,则应选择性采用手术治疗。

脑梗死或颅内出血急性期应根据实际情况选择保守治疗或急诊手术及具体的手术方式。急诊手术设计和实施过程应当为二期直接血运重建手术提供良好的条件,建议:①尽可能将可用于血管重建的动脉保护完好,包括颞浅动脉、枕动脉、脑膜中动脉等供体血管及可作为受体血管的脑表面动脉。②严密封闭硬脑膜,以防止脑表面与周围组织发生粘连。③如二期血管重建手术可能性较小,建议同时行颞肌贴敷术及硬脑膜翻转贴敷或其他形式的间接血管重建手术。

伴发动脉瘤的治疗:①Willis 环动脉瘤建议直接处理,行血管内治疗或显微外科夹闭。②周围型动脉瘤,如短时间内反复出血,建议直接栓塞或行显微外科切除;如无出血迹象也可行颅内外血管重建手术并密切随访,此类动脉瘤有术后自发闭塞的可能(图 90 - 5)。

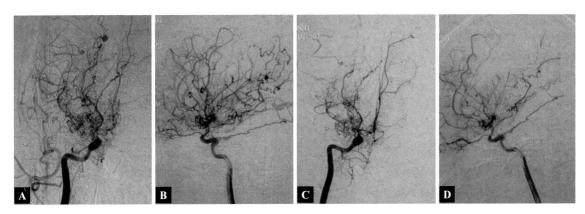

图90-5　周围性动脉瘤术后自发闭塞

注:A、B.术前,右侧颈内动脉正侧位造影,显示1枚周围型动脉瘤;C、D.联合手术后6个月,右侧颈内动脉正侧位造影,显示周围型动脉瘤消失,烟雾状血管减少。

（4）双侧手术问题

如患者一般情况好,可一次麻醉行双侧半球血管重建。如分期手术,有下列情况的半球应先手术:反复TIA、优势半球、脑血流动力学研究显示脑血流量和灌注储备量减少较重。一般在首次间接手术至少6个月,患者神经系统症状和体征稳定时方行另一侧手术。

（5）术后脑血管造影表现

手术成功的典型脑血管造影表现为颈外动脉的供血动脉在脑部形成明显的再生血管,脑底部的烟雾血管减少,术前存在脑表面的拱形烟雾血管减少或消失。根据笔者的经验,术后4～6个月随访脑血管造影,可看到手术侧头皮动脉和硬脑膜动脉、颞中深动脉扩张、增粗。术后6个月可看到发育良好的新生血管,烟雾血管减少,甚至消失(见图90-5)。随访826例,在STA-MCA+EDMS术后,平均6个月随访血管造影,颞浅动脉的直径从术前平均1.64 mm增至2.72 mm,桥血管(通常为后支)的血管口直径从术前平均1.16 mm增至1.81 mm,颈外动脉的其他分支与脑动脉之间形成的间接吻合相当充分,硬脑膜中动脉的平均直径从术前1.01 mm增至1.85 mm,颞中深动脉的平均直径从术前的0.87 mm增至1.61 mm,并有56.1%患者术前造影中不显影的颞中深动脉前支,术后平均直径为1.06 mm。因此,术后供体动脉口径的改变与再生血管的数量是判断手术效果较为客观的依据。

（6）术后脑血流量改变

以TIA和RIND为起病症状的患者,术后初期脑血流量增加明显,但在脑梗死或脑出血患者改变不明显。随着颅内外血管吻合的建立和成熟,脑血流量逐渐增加。Hosaka(1988)报道一组病例,在术后最初3个月内脑血流量改变不明显,以后脑血流量逐渐增加,大多数患者在6～12个月后脑血流量趋向稳定。此组病例脑血流量平均增加11.4%。笔者课题组Xu等(2012)报道的结果表明,在一侧STA-MCA+EDMS术后(100例),有18%的患者双侧血流灌注均增加。从手术侧和对侧相同部位的CT灌注比值来看,局部脑血流量术后1周内局部脑血流量增加9.2%(从1.00±0.25增至1.09±0.23,$P<0.05$)。6个月后随访时,随着间接吻合的建立,rCBF进一步增加15.5%(从0.98±0.26增至1.13±0.23,$P<0.05$)。缺血型与出血型患者术后血流动力学变化无显著差异。

（7）STA-MCA+EDMS术中、术后并发症及预防

1）过度灌注综合征(HPS):由于烟雾病的血管长期处于慢性缺血状态,血管重建后脑血流突然增加,引起神经血管承受不适应,表现为术后神经功能障碍(如失语、瘫痪、癫痫等)或脑水肿、出血等。HPS发生率16.7%～38.2%,取决于患者术前缺血状态、血管重建类型、血压和脑血流等。虽然有多种术中监测方法,但多主张用吲哚菁绿血管造影,配合Flowinsight软件,可计算术中脑血流量指标和吻合口通畅。Yang(2018)认为微血管通过时间(MVTT)$>$2.6 s者术后易发HPS,AUC特异度85.7%,灵敏度46.4%,HR 4.88,95% CI 1.76～13.57,$P=0.002$。可是,须注意存有假阴性,即使MVTT$<$2.6 s。因此,对血管重建者,术后积极控

制收缩压<130 mmHg,如出现症体,还须进行 CT 检查,排除非 HPS 原因。

2) 脑梗死:常发生在患儿哭叫后。因此,术前、术中(麻醉时)和术后检查及换药等操作时动作要轻巧,避免患儿哭叫,当患儿哭叫不停时可用 5%CO_2 的氧气面罩。

3) 伤口感染。

4) 硬脑膜下和硬脑膜外血肿:由于烟雾病的侧支血管较丰富,如损伤这些交通血管常常造成硬脑膜外或硬脑膜下血肿,因此在手术中应尽量避免。

5) 供体动脉的损伤或受压:在分离供血动脉时应避免损伤,以免影响手术效果。应避免供血动脉与脑表面接触成锐角,骨瓣复位时防止动脉受压。

90.11 随访与结果

烟雾病的随访除临床症状和体征外,还需做脑血流、智商、脑血管造影等检查。

(1) 缺血型烟雾病患者的手术疗效

血管重建手术可以有效改善患者的血流动力学受损,减少患者缺血性脑卒中的发生率。对于儿童患者,直接血管重建手术能明显改善患儿脑缺血状态,脑血管造影显示在缺血区建立良好的侧支循环,还可使颅底烟雾状血管减少或消失。但对于年龄较小的患者,由于血管条件限制而只能施以间接血管重建手术,也可取得良好的临床疗效。30 岁以下成年缺血型患者,直接或间接血管重建手术都有一定的疗效,但间接手术效果不如儿童患者。30 岁以上尤其 40 岁以上患者间接手术效果不明显,应当尽量选择直接或组合血管重建手术。

围手术期的患者管理对临床疗效有很大的影响,主要是患者的血压及呼吸管理。高/低碳酸血症、高/低血压可引起严重的并发症。

(2) 出血型烟雾病患者的手术疗效

在对大多数患者的随访过程中发现,烟雾状血管在血管重建手术后明显减少,甚至消失。脆弱的烟雾状血管破裂出血是烟雾病患者出血的重要来源之一。因此,血管重建手术后烟雾状血管内血流动力学压力减轻,其破裂出血的风险下降,这可能是血管重建手术能降低患者出血率的机制。但也有一些研究表明,血管重建手术并不能明显降低烟雾病患者出血率。笔者认为这些差异可能与烟雾病出血原因复杂有关。笔者课题组随访出血型烟雾病患者共

357 例,平均随访期 2.2 年,术后共发生出血 9 例,显著低于自然史中 7%~8%的年出血率。

接受保守治疗的成人患者发生缺血性或出血性脑卒中的风险亦显著高于接受手术治疗组,Hallemeier 等的一项临床研究显示,一组包含 34 例接受保守治疗的烟雾病成年患者 5 年内反复发生起病同侧脑卒中的比例为 65%,5 年内发展为双侧血管均受累并出现临床症状的患者比例高达 82%。出血仍是成人烟雾病最为严重的表现,既往文献显示患者随访 2~20 年,成人患者出血的发生率为 30%~65%,且出血既可以发生在与前次相同部位,也可以发生在与前次不同部位。烟雾病的一个临床特征是患者既可以发生缺血症状,又可以发生出血性脑卒中。

一项包含 1 156 例烟雾病患者的 meta 分析显示,平均随访时间为 73.6 个月,50%~66%的患者病程进展,最终神经功能受损加重,仅 2.6%的儿童患者出现缓解。

综合分析发现,患者病程进展取决于患者血管闭塞进展情况、侧支循环代偿情况、发病年龄、疾病症状及严重程度等。因此,对烟雾病患者均应进行密切的随访,尤其是选择保守治疗的患者,以便能及时采取适当的手术治疗,预防脑卒中的发生。

(徐 斌 周良辅)

参考文献

[1] 徐斌,周良辅. 烟雾病[M]//周良辅. 现代神经外科学. 2 版. 上海:复旦大学出版社,2015:279-284.

[2] 烟雾病和烟雾综合征诊断与治疗中国专家共识编写组,国家卫生计生委脑卒中防治专家委员会缺血性卒中外科专业委员会. 烟雾病和烟雾综合征诊断与治疗中国专家共识(2017)[J]. 中华神经外科杂志,2017,33(6):541-546.

[3] JANG D K, LEE K S, RHA H K, et al. Bypass surgery versus medical treatment for symptomatic moyamoya disease in adults [J]. J Neurosurg, 2017, 127(3):492-502.

[4] JIANG H, NI W, XU B, et al. Outcome in adult patients with hemorrhagic moyamoya disease after combined extracranial-intracranial bypass [J]. J Neurosurg, 2014,121(5):1048-1055.

[5] KIM H, JANG D K, HAN Y M, et al. Direct bypass versus indirect bypass in adult moyamoya angiopathy

with symptoms or hemodynamic instability: a meta-analysis of comparative studies [J]. World Neurosurg, 2016,94:273 – 284.

[6] MIYAMOTO S, YOSHIMOTO T, HASHIMOTO N, et al. Effects of extracranial-intracranial bypass for patients with hemorrhagic moyamoya disease [J]. Stroke, 2014,45:1415 – 1421.

[7] SUN X S, WEN J, LI J X, et al. The association between the ring finger protein 213 (RNF213) polymorphisms and moyamoya disease susceptibility: a meta-analysis based on case-control studies [J]. Mol Genet Genomics, 2016,291(3):1193 – 1203.

[8] UDA K, ARAKI Y, MURAOKA S, et al. Intraoperative evaluation of local cerebral hemodynamic change by indocyanine green videoangiograply: prediction of incidence and duration of postoperative transient neurological events in patients with Moyamoya disease [J]. J Neurosurg, 2019,130(4):1367 – 1375.

[9] WANG Y, CHEN L, WANG Y, et al. Hemodynamic study with duplex ultrasonography on combined (direct/indirect) revascularization in adult moyamoya disease [J]. J Stroke Cerebrovasc Dis, 2014, 23 (10): 2573 – 2579.

[10] ZHANG Q, WANG R, LIU Y, et al. Clinical features and long-term outcomes of unilateral moyamoya disease [J]. World Neurosurg, 2016,96:474 – 482.

91 自发性脑出血

　　自发性脑出血是指原发于脑实质内的非外伤性出血,常形成大小不等的脑内血肿,有时可穿破脑实质成为继发性脑室内或蛛网膜下腔出血。在所有脑卒中患者中,脑出血占 10%～20%,死亡率达 50%,超过 75% 的存活患者会遗留不同程度的神经功能障碍。由于脑出血的发病年龄比脑梗死年轻,所以会出现丧失工作能力和照顾家庭的能力。

　　引起脑出血的病因很多,大多数是由于高血压病伴发的脑小动脉病变在血压骤升时破裂所致,称为高血压脑出血。本章内容主要叙述高血压脑出血。

91.1　发病机制

　　高血压病可导致全身各器官血管的病理性改变。脑血管在长期高压之下发生退行性变和动脉硬化,以适应高血压。其中,脑小动脉管壁增厚,对抗高压,防止其后的脑微循环灌注压升高。这些变化在脑底的穿动脉中表现尤为严重。因此,脑出血的发病是由于脑血管解剖特点和血管壁的病理变化,以及血压骤升等因素综合所致。

91.1.1　脑血管解剖特点

　　脑小动脉的管壁较薄,中膜肌纤维较少,无弹力纤维层,外膜在结构上也远较其他器官的动脉薄弱。另外,脑底穿通支,如豆纹动脉和丘脑穿通支等均起源于主干血管的终末支,多与主干成 90°角,这样的解剖特点使这些血管承受的管腔压力较脑内其他部位相同管径的血管大得多,使其成为高血压脑出血的好发部位。

91.1.2　血管壁的病理变化

　　高血压使脑小动脉管壁发生玻璃样变或纤维样变性,甚至发生局限在管壁的微小出血、缺血或坏死,内弹性纤维层受到破坏,形成微小囊状动脉瘤或夹层动脉瘤。这种动脉瘤多见于 50 岁以上的患者,主要分布于基底神经节、脑桥、大脑白质和小脑的动脉穿支上。在血压骤升时,微动脉瘤破裂引起脑出血。

91.1.3　高血压

　　高血压是动脉管壁发生病理变化的最主要的原

因。在血压骤升时,上述管壁的薄弱处就容易破裂出血。血压是脉冲性传导的,出血发生后的管壁破裂口会形成血栓,管壁也因血肿压迫而变得狭窄,血流阻力增大,出血多自行停止。

91.2 病理

高血压脑出血多为短暂性出血,血肿扩大多发生在出血的 6 h 内,尤其在 3 h 内。出血点周围局部的脑组织首先受到动脉血流的冲击产生原发性损害,继而形成脑内血肿。局部压力增高引起周围脑组织受压移位、缺血、水肿和坏死。血肿也因病程不同而呈不同状态,如凝固、液化或囊腔形成,血肿腔周围为软化带。由于出血、水肿造成局部静脉引流受阻而致软化带有较多的斑点状出血。急性期血肿周围脑水肿明显,半球体积增大,压迫该侧脑室使其明显变形,并向对侧移位,甚至形成脑疝,导致脑干受压扭曲,常为脑出血致死的直接原因。高血压脑出血在大脑基底节处最常发生,约占脑出血的 2/3。其中,壳核出血较多见,占 44%,丘脑出血占 13%,脑桥出血占 9%,小脑出血占 9%,其他部位约占 25%。

91.3 临床表现

高血压脑出血以 50~60 岁的高血压患者最多见,通常在情绪激动、过度兴奋、排便、屏气用力或精神紧张时发病。脑出血前常无预感,突然发生,起病急骤,往往在数分钟到数小时内发展至高峰。经较长病程发展到严重者较为少见。临床表现视出血部位、出血范围、机体反应和全身情况等各种因素而定。一般在发病时常突然感到头部剧烈疼痛,随即频繁呕吐,收缩压达 180 mmHg 以上,偶见抽搐等;严重者常于数分钟或数十分钟内神志转为昏迷,伴大小便失禁。如脉率快速、血压下降,则为濒危征兆。临床上常按出血部位分类描述局灶性神经症状和体征。

91.3.1 壳核、基底节区出血

最常见的高血压脑出血部位,多损及内囊。患者常常头和眼转向出血病灶侧,呈"凝视病灶"状和"三偏"症状,即偏瘫、偏身感觉障碍和偏盲。如果出血侧为优势半球,有可能失语。出血对侧的肢体发生瘫痪,早期瘫痪侧肢体肌张力、腱反射降低或消

失,以后逐渐转高,上肢呈屈曲内收,下肢伸展强直,腱反射转为亢进,可出现踝阵挛,病理反射阳性,为典型的上运动神经元性偏瘫。出血灶对侧偏身感觉减退,针刺肢体、面部时无反应或反应较另一侧迟钝。如患者神志清楚配合检查,还可发现病灶对侧同向偏盲。若血肿破入脑室,甚至充填整个侧脑室即为侧脑室铸型,预后不良。

91.3.2 脑桥出血

突然起病,在数分钟内进入深度昏迷,病情危重。脑桥出血往往先自一侧脑桥开始,迅即波及两侧,出现双侧肢体瘫痪,大多数呈弛缓性,少数为痉挛性或呈去大脑强直,双侧病理反射阳性。两侧瞳孔极度缩小,呈"针尖样",为其特征性体征。部分患者可出现中枢性高热、不规则呼吸、呼吸困难,常在 1~2 d 内死亡。

91.3.3 小脑出血

轻型患者起病时神志清楚,常诉一侧后枕部剧烈头痛和眩晕,呕吐频繁,发音含糊,眼球震颤。肢体常无瘫痪,但病变侧肢体出现共济失调。当血肿逐渐增大破入第 4 脑室,可引起急性脑积水。严重时出现枕骨大孔疝,患者突然昏迷,呼吸不规则,甚至停止。最终因呼吸、循环衰竭而死亡。

91.3.4 脑叶皮质下出血

症状与血肿大小有关。一般出现头痛、呕吐、畏光和烦躁不安等症状,相应的脑叶神经缺损表现也比较突出。血肿扩大,颅高压症状明显。

91.4 放射学检查

头部 CT 平扫为首选检查,可以迅速明确脑内出血部位、范围和血肿量,以及血肿是否破入脑室,是否伴有蛛网膜下腔出血等,也可鉴别脑水肿与脑梗死。血肿的占位效应可通过侧脑室的受压移位、大脑镰的移位及基底池的消失来推测,这有助于治疗方案的选择和预后的判断,还可根据血肿的部位和增强后的 CT 表现来鉴别其他病因,如血管畸形、动脉瘤、肿瘤等。

当怀疑引起脑出血的病因是高血压以外的因素时,进行 MRI 检查是有价值的,可以鉴别诊断脑血管畸形、肿瘤与颅内巨大动脉瘤等。但 MRI 检查费

时较长,病情较重的急性病例在检查时,必须对患者的生命体征和通气气道进行监护,以防意外。另外,不同时期血肿的 MRI 表现也较为复杂,有时反而给诊断带来困难。

脑血管造影可以明确诊断动脉瘤或血管畸形,但是当脑血管造影阴性,特别是在脑内血肿较大时,应考虑破裂的动脉瘤或血管畸形被暂时受压而不显影;微小的血管畸形,血管造影也可为假阴性。

随着 MRI 技术的发展,白质纤维束示踪成像技术能够无创地研究大脑白质纤维束的形态和结构。1999 年,Mori 首次报道人的大脑白质纤维束示踪成像情况。他对高血压脑出血的患者行磁共振弥散张量成像(DTI)和内囊白质纤维束示踪成像,可清楚看到内囊白质纤维束受血肿压迫、推移和破坏情况,并且计算出由患侧内囊追踪到的纤维束条目数少于健侧内囊。该技术显示脑出血后内囊白质纤维束的受累情况,为避开受压迫的锥体束进行血肿清除、降低神经功能的损伤创造有利条件(图 91-1、91-2)。

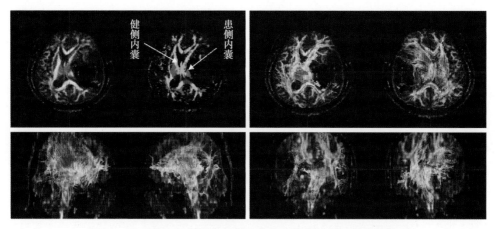

图 91-1 头部 DTI 显示左侧基底节区内囊后肢血肿挤压锥体束

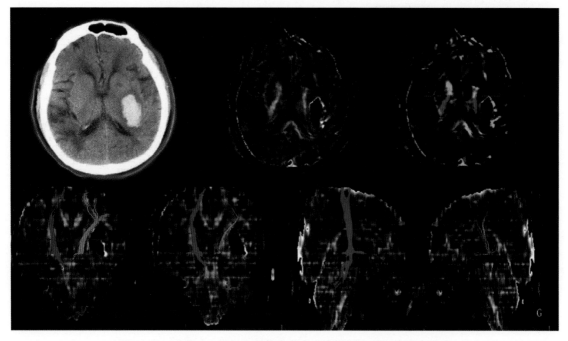

图 91-2 头部 DTI 显示左侧基底节区内囊后肢血肿和锥体束成像

脑出血后早期神经功能恶化往往和再次出血相关，早期血肿的增大往往预示着远期的不良预后。对发病后3 h内的患者再次进行头部CT检查发现，血肿体积增大超过原体积1/3的患者比例高达28%～38%。进行CT血管成像（CTA）及增强CT检查时，如果在患者血肿内发现高密度对比剂（又被称为"斑点征"），其血肿增大风险较高，且高密度"点"越多，血肿扩大的风险就越高，"斑点征"已被证实是独立预测血肿扩大，不良结局和死亡率的有效指标。脑CT灌注（CTP）成像能观察同一层面不同时相的扫描图像，被证实可以提高"斑点征"检出率。对扫描层面内"点征"判定的误诊率和漏诊率低于CTA和增强CT。

91.5　鉴别诊断

与高血压脑出血相鉴别的脑出血病因很多，应根据患者年龄、既往史及影像学检查进行鉴别。年轻患者多为脑血管畸形破裂出血；有慢性高血压病史者高血压脑出血为多；长期服用抗凝药物或在心肌梗死抗凝治疗过程中，可发生脑出血。出血的部位也很重要。典型的壳核或丘脑出血基本可以确定为高血压脑出血；脑叶皮质下出血者，年轻人多因脑血管畸形破裂；脑叶皮质下出血的高龄患者，要考虑淀粉样脑血管病变所致脑出血；明显的蛛网膜下腔出血提示动脉瘤破裂可能性大。脑转移瘤，特别是黑色素瘤、绒毛膜上皮癌、肾上腺癌、乳腺癌、肺癌的脑转移灶，以及原发性脑肿瘤中的胶质母细胞瘤等也易出现自发性出血。其他引起出血的原因还有脑海绵状血管瘤、脑静脉血栓形成、脑梗死后出血、血液病和动脉炎等。

91.6　外科治疗

脑出血患者的初始监测和管理需要在重症监护病房或配置完善的卒中单元进行，保持安静，减少不必要的搬动，保持呼吸道通畅，迅速将收缩压控制在140 mmHg以内的安全范围。治疗脑水肿，降低颅内压，稳定血糖及体温，常规吞咽筛查，减少肺炎，无癫痫发作的患者不建议预防引用抗癫痫药物。目前对高血压脑出血的外科治疗尚有争议，应根据患者的全身情况，血肿的部位、大小及病情的演变等进行具体分析。美国自发性脑出血诊疗指南认为：高血压脑出血在超早期（出血4 h）手术可能因增加再出血的风险反而有害，不推荐超早期手术治疗。手术指征：①小脑出血后神经功能障碍进行性加重或有脑干、脑室受压，出现脑积水者，应当尽快手术清除小脑血肿，并行脑室外引流术；但不建议行单一性脑室外引流术。②幕上脑叶出血＞30 ml，距脑表面不足1 cm者可考虑开颅血肿清除术。③对于脑内血肿破入脑室或脑室内出血，可行脑室外引流术，但可能发生引流不畅或引流管堵塞。脑室内注射尿激酶、链激酶和重组组织型纤溶酶激活剂有利于脑室内积血溶化和引流，但有全身出血或脑室感染的风险。

应将合并全身重要脏器严重疾病的老年患者列入手术禁忌证，手术清除颅内血肿，未必会给他们带来好处，可能加重原有的疾病而不可逆转。口服抗凝药物的患者不是手术治疗的绝对禁忌证，根据对患者耐受手术的能力判断，可在心血管内科医生的指导下暂停抗凝药物；在凝血功能指标正常时进行手术，术后继续服用抗凝药物；但必须得到患者及其家属的知情同意，谨慎处理。

91.6.1　壳核出血

包括侵及内囊和外囊的血肿，以及血肿扩大突入岛叶或者破入脑室者。该部位出血在高血压脑出血中最常见，但在内外科治疗上争议最大。血肿较小、神志清楚的患者，内科保守治疗可以获得良好的效果，而手术治疗则可能增加创伤，影响患者的神经功能恢复。深部巨大血肿、已深度昏迷的患者，不论接受何种治疗，预后均很差。在血肿由小变大，患者由昏睡转至浅昏迷状态时，手术疗效较好。回顾文献报道，内外科治疗的对照研究虽多，但病例选择难以掌握。以上3种情况均包括在对照研究之内，但在临床实际工作中不易做到严格的随机对照要求，手术组的病例总是较内科保守治疗组严重，所以得出的结论多是内外科疗效基本相同。目前普遍认为，壳核出血的手术治疗可以采用微创技术清除大部分血肿，以解除血肿的占位效应，并迅速降低颅内压，减轻局部缺血，防止脑水肿的发展，以利于神经功能的恢复。因此，手术治疗一般选择＜70岁的病例，血肿量＞30 ml或者血肿占位效应较大，中线结构移位较明显，内科保守治疗过程中病情进行性加重，患者意识状态处于昏睡至浅昏迷之间，GCS评分≥6分。

手术方法主要有骨瓣开颅血肿清除术、立体定向血肿抽吸术、小骨窗开颅血肿清除术以及内镜下的血肿清除术。骨瓣开颅血肿清除术多采用改良翼点入路;皮质切口有经侧裂和颞叶两种。前者在手术显微镜下挑开外侧裂池蛛网膜,用脑压板轻柔牵开额叶和颞叶,避开大脑中动脉的分支。由于血肿将岛叶由内外推移,所以不必分离太深即可看到岛叶。切开岛叶皮质约 2 cm,向后内方进入血肿腔。采用小号吸引器,避免强力吸引,轻柔地吸除血肿。血肿周壁的静脉性出血可用明胶压迫止血。术中及术后均需控制血压。清除血肿后,可去除骨瓣降低颅内压,有利于神经功能恢复,是一种较好的手术方式。

目前结合术前头部 MRI 的 DTI 成像和白质纤维束成像技术,选择手术入路,在保护锥体束的前提下最大程度地清除血肿,可能给高血压脑出血患者的康复带来福音。

由于多项国际多中心研究证明针对自发性基底节出血的传统开颅术并不优于内科治疗,因而,近年来对于部分适应证较强的病例越来越倾向于采用微创技术进行血肿清除,以最大限度避免手术的额外损伤。1965 年,Bense 首次将定向技术用于脑出血的治疗。随着影像诊断学的发展,20 世纪 70 年代后期,立体定向技术在脑出血治疗中的应用范围逐渐扩展。对血肿腔内的凝血块采用两种方法排除:一是用螺旋钻等将血肿打碎后吸除,但不能直视下止血及减压效果差;二是用纤溶药物溶化凝固的血肿,逐渐引流排空。目前纤溶药物应用较多的是尿激酶,用量为每次 6 000 IU,溶解在 3~5 ml 生理盐水中,通过留置导管注入血肿腔内,夹管 2 h 后引流;每 12~24 h 重复 1 次,一般持续 3~5 d。组织型纤溶酶原激活剂(t-PA)能迅速溶化血肿;在脑内局部应用引起过敏反应、再出血和炎性反应极少。t-PA 用量每次 1 mg,夹管 2 h 后引流,12~24 h 重复用药直到血肿清除,总量 5~16 mg,血肿在 5 d 内可基本消失。

尽管以立体定向血肿穿刺结合 t-PA 血肿溶解为代表的微创治疗方法已广泛应用,但其有效性一直缺乏循证医学依据。2018 年的一份荟萃分析显示,其总体疗效并不显著优于内科治疗,而只在血肿量>50 ml 的病例中显示出好于药物治疗的趋势。直到 2019 年,最新一项评估立体定向穿刺血肿腔置管,结合术后重组组织型纤溶酶源激活剂(rt-PA)腔内注射的国际多中心研究(MISTIE)显示该技术在部分患者中有效。患者预后与清除的血肿程度呈正相关。清除血肿超过 70% 和残余血肿<15 ml 显著提高术后生存质量;残存血肿<30 ml 或血肿清除率>53% 显著降低死亡率。发病时脑内出血量、高血压史、不规则血肿、阿替普酶剂量、置管位置、手术过程顺利与否均为影响血肿清除程度的因素,决定了患者的预后。

小骨窗开颅血肿清除术的创伤较骨瓣开颅小,又能克服立体定向穿刺血肿抽吸术不能直视下止血、减压效果差的缺点,应用较广泛。根据术前头部 CT 检查影像,选择血肿最大层面,在头部做该层面血肿中心投影标记。以此为中心,做平行于外侧裂投影线的颞部切口,长为 4~5 cm,钻颅后扩大钻孔,使之成直径为 2.5~3.0 cm 的小骨窗。硬脑膜呈"十"字形切开,在颞上回切开皮质 1 cm 左右,向内直达血肿腔。直视下清除凝固的血块和液体状血肿,勿损伤血肿壁,底部血块不可强行剥离。一般清除血肿 60% 左右,达到局部脑压明显降低即可。然后在血肿腔内留置内径 2 mm 的硅胶引流管。术后即可复查头部 CT,了解残余的血肿量。通过留置导管注入纤溶药物溶化、引流残留血肿。如原上海医科大学研制的基因重组链激酶(rSK),纯度和活性均高,已用于溶化血肿。华山医院神经外科采用小骨窗开颅清除部分血肿,术后 24 h 将含有重组链激酶 5 mg(50 万 IU)的 0.9% 氯化钠溶液 3 ml 加入自体血浆 1 ml,经引流管注入血肿腔内,夹闭引流管 4 h 后开放引流,每天 1~2 次。连续 3 d 后,复查头部 CT,拔出引流管。2 周后再次复查头部 CT。

内镜下血肿清除术是目前较为流行的手术方式。常规脑出血的开颅手术,暴露血肿的过程会造成额外的手术创伤,影响患者的预后。内镜微创的特点,可以极大地减少暴露过程中所造成的不必要的损伤。早在 1989 年 Auer 的报道中就指出,接受内镜下血肿清除后的患者与接受单纯保守治疗的患者比较,死亡率明显下降。Nagasaka 又进一步比较了在内镜下血肿清除和开颅血肿清除的患者,结果表明,内镜下血肿清除的患者无论是血肿的清除率还是 1 周及出院时的 GCS 评分,都优于选择开颅血肿清除的患者。不过,内镜的使用范围也有其局限性,对于恶性颅高压、中线移位明显需要去骨瓣减压的患者并不适用。在最新的美国自发性脑出血诊疗指南中,也认为内镜下脑内血肿清除术的疗效并不明确。

91.6.2 丘脑出血

是指出血来源于丘脑或主要位于丘脑的血肿。巨大的丘脑血肿预后差，少量的丘脑血肿内科保守治疗预后较好。由于血肿位置深、手术创伤大、效果差，所以血肿较小时不宜采取手术治疗。如果血肿压迫第 3 脑室产生急性梗阻性脑积水，则须行脑室外引流术。血肿较大时可以考虑采取立体定向血肿抽吸术。

91.6.3 脑桥出血

多发生在脑桥顶盖与脑桥基底连接处，此处为基底动脉的旁正中穿支供血。血肿可侵及中脑或破入脑室。MRI 检查可发现微小的脑桥出血，保守治疗预后良好。如果血肿位置偏向外侧，MRI 还可分辨血肿的软脑膜包膜，采用显微手术经第 4 脑室底入路，切开包膜清除血肿，有时会有良好的疗效。但脑桥出血往往预后较差。

91.6.4 小脑出血

多发生在齿状核，小脑蚓部出血相对较少。由于颅后窝代偿空间小，一般认为当血肿量＞10 ml 时就可能对脑干产生较大的压迫作用，或压迫第 4 脑室产生急性脑积水。因此，对＞10 ml 的血肿多主张采取积极的手术治疗清除。如果有急性脑积水征象，应同时行脑室外引流术。对于深部贴近脑干的血肿，采用手术治疗还是内科保守治疗目前尚有争议。

91.6.5 脑叶皮质下出血

多为皮质下动脉穿支出血，少数是壳核外囊出血，沿阻力较小的白质延伸到与之相连的脑叶。血肿多位于额叶或颞叶内。脑叶皮质下出血需要进一步检查以除外脑动静脉畸形和其他脑血管畸形、肿瘤和感染性动脉瘤等。治疗方法的选择主要根据意识和血肿情况来定。在患者意识清楚时，应抓紧时机进行 MRI 或脑血管造影检查以明确诊断；如果患者意识状态下降或已进入脑疝期，则需要急诊手术。手术一般采用骨瓣开颅术，颞叶内侧的血肿易引起颞叶钩回疝，应积极及时手术。

淀粉样脑血管病变所致脑叶皮质下出血的高龄患者，血肿清除难度很大，因为术中不易止血，而术后容易再出血，手术效果极差。

91.6.6 脑室内出血

虽然发病率低，但病势危重。根据 Graeb 脑室内出血评分标准，中、重度脑室内出血死亡率高达 60%～90%。华山医院神经外科采用单侧或双侧脑室外引流。术后应用重组链激酶溶化、引流脑室积血，疗效大为改观。方法：在基础加局部麻醉下，对 Graeb 评分 9～10 分患者，选择血肿量多的一侧行脑室额角穿刺，置入相当于 12 号导尿管粗细的硅橡胶管行侧脑室外引流。Graeb 评分＞11 分者，做双侧侧脑室额角穿刺，血肿量多的一侧脑室置入较粗的硅橡胶管，外接无负压的接收袋；对侧脑室插入储液囊（Ommaya 囊）的脑室管，储液囊置于头皮下，接脑室外引流装置。术后第 1～3 天，每天将重组链激酶 5 mg（50 万 IU）溶于 3 ml 0.9% 氯化钠溶液和 1 ml 新鲜自体血浆的混合液中，经较粗的硅橡胶管注入脑室内，夹管 4 h 后放开，行无负压引流；一般于术后第 5～7 天拔除脑室外引流的硅胶管。术后第 1、4、7 天，2 周及 1 个月后复查头部 CT。对侧通过储液囊的脑室外引流，根据 CT 复查情况，逐渐抬高脑室外引流装置，可以在术后 2 周内拔除。头皮下的储液囊长期保留，在发生急性脑积水时做应急的脑室外引流。

高血压脑出血术后处理非常重要，首先应控制血压，收缩压稳定在 140 mmHg 水平；收缩压＞200 mmHg，常易引起再出血；其次应掌握颅内情况，及时复查头部 CT。另外，针对术后全身并发症应及时对症治疗，稳定内环境。

91.7 预后、复发预防和康复

流行病学统计发现，患者年龄、出血部位、血肿体积、脑室出血量和 GCS 评分与高血压脑出血预后相关。出血量越大、年龄越大、术前 GCS 评分越低，预后越差。此外，还与患者家属对治疗的态度有关。高血压脑出血术后经常合并肺炎和肝、肾功能不全等，对术后治疗效果产生不利影响。严格控制高血压可降低高血压脑出血的发生率和复发。脑出血发生后应立即给予控制血压的措施，长期血压控制的目标为 130/80 mmHg 以内。

口服抗凝药物预防血栓形成的患者，脑出血和复发的风险升高。应用抗血小板药物患者的脑出血复发风险明显低于应用抗凝药物者，故应结合患者具体情况选用有关药物。

高血压脑出血的患者早期进行肢体功能、言语功能的康复锻炼对其回归社会大有帮助。认知疗法、心理治疗和社会支持都会影响患者康复,故应尽早实施多学科的康复治疗,特别是调动社区和家庭力量,构建社区康复模式,这对促进患者的健康恢复有重要意义。

(胡枢坤　张　义)

参考文献

[1] 张义,陈衔城,秦智勇. 脑出血的外科治疗[M]//周良辅. 现代神经外科学. 2 版. 上海:复旦大学出版社,2015:1004 - 1008.

[2] AKHIGBE T, OKAFOR U, SATTAR T, et al. Stereotactic-guided evacuation of spontaneous supratentorial intracerebral hemorrhage: systematic review and meta-analysis [J]. World Neurosurg, 2015, 84(2):451 - 460.

[3] AWAD I A, POLSTER S P, CARRIÓN-PENAGOS J, et al. Surgical performance determines functional outcome benefit in the minimally invasive surgery plus recombinant tissue plasminogen activator for intracerebral hemorrhage evacuation procedure [J]. Neurosurgery, 2019, 84(6):1157 - 1168.

[4] BHATIA K, HEPBURN M, ZIU E, et al. Modern approaches to evacuating intracerebral hemorrhage[J]. Curr Cardiol Reports, 2018, 20(12):132.

[5] CORDONNIER C, DEMCHUK A, ZIAI W, et al. Intracerebral haemorrhage: current approaches to acute management [J]. Lancet, 2018, 392:1257 - 1268.

[6] GROSS B A, JANKOWITZ B T, FRIEDLANDER R M. Cerebral intraparenchymal hemorrhage: a review [J]. JAMA, 2019, 321(13):1295 - 1303.

[7] HE L, OGILVY C S. Intracranial hemorrhage: trials and tribulations [J]. World Neurosurg. 2015, 84(3):632 - 633.

[8] HEMPHILL J G 3RD, GREENBERG S M, ANDERSON C S, et al. Guidelines for the management of spontaneous intracerebral hemorrhage: a guideline for healthcare professionals from the American Heart Association/American Stroke Association [J]. Stroke, 2015, 46(7):2032 - 2060.

[9] SEMBILL J A, HUTTNER H B, KURAMATSU J B, et al. Impact of recent studies for the treatment of intracerebral hemorrhage [J]. Curr Neurol Neurosci Reports, 2018, 18:71.

[10] SPORNS P B, KEMMLING A, MINNERUP J. Imaging-based outcome prediction in patients with intracerebral hemorrhage [J]. Acta Neurochirurgica, 2018, 160(8):1663 - 1670.

[11] SUN S, LI Y, ZHANG H, et al. Neuroendoscopic Surgery versus craniotomy for supratentorial hypertensive intracerebral hemorrhage: a systematic review and meta-analysis [J]. World Neurosurg, 2020, 134:477 - 488.

[12] TANG Y, YIN F, FU D, et al. Efficacy and safety of minimal invasive surgery treatment in hypertensive intracerebral hemorrhage: a systematic review and meta-analysis [J]. BMC Neurology, 2018, 18:136.

[13] THOMALE U W, SCHAUMANN A, STOCKHAMMER F, et al. GAVCA study: randomized, multicenter trial to evaluate the quality of ventricular catheter placement with a mobile health assisted guidance technique [J]. Neurosurgery, 2018, 83(2):252 - 262.

[14] TIRSCHWELL D L. Intracerebral haemorrhage is hard to stop, and must be attacked before, during and after [J]. BMJ Evid Based Med, 2019, 24(5):E4.

[15] ZAIDI H A, ZABRAMSKI J M, SAFAVI-ABBASI S, et al. Spontaneous intracerebral hemorrhage [J]. World Neurosurg, 2015, 84:451 - 460.

[16] ZAMMAR S G, ZIMMERMAN R S, TIANO M M. Time is brain and so is less blood: the hyperacute period after intracerebral hemorrhage [J]. Neurosurgery, 2015, 76(6):N12.

 自发性蛛网膜下腔出血

　　颅内血管破裂，血液流入蛛网膜下腔，称为蛛网膜下腔出血(subaranoid hemorrhage，SAH)。SAH 有创伤性和非创伤性之分，前者指颅脑外伤引起，后者又称为自发性 SAH(spontaneous SAH)。

92.1　发病率

　　自发性 SAH 发病率存在地区、年龄、性别等方面差别，各组统计数据间的差异很大，从 1.1/10 万

到 96.0/10 万。研究方案设计、动脉瘤性 SAH（aSAH）的独立划分等也可影响发病率的统计。WHO 动脉瘤破裂引起自发性 SAH 的年发生率为 2/10 万～22.5/10 万（Ingall，2000）。其中，中国、印度和美洲中南部国家的发病率最低，日本和芬兰发病率较高。de Rooij（2007）系统复习，得出除高和低发生率国家外的其他地区中位发生率为 9.1/10 万。近来 Hughes（2018）和 Etminan（2019）分别系统复习文献，得出全球 aSAH 发生率为（6.67～7.9）/10 万，近 2/3 的患者在低和中收入国家。随着对高血压和吸烟的控制，其发生率有所下降，从 10.2/10 万（1980）到 6.1/10 万（2010）。下降从高到低排列：日本（59.1%）及亚洲（除外日本）（46.2%）、欧洲（40.6%）和北美（14%）地区。必须指出，上述数据均为低估，因为未包括院前死亡的患者。

自发性 SAH 女性多见，女：男为 1.24（95%CI 1.09～1.42），但是在 50 岁前，男多于女。儿童发病率为（0.18～2）/10 万。发病率随年龄增长而增加，并在 60 岁左右达到高峰。最多见于 60～69 岁，但年龄进一步增大，发病率反而下降。

92.2 病因和危险因素

92.2.1 常见病因

自发性 SAH 的病因很多，最常见为颅内动脉瘤和动静脉畸形（AVM）破裂，占 57%，其次是高血压脑出血。其他病因如表 92-1 所示。华山医院神经外科 1 年经数字减影血管造影（DSA）发现的 852 例自发 SAH 中，脑动脉瘤占 61.7%，脑 AVM 占 6.1%，硬脑膜动静脉瘘（DAVF）占 5.6%，烟雾病占 4%，颈内动脉海绵窦瘘占 1.4%，脊髓 AVM 占 0.4%，脑瘤占 0.4%，海绵状血管瘤占 0.4%。但有些患者尸解时仍不能找到原因，可能为动脉瘤或很小的 AVM 破裂后，血块形成而不留痕迹。此外，大多数尸解未检查静脉系统或脊髓蛛网膜下腔，这两者均有可能成为出血原因。

92.2.2 危险因素

相关危险因素如表 92-2 所示。

（1）吸烟

吸烟是自发性 SAH 的重要相关因素，45%～75% 的 SAH 病例与吸烟有关，并呈量效依赖关系和

表 92-1 自发性 SAH 的常见病因

分类	常见原因
血管病变	动脉瘤、AVM、动脉硬化、高血压、脑血栓、血管淀粉样变、系统性红斑狼疮、巨细胞性动脉炎、局灶性血管坏死、结节性多动脉炎、毛细血管扩张症、Sturge-Weber 综合征等
静脉血栓形成	妊娠、服用避孕药、创伤、感染、凝血系统疾病、消瘦、脱水等
血液病	白血病、霍奇金病、血友病、淋巴瘤、骨髓瘤、多种原因引起的贫血和凝血障碍、弥散性血管内凝血、使用抗凝药物等
过敏性疾病	过敏性紫癜、出血性肾炎、亨诺-许兰综合征等
感染	细菌性脑膜炎、结核性脑膜炎、梅毒性脑膜炎、真菌性脑膜炎、多种感染、寄生虫病等
中毒	可卡因、肾上腺素、单胺氧化酶抑制剂、乙醇、安非他明、乙醚、CO、吗啡、尼古丁、铅、奎宁、磷、胰岛素、蛇毒等
肿瘤	胶质瘤、脑膜瘤、血管母细胞瘤、垂体瘤、脉络膜乳头状瘤、脊索瘤、血管瘤、肉瘤、骨软骨瘤、室管膜瘤、神经纤维瘤、肺源性肿瘤、绒癌、黑色素瘤等
其他	维生素 K 缺乏、电解质失衡、中暑等

表 92-2 动脉瘤性 SAH 发病危险因素

危险因素	危险程度
吸烟	↑↑↑
酗酒	↑↑↑
高血压	↑↑↑
可卡因（和其他拟交感类药物）	↑
口服避孕药	↑↓
轻体重	↑↓
糖尿病	↔
高脂血症	↔
激素替代疗法	↓
动脉瘤部位、大小、形状	↑↑↑
患者年龄、健康状况	↑↓
饮食富含素食	↑↓

注：↑＝危险性增加及程度；↓＝危险性降低；↑↓＝尚有争议；↔＝可增加危险性，但有争议。

年轻倾向。经常吸烟者发生 SAH 的危险系数是不吸烟者的 2～3 倍，男性吸烟者发病可能性更大。吸烟后的 3 h 内是最易发生 SAH 的时段。

（2）酗酒

酗酒也是 SAH 的好发因素，呈量效依赖关系，再出血和血管痉挛的发生率明显增高，并影响 SAH 的预后。队列和病例-对照研究显示，酒精摄入＞150 g/周，危险增高 1.5～2.1 倍。

（3）使用拟交感类药物

拟交感类药物使用者易患 SAH，如毒品可卡因可使 SAH 的罹患高峰年龄提前至 30 岁左右。

（4）高血压症

高血压症是 SAH 的常见伴发症，且与 SAH 的发病具有相关性。高血压与吸烟对诱发 SAH 具有协同性。文献报道，高血压见于 20％～45％的 SAH 患者，患高血压者其 SAH 危险性是正常人群的 2.5 倍，若同时吸烟，发生 SAH 的危险性比不吸烟且无高血压的正常人高 15 倍，而且易发生新的动脉瘤。控制血压不仅可减少出血，还可减少新的动脉瘤的发生。

（5）其他可引起动脉粥样硬化的危险因素

糖尿病、高脂血症也可使 SAH 的发病率增高，但有争议。口服避孕药曾被认为增加 SAH 的发病率但最新研究认为，服用避孕药并不增加 SAH 的发病率，激素水平可能影响 SAH 的发病率。尚未绝经且不服用避孕药的女性患 SAH 的危险性比相仿年龄已闭经的女性低。未绝经女性如发生 SAH，月经期是高危时期。绝经期使用激素替代疗法能降低发生 SAH 的危险性。

（6）气候与季节

有认为寒冷季节或气温、气压剧烈变化易诱发动脉瘤破裂出血，但有反对意见。

92.3 病理

92.3.1 脑膜和脑反应

血液流入蛛网膜下腔，使脑脊液（CSF）红染，脑表面呈紫红色。血液在脑池、脑沟内淤积，距出血灶愈近者积血愈多，如侧裂池、视交叉池、纵裂池、脑桥小脑池和枕大池等。血液可流入脊髓蛛网膜下腔，甚至逆流入脑室系统。头位也可影响血液的积聚，仰卧位由于重力影响，血液易积聚在颅后窝。血块如在脑实质、侧裂和大脑纵裂内，可压迫脑组织。少数情况，血液破入蛛网膜下腔，形成硬脑膜下血肿。随时间推移，红细胞溶解，释放出含铁血黄素，使脑皮质黄染。部分红细胞随 CSF 进入蛛网膜颗粒，使后者堵塞，产生交通性脑积水。多核白细胞、淋巴细胞在出血后数小时即可出现在蛛网膜下腔，3 d 后巨噬细胞也参与反应，10 d 后蛛网膜下腔出现纤维化。严重 SAH 者，下视丘可出血或缺血，Wyer 在 54 例患者中发现 42 例伴有下视丘和心肌损害，提示 SAH 后自主神经功能紊乱。Satomi（2016）报告 11 例 aSAH 5 级患者入院 3 d 内死亡，尸检发现广泛多灶细胞毒性水肿、神经元坏死，显示急性缺血损伤和颅内压突然升高，导致静脉回流障碍。

92.3.2 动脉管壁变化

出血后动脉管壁的病理变化包括典型血管收缩变化（管壁增厚、内弹性膜折叠、内皮细胞空泡变、平滑肌细胞缩短和折叠）及内皮细胞消失、血小板黏附、平滑肌细胞坏死、空泡变、纤维化、动脉外膜纤维化、炎症反应等，引起动脉管腔狭窄。目前关于脑血管痉挛的病理变化虽然存在分歧，即脑血管痉挛是单纯血管平滑肌收缩还是血管壁有上述病理形态学改变才导致管腔狭窄，但较为一致的意见认为，出血后 3～7 d（血管痉挛初期）变化可能由异常平滑肌收缩所致。随着时间延长，动脉壁的结构变化在管腔狭窄中起主要作用。

92.3.3 微血栓形成

由于出血后脑血管微循环障碍、炎症反应等因素影响，可出现脑毛细血管血栓形成或栓塞。

92.3.4 其他

除心肌梗死或心内膜出血外，可有肺水肿、胃肠道出血、眼底出血等。SAH 后颅内病理变化如表 92-3 所示。

92.4 病理生理

92.4.1 颅内压

由动脉瘤破裂引起的 SAH 在出血时颅内压会急骤升高。出血量多时，可达到舒张压水平，引起颅内血液循环短暂中断，此时临床上往往出现意识障碍。高颅压对 SAH 的影响既有利又有弊：一方面高颅压可阻止进一步出血，有利于止血和防止再出血；另一方面又可引起严重全脑暂时性缺血和脑代谢障

表92-3　SAH颅内病理变化

变化类型	变化特点
即刻反应	
出血	蛛网膜下腔、硬脑膜下、脑内、脑室内、动脉瘤内、脑干(继发)
脑疝	大脑镰下、小脑幕裂孔、枕骨大孔
急性脑积水	
急性脑肿胀	
迟发反应	
动脉瘤再出血	
脑肿胀	
脑梗死	血管痉挛,脑内血肿局部压迫,微血栓形成,全身低血压,颅内压增高、低血容量、低钠引起脑灌注压降低,脑疝引起血管受压
慢性脑积水	

碍。研究表明,病情恶化时,颅内压升高;血管痉挛患者颅内压高于无血管痉挛者;颅内压≥15 mmHg的患者预后差于颅内压<15 mmHg的患者。临床症状较轻者,颅内压在短暂升高后可迅速恢复正常(<15 mmHg);临床症状较重者,颅内压持续升高(>20 mmHg)并可出现B波,表明脑顺应性降低。SAH后颅内压升高的确切机制不明,可能与蛛网膜下腔内血块、脑脊液循环通路阻塞、弥散性血管麻痹和脑内小血管扩张有关。

92.4.2　脑血流、脑代谢和脑自动调节功能

由于脑血管痉挛、颅内压和脑水肿等因素的影响,SAH后脑血流量(CBF)供应减少,为正常值的30%~40%,脑氧代谢率($CMRO_2$)降低,约为正常值的75%,而局部脑血容量(rCBV)因脑血管特别是小血管扩张而增加。伴有脑血管痉挛和神经功能缺失者,上述变化尤其显著。研究显示,单纯颅内压增高须达到7.89 kPa(60 mmHg)才引起CBF和局部$CMRO_2$降低,但SAH在颅内压增高前已有上述变化,颅内压增高后则加剧这些变化。世界神经外科联盟(WFNS)分级Ⅰ~Ⅱ级无脑血管痉挛的CBF为每分钟42 ml/100 g(正常为每分钟54 ml/g),如有脑血管痉挛则为每分钟36 ml/100 g,Ⅲ~Ⅳ级无脑血管痉挛的CBF为每分钟35 ml/100 g,有脑血管痉挛则为每分钟33 ml/100 g。CBF下降在出血后

10~14 d到最低点,之后缓慢恢复到正常。危重患者此过程更长。颅内压升高,全身血压下降,可引起脑灌注压(CPP)下降,引起脑缺血,特别对CBF已处于缺血临界水平的脑组织,更易造成缺血损害。

SAH后脑自动调节功能受损,脑血流随系统血压而波动,可引起脑水肿、出血或缺血。

92.4.3　生化改变

脑内生化改变包括乳酸性酸中毒、氧自由基生成、细胞凋亡路径激活、胶质细胞功能改变、离子平衡失调、细胞内能量产生和转运障碍等,这些都与SAH后脑缺血和能量代谢障碍有关。由于卧床、禁食、呕吐和应用脱水剂,以及下视丘功能紊乱,血中抗利尿激素增加等,患者可出现全身电解质异常,其中最常见的有:①低血钠。见于35%患者,常发生在发病第2~10天。低血钠可加重意识障碍、癫痫、脑水肿。引起低血钠的原因主要有脑性低盐综合征和抗利尿激素(ADH)分泌异常(SIADH)。区分它们是很重要的,因为前者因尿钠排出过多导致低血钠和低血容量,治疗应输入0.9%氯化钠溶液和胶体溶液;后者是ADH分泌增多,引起稀释性低血钠和水负荷增加,治疗应限水和应用抑制ADH的药物如苯妥英钠针剂。②高血糖。SAH可引起高血糖,特别好发于原有糖尿病者,应用类固醇激素可加重高血糖症。严重高血糖症可并发癫痫及意识障碍,加重缺血缺氧和神经元损伤。近来发现出血急性期儿茶酚胺大量分泌可诱发心肌病或心搏骤停、肺水肿,特别见于重症病。

92.4.4　脑血管痉挛

脑血管痉挛(cerebral vasospasm)最常见于动脉瘤破裂引起的SAH,也可见于其他病变,如AVM、肿瘤出血等引起的SAH。血管痉挛的确切病理机制尚未明确。但红细胞在蛛网膜下腔内降解过程与临床血管痉挛的发生时限一致,提示红细胞的降解产物是致痉挛物质。目前认为血红蛋白的降解物氧化血红蛋白(oxyhemoglobin, oxyHb)在血管痉挛中起主要作用。除了能直接引起脑血管收缩,还能刺激血管收缩物质如内皮素-1(ET-1)和类花生酸类物质的产生,并抑制内源性血管扩张剂,如一氧化氮的生成。进一步的降解产物,如超氧阴离子残基、过氧化氢等氧自由基可通过引起脂质过氧化反应,刺激平滑肌收缩、诱发炎症反应(前列腺素、白三烯

等),激活免疫反应(免疫球蛋白、补体系统)和细胞因子作用(白细胞介素-1)来加重血管痉挛。

92.4.5 非脑血管痉挛的因素

长期以来,在诊治延迟性脑缺血障碍时会遇到下列令人困惑的现象:脑血管痉挛与脑缺血部位和程度不一致;预防或缓解痉挛后不能减少脑缺血;影像学发现与病理多发、缺血性不一致,1/4~1/3 的脑缺血者无脑血管痉挛(Diringer,2013)。综合动物实验和临床观察,提出下列非脑血管痉挛的因素:①微血循环障碍。由于 SAH 引起脑自动调节功能丧失,微小血管持续痉挛而发生微血栓形成(Yundt,1998;Hirashima,2005)。②皮质扩散性抑制(CSD)。SAH 经夹闭脑动脉瘤和在皮质表面置放电极监测,发现出现脑缺血症状时,脑血管造影未见血管痉挛,但电极记录有跨皮质的去极化现象,MRI显示脑缺血灶(Weidauer,2008)。③炎症。SAH 患者周围血中白细胞增高,无明显感染性发热,血和脑脊液中炎症细胞因子(IL-b、TNF-α)、髓过氧化酶增高(Gruber,2000;Schoch,2007)。小胶质细胞是脑内固有的免疫和炎症细胞。通过动物实验和临床观察,Schneider(2015)发现小胶质细胞先在出血部位被激活,继而向周边扩大(所谓脑炎症扩散),出血后 7~14 d 达高峰,即小胶质细胞介导炎症反应,构成 SAH 后继发损伤。如抑制或减少小胶质细胞则可显著减轻神经细胞死亡。

92.4.6 其他

(1)血压

SAH 时血压升高可能是机体的一种代偿性反应,以增加脑灌注压。疼痛、烦躁和缺氧等因素也可促使全身血压升高。由于血压升高可诱发再出血,因此应设法控制血压,使之维持在正常范围。

(2)心脏

91% SAH 患者有心律异常,少数可引发室性心动过速、室颤等而危及患者生命,特别见于老年人、低钾和心电图上 Q-T 间期延长者。心律和心功能异常常可加重脑缺血和缺氧,应引起重视。

(3)胃肠道

约 4% 的 SAH 患者有胃肠道出血。在前交通动脉瘤致死病例中,83% 有胃肠道出血和 Cushing 溃疡。

92.5 临床表现

SAH 是脑卒中引起猝死的最常见原因,许多患者死于就医途中,入院前病死率为 3%~26%。死亡原因有心搏骤停、脑室内出血、肺水肿,以及椎-基底动脉系统动脉瘤破裂等。即使送至医院,部分患者在明确诊断并得到专科治疗以前死亡。积累的文献报道,动脉瘤破裂后只有 35% 的患者在出现 SAH 症状和体征后 48 h 内得到神经外科相应治疗。

92.5.1 诱发因素

约有 1/3 的动脉瘤破裂发生于剧烈运动中,如举重、情绪激动、咳嗽、屏便、房事等。如前所述,吸烟、饮酒也是 SAH 的危险因素。

92.5.2 先兆

单侧眼眶或球后痛伴动眼神经麻痹是常见的先兆,头痛频率、持续时间或强度改变往往也是动脉瘤破裂先兆,见于 20% 的患者,有时伴恶心、呕吐和头晕症状,但脑膜刺激征和畏光症少见。通常由少量蛛网膜下腔渗血引起,也可因血液破入动脉瘤夹层,瘤壁急性扩张或缺血。发生于真正 SAH 前 2 h 至 8 周内。

92.5.3 典型表现

多骤发或急起,主要有下列症状和体征。

1)头痛:见于 80%~95% 的患者,突发,呈劈裂般剧痛,遍及全头或前额、枕部,再延及颈、肩腰背和下肢等。Willis 环部动脉瘤破裂引起的头痛可局限在同侧额部和眼眶。屈颈、活动头部和 Valsalva 试验及声响和光线等均可加重疼痛,安静卧床可减轻疼痛。头痛发作前常见诱因:剧烈运动、屏气动作或性生活,约占发患者数的 20%。

2)恶心呕吐、面色苍白、出冷汗:约 3/4 的患者在发病后出现头痛、恶心和呕吐。

3)意识障碍:见于半数以上的患者,可有短暂意识模糊至昏迷。17% 的患者在就诊时已处于昏迷状态。少数患者可无意识改变,但畏光、淡漠、怕响声和振动等。

4)精神症状:表现为谵妄、木僵、定向障碍、虚构和痴呆等。

5) 癫痫:见于 20% 的患者。

6) 体征:①脑膜刺激征。约 1/4 的患者可有颈痛和颈项强直。在发病数小时至 6 d 出现,但以 1~2 d 最多见。Kernig 征较颈项强直多见。②单侧或双侧锥体束征。③眼底出血(Terson 征)。表现为玻璃体膜下片状出血,多见于前交通动脉瘤破裂,此时因颅内压增高和血块压迫视神经鞘,可引起视网膜中央静脉出血。此征有特殊意义,因其在 CSF 恢复正常后仍存在,是诊断 SAH 的重要依据之一。视神经盘水肿少见,一旦出现则提示颅内占位病变。由于眼内出血,患者视力常下降。④局灶体征。通常缺少,可有一侧动眼神经麻痹。单瘫或偏瘫、失语、感觉障碍、视野缺损等,它们或提示原发病和部位,或由于血肿、脑血管痉挛所致。

92.5.4 非典型表现

1) 少数患者起病时无头痛,表现为恶心、呕吐、发热和全身不适或疼痛,另一些人表现为胸背痛、腿痛、视力和听觉突然丧失等。

2) 老年人 SAH 特点:①头痛少(<50%)且不明显;②意识障碍多(>70%)且重;③颈硬较 Kernig 征多见。

3) 儿童 SAH 特点:①头痛少,但一旦出现应引起重视;②常伴系统性病变,如主动脉弓狭窄、多囊肾等。

92.5.5 分级

Botterell 最早对 SAH 患者进行分级,旨在了解不同级别进行手术的风险有无差异。临床分级作用不仅限于此,它对各种治疗的效果评价、相互比较都有重要作用,应用也更加广泛。目前有多种分级方法,大多根据头痛、脑膜刺激症状、意识状态和神经功能损害等来分级,其中应用广泛的是 Hunt 和 Hess 分级,两者对 SAH 患者的预后判断较为准确。一般,Ⅰ~Ⅱ级 SAH 患者预后较好,而Ⅳ~Ⅴ级患者预后不佳。以格拉斯哥昏迷量表(GCS)评分为基础的 WFNS 分级越来越受到人们重视,有利于各地区间资料的相互比较。3 种主要分级方法如表 92-4 所示。Gotoh(1996)等前瞻性研究 765 例脑动脉瘤患者术前世界神经外科联盟分级情况与预后的关系,发现患者术后预后与术前 GCS 评分有关($P<0.001$),即术前 GCS 评分高分者预后较好,特别是 GCS 评分 15 分与 14 分之间有显著差别($P<0.001$)。但是 GCS 评分 13 分与 12、7 与 6 分之间差别不明显,这影响了对Ⅲ级与Ⅳ级、Ⅳ级与Ⅴ级患者预后评估的准确性。欧洲脑卒中组织的脑动脉瘤和 SAH 指南(2013)介绍了动脉瘤性 SAH 入院和预后(PAASH)分级,认为该分级比 WFNS 更好,预后不良随级别增高更明显,级别间差异明显(表 92-5)。Chiang(2000)报道,如果各种分级和评分对预后评估有价值,必须以治疗前的分级和评分为准。SAH 不同分级的迟发性缺血性障碍(delayed ischemic deficit,DID)发生率和死亡率如表 92-6(Wojner,2004)所示。

表 92-4 SAH 临床分级表(一)

级别	Botterell 分级(1956)	Hunt 和 Hess 分级[*] (1968,1974)	WFNS 分级(1992)	
			GCS 评分	运动功能障碍
1	清醒,有或无 SAH 症状	无症状或轻度头痛,颈项强直	15	无
2	嗜睡,无明显神经功能缺失	脑神经(如动眼神经、滑车神经)麻痹,中、重度头痛,颈项硬	13~14	无
3	嗜睡,神经功能丧失,可能存在颅内血肿	轻度局灶神经功能缺失,嗜睡或错乱	13~14	存在
4	因血肿出现严重神经功能缺失,老年患者可能症状较轻,但合并其他脑血管疾病	昏迷,中重度偏瘫,去大脑强直早期	7~12	存在或无
5	濒死,去大脑强直	深昏迷,去大脑强直,濒死	3~6	存在或无

注:* 表示如有严重全身系统疾病,如高血压、糖尿病、严重动脉硬化、慢性肺部疾病或血管造影显示血管痉挛,评级增加 1 级。

表 92-5　SAH 临床分级表（二）

分级	级别	GCS 评分	预后不良*	
			比例（%）	OR
WFNS	I	15	14.8	为参考值
	II	13～14	29.4	2.3
	III	13～14 伴局灶征	52.6	6.1
	IV	7～12	58.3	7.7
	V	3～6	92.7	69.0
PAASH	I	15	14.8	为参考值
	II	11～14	41.3	3.9
	III	8～10	74.4	16.0
	IV	4～7	84.7	30.0
	V	3	93.9	84.0

注：* 表示预后不良定义为 GCS 评分 1～3 分或改良 Rankin 评分 4～6 分。

表 92-6　SAH 临床分级表（三）

分级	DID（%）	死亡率（%）
I	22	0～5
II	33	2～10
III	52	10～15
IV	53	60～70
V	74	70～100

92.6　辅助检查

92.6.1　CT

（1）头部 CT 平扫

头部 CT 平扫是目前诊断 SAH 的首选检查。其作用在于：①明确 SAH 是否存在及其程度如何，提供关于出血部位的线索；②增强 CT 检查有时能判断 SAH 病因，如显示增强的 AVM 或动脉瘤的占位效应；③了解伴发的脑内、脑室内出血或阻塞性脑积水；④随访评估治疗效果和了解并发症。CT 检查的灵敏度取决于出血后的时间和临床分级。发病 6 h 内灵敏度为 98.7%，特异度 99.9%，意味早期 CT 对 SAH 遗漏率为 1/1 000（Dubosh，2016）。CT 片上 SAH 的量和部位与血管痉挛或 DID 的发生有很好的相关性。临床分级越差，CT 影像显示的出血程度越严重，预后越差。表 92-7 为根据 CT 影像显示的积血程度对 SAH 进行评估的 Fisher 分级表。由于 Fisher 分级较粗糙，且 DID 4 级的发生率反比 3 级低，为了更准确识别和反映 SAH 与 DID 的关系，Zervas 等（1997）、Frontera 等（2006）和 Wilson 等（2012）分别提出改良 Fisher 分级（表 92-8，图 92-1～92-3）。

表 92-7　SAH Fisher 分级表

级别	CT 表现	DID 危险性
1	CT 上未见出血	低
2	CT 上发现弥散出血，尚未形成血块	低
3	较厚积血，垂直面上厚度＞1 mm（大脑纵裂、岛池、环池）或者水平面上（侧裂池、脚间池）长×宽＞5 mm×3 mm	高
4	脑内血肿或脑室内积血，但基底池内无或少量弥散出血	低

表 92-8　改良 Fisher 分级表（Zervas 等，1997）

Fisher 分级	CT 表现	DID 危险性（%）
0	未见出血或仅脑室内或脑室皮内出血	3
1	仅见基底池出血	14
2	仅见周边脑池或侧裂出血	38
3	广泛蛛网膜下腔出血伴脑实质出血	57
4	基底池、周边脑池、侧裂池较厚积血	57

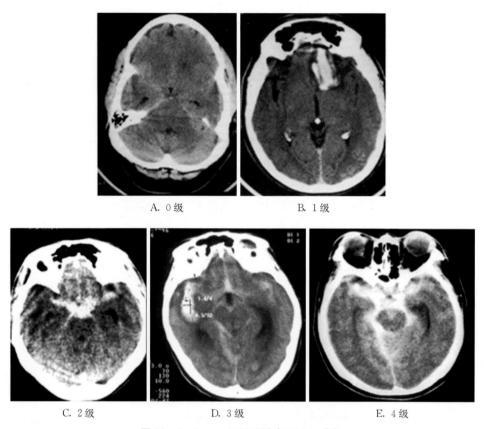

A. 0 级   B. 1 级

C. 2 级   D. 3 级   E. 4 级

图 92-1   Zervas(1997)改良 Fisher 分级

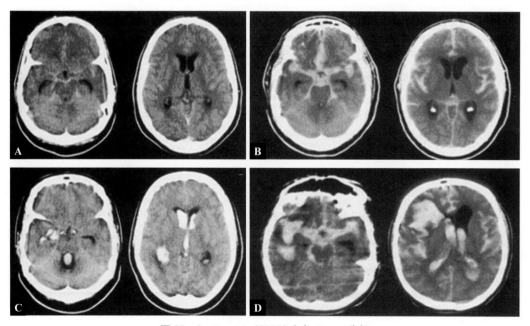

图 92-2   Frontera(2006)改良 Fisher 分级

注:A. 局灶或弥漫薄 SAH,无脑室出血(IVH),DID 发生率 24%;B. 局灶或弥漫厚 SAH, 无 IVH, DID 发生率 33%;C. 局灶或弥漫薄 SAH,有 IVH, DID 发生率 33%;D. 局灶或弥漫厚 SAH,有 IVH, DID 发生率 40%。

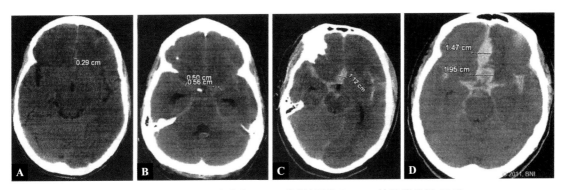

图 92 - 3 Wilson(2012)改良 Fisher 分级(又称 Barrow 神经院分级, BNI)

注:基于与脑池内 SAH 垂直测得最大厚度为准。BNI 分级:1 级(CT 未见血, DID 发生率为 0);2 级(A),最大血厚≤5 mm, DID 发生率为 13%;3 级(B),最大血厚>5~10 mm, DID 发生率为 22%;4 级(C),最大血厚>10~15 mm, DID 发生率为 30%;5 级(D),最大血厚>75 mm, DID 发生率为 50%。

（2）CT 灌注

由于现代螺旋 CT 快速成像技术的发展,CTP 可发现早期无症状的脑缺血(图 92 - 4),因此值得提倡。

（3）CT 血管成像

由于 286～320 排 CT 的应用,CTA 灵敏度达 77%～97%,特异度达 87%～100%,可发现直径≥1 mm 的血管和动脉瘤(图 92 - 5)。不但快速扫描成像分辨力提高,而且腔内成像技术可了解血管流速、动脉瘤壁搏动。由于存在假阳性或假阴性,目前 CTA 仍不能取代 DSA。CTA 在脑动脉瘤的应用详见第 93 章"脑动脉瘤"。

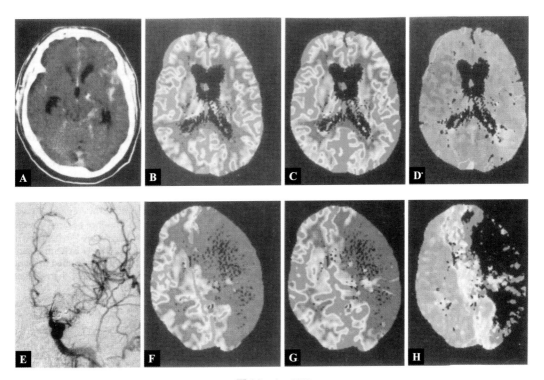

图 92 - 4 CTP

注:在入院平扫 CT(A)显示 SAH 时,CTP(B~D)已见左半球缺血现象。在临床出现迟发性脑缺血时,DSA(E)显示脑血管痉挛,CTP(F~H)示脑梗死。

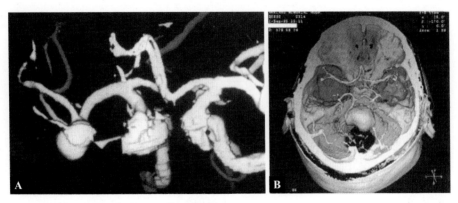

图 92-5 CTA

注:A. 去骨血管重建显示右大脑中动脉瘤;B. 未去骨 CTA 显示左椎动脉巨大型动脉瘤。

92.6.2 脑脊液检查

腰椎穿刺 CSF 检查也是诊断 SAH 的常用方法。特别是头部 CT 检查阴性但仍怀疑 SAH 者。但应掌握下列指征:①SAH 后数小时腰椎穿刺所得 CSF 仍可能清亮。所以应在 SAH 后 2 h 后行腰椎穿刺检查。②CT 是在头痛发作 6 h 内做。③CT 层厚≤5 mm,第 3 代 CT。④由有经验放射科医生读片。⑤患者有颈痛、意识障碍史等脑膜刺激征。操作损伤引起的出血有别于 SAH:①连续放液,各试管内 RBC 计数逐渐减少;② 如 RBC＞250 000/ml,将出现凝血;③ 无 CSF 黄变;④RBC/WBC 比值正常,并且符合每增加 1 000 个 RBC,蛋白含量增加 1.5 mg/100 ml;⑤不出现吞噬有 RBC 或含铁血黄素的巨噬细胞。CSF 黄变是由于 CSF 中蛋白含量高或有 RBC 降解产物,通常在 SAH 后 12 h 开始出现。分光光度计检测可避免遗漏。一般在出血后 12 h 至 2 周 CSF 黄变检出率 100%,3 周后 70%,4 周后 40%。腰椎穿刺属有创检查,可诱发再出血或加重症状,操作前应衡量利弊,并征得家属同意。

92.6.3 MRI

在 SAH 急性期,CT 的快速成像和分辨率优于 MRI;在 SAH 亚急性或慢性期,MRI 不逊于 CT,特别是在对颅后窝、脑室系统少量出血,以及动脉瘤内血栓形成、多发动脉瘤中破裂瘤体的判断等方面,MRI 优于 CT。MRA(time of flight)灵敏度达 50%～80%,特异度达 100%,但有假阳性,可作为动脉瘤无创性筛查或随访手段。对 MRI 检查是否引起金属动脉夹的移位,有争议。故动脉瘤夹闭后,对于动脉夹特性不明者,慎用高场强 MRI 复查(图 92-6～92-8)。MRI 灌注成像有助于发现脑缺血(图 92-7)。

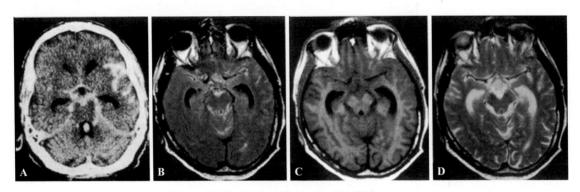

图 92-6 SAH 数天 CT、MRI 影像

注:CT(A)、MRI FLAIR(B)显示左侧裂皮质和基底池积血,T_1(C)、T_2(D)却未见异常。

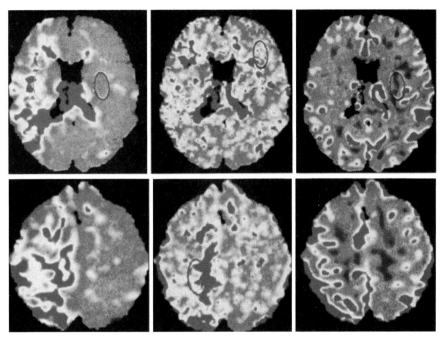

图 92‑7　MRI 灌注成像显示左大脑缺血表现

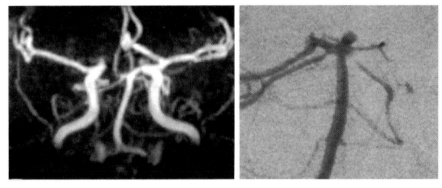

A. 前交通动脉瘤　　　　　　　　B. 基底动脉瘤

图 92‑8　MRA 显示前交通动脉瘤和基底动脉瘤

92.6.4　脑血管造影

脑血管造影(图 92‑9)仍是本病的标准诊断方法,一般应行 4～6 根血管造影,以免遗漏多发动脉瘤或伴发的 AVM。DSA 已能查出大多数出血原因。如颈内动脉血管造影仍不能显示病变者,颈外动脉造影可能发现硬脑膜动静脉瘘(DAVF)。如颈痛、背痛明显,并以下肢神经功能障碍为主,应行脊髓血管造影除外脊髓 AVM、动脉瘤或新生物。血管造影是否引起神经功能损害加重,如脑缺血、动脉瘤再次破裂,目前尚无定论。造影时机:由于脑血管痉挛易发生在 SAH 后 2～3 d,7～10 d 达高峰,再出血好发时间也在此范围,因此目前多主张脑血管造影宜早,即出血 3 d 内只要病情稳定,应行脑血管造影,以尽早进行病因治疗。如已错过 SAH 后 3 d,则需等待至 SAH 后 3 周进行。在等待期间,如病情变化,仍可行血管造影检查。首次脑血管造影阴性者,2 周后(血管痉挛消退)或 6～8 周后(血栓吸收)应重复脑血管造影。

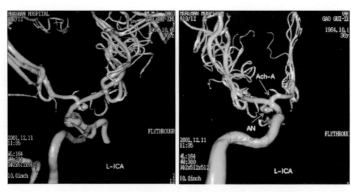

图 92 - 9 DSA 三维血管重建显示后交通动脉瘤

92.6.5 经颅多普勒超声

经颅多普勒超声(TCD)可以无创测得颅底大血管的血流速度,对临床 SAH 后血管痉挛有诊断价值,目前已作为 SAH 后血管痉挛的常规监测手段(图 92 - 10)。优点:实时、无创、床旁、重复进行。缺点:只能提供颅底大血管的流速,不能测定末梢血管的血流变化;需依靠操作者的主观判断;部分患者特别是老年患者颞窗骨质较厚,探测不出血流信号。大脑中动脉的血流速度最常用来诊断血管痉挛。流速与血管痉挛程度呈正相关。大脑中动脉流速正常范围在 33～90 cm/s,平均为 60 cm/s 左右。流速＞120 cm/s,与血管造影上轻中度血管痉挛相似;高于 200 cm/s,为严重血管痉挛,临床上

常出现缺血和梗死症状。因此,大脑中动脉流速＞120 cm/s,可作为判断脑血管痉挛的参考标准。与血管造影显示的血管痉挛比较,特异度为 100％,但灵敏度为 59％。此外,流速增快也与临床缺血程度有关。Lindegaard 建议采用大脑中动脉与颅外颈内动脉流速的比值来判断血管痉挛,可以校正全身血流改变对脑血流的影响,也可鉴别血管痉挛与脑充血和血液稀释的区别,从而更准确地评价脑血管痉挛。当比值＞3 时,血管造影可发现血管痉挛;比值＞6 时,可出现严重血管痉挛,临床可有缺血表现。除了测定脑血管流速外,TCD 还可用于评价脑血管的自动调节功能,但相应监测指标与临床表现的一致性尚有待进一步研究。

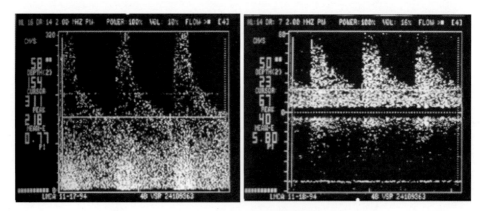

图 92 - 10 TCD 显示左大脑中动脉瘤流速＞200 cm/s

92.7 诊断和鉴别诊断

首先应明确有无 SAH。突然发作头痛、意识障

碍和脑膜刺激症及相应神经功能损害症状者,应高度怀疑 SAH。突发剧烈头痛的鉴别诊断如下文所示。及时进行头 CT 检查,必要时行腰椎穿刺,以明确出血。

对 SAH 前的先兆性头痛等症状应引起注意,并与偏头痛、高血压脑病和其他系统性疾病进行鉴别。

SAH 引起的突发剧烈头痛,需与以下疾病引起的头痛进行鉴别。

(1) 颅内

1) 血管性:① AVM、DAVF、烟雾病等(图 92 - 11、92 - 12);② 低颅内压;③ 垂体脑卒中;④ 静脉窦血栓形成;⑤ 脑内出血。

2) 感染:① 脑膜炎;② 脑炎。

3) 由新生物、颅内出血或脑脓肿引起的颅内压增高。

(2) 良性头痛

包括:① 偏头痛;② 紧张;③ 感染性头痛;④ 良性疲劳性头痛;⑤ 与兴奋有关的头痛。

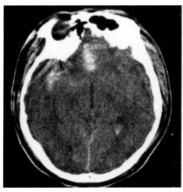
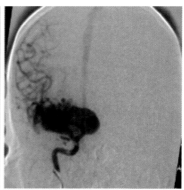

A. AVM

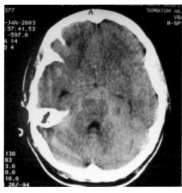
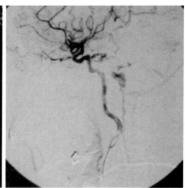

B. DAVF

图 92 - 11 AVM 和 DAVF 影像学表现

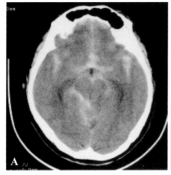
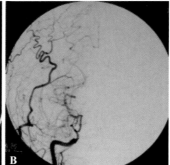
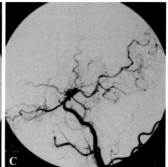

图 92 - 12 SAH CT 及 DSA 影像学表现

注:A. CT;B、C. 经 DSA 证实为烟雾病引起。

（3）来自脑神经的头痛

1）由其他疾病引起：由于肿瘤、动脉瘤、Tolosa-Hunt 征、Raeder 三叉神经痛、Gradenigo 征引起脑神经受压或炎症。

2）神经痛：①三叉神经。②舌咽神经。

（4）颅内牵涉痛

1）眼球：①球后神经炎。②青光眼。

2）鼻旁窦炎。

3）牙周脓肿、颞颌关节炎。

（5）系统疾病

系统疾病包括：①恶性高血压；②亚急性心内膜炎；③病毒性疾病；④非颅内 SAH。

颈段脊髓 AVF 可引起 SAH。对 DSA 颅内检查阴性者，应做脊髓血管造影（图 92-13）。

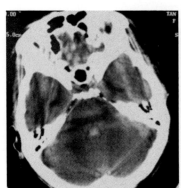

A. CT 扫描图像

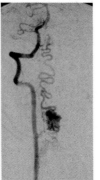

B. DSA 图像

图 92-13　颈髓 AVM 引起 SAH 和第 4 脑室积血

从临床表现鉴别 SAH 与颅内出血或缺血性脑卒中有时较为困难。一般有脑膜刺激症状、缺少局灶性神经系统症状和年龄相对较轻（<60 岁），SAH 的可能性较大。突发头痛和呕吐并不是 SAH 的特有症状，常不能以此作为与颅内出血或缺血性脑卒中鉴别诊断的依据。SAH 患者的癫痫发生率与颅内出血患者相似，但缺血性脑卒中患者较少发生癫痫。

临床怀疑自发性 SAH 后的诊断程序如图 92-14 所示。

确诊自发性 SAH 后，应进行 SAH 病因诊断。主要以脑血管造影或 3D-CTA 进行筛选。

但第 1 次脑血管造影可有 7%～30%的患者不能发现阳性结果，称为"血管造影阴性 SAH"。其中又有 21%至 68%不等的患者在 CT 平扫时只表现为

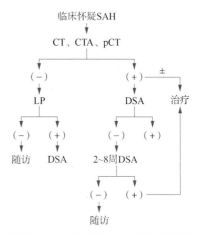

图 92-14　自发性 SAH 的诊断程序

脑干前方积血，称为"中脑周围 SAH"（perimesencephalic SAH，图 92-15），这是一种较为特殊、预后良好的自发性 SAH，占自发性 SAH 的 10%左右。与血管造影阳性患者相比，年龄偏轻，男性较多，临床分级较好。

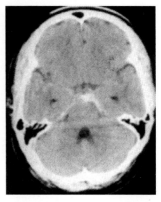

图 92-15　CT 示中脑周围 SAH（桥池前方少量积血）

其 CT 影像上出血仅位于脑干前方，不累及脑沟和脑室。再出血和出血后血管痉挛发生少，预后良好。目前原因不明，可能由静脉出血引起。但椎基动脉系统动脉瘤破裂出血也可有相似的头部 CT 表现，故不能轻易诊断为中脑周围 SAH。

对脑血管造影阴性 SAH 者，应分别在第 2 和 6 周左右重复脑血管造影，文献报道病因的检出率为 2%～22%不等。

当确诊 SAH 的原因为多发动脉瘤破裂出血，应进一步识别破裂瘤体，以下几点可供参考：①除外硬脑膜外动脉瘤；②CT 片显示局部 SAH；③在血

管造影上破裂动脉瘤附近有血管痉挛或占位效应；④大而不规则动脉瘤（如带子瘤）较小而规则者易破裂；⑤定位体征有助诊断；⑥重复血管造影，见动脉瘤增大和局部血管形态学改变；⑦选择最可能破裂的动脉瘤，如前交通动脉瘤；⑧最大、最近端的动脉瘤破裂可能性最大。

92.8 并发症

92.8.1 神经系统并发症

（1）迟发性缺血性障碍

迟发性缺血性障碍（DID）又称症状性脑血管痉挛。由于脑血管造影或 TCD 提示脑血管痉挛者，不一定出现临床症状，只在伴有脑血管侧支循环不良情况下，每分钟 rCBF<18～20 ml/100 g 时，才引起DID。因此，脑血管造影和 TCD 诊断 SAH 后脑血管痉挛的发生率可达 67%，但 DID 发生率为 35%，DID 致死率为 10%～15%。血管造影显示的血管痉挛常发生在 SAH 后 2～3 d，7～10 d 为高峰，2～4周逐渐缓解。脑血管痉挛的发生与头部 CT 上脑池内积血量有一定关系。DID 的临床表现：①前驱症状，SAH 症状经治疗或休息好转后又出现或进行性加重，血白细胞持续增高，持续发热。②意识由清醒至嗜睡或昏迷。③局灶体征，取决于脑缺血部位。如在颈内动脉和大脑中动脉分布区，可出现偏瘫伴或不伴感觉减退或偏盲；大脑前动脉受累可出现识别和判断能力降低、下肢瘫、不同程度意识障碍、无动性缄默等；椎基动脉者则引起锥体束征、脑神经征、小脑征、自主神经功能障碍、偏盲或皮质盲等。上述症状多发展缓慢，经数小时或数天才达高峰，持续 1～2 周后逐渐缓解，少数发展迅速，预后差。DID的诊断：一旦出现上述临床表现，即应做头部 CT，排除再出血、血肿、脑积水等，并做 TCD、CTP 和脑血管造影进行诊断。CT 和 CTP 显示脑缺血有助于诊断。此外，也应排除水、电解质紊乱，肝、肾功能障碍，以及肺炎和糖尿病等全身系统疾病，并可行相应检查。

（2）再出血

是 SAH 患者致死致残的主要原因，死亡率高达70%～90%。首次出血后 24～48 h 为再出血高峰，特别是 6～8 h，2 周内出血率为 20%～30%，以后则逐渐减少。半年后出血率为 3%。

（3）脑积水

出血急性期脑积水发生率约为 20%，常同时伴有脑室出血。出血后期脑积水则多与 CSF 吸收障碍有关。慢性脑积水的发生率各家报道差异较大，从 6% 至 67% 不等，主要与脑积水判断标准、评价时间不同有关。在 3 251 例动脉瘤引起的 SAH 患者中，15% 的患者 CT 检查可发现有脑积水，13.2% 的患者临床出现脑积水症状（Kassell，1990）。Vale 分析 108 例因动脉瘤破裂引起 SAH 并进行早期手术的患者情况，发现约有 20% 的患者在 SAH 后 30 d内需接受脑室腹腔分流手术。有再出血和脑室出血史的患者脑积水发生机会更多。

92.8.2 全身系统并发症

严重的全身系统并发症是 23% SAH 死亡的原因，好发于危重患者和高级别患者。因此，防治SAH 后全身系统并发症的重要性与防治 DID 和再出血一样重要，应引起重视。

（1）水、电解质紊乱

常见低血钠，见于 35% 的患者，好发于出血第2～10 天。可加重意识障碍、癫痫、脑水肿。引起低血钠原因：脑性低盐综合征和抗利尿激素分泌异常综合征（SIADH）。应注意鉴别上述两个综合征，因为两者处理原则完全不同。脑性低盐综合征，是因尿钠排出过多导致低血容量和低血钠，治疗包括输入生理盐水和胶体溶液，不能限制水分，否则可加重血管痉挛和脑缺氧。SIADH 则因 ADH 不适当分泌（增多），引起稀释性低钠血症和水负荷增加，治疗除补钠外，还包括限水和应用抑制 ADH 药，如苯妥英钠针剂。

低血容量也为 SAH 后常见并发症，见于 50%以上的患者中，在 SAH 后最初 6 d 内血容量可减少10% 以上。血容量降低，可增加红细胞的黏滞度，影响脑微循环，增加血管痉挛的易感性。扩容升高血压可防止因血管痉挛而引起的 DID。

（2）高血糖

SAH 可引起血糖增高，特别是见于隐性糖尿病的老年患者。应用类固醇激素可加重高血糖症。严重高血糖症则可引起意识障碍、癫痫，可恶化脑血管痉挛和脑缺血。

（3）高血压

多数 SAH 患者有代偿性血压升高（Cushing 反应），以应答出血后的脑灌注压降低，但过高的血压

（收缩压持续维持在 180～200 mmHg 以上）可诱发再出血，特别是不适当地降低颅内压，同时未控制血压。兴奋、烦躁不安、疼痛和缺氧等可促发血压升高。

92.8.3 全身其他脏器并发症

（1）心脏

心律失常见于 91% 的患者，高龄、低血钾、心电图有 Q-T 间期延长者易发生心律失常。常见有室性、室上性心动过速、游走心律、束支传导阻滞等，多为良性过程，但少数患者因室性心动过速、室颤、室扑等而危及生命。以往认为心律失常的临床意义不大，但目前认为上述心律失常提示 SAH 诱发的心肌损害。约有 50% 的患者可有心电图异常，如 T 波倒置、ST 段压低、Q-T 间期延长、U 波出现。

（2）深静脉血栓形成

见于约 2% 的 SAH 患者，其中约半数患者可发生肺栓塞。

（3）胃肠道出血

约 4% 的 SAH 患者有胃肠道出血。因前交通动脉瘤出血致死的患者中，83% 有胃肠道出血和胃十二指肠溃疡（Cushing 溃疡）。

（4）肺

最常见的肺部并发症为肺炎和肺水肿。神经性肺水肿表现为呼吸不规则、呼吸道内粉红色泡沫样分泌物，蛋白含量高（>45 g/L），见于约 2% 的 SAH 患者，最常见于 SAH 后第 1 周内，确切原因不清，与 SAH 后肺部毛细血管收缩、血管内皮受损、通透性增加有关。

92.9 治疗

92.9.1 院前和急诊室处理

由于近 2/3 的 SAH 患者在获得专科治疗前死亡（详见 92.5 节"临床表现"），因此提高院前和急诊室诊治水平是我们面临的挑战。控制过高的血压（>180 mmHg）和止血剂（如止血环酸）应用是行之有效的方法。

92.9.2 病因治疗

病因治疗是 SAH 的根本治疗。动脉瘤的直接夹闭或血管内介入不仅能防止再出血，也为以后的血管痉挛治疗创造条件。

92.9.3 内科治疗

（1）一般处理

包括卧床 14 d，头抬高 30°，保持呼吸道通畅，限制额外刺激。避免各种形式的用力，用轻缓泻剂保持大便通畅，低渣饮食有助于减少大便的次数和大便量。

（2）监测

血压、血氧饱和度、中心静脉压、血生化和血常规、心电图、颅内压及每天的出入水量等。

（3）补液

维持脑正常灌注压，可维持正常血容量。

（4）镇痛

适当给予镇痛剂。大多数患者的头痛可用可待因控制。焦虑和不安者可给予适量的巴比妥酸盐、水合氯醛或三聚乙醛（副醛），保持患者安静。

（5）癫痫

多主张围手术期预防癫痫，长期抗癫痫药只用于有癫痫者。脑内血肿、大脑中动脉瘤可用丙戊酸钠等，但注意丙戊酸钠会引起血小板减少，卡马西平降低尼莫地平效价。

（6）止血

止血剂一度作为常规治疗用药，后来发现它增加 DID，故不主张用。近来研究显示，动脉瘤等出血病灶处理前短期应用，一旦病灶处理后即停用，可有效发挥止血剂作用，又避免其不良反应。使用方法如下。

1）6-氨基己酸（EACA）：16～24 g/d 静脉滴注，给药 3～7 d，病情平稳后改 6～8 g/d（口服），直至造影或手术。

2）止血环酸（凝血酸）：比 EACA 作用强 8～10 倍，且有消毒作用。应用剂量 2～12 g/d，与抑肽酶（30 万～40 万 IU）联合应用，疗效优于单独使用。

（7）控制血压

血压过高会促发再出血，虽然缺乏高级别证据，但一般指南还是建议对收缩压 160～180 mmHg 或平均动脉压 110 mmHg 者应降压。

（8）控制颅内压

颅内压低于正常时，易诱发再出血；当颅内压接近舒张压时，出血可停止。因此，SAH 急性期，如颅内压不超过 1.59 kPa（12 mmHg），此时多属 WFNS 分级 Ⅰ～Ⅱ 级，一般不需降低颅内压。当颅内压升高或 Ⅲ 级以上者，则应适当降低颅内压。表 92-9 示平均颅内压（MICP）变化与患者临床分级的关系，有利于指导降颅压药物的应用。

表 92-9　临床分级与颅内压变化间关系

临床分级	平均颅内压（MICP）
Ⅰ～Ⅱ级	＜1.59 kPa（12 mmHg）
Ⅲ级	1.99～5.32 kPa（15～40 mmHg）
Ⅳ级	3.99～9.97 kPa（30～75 mmHg）
Ⅴ级	＞9.97 kPa（75 mmHg）

一般应用 20％甘露醇 1 g/kg 静脉滴注。对重症 SAH 伴/不伴脑室出血者,应在处置动脉瘤后早期行脑室外引流和腰椎穿刺持续引流,可清除血性脑脊液以减少 DID 发生,又利于颅内压控制,防治脑灌注压受损。

（9）DID 的防治

目前,DID 治疗效果不佳,应重在预防。对于血管痉挛引起者,其防治过程分为 5 步:①防止血管狭窄;②纠正血管狭窄;③防止由血管狭窄引起的脑缺血损害;④纠正脑缺血;⑤防止脑梗死。

主要措施如下:

1）3N（normal）取代 3H 疗法:即维持血容量正常（不扩容）、维持血液浓度正常（不稀释）、血压维持正常（不升高）取代扩容、升压、血液稀释治疗（hypervolemia、hypertension、hemodilution,简称 3H 疗法）。因为循证医学Ⅰ级证据证实 3H 不仅效果不肯定且有害,如引发肺水肿和可逆性后部白质脑综合征（图 92-16）维持中心静脉压在 1.06～1.33 kPa（8～10 mmHg）或肺动脉楔压在 1.6～1.86 kPa（12～14 mmHg）,维持正常血压,维持红细胞比容在 30％左右,可有效减少 DID 发生。

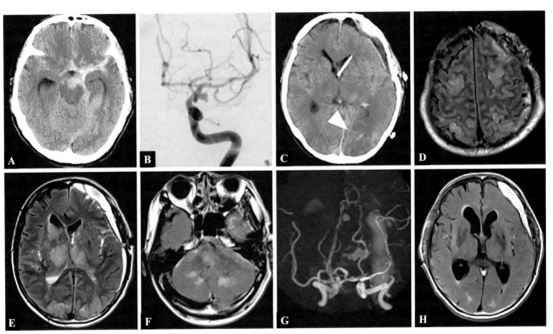

图 92-16　脑动脉瘤术后引发可逆性后部白质脑综合征

注:CT（A）见 SAH,DSA（B）见左后交通动脉瘤。急诊开颅夹闭动脉瘤,并脑室外引流和 3H 治疗。术后 14 d 患者抽搐昏迷,CT（C）、MRI（D～F）和 MRA（G）见双大脑和小脑血管性水肿,MRA 无脑血管痉挛。停 3H,改 3N 和抗癫痫治疗,患者好转（H）。

2）钙离子拮抗剂:尼莫地平（nimodipine）是二氢吡啶类药物,目前唯一具有Ⅰ级循证医学证据的钙离子拮抗剂,为国内外指南推荐。一般应在 SAH 后 3 d 内尽早使用,按 0.5～1 mg/（kg·h）静脉缓慢滴注,2～3 h 内如血压未降低,可增至 1～2 mg/（kg·h）。采用微泵控制静脉输液速度,使其维持 24 h,通常本药 50 ml（10 mg）经三通阀与 5％～10％葡萄糖溶液 250～500 ml 同时输注。由于尼莫地平易被聚氯乙烯（PVC）吸收,因此应采用聚乙烯（PE）输液管。静脉用药 7～14 d,病情平稳,改口服（剂量 60 mg,每天 3 次）7 d。由于剂量大时有引起全身血压下降的不良反应,近来开展经脑室给药的临床研究,证实溶解在生物降解聚合物里的尼莫地平,注入脑室是安全的,有量效关系,目前在开展Ⅲ期研究（Hänggi,2017）。

3）其他:依达拉嗪、依尼尔（法舒地尔）、Statin

可用,但仍缺乏高级别循证医学证据支持。21-氨基类固醇作为一种自由基清除剂,抗炎药物如布洛芬、甲泼尼龙、硫酸镁、内皮素受体 A 拮抗剂等已证实无效。

4) 重组组织型纤溶酶原激活剂(rt-PA):近年来,SAH 治疗中带观念性改变的是由原来使用抗纤溶药物以防止再出血,改为使用尿激酶和 rt-PA 等纤溶药物,以减少脑缺血损害的发生。一般在动脉瘤夹闭后,清除基底池血块,经导管用 rt-PA 2.5 万~60 万 IU,q8 h(或尿激酶 3 万~6 万 IU/d)基底池缓滴和引流。

5) 腔内血管成形术(transluminal angioplasty):Zubkov 在 1984 年最早采用腔内血管成形术来治疗血管痉挛,目前此项技术在临床得到较为广泛的应用。当血管造影证实血管痉挛后,并在症状性血管痉挛出现以前进行治疗,这是治疗成功的关键,一般应在 SAH 后出现血管痉挛 24 h 内进行治疗。有 60%~80% 的患者治疗后临床症状可得到显著改善。由于使用中少数病例出现动脉瘤或动脉破裂,目前趋于采用药物进行药物性成形术,取代机械性成形术。一般用 0.5 mg 尼莫地平、6 000~12 000 IU 尿激酶灌注,然后用 0.2% 罂粟碱 1 ml,以 0.1 ml/s 的速度重复多次灌注。整个过程在 DSA 监控下进行,并全身肝素化。

(10) 其他并发症的治疗

心电图异常者应给予 α 或 β 肾上腺素能受体阻滞剂,如普萘洛尔(心得安)。水、电解质紊乱,以及高血糖、脑积水等并发症治疗与其他疾病中的治疗相同,不再赘述。

(11) 早期康复

外科手术后早期活动已被大家接受,但对 aSAH 者却缺乏证据。Karic(2017)通过前瞻、对比研究已处置 aSAH,分为研究组(94 例)和对照组(77 例)。在术后第 1 天即开始康复活动。结果:脑血管痉挛研究组减少 30%。其他并发症,包括脑积水发生和死亡等,两组无显著差别,证实早期康复是安全、可行的。

92.10 预后

影响 SAH 预后的因素很多,病因、血管痉挛和治疗方法为主要因素。病因不同,差异较大。AVM 引起的 SAH 预后最佳,而血液系统疾病引起的 SAH 效果最差。动脉瘤破裂的死亡率在 55% 左右。

动脉瘤破裂未经手术夹闭,可再次发生出血。最常发生于第 1 次 SAH 后 4~10 d,每天发生率为 1%~4%。前交通动脉瘤再出血的概率最大。第 2 次出血的死亡率为 30%~60%;第 3 次出血者几乎是 100%。但在第 1 次 SAH 后 3~6 个月再出血的危险性显著降低,以后出血的死亡率可能不会超过第 1 次出血的死亡率。患者的年龄、性别、职业以及第 1 次发病的严重程度,与复发似无关联,但高血压可能增加其危险性。

血和 CSF 生物志记物预测 aSAH 患者的预后:Sanchez-Pena(2008)单中心前瞻研究认为 S-100β 增高者预后不良,但 Amiri(2013)认为无关。胶质纤维酸蛋白(GFAP)、C 反应蛋白(CRP)血中浓度增高与病情的预后不良有关(VOS,2006;Fountas,2009)。Fu Kuda M(2017)回顾性分析 187 例患者,发现血浆中 D-dimer 在入院时增高者,系统性并发症多而影响预后。

DID 也是 SAH 患者致死致残的主要原因,约有 13.5% 动脉瘤破裂引起的 SAH 患者因 DID 死亡或残疾。在致残患者中,约 39% 因 DID 而起。

随着对 SAH 病理生理研究的深入和治疗方法的改进,其预后已有很大改善。Cesarini 对一地区 20 多年内动脉瘤破裂引起的 SAH 预后进行分析,发现近 10 年来 Hunt 和 Hess 分级 Ⅰ 级和 Ⅱ 级患者发病后 6 个月死亡率明显低于前 10 年(16% 与 34%),临床症状和生存质量也优于以前。但 Hunt 和 Hess 分级 Ⅲ 级和 Ⅴ 级患者的死亡率无明显改善。

对 SAH 患者首次血管造影未发现病因者,预后与头部 CT 上积血分布情况有关,中脑周围 SAH 患者预后较好,再出血的概率也小于其他患者。这些患者的死亡率仅 6%,而找到动脉瘤的患者死亡率约为 40%。除此之外,其他血管造影阴性 SAH 患者也比动脉瘤破裂引起的 SAH 预后佳。文献报道约 80% 血管造影阴性 SAH 患者能恢复正常工作,而只有 50% 的动脉瘤破裂引起的 SAH 患者能恢复健康。

92.11 大脑凸面蛛网膜下腔出血

大脑凸面蛛网膜下腔出血(convexity subarachnoid hemorrhage,cSAH)是一种特殊类型 SAH,出血局限于大脑凸面的蛛网膜下腔,可一侧或双侧,不累及外侧裂、脑室、脑实质和基底池。它由多种病因引起,近有增多趋势。由于对它认识不足,常误诊,造成不适当治疗和不良后果。过去认为它为可逆性,预后良好。但是,近来发现有些病例进行性发展,造成病残或死亡,甚至少数动脉瘤破裂出血早期,可仅表现 cSAH。因此,提高对本病的认识,具有重要意义。

92.11.1 发病率

发生率为 (0.9~28)/10 万,占非外伤性蛛血的 5%~15%。

92.11.2 病因

按年龄可分为以下两大类:①脑淀粉样血管病 (cerebral amyloid angiopathy, CAA)(图 92-17)。见于 >60 岁者;无性别差异,占本病 24%~40%。②可逆性脑血管收缩综合征 (reversible cerebral vasoconstriction syndrome, RCVS)(图 92-18)。又称 Call-Fleming 综合征。见于 <60 岁者,女性多于男性,占本病的 17%~20%。③其他。有的是病因,有的是促发因素或合并病,如颈动脉狭窄或闭塞 (7.4%)、可逆性后部白质脑综合征 (7%)、脑静脉或静脉窦血栓形成 (6%)、心内膜炎 (3%)、脑脉管炎 (2%)、脑血管异常(海绵状血管瘤、静脉发育异常、硬脑膜动静脉瘘)(3%)、出凝血异常 (2%)、烟雾病、低颅压、脑脓肿、大脑中动脉瘤(图 92-19)等。

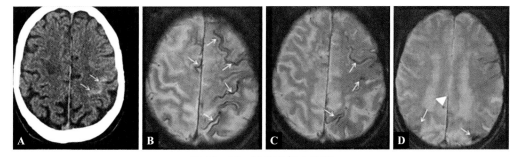

图 92-17 脑淀粉样血管病

注:水平位 CT(A)见左大脑凸面中央沟蛛网膜下腔高信号(箭头示),GRE T_2^*(B~D)见散在沿脑沟分布低信号(箭示),为过去出血后的铁沉着。

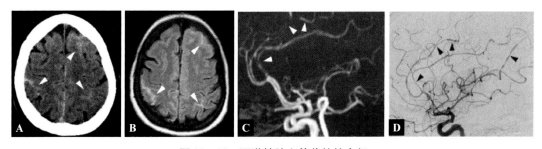

图 92-18 可逆性脑血管收缩综合征

注:头部 CT(A)和 MRI FLAIR(B)见双额顶 SAH(箭头示),3D-MRA 侧位片(C)示以大脑中动脉为主的多发狭窄和扩张(箭示),右颈内动脉造影侧位片(D)见大脑中和大脑前动脉多发狭窄和扩张。

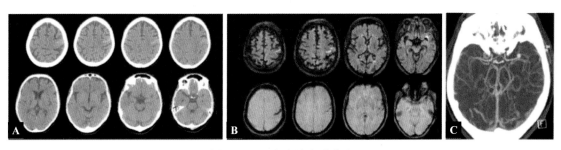

图 92-19 左大脑中动脉瘤

注:患者因突然失语,头部 CT 仅见左大脑凸面蛛网膜下腔出血(A),但 MRI 见左大脑中动脉高信号(B),CTA 证实动脉瘤(C)。

92.11.3 病理生理

β样淀粉蛋白(Aβ)沉着于大脑皮质的中、小动脉和毛细血管的管壁,特别是后两者是 CAA 的病理基础,以枕叶、后顶和后颞叶好发;呈局限或小片状,对称分布;少数累及整个大脑皮质。但是大脑深部白质、基底节、小脑和脑干很少累。这异于高血压等引发的脑小血管病。镜检:淀粉样沉着物呈纤维状、刚果红染色强阳性。由于管壁平滑肌和外弹性膜受影响,管壁局灶性扩张,可形成微小动脉瘤,或破裂出血或渗血;也可因管壁玻璃样变而增厚,致管腔狭窄或闭塞,造成脑梗死。通过 CT、MRI 可发现 cSAH、铁沉着浅表皮质(cortical superficial siderosis)、大脑微出血(cerebral microbleeds)、大脑微梗死(cerebral microinfarction)等。近来发现,CAA 的 Aβ 沉着因大脑小动脉、毛细血管及其周围间隙(即 Virchow 血管周围间隙)清除功能下降或障碍,造成包括 Aβ 等脑代谢产物积聚。

RCVS 是由多种病因和促发因素引起的脑动脉收缩异常。一般发病后血管收缩异常达高峰,持续和自行缓解,历时 3 个月。少数患者发作期间 MRA 显示正常。常规病检和电子显微镜检正常。脑组织可发生水肿,颅内压增高,严重者可致残致死。

92.11.4 临床表现

(1) 头痛

主要表现为:①霹雳状剧烈头痛,见于大多数 RCVS,很像脑动脉瘤破裂出血。但它具有下列特征,异于脑动脉瘤:多次反复发作,发作间期如常人;

各种精神、体力活动,甚至深呼吸均可诱发。②一般性头痛或无头痛,见于其他病因和少数 RCVS。

(2) 一过性局灶神经障碍

多见于 CAA。表现为发作性意识障碍、感觉或运动异常,如肢体麻木、刺痛、无力,少数癫痫样发作,历时≤30 min,很像短暂性脑缺血发作(TIA),但本病发作呈刻板性反复发作,异于 TIA。

(3) 脑膜刺激征

少或无。

92.11.5 诊断

(1) 头部 CT

除平扫,应加增强和薄层全头扫描。

(2) 头部 MRI

发病早期应行 MRI FLAIR、T_2W(出血呈高信号)、亚急性和晚期应行 SW、GRE 的 T_2 序列(铁沉着呈低信号)。

(3) CT 血管成像、磁共振血管成像

可发现 RCVS 节段性脑血管收缩扩张。不影响 Willis 环的大血管,有别于动脉瘤性脑血管痉挛。

(4) 数字减影血管造影

仅用于前述检查仍不明病因者。

(5) 改良 Boston 诊断

可用于 CAA 诊断(表 92 - 10)。

(6) 脑脊液检查

CAA 者有 cSAH 或 cSS,脑脊液 Aβ(特别是 Aβ 42)值下降(Catak,2019),RCVS 的脑脊液正常,有别于脉管炎。

(7) 其他

MRV 或 CTV 用于静脉窦血栓形成诊断。

表 92 - 10　Linn(2010)改良 Boston 标准

诊断	经典 Boston 标准	改良 Boston 标准
肯定 CAA	尸检发现:①脑叶、皮质、皮质下出血;②伴血管病变;③无其他可诊断病变	—
很可能 CAA 伴病理	病史+活检病理:①脑叶、皮质和皮质下出血;②无其他可诊断病变	—
很可能 CAA	病史+MRI/CT:①脑叶、皮质、皮质下多灶出血(可有小脑出血);②≥55 岁	病史+MRI/CT:①脑叶、皮质、皮质下多灶出血(可有小脑出血);②单脑叶、皮质、皮质下出血(cSAH)或局灶/播散皮质脑沟含铁血黄素沉着(cSS);③无其他可解释病因
可能 CAA	病史+MRI/CT:①单脑叶、皮质、皮质下出血;②≥55 岁;③无其他可解释病因	病史+MRI/CT:①单脑叶、皮质、皮质下出血;②局灶/播散 cSS;③大脑后部白质损伤,微梗死

92.11.6 治疗

迄今无高级别循证医学指南,多为病例和回顾性研究报告。因此,应根据病因,选择个体化治疗。

（1）脑淀粉样血管病

CCA 治疗主要有以下几项：①对有癫痫者,选用抗癫痫剂,对一过性神经功能障碍发作,要避免用抗凝或抗血小板剂,以免加重病情。②控制血压。③抗淀粉样蛋白免疫治疗,如抗 Aβ 40 抗体 Ponezumab,在研中的 NCT01821118。

（2）可逆性脑血管收缩综合征

RCVS 治疗主要有以下几项：①对症处理促发因素,如服用可卡因、麻黄素等。②尼莫通可缓解头痛。宜从 $0.5\sim1$ mg/h 开始,渐增剂量,最大可达 2 mg/h,并监测血压。达效果后,改维持剂量,口服 3 个月。③脱水剂。可选用。类固醇弊多利少,且类固醇有收缩血管作用,加重病情。④大骨瓣减压。用于顽固性水肿和高颅压。

92.11.7 预后

取决于病因、诊治及时和正确及伴脑出血与否。如 CAA 误用抗凝/抗血小板剂,可加重病情,诱发脑出血。RCVS 血管持续收缩或呈中央型扩展,预后差。

（毛 颖 周良辅）

参考文献

［1］毛颖,周良辅.自发性蛛网膜下腔出血[M]//周良辅.现代神经外科学. 2 版. 上海：复旦大学出版社,2015：1009 - 1021.

［2］CHARIDIMOU A，BOULOUIS G，GUROL M E，et al. Emerging concepts in sporadic cerebral arnyloid angiopathy［J］. Brain，2017,140(7)：1829 - 1850.

［3］CONNOLLY E S JR，RABINSTEIN A A，CARHUAPOMA J R，et al. Guideline for the management of aneurismal subarachoid hemorrhage：a guideline for healthcare professionals from the American Heart Association/American Stroke Association ［J］. Stroke，2012,43(6)：1711 - 1737.

［4］ELMINAN N，CHANG H S，HACKENBERY K，et al. Worldwide incidence of aneurysmal subarachniod hemorrhage according to region, time period, blood pressure, and smoking prevalence in the population：a systematic review and meta-analysis ［J］. JAMA Neurol，2019,76(5)：588 - 597.

［5］HUGHES J D，BONA K M，MEDARY R A，et al. Estimating the global incidence of aneurymal subarachanoid hemorrhage：a systematic review for central nervous system vascular lesions and meta-analysis of ruptured aneurysms［J］. World Neurosurg，2018,115：430 - 447.

［6］KHURRAM A，HLEINING T，LEYCLEN J. Clinical associations and causes of convexity subaranoid hemorrhage［J］. Stroke，2014,45(4)：1151 - 1153.

［7］LI K，BARRAS C D，CHANDRA R V，et al. A review of the management of cerebral vasospasm after aneurysmal subarachnoid hemorrhage ［J］. World Neurosurg，2019,126：513 - 527.

［8］PANNI P，FUGATE J E，RABINSTEIN A A，et al. Lumbar drainage and delayed cerebral ischemia in aneurysmal subarachnoid hemorrhage：a systematic review［J］. J Neurosurg Sci，2017,61(6)：665 - 672.

［9］PROXENCIO J J. Inflammation in SAH and delayed deterioration associated with vasospasm：a review［J］. Acta Neurochir Suppl，2013,115：233 - 238.

［10］RABINSTEIN A A，LANIGINO G. Aneurysmal subarachnoid hemorrhage：unanswered questions［J］. Neurosurg Clin N Am，2018,29：255 - 262.

［11］SEHBA F A，HOU J，PLUTA R M，et al. The importance of early brain injury after SAH［J］. Prog Neurobiol，2012,97(1)：14 - 37.

［12］STEINER T，JUVELA S，UNTERBERG A，et al. European Stroke Organization guideline for the management of intracranial aneurysms and subarachanoid hemorrhage［J］. Cerebrovasc Dis，2013,35(2)：93 - 112.

93 脑动脉瘤

93.1　概述

93.1.1　流行病学

　　脑动脉瘤破裂引起蛛网膜下腔出血占所有脑卒中的 $2\%\sim7\%$，但是却占脑卒中死亡的 27%。按人口算，其年发病率为 $(2\sim27)/10$ 万，其中高发生率见于芬兰和日本，低发生率见于非洲、印度、中东和中国。引起地区发生率差异的原因不清楚，可能与环境、饮食、种族(遗传)或医疗卫生条件和统计报告等有关(详见第 92 章"自发性蛛网膜下腔出血")。虽然在有些地区，脑动脉瘤引起蛛网膜下腔出血的死亡率有所下降，但近 40 年来其发生率没有明显变化。大组尸体解剖发现，成人中未破裂脑动脉瘤患病率为 $1\%\sim6\%$，其中大多数动脉瘤很小。成人脑血管造影中脑动脉瘤(无症状)患病率 $0.5\%\sim1\%$。脑动脉瘤可见于任何年龄，但以 $50\sim69$ 岁年龄组好发，约占总患病数的 $2/3$，女性较男性稍多发，约占 56%。但是在 50 岁以前，男性多见于女性，50 岁以后则女性多见(图 $93-1$)。在出血的患者中，约 $1/3$ 在就诊前死亡，另外 $1/3$ 在医院死亡，仅 $1/3$ 经治疗得以存活。可见脑动脉瘤仍是当今人类常见的致死致残脑血管病。本病具有昼夜和季节倾向，如清晨和晚间易发，可能与血压波动有关。与季节和气温变化也有关，天冷引发血管收缩和血压增高。

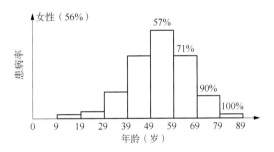
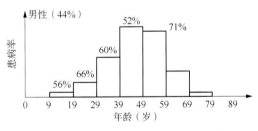

图 93-1　脑动脉瘤的年龄和性别分布

93.1.2　分类、病因和病理

　　脑动脉瘤可按动脉瘤的大小、部位、病因和病理等进行分类(表 $93-1$)。过去认为直径 <6 mm 的动脉瘤和巨大型动脉瘤很少破裂出血，现在发现约 $1/3$ 巨大型动脉瘤以出血为首发症状。$5\sim6$ mm 动脉瘤出血占总出血动脉瘤的 41%(Bender，2018)。

　　近来，对于脑动脉瘤发生发展和破裂的研究取得突破性进展，发现动脉瘤形成、破与不破均有共同通路，即炎症。这是通过动物模型、患者动脉瘤标本检查、全基因组关联研究得出的结论，发现脑动脉瘤易感基因位点与血管内皮细胞周期和功能有关。

表 93 - 1　脑动脉瘤的分类

分类依据	类型及标准
大小	(1) 小型(≤1.5 cm) (2) 大型(1.5~2.4 cm) (3) 巨型(≥2.5 cm)
部位	(1) 颈动脉系统:①颈内动脉,如岩骨段、海绵窦、床突旁(颈眼)、后交通、脉络膜前、颈内动脉分叉;②大脑前动脉,如 A_1、前交通动脉、$A_{2~3}$、胼周、胼缘;③大脑中动脉,如 M_1、$M_{2~3}$、$M_{3~4}$ (2) 椎-基底动脉系统:①椎动脉;②小脑后下动脉(中央型、周边型);③基底动脉干;④小脑前下动脉(中央型、周边型);⑤小脑上动脉(中央型、周边型);⑥基底动脉分叉;⑦大脑后动脉(中央型、周边型)
病理	(1) 囊状动脉瘤 (2) 夹层(层间)动脉瘤 (3) 梭状动脉瘤

（1）脑动脉的解剖特点

脑动脉的解剖特点如图 93 - 2 所示。颅内动脉瘤行走在蛛网膜下腔,与颅外动脉比,缺少周围软组织支撑。而且它中(肌)层薄,外弹性膜缺少,内弹性膜开窗,缺少或无滋养血管。

（2）组织学研究

组织学研究如图 93 - 3 所示。血管分叉部和其邻近侧壁是动脉瘤好发处,前者受血流直接冲击,应切力高;后者冲击虽少(应切力低),但与前者一样处于缺血状态。加之以分叉处缺少肌层,代之以结缔样组织。正常血管内皮功能:①隔离血流,防血管内容物黏附;②调节管壁张力,控制脑血流;③营养和代谢产物交换(由于外膜缺乏滋养血管),在病理情况下,血管内皮功能受损,导致组织结构受损,继之内弹力层、肌层和外膜也发生功能和结构受损,在这过程中,伴大量炎症细胞、巨噬细胞浸润。

（3）分子机制研究

分子机制研究如图 93 - 4 所示。在血流动力学应激下,血下内皮细胞内的环氧化酶 2(COX_2)激活,促使前列腺 E_2(PGE_2)和前列腺受体 2(EP_2)释放,激活炎症反应;同时激活核因子-κB(NF-κB)信号通路,后者介导单核细胞趋化蛋白 1(MCP-1)表达,招募血中巨噬细胞、炎症细胞侵入管壁。动物研究证实,抑制 COX_2 和缺失 EP_2 可显著抑制 NF-κB通路和动脉瘤形成。肿瘤坏死因子 α(TNF-α)也与炎症和细胞凋亡有关。TNF-α 表达与 TLR(Toll样受体)表达有关。TLR-4 和肿瘤坏死因子受体超家族成员 1α(TNFR-1)可激活 NF-κB,促使血

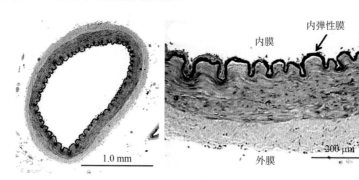

A. 基底动脉

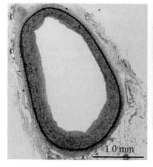
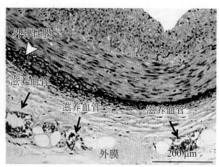

B. 冠状动脉

图 93 - 2　人基底动脉和冠状动脉(Portanova, 2013)

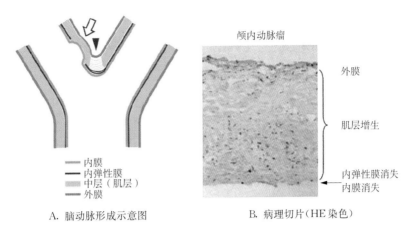

A. 脑动脉形成示意图　　　　B. 病理切片（HE 染色）

图 93-3　脑动脉形成示意图和病理切片（HE 染色）

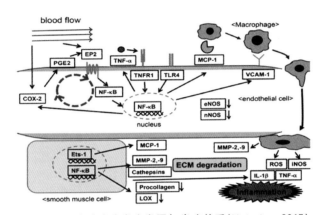

图 93-4　脑动脉瘤发生发展与炎症关系（Kataoka，2015）

注：TLR-4，Toll 样受体；MCP-1，单核细胞趋化蛋白 1；VCAM-1，血管细胞黏附分子 1；Nucleus，细胞核；eNOs，内皮型一氧化氮合酶；nNOS，神经型一氧化氮合酶；iNOS，诱导型一氧化氮合酶；Ets-1，血管平滑肌介导炎症转录因子；MMP-2、9，基质金属蛋白酶 2、9；Cathepsin，组织蛋白酶；Procollagen，前胶原；LOX，赖氨酰氧化酶；ECM degradation，胞外基质降解；ROS，反应氧自由基；IL-1β，白介素-1β；inflammation，炎症。

管内皮黏附分子 1（VCAM-1）招募炎症细胞。一氧化氮（NO）在维持血管内皮内环境中至关重要。在病理情况下，起保护作用的内皮型一氧化氮合酶（eNOS）和神经型一氧化氮合酶（nNOS）表达减少。在平滑肌层胞外基质（ECM）降解增加。其表现：血管平滑肌介导炎症转录因子（Ets-1）和 NF-κB 激活，促使 MCP-1、基质金属蛋白酶（MMP）2 和 9 及组织蛋白酶（Cathepsin）表达增高。抗 ECM 降解的前胶原（Procollagen）和赖氨酰氧化酶（LOX）表达下调。同时，促炎症因子如 IL-1B、TNF-α 和反应自由基（ROS）、诱导型一氧化氮合酶（iNOS）增加，加重炎症损伤。

在脑动脉瘤中最常见为囊状动脉瘤，约占

85%。它具有以下特点而异于其他类型动脉瘤：①起源于动脉分叉处，通常位于某一分支（如后交通动脉）的起始端；②瘤体的方向与载瘤动脉的血流方向一致；③位于载瘤动脉弯曲的外侧缘；④瘤体附近常伴有穿通小动脉；⑤有瘤颈，常可用特制的动脉夹夹闭（图 93-5）。由于颅内脑动脉的管壁的中层发育不良，缺少外弹性膜，因此颅内脑动脉较颅外动脉易发生动脉瘤。显微镜检可见囊状动脉瘤的瘤壁中层很薄或缺如，内弹性膜缺少或仅残存碎片，内膜增厚，瘤壁仅由内层和外膜组成，其间有数量不等的纤维变或玻璃样变性组织。免疫组化染色见Ⅰ型胶原和纤维连接蛋白混杂。层粘连蛋白、Ⅲ和Ⅳ型胶原、血管内皮生成因子和转化生成因子 α 等表达降低,结蛋白(维持平滑肌完整性的主要间接肌丝)不表达、肌球蛋白重链亚型(SMemb)高表达或SM_2低表达。与未破裂动脉瘤比,破裂者的纤维连接蛋白表达更高,内皮损伤更重,玻璃样变更明显。大体检查动脉瘤,特别是破裂者呈不规则状,壁厚薄不一,可有一或多个子瘤。破裂点常在瘤顶部。动脉瘤患者的颅内外动脉常见网状纤维减少,分布不规则,纤维长度变短,缺乏Ⅲ型胶原,提示动脉系统内存在异常,利于动脉瘤形成。

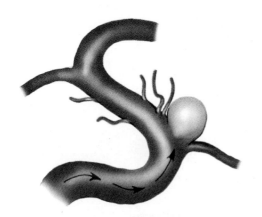

图93-5 囊状动脉瘤的典型解剖特点

夹层动脉瘤(dissecting aneurysm)又称层间动脉瘤。它和梭形动脉瘤(fusiform aneurysm)在过去被认为很少发生于颅内,近来由于神经影像学的发展,其发生率增多。如在椎动脉瘤中,囊状动脉瘤占$50\%\sim60\%$,夹层动脉瘤占$20\%\sim28\%$,梭形动脉瘤占$10\%\sim26\%$。颈和椎-基底动脉系统均可发生夹层动脉瘤和梭形动脉瘤,但以椎-基底动脉好发。夹层动脉瘤和梭形动脉瘤大多沿血管长轴异常扩大,少数在CT和MRI上可呈椭圆或近圆形,但血管造影上可显示异常扩张和弯曲的管腔,易与囊状动脉瘤鉴别。夹层动脉瘤可位于内膜与肌层或肌层与外膜之间,由于动脉壁剥离,引起真管腔狭窄,血管造影出现"线征"(string sign)(图93-6)。如动脉瘤真腔、假腔均畅通,造影剂在其内滞留。有时难以从血管造影区分层间和梭形动脉瘤,需借助MRI。夹层动脉瘤MRI有下列特点:①血管腔内有内膜瓣;②瘤内有双腔;③假腔内有亚急性血块。

93.1.3 遗传学和相关研究

虽然有家族史特别是一级亲属患颅内动脉瘤

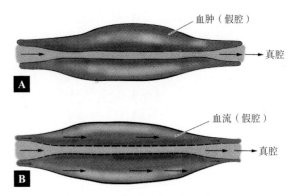

图93-6 夹层动脉瘤的2种类型

注:A.1型。由于假腔充满血块,引起真腔不规则狭窄("线征");B.2型。真假腔均通畅,造影剂可在腔内滞留。

者,其患颅内动脉瘤的概率比常人高2.5~7倍,但是,由于颅内动脉瘤发生发展和出血的原因错综复杂,涉及遗传变异与环境或与引起非遗传疾病危险因素之间的相互作用,加之遗传变异的作用仅是适度,因此基因间或基因与环境间的相互作用,在脑动脉瘤发生发展的作用仍有很大的争议。

(1)颅内动脉瘤伴随的遗传性疾病

1)Eblers-Danlos综合征(EDS):是一组异质性疾病,因胶原Ⅲ型异常和基因突变所致,伴有不同结缔组织异常。最常见的症状是皮肤异常松弛、关节过度活动、自发动脉血管破裂和皮肤瘀斑。EDS有9种类型,EDS 4型又称血管型,常伴颅内动脉瘤和颈内动脉海绵窦瘘,动脉瘤可呈囊性或梭形,位于颈内动脉系统。

2)马方(Marfan)综合征:为常染色体显性遗传病,乃因原纤维蛋白1(fibrillin-1)基因突变,该基因位染色体15q21.1。最近发现染色体3p24.1的*TGFBR2*突变为马方综合征Ⅱ型的病因,影响心血管、眼睛和脊髓系统。虽然临床表现多样,但特征表现为瘦长体型、关节过度活动、鸡胸或漏斗胸、脊柱侧弯或滑脱,典型面容为长头、后缩颌或颧骨发育不良、眼球内陷。颅内动脉瘤常位于颈内动脉。

3)弹性假黄瘤(pseudoxanthoma elasticum,PXE):为多系统遗传病的原型,表现为病理性矿化在结缔组织沉积,可发生在皮肤、眼和心血管等。*ABCC6*可能是致病基因,其编码1个AB输送蛋白(ABCC6)。可是PXE与颅内动脉瘤的关系目前仍缺乏证据。

4)常染色体显性多囊肾病(autosomal dominant

polycystic kidney disease，ADPKD）：除肾囊肿、肝、胰等也可发生囊肿。85%的家族性 ADPKD 患者有多囊肾病（*PKD1*）基因突变，该基因染色体定位为 16p13.3，其余则由染色体定位为 4q31～23 的 *PKD2* 基因突变所致。ADPKD 在人群中的患病率为 1‰，伴颅内动脉瘤的危险性是 4.4（95% *CI* 2.7～7.2）。因此，对 ADPKD 患者推荐筛查颅内动脉瘤。

5）神经纤维瘤病Ⅰ型（NF-1）：神经纤维瘤病Ⅰ型发生率为 1/3 000～1/5 000。约 90%的患者有下列特征表现：皮肤咖啡奶油痣、神经纤维瘤、虹膜 Lisch 结节（错构瘤）。常伴视神经胶质瘤、嗜铬细胞瘤、腰骶硬脊膜扩张、脊柱侧弯、蝶骨发育不良、中或大型动脉狭窄或破裂、动脉瘤或瘘形成等。颅内动脉瘤可为囊性、梭形或夹层。由于伴全身动脉异常，增加血管内介入治疗的困难。本病为 *NF-1* 基因突变，其编码蛋白为神经纤维瘤蛋白（neurofibromin）。

（2）颅内动脉瘤的基因研究

综合文献有关于北美、法国、荷兰、日本、芬兰颅内动脉瘤基因关联的研究，相关染色体上的位点有 1p34.3～p36.13，2q，4q，5p15.2～p14.3，5q22～q31，7q11.2～q22.1，8q，9p21，11q24～q25，12p，14q23～q31，17cen，19q12～q13 和 XP22。上述染色体区域中潜在候选基因有串珠蛋白聚糖（perlecan）、多能蛋白聚糖（versican）、弹性蛋白（elastin）、胶原 1A2 型、序列变异 *rs767603*、肿瘤坏死因子（受体）超家族成员 13B（TNFRSF13B）、激肽释放酶（kallikrein）基因。进行全基因组关联分析时，日本的同胞配对中发现与染色体 5q22～23、14q22、7q11 有关，其中定位于 7q11.2 者也称颅内囊性动脉瘤 1（AN1B1）基因。可是，上述关联或全基因组关联分析，由于样本较小、重复性差和相互矛盾等，所得结论存在争论。例如，染色体 5p12.2～14.3 中钙黏蛋白相关基因（*CTNND2*）与神经元细胞粘连、组织形态发生和完整性有关，可是未见其与动脉瘤有关。目前较可信候选基因有 *perlecan* 和其基因单核苷酸多态性（SNPs）在 5q22～31 位点附近的 *versican*，与胞外基质调控有关，其 SNPs 与荷兰人患脑动脉瘤有关（*P*=0.006）。成纤维细胞生长因子（FGF1）、原纤维蛋白-2、赖氨酰氧化酶（lysyl oxidase）等的 SNPs 与日本人脑动脉瘤有关联，5q23.2 异常与欧洲人群收缩压增高有关（Goal，2013）。Yamada（2018）用全外显子组关联分析方法

（EWAS）研究 6 649 名年龄≤65 岁患者，发现 *FAM760AIOR52EA* 与动脉出血有关，*HHIPL2*、*CTNNA3*、*LOC643770*、*UTP20*、*TRIB3* 与缺血性卒中有关，*DNTTIP2*、*FAM2054* 与脑出血有关。

93.1.4 自然病程

了解和正确掌握一个疾病的自然病程是很重要的，它不仅是评价和衡量各种治疗方法的疗效和优劣，也是阐明各种疗法、预后的重要指标。特别是随着神经影像学技术的发展，无症状或仅有轻微症状的动脉瘤发现增多，对这些患者应该怎样处理才是正确的成为重要问题。另外研究发现许多因素可以影响脑动脉瘤的自然病程，如遗传性、全身情况、各系统伴随病变、动脉瘤的解剖部位，以及与其有关的病理生理异常等。因此，通过对这些因素的研究和正确处理，也关系到疗效的提高。

对于脑动脉瘤，任何一种治疗的预后是否较其自然病程为好，是评价该治疗的重要指标。由于动脉瘤破裂与否，其自然病程截然不同，因此下面分别讨论之。

（1）未破裂脑动脉瘤

详见 93.3 节"未破裂脑动脉瘤"。

（2）破裂脑动脉瘤

破裂脑动脉瘤的自然病程明显差于未破裂者。综合文献大组病例报告，首次破裂脑动脉瘤患者的病死率，在入院前为 15%～30%，入院第 1 天为 32%，第 1 周为 41%，第 1 个月为 56%，第 6 个月为 60%。再出血率，48 h 内为高峰，约为 6%，继以每天递增 1.5%，2 周累计为 21%。以后出血率趋于下降，年出血率为 3.5%。再出血的病死率明显增高，第 2 次出血和第 3 次出血的病死率分别为 65%和 85%。

（3）影响自然病程的因素

1）临床分级的级别：临床分级越高，病死率和病残率越高。这是因为高级别者（如Ⅲ、Ⅳ和Ⅴ级）再出血率、脑血管痉挛发生率均较高（临床分级详见 93.1.6"诊断"）。

2）脑血管痉挛：脑血管痉挛直接影响患者的病残和病死率。有症状的脑血管痉挛的发生率为 30%，其中 1/3 患者经治疗可康复，1/3 患者病残，1/3 患者死亡。

3）动脉瘤破裂的诱发因素：举重物、情绪激动、咳嗽、屏气、用力大小便、房事等是常见的诱发因素。

它们通过对血压、血流动力学和颅内压的影响而促发动脉瘤破裂出血。

4）动脉瘤破裂的前驱症状和体征：如头痛、眩晕、感觉或运动障碍等（详见 93.1.6"诊断"中的"临床表现"）。前驱症状发生与动脉瘤扩大、少量出血等有关，经 2～3 周后常发生大出血。有前驱症状未及时诊治者预后较无前驱症状者差，相反，如及时诊治，预后大可改观（表 93-2）。

表 93-2　前驱症状对动脉瘤自然病程的影响

项目	A 组（小量出血继大出血）	B 组（仅小量出血）	C 组（仅大量出血）
患者数	25	9	53
血管痉挛（%）	48	67	32
>Ⅲ级（%）	60	11	25
病死率（%）	52	0	23

5）蛛网膜下腔出血分级（Fisher 分级详见 93.1.6"诊断"）：Fisher Ⅲ级者易发生脑血管痉挛，预后显然较其他级别差。

6）动脉瘤大小（表 93-3）：关于脑动脉瘤要多大才破裂出血，文献上各家的报道不一，有直径 4 mm、7 mm、7.5 mm、≤10 mm 等，而多数人同意 McCormick（1970）的意见，即≥6 mm 的动脉瘤容易破裂出血。但是必须指出，McCormick 的资料来于尸体解剖，常低估动脉瘤的直径，加之破裂的动脉瘤常较原来缩小，以及活体上动脉瘤会比尸检时所见大，因此对待具体患者，应以机动灵活态度来看待动脉瘤的大小。

表 93-3　破裂动脉瘤的直径分布

直径（mm）	动脉瘤数	破裂动脉瘤数
21～50	11	11（100%）
16～20	6	5（83%）
11～15	16	14（87%）
6～10	54	22（41%）
3.2～5	75	2（3%）
2～5	29	0（0%）

数据来自：136 例患者 191 个动脉瘤尸检资料。

7）年龄（表 93-4）：一般认为 50 岁以后的患者预后较年轻者差，可能与年老患者常合并系统性疾病有关。

表 93-4　年龄对自然病程的影响

年龄（岁）	首次出血死亡率（%）	再次出血死亡率（%）
0～9	50	0
10～19	0	57
20～29	19	42
30～39	37	73
40～49	35	63
50～59	47	84
60～69	55	100
70～79	74	

8）性别：女性较男性好发脑动脉瘤破裂，约为 1.6 倍，特别在 50 岁以后，可能与内分泌和女性寿命较男性长有关。George（1989）在 214 例破裂脑动脉瘤中发现女性有较高的脑血管痉挛发生率，预后也较差。同时女性患者患有颈动脉纤维肌肉发育不良的比例较高，达 23%。

9）多发性脑动脉瘤：大组临床病例和尸检发现，多发性脑动脉瘤的发生率分别为 14.1%（7.7%～29.8%）和 23.5%（18.9%～50%），以 2～3 个动脉瘤多见。文献报道在 1 位患者发生的动脉瘤最多为 13 个。Mount 等（1983）在随访 116 例多发性脑动脉瘤患者时发现，其再出血率较只有单发脑动脉瘤的患者高，为 31%，预后显然也差。Qureshi 等（1998）分析 419 例脑动脉瘤患者，发现 127 例（30%）有多发脑动脉瘤。在单因素分析中，女性、吸烟者好发多发性动脉瘤；在多因素分析中，前述两因素仍与好发多发性动脉瘤有关。

10）高血压（表 93-5）：有高血压的脑动脉瘤患者预后较无者差，其相对危险性高达 2.8。

表 93-5　高血压对脑动脉瘤自然病程的影响

项目	高血压	无高血压
平均年龄（岁）	55	47
临床分级Ⅰ、Ⅱ级（%）	34	43
颅外动脉硬化（%）	23	13
颅内动脉硬化（%）	35	18
外科手术（%）	48	66
2 年病死率（%）	59	42
Ⅰ、Ⅱ级的病死率（%）	52	22
再出血病死率（%）	100	75

数据来自：欧洲 1 076 例患者的研究。

11）眼底出血：包括视网膜出血、玻璃体膜下出血或玻璃体内出血，后两者又称 Terson 综合征。在动脉瘤出血引起蛛网膜下腔出血中，Terson 综合征发生率为 16.7%～27.2%，患者的病死率为 50%～90%，远高于无此征者。

12）遗传因素：7%～20% 的脑动脉瘤患者有家族史（Norrgard，1987；de Braekeleer，1996），他们患病的年龄常较轻，好发多发性和对称性（或称镜照性）动脉瘤，预后较无家族史者差。其他遗传性结缔组织病也常合并脑动脉瘤，系统性疾病有纤维肌肉发育不良、主动脉弓狭窄、多囊肾、马方综合征、神经纤维瘤病Ⅰ型、Ehlers-Danlos 综合征、α_1 抗胰蛋白酶缺乏症、镰状细胞瘤、假黄瘤弹性树胶症、遗传性出血性毛细管扩张症、结节硬化等。患纤维肌肉发育不良症者脑动脉瘤发生率高达 20%～40%，而且易发生严重脑血管痉挛。

13）系统和环境因素：妊娠、生产前后均易并发脑动脉瘤破裂出血，除与颅内压变化有关外，激素也起一定作用。研究发现停经前女性脑动脉瘤蛛网膜下腔出血发生率较低，停经后则明显增高，如补充雌激素可使发生率降低。吸烟、嗜酒和滥用可卡因者脑动脉瘤破裂出血为正常人的 3～10 倍。Solomon（1998）认为吸烟诱发 α 抗胰蛋白酶的蛋氨酸活化部氧化，使其数量减少，弹性硬蛋白酶却明显增高。血清中蛋白酶与抗蛋白酶失衡可使各种结缔组织包括动脉壁降解，促使脑动脉瘤形成。另外，吸烟可加重出血后脑血管痉挛。

14）脑血管发育异常和血流动力学异常：颈动脉-基底动脉吻合支持续存在者易发生脑动脉瘤，如在 232 例有三叉动脉残留者 14% 发生脑动脉瘤，而且大多数动脉瘤位于三叉动脉及其附近。脑底动脉环先天（如一侧颈动脉或大脑前动脉）或后天（如结扎一侧颈动脉）异常者，其健侧动脉易发生动脉瘤。另外，供血丰富的 AVM 常合并动脉瘤，其中 59% 的动脉瘤位于 AVM 主要供血动脉上，不治疗者病死率高达 60%。相反如切除 AVM，有时动脉瘤可自行消失。

15）免疫因素：Ostergard（1987）在 18 例破裂脑动脉瘤患者血中发现 13 例有较高的环状免疫复合物，21 例对照组中仅见 3 例。而且发现这些复合物与脑血管痉挛关系密切。Ryba 等（1992）发现简单的免疫试验可预测脑动脉瘤患者的预后，即术前抗体滴度高者，术后易发生严重神经并发症。而且在 59 例死亡者中发现较高发生率的无型 DR 点伴有

DR7 显型。由于这方面的研究例数较少，免疫因素对脑动脉瘤自然病程的作用还有待深入研究。

93.1.5　分布

90% 以上脑动脉瘤分布在脑底动脉环附近，其中大多数位于颈动脉系统（图 93-7）。表 93-7 总结 7 组共 12 349 例脑动脉瘤患者，经血管造影和手术证实脑动脉瘤的分布情况。多为单发，复发约见于 1/4 患者。

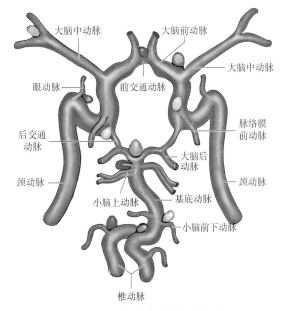

图 93-7　颅内动脉瘤好发部位

表 93-7　脑动脉瘤的分布（12 349 例）

部位	占比（%）
颈内动脉	37.3
大脑前动脉	35.7
大脑中动脉	19.1
基底动脉/椎动脉	7.9

93.1.6　诊断

（1）临床表现

1）前驱症状和体征：发生率为 15%～60%，包括头痛、单侧眼眶或球后痛伴动眼神经麻痹、恶心呕吐、头晕等。按病理生理变化可分为 3 类：①微量出血或渗漏；②动脉瘤扩大；③脑缺血。半数前驱症状和体征在大出血发生 1 周内发生，90% 在 6 周内发生。Jakahsson（1996）等回顾性分析 422 例破裂

脑动脉瘤患者,以具有下列特征性头痛为前驱症状:①头痛发生在大出血前,并缓解;②突发剧烈、前所未有的头痛。发现84例(19.9%)患者有此头痛,其中34例(40.5%)被医生忽略。75%的患者发生在大出血前2周内。经外科治疗预后良好者,有前驱头痛组为53.6%,无前驱头痛组为63.3%。如前驱头痛发生在大出血前3 d内,预后良好率仅为36.4%。因此,如能正确发现前驱症状和体征,及时诊治,可获得较高疗效和较好的预后。

2)典型表现:为动脉瘤破裂出血,引起蛛网膜下腔出血的症状和体征。

A. 头痛:见于大多数患者,骤发劈裂般剧痛,可向颈、肩、腰背和下肢延伸。

B. 恶心呕吐、面色苍白、出冷汗。

C. 意识障碍:见于半数以上患者,可短暂意识模糊至深度昏迷。少数患者无意识改变,但畏光、淡漠、怕响声和震动等。

D. 精神症状:表现谵妄、木僵、定向障碍、虚构和痴呆等。

E. 癫痫:见于20%患者,多为大发作。

F. 体征:①脑膜刺激征。在发病数小时至6 d出现,但以1~2 d最为多见。Kernig征较颈项强直多见。②单侧或双侧锥体束征。③眼底出血。可为视网膜、玻璃体膜下或玻璃体内出血(Terson综合征)。多见于前交通动脉瘤破裂,因颅内压增高和血块压迫视神经鞘,引起视网膜中央静脉出血。此征有特殊意义,因为在脑脊液恢复正常后它仍存在,是诊断蛛网膜下腔出血的重要依据之一,也是患者致盲的重要原因。Frizzell等(1997)在99例脑动脉瘤蛛网膜下腔出血中发现17%有眼内出血,其中8%有Terson征,在有意识障碍史患者中Terson征发生率几乎100%。可是迄今此征未得到神经内外科医生重视,未及时找眼科医生会诊,故它的发现率较低。床旁直接眼底镜检查发现率较低,宜用间接眼底镜检查。视神经盘水肿少见,一旦出现多提示颅内压增高。由于眼内出血,患者视力常下降。④局灶体征。通常缺少,可有一侧动眼神经麻痹、单瘫或偏瘫、失语、感觉障碍、视野缺损等。它们或提示原发病变和部位或由于血肿、脑血管痉挛所致。

3)非典型表现:①老年患者、儿童和少数成人无头痛,仅表现全身不适或疼痛、发热或胸背痛、腿痛、视力和听力突然丧失等。意识障碍在老年人多见且重。②部分未破裂动脉瘤(包括巨大型动脉瘤)引起颅内占位病变表现。

(2)破裂脑动脉瘤患者的临床分级

Botterell最早对自发性蛛网膜下腔出血患者进行分级,旨在了解不同级别的手术风险差别。其实临床分级的作用不仅限于此,还可对各种治疗的效果进行评价和对比,并对预后进行评估等。临床曾有多种分级方法,大多根据头痛、脑膜刺激症状、意识状态和神经功能障碍等来分级,其中应用最广泛的是Hunt和Hess分级。它按意识障碍程度、头痛轻重、颈项强直程度和局灶神经缺失等分级,但上述分级标准缺乏统一标准,可靠性和价值欠缺,以GCS评分为基础的世界神经外科联盟分级曾以简便、统一和易操作受到重视。

但是,Gotoh(1996)等前瞻性研究了765例脑动脉瘤患者术前世界神经外科联盟分级情况与预后的关系,发现患者术后预后与术前GCS评分有关($P <$ 0.001),即术前GCS评分高分者,预后较好,特别是GCS评分15分与14分之间有显著差别($P <$ 0.001)。但是GCS评分13分与12、7与6分之间的差别不明显,这影响了对Ⅲ级与Ⅳ级、Ⅳ级与Ⅴ级患者预后评估的准确性。Oshiro等(1997)提出以GCS评分为基础的另一分级表PAASH(与预后有关分级),经临床检验证实比世界神经外科联盟的可靠,与预后关系更密切。随着级别增高,患者预后差的比例由14.8%增至93.9%,危险指数由3.9增至84。欧洲指南推荐用它。上述4种分级如表93-8所示。近来,Chiang(2000)报道如果各种分级和评分对预后评估有价值,必须以治疗前的分级和评分为准。

(3)辅助检查

1)头部CT:头部平扫CT是目前诊断脑动脉瘤破裂引起蛛网膜下腔出血的首选方法。它有下列作用:①明确有否蛛网膜下腔出血(SAH)及其程度,提供出血部位的线索。②结合增强CT检查,有时能判断出血病因,如显示增强的AVM或动脉瘤的占位效应。③能了解伴发的脑内、脑室内出血或阻塞性脑积水。④随访治疗效果和并发症。CT检查的灵敏度取决于出血后的时间和临床分级。发病后1 h,90%以上病例能发现SAH,5 d后85%的患者仍能从CT片上检出SAH,1周后减为50%,2周后30%。CT片上SAH的量和部位与血管痉挛的发生有很好相关性。临床分级越差,CT上出血程度越严重,预后越差。表93-9为Fisher和改良Fisher分级,图93-8为SAH的CT表现。

表 93-8　自发性蛛网膜下腔出血临床分级

级别	Botterell 分级 （1956）	Hunt 和 Hess 分级 （1968,1974）	WFNS(1988)		PAASH （分）
			GCS 评分（分）	运动功能障碍	
1	清醒，有或无 SAH 症状	无症状或轻度头痛、颈项强直	15	无	15
2	嗜睡，无明显神经功能缺失	脑神经（如动眼神经、滑车神经）麻痹，中重度头痛、颈项硬	13～14	无	11～14
3	嗜睡，神经功能丧失，可能存在血肿	轻度局灶神经功能缺失，嗜睡或错乱	13～14	有	8～10
4	严重神经功能缺失、老年患者合并其他脑血管病	昏迷，中重度偏瘫，去大脑强直	7～12	有或无	4～7
5	濒死，去大脑强直	深昏迷，濒死	3～6	有或无	3

表 93-9　SAH CT 分级比较

级别	Fisher 分级	改良 Fisher 分级	血管痉挛率（%）
0	—	未见出血或仅脑室内出血或脑实质内出血	3
1	CT 影像表现未见出血	仅基底池出血	14
2	CT 影像表现发现弥漫出血，尚未形成血块	仅周边脑池或侧裂池出血	38
3	较厚积血，垂直面上厚度>1 mm（大脑纵裂、岛池、环池）或者水平面上（侧裂池、脚间池）长×宽>5 mm×3 mm	广泛蛛网膜下腔出血伴脑实质内血肿	57
4	脑内血肿或脑室内积血，但基底池内无或少量弥散出血	基底池和周边脑池、侧裂池较厚积血	57

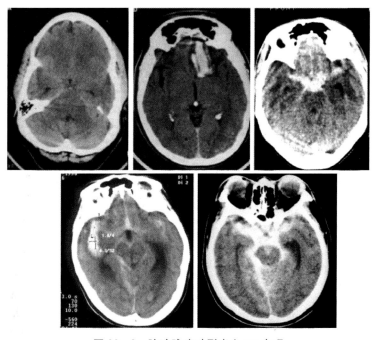

图 93-8　脑动脉瘤破裂出血 CT 表现

值得注意的是 CT 发现与 SAH 的关系也受时间的影响。如果在发病后≥4 d 做 CT,CT 所见与可能发生 SAH 无关系,也即 CT 无预测 SAH 的价值。因此,SAH 后应尽早做 CT,Fisher 分级所报道的病例均在发病后 24 h 内做 CT。由于 Fisher 分级仅把患者分成发生 SAH 机会高或低,为了更准确识别和分类 SAH 后脑血管痉挛,Zervas 等(1997)提出改良 Fisher 分级,经临床验证准确、可靠。Frontera(2006)发现,不论局灶或弥漫性蛛网膜下腔出血是薄还是厚,伴脑室出血比不伴者的脑血管痉挛发生率均显著增多(详见第 92 章"自发性蛛网膜下腔出血")。

2) CSF 检查:也是诊断本病方法之一,特别是头部 CT 检查阴性者(Ⅱ级 B 证据)。与头部 CT 配合应用可以发现本病前驱头痛症状,但应掌握腰椎穿刺时机。SAH 后 1~2 h 腰椎穿刺所得 CSF 仍可能清亮,所以应在 SAH 后 2 h 后行腰椎穿刺检查。操作损伤与 SAH 区别主要在于:①连续放液,各试管内 RBC 计数逐渐减少;②如红细胞>25×10^8/L,将出现凝血;③无 CSF 黄变;④RBC/WBC 比值正常,并且符合每增加 1 000 个 RBC,蛋白含量增加 1.5 mg/100 ml;⑤不出现吞噬 RBC 或含铁血黄素的巨噬细胞。此外,SAH 后颅内压常增高。CSF 黄变是 CSF 中蛋白含量高或含有 RBC 降解产物,通常在 SAH 12 h 后出现,检查最好采用分光光度计,避免肉眼检查遗漏。一般在出血后 12 h 至 2 周,CSF 黄变检出率 100%,3 周后 70%,4 周后 40%。由于腰椎穿刺属创伤性检查,而且可能诱发再出血和加重神经障碍危险,因此,检查前应衡量利弊和征得家属同意。

3) 头部 MRI 检查:过去认为头部 MRI 很难区分急性 SAH 和脑组织信号,近来发现,MRI 的 FLAIR 对 SAH 检出率与 CT 检查一样,在亚急性或慢性期则优于 CT(Ⅱ级证据)。对颅后窝、脑室系统少量出血,以及动脉瘤内血栓形成、判断多发动脉瘤中破裂瘤体等,MRI 优于 CT。但价贵、操作不便是其缺点。特别是动脉瘤夹闭后,头部 MRI 检查是否会引起金属动脉夹移位,目前说法不一。

4) MRA、CTA 检查:MRA 对脑动脉瘤的检出率可达到 81%,但其分辨率和清晰度还有待提高。目前它只作为脑血管造影前一种无创性筛选方法(图 93-9)。CTA 是另一种无创性脑血管显影方法。患者静脉注射非离子型造影剂后在螺旋 CT 或

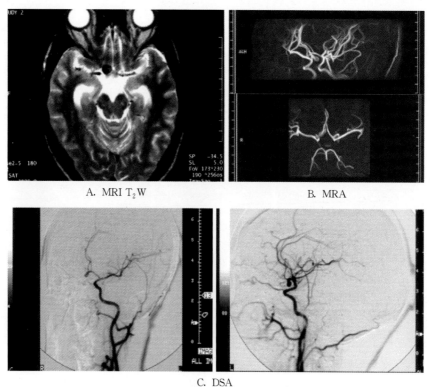

A. MRI T₂W

B. MRA

C. DSA

图 93-9 前交通动脉瘤 MRI T_2W、MRA 和 DSA 的表现

电子束 CT 上快速扫描和成像。目前 CTA 应用于：①CT 检查怀疑脑动脉瘤者；②未经手术的脑动脉瘤的随访；③SAH 后血管造影阴性者或急诊患者病情不允许做血管造影者；④有动脉瘤家族史或既往有动脉瘤病史者。CTA 的灵敏度为 77%～97%，特异度为 87%～100%，可发现直径≤3 mm 的动脉瘤，但其灵敏度下降，为 40%～90%。Hashimoto 等（2000）认为 CTA 可作为常规脑血管造影阴性的 SAH 者进一步检查手段，特别适用于常规血管造影难发现的小动脉瘤。但是，CTA 有假阳性和假阴性，又受扫描与摄片参数和条件的影响，因此 CTA 还有待进一步提高。

5）脑血管造影：脑血管造影仍是本病的经典诊断方法。一般应做四血管造影，以免遗漏多发动脉瘤或伴发的动静脉畸形。DSA 技术已能查出大多数出血原因。如血管造影仍不能显示病变，选择性颈外动脉造影可能发现硬脑膜动静脉瘘。如颈痛、背痛明显，并以下肢神经功能障碍为主，应行脊髓血管造影以期发现脊髓动静脉畸形、动脉瘤或新生物。首次 DSA 阴性者，应在 2 周（血管痉挛消退后）或 6～8 周（血栓吸收后）重复做 DSA（Ⅲ级证据）。血管造影能否加重神经功能损害，如脑缺血、动脉瘤再次破裂，目前尚无定论。造影时机：由于脑血管痉挛易发生在 SAH 后 2～3 d，7～10 d 达高峰，再出血好发时间也在此期间，因此目前多主张脑血管造影宜早或宜迟，避免脑血管痉挛及再出血高峰期，即出血 3 d 内或 3 周后。但是，对危重患者，不应受此限制，在征得家属配合下，可做脑血管造影。大组病例显示脑血管造影致残率为 0.5%，死亡率 <0.1%。

6）TCD：详见 92.6.5"经颅多普勒超声"。

93.1.7 无症状脑动脉瘤的筛选检查（脑动脉瘤的预警医学）

由于脑动脉瘤破裂出血致死致残率高，这包括经治疗复发者。无症状脑动脉瘤手术风险小，但仍有一定死亡率（<2%），致残率（<5%）。另外无症状脑动脉瘤自然病史不详，一些会变大，会破裂出血；一些则不变大，不出血。对前者应早治早诊，对后者则不应过度医疗，但要随访。为此，日本学者 Aoki（2016）提出预警医学（PreEmptive Medicine）概念，它包括对无症状者和有症状者的不同处理策略（图 93-10），对前者是干预动脉瘤增大和破裂的危险因素，对后者是提高动脉瘤闭塞率，防治复发再出血，把动脉瘤的预防和治疗有机结合起来（详见 93.3 节"未破裂脑动脉瘤"）。

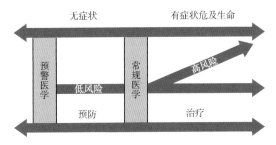

图 93-10　脑动脉瘤预警医学示意图

93.1.8 迟发性缺血性障碍

迟发性缺血性障碍（DID）又称症状性脑血管痉挛。由于脑血管造影或 TCD 显示脑血管痉挛者，不一定有临床症状。只有伴脑血管侧支循环不良时，$rCBF<18～20\ ml/(100\ g\cdot min)$ 时，才引起 DID。因此，脑血管造影和 TCD 诊断 SAH 后脑血管痉挛的发生率可达 67%，但 DID 发生率为 35%，致死率为 10%～15%。由于血管造影显示的血管痉挛常发生在 SAH 后 2～3 d，DID 则多见于出血后 3～6 d，7～10 d 为高峰。

（1）临床表现

DID 主要有以下临床表现：①前驱症状，SAH 的症状经治疗或休息而好转后，又出现或进行性加重，外周血白细胞持续增高、持续发热。②意识由清醒至嗜睡或昏迷。③局灶体征，取决于脑缺血部位。如缺血发生于颈内动脉和大脑中动脉分布区，可出现偏瘫伴或不伴缺血发生于感觉减退和偏盲；大脑前动脉受累可出现识别和判断能力降低、下肢瘫、不同程度意识障碍、不动性缄默等；发生于椎-基底动脉者则引起锥体束征、脑（颅）神经征、小脑征、自主神经功能障碍、偏盲或皮质盲等。上述症状多发展缓慢，经数小时或数日才达高峰，持续 1～2 周后逐渐缓解。少数发展迅速者，预后差。

（2）诊断

一旦出现上述临床表现，即应做头部 CT 和 CTP，排除再出血、血肿、脑积水等，了解脑缺血状况，并做 TCD 和脑血管造影。CT 见脑梗死则有助诊断。另外，也应排除水、电解质紊乱，以及肝、肾功能障碍，肺炎和糖尿病，并做相应的检查，有利于权衡利弊后应用钙拮抗剂。

（3）病因

1）脑血管痉挛：

A. 平滑肌收缩：脑血管痉挛是继发于血管平滑肌长期、持续性收缩。由于蛛网膜下腔内血块释放出血红蛋白，激活钙/钙调蛋白所依赖肌球蛋白轻链激酶，后者促使肌球蛋白轻链的磷酸化，诱发肌动蛋白和肌球蛋白交联，导致平滑肌收缩。平滑肌收缩需有足够的 ATP 和钙，特别是胞外钙的储存比胞内钙更重要。虽然肌丝激活依赖钙和高能磷酸物，但是持续数天或数周的慢性血管痉挛更需要有收缩蛋白，蛋白激酶 C，酪氨酸蛋白激酶，以及它们的信号通路参与。由于这种持续、慢性平滑肌收缩不仅管壁有非功能性损伤，而且有超结构损伤如内皮细胞空泡化、紧密连接消失、内弹力层断裂、肌层斑点状坏死等。过去对血管造影所见血管痉挛是引起管腔狭窄的原因有争议，现在已清楚在急性期（出血 3～5 d 发生，持续 2～3 周），痉挛动脉内膜因平滑肌持续收缩而受损，发生水肿和形成附壁血栓，以及管壁坏死。急性期管壁少有炎症反应。蛛网膜下腔出血 2～3 周后，受损血管内皮下有炎症细胞浸润和积聚，内膜下增生而导致管壁增厚、管腔狭窄，这说明了血管扩张剂无效的原因。血浆外补体 C3a 和可溶性细胞黏附分子（ICAMs）升高与易发脑血管痉挛和预后不良有关。

B. 内膜损伤：包绕脑动脉的血块内的氧化血红蛋白的氧化作用，产生去氧血红蛋白、超氧化阴离子自由基和类脂氧化物，有害的羟自由基和脂质过氧化物渗入管壁，损伤内膜和平滑肌细胞，通过耗竭内源性一氧化氮这一血管扩张和血管张力调节的重要因子或激活内皮素（血管收缩因子），使其过度表达，两者失衡而引发血管痉挛。

2）非脑血管痉挛：由于脑血管痉挛与脑缺血发生的部位和程度有时不一致；预防和缓解脑血管痉挛后脑缺血却不见减少（Macdonald，2011）；影像学和病理学检查发现多发脑梗死灶或 1/4～1/3 的 DID 患者根本无相应脑血管痉挛表现（Diringer，2013），因此，近来质疑脑血管痉挛是 DID 唯一病因的呼声增多。现将非脑血管痉挛的因素归纳如下：①微循环障碍。脑缺血时，脑血管自动调节功能会使缺血区血管扩张，缓解脑缺血。可是由于此功能丧失，引发脑的微循环障碍，导致微血栓形成（Yundt，1998；Hirashima，2005）。②皮质扩散性抑制。SAH 可引起大脑跨皮质和严重的去极化，使

脑电静息、局部脑代谢和血供紊乱，构成脑继发性损伤（Weidauer，2008）。③炎症。SAH 除引起周围血中白细胞增多外，可引起蛛网膜下腔和脑组织内炎症细胞因子（IL-6、TNF-α 等）和髓过氧化物酶高表达，且出现在 DID 前面，提示预后不佳。

上述血管痉挛、微血栓形成、脑栓塞、皮质扩散性抑制和炎症等都可促发 DID 和脑梗死。如患者出血后很快死亡，脑梗死来不及形成；如患者经抢救成活，临床可出现 DID，CT 和 MRI 可发现脑梗死。大组脑动脉瘤破裂死亡尸检资料显示，脑梗死发生率为 20%～30%，而且与时间有关，即 3 d 内死亡脑梗死率为 19%，4～14 d 为 48%，>14 d 为 70%。另外，症状性脑血管痉挛 CT 显示脑局灶性低密度，并不一定伴不可逆脑梗死，经积极治疗，低密度灶可消失。

93.1.9 破裂脑动脉瘤的非手术治疗

患者应在重症监护室（ICU）由训练有素的医生和护士监护。

（1）一般治疗

一般治疗包括绝对卧床 14～21 d，头抬高 30°，限制额外刺激，注意环境安静，适当给予镇静止痛剂，并保持水、电解质平衡等。

（2）监测

监测意识、瞳孔、体温、呼吸、血压、EKG、血氧饱和度、中心静脉压、血生化和血常规等。

（3）止血

目前对止血剂在 SAH 治疗的作用仍有争论。一般认为，抗纤溶药物能减少 50% 以上再出血，可是由于抗纤溶促进脑血栓形成，延缓蛛网膜下腔中血块的吸收，从而易诱发缺血性神经并发症、脑积水等，抵消其治疗作用，且对总预后无助益。但是，也可能由于止血剂减少再出血，使患者能生存更长时间而易发生 DIC 等并发症。目前，欧美指南主张对患脑血管痉挛低风险者、近期手术或介入治疗者用止血剂，术后即停用（Ⅱ级证据）；对延期手术或不能手术者应使用抗纤溶剂以防止再出血。但是有妊娠、深静脉血栓形成、肺动脉栓塞等时为禁忌证。使用方法如下：①6-氨基己酸（EACA）。16～24 g/d 静脉滴注，给药 3～7 d，病情平稳后改 6～8 g/d（口服），直至造影或手术。②止血环酸（凝血酶）。比 EACA 作用强 8～10 倍，且有消毒作用。应用剂量 2～12 g/d，与抑肽酶（30 万～40 万 IU）联合应用，疗

效优于单独应用。

（4）控制颅内压

颅内压波动可诱发再出血。Wardlaw（1998）用彩色 TCD 监测，发现当颅内压降低时，脑动脉瘤可变大，搏动减弱；当颅内压增高时，动脉瘤可变小，搏动增强。提示颅内压变化可诱发动脉瘤破裂。临床也常见腰椎穿刺或脑室引流不当可引起出血。颅内压低可诱发再出血；颅内压接近舒张血压时，出血可停止，但脑灌注压也明显降低，易发生脑梗死。因此，SAH 急性期，如颅内压不超过 $2.66\sim3.99$ kPa（$20\sim30$ mmHg），此时患者多属 Ⅰ～Ⅱ 级，一般不需降低颅内压。当颅内压升高或 Ⅲ 级以上者，则应适当地降低颅内压。平均颅内压（MICP）变化与患者临床分级的关系见表 92-9，有利于指导降颅压药物的应用。一般应用 20% 甘露醇 1 g/kg 静脉滴注。

（5）控制血压

由于缺乏随机对照试验，控制血压的效果有争议。观察性报告提示控制血压可减少再出血危险，但增加继发性脑缺血。因此，一般人认为动脉瘤未夹闭者收缩压＞186 mmHg，应适度降低，维持平均动脉压在 90 mmHg 以上。

（6）控制血糖

高血糖见于 1/3 患者，且与患者不良预后有关。纠正高血糖能否改善预后尚不清楚，小样本研究提示可降低入院 14 d 的感染率（Ⅲ 级），故血糖＞10 mmol/L 者应处理。

（7）控制体温

发热见于半数患者，特别是伴脑室出血和重症者，与不良预后有关。引起体温增高的原因，1/5 为非感染，与出血引发炎症反应有关。Todd 等（2005）报告动脉瘤术中亚低温（33℃）与对照组比，未见好处。因此目前仅对发热者进行处理（Ⅱ 级）。

（8）下肢深静脉血栓形成的预防

穿弹力袜和间隙性气压按摩（Ⅱ 级），动脉瘤夹闭后 12 h 或介入闭塞后可用低分子右旋糖酐肝素（Ⅱ 级）。

（9）癫痫的预防

已有癫痫者应该用抗癫痫药，预防术后早期癫痫，美国指南建议用（Ⅱ 级），欧洲不建议用。长期预防用药均不建议，但脑内血肿、顽固高颅压、脑梗死和大脑中动脉瘤者可长期用药（美国 Ⅱ 级）。

（10）症状性脑血管痉挛的防治

目前症状性血管痉挛治疗效果不佳，应重在预防。防治过程分为 5 步：①防止血管痉挛；②纠正血管狭窄；③防止由血管狭窄引起的脑缺血损害；④纠正脑缺血；⑤防止脑梗死。

其主要处理措施如下：

1）扩容、升压、血液稀释治疗（3H 疗法）：此法虽然可用于预防，也可治疗血管痉挛。但是缺乏高级别循证医学证据支持，加之肺水肿等并发症，目前多主张 3N（normal），即避免低血容量，维持正常血压和适度血液稀释（Ⅰ 级证据）。不对患者限水，维持中心静脉压在 $0.49\sim1.17$ kPa（$5\sim12$ cmH$_2$O）或肺动脉楔压在 $1.6\sim1.86$ kPa（$5\sim15$ mmHg），并维持血细胞比容在 30%～35%，有效减少血管痉挛发生。一旦发生脑血管痉挛，在心肺功能允许下可升高血压（Ⅱ 级）。晶体（如葡萄糖液、林格液）与胶体（如白蛋白、鲜血）比为 3∶1，注意滴速。

2）钙离子拮抗剂：尼莫地平（nimodipine），这种二氢吡啶类药物是目前临床应用较多的钙离子拮抗剂，可改善患者预后，但用于非脑血管痉挛（Ⅰ 级）。一般应在 SAH 后 3 d 内愈早用愈好，按 $0.5\sim1$ mg/h 静脉缓慢注射，$2\sim3$ h 血压无降低者，可增至 $1\sim2$ mg/h。静脉注射应维持 24 h，因此宜用微泵控制输液速度，通常本药 50 ml（10 mg）经三通阀与 5%～10% 葡萄糖溶液 $250\sim500$ ml 同时输注。静脉用药 $7\sim14$ d，病情稳定，改口服（剂量 60 mg，3 次/d）7 d。

3）其他药物：已证实 21-氨基类固醇、内皮素受体拮抗剂（clazosantan）、硫酸镁无效（Ⅰ 级）。Statin 正在临床试验。依达拉嗪、法舒地尔（依尼尔）的疗效仍需大样本随机对照试验验证。针对非血管性痉挛 DID 的治疗，目前仅限于实验（动物）或临床病例报告。

4）颅内蛛网膜下腔血块清除或置入血管扩张剂：在夹闭动脉瘤后，蛛网膜腔置管引流，并经导管注入重组组织型纤溶酶原激活剂（rt-PA）或尿激酶等纤溶药物，以加速溶血块，减少脑缺血损害的发生。经导管用 rt-PA 2.5 万～60 万 IU，q8 h（或尿激酶 3 万～6 万 IU/d）基底池缓滴和引流，或在蛛网膜下腔置入含尼卡地平或罂粟碱的缓释丸。上述均为小样本、回顾性研究，虽有效，但待进一步证实。

5）腔内血管成形术（transluminal angioplasty）：最初用来治疗血管痉挛，但目前研究发现其预防效果更佳，即在症状性血管痉挛出现以前，血管造影证实血管痉挛后。由于机械性血管成形术使用中少数病例出现动脉瘤或动脉破裂,目前趋向于采用药物性成形术取代,即用 0.5 mg 尼莫地平、600～1 200 U 尿激酶灌注,然后用 0.2% 罂粟碱 1 ml,以 0.1 ml/s 的速度重复多次灌注。或用法舒地尔、CDH(毛喉素衍生物)经生理盐水稀释后局部灌注,整个过程在 DSA 监控下进行,并全身肝素化。

6) 其他并发症的治疗:心电图异常者应给予 α 或 β 肾上腺能受体阻滞剂,如普萘洛尔。水、电解质紊乱常见低血钠,引起原因有脑性低盐综合征和抗利尿激素(ADH)分泌异常综合征(SIADH)。前者是尿钠排出过多导致低血容量和低血钠,治疗应包括输入生理盐水和胶体溶液,不限制水分。SIADH 则因 ADH 异常分泌(增多),引起稀释性低钠血症和水负荷增加,治疗除补钠外,还包括限水和应用抑制 ADH 分泌药物,如苯妥英钠针剂等(Ⅱ级)。

93.1.10　脑动脉瘤的手术治疗

(1) 治疗时机

脑动脉瘤的治疗目的是防止再出血和因出血引发一系列并发症,如延迟性脑缺血。因此,选择最佳的手术治疗时机一直是争论的问题。神经外科医生曾尝试早期开颅手术夹闭动脉瘤,可是由于在出血早期,脑肿胀和神经系统功能不稳常增加手术的困难,导致围手术期的病死率和病残率较高;相反,手术延期,即出血 2 周后进行,上述困难较少,疗效也较好。可是,等待手术期间可伴有 12% 的再出血、30% 的局灶性脑缺血并发症发生率,特别是 15% 的患者在出血第 1 天内再出血(Ohkuma, 2001),导致相当部分患者死亡和病残。

20 世纪 70 年代以来,随着显微外科技术的进步,尤其 90 年代由于血管内介入技术的出现和发展,脑动脉瘤治疗效果不断提高,脑动脉瘤早期手术数量不断增多。较高质量的循证医学研究出现后,其结果支持早期手术。例如,Haley(1992)用前瞻流行病学、非随机方法,比较北美 27 个医学中心共 722 例患者,发现术后良好预后率在早期(<3 d)手术为 70.9%、晚期(≥14 d)手术为 62.9%。de Gans 等 (2002)荟萃分析 268 篇研究,选出符合要求的 11 篇共 1 814 例患者,比较早期(<3 d)和晚期手术的疗效。结果:术前患者状况良好者(WFNS 1～3 级)早期手术的预后显著比晚期手术好,WFNS 4～5 级者也有此趋势,但统计学未达到显著差异。甚至

WFNS 4～5 级者早期(<12 h)手术并未增加术后生活不能自理者的数量(Laidlaw, 2003)。虽然老年人常伴不良预后,但不应排除早期手术,因为这些患者常有脑内血肿、脑血管代偿力差,同年轻危重患者一样易发生延迟脑缺血(Bohman, 2011)。目前唯一循证医学 Ⅰ 级证据的报告——国际蛛网膜下腔出血脑动脉瘤研究(ISAT)中,开颅手术和血管内介入分别在出血 1.8 d 和 1.1 d 进行。因此,"美国动脉瘤蛛网膜下腔出血指南(2012)"和"欧洲脑动脉瘤和蛛网膜下腔出血指南(2013)"均推荐:出血的脑动脉瘤应尽早(<3 d)手术治疗。此推荐不受患者临床分级、多发动脉瘤、患者年龄的限制。

对出血 3～14 d 患者的处理,目前无统一意见。虽然这期间脑动脉瘤再出血不如早期多,但易发生延迟性脑缺血。因此,如患者情况稳定,可密切观察,等待 14 d 后手术;如患者再出血风险高,则可酌情手术治疗。

对下列情况应延迟手术:①复杂动脉瘤、巨型动脉瘤;②术时需较长时间暂时阻断载瘤动脉者。

(2) 治疗方法的选择

可供选的治疗方法有显微外科动脉瘤夹闭(简称夹闭)和血管内介入(简称介入)术。过去对夹闭或介入谁更好一度争论不休。2002 年发表的 ISAT 报告证实:术后 1 年不良预后分别为 30.9%(夹闭)和 23.5%(介入),显然介入比夹闭好。2005 年和 2009 年 ISAT 分别报告长期随访结果:因复发需再处理早期 2.9%(夹闭)和 8.8(介入),后期为 0.9%(夹闭)和 8.6%(介入),介入比夹闭高 8 倍;再出血为 0.3%(夹闭)和 0.6%(介入),介入比夹闭高 2 倍。上述情况多见 40 岁以下(图 93-11)。根据欧美有关指南介绍如下。

1) 美国指南(2012):

A. 在条件许可时应尽早进行夹闭或介入,可减少大多数患者再出血(Ⅰ级证据)。

B. 应尽可能完全闭塞动脉瘤(Ⅰ级证据)。

C. 应多学科(包括夹闭和介入)讨论,根据患者和动脉瘤的特点作出治疗决定(Ⅰ级证据)。

D. 可夹闭可介入的动脉瘤应先选择介入(Ⅰ级证据)。

E. 夹闭或介入后,如无禁忌证,对患者应行影像学随访,时间和方法可因人而定,如见具临床意义的残瘤动脉瘤或复发,应再夹闭或介入(Ⅰ级证据)。

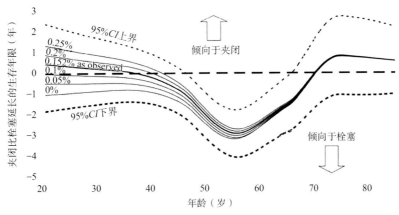

图93-11　患者年龄与治疗方法的关系

F. 夹闭更适用于下列患者：①伴大的脑内血肿(＜50 ml)；②大脑中动脉瘤(Ⅱ级证据)。

G. 介入更适用下列患者：①年龄＞70岁；②重症(WFNS 4～5级)；③基底动脉瘤顶端动脉瘤(Ⅱ级证据)。

2) 欧洲指南(2013)：

A. 应在神经外科和神经放射科之间讨论,作出最佳治疗决定。

B. 患者应尽可能参与或被告知讨论和决定事宜。

C. 可夹闭或介入的动脉瘤应首选介入(Ⅰ级证据)。

D. 夹闭或介入的选择与下列因素有关：①患者年龄,合并病,有否脑内血肿,SAH分级,动脉瘤大小、位置和形状,以及侧支循环(Ⅲ级证据)；②医生经验、能力、技巧(Ⅲ级证据)；③医院设备设施和整体水平(Ⅲ级证据)。

E. 利于夹闭的因素：①患者年轻；②伴脑内血肿(Ⅱ级证据)；③动脉瘤、位大脑中动脉、胼周动脉或宽颈动脉瘤或动脉瘤伴有动脉分支(Ⅲ级证据)；④有不利于介入的血管因素或动脉瘤因素(Ⅰ级证据)。

F. 利于介入的因素：①＞70岁(Ⅱ级证据)；②不伴脑内血肿(Ⅱ级证据)；③动脉瘤位后循环或瘤颈或单叶形状(Ⅲ级证据)。④不应仅根据年龄排除70岁以下老年患者治疗,应根据患者临床和身体状况作决定。

经近10年发展,上述指南还适用吗？综合近期国外文献复习和荟萃报告(Fotakopoulos,2017；Lindgren,2018)：①破裂脑动脉瘤的介入和夹闭治

疗在疗效、死残率方面无显著差别。②全身情况良好且两者均适用者,首选介入。③全身情况不好者,无可靠证据指导选择治疗方法。可见,欧美指南仍适用。

(3) 血管内介入

颅内动脉瘤手术夹闭的治疗方式由于历史悠久,发展较为成熟,其安全性和有效性已经得到公认。而随着血管内介入材料的进步和发展,血管内治疗的安全性和有效性也在不断提高。

1) 麻醉：颅内动脉瘤介入栓塞原则上尽可能采用气管插管全身麻醉。便于术中呼吸、血压等生命体征的管理,也能保证术中使患者静止不动,避免出现身体移动而产生伪影,使路径图像模糊,利于术者完成精细操作。

2) 治疗程序：术前核对患者姓名、性别、年龄、住院号等基本信息,核对患者各项术前检查、排除手术禁忌。与患者及家属充分沟通,告知可能的治疗结果和预后情况,取得患者及家属理解与配合。

麻醉完成后留置导尿,严格依无菌原则消毒铺巾、穿刺置鞘,将适当规格的导引导管在超滑导丝引导下超选至将要治疗的动脉瘤所在的颈内动脉或椎动脉。根据造影结果选择可充分显露瘤体、瘤颈及载瘤动脉的角度作为工作角度,做好路径图后,选择合适的微导管(必要时可行蒸汽塑形),在微导丝支撑引导下超选至动脉瘤腔内,若微导管稳定且瘤颈小,即可根据动脉瘤大小选择适当规格的微弹簧圈逐步填塞瘤腔,直至致密填塞,在此过程中可反复造影,了解填塞情况。填塞满意后,撤出微导管,复查造影。如果动脉瘤形态复杂(宽颈、梭形、夹层等),可能需要借助支架辅助技术、球囊辅助技术、双导管

技术等。如果动脉瘤位于小血管远端,微导管难以到位,而动脉瘤以远处无重要血管结构时,也可选用更细的漂浮微导管超选至动脉瘤处行液体胶栓塞。

3)介入材料学:由于可脱性铂金弹簧圈(GDC)的柔软性好,可控性强,手术操作方便、安全,成功率高,已被广大神经外科和神经介入医师接受。为了更好地提高动脉瘤的栓塞程度,尤其是GCC难以栓塞的宽颈动脉瘤,各种改良的弹簧圈被不断开发。

A. Matrix 弹簧圈(Boston 公司):Matrix 是共聚物涂层的铂金弹簧圈,被覆共聚物涂层聚乙二醇-聚乳酸,其体积占弹簧圈总体积的 70%,在 90 d 内可在体内完全吸收。与传统 GDC 相比,其致血栓能力更强,能促进动脉瘤腔内纤维结缔组织增生,故有望降低动脉瘤再通率,同时栓塞后动脉瘤的体积可随共聚物的吸收而缩小。但这一材料在脑动脉瘤中的应用尚不成熟,Smith 等报道的最新临床试验结果显示,Matrix 弹簧圈较传统 GDC 在即时填塞率、随访稳定性及再次治疗率等几方面均未见明显优势。因此其临床价值有待进一步验证(图 93 - 12)。

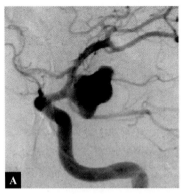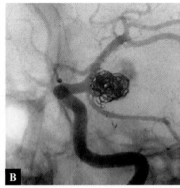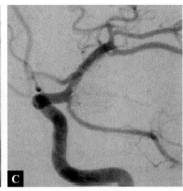

图 93 - 12 使用 Matrix 弹簧圈治疗后交通动脉瘤

注:DSA 显示后交通动脉瘤(A),置入 Matrix 弹簧圈后(B),DSA(C)证实动脉瘤不显影。

B. HES(hydrocoil embolic system)弹簧圈(Microvention 公司):即 Hydrpcoil,在铂圈表面被覆水凝胶涂层 Hydrogel,是一种遇水膨胀的丙烯酸共聚物(图 93 - 13)。HES 弹簧圈被置于血液中后,弹簧圈即开始自膨,待膨胀完全,直径达原来的 3~9 倍。值得一提的是,这种水凝胶物质并不像血栓那样容易降解,因此能够在瘤腔内提供更加稳定的填塞结构。因此这种能在体内自发膨胀的生物弹簧圈有望提高动脉瘤的完全栓塞率和降低远期再通率。Cloft 等报道了 Hydrocoil 将裸圈 32% 的瘤腔填塞率提高至 73%。Gaba 等同样认为,使用 Hydrocoil 能够使用较少的弹簧圈并提高动脉瘤腔的填塞密度,使得复发率和再次治疗率均明显下降。一项使用 Hydrocoil 栓塞动脉瘤的临床前瞻性试验(hydrocoil endovascular occlusion and packing study,HELPS)初步证实了 Hydrocoil 的手术安全性,进一步长期随访结果有待报道。

C. ^{32}P - coil 放射性弹簧圈:将 ^{32}P 离子植入普通弹簧圈表面制成放射性弹簧圈,^{32}P 的原位放射作用能促进动脉瘤瘤腔纤维化和瘤颈新生内皮生长,从而有望降低动脉瘤远期再通率(图 93 - 14)。^{32}P 释放的 β 射线穿透力极弱,不接触弹簧圈的组织免受放射影响。Raymond 等在犬类动物中采用此类弹簧圈进行试验,并证实了其减低栓塞后动脉瘤再通

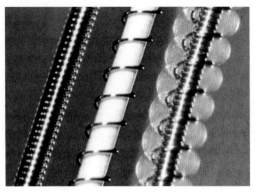

图 93 - 13 HES 示意图

的作用,但其对周围正常组织的损害目前并不能被排除。

D. 纤毛弹簧圈:通过将涤纶纤毛覆于弹簧圈表面,增强弹簧圈的致血栓性,可用于载瘤动脉的闭塞;对巨大动脉瘤、宽颈动脉瘤、破裂动脉瘤的子囊(破裂处)也有一定的疗效(图93-15)。

E. Cerecyte 弹簧圈及 Nexus 弹簧圈:均为表面修饰弹簧圈,前者是在弹簧圈系统内部置入 PGLA 涂层,其作用原理是在栓塞过程中保持弹簧圈的顺应性,后者则是通过表面聚合物与血液的共同作用诱发血栓形成,降低动脉瘤再通率。

4) 其他辅助设备同样开始用于动脉瘤栓塞手术。

A. 球囊:Jacques Moret 在 1992 年首次将其用于动脉瘤栓塞手术。其作用主要是重塑载瘤动脉形态。而如今,根据不同的形态、顺应性及示踪性,球囊已被开发成不同的种类(图93-16)。这给一些既往认为更适于开颅手术的动脉瘤,如大脑中动脉动脉瘤的介入治疗提供了有力的辅助。

B. 球扩支架:球扩支架作为球囊的补充辅助装置对宽径动脉瘤或者大型动脉瘤有着良好的治疗效果。早期颅内支架主要使用的是冠脉球扩支架。但是其柔软度和推进能力一直广受争议。此后虽然这些缺点都有所改善,但是 Kessler 等依然认为这一装置带来了很高的出血或缺血并发症率,主要的原因来自支架操作过程中对载瘤动脉或穿支的损伤。因此球扩支架对于手术者的技术要求很高(图93-17)。

C. 自膨式支架:自膨式支架较球扩支架对所操作血管造成夹层或破裂的可能性减小,支架的放置过程中也没有球扩支架繁复的导丝交换过程。目前临床上最为常见的用于治疗动脉瘤的支架包括 Neuroform 支架、Enterprise 支架及 Leo 支架(图93-18)。它们之间由于网格形态、材质和柔顺性的不同,有着各自的优势和缺点,被适用于各种不同的动脉瘤的栓塞治疗。而现在,EV3 公司的 Solitaire AB 支架凭借其独特的形态设计和顽强的支撑力正被临床医师逐渐接受。

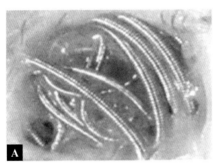
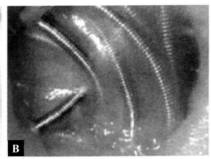

图93-14　^{32}P-coil 放射性弹簧圈和普通弹簧圈置入后病理检查比较

注:A. 普通弹簧圈瘤颈处新生内膜较薄;B. ^{32}P-coil 放射性弹簧圈瘤颈处新生内膜较厚。

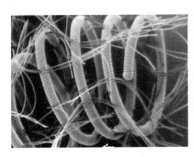
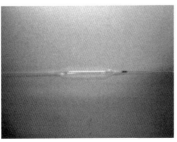
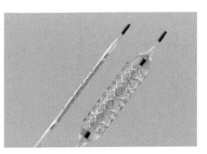

图93-15　纤毛弹簧圈　　　　图93-16　常用球囊　　　　图93-17　常用球扩支架

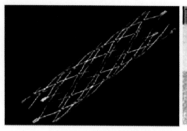
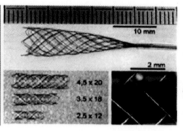
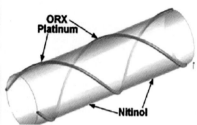

A. Neuroform 支架　　　B. Enterprise 支架　　　C. Leo 支架

图 93-18　常见的自膨式支架

5) 技术选择：

A. 单纯弹簧圈栓塞：对窄颈（瘤颈≤4 mm）小动脉瘤（直径 4～10 mm）可行单纯弹簧圈栓塞，先选择直径约等于动脉瘤直径的三维弹簧圈作为成篮弹簧圈，为继续填塞二维弹簧圈提供稳定的框架结构，有利于致密填塞瘤腔和防止弹簧圈突入至载瘤动脉。篮筐编好后，依次选择直径递减的弹簧圈填塞瘤内空隙，直至致密填塞（图 93-19）。

B. 双微导管技术：对瘤颈较宽、预计弹簧圈成篮不易稳定、栓塞过程中弹簧圈较易突入载瘤动脉内的动脉瘤，或大型窄颈动脉瘤，单根微导管在栓塞过程中弹簧圈较难均匀分布而不能致密填塞者可采用双微导管技术。将两根微导管分别超选至动脉瘤腔内，微导管头端位置可不同，交替送入弹簧圈，使其互为支撑，观察弹簧圈稳定后，再依次解脱，交互编织的弹簧圈在动脉瘤腔内的稳定性强，不易突入载瘤动脉。大动脉瘤的栓塞，尽可能将两根微导管置于动脉瘤内的不同区域，先用一根微导管进行填塞，再用另一根微导管填塞残余腔隙，以充分提高填塞程度，减少复发概率（图 93-20）。

C. 球囊辅助技术：对相对宽颈的动脉瘤，预计单纯弹簧圈填塞易致弹簧圈突入载瘤动脉者，也可考虑采用球囊辅助重塑栓塞技术（remodeling）（图 93-21）。先将微导管超选至动脉瘤腔内，再将 HyperGlide 球囊或 HyperForm 球囊跨动脉瘤颈放置，同时行全身系统肝素化，以防球囊充盈时载瘤动脉内血栓形成。弹簧圈填塞过程同单纯弹簧圈填塞方法，若弹簧圈无突入载瘤动脉趋势，可暂不充盈球囊，若发现弹簧圈有突出倾向，则充盈球囊封堵瘤颈后再继续填塞弹簧圈，弹簧圈填塞完成后先泄去球囊解除封堵作用，观察弹簧圈稳定后再行解脱，若弹簧圈不稳定则暂缓解脱，重新充盈球囊，重新填塞弹簧圈以调节其位置，直至弹簧圈稳定后方可解脱。致密填塞后，在球囊充盈状态下撤出微导管，再泄去球囊后撤出。

D. 支架辅助技术：对于宽颈动脉瘤、梭形动脉瘤、夹层动脉瘤、大型或巨大动脉瘤，以及微小囊泡样动脉瘤均可采用支架辅助技术，使动脉瘤栓塞更致密，以期降低其再通复发，支架辅助技术较为复杂，可分如下几种。

a. 支架先释放技术：先将选定的支架跨瘤颈释放，再将微导管经支架网眼空隙超选入动脉瘤腔内，或先将微导管超选入动脉瘤内，再将支架跨瘤颈释放并覆盖微导管。再经微导管进行弹簧圈填塞。

b. 支架后释放技术：支架导管先置于动脉瘤颈处的载瘤动脉内，但并不释放支架，而是先行填塞弹簧圈，弹簧圈填塞完成后再释放支架、覆盖瘤颈。

c. 支架半释放技术：先将支架跨瘤颈部分释放，覆盖部分瘤颈，弹簧圈填塞完成后再释放另一半支架。

d. 冰激凌支架技术：可应用于动脉分叉处的宽颈动脉瘤，如基底动脉尖部动脉瘤、大脑中动脉分叉部动脉瘤、前交通动脉瘤等。将开环支架（如 Neuroform）一端释放于动脉瘤腔内，再在瘤腔内填塞弹簧圈，使支架形如冰激凌杯托住后填塞的弹簧圈，避免弹簧圈突入分叉部载瘤动脉，故形象地称其为冰激凌技术（图 93-22）。

但凡采用支架辅助技术，均需术中全身系统肝素化，术前术后双联抗血小板聚集（阿司匹林、氯吡格雷）治疗。对动脉瘤破裂急性期者，若术中确需支架辅助者，因术前无法抗血小板药物准备，术中可经鼻胃管或经肛肠给予负荷剂量的抗血小板药物。若

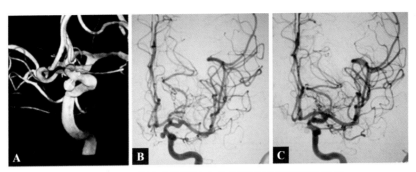

图 93-19 单纯弹簧圈栓塞左侧颈内动脉眼段动脉瘤

注:DSA 3D 重建(A)和正位片(B)显示左侧颈内动脉眼动脉段动脉瘤,栓塞后(C)动脉瘤不显影。

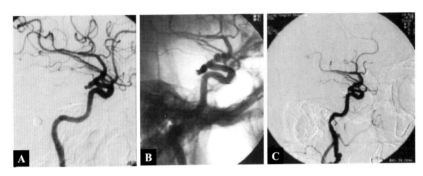

图 93-20 双微导管技术栓塞后交通动脉瘤

注:DSA 显示后交通动脉瘤。A. 侧位;B. 未去骨造影片;C. 栓塞后动脉瘤不显影。

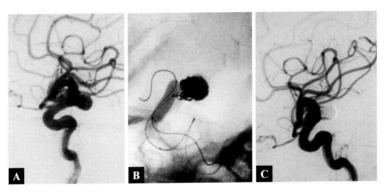

图 93-21 球囊辅助下致密栓塞后交通动脉瘤

注:DSA 显示宽颈后交通动脉瘤(A),在球囊辅助下栓塞动脉瘤(B),栓塞后(C)动脉瘤不显影。

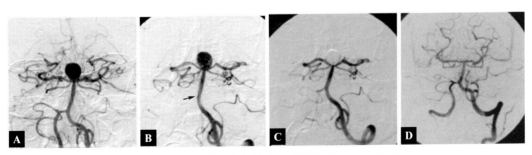

图 93-22 冰激凌支架技术治疗基底动脉顶端动脉瘤

注:DSA 造影正位片(A)显示动脉瘤,置入支架(B),加弹簧圈后闭塞动脉瘤(C),最后造影证实动脉瘤不显影。

患者家属不能接受急性期抗凝、抗血小板治疗可能造成的风险，也可待急性期过后经正规药物准备后再治疗。

E. 血流导向装置技术：目前的血流导向装置主要有带膜支架和密网眼支架两类。带膜支架可应用于没有重要穿支血管的颈内动脉动脉瘤或椎动脉动脉瘤，国内多家医院临床试验证实疗效确切，再通复发率低，但目前尚未正式上市。密网眼支架目前国外主要应用 Pipeline，文献报道效果较好，但并发症率较高，远期效果有待观察，目前也尚未进入国内市场。血流导向装置必须经充分抗血小板聚集治疗准备，因此不能应用于动脉瘤破裂急性期患者。

F. 液态胶栓塞技术：如果动脉瘤位于小血管远端，普通微导管难以到位，而动脉瘤以远处无重要血管结构时，也可选用更细的漂浮微导管超选至动脉瘤处行液体胶栓塞。如小脑前下动脉动脉瘤、小脑后下动脉动脉瘤、小脑上动脉动脉瘤及大脑后动脉远端的动脉瘤等。对大型或巨大型动脉瘤，因弹簧圈栓塞耗费巨大，也可考虑采用 Onyx-500 进行栓塞，但必须采用严格的球囊辅助保护技术，确保Onyx 不会外溢方可实施，否则可致脑梗死发生。

G. 血管闭塞技术：对于一些难治性巨大动脉瘤或梭形动脉瘤，可行载瘤动脉闭塞术。事先必须行暂时性球囊阻断试验（BOT），证实患者有良好的侧支循环及临床耐受后，才能用球囊、弹簧圈或液态栓塞剂行永久阻断。如果侧支循环代偿不好，必须先行血管搭桥手术，再行载瘤动脉闭塞。但是对于能耐受 BOT 的患者仍然可能发生缺血的结果，即使已行颅内外血管搭桥术也不能完全避免。BOT 及血管闭塞需要术中进行全身肝素化，这对刚发生 SAH 的患者来说是个问题，因此仅用在不能直接手术夹闭或直接弹簧圈栓塞，且如果不治疗而风险极高的病例。

6）新兴技术与进展：近来，由于支架辅助技术的不断成熟，血管内治疗在动脉瘤治疗中的应用范围得到进一步的拓展。这类颅内支架通过 10% 的金属覆盖面积覆盖于载瘤动脉管壁及动脉瘤颈之上，起到了类似脚手架的作用——通过支架的网格，将弹簧圈安全地置入动脉瘤腔内，金属物的遮挡有效地防止弹簧圈脱出于动脉瘤颈，保留了载瘤血管的通畅性。同时支架减少了动脉瘤颈的面积，减少了弹簧圈的用量进而降低了栓子脱落事件的概率。但一些大型的宽径动脉瘤或难治性非囊性复杂动脉瘤，常规血管内治疗仍然困难，且复发率仍高。

多支架重叠实践和计算机血流动力学分析均提示，30%～50% 的金属覆盖率可以显著地减少动脉瘤腔内血流。动物模型提示支架网孔密度 18 孔/mm³ 可以达到最理想的动脉瘤远期闭塞率。血流转向装置（flow diversion，FD）（图 93-23），如

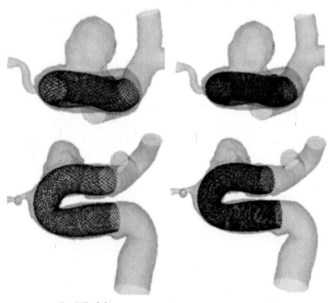

A. Silk 支架   B. Pipeline 支架

图 93-23　血流转向装置

FED、Silk、MEB、FRED、Surpass、Tubridge 等相继问世。Pipeline 栓塞装置（PED）是一种由 75% 的镍铬合金及 25% 的铂丝线构成的带网孔的管型装置，可以对载瘤血管提供 30%～35% 的金属覆盖率。其网孔面积为 0.02～0.05 mm^2，瘤颈覆盖面积是 Neuroform 支架的 3 倍。Silk 装置则是一种柔韧的密网自膨式支架，是由 48 条镍钛合金丝线和铂制微金属条（d=35 μm）共同编制成的末端膨大的管型装置，可提供 35%～55% 的金属覆盖率，网孔直径为 110～250 μm。MEB 是编织线镍钛装置。

FD 最初用于常规介入法（如 GDC、支架）失败或不适用者。现渐扩大适应证，不仅宽颈、巨大型动脉瘤，且用于中或小囊状型、血泡型、梭型、夹层等动脉瘤。目前用最多的是 PED。综合文献，FD 的动脉瘤闭塞率为 68.9%～90%，死亡率为 1.1%～1.9%，延迟动脉瘤破裂和脑实质出血 9.3%～50%，术后改善 45%～81%，加重 2.9%～7.5%。术后预后不良与动脉瘤大小有关，≥7 mm，特别>2 cm 者，再出血率增高。这主要是因为 FD 有一定的致栓性，在动脉瘤破裂的急性期使用双联抗血小板治疗显然增加了动脉瘤二次破裂致死的风险。因此有学者提出，在急性期可使用弹簧圈辅助 FD 的治疗方式，降低因抗血小板治疗导致的出血风险，但仍不能完全防止。其次，由于 FD 是密网设计，给进一步的支架内弹簧圈填塞增加了极大的难度，尤其是长期随访动脉瘤残留，需要进一步处理的患者，增加了进一步血管内治疗的难度。另外，目前针对 FD 致栓性的评估依然不充分，这有待各项临床试验取得长期的随访结果。对未破裂和巨大型颈内动脉瘤（PED）疗效：术后随访（10.2±5.6）个月，DSA 证实动脉瘤闭塞率 68.9%，术后改善 45%，加重 7.5%，死亡 1.1%，延迟出血（动脉瘤和/或脑实质）4.3%，支架处狭窄 4.3%，造成脑缺血 2.1%（Oishi，2018）。FD 的抗血小板用药方案仍旧悬而未决。综合文献，目前有两种意见：①在使用 FD 前 12 h 做侵入性手术，如脑室外引流、中心静脉置管，然后用双抗（阿司匹林、氯吡格雷），术后再用双抗（阿司匹林、氯吡格雷）至少 3 个月。②在 FD 时用双抗或糖蛋白 ⅡB/Ⅲa 抑制剂（如替罗非班），术后维持 12 h 再用双抗 6 个月。

7）并发症及处理：

A. 动脉瘤破裂：是栓塞治疗最险恶的并发症，一旦发生，死亡率极高，应立即抢救。若此时微导管已进入动脉瘤腔，可迅速继续放置微弹簧圈，直至致密填塞，多数可自行止血；若此时微导管尚未到位或估计有一定难度时，应立即停止栓塞，中和肝素，采取保守治疗或急诊手术治疗。也有可能用球囊暂时封堵载瘤动脉及动脉瘤颈以控制出血。

B. 弹簧圈异位栓塞：可导致血栓形成或直接堵塞动脉末端而脑缺血，应尽量避免。一旦发生，应进行抗凝治疗，多数患者可用介入或手术方法将弹簧圈取出。

C. 严重血管痉挛：可经导管在痉挛血管局部灌注尼莫地平或罂粟碱，多可缓解，严重者可行球囊扩张成形处理。同时全身静脉扩容治疗，静脉持续维持尼莫地平或法舒地尔等血管解痉药物。

8）疗效：

A. 未破裂动脉瘤：文献报告，颅内未破裂动脉瘤血管内治疗的死亡率达到 1.8%，预后不良率（包含死亡）达到 4.7% 左右。随着手术者对血管内治疗技术的经验不断积累，患者总体预后良好率呈逐年上升趋势，2004 年后治疗的患者预后不良率为 3.1%，显著低于 2001—2003 年治疗的患者（4.7%）。而 2000 年前的患者预后不良率更高达 5.6%。这一数据与笔者的经验相仿，总结华山医院自 2005 年起所有经血管内治疗的未破裂动脉瘤患者 1 125 例，其总体预后不良率仅为 4.3%，致密填塞率达到 82.3%。值得注意的是，采用如果液体材料进行栓塞，其风险显著高于单纯弹簧圈栓塞（8.1% vs 4.9%）。血流转向装置目前的总体预后不良率为 11.5% 左右。从现有文献数据分析发现，血管内治疗的疗效较过往显著提高。这不仅和血管内治疗的技术发展和普及相关，同样与动脉瘤疾病谱的变化有一定的相关性。2010 年以来，关于大型后循环动脉瘤血管内治疗的报道较以往明显减少；与此同时，血管内治疗的适应证也在逐渐放宽，部分脑动脉瘤治疗中心的患者选择血管内治疗的比例达到 80% 以上，这些原因直接促成了血管内治疗的疗效至少在表面上似乎大有提高。

一些新技术和新材料的应用虽然扩大了血管内治疗的适应证，但同时也增加了手术的风险。早期宽颈动脉瘤似乎是介入手术的巨大挑战，但如今配合新的材料，采用新技术可以对这类动脉瘤进行致密栓塞。尽管技术上看似不难做到，但介入操作的空间本身较小，复杂的技术直接导致风险的提升。Moret 提出的球囊辅助瘤颈重塑技术使得大量宽颈动脉瘤患者获益,但部分学者提出这一技术使得并发症率较单纯弹簧圈栓塞提高了11.1%。总结近几年文献来看,这一技术的安全性较高,使用球囊辅助患者的预后与单纯弹簧圈栓塞相仿。支架的使用又是一个里程碑式的节点,在它的帮助下,几乎所有的动脉瘤都可以通过介入方式治疗,而近些年的文献也认为,使用支架的预后良好率与单纯弹簧圈栓塞无差异。大型及巨大动脉瘤患者正越来越多地接受血流转向装置的治疗,致死率和病残率分别为8%和4%。

动脉瘤栓塞术后复发并不少见,即使在完全致密栓塞后也可能出现,为了防止动脉瘤进一步生长和潜在的SAH,可能需要再次行栓塞治疗或手术治疗。因此,影像学随访十分必要。目前尚无资料可以确定影像学随访的最佳时机,在完全致密栓塞术后,很多医生建议术后6个月造影随访,额外的影像学随访取决于初次随访时动脉瘤的表现。在最近的501个动脉瘤栓塞术后,动脉瘤1年以上的随访中,平均12.3个月时发现的复发率为33.6%,大约50%的复发动脉瘤在术后6个月时复查造影并未发现复发,因此,血管内栓塞治疗的动脉瘤有必要进行长期影像学随访监测,动脉瘤未达到完全栓塞时,影像学随访应更加频繁。

铂金弹簧圈的伪影对MRA和CTA的影像学质量有一定影响。最近,钆增强的MRA技术有所进步,可以作为弹簧圈栓塞治疗后的动脉瘤随访的有效非侵袭性影像学检查手段。颅骨平片检查能够发现弹簧圈压缩变形,可以筛选出部分动脉瘤复发再通的患者。对支架辅助栓塞的患者,MRA和CTA都有明显伪影,严重影响对结果的判断。因此,超选择性插管全脑血管造影是影像学随访的首选方式。

B. 破裂动脉瘤:受制于抗血小板药物对破裂动脉瘤造成的风险,破裂动脉瘤的治疗方式相对比较单一,使用弹簧圈栓塞辅以必要的球囊辅助技术可能是更为稳妥的办法。ISAT研究纳入9 559例SAH患者中的2 143例进行随机分组,分别采用手术或血管内治疗,纳入标准是术前评价认为可被两种治疗方法中的任意一种成功治疗。1年后不良预后:血管内治疗组和手术夹闭分别为23.5%和30.9%,提示前者优于后者。8年后随访,动脉瘤复发需再处理,血管内介入为8.6%,手术组仅为0.9%,再出血率,血管内介入和手术夹闭分别为0.6%和0.3%,说明长期疗效手术夹闭优于血管内

介入。另一项,即Barrow的研究在2013年发布了3年随访结果,显示在破裂动脉瘤患者中使用介入治疗使得预后良好率较外科手术提升了5.8%。但遗憾的是,尽管介入技术发展很快,但在动脉瘤闭塞率、远期复发率及再治率等多个方面仍处于劣势。

然而不可否认的是,血管内治疗从此作为一项重要的破裂脑动脉瘤微创治疗手段,越来越得到临床医生的重视。目前公认,血管内治疗转归的主要决定因素是患者术前的神经功能状况,即取决于首次出血的严重程度而非治疗手段的选择。由于形态学的原因,大脑中动脉瘤难于用弹簧圈栓塞治疗,而其手术夹闭的效果通常好于其他部位的动脉瘤。后循环动脉瘤采用手术夹闭的方式通常比较困难,采用血管内栓塞治疗效果更好。同时,SAH的合并症和并发症也会影响手术夹闭或血管内治疗的选择。例如,如果存在脑实质性大血肿可能倾向于开颅手术,目的在于夹闭动脉瘤的同时能够清除血肿,降低颅内压;相反,神经功能缺损评分较差或有明显脑水肿或无占位效应时,开颅手术风险较高,但对血管内治疗难度影响不大,采用急性期栓塞联合减压术的综合治疗策略也可能获得成功。

(4) 显微外科治疗

1) 脑动脉瘤的手术治疗:

A. 直接夹闭(切除)手术:用特制的动脉瘤夹夹闭动脉瘤颈使其与脑循环隔离,可以阻止动脉瘤的再出血和增大。对有占位效应的动脉瘤夹闭成功后尽可能切除瘤体或用针穿刺瘤体,放出其内残血,既可减少占位效应,又可判断瘤颈有否完全夹闭。

B. 包裹或加固动脉瘤:对于无法手术夹闭的动脉瘤(基底动脉主干的梭形动脉瘤、有明显分支起于瘤顶或瘤颈部分在海绵窦内),可以使用某些材料包裹动脉瘤壁,以加固瘤壁和减少再出血。包裹材料有自体肌肉、海绵、止血纱、可塑性树脂、Teflon和纤维蛋白胶、医用生物蛋白胶等。

C. 孤立术:通过手术有效阻断动脉瘤近端及远端的载瘤动脉使其孤立于脑循环。此法用于不能或不适宜夹闭瘤颈的动脉瘤、术时动脉瘤颈部破裂无法夹闭、梭形或夹层动脉瘤等。手术方法有两种:①颅内外孤立术,即动脉结扎部位一个在颅外(如颈部颈动脉或椎动脉),另一个在颅内动脉瘤的远端。②颅内孤立术,分别在颅内结扎动脉瘤近、远端的载瘤动脉。本法处理动脉瘤时也阻断脑组织一些血液循环通路,因此仅适用于有良好侧支循环的患者。

但是应注意,即使有良好侧支循环,术后因动脉痉挛、血管管腔内血栓形成等因素干扰,患者仍可能发生脑缺血。

D. 近端结扎＋旁路血管重建术:即结扎动脉瘤的载瘤动脉近端,以降低动脉瘤内的血流速度和张力,促使动脉瘤内血栓形成,从而达到减少动脉瘤体积和破裂出血,甚至闭塞动脉瘤。根据 Willis 环代偿情况可使用急性阻断法和慢性阻断法。如患者载瘤动脉结扎后其远端供血区侧支循环不充分,需先行颅内外血管架桥术,确保载瘤动脉供血区的血供,然后处理动脉瘤。根据动脉瘤部位不同可选用颞浅动脉-大脑中动脉架桥术、枕动脉-小脑后下动脉架桥术、颈外动脉-大脑中动脉架桥术和颈外动脉-大脑后动脉架桥术等。

E. 动脉瘤切除和血管重建术:切除动脉瘤后,把载瘤动脉两断端重新吻合。此术用于巨大型动脉瘤、梭形动脉瘤等。由于需较长时间阻断载瘤动脉,因此要求有良好的侧支循环。

F. 动脉瘤旷置和血管重建术:不直接处理动脉瘤,而是通过桥血管将颅外或邻近动脉的血流引向载瘤动脉的远端,使得载瘤动脉段废用后逐渐血栓形成,也可永久阻断载瘤动脉的近端,使其成为盲端后逐步诱发血栓形成。适用于瘤颈暴露困难、构型复杂无法满意塑形或瘤颈钙化无法夹闭、瘤体有重要穿支血管发出等情况。

G. "抽吸减压"后瘤颈塑形夹闭:可用头皮针穿刺动脉瘤体部或用针穿刺颈部颈内动脉,用抽吸血液,使动脉瘤张力降低、瘤体缩小,并清晰地显示瘤颈、载瘤动脉及各穿支血管的关系,通过合理选择各种类型的瘤夹并进行组合,在重塑载瘤动脉或穿支的前提下最大程度地夹闭动脉瘤。

2) 颅内动脉瘤的直接手术夹闭治疗:动脉瘤夹闭术的基础是根据术前影像学检查选择合适的手术入路,在手术显微镜下充分显露载瘤动脉及动脉瘤颈,准确辨认瘤周组织结构,再将瘤颈两侧分离到可安放动脉瘤夹的程度,最终选择合适动脉瘤夹稳妥地夹闭瘤颈。

A. 麻醉:全身麻醉。复杂或难治动脉瘤如巨大型动脉瘤,术时需较长时间阻断脑动脉者可加用亚低温麻醉(32～34℃)。麻醉插管时咳嗽或屏气可诱发动脉瘤破裂,因此,插管前 20 min 肌注可待因 1 mg/kg,可减少插管咳嗽反应。一切可能引起疼痛的操作,如腰椎穿刺、插导尿管、深静脉或动脉穿刺、

放置头架等,都应在麻醉完成后进行,以免刺激机体引起血压增高,导致动脉瘤破裂。

B. 控制颅内压:

a. 调整体位:应注意避免颈部过屈或伸位,头部应高于心脏水平 10°～15°。

b. 静脉注射甘露醇。

c. 腰椎穿刺放脑脊液,有利于降低颅内压,既减轻脑组织牵拉,利于动脉瘤暴露,又有利于术后引流血性脑脊液。可在麻醉后置管,硬脑膜切开后,方开始引流脑脊液。硬脑膜切开前,过早引流脑脊液,有诱发动脉瘤破裂和脑疝的可能。

d. 人工过度通气。

e. 术中脑室穿刺。

C. 手术入路:

a. 翼点入路:Yasargil 翼点入路是颅内动脉瘤手术的经典入路途径,除了远端大脑前动脉动脉瘤和远端大脑中动脉瘤,几乎所有的前循环动脉瘤及部分后循环动脉瘤均可采用此入路(图 93 - 24)。该入路不仅能够暴露颈内动脉及其主要分支的全程,而且可通过侧裂经颈内动脉起始段开始分离暴露,便于术中临时阻断载瘤动脉的近端,以控制出血。

b. 经纵裂入路:远端大脑前动脉瘤通过旁正中经纵裂入路手术,而远端大脑中动脉瘤则采用仰卧或侧卧位,额颞部开颅的手术方法。在这两种病例中,神经导航有助于设计手术入路。

c. 其他入路:

I. 海绵窦入路:主要用于海绵窦内动脉瘤和颈眼动脉瘤。患者腰椎穿刺留针后仰卧于腰部开洞的手术床上,头向对侧旋转 30°,并略后仰。做经眶-颧弓的改良翼点开颅(颈眼动脉瘤者不必锯断颧弓),如不暴露岩骨段颈内动脉(ICA),应暴露颈部 ICA,以便术时阻断 ICA。也可用 2 号 French Fogarty 气囊导管置于岩骨段 ICA(经股动脉),利于术时控制 ICA 之用。经硬脑膜外磨除前床突和视神经管。但是对于巨大型动脉瘤或放射学显示动脉瘤的颈或顶易被损伤时,在硬脑膜外只磨空前床突中央部,其骨壳留待硬脑膜下直视摘除。在硬脑膜外磨前床突时,不应开放腰椎穿刺针放液,因为脑脊液存在有一定保护作用。切除前床突和视神经管骨质,暴露 ICA 第 2 段(C_2)。剪开硬脑膜后,按常规打开外侧裂蛛网膜,暴露床突上 ICA,根据需要打开 ICA 近和远环,夹闭颈眼动脉瘤。根据硬脑膜、骨性结构、神经血管结构,海绵窦可分为 11 个三角(图 93 - 25),

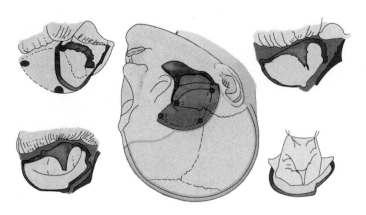

图 93-24　改良翼点入路流程

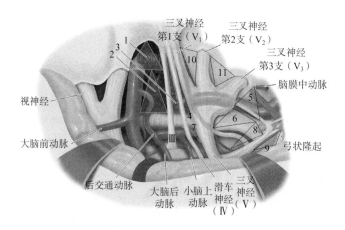

图 93-25　海绵窦三角的解剖

注:1. 前内侧三角;2. 内侧三角;3. 上三角;4. 外侧三角;5. 后外侧三角;6. 后内侧三角;7. 后下三角;8. 内听道三角;9. 内听道后三角;10. 前外侧三角;11. 远外侧三角。

它们包括前内侧三角(Dolence 三角)、内侧三角(Hakuba 三角)、上三角(Fukushima 三角)、外侧三角(Parkinson 三角)、后外侧三角(Glasscock 三角)、后内侧三角(Kawase 三角)、后下三角、内听道前角、内听道后三角、前外侧三角(Mullan 三角)和远外侧三角。处理海绵窦动脉瘤,主要用上三角和外侧三角。

上三角的进入:沿视神经长轴剪开视神经硬脑膜鞘,利于牵拉视神经,充分暴露眼动脉。打开 ICA 远端环,达到眼神经后方,利于向两侧牵开 ICA。暴露介于 ICA 远端和近端环之间的 C_3。进一步打开 ICA 近端环,即进入海绵窦,可暴露 C_4(ICA 海绵窦水平段)的内侧面。进入海绵窦,遇静脉出血,可沿 ICA 两旁填塞明胶海绵,床头抬高 $15\sim30°$,出血多可止住。

外侧三角的进入:首先确认小脑幕游离缘、动眼神经进入海绵窦点(滑车神经位于动眼神经后下方,常难找到)和三叉神经第1、2支($V_{1\sim2}$)。沿动眼神经走行下方做与其平行的硬脑膜切口,约8 mm 长,从眶上裂处把海绵窦外侧三角的外层从 $V_{1\sim2}$ 上剥下,向后翻开,由于外侧三角内层壁存在,不会引起静脉出血。暴露 C_4 外侧面和位于 C_4 表面的展神经(常分为2支)。如把外层壁再向后、向下剥,暴露 V_3 和半月节,打开麦氏囊;如切断 V_3,把半月节牵开,可暴露 C_5(ICA 从岩骨孔进入海绵窦)。

上三角入路可与外侧三角入路结合起来,充分暴露海绵窦 ICA。

对小型和有瘤颈的动脉瘤,可按一般动脉瘤常规游离和夹闭。对大型和有动脉粥样硬化的动脉瘤,应在暂时阻断载瘤动脉后,用数个动脉瘤夹夹闭瘤颈,安放第 1 枚夹应远离硬化斑且稍远离瘤颈,其他夹则平行首枚放,并靠近瘤颈安置。如瘤体巨大,可用逆行抽血法(Dallas 法),即在颈动脉和床突上 ICA 阻断下,经颈 ICA 抽血,使瘤体塌陷而形成瘤颈,用特制带环的夹夹闭动脉瘤。对巨大梭形动脉瘤,直接夹闭是不可能的,可做动脉瘤孤立＋血管移植(用桡动脉或大隐静脉分别与颈部或岩骨段 ICA 和床突 ICA 吻合)。由于不需切开海绵窦,可避免支配眼球运动神经的损伤,但是必须阻断 ICA 血流 1~2 h。

Ⅱ. 硬脑膜外颞极入路:适用于基底动脉瘤,特别是位于鞍背上方的高位基底动脉瘤,这些动脉瘤不宜用颞下入路或翼点开颅经外侧裂入路。本入路的优点:保留颞极脑桥静脉、减少脑牵拉损伤、提供几乎 90°范围的宽大术野和视野。颞下入路是从基底动脉的外侧方显露动脉瘤。翼点入路从前外侧暴露基底动脉和动脉瘤,硬脑膜外颞极入路则既可从前外侧,又可从外侧同时暴露基底动脉和动脉瘤。如结合硬脑膜下切除后床突和鞍背(上斜坡),可暴露基底动脉中段动脉瘤。

体位、皮肤切口同常规翼点开颅,但需切除眶外侧壁和颧弓(图 93 - 26)。先从前外侧把硬脑膜从颅中窝分离,暴露圆孔、眶上裂,继颅前窝,达筛前上动脉。咬或磨除蝶骨嵴,达眶上裂。咬或磨除眶上裂、圆孔、视神经管的骨质。磨除前床突。

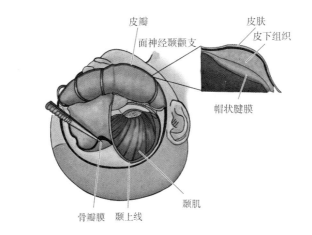

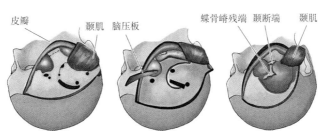

图 93 - 26　扩大颧弓翼点入路

颞极固有硬脑膜和海绵窦外侧壁外层分离:在手术显微镜下,可清晰见到眶上裂附近颞极固有硬脑膜与眶筋膜的分界。用镊子夹起颞极硬脑膜,用刀或剪作锐性切割或钝性分离,把颞极固有硬脑膜从眶筋膜上分离,遇脑膜眶血管可双极电凝后切断。形成解剖层面向后扩大,外界达圆孔、卵圆孔(近骨孔处切开硬脑膜,用丝线牵拉,使硬脑膜向内侧剥离,可透过纤维膜见 V_2、V_3),内界和后界达小脑幕游离缘,暴露海绵窦,通过菲薄的结缔组织和脑神经鞘膜构成的膜(即海绵窦外侧壁的内层)可见海绵窦内结构。笔者认为先从圆孔处切开硬脑膜外层,见 V_2 后,在 V_2 表面潜行分离硬脑膜,分别向 V_3 和眶上裂方向扩大硬脑膜外层分离,这样不仅容易分离硬脑膜,而且不易损伤眶上裂神经,后者的神经共同鞘与硬脑膜外层分界不清。近中线的小脑幕切迹的束带,需用刀小心切开,并向后解剖,使其与海绵窦外侧壁的内层和动眼神经鞘膜分离。安放自动牵开器，用脑压板可把颞叶连同硬脑膜向后牵开。

硬脑膜切开：沿外侧裂剪开硬脑膜，并向视神经方向延伸，打开视神经鞘的硬脑膜，再沿额叶底部向内侧切开硬脑膜2～3 cm，呈"L"型。打开ICA远环，使ICA可活动。改颞叶牵拉方向，向后外侧。将额叶向后内侧牵开。

脚间池的进入：打开外侧裂前下端2 cm，暴露床突上ICA、A_1和M_1。打开海绵窦上三角[沿动眼神经、三叉神经之间]和动眼神经进眶上裂硬脑膜点，使动眼神经、三叉神经可以活动。根据需要可向外或内牵开ICA。此时拓宽进入蝶鞍、后床突和脚间池的入路。打开脚间池的蛛网膜，暴露基底动脉和动脉瘤。为利于暴露脚间池和减少对Ⅲ脑神经损伤，用脑压板把颞叶和动眼神经一起向外上方牵开，比把动眼神经从颞叶和脑干上游离后，再牵拉颞叶所造成的损伤要小，并且术后动眼神经麻痹程度轻。说明动眼神经耐受牵拉的能力比想象的大。根据需要可磨除后床突，利于控制近端基底动脉。按常规分离并处理动脉瘤。

后床突、鞍背（上斜坡）磨除：应在直视下磨除。由于上斜坡无神经血管结构，仅在后床突下外侧有动眼神经和海绵窦内侧壁（其内有神经血管），在磨除骨质时应注意。切除上斜坡可暴露基底动脉中段动脉瘤。应注意上斜坡切除后有时开放蝶窦，可用骨蜡封闭，防止术后脑脊液漏。

关颅：严密缝合硬脑膜，可取颅骨膜片修补硬脑膜缺口。复位骨瓣、眼眶、颧弓，分层缝合颞肌、头皮切口。

Ⅲ. 扩大硬脑膜外颅中窝入路（岩骨前入路）：适用于基底动脉主干（指介于小脑上动脉起始点至椎-基底动脉连接处的基底动脉）动脉瘤，它们大多位于小脑前下动脉发源点附近，沿中下斜坡分布，过去常用颞下入路和小脑幕上下联合入路（乙状窦后），对脑组织牵拉、损伤重，术野狭小深在，暴露不好是它们的缺点。扩大硬脑膜外颅中窝入路是硬脑膜外颞尖入路的发展，可克服上述入路的缺点。

患者仰卧，腰椎穿刺留针，头90°转向对侧，头架固定。取额颞皮瓣，向前翻开。锯断颧弓。做4 cm×4 cm直角骨窗，使其2/3位外耳道前方，1/3位后方。咬除颅中窝底骨质，接近棘孔和卵圆孔。

硬脑膜外操作：沿岩骨嵴抬起硬脑膜，找到弓状隆突，然后向前内侧剥离硬脑膜，找到岩浅大神经和

鼓室盖（手术显微镜下，间断冲水，有利岩浅大神经寻找）。对于颅中窝底骨性隆起，如影响暴露可磨平。在棘孔处电凝、切断硬脑膜中动脉，向后外侧剥离和抬起硬脑膜达V_3和岩嵴。进一步剥离硬脑膜与V_3的粘连，硬脑膜向内侧进一步抬起。此时确定下列定位标志：①岩浅大神经与三叉神经的交点；②三叉神经穿越小脑幕孔；③弓状隆突与岩嵴交点；④岩浅大神经延长线与弓状隆突的交点。

岩尖磨除：用金钢钻沿岩浅大神经走行方向，磨除骨质，暴露膝状神经节及其内方的内听道。磨除内听道表面骨质，暴露其内硬脑膜。磨除内听道硬膜与弓状隆突（其内部结构为上半规管）之间的骨质，即内听道上三角，暴露内听道上、后方颅后窝硬脑膜。磨去内听道前方骨质达岩下窦，暴露颅后窝硬脑膜。耳蜗位于内听道前三角的外1/2处，即膝状神经节和内听道与岩浅大神经管裂孔所成角内，该处骨质致密，易与无结构的松质骨区别。切断岩浅大神经，与其平行磨除V_3后外侧骨质（即Glasscock三角），暴露岩骨段ICA。磨除麦氏窝下面的骨质，达破裂孔，此时整个岩尖已被磨除，可见展神经穿越岩嵴和小脑幕的Dorello管。

硬脑膜切开：在三叉神经孔内侧方切断岩上窦，剪开颞叶后方表面的硬脑膜，抬起颞叶，剪开小脑幕直达幕切迹缘。沿硬脑膜切口向下剪开颅后窝硬脑膜，充分暴露基底动脉主干、小脑前下动脉和展神经。

关颅：完成硬脑膜内操作后，硬脑膜只能部分缝合，其缺损可用带蒂骨膜或筋膜修补。外加自体脂肪和生物胶加固，以防术后脑脊液漏。按常规关颅。

Ⅳ. 岩骨后入路：适用于基底动脉主干动脉瘤。根据岩骨切除的多少，岩骨后入路可分为迷路后入路（保留听力）、经迷路入路和经耳蜗入路（最大限度切除岩骨）。

患者侧卧，头架固定。沿耳朵做"L"型皮肤切口，切口前端沿对耳屏前下下降达颧弓根，切口后肢沿乳突后下降达乳突后1 cm、乳突尖下方1 cm。皮瓣翻开后，小心游离和保留骨膜和颞筋膜，供术毕修补硬脑膜之用。做"L"型游离骨瓣，暴露颞叶和颅后窝硬脑膜。切除乳突和根据暴露需要磨除迷路、耳蜗，暴露横窦、乙状窦全长、岩上窦、颅中窝和乙状窦前硬脑膜。

在下颞叶处切开硬脑膜，沿乙状窦前扩大硬脑膜切口，结扎岩上窦，再向上达颈静脉孔附近。切开

小脑幕。此时幕上下均显露。用脑压板把乙状窦向后牵开，颞叶向上牵开，充分从侧方暴露基底动脉干上部，小脑前下动脉，三叉神经、面神经、前庭蜗神经。必要时可沿乙状窦后切开硬脑膜，把乙状窦向前牵开，增加对后组脑神经和椎动脉的显露。

关颅：夹闭动脉瘤后，缝合硬脑膜，取骨膜和颞筋膜（带蒂）加强硬脑膜切口的关闭。外加自体脂肪加固，复位骨瓣，缝合头皮切口。

Ⅴ．枕下外侧入路：适用于椎动脉瘤，特别是巨大型者。患者侧卧位，肩膀向前和向下牵开。

皮肤切口：从 $C_{4～5}$ 沿正中线切开皮肤，过枕骨大孔达枕外粗隆下方 2 cm，再与上项线平行达乳突后方，转向下至乳突尖下方。横断枕后肌肉，使其部分肌肉和筋膜留在枕骨上，便于手术结束时缝合肌肉和筋膜。用骨膜撬把肌肉从枕骨鳞部剥下，连同皮瓣一起向外下方翻开。暴露枕鳞、枕骨大孔和 $C_{1～2}$ 后弓或椎板。在解剖 $C_{1～2}$ 时，要注意保护椎动脉和 C_2 背根。

骨质切除：做枕下开颅。咬除外侧颅骨，暴露乙状窦达颈静脉孔。磨除部分枕骨髁、颈静脉结节。

硬脑膜内操作：沿骨窗外缘剪开硬脑膜，切口下缘位于椎动脉穿入硬脑膜内侧。略微用脑压板牵开小脑，即可满意暴露下脑干和椎动脉等结构。

关颅：严密缝合硬脑膜切口，分层缝合肌肉和皮肤切口。

Ⅵ．锁孔入路：该术式优点在于缩小手术范围，选择精确的径路，根据"门镜"效应，以最小的创伤抵达动脉瘤并进行夹闭。常用眉弓锁孔入路、翼点锁孔入路、颞下锁孔入路等，主要用于前循环动脉瘤，大脑后动脉和基底动脉末端的动脉瘤。

患者取仰卧位，头高 15°～20°，后屈 10°，并向对侧偏 20°～40°。在眉部中、外侧做隐蔽的皮肤切口，长 4～5 cm。于眶上额骨做直径 2.5 cm 左右的骨窗开颅。

磨出眶缘内层骨质及突出于骨窗缘的蝶骨嵴后，弧形剪开硬脑膜。抬起额叶底部，打开蛛网膜下腔。根据术中需要，选择性开放侧裂池、视交叉池、颈动脉池、脚间池及终板池，以完成载瘤动脉及动脉瘤的充分暴露。

D．脑脊液释放和颅内血肿清除：释放脑脊液是松弛脑组织和获得足够解剖空间的重要一步。整个入路的策略需要巧妙设计，使脑脊液能够通过入路中不同的步骤得以逐步释放。

a．对于翼点入路而言，除了处理朝向下的前交通动脉瘤，首先可以打开侧裂池、视交叉池和颈动脉池，如果需要，接下来可以通过终板造瘘的方式，进一步释放脑脊液，从而松弛脑组织。如果终板无法到达，那么可以打开位于脚间池和视交叉之间的 Lilequist 膜，深入脚间池来释放更多的脑脊液。

b．在经纵裂入路中，脑脊液首先从纵裂池和胼胝体周围池释放。该脑池相对来说位置比较表浅，只有有限较少的脑脊液能够放出。如果脑组织仍然张力较高，那么可以有 2 种处理方案：在术野的外侧缘用脑室引流管进行侧脑室穿刺，或者游离同侧的胼周动脉，向外侧移动 5～10 mm，然后用双极穿破胼胝体进入侧脑室。

c．在颞下入路中，首选的方法是腰椎穿刺引流释放 50～100 ml 脑脊液。术中，还可通过中颅底，通常是在天幕边缘，从脚间池进一步释放脑脊液。

d．在乙状窦后入路中也需放置腰椎穿刺引流，接下来可以通过向下倾斜显微镜来从枕大池或小脑脑桥角池进一步释放脑脊液。

e．乙状窦前入路或枕骨大孔外侧入路均需行腰椎穿刺引流，然后可以从脑桥小脑池来进一步释放脑脊液，脑桥前池及小脑延髓池也可以到达。

f．在存在巨大颅内血肿、缺乏手术空间的情况下，可根据血肿的位置（注意避开功能区，如 Broca 区）做一个皮质的小切口，清除部分血肿，从而获得更多的手术空间，但要注意小心避免动脉瘤意外破裂，否则难以在血肿腔控制出血。当清除血凝块时，无论是夹闭动脉瘤前还是夹闭以后，都必须尽可能精细操作，以免损伤穿支动脉。利用生理盐水冲洗法有助于将血凝块从附着的周围结构上分离出来。剩余的大块血肿只有当破裂动脉瘤夹闭后才能进行清除。

E．动脉瘤的暴露：当脑组织张力下降后，就可以进行解剖分离动脉瘤。在几乎所有的动脉瘤中，都应当遵循从近端方向向远端载瘤动脉分离的方法，直到解剖暴露动脉瘤。尤其对于破裂动脉瘤，更强调定位和尽快地控制近端载瘤动脉。动脉瘤的邻近区域暴露后，接下来的解剖步骤都应以获得对动脉瘤近端血管的控制为目的。当完成对近端血管的控制后，再游离载瘤动脉远端，然后暴露瘤颈，最后才暴露瘤体。这样操作易于控制动脉瘤突然破裂出血（图 93－27）。常见动脉瘤术中动脉暴露的顺序如下：

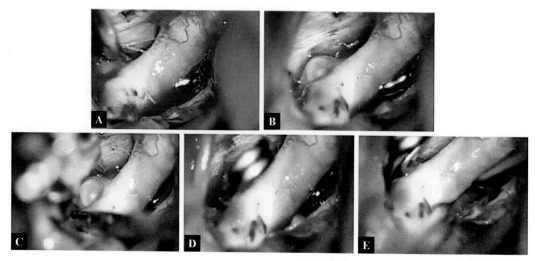

图 93-27　后交通动脉瘤的暴露

注：A. 暴露颈内动脉主干；B. 沿主干向上暴露动脉瘤；C、D. 夹闭动脉瘤；E. 确认后交通动脉通畅。

a. 颈内动脉海绵窦段、眼动脉段动脉瘤需先在颈部暴露颈总、颈内动脉。

b. 后交通动脉瘤或颈内动脉分叉部动脉瘤需先暴露床突上颈内动脉颅内段。

c. 前交通动脉瘤，先暴露颈内动脉颅内段，然后是同侧和对侧 A$_1$ 段。

d. 大脑中动脉动脉瘤，先暴露颈内动脉颅内段，然后是大脑中动脉。

F. 暂时阻断动脉与控制性降压：降压麻醉［血压维持在 50～60 mmHg(6.67～8.00 kPa)］虽能减少动脉瘤破裂，利于动脉瘤游离，但是全身血压降低不仅影响全脑供血，加重蛛网膜下腔出血所致的脑自动调节障碍，而且因其他重要脏器供血也减少，给原有潜在器质病变者带来不利。另外一旦需暂时阻断脑动脉，全身降压将加重脑缺血。常压下暂时阻断脑动脉或暂时脑动脉阻断伴轻度升压，仅使脑动脉局部压力降低，比全身降压更有效地减少动脉瘤内的压力，因此更有利动脉瘤游离和夹闭。由于脑其他部位和全身血压不受影响或轻度升高，不仅保证它们的供血，而且通过侧支循环使手术部位的脑血液循环在某种程度下得到维持，从而提高脑对缺血的耐受力。

a. 暂时阻断夹应用指征：①防止游离动脉瘤时引起动脉瘤破裂。②对体积大、瘤内压力高的动脉瘤，可起到缩小瘤体积和减低瘤内张力的作用，利于安放动脉瘤夹。③需切开动脉瘤取出其内血栓机化物或近瘤颈的钙化斑者。④需重建载瘤动脉的广基瘤。⑤术时动脉瘤破裂。⑥采用"Dallas"法（逆行抽血减压）时。

b. 暂时阻断动脉的注意事项：①动脉夹宜选用夹力<40～80 g 者，如 Scoville 夹等。②脑动脉耐受阻断的最大时限变化较大，应根据患者年龄、临床分级、侧支循环功能、动脉瘤部位、阻断动脉部位和方式等精心决定阻断时间。③需长时阻断者，应行 SEP、MEP 电生理监测，并间断恢复血液循环 5～10 min。④应配合应用脑保护剂。⑤阻断结束后用含 3‰罂粟碱溶液的棉片湿敷动脉数分钟，以松弛血管平滑肌。

G. 脑保护方法：通过 PET 研究，发现早期依据脑灌注压（CPP）下降判断脑缺血损伤可分为 3 个阶段：①脑血容量（CBV）代偿阶段。当 CPP 开始下降时，由于脑自动调节功能使毛细血管前阻力血管扩张，导致 CBV 增加，从而维持脑血流量（CBF）和脑氧代谢率（$CMRO_2$）不变。②氧摄取分数（OEF）代偿阶段。当 CPP 进一步下降，超过脑自动调节功能，代偿性血管扩张已达极限，CBF 开始降低，OEF 增加以维持 $CMRO_2$。如果 CBF 降低不多，从血中摄取的氧和葡萄糖还能维持脑正常的代谢和功能。③失代偿阶段。当 OEF 达 90%，失代偿即发生，CBF 进一步下降，$CMRO_2$ 也下降，脑功能受损。为了保证血管暂时阻断能顺利进行，防止可能发生的脑缺血性损伤，可按上述 3 个阶段设计脑保护措施，即增加残余 CBF 和提高缺血耐受性。

a. 增加残余 CBF：

Ⅰ. 升血压：正常情况下，当用药物改变血压时，脑自动调节功能可限制 CBF 变化，即维持较恒定的 CBF。但是，暂时阻断脑动脉时，阻断远端的穿通血管处于极度扩张状态，它们可被动地随全身血压改变而变化。因此，轻度升高平均动脉压（较术前提高 10%～30%），通过侧支循环可安全地增加被阻断血管区域的 CBF。

Ⅱ. 血液稀释：虽然在正常情况下，血黏度变化对脑灌注几乎无影响，但是在缺血时轻微血黏度降低即可显著地改善脑血供。当血细胞比容减低达 30%～32%，虽然红细胞携带氧减少，但由于 CBF 增加，对氧输送的能力反而增加，但血细胞比容过低，红细胞携氧能力降低带来的不利将超过血黏度降低而增加 CBF 所带来的好处。在应用本法时应避免脱水剂。

b. 增加缺血耐受性：通过生理或药物方法以降低脑代谢，预防自由基等损伤，从而增加神经组织对缺血的耐受能力。

Ⅰ. 生理方法：高温可增加缺血神经细胞损伤，降温则有保护作用。降温的脑保护机制：降低脑代谢率、减少神经介质的释放、减少钙和钙离子异常内流、减少白三烯的产生等。在脑血流恢复早期，降温还可以减轻再灌注损伤。由于深低温和超深低温并发症多，现已少用，目前多用亚低温（32～34℃），在麻醉后降温，脑血流恢复 1 h 后逐渐复温。

Ⅱ. 药物方法：①甘露醇。甘露醇除了能减轻脑水肿，还有降低血黏度、增加血容量、改善局灶脑血供和自由基清除作用。铃木（1984）首先应用"仙台鸡尾酒"（20% 甘露醇 500 ml＋地塞米松 50 mg＋VitE 300 mg）静脉滴注暂时阻断脑动脉。后来 Ogilvy 等发现亚低温＋升血压＋甘露醇联合应用的作用较各单独应用的作用强。一般在阻断动脉前 1 h 静脉滴注甘露醇（2 g/kg）。②巴比妥类和依托咪酯（etomidate，宜妥利）。巴比妥类可引起可逆性、与剂量有关的抑制脑代谢率和 CBF。当它引起 EEG 显示等电位时，提示达到巴比妥类药物最大作用浓度，在此时 $CMRO_2$ 和 CBF 大约减低 50%。此外，巴比妥类还有自由基清除、减少游离脂肪酸形成和改善局灶脑血供、减轻脑水肿的作用。后两种作用在于巴比妥类可引起正常脑血管收缩，由于缺血区脑血管麻痹，出现血流多流向缺血区（所谓"反盗

血"）。由于全脑 CBF 降低，CBV 也降低，引起颅内压降低，从而更改善脑血供和缓解脑水肿。依托咪酯是一种短效麻醉剂，其作用似巴比妥类，但无巴比妥类对心血管抑制的不良反应。上述两药物应在脑动脉阻断前使用，最迟不能晚于阻断后 30 min。因为缺血发生后 4 h 用药反而加重病情。使用时应注意进行 EEG、心血管、肺功能等监测。③苯妥英钠。可增加糖原贮存、减少 ATP 消耗和减少缺血对神经元损伤。可与"仙台鸡尾酒"联合应用。剂量 6～8 mg/kg。

H. 动脉瘤的处理：

a. 动脉瘤游离：不必游离和处理瘤体。但是有时瘤体将瘤颈或载瘤动脉覆盖，不得不先游离瘤体。此时要特别小心，因瘤体顶部壁较薄，易破裂出血。有时其表面有血凝块或粘连，解剖时将它们分离可引起出血，应特别注意。可在暂时阻断载瘤动脉下进行上述操作。对伴脑内血肿者，应先清除血肿，再处理动脉瘤。

b. 动脉瘤颈的分离及夹闭：动脉瘤颈夹闭是动脉瘤手术中最理想的方法，既将动脉瘤排除于血液循环之外，又保留载瘤动脉血流的通畅。围绕瘤颈用刀、剪等锐性器械切割蛛网膜，避免钝器撕扯蛛网膜。然后用钝头探针轻轻插入瘤颈两旁，探出通道，利于动脉瘤夹通过。瘤颈夹闭后，应检查动脉瘤夹的位置是否满意，有否把神经或穿支小血管误夹，载瘤动脉有否因瘤颈钳夹而发生扭曲或狭窄。如动脉瘤夹的位置不满意，应取下重放，直至满意。动脉瘤颈处理时可在暂时阻断载瘤动脉下进行，特别是动脉瘤粘连较严重、瘤壁较薄、瘤颈较宽者。

c. 动脉瘤颈电凝后夹闭：当瘤颈较宽不能直接夹闭时，可用双极电凝镊轻轻夹住瘤颈，在低电流下将瘤颈电烙变细，然后再行夹闭。电凝瘤颈时，要确认双极电凝镊把瘤颈全部夹住，电凝时做挤压和松开动作，并滴注生理盐水，防止镊尖与瘤壁黏着。经上述两法夹闭的动脉瘤，均应用针穿刺瘤体，排出瘤内残血，并验证瘤颈是否完成夹闭。如瘤体经穿刺排血后又重新充盈，且穿刺针眼不停冒血，说明瘤颈未完成夹闭或瘤体还有其他供血动脉，应给予相应处理。

d. 动脉瘤切开清除血栓机化物后夹闭瘤颈：当动脉瘤体积较大（如大型或巨型动脉瘤）、瘤颈有硬化斑时，可暂时阻断载瘤动脉，切开瘤体，用吸引器或超声吸引器等清除其内血栓机化物或硬化斑，再

将瘤颈夹闭。

e. 动脉瘤切除：一般只夹闭瘤颈，不必切除瘤体。对于大或巨型动脉瘤，为解除动脉瘤对神经血管的压迫，可在瘤颈夹闭后，游离和切除动脉瘤。但是当瘤壁与重要神经血管结构粘连较紧时，不要勉强切除，可遗留小片瘤壁。

f. 动脉瘤电凝：对于小（1～2 mm）而无瘤颈的动脉瘤或动脉壁异常隆起（瘤壁薄者除外），可在低电流下用双极电凝镊电凝，使动脉瘤凝固皱缩。

g. 管型夹夹闭动脉瘤：采用特制的管状动脉瘤夹（Sundt 夹），套在动脉上，并将瘤颈夹闭。适用于瘤颈因手术入路或其他原因不能在直视下游离，特别是载瘤动脉上有破口。本法缺点是可能将瘤颈邻近的神经和血管组织误夹。Sundt 管形夹有多种规格，直径 2.5～4.0 mm，长度 5～7 mm，可根据需要选用。

I. 术中动脉瘤破裂的处置：动脉瘤在分离和夹闭的任何步骤中都可能破裂。那些粘连在周围脑组织，尤其是硬脑膜上的动脉瘤，破裂的风险是最高的，较大幅度手术操作和对周围结构的牵拉都可能牵拉动脉瘤体导致动脉瘤术中破裂。一旦发生破裂，首先可通过吸引和用脑棉片压迫出血部位的方式进行控制。术者不得匆忙尝试直接夹闭动脉瘤，因为这样很容易导致撕裂动脉瘤基底，甚至载瘤动脉。

术时各个时期动脉瘤破裂出血的预防及处理方法如下。

a. 在动脉瘤游离前：如发生在全麻气管插管时，开颅、硬脑膜剪开或牵拉脑组织等时。

预防：①避免插管时剧烈咳嗽和血压波动。插管前半小时可肌内注射可待因 1 mg/kg。②麻醉要达到适当深度，不可过浅。头皮切口可加局部麻醉药，减少因切皮疼痛引起血压突然升高。③避免颅内压突然升高或降低。术时经腰蛛网膜下腔或侧脑室放脑脊液，应在硬脑膜剪开后，放液应缓慢。④牵拉脑组织要轻柔，不可粗暴或过分牵拉。

处理：①迅速药物降压（如用硝普钠），使平均血压在 50～60 mmHg（6.67～8.00 kPa）。②阻断夹闭颈动脉：用于动脉瘤位颈内动脉者。③中止手术：用于硬脑膜或头皮尚未切开的患者。④迅速暴露和处理动脉瘤。

b. 在动脉瘤游离时：较常见。

预防：①应在直视下轻柔地游离动脉瘤，对纤维束带应锐性切割。②应遵循动脉瘤处理的原则，

即先游离载瘤动脉近、远端，再游离动脉瘤。对复杂动脉瘤，可在暂时阻断载瘤动脉下游离动脉瘤。

处理：①迅速暂时阻断载瘤动脉，制止出血，并处理动脉瘤。②用两把吸引器迅速清除术野血液，找到动脉瘤破口，用一把吸引器对准出血点，防止血液继续流入术野，并迅速游离和处理动脉瘤。

c. 在动脉瘤夹闭时：最常见。

预防：除与游离动脉瘤时防止动脉瘤破裂的措施一样外，还应在充分游离瘤颈后，施行夹闭操作。夹闭时，动脉瘤夹两头端应超过瘤颈，缓慢夹闭瘤颈，松夹时也应缓慢和轻柔，不全夹闭瘤颈或粗暴急速松夹，均可能导致出血。

处理：①当动脉夹尚未完全合拢即发生动脉瘤出血，而且随着夹子逐渐合拢，出血有增多趋势，这种情况多提示瘤壁上有破口，即应迅速取下夹子，出血可自停或用③～⑥法处理。②当动脉瘤夹把瘤颈夹住后发生动脉瘤出血，多提示瘤颈未完全夹闭，应按③～⑥法处理。③吸引游离法（Poppen 法）。用一把大号吸引器吸住动脉瘤，迅速夹闭瘤颈。应注意本法只适用于瘤颈已完全游离好者，如应用不当，反引起动脉瘤破口扩大。④压迫止血法。取比破口略大的明胶海绵片，将其头端修剪并插入动脉瘤破口，外盖小棉片，吸引器轻压片刻，常可止血，并迅速游离和处理动脉瘤。注意切忌盲目乱压迫，后者不仅达不到止血目的，反加剧脑肿胀。⑤暂时阻断载瘤动脉或破口近端瘤体，血止后迅速酌情处理动脉瘤。⑥双极电凝法。仅适用于破口小且边缘整齐者。在上述各法控制出血下，用低强度、短脉冲电流，在滴注盐水防止镊尖与瘤壁粘连下进行破口封闭。当控制出血以后，游离动脉瘤的基底部并上先导夹。小型薄壁动脉瘤可能因瘤颈撕脱而破裂出血。在临时阻断动脉以后，应该尝试通过融合部分载瘤动脉壁进行夹闭的方式进行瘤颈重建。如果因部位深在，还可以采用 8/0 或 9/0 缝线连续缝合的方式来缝扎破裂部位，或者用无损伤夹修复出血部位，再采用永久夹夹闭，辅以胶水加固。动脉瘤夹闭后需用血流监测装置如超声多普勒检查载瘤动脉和瘤内血流，以确认瘤内无血流。或术中脑血管造影，证实瘤颈夹闭完全，载瘤动脉通畅。

J. 术中监护技术：

a. 微血管多普勒超声（microvascular Doppler）：动脉瘤夹闭术中运用微小探头探测并记录动脉瘤、载瘤动脉及其分支的血流速度和频谱，根据所得结

果可了解动脉瘤是否夹闭完全、血管有无痉挛，以及调整动脉瘤夹等，具有简单易行、无创、安全等特点，尤其对瘤颈粗，甚至无明显瘤颈的巨大动脉瘤手术具有指导意义。

b. 内镜辅助技术：在夹闭动脉瘤的过程中应用内镜不仅可以放大视野，而且还可以从不同位置、角度观察动脉瘤及其周围的解剖结构，降低了夹闭时的盲目性和术中动脉瘤破裂的风险，显著提高了动脉瘤夹闭的准确率。

c. 荧光血管造影术：在动脉瘤夹闭过程中采用特殊造影剂（如吲哚菁绿）作为血管示踪剂对脑血管进行造影，能清楚地显示直径＜1 mm的微小血管。可以反复多次观察术中颅内动脉瘤夹闭是否完全，有助于术中及时纠正动脉瘤夹的误夹，减少动脉瘤颈的残留，从而提高了颅内动脉瘤夹闭术的治疗质量。这一技术的优点在于其实时性，能在术中发现动脉瘤颈残留或载瘤动脉及穿支损伤，减少术后再出血或脑梗死的发生率，同时分辨率较高，较DSA更容易观察到术野中细小的穿支血管。同时可在术中多次重复造影，操作简便，对手术操作影响较小。但其不足之处在于穿透力弱，无法显示被脑组织、血凝块或动脉瘤夹覆盖的血管。因此实际使用过程中需要清除术野，甚至牵拉动脉瘤夹或血管进行暴露。Washington（2013）报道，术中荧光血管造影与术中DSA的吻合率达75.5%，而4.1%的患者通过单纯术中荧光造影获益。可以预见，随着该技术的不断普及和成熟，其应用前景将日益广阔。

K. 术后处理：除按一般开颅术处理外，还应注意脑血管痉挛的防治：①手术中除补足失血量外，应多输200 ml血。②尼莫地平应该在保证正常血压状态的情况下应用，每小时0.25～0.5 mg/kg静脉滴注（溶于葡萄糖溶液中，避光点滴），术后5～7 d后，减量改口服，应用14 d。③保持良好的脑灌注。可输血或静脉注射白蛋白、血浆，使中心静脉压维持在1.06～1.33 kPa（8～10 cmH$_2$O）或肺动脉楔压12～14 mmHg（1.60～1.86 kPa）。血压不宜过高或过低，一般收缩压维持在120～150 mmHg（16～20 kPa）。使血钠维持于140 mmol/L，减轻脑水肿。动脉瘤经妥善处理后，可根据颅内积血情况，进行脑脊液外引流。可选用脑室穿刺或腰椎穿刺引流的方法放出血性脑积液，有利于防治血管痉挛。注意外引流管口的位置需高于侧脑室水平10～15 cm。

L. 脑积水的处理：约30%的急性蛛网膜下腔出血的患者可在不同阶段出现不同程度的脑积水，并导致颅压升高、灌注压减低。对脑积水患者可采用脑室外引流术，术中可同时放置颅压监测装置，进行颅内压监测，使脑灌注压＞70 mmHg。脑室外引流口需高于侧脑室水平10～15 cm。术中放脑脊液速度要慢，不要使脑压下降过快。

M. 疗效：显微外科手术完全夹闭动脉瘤后极少复发。Akyuz（2000）等在平均44.6个月内，对136例接受开颅手术患者被夹闭的166个动脉瘤进行远期DSA随访，其中7例已知残留的动脉瘤中，5例保持稳定，1例自发性血栓形成，另有1例动脉瘤扩大。完全夹闭的动脉瘤中，未见复发，但另见2例新发动脉瘤。Thornton等（2000）统计了1 397例1 569个动脉瘤，手术夹闭后有瘤颈残留的占5.2%，其中7例发生再出血，年再出血率为1.9%。这些良好的影像学结果在大型随机对照试验中也得以验证。在最为著名的国际多中心研究ISAT中，开颅动脉瘤夹闭术在1年随访时动脉瘤闭塞率为81%，远高于血管内治疗的58%，1年内的再出血率仅为0.9%。而在最近由美国Barrow中心组织的BRAT研究中，开颅手术后出院时动脉瘤闭塞率为85.1%，3年随访时这一数据达到87.1%，远高于介入组的出院时的57.9%及随访时的52.2%。而2000年在芬兰进行的世界首次关于动脉瘤开颅手术与介入疗效比较的临床研究也报道，开颅夹闭术的远期动脉瘤闭塞率为86%，高于介入组的76.9%。随着各类术中监护水平的提高，动脉瘤的总体疗效还在不断进步。华山医院神经外科总结了过往6年动脉瘤夹闭术远期随访数据，总体闭塞率达到97.4%。

显微外科的影像学疗效虽然具有优势，但因开颅造成的创伤使患者的临床预后并未体现出与影像学预后相一致的优势。尤其是追求微创化治疗的21世纪，显微外科手术的应用受到了极大挑战。对于破裂动脉瘤，几项随机对照试验均显示，开颅手术的致残、致死率高于神经介入。以ISAT为例，术后1年随访患者残死率高达31%，远高于介入组的24%。这一对比在6年随访时得到扭转，原因在于介入治疗的部分患者再出血后导致预后不良。而BRAT研究中，出院时mRS＞2分者在开颅组中占30%，高于介入组的24.8%。但研究总体趋势仍可发现，这一数据远期在两种治疗方法中似乎并无差异。对于未破裂动脉瘤，手术致残、致死率总体低于破裂动脉瘤。Theodora(1998)总结了1996—1998年手术治疗的2 460例患者,总体死亡率为2.6%,并发症率10.9%。Johnson(2001)报道的手术预后不良率为24.8%,死亡率3.1%,分别高于介入组的9.6%及0.6%。Kim(2010)报道的并发症率及死亡率分别为8.4%及0.4%,高于介入组的6.3%及0.2%。而大规模的临床研究ISUIA报道术后30 d内死亡率为2.8%,1年死亡率为3.4%。华山医院神经外科总结的近6年的数据显示,未破裂动脉瘤行夹闭术术后1年病残率为7.8%,死亡率为1.2%。破裂动脉瘤根据入院时临床分级(Hunt-Hess分级)进行分组统计,低级别(Hunt-Hess Ⅰ~Ⅲ级)术后1年病残率为15.6%,死亡率为8.5%。而高级别(Hunt-Hess Ⅳ~Ⅴ级)患者中病残率11.1%,死亡率达到37%,总体预后不良。

3) 颅内动脉瘤的间接手术:

A. 动脉瘤孤立术:结扎动脉瘤的载瘤动脉,包括动脉瘤的供血和引流动脉,使其孤立于动脉系统之外。此法用于不能或不适合夹闭瘤颈的动脉瘤、术时动脉瘤颈部破裂无法夹闭、梭形或夹层动脉瘤等。手术方法有2种:①颅内外孤立术,即动脉结扎部位一个在颅外(如颈部颈动脉或椎动脉),另一个在颅内动脉瘤的远端。②颅内孤立术,分别在颅内结扎动脉瘤近、远端的载瘤动脉。本法处理动脉瘤时也阻断脑组织一些血液循环通路,因此仅适用于有良好侧支循环的患者。但是应注意,即使有良好侧支循环,术后因动脉痉挛等因素干扰,患者仍可能发生脑缺血。

B. 动脉瘤包裹加固:适用于不能夹闭、切除或孤立的动脉瘤,如梭状动脉瘤等;行内凝的动脉瘤。加固材料有特制的纱布片、棉片、肌肉片和明胶海绵等,可与生物胶一起应用,以提高疗效。

C. 颅内外动脉搭桥术结合载瘤动脉阻断或动脉瘤孤立术:采用颅内外动脉搭桥术重建脑侧支循环,确保载瘤动脉供血区血供,然后再行载瘤动脉阻断或孤立。常用的方法有颞浅动脉-大脑中动脉搭桥术、颈外动脉-大脑中动脉搭桥术等。该方法适用于手术夹闭或血管内介入治疗困难的复杂动脉瘤,或因侧支循环代偿不良,无法耐受闭塞载瘤动脉的动脉瘤。

华山医院神经外科在国内率先进行关于这一技术的研究,通过颅内外血管搭桥手术,重建脑血流途径,再封闭载瘤动脉,在保证正常脑供血的前提下达到治愈动脉瘤目的(图93-28)。同时在国内率先提出腕部桡动脉是一种理想的用于重建脑内血流的移植血管。经过长时间的技术推广和交流,国内多数神经外科中心已经能够开展常规脑血流重建手术。目前华山医院神经外科开展这项手术的成功率可达96%。

D. 缺血耐受性评估手段(图93-29):

a. 术前球囊闭塞试验(BOT):BOT是一种广泛用于术前评估动脉闭塞后脑组织耐受性的方法和技术。可是仍有部分患者BOT能够耐受,但动脉阻断后出现脑缺血症状。其主要并发症包括动脉夹层分离、假性动脉瘤、血栓形成、血管痉挛和穿刺部位的血肿等,有些并无症状,有些会引起一过性或永久性神经功能缺损。匹兹堡大学的Mathis等于1995年报道了500例BOT病例,并发症占3.2%,而无症状者占1.6%,一过性的神经功能缺损占1.2%,永久性神经功能缺损占0.4%。如加上各种辅助方法和技术,从以往的报道来看,并发症的发生率不超过15%(包括有症状和无症状并发症)。可见,相对于诊断性脑血管造影来说,BOT的并发症发生率并不高。

BOT临床阳性及阴性的定义:将不可脱球囊充盈置于载瘤动脉近端,观察时间为30 min。在颈动脉闭塞期间,观察患者的神经功能变化,同时用DSA检查Willis环的代偿程度。若出现神经功能缺损,则为BOT临床阳性。反之则为阴性。

BOT加强实验:指在BOT实验基础上,将血压降低20~30 mmHg,观察时间为20~30 min,观察患者的神经功能变化,同时用DSA检查Willis环的代偿程度。若出现神经功能缺损,则为BOT加强实验临床阳性。反之则为阴性。

DSA影像阳性(+)的定义:动脉闭塞侧的毛细血管期较正常对侧显影晚1.5 s以上。

DSA影像弱阳性(±)的定义:动脉闭塞侧的毛细血管期较正常对侧显影晚1.0~1.5 s。

DSA影像阴性(-)的定义:动脉闭塞侧的毛细血管期较正常对侧显影晚<1.0 s。

b. CT灌注(CTP):CTP是一种较新的血流动力学评价技术,具有快速准确的优点,其基本原理是造影剂通过脑组织时将引起CT密度的变化,利用动态扫描的方式获得造影剂首次通过脑组织时的时间-密度曲线,根据一定的数学模型计算即可获得包括CBF、CBV、TTP和MTT在内的多种血流动力学参数。其中,TTP被认为是反映脑血流动力学损

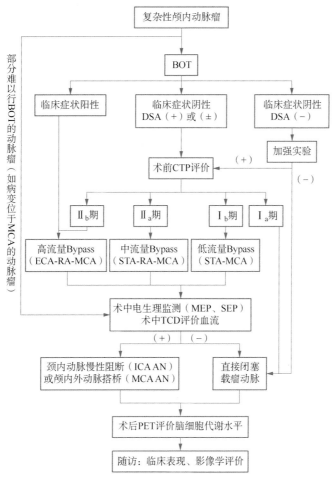

图 93-28　复杂动脉瘤诊疗规范化流程

害的最敏感指标。以往研究结果显示 CTP 可以在常规 CT 或 MRI 阴性时发现异常。

采用 CTP 对脑血流动力学进行分期（表 93-11）：Ⅰ期为 CVR 代偿期，CBF 尚可维持正常，伴随 TTP 的延长及 CBV 的正常或上升；Ⅱ期为 CVR 失代偿期，出现 CBF 下降，伴随 TTP 延长及 CBV 的正常或者下降。研究表明，这种分期可以较准确地反映低灌注所致脑局部微循环的病理生理学状态，具有较大的临床应用价值。

表 93-11　不同分期的脑血流动力学参数特征

分期	TTP	MTT	CBF	CBV
Ⅰa 期	延长	正常	正常	正常
Ⅰb 期	延长	延长	正常	正常或上升
Ⅱa 期	延长	延长	轻度下降	正常
Ⅱb 期	延长	延长	明显下降	下降

在 CTP 的分析中，笔者将阻断侧的 CBF、CBV 及 TTP 除以对侧镜像区域的相应值，得到 rCBF、rCBV 及 rTTP 等相对值。采用这种半定量的方法可以有效地解决 CTP 绝对值可靠性较差的问题，这也是目前 CTP 的应用中被普遍接受的分析方法。通过这种方法可对 BOT 状态下的脑血流动力学进行准确测量和有效分期。

c. 电生理监测脑运动诱发电位（MEP）和体感诱发电位（SEP）：在术中还可以通过电生理监测 MEP 和 SEP，及时发现脑缺血对脑功能的影响。随着用于引出 MEP 的全静脉麻醉和多脉冲刺激技术的成熟，术中应用 MEP 监测来连续评价运动皮质和运动通路功能完整性已经可行，其变化规律还可能有助于对术后脑功能的影响作出预测和评价。在术中临时阻断载瘤动脉后每间隔 2 min 重复 MEP 监测，并持续行 SEP 监测，以波幅下降 50% 为警示。

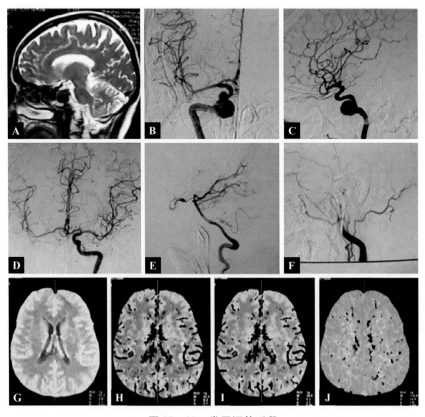

图 93-29 常用评估手段

注:A~C. 右侧颈内动脉眼段巨大动脉瘤;D~F. BOT 提示前后交通动脉代偿较差,血流速度缓慢;G~J. 即时 CTP 提示临时阻断侧低灌注。

初步研究结果表明其监测结果可能作为判断复杂动脉瘤是否必须搭桥的一项指征。脑电活动是脑功能变化的客观反映,目前主要应用于脑功能区、脊髓、颅底、颈动脉狭窄、主动脉瘤等疾病手术,它们能在术中及时发现手术操作引起的神经系统机械性或缺血性损伤,提醒术者立即采取干预措施,去除损伤因素,避免或减少不可逆的神经损伤。MEP 问世之前,有学者采用脑电图连续监测或用 SEP 检测感觉系统并推测运动通路的功能,但是感觉和运动通路在解剖位置和血液供应上不尽相同,临床上常有患者运动功能受损而 SEPs 正常的报告。单纯用 SEP 监测运动通路的假阳性率和假阴性率均高。经颅电刺激肌源性运动诱发电位(TES mMEPs)是利用经颅电刺激大脑皮质或脊髓,使锥体细胞轴突产生一个去极化的动作电位,这个动作电位始于皮质运动区,沿着皮质脊髓束下降到 α 运动神经元和肌肉,并可以在沿着运动传导通路分布的多个位点或骨骼肌上被记录到。随着用来引出 TES MEP 的全静脉麻醉和多脉冲刺激技术的成熟,术中应用 TES MEP 监测来连续评价运动皮质和运动通路功能完整性已经可行。然而因为肌源性 MEP 的不稳定性、多相性和高度敏感性,以及脑缺血损伤比直接机械性损伤更为复杂,监测指标的异常程度与临床神经功能后果之间的关联性尚未完全得到证实,所以报警标准较难确定,目前临床上尚无统一标准。而对于引起 MEP 异常或消失的手术操作,运动系统究竟能耐受多久而不影响其运动功能也不清楚。国内有学者通过脑缺血动物模型证实,在 MEP 波幅完全消失后 5 min 内是相对安全时间,超过 5 min 后去除缺血因素,可能出现脑梗死,超过 10 min 则几乎不可避免脑梗死。但该结论是否适用于临床,能否提供一个相对安全的时间治疗窗,仍有待研究。另外,MEP 监测中可能直接刺激皮质下白质而引起皮质脊髓束兴奋,因而在监测皮质血流灌注方面不及 SEP。所以,SEP 与 MEP 可对运动区血流的监测提供相互补充的信息。

d. 正电子发射型体层扫描（positron emission computed tomography，PET）：PET 代表了当代最先进的无创伤性高品质影像诊断的新技术，虽然对于脑缺血的检查具有很高的敏感性，但是由于 PET 检查价格昂贵，尚不能全面开展。目前主张将 PET 用作部分患者术后脑血流改善后细胞代谢水平的评价。结合这些新兴的可用于定量研究的脑血流动力学和脑功能学评估方法，可以制订出量化的指标用于筛选出适合于脑血流重建术患者。

e. 手术流程（图 93 - 30）：术前常规行双侧桡动脉 Allen 试验，并行改良 Allen 试验，即在阻断桡动脉后，分别监测各指尖血氧饱和度，5 min 内无下降视为通过加强试验。根据术前血流动力学检查结果采用 3 种不同重建方式：①颞浅动脉-大脑中动脉搭桥术（STA - MCA），系低流量搭桥；②颞浅动脉-桡动脉-大脑中动脉搭桥术（STA - RA - MCA），系中等流量搭桥；③颈外动脉-桡动脉-大脑中动脉搭桥术（ECA - RA - MCA），系高流量搭桥。吻合侧翼点或改良翼点开颅，于颧弓根处保护颞浅动脉主干；STA - MCA 搭桥者须分离保护颞浅动脉前后分支。ECA - RA - MCA 不必分离颞浅动脉，但须在同侧颈部另做切口，暴露并分离该侧颈总动脉、颈内动脉和颈外动脉；额颞小骨窗，直径约 3 cm，分开侧裂，找到大脑中动脉 M_2 分叉部，近分叉部选择合适 M_3 分支作搭桥受血段。同时在吻合侧对侧前臂，自腕部起行"S"形皮肤切口，沿桡动脉走行分离结扎桡动脉分支，根据供受体血管间距选取合适桡动脉长度作移植段血管。采用 9/0 或 10/0 单股尼龙线，分别将移植血管两端吻合于供受体血管的侧壁上，吻合完成后用多普勒探头及吲哚菁绿造影检验吻合口通畅。

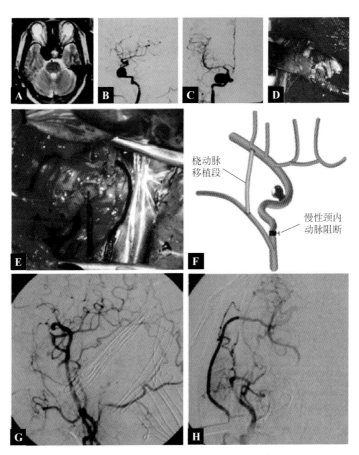

图 93 - 30　颅内外血管吻合术流程示意图

注：A～C. 右侧颈内动脉眼段巨大动脉瘤；D. 取一段移植血管吻合于手术侧大脑中动脉 M_2 段；E. 一端吻合于颈外动脉；F. 颈内动脉慢性阻断；G、H. 桥血管通畅，右侧颈内动脉及动脉瘤不显影。

f. 小结:复杂动脉瘤的颅内外血管重建术在近几年成为热点,同时也标志着未来动脉瘤治疗的趋势。华山医院在21世纪初对49例复杂动脉瘤患者进行手术治疗,其中10例患者在经BTO及CTP证实侧支代偿良好的情况下进行直接载瘤动脉闭塞,39例颅内外血管重建＋颈内动脉慢性阻断术。长期随访显示,仅5例患者出现轻度缺血性神经功能障碍,其中4例完全恢复;2例出现术后脑水肿;1例发生颅内出血并行血肿清除术。所有患者术后动脉瘤不显影,经血管重建的患者术后DSA提示旁路血管通畅。

93.2 巨大型脑动脉瘤

巨大型脑动脉瘤(giant intracranial aneurysms)是指直径≥2.5 cm的脑动脉瘤,它们在分布、临床表现和诊断治疗等方面不同于一般中、小型动脉瘤。

93.2.1 发生率和分布

巨大型脑动脉瘤占脑动脉瘤的2％～5％,其分布异于一般中、小型动脉瘤。总结文献,1 488例巨大型脑动脉瘤中49％分布于颈内脉,13％分布于大脑中动脉,12％分布于大脑前动脉,26％分布在椎-基底动脉(图93-31)。女性好发,多在30～60岁起病。

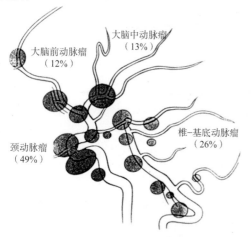

图93-31 巨大型脑动脉瘤的分布

93.2.2 临床表现

(1) 颅内占位

颅内占位为巨大型脑动脉瘤的主要表现,依所

在部位不同可表现为眶后痛、复视或眼睑下垂;大量鼻出血等(海绵窦内动脉瘤);不对称性视野缺损、单侧视力减退(颈眼动脉瘤);癫痫、智力减退伴视野缺损(颈内动脉分叉动脉瘤);精神症状伴视野缺损(前交通动脉瘤);癫痫、轻偏瘫(大脑中动脉瘤);共济失调、痴呆、眼肌麻痹和Weber征(基底动脉分叉动脉瘤);展神经麻痹、脑积水、痴呆和锥体束征(基底动脉主干动脉瘤);脑桥小脑三角征,如听力减退、半侧面部感觉异常、面瘫等(椎-基底动脉汇合处动脉瘤);后组脑神经麻痹、四肢轻瘫、呼吸困难等(椎动脉瘤)。

(2) 蛛网膜下腔出血

发生率14％～35％。虽然巨大型脑动脉瘤内常有血栓形成,约见于40％的病例,但仍容易出血。由于巨大型动脉瘤的瘤壁张力高,较小型动脉瘤更易引起大出血。按Laplace定律:

$$T(动脉瘤壁张力) = PR/2e$$

P为瘤内压力,R是瘤直径,e为瘤壁厚度。可见瘤越大,瘤内压越大,瘤壁承受张力亦更大。年出血率为6％,比一般脑动脉3％的出血率高。

93.2.3 病理

形态上可呈囊性或梭形,前者多发生在载瘤动脉的分叉部,但在瘤体很大时,难区分囊性或梭形。

巨大型脑动脉瘤很可能由小型动脉瘤发展而来,因此其发生发展似小型者,在先天和后天动脉壁缺损基础上,受血流冲击,经反复出血和修复过程,逐渐增大。巨大型动脉瘤常无肌层,仅有少量弹力层和肌纤维。瘤内常有层叠的血栓提示瘤内血流旋涡,瘤壁受长期的动脉搏动和血流冲击,发生血栓沉积。Sutherland等(1982)用铟-111标记的血小板和锝-99 m标记的红细胞的双重核素技术发现半数巨型脑动脉瘤内有血小板沉积,且易发生远处脑动脉栓塞,引起脑缺血。瘤内血栓并不能减少动脉瘤破裂出血。不治疗的巨大型脑动脉瘤,2年和5年因出血死亡率可达68％和85％～100％,幸存者多病残。

93.2.4 诊断

(1) 血管造影

为本病主要诊断方法。由于巨大型脑动脉瘤内常有血栓,因此血管造影只显示动脉瘤的内腔,要了解巨型动脉瘤体积,还需做CT或MRI。

（2）头部 CT

可显示巨大型动脉瘤的圆形瘤体及增强时的"靶征"（图 93-32），可见瘤壁环形增强，中央瘤腔也增强，它们之间的血栓不增强。薄层（0.5～1.0 mm）扫描可看清楚血管造影不能清楚显示的动脉瘤和载瘤动脉的关系，了解前床突、视神经管、筛窦气房、枕骨髁和颈静脉结节等，以便经颅底入路切除骨质时作参考。

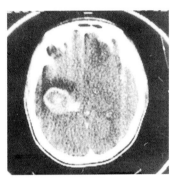

图 93-32　巨大型大脑后动脉瘤的 CT"靶征"

（3）头部 MRI

可显示动脉瘤与邻近神经血管结构的关系，区分新、老血栓（图 93-33）。

（4）CT 血管成像、磁共振血管成像

详见 93.1.6"诊断"。

93.2.5　手术治疗

术前应根据患者的具体情况、神经影像学表现、脑侧支循环功能的估测等选择手术方式，如瘤颈夹闭、动脉瘤切除＋脑血管重建、载瘤动脉结扎伴或不伴颅内外动脉吻合术等。

（1）瘤颈夹闭

瘤颈夹闭（图 93-34）应作为本病治疗的首选方法，特别适合有瘤颈、动脉瘤位于颈内动脉床突旁或床突上段、大脑中动脉、前交通动脉、基底动脉分叉处、椎动脉等者。但是，由于瘤体巨大、瘤颈宽及重要穿通支和脑动脉分支与动脉瘤关系密切，使瘤颈夹闭困难或不可能。大组病例报告直接手术成功率

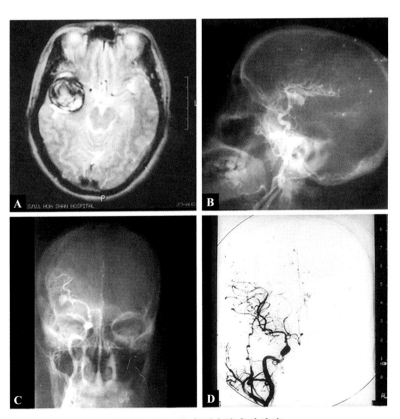

图 93-33　巨大型大脑中动脉瘤

注：A. MRI 显示瘤体内新、老血栓；B、C. 脑血管造影显示动脉瘤腔和大脑中动脉被向上和内侧推移；D. 术后动脉瘤颈夹闭和瘤体切除。

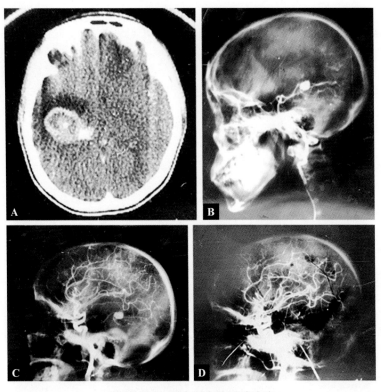

图 93 - 34 巨大型大脑后动脉瘤

注:A. CT 显示典型的"靶征";B、C. 选择性椎动脉和颈动脉造影均显示动脉瘤;
D. 开颅行动脉瘤切除后 10 d,脑血管造影证实动脉瘤已消失,银夹位置良好。

为 30%~80%(表 93 - 12)。手术入路的选择、术时暂时阻断脑动脉、应用"逆行性抽血"或瘤体切开取栓、特种瘤夹应用等是提高手术成功的重要因素。

对于基底动脉或巨大型大脑后动脉瘤,由于位置深在,载瘤动脉常被瘤体遮盖,术时难以达到控制载瘤动脉的目的,因此更增加手术的难度,常需降温或在

表 93 - 12 巨大型脑动脉瘤外科治疗疗效

作者	(年)	例数	直接手术率(%)	优良率(%)	病残率(%)	死亡率(%)
Hosobuchi	1979	40	18	80	15	5
Drake	1979	174	72	72	16	13
Onuma	1979	32	75	63	20	16.7
Kodama	1982	49	—	61	16	22
Yasargil	1984	30	—	67	23	10
Whittle	1984	32	32	75	20	17
Symon	1984	35	80	86	8	6
周良辅	1988	41	60	95	5	0
Ausman	1990	62	—	84	11	5
Sundt	1991	332	57	81	6	13
Shibuya	1996	73	—	79	12	8
Lawton	1995	171	—	87	8	5
Sanai	2010	117	—	84	3	13

体外循环下手术。

（2）动脉瘤切除＋脑血管重建

动脉瘤切除＋脑血管重建（图93－35）适用于不能直接夹闭的大脑中动脉、颈内动脉、大脑前动脉和椎动脉瘤。动脉瘤切除后在颅内重建（端－端或端－侧吻合）脑动脉。Sundt（1991）报道25例患者，术后优良率84％，差4％，死亡12％。笔者对1978—1988年14例巨大型脑动脉瘤进行直接或间接手术＋脑血管重建并随访，无死亡，无脑缺血并发症，全部优良。

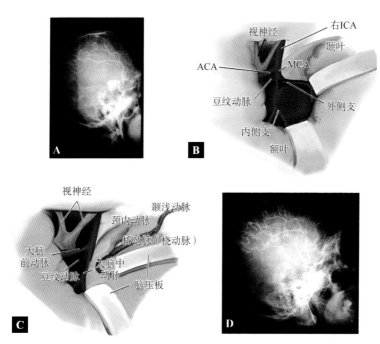

图93－35 巨大型梭形大脑中动脉瘤

注：A. 术前脑血管侧位片显示动脉瘤位于 M_1 和具有良好的皮质血管侧支循环；B. 术中所见示意图；C. 动脉瘤切除加大脑中动脉主干与大脑中动脉内侧支吻合，颞浅动脉（STA）加桡动脉移植段与大脑中动脉外侧支吻合；D. 术后2周颈内动脉造影显示动脉瘤消失，重建的大脑中动脉通畅。

（3）载瘤动脉近端阻断或动脉瘤孤立术/切除伴/不伴颅内外动脉吻合

载瘤动脉近端阻断可降低动脉瘤内压力，促使瘤内血栓形成，从而达到减少动脉瘤破裂出血的目的（图93－36）。如载瘤动脉远端也参与供血，则需结扎载瘤动脉远、近端，称动脉瘤孤立术。

1）颈动脉结扎：用于动脉瘤位海绵窦段、床突旁段和少数床突上段颈内动脉。本法简便有效，术后血管造影发现83％动脉瘤消失或缩小，但脑缺血发生率为28％（颈总动脉结扎）和49％（颈内动脉结扎）。虽然通过各种术前颈侧支循环功能测定（详见93.1.10中的"暂时脑动脉阻断"），术时 EEG、rCBF 和颈动脉残端灌注压测定等，脑缺血并发症明显减

少，但仍不能绝对避免。因此，对侧支循环欠佳者，宜用 Crutchfield 夹行慢性颈动脉阻断；对侧支循环差者，宜行慢性阻断＋颅内外动脉吻合术。由于一侧颈动脉阻断后，将增加对侧颈动脉的血流量，有促使对侧新的动脉瘤形成可能，因此对年轻患者，应行颈动脉结扎＋颅内外动脉吻合术。表93－13总结了文献报道的疗效。

2）椎动脉结扎（图93－37）：适用于一侧椎动脉供血的椎动脉瘤或椎基动脉瘤，特别是夹层动脉瘤，而对侧椎动脉功能好者。Drake（1995）用此方法治疗8例巨大型椎－基底动脉瘤，7例结果优良。Shilbata（1982）总结文献中的31例椎动脉瘤，发现椎动脉结扎死亡率1970年前为41％、1970年后为7％。

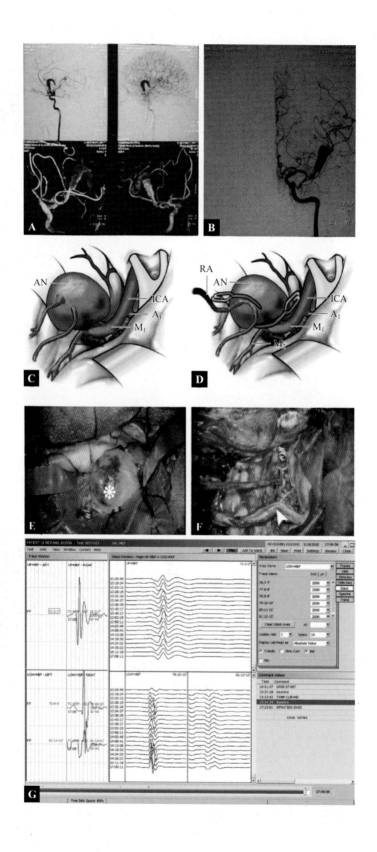

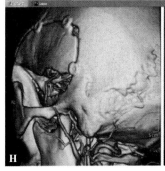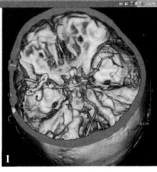

图 93-36 巨大型 M₂ 夹层动脉瘤孤立和颅内外动脉搭桥术

注：A、B. DSA 显示左 M₂ 夹层动脉瘤；C、D. 示意在颞浅动脉-桡动脉游离段- M₃ 吻合后，动脉瘤被孤立；E、F. 术中照片显示动脉瘤(＊)被孤立(E)和切除(F)及搭桥血管(箭头)；G. 术中 MEP 检测无异常；H、I. 术后 CTA 见吻合口通畅，动脉瘤消失。

表 93-13　颈动脉阻断＋颅内外动脉吻合治疗脑动脉瘤的疗效

作者	年份	例数	结果				作者	年份	例数	结果			
			优	良	差	死亡				优	良	差	死亡
Ferguson	1977	3	3				Heros	1983	5	2	2		1
Drake	1979	13	6	1	1	5	Peerless	1983	15	15			
Hopkins	1979,1983	13	7	1	3	2	Spetzler	1985	23	22		1	
Gelber	1980	10	10				Morgan	1986	8	6	2		
Bockhom	1981	4	2	2			Sundt	1991	61	41	9	4	7
Roski	1982	11	6	4		1	周良辅	1993	15	14	1		

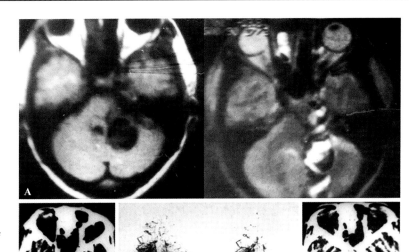

图 93-37 椎动脉结扎治疗巨大型椎动脉瘤

注：巨大型左椎动脉瘤术前，A. MRI；B. CT；C. DSA；D. 术后CT。注意术后增强CT，动脉瘤已不显影，受压第4脑室已恢复正常形态。

3) 基底动脉结扎：用于不能夹闭的基底动脉瘤，而双侧后交通动脉功能良好者，造影中可见基底动脉通过颈动脉显影。基底动脉结扎位置应在小脑上动脉与大脑后动脉之间，注意不要伤及穿通支。总结 1980 年前文献报道的 9 例患者，术后良好 5 例(56%)，差和死亡各 2 例(22%)。Steinberg(1993)随访 201 例患者，发现椎动脉结扎治疗椎动脉瘤较基底动脉结扎治疗基底动脉瘤优良率高，分别为 87% 与 64%。

为减少载瘤动脉结扎后脑缺血并发症，曾尝试颅内外动脉吻合，但疗效欠佳。Sundt(1986)用大隐静脉在颈动脉和大脑后动脉之间搭桥＋椎-基底动脉结扎治疗 9 例患者,优良 4 例(44%)。Wakui 等(1992)用桡动脉在颈外动脉和大脑后动脉之间搭桥治疗 1 例巨大椎动脉瘤,术后恢良良好,但有共济失调。

4)载瘤动脉远端阻断伴/不伴颅内外动脉吻合:这是一种较少应用的技术,仅用于不能直接行载瘤动脉近端阻断病例,可作为二线技术。但是,由于它简便易行,应用得当效果尚好。因此,可作为治疗困难动脉瘤的保留技术。

A. 适应证:不能近端阻断的动脉瘤。包括:①常规方法无法治疗的复杂动脉瘤,如巨大型(≥2.5 cm)、梭形、夹层、蛇形动脉瘤;②部位困难的动脉瘤,如 M_1、M_1 有分支、颈内动脉(ICA)分叉、椎动脉(VA)涉及小脑后下动脉(PICA)、基底动脉(BA);③宽颈、瘤壁上有分支。

B. 理论基础:载瘤动脉远端阻断的目的同近端阻断,即通过减少和减慢经过动脉瘤内的血液,促使瘤内血栓形成,同时保留穿通支血供。Horowitz(1994)用 Bernoulli 方程建立数学模型,发现远端阻断后,血流速下降,瘤壁压力短暂增高(<0.6 mmHg,当 CBF>120 cm/s),但仍低于人日间活动所引起的压力,而且随时间延长,压力趋于下降,提示不会导致动脉瘤破裂,并据此报告治疗 1 例患者。

C. 临床观察证据:Haque(2009)报告 2 例巨型 MCA 瘤,因球囊阻断近端失败,计划先搭桥,再血管内近端阻断 M_1。可是,搭桥术后 DSA、CT/MRI 见动脉瘤内血栓形成,瘤体缩小,因而取消 M_1 阻断(图 93-38)。远端阻断载瘤动脉,术中可见动脉瘤搏动减弱、瘤内血液淤滞,瘤壁色泽由鲜红转暗红(图 93-39)。

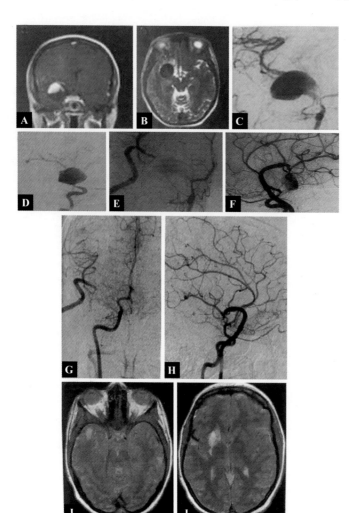

图 93-38 巨大型大脑中动脉瘤的载瘤动脉远端阻断伴颅内外动脉吻合术

注:术前 MRI T_1(A)、T_2(B)和 DSA(C、D)显示右大脑中动脉巨大型动脉瘤。大隐静脉-颈外动脉-M_2 吻合 48 h 后 DSA(E、F)见动脉瘤显影较术前明显变淡,显示搭桥血对冲颈内动脉血。术后 6 个月 DSA(G、H)显示动脉瘤已不显影,桥通。术后 8 个月 MRI(I、J)显示动脉瘤显著缩小,先前梗死灶也缩小(Haque,2009)。

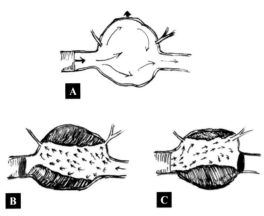

图 93-39　梭形动脉瘤载瘤动脉远端阻断后血流变化示意图

注:梭形动脉瘤内血流(A)近端阻断(B)和远端阻断(C)后均可引起瘤内血液淤滞,血栓形成,穿支可保留。

D. 疗效和并发症:收集 Medline 中收录的报告,1994—2017 年至少有 44 例,其中以大脑中动脉瘤最多见,ICA、A_1、BA 和 PICA 次之。多为大或巨大型动脉瘤,可呈囊状或梭形。动脉瘤闭合率为 $50\%\sim75\%$,手术死亡率为 $4.5\%(2/44)$,病残率不等。

典型病例:45 岁女性,短暂头痛昏迷就诊,CT 检查见蛛网膜下腔出血。DSA 见基底动脉中段宽颈动脉瘤。经颞下-乙状窦前入路。清除血肿后,见动脉瘤不能直接夹闭。暂阻断基底动脉远端,观察和诱发电位(运动/感觉/听觉)监测 10 min,患者生命体征稳定。术中 DSA 见瘤内血流显著减少,上基底动脉充盈良好。改为永久夹闭阻断。术后患者清醒、康复。术后第 1 天、1 周和 1 年 DSA 随访,至报告时仍好(Nussbaum,2015,图 93-40)。

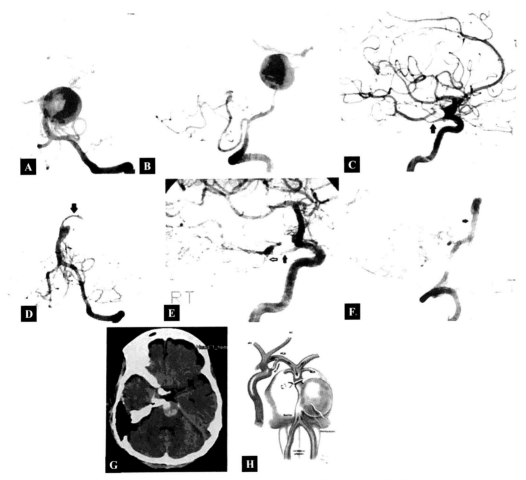

图 93-40　巨大型基底动脉中段动脉瘤行载瘤动脉远端阻断

注:术前 DSA(A、B)显示左椎动脉供血巨大型基底动脉中段动脉瘤,有良好后交通供血(C,箭头)。术后第 1 天 DSA(D、E)见动脉大部闭塞,瘤颈处呈新月形,由颈动脉来的后交通动脉供应基底动脉上段(白箭头);术后 1 年 DSA(F)动脉瘤不显影,小脑后下动脉显影好。CT(G)示瘤内血栓。手术示意图如 H 所示(Nussbaum,2015)。

Exposito(2016)报告 8 例:2 例伴 SAH,女性 7 例,年龄 17~68 岁;动脉瘤位于大脑中动脉 5 例,小脑后下动脉 3 例;术后瘤全闭塞 7/8(87.5%),不全闭塞 1 例,无症状;无术后延迟出血或瘤增大;7 例改善,1 例加重(图 93-41)。

死亡病例:Shakur(2017)报告 2 例患者分别在术后第 2 天和第 6 天破裂出血,经抢救一死一残。

E. 注意事项:①迄今无可靠、准确预测和防治术后脑缺血、破裂出血并发症方法。②术前经 DSA 检查了解侧支循环情况,明确穿通支、分支与动脉瘤的关系。③权衡近或远端阻断外科手术入路的难易。④计算机流体力学(CFD)和流-固耦合(FSI)测定在术前有助了解动脉瘤血流动力学。⑤动脉瘤近端须有一段正常载瘤动脉。⑥远端阻断点可距动脉瘤近或远离。⑦应先暂时阻断、观察和电生理监测,再永久阻断。⑧术后控制血压适度,不宜过高或过低。⑨术后早期随访 CT、MRI 和 DSA。

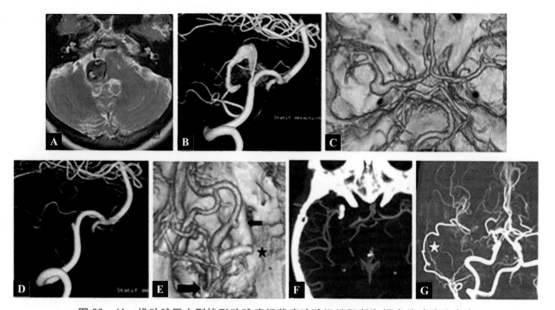

图 93-41 椎动脉巨大型梭形动脉瘤行载瘤动脉远端阻断和颅内外动脉吻合术

注:术前 MRI $T_2W(A)$、DSA(B)和 3D 重建 DSA(C)显示右椎动脉大型梭形动脉瘤;术后 DSA(D)、3D 重建 DSA(E)、CTA(F)和 DSA(G)显示动脉瘤不显影和颅内外血管搭桥通畅。

93.3 未破裂脑动脉瘤

未破裂脑动脉瘤有无症状和有症状两类。前者指多发脑动脉瘤,因其中脑动脉瘤破裂出血而发现其他未破裂者。

93.3.1 流行病学

迄今缺乏基于人口的流行病学资料,下列资料来源于医院,有回顾性或前瞻性分析,随访时间长短不一,患者平均年龄分布较广,这些异质性影响所得结论。

(1)患病率

尸检为 0.4%(回顾性研究)~3.6%(前瞻性研究),CT 和 MRI 检出率为 3.7%(回顾性研究)~6.0%(前瞻性研究)。可见因研究方法和对象不同患病率也不同。

(2)出血率

Britz 等(2011)收集 22 483 例患者,平均随访 7.49 年,410 例出血(出血率 1.82%),其中动脉瘤直径<10 mm 的占 0.43%,>10 mm 的占 2.16%。我们收集 1966—2012 年文献报告的 34 046 例患者,脑动脉瘤无症状者年出血率为 1.91%,有症状者则为 6.00%。

(3)影响出血的因素

影响出血的因素包括:①动脉瘤直径。大组病例支持直径≥7 mm 的动脉瘤易出血,且随直径增大,出血率也增高(Ⅱ级证据)。②动脉瘤部位。易出血部位为椎-基底动脉、后交通动脉。③年龄。与患者年龄呈正相关,即年轻者较老年者更易出血,且随着年龄增长,出血风险增大。④血压。高收缩血压和长期未控制高血压者易出血。⑤吸烟。烟龄越长越易出血。⑥多发动脉瘤与单发动脉瘤出血概率一样。反映多发者不增加出血风险。⑦症状。有症状脑动脉瘤较无症状者易出血。多因素分析,吸烟、高血压和脑卒中家族史均为独立危险因素,*OR*(危险比)分别是 3.0、2.9 和 1.6。高胆固醇和常体育活动可降低脑动脉瘤发生,*OR* 分别为 0.5 和 0.6 (Vlak,2013),其中高胆固醇降低动脉瘤形成与以往文献相左,需进一步研究证实。

93.3.2 检查

除常规 MRA、CAT 和 DSA 外,下列检查有助判断不稳定动脉瘤。

（1）高分辨瘤壁 MRI 检查

用≥3TMR 的 3D 空间分辨率,翻转角度 VRFA 技术,抑制血和脑脊液信号,层厚＜0.5 mm 的无间隙扫描。早期 2D－T1WTSE(黑血技术)已被 3D－T1WFSE＋MSDE 技术取代。可发现有炎症和/或动脉粥样硬化斑的瘤壁,特别是局部或弥漫增强和薄层增强者,破裂概率增大(Hartman,2019)。宜用于无症状、多发或新发动脉瘤(图 93－42),但由于本法有一定假阳性和假阴性率,对多发动脉瘤,还须结合 SAH 分布情况,动脉瘤部位、大小和形态等统一权衡责任动脉瘤。

（2）MRI T_2/FLAR

MRI T_2/FLAR 可以帮助诊断瘤周水肿。

（3）计算机流体力学和流-固耦合测定

两法均可测应切力、流速,FSI 还可测壁张力和壁移动,比 CFD 更准确。应切力大、壁张力大和移动大、流速快者,依次为瘤顶和瘤颈。

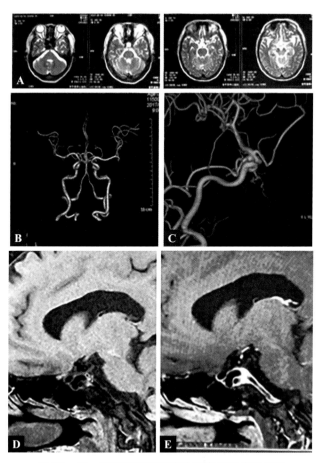

图 93－42 无症状后交通动脉瘤高分辨瘤壁 MRI

注:头部 MRI T_2W(A)显示可疑左后交通动脉,MRA(B)和 DSA(C)证实 6 mm 左后交通动脉瘤。高分辨瘤壁 MRI 前(D)后(E)显示瘤壁增强。

93.3.3 处理

有症状未破裂脑动脉瘤虽然年出血率低（1.91％），但对其应积极治疗，因所引起的症状可能与小出血或脑动脉瘤增大有关。对无症状未破裂者的处理一直有争论。综合欧美有关指南和华山医院的经验，笔者认为在作出决定前不仅要评价未破裂脑动脉瘤本身（如动脉瘤大小、部位等），还应考虑患者因素，如年龄、身体状况、家族史及诊治医院和医生因素（设备、技术力量和经验），在此基础上作出个体化的处理决定。

（1）随访和观察

适用于＜5 mm 未破无症状脑动脉瘤，"93.3.2 检查"中有 2 项以上阴性的老年患者。应定期随访脑血管造影，如 MRA、高分辨瘤壁 MR 或 CTA，测量动脉瘤直径，并告诫患者戒烟、控制血压。对于是否口服阿司匹林有争论。回顾性研究显示，少剂量长期口服可减少动脉瘤破裂（ISUIA，2011），减少瘤壁 COX‑2 和 PGES‑1 表达（Starke，2015），不影响死亡和病残率。介入治疗者用阿司匹林比不用者预后好（Dasenbrock，2017），可显著减少破裂出血；但一旦破裂，再破风险增大（Can，2018）。他汀（statin）类药物也具抑制 NF‑$\kappa\beta$ 通路和改善内皮细胞功能，Can 等（2018）报告 4 701 例患者共 6 411 个动脉瘤，按破裂与否分析与用他汀的关系，结果显示：用药者动脉瘤破裂显著减少（OR 0.58，95％ CI 0.47~0.71）。

（2）治疗

1）适应证：①动脉瘤直接≥5 mm；②小动脉瘤在随访中增大；③动脉瘤位椎‑基底动脉、后交通动脉；④93.3.2 中有 1 项阳性。

2）治疗方法选择：虽然血管内介入治疗较开颅治疗更微创，但长期疗效（如动脉瘤复发、再出血）不理想，欧洲指南（2013）推荐：患者年龄＜60 岁首选开颅手术，患者年龄≥60 岁或有开颅手术禁忌者，选血管内介入。

Algra（2018）系统复习和荟萃分析超 10 万患者长期随访结果：①介入治疗和开颅死亡率分别为 0.3％（95％ CI 0.2％~0.4％）和 0.1％（95％ CI 0％~0.2％），并发症危险率分别为 4.96％（95％ CI 4％~6.12％）和 8.34％（95％ CI 6.25％~11.1％）。

93.4 新发脑动脉瘤

新发脑动脉瘤指在与原来脑动脉瘤解剖上无关的部位发生新的（de novo）动脉瘤。必须与脑动脉瘤复发（regrowth）鉴别，后者指原发脑动脉瘤经夹闭或介入后，又复发或其邻近发生新的动脉瘤。本病最早由 Graf 和 Hambg（1964）报告。过去认为新发脑动脉瘤发生率低、破裂出血少，近来随着 CAT 和 MRA 的普及和对脑动脉瘤患者的长期随访，新发脑动脉瘤有增多趋势，其破裂出血的后果与一般动脉瘤一样，致死致残率高。因此，新发脑动脉瘤应引起神经外科医生重视。

93.4.1 患病率

年患病率为 0.37％~4.15％。David（1999）对 102 例脑动脉瘤患者平均随访（4.4±1.6）年，1.8％的患者有新发脑动脉瘤。Juvela（2001）随访 87 例患者，平均历时（18.9±9.4）年，15 例（0.17％）患者发生 19 个新发脑动脉瘤，年发生率为 0.84％（95％ CI 0.47％~1.39％）。Tsutsumi（2001）用脑血管造影随访 112 例脑动脉瘤术后患者，平均 9.3 年，年新发脑动脉瘤 0.89％。Yoneska（2004）对 483 例脑动脉瘤蛛网膜下腔出血随访 22 年以上，12 例（2.5％）有新发动脉瘤。Wermer（2005）用 CTA 筛查 610 例患者，平均随访 8.9 年，14 例（2.3％）有新发脑动脉瘤，年发生率 0.37％（95％ CI 0.23％~0.6％）~1.2％（95％ CI 0.93％~1.55％）。Brunean（2011）用脑血管造影随访破裂脑动脉瘤 10 年以上，发现 30％患者有新发脑动脉瘤，其中年新发脑动脉瘤为 4.15％。Kemp（2013）在 611 例有长期影像学随访资料的患者中发现 37 例（0.6％）新发脑动脉瘤。

93.4.2 好发年龄和性别

女性多见。好发于 30~60 岁年龄段。

93.4.3 危险因素

危险因素包括：①女性；②吸烟，每天数量比烟龄更重要；③高血压；④家族史；⑤多发脑动脉瘤；⑥一侧颈动脉闭塞。

93.4.4 破裂出血时间

指上次出血或发现新动脉瘤至出血时间长短不

一。3 个月～15.1 年。原有出血史者比无出血者要长,前者为(12±6.5)年,后者为 3～6 个月。

93.4.5 新发动脉瘤与原发动脉瘤

偶发脑动脉瘤出血率很低。在国际多中心未破裂脑动脉研究(ISUA)中,5 年累积出血,<7 mm 的脑动脉瘤颈内动脉系统为 0(无出血史)和 1.5%(有出血史);椎-基底动脉为 2.5%(无出血史)和 3.4%(有出血史)。新发脑动脉瘤<7 mm 者年出血率2.9%,5 年为 14.5%(Kemp,2013),比偶然发现的脑动脉瘤要高。新发脑动脉瘤中,有出血史与无出血史两组之间,无明显差别,均以女性多见,吸烟和高血压为特征。

93.4.6 发生机制

有下列两种学说。

(1) 血管先天或后天因素引起管壁薄弱

由于女性在绝经后和/或吸烟,易发生脑动脉瘤,故推测雌激素有抑制脑动脉瘤形成作用,吸烟有拮抗雌激素的作用。病理检查也发现绝经后大脑动脉壁的胶原成分减少。研究发现,雌激素与抗胰蛋白酶 α_1 之间失衡,使弹力酶性增高,抗胰蛋白酶 α_1 活性下降,促使脑动脉瘤形成和破裂。动物实验证实,动脉局部用弹力酶可诱发囊状脑动脉瘤形成和破裂(Miskokzi,1998)。

(2) 血流动力学因素

高血压、一侧颈内动脉闭塞等原因可改变脑动脉血流动力学,加重对脑动脉脆弱局部的冲击,引起动脉壁变性、坏死而形成动脉瘤或破裂。约 4% 的新发脑动脉瘤者有颈动脉闭塞史。

93.4.7 临床表现、诊断和处理

临床表现、诊断和处理同一般脑动脉瘤。因此,对本病重在预防与及早发现和处理。

(1) 提高认识

脑动脉瘤出血不是一次事件,须终身随访,即使原发脑动脉已经夹闭或介入,可采用无创或有创性方法(CTA 或 MRA),必要时行 DSA 检查。

(2) 戒烟

脑动脉瘤患者虽经治愈原发动脉瘤,也应戒烟,早戒比晚戒好。

(3) 发现新发脑动脉瘤

可酌情介入或夹闭治疗。

由于本病少见,迄今文献均属回顾性,大多为病例报告,加之对脑动脉瘤患者长期影像学随访有困难,所收集的资料和结论难免有偏倚。因此,还有待前瞻性、大组病例研究验证。

93.5 外伤性脑动脉瘤

93.5.1 发生率

外伤性脑动脉瘤(traumatic cerebral aneurysms)是由头部穿透性或非穿透性外伤引起。在 CT 应用以前,脑血管造影常用于头外伤诊断,尚有可能早期发现本病,现在头外伤多用 CT 诊断,因此影响本病的发现。一般报告外伤性脑动脉瘤占脑动脉瘤的 0.15%～4%,在火器伤中占 1%。

93.5.2 临床表现

(1) 前驱症状

颅脑外伤可轻可重,一般多伴颅骨骨折、脑挫裂伤和/或血肿,半数有意识障碍。

(2) 出血

出血见于 50% 的患者。一般从头部外伤至脑动脉瘤形成历时 2～3 周(可以从几小时～10 年),因此本病典型表现为伤后延期脑出血,根据外伤脑动脉瘤的部位,可表现蛛网膜下腔出血、硬脑膜下出血、脑内出血或混合出血。

(3) 鼻出血

鼻出血见于海绵窦内、岩骨段外伤性颈内动脉瘤破裂(图 93-43),可引起大量鼻出血,导致失血性休克。

(4) 脑神经损伤

脑神经损伤表现为视神经、动眼神经、滑车神经、三叉神经、展神经障碍,可由动脉瘤或血肿压迫或颅内压增高所致。

(5) 原因不明神经系统恶化

原因不明神经系统恶化表现为伤后不能以外伤解释的突发轻偏瘫或意识障碍。

Wauer(1961)提出颅底颈内动脉外伤动脉瘤三联征:单盲、颅底骨折、反复大量鼻出血。Bavinzski(1997)报告大量鼻出血和单盲分别见于 71%、51% 患者;相反,床突上颈内动脉、岩骨颈内动脉和大脑前动脉远端或皮质动脉瘤则表现为延期蛛网膜下腔出血、头痛或昏迷、轻偏瘫等。

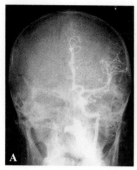 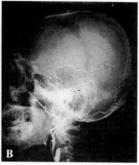

图 93 - 43　外伤性海绵窦动脉瘤

注:A. 外伤性海绵窦动脉瘤出血,血管造影正位片显示动脉瘤。注意患者因大量鼻出血,行鼻咽部填塞压迫。B. 急诊行动脉瘤孤立术和颞浅动脉与大脑中动脉吻合。术后血管造影显示动脉瘤不显影,吻合血管通畅。注意颈内动脉在颈部和颅内(银夹)分别被阻断。

93.5.3　形成机制

　　一般穿透伤比非穿透伤更易引起外伤动脉瘤。穿透伤可分为:①低速伤,如刀、螺丝刀、猎枪等引发的脑动脉瘤发生率为 10%～12%。②高速伤,如弹片、子弹等引发的脑动脉瘤为 0.1%～8%。可见致伤物的速度与动脉瘤形成呈负相关。原因不详。床突上颈内动脉、大脑前动脉远端动脉瘤一般不伴骨折,但床突处硬脑膜环的束缚作用,可助床突上颈内动脉受伤。皮质动脉瘤可伴颅骨穹窿部颅骨线形或凹陷骨折。岩骨和海绵窦颈动脉瘤总伴有颅底骨折。Unger(1990) 报道 78 个蝶骨骨折中,5 例(6.4%)颈内动脉受损,其中 2 例形成假性动脉瘤。Resnick(1997)报道 55 例颈动脉管骨折中,6 例颈动脉受损,其中 2 例形成假性动脉瘤。

93.5.4　部位

　　2/3 在大脑中动脉和大脑前动脉远端分支,1/3 在颅底颈内动脉。少见部位有脑膜中动脉、脉络膜前动脉、胼周动脉、大脑后动脉、小脑上动脉、小脑后下动脉和椎动脉。

93.5.5　诊断

　　脑血管造影仍是本病主要诊断方法,CTA 和 MRA 可作为无创性筛查或随访手段。在脑血管造影中,外伤性脑动脉瘤表现不规则、局灶脑血管扩张,多位于非血管分叉处,多无瘤颈,多在动脉后期或静脉早期显影,排空慢。

　　由于外伤性脑动脉瘤形成需一定时间,因此,第 1 次血管造影阴性者,应间隔数周后重复造影。Uzan(1998) 提出的本病诊断程序如图 93 - 44 所示。

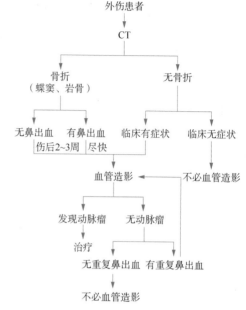

图 93 - 44　外伤性脑动脉瘤的诊断程序

93.5.6　病理和自然病程

　　大多数为假性动脉瘤,瘤壁为血肿机化而成,少数为真性动脉瘤或混合动脉瘤,因动脉壁内弹力层和中层局灶受损演变而成。

　　本病少数可因血栓形成而自愈,大多数破裂出血,致死率≥50%。

93.5.7　治疗

　　外科手术或血管内介入治疗或两者联合治疗是本病主要疗法(图 93 - 45),由于本病多为假性动脉瘤,无瘤颈,在设计治疗方案时应考虑术时动脉瘤出血和不能颈瘤夹闭的几种处理方法,如载瘤动脉阻断,对动脉末梢的动脉瘤可不引起脑缺血,对近端者则应配合血管重建术。如上述两法均不行,则行动脉瘤包裹。外科手术死亡率 20%～22%,血管内介入治疗无手术死亡,缺血并发症 4.6%～10.34%。两者的优良率>60%。

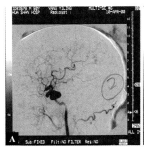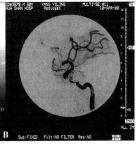

图 93-45 外伤性海绵窦颈内动脉瘤

注：A. 血管内介入前动脉造影；B. 介入后动脉造影。

93.6 感染性脑动脉瘤

感染性脑动脉瘤又称细菌性或真菌性动脉瘤。本病较少见，但随着耐药菌株增加和免疫抑制剂应用，近有增加趋势。本病未及时发现和治疗，因破裂出血常会致命。

93.6.1 发生率

占脑动脉瘤的 2.5% ～ 6.2%，在小儿可达 10%。在亚急性心内膜炎中，4%～15% 患者为特发性细菌性脑动脉瘤（表 93-14）。由于一些动脉瘤无症状，上述数据有可能低估本病真正发生率。

表 93-14 63 例细菌性脑动脉瘤的分布*

部 位	百分比（%）
近端	
颈内动脉海绵窦段	11
颈内动脉床突上段	21
远端	
大脑前动脉	16
大脑中动脉	43
大脑后动脉	9

注：* 表示 63 例中有 18% 为多发性脑动脉瘤。

93.6.2 病理和发病机制

取决于致病源、播散机制、诊治时限和机体免疫状况。基于瓣膜的心内膜炎的细菌栓子经血管入颅，影响脑动脉远端，如大脑中动脉的分支（60%），且多发（30%）。颅底病灶，如海绵窦炎，经血管外间隙引发病变。动物实验发现，细菌栓子阻塞小动脉

后，引起动脉壁的外膜和中层变化。推测虽然脑小动脉缺少滋养血管，但是细菌可经阻塞动脉菲薄的壁，侵入 Virchow-Rokin 间隙，进入外膜层。虽然细菌栓子经脉入颅，动脉壁的炎症变化以外膜和肌层为主，弹性膜和内膜最后受累。搏动性血流冲击于受阻血管的坏死管壁或再通血管薄弱的管壁，引起局灶性扩张而形成动脉瘤。在未用抗生素治疗的动物，脑动脉瘤形成于细菌栓塞后 1～3 d。如用抗生素，脑动脉瘤常在 1 周前后形成。动脉瘤多为梭形，质脆易破溃。

93.6.3 临床表现

本病可见于 34 d 新生儿至 78 岁老人，平均年龄 30 岁。大多数患者有先天性或风湿性心脏病史，又患有亚急性心内膜炎。少数可无心脏病史，但有咽喉炎史，支气管、牙齿或泌尿外科手术，产褥热或院内感染史。危险因素有免疫功能低下，如系统性红斑狼疮、Burkitt 淋巴瘤、静脉滥用药等。

临床表现：①原发病表现，包括上述各种感染表现。②神经系统表现，如突然发病的脑梗死、脑栓塞或脑出血，后者可有蛛网膜下腔出血、脑内出血，见于半数患者，也可有脑膜脑炎、脑脓肿。

93.6.4 诊断

诊断同一般脑动脉瘤的诊断程序，对有上述感染病史的蛛网膜下腔出血或脑内出血者，应考虑本病可能。正规血培养应间隔 1 h 连续抽血 3 次。实验和临床研究发现，细菌性脑动脉瘤可在发病后 1～2 d（未用抗生素）或 7 d（用抗生素）形成，在细菌性脑栓塞治疗期间（一般 6 周），随时有脑动脉瘤形成或破裂可能，因此，对首次 MRA 和/或 DSA 阴性者，应隔 1～2 周重复检查。感染性脑动脉瘤好发部位见表 93-14。

93.6.5 致病菌

常见有链球菌、葡萄球菌，占 57%～91%，其他有凝固酶阴性葡萄球菌、嗜酸杆菌、放线杆菌、假单胞菌、奈瑟菌、肠道球菌等，真菌有麦菌、藻菌、念珠菌、囊球菌等。应用抗生素后，血培养可阴性。

93.6.6 治疗

（1）原发病治疗

如颅内无急诊情况（如出血），应处理心内膜炎

等。针对病原菌用药至少4～6周或培养阴性。除非动脉瘤扩大，未破裂者应先用药，用药1周后重复血管造影。先用药物治疗指征：①动脉瘤起源大血管近端且不能牺牲的血管；②堵塞动脉瘤可致严重并发症；③用药后动脉瘤缩小；④真菌动脉瘤。药物治疗时，应随访血管造影。

（2）外科手术指征

包括：①破裂的细菌性脑动脉瘤；②有占位征；③抗生素治疗后动脉瘤仍扩大或不消失。另外也需考虑到动脉瘤所在部位和手术难度。动脉瘤壁脆且与周边组织粘连，使瘤颈夹闭常不可能。对非功能区，动脉末梢的动脉瘤可切除或载瘤动脉阻断伴/不伴血管重建术，或改血管内介入治疗。海绵窦段者（多先有栓塞性海绵窦征）、多发性者，可先内科治疗，不好者再血管内介入治疗。表93－15为近端和多发细菌性脑动脉瘤的疗效。

表93－15 近端和多发细菌性脑动脉瘤的疗效

治疗方法	总数	死亡
近端动脉瘤		
外科	3	1
内科	9	6
多发动脉瘤		
外科	6	0
内科	11	0

93.7 脑动脉瘤合并脑动静脉畸形

大约在15例脑动静脉畸形（AVM）患者中有1例合并脑动脉瘤；100例脑动脉瘤患者中有1例合并AVM。如何正确处理这2种病变，特别是出血来源不明时，很是困难。原则上应首先治疗有症状的病变，并尽可能在治疗方案中包括另一病变。

93.7.1 发生率

2.7%～34%的脑AVM合并脑动脉瘤，其中动脉瘤在AVM的供血动脉上占83.7%，在无关动脉上占14.2%。AVM合并的动脉瘤常多发。AVM大小与合并动脉瘤的比例有关：如<2 cm的AVM，不合并动脉瘤；2～5 cm的AVM，13%合并动脉瘤；>5 cm的AVM，37%合并。而且多见于椎-基底动脉瘤。

93.7.2 病因

病因迄今未完全清楚，有下列3种理论。

（1）先天性学说

AVM和动脉瘤形成均是胚胎时期血管系统发育异常的结果。女性多见。

（2）后天性学说

AVM血流"短路"产生的高血流长期作用于动脉壁，引起变性和动脉瘤形成。男性多见。

（3）无关学说

AVM和动脉瘤同时发生是偶然事件，不存在病理生理的内在关系。

93.7.3 分类

Kedekop等（1998）提出下列分类，有利于诊断和治疗。

（1）畸形巢内动脉瘤

畸形巢内动脉瘤常在血管造影的静脉期相前出现，动脉瘤在畸形血管团内。

（2）血流有关脑动脉瘤

血流有关脑动脉瘤包括：①近端动脉瘤。位于床突上颈内动脉、脑底动脉环、大脑中动脉主干及其主要分支、大脑前动脉主干和前交通动脉、椎-基底动脉主干等。②远端动脉瘤。位于前述以外的脑动脉，即脑动脉远端分支上。

（3）无关脑动脉瘤

位于不供应AVM的脑动脉上。

按上述分类，在632例AVM中，35例（5.5%）为畸形巢内动脉瘤，71例（11.2%）为血流有关脑动脉瘤，5例（0.8%）为无关脑动脉瘤。畸形巢内动脉瘤比血流有关脑动脉瘤易破裂出血，两者分别为72%和40%（$P<0.001$），后者出血17%来自动脉瘤，21%为AVM，其余分不清楚。

93.7.4 自然病程

不治疗者年出血率为7%～10%，比不伴动脉瘤的AVM出血率高。危险因素：①与AVM或动脉瘤大小无关；②合并血流有关的近端动脉瘤（$OR=2.11$）或巢内动脉瘤；③出血史。

93.7.5 诊断

（1）同一般脑动脉瘤的诊断

下列情况提示存在出血危险：①畸形巢内动脉

瘤。②深静脉引流。③静脉瘤。④AVM 回流不畅或受阻。⑤穿通动脉供血。⑥深部 AVM 或脑室附近 AVM。⑦对于小 AVM 是否较大 AVM 易出血尚有争议。Peret(1996)认为过去认为小 AVM 好发出血,仅反映小 AVM 较少引起癫痫或神经系统障碍,并非其易出血。

（2）出血源判断

一般讲单纯脑内出血,多为 AVM 引起,单纯蛛网膜下腔出血则为动脉瘤所致,两者皆有时,则难以判断。

93.7.6 治疗

并非所有 AVM 合并的脑动脉瘤均需治疗,它们中有一些在 AVM 闭塞后自行消失。研究显示,100%闭塞 AVM 后,血流有关的远端动脉瘤 80%消失,近端动脉瘤仅 17%缩小,4%消失,不全闭塞 AVM 后,67%的远端动脉瘤消失,近端动脉瘤不仅不缩小,有时反增大或破裂出血。因此,对近端动脉瘤,应在栓塞 AVM 时一起栓塞或 AVM 栓塞后择期手术。

93.8 妊娠与脑动脉瘤

脑动脉瘤破裂出血常是灾难性的,如发生在孕妇或产妇更增加危险性和处理难度。随着医学发展,特别是对妊娠期保健的重视,孕妇和产妇死于子痫、感染和传染病等的概率已明显降低,脑动脉瘤等引起的颅内出血渐引起注意。40 岁以下女性脑动脉瘤破裂中半数以上与妊娠有关。

93.8.1 发生率

由于统计和研究方法不同,以及受到时代、地区等因素的影响,妊娠期发生脑动脉瘤破裂的发生率差异较大。据 Bateman(2012)利用美国国家住院数据库(1995—2008 年)所作分析,与妊娠有关蛛网膜下腔出血发生为 5.8/10 万,死亡率 4.1%。Kim (2012)分析韩国住院数据库(1998—2009 年),发现与妊娠期有关动脉瘤破裂危险性在妊娠期为 1.4% (95% CI 1.35～1.57),在生产期为 0.05%(95% CI 0.04～0.06),其中剖宫产高达 70.18%(95% CI 64%～76%),尤其在未破脑动脉瘤的孕妇。在妊娠期颅内出血中,脑动脉瘤与 AVM 比为 1.3:1。一般人群中,脑动脉瘤好发高峰为 50～69 岁。蛛网膜下腔出血病因中脑动脉瘤与 AVM 比为 6.4:1,其中破裂组为 8.4:1,未破裂组为 2:1。按年龄分析,20～29 岁组中脑动脉瘤与 AVM 比为 1:1,30～34 岁中则为 3.5:1。可见,妊娠期蛛网膜下腔出血中,脑动脉瘤与 AVM 的发生率接近,不同于一般人群。

93.8.2 妊娠期血流动力学与激素

（1）血容量

妊娠早期,血容量就增多,在 32 周达高峰并维持到生产。一般较妊娠前血容量增加 50%,相当于 1 600 ml。经产妇和多胎孕妇增加更明显。其中血浆增加 1 300 ml,红细胞增加 400 ml,血细胞比容下降,从 37%～48%→32%～42%,可出现稀释性贫血。产后,血容量渐恢复正常。

（2）血压和心输出量

妊娠初期,血压下降,收缩压下降 10～15 mmHg,舒张压下降 20～25 mmHg,妊娠中期以后血压回升正常。侧卧时心输出量增加,较妊娠前增加 30%～50%,达 4～6 L/min,主要是每搏输出量增加。妊娠后期,心搏出量渐下降,但心率增快。生产时,心输出量和血压随每次子宫收缩而增高。产后,心输出量仍增加,但心率变慢。

（3）高凝状态

纤维蛋白原和其他凝血因子增加。

（4）激素

妊娠期间雌激素、孕酮、绒毛膜促性腺激素、弛缓素均增高,已知它们中的一些成分可作用于结缔组织和血管床。

93.8.3 脑动脉瘤

上述围妊娠期血流动力学和内分泌变化对脑动脉瘤形成和/或破裂起到一定作用,此外对主动脉弓、脾动脉等也会引起夹层动脉瘤形成和出血。Weci 和 Drake(1990)报告 1 例 34 岁妊娠 20 周女性,手术夹闭小脑上动脉,但瘤颈有小部分残留。在以后 16 周动脉迅速增大,变成巨型动脉瘤。

妊娠期脑动脉瘤破裂出血的时间一般好发于妊娠后期、生产期。血压和每搏输出量增加比血容量增加更明显,更具重要性。Weci(1996)收集文献中 363 例患者进行分析,发现 80%患者在妊娠期破裂出血,其中前 3 个月 6%,中 3 个月 21.75%,后 3 个月 52.75%。生产时破裂占 5.3%,产后占

14.7%。

妊娠期脑动脉瘤的自然病程同一般人群的脑动脉瘤(详见 93.1 节"概述")。流行病学研究显示妊娠并不增加动脉瘤破裂出血概率。

93.8.4 诊断与鉴别诊断

(1) 诊断

虽然妊娠期脑动脉瘤破裂少见,但一旦发生,后果严重,致残、致死率高。因此,对育龄女性突发头痛应想到本病,迅速诊治。诊断同一般脑动脉瘤(详见 93.1 节"概述")。

(2) 鉴别诊断

应与子痫、脑炎、脑膜炎、颅内静脉血栓形成、脑瘤等鉴别。表 93-16 为本病与子痫的鉴别要点,应注意 17%子痫死亡者有蛛网膜下腔出血。

表 93-16　妊娠期脑动脉瘤破裂出血与子痫的鉴别

观察内容/指标	子痫	动脉瘤破裂出血
起病	隐蔽	突起
头痛	中度	剧烈
恶心呕吐	少而轻	多而重
近期体重	明显增加	多无变化
近期舒张血压	明显增高(>90 mmHg)	同平常
全身水肿	明显	多无
视力障碍	明显	可有可无
癫痫	有	可有可无
昏迷	有和重	可有可无
反射亢进	明显	可有可无
脑膜刺激征	可有可无	明显
蛋白尿	明显	见于 15%的患者
血小板	25%的患者降低	多无
肝功能	多异常	多无
腰椎穿刺	多正常	多不正常
CT 和 MRI	多正常	多不正常
DSA	多正常	脑动脉瘤、AVM

93.8.5 治疗

原则上同一般人群脑动脉瘤的处理,但必须考虑下列问题。

(1) 外科治疗

外科治疗包括:①对破裂脑动脉瘤应尽早手术或进行血管内介入治疗。在脑动脉瘤外科手术时,

应尽量避免降压麻醉。②生产时或近临产时脑动脉瘤破裂,先开颅夹闭动脉瘤,再经阴道(会阴切开)或剖宫生产。③未破裂脑动脉瘤可行择期手术或血管内介入治疗,但是一旦发现动脉瘤有增大趋势,即应尽早治疗。

(2) 内科治疗

内科治疗同一般蛛网膜下腔出血的治疗,但要注意以下问题:①抗癫痫药的使用。有癫痫者,应该用抗癫痫剂;对于无癫痫者是否应预防服药,鉴于抗癫痫剂对胎儿有毒副作用,对无癫痫的孕或产妇,可不用抗癫痫药。②脱水剂。甘露醇等脱水剂可引起宫内低灌注、胚胎高血钠和高血渗,应引起注意。③对皮质类固醇、尼莫地平等的应用有争论,后者在动物胚胎有致畸和中毒发生。

(3) 特殊情况

特殊情况包括:①脑动脉瘤夹闭后,应按正常情况继续妊娠和生产;②脑动脉瘤因某种原因未处理,应尽量缩短第二产程,结合会阴切开助产或剖宫产。

93.8.6 预后

影响预后的因素包括:①高龄初产;②高血压;③凝血功能障碍,特别是高凝状态;④吸烟;⑤合并其他病灶颅内静脉血栓形成;⑥诊治延误。

93.9 脑瘤伴发脑动脉瘤

93.9.1 发生率

据文献报道为 0.2%～2.3%,华山医院神经外科在 1 065 例脑瘤中发现合并脑动脉瘤 3 例(0.28%)。由于 CT 和 MRI 已成为脑瘤的主要诊断方法,仅在少数情况下才会做全脑血管造影,加之部分患者有多发性动脉瘤,因此,脑瘤合并脑动脉瘤的实际发生率可能还要高。可见于任何年龄,但 50 岁以后好发。

93.9.2 发生机制

(1) 血流动力学变化

脑瘤引起局部脑血流量增加,加上脑动脉壁先天或后天发育缺损而导致脑动脉瘤形成。临床上大多数患者的动脉瘤靠近脑瘤,位于同一侧颅腔,甚至动脉瘤长在脑瘤内。可是少数脑动脉瘤远离脑瘤,

与后者血供无关系。

（2）创伤、放射等损伤

脑瘤手术或脑瘤放射治疗对邻近脑动脉的损伤，以及肿瘤对血管壁直接浸润，可造就动脉瘤。

（3）遗传因素

神经纤维瘤病Ⅰ型者除脑和周围神经长瘤外，2％可伴动脉瘤。

（4）原因不明

难以用上述学说解释者。例如 Licate（1986）报道在脑瘤切除后 3 年和 16 年分别发生脑动脉瘤。我们有 1 例患者在脑瘤症状出现前 16 年就出现脑动脉瘤引起的动眼神经麻痹症状。

93.9.3 伴发脑动脉瘤的脑瘤

以脑膜瘤最多见，占 29.3％～44％，其次为胶质细胞瘤（27.5％～38％）、垂体瘤（11％～20.6％）、淋巴瘤、颅咽管瘤、脊索瘤、上皮样囊肿、皮样囊肿和脉络膜丛瘤等。

93.9.4 临床表现

1）以脑瘤引起高颅压或局灶性神经系统症状为主，脑动脉瘤不引起症状，仅在血管造影、手术或尸检时发现，占 55％～69％。

2）以脑动脉瘤破裂引发出血为主要表现，或脑瘤症状与颅内出血症状皆有，占 31％～45％。需要指出的是，以脑瘤诊断入院和手术者，其伴发的脑动脉瘤，有的可因突然破裂而被及时发现，有的仅在尸检时证实。因此，提高对本病认识，及时诊治，具有重要的现实意义。

93.9.5 诊断

应用 CT 和 MRI，脑瘤的诊断常无困难。脑动脉瘤治疗后出现颅内压增高或局灶性神经体征者，应行 CT 和 MRI 检查。但是，对于脑瘤者什么情况下应做脑血管造影检查，迄今无统一看法。笔者认为，高质量薄层 CT 或 MRI 可发现直径＜3 mm 的动脉瘤。一般直径＜6 mm 的动脉瘤破裂出血的机会较少。因此，如果高质量、薄层 CT 或 MRI 检查未见可疑脑动脉瘤，可不必做脑血管造影；否则应做全脑血管造影。对以蛛网膜下腔出血起病的脑瘤，除考虑脑瘤引起外，应想到合并脑动脉瘤可能，并进行脑血管造影检查。

93.9.6 治疗

采用外科手术治疗有症状的脑瘤或脑动脉瘤，已被公认。可是，对于无症状的脑动脉瘤应如何处理，脑瘤手术与脑动脉瘤手术是一期做还是分期做，迄今无统一意见。

（1）无症状脑动脉瘤

每年出血率为 1％，可是 20 岁青年患者，其一生破裂出血率上升达 16％。因此，对无症状的脑动脉瘤应结合患者年龄、动脉瘤大小、部位和患者全身情况综合考虑。对年轻患者，动脉瘤和脑瘤都位于可手术部位，应争取外科手术；反之，可用血管内介入方法治疗脑动脉瘤。

（2）手术时机

由于脑瘤术后，颅内压和脑血流均可发生变化，易诱发脑动脉瘤破裂，因此，在条件允许情况下应争取同时处理脑动脉瘤，特别是两个病灶邻近或经一个手术入路可以达到者。如需应用不同手术入路，则可分期手术。应结合临床情况决定处理脑瘤和脑动脉瘤的先后次序，分期手术的间隔时间不宜过长，并应在间隔期密切随访患者。

近来，随着医学的发展，脑瘤或脑动脉瘤的治疗效果显著提高，可是，两者合并时，治疗效果仍较差，死亡率为 40％～70％，特别是合伴多发性脑动脉瘤时。因此，提高本病的诊治水平仍有待努力。

93.9.7 预后

与原发脑瘤病理性质和动脉瘤自然病程有关。恶性脑瘤进展和动脉瘤破裂是致死主要原因。动脉瘤和脑瘤部位也影响预后。

93.10 血管造影阴性的蛛网膜下腔出血

93.10.1 病因

有 7％～30％（平均 15％）蛛网膜下腔出血者脑血管造影未见动脉瘤，此类情况在华山医院神经外科收治的近万例患者中发生率为 17.6％。综合文献报道和华山医院资料，其出现有下列原因。

（1）脑动脉瘤未被发现

产生原因有血管痉挛、出血后动脉瘤被破坏或自发血栓形成、瘤颈狭窄或造影技术不当、读片有误等。因此，这些患者再出血的危险性很大，需重复高质量、全面的脑血管造影。Friedman（1997）收集近15年文献报告的452例第1次脑血管造影阴性蛛网膜下腔出血，再次血管造影发现脑动脉瘤率3.6％～49.7％，平均23％。

（2）非脑动脉瘤性蛛网膜下腔出血

非脑动脉瘤性蛛网膜下腔出血包括：①血管病变，如隐匿性动静脉畸形、烟雾病、海绵状血管瘤、动脉硬化、高血压、脑血栓、血管淀粉样变、系统性红斑狼疮、巨细胞性动脉炎、局灶性血管坏死、结节性多动脉炎、毛细血管扩张症、Sturge-Weber征等。②静脉血栓形成，如妊娠、服用避孕药、创伤、感染、凝血系统疾病、严重消瘦或脱水等。③血液病，如白血病、霍奇金病、血友病、淋巴瘤、骨髓瘤、各种原因引起的贫血和凝血障碍，以及使用抗凝剂和弥散性血管内凝血等。④过敏性疾病，如过敏性紫癜、出血性肾炎、享诺-许兰综合征等。⑤感染，如各种脑膜炎（细菌、结核、梅毒、真菌等引起）、寄生虫病等。⑥中毒，如可卡因、肾上腺素、单胺氧化酶抑制剂、酒精、安非他明、乙醚、CO、吗啡、尼古丁、铅、奎宁、磷、胰岛素、蛇毒等。⑦肿瘤，如脑胶质瘤、脑膜瘤、血管母细胞瘤、垂体瘤、脉络膜乳头状瘤、脊索瘤、肉瘤、骨软骨瘤、室管膜瘤、神经纤维瘤、肺癌脑转移、绒癌、黑色素瘤等。⑧其他，如维生素K缺乏、电解质失衡、中暑等。

上述这些病变大多经系统检查、有关实验室检查、头部CT和MRI检查等明确诊断。

（3）中脑周围蛛网膜下腔出血

中脑周围蛛网膜下腔出血（perimesencephalic subarachoid hemorrhage，PNSH）指一种预后良好、脑血管造影阴性而CT显示中脑周围出血的疾病。1980年由van Gijn和van Dongen首先提出，现已为大家公认。

93.10.2　中脑周围蛛网膜下腔出血的发生率

PNSH占阴性脑血管造影的21％～68％，非脑动脉瘤和脑动静脉畸形的8％～11％。CT检查时间、脑血管造影方法和技术、对PNSH诊断指标判断等是影响其发生率的因素。

93.10.3　定义和解剖

中脑周围诸脑池包括脚间池、脚池、环池和四叠体池。脚间池前上界为Liliequist膜，其向上延伸达乳头体改称间脑膜，向外侧延伸，形成覆盖在双侧颞叶钩回，并在中线相连的膜，此膜把脚间池和颈动脉池和视交叉池分隔。脚间池下界为中脑膜，此膜把脚间池和脑桥前池分开。一般间脑膜厚而无孔隙，故可阻挡静脉血从脚间池进入交叉池。颈动脉池与脚池相通，后者通脚间池。中脑池常不完整，因基底动脉穿行其间。因此，颈动脉池和脑桥前池内出血是异于脚间池内出血，后者多是静脉出血，压力低。

基于上述解剖特点和CT发现，目前多采用Rinkel等（1991）提出的PNSH定义：在头部CT上可见出血位中脑前方，伴/不伴环池前部、侧裂池底部出血；除微量血外，前大脑纵裂和侧裂内未完全被血充盈；除侧室枕角处脑室系统无积血，MRI检查可见出血延伸到延髓前方。在52例PNSH中，96％脚间池积血伴46％延伸到一侧或双侧交叉池，37％达侧裂池底部。88％环池受累伴19％延伸到四叠体池。17％出血可延伸到后大脑纵裂。但是有报告基底动脉瘤出血可延伸到交叉池，以及出血延伸到侧裂池底部和前大脑纵裂，这是不可靠的，应从PNSH中排除。

93.10.4　临床表现

同一般蛛网膜下腔出血，但是本病平均年龄50岁（3～70岁），男性好发，合并高血压少见（仅见于3％～20％的患者），发病时少有意识障碍，全部患者就诊时处于Hant和Hess分级Ⅰ～Ⅱ级。

93.10.5　诊断

正确诊断本病应注意：①典型临床表现，即无高血压、无吸烟，出血时无昏迷史，发病时头痛，发病后处于Hunt和Hess分级Ⅰ、Ⅱ级。如不具备上述表现，虽不排除PNSH，但应怀疑其他病因。②早期CT检查。由于发病≥3 d，血液被清除，将影响诊断准确性。早期CT诊断PNSH中，1周复查CT，92％出血消失。相反，出血数天后复查CT仍见中脑周围广泛积血，则多见脑动脉瘤破裂。③血液分布。出血仅见中脑周围或桥池前部，诊断本病无疑。如出血延伸到交叉池、侧裂池或大脑纵裂池，应注意排除其他病因。④正确的脑血管造影，应包括4条血管造影、各种投照角度。违背上述各点，均应重复脑血管造影。由于DSA的有创性和CTA、MRA灵敏度提高，对拟诊PNSH者可用CTA或MRA代替DSA，并进行随访。

93.10.6　病因

迄今不明。有认为出血来源于静脉、毛细血管，有认为来源于小动脉如脑干腹侧小动脉、豆纹动脉和丘脑穿通支等。尸检和 MRI 资料支持静脉出血学说。

93.10.7　治疗

同一般蛛网膜下腔出血，但少发生迟发性脑缺血，因此不必用尼莫地平等。

93.10.8　并发症

（1）再出血

明确诊断的 PNSH 169 例随访 8～51 个月，未见再出血。相反，其他脑血管造影阴性出血者，2%～5%再出血。

（2）脑积水

PNSH 者脑室可暂时扩大，但很少因脑积水需做分流，文献报告仅见 2 例（1%）。其他原因出血者因脑积水需行分流术从 0 至 15%不等。

（3）血管痉挛

虽然脑血管造影显示血管痉挛率在 PNSH 为3%～20%（首次造影）或 42%（出血 2 周后），但症状性脑血管痉挛发生率在 PNSH 仅 1%～5%，其他原因者为 0～31%。发生此差别的原因不明。

（4）其他

如低血钠、心脏异常等，在 PNSH 与动脉瘤破裂出血间无差别。

93.10.9　预后

本病预后良好。Van Calenbergh（1993）回顾性研究 294 例蛛网膜下腔出血，平均随访 8 个月，良好率 PNSH 为 100%，其他原因 88%，脑动脉瘤 64%。Rinkel（1991）对 77 例 PNSH 平均随访 45 个月，除 5例不能复工（其中 3 例与 PNSH 有关），余均生活、工作正常。

93.10.10　处理程序

本病急性期处理同一般蛛网膜下腔出血。是否需复查脑血管造影视患者情况而定。对早期头部 CT 诊断为 PNSH 或 CT 阴性者，而首次脑血管造影满意，大多数人不主张复查脑血管造影。因为文献报道，51 例 PNSH 重复血管造影全部阴性（图 93－46）。

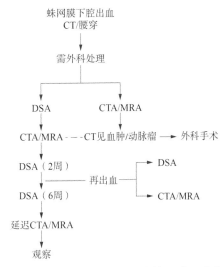

图 93－46　血管造影阴性的蛛网膜下腔出血的处理程序

（毛　颖　周良辅）

备注：正文中所列Ⅰ～Ⅲ级证据引自 2012 年美国心脏和卒中学会（AHA/ASA）发布的"动脉瘤蛛网膜下腔出血治疗指南"和 2013 年欧洲卒中组织发布的"颅内动脉瘤和蛛网膜下腔出血指南"。Ⅰ级证据来自多中心前瞻性随机对照试验（RCT）或荟萃分析；Ⅱ级证据来自单中心 RCT；Ⅲ级证据来自专家意见或病例报告。

参考文献

［1］毛颖，周良辅. 脑动脉瘤［M］//周良辅. 现代神经外科学. 2 版. 上海：复旦大学出版社，2015：1022－1064.

［2］ALGRA A M, LINDGREN A, VERGOUWEN M D I, et al. Procedural clinical complications, case-fatality risks, and risk factors in endovascular and neurosurgical treatment of unruptured intracrainial aneurysms: a systematic review and meta-analyies［J］. JAMA Neurol，2019,76(3):282－293.

［3］CONNOLLY E S JR, RABINSTEIN A A, CARHUAPOMA J R, et al. Guidelines for the management of aneurysmal subarachnoid hemorrhage: a guideline for healthcare professionals from the American Heart Association/American Stroke Association［J］. Stroke，2012,43(6):1711－1737.

［4］HARTMAN J B, WATASE H, SUN J, et al. Intracranial aneurysms at higher clinical rick for rupture demonstrate increased wall enhancemert and thinning on multicontract 3D vessel wall MRI [J]. Br J Radiol, 2019,92(1096):20180 950.

[5] HELTHUIS J H G, BHAT S, VAN DOORMAAL T P C, et al. Proximal and distal occlusion of complex cerebral aneurysms-implications of flow modeling by fluid-structure interaction analysis [J]. Oper Neurosurg, 2018,15(2):217 – 230.

[6] KATAOKA H. Molecular mechanisms of the formation of intracrinial aneurysms [J]. Neurol Med Chir, 2015, 55(3):214 – 29.

[7] KEMP W J 3RD, FULKERSON D H, PAYNER T D, et al. Risk of hemorrhage from de novo cerebral aneurysms [J]. J Neurosurg, 2013,34(1):58 – 62.

[8] NUSSBAUM E S. Cerebral revasculezation for the management of complex intracranial aneurysms: a single center experience [J]. Neurosurgery, 2018,134 (1):1 – 11.

[9] OH M C, KIM E H, KIM S H. Coexistence of intracranial aneurysm in 800 patients with surgically confirmed pituitary adenoma [J]. J Neurosurg, 2012,

116(5):942 – 947.

[10] OISHI H, TERANISKI K, YATOMI K, et al. Flow diverter therapy using a PED for 100 unruptured large and giant ICAA in a single center in Japanese population [J]. Neurol Med Chir, 2018,58(11):461 – 467.

[11] SHAKUR S F. CARLSON A P, HARRIS D, et al. Rupture after bypass and distal occlusion of giant anterior circulation aneurysms [J]. World Neurosurg, 2017,105:1040.

[12] STEINER T, JUVELA S, UNTERBERY A, et al. European Stroke Organization guidelines for the management of intracrainial aneurysms and subarachnoid hemorrhage [J]. Cerebrovaseular Dis, 2013,35(2):93 – 112.

[13] ZHU W, TIAN Y L, ZHOU L F, et al. Treatment strategies for complex internal carotid artery (ICA) aneurysms: direct ICA sacrifice or combined with extracranial-to-intracranial bypass [J]. World Neurosurg, 2011,75(3 – 4):476 – 484.

94 脑动静脉畸形

94.1 定义

脑动静脉畸形（AVM）是由于毛细血管发育障碍，脑的动脉和静脉之间保持原始交通而形成的异常血管团。由于其内部缺乏正常的毛细血管床，脑动静脉之间直接沟通，形成数量不等的瘘道，自供血动脉流入畸形血管团的血液通过瘘道直入静脉，再汇聚成引流静脉流入静脉窦。

94.2 病因及流行病学

由于脑动静脉之间毛细血管床发育障碍，脑AVM 多被认为是先天性疾病。但也有文献报道在脑血管造影阴性后又发现的 AVM 尤其更多见于年轻患者。此外，AVM 可能伴发其他脑血管畸形，提示静脉引流异常、血管生成因子和激素水平波动可能参与 AVM 的发生和发展。脑 AVM 可能存在一定的遗传基础，Rendu-Osler-Weber 综合征（遗传性出血性毛细血管扩张）和神经视网膜血管瘤综合征（Wyburn-Mason 综合征）是两种易伴发脑 AVM 的综合征。5％的 Rendu-Osler-Weber 综合征患者并发 AVM，约有 1/3 的患者出现继发于脑 AVM 的症状，如颅内出血或癫痫。Wyburn-Mason 综合征也被称为脑-视网膜-面血管瘤（Encephaloretinofacial angiomatisis），是一种发生于间脑或中脑、同侧视网膜和面部的血管畸形，伴明显的智力下降。一些与血管新生相关的同源异形盒基因也可能与脑 AVM

的发生发展有关,如 HoxD3 和 HoxB3。

脑 AVM 的确切患病率和发病率均不清楚。据估计,其在一般人群中的患病率为 0.04%～0.52%,0.1% 的人口有隐性 AVM,而尸体解剖研究提示只有 12% 的脑 AVM 会在预期寿命内出现临床症状。脑 AVM 患者的男女比例为 1.3～2.1。80% 在 11～40 岁发病,最多见于 20～30 岁青年。脑 AVM 可发生于脑的任何部位,病灶在左、右侧半球的分布基本相等。90% 以上位于幕上,其中 65% 分布于大脑皮质,以顶、额、颞叶多见,枕叶略少。小脑幕下的 AVM,占 10% 以下,见于小脑半球、小脑蚓部、脑桥小脑三角和脑干等部位。

94.3 病理及病理生理

94.3.1 病理

脑 AVM 在形态学上由供血动脉、畸形血管团及引流静脉 3 个部分组成。畸形血管团与正常脑组织之间多存在明显的界限,整体呈锥形,基底位于皮质,尖端深入白质,常与脑室内的脉络丛相连。供血动脉一至多支,管径明显大于该区域的正常动脉。引流静脉扭曲而扩张,可膨大成瘤样,静脉内可见鲜红的动脉血和血流旋涡。畸形血管团内的血管壁厚薄不匀,动脉壁的弹力纤维减少或缺如,平滑肌菲薄或缺如,并有玻璃样变、粥样硬化和钙化,部分血管壁甚至仅由单层或增生的内皮细胞和胶原纤维组成;静脉壁更薄,局部管腔内常有血栓形成。畸形血管团内血管间隙和畸形血管团周围通常有变性的神经组织。即使无临床出血史,AVM 周围的组织也常有陈旧出血的痕迹。浅表脑 AVM 表面的蛛网膜和软脑膜多增厚、呈白色或有含铁血黄素沉着。

随着年龄增长,脑 AVM 有增大的趋向。其常见的原因有:①长期高流量血液的冲击,造成动静脉管壁损伤和管腔扩大;②畸形血管团内局部血栓形成,导致其他部位管腔代偿扩大以承受高流量的血流;③动静脉瘘的盗血,引起邻近脑组织的缺血及血管代偿扩张;④缺血诱发的各种细胞因子诱导血管增生而加入畸形血管团。

据统计,有 10%～58% 的脑 AVM 伴发动脉瘤。动脉瘤常发生在血流动力学改变的血管上,如主要供血动脉的近端或远端、深部的供血动脉及畸形血

管团内的动脉等。

AVM 组织解剖学的异常造成其血流动力学的长期紊乱,而后者又促使组织病理学进一步改变,这种渐变过程是多数患者到 20 岁以后才突然出现症状或症状加重的重要原因。

94.3.2 病理生理

脑 AVM 由于动静脉之间缺乏正常的毛细血管,动脉血直接流入静脉,血管床阻力低,血流量大,于是产生一系列血流动力学的紊乱和病理生理过程。

(1) 出血

多种因素可引起颅内出血:①大量血流冲击使动脉发生扩张和扭曲,使原本就存在结构异常的管壁进一步受损破坏,一旦不能承受血流压力时局部破裂出血。②AVM 伴发的动脉瘤破裂出血,出血率达 90% 以上。③大量血流冲击引流静脉,管壁较薄的静脉局部扩张呈囊状或瘤状,易破裂出血。④大量血液从动静脉瘘直接分流导致的"盗血现象",造成病灶周围脑组织的长期慢性缺血,小动脉处于扩张状态,管壁结构随之发生改变,在全身血压急骤上升时,这些动脉有破裂出血可能。

AVM 大小与出血危险有一定相关性。小型 AVM(直径＜2.5 cm)的出血率相对较高,因为这类畸形血管的口径较小,动脉压下降幅度小,管壁亦薄,因此在较高压力的血流冲击下,血管破裂的机会较大。相反,大型 AVM(直径＞5 cm)的血管口径大,动脉压下降幅度亦较大,血管壁较厚,破裂的机会则较小。

AVM 的部位与出血亦有一定的关系。深部病灶,如位于脑室、脑室旁、基底节、丘脑、脑岛等处,出血率高于半球 AVM,尤其是脑室或脑室旁的病灶,因其周围缺乏脑组织的支撑,出血率更高,常为脑室内出血。深部病灶一般较小,供血动脉短,口径亦小,动脉压高,AVM 易破裂。同时深部 AVM 的引流静脉常为深静脉,发生狭窄的机会多,易导致静脉高压而引起静脉或畸形血管团破裂出血,尤其是仅有深静脉引流者。

(2) 盗血

由于畸形血管团内血管床的阻力低,大量的血液从动脉直接流入静脉,造成邻近脑组织的缺血,称为盗血。其影响范围比畸形血管团更大,产生的症状和体征也更广泛。盗血的严重程度与 AVM 的大

小有关,畸形团越大,盗血量越大,脑缺血的程度越重,严重的缺血可引起癫痫、短暂性脑缺血发作(TIA)或进行性神经功能缺失,如躯体感觉障碍或偏瘫等。小型 AVM 盗血量小,脑缺血较轻,甚至不引起缺血,可不出现临床症状。

（3）脑过度灌注

大量的脑盗血使邻近脑组织内的血管扩张,以争取更多的血流,由此造成动脉壁长期扩张而变薄,血管自动调节功能下降,阈值上限降低,甚至处于瘫痪状态。一旦脑灌注压升高,超过脑血管自动调节功能阈值的上限时,动脉不仅不收缩反而急性扩张,脑血流量随灌注压呈线性递增,即产生脑过度灌注(luxury perfusion)。表现为局部静脉压升高,周围脑组织静脉血流受阻而突然出现脑肿胀、脑水肿、颅内压增高和广泛的小血管破裂出血等。特别是在巨大型高流量的 AVM(直径>6 cm)切除后极易发生。1978 年,Spetzler 将这一现象命名为"正常灌注压突破(NPPB)"。据文献报道,中大型 AVM 术后脑过度灌注现象发生率为 1%～3%,巨大型 AVM 脑过度灌注发生率 12%～21%,其致残率和病死率高达54%。这种现象在 AVM 的血管内介入治疗中亦可发生,是 AVM 治疗过程中可能发生的最严重的风险。

（4）颅内压增高

AVM 本身没有占位效应,但也有患者表现为颅内压增高征。AVM 中动脉血直接进入静脉,导致脑静脉压增高,阻碍周围脑组织的静脉回流而使脑组织长期淤血和水肿、颅内压增高。位于脑深部病灶的引流静脉扩大成球状的静脉瘤或脑室内出血堵塞脑脊液循环通路,或脑静脉高压影响脑脊液的吸收或出血致蛛网膜下腔的闭塞或蛛网膜颗粒的堵塞而脑脊液吸收减少,引起阻塞性或交通性脑积水,

也可导致高颅压。此外,出血引起的脑内血肿及血肿周围的脑水肿也是颅内压增高的重要原因。

94.4 分类和临床分级

94.4.1 分类

AVM 分类没有统一标准,下面介绍 3 种分类法。

（1）按畸形血管团大小分类

Drake(1979)根据畸形血管团的最大径将 AVM分为:①小型,最大径<2.5 cm;②中型,最大径2.5～5.0 cm;③大型,最大径>5 cm。④如最大径>6 cm,划入巨大型。

（2）按血管造影显示的形态分类

Parkinson 等(1980)将 AVM 分为:①多单元型,有多根动脉供血和多根静脉引流,血管团内有多处动静脉瘘,此类最多见,占 82%。②一单元型,由1 根供血动脉和 1 根引流静脉组成 1 个瘘口的小型AVM,占 10% 左右。③直线型,1 根或几根供血动脉直接进入脑部大静脉或静脉窦,占 3% 左右。④复合型,颅内外动脉均参与供血,回流亦可经颅内外静脉窦,少见。

（3）按动静脉畸形立体形态分类

1982 年,史玉泉对 65 例经灌注塑料铸成立体模型的 AVM 按形态分类(图 94-1):①曲张型,增粗和扩张的脑动脉和脑静脉绕成一团,团内有多处动静脉瘘口,此型最多见,占 65%。②帚型,动脉如树枝状,其分支直接与静脉吻合。③动静脉瘤型,动静脉扩大呈球囊状,整团 AVM 就如生姜块茎。④混合型,上述 3 种类型共存于同一个病灶。后 3种类型各占 10% 左右。

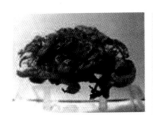 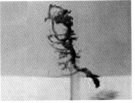 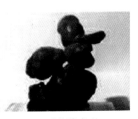 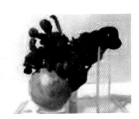

A. 曲张型   B. 帚型   C. 动静脉瘤型   D. 混合型

图 94-1　AVM 立体形态模型

94.4.2 临床分级

AVM的临床分级对于制订治疗方案、确定手术对象和方法、预测术中的困难程度、估计术后效果、比较各种治疗方法和手术方法的优缺点是十分必要的。1984年,史玉泉制订了AVM四标准分级法,根据脑血管造影所示,将AVM的大小、部位、供血动脉和引流静脉等4项因素各分为4个等级,给予评分(表94-1)。

其中2项因素评分都同为某一级别时则定为该级,如只有1项因素评分高于其他3项,则将该项减去半级。通过华山医院神经外科多年来实践应用证明,史氏分级法简便、实用。图94-2～94-5为史氏分级法Ⅰ、Ⅱ、Ⅲ、Ⅳ级的AVM。

表94-1　史玉泉分级法分级标准

项　目	Ⅰ级	Ⅱ级	Ⅲ级	Ⅳ级
大小 部位和深度	小型,直径<2.5 cm 表浅,非功能区	中型,2.5～5 cm 表浅,在功能区	大型,5.0～7.5 cm 深部,包括大脑半球内侧面、基底节	>7.5 cm 涉及脑深部重要结构,如脑干、间脑等
供应动脉	单根大脑前或大脑中动脉的表浅支	多根大脑前或大脑中动脉的表浅支或其单根深支	大脑后动脉或大脑中和大脑前动脉深支,椎动脉分支	大脑前、中、后动脉都参与供血
引流静脉	单根,表浅,增粗不明显	多根,表浅,有静脉瘤样扩大	深静脉或深、浅静脉都参与	深静脉,增粗曲张呈静脉瘤

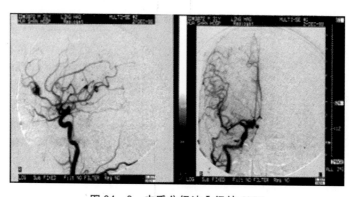

图94-2　史氏分级法Ⅰ级的AVM

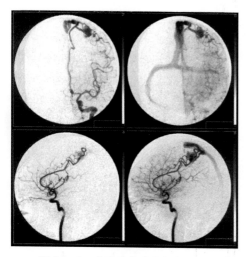

图94-3　史氏分级法Ⅱ级的AVM

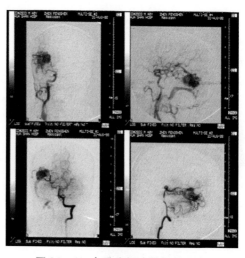

图94-4　史氏分级法Ⅲ级的AVM

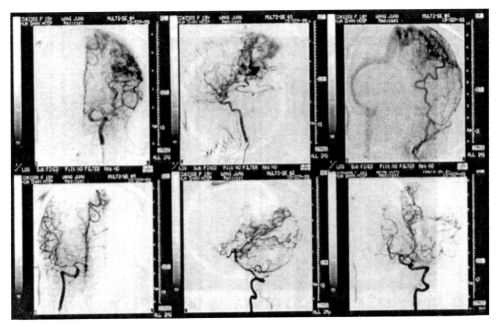

图 94 - 5 史氏分级法Ⅳ级的 AVM

1986 年,Spetzler 及 Martin 制订的分级方法将 AVM 的大小(最大径)、部位和引流静脉等作为主要指标分别评为 0～3 分,再综合分为 6 个等级。其中,部位在神经功能区,如感觉或运动皮质区、语言中枢、视觉中区、丘脑、内囊、小脑深部、小脑脚等及其邻近区域记 1 分,如明显涉及脑干和下丘脑直接归入Ⅵ级,其他部位为 0(表 94 - 2)。3 项指标评分的总和即为 AVM 的级别(表 94 - 3)。

表 94 - 2 Spetzler-Martin 分级标准

项　目	记分	项　目	记分
AVM 大小(血管团最大直径)		非重要功能区	0
小(<3 cm)	1	重要功能区引流静脉	1
中(3～6 cm)	2	浅静脉	0
大(>6 cm)	3	深静脉或深浅静脉都参与	1
AVM 部位			

表 94 - 3 Spetzler-Martin 分级

级别	大小(cm) <3	3～6	>6	部位 非功能区	功能区	引流静脉 浅	深	总分	级别	大小(cm) <3	3～6	>6	部位 非功能区	功能区	引流静脉 浅	深	总分
Ⅰ	1			0		0		1			2		0			1	3
Ⅱ	1				1	0		2				3	0		0		3
	1			0			1	2	Ⅳ		2			1		1	4
		2		0		0		2	Ⅴ			3		1	0		4
Ⅲ	1				1		1	3				3	0			1	4
		2			1	0		3				3		1		1	5

Ⅰ级与Ⅴ级均只有 1 种组合,Ⅱ和Ⅳ级均有 3 种组合,Ⅲ级则有 4 种组合;Ⅵ级是涉及脑干和下丘脑者。这类分级法在国际上应用较广泛,与史氏分级法有异曲同工之妙。Spetzler-Martin 分级法的Ⅰ级与史氏分级法的 1、1.5 级相当,前者的Ⅱ级与史氏分级法的 2 级相当,前者的Ⅲ级与史氏分级法的 2.5 级相当,前者的Ⅳ、Ⅴ级与史氏分级法的 3、3.5 级相当。后来他们又提出了简化的 Spetzler-Ponce 分级系统(Spetzler-Ponce Class,SPC),Spetzler-Martin 分级的Ⅰ、Ⅱ级被归为 SPC - A 级,Ⅲ级归

为 SPC - B 级，Ⅳ 和 Ⅴ 级归为 SPC - C 级。

94.5　临床表现

AVM 可因偶然因素或出现神经功能症状时发现。随着 MRI 和 CT 的日益普及，发现的无症状 AVM 增多，为治疗方式的选择增加了困难。最常见的 AVM 是因症状性出血而被发现的。

94.5.1　无症状

在一项尸检研究中，有 10％～15％ 的 AVM 患者有与病灶相关的症状。另一项研究发现，40％ 为无症状性 AVM。由于影像学扫描的日常应用，越来越多的无症状或非出血性症状的 AVM 被早期发现和确诊。

94.5.2　出血

30％～70％ 的患者有脑出血，多发生于青年人，发生出血的高峰年龄在 50 岁以前。起病突然，常在体力活动或情绪激动时发病。剧烈头痛，伴呕吐；神志可清醒，亦有不同程度的意识障碍，甚至昏迷；出现颈项强直等脑膜刺激症状、颅内压增高征或偏瘫、偏身感觉障碍等神经功能损害表现。脑内血肿最为多见，其次为脑室内出血和蛛网膜下腔出血，罕见硬脑膜下血肿。位于脑实质内血管团的血管破裂，引起脑内血肿的机会多见；邻近脑室或脑室内的 AVM 破裂常为脑内血肿伴有脑室内出血或仅脑室内出血；如果是脑浅表面 AVM 的血管破裂，引起 SAH，由于位置表浅，SAH 量不多，很少出现严重血管痉挛。而颅内动脉瘤导致的 SAH，由于动脉瘤多位于脑底动脉环，破裂时血液充塞颅底蛛网膜下腔，常引起严重的脑动脉痉挛。

AVM 出血的危险因素包括既往出血史、病灶小、只有深静脉引流、位置深或位于颅后窝、伴发动脉瘤、引流静脉扩张等。

AVM 第 1 次出血的患者 80％～90％ 可以存活，而动脉瘤第 1 次出血时存活率只有 50％～60％。AVM 出血亦可反复发作，最多可达十余次。而且随着出血次数增多，症状和体征加重，病情恶化。

94.5.3　癫痫

15％～35％ 的 AVM 以癫痫为首发症状，多数为小发作或部分复杂性发作，也可以发展为大发作。

癫痫发作可为首发症状，约 40％ 也可伴发出血或伴有脑积水。AVM 占位效应、病灶对皮质刺激、盗血引起的血流动力学改变、脑缺血神经元损害、脑出血或与之相关的胶质增生等均与癫痫发生有关。90％ 的癫痫发生于幕上 AVM，以额叶、顶叶及颞叶的 AVM 最多，尤其是位置表浅、大于 6 cm、大量盗血的患者。Turjman 报道 100 例 AVM 癫痫发作的多因素分析，认为以下脑血管造影特征与癫痫有关：病灶位于皮质、由大脑中动脉或皮质动脉供血、无伴发动脉瘤、引流静脉多样化、无血管巢内动脉瘤但有杂音等。但该报告发现病灶大小和高流量动静脉瘘与癫痫无显著相关。

94.5.4　头痛

头痛是 AVM 常见的症状，即使没有出血也会出现头痛症状。15％ 的未出血 AVM 以头痛为首发症状。头痛局限于一侧半球，可在病灶同侧或对侧，也可枕部好发。头痛类似于偏头痛，但 AVM 患者的偏头痛发生率并不比正常人群偏头痛发生率高。头痛原因可能与硬脑膜血管增生和 AVM 血流富集有关。

94.5.5　局灶性神经功能障碍

大约有 10％ 的 AVM 患者出现局灶性神经功能障碍，主要为运动或感觉性功能障碍，可为一过性、永久性或进行性加重，与出血或癫痫无关。其可能的机制包括长期反复微小出血、病灶占位效应、脑积水、盗血和脑缺血等。常发生于较大的 AVM，因大量脑盗血引起脑缺血，脑盗血导致脑组织缺血，出现局灶或半球神经功能缺损。66％ 的成人 AVM 患者有学习能力下降，提示在出现其他症状之前已经有脑功能下降的改变。

进行性神经功能障碍的危险因素包括病灶大小和血液盗流的特点。大型 AVM 更容易出现盗流导致的神经功能缺损。Spetzler 推测，大型 AVM 由于供血动脉的低灌注压，造成病灶周围皮质相对缺血。Mast 却认为盗血很少见，病灶大小和血流速度与局灶性神经功能障碍者无关，尽管 PET 发现 AVM 周围脑组织血流下降，但氧摄取分数保持正常，说明周围脑组织对环 AVM 病灶组织有血流补偿作用。

此外，脑内多次出血亦可引起神经功能损害加重。巨大型 AVM，尤其是涉及双侧额叶的 AVM，可伴有智力减退。癫痫及抗癫痫药物亦可影响智力发育,或促进智力障碍的发展。较大的 AVM 涉及颅外或硬脑膜和伴有硬脑膜动静脉瘘时,患者自觉颅内有杂音。幕下的 AVM,除 SAH 外,较少有其他症状,不易发现。

94.5.6 动静脉畸形的自然史

综合文献资料,未破裂的 AVM 每年有 2%～4% 的出血率,特别是在 AVM 患者出现症状后的 5 年之内出血风险最高。AVM 第 1 次出血后再次出血的发生率高达 44%,尤其是前 1 次出血后第 1 个月和第 1 年再出血率高,可能与出血后短期出现血流动力学不稳定有关。Yamada 报告前一次出血后,第 1 年再出血发生率为 15.4%,接下来 4 年的再出血率降至 5.3%。Halim 报道 367 例 AVM 首次出血后第 1 个月有 9% 再次出血,以后 1 年再出血率下降到 2%,到第 5 年时只有 1%。

AVM 患者 5 年癫痫发生率约为 8%,如 AVM 出血或出现进行性加重的局灶神经功能缺损,癫痫发生率增高到 23%,在累及皮质,尤其是颞叶的年轻患者更易发癫痫。偶然发现的 AVM,癫痫发生率很低。

AVM 在影像学上可保持稳定、增大,亦可缩小,甚至血栓形成或完全退化。2%～3% 的 AVM 可急性或逐步自发性退化,与病灶血流量低、供血动脉粥样硬化、血栓栓子栓塞导致供血动脉闭塞有关,也与出血后的占位效应或血管痉挛有关,也有 AVM 血栓再通的报道。

94.6 辅助检查

94.6.1 头部 CT 检查

CT 平扫时未出血的 AVM 呈现不规则的低、等或高密度混杂的病灶,呈团块状或点片状,边界不清。其内部高密度病灶可为新鲜小出血点、含铁血黄素沉着、胶质增生、血栓形成和钙化。一般无占位效应,周围无明显的脑水肿征象。注射造影剂后,表现为明显的斑点状或团状强化,有时可见与畸形血管团相连的供血动脉或引流静脉迂曲的血管影(图 94-6)。

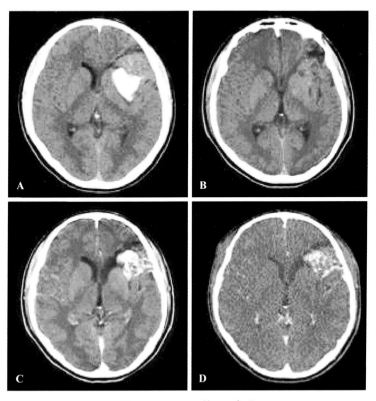

图 94-6 AVM 的 CT 表现

注:A. 为出血期,伴脑内血肿;B. CT 平扫,脑内血肿已吸收;C. 增强后,病灶不规则明显强化;D. 快速 CT 增强扫描。

病灶周围可出现脑萎缩,脑室扩大或脑积水等。颅内出血时CT扫描有蛛网膜下腔积血或脑内血肿,亦可伴脑室内出血。脑内血肿的周围脑组织水肿,脑室受压、移位,甚至中线移向对侧。

94.6.2 头部MRI检查

快速流动的血液、呈涡流形式的血流在MRI图像上无论是T_1加权或T_2加权均呈低信号或无信号的条管状或圆点状的"流空"血管影,AVM则为这类"流空"血管影组成的团块状或斑块状病灶,边界不规则,常可显示粗大的供血动脉和引流静脉进出血管团。注射增强剂后,部分血管影强化(图94-7)。MRI检查对于颅后窝的AVM诊断明显优于CT扫描,其不存在颅骨伪迹的影响。此外,MRI图像可十分清晰地显示AVM与周围脑重要结构的毗邻关系,能弥补脑血管造影的不足,为设计手术入路和估计预后提供更详尽的资料。

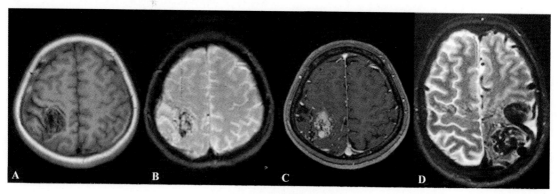

图 94-7 AVM 的 MRI 表现

注:A、B和C分别为同一病例的T_1加权、T_2加权和增强扫描,显示混杂信号的类圆形病灶,无占位效应,内部可见血管流空影和明显强化;D.T_2加权扫描可显示高流量AVM的粗大的供血动脉和引流静脉。

94.6.3 数字减影血管造影

数字减影血管造影(DSA)是AVM最重要的诊断手段。AVM的特征性表现:在动脉期摄片上可见一根或数根异常增粗的供血动脉走向一团块形状不规则的畸形血管病灶,同时有扩张、扭曲的引流静脉早期显现。大脑皮质AVM的引流静脉汇入上、下矢状窦,横窦和乙状窦等居多(见图94-2~94-4),深部病灶可由深静脉引流入直窦,再到横窦。幕上AVM的供血动脉可来自同侧颈内动脉的大脑前动脉、大脑中动脉分支,或椎-基底动脉的大脑后动脉分支;通过脑底动脉环,对侧颈内动脉或椎基底动脉分支也可参与供血。幕下AVM主要由椎-基底动脉系统的分支供应。同时,幕上、幕下的病灶都可接受颅外动脉系统的供血。因此,应常规做全脑6根血管造影。病灶远侧的脑动脉常因盗血而充盈不良或不充盈。如有较大的脑内血肿,可出现无血管区,正常脑血管发生移位。较小的AVM血管团被血肿压迫可不显影,待血肿吸收后再做脑血管造影时才出现。因此,在出血急性期脑血管造影未见畸形血管团的患者,应在1~2个月后随访检查,以免漏诊。

近年来出现了具有高度时间分辨率的4D-DSA。临床应用显示,这种技术可以在造影过程中的不同时间节点和空间角度精确观察畸形血管团的内部结构,能克服复杂畸形血管团内血管重叠的干扰,清晰显示动脉瘤或动静脉瘘等内部异常结构,为预后分析和治疗计划提供重要信息。

94.6.4 三维CT血管成像和磁共振血管成像

3D-CTA和MRA检查均为无创性检查,简便快速,费用比DSA低,并发症亦少。获取的图像均能清晰显示AVM的供血动脉、畸形血管团和引流静脉。3D-CTA对立体形态结构描述性好,能显示与颅底颅骨结构的关系;扫描时间短,可用于出血急性期检查。MRA无须注射造影剂,无射线辐射,血管成像分辨力和清晰度好,但立体形态描述较差。随着技术的不断发展和完善,3D-CTA与MRA具有广阔的应用前景。

94.7　诊断和鉴别诊断

94.7.1　诊断

（1）未破裂动静脉畸形

癫痫、头痛或盗血引起的神经功能障碍是常见的主诉，尤其在无明显颅内压增高的年轻患者更应怀疑，头部 CT 扫描可提供重要的诊断依据，MRI 检查基本可确诊。DSA 无论对于诊断或治疗方案的拟定都是必需的。

（2）破裂动静脉畸形

对于自发性颅内出血（脑内血肿或 SAH 等）的年轻患者应首先考虑脑 AVM 破裂出血，CT 平扫对出血性卒中的灵敏度极高，但确诊仍依赖 CTA、MRA 或 DSA 等血管形态学检查。出血急性期，尤其是出现脑疝危象，来不及做 DSA 检查，又急需手术清除血肿的患者，建议做 CTA 检查，对了解 AVM 的大小、部位与血肿的关系，指导手术有很大的帮助。

94.7.2　鉴别诊断

AVM 需与其他引起自发性颅内出血的常见疾病相鉴别，如海绵状血管瘤、颅内动脉瘤及高血压脑出血等，有时还需与脑肿瘤急性出血进行鉴别。

（1）海绵状血管瘤

海绵状血管瘤（CM）多见于年轻人，常以癫痫或反复头痛等为首发症状，CT 表现与 AVM 较为相似，非急性出血时为无占位效应的圆形或类圆形病灶，混杂密度可见钙化；增强后病灶明显强化。出血可以是 SAH 或脑内出血，一般出血量不大，出血时病灶可扩大，随血肿吸收又缩小，但随着时间的推移，其在 CT 复查时永远存在。

MRI 有助于鉴别，T_1 加权图像多呈等或稍高信号，增强时可强化。如有近期出血可表现为明显高信号。较为特征性的是病灶周围的环形低信号区，由含铁血黄素组成。T_2 加权图像上病灶为不均匀高信号，可夹有低信号，多无血管流空影，病灶周围亦有低信号环。DSA 多为阴性，有时可见病灶附近的静脉畸形。

（2）颅内动脉瘤

发病高峰在 40～60 岁，多因动脉瘤破裂引起 SAH 而发病。瘤体较大时可产生头痛或脑神经压迫等占位症状，偏瘫等运动感觉障碍少见，以癫痫起

病更少见。除非瘤体较大，CT 平扫与 MRI 检查多无阳性发现，鉴别诊断主要依赖 CTA、MRA 等血管形态学检查，DSA 仍是金标准。

（3）高血压脑出血

多发生于 50 岁以上的高血压患者，出血部位最常见于基底节内囊丘脑区，很快就出现三偏症，即偏瘫、偏身感觉障碍和同向偏盲，轻者伴剧烈头痛、呕吐，重者数分钟或数十分钟即可意识丧失而转入昏迷。DSA 有助于鉴别。

（4）脑肿瘤卒中

恶性胶质瘤、脑膜瘤、实体型血管母细胞瘤和脑转移瘤等肿瘤患者常有明显的颅内压增高征，呈进展性病程。DSA 所显示的异常血管不如 AVM 成熟，供血动脉往往不增粗，引流静脉可早现，但不扩张不扭曲。此外，依据各类肿瘤特有的影像学表现可以鉴别。

94.8　治疗

94.8.1　效果与风险

（1）显微手术

显微手术的选择主要根据患者的症状，特别是出血史及 Spetzler-Martin（S-M）分级评估后得出。一般来说，有出血史或者症状性 AVM 倾向于积极治疗，而无症状未破裂 AVM 更强调个体化评估。通常，S-M 分级 Ⅰ～Ⅱ级病例手术安全性高而趋向手术；S-M 分级 Ⅳ～Ⅴ级手术风险大而趋向观察；S-M 分级 Ⅲ级属于中等手术风险，按 S-M 改良分级进一步区分，即 S1E1V1 手术转归与低级别者相似时趋向手术，S2E0V1 和 S2E1V0 手术转归较差，与高级别相似，治疗趋向于保守。

Lawton-Young 分级在 S-M 分级基础上增加了患者年龄（<20 岁=1 分；20～40 岁=2 分；>40 岁=3 分）、出血史（是=0 分；否=1 分）、病灶弥散度（紧凑型=0 分；弥散型=1 分）作为手术风险评估的重要因素，近年来得到广泛应用。该分级量表有利于筛选出部分较高手术风险的 S-M Ⅱ级和较低手术风险的 S-M Ⅳ～Ⅴ级患者，以利于制订更合理的治疗方案。

（2）介入栓塞

脑 AVM 介入治疗的目的：①作为手术和放射外科治疗前的辅助治疗；②对于 AVM 部分易破裂

结构,如相关动脉瘤,进行靶点栓塞,以降低出血风险;③对于小型或者结构简单AVM的治愈性栓塞。多项研究表明,不以完全消除AVM病灶为目标的单纯部分栓塞或联合治疗并不能降低患者的出血率和改善预后。作为手术辅助治疗手段的介入栓塞的作用在于降低畸形团血流量,减少术中出血和术后正常灌注压突破。对于立体定向放射外科治疗前辅助栓塞的价值一直存在争议。赞成者认为部分栓塞可减小畸形血管团体积,有利于放射治疗的精确照射。然而多项研究表明,放疗前栓塞反而降低了最终畸形团的完全闭塞率,其原因可解释为栓塞后部分畸形团的再次开放或者进展。目前,AVM治愈性栓塞率仍低于30%,仅见于小型和简单结构的病灶(图94-8、94-9)。决定AVM是否可能达到治

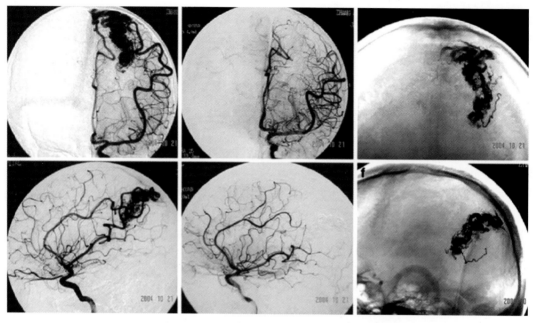

图94-8 AVM的血管内介入栓塞治疗(病灶完全栓塞)

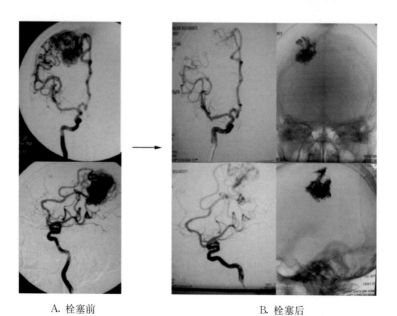

A. 栓塞前　　　　　　　　　　　B. 栓塞后

图94-9 AVM的血管内介入栓塞治疗(病灶大部栓塞)

愈性栓塞的因素包括病灶大小(直径<3 cm)、位置(皮质表面、非功能区)、畸形团结构(单支或少支无迂曲粗大供血动脉,致密畸形团)、S-M分级(低分级)、吸烟史(无)等。近年来,部分报道采用经静脉入路提高完全栓塞率,因技术上存在较高的出血风险而存在争议。

(3)立体定向放射外科治疗

立体定向放射外科(SRS)治疗对于小型、深部或者功能区不适宜手术和介入的AVM具有良好疗效。Pollock和Flickinger评估了AVM经立体定向放射外科治疗后无功能障碍治愈的预测因素,提出Pollock和Flickinger评分(Pollock-Flickinger score,P-F score)。经平均70个月的随访,P-F score<1分,无神经功能障碍治愈率达90%;1~1.5分治愈率为70%;1.5~2分为60%;>2分则不到50%。

P-F score=0.1×畸形血管团体积(ml)+0.02×年龄(岁)+0.5*

*指病灶位于基底节、丘脑、脑干时,畸形血管团体积=长×宽×高/2。

放射外科治疗对于大型AVM的治疗效果不甚理想,多作为综合治疗的一部分。有研究提出分阶段多次照射的策略获得一定效果,3年和4年治愈率达35%和68%,但并不被大多数报道认可。

94.8.2 治疗方法的选择

脑动静脉畸形的治疗方法的选择是建立在权衡病灶自然史风险和治疗风险的基础上得出的。病灶的自然史风险涉及既往出血史,临床症状,AVM结构、位置,患者年龄、性别等;与治疗风险和效果相关的因素包括患者年龄、合并症、S-M分级级别、病灶致密性等。

2014公布的未破裂动静脉畸形的随机对照试验(a randomized trial of unruptured brain arteriovenous malformations,ARUBA)是国际上首个针对未破裂AVM治疗选择的随机对照研究。2007—2013年,该研究随机入组共226例接受保守治疗(单纯药物治疗)和积极治疗(药物结合干预治疗,如手术切除、栓塞、放射外科或联合应用)的脑AVM患者,平均随访33个月。结果表明治疗组卒中或死亡风险是保守组的3倍多(分别为30.7%和10.1%),研究者由此认为保守组的转归优于治疗组。虽然ARUBA研究结果由于明显的设计缺陷如样本量

少、随访时间短及各种级别病灶混杂入组等受到质疑,但随后的非随机队列研究(Scottish audit of intracranial vascular malformations,SIVM)获得了与ARUBA试验类似的结果。SIVM研究入组了204例患者,其中101例为观察组,103例为治疗组(手术、介入、放射外科或联合治疗)。治疗组随访4年内的致死、致残率明显高于观察组,4年后2组相当。AVM本身、相关动脉瘤和治疗所造成的卒中及死亡明显高于观察组。尽管SIVM也因其方法学的缺陷受到诟病,但ARUBA和SIVM明确的研究结果对之后的脑AVM治疗抉择产生了深远的影响。此后,人们更加重视和严格审视治疗所带来的风险,更加强调个体化治疗的策略。

鉴于每一位AVM患者都存在个体差异,因而需要在综合考虑诸如出血史、癫痫症状、SPC、S-M分级、Lawton-Young分级、P-F score等多种因素,评估后作出治疗模式和策略的选择(图94-10)。

94.8.3 治疗策略

(1)显微手术

华山医院神经外科40多年来应用显微外科技术手术切除531个AVM病灶。术后脑血管造影、DSA或3D-CTA等复查,全切除率98.8%以上。全组仅2例死亡,手术死亡率为0.38%。术后神经功能障碍好转或保持术前的无功能障碍占88.8%,轻残8%,重残2.8%,获得良好效果。

1)AVM手术切除病例的选择:手术指征需综合评估后得出。AVM急性出血患者短期内再出血概率并不高,如出血量不大,一般情况稳定,多在出血后4~6周进行手术。如短期内反复出血或脑疝形成,危及生命时应急诊手术。急诊手术一般以清除血肿,减低颅内压挽救生命为主,除非病灶位于表面且体积较小,可在不加重神经功能障碍的前提下一并切除。不应为切除病灶,不顾患者情况强行做脑血管造影,这样只会加重病情发展,延误抢救时机。目前3D-CTA在出血急性期对于确定AVM病灶部位、大小有重要的参考价值,有助于指导清除血肿,而且检查无创伤,只需几分钟内可完成扫描,在患者做好术前准备送往手术室的途中也可进行检查。如3D-CTA能清楚显示AVM病灶及供血动脉、引流静脉,手术条件及术者技术可以安全切除AVM病灶时,可以在清除血肿的同时切除AVM

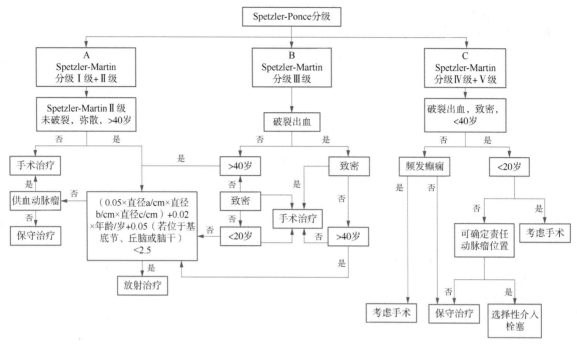

图 94‑10　脑 AVM 治疗选择流程图

病灶。

2）麻醉、体位和开颅术的原则：术中平稳麻醉、选择性控制血压对于 AVM 手术至关重要。高级别 AVM 手术可采用亚低温麻醉以减少脑损伤。术中电生理监测对于及时发现各种原因引起的功能区损伤具有关键作用。

3）AVM 手术切除的步骤：AVM 切除术大致可分为以下几个步骤：

A. 体位及开颅：患者体位根据病灶部位不同而异。额、颞叶 AVM 取仰卧位，头偏向健侧；额后、颞后、顶、枕叶 AVM 采用侧卧位，病侧在上；顶、枕叶者亦可取坐位；颅后窝 AVM 可取坐位或侧卧位。体位要求头部位置不影响颈静脉的回流，AVM 在皮质表面的基底面最好与地面基本平行，这样对脑组织的牵拉最小。摆好体位后，头部用头架固定。皮瓣与骨瓣设计，一般都要适当地扩大，特别对于中、大型 AVM，有利于畸形血管团、供血动脉、引流静脉及皮质标志的识别和定位，也有利于发生意外大出血时的处理。

B. 识别引流静脉：硬脑膜打开后，首先对照 DSA 识别引流静脉的位置和数量，并加以严格保护。特别是主要引流静脉，一定在手术的最后阶段才进行处理。

C. 识别和阻断供血动脉：对照术前 DSA，辨别供血动脉，逐一电凝切断。如动脉和静脉难以辨别，可进行 ICG 造影，根据血管显像先后来判定。也可采用临时阻断方法，根据畸形血管团张力变化来判断。粗大的供血动脉需要确切电凝后切断，或采用 AVM 夹或者迷你动脉瘤夹进行加固。

D. 分离畸形血管团：分离畸形血管团边界可以和寻找、切断供血动脉交替进行。分离畸形血管团时，要尽可能少地切除脑组织，即要求紧靠病灶的边缘进行分离。通常在正常脑组织与 AVM 团之间有一薄层肉眼可鉴别的胶质组织，可沿此层分离。出过血的 AVM，其部分边缘常为出血后形成的残腔或瘢痕组织，有助于确定 AVM 的位置，也为解剖分离带来方便，但结缔组织增生的瘢痕内可混杂畸形血管，亦应切除。分离过程中，常会碰到进出畸形血管团的血管，此血管往往管壁较薄，电凝时不易收缩，必须耐心止血。在主要引流静脉通畅的情况下，畸形血管团出血基本都能通过电凝控制。棉片压迫畸形血管团出血点会导致脑内或脑室内血肿，直至脑组织膨出才被发现，造成严重后果，一般不宜采用。有深部动脉供血的 AVM，在分离时应尽早将这些主要血供阻断。AVM 团呈圆锥形，其尖端，常达脑室壁，可有脉络膜动脉和室管膜下的血管参与供血，这些血管部位深、管壁薄、血流压力高,电凝止血很困难,有时需用钛合金夹夹闭。清晰暴露出血部位,精准电凝是止血的关键。

E. 结扎和切断主要引流静脉:在分离畸形血管团时,部分较小的浅表引流静脉可以烧灼切断,但主要引流静脉应在畸形病灶完整游离后再电凝或者结扎切断。在引流静脉汇入静脉窦以前,可有较细小的动脉直接注入引流静脉或静脉窦,应将这些动脉电凝切断。如果深静脉引流,畸形血管团分离后,就在病灶附近烧灼或夹闭引流静脉,不要再向深处跟踪,以免损伤深部重要结构。

F. 彻底止血:AVM 病灶完整切除后,将覆盖脑组织创面上的棉片轻轻地小心移去,检查残腔有无残留的病灶和出血点。如果发现残留 AVM 应切除之,否则会出血不止。将出血点彻底止住,然后请麻醉师将血压慢慢回升到正常水平,如有再出血,应继续止血,直到用 0.9% 氯化钠溶液反复冲洗不见一缕血丝为止。

4) 术中、术后出现脑过度灌注现象的处理:巨大型高流量的 AVM 手术切除后,脑过度灌注的发生率为 12%～21%。一旦发生,致残率和致死率可达 54% 左右,是 AVM 手术治疗的严重危机。术中常发生在病灶切除的最后阶段,而术后则在手术后的第 1～2 天发生,表现为手术残腔壁渗血和出血,周围脑组织水肿。如果发现脑组织创面广泛渗血或出血,脑组织逐渐膨出,在排除脑内血肿发生后应意识到出现脑过度灌注现象。此时应镇静,请麻醉师将血压降到平均动脉压 70～80 mmHg 及行间歇性过度换气。手术者积极止血,逐步将每个出血点都止住。术后要求麻醉师平稳地给予缓慢苏醒,避免出现血压猛然升高、屏气、咳嗽或躁动用力。同时人工控制低血压维持 48 h 左右。手术后第 1～2 天,应 CT 随访。特别是患者出现意识改变或神经功能损伤加重时,应立即行 CT 检查,如果手术残腔有少量渗血伴严重脑水肿,有明显的占位效应,可采用去骨瓣减压术并加强脱水。是否手术清除残腔内的血肿应视出血多少来定。一般经过上述处理可以渡过危险,脱水剂应使用 2 周左右再逐渐减量到停用。

(2) 综合治疗

显微外科手术、血管内介入栓塞和立体定向放射外科治疗在脑 AVM 治疗中均已广泛地应用。但对于大型、巨大型 AVM 或位于重要结构、脑深部的病灶,单一的治疗方法较难达到理想的疗效。近年来,综合应用 2 种或 3 种治疗手段的研究显示,其可以明显地提高 AVM 的治愈率,降低致残率和死亡率。

1) 血管内介入栓塞加手术切除术:此 2 种方法的联合应用开展最广泛。Demeritt 等(1995)报告 2 组 Spetzler-Martin 法Ⅲ～Ⅴ级 AVM 患者的治疗研究,前组 89% 的患者采用氰基丙烯酸异丁酯(NBCA)栓塞加手术切除,后组 68% 的患者为单一手术切除。术后 1 周和长期随访的 GOS 评分表明,前组术前血管内介入栓塞可缩小 AVM 体积,术中出血亦少,有利于分离血管团和全切除。术前分次进行血管内栓塞对预防术中、术后发生脑过度灌注现象有较大的意义。一般认为,栓塞后 1～2 周手术最合适,而用 NBCA 栓塞发生血管再通,以 3 个月后为多见。因此,手术可适当延迟。目前栓塞材料 Onyx 的应用,在减少并发症和提高栓塞率等方面起很大的作用。对与血流动力学相关的动脉瘤或动静脉瘘等危险因素进行靶向栓塞,称为"靶点栓塞",可提高二期显微外科手术的安全性。

近年来,复合手术技术的出现使得 AVM,特别是高级别 AVM 的治疗安全性和治愈率大幅提高。开放手术和介入栓塞在同一平台、一期手术中结合,充分发挥了彼此的优势,弥补了对方的不足。一期手术不仅降低了麻醉风险,更重要的是,复合手术的 AVM 切除前栓塞目标只聚焦于深部或者手术不易控制的供血动脉,而不求畸形血管团内的长时间注胶,大大降低了粘管风险。即便粘管也可在后续的畸形血管团切除中加以解除。而深部供血动脉的栓塞控制极大地减少了术中出血,降低了切除难度,提高了切除效率。

2016 年 10 月至 2019 年 7 月,华山医院共完成高级别(SPC‑B、C 型)AVM 治疗共计 74 例(其中包括 4 例单纯栓塞),与传统的综合治疗策略相比,复合手术在治愈率方面更具优势(100% vs 97.7%);在功能保护方面,由于术中电生理监测、多模态影像融合(multimode image fusion, MIF)及术中唤醒麻醉等技术的应用,也显著优于传统外科手术(图 94‑11);同时,一期手术切除病灶,避免了栓塞后和射线起效期再次出血的风险。

2) 血管内介入栓塞加立体定向放射外科治疗:尽管对放射外科治疗前介入栓塞的价值存在争议,但许多报道认为介入加放射外科治疗的模式给高级别 AVM 的安全治愈带来可能。应用立体定向放射外科治疗,伽玛刀、X 刀、射波刀等治疗脑 AVM 具

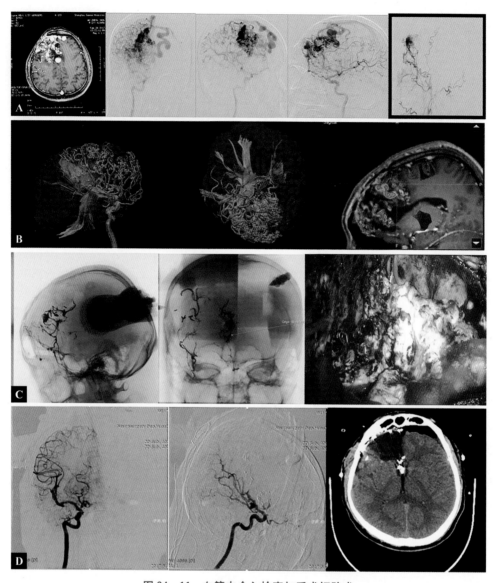

图 94-11 血管内介入栓塞加手术切除术

注:患者,男性,24 岁,主诉反复癫痫大发作 6 年。16 年前因自发性脑出血行血肿清除＋去骨瓣减压,3 年前在外院行介入栓塞及伽马刀治疗。A. 术前行头部 MRI 及 DSA 检查,诊断为右额高级别 AVM(S-M Ⅳ级); B. 复合手术室 DSA、DTI、BOLD 一站式 MIF 系统展示 AVM 的血管构筑及功能区的位置关系;C. 开颅前行再次栓塞,显示约 30％的畸形血管团(主要为深部供血)被栓塞,开颅后根据功能影像导航全切畸形血管团; D. 术中即刻复查 DSA,提示畸形血管团全切除;术后 CT 未见明显异常,患者无功能障碍痊愈。

有无创伤、风险小、住院时间短等优点。

根据国际伽玛刀治疗 AVM 的长期随访结果,Spetzler-Martin Ⅰ和Ⅱ级 AVM,伽玛刀治疗后 5 年的闭塞率为 84％～90％。当 AVM 的直径＜2 cm 时,闭塞率为 87％。位于丘脑基底节区的小体积 AVM,伽玛刀治疗后 5 年的闭塞率仅为 70％。

Mathis 等(1995)报道 24 例直径＞3 cm 的 AVM,血管内栓塞后放疗,2 年后随访 DSA,12 例(50％)病灶完全消失;而直径 2.7 cm 左右仅行放疗的 AVM,完全闭塞率为 28％。放疗前血管内栓塞可使 AVM 体积缩小,减少放射剂量,减轻周围脑组织的放射反应,可提高治愈率。血管内栓塞闭塞 AVM 并发的动脉瘤和伴发的大动静脉瘘,也可降低放疗观察期间再出血的风险。

华山医院神经外科从 1993 年引进伽玛刀到 2018 年底共治疗脑动静脉畸形 3 471 例,占伽玛刀治疗病例的 8.1%。笔者分析 1994—1995 年经伽玛刀治疗的资料完整的 72 例 AVM,其中,AVM 直径<3 cm 者 45 例,直径 3~6 cm 者 27 例,平均周边剂量 20.6 Gy。51 例行血管造影等影像学随访,AVM 完全闭塞率为 56.9%;体积<10 cm³,周边剂量>20 Gy 组完全闭塞率较高。头疼、癫痫的缓解率达 81.8%。6 例于伽玛刀治疗后发生自发性脑出血。分析结果表明,AVM 体积<10 cm³,位于功能区或部位深在的 AVM 适合伽玛刀治疗,周边剂量以 20~25 Gy 为宜。

Bose 在一项临床研究中纳入 185 例接受伽玛刀治疗的 AVM 患者,89 例归入保护引流静脉的试验组,96 例归入未保护引流静脉的对照组。前者的引流静脉放射剂量明显低于对照组;研究结果表明,试验组出现继发性神经功能障碍、颅内出血、放射性坏死或脑水肿的概率显著低于对照组;最后作者指出,脑 AVM 的伽玛刀治疗必须重视保护引流静脉。癫痫是颞叶 AVM 的常见症状,严重影响患者生活质量,控制癫痫是颞叶 AVM 的一大治疗目标。Ding 在一项研究中纳入 175 例接受放射外科治疗的颞叶 AVM 患者,其中 66 例治疗前有癫痫发作史,109 例无癫痫史。在 73 个月的中位随访期内,有癫痫史患者的癫痫控制率达 62.1%,无癫痫史患者术后出现癫痫的概率仅为 1.8%。研究结果表明放射外科治疗能控制颞叶 AVM 相关的癫痫,并且术后癫痫发生率低,因此对该类患者也应慎重使用预防性抗癫痫药。

华山医院神经外科 2007 年 12 月至 2019 年 6 月采用射波刀治疗脑 AVM 540 例,并对 2008—2011 年经射波刀治疗的 50 例脑 AVM 进行了完整随访,病灶体积 2.1~22 cm³,平均 7.8 cm³。其中,15 例为体积>10 cm³ 的大型 AVM。以 CT 和 MRI 定位扫描,10 例同用 3D 脑血管造影定位。射波刀照射范围包括 AVM 畸形血管团和部分引流静脉。对已经做过栓塞治疗的大型 AVM,照射范围包括 AVM 已栓塞、未栓塞部分和部分引流静脉。对引流静脉和 AVM 已栓塞部分的剂量适度降低。根据 AVM 的体积大小采取不同的照射次数,一般 1~3 次;体积<3 cm³,只照射 1 次。照射剂量 18~

28 Gy,平均 23 Gy。放疗后患者定期复查 MRI。射波刀治疗后 6 个月~1.5 年,3 例再次出血;治疗后 6 个月~1 年,20 例患者 MRI 检查显示有脑水肿,15 例临床症状加重需要脱水和激素治疗;其中 14 例恢复正常,1 例遗留瘫痪症状。MRI 和 DSA 复查表明 40 例(80%)AVM 基本闭塞,10 例病灶缩小但未闭塞。射波刀治疗栓塞后的大型 AVM,如果只照射未栓塞部分,很难完全闭塞。基底节区 AVM 经射波刀治疗后 1 年均出现脑水肿,经过高压氧治疗和对症治疗,症状改善。华山医院神经外科通过利用 DTI 技术显示神经传导束、降低照射剂量或间隔半年时间分阶段实施的策略,采用射波刀治疗功能区或复杂高级别 AVM,使治疗后脑水肿发生率大幅下降。并对射波刀单独或联合栓塞治疗的 43 例高级别 AVM(S－M Ⅲ～Ⅴ级、病灶平均体积 12.8 cm³ 或病灶位于基底节)进行了完整随访,治疗后 3 年完全闭塞率为 51%,栓塞联合射波刀治疗的闭塞率为 66%(图 94－12)。根据华山医院的经验,射波刀分次治疗额叶、枕叶小体积 AVM(<8 cm³),闭塞率高,脑水肿反应轻。

3) 立体定向放射外科(SRS)治疗加显微手术切除术:大型脑 AVM 亦可以将 SRS 治疗作为手术切除前的辅助治疗。放疗后,畸形血管团内血栓形成,体积缩小,血管数目减少,将高级别 AVM 转化为可手术切除的低级别 AVM,有利于手术操作,可提高手术成功率。而手术又将放疗无法闭塞的畸形血管团切除,提高治愈率。但是单次 SRS 的总放射剂量低,对于高级别 AVM 而言,降低手术风险的作用非常有限。而体积分割 SRS(VS－SRS)可以将畸形团分割为 2~3 个部分进行放疗,达到更高的放射剂量。Abla 团队报道一组病例在平均 2.7 次的 VS－SRS 后,患者的 S－M 分级、补充 S－M 分级和畸形血管团的体积均有不同程度的下降(从 4 级、7.1 级和 5.0 cm 分别下降至 2.5 级、5.6 级和 3.0 cm),大部分达到适合手术切除的指征,从 VS－SRS 至手术切除的时间间隔平均为 5.7 年。即便对于放射治疗后再出血或出现严重放射性反应的患者,手术治疗仍然可能将其治愈(图 94－13)。

4) 介入栓塞、放射外科和显微手术联合治疗:对于高级别 AVM,单一或者 2 种治疗模式无法治愈的患者,仍可以将 3 种治疗联合,分阶段治愈患者(图 94－14)。

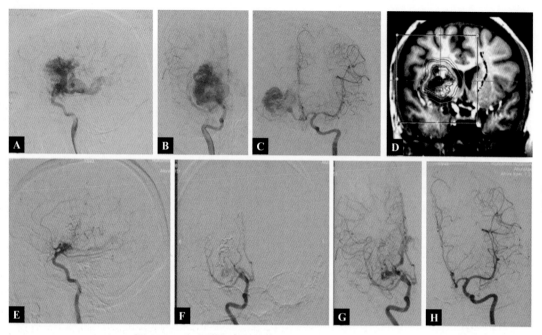

图94-12 血管内介入栓塞加立体定向放射外科治疗

注:患者,女性,31岁。因左侧肢体逐渐无力发现了右侧基底节区AVM,S-M V级,右侧大脑前动脉、大脑中动脉和左侧大脑前动脉参与供血(A～C)。首先接受血管内栓塞治疗,之后利用功能MRI的DTI显示神经传导束与AVM的关系(D),分次射波刀治疗(3次照射,每天照射1次,中间休息1 d),照射剂量22.5 Gy/3次。联合治疗后,没有出现明显脑水肿,患者左侧肢体肌力逐步恢复正常。3年后复查DSA显示AVM缩小了90%(E～H)。患者继续观察随访中。

94.8.4 术后并发症及处理

(1) 显微手术并发症

1) 出血:术后出血的原因包括畸形血管团残留、NPPB、止血不彻底等。大型AVM术后残留率超过10%,因而术中对于可能残留病灶的仔细探查非常重要,尤其是对深部和脑室壁病灶的探查。所有动脉化的引流静脉颜色转为深色或已切除,是畸形血管团切除完全的重要标志。随着复合手术的出现,术中造影是病灶切除完全的金标准。一旦术后出血,均主张进行DSA复查,发现残留应尽早再次手术切除。

2) 癫痫:部分患者术前伴有癫痫,术后脑水肿、血流动力学重塑均为癫痫的原因。术后抗癫痫药物预防性使用,术前和围手术期伴有癫痫发作的患者,主张抗癫痫药物使用至术后1年以上。

3) 供血动脉残端闭塞:相对比较少见,常发生于老年患者,造成脑缺血。术后应加强观察,权衡止血药和脱水剂的使用。

4) 血管痉挛:发生率低于动脉瘤手术,多见于同时处理的伴发动脉瘤病例。有学者主张术后常规使用钙离子通道拮抗剂。

(2) 介入治疗并发症

最严重的并发症是术中出血,常由于微导管刺破血管、粘管后强行撤管、引流静脉栓塞后静脉高压出血。报道的栓塞致脑内出血发生率高达2%～12.5%。出血致残和致死率为7.6%和1.6%。术中精细和准确操作是降低出血并发症的关键。近年来,可脱卸微导管的使用显著降低了粘管引起的出血并发症。

(3) 放射外科治疗并发症

再出血和严重放疗反应是两大主要治疗失败原因。放射治疗后再出血需尽早进行DSA评估,对于病灶级别降低,适合手术的患者可以采取手术切除。严重放射反应主要表现为放射性脑坏死和囊性变。前者可以采用肾上腺皮质激素或者贝伐单抗治疗,如仍有进展可手术切除;严重囊性变可实施囊肿开窗或者引流术。笔者统计2000—2015年华山医院救治的共计44例伽马刀术后放射性坏死或伽马刀

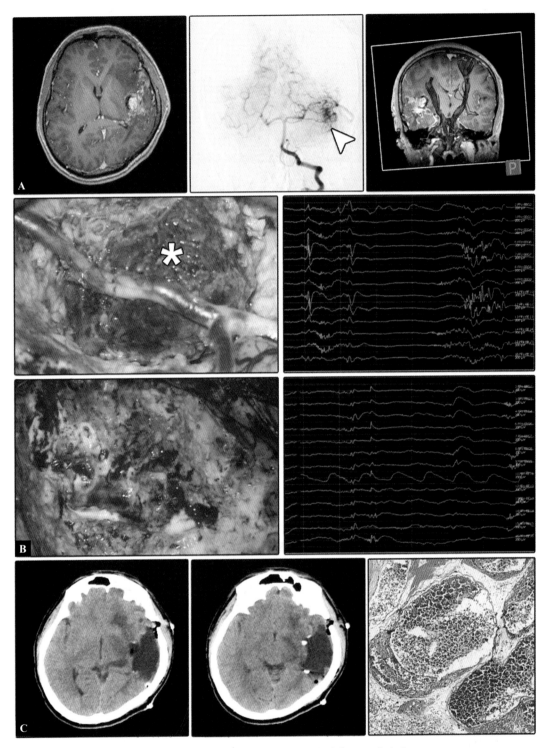

图 94-13　左岛叶后侧裂 AVM 经多次伽马刀治疗后

注：A. MRI 显示病灶位于左后侧裂；全脑血管造影发现畸形血管团大部闭塞、少量残留（箭头）；DTI 重建提示病灶与锥体
束关系密切。B. 患者术中图片见病灶呈血管瘤样改变（＊），血供一般，病灶全切除；术中全程电生理 MEP 监测稳定。
C. 术后 CT 显示病灶全切；病理报告提示血管瘤样改变。

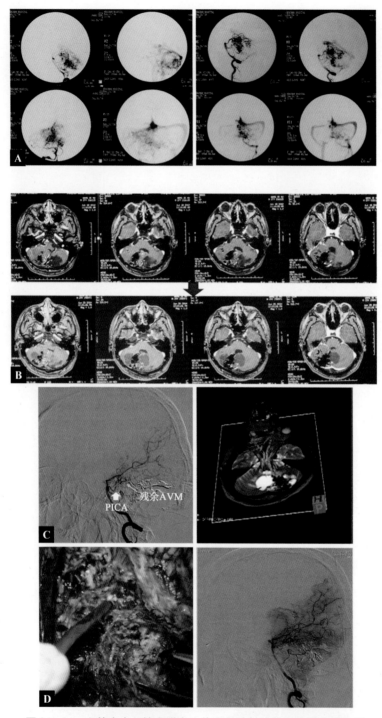

图 94 - 14　血管内介入栓塞联合立体定向放射外科及显微外科治疗

注：患者，男性，28 岁。2004 年 3 次接受 Onyx 栓塞治疗，2005、2006 年 2 次接受伽马刀治疗，此次因剧烈头痛呕吐、行走不稳 20 d 入院。诊断：小脑 AVM 栓塞术后残留伴放射性坏死。A. 患者伽马刀治疗前进行栓塞治疗，左图为栓塞前造影图像，右图为栓塞后造影图像。B. 患者经伽马刀治疗后发生放射性坏死及囊性变，上图为患者开始出现症状时，2 年后病变区域逐渐扩大如下图所示。C. 术前复查造影见少量畸形血管团残留；MRI 结构相与 DTI 锥体束融合。D. 手术全切病灶（左），术后复查造影（右），患者术后存在轻度共济失调。

后再出血的 AVM 患者。药物治疗、随访观察、Ommaya 植入术及开颅手术切除均适用于放射性改变(RIC)的治疗。通过 6 个月的 MRI 随访，观察患者病变区域的囊肿是否进行性增大。无增强结节的患者可以通过植入 Ommaya 引流的方式快速减轻临床症状，通过激素及贝伐单抗等药物的治疗，部分患者的囊变可因此而自然消退。对于发现伴随增强结节的囊肿、持续增大并产生占位效应的患者，则需要选择开颅手术完整切除病灶。

（秦智勇　廖煜君　朱　巍）

参考文献

[1] 史玉泉，陈衔城. 脑动静脉畸形分级标准的建议[J]. 中华神经精神科杂志，1984，17(2)：65－68.

[2] 秦智勇，廖煜君，朱巍. 脑动静脉畸形[M]//周良辅. 现代神经外科学. 2 版. 上海：复旦大学出版社，2015：1065－1074.

[3] CHAN D Y C, CHAN D T M, ZHU C X L, et al. Awake craniotomy for excision of arteriovenous malformations? A qualitative comparison study with stereotactic radiosurgery [J]. J Clin Neurosci, 2018, 51：52－56.

[4] CHUI J, NIAZI B, VENKATRAGHAVAN L, et al. Postoperative hemodynamic management in patients undergoing resection of cerebral arteriovenousmalformations：a retrospective study [J]. J Clin Neurosci, 2020, 72：151－157.

[5] DERDEYN C P, ZIPFEL G J, ALBUQUERQUE F C, et al. Management of brain arteriovenous malformations：a scientific statement for healthcare professionals from the American Heart Association/American Stroke Association [J]. Stroke, 2017, 8(8)：200－224.

[6] EL-SHEHABY A M N, REDA W A, KARIM K M A, et al. Volume-staged gamma knife radiosurgery for large brain arteriovenous malformation [J]. World Neurosurg, 2019, 132：604－612.

[7] FLEMMING K D, BROWN R D JR. Epidemiology and natural history of intracranial vascular malformations [M]//WINN H R. Youmans and Winn neurological surgery. 7th ed. Philadelphia：Elsevier, 2017：3446－3463.

[8] GAVIN C G, KITCHEN N D. Pathobiology of true arteriovenous malformations [M]//WINN H R. Youmans and Winn neurological surgery. 7th ed.

Philadelphia：Elsevier, 2017：3434－3445.

[9] GERMANÒ A, RAFFA G, CONTI A, et al. Modern treatment of brain arteriovenous malformations using preoperative planning based on navigated transcranial magnetic stimulation：a revisitation of the concept of eloquence [J]. World Neurosurg, 2019, 131：371－384.

[10] GHALI M G Z, KAN P, BRITZ G W, et al. Curative embolization of arteriovenous malfo-rmations [J]. World Neurosurg, 2019, 129：467－486.

[11] GUPTA R, MOORE J M, AMORIN A, et al. Long-term follow up data on difficult to treat intracranial arteriovenous malformations treated with the CyberKnife [J]. J Clin Neurosci, 2019, 61：120－123.

[12] JIAO Y, WU J, CHEN X, et al. Spetzler-Martin grade Ⅳ and Ⅴ arteriovenous malformations：treatment outcomes and risk factors for negative outcomes after surgical resection [J]. J Clin Neurosci, 2019, 61：166－173.

[13] LAWTON M T, KIM H, MCCULLOCH C E, et al. A supplementary grading scale for selecting patients with brain arteriovenous malformations for surgery [J]. Neurosurgery, 2010, 66(4)：702－713.

[14] LV X, WANG G. Review of de novo cerebral arteriovenous malformation：haemorrhage risk, treatment approaches and outcomes [J]. Neuroradiology, 2018, 31(3)：224－229.

[15] MOHR J P, PARIDES M K, STAPF C, et al. International ARUBA investigators. Medical management with or without interventional therapy for unruptured brain arteriovenous malformations (ARUBA)：a multicenter, non-blinded, randomized trial [J]. Lancet, 2014, 383(9917)：614－621.

[16] OSBUN J W, REYNOLDS M R, BARROW D L, et al. Arteriovenous malformations：epidemiology, clinical presentation, and diagnostic evaluation [J]. Handb Clin Neurol, 2017, 143：25－29.

[17] QUAN K, TANG X, SONG J, et al. Salvage therapy for brain arteriovenous malformations after failure of gamma knife stereotactic radiosurgery [J]. World Neurosurg, 2018, 110：E942－E951.

[18] SPETZLER R F, PONCE F A. A 3-tier classification of cerebral arteriovenous malformations [J]. J Neurosurg, 2011, 114(3)：842－849.

[19] TASIOU A, TZEREFOS C, ALLEYNE C H, et al. Arteriovenous malformations：congenital or acquired lesions [J]. World Neurosurg, 2020, 134：799－807.

[20] TODNEM N，WARD A，NAHHAS M，et al. A retrospective cohort analysis of hemorrhagic arteriovenous malformations treated with combined endovascular embolization and gamma knife stereotactic radiosurgery [J]. World Neurosurg，2019，122：713 –

722.

[21] ZHU D，LI Z，ZHANG Y X，et al. Gamma knife surgery with and without embolization for cerebral arteriovenous malformations：a systematic review and meta-analysis [J]. J Clin Neurosci，2018，56：67 – 73.

95 隐匿性血管畸形

　　隐匿性血管畸形(cryptic vascular malformations)是指除脑动静脉畸形外的相对比较隐匿的脑血管畸形,包括海绵状血管瘤(cavernous angiomas,CA)、毛细血管扩张症(capillary telangiectasias)及静脉血管畸形。除静脉畸形有特征性的表现外,它们在脑血管造影中通常不显影。隐匿性血管畸形具有以下主要特征:①年轻人易发病;②多无诱发因素,如外伤、高血压或血液病等;③脑出血或癫痫是常见表现;④出血部位多见于脑深部白质、脑室、脑干;⑤血管造影可呈阴性。

95.1　海绵状血管瘤

　　海绵状血管瘤又称海绵状血管畸形(cavernous malformation,CM),因其外表形态似海绵,故得其名。随着 MRI 的运用,海绵状血管瘤成为临床上神经外科最常见的血管畸形之一。在华山医院神经病理科所统计的 2018 年手术治疗的颅内良性病变中,海绵状血管瘤仅次于垂体瘤和脑膜瘤,排名第三,在250 例左右。对该病的流行病学、病因、临床表现、自然史更深层次的认识才能指导临床上合理的诊治。

95.1.1　流行病学

　　综合 1984 年以来大组尸检资料(52 435 例),海绵状血管瘤发现率为 0.34％～0.53％,平均为0.47％,在脑血管畸形中的比例为 5％～15％。虽然临床上发病年龄多见于 20～50 岁,但其实多在儿童阶段,甚至更早期就有症状发生。

　　海绵状血管瘤呈现两种发病形式:散发性和家族性。散发性多表现为单个病例和单个病灶。家族性多表现为多个病灶和多个病例,有遗传倾向,目前常见的遗传方式符合染色体显性遗传。

95.1.2　病因

　　遗传易感性是家族性海绵状血管瘤发病的重要学说。20 世纪 90 年代,位于 7 号染色体长臂的

CCM1 基因在一个西班牙裔家族中被发现标志着海绵状血管瘤的基因研究进入新的时代。经过对许多家族性海绵状血管瘤的探索,3 个主要的基因被标记出来,分别被命名为 CCM1/KRIT1、CCM2/MGC4607 和 CCM3/PDCD10。CCM2 位于 7 号染色体断臂,CCM3 位于 3 号染色体长臂。目前在被检测出来的家族性海绵状血管瘤的基因中,CCM1/CCM2/CCM3 及其变异占到总数的 70%～80%。华山医院(2005)通过对一个多发海绵状血管瘤家系中 21 位成员的分析及测序,鉴定出一个新的位于 CCM1 上的突变位点(1292delAT)。目前海绵状血管瘤发病机制研究的热点从 CCM 基因家族转变到 EntMT。随着对各种机制的深入研究(Kahn,2016)及各类动物模型的建立,一些潜在性药物正在被研发(Abdelilah-Seyfried,2018)。

其他诱因,如常规放疗、病毒感染、外伤、手术、出血后血管性反应均被认为可能诱导海绵状血管瘤的发生,特别是儿童由放疗诱发的海绵状血管瘤比一般人群高 6 倍。

95.1.3 病理

大体上,海绵状血管瘤为边缘清楚的紫红色桑葚样病灶,从数毫米到数厘米不等,尸检病灶平均直径为 4.9 cm(Otten,1989),外科手术标本平均直径 2.2 cm(Yasagil,1988),与 AVM 不同的是海绵状血管瘤无高流量或扩张的供应动脉和引流静脉。质地可软或硬,取决于其内的含血血管、血栓、钙化和骨化成分。周边脑组织常胶质增生,有含铁血黄素沉着。光学显微镜下海绵状血管瘤由缺乏肌层和弹性纤维的大小不等的海绵状血管窦组成。血管间只有少量的结缔组织,而无脑组织是海绵状血管瘤病理学特点。血管管腔大小不等,内壁为一层扁平的内皮细胞,无基膜;病灶内可见玻璃样变、钙化、囊变、胆固醇结晶、不同阶段的出血。血管壁可有玻璃样变及增厚。病灶周围存在大量含铁血黄素沉着。提示病灶曾发生多次隐性出血。病灶周围脑组织胶质增生。

95.1.4 临床表现

癫痫和出血是临床上发现该病最常见的临床症状。随着现代人就医意识的增强,因各种原因就诊而偶然发现的无临床症状的海绵状血管瘤的比例逐渐增高。

(1) 无症状

轻微头痛可能是唯一主诉。常因此或其他原因或体检做影像学检查而发现本病。此外,家族性多发海绵状血管瘤的患者,尽管颅内存在多个病灶,但仍有 40% 的患者无明显临床症状。

(2) 出血

从尸检、手术标本或影像学常可发现病灶内有不同阶段的出血(图 95-1 A、B),然而在血流动力学上,海绵状血管瘤属于低压、低流量的血管畸形,因此它的出血一般很少突破囊壁,在周边脑组织形成所谓的"大出血"(图 95-1 C～E),其导致结果为压迫或推移周边脑组织而不像恶性肿瘤侵袭脑组织。少数病例报道为海绵状血管瘤出血引起的硬脑膜下血肿。从临床症状上,出血可不伴有明显症状,或伴有头痛、意识障碍、急性/亚急性神经功能缺损和癫痫等症状。为了更规范地研究海绵状血管瘤的自然史及预后因素,Al-Shahi(2008)建议对海绵状血管瘤患者的出血进行如下定义:急性(亚急性)的临床症状[包括头痛、癫痫发作、意识障碍、新发(加重)的局灶神经功能障碍]联合以下 1 种或数种出血的证据(包括病理、放射、术中所见或仅仅有脑脊液生化检测)证实有新发的病灶内(外)的出血。该定义排除了海绵状血管瘤直径增大而无出血证据及含铁血黄素环的出现这两种情况。

(3) 癫痫

可表现各种形式的癫痫。海绵状血管瘤较发生于相同部位的其他病灶更易发生癫痫。原因可能是海绵状血管瘤对邻近脑组织的机械作用(缺血、压迫)及继发于血液漏出等营养障碍,病灶周边脑组织常因含铁血黄素沉着、胶质增生或钙化成为致痫灶(图 95-2)。其中约 40% 为难治性癫痫。癫痫的发作或加重,可能与病灶急性/亚急性的出血相关。

(4) 局灶性神经功能障碍

脑实质深部(基底节、脑干、丘脑)及脑实质外(海绵窦、脑神经)的海绵状血管瘤常引起的临床症状。这是因为这些部位包含重要的神经、传导束及其核团,海绵状血管瘤的出血刺激(即使少量出血)或机械压迫都可能引起相应的急性神经功能障碍。当血肿吸收和机化后,症状逐渐缓解。值得注意的是,深部海绵状血管瘤的不同部位,引起的症状不尽相同,尤其是脑桥海绵状血管瘤。往往病灶很大,但症状很轻微或无症状。这是因为脑桥内有很多足够的空间允许上行(下行)传导束受到海绵状血管瘤的压迫而不受损伤(图 95-3)。

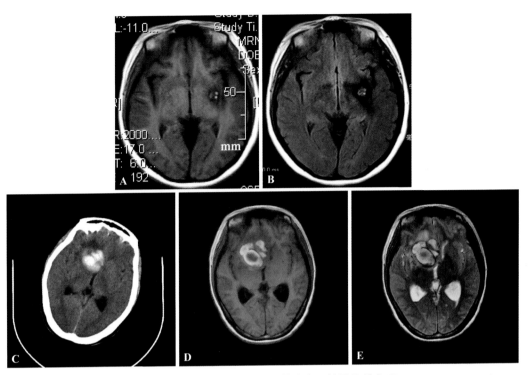

图 95 - 1 不同时期海绵状血管瘤出血的影像学表现

注:A(T_1W)、B(FLAIR)显示左侧基底节混杂信号,为不同时期的出血,C(CT)、D(T_1W)、E(T_2W)显示右基底节血肿,伴局部轻度水肿。

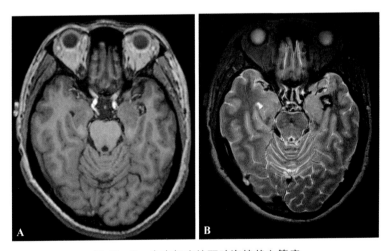

图 95 - 2 癫痫起病的颞叶海绵状血管瘤

注:患者,女性,44 岁。主诉发作性似曾相识感伴发冷 6 个月,发作次数频繁,每天至少 5 次,严重影响生活质量,临床考虑为颞叶性癫痫,在 EEG 病灶定位和监测下全切除肿瘤。术后患者症状发作次数显著减少。

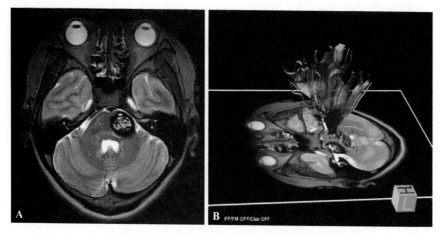

图 95 - 3 脑干海绵状血管瘤的占位效应

注:患者,女性,25 岁。主诉为头痛 10 余年,近半年偶发耳鸣和复视。神经系统体检除了双侧锥体束征可疑阳性外,余无明显阳性体征。T_2WI(A)表现为脑桥背外侧典型的海绵状血管瘤;DTI(B)表现为传导束位于病灶内侧,受到压迫,无明显受损。术后患者恢复良好。

95.1.5 影像学表现

(1) MRI 检查

MRI 检查是诊断海绵状血管瘤最主要的影像学手段。典型的 MRI(见图 95 - 1 A、B,95 - 3 A)表现:在 MRI T_1、FLARI 和 T_2W 图像上,海绵状血管瘤表现为中央呈网状混杂信号的核心(不同时期出血及其产物),周围为低信号环(含铁血黄素沉着)。新近出血者,病灶周围脑组织可有水肿。然而随着 MRI 技术的发展,更高场强和更多 MRI 序列在临床上的运用,海绵状血管瘤的诊治得到惊人的发展。目前通过影像学和病理学特征联合起来,把海绵状血管瘤病灶分成 4 个类型。

1) Ⅰ类:出血急性型(<3 周),T_1WI 呈高信号,T_2WI 呈高或低信号的病灶(取决于正铁血红蛋白的比例),伴局灶水肿;亚急性型(3~6 周),T_1WI、FLAIR 病灶中心呈高信号,伴周边低信号带(见图 95 - 1)。

2) Ⅱ类:MRI T_1WI 和 T_2WI 表现为中央呈网状混杂信号的核心,周围为低信号环,为典型的海绵状血管瘤的 MRI 表现(见图 95 - 1 A、B,95 - 3 A)。提示病灶处于活动期,可能伴随症状反复发作。

3) Ⅲ类:病灶的核心在 T_1WI 呈现等(低)信号,在 T_2/GRE(梯度回波)WI 呈现低信号,周边有低信号的晕圈。合并病灶内或周边有慢性陈旧性出血和含铁血黄素信号(图 95 - 4)。

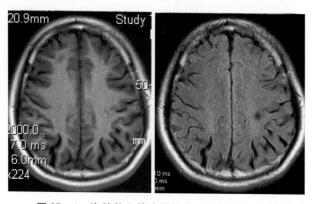

图 95 - 4 海绵状血管瘤慢性出血期的 MRI 表现

注:患者,男性,28 岁,主诉"发作性右侧肢体乏力半年",患者平均 2 个月发作 1 次,每次发作时间很短,数秒后恢复。予抗癫痫治疗后,随访 1 年未发作。

4) Ⅳ类：T_1W 和 T_2W 很难显示，在 T_2/GRE 或 SWI(敏感加权成像)序列呈现低信号的微小点状病灶。这提示是海绵状血管瘤处于早期阶段(图 95-5)。

上述分类中，Ⅰ和Ⅱ类最易再出血和引起相应症状。

既往认为增强 MRI 除了用于鉴别诊断脑肿瘤外，对海绵状血管瘤的诊疗价值不大。近来，随着高场强和高分辨率的图像系统生成，增强 MRI 能够清楚地观察到海绵状血管瘤是否伴随着静脉畸形(静脉发育性异常)。静脉发育性异常主要价值：①提示该患者为非基因遗传非家族性海绵状血管瘤患者。②提示神经外科医生术中注意避免损伤该静脉畸形，以免造成静脉性缺血或出血发生。

T_2/GRE(梯度回波)序列与常规的 T_2/SE(自旋回波)序列和 T_2/FSE(快速自旋回波)序列相比，由于含铁血黄素在 T_2/GRE(梯度回波)序列上能够表现为特征性的低信号，很长一段时间内，T_2/GRE(梯度回波)序列被推荐用于观察和诊断单发/多发、散发性/家族性海绵状血管瘤，具有很高的灵敏度(见图 95-4)。随着 SWI 出现后，T_2/GRE(梯度回波)序列更多用于显示静脉系统。

SWI 序列对铁离子及脱氧血红蛋白有着非常高的灵敏度，是目前唯一能够确定未出血海绵状血管瘤和毛细血管扩张病的影像学方法。通过数个临床研究分析，现在普遍认为 SWI 发现家族性海绵状血管瘤病灶数目的灵敏度高于 T_2/GRE(梯度回波)序列(图 95-6)。

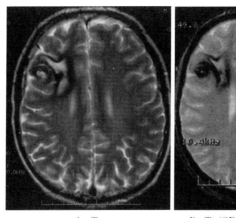

A. T_2 B. T_2/GRE(梯度回波)序列

图 95-5 Ⅳ类海绵状血管瘤(箭头所指)

注：右额病灶经手术切除，病理诊断为海绵状血管瘤，术前 MRI 除显示右额病灶，还见左顶深部有一异常信号(箭头所指)。

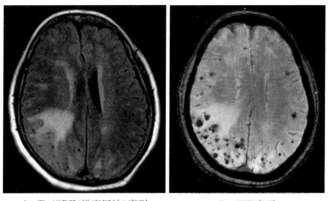

A. T_2/GRE(梯度回波)序列   B. SWI 序列

图 95-6 SWI 的应用

注：SWI 序列比 T_2/GRE(梯度回波)序列显示更多的海绵状血管瘤病灶。

DTI(弥散张量成像)/DTT(弥散张量纤维束成像)可定位颅内各种传导束与海绵状血管瘤的关系,有助于术中功能保护,及预测术后功能恢复情况(Cao,2018;Wang,2018)。

（2）CT检查

CT诊断价值不如MRI,但可作为MRI前的检查。表现为边界清楚的结节状病灶,略高或高密度或混杂密度,后者提示钙化、出血或囊变;很少表现为低密度。注射造影剂有轻度强化或不强化。

95.1.6　自然史

随着影像学在临床上的普及及长时间随访资料的积累,目前对海绵状血管瘤的自然病程有了深入的了解。

（1）出血

出血是海绵状血管瘤最主要的临床表现之一。一般情况下,其所造成的危险不如AVM出血那么严重。既往回顾性分析的数据提示,患者的年出血率为$1.3\%\sim2.3\%$,或每年每个病灶的出血率为0.1%。但回顾性数据分析有其局限性。各类前瞻性研究的数据提示,年出血率为$0\%\sim0.6\%$(偶然发现,无出血史)或$0.4\%\sim4.5\%$(有出血史),或0(浅表病灶)$\sim10.6\%$(脑干和基底节病灶)。肿瘤包膜外出血(出血在肿瘤外围)发生率高达25.2%。目前文献上报道的影响年出血率的因素有既往出血史、年龄、性别、妊娠与否、病灶大小、病灶部位、病灶数目等,目前公认确定的危险因素只有既往出血史(Gross,2017),而其他因素,如年龄、性别、妊娠与否、病灶大小、病灶部位、病灶数目等仍存在争议。有趣的是,Al-Shahi(2019)通过系统回顾和meta分析,发现使用抗血栓治疗(包括抗凝和抗血小板治疗)的海绵状血管瘤患者病灶出血率和致残率反而比需要用而未使用抗血栓治疗的海绵状血管瘤患者低(1/61 *vs* 29/239)。

（2）再次出血

重要部位(脑干、基底节等)的海绵状血管瘤再次出血所造成的急性神经功能缺损是目前临床上不可避免要面对的难题之一,也是直接决定手术的重要指征之一。Al-Shahi等对137例患者进行长时间随访,发现再次出血的年出血率随着距首次出血发生时间的延长逐渐递减,从首次出血后的第1年的19.8%逐渐递减到第5年的5.0%。有趣的是,再次出血率与性别相关(女性＞男性),而与病灶部

位不相关。此外,Lopez-Ramirez等(2019)通过对临床患者进行血浆采集和数据分析,发现血浆血栓调节蛋白(thrombomodulin)升高可能与再次出血相关,并且在小鼠模型上验证其可能的机制。

（3）癫痫

常是难治性癫痫。

95.1.7　治疗

海绵状血管瘤的治疗主要分为保守治疗、手术治疗、放射治疗。

（1）保守治疗

基于本病的自然史,对于无症状或仅有轻微头痛、癫痫控制良好、位于深部的未出血的病灶,建议保守治疗。保守治疗包括以下几点:

1) 定期随访头部MRI平扫[包括T_2/GRE(梯度回波)序列],观察病灶是否增大(出血),有否新发病灶。

2) 告知患者该病出血时可能产生的症状和有征兆尽快就诊。

3) 对有癫痫症状的患者,积极抗癫痫治疗,遵照癫痫治疗原则。

4) 对多发/家族性海绵状血管瘤的患者,建议其亲属筛查头部MRI。Apra等学者(2019)提出可以尝试使用普萘洛尔(心得安)治疗,可能减低出血率。对于散发的海绵状血管瘤患者,回顾性数据(Bervini,2018)提示普萘洛尔的使用对降低出血率无任何作用,一些小型临床试验在进行前瞻性的研究,笔者对普萘洛尔治疗方案不予置评。

（2）放射治疗

常规放疗无明显效果,同时有可能诱发海绵状血管瘤的发生,目前不推荐。

立体定向放射治疗(伽马刀、射波刀)对海绵状血管瘤疗效不是很确切。数个临床研究表明,放射治疗对海绵状血管瘤的作用只是降低再次出血的概率,无法跟手术全切后零再出血率相比。其对海绵状血管瘤引起的癫痫症状的疗效不确定,有文献报道对术后癫痫的控制率为$25\%\sim64.3\%$。最新的文献回顾系统分析(Al-Shahi,2019)表明,患者接受立体定向放射治疗后脑实质海绵状血管瘤的病死率、出血率、非出血性神经功能障碍与未接受治疗的患者相比,无显著性差异。

治疗指征主要有以下几点:

1) 保守治疗无效、且手术难以到达的脑实质深

部(基底节、丘脑、脑干等)的出血性海绵状血管瘤。

2) 术后残留。

3) 一部分脑实质外的海绵状血管瘤[如海绵窦海绵状血管瘤(CSHs)]。

4) 患者存在手术禁忌证或拒绝手术。

(3) 手术治疗

手术治疗是预防海绵状血管瘤再出血,达到切除病灶的零再出血率的治疗方案。在癫痫的控制上,文献报道大约80%左右的患者在进行全切手术后,癫痫症状消失。对于处于脑实质深部(脑干、丘脑、基底节、松果体区等)及脊髓髓内的海绵状血管瘤,外科手术本身具有较高的致残率,需对海绵状血管瘤病灶的特点(具体部位、是否凸向软脑膜或室管膜、是否具有占位效应、病灶的影像学特点等)进行个体化分析,权衡利弊后选择是否外科切除。

(4) 治疗策略

1) 轻微症状或偶然发现的无出血证据的海绵状血管瘤:根据海绵状血管瘤的自然史特点,病灶后5年内发生首次出血的累计概率为2.4%(95% CI 0~5.7%)。这个发生率比AVM出血的概率低,且海绵状血管瘤的第1次出血很少发生危及生命的事件。如果从单纯预防海绵状血管瘤出血的角度来进行治疗,需充分考虑手术所造成的可能后果及引起海绵状血管瘤出血的高危因素及其他因素。一个重要的因素是年龄,年龄越轻,累计的年出血率在其生命期内越高。另一个因素为性别,虽然目前对育龄女性妊娠是出血的高危因素仍存在争议,但是从临床考量,其仍被视为值得参考的高危因素之一。

病灶部位是另一个必须考虑的因素。功能区和脑实质深部的海绵状血管瘤,其出血可能会产生急性神经功能障碍,如偏瘫、失语、面瘫、感觉障碍等症状,这些神经功能障碍可能能完全恢复,可能不可逆。现代神经外科已经进入微创外科时代,神经导航能精准定位功能区的病灶,脑实质浅表部位(包括功能区)的海绵状血管瘤术后发生并发症(新发的神经功能障碍)已很少见。因此,根据风险-受益的原则,对年轻、病灶部位位于脑实质浅表(包括功能区)的无症状(轻微症状)患者,推荐手术治疗;对年轻、病灶部位位于脑实质深部但手术相对容易到达的无症状(轻微症状)患者(见图95-3),推荐手术治疗;对部位位于脑实质深部(脑干、丘脑、基底节)并且手术难以达到的无症状(轻微症状)患者,建议保守治疗,密切观察。

2) 脑实质浅表部位出血的海绵状血管瘤:由于海绵状血管瘤再次出血的年出血率随着距离首次出血发生的时间的延长而递减,因此,对进行性神经功能障碍或急性颅内压增高的患者需进行急诊手术。手术不仅解除神经压迫和降低颅内压,而且术中全切病灶能够预防再出血。对既往有明确的影像学资料且明确出血病灶是海绵状血管瘤的患者,在无明显手术禁忌证的情况下择期手术和早期手术。对于最初出血灶只是怀疑有海绵状血管瘤,可酌情进行以下处理。

A. 密切观察,病理证实是海绵状血管瘤者无须进一步处理,术后定期随访头部MRI以探查有无其他新发病灶。

B. 密切观察,急诊行其他诊断性检查(如血管造影)进一步明确出血病灶性质,怀疑海绵状血管瘤者可择期手术。

C. 密切观察,待血肿吸收后,再次行MRI检查明确病灶是否为海绵状血管瘤,怀疑海绵状血管瘤者建议择期手术。

3) 脑实质深部出血的海绵状血管瘤:脑实质深部包括脑干、丘脑和基底节(松果体区海绵状血管瘤在松果体区肿瘤章节里描述),这些部位主要包含重要的神经、传导束及其核团,这些部位的海绵状血管瘤的出血,往往引起各种症状的急性发生,并且很快推向高峰。而血肿吸收和机化后,症状可能得到缓解。但是随着病灶反复的出血,症状能够得到缓解的概率逐渐降低。再者,经过手术后,长期预后明显改善,且死亡率不高(Kalani,2019;Spetzler,2017)。因此对以下几种情况建议积极手术干预:

A. 病灶部位相对容易到达(手术入路的选择尽可能减少损伤正常脑组织、脑干病灶向外生长到达软脑膜表面)。

B. 反复出血(至少2次以上)。

C. 神经功能障碍快速(进行性)恶化。

D. 明显占位效应。

E. 海绵状血管瘤包膜外出血,这种情况往往很致命,笔者认为具有急诊手术的指征。

深部海绵状血管瘤手术的关键在于选择合适的手术入路。针对每个脑实质深部,特别是邻近重要功能核团或者传导束的海绵状血管瘤,术前功能MRI评估及计划、选择最佳手术入路、术中功能MRI导航和电生理监护等可显著降低术中损伤和术后神经功能障碍的发生(图95-7)。除了比较常

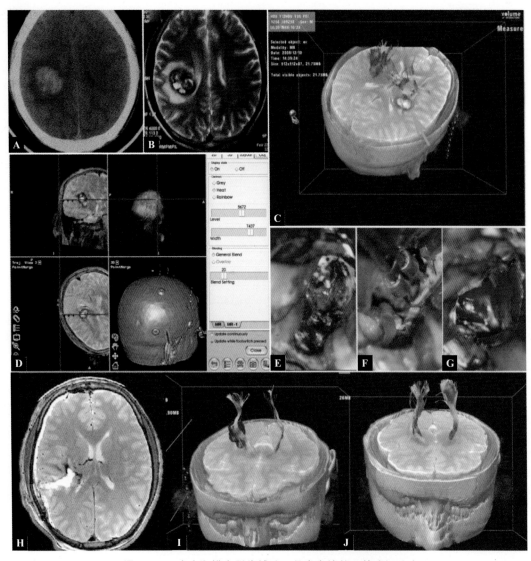

图 95-7 术中多模态影像辅助下Ⅱ类海绵状血管瘤切除术

注:患者,男性,23 岁,左侧肢体麻木 1 个月。CT、MRI 显示右侧基底节海绵状血管瘤(A~B);术前 T_2WI 与 DTI 融合,显示海绵状血管瘤与锥体术的位置关系,帮助选择手术入路(C);术中导航引导下寻找到海绵状血管瘤(D);术中皮质下刺激探查海绵状血管瘤周围锥体束的位置,避免损伤(E~G);术后 T_2WI 与 DTI 融合,显示病灶全切,锥体束未伤及(H~J)。

用的手术入路外,近年来陆续有报道选用一些不寻常的手术入路,如经鼻内镜切除脑干海绵状血管瘤、从对侧经胼胝体区入路切除基底节海绵状血管瘤、经胼胝体入路切除中脑海绵状血管瘤、从对侧经纹状体入路切除基底节海绵状血管瘤等。随着高清手术成像设备(高清神经内镜、外视镜)的进步以及对脑干及丘脑核团及传导束解剖的进一步认识,深部海绵状血管瘤的完整切除率及手术安全性得到显著提高。

4)癫痫起病的海绵状血管瘤:虽然经过外科手术全切后,大约 80% 以癫痫起病的海绵状血管瘤患者癫痫症状消失或得到改善。但由于外科手术本身具有风险,因此对药物治疗后能够良好控制的癫痫者海绵状血管瘤可保守治疗。对药物控制不佳、顽固性癫痫的海绵状血管瘤患者则推荐手术治疗。术前评估患者癫痫的状态很重要,通过 EEG 和其他一些检查,确定癫痫病灶部位是否和 MRI 上的海绵状血管瘤的病灶部位符合。术中电生理检测(见图 95-2)、尽可能切除海绵状血管瘤周边的含铁血黄素圈有助于对术后癫痫的控制。文献报道提示术后癫痫得到控制的有利因素如下：

A. 手术病灶及其周围含铁血黄素的切除程度。

B. 癫痫病程小于1～2年。

C. 术前癫痫发作频率（只有1次或数次发作）。

D. 病灶小于1.5cm。

其他因素，如病灶部位、年龄和性别目前还没有发现与术后癫痫控制的关系。对幕上位置较深、手术不易到达的海绵状血管瘤可以尝试行放射外科治疗。近来放射热疗（stereotactic laser ablation）是个热点，对癫痫起病的海绵状血管瘤患者在行安全性和有效性评估（Gross，2019）。

5）多发病灶的海绵状血管瘤：对多发海绵状血管瘤病灶治疗的根本目的是切除有症状（出血或癫痫）的责任病灶。

在影像学上常看到其中一个特别大、多次出血或部位与患者症状（体征）一致的责任病灶（图95-8）。在不增加手术风险的情况下，可把责任病灶及其周围的海绵状血管瘤一起切除。然而对癫痫起病的多发病灶海绵状血管瘤的治疗一直存在难题：其一，很难精准地确定癫痫病灶（即使通过EEG等技术检测癫痫病灶）；其二，癫痫责任病灶与该患者影像学上明显的、有出血危险的无症状病灶往往不一致。

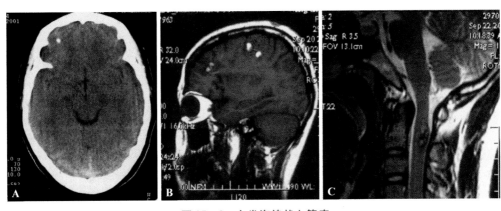

图 95-8 多发海绵状血管瘤

注：患者，女性，36岁。因"突发剧烈头痛1次"入院，CT检查提示右额点状高密度灶（A），头部MRI（B）和脊髓MRI（C）发现多发病灶，行右额病灶切除术，术后病理证实为海绵状血管瘤。

因此，应严格和谨慎制订多发海绵状血管瘤的手术指征，根据风险-受益原则慎重考虑。临床上保守治疗为主，需要严密随访头部MRI，注意增大的病灶、有出血倾向的病灶和新发病灶。

6）脑实质外的海绵状血管瘤：

A. CSHs和海绵状血管畸形：均由被单层内皮细胞围绕的血窦构成，以往认为属同一种病理疾病，但近期研究发现两者的生物学特性有所差异。CSHs极少出血，呈缓慢膨胀性生长，表现海绵窦压迫症状，目前更倾向于是一种良性肿瘤性病变。

a. 临床表现：CSHs起源于海绵窦内脉管系统，膨胀性扩张，一般无出血或囊变。肿瘤生长缓慢，因而临床上起病隐袭，进展缓慢，常在中老年发现。由于早期症状缺乏特征性，就诊时病灶常为大型或巨大型，出现视神经、动眼神经、滑车神经、三叉神经、展神经功能障碍和海绵窦压迫症状，如头痛、视力减退、复视、眼球突出、眼睑下垂、面部麻木、外展和动眼神经麻痹等，部分患者以癫痫发作为首发症状。该病女性多见，无遗传倾向。症状常在孕期加重，分娩后减轻，可能与雌、孕、促性腺激素水平有关。Ohata认为血压增高后肿瘤包膜张力增高，也可导致症状暂时加重。

b. 影像学表现：与其他海绵窦内肿瘤难以鉴别，早期文献报告术前误诊率为40％左右，华山医院为38.9％。近来，随着对该病的认识增加，误诊率有所下降，目前在10％～20％。而CSHs的影像学诊断对选择放射外科或开颅手术、选取手术入路、设计放射等剂量曲线和边缘剂量来说都是必不可少的。华山医院通过回顾性分析2006年1月至2009年12月133例海绵窦病变的影像学特征（图95-9），提出 T_2WI 的超高信号、信号均一、哑铃样外形和鞍

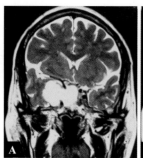
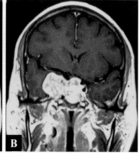
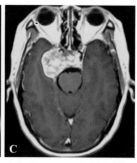

图 95 - 9　CSHs 的特征性改变

注：A. T$_2$WI 呈超高信号，哑铃样或者尖嘴样鞍区浸润；B. 冠状位 T$_1$WI 增强明显；C. 轴状位 T$_1$WI 增强显著。

区浸润等影像学特点。当四者同时作为 CSHs 的诊断标准时，灵敏度为 87.5％，特异度 96.3％，准确度为 94.7％。

c. 分类：CSHs 可分为海绵型和桑葚型两类。海绵型基质少，血窦多，切开后出血汹涌，难以控制。可通过压迫瘤体、电凝包膜使瘤体收缩，全身降压或阻断供血动脉使包膜张力下降，利于肿瘤整块全切。桑葚型质地偏向于实质性肿瘤，压迫、降压或电凝肿瘤包膜后皱缩不明显。应分离肿瘤边界，完整摘除肿瘤。

d. 治疗：手术治疗和放射外科治疗是目前最主要的治疗手段，随着对该病的深入研究及立体定向放射外科技术的成熟，目前该病的治疗策略从传统的外科手术治疗逐渐过渡到放射外科治疗。

Ⅰ. 手术治疗：海绵窦内肿瘤采用硬脑膜外入路能够充分暴露其内神经、血管，可早期截断脑膜垂体干来源的肿瘤血供，术野出血不会污染蛛网膜下腔，并可避免牺牲颞叶回流静脉，因而优于硬脑膜下入路。对 CSHs 尤为如此。华山医院回顾性分析 1996 年 1 月至 2010 年 6 月 CSHs 患者共 75 例，其中手术者 53 例，选择硬脑膜外入路者 40 例，肿瘤全切除率为 85.0％（图 95 - 10），术后远期 KPS 优于术前；而硬脑膜下入路全切除率仅为 15.4％，术后症状加重。

尽管如此，仍有术中出血之虞。早期曾采用术

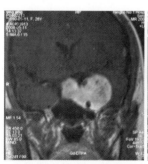
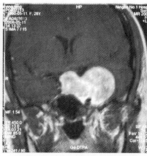
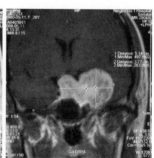

A. 手术前

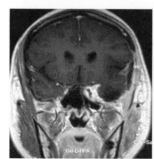
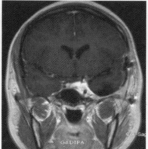
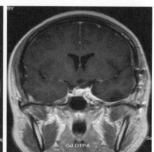

B. 手术后

图 95 - 10　CSHs 肿瘤全切除手术

前栓塞、术中控制性降压和亚低温脑保护、颈内动脉(ICA)暴露等方法控制出血,术中出血平均达1 700 ml,术后输血1 416.6 ml。现今可采用自体血回输、ICA球囊阻断等技术提高手术的安全性。

手术中,由于肿瘤体积大、位置深、血供丰富、包绕ICA,因而强调要将海绵窦外侧壁外层完全翻起,充分显露三叉神经半月结,并在此基础上充分游离三叉神经分支,以便从三叉神经分支间隙或Parkinson三角进入海绵窦。当肿瘤巨大时,可全身降压或用双极电凝假包膜,使肿瘤皱缩,以利游离。术中应设法找到肿瘤的主要供血动脉——脑膜垂体干,它通常位于肿瘤后内侧或前内侧间隙,用双极电凝后切断,可显著减少肿瘤的张力和出血,利于进一步分离肿瘤边界。

目前,手术局限性主要在于鞍区肿瘤残留和外展麻痹。肿瘤长入鞍区时,可沿肿瘤生长通路将其小心游离、牵拉,但因视角欠佳,肿瘤质地较软,阻力较大时易形成断端,残留鞍区肿瘤。展神经穿经海绵窦内,若为肿瘤包绕,术后常见外展麻痹,部分展神经仅被推挤,术后功能可保留。

Ⅱ. **放射外科治疗**:早期由于CSHs全切率低,部分患者仅作活检,常有患者需行术后放疗,其治疗效果却超出预期。随着伽玛刀、射波刀的出现,放疗损伤减轻,而肿瘤控制效果进一步改善。放射外科从手术的辅助治疗措施,逐渐变为首选治疗方法,尤

其是年老体弱而瘤体较小者。

1999年首先报道了1例术后残留的CSHs,经伽玛刀治疗后瘤体缩小,且无脑神经损伤症状。Thompson、Kida和Peker等也有类似报道。华山医院资料中,6例CSHs接受伽马刀治疗,平均随访54个月,均明显缩小。在此过程中,笔者采用的周边剂量逐步下降,但是同样有效。早期组有1例在伽玛刀治疗后3个月手术,病理见CSHs内血栓形成,血管周围大量胶原增生,这可能是解释手术中出血少的原因;同时表明伽玛刀能够闭塞CSHs内血窦,缩小肿瘤。

视神经属放射易损器官,较大CSHs采用伽玛刀治疗仍有损伤视神经之虞。据统计,10~12 Gy辐射量引起放射相关性视神经损伤发生率低于2%。射波刀作为一种分次放疗的治疗方式,在治疗大型或巨大CSHs时可将周边辐射剂量减少到10 Gy或者更小。笔者采用总量21 Gy,分3次给予,这可以使治疗更加合理规范,剂量梯度更加平均。华山医院资料中大型CSHs 4例,巨大型3例,随访7~36个月,未发现视神经放射性损害,肿瘤近期控制效果良好。

目前放射外科治疗策略:对于较小的CSHs,用放射外科治疗可以很好地控制肿瘤生长,术后的神经功能恢复亦优于手术;对较大的病灶,分次射波刀治疗近期效果良好,远期效果尚有待观察。

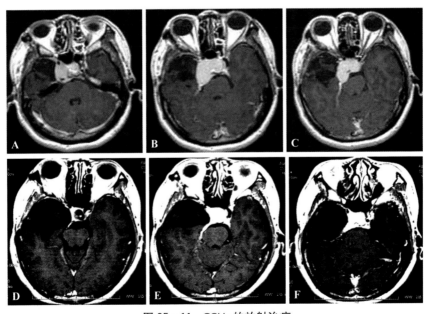

图 95-11 CSHs 的放射治疗
注:CSHs大部切除术后(A～C)及伽玛刀辅助治疗后1年复查,病灶基本消失(E～F)。

B. 其他部位：多为个案报道，有眼眶内、视神经和视交叉、内听道、小脑幕等。诊断和治疗同一般海绵状血管瘤，由于生长部位特殊，多以手术为主。

C. 与其他脑瘤共生或长在其他脑瘤内：后者有神经鞘瘤、神经节细胞瘤、间变性星形细胞瘤、少突胶质瘤等，可位于脑桥小脑三角、大脑半球、鞍旁、脑神经、椎管内等。诊断较困难，除要想到本病可能性外，主要依靠手术和病理检查。

7) 脊髓髓内海绵状血管瘤：比较少见。Goyal (2019)对107例患者经常长时间的随访，发现年出血率为5.5%。危险因素主要有：①已经出现临床症状；②血管瘤体积较大；③既往出血史。其中独立危险因素只有已经出现临床症状，所以对这部分患者建议积极手术，而且术后长期预后较好(Steinberg, 2018)，国内宣武医院(2019)的数据为2.8%。值得注意的是，儿童脊髓髓内海绵状血管瘤年出血率及再次出血的概率分别为8.2%和30.7%，远高于成人，致残率极高，因此建议积极手术干预。

95.1.8　预后及随访

海绵状血管瘤总体预后良好，随访是很重要的。手术切除只能预防手术区海绵状血管瘤的出血和控制癫痫，然而长期随访的结果显示，即使没有家族性基因存在，手术区外的其他地方海绵状血管瘤病灶形成的现象也是很常见的。

95.2　毛细血管扩张症

毛细血管扩张症又称毛细血管畸形，既往认为是一种少见的临床血管畸形。近来随着头部MRI技术的发展，在临床上的发现率有所增高。由于绝大多数的毛细血管扩张症病灶没有明显的供血动脉和异常的引流静脉，故在脑血管造影上不显影。

95.2.1　流行病学

根据大宗的尸检结果，估计其发生率大约为0.3%。Oslser-Weber-Rendu综合征（遗传性出血性毛细血管扩张症）为常染色体显性遗传病，发生率为1/10万～2/10万，临床表现为皮肤及主要脏器多发性毛细血管扩张，可伴有呼吸道和脑AVM或瘘。患者出生时正常，20～30岁起发病。

95.2.2　病因

单发的毛细血管扩张病因不明，目前认为是先天性疾病，根据组织胚胎学推断可能在妊娠第2个月由于脑毛细血管退化定位错误引起。也有认为可能在伴随海绵状血管瘤的增大过程中产生。

95.2.3　病理和病理生理

经典的组织学表现，病灶一般为淡粉红色（甲醛固定后为暗褐色，似出血斑点）。体积一般较小(<1 cm)，偶见个案报道大型的毛细血管扩张（直径5 cm）。其本质是脑实质内一堆扩张、扭曲的毛细血管畸形，显微镜下可见神经组织内有许多细小、扩张，且由大小不一的薄壁毛细血管组成，只有1层内膜细胞，未见明显的弹力纤维及平滑肌组织。其引流静脉扩张，但供应动脉正常。在病变毛细血管间有神经组织，这是本病有别于海绵状血管瘤的特点。另外，本病多不伴邻近脑组织胶质增生或出血，极少数病例可有钙化和血管瘤样钙化。本病可见于中枢神经系统的任何部位，最多见于脑桥近中线处，次之者为大脑皮质、脑室旁白质等。有时为多发，可伴其他血管畸形，如海绵状血管瘤或AVM等，伴发多发性海绵状血管瘤者未见报道。有认为毛细血管扩张症和海绵状血管瘤是同一疾病的不同阶段。

95.2.4　临床表现和自然史

由于病灶一般较小，多位于脑"静区"，故通常无症状，脑血管造影不显影的血管畸形，即使出血，毛细血管扩张症的出血率最低和危险性最小，因此被认为是一种具有良性自然病史的疾病。常为尸检或MRI检查时偶然发现。

Gross(2013)回顾性分析了203例案例报道，只有6%的患者有症状。各类报道有少数毛细细扩张症破裂出血，可引起头痛、运动和感觉障碍等。不同于其他血管畸形的是，癫痫在这类病灶的临床表现中罕见，因此寻找癫痫的病因时，在考虑毛细血管扩张症之前需排除其他原因。

典型的脑桥毛细血管扩张症出血所表现的症状往往有别于脑桥高血压出血者。后者出血位于脑桥中间，累及网状系统、脑桥底部和交感神经通路，故起病骤然，伴昏迷、四肢瘫痪、去大脑强直、针尖样瞳孔、高热和呼吸异常等，预后差。毛细血管扩张症出血多局限在脑桥背外侧，不影响网状系统，因此没有意识障碍,只引起部分脑桥综合征。遗传性毛细血管扩张症的诊断标准:①反复鼻出血;②单个特征区(如唇、口腔、指甲、鼻或胃肠道)发生毛细血管扩张症;③脑、肺、肝和脊柱发生 AVM;④家族史。

95.2.5 影像学表现

由于毛细血管网内的血流和脑皮质内的血流相仿,故 CT、MRI 平扫时,本病常不显影,也无水肿、占位效应或钙化。由于病灶出血少见,故一般也无含铁血黄素沉积。

在回顾性分析的 5 个中心所报道病例的影像学表现中,MRI 的 T_1WI 和 T_2WI 均呈等信号,T_1WI 呈低信号的为 37%,T_2WI 高信号的 49%。增强后大多数病例可见轻度强化。不过,这些 MRI 表现对毛细血管扩张症的诊断无显著特异性。随着 MRI 技术的发展,毛细血管扩张病灶信号在 T_2/GRE(梯度回波)序列中信号明显降低这一发现具有重要意义。Lee 等总结认为,在 GRE 序列上的信号损失是诊断这类疾病(毛细血管扩张症和海绵状血管瘤的 MRI 分类的Ⅳ类)的必要条件。这个发现也是支持毛细血管扩张症和海绵状血管瘤是同一病变的不同时期的证据之一。DWI 被认为可以作为辅助序列鉴别脑桥部位毛细血管扩张症和其他病变(炎症、缺血、肿瘤)。

95.2.6 治疗

根据本病的自然史,无症状患者很少被发现,隐形出血者预后良好,故一般无须治疗。如果怀疑出血为毛细血管扩张症引起者,外科处理的临床诊疗计划与其他颅内出血性疾病相似。对有症状的病灶和需排除肿瘤出血或海绵状血管瘤者,可手术探查。

95.3 静脉畸形

静脉血管瘤(venous angiomas)又称静脉畸形、发育性静脉异常(developmental venous anomaly)。静脉畸形可分为浅表型和深部型。浅表型指深部髓静脉区域通过浅表髓静脉引流入皮质静脉;深部型指皮质下区域引流入深部静脉系统。

95.3.1 流行病学

静脉性血管畸形是最常见的颅内血管畸形,人

群发生率为 0.25%~0.5%。Sarwar 和 McCormick (1978)在 4 069 例尸检中发现 165 例血管畸形,其中 63% 为静脉畸形。发病率在不同的研究中有所不同,为 0.5%~0.7%。

95.3.2 病因

多数认为静脉畸形为先天疾病,男女发病率差不多,目前没有证据表明具有家族遗传性。目前病因学说主要是胚胎发育障碍学说。妊娠 45 d,脑的端脑中有许多"静脉水母头"的结构,它们是由扩张的中央静脉和许多小的深髓静脉组成的。妊娠 90 d,这些静脉结构发育为浅和深静脉系统。如静脉的正常发育受阻,则早期的静脉引流形式保留。也有认为发育中的皮质静脉系统部分阻塞,引起代偿性扩张的髓静脉。

静脉畸形常伴发海绵状血管瘤或其他血管畸形,提示局部血流的增加等血流动力学改变可能会诱发静脉畸形。

不管是先天还是后天原因,目前主流观点认为静脉畸形是脑静脉系统一种正常范围内的代偿变异,而非病理学改变。

95.3.3 病理

组织学的经典描述由 McCormick 在 1966 年提出。大体标本上可见静脉畸形由异常扩张的具有静脉结构的血管组成,这些静脉结构呈放射状排列,向一根引流静脉集中,该引流静脉一次引流浅或深部血液,这种形态被称为星簇(star cluster),国内学者形容其形态类似"水母头",因此既往有人命名该病为静脉水母头。纤维镜下的表现可见,畸形的血管虽然为正常的静脉结构,由薄层内皮细胞和胶原组成,一般缺乏平滑肌和弹性纤维,但管壁可有玻璃样变性、增厚,管腔大于正常静脉。病灶无供血动脉或异常毛细血管网。出血、钙化、血栓形成较少见。

95.3.4 伴发疾病

最常见伴发脑实质内海绵状血管瘤。文献报道海绵状血管瘤中 20%~30% 伴有静脉畸形。组织学上区分两者的标准是病变血管间是否存在正常脑组织及血管管腔的大小。也可伴发其他血管性或非血管性病变,如脑实质外海绵状血管瘤、肿瘤、脱髓鞘疾病、动脉瘤、AVM、DAVF、烟雾病及头部、面部、眼部的血管病变等。静脉畸形常引流远离这些

病灶的正常脑组织的回流血液，少数情况下也引流这些病灶本身。

95.3.5　临床表现

在血流动力学方面，本病为低排低阻性，因此出血可能性小。临床上常无症状，因其他原因做影像学检查而被发现。少数可有以下表现。

（1）头痛、恶心、呕吐等非特异性症状

虽然大多数明确该病诊断的患者出现头痛，但是头痛很少由该病直接造成。

（2）出血

出血风险是各种血管畸形至关重要的临床表现。据报道，血管畸形内的血栓形成可能继发颅内出血。回顾性研究发现年出血率为 0.22% ～ 0.61%，前瞻性研究数据年出血率为 0.68%，症状性出血率为 0.34%。数据同时表明，该病症状性出血时，很少发生致死致残或需要手术治疗的情况。

由于静脉畸形常伴发海绵状血管瘤或其他血管畸形，出血很有可能是由后者引起。因此怀疑静脉畸形出血者需排除其他可能引起这些症状的原因（如最常见的伴发海绵状血管瘤）。海绵状血管瘤手术时，应注意保护邻近的静脉畸形，以免正常脑组织发生静脉性梗死。

（3）癫痫

癫痫少见，机制不清。Gamer 等报道 100 例静脉畸形中有 5 例发生癫痫，但因无组织学诊断，故难以明确癫痫与静脉畸形的关系。

（4）血栓形成

血栓形成罕见，静脉畸形的引流静脉的血栓形成能够引起静脉性梗死和继发颅内出血。

95.3.6　影像学表现

静脉畸形的诊断一般依靠脑血管造影。在脑血管造影上，典型的静脉畸形在静脉期表现为不同数量的髓静脉放射状排列组成单一静脉干，形如“水母头”。静脉干汇入硬脑膜静脉窦或 Galen 静脉系统，动脉期和毛细血管期无异常表现，无 AVM 样的静脉早期显影（图 95 - 12）。

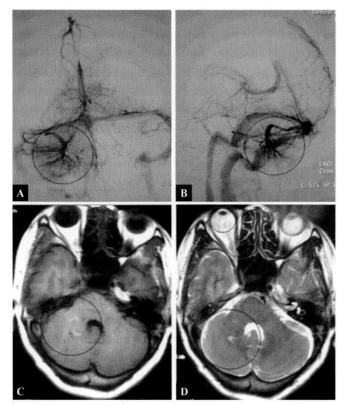

图 95 - 12　静脉畸形的影像学表现

注：患者，女性，53 岁。因“头痛 2 周”入院。DSA（A、B）呈现典型的“水母头”表现。头部 MRI T_1 和 T_2 图像（C、D）显示右小脑半球斑片状病灶，T_1、T_2 图像呈稍低信号；病灶中间有一斑点，T_1 图像呈低信号、T_2 图像呈高信号，可能是周边区域静脉高压或缺血的信号，也可能是周边的畸形脱髓鞘信号。

（1）CT 检查

CT 平扫无异常发现，无占位和水肿表现；增强 CT 表现为线型或曲线型高密度引流入深静脉、硬脑膜静脉窦或皮质静脉。CTA 通过三维重建可清楚地看到这些病变。

（2）MRI 检查

MRI 平扫表现与 CT 相似，T_1WI 和 T_2WI 呈低信号，T_2WI 上引流静脉可呈现血管流空影，增强后病灶可有轻度强化，向皮质静脉、深静脉或静脉窦引入。既往报道 T_2WI 上静脉畸形通常为高信号，后来认为这些信号不是病灶本身的信号，可能是周边区域静脉高压或缺血的信号，也可能是周边的畸形脱髓鞘信号。

95.3.7　治疗

由于静脉畸形自然病程良好，一般无须手术治疗。必须认识到静脉畸形也是脑组织静脉回流的一部分，因此手术切除会导致严重的静脉梗死。Senegor 等报道手术切除颅后窝静脉畸形，术后 4 d 死亡病例，尸检证实脑干和小脑静脉性梗死。

在出血的情况下，原则上对静脉畸形本身不进行任何处理。可行血管造影诊断该病及排除其他可能引起出血的血管畸形。待出血吸收后建议行高场强 MRI 判断是否合并海绵状血管瘤。

95.4　脑血管畸形的混合形式

并不是所有的血管畸形仅有单一的表现形式，他们可以表现为混合形式。常见的混合形式有 6 种，包括：①海绵状血管瘤和静脉畸形；②海绵状血管瘤和毛细血管扩张症；③毛细血管扩张症和静脉畸形；④AVM 和海绵状血管瘤；⑤AVM 和毛细血管扩张症；⑥AVM 和静脉畸形。

随着头部 MRI 技术和新的序列在临床方面的运用，其在血管畸形诊断的灵敏度和特异度方面有着质的提高，对一些血管造影不显影的血管畸形的报道越来越多。目前，对这类混合型病灶的发病率和自然病程都不是很清楚，也不清楚混合型病灶是 2 种不同血管畸形之间的过渡形式还是偶然发生在同一部位。因此产生很多有趣的学说和争论，有认为海绵状血管瘤合并其他畸形的情况，其他畸形出血的时候所产生的一些生长因子会促进海绵状血管瘤的发生发展。目前文献报道的混合形式和脑血管畸形越来越多，然而还没有对其长期自然史的研究。临床上海绵状血管瘤和静脉畸形混合及海绵状血管瘤和毛细血管扩张症混合比较常见，处理原则：处理容易引起症状的海绵状血管瘤和真性 AVM，保护静脉畸形。

（蔡加君　朱　巍　周良辅）

参考文献

[1] 蔡加君,朱巍,杜固宏,等. 隐匿性脑血管畸形[M]//周良辅. 现代神经外科学. 2 版. 上海:复旦大学出版社,2015:1075 - 1085.

[2] GROSS B A, DU R. Hemorrhage from cerebral cavernous malformations: a systematic pooled analysis [J]. J Neurosurg, 2017,126(4):1079 - 1087.

[3] LAWTON M T, LANG M J. The future of open vascular neurosurgery: perspectives on cavernous malformations, AVMs, and bypasses for complex aneurysms [J]. J Neurosurg, 2019,130(5):1409 - 1425.

[4] STAPLETON C J, BARKER F G 2ND. Cranial cavernous malformations: natural history and treatment [J]. Stroke, 2018,49(4):1029 - 35.

[5] WINN H R. Youmans and Winn neurological surgery [M]. 7th ed. Philadelphia: Elsevier, 2017.

[6] ZHOU Z, TANG A T, WONG W Y, et al. Cerebral cavernous malformations arise from endothelial gain of MEKK3 - KLF2/4 signalling [J]. Nature, 2016,532 (7597):122 - 126.

颈动脉海绵窦瘘（carotid cavernous fistular,
CCF）是颈动脉及其分支与海绵窦之间形成动静脉
交通而产生的临床综合征。根据发生的原因分为外
伤性和自发性颈动脉海绵窦瘘两大类。

96.1　外伤性颈动脉海绵窦瘘

外伤性颈动脉海绵窦瘘（traumatic carotid
cavernous fistular, TCCF）是指由外伤造成颈动脉
海绵窦段主干或其分支破裂，与海绵窦之间形成异
常的动静脉交通而造成一系列特殊的临床综合征。
外伤原因：①头面部损伤，尤其是颅底骨折；②医源
性创伤，如血管内治疗、海绵窦手术和经蝶窦手术等
误伤颈内动脉窦内段等。

96.1.1　海绵窦解剖

海绵窦（cavemous sinus）是指位于蝶鞍两侧的
两层硬脑膜间的不规则腔隙，左右各一。由于海绵
窦内有许多纤维小梁，将腔隙分隔成许多相互交通
的小腔，形状如海绵而得名。每侧海绵窦前起眶上
裂的内侧端，向后达颞骨岩部尖端，长约2 cm，内外

宽1 cm。在横切面上，海绵窦略呈尖端向下的三角
形。上壁向内与鞍膈相移行；内侧壁的上部与垂体
囊相融合，下部以薄骨板与蝶窦相隔；外侧壁较厚，
又分为内外两层，内层疏松，外层厚韧。两侧海绵窦
在前床突的前方借海绵间前窦相通，在后床突之后
借海绵间后窦相沟通。因而在蝶鞍周围形成了一个
完整的环状静脉窦，称为环窦（circular sinus）。

海绵窦内有颈内动脉和展神经通过。在前床突
以前的海绵窦外侧壁中，自上而下有滑车神经、动眼
神经和三叉神经眼支通过，三叉神经另一分支上颌
神经则离开外侧壁斜向外走行。颈内动脉在海绵窦
内折转向上。在前床突和后床突之间的海绵窦外侧
壁的内层中，由上而下依次排列着动眼神经、滑车
神经和上颌神经。窦腔内有颈内动脉和展神经通
过，后者在前者的表面，颈内动脉在窦内上升并折
转向前（图96-1）。TCCF常发生于此段。

海绵窦主要接受大脑中静脉、额叶眶面静脉和
眼静脉等的血液。海绵窦内的血流方向主要是向后
经岩上窦、岩下窦分别汇入乙状窦、横窦或颈内静
脉。海绵窦与颅内外静脉的交通十分广泛：向前经
眼上静脉、内眦静脉与面静脉相交通，经眼下静脉与

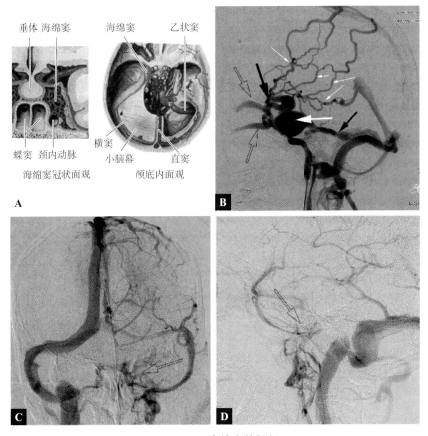

图 96-1 海绵窦的解剖

注:A. 海绵窦解剖图;B. TCCF 时颈内动脉侧位像,于动脉早期海绵窦与相关的静脉显影(大白箭头),如眼上、下静脉(空箭头)、蝶顶窦(大黑箭头)、侧裂静脉(多个小白箭头)和岩上窦(小黑箭头)均提前呈现;C、D. 正常情况下,血管造影时海绵窦呈现于静脉晚期或静脉窦期(空箭头)。

面深部的翼静脉丛相交通;向上经大脑中静脉与上矢状窦、横窦相交通;向后经岩上窦与乙状窦或横窦相交通,经岩下窦与乙状窦或颈内静脉相交通;向下经卵圆孔、破裂孔等处的导静脉与翼静脉丛相交通。广泛交通的颅内外静脉也就成为颈动脉海绵窦瘘的静脉回流和临床症状的解剖学基础。颈内动脉经过海绵窦内时,颈内动脉壁借窦内被覆着内皮细胞的结缔组织与海绵窦内的血液隔开。但发生颅底骨折时,窦壁和内部的颈内动脉因破裂而沟通,导致颈内动脉的动脉血与窦内的静脉血相混,形成动静脉瘘,窦内压力骤升。由于眼静脉内没有静脉瓣,海绵窦内血液逆向流入眼静脉,致使其扩张和眼球搏动性前突。患者主诉耳鸣,于患侧眼球或颞部听诊时可闻及搏动性杂音;若压迫患侧颈总动脉,杂音消失或减轻。

96.1.2 病理生理

(1) 盗血

大量血液经颈内动脉破口流入海绵窦,当患者前交通动脉、后交通动脉发育不良时,可以引起颈内动脉远端供血不足,产生脑缺血及眼动脉灌注不足。瘘口血流量越高,盗血量越大,病程越急,症状也越重。当瘘口小、盗血量小、Willis 脑动脉环交通良好时,病程缓慢,症状也较轻或不明显。

(2) 引流静脉扩张、淤血

大量的颈动脉血直接进入海绵窦,造成窦内静脉压升高,血液流向与海绵窦交通的周围静脉产生各种症状。最常见的是经眼上静脉向前方流入眼眶,引起搏动性突眼、眶周静脉怒张、眼底静脉淤血、视神经盘水肿、眼部结膜充血和眼外肌不全性麻痹等。其次，当血流向后经岩下窦、横窦及乙状窦引流时，眼部症状可能轻微而颅内杂音明显。血流向上经蝶顶窦流入侧裂静脉、皮质静脉及上矢状窦时，可出现颅内静脉扩张和颅内压升高，甚至蛛网膜下腔出血。血流向下经颅底引流至翼窝，则可引起鼻咽部静脉扩张，易导致鼻出血。另外，如果血流向内侧引流，也可通过海绵间窦引起对侧海绵窦症状（图96－2）。

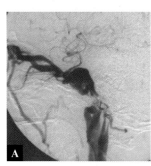
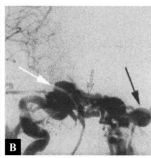
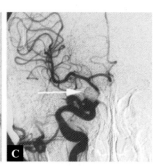

图 96－2　典型病例血管造影影像

注：患者，女性，28岁，头部外伤3个月，左侧突眼伴颅内杂音1个月。A. 右侧颈内动脉侧位像显示 TCCF；B. 颈内动脉正位像显示：瘘口在右侧颈内动脉海绵窦段（白箭头），通过海绵间窦（空箭头）引流向对侧眼静脉（黑箭头），引起对侧眼部症状；C. 显示球囊封闭瘘口术后，颈内动脉正位像，瘘口及其异常引流消失、颈内动脉通畅。

（3）出血

外伤性颈动脉海绵窦瘘伴有硬脑膜血管畸形或过度扩张的静脉破裂引起颅内出血；眼底静脉持续淤血引起视网膜静脉破裂出血影响视力、视野；鼻腔及鼻咽部静脉扩张破裂引起鼻出血；也可形成假性动脉瘤造成反复鼻出血。

96.1.3　临床表现

（1）头痛

多见于早期，疼痛位于眼眶部位，随着病程迁延，头痛常会逐步减轻。

（2）搏动性突眼

由动脉血流入海绵窦，逆行充盈眼静脉引起。大多数情况突眼侧为病变侧，但如果海绵间窦发达，也可发生对侧突眼或双侧突眼。如果角静脉，即内眦静脉发达，异常血流可以通过面静脉回流入颈外静脉，不出现搏动性突眼或轻微突眼。患侧眼球向前突出并有与脉搏一致的眼球跳动。手触摸眼球可感到眼球的搏动及血液流过时的颤动感。

（3）颅内杂音

患者有颅内杂音的主诉，听诊检查时，在患者眼眶、额部、外耳乳突部、颞部，甚至整个头部听到不同程度的与心律一致的血管性杂音；压迫患侧颈总动脉，杂音减轻或消失，而压迫对侧颈总动脉则杂音不消失，甚至更响。动脉血流入海绵窦后可向岩上、下窦或翼丛静脉引流，异常血流在此区域形成涡流，特别是向岩下窦引流时更易出现颅内杂音。杂音如机器轰鸣样连续不断，夜晚及安静时尤为明显，患者难以忍受、烦躁不安。

（4）球结膜水肿

由于通过眼上静脉或眼下静脉异常引流导致眶内组织的正常回流障碍。患侧眼眶内、眼内眦、眼结膜和视网膜等部位静脉怒张充血、水肿，严重时眼结膜翻出眼睑之外，眼睑闭合困难并发暴露性角膜炎。

（5）眼球运动障碍

海绵窦内高压致使窦内和窦壁的眼球运动神经功能障碍。TCCF 治愈后，大多数患者可以恢复。患侧眼球运动不全麻痹时，可伴有复视，以展神经麻痹常见。复视的恢复慢于眼球运动支功能的恢复。

（6）中枢神经功能障碍

单纯 TCCF 一般不会引起中枢神经功能障碍。严重的"盗血"伴有侧支循环发育不良的患者，则有可能引起正常脑组织的血液灌注不足而出现神经功能症状。但值得注意的是，TCCF 的神经功能障碍多数情况下是由外伤直接造成的。

（7）蛛网膜下腔出血

蛛网膜下腔出血（SAH）只占颅内 SAH 的1.41%，多数由于静脉高压引起皮质静脉破裂出血。TCCF 的自发性 SAH 需要与外伤直接所致的 SAH 鉴别。

（8）鼻出血

出血量常较可观，甚至引起失血性休克。多数由鼻腔及鼻咽部静脉扩张破裂所引起，少数为蝶窦内假性动脉瘤破裂出血造成。外伤也可直接导致蝶窦内膜供血动脉的假性动脉瘤形成，引起反复鼻出血。

（9）视力下降

多数情况下，TCCF 不会引起视力改变，少数患侧视力下降，甚至失明。视力下降的主要原因有：①外伤造成的原发性视神经挫伤；②长期颅内压增高造成的视力、视野变化；③眼底静脉持续淤血引起视网膜静脉破裂出血影响视力；④严重"盗血"引起视神经供血不足；⑤角膜溃疡、白斑形成。

96.1.4 分型

（1）Parkinson 分型

Parkinson 分型将 TCCF 分为 2 型：①Ⅰ型，为颈内动脉海绵窦段本身破裂，与海绵窦直接形成交通；②Ⅱ型，为颈内动脉海绵窦段的分支断裂，形成与海绵窦的直接交通。

（2）Barrow 分型

Barrow（1985）分型将海绵窦区的动静脉瘘分为 4 型：①A 型，为单一的、高流量的瘘，主要是由外伤导致颈内动脉海绵窦段破裂或海绵窦内颈动脉瘤破裂引起；②B 型，仅有颈内动脉硬脑膜支供血的海绵窦瘘；③C 型，仅有颈外动脉供血的海绵窦瘘；④D 型，为颈内外动脉均供血的海绵窦瘘。

（3）华山医院分型

由于以上分型是根据供血动脉的不同划分，不能体现不同类型的 TCCF 与临床表现的关系；另外，Barrow 分型中的 B、C 和 D 型，其瘘口位于邻近海绵窦的硬脑膜内，因此应归类于自发性海绵窦硬脑膜动静脉瘘（DAVF）。有人也曾根据其静脉引流的不同进行分型，虽然体现了临床表现的不同，却忽略了由于供血动脉的不同，所要采取的治疗方式和预后也不同的事实。

与海绵窦有关的动脉有颈内外动脉系统。当 TCCF 产生后，海绵窦的引流方式有 5 种：①前方引流。特点是眼静脉明显增粗，通过面静脉引流，从而产生搏动性突眼、颅内血管性杂音和海绵窦充血、压力增高的征候群。②后方引流。特点是岩上、岩下窦增粗，与颅内血管性杂音的形成和传导有关。③上方引流。蝶顶窦扩张，向皮质静脉和脑深静脉引流，与蛛网膜下腔出血和脑出血有关。④对侧引

流。通过海绵间窦向对侧引流，出现对侧或双侧临床症状；若角静脉发育良好，则不出现眼部症状。⑤混合性引流。上述引流方式混合出现，多伴有颈内动脉远端的"盗血"现象。

因此，可将外伤性颈动脉海绵窦瘘按动脉供血方式分为 3 型：①Ⅰ型，单纯颈内动脉供血；②Ⅱ型，颈内动脉、颈外动脉均参与供血；③Ⅲ型，双侧 TCCF。

各型中按静脉引流方向的不同又分成 2 个亚型：①a 亚型，包括向前、后、对侧的引流，此 3 种引流方式主要与临床表现有关；②b 亚型，同时伴有上方引流，具有潜在的颅内出血危险。

华山医院分型的优点：①简单、容易记忆。②既包括动脉的供血又包括静脉的引流方式，克服以往分型的不足，且仅仅通过对 DSA 的分析，就能对临床表现和潜在的危险性一目了然。如 a 亚型可能会出现同侧、对侧或双侧的搏动性突眼、球结膜充血水肿和颅内杂音等；b 亚型皮质静脉和脑深部的静脉引流，就提示存在颅内出血的危险因素，可能其突眼、球结膜水肿、颅内杂音等临床表现并不严重，但更应提高警惕，防止突发性颅内出血。③对治疗方式的选择具有指导意义。Ⅰ型选用颈内动脉入路闭塞瘘口即能达到治愈的目的；Ⅱ型选用颈内动脉和颈外动脉的联合治疗或经静脉入路才能达到治愈；Ⅲ型的治疗有时较困难，首选治疗的一侧应力争保持颈内动脉的通畅，才能为另一侧的治疗方式选择留有较大的余地，反之，另一侧的治疗可能会有相当大的麻烦。④为预后的判断提供依据。⑤对治疗经费的预算有所帮助。⑥便于资料的分型统计、随访和总结（表 96－1）。

表 96－1　华山医院 TCCF 分型

分　型	标　准
Ⅰ 型	单一颈内动脉供血
Ⅰa 型	前、后、对侧的引流
Ⅰb 型	伴有上方引流的混合性引流
Ⅱ 型	颈内动脉、颈外动脉均参与供血
Ⅱa 型	前、后、对侧的引流
Ⅱb 型	伴有上方引流的混合性引流
Ⅲ 型	双侧 TCCF
Ⅲa 型	前、后、对侧的引流
Ⅲb 型	伴有上方引流的混合性引流

96.1.5 辅助检查

（1）CT 和 MRI 检查

CT 或 MRI 的增强扫描可见到明显扩张的眼静脉；眼球突出，眼外肌充血增厚，眼睑肿胀，眼结膜水肿，鞍旁结构密度或信号明显增高；增粗的皮质引流静脉及伴随的脑水肿以及颅脑外伤性改变，如颅骨、颅底骨折、脑损伤和颅内血肿等。

（2）经颅多普勒超声

TCD 可无创、实时地了解颈动脉海绵窦瘘的血流动力学参数：①测定患侧颈内动脉的血流；②经眼眶测定眶周静脉的异常频谱，协助诊断颈内动脉海绵窦瘘；③经骨窗探测颅内血流，可了解盗血情况；④指示血流方向。

（3）SPECT

SPECT 是脑灌注及脑代谢的无创检查方法。

96.1.6 诊断

（1）外伤史

诊断 TCCF 必须有外伤病史。如果没有外伤史而出现突眼、颅内杂音和结膜充血、水肿等临床表现，应考虑自发性海绵窦 DAVF。

（2）临床表现

有搏动性突眼、颅内杂音、结膜充血水肿和鼻出血等症状，结合头部外伤史，诊断并不困难。

（3）头部 CT 和 MRI 检查

显示眼球突出及眶内眼静脉或颅内引流静脉增粗及伴随脑组织水肿；TCD 和 SPECT 检查有助于诊断。

（4）数字减影血管造影

DSA 检查是最重要的确诊手段，必须常规进行双侧颈内动脉、椎动脉和颈外动脉正侧位选择性造影，明确诊断并全面了解 TCCF 供血和引流静脉情况。DSA 检查显示，TCCF 结构呈现以下特点：①供血动脉。单侧单一颈内动脉供血占 88%，单侧颈内动脉和颈外动脉供血为 8.5%，双侧颈动脉供血为 3.4%。②瘘口位置。颈内动脉海绵窦段。③引流方向。向眼静脉引流占 96.6%，向岩上窦、岩下窦引流占 88%，向皮质静脉引流占 25.4%，通过海绵间窦向对侧引流占 8.5%；绝大多数 TCCF 的引流不是单一的，各种引流方向可以混合出现。TCCF 的临床表现，如搏动性突眼、颅内血管性杂音、球结膜水肿充血、眼球运动障碍、视力减退、神经

功能障碍和蛛网膜下腔出血等，均与海绵窦充血、压力增高及回流静脉的方向有关。

（5）外伤性颈动脉海绵窦瘘血管造影的特殊要求

1）健侧颈内动脉造影摄正位片时，压迫病变侧的颈动脉判断前交通动脉的代偿状况。

2）椎动脉造影摄侧位片时，压迫病变侧的颈动脉，一是观察后交通动脉的代偿情况，二是通过后交通动脉的反流显示 TCCF 的瘘口位置及大小。如果看不清楚瘘口，可以通过增加摄片的帧数（8~12帧/s）来显示瘘口。

96.1.7 鉴别诊断

TCCF 应与以下疾病相鉴别：①突眼性甲状腺功能亢进、眶内及眶后肿瘤或假性肿瘤，均无搏动性突眼和血管杂音，可资鉴别。②眶内血管性病变，如海绵状血管瘤、动脉瘤和动静脉畸形等，鉴别比较困难，尤其是与流量较小的 TCCF 鉴别更加困难，需依赖脑血管造影检查。③海绵窦血栓性静脉炎或血栓形成，症状与颈动脉海绵窦瘘十分相似，但没有搏动性突眼和血管杂音。④眶壁缺损，可以是先天性、外伤性或肿瘤性。当眶顶缺损时，脑组织从缺损处向外膨出，引起突眼，并且因脑搏动传至眼球而出现眼球搏动。但无血管杂音，可加以鉴别。

96.1.8 治疗

外伤性颈动脉海绵窦瘘不易自愈，如不治疗，5%~10%患者可发生颅内出血或大量鼻出血。其颅内杂音也难以忍受。大量的脑盗血可引起脑功能及视力障碍，甚至完全失明。特别是当 TCCF 出现以下情况时需要紧急处理：①鼻出血，可为假性动脉瘤破裂；②急性视力下降，因眼内急性高压及淤血、缺氧引起；③颅内出血，多与皮质静脉引流破裂有关；④突发性神经功能障碍，与 TCCF 严重"盗血"且侧支代偿不充分有关。对少数症状轻微、发展缓慢的患者可考虑保守疗法和颈部压迫疗法，但绝大多数 TCCF 应作积极治疗。治疗原则：①闭合或堵塞瘘口，并保持颈内动脉的通畅；②力求一次治疗达到最佳效果；③因本症的自然病死率及病残率都较低，应以安全、高效的方法为首选。对阻断脑的主要供血动脉应取慎重态度。如确属必要，必须做好各种术前的脑缺血耐受力的试验。目前 TCCF 治疗首选血管内介入治疗；若介入治疗困难或先前颈

内动脉已被结扎者可考虑直接手术。

（1）血管内介入治疗

绝大多数病例可通过一次或数次血管内治疗达到治愈。

1）栓塞途径：最常用的是股动脉穿刺、置导管经颈动脉入路。如颈动脉已结扎闭塞或颈内动脉迂曲狭窄，插管困难，或瘘口过小，球囊无法通过，也可选择经眼（面）静脉、岩上窦和岩下窦入路。眼（面）静脉入路。

2）常用栓塞材料和方法：

A. 可脱性球囊栓塞法：用于经动脉途径的栓塞治疗，适于 TCCF 瘘口流量大、球囊易进入者。易操作，创伤小，并发症少。在 X 线透视下将带球囊的导管送入瘘口内，用等渗造影剂充盈球囊，再经导引管注入造影剂，如显示瘘口闭塞，颈内动脉通畅，可解脱球囊，最理想的是球囊位于颈内动脉外腔的海绵窦内，造影时海绵窦不再显影，颈内动脉血流通畅，此时患者自觉颅内杂音消失，听诊时也无杂音闻及。如一个球囊不能将瘘口堵塞，也可放入数个球囊。有时将瘘口和颈内动脉同时堵塞或球囊内造影剂过早泄漏使球囊变小、移位，导致瘘口再通。颅底骨折的碎骨片刺破球囊也会引起瘘口再通或瘘口太小。在上述情况下必须更改治疗方法。

B. 微弹簧圈栓塞法：微弹簧圈由铂丝或钨丝制成，直径 0.33～0.36 mm，可通过微导管，进入海绵窦内后，将微弹簧圈送入瘘口。利用弹簧圈本身的机械栓塞作用和其所带的尼龙纤维迅速诱发海绵窦内血栓形成，瘘口即被血栓封闭，而颈内动脉保持通畅，达到合理的治疗目的。该方法不仅可用于动脉途径，也可用于静脉途径进行栓塞。

C. 液体栓塞剂：目前很多学者使用 Onyx 栓塞TCCF，效果良好，也可以与微弹簧圈结合，作为微弹簧圈栓塞的补充或用于栓塞参与 TCCF 供血的颈外动脉分支。液体栓塞剂可用于动脉途径，也可用于静脉途径进行栓塞治疗。

D. 带（覆）膜支架栓塞法：在血管内置入一种带生物-物理屏障的支架，在保持病变动脉通畅的同时隔离病变，使其内部形成血栓。应用带膜支架的主要顾虑是释放后可能封闭病变动脉发出的脑穿支或侧支动脉，具体操作一定要在 X 线透视下进行，仔细辨认穿支动脉开口，避免穿支动脉闭塞。术后需常规服用抗凝和抗血小板药物，防止支架内血栓形成及迟发性血管狭窄或闭塞。

3）血管内治疗的并发症：

A. 动脉途径栓塞常见并发症：①穿刺部位血肿。由穿刺插管造成的出血，一般在拔管后认真压迫穿刺部位可以避免。②脑神经麻痹。出现率约为30％，其中展神经受累最常见。③假性动脉瘤形成。无症状的假性动脉瘤无须处理，大多可自行闭合，有症状者可试用弹簧圈栓塞。④脑梗死。球囊等各种栓塞剂误入载瘤动脉造成局部，甚至半球脑梗死，出现失语、肢体麻痹等神经功能障碍，严重者还需手术干预。⑤脑过度灌注。长期严重盗血的患者当瘘口关闭而颈内动脉保持通畅时，患侧半球血流骤然增加，可出现头痛、眼胀等不适，严重时还可发生脑水肿和颅内出血。

B. 静脉途径栓塞常见并发症：①血液向皮质静脉或眼上静脉转流，引起颅内出血及视力恶化；瘘口栓塞之后可能出现急性视力下降，但多数患者在短期内可好转。②其他，由操作引起静脉破裂出血、脑神经麻痹及栓塞剂逆流到颈内动脉系统，引起脑和视网膜梗死等。

（2）手术治疗

目前，由于绝大部分病例可通过一次或多次血管内介入治愈或缓解症状，直接手术修补瘘口越来越罕见。简单介绍几种修补瘘口的手术方法。

1）经海绵窦颈内动脉修补术：直视下修补海绵窦的颈内动脉破口。手术方法有以下几种：

A. Parkinson 手术：通过海绵窦外侧壁的滑车神经下缘，三叉神经眼支上缘及鞍背到斜坡连线所构成的 Parkinson 三角，进入海绵窦，沿窦内的颈内动脉找到瘘口，夹闭或缝合。

B. Doleng 手术：采用翼点切口，打开岩骨颈动脉管，临时阻断颈内动脉，暴露颈内动脉海绵窦段，进行修补或结扎。

C. 白马手术：通过海绵窦上壁，后床突前外侧缘、动眼神经入口前缘和颈内动脉穿过硬脑膜处三点之间的内侧三角区，修补瘘口。

以上几种手术创伤和风险较大，成功率不高，难以推广应用，仅适用于各种方法失败后的最后尝试。

2）海绵窦电凝固术：血液内的血小板、红细胞和白细胞表面带负电，而铜丝等金属丝表面带正电，将 33～40 号的裸露铜丝插入海绵窦内，使血液内的有形成分凝集于铜丝周围形成凝血块而封闭瘘口，达到治疗目的。铜丝可经眼上静脉插入，也可开颅后经蝶顶窦、大脑中静脉或从海绵窦壁直接插入。

铜丝插入后再通以 0.2～0.8 mA 直流电可加速窦内血栓形成。术中监听颅内杂音作为指标。一旦杂音消失,表示瘘口已接近闭塞,即可结束手术。一般通入阳极电流后 10～30 min 即可有血栓形成。本方法治疗后窦内动脉的通畅率较高,但有时瘘口的闭合不全,已很少采用。

96.2 自发性颈动脉海绵窦瘘

自发性颈动脉海绵窦瘘又称海绵窦硬脑膜动静脉瘘(DAVF),是 CCF 的一种类型。其瘘口海绵窦侧壁硬脑膜及其周围硬脑膜。供血动脉主要为颈外动脉的分支脑膜中动脉、颌内动脉分支、咽升动脉脑膜支,以及颈内动脉海绵窦内分支、脑膜垂体干、下外侧干、眼动脉脑膜支和咽升动脉前支等。

眼静脉是常见的引流静脉,此外,还有岩上窦、岩下窦、斜坡静脉丛和蝶顶窦等。

96.2.1 病因

病因不清。大多数学者认为海绵窦 DAVF 是一种获得性病变,继发于硬脑膜窦内血栓形成;由于海绵窦 DAVF 可发生于小儿,有人认为也可能是先天性疾病。

(1)获得性因素

大部分患者成年起病,常见诱因有头部外伤、颅脑手术和可致高凝状态的疾病/因素,如感染、蝶窦炎、海绵窦炎、妊娠和口服避孕药等;部分 45 岁以上的中老年妇女发病可能也与更年期内分泌改变、雌激素水平下降有关。

海绵窦硬脑膜窦内血栓和伴随的静脉高压与海绵窦 DAVF 的发生有密切关系。正常情况下,在海绵窦附近的硬脑膜内存在的细小动静脉交通支处于关闭状态。当上述各种因素引起硬脑膜窦内血栓形成或伴有静脉引流受阻,静脉内压力增高,导致这些细小动静脉交通支开放,动脉与静脉间形成短路,使动脉血直接进入海绵窦硬脑膜静脉,静脉扩张和迁曲。通过侧支交通,血流可流向其他静脉窦及皮质静脉。

(2)先天性因素

少数人年幼起病,有的患血管肌纤维发育不良。可以同时伴有其他复杂的先天性畸形,如由 Galen静脉引流的动静脉畸形和脑动静脉畸形等。

总之,目前海绵窦 DAVF 的确切病因不甚明

了,但 DAVF 属于脑静脉性疾病或脑静脉窦性疾病已被广大学者所认可。

96.2.2 临床表现

海绵窦 DAVF 的临床表现主要取决于引流静脉的部位、大小,与供血动脉关系不大。临床上可无任何症状,可能发生致命的脑出血。常见的临床症状:①突眼。占 50%。②颅内杂音。50%～70%的患者会出现,多为病变侧附近的连续,收缩期-舒张期杂音,压迫病变侧颈总动脉杂音减弱。③颅内出血。表现为蛛网膜下腔出血、硬脑膜下出血和脑内血肿等。④视力减退。占 27%,严重者完全失明,即使瘘口闭塞也不会好转,较轻的视力下降在治疗后可以恢复。⑤头痛。不少患者主诉头痛,多为钝痛或偏头痛,主要原因为海绵窦内压力增高导致颅内压增高,或扩张的动静脉刺激硬脑膜,或三叉神经半月节受压,以及少量蛛网膜下腔或硬脑膜下出血对脑膜的刺激所致。其他症状可有球结膜充血水肿、眼球活动受限和复视等。

96.2.3 辅助检查

(1)头部 CT、MRI 检查

可显示迂曲扩张的眼静脉和眼部的继发性改变,还能发现脑水肿和颅内出血等;MRI 上,在紧邻瘘口的硬脑膜出现曲张的"流空"血管信号。

(2)数字减影血管造影

通过 DSA 明确海绵窦 DAVF 的瘘口位置、供血动脉的来源和引流静脉的流向,对海绵窦 DAVF作出诊断和分型,了解血管构筑、与临床表现和预后间的关系等,对治疗方案的设计、制订具有决定性意义。

96.2.4 诊断

自发性 CCF 以中老年及妊娠妇女多见,病程一般较长,表现为头痛、突眼、颅内杂音、视力减退等症状,诊断一般不难。头部 CT、MRI 扫描有突眼、脑水肿、脑出血等改变,可显示增粗的眼静脉或皮质静脉,如 MRI 发现海绵窦壁及紧邻硬脑膜的"流空"影,更有诊断意义。确诊需依靠全脑血管造影。

96.2.5 治疗

一般认为,对于症状稳定的患者,可先行保守治

疗。除非患者有进行性视力障碍，才考虑早日手术。

（1）保守疗法和颈动脉压迫法

本病25%～30%可因自行血栓形成而症状缓解或消失，因此在发病早期、症状较轻、瘘口流量小、没有皮质静脉引流、病情发展缓慢和没有急剧视力下降的患者可先作一段时间观察，以期自愈；或采用颈动脉压迫法，通过压迫颈总动脉，减少动脉血供和增加静脉压，促进海绵窦内血栓形成，该法还可作为其他治疗方法的补充手段。颈动脉压迫法是指用手指或Mata架将颈总动脉压向颈椎横突，直到颞浅动脉搏动消失为止，最初每次压迫10 s，每小时数次，以后压迫持续时间逐步延长，至每次压迫30 s；如果压迫准确，患者会自觉杂音减轻或消失。一般4～6周后可治愈。压迫时须注意有无脑缺血症状出现，如无力、麻木、失明等，一旦出现须立即停止。Halbach建议用健侧手指压迫，若出现脑缺血则健侧手指会无力而自然终止压迫。另一种压迫法是压迫内眦外上方眼上静脉和头皮静脉交界处，以提高眼上静脉压力，降低瘘口动静脉压差，促进血栓形成。但有皮质引流静脉的患者不适合进行静脉压迫治疗，因为压迫静脉会导致颅内静脉压升高而引起静脉性脑梗死或破裂出血。

（2）血管内介入治疗

颈部压迫法无效，或有明显皮质静脉引流，或视力急剧下降者则需及早行血管内治疗。不要求病灶完全消失，次全闭塞亦能使患者得到临床改善。多数患者在以后均可获得影像学和临床上的完全治愈。栓塞方法和材料与前述的TCCF相似，原则是尽可能将栓塞剂注入动静脉瘘口附近或内部，以直接闭塞瘘口。栓塞材料有铂制弹簧圈、液体黏合剂、Onyx胶、真丝线段、可脱球囊等。可经动脉栓塞；经动脉栓塞困难者，应考虑经静脉栓塞，常用方法是经眼上静脉或颈内静脉、乙状窦、岩上窦或岩下窦到海绵窦，用栓塞材料栓塞海绵窦，闭塞瘘口。

（3）放射外科治疗

通过放射效应促使血管内皮增生，中断动静脉的异常吻合，最终达到瘘口闭塞的治疗目的。亦可作为血管内介入治疗的一种辅助疗法。

（冷　冰　陈衔城）

参考文献

［1］冷冰，陈衔城.颈动脉海绵窦瘘［M］//周良辅.现代神经外科学.2版.上海：复旦大学出版社，2015：1086－1092.

［2］ALEXANDER M D, HALBACH V V, HALLAM D K, et al. Long-term outcomes of endovascular treatment of indirect carotid cavernous fistulae: superior efficacy, safety, and durability of transvenous coiling over other techniques ［J］. Neurosurgery, 2019, 85: E94 - E100.

［3］ALEXANDER M D, HALBACH V V, HALLAM D K, et al. Relationship of clinical presentation and angiographic findings in patients with indirect cavernous carotid fistulae ［J］. J Neurointerv Surg, 2019, 11: 937 - 939.

［4］BARANOSKI J F, DUCRUET A F, PRZBYLOWSKI C J, et al. Flow diverters as a scaffold for treating direct carotid cavernous fistulas ［J］. J Neurointerv Surg, 2019, 11: 1129 - 1134.

［5］COSSU G, AL-TAHA K, HAJDU S D, et al. Carotid-cavernous fistula after transsphenoidal surgery: a rare but challenging complication ［J］. World Neurosurg, 2019, 134: 221 - 227.

［6］DE CASTRO-AFONSO L H, TRIVELATO F P, REZENDE M T, et al. Transvenous embolization of dural carotid cavernous fistulas: the role of liquid embolic agents in association with coils on patient outcomes ［J］. J Neurointerv Surg, 2018, 10 (5): 461 - 462.

［7］DOCHERTY G, ESLAMI M, JIANG K, et al. Bilateral carotid cavernous sinus fistula: a case report and review of the literature ［J］. J Neurol, 2018, 265 (3): 453 - 459.

［8］GAO B L, WANG Z L, LI T X, et al. Recurrence risk factors in detachable balloon embolization of traumatic direct carotid cavernous fistulas in 188 patients ［J］. J Neurointerv Surg, 2018, 10 (7): 704 - 707.

［9］HOLLAND L J, RANZCR K M, HARRISON J D, et al. Endovascular treatment of carotid-cavernous sinus fistulas: ophthalmic and visual outcomes ［J］. Orbit, 2019, 38 (4): 290 - 299.

［10］JOSHI D K, SINGH D D, GARG D D, et al. Assessment of clinical improvement in patients undergoing endovascular coiling in traumatic carotid cavernous fistulas ［J］. Clin Neurol Neurosurg, 2016, 149: 46 - 54.

［11］KONSTAS A A, SONG A, SONG J, et al. Embolization of a cavernous carotid fistula through the vein of Labbé: a new alternative transvenous access route [J]. J Neurointerv Surg, 2018,10:E11.

[12] LANG M, HABBOUB G, MULLIN J P, et al. A brief history of carotid-cavernous fistula [J]. J Neurosurg, 2017,126(6):1995 – 2001.

[13] LATT H, KYAW K, YIN H H, et al. A case of right-sided direct carotid cavernous fistula: a diagnostic challenge [J]. Am J Case Rep, 2018,19:47 – 51.

[14] LEONE G, RENIERI L, ENRIQUEZ-MARULANDA A, et al. Carotid cavernous fistulas and dural arteriovenous fistulas of the cavernous sinus: validation of a new classification according to venous drainage [J]. World Neurosurg, 2019,128:E621 – E631.

[15] LIANG J W, HOROWITZ D. Teaching neuroImages: carotid cavernous fistula in a patient with Ehlers-Danlos syndrome [J]. Neurology, 2016,87(9):E99.

[16] MORAIS B A, YAMAKI V N, CALDAS J G M P, et al. Post-traumatic carotid-cavernous fistula in a pediatric patient: a case-based literature review [J]. Childs Nerv Syst, 2018,34(3):577 – 580.

[17] OH J S, KIM D S, SHIM J J, et al. Surgical removal of embolic material after its unexpected migration through extracranial-intracranial anastomosis in the treatment of Barrow type D carotid-cavernous fistula: case report [J]. J Neurosurg, 2018,128(3):731 – 734.

[18] PRADEEP N, NOTTINGHAM R, KAM A, et al. Treatment of post-traumatic carotid-cavernous fistulas using pipeline embolization device assistance [J]. J Neurointerv Surg, 2016,8(10):E40.

[19] PÜLHORN H, CHANDRAN A, NAHSER H, et al. Case report: traumatic carotid-cavernous fistula [J]. J Trauma Nurs, 2016,23(1):42 – 44.

[20] ROBERT T, SYLVESTRE P, BLANC R, et al. Thrombosis of venous outflows of the cavernous sinus: possible aetiology of the cortical venous reflux in case of indirect carotid-cavernous fistulas [J]. Acta Neurochir, 2017,159(5):835 – 843.

[21] SHIM H S, KANG K J, CHOI H J, et al. Delayed contralateral traumatic carotid cavernous fistula after craniomaxillofacial fractures [J]. Arch Craniofac Surg, 2019,20(1):44 – 47.

[22] SRINIVASAN V M, SEN A N, KAN P. Trans-superior ophthalmic vein approach for treatment of carotid-cavernous fistula [J]. Neurosurg Focus, 2019, 46(Suppl 2):V4.

[23] VAN AMERONGEN M J, PEGGE S A H, EL KANDOUSSI M, et al. The non-invasive search for the carotid-cavernous fistula: the added value of the 4D – CTA [J]. Neuroradiology, 2017,59(9):835 – 837.

 **硬脑膜动静脉瘘**

硬脑膜动静脉瘘(DAVF)又称硬脑膜动静脉瘘样血管畸形,由于供血动脉经过位于硬脑膜的瘘口,引流至脑膜静脉窦,或皮质或深部静脉引起。前者造成静脉窦内涡流和高压并向邻近的脑桥静脉反流;后者造成脑静脉内压增高、回流障碍、迂曲扩张,甚至破裂出血。DAVF 是一类较少见的血管性病变,占颅内动静脉畸形的 10%～15%,但随着诊断技术的发展,近来有增多趋势。

97.1 发病机制

DAVF 的发病机制一直存有争议。多数人认为 DAVF 是一种获得性疾病,由头部外伤、手术或血液高凝性疾病诱发静脉窦内血栓形成;或者由肿瘤压迫,静脉窦发育障碍导致静脉窦狭窄、分隔、扭曲,致使静脉窦内压力增高,最终导致 DAVF 形成。1994 年,Terada 等首次通过动物实验证实,静脉窦压力增高可以导致 DAVF 形成。也有观点认为部分小儿病例属先天性疾病,这部分患者常伴随 Galen 静脉畸形和脑实质内的动静脉畸形。

病理研究发现,DAVF 的瘘口是由位于静脉窦壁的大量新生的动静脉吻合血管构成的,而周围结构存在缺血性改变,且血管内皮生长因子(VEGF)及其受体 VEGFR-1 和 VEGFR-2、碱性成纤维细胞生长因子(basic fibroblast growth factor,bFGF)、转化生长因子(transforming growth factor,TGF)、低氧诱导因子 1(hypoxia inducible factor 1,HIF-1)呈普遍的阳性表达。CT 和 MRI 灌注成像提示瘘口周围存在血流淤滞和局灶性脑灌注不足,并可在治疗后恢复。PET 提示脑灌注不足的严重程度可能与自然预后相关,其中脑血流受影响较小的患者,病情可以常年保持静止而不必手术治疗。

笔者等采用颈部动静脉吻合造成颅内静脉窦高压的动物实验表明,脑灌注不足和慢性脑缺血是从静脉窦高压到 VEGF 和基质金属蛋白酶(MMP)高表达过程中的重要一环,VEGF 和 MMP9 协同,促进硬脑膜动静脉间异常新生血管的形成。实验中,VEGF 可以在硬脑膜、蛛网膜、枕叶皮质和基底节广泛表达,但有差异。硬脑膜中 VEGF 位于血管内皮细胞胞质和血管周围的基质,实验早期即为阳性,并呈持续的强阳性表达;皮质则在接近横窦、矢状窦的枕叶胶质细胞和蛛网膜血管中持续广泛表达;深部脑组织只在胶质细胞和少数血管内皮细胞表达,在早期较明显,4 周时多转为阴性。硬脑膜上 MMP9 和 VEGF 的表达几乎同步。

因此,DAVF 形成的关键在于诱发静脉窦压力升高,静脉窦血栓、狭窄或肿瘤压迫静脉窦均为危险因素。静脉窦高压引起局灶性脑灌注下降,导致该区域血管生成活性因子大量表达,在促使硬脑膜侧支静脉血管开放、扩张同时,动静脉之间生成大量新生血管,最终形成了 DAVF。

根据 DAVF 的发病机制,颅内静脉血栓形成及相关的诱因均是 DAVF 形成的危险因素。遗传性的血栓形成倾向是 DAVF 发病的危险因素之一,包括凝血 V 因子 Leiden 突变、MTHRF C677T 突变,以及凝血酶原 20210 突变。同时存在 Leiden 突变和 20210 突变的患者,出现静脉血栓形成的风险比只存在单一因素患者高很多。在 DAVF 患者中已报道存在这些突变,同时还有研究指出 DAVF 患者中 20210A 基因突变率比对照组更高。尽管脑静脉血栓形成与 DAVF 发生关系密切,仅有大约 20% 的 DAVF 患者血管造影显示有静脉阻塞。

脑外伤是造成 DAVF 最直接的原因,常伴有一些逐渐加重的症状,如颅内异响。最常见的外伤性动静脉瘘是颈内动脉-海绵窦瘘,一般由颅底骨折破入海绵窦、直接贯穿伤或一些医源性损伤引起(如经蝶骨手术、经皮三叉神经根离断术或导管成形术等)。脑外伤也可使大脑凸面、上矢状窦和横窦受累,外伤后 DAVF 的临床症状能够持续数周到数年。

脑外科手术也与 DAVF 发生相关,尤其是脑膜瘤切除术。一些开颅治疗的脑血管病中,偶尔复查动脉瘤夹闭情况或 AVM 切除情况时,发现了一些小的 DAVF。这些 DAVF 通常是由创伤产生,但也有远离手术部位的 DAVF 出现。

另外妊娠期间 DAVF 检出频率较高,提示妊娠可能会促进女性 DAVF 进展。有报告指出 DAVF 在女性月经前症状会加重,绝经后妇女 DAVF 易发,口服补充雌激素后 DAVF 消退,这都提示雌激素在 DAVF 形成中的作用,可能与雌激素的抗血管新生作用有关。其他少见的引起 DAVF 的因素还包括慢性中耳炎、高血压、动脉发育不良(如 Ehlers-Danlos 综合征IV型)和遗传性毛细血管扩张症。另一些 DAVF 没有明确病因。

97.2 自然史

缺乏大规模的 DAVF 人群发病率数据。芬兰 Piippo 等 2013 年的一项研究认为,其人群发病率为 0.51/10 万。本病自然病程差异较大,起病有急有缓,有些患者为偶然发现或有轻度耳鸣等症状。这类患者大多数维持多年不变,少数可自行闭塞,但也有可能逐步进展,并出现颅内出血和进行性神经功能障碍。

如何判断轻症患者的自然病程尚有难度,但是静脉窦或瘘口压力的下降有可能促使疾病自愈。例如,有些脑膜瘤合并 DAVF 的患者,在解除脑膜瘤对静脉窦的压迫后,DAVF 自愈可能性较大。未能彻底治疗的大静脉窦旁的 DAVF,若是瘘口血流明显下降,静脉反流消失,也有自愈可能。海绵窦 DAVF 血流量低、症状轻者,通过压迫供血动脉降低瘘口血流,有可能促使瘘口血栓形成而自愈。

颅内出血是 DAVF 的最主要危害,占首发症状的 25%～40%,男性、高龄、既往有出血史、有神经功能障碍、出现皮质静脉或深部静脉反流是出血的高危因素。据统计,无出血史者年出血率约 1.5%,既往有出血史者年再出血率高达 7.4%;出现皮质静脉反流且合并神经功能障碍者年出血率也在 7.4%～7.6%。芬兰 227 例患者中位随访期 10 年,发现横窦和乙状窦 DAVF 对患者生存影响不大,而其他部位或有皮质静脉反流者影响明显。

97.3 分类和分型

早期 Herber 根据瘘口部位将之分为颅后窝、前颅底、中颅底和海绵窦 DAVF,Djindjian 和 Merland 则分为单纯 DAVF 和混合性 DAVF,前者仅限于硬脑膜,后者除硬脑膜外还同累及头皮和颅骨。

1995 年,Borden 和 Cognard 根据 DAVF 静脉引流方式分别提出分型方法。Borden 将 DAVF 分为 3 型(表 97－1):①Ⅰ型,向硬脑膜静脉或静脉窦引流,无皮质静脉反流;②Ⅱ型,向静脉窦引流,造成静脉窦高压,再从静脉窦向皮质静脉反流;③Ⅲ型,仅向皮质静脉反流而无静脉窦回流。Ⅲ型又分4 种情况:①瘘口位于静脉窦壁,但不与静脉窦腔沟通;②直接在脑膜供血动脉和脑桥静脉之间形成瘘口;③硬脑膜动脉与静脉窦沟通,但该静脉窦的远近端均闭塞;④在脑膜供血动脉和脑膜静脉之间形成瘘口,该脑膜静脉只通过脑桥静脉引流。Davis 对102 例 DAVF 颅内出血和神经功能障碍情况进行统计分析,结论是:Ⅰ型预后较好,极少出现颅内出血或神经功能障碍(2%);Ⅱ型 38%～40% 的患者有颅内出血或神经功能障碍;Ⅲ型出血机会极大(79%～100%),预后不良。Cognard 将 DAVF 分作5 型:①Ⅰ型,血流通过瘘口直接引流到静脉窦,静脉窦内血流无逆流;②Ⅱ型,引流到静脉窦后造成静脉窦高压,出现静脉窦内逆向血流,其中Ⅱa 尚无皮质或深部脑桥静脉反流,Ⅱb 出现皮质或深部脑桥静脉反流;③Ⅲ型,直接引流到皮质或深部脑桥静脉,不伴静脉扩张;④Ⅳ型,直接引流到皮质或深

部脑桥静脉,伴静脉扩张;⑤Ⅴ型,向脊髓表面引流。Borden 分型和 Cognard 分型有相通之处,均得到广泛认可,不仅用于疾病严重程度的评估,也可以指导治疗方式的选择。

表 97－1　54 例颅内 DAVF 患者的临床表现和 Borden 分型

临床表现	Borden 分型			合计
	Ⅰ	Ⅱ	Ⅲ	
颅内出血	0	4	9	13
进行性脑功能障碍	0	4	11	15
慢性高颅压	0	3	4	7
颅内杂音	8	3	0	11
脑神经麻痹	1	0	3	4
突眼、球结膜水肿、患侧视力减退	12	2	1	15
症状不明显	1	2	2	5

根据华山医院的统计资料,按照瘘口的部位,出现比例依次为海绵窦(33.3%),小脑幕(25.9%),横窦、乙状窦或窦汇(13.0%),前颅底(11.1%),上矢状窦(11.1%)和其他(5.6%);Borden 分型Ⅰ型29.6%,Ⅱ型 29.6%,Ⅲ型 40.7%(表 97－2)。其中,

表 97－2　颅内 DAVF 患者的瘘口供血动脉和引流静脉

瘘口部位	供血动脉	引流静脉或静脉窦
海绵窦(n＝18)	颌内动脉(72.2%) 颈内动脉海绵窦段分支(55.6%) 咽升动脉(22.2%) 筛后动脉(5.6%)	眼静脉(44.4%) 岩下窦(44.4%) 对侧海绵窦(11.1%) 岩上窦(11.1%)
小脑幕(n＝14)	脑膜中动脉后支(64.3%) 脑膜垂体干(57.1%) 枕动脉(28.6%) 小脑上动脉(14.3%) 大脑后动脉(7.1%)	皮质脑桥静脉(50.0%) 小脑幕静脉窦(28.6%) 深静脉(21.4%)
横窦、乙状窦或窦汇(n＝7)	枕动脉(85.7%) 脑膜后动脉(57.1%) 脑膜垂体干(42.9%)	静脉窦(85.7%) 皮质脑桥静脉(14.3%)
前颅底(n＝6)	筛前、筛后动脉(100.0%) 颈外动脉(13.6%)	额极静脉(100.0%)
上矢状窦(n＝6)	脑膜中动脉(100.0%) 枕动脉(33.3%)	上矢状窦(100.0%)
枕骨大孔区(n＝2)	椎动脉硬脑膜支(100.0%)	脊髓前静脉(50.0%) 颅内静脉丛(50.0%)
蝶底窦(n＝1)	颌内动脉、颈内动脉	侧裂静脉

前颅底、小脑幕和颅颈交界区以 Borden Ⅲ 型为主；上矢状窦、横窦、乙状窦或窦汇附近以 Ⅱ 型较多，也有 Ⅰ 型或 Ⅲ 型，合并远端静脉窦狭窄或闭塞最为常见；海绵窦 DAVF 多为 Ⅰ 型。

97.4 临床表现

DAVF 引起的病理生理变化导致患者出现一系列症状：①静脉高压和盗血导致功能区脑灌注不足，可引起局部神经功能障碍、癫痫，甚至静脉性脑梗死；②静脉高压导致全脑灌注不足、高颅压及导水管压迫引起脑积水，可引起定向力下降、双眼视力减退、嗜睡，甚至昏迷；③静脉迂曲扩张可产生占位效应，尤其是深静脉和后颅静脉扩张后对脑干和脑神经影响明显；④静脉破裂引起蛛网膜下腔或脑实质出血，出血可位于瘘口附近，或远隔部位；⑤异常的静脉血流对附属器产生影响，如眼静脉回流障碍引起突眼和视力下降，颅底大静脉窦血流冲击引起颅内杂音等。总之，静脉高压是引起 DAVF 严重症状的主要原因，可以源自瘘口附近，也可以发生于远隔部位或多处，甚至颅内 DAVF 向脊髓静脉引流而引起脊髓症状，或者脊髓 DAVF 引起脑干缺血、压迫等症状，须注意鉴别。

DAVF 患者发病的平均年龄为 50 岁，性别倾向不明显，非外伤性的脑内出血伴有 SAH 应注意排除 DAVF。女性 DAVF 患者相较男性多表现为搏动性耳鸣，而男性多表现为脑内或 SAH。根据华山医院的统计资料，患 DAVF 的男女比例为 2.6∶1，平均发病年龄 42.4 岁；病程可长可短，短者以自发性颅内出血起病，并在数小时内进行性加重，长者表现为数十年的隐性头痛或颅内杂音；约 1/4 的患者表现突眼、球结膜水肿、患侧视力减退等，1/4 的患者首发为自发性 SAH 或脑内血肿，1/4 的患者首发进行性脑功能障碍，包括偏侧肢体乏力、中枢性面瘫、共济失调等，其他表现为颅内杂音、脑神经麻痹、癫痫发作，以及头痛、定向力下降、视力减退、行走困难等慢性颅高压症状。临床表现和 Borden 分型的关系见表 97-1。

97.5 影像学表现

术前应行全面的 CT、MRI 和 DSA 检查以利于疾病的诊治和预后判断。

97.5.1 CT 和 MRI

颅内迂曲扩张的静脉在 CT 表现为等高密度条索影，MRI 表现为信号流空，深部静脉回流者出现脑干周围的流空或静脉瘤样改变。

97.5.2 数字减影血管造影

应行全脑血管造影，明确供血动脉、引流静脉和瘘口部位，并用于 Borden 分级：①前颅底 DAVF 100% 有来自筛前、筛后动脉的供血，少数还有颈外动脉供血，瘘口的静脉端常形成静脉瘤，经额极静脉反流至上矢状窦、海绵窦或直窦。②海绵窦 DAVF 供血可来自颈内动脉海绵窦段的硬脑膜分支或颈外动脉分支，主要为颈内动脉的脑膜垂体干分支、颈外动脉的脑膜中动脉或颌内动脉分支，可以多向引流至眼静脉、翼丛、岩下窦或经海绵间窦到对侧海绵窦，较少向皮质静脉反流。③上矢状窦瘘口位于上矢状窦壁或邻近硬脑膜，供血以一侧或双侧的脑膜中动脉为主，也可来自大脑前动脉或大脑后动脉的脑膜支。④小脑幕或横窦、乙状窦 DAVF 的供血可以来自幕上硬脑膜（脑脑膜中动脉后支）、幕下（脑膜后动脉、椎动脉或小脑后下动脉硬脑膜分支）、小脑幕（脑膜垂体干的小脑幕分支，小脑上动脉分支）。造影发现约 1/3 的患者合并单侧横窦、乙状窦闭塞。

97.5.3 CT 血管成像和磁共振血管成像

为微创或无创性血管造影，但是它们难以区分瘘口的血流动力变化和动静脉结构，若直接用于术前诊断易于漏诊，且难以分类和分型，但是可用于术后随访，发现阳性变化再行 DSA 检查。

97.5.4 其他

根据 DAVF 的发病机制，针对脑灌注情况的检查有可能对疾病的自然预后和严重程度判断提供新的考量。CT 和 MRI 的灌注成像，以及 SPECT 和 PET 成像可用于判断静脉高压对局部脑血流的影响，磁共振弥散张量可用于评估脑回流障碍和低灌注导致的脑损伤严重程度，并在术后随访对比。

97.6　治疗

97.6.1　治疗指征

DAVF 需要外科处理的指征尚未完全统一。由于静脉引流方式是影响疾病预后的最相关因素，存在静脉窦高压，特别是出现皮质或深部静脉反流者必须进行及时、有效的外科干预。因此，Borden Ⅱ型、Ⅲ型的患者均需要治疗，特别是出现引流静脉迂曲、瘤样扩张者，需尽早治疗以防破裂出血。

对 Borden Ⅰ型病例是否需要治疗争议较大。主张治疗者认为疾病有可能会进一步发展，治疗更加棘手；主张不处理的依据是这些病变有可能长期不进展，甚至自行闭塞，而不恰当的治疗反而可能诱发出更多的供血动脉，瘘口更加弥散，使疾病更为复杂和危险。

笔者研究后认为，Borden Ⅰ型病例有下列情况者，可考虑治疗：①临床症状明显者，应该积极治疗，包括颅内压增高、视神经盘水肿、影响视力者；②有局灶性神经功能障碍进行性加重者，如严重影响生活的头痛和颅内杂音者；③症状不明显，但为单瘘口，由单支供血和单支引流，手术或介入又易于到达，为防止疾病进展，也可以治疗；④存在慢性低灌注，可以列为 Borden Ⅰ型患者是否需要治疗的判断依据之一。根据动物模型研究的结果，可利用 CT 或 MRI 灌注成像技术，将 Borden Ⅰ型病例分成两类：一类为无低灌注状态；另一类虽然尚未出现静脉反流，但静脉窦压力较高，导致局部血流淤滞、小血管扩张，出现血容量升高和血流量下降。后者瘘口进展的可能性更大，而且血流淤滞和低灌注作为一种病理状态，也需要治疗。

97.6.2　治疗策略和方法

（1）治疗策略

已从阻断供血动脉改向阻断瘘口或瘘口的静脉端，这与脑内 AVM 的治疗策略有所不同。原因在于硬脑膜动脉呈网状分布，单纯阻断影像学上可见的供血动脉并不能完全阻断所有供血动脉，瘘口通过细小的硬脑膜血管网继续获得血供，并通过唧筒效应促使硬脑膜新的粗大的供血动脉形成。相反，DAVF 的引流静脉结构相对简单，阻断后形成的逆行血栓可以迅速封闭瘘口，由于瘘口位于硬脑膜夹层内，静脉近端阻断后导致的一过性瘘口内压力升高也不会引起破裂出血。

DAVF 的治疗应强调阻断瘘口或紧靠近瘘口的静脉端，远端静脉必须保留，处理 Borden Ⅱ型 DAVF，必须辨明瘘口位于静脉窦的确切部位，一旦误将远端静脉窦堵塞，不仅影响正常静脉回流，而且显著增加瘘口和反流静脉的压力，导致静脉性脑水肿，甚至出血。同时，静脉压升高而动脉压相对下降，导致脑灌注压下降。一旦脑灌注压<70 mmHg 将迅速出现脑灌注不足。引起皮质血管源性脑水肿和血脑屏障破坏的可能，严重者将致静脉性脑梗死。

具体而言，对海绵窦 Borden Ⅰ型瘘口可采用经动脉途径栓塞，或者经静脉途径填塞海绵窦。其余部位的 Borden Ⅰ型瘘口必须保持引流静脉窦的通畅，可采用经动脉或静脉途径栓塞，也可开颅行静脉窦孤立术（sinus skeletonization），即沿着静脉窦走向将其周围硬脑膜剪开，缝合时用人工硬脑膜隔开，可阻断所有通往瘘口的血管网。对 Borden Ⅱ型瘘口，如局部静脉窦已无回流功能，可将该段静脉窦栓塞，或者开颅连同窦壁的瘘口一并切除，反流脑桥静脉在近静脉窦处电凝切断。对 Borden Ⅲ型病变，仅需在近硬脑膜处阻断瘘口引流静脉，就可迅速形成逆行血栓，阻断瘘口。

最近对大静脉窦旁 DAVF 的病理结构特征有了新的认识，认为瘘口可能存在于静脉窦壁附近小的静脉窦腔，它与主要静脉窦腔相通，填塞后可以达到阻断瘘口目的，又能保持主要静脉窦腔的通畅。以往这种现象被认为仅偶然存在，而 Kiyosue 等重新回顾其用 3D-DSA 检查的全部 25 例横窦、乙状窦或窦汇 DAVF 患者，100% 发现存在这种异常的小静脉窦腔。这为今后更好地从静脉途径治疗大静脉窦旁 DAVF 提供了很好的治疗思路。对 Borden Ⅱ型合并该段静脉窦狭窄的患者，尝试用支架支撑和扩张狭窄的静脉窦壁，随访发现瘘口可能会自行闭塞，可能也是得益于支架对小的静脉窦腔的压迫，从而造成瘘口自闭。而如何在开颅手术中辨明这一重要结构，尚缺乏报道。

（2）治疗方法

有栓塞、手术和放射外科 3 种及它们的联合法（表 97-3）。

表 97 - 3　颅内 DAVF 介入和开颅手术后 DSA 结果比较(DSA 随访 41 例)

治疗方式	随访结果			合计
	痊愈	缓解	复发或加重	
介入				
动脉途径	6	8	1	15
静脉途径	7	1	0	8
开颅手术	9	2	0	11
介入与手术联合	3	2	2	7
合计	25	13	3	41

1) 栓塞:有经动脉和静脉两种途径。

A. 动脉途径:即经供血动脉接近瘘口,推注胶水通过瘘口,阻断瘘口和瘘口的静脉端。难点主要在于微导管到位困难,栓塞时阻断动脉端过近则易复发和瘘口复杂化,过远阻断回流代偿静脉则引起静脉性脑梗死。新型液体栓塞剂 Onyx 的应用使得经动脉进行瘘口栓塞更为可控。由于一般不会粘连管头而导致拔管困难,推注胶水可以更为缓慢,而硬脑膜血管可以承受较大的推注压力,故而可以配比黏性较高的胶水,在较大推力下,以缓慢的速度将之从动脉末端推过瘘口到达引流静脉近端。而较大的压力在闭塞主要瘘口同时,也弥漫到周围血管网,使得瘘口血流的阻断更为彻底。因此,近年来经动脉栓塞的应用有增多趋势。

B. 静脉途径:即通过静脉窦途径到达瘘口,直接阻断瘘口和瘘口静脉端,近来在临床上也逐渐得到推广。静脉途径栓塞存在的问题:①患者往往合并静脉窦狭窄和血栓形成,微导管难以通过;②对 Borden Ⅱ 型患者,如瘘口未闭全而将静脉窦堵塞,正常回流进一步受阻,反而加重皮质反流;③对 Borden Ⅲ 型小脑幕 DAVF,常需经深静脉途径才能达到瘘口,深静脉壁薄、易出血,且容易引起静脉性脑梗死。目前的适用范围:①累及的静脉窦已丧失正常的静脉回流功能;②累及海绵窦、横窦、乙状窦 DAVF。治疗时也可开颅后直接穿刺病灶邻近静脉窦或通过扩张引流静脉逆向进入,采用金属丝、弹簧圈、明胶或球囊栓塞瘘口,更适用于远端静脉窦已经闭塞者。

2) 开颅手术:仍为较常采用的治疗手段。手术目的是孤立、电凝、切除 DAVF 累及的硬脑膜和邻近静脉窦,切断动脉化的皮质引流静脉的通路。对

位于静脉窦壁的复杂性瘘口,静脉窦孤立术可阻断供血动脉,控制出血,并为进一步寻找瘘口和回流静脉提供操作空间。对 Borden Ⅲ 型瘘口,在靠近瘘口部位夹闭引流静脉是迅速彻底的治疗方法。其关键在于:①术前应明确回流静脉的位置并据此选择合适的手术入路;②硬脑膜上广泛的迂曲血管易出血和阻挡视野,应尽量选择硬脑膜外接近瘘口和早期控制动脉端血供;③术中准确辨认异常引流血管并在其离开硬脑膜处阻断。该血管为逆行引流,可以安全阻断,但其远端汇入的引流代偿静脉,因为静脉高压,也可迂曲扩张,必须加以保护。术中导航有利于辨明瘘口位置。手术入路的选择:对 Ⅱ 型瘘口,应充分显露受累段静脉窦,以备该段静脉窦骨骼化后切除。对 Ⅲ 型瘘口,根据引流静脉的位置,选取合适的手术入路。例如,从岩上窦引流者,如为岩上窦内侧段受累,可用岩骨前或扩大中颅底硬脑膜外入路;如为岩上窦外侧段受累,可用乙状窦前入路,沿岩上窦上下切开硬脑膜,在小脑幕上下表面均可直视的情况下,从瘘口后方切开小脑幕,扩大显露。对岩静脉引流而岩上窦未受累者(Ⅲ 型),也可采用幕下小脑上外侧入路或颞下入路,前者缺点在于术野狭小,迂曲的静脉团易阻挡瘘口,后者面临颞叶的过多牵拉及从幕上切开小脑幕时损伤幕下静脉的危险。另外,向岩下窦引流者,可取远外侧入路。对位于直窦者,在行后方入路的同时,如果发现有多处瘘口,可行静脉窦骨骼化。对直接向 Galen 静脉引流者可采用幕下小脑上正中入路。对多支供血、多向引流的复杂型病例,术前先栓塞阻断部分或大部分供血,使引流静脉张力下降,有利于开颅出血的控制和瘘口探查。术中采用吲哚菁绿荧光造影,有助于发现和确认瘘口,并保证瘘口的完全切除。

3) 放射外科:近年来,放射外科,如伽玛刀、直线加速器等已开始用于治疗某些类型的 DAVF,甚至用于危险性较高的小脑幕 DAVF,并报道瘘口可能于 2 年内自行闭塞。但目前缺乏远期疗效评价,对治疗剂量和适应证也没有定论,并且放射外科起效时间长,对存在皮质静脉反流,甚至静脉曲张的高危病例,在瘘口闭塞前仍可能出血,一般不宜采纳。因此,放射外科主要用于近期出血风险较低者,或者其他治疗风险较大的病变,或者针对开颅或介入手术之后的残留瘘口。

4) 联合治疗:用于单一治疗难以奏效的多支供血和多向引流的复杂型 DAVF。例如,Lucas 回顾

手术和栓塞治疗小脑幕 DAVF，单纯栓塞治愈率为 31％，手术治愈率为 78％，联合使用栓塞和手术治愈率达 89％。术前栓塞的优点：①减少板障血流，开颅时出血减少；②小脑幕静脉迂曲扩张程度减轻，减少暴露的困难；③血流下降，瘘口复杂性降低。术中 DSA 和 B 超检查有助于寻找和判定瘘口。总之，手术利于治疗位置单一的 Borden Ⅲ 型瘘口，介入则擅长封闭沿着大静脉窦分布的弥散的 Borden Ⅱ 型瘘口，两者之间存在一定互补性；而术后残留可再次行手术、介入或放射外科治疗。

97.7　不同部位的硬脑膜动静脉瘘及其治疗

97.7.1　前颅底硬脑膜动静脉瘘

前颅底 DAVF 一般为 Borden Ⅲ 型，供应动脉通常来自眼动脉的分支筛前动脉或筛后动脉，少数主要来自颈外动脉，瘘口常偏于一侧，该侧额极静脉常呈静脉瘤样扩张，流入上矢状窦。文献报道约 95.5％的前颅底 DAVF 能通过手术治疗获得满意效果（图 97-1）。手术采用额底硬脑膜外入路或硬脑膜下入路。硬脑膜外入路在术前留置腰椎穿刺管，术中释放脑脊液后，逐步剥离前颅底硬脑膜，在筛板处可见供血的筛前、筛后动脉。边剥离硬脑膜边将其电凝后切断，进入硬脑膜下将菱瘘的静脉瘤连同该处硬脑膜一并切除。硬脑膜外入路可以在硬脑膜外早期控制动脉端，所以一般不需要做术前栓塞，缺点在于损伤嗅神经，术后失嗅。选用单侧硬脑膜下入路有利于保留嗅觉，适用于额底静脉迂曲扩张程度较轻，瘘口偏于一侧者。术中做单额过中线骨瓣，先处理患侧瘘口，电凝瘘口端回流静脉并切除静脉瘤，然后切开大脑镰根部探查对侧，术中注意保留对侧的嗅神经。血管内介入治疗有导致失明的危险，必须避开视网膜中央动脉，治愈率也低于开颅手术（表 97-4）。

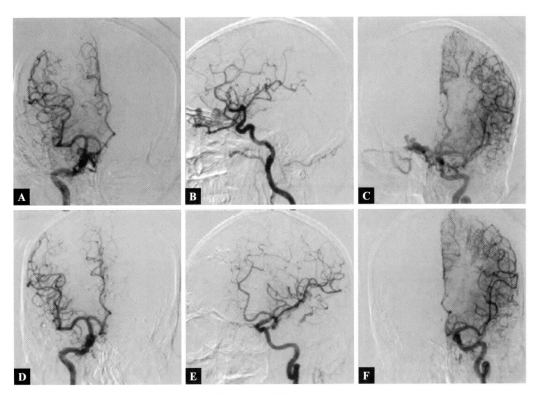

图 97-1　前颅底 DAVF

注：术前 DSA 提示双侧颈内动脉眼动脉供血的前颅底 DAVF（A、B. 右侧颈内动脉正、侧位片；C. 左侧颈内动脉正位片），术后双侧颈内动脉造影（D、E. 右侧颈内动脉正、侧位片；F. 左侧颈内动脉正位片）显示瘘口不再显影。

表 97-4　颅内 DAVF 介入和开颅手术后 DSA 结果比较

DAVF 部位	介入			手术			介入与手术联合		
	治愈	好转	加重或复发	治愈	好转	加重或复发	治愈	好转	加重或复发
海绵窦	11	6	1	0	0	0	0	0	0
上矢状窦	1	0	0	1	0	0	0	0	0
小脑幕	0	2	0	4	2	0	1	2	2
横窦、乙状窦或窦汇	1	0	0	2	0	0	1	0	0
蝶底窦	0	0	0	0	0	0	1	0	0
前颅底	0	0	0	1	0	0	0	0	0
枕骨大孔	0	1	0	1	0	0	0	0	0
合计	13	9	1	9	2	0	3	2	2

97.7.2　上矢状窦硬脑膜动静脉瘘

　　上矢状窦 DAVF 大多为 Borden Ⅱ型，供血以一侧或双侧的脑膜中动脉为主，也可来自大脑前动脉或大脑后动脉的脑膜支。治疗方法有外科手术或介入治疗，以前者疗效较好。手术采用沿受累段矢状窦表面大的"S"形皮肤切口，开颅时板障出血汹涌，所以不用铣刀，而是一边用磨钻磨出骨槽，一边用骨蜡止血，留到薄层内板后将之咬开。备血充分后迅速抬起骨瓣，将硬脑膜从颅骨内板剥离，并同时用纱布压迫硬脑膜的出血。翻开骨瓣后，电凝出血点，结扎粗大的硬脑膜动脉，迅速控制出血。而后沿静脉窦两旁剪开硬脑膜，并电凝来自大脑镰的血供。

必要时与矢状窦平行切开和电凝大脑镰，特别是有供血动脉来自大脑后动脉的脑膜支、脑膜垂体干等。用多普勒探查矢状窦内涡流是否消失，探查矢状窦两旁有无反流的脑桥静脉，紧贴矢状窦将之电凝后切断。此时可见皮质表面的浅静脉张力迅速下降、颜色变暗。血管内介入治疗常采用经脑膜中动脉闭塞瘘口，但经单支脑膜中动脉往往难以将那些筛状多发的瘘口完全闭塞，为追求治愈，有时会有部分胶水进入静脉窦内，造成静脉窦狭窄，甚至闭塞。而保持静脉窦的通畅是避免复发的重要因素之一。因此，此型虽然介入栓塞与开颅手术的短期效果相仿，笔者仍主张以手术治疗为主（图 97-2），对供血动脉少、瘘口结构较为简单、导管到位准确者，可以尝试栓

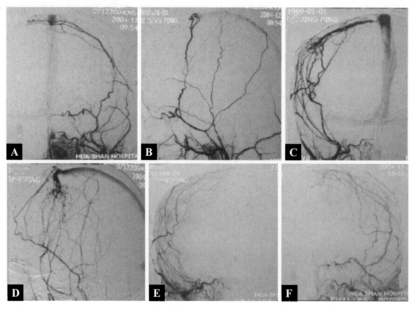

图 97-2　上矢状窦 DAVF

　　注：术前 DSA 提示双侧颈外动脉供血的上矢状窦 DAVF（A、B. 术前左侧颈外动脉正、侧位片；C、D. 术前右侧颈外动脉正、侧位片），Borden Ⅰ级，术后双侧颈外动脉造影（E、F. 术后右侧、左侧颈外动脉侧位片）示瘘口不再显影。

塞治疗,对复杂瘘口常需要反复栓塞。少数上矢状窦 DAVF 为 Borden Ⅲ型,与 Borden Ⅱ型的区别在于Ⅲ型患者矢状窦内无涡流,术中用多普勒探查可知。手术只需紧贴矢状窦将引流静脉电凝后切断。手术暴露瘘口方便,疗效确切,可首先考虑。

97.7.3 横窦、乙状窦硬脑膜动静脉瘘

血供来源有 4 个方向:小脑幕、幕上硬脑膜动脉、幕下硬脑膜动脉和颅外动脉穿越颅骨供血。可采用开颅手术、血管内介入或手术与介入的联合治疗。随着介入治疗技术的进步,目前其已成为首选治疗方案。单独经静脉或动脉操作或联合操作均可。部分 Borden Ⅲ级 DAVF 患者,静脉入路困难,经动脉栓塞后可能控制症状,但容易残留。由于手术操作(开颅手术)难度较大,开颅时出血多汹涌,横窦、乙状窦 DAVF 的手术死亡率和严重病残率约为 15%。横窦、窦汇 DAVF 采用幕上下大的马蹄形切

口,打开骨瓣的方式与上矢状窦 DAVF 相似,形成幕上下的联合骨瓣,也可先形成幕上骨瓣,再将幕下骨质咬除(图 97-3)。沿横窦上下剪开硬脑膜后,分别从幕上下探查小脑幕,切断小脑幕动脉供血,合并脑桥静脉反流者,紧贴小脑幕将该静脉电凝后切断。如静脉窦已闭塞,可将畸形血管团连同静脉窦一起切除。对于出现逆向血流、已无正常引流功能的静脉窦段,在手术处理瘘口后,静脉窦压力下降,可能恢复一定的回流功能,保持该段静脉窦的通畅有利于防止复发,近来开始受到重视。乙状窦垂直段和颈静脉球附近 DAVF 手术难度较大,常有穿越岩骨的众多供血动脉,可先形成内侧幕上下骨窗,然后用磨钻磨除岩骨的乳突后部。骨质磨除范围要求充分暴露需要处理的静脉窦,一般需要暴露出垂直段前缘的硬脑膜和岩上窦的后部,有时需加用远外侧切口,暴露颈静脉孔。Firakotai 等报道 4 例颈静脉球 DAVF,采用经髁入路,其中 3 例治愈,1 例症状好转。

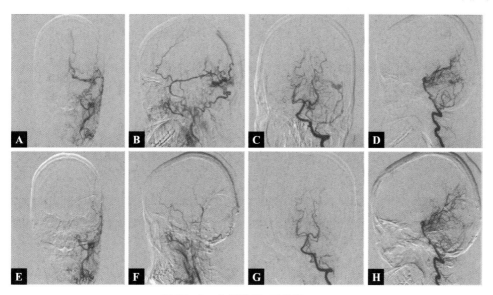

图 97-3 左侧横窦、乙状窦 DAVF

注:术前 DSA 提示左侧颈外动脉(A、B)和左椎动脉(C、D)供血的左侧横窦、乙状窦 DAVF,术后左侧颈外动脉(E、F)和左椎动脉(G、H)造影示瘘口不再显影。

97.7.4 小脑幕硬脑膜动静脉瘘

小脑幕 DAVF 症状严重、治疗棘手。其出血率和进行性神经功能障碍率分别高达 79%~92% 和 58%~74%,未彻底治愈者易复发并复杂化,属 DAVF 治疗的难点。可采用血管内介入、外科手术或联合治疗。

小脑幕的供血主要有 3 个来源:①颈内动脉海绵窦段,可经脑膜垂体干发出基底小脑幕动脉和经海绵窦下动脉发出幕缘动脉。基底小脑幕动脉向后外侧沿小脑幕岩尖结合部的前部走行,分为小脑幕内侧动脉和小脑幕外侧动脉。幕缘动脉向外越过展神经,向上后方在滑车神经附近进入幕缘。如果幕缘动脉缺如,将由来自脑膜垂体干的分支替代。

②小脑上动脉的主干或头侧干进入幕下附近发出脑膜支,在游离缘中部进入幕缘。③大脑后动脉近端发出脑膜支,绕脑干,在游离缘下方靠近幕顶处进入小脑幕,同时供应上蚓部和下丘。另外,小脑幕上表面与幕上内层硬脑膜连续,供血动脉可为脑膜中动脉的延续;下表面与幕下硬脑膜连续,供血动脉可为咽升动脉的脑膜后动脉分支、椎动脉或枕动脉的脑膜支的延续。这些动脉分支分别跨过岩上窦和横窦的上缘或下缘,供应小脑幕。

正常情况下,小脑幕静脉窦起辅助脑桥静脉和深静脉回流的作用。小脑幕不同部位的脑桥静脉,其形成的小脑幕静脉窦的分布和引流区域有一定规律。幕上脑桥静脉主要分布于小脑幕后外侧,包括 Labbe 静脉等,向岩上窦、横窦交界或横窦外 1/3 引流;幕下脑桥静脉大多分布于后部内侧,来源以小脑蚓部为主,少数小脑半球来源的脑桥静脉可位于小脑幕后部的中外 1/3。此外,基底静脉、小脑中央上静脉或其他深静脉属支可以不经 Galen 静脉直接注入小脑幕静脉窦,它们常于游离缘附近注入平行于直窦的单独的小脑幕静脉窦。一般每条脑桥静脉可单独形成一条小脑幕静脉窦,有时也见两条脑桥静脉汇成同 1 条小脑幕静脉窦。根据上述小脑幕脑桥静脉的分布规律,小脑幕 DAVF 累及的反流静脉,幕上以后外侧为主,幕下以后内侧为主,小脑幕前半部脑桥静脉最少,但游离缘可有深静脉属支或岩静脉。

Lewis 等收集文献中的 45 例加上他们自己的 9 例小脑幕 DAVF 患者的资料,归纳出小脑幕 DAVF 供血来自脑膜垂体干者占 67%,脑膜中动脉 65%,枕动脉 57%,大脑后动脉 24%,小脑上动脉 22%,脑膜后动脉 19%,咽升动脉 17%,副脑膜中动脉 15%。回流静脉的特点为皮质静脉占 30%,中脑静脉 24%,小脑蚓部静脉 22%,岩静脉 22%,脊髓静脉 13%,Galen 静脉 13%,脑桥静脉 9%,基底静脉 7%,Rosenthal 静脉 7%。

小脑幕 DAVF 以 Borden Ⅲ 型最常见,少数为 Borden Ⅱ 型。Ⅱ 型和 Ⅲ 型的区分方法:①Ⅱ 型引流静脉晚于静脉窦显影,Ⅲ 型引流静脉早于静脉窦显影;②Ⅱ 型伴静脉窦狭窄多见;③Ⅲ 型引流静脉高压更明显,静脉瘤多见;④术前先行颈外供血动脉栓塞,使血流减慢,有助于分型。手术和介入均为常用的治疗手段。

手术入路的选择应根据瘘口的类型、部位及引流静脉的情况综合考虑。根据引流静脉和瘘口在小脑幕的解剖部位,笔者把小脑幕 DAVF 作如下分型(图 97 - 4~97 - 6):①小脑幕游离缘型。瘘口在小脑幕游离缘及其邻近的小脑幕,引流静脉为基底静

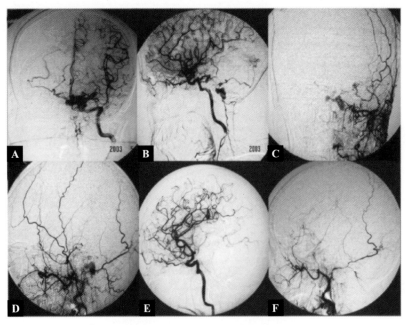

图 97 - 4　小脑幕游离缘型 DAVF

注:术前 DSA 示由脑膜垂体干(A、B)、脑膜中动脉(C、D)供血,向基底静脉、大脑大静脉、髓周静脉和对侧侧裂静脉引流。手术采用前岩骨前入路切断瘘口静脉端,术后颈内(E)、颈外(F)动脉造影示瘘口和颅内异常反流静脉不再显影。

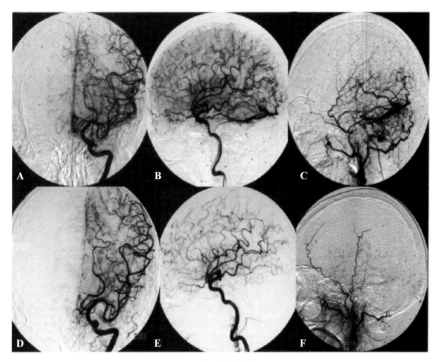

图 97‑5 小脑幕外侧型 DAVF

注:术前脑血管造影示由脑膜垂体干(A、B)、脑膜中动脉和枕动脉(C)供血,主要通过脑桥静脉反流。采用颞下入路电凝后切断瘘口静脉端。术后颈内(D、E)、颈外(F)动脉造影示瘘口和颅内异常反流静脉不再显影。

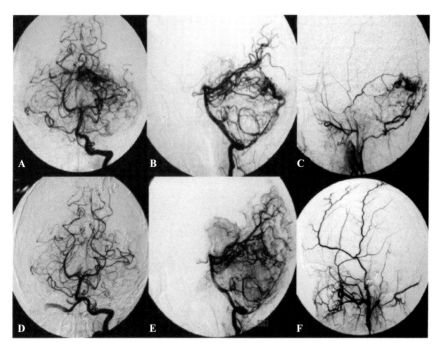

图 97‑6 小脑幕内侧型 DAVF

注:术前脑血管造影瘘口示由大脑后动脉、小脑上动脉、脑膜后动脉(A、B)、脑膜中动脉和枕动脉(C)供血,通过小脑的脑桥静脉反流。手术经枕下入路经天幕电凝瘘口静脉端。术后椎动脉(D、E)和颈外动脉(F)造影示瘘口完全不显影。

脉、中脑外侧静脉、幕上下脑桥静脉或脊髓静脉。②小脑幕外侧型。瘘口位近横窦、乙状窦的小脑幕，向颞、枕、顶叶皮质静脉反流。③小脑幕内侧型。瘘口位于近直窦和窦汇的小脑幕上，向小脑表面的软脑膜静脉回流。大多数游离缘型小脑幕 DAVF 可采用前岩骨入路处理，硬脑膜外磨去颞骨岩尖，在岩上窦内侧切开小脑幕，电凝闭塞动脉化引流静脉和电凝小脑幕，该入路并可早期阻断小脑幕游离缘动脉。小脑幕外侧型经颞下入路，电凝和切开小脑幕。小脑幕内侧型经枕叶下小脑幕入路，电凝切开小脑幕和其下引流静脉。另外，小脑幕内侧型 DAVF 常合并窦汇附近的 Borde Ⅱ 型瘘口，常采用后方入路、幕上下联合开颅，在探查小脑幕瘘口的同时，便于大静脉窦的孤立。枕下经双侧小脑幕和大脑镰入路可用于直窦的孤立。

介入栓塞一般选择动脉路径，若微导管能够准确到位，推注胶水闭塞瘘口及其静脉端，则可治愈。难度在于复杂病例的供血动脉多而细小，微导管难以到达瘘口附近。对未能治愈的患者，应采用伽玛刀治疗，并密切随访。总之，小脑幕 DAVF 治疗难度大、复发率高。熟悉小脑幕静脉窦的解剖结构，仔细分析 DSA 影像学特征，准确判断瘘口的类型、部位及引流静脉的情况，灵活选用手术或介入治疗，有助于提高治愈率。

97.7.5 海绵窦硬脑膜动静脉瘘

欧美人群海绵窦 DAVF 最好发于横窦、乙状窦，而亚洲人最常见于海绵窦。海绵窦 DAVF 主要由颈外动脉分支供血，并向岩上窦、岩下窦、翼丛和眼静脉回流，但很少向皮质反流，因此该区的 DAVF 可表现为搏动性突眼、耳鸣，但少有自发出血。根据供应动脉的来源，又可分为 4 种类型：①A 型，颈内动脉和海绵窦之间的直接沟通，又称颈动脉海绵窦瘘，常因外伤直接造成，常被另列为一类疾病；②B型，由颈内动脉的脑膜支供血；③C 型，由颈外动脉的脑膜支供血；④D 型，由颈内和颈外动脉的脑膜支联合供血。血管内介入治疗是本病的最佳治疗方法（图 97-7）。A 型通常由颅脑外伤或海绵窦颈动脉

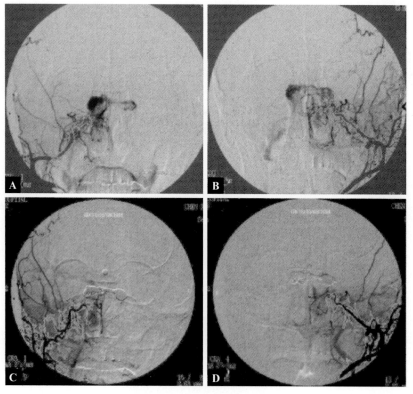

图 97-7　双侧海绵窦 DAVF

注：术前双侧颈外动脉造影正位片示双侧海绵窦 DAVF（A、B）。经岩下窦填塞海绵窦，复查造影，示瘘口不再显影（C、D）。

瘤破裂引起。这类动静脉瘘通常流量高，由于眶部静脉性充血可伴有眼球搏动性突出，球结膜水肿，动眼神经、滑车神经、展神经麻痹、青光眼和视野缺损。B、C和D型通常自发出现或由轻微外伤导致，症状轻微，发病隐匿。这些类型可以出现在各个年龄，但一般40岁后的女性多见，多伴有毛细血管扩张症、高血压、高血糖或妊娠。部分病例的发病机制可能为有先前无症状的海绵窦血栓形成，在血栓再通时发生血管重塑致病。A型海绵窦DAVF的治疗目的包括防止进展性的视野缺损、眼球突出和止痛。方法主要是通过介入，经颈内动脉使用微导管释放球囊封堵瘘口。这类海绵窦DAVF也可以经过从颈外静脉或岩下窦，使用微导管释放弹簧圈封堵海绵窦瘘口。B型海绵窦DAVF可经动脉或经静脉栓塞供血动脉。目前趋向于经静脉栓塞，减少动脉栓塞引起的脑缺血损害。可用途径包括岩下窦、翼丛、面静脉、颞浅静脉、对侧海绵窦、眼静脉等。C型海绵窦DAVF可栓塞供应动脉而达到治愈目的。D型海绵窦DAVF因兼有颈外和颈内动脉分支供血，完全闭塞畸形血管常有困难。Kin报道经静脉途径治疗海绵窦DAVF 56例，总有效率为91%，治愈率

51.8%，并发症包括展神经麻痹等一过性神经功能障碍(10.7%)，颅内静脉破裂(5.4%)，脑干静脉回流障碍致水肿、梗死(3.6%)。由于海绵窦DAVF多为BordenⅠ型，且海绵窦内纤维分隔明显，压迫颈部大动脉后血流缓慢，可能促使静脉窦血栓形成而自愈。对栓塞困难的BordenⅡ型海绵窦DAVF也有选择栓塞与开颅手术结合治愈的报道。

97.7.6 枕骨大孔区硬脑膜动静脉瘘

颅颈交界区DAVF较为罕见，多数为BordenⅢ型，供血动脉主要来自一侧或双侧椎动脉的脑膜支，少数来自小脑后下动脉或脑膜后动脉。引流静脉可向上引流至颅内，或向下经脊髓表面静脉引流至椎旁。向颅内引流的静脉迂曲扩张后出血，导致颅后窝脑干周围分布的SAH，这是枕骨大孔区DAVF最常见的临床表现。瘘口位置靠近背侧或位于侧方者可选择手术治疗，电凝闭塞瘘口可获治愈(图97-8)。少数瘘口偏于腹侧，手术显露较困难，目前倾向于介入栓塞，特别是单支供血者。术后患者应行脑血管DSA检查，对有残余者应行伽玛刀治疗。

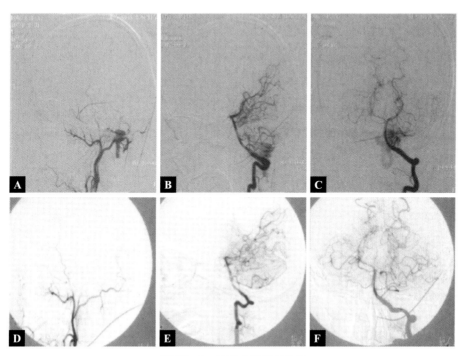

图97-8 枕骨大孔区DAVF

注：术前DSA提示左侧颈外动脉(A)和左椎动脉(B、C)供血的枕骨大孔区DAVF，术后DSA提示瘘口不再显影(D. 左侧颈外动脉；E、F. 左侧椎动脉)。

97.7.7 软脑膜动静脉瘘

软脑膜动静脉瘘(pial arteriovenous fistula, PAVF)是一种很少见的颅内血管畸形,仅占总数的约1.6%。其与DAVF的区别在于供血动脉源自软脑膜和皮质动脉,而同AVM的区别在于动静脉之间没有畸形血管团或毛细血管床。因此,PAVF较易形成皮质静脉高压和曲张,导致出血或其他静脉高压症状。治疗应积极干预。多数认为,介入或手术治疗均可安全有效阻断动静脉间异常联络。

97.7.8 其他

蝶底窦DAVF(图97-9)位于海绵窦的外侧,应与海绵窦DAVF鉴别。由于与侧裂浅静脉沟通,在蝶底窦压力升高后可向侧裂静脉反流,常以自发性出血为首发症状。以手术治疗为主。手术取改良翼点切口,咬除蝶骨嵴至眶上裂,咬除蝶底窦区眶外侧壁及中颅底部分骨质,切断DAVF的部分颅外血供。剪开硬脑膜后可见侧裂表面粗大的引流静脉及静脉球。此时应轻轻牵拉引流静脉向颅底方向分离,探查至蝶底窦的瘘口处,电凝出硬脑膜的引流静脉端和其邻近硬脑膜,在引流静脉迅速萎陷后切断引流静脉。

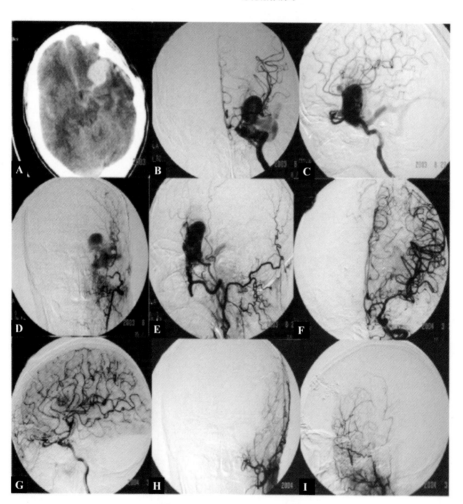

图 97 - 9 左侧蝶底窦 DAVF

注:突发头痛、呕吐起病,CT提示SAH伴左侧裂内血肿(A),DSA提示由左侧颈内(B、C)、颈外(D、E)动脉联合供血,向侧裂浅静脉引流并形成静脉瘤。手术电凝阻断瘘口和其近端静脉,并切除静脉瘤,术后颈内(F、G)、颈外(H、I)动脉造影示瘘口不显影,颅内血循环恢复正常。

97.8　预后

　　无论介入栓塞或手术治疗,获得影像学痊愈者预后较好。Borden Ⅲ型有残留的患者,易于复发,术后应行伽玛刀治疗并长期随访。Borden Ⅱ型患者治疗后血流量下降,有可能长期缓解,特别是海绵窦DAVF,血流下降后配合压颈,甚至可能治愈。但也有部分患者复发。特别是瘘口处理不当,直接在瘘口近端闭塞供血动脉者,病灶易复发且血流结构更为复杂,患者症状加重。Borden Ⅰ型患者症状不重者可保守治疗并长期随访。

(陈　亮　周良辅)

参考文献

[1] 陈亮,周良辅.硬脑膜动静脉瘘[M]//周良辅.现代神经外科学.2版.上海:复旦大学出版社,2015:1093-1103.

[2] DMYTRIW A A, SCHWARTZ M L, CUSIMANO M D, et al. Gamma knife radiosurgery for the treatment of intracranial dural arteriovenous fistulas [J]. Intervent Neuroradiol, 2017,23(2):211-220.

[3] ERTL L, BRÜCKMANN H, KUNZ M, et al. Endovascular therapy of low- and intermediate-grade intracranial lateral dural arteriovenous fistulas: a detailed analysis of primary success rates, complication rates, and long-term follow-up of different technical approaches [J]. J Neurosurg, 2017,126(2):360-367.

[4] JABBOUR P, TJOUMAKARIS S, CHALOUHI N, et al. Endovascular treatment of cerebral dural and pial arteriovenous fistulas [J]. Neuroimag Clin N Am, 2013,23(4):625-636.

[5] REYNOLDS M R, LANZINO G, ZIPFEL G J. Intracranial dural arteriovenous fistulae [J]. Stroke, 2017,48(5):1424-1431.

[6] YOUSSEF P P, SCHUETTE A J, CAWLEY C M, et al. Advances in surgical approaches to dural fistulas [J]. Neurosurgery, 2014,74(Suppl 1):S32-S41.

98 大脑大静脉瘤

大脑大静脉瘤(Galen vein aneurysm，GVA)属于先天性血管畸形，占儿童血管畸形的 30%，在全部儿童先天性畸形中约占 1%。由于发育异常，动脉血分流至胚胎残留的 Markowski 中位前脑静脉(median prosencephalic vein of Markowski, MPV)，从而导致后者扩张。从胚胎发育角度，MPV 实际上是大脑大静脉的前体，但是此类疾病通常被命名为 GVA。GVA 主要为 Galen 静脉的瘤样扩张而非真正意义上的动脉瘤，故也称 Galen 静脉动脉瘤样血管畸形(vein of Galen aneurysmal malformation, VGAM)。此类疾病较为罕见，加之在发育学、临床表现、血管构建及对全身系统影响方面的不同，其治疗仍然是神经外科所面临的难题。

98.1　历史回顾

1895 年，Steinheil 首先提出 GVA 这一命名，但实际上他描述的病例是向 Galen 静脉引流的动静脉畸形(AVM)。1949 年，Boldrey 和 Miller 通过颈动脉结扎的方法治疗了 2 例"Galen 静脉动静脉瘘"，其中 1 例是真正的 GVA。1955 年，Silverman 等报告了 2 例新生儿 GVA 患者死于心力衰竭，认为无心血管疾病患儿可因脑血管畸形死亡。1964 年，Gold 等根据年龄、临床表现、血流动力学特点和血管构建的不同，首次将 GVA 分为 3 种类型。

GVA 早期多通过外科手术治疗，但致死率和致残率都很高。1982 年，Hoffman 等报道了 29 例 GVA 患者，其中 16 例接受了外科手术，死亡率高达 56%。通过总结自己和前人的经验，Hoffman 提出相对于病灶切除，单纯闭塞瘘口效果更好，这与 AVM 切除术有所不同。近来，随着神经影像学、脑血管造影技术和微导管技术的发展，对于 GVA 内部血管结构有了更清楚的认识，之前外科手术难以治疗、深在的病灶，可以通过血管内注入栓塞剂进行治疗，可明显降低致残率和致死率。1989 年，Lasjaunias 等对 GVA 进行了详细的分类，并报道了

36 例血管内介入治疗的 GVA 患者,致死率 13%,无致残。至此,血管内介入成为 GVA 的首选治疗方式。

98.2　解剖学及胚胎学

妊娠 6～10 周时,前、后神经孔闭合,脉络膜形成以负责神经管内脑脊液循环。在这段时期,端脑由多根脉络膜动脉供血;MPV 在间脑顶端生成,负责静脉引流。妊娠 10～11 周时,端脑皮质的动脉网逐渐形成,脉络膜动脉的作用逐步减弱,同时双侧大脑内静脉生成,负责脉络膜的静脉引流。大脑内静脉终止于 MPV 的尾端,后者逐渐退化消失。MPV 的残余部分最后汇入大脑内静脉,形成大脑大静脉,即 Galen 静脉。在胚胎发育 6～11 周,由于某些特定原因,导致脉络膜循环和 MPV 之间形成通路,此类通路的存在造成 MPV 无法正常退化闭塞,并进行性扩张,从而形成 GVA,同时阻碍 Galen 静脉的正常发育。

GVA 的动脉供血可来自脉络膜前动脉、脉络膜后动脉、大脑前动脉;此外,间脑和脑膜及很少量的室管膜下来源动脉亦可参与供血。GVA 深部静脉引流系统争议颇多。GVA 可通过正常的直窦和/或镰状窦引流,镰状窦属于未退化的胚胎性静脉窦,汇入上矢状窦的后 1/3 段。部分患者直窦发育不良或缺如,或存在多条未退化的镰状窦。但是,不论发育如何变异,直窦存在与否,GVA 始终与大脑大静脉系统相通。

在某些 GVA 病例报道中发现了 *RASA1* 基因突变。*RASA1* 基因突变是一种常染色体显性遗传病,可导致毛细血管畸形-动静脉畸形综合征(CM-AVM syndrome)。Heuchan 等报道了 11 例发生该基因突变的 GVA 患者。在一组家族性 GVA 病例中还发现了内皮糖蛋白基因变异。上述基因突变与 GVA 的关系还需要进一步研究。

必须指出,过去把脑实质内 AVM 引起的 Galen 静脉动脉瘤样扩张与 GVA 混为一谈,导致对 GVA 的解剖特点和自然病程报道不准确。

98.3　分类

对 GVA 根据其血管构筑特点进行分型,目前较为常用的有下列两种。

98.3.1　Lasjaunias 分类

Lasjaunias 分类(1989)分为以下两类。

(1) 原发性大脑大静脉瘤

粗大供应动脉,并直接汇入大脑大静脉,静脉扩大成囊状。在出生时即有症状的患儿中,囊壁前下方可见无数细小供应动脉。阻断供应动脉可使静脉瘤缩小,无须切除病灶。原发性 GVA 又分为 2 个亚类:壁型和脉络膜型。壁型 GVA 有 1 根以上的动脉直接与 GVA 的静脉壁相通,而脉络膜型由多根脉络膜动脉形成巢样结构并回流至 GVA。

(2) 继发性大脑大静脉瘤

因邻近部位的血管畸形静脉回流,血流大量进入 Galen 静脉系统,引起 Galen 静脉代偿性扩大。血管畸形可位于脑干、脑深部结构、小脑上部或半球后正中部。常同时伴有下矢状窦和直窦扩张。治疗原则以切除或阻塞血管畸形为主。

98.3.2　Yasargil 分类

Yasargil 分类(1988)如图 98-1 所示。

Ⅰ型:由单根或多根胼周动脉及大脑后动脉与 Galen 静脉直接相连。畸形血管为呈壶状的 Galen 静脉。

Ⅱ型:丘脑穿通动脉与 Galen 静脉间的动静脉瘘。

Ⅲ:最常见。为Ⅰ型和Ⅱ型的混合型。

以上 3 型相当于 Lasjaunias 中的原发性 GVA。

Ⅳ型:纯蔓状动静脉畸形。有 1 个或多个畸形血管团位于中脑或丘脑,畸形血管引流至大脑内静脉、基底静脉等。此型相当于继发性 GVA。

由于继发性 GVA 属脑 AVM 范围,本文主要讨论原发性 GVA。

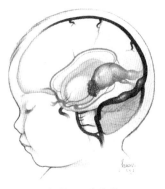

A. Yasargil Ⅰ型

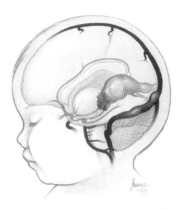

B. Yasargil Ⅱ型

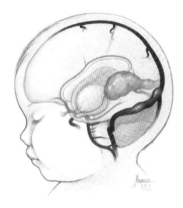

C. Yasargil Ⅲ型

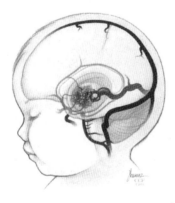

D. Yasargil Ⅳ型

图 98-1 GVA Yasargil 分类(Pablo，2012)

98.4 临床表现和病理生理

GVA 患者主要表现为心脏和神经系统症状，具体临床表现因发病年龄不同而异(表 98-1)。新生儿期主要表现为高输出量性心力衰竭和肺动脉高

压，严重病例可出现全身多器官功能衰竭；婴幼儿期通常伴有脑积水、癫痫发作或者神经认知功能障碍；青少年或成年期，临床症状多表现为头痛或者是颅内出血。需要指出的是，非婴儿期出现的 GVA 相关性心力衰竭多为轻到中度，而且可以通过药物得到控制。

表 98-1 原发性 Galen 静脉动脉瘤临床分组

分组	临床表现	预后
新生儿组	高输出量、前负荷性的心力衰竭	开颅手术风险大，栓塞可治疗部分患儿
婴儿组	临界心脏功能，早期轻度心功能不全；脑积水	常需脑脊液分流。部分患儿可有较好预后
儿童组	脑积水；心脏肥大可有可无；可发生 SAH；松果体区占位	取决于脑积水程度
成人组	头痛；松果体区占位伴钙化；SAH；脑积水	佳

98.4.1 心脏症状及相关并发症

由于高流量、低阻力动静脉瘘口的存在，GVA 导致血容量和心输出量代偿性增加。此类患者中，脑血流量可占到整个心输出量的 80% 左右。胚胎发育期，胎盘同样属于低阻力系统，可与 GVA 竞争从而减少其血流量，但是分娩后随着这一竞争机制的消失，GVA 内血流量会有一个急速、剧烈的增加。

诱发心力衰竭的因素有：静脉回心血量的增加导致肺动脉高压；动脉导管和/或卵圆孔未闭导致静脉回心血量进一步增加，从而加重肺动脉高压；心脏右向左的分流引起冠状动脉血流量降低，诱发心肌缺血。同时降主动脉内舒张期可发生血液逆流，肝脏、肾脏等血流灌注减少，诱发器官功能不全。

98.4.2 神经系统症状

脑功能的正常发育有赖于细胞内、细胞外及血管腔内稳定的体液平衡。GVA 患者中由于静脉淤血及颅内静脉高压的存在，导致颅内体液环境调节失衡，从而影响脑及其功能的正常发育。

静脉淤血可造成脑萎缩及不可逆性脑损伤，若在分娩期或新生儿期出现，多提示预后不佳。严重病例中，脑实质组织快速破坏而消失，也称之为"融脑综合征(melting brain syndrome)"。Lasjaunias 等于2006年首次提出"融脑综合征"概念,认为由于颅内静脉高压造成脑灌注不足,从而造成脑实质(白质为主)进行性损伤。婴儿期或儿童期患者,起初通常无特异表现,但随着时间的推移会出现神经功能和认知功能进行性减退,表现为颅内钙化、室管膜下组织萎缩及癫痫发作。一般认为,神经功能障碍是由于GVA瘘口盗血造成脑供血不足,而发育迟滞则归结于静脉淤血。

脑积水和"巨颅"征是GVA婴儿期的典型表现。虽然扩张的Galen静脉压迫中脑导水管可导致梗阻性脑积水,但更多的病例出现交通性脑积水,发病机制通常认为是颅内静脉高压引起脑脊液重吸收障碍。

青少年和成人GVA患者多出现头痛和癫痫等症状。此外,还可出现蛛网膜下腔出血和脑实质内出血。虽然青少年和成人时期GVA多较小、瘘口少,但在供血的动脉网中可有小动脉瘤形成(图98-2、98-3)。

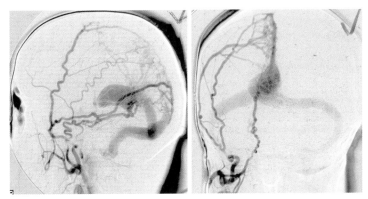

图98-2　成年继发性GVA伴动静脉瘘和直窦扩张

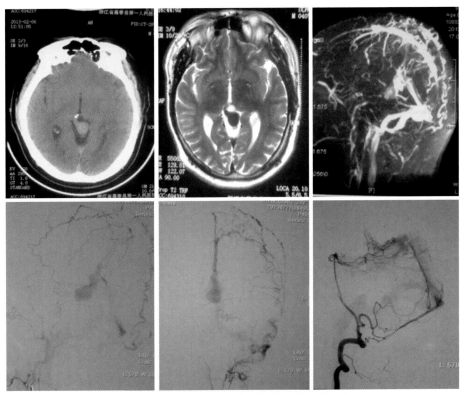

图98-3　成年继发性GVA伴后纵裂区硬脑膜动静脉瘘

98.5　诊断

对于高度怀疑患有 GVA 的患儿,应进行全面、详尽的检查与评估,作为制订临床治疗方案的依据。临床评估包括患儿一般状况,如体重、头围等;心脏超声检查以评估有无心力衰竭及其严重程度;必要的实验室检查来发现有无肝脏、肾脏功能不全,特别是对于有心功能不全的患儿尤其重要;对于颅囟未闭者,可经前囟行超声检查来判断颅内血流动力学改变和病灶内血流形态,有无脑实质萎缩及估计脑室扩张程度。有条件者行床旁脑电图监测,可有效明确癫痫发作情况。

胎儿 GVA 多发生在孕晚期(32 周后),且多在孕妇常规超声检查时发现。二维超声表现为中线区薄壁囊性结构,此为 Galen 静脉瘤最具特征性表现,彩色多普勒显示内部充满五彩镶嵌血流信号,频谱多普勒记录到动静脉瘘高速湍流的流速曲线,同时彩色多普勒还可显示 Galen 静脉与 Willis 环的吻合及静脉系统回流。实时三维超声成像可清晰显示 GVA 血管空间构架,更清晰地勾勒供血动脉、引流血管及其与扩张的 Galen 静脉的关系;亦可显示不规则扩张的直窦和横窦。

CT 和 MRI 是目前诊断 GVA 的有效手段,同时能有效评价其伴随的脑结构改变,如脑积水、脑缺血、动静脉畸形和静脉窦情况。增强 CT 扫描能显示明显强化的病灶(图 98－4)。MRI 显示脑缺血、

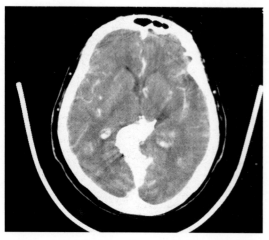

图 98－4　Galen 静脉瘤增强 CT 表现(病灶明显强化)

GVA 的 3D 解剖关系及供血动脉、回流静脉等方面优于 CT。CTA 和 MRA 作为无创性血管成像方法可清晰显示 GVA 的供血动脉和静脉引流情况,相对于 MRA,CTA 成像速度更快、空间分辨率更高。

全脑数字减影血管造影(DSA)是本病确诊的标准方法。可显示畸形血管的类型和部位,有利于血管内治疗和外科治疗方案设计。GVA 的供血动脉可单根或多根。按胚胎来源,它们可分为下列 2 组:①前脑来源组,有大脑前动脉、胼周后动脉、脉络膜后外侧动脉。②中脑来源组,包括脉络膜后内侧动脉、丘脑穿通动脉和小脑上动脉等。此外,大脑中动脉的分支,豆纹动脉也可参与供血。静脉回流一般为直窦(常成双)、横窦和乙状窦,最后到达颈静脉球。由于直窦常有局限狭窄点,迫使静脉回流部分经前方,通过翼腭静脉丛、海绵窦、眶静脉、蝶顶窦、大脑中静脉等回流。但应指出的是,单凭 MRI/MRA 等无创检查即可作出 GVA 的诊断,因此 DSA 应该是作为血管内介入治疗的前期规划来进行,而不应该单纯为了明确诊断。

98.6　鉴别诊断

Galen 静脉扩大也见于其他情况或病变,应注意识别,因为它们在治疗上有别于原发性 GVA。

(1) 大脑大静脉扩大

大脑大静脉扩大见于脑 AVM 引起的继发性 GVA 或硬脑膜动静脉瘘(DAVF)引起的 Galen 静脉代偿扩大。显然这 2 种病变的治疗应处理原发病变,而非 Galen 静脉本身。

(2) 大脑大静脉曲张

大脑大静脉曲张属于正常变异,不伴动静脉短路。

98.7　治疗

GVA 的治疗方法包括药物治疗、血管内介入治疗和开放性颅脑手术。应根据患者的年龄和临床特点来制订个体化的治疗策略。除此之外,GVA 的治疗讲究多学科协作,一个完备方案的确定要有神经内科、神经外科、介入放射科、心脏科及新生儿重症医学科等相关科室的参与和审核。

98.7.1　治疗前评估

对于 GVA 患者,完整的术前评估应包含以下内容:①基本身体指标,包括体重、头围及其动态变化;②完整的影像学检查,通过 MRA、DSA、MRI、MRV 等明确 GVA 的血管构筑,包括供血动脉、静脉扩张和静脉窦的闭塞情况;③通过经颅超声、CT、MRI 明确颅内是否出现静脉瘀滞、脑软化、脑萎缩、钙化和脑室扩张等情况;④心脏功能评估;⑤肝、肾功能和凝血功能评估。

治疗时机和指征的选择应建立在充分评估神经系统症状、脑实质和生长发育情况、心脏和其他系统功能及 GVA 血管构筑的基础上。

98.7.2　药物治疗

药物治疗的目的是控制心脏和其他系统并发症,为后续血管内介入治疗做准备。在新生儿期,GVA 患者由于高输出量性心力衰竭常伴有肝、肾功能不全和心肌缺血症状,而且心输出量过高亦会阻碍动脉导管的闭锁,从而加重低氧血症。降低 GVA 瘘口血流量有助于恢复全身各脏器的血液灌注,并改善由于静脉高压引起的肺循环高压,同时也有利心脏右向左分流的闭合。能够降低瘘口血流量的药物有利尿剂、正性肌力药物和血管扩张剂。但是,到目前为止还没有一个最佳的药物使用规范。判断药物治疗有效的标准就是看临床症状有无缓解。新生儿期心力衰竭多较严重,药物治疗效果差;而对于婴儿期和儿童期出现的中度心力衰竭,药物控制效果要好很多。

98.7.3　血管内介入治疗

近些年,随着血管内介入治疗的发展,GVA 的预后已经得到了极大的改观。介入治疗的目的是重新恢复血流动力学平衡,追求生理功能而不是解剖意义上的治愈,以期改善患者神经功能、缓解临床症状。颅内血流动力学改变过快,容易因灌注压突破引起脑实质内出血或因静脉血栓形成造成占位效应,因此血管内介入治疗应采取阶梯式方案。部分栓塞可有效降低 GVA 瘘口血流量,从而缓解心力衰竭症状,同时可将治疗并发症发生率控制在最低水平;而且阶梯式栓塞有利于血流动力学逐步达到稳定,有助于神经功能的发育。

介入治疗的时间窗也是影响治疗效果的关键因素。Lasjaunias 等认为初次介入治疗的最佳时机在出生后 4~5 个月,此时治疗效果最佳,有助于脑功能的正常发育。错过这一治疗时机,可能会导致不可逆性脑积水及神经、认知功能障碍。对于复杂性 GVA 需多次栓塞者,后续治疗距初次治疗间隔通常在 6~8 周,根据具体病情也可缩短到 4 周。对于部分新生儿患者,有时需急诊行血管内介入治疗,其治疗目标是降低瘘口血流量,维持机体生理功能的稳态。在新生儿期,瘘口流量降低后可为颅内静脉系统的发育重新创造有利的环境。

从技术角度,动脉入路和静脉入路均可。部分学者提倡初次治疗采用经动脉入路,待该入路耗尽后再采用静脉入路。GVA 的分型对于入路的选择也有指导意义,一般认为对 Yasargil Ⅰ型、Ⅱ型、Ⅲ型 GVA,经动脉血管内介入治疗是最适合的介入治疗途径;而对 Yasargil Ⅳ型 GVA,经动脉介入治疗和经静脉介入治疗均可采用。从技术难度角度,虽然静脉入路更加简单,但是对于接受阶段式栓塞治疗的患者则难以控制其血流动力学变化。而且经静脉入路行弹簧圈栓塞时要十分慎重,尽量避免深部静脉血栓形成。

患者年龄也是我们在选择入路方式时必须考虑的问题。对于出生 3 d 之内的新生儿,若需行介入治疗可选择脐动脉入路;3 d 之后脐动脉多闭塞,这时候通常选择股动脉入路。当采用静脉入路时,多选择股静脉穿刺置管,少数特定情况下也可以考虑经颈静脉球,甚至经窦汇入路。

目前常用的液体栓塞剂有 NBCA 和聚乙烯乙烯醇(Onyx)。由于 NBCA 的可靠性和安全性更高,因此为更多的临床医师所接受。液体栓塞剂既可以单独使用也可以配合弹簧圈使用,而弹簧圈由于对供血动脉的渗透性不够,一般不推荐单独使用。

阶段性栓塞治疗的患者中有时会观察到硬脑膜动脉向瘘口引流的逐步开放,主要表现为经大脑镰向 Galen 静脉或者横窦的引流。其机制包括增殖性血管新生和非增殖性血管新生。前者主要是因为静脉高压、硬脑膜窦的部分闭塞、局部切应力变化、内皮细胞缺血和局部炎症等,造成血管内皮生长因子的高表达,刺激血管新生;后者则是由于局部高流量瘘口造成"集桶效应(sump effect)"或者近端供血动脉的闭塞,从而诱发血管形成。对于继发性硬脑膜血管分流也应该予以栓塞,避免静脉高压的逐步恶化。

98.7.4 手术治疗

目前开放性手术对于 GVA 已经不作为一线方案了,但在某些特定情况下可起到辅助性治疗作用。伴有脑积水者,可行脑脊液转流术或神经内镜下第 3 脑室造瘘术。但应注意,有效的血管内栓塞治疗亦可以明显缓解脑积水症状,因此若条件允许在行上述手术前,应尝试血管内介入栓塞治疗。少数经窦汇入路栓塞者,需通过手术暴露窦汇;患者出现颅内血肿时可以通过开放手术清除;当栓塞治疗失败后,手术治疗也可作为最后的选择。

98.7.5 立体定向放射外科治疗

立体定向放射外科治疗(伽马刀、直线加速器)在对 GVA 的治疗中意义不大,对于高流量瘘口效果不好,而且血管闭塞所需时间很长,不利于正常脑组织的发育。对于低流量瘘口或者较为年长的患者,也可以作为一种选择。

98.8 治疗时机

98.8.1 分娩前期

常规产前超声筛查即可发现有无 GVA。近些年来,胎儿 MRI 的应用日趋普及,为我们判断病情提供了更详细的资料,可以明确患儿有无 GVA 相关性脑积水、脑损伤、心力衰竭等并发症。通过产前检查明确 GVA 诊断后,我们要对患儿可能出现的后遗症作出充分的评估和判断,然后咨询患儿父母的意见。需要指出的是,目前胎儿患有 GVA 并不能作为终止妊娠的指征。但是,分娩前出现心力衰竭表现的 GVA 患儿其病死率高达 80%,分娩前出现严重脑损伤者出生后将出现不可逆性多器官功能衰竭。部分学者曾尝试用放射外科的方法来闭塞胎儿期 GVA 的异常血管,但并不能改善其预后。因此,当胎儿期便出现心力衰竭、严重脑损伤时,应建议及时终止妊娠;出生后也应及时行相应治疗。

98.8.2 新生儿期

新生儿期 GVA 患者,有 3 种可能的治疗时机选择:①患儿不适合行血管内介入治疗;②患儿血管内治疗时间窗可适当延后;③需急诊行血管内治疗。患儿的全身状况是笔者作出判断的依据。对于有轻、中度心脏过负荷的患儿,应当给予药物控制、调整,待产后 4~5 个月时行介入治疗;伴有严重心源性休克、多器官功能衰竭和/或不可逆性脑损伤患儿,由于预后极差,不建议行血管内治疗;部分患儿则需要急诊行血管内介入栓塞。Lasjaunias 等人制订了一份评分量表(Bicêtre 新生儿评分量表),以指导新生儿期 GVA 的临床治疗(表 98-2)。该量表评分指标包括心脏功能、脑功能、呼吸功能、肝脏功能和肾功能。评分 8 分以下者不建议治疗;8~12分者建议行急诊血管内栓塞治疗;12 分以上者建议先行药物治疗以缓解临床症状,5 个月后再行血管内治疗。

表 98-2 Bicêtre 新生儿评分量表(Lasjaunias,2006)

分值	心功能	脑功能	呼吸功能	肝功能	肾功能
5	正常	正常	正常	—	—
4	心脏过负荷,无须药物治疗	亚临床症状,EEG异常	轻度呼吸急促,能吸奶	—	—
3	心力衰竭,用药后稳定	间歇性、非惊厥性神经症状	严重呼吸急促,不能吸奶	无肝大,肝功能正常	正常
2	心力衰竭,药物治疗效果不佳	偶发惊厥	需辅助通气,FIO$_2$ <25%	肝大,肝功能正常	一过性无尿
1	药物＋必要的辅助治疗可控制	癫痫	需辅助通气,FIO$_2$ >25%	中度或一过性肝功能不全	经治疗出现不规律多尿
0	药物治疗无效	永久性神经功能障碍	辅助通气无法维持氧饱和度	凝血功能异常,肝酶指标上升	无尿

注:最高分值＝5(心功能)＋5(脑功能)＋5(呼吸功能)＋3(肝功能)＋3(肾功能)。EEG:脑电图;FIO$_2$:吸入氧浓度。

临床工作中,Bicêtre 新生儿评分量表可以作为处理新生儿期 GVA 的参考与指南,但并不是临床规范或准则。例如,McSweeneg(2010)报告 Bicêtre 6 分者,经血管内介入治疗,随访 2 年半后神经系统检查正常;相反,2 例 21 分者在血管内介入治疗前病情迅速恶化而死亡。因此,还应根据实际情况采取个体化治疗方案。

98.8.3 婴儿期

婴儿期治疗方案的选择取决于患儿年龄、症状严重程度及病灶的血管造影情况。如果患儿在 6 月龄前发病,可依照之前叙述的原则制订最佳的血管内治疗时机和方案。

婴儿期临床表现包括癫痫发作、脑积水和神经认知功能发育迟缓。虽然患儿亦经常伴有心力衰竭症状,但相对新生儿期多较轻微。对于伴有明显心力衰竭症状的幼儿期 GVA 患者,在对治疗指征、时机和方案的选择上应慎重。治疗目标仍然是通过降低瘘口血流量、增加瘘口阻力来重建静脉压力平衡。GVA 瘘口不全闭塞可以逆转神经系统症状、改善患儿生活质量。

婴儿期 GVA 伴有脑积水,在进行治疗前一定要明确产生脑积水的病理基础。如果脑积水属于继发性改变,那治疗应着重于引起脑积水的病因,如果先行脑脊液分流手术,其结果往往是有害的。Zerah 等曾报道过 43 例 GVA 患者,非分流组神经认知功能的恢复率可达 66%,而在分流组这一比例只有 33%;在非分流组 5% 患者出现严重智力发育迟缓,而在分流组这一比例可达 15%。而且,分流手术有加重癫痫发作、引起颅内出血的可能。

98.8.4 青少年和成年期

青少年和成年 GVA 患者多表现为头痛和/或颅内出血,治疗目标在于防止神经功能进一步恶化以及预防静脉淤滞引起的精神运动性迟滞。有轻度头痛症状的患者,治疗指征、时机和方案的选择就更具有挑战性,因为该症状与 GVA 没有必然联系,相对于治疗可能带来的益处,我们更应权衡治疗可能带来的风险。传统观念认为,对于无症状性或症状不明显性 GVA,可先采取保守治疗,因为该疾病有闭合、自愈的可能,但是这一比例太低,大概只有 2.5% 的 GVA 患者会因自主血栓形成而闭合,而且 GVA 最终会对神经认知功能产生不良影响。因此

决定治疗方案前,应对患者进行详尽的神经认知功能评估。对于确实无症状性 GVA,应反复和家属沟通,告知手术的必要性和风险。对随访者,应密切观察,一旦出现症状,应积极行血管内治疗。

98.9 预后

GVA 未经治疗,预后差。统计文献报道的 92 例未经治疗患者中,77.2% 死亡,3.3% 残疾,12% 维持原状,另有 7.5% 失访。死亡原因主要为心、脑缺血性损害。未经治疗的新生儿死亡率更高,达 96%。伴有高输出量心力衰竭的新生儿和出现蛛网膜下腔出血的儿童和青少年,不论采用何种治疗方法,预后都不理想。但因脑积水出现头围增大而就诊的婴儿或只闻及颅内杂音而无其他临床症状的患者,采用手术治疗可比其他治疗预后佳,但手术难度大,病死率仍较高(表 98-3)。自从血管内介入治疗的出现和应用,本病手术死亡率和病残率有显著改观。Lasjaunuas(2006)报告迄今最大规模血管内介入治疗研究,在 133 例患者中总死亡率为 10.6%,其中新生儿仍较高,为 52%,婴儿 7.2%,儿童 0%。存活者平均随访 4.4 年,74% 患者神经系统功能正常,精神发育中度障碍 15.6%,重度障碍 10.4%。而且 Deloison 等研究发现:产前诊断 GVA 合并其他异常的胎儿预后不良,而孤立性胎儿 GVA 往往预后较好。

表 98-3 GVA 自然病程与预后统计

年龄组 (病例数)	病死率[(死亡数/病例总数)×100%]		
	未治疗组	手术组	直接病灶手术组
新生儿(77)	94.8(55/58)	78.9(15/19)	78.9(15/19)
婴儿(75)	55.6(10/18)	36.8(21/57)	30.4(14/46)
1~5 岁(34)	57.1(4/7)	33.3(9/27)	42.9(9/21)
6~20 岁(18)	25(2/8)	20(2/10)	22.2(2/9)
>20 岁(21)	62.5(5/8)	15.4(2/13)	11.1(1/9)
总数(225)	76.8(76/99)	38.9(49/126)	39.4(41/104)

注:直接病灶手术组除外仅行脑室分流手术的病例。未治疗组的病例未经血管内介入治疗或手术治疗。新生儿指出生后 0~1 个月,婴儿指出生后 1~12 个月。

98.10 随访

对于完全闭塞或者近全闭塞的患者,通常 6~

12 个月复查全脑 DSA，复发率很低。很多近全闭塞的患者复查造影会发现原先残留的少许瘘口会自发闭塞，不需要继续干预。在这些病例中会看到，扩张的 Galen 静脉连同镰状窦完全血栓形成并萎缩，深部静脉引流则改道向皮质静脉旁路引流。造影复查证实完全闭塞的病例，建议 1～3 年复查头部 MRI。对于部分闭塞的病例，后续治疗的时机取决于临床症状的进展和残留瘘口的复杂程度。对于病情稳定者，建议 6～12 个月后再进行评估。

（高　超　毛　颖　周良辅）

参考文献

［1］ 伍玉晗,陈欣林,赵胜,等 . 产前超声结合磁共振成像诊断 Galen 静脉动脉瘤样畸形. 中华医学超声杂志(电子版)[J],2017,14(11):857 - 861.

［2］ 高超,毛颖,周良辅 . 大脑大静脉瘤[M]//周良辅. 现代神经外科学. 2 版. 上海:复旦大学出版社,2015:1111 - 1121.

［3］ BERENSTEIN A, PARAMASIVAM S, NIIMI Y. Vein of Galen aneurysmal malformation ［M］//WINN H R. Youmans and Winn neurological surgery. 7th ed. Philadelphia: Elsevier, 2017:1773 - 1785.

［4］ BERENSTEIN A, PARAMASIVAM S, SORSCHER M, et al. Vein of Galen aneurysmal malformation: advances in management and endovascular treatment ［J］. Neurosurgery, 2019,84(2):469 - 478.

［5］ LV X L, JIANG C H, WANG J. Pediatric intracranial arteriovenous shunts: advances in diagnosis and treatment ［J］. Eur J Paediatr Neurol, 2020,25:29 - 39.

［6］ MALARBI S, GUNN-CHARLTON J K, BURNETT A C, et al. Outcome of vein of Galen malformation presenting in the neonatal period ［J］. Arch Dis Child, 2019,104(11):1064 - 1069.

［7］ TAFFIN H, MAUREY H, OZANNE A. Long-term outcome of vein of Galen malformation ［J］. Dev Med Child Neurol, 2020,62(6):729 - 734.

［8］ YAN J, GOPAUL R, WEN J, et al. The natural progression of VGAMs and the need for urgent medical attention: a systematic review and meta-analysis ［J］. J NeuroIntervent Surg, 2017,9(6):564 - 570.

脑静脉和静脉窦血栓形成

脑静脉和静脉窦血栓形成(cerebral venous and sinus thrombosis，CVT)最早由 Ribes 于 1825 年描述，是发生于中枢神经系统的少见病。由于发病率低，临床表现多变又缺乏特征性，CVT 在较长一段时间内诊断率低，死亡率高。近年来，随着神经影像学技术等辅助诊断方法的进步和神经介入技术的发展，临床医师对 CVT 的认识也逐渐深入，其诊断率大大提高，治疗方法逐渐规范化，病残率和病死率也有了明显下降。

99.1 脑静脉和静脉窦的解剖

脑的静脉壁薄而没有瓣膜，不与动脉伴行。可以分为大脑外静脉及大脑内静脉。大脑外静脉以大脑外侧沟为界分为 3 组(图 99-1)：①大脑上静脉，收集大脑半球外侧面及内侧面的血液，注入上矢状窦。②大脑中静脉，其又分为浅深 2 组，浅静脉收集半球外侧面近外侧沟的静脉，注入海绵窦，深静脉收集岛叶的血液，与大脑前静脉和纹状体静脉合成基底静脉，基底静脉再汇入大脑大静脉。③大脑下静脉位于外侧沟以下，主要汇入横窦和乙状窦。大脑内静脉由脉络膜静脉和丘脑纹静脉汇合而成，双侧

的大脑内静脉合并形成大脑大静脉，即 Galen 静脉，其收集大脑半球深部的髓质、基底核、间脑、脉络丛等处的静脉血，最终汇入直窦。上矢状窦接收幕上皮质静脉及额、顶和枕叶的脑桥静脉，CVT 发生率占 62%。直窦和深静脉系统的 CVT 发生率分别为 18% 和 10.9%。右横窦常比左侧粗大，接收大多数来自上矢状窦的血；左横窦则主要接收来自直窦的血，因此一旦 CVT 发生，可引起不同的临床表现。横窦 CVT 发生率可高达 45%。乙状窦接收来自横窦、下岩下窦的血，它与颈静脉的 CVT 发生率为 12%。海绵窦的 CVT 发生率为 1.3%。皮质静脉

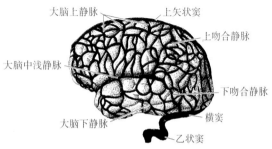

图 99-1　大脑外静脉示意图

注：大脑外静脉分为上、中、下 3 组。
引自：柏树令，应大君. 系统解剖学. 5 版. 北京：人民卫生出版社文献出版，2001：459.

除上述引流外,还有重要的吻合支,如 Troland 静脉(额和顶叶皮质静脉与上矢状窦连接)、Labbe 静脉(颞叶皮质静脉到乙状窦连接),后者的 CVT 可发生失语和轻偏瘫。皮质静脉 CVT 约占 17%。

99.2 流行病学

Chalouhi(2015)等报道 CVT 年发病率约为 3/100 万,占所有脑卒中患者的 1% 以下。儿童好发,其发生率可达 6.7/100 万。年轻女性与男性发病率之比为 3∶1,这可能与育龄期、妊娠或口服避孕药有关。CVT 好发年龄<50 岁(ISCVT,2004)。Ferro 等报道患病率为 1.3/10 万～1.6/10 万(高收入国家),中低收入国家则更高。急性期死亡率<5%,75% 经治疗后可康复,但复发率在 10%～15%,且多发生在首发病后数月内。

99.3 病因和发病机制

99.3.1 病因

CVT 的病因复杂,可能是由多种因素的相互作用而产生。高达 40% 患者病因可不明。CVT 的病因常见的有:①感染,主要是位于脑膜附近的感染,如耳、鼻旁窦、口腔、面部及颈部。因为感染导致的 CVT 主要发患者群为儿童。海绵窦炎症、化脓性中耳炎和乳突炎患者易并发侧窦区的血栓。②血液系统异常,包括抗凝血酶、蛋白质 C 或蛋白质 S 缺乏症等天然抗凝蛋白缺乏;抗磷脂和抗心磷脂抗体增高;遗传性易栓病,如凝血因子 V *Leiden* 基因突变导致活化蛋白抵抗;凝血酶原基因 *G20210A* 突变,导致凝血酶原水平的轻度升高。③高同型半胱氨酸血症,是脑卒中和深静脉血栓形成的危险因素。④妊娠和产褥期,此时的妇女处于一过性血液高凝状态。妊娠可以诱发凝血系统发生促凝反应,这些反应可以持续到产褥期的早期。分娩后血容量的丢失和产道创伤加重了这种高凝状态,所以大多妊娠相关性 CVT 发生在妊娠晚期或产褥期。⑤口服避孕药,大多数年轻非妊娠 CVT 女性患者是口服避孕药者。⑥肿瘤,大约 7.4% 的 CVT 患者是由肿瘤引起的,其中 2.2% 是中枢神经系统恶性肿瘤,3.2% 是神经系统以外的其他实体性肿瘤,2.9% 是血液系统相关肿瘤。部分脑内肿瘤可以直接压迫或侵犯海绵窦、

矢状窦、横窦、乙装窦、直窦等静脉引流系统,导致血流速度减慢,形成高凝状态。癌症治疗过程中的放疗、化疗也可能起了一定的作用。⑦其他少见病因,如阵发性血红蛋白尿、缺铁性贫血、血小板减少症、肝素诱导性血小板减少症、血栓性血小板减少性紫癜、肾病综合征、炎症性肠道疾病、系统性红斑狼疮、贝赫切特综合征、自发性低颅压及腰椎穿刺等。

99.3.2 发病机制

虽然 CVT 的发病机制尚未完全明确,但是静脉高压致血淤滞、血液成分改变和血管壁损伤是 3 个主要机制。静脉或静脉窦血栓形成早期,由于静脉回流有一定的代偿机制,可以通过相应的代偿静脉回流,此时可不引起脑损伤和临床表现。随着疾病逐渐进展,静脉压和毛细血管压力逐渐增高,静脉和毛细血管的直径扩张,血脑屏障破坏,血浆成分漏出到脑间质中,导致血管性脑水肿。此阶段如果相应的代偿引流足够充分,或者通过干预措施使受阻的静脉或静脉窦再通,脑的损伤是可逆的。但如果病情进一步进展,静脉压超过了患者本身代偿能力,可能会导致血管性水肿进一步加剧,最终导致静脉或毛细血管破裂,导致脑出血的发生。而且,随着静脉充血,静脉压升高,导致有效脑灌注压下降,脑灌注不足,Na^+、K^+-ATP 酶的活性下降,进而导致细胞毒性水肿。除了 CVT 导致的脑间质变化以外,静脉窦血栓形成可以影响脑脊液的循环,进而导致颅内压增高,甚至脑疝等严重后果。

99.4 临床表现

患者的起病和临床表现多种多样。急性起病约见于 1/3 的患者,1 d 内就可具有明显的临床症状。亚急性发病见于 50% 以上的患者,数天内逐渐加重。少数呈慢性起病,甚至有患者病程呈波动性。常见症状和体征可以归纳为以下两类:①颅内压增高症状,包括头痛、呕吐、视神经盘水肿、视力障碍等。颅内压增高严重患者可以出现意识障碍,甚至脑疝。②局灶症状,包括癫痫和局灶性的神经功能丧失,如失语、偏盲、偏身感觉障碍和瘫痪。

头痛是最常见的、首发的症状,存在于近 80% 的患者。大概有 9% 的 CVT 患者,头痛是其唯一的症状。头痛的特点是急性或亚急性起病,弥漫全头,进行性加重。少数头痛骤发、剧烈则提示蛛网膜下

腔出血(SAH)。约 1/4 的患者头痛不典型,呈游走性或局灶性。CVT 中有约 13% 的患者会出现视力下降,眼底检查有约 28% 的患者会出现视神经盘水肿,这更容易发生于病程较长的患者。约 37% 的患者会出现肢体肌力障碍,约 19% 的患者会出现失语。约 20% 的患者会出现局灶性癫痫,30% 会出现癫痫大发作。

影响 CVT 患者临床表现的因素有性别、年龄、病程持续时间、血栓形成数量和部位等。在所有患病人群中,女性患者较男性更容易出现头痛。新生儿患者临床表现常无特异性,如癫痫、呼吸窘迫或窒息、食欲缺乏、肌张力异常等均可能发生。老年患者容易出现精神方面症状,而头痛和局灶性症状则出现较少。颅内局灶性高压和视神经盘水肿往往发生于病程较长的患者。CVT 最常发生于上矢状窦和横窦(62%,41%~45%),其次是直窦(18%)和海绵窦(1.3%)。如血栓形成局限于上矢状窦或横窦,最常见的临床表现是孤立性的颅内高压。如果血栓漫延到皮质静脉,将引起局灶性的神经功能缺失和癫痫。海绵窦血栓患者可能表现为眼睑水肿、眼球充血、眶后区疼痛、突眼等。横窦和乙状窦血栓形成常伴耳炎(化脓性中耳炎、乳突炎)。仅皮质静脉血栓形成不伴静脉窦受累者可表现为脑卒中综合征。深静脉系统或小脑静脉发生血栓少见,患者通常表现为缄默、昏迷、去大脑强直状态等严重病理状态,往往最终导致死亡。

99.5　诊断和鉴别诊断

99.5.1　诊断

(1) 实验室检查

常规血液学检查、D-二聚体(D-dimer)检查、凝血功能检测等能筛查可诱发 CVT 的潜在易栓因素,如潜在的高凝状态、炎症状态等。许多原因可以导致 D-dimer 升高,虽然以 D-dimer 升高诊断 CVT 的特异度较差,但其高于正常值可以作为 CVT 的拟诊指标之一。以 D-dimer > 500 μg/L 为异常,诊断 CVT 的灵敏度和特异度分别为 97.1% 和 91.2%,预测阴性率和阳性率分别为 99.6% 和 55.7%(Kosinski,2004)。一般认为 D-dimer 正常的群体患 CVT 的概率较低,但这也并不绝对,如果临床上高度怀疑 CVT,则 D-dimer 水平正常不应该妨碍

进一步的评估。建议用敏感的免疫分析法或快速酶联免疫吸附分析法(ELISA)检测 D-dimer。

(2) CT

CT 是 CVT 的首选检查方法。但由于静脉窦存在解剖变异,这使得 CT 平扫对诊断 CVT 的灵敏度较低,仅有约 30% 的 CVT 患者在 CT 上有阳性发现。主要表现是某一皮质静脉或硬脑膜窦呈高密度改变。上矢状窦后部血栓在 CT 上表现为一个高密度或实心的三角,即"Δ(delta)征"。增强 CT 可以显示静脉窦的硬脑膜强化伴静脉或静脉窦内的充盈缺损,即"空 Δ(delta)征"。也可有跨动脉分布区的脑缺血或出血灶或脑皮质 SAH。

(3) MRI

MRI 是本病的主要诊断方法。它对不同阶段的血栓成像都较 CT 敏感:在血栓形成第 1 周,由于血栓内脱氧血红蛋白含量的增加,T_1WI 呈等信号,T_2WI 呈低信号;第 2 周,由于血栓正铁血红蛋白含量增高,T_1WI 和 T_2WI 均呈高信号。在 MRI 梯度回旋(GRE)和磁敏感加权(SW)序列中,静脉窦和静脉呈低信号。上述静脉和静脉窦的信号改变加上磁共振静脉成像(MRV)显示无血流则可诊断本病。MRI 的次要征象是脑肿胀、脑水肿或脑出血。点片状或融合成点片状出血常提示静脉相关性脑梗死。

(4) CT 静脉成像和磁共振静脉成像

CTV 和 MRV 技术为 CVT 提供了快速可靠的无创性检查方法,两法均有效。鉴于 CTV 需用造影剂并具放射性,因此 MRV 多用。MRV 中 2D 飞跃时间(TOF)技术比 3D 更敏感。单纯 MRV 难区分血栓形成和静脉窦发育不全(特别是左侧横窦),加之 CTV 和 MRV,特别是后者有假阳性和假阴性,因此它们必须与 CT 或 MRI 的平扫和增强片结合应用。

(5) 数字减影血管造影

DSA 检查是诊断 CVT 的"金标准",但具有创伤性,目前仅用于 CT 和 MRI 诊断不确定或拟行血管内介入治疗时。CVT 患者 DSA 表现为静脉窦不显影、静脉淤滞、侧支微小引流静脉扩张或静脉血逆流。DSA 检查的血管成像是动态过程,可以分为动脉期、毛细血管期、静脉期和静脉窦期。正常情况下,早期静脉在造影剂注射后 4~5 s 开始显影,整个脑静脉系统在 7~8 s 显影。合并有静脉高压时,自颈内动脉颅内段显影至静脉窦显影消失的时间,即脑动-静脉循环时间,明显延长至 11 s 以上,最长可

达20余秒,严重者出现静脉窦期造影剂滞留。如果有血栓形成,在DSA静脉期或静脉窦期会出现相应部位的充盈缺损,这可以鉴别脑静脉或静脉窦发育不良或闭锁、不对称静脉引流、蛛网膜颗粒或窦间分隔所致的正常静脉窦充盈缺损(图99-2)。另外,通过颈内静脉行脑静脉造影,可直接显示脑静脉系统和病灶,故常用于血管内介入溶栓和取栓、静脉测压[正常静脉窦压＜1.0 mmHg(1.33 kPa)]。

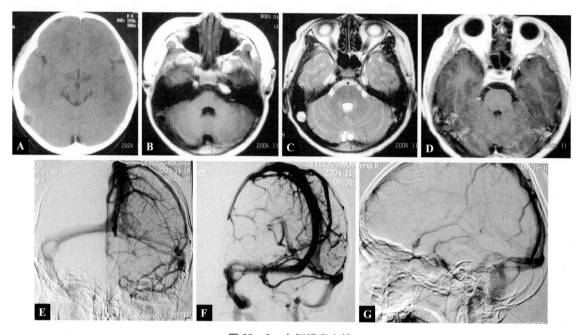

图99-2　右侧横窦血栓

注:男性患者,8岁,因头痛、恶心1周入院。头部CT平扫显示右侧横窦内低密度影(A);MRI平扫T_1WI显示右侧横窦扩张,窦内低信号影(B);T_2WI显示右侧横窦扩张,窦内高信号影(C);MRI增强显示右侧横窦内呈混杂信号的血栓栓子(D);血管造影静脉窦期正位(E)、斜位(F)、侧位(G)成像,显示右侧横窦、乙状窦交界处栓子所在部位充盈缺损。

(6)经囟门超声

可用于评价婴幼儿患者,操作简单方便,可以连续监测血栓和脑实质的改变。

99.5.2　鉴别诊断

虽然CVT患者的临床表现多变复杂,缺乏特异性,其诊断主要依据辅助检查,但是下列一些临床表现有助本病与其他脑血管病鉴别时参考:①CVT易发癫痫(＞40%),可为局灶性或大发作。②意识障碍或双侧感觉运动障碍不少见。这是由于CVT易影响双侧大脑和深部结构。CVT的诊断通常根据患者的临床表现提出怀疑诊断而根据影像学等辅助检查结果确定诊断。

常导致CVT误诊或延迟诊断的临床表现有脑出血、孤立性头痛和孤立性意识状态改变、隐源性颅内高压等。CVT患者30%～40%会表现为脑出血,

0.8%会表现为单纯性SAH。所以对原因不明的脑内出血或跨经典动脉分布界限的脑梗死患者,SAH位于大脑凸面而非常见颅底Willis环分布区域患者,应该考虑CVT的可能,特别是合并高凝状态者。头痛是相当常见的症状,而且绝大多数单纯性头痛的患者都不会有CVT,但对于新发的经保守治疗仍在数天至数周内持续进展的不典型头痛及霹雳样头痛,仍应排除CVT的可能。老年CVT患者或有深静脉血栓形成患者可表现为嗜睡或意识模糊而没有明显的局灶性神经系统功能异常,这种孤立性意识状态改变的患者也要排除罹患CVT的可能。

99.6　治疗和预后

CVT的治疗主要手段包括:①抗凝治疗;②溶

栓治疗；③取栓等介入治疗；④外科手术治疗；⑤病因和对症治疗。现结合国内外有关指南和文献介绍如下。

99.6.1 抗凝治疗

抗凝治疗有助于预防静脉血栓的形成,避免血栓进一步扩大,促进侧支循环通路的开放,预防深静脉血栓及肺栓塞等严重并发症的发生。而另一方面,抗凝可能会导致颅内出血或者促进原有出血结果恶化。CVT 急性期患者能否应用抗凝治疗,过去一直存在争议。近年来欧洲的 2 个小型随机试验和印度的 2 个临床试验的结果确立了抗凝在 CVT 治疗中的重要地位。这些试验虽然在患者选择、最终评价指标等方面有研究设计方面的瑕疵,但 4 个试验的最终结果都证明,应用抗凝治疗的 CVT 患者的预后显著好于应用安慰剂的对照组。虽然有应用抗凝剂后导致颅内出血的个案报道,但其发生率非常低,即使有出血情况的发生,也没有改变 CVT 患者的最终预后。CVT 伴随的颅内出血不是抗凝治疗的禁忌证。对于抗凝药物的选择,可以选用肝素(静脉内应用),也可以选用低分子肝素(皮下注射)。有研究表明,皮下注射低分子肝素较静脉应用肝素效果更好,而且皮下注射可以增加患者的方便、舒适性,不需要定期检测凝血功能及调整使用剂量。另外一方面,静脉内应用肝素半衰期较短,可以随时应用鱼精蛋白中和,在需要手术干预时,可以尽快进行手术操作而不增加术后的出血风险。急性期抗凝治疗目标是将患者活化部分凝血活酶时间延长到正常值的 2～2.5 倍。病情稳定后,改为口服华法林或其他口服替代药物,如达比加群酯,控制凝血国际标准化比值为 2～3。如果患者病因明确,经过急性期治疗后症状好转,可以连续服用药物 6 个月;而如果患者无明确的导致高凝状态的病因,建议服用药物 1 年。如果患者发生 2 次以上 CVT 或具有明显遗传性血栓形成倾向,需终身抗凝治疗。近年来,Ferro(2019)比较华法林与达比加群酯的疗效,按 1∶1 平行把 120 例经肝素治疗 5～15 d 后,情况平稳的 CVT 患者入组,通过意向处理(intention-to-treat)分析结果。结果:2 组患者均无 CVT 复发,出血分别为 2 例(华法林组)和 1 例(达比加群酯组)。

99.6.2 溶栓治疗

溶栓治疗是指通过全身或局部注射溶栓药物将

血栓溶解的治疗方法。血管内常用纤溶药物有尿激酶、链激酶、重组纤溶酶原激活物等,其中重组纤溶酶原激活物较其他 2 种药物具有半衰期短、纤溶效果好等优点,成为目前溶栓治疗的首选药物,也是目前美国食品药品监督管理局批准的、北美临床可获得的唯一纤溶药物。

血管内溶栓包括全身溶栓和局部溶栓 2 种方法。全身溶栓是指通过静脉系统性用纤溶药物,此时纤溶药物基本平均分配到全身血液中,部分纤溶药物到达血栓形成部位,与血栓接触,发挥溶栓作用。此种方法操作快速简便,治疗费用相对较低。但如果静脉窦内血栓完全闭塞,血流速度缓慢或停滞,则纤溶药物多数经侧支静脉回流,血栓形成部位药物浓度较小,很难达到溶栓效果。局部溶栓是采用神经介入技术,穿刺颈静脉、股静脉,甚至阻塞的静脉窦附近,置管,然后通过微导管超选到血栓部位,局部注射纤溶药物。这种方法的优点是血栓周围血药浓度高,便于随时造影观察纤溶效果。但也存在操作复杂、患者需要全身麻醉和监护、费用较高、有放射损伤等不利因素。

溶栓治疗主要的并发症是消化道或颅内出血。其禁忌证包括产褥期、近期经历手术或创伤、活动性消化道出血、克罗恩病等。虽然近年来有大量采用溶栓治疗获得成功的病例报道,但是多为回顾性,仍然缺乏大样本随机对照试验来证实其有效性和安全性。时至今日,仍然没有确凿的证据来支持纤溶治疗可以成为一种常规的 CVT 治疗方法。虽然大多数 CVT 患者的预后良好,但仍有约 4% 的患者在发病急性期死亡,另外有些患者虽然经过了积极和足量的抗凝治疗,状况仍持续恶化。对于这些患者,溶栓治疗仍不失为一种抗凝治疗的替代治疗方法。

99.6.3 取栓等介入治疗

随着近年来 Fogarty 球囊、Solitaire 取栓支架、颅内植入支架及 AngioJet 血栓抽吸系统等多种介入材料和器械的上市,相应的介入技术也有了长足的发展。目前国内外已经有多个临床医学中心尝试性地开展治疗 CVT 的新型介入技术。其适应证包括患者有抗凝禁忌;或虽然经过充分抗凝治疗但病情逐渐恶化;伴有脑深部静脉血栓等。治疗方法包括以下几种:①微导管直接抽吸血栓。②通过 Fogarty 球囊捕获血栓后抽出。③通过支架捕获血栓后抽出。④通过 AngioJet 导管系统局部碎栓后抽出。⑤球囊保护血栓远端硬脑膜窦后近端抽吸血栓。⑥静脉窦血栓局部球囊扩张后支架成形。各种介入治疗方法均可与接触性溶栓结合使用。目前这些介入治疗方法大部分为个例报道或单中心经验,尚缺乏可比较优劣性的临床对照研究。

99.6.4 外科手术治疗

仅用于顽固性颅高压引发脑疝时,可行开颅减压术。对于因为 CVT 导致的脑出血或脑梗死严重颅内压增高,甚至脑疝的患者,行脑室外引流或去骨瓣减压,甚至内减压手术可能是挽救患者生命的唯一方法。

99.6.5 病因和对症治疗

在诊治过程中如果发现或高度怀疑 CVT 的病因,应予以纠正。如感染等病因一旦确诊,就须根据临床经验或者药敏结果应用敏感的抗生素足量、足疗程治疗。服用口服避孕药患者应停止继续口服。

37%的成人、48%的儿童和71%的新生儿 CVT 患者可以出现癫痫发作。有意思的是,Korathanakhun 等的一项研究认为癫痫可能预示着患者的预后良好。目前对于 CVT 患者是否应预防性应用抗癫痫药物仍没有定论。一些研究表明,在没有抽搐发作的情况下,预防性应用抗癫痫药物的不良反应的风险可能超过其治疗益处。美国心脏病和卒中协会对 CVT 的治疗建议:在没有抽搐发作的情况下,不建议常规应用抗癫痫药物;对没有脑实质病变的 CVT 合并单次抽搐发作的患者,建议早期应用抗癫痫药物;对于有脑实质病变合并单次抽搐发作的患者,强烈建议早期应用抗癫痫药物。有研究表明,局灶性感觉缺失、影像学表现为局灶性水肿或有缺血或出血性梗死灶是早期有症状性癫痫发作的重要预测因素。对于这些患者应该早期应用抗癫痫药物。对于已经发作癫痫患者,如果在第 1 次发作以前没有用过抗癫痫药物,那么应该在较短的时间内给予较大剂量,如体重 60 kg 成人患者可以静脉推注 0.8 mg 丙戊酸钠后,再每日给予 1.6 mg 静脉维持,使其迅速达到一定的血药浓度。然后再根据血药浓度的检测结果及患者的反应决定下一步的药物剂量和方案。待病情稳定后可以改为口服药物治疗,以后随访检测血药浓度。对于早期发作癫痫的患者,建议药物治疗时间为癫痫控制后 1 年以上。葡萄牙的一项研究发现所有迟发性癫痫患者均发生在

CVT 后第 1 年内。同时另外一项研究发现 CVT 患者出现迟发性癫痫发作的风险较低,仅为 5%～10.6%,对于无上述癫痫预测因素的患者,可以在急性期过后逐渐减少直至停用抗癫痫药。

对于颅内压升高患者,床头抬高30°,过度通气使二氧化碳分压降到30～35 mmHg 以下,口服乙酰唑胺等药物减少脑脊液分泌,应用静脉渗透性脱水药物等常规治疗方法,都对降低颅内压有帮助。然而需要特别注意,在静脉回流受阻严重的情况下,渗透性药物不能轻易从脑循环中迅速清除,所以甘露醇等渗透性利尿药应用时应慎重,尽量结合血浆渗透压的情况调节用药。轻度脑水肿患者无须行抗凝治疗以外的其他抗水肿治疗,因为对于大多数患者而言,抗凝治疗对静脉回流的改善足以降低颅内压。不推荐常规应用类固醇激素治疗颅内压升高,因为其疗效未得到证实,并且国际脑静脉和静脉窦血栓形成研究(international study on cerebral vein and dural sinus thrombosis,ISCVT)发现激素可加重高凝状态,不仅对患者无益,而且可增加病死率和病残率。阿司匹林对 CVT 作用不明,缺乏对照研究。需要注意的是,虽然视力受损患者可以考虑反复腰椎穿刺或腰椎穿刺置管放脑脊液降低颅内压,但仍须谨慎采用,注意防止因为引流过快导致颅内压力平衡丧失后医源性脑疝的发生。

99.6.6 预后

传统观点认为,CVT 患者临床预后很差,死亡率可达 30%～80%。近年来随着辅助检查手段和治疗方法的发展,CVT 患者的预后已经有了明显的改善,死亡率和生活不能自理率均降至 10%以下。CVT 患者的复发率为 10%～15%。ISCVT 研究了 624 例成年 CVT 患者,平均观察随访时间为 16 个月。结果发现:2.9%的患者具有轻度后遗症,改良 Rankin 评分为 3 分;2.2%的患者严重残疾,改良 Rankin 评分为 4 分或 5 分;8.3%的患者死亡。CVT 患者预后不良的影响因素有年龄>37 岁、男性、昏迷、精神状态异常、就诊时脑内出血、深静脉血栓、中枢神经系统感染和肿瘤患者。该研究发现 2.2%的患者再次出现深静脉或深静脉窦血栓形成,4.3%的患者合并其他系统血栓事件发生。对于病情稳定的患者,为了评价闭塞皮质静脉或静脉窦的再通情况,建议在诊断 3～6 个月后随访 CTV 或 MRV。

(安庆祝　周良辅)

参考文献

[1] 安庆祝,周良辅.脑静脉和静脉窦血栓形成[M]//周良辅.现代神经外科学.2版.上海:复旦大学出版社,2015:1111-1116.

[2] AI-SULAIMAN A. Clinical aspects, diagnosis and management of cerebral vein and dural sinus thrombosis: a literature review [J]. Saudi J Med Sci,2019,7(3):137-145.

[3] AVANALI R, GOPALAKRISHNAN M S, DEVI B I, et al. Role of decompressive craniectomy in the management of cerebral venous sinus thrombosis [J]. Front Neurol,2019,10:511.

[4] CHALOUHI N, STAVROPOULA I, TJOUMAKARIS L, et al. Medical and endovascular treatment of cerebral sinus and venous thrombosis [M]//WINN H R. Youmans and Winn neurological surgery. 7th ed. Philadelphia: Elsevier,2017:369-376.

[5] COUTINHO J M, ZUURBIER S M, STAM J, et al. Declining mortality in cerebral venous thrombosis: a systematic review [J]. Stroke,2014,45(5):1338-1341.

[6] FERRO J M, BOUSSER M G, CANHAO P, et al. European Stroke Organization guideline for the diagnosis and treatment of cerebral venous thrombosis—endorsed by the European Academy of Neurology [J]. Eur Stroke J,2017,2(3):195-221.

[7] FERRO J M, COUTINHO J M, DENTALI F, et al. Safety and efficacy of dabigatran etexilate vs dose-adjusted warfarin in patients with cerebral venous thrombosis: a randomized clinical trial [J]. JAMA Neurol,2019,76(2):1457-1465.

[8] FERRO J M, DE SOUSA D A. Cerebral venous thrombosis: an update [J]. Curr Neurol Neurosci Rep,2019,19(10):74.

[9] KORATHANAKHUN P, SATHIRAPANYA P, GEATER S L, et al. Predictors of hospital outcome in patients with cerebral venous thrombosis [J]. J Stroke Cerebrovasc Dis,2014,23(10):2725-2729.

[10] LEAVELL Y, KHALID M, TUHRIM S, et al. Baseline characteristics and readmissions after cerebral venous sinus thrombosis in a nationally representative database [J]. Cerebrovasc Dis,2018,46(5-6):249-256.

[11] LEE S K, MOKIN M, HETTS S W, et al. Current endovascular strategies for cerebral venous thrombosis: report of the SNIS standards and guidelines committee [J]. J Neurointerv Surg,2018,10(8):803-810.

[12] MAHALE R, MEHTA A, VARMA R G, et al. Decompressive surgery in malignant cerebral venous sinus thrombosis: what predicts its outcome [J]. J Thromb Thrombolysis,2017,43(4):530-539.

[13] ORTEGA-GUTIERREZ S, HOLCOMBE A, AKSAN N, et al. Association of admission clinical predictors and functional outcome in patients with cerebral venous and duralsinus thrombosis [J]. Clin Neurol Neurosurg,2019,188:105563.

[14] SADER N, DE LOTBINIERE-BASSETT M, TSO M K, et al. Management of venous sinus thrombosis [J]. Neurosurg Clin N Am,2018,29(4):585-594.

[15] SIDDIQUI F M, WEBER M W, DANDAPAT S, et al. Endovascular thrombolysis or thrombectomy for cerebral venous thrombosis: study of nationwide inpatient sample 2004-2014 [J]. J Stroke Cerebrovasc Dis,2019,28(6):1440-1447.

100 头皮动静脉畸形

头皮动静脉畸形（scalp arteriovenous malformation, SAVM）由头皮供血动脉直接和引流静脉异常连通形成。它们之间没有毛细血管，可是存在异常纠缠或"巢样"血管。在文献上曾有下列其他命名：动脉曲张、蛇形动脉瘤、蔓状动脉瘤、丛状血管瘤等。

100.1　流行病学

本病较少见，迄今缺乏基于人口的流行病学资料，可见于任何年龄，男女比例 1∶1.15，约半数患者出生时即可见明显的血管畸形，10％出现在青少年期，21％出现在成人期。华山医院神经外科收治 SAVM 18 例，占华山医院同期收治脑 AVM 的 1.29％、头皮肿块的 8.39％；男女比例无明显差别；年龄 4～64 岁。病变绝大多数位于幕上头皮；颞部最多，其次为枕部和额部；侧别无差别，部分在中线区域；直径 4～8 cm 者居多。病程从 7 周至 14 年不等；先天性病因的患者大多病史较长，多在出生、幼儿或少年时发病；外伤性和医源性病因患者病史相对较短，多在发病后数月或数年就诊。

100.2　病因和诱发因素

迄今仍有争论，归纳如下。

100.2.1　病因

（1）先天性

为胚胎期头皮血管的先天发育异常。多见于小儿患者。

（2）外伤性

头部外伤后可诱发头皮动静脉畸形，多见于头皮穿通伤,为本病的 10%～16%。

（3）医源性

婴幼儿头皮静脉置管输液、植皮、毛发移植、开颅等医源性原因导致的病例约为 5%。

10.2.2　诱发因素

败血症、创伤、妊娠或青春期等因素可以促发已存结构异常的血管扩张,导致畸形血管膨大。

100.3　病理生理

SAVM 具有短路的特征性表现,是供血动脉和引流静脉间直接的异常沟通形成的畸形血管巢,可以表现为新生儿的充血性心力衰竭或成人早期的局部肿块或出血。血管畸形的病理特征是扁平状、外观正常成熟的内皮细胞和扩张的脉管。

100.4　临床表现

100.4.1　主诉

大多数 SAVM 患者主诉有头痛、耳鸣、颅内杂音,搏动性震颤的皮下肿块,低头或体力活动时加重。多因逐渐增大的头皮肿块就诊;少数患者以病变区域头皮颜色异常（通常为赤红色）、头皮异常出血就诊;还有因搏动性头皮肿块和血管杂音就诊。

100.4.2　体格检查

可见搏动性肿块,可伴有头面部畸形,局部皮温增高,搏动性震颤和杂音。部分患者有 Nicoladoni 征或 Branham 征阳性,即压住瘘口时患者心率变慢。

100.4.3　病灶

多见于额、颞、枕部,少见于耳后和顶部,罕见于上、下颌部。病变可呈真菌样生长,粉红色分叶状肿块,大的病灶形态不规则,可造成容貌毁损。静脉性为主的 SAVM 的特征性表现;肿块的大小与体位有关,即低头时肿块增大,抬头时肿块缩小,并伴有颜色的变化。迅速增大的病变可以造成弥散性血管内凝血功能障碍或心脏肥大,以及危及生命的大出血。从症状不明显到明显往往要很多年,随着生长发育

成比例增长。局部外伤后或手术后及青春期或妊娠等使临床表现突然加重,病灶增大。盗血现象可致头皮缺血秃发、坏死而造成反复出血。

100.4.4　临床分期

临床分期分为:①Ⅰ期,静止期或休眠期,维持时间较长。②Ⅱ期,增生期或膨胀期,可以出现明显症状和体征。③Ⅲ期,组织破坏期,出现皮肤溃疡、出血。④Ⅳ期,心功能失代偿期。

100.5　辅助检查

100.5.1　CT 和 MRI 检查

头部 CT 检查可显示软组织肿块影,部分病例可发现病变区域的颅骨增厚和钙化,少数病变可累及颅骨,甚至造成颅骨缺损与颅内相通。病灶本身可显示为蜂窝状或肥皂泡样改变。头部 MRI 检查较 CT 扫描更具优势,典型表现为扩张、匍行性血管流空现象。CT 和 MRI 增强检查均可显示病变的强化。CTA 和 MRA 检查可明确病变是否为血管性病变,以及能初步了解病变的血管构成,能为进一步的诊疗提供指导。特别是 3D-CTA,可作为术前诊断和术后随访工具。

100.5.2　数字减影血管造影检查

全脑 DSA 是必不可少的确诊手段,是诊断 SAVM 的"金标准",表现为扩张迂曲的供血动脉、畸形血管团和过早显影的引流静脉。由于病变复杂,供血动脉、引流静脉和畸形血管团的关系有时候难以确定,必须包含所有可能参与供血的动脉,即通过超选择性全脑血管造影来确定病变的解剖关系。

（1）血管造影的目的

明确 SAVM 的大小和范围、类型、供血动脉和引流静脉及流量的高低;是否伴有其他病变,如动脉瘤和动静脉瘘等;是否与颅内沟通;是否伴有颅骨和颅内病变（如 AVM）,以及与头皮病变的关系。

（2）数字减影血管造影表现

1）额部:供血动脉主要以颌内动脉和颞浅动脉前支为主,有时脑膜中动脉前支、筛前动脉、眼动脉或眶上动脉参与供血,少部分由颈内动脉的颅底支供血。经头皮额上静脉、眶上静脉、滑车静脉、颞内

侧静脉或颞浅静脉引流。

2）颞部：主要由颞浅动脉和脑膜中动脉供血，部分由颌内动脉、耳前动脉、耳后动脉和枕动脉分支供血，少部分由颈内动脉颅底支和椎动脉的肌支供血。经颞内侧静脉、颞浅静脉或枕静脉引流。

3）顶部：主要由颞浅动脉、脑膜中动脉和枕动脉供血，部分由颌内动脉、椎动脉肌支供血。经颞浅静脉或枕静脉引流。

4）枕部：主要由枕动脉、脑膜中动脉后支、脑膜后动脉和颞浅动脉后支供血，部分由椎动脉肌支或甲状颈干供血。经枕静脉或颞浅静脉引流。

5）中线：常由双侧供血和引流；偏一侧的病变，其供血和引流不一定在同侧，也有对侧供血或引流者；部分可与颅内中线旁大血管（如矢状窦）沟通。

100.6　诊断与鉴别诊断

100.6.1　头皮动静脉畸形

先天性病因居多，病程长。多以逐渐增大的头皮肿块就诊，部分有血管杂音和病变区头皮颜色异常。MRI 和多普勒超声检查可筛选。DSA 检查在动脉期可见扩张的供血动脉和畸形血管团，迂曲、扩张的引流静脉早显；常伴有动静脉瘘（AVF），少数伴有动脉瘤或静脉球。

100.6.2　头皮动静脉瘘

头皮动静脉瘘（SAVF）分为先天性和非先天性（外伤或医源性），而外伤或医源性病因的比例明显高于其他血管畸形。病程相对短，多以搏动性头皮肿块就诊，多数有血管杂音，表皮可见搏动性曲张血管，并且大小与体位有关。CTA、MRA 和多普勒超声检查可筛选。DSA 检查在动脉期可见扩张的供血动脉和瘘口，以及明显迂曲、扩张的引流静脉，无畸形血管团。与自发性 SAVF 有所不同的是：非自发性 SAVF 的供血动脉多为单根，且浅表畸形扩张迂曲的静脉明显；病变较少涉及颅骨、硬脑膜和脑内，少数引流静脉可经头皮静脉和眼静脉反流至海绵窦。

100.6.3　海绵状血管瘤

先天性病因，病程长。多以缓慢增长的头皮肿块就诊。CT 和 MRI 检查可筛选。DSA 检查显示

明显扩张供血动脉，引流静脉少见，血管影呈球形；部分病例 DSA 阴性。一般不涉及颅骨、硬脑膜和脑内。

100.6.4　骨膜窦畸形

先天性病因，幼时起病，病程长。多位于中线矢状窦部位，头低位时出现局部头皮质软紫红色包块，头高位时可自动消失，无明显搏动感，无明显杂音。因此 CT 和 MRI 头低位检查可助鉴别，部分患者可有局部颅骨缺损。静脉窦晚期 DSA 检查可见与静脉窦相通的引流向颅外的静脉湖样结构，无明显引流静脉。

100.6.5　硬脑膜动静脉瘘

部分患者可合并有硬脑膜动静脉瘘（DAVF），供血动脉同时也为 DAVF 供血。DAVF 瘘口位于颅内硬脑膜上，此为与 SAVM 的最主要鉴别点。

100.7　治疗

SAVM 一般是进行性发展，罕有自愈者，保守治疗无效，过去曾用压迫供血动脉的方法来治疗 SAVM，期望 SAVM 可以消失。但是实践证明这种方法无效，并发症较多且严重，如破裂大出血；突然增大，部分坏死；心脏肥大、心力衰竭；损毁容貌；动脉内膜炎、败血症等。有效的治疗方法较多，包括外科手术、栓塞、硬化剂或上述方法的综合治疗，应该根据患者病变的解剖部位、深度、范围，以及血流动力学特点和全身情况来制订个体化的方案。

100.7.1　外科手术

皮肤切口要大于病变范围，应带骨膜翻起皮肤瓣，以方便解剖和分离血管，减少出血。根据血管造影，先找出供血动脉，并结扎，再暴露病变整体；应整体切除病变，不宜分块切除，后者容易导致大量出血和病灶残留；手术的难点是确定病变的边界，可借助造影来判断，病灶残留往往促使侧支再通和病灶复发；供血血管结扎不足取，往往促使畸形团生长，并使一些潜在的动静脉联接开放。

100.7.2　栓塞治疗

栓塞某一支供血动脉，往往立即招致其他供血动脉血流量大增。所以，理论上讲，只有将所有大大

小小的瘘口全部闭塞,才可能将 SAVM 永久性消除。栓塞材料包括 PVA 颗粒、弹簧圈、Glubran、Onyx 等。弹簧圈可以在极高流量的病变中用来控制血流,特别是在有危险吻合的区域。目前的主要栓塞材料是 Onyx,应注意 Onyx 中混有微粒金属钽粉,在接近皮肤处使用会留下永久性染色。Onyx 具有良好的弥散性,允许长时间缓慢注射,术者需要注意邻近的解剖结构,如脑神经的供血动脉、眼动脉,以及与颈内动脉、椎动脉沟通的危险吻合血管等,避免误栓正常结构。在栓塞术中注射 Onyx 较多时,尤其是与大量 Glubran 联合应用时,必须警惕可能的毒副反应发生,必要时应用激素或免疫球蛋白进行治疗。2017 年,爱尔兰的 Kieran 等报道 1 例 3 岁男童的巨大头皮血管瘤栓塞术后出现严重不良反应。Kieran 在 12 d 内先后 3 次分别用 8 ml 的 Onyx、4 ml 的 Glubran 混合 30 ml 碘油及 17 ml 的 Glubran 混合 60 ml 碘油进行了栓塞,结果第 2 次栓塞术后 5 d 出现下肢疼痛,未予特殊干预,5 d 后自行缓解。第 3 次栓塞术后 5 d,患儿突发共济失调、头部和躯干及肢体震颤(活动时加剧)、嗜睡无力,不伴有眼球震颤和构音障碍,肌张力正常,认知正常,头、肺部 CT 均可见较多散在高密度灶。Kieran 考虑患儿存在免疫介导的血管炎性反应,行外科手术切除病灶后,用激素和免疫球蛋白治疗及氯硝西泮镇静治疗后逐渐好转。

栓塞路径:①动脉入路。对单一动脉供血,且微导管容易经动脉路径到达畸形团或瘘口者,首选动脉入路栓塞。对动脉路径迂曲,微导管难以超选到达畸形团或瘘口者,切不可仅仅远距离栓塞供血动脉。②静脉入路。对多支动脉供血或供血动脉极度迂曲者,首选静脉入路,对血流量大、流速极快者,可用弹簧圈或球囊辅助 Onyx 栓塞,避免 Onyx 快速飞入引流静脉造成肺动脉栓塞(图 100-1~100-3)。③经头皮穿刺入路。对于供血动脉和引流静脉均极度迂曲,微导管经动脉或静脉入路均难以到达畸形血管团或瘘口,且畸形血管团或瘘口较为表浅、容易定位者,可直接经头皮穿刺畸形血管团或瘘口,确认穿刺针位于血管结构内且回血明显时,可直接经穿刺针注入栓塞剂行栓塞治疗。

100.7.3 硬化剂治疗

可以将微导管超选至邻近畸形血管团的供血动脉内或通过皮肤穿刺将静脉留置针置于动脉腔内反复多次注射无水乙醇、十二烷基硫酸钠等硬化剂,直至复查造影显示血流动力学明显改善为止。在实施经皮硬化疗法时必须注意硬化剂只能注射在血管腔内。硬化剂外渗到软组织内可能导致皮肤和/或黏膜的严重损害,表现为水泡或深部溃疡。此外还可能造成对脑神经和眶内容物的严重损害,可以继发局部肿胀。抬高床头和早期下床活动结合局部冰袋冷敷可以缓解肿胀、水肿。

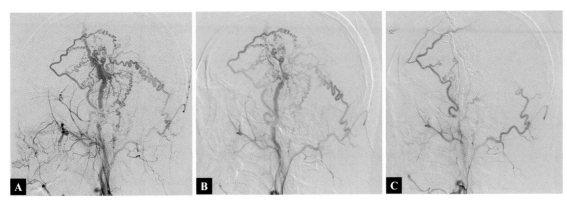

图 100-1 左颞部 SAVM 经静脉入路栓塞

注:患者,男性,19 岁。头部外伤后左颞部头皮下出现进行性增大的搏动性包块伴颅内杂音,在外院接受经动脉入路弹簧圈栓塞术后半年复发。左侧颈外动脉侧位造影,显示左颞部 SAVM 伴有多发动静脉瘘口(A)。经静脉入路在众多瘘口包绕的扩张的静脉湖内释放数枚弹簧圈以减缓瘘口流量,再缓慢注入 Onyx(B)。Onyx 栓塞术后即刻复查造影,证实畸形血管团和瘘口被完全栓塞(C)。

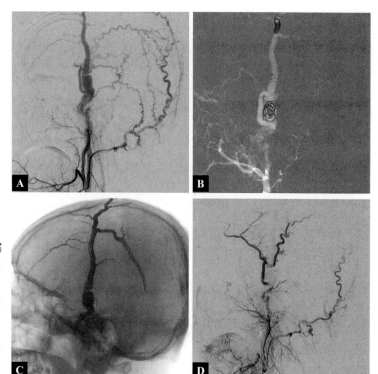

图 100-2　右颞部 SAVM 经静脉入路栓塞

注:患者,男性,34 岁,发现右耳郭上方颞部质软、搏动性包块多年,无外伤史、无植发史。右侧颈外动脉侧位造影显示右侧颞浅动脉和枕动脉诸多分支供血 SAVM 伴异常增粗扩张匍行的颞浅静脉(A)。在扩张的静脉湖内近瘘口处释放数枚弹簧圈(B),再缓慢注入 Onyx-18 使其进入瘘口上游的供血动脉(C)。栓塞术后即刻复查造影,证实瘘口被完全栓塞(D)。

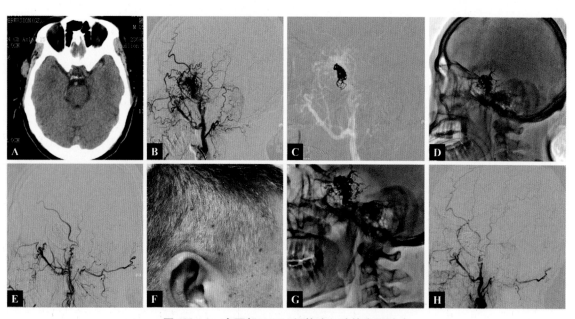

图 100-3　右颞部 SAVM 经静脉入路栓塞及随访

注:患者,男性,54 岁。头痛、耳鸣 1 年余,伴右颞部头皮下搏动性包块进行性增大。CT 平扫显示右颞部头皮下高密度肿块(A)。右侧颈外动脉插管造影侧位片显示右颞部 SAVM,由右侧颌内动脉分支及颞浅动脉供血,伴早期扩张的颞浅静脉引流(B)。经静脉入路在引流静脉起始部疏松填塞弹簧圈(C),再缓慢注入 Onyx-18 使其逆流入瘘口的动脉端,蒙片显示弹簧圈和 Onyx 胶的形态(D)。栓塞后即刻复查造影,证实瘘口完全闭塞(E)。1 年后随访显示术区局部外观无明显影响,头皮也未见染色(F),造影蒙片显示弹簧圈和 Onyx 胶形态稳定(G)。复查造影证实 SAVM 痊愈,无复发迹象(H)。

100.7.4　综合治疗

术前超选择性全脑血管造影,然后实施超选择性栓塞,栓塞术后即刻或择期手术切除。术前栓塞的目的是减少病灶血流量以便手术切除,而不是为了减小手术切除的范围。

(田彦龙　周良辅)

参考文献

[1] 田彦龙,周良辅. 头皮动静脉畸形[M]//周良辅. 现代神经外科学. 2 版. 上海:复旦大学出版社,2015:1117 - 1121.

[2] DABUS G, PIZZOLATO R, LIN E, et al. Endovascular treatment for traumatic scalp arteriovenous fistulas:results with Onyx embolization [J]. J Neurointerv Surg, 2014,6(5):405 - 408.

[3] DALYAI R T Z, SCHIRMER C M, MALEK A M. Transvenous balloon-protected embolization of a scalp arteriovenous fistula using Onyx liquid embolic [J]. Acta Neurochir, 2011,153(6):1285 - 1290.

[4] KIERAN I, ZAKARIA Z, DYLAN J. MURRAY, et al. Possible toxicity following embolization of congenital giant vertex hemangioma:case report [J]. J Neurosurg Pediatr, 2017,19:296 - 299.

[5] KUMAR R, SHARMA G, SHARMA B S. Management of scalp arterio-venous malformation:case series and review of literature [J]. Br J Neurosurg, 2012,26(3):371 - 377.

[6] NI W, TIAN Y, GU Y, et al. Transvenous endovascular treatment for scalp arteriovenous fistulas: results with combined use of Onyx and Coils [J]. World Neurosurg, 2017,107:692 - 697.

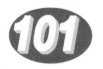 骨膜窦和静脉窦血管瘤

101.1　骨膜窦

颅骨骨膜窦是一种少见的血管畸形，是发生在颅骨膜上或骨膜下的由无肌层静脉血管组成的血管团，通过许多粗细不等的板障静脉、导静脉与颅内静脉窦相通，也称血囊肿、局限性静脉曲张、骨血管瘘、颅骨静脉瘤或骨膜下静脉球等。一般认为，骨膜窦为先天性疾病，但也有报道认为其由外伤或不同寻常的应力、劳损引起。

101.1.1　定义及流行病学

1760 年，Percival 首次报道了本病。1845 年，Hecker 报道了发生在前额部双球形的静脉曲张畸形血管团。1850 年，Stromeyer 详细描述了这种静脉畸形，并指出这种畸形本质上是骨膜下血性囊肿，通过颅骨板的静脉与颅内静脉窦相通，并以"sinus pericranii"命名。随着影像学技术的不断进步，Ohta 在 1975 年提出了完整骨膜窦定义，得到广泛认可并沿用至今。根据这一定义，可将骨膜窦与静脉畸形清晰地区分开来。前者的血流来源及去向均为颅内的硬脑膜窦，特点是当颅内压力增高时，血窦将会增大，但给予外加压力时，血窦的皮下包块将会消失。而后者的血流来源及去向均为颅外的头皮血管，与颅内无关联，不随压力的变化而改变大小。2007 年，Gandolfo 等对颅骨骨膜窦提出了新的定义，将这一疾病视为颅骨内增生的引流静脉，替代板障静脉并起到静脉窦引流的作用。

由于此病较为罕见，因此尚无具体关于发病率的数据统计。综合现有国内外文献报道，在所有因头面部血管畸形接受治疗的患者中，该病比例小于 10%；在头面部波动性肿块患者中，该病仅占 4%。骨膜窦可发生于任何年龄，但多见于青少年及婴幼儿，成人较为少见。大多数患者年龄小于 30 岁，非外伤性骨膜窦的男女发病率大致相同。而外伤性骨膜窦男女发病比例为 2：1，可能与男性好动有关。先天性骨膜窦的发病年龄大致小于外伤性骨膜窦，原因在于其好发部位最常见于额顶部中线，借引流静脉与上矢状窦相通，尤以上矢状窦中后部多见，少数发生于枕旁，与横窦沟通。本病通常单发，少数患者可多发。

101.1.2　病因及发病机制

颅骨骨膜窦的发病机制有先天性、外伤性和自

发性3种。先天性起源者为真性血管畸形,是由于头皮内存在缺少肌层的囊性静脉血管团或静脉血管瘤,其与颅骨外膜黏附过于紧密,在较长时间内板障静脉长入,从而形成颅内静脉窦的直接交通。患者多存在先天性血管发育异常、颅骨慢性疾病、静脉病变或遗传缺陷所致导静脉异常时,因咳嗽、用力等动作使静脉破裂形成。另外,婴幼儿位于静脉窦表面的先天性骨缝闭合不全、异常骨化或分娩障碍均可诱发此病。因此,先天性骨膜窦多发生于婴儿,可伴其他先天血管异常,如 von Hippel-Lindau 病、蓝痣综合征、头皮海绵状血管瘤、大脑大静脉(Galen 静脉)瘤、毛细血管扩张症、静脉畸形等。外伤性骨膜窦是由外伤引起颅骨骨折,损伤静脉窦或板障静脉,形成骨膜下血肿,血肿经导静脉与颅内静脉窦相通。自发性骨膜窦是先天性骨膜窦的一种特殊形式。其发病时间较晚,多为成人。有一种理论认为,自发性骨膜窦的产生可能还是先天性因素和外伤共同作用的结果,只是外伤的程度较轻而被患者忽略或遗忘。此类患者常伴有骨纤维化不良等疾病。

关于骨膜窦形成的机制,目前仍是众说纷纭。Poppel 等(1948)认为,颅骨骨膜窦是含有颅骨膜成分的海绵状血管瘤的一种特殊亚型,是海绵状血管瘤供血动脉不显影的一种特殊情况。Newton 等(1974)则认为,颅骨骨膜窦是一种特殊的静脉畸形,是颅内外静脉循环在颅骨表面通过一个较大的、扭曲的、薄壁的血管进行沟通。另外还有研究者提出,骨膜窦是由颅外动脉和颅骨导静脉异常沟通引起的,其成因类似于动静脉瘘,两者之间的压力导致瘘口处的血管异常扩张、迂曲,甚至发生扭转。而导静脉的扩张可能会腐蚀颅骨,造成病情进一步加重。这些观点虽然得到部分肯定,但目前仍无病理证据明确支持这些推论。

101.1.3 分型

关于骨膜窦的临床分型,目前尚无统一标准。Gandolfo(2007)提议可根据病变本身的病理生理特征及循环方式的不同分为下列2个亚型:

1) 优势型:病变为颅内静脉回流的主要通道,沟通正常的颅内静脉引流至静脉窦。

2) 辅助型:病变为颅内静脉回流的侧支通路,仅见部分血流经板障外静脉供应病变。

101.1.4 诊断

(1) 临床表现

颅骨骨膜窦本质性为局限性波动性血管肿胀。病程进展缓慢、隐匿,大部分患者可无症状。当肿物增大时主要表现为在头皮中线上可见一可压缩的软性肿物,大多无搏动,部分也可有搏动。肿块表面的皮肤可完全正常,也可因皮下扩张及迂曲的静脉导致蛇形改变。局部头皮可呈微红色或青蓝色,有时在头皮表面还有小的血管瘤、毛细血管扩张或血管痣。部分区域毛发缺损。任何能增加颅内压的因素均能使肿物增大,如处于仰卧、俯卧、低头、哭闹时,肿物明显增大,当直立和坐位时,肿物消失,此时,压迫双侧颈静脉肿物又复出现(图101-1)。尽管骨膜窦本质上是良性病变,但病变范围仍可进行性扩大。起病时通常是在皮下出现1枚小结节,而后可逐渐增大至巨大皮下瘤样肿块。根据文献报道,骨膜窦的大小为1~6 cm 不等,平均为1.5~2.2 cm。其中经报道最大的骨膜窦皮下肿块为9 cm×13 cm。

骨膜窦多位于颅骨骨膜或骨膜以下。40%沿中线从鼻根部前额顶至矢状缝。其原因可能在于上矢状窦通常是连接颅内外静脉系统的重要渠道。其他好发部位包括颅骨顶部(34%)、枕部(22%)、颞部(4%)。

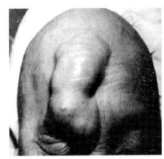
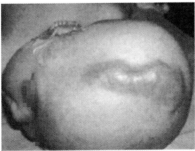
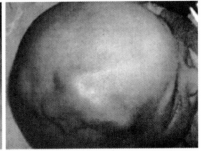

图101-1　骨膜窦外观

注:头皮中线上可见一可压缩的软性肿物,表面的皮肤可完全正常,也可因皮下扩张及迂曲的静脉导致蛇形改变。

大多数骨膜窦患者并无躯体感觉异常,但有部分患者有躯体症状。头痛是最常见的主诉,主要是头皮因皮下肿块牵拉产生的局限性胀痛感。有时可有明显的头痛及眩晕感,并伴有恶心。极少数患者还可表现为呕吐、心动过缓、呼吸缓慢、听力丧失、共济失调或肢体活动障碍。儿童患者可有大头、精神发育迟滞。

外伤性骨膜窦多具有明确外伤史并有明显的头皮挫伤或颅骨骨折。皮下包块部位与外伤部位一致,且受伤前该部位无明显异常。

(2)影像学表现

影像学表现如图 101-2 所示。

1)颅骨平片:常见肿块下方颅骨变薄,部分呈蜂窝状甚至颅骨缺损。

2)超声检查:可初步辨别肿块性质,是否为静脉性。

3)头部 CT:CT 平扫显示颅外头皮下均匀的软组织密度肿块,肿块边界清晰,呈团块状或条索状,无钙化,骨窗位可见大小不等异常骨孔。增强扫描可见少许造影剂通过颅骨的缺损而弥散到颅骨内外,形成明显的强化影。颅骨三维 CT 成像可显示颅骨缺损与静脉窦的关系,CT 血管成像可显示异常颅外病灶经板障静脉引流入颅内静脉窦。

4)头部 MRI 和 MRV:MRI T_1W 示低信号肿块和骨缺损。如病变体积不大且静脉流速不快,T_1增强可见典型的"造影剂湖"现象。MRV 显示与静脉窦相连的颅外静脉结构。

5)DSA:是本病诊断的金标准,也是区分优势型和辅助型的主要依据。造影可见动脉期及毛细血管期正常,仅在静脉晚期可见颅外异常静脉性结构与颅内静脉系统相沟通,造影剂缓慢聚集于颅骨缺损部位附近,形成静脉湖。直接穿刺肿块造影能清楚地显示出病变的全貌及引流静脉。

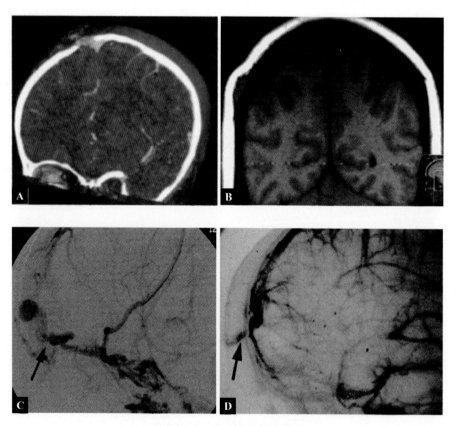

图 101-2　骨膜窦影像学表现

注:A. 冠状位增强 CT 显示颅外头皮下均匀的软组织密度肿块;B. MRI T_1W 示低信号肿块和骨缺损;C、D. DSA 在静脉晚期可见颅外异常静脉性结构与颅内静脉系统相沟通。

（3）病理学检查

先天性骨膜窦多为血管起源，因此可见明显的因导静脉扩张而形成的血管壁结构，并可发现大量微小的静脉与颅内静脉窦相通。外伤性骨膜窦则无血管壁结构，但可在颅骨薄弱部位见到类似于血窦的结构。骨膜窦在病理学上呈现出类似于海绵状血管瘤样组织学改变，镜下可见数目众多且不规则的血管腔，呈粉红色。腔间由纤维成分间隔，腔内衬有单层内皮细胞，在少部分血管腔内亦可见血栓形成。

101.1.5 鉴别诊断

单纯根据临床表现作出骨膜窦的诊断是非常困难的，但结合影像学检查则不难分辨，一旦发现颅外异常静脉性结构与颅内静脉系统相沟通，即可明确诊断。

鉴别诊断包括头皮海绵状血管瘤、头皮动静脉畸形、脂肪瘤、皮样囊肿、脑膨出等，借助头部 CT 或 MRI 及其血管成像或 DSA 可鉴别。

（1）皮样囊肿

皮样囊肿呈皮下囊样生长，内含毛发、牙齿或皮肤腺体结构。主要好发于颅骨中缝部位，靠近前囟。主要见于婴儿及 3 岁以下儿童。由于发病部位及年龄特点与骨膜窦相仿，因此需加以鉴别。但皮样囊肿的结节相对更为坚韧，中心部位可扪及一个凹陷。

（2）脑膨出

先天性颅骨缺损或开裂导致脑组织溢出。几乎所有形式的脑膨出均位于中线部位，质地较软，可用手回纳。临床表现与骨膜窦较为相似。因此只能通过影像学检查进行鉴别。

（3）脑膜囊肿

脑膜囊肿又称生长性骨折，见于脑外伤后颅骨骨折及硬脑膜撕裂，在颅骨骨折处蛛网膜嵌入，由于蛛网膜搏动，骨折进一步扩大。蛛网膜囊肿逐渐包绕颅骨及硬脑膜的破损部位并在皮下形成搏动性肿块。与骨膜窦不同的是，蛛网膜囊肿主要位于顶枕部，由于囊肿内充满脑脊液，因此透光试验可呈阳性。

（4）硬脑膜动静脉瘘

颈外动脉可与颅内静脉窦异常沟通而形成高流量的硬脑膜动静脉瘘。临床表现为质软且有波动性的皮下肿块。主要好发于横窦、乙状窦部位。但由于累及动脉系统，因此造影上有静脉早显的征象，与骨膜窦不难鉴别。

（5）头皮海绵状血管瘤

头皮海绵状血管瘤为婴幼儿比较常见的良性血管性肿瘤，内含增生及高分化的血管内皮细胞。大多数海绵状血管瘤并无症状。但其生长速度明显快于骨膜窦，少数可自行退化。由于脑血管造影难以显示海绵状血管瘤，仅在晚期静脉相可有静脉池或局部病灶染色，因此常需局部直接穿刺造影再加以鉴别诊断。另外在外观上两者也不难鉴别，前者呈暗红色，与颅骨不固定，而后者为淡蓝色，常与颅骨密切连接。

（6）其他先天性或外伤性头皮病变

其他先天性或外伤性头皮病变包括脂肪瘤、表皮囊肿、肉瘤、转移瘤、皮下脓肿、先天性皮肤发育不全等。但此类疾病在血管造影上均无类似于骨膜窦的特征性表现。

101.1.6 自然病史

虽然本病呈良性，可是其自然病史难以预测。一般大多数在随访中稳定，少数可自行消失。但是，因此病可造成患者精神心理压力，影响其生活质量；病变可自发，由外伤造成颅内出血、气栓和静脉窦血栓形成也见于文献报道。

101.1.7 治疗

由于骨膜窦血流动力学较为复杂，同时往往伴有其他先天畸形，手术对于每个个体而言都是不小的挑战，因此对于病灶小，无症状者采用保守观察不失为理性的选择。治疗的目的多是出于美容方面的考虑。另外，由于骨膜窦存在空气栓塞及破裂出血的风险，因此也有部分学者主张积极治疗。常用的治疗方法包括外科手术、介入治疗及局部电凝。与动脉系统存在侧支循环相仿，颅内静脉系统也存在侧支代偿功能，特别是某些病理生理状态下。因此，在术前应详细评估整个静脉系统及其血流动力学状况。对于优势型骨膜窦患者，病变处是一个重要的颅内静脉引流通路，该现象称为窦挤压综合征（squeeze-out sinus syndrome）。一旦贸然阻断，可能造成颅高压并危及患者生命。此时，保守治疗应作为首选。

（1）外科手术

1902 年，骨膜窦外科手术首次被报道。此后手术方式不断更新优化。对于颅骨无明显缺损的患者，手术通常在靠近肿物处做瓣状切口，从骨膜下剥离,切除病变,电灼导静脉,骨孔用骨蜡封堵。如病变部位颅骨破坏,缺损严重或经上述处理后又复发者,应考虑开颅切除骨膜窦并双极电凝后切断导静脉,并行颅骨成形术,是根治的方法。

术中静脉窦撕裂是最危险的并发症,往往出血极其汹涌,部分病例因血管离断后回缩到颅骨内,或回缩到颅内,无法止血或引起空气栓塞。因此,在术中应细心和仔细操作,用双极镊电凝颅骨穿出的血管,避免血管回缩到颅内,引起出血和空气栓塞。经颅骨导静脉通道的大小、骨膜窦病变范围大小均是引起术中出血的危险因素,应引起重视。

(2)电凝治疗

电凝治疗是一种局部微创治疗。使用带高频直流电的金属器械或银针在骨膜窦的病变近端将静脉电凝切断,阻断颅内外静脉系统沟通。目前这一治疗方法仅有零星报道,因此总体疗效并不明确,预后也难以判断。

(3)血管内治疗

血管内治疗是另一种微创治疗的方法。如果骨膜窦病变范围较大,则相对比较适合栓塞治疗。在穿刺前压迫静脉窦表面的皮肤,利于经皮穿刺。穿刺后将微导管置于骨膜窦远端位于骨内的导静脉之中。使用 Onyx 胶对这些静脉进行封闭直至将其与颅内静脉窦的沟通全部阻断。术后造影可见上矢状窦至头皮静脉的引流不再开放。但血管内治疗可能造成局部头皮坏死,这一现象在文献上屡有报道,需要加以重视。另法是经股静脉穿刺,置入 4F 导管,经颈内静脉(选优势侧)导入微导管逆引到骨膜窦起源处。经造影证实后置入弹簧圈、Onyx 或胶水。

101.1.8 预后

骨膜窦的总体预后良好。即使采用保守治疗,病变发生自发性出血、外伤性出血或空气栓塞的概率均很低。大多数儿童患者在青春期后病情趋于稳定,病变不再扩大。极少数患者还可出现部分血栓形成,甚至自愈。由于骨膜窦为相对少见疾病,各种治疗方式的疗效多见于个案报道,尚无大样本回顾性或前瞻性研究数据。综合国内现有文献报道,开颅手术效果良好,国内有部分医院报道手术治愈率可达 100%。但总体风险仍较大,可能因静脉窦撕裂导致大出血。介入手术相对安全,远期闭塞率高,可作为主要的选择。

101.2　静脉窦血管瘤

静脉窦血管瘤是发生于颅内静脉窦的一类病变,实际上是静脉窦壁损伤后引起的静脉窦动脉瘤样扩张。目前关于该类疾病的报道极少,多发生在侧窦区,即横窦与乙状窦交界处,而其他部位暂无相关报道。

101.2.1　流行病学

由于该病发病率极低,国内外仅有数十例病例报道,无法进行全面系统的流行病学统计工作。但总结现有病例可发现,该病好发于女性,平均年龄 40 岁左右。经统计,所有病例均发生于优势侧的横窦与乙状窦交界处,左右侧发病比例大致相同,但多发生于优势侧,血管瘤直径为 6~8 mm。血管瘤均向侧方或前侧方生长。

101.2.2　发病机制

静脉窦血管瘤的发病机制至今不明,文献报道的病例均无头部外伤史,提示该病非外伤性。就血流动力学而言,静脉窦内的血流速度较低,由血流冲击的切应力诱发血管瘤的推断似乎也并不成立。加之硬脑膜本身质地较为坚硬,在何种情况下外力可能产生静脉窦瘤样扩张更得值怀疑。胚胎学研究认为,侧窦区的血管瘤可能与部分残留扩张的岩窦有关。岩窦是胚胎发育过程中重要的导静脉,行走于岩骨前侧方,连接颞窝静脉及横窦头端。其发自横窦的背外侧与乙状窦的结合部位,并在出生后逐渐退化。部分退化不全者可能形成静脉窦血管瘤。可是,至今这一推断仅停留在假说阶段,有待进一步研究证实。

101.2.3　诊断

(1)临床表现

目前几乎所有已报道的静脉窦血管瘤患者均以搏动性耳鸣为主诉,但确切发生率目前不明确。根据过往的眼耳鼻喉科文献,搏动性耳鸣的血管性因素包括高血压、动脉粥样硬化性脑血管病、神经节细胞瘤、硬脑膜动静脉瘘及颞叶的血管性肿瘤。而静脉窦血管瘤在其中所占比例并不高。Koesling (2005)曾对 223 例搏动性耳鸣患者进行血管性检查,虽然发现部分相关区域的静脉性疾病,但未发现静脉窦血管瘤。Otto(2007)等此后发表过一篇回顾性报道,指出43例搏动性耳鸣患者中检出5例静脉窦血管瘤。Gologorsky(2009)指出,静脉性疾病可能是造成搏动性耳鸣最主要的病因之一。近期,Wang(2017)总结了139例搏动性耳鸣患者中检出静脉窦血管瘤或局部扩张膨隆的比例占47.5%,可见这一类型疾病的检出率正在逐步提高。

(2)影像学表现

影像学表现如图101-3所示。

1)头部CT:CT平扫、CTA及CTV可作为重要的无创诊断方法。高分辨率三维重建技术及增强血管造影相互配合可以清晰地显示颞骨岩部的缺损,该征象可高度提示静脉窦血管瘤可能。

2)DSA:在静脉期可见优势侧的横窦、乙状窦交界区局部静脉窦壁外翻形成瘤样突起,并指向岩骨后方。优势侧横窦、乙状窦的定义通常为该侧静脉窦直径为对侧2倍以上。文献报道半数静脉窦血管瘤远端都存在静脉窦狭窄,推断可能是该病的成因。

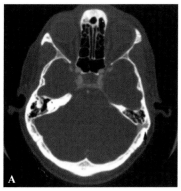
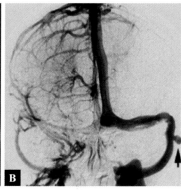
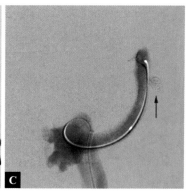

图101-3 静脉窦血管瘤影像学特征及血管内治疗

注:A. CT显示左侧颞骨岩部的缺损;B. DSA静脉期可见优势侧的横窦、乙状窦交界区局部静脉窦壁外翻形成瘤样突起;C. 经弹簧圈栓塞后静脉窦血管瘤消失。

3)诊断与鉴别诊断:根据临床表现和影像学检查,本病不难诊断。

鉴别诊断包括动脉粥样硬化性脑血管病、神经节细胞瘤、DAVF及颞叶的血管性肿瘤。尤其值得注意的是,有部分病例报道提及侧窦区局部扩张膨隆也可引起搏动性耳鸣的症状,但DSA仅见局部静脉窦粗大,并无血管瘤样改变。

101.2.4 治疗

由于病例较少,目前关于静脉窦血管瘤的治疗方法尚无定论。几乎所有报道的患者均诉有严重的搏动性耳鸣,并影响正常生活,因此均采取了积极治疗。现有的治疗方法包括血管内治疗及静脉窦手术重建。由于横窦、乙状窦暴露过程中容易损伤,加之血管瘤在开颅过程中也可能破裂,因此对多数患者采用介入疗法。与动脉瘤比,静脉窦血管瘤的瘤壁较厚,血流速度相对较慢,介入时发生瘤壁或穿支破裂的可能极小,手术安全性较高。血管内治疗多采

用经颈静脉入路,将微导管置入病变区域进行栓塞治疗。但介入过程中使用支架可能诱发静脉窦血栓,因此术中及术后的抗凝治疗是必须的。即使是单纯弹簧圈栓塞,由于静脉窦易于淤滞,也建议术后2周内使用抗血小板治疗,每日口服拜阿司匹林325 mg。此外,覆膜支架也可作为治疗静脉窦血管瘤的重要选择。

101.2.5 预后

目前已有文献报道的13例静脉窦血管瘤患者均接受手术或介入治疗,术后耳鸣症状均缓解。随访2年至13年不等,未见复发,可见远期预后良好。

(倪 伟 周良辅)

参考文献

[1] 倪伟,周良辅.骨膜窦和静脉窦血管瘤[M]//周良辅.现代神经外科学. 2版.上海:复旦大学出版,2015:

1122 – 1126.

［2］ CLAIR E G S, MCCUTCHEON I E. Skull tumors ［M］//WINN H R. Youmans and Winn neurological surgery. 7th ed. Philadelphia: Elsevier, 2017: 1342 – 1343.

［3］ CUELLAR H, MAITI T, PATRA D P, et al. Endovascular treatment of pulsatile tinnitus by sigmoid sinus aneurysm: technical note and review of the literature ［J］. World Neurosurg, 2018, 113: 238 – 243.

［4］ GANDOLFO C, KRINGS T, ALVAREZ H, et al. Sinus pericranii: diagnostic and therapeutic considerations in 15 patients ［J］. Neuroradiology, 2007,49(6):505 – 514.

［5］ MANJILA S, BAZIL T, THOMAS M, et al. A review of extraaxial developmental venous anomalies of the brain involving dural venous flow or sinuses: persistent embryonic sinuses, sinus pericranii, venous varices or aneurysmal malformations, and enlarged emissary veins ［J］. Neurosurg Focus, 2018,45(1):E9.

［6］ PAVANELLO M, MELLONI I, ANTICHI E, et al. Sinus pericranii: diagnosis and management in 21 pediatric patients ［J］. J Neurosurg-Pediatr, 2015, 15 (1):60 – 70.

［7］ TAMURA G, OGIWARA H, MOROTA N. Characteristics of recurrent congenital sinus pericranii: case report and review of the literature ［J］. Pediatr Neurosurg, 2019,54(4):265 – 269.

［8］ WANG A C, NELSON A N, PINO C, et al. Management of sigmoid sinus associated pulsatile tinnitus: a systematic review of the literature ［J］. Otol Neurotol, 2017,38(10):1390 – 1396.

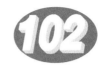 **脊髓血管畸形**

102.1　概述和分类

102.1.1　概述

　　脊髓血管畸形（SCVM）是较为罕见的疾病，最早描述于 19 世纪后期，随着 MRI 技术的出现，尤其是开展脊髓血管造影后，其检出率逐年增多。

　　其病因仍不十分明确，已知大部分为先天性，部分为后天因素，如外伤、手术、感染和放疗后等。发病率仍不明确，占中枢神经系统血管疾病的 10% 和急性卒中的 1.0%～1.2%，占脊髓占位病变的 3%～4%。常见的疾病为脊髓海绵状血管瘤（spinal cavernomatosis，SCM），其年发病率大约是 20/100

万；其次为脊髓动静脉病变［包括脊髓硬脊膜动静脉瘘（spinal dural arteriovenous fistulas，SDAVF）、髓周动静脉瘘（permedullary arteriovenous fistulas，PMAVF）和脊髓动静脉畸形（spinal arteriovenous malformation，SAVM）］，年发病率为（5～10）/100万。上述疾病属神经外科范畴，故本章节重点讨论。

SCVM 一般不影响患者的生命，但进行性加重的脊髓功能障碍常导致患者丧失劳动和独立生活的能力，严重影响患者的生活质量，给社会和家庭带来沉重的负担。

由于较为罕见且对其认识不足，常造成漏诊和误诊，甚至误治。

102.1.2　分类

SCVM 的分类多种多样，有的根据病变病理，有的根据其血流动力学特性和血管构筑特点，或者上述的组合。多种分类说明其分类的困难。但随着对 SCVM 的理解加深，其分类也逐步合理：1992 年 Anson 和 Spetzler 的分类（表 102－1）较之前的分类（表 102－2）更被接受。2002 年，Spetzler 对其进行了进一步改良和简化（表 102－3）。

表 102－1　Anson 和 Spetzler 对 SCVM 的分类（1992 年）

类型	描述
Ⅰ	位于根动脉脊柱支的硬脊膜分支与硬脊膜内根髓静脉之间的动静脉瘘
Ⅱ	位于脊髓内的致密的动静脉畸形团
Ⅲ	广泛累及椎体和髓旁组织的动静脉畸形
Ⅳ	硬脊膜内髓周动静脉瘘
ⅣA	有 1 条供血动脉的简单型动静脉瘘
ⅣB	有多条扩张动脉供血的中等大小的动静脉瘘
ⅣC	有多条粗大供血动脉的巨大动静脉瘘

表 102－2　1992 年之前的 SCVM 分类

作者（年份）	动静脉瘘（AVF）			动静脉畸形（AVM）		
	背部，硬脊膜内	腹部，硬脊膜内	硬脊膜外	髓内	硬脊膜外，硬脊膜内	圆锥
Wyburn-Mason(1943)	血管瘤，蔓状血管瘤，静脉瘤	N/A	N/A	血管瘤，蔓状血管瘤，动静脉瘤	N/A	N/A
Rosenblum 等(1987)	硬脊膜 AVF	硬脊膜内 AVF	N/A	硬脊膜内 AVM（幼稚型、球型）	N/A	N/A
Di Chiro 等(1971)、Heros 等(1986)	Ⅰ型	Ⅳ型（髓周瘘）	N/A	Ⅱ型（球型）	Ⅲ型（幼稚型）	N/A
Borden 等(1995)	Ⅲ型	N/A	Ⅰ型	N/A	Ⅱ型	N/A
Niimi、Berenstein(1999)	脊髓硬脊膜 AVF	脊髓硬脊膜 AVF	脊髓硬脊膜外 AVF	单发脊髓 AVM	多发脊髓 AVM	N/A
Bao、Ling(1997)	硬脊膜 AVF	硬脊膜下 AVF	N/A	髓内 AVM（幼稚型、球型）	N/A	N/A

注：N/A 表示不适合进一步分型。

表 102－3　改良的 Spetzler 分类（2002 年）

病变种类	分型	病变种类	分型
脊髓肿瘤型病变			硬脊膜内型
血管母细胞瘤			背侧型（分为 A 和 B 2 个亚型）
海绵状血管瘤			腹侧型（分为 A、B 和 C 3 个亚型）
脊髓动脉瘤		动静脉畸形	硬脊膜内外型
脊髓动静脉型病变			髓内型（分为致密型和弥散型）
动静脉瘘	硬脊膜外型		圆锥型

102.2 脊髓血管解剖

102.2.1 脊髓动脉

脊髓的供血特点是呈"节段性"供血（图102-1）：颈段和上胸段多由椎动脉（VA）和上胸段肋间动脉供血；胸腰段多由肋间动脉和腰动脉供血；骶段和下位腰段多来自髂内动脉的骶动脉和髂腰动脉。

脊髓供血动脉分为3支（图102-2）。

（1）根动脉

根动脉（RA）颈段来自VA、颈升动脉、颈深动脉、甲状颈干及肋颈干分支，胸、腰段来自肋间、腰、髂腰和骶外动脉的分支。RA进入椎间孔后分为根前动脉和根后动脉，分别与脊髓前、后动脉吻合，构成围绕脊髓的冠状动脉环。

（2）脊髓前动脉

脊髓前动脉（anterior spinal artery，ASA）起源于两侧VA颅内段，多在延髓腹侧合并成一支，沿着脊髓前正中裂下行供应脊髓全长。在前正中裂分左右支，再分出3～4支沟动脉，不规则地左右交替深

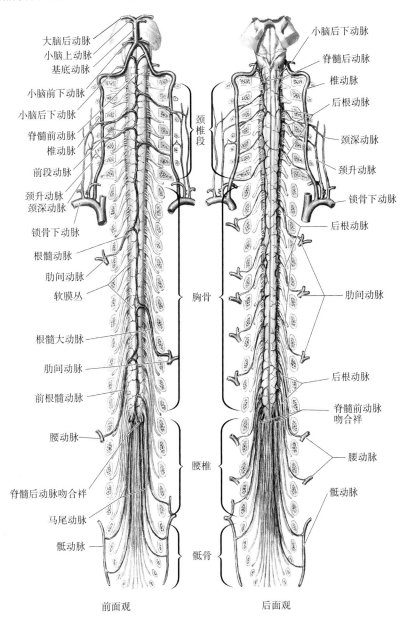

| 前面观 | 后面观 |

前面观左侧标注（从上到下）：大脑后动脉、小脑上动脉、基底动脉、小脑前下动脉、小脑后下动脉、脊髓前动脉、椎动脉、前段动脉、颈升动脉 颈深动脉、锁骨下动脉、根髓动脉、肋间动脉、软膜丛、根髓大动脉、肋间动脉、前根髓动脉、腰动脉、脊髓后动脉吻合袢、马尾动脉、骶动脉

前面观右侧标注：颈椎段、胸骨、腰椎、骶骨

后面观右侧标注（从上到下）：小脑后下动脉、脊髓后动脉、椎动脉、后根动脉、颈深动脉、颈升动脉、锁骨下动脉、后根动脉、肋间动脉、后根动脉、脊髓前动脉吻合袢、腰动脉、骶动脉

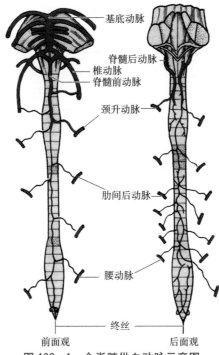

图 102-1 全脊髓供血动脉示意图

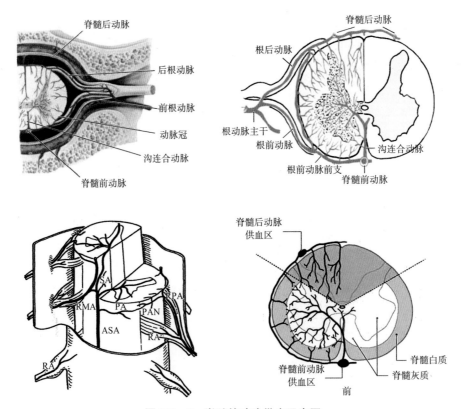

图 102-2 脊髓的动脉供应示意图

注:ASA,脊髓前动脉;PA,软脑膜动脉;PAN,脑膜动脉网;PSA,脊髓后动脉;RA,根动脉;RPA,神经根软脑膜动脉;RMA,神经根髓质动脉;SA,神经沟回动脉。

入脊髓,供应脊髓前 2/3 区域的血液。沟动脉系终末支,容易发生缺血性病变,特别是上胸段,易发生缺血引起 ASA 综合征。

RA 参与 ASA 的供血,并在 $T_{10} \sim L_1$ 平面形成 Adamkiewicz 神经根大动脉。

(3) 脊髓后动脉

脊髓后动脉(posterior spinal artery,PSA)起源于 VA 的颅内部分,左右各 1 根,RA 也参与 PSA 的供血,PSA 在脊髓的后外侧沟下行,但不形成完整的连续纵行血管,略呈网状,供应脊髓后 1/3 区域血液,分布于灰质后角,并与冠状动脉环共同分布于白质的大部。

102.2.2 脊髓静脉

脊髓静脉(图 102 - 3)与相应动脉伴行,共有 6 条纵行静脉干,它们之间形成吻合。走行于中线的是脊髓前静脉和脊髓后静脉,双侧成对分布有脊髓前外侧静脉和脊髓后外侧静脉,分别位于脊神经的前根和后根处;这些静脉走行不规则,有时缺如。经前根静脉和后根静脉回流入位于硬脊膜和椎骨骨膜之间的椎内静脉丛(硬脊膜外静脉丛),椎内静脉丛与椎外静脉丛形成吻合。后者在颈部引向颈静脉,在胸段引向奇静脉、半奇静脉,在腰椎引向腰升静脉。

椎静脉丛的压力低,且没有瓣膜,常受胸、腹腔压力的变动(如举重物、剧烈咳嗽、用力排便时)而改变血流方向,成为感染和恶性肿瘤向椎管内转移的途径。

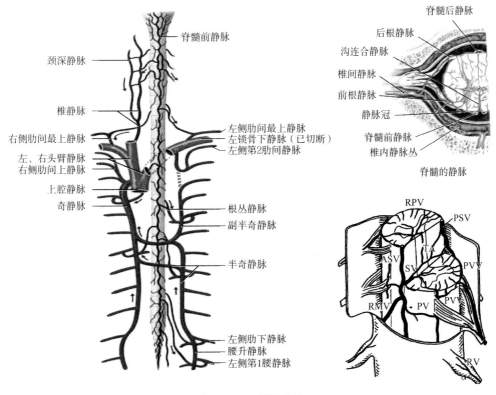

图 102 - 3 脊髓静脉

注:ASV,脊髓前静脉;SV,沟回静脉;PSV,后脊静脉;PV,脑膜静脉;PVN,脑膜静脉网;RPV,径向穿通静脉;TA,经髓质交通支;RV,根静脉;RMV,神经根髓质静脉。

102.3　致病机制、起病方式和临床表现特点

102.3.1　致病机制

（1）出血

出血常引起脊髓功能的急性损伤，如 SAVM 和 SCM 出血，在颈段可致蛛网膜下腔出血（SAH）。

（2）脊髓静脉高压

脊髓静脉高压是最常见的致病机制。动脉血不经过毛细血管，直接通过病变的动静脉短路进入低压的静脉，导致静脉系统压力增高，引起脊髓肿胀、神经元变性和坏死。

（3）盗血

动脉血经病变的动静脉短路进入低阻力的静脉，造成病变周围脊髓的缺血。

（4）占位效应

占位效应如 SAVM 和 SCM。但多数 SCVM 本身占位不明显，占位效应多由病变出血或伴有的动脉瘤、静脉瘤/球或扩大的引流静脉引起。

（5）血栓形成

可发生在动脉（如 ASA 综合征），但更易发生在静脉，特别是在长、扭曲和狭窄的静脉。

102.3.2　3 种起病方式

（1）缓慢起病，进行性加重

最常见，病损平面以下感觉、运动和括约肌功能障碍等。多为混合出现，少数以单独出现。

（2）急性起病

SAVM 和 SCM 常见。疼痛、偏感觉或运动障碍，部分出现完全性截瘫，多数与急性出血或急性血栓（如 Foix-Alajouanine 综合征）有关。

（3）间歇性发病

病程中有缓解期，但总的趋势为慢性、间歇性、进行性加重。主要发生在间断性少量出血（如 SCM）和血栓形成的病例。

102.3.3　临床表现特点

SCVM 与脊髓的其他疾病（如肿瘤）比较在临床表现方面有较大的区别：

1）急性起病率高；起病方式和症状呈多样性。

2）感觉和运动障碍平面早期弥散，后期相对固定；少部分呈分离、多节段的脊髓神经功能障碍。

3）病损平面以下左右侧的损伤程度相似（一侧的 SCM 除外），根性放射性疼痛少，括约肌功能障碍明显。

4）病损平面不一定反映的就是病变平面，而是反映病变所造成的脊髓损伤平面，定位症状和体征与病变部位并不完全相符。如骶尾部的 SDAVF，其损伤平面在脊髓的圆锥。

5）病程长、脊髓功能损伤重者，治疗后神经功能亦难以恢复至正常。

102.4　诊断和鉴别诊断

102.4.1　诊断

（1）临床表现

急性起病率较高；其他的症状与脊髓其他疾病相比，虽然有所区别，但并无明显特异性。

（2）实验室检查

实验室检查包括腰椎穿刺测压和脑脊液（CFS）检查（主要检查蛋白、细胞和细菌，筛查出血、感染和肿瘤等）。

（3）影像学表现

是主要的诊断方法。

1）X 线：了解脊柱、椎体和骨质的变化。椎管脊髓造影现已不用。

2）CT 和 CT 血管造影术（CTA）：可比较清晰地显示病变在椎管内的具体部位，以及与脊髓的关系；局部骨质情况有助于判断是否累及椎管或椎体。CTA 可见畸形血管。

3）MRI：有极大的诊断价值，是诊断 SCM 的金标准，并且是 SCVM 必须检查的项目。可显示脊髓虫蚀状血管流空信号等（图 102 - 4 A），脊髓的水肿、出血、空洞或萎缩等信息。增强磁共振血管成像（MRA）可提供更多的 SCVM 信息（图 102 - 4 B）。具体详见各病种。

4）全脊髓数字减影血管造影（DSA）：是诊断大部分 SCVM 的金标准，并为治疗方法的选择提供主要依据。具体表现详见各病种。

全脊髓 DSA 特别要强调的是：

A. 应包括双侧 VA、甲状颈干、肋颈干和双侧髂内动脉（包括骶正中动脉）等血管的全脊髓血管造影，而不是选择性造影。

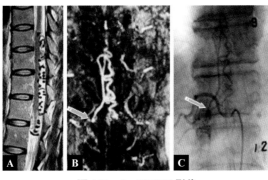

图 102-4 SDAVF 影像

注:A. MRI-T_2 显示 SCAM 病变脊髓背侧有虫蚀状血管流空信号;B. 增强 MRA 显示的 T_{11} 右侧下缘的 SDVAF;C. 与 DSA 显示的瘘口(绿箭头)相吻合。

B. 在颅颈交界区和上颈段病变,需加做双侧颈内和颈外动脉造影,以免遗漏。

C. 临床高度怀疑 SCVM,而全脊髓动脉造影阴性时,需行进一步的检查:①选择性肾动脉造影,了解有无肾静脉狭窄或闭塞引起的脊髓静脉高压。②股静脉插管选择性奇静脉、半奇静脉、副奇静脉、腰静脉、髂静脉造影,了解这些静脉有无狭窄或闭塞致向下腔静脉回流受阻而引起静脉高压症,如椎旁静脉异常,左肾静脉狭窄。

D. 第1次全脊髓 DSA 阴性,而临床仍高度怀疑 SCVM 者,待病情平稳后需再次行全脊髓 DSA。

(4) SCVM 诊断流程

SCVM 诊断流程如图 102-5 所示。

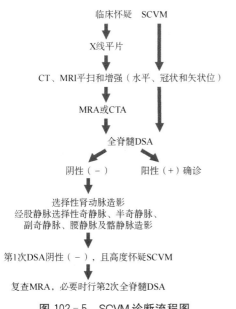

图 102-5 SCVM 诊断流程图

102.4.2 鉴别诊断

因其症状无明显特异性,且对其认识不足,常造成很高的漏诊和误诊率。常误诊为腰椎管狭窄症、椎间盘突出、脊髓炎、脱髓鞘病或脊髓肿瘤。至确诊,平均病程 11～18 个月,即使诊断为 SCVM,DSA 上也经常将 SAVM、SDAVF 和脊髓脊周动静脉瘘(spinal perimedullary arteriovenous fistula,SPMAVF)相互混淆。

但 SCVM 可同时存在或者伴发其他脊髓疾病,如老年 SDAVF 可同时存在椎管狭窄症和椎间盘突出;SAVM 可伴发 PMAVF,圆锥区 SAVM 可伴发骶尾部的 SDAVF。

华山医院神经外科 2004 年统计 66 例 SCVM 患者,MRI 的误诊率为 51.5%,分别误诊为椎管内肿瘤(19 例,绝大多数)、脊髓积水症(6 例)、椎间盘突出(5 例)、急性脊髓炎(5 例)、蛛网膜炎(2 例)。足见 SCVM 尚未引起临床医师的足够重视。

102.5 脊髓功能评估和疗效评估

102.5.1 脊髓神经功能评估

目前不统一,有 Frankel(1969)、Bracken(1978)、Sunnybrook(1982)和 Botsford(1992)分级,以及美国 NASCIS 标准和 ASIA 标准,ASIA 标准已多次修改(1992、1996、2000 和 2002)。目前还有增加了对疼痛项目的评分(pain, sensory, motor and sphincter, PSMS;2018)。目前通常使用 ASIA 标准和改良的 Aminoff-Logue 表(mALS)来评估脊髓功能(表 102-4):

表 102-4 改良 Aminoff-Logue 脊髓功能评估表(mALS)

评分	标准
步态	
0	正常步态及下肢力量
1	下肢力弱,异常步态及站姿,但行走不受限
2	活动受限但不需要支持物
3	行走时需要一根拐杖或一些支持
4	行走时需要双拐
5	需要轮椅
排尿	
0	正常
1	尿急、尿频、尿迟
2	偶尔失禁或潴留
3	持续失禁或潴留

1）优：正常或基本正常，步态 0～1 分，小便 0 分，大便 0～1 分。

2）良：轻度功能障碍，3 项相加总分＜6 分。

3）中：中度功能障碍，总分 6～8 分。

4）差：重度功能障碍，总分 9～11 分。

102.5.2 治疗效果评估

1）治愈：病变完全消除，随访功能评分为优。

2）改善：随访评分较术前减少 3 分或以上．但尚未达到优的标准或患者随访功能评分为优，但病变未完全消除。

3）无变化：治疗前、后及随访过程中评分变化不足 3 分。

4）恶化或差：评分增加 3 分或以上。或者评分在治疗前、后及随访过程中持续＞9 分。

102.6 脊髓动静脉畸形

102.6.1 概述

脊髓动静脉畸形（SAVM）多为先天性，发病率为（1～2.5）/100 万。有研究认为其与血管内皮细胞 MAPK 通路基因突变有关。多见于青年人，平均年龄大约 25 岁；男性多见。

按照部位可分为硬脊膜内外型、髓内型和圆锥型，髓内型按照形态可分为致密型（团块型）和弥散型（幼稚型）（图 102-6）。

102.6.2 临床表现

SAVM 的临床表现涉及 SCVM 所有的致病机制（出血、占位效应、脊髓静脉高压和盗血等）（表 102-5）。

以急性起病（或病程中有突然加重）多见，其原因主要是出血（包括血肿和 SAH），这与 SAVM 伴

有破裂因素（如动脉瘤）有关。颈部 SAVM 更易出血。出血患者中，有明确诱因者超过 20%。

其他症状多为疼痛和感觉运动障碍，分别占 34.5% 与 30.9%；单纯神经根痛症状占 15%～20%。

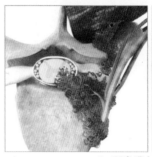
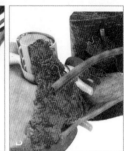

A. 硬脊膜内外型

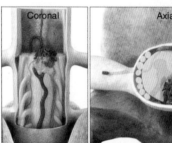
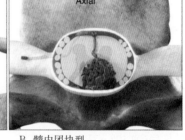

B. 髓内团块型

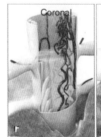
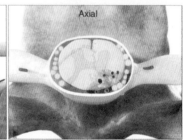

C. 髓内弥散型

图 102-6　各种类型 SAVM

引自：WINN H R. Youmans and Winn neurological surgery [M]. 7th ed. Philadelphia：Elsevier，2017.

表 102-5　SAVM 临床表现

作者（年份）	病例数	临床表现		病情进展		
		症状发作年龄	首发症状	诊断或治疗时	进行性发展	与加重有关
Hurth 等（1978）	90	86%＜40 岁	36% 为 SAH	39% 为 SAH，其中 55% 年龄小于 15 岁	SAH 者 39% 再次发生 SAH（1 例死亡）；69% 逐渐进展	SAH 与剧烈活动、妊娠和较轻的外伤有关
Riche 等（1982）*	38	全部小于 15 岁	84% 急性发病；32 例中 19 例突发运动功能障碍（59%）	55% 有 SAH	多次急性发作占 71%，逐渐进展占 17%	费力时

续表

作者(年份)	病例数	临床表现		病情进展		
		症状发作年龄	首发症状	诊断或治疗时	进行性发展	与加重有关
Hosenhlum 等 (1987)	54	平均 27 岁	50% 急性发病；14 例团块型中 10 例 有 SAH(71%)	诊断时：瘫痪93%，感觉障碍74%，小便障碍74%，出血52%；治疗时：74%中重度残疾(拐杖、轮椅)，26%独立行走		姿势占17%，活动占15%，妊娠占6%，外伤13%
Hoindi 等 (1990)	40	平均 20 岁	58% 为 SAH	68% 为 SAH；75% 中重度残疾	6 年随访，31%在治疗期间复发并加重	
Yasanal 等 (1984)	41	76%<41 岁	59% 有 SAH	76% 有 SAH；63% 中重度残疾	40% 逐渐进展	

注：所有的病例组都包括髓周动静脉瘘，Yasanal 报道的只包括髓内动静脉畸形，Hiondi 报道的只包括胸段髓内动静脉畸形。* 表示只包括 15 岁以下的患者。

102.6.3　诊断和鉴别诊断

（1）诊断

1）MRI 和 MRA：为首选检查项目。可见髓内、表面有虫蚀状血管流空信号，以 T_2WI 显示最为清楚（图 102-7A），增强 MRI 可显示不规则、条形强化信号（图 102-7B）；还可显示团块状影（畸形团）、病变周围脊髓空洞或囊性变，这与 SDAVF 和部分 PMAVF 不同。

2）DSA：多数有多根供血动脉，如 ASA、PSA 和 RA 及其分支，流量差异较大；畸形血管团内可伴有动静脉瘘（AVF）或者动脉瘤（aneurysm，AN）（图 102-7 C、102-8）。引流静脉迂曲、扩张（图 102-7D），可伴有静脉瘤。

3）DSA-3D 重建：在狭小的椎管空间内，要辨别其血管构筑有时十分困难。3D 重建可较好地解决此问题，并在手术定位、评估等方面帮助甚大（图 102-8E、F）。

（2）鉴别诊断

MRI 上，隐匿性、小型或团块型 SAVM 常与 SCM、血管母细胞瘤和脊膜瘤相互混淆；在 DSA 上，也常与 SDAVF 和 PMAVF 相互误诊。但 SAVM 在流行病学、临床表现和影像学表现等方面与上述疾病有较大的区别（表 102-6、102-7）。

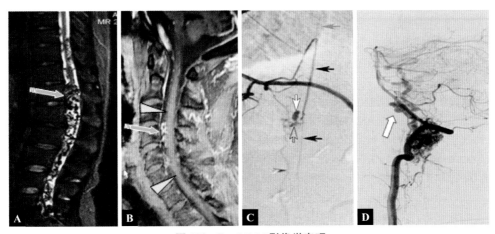

图 102-7　SAVM 影像学表现

注：A. T_2WI 提示胸腰段虫蚀状血管流空信号（绿箭头）；B. 增强 MRI 显示不规则条形强化（绿箭头），伴脊髓水肿（三角形）；C. 由 ASA 供血（黑箭头）的 T_6-SAVM（灰箭头），畸形血管团内动脉瘤（白箭头）；D. C_2-SAVM 引流静脉迂曲、扩张（黄箭头）。

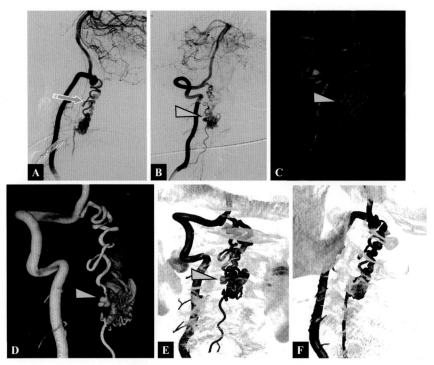

图 102-8 颈髓 SAVM 影像学表现

注:患者,男性,43 岁,突发 SAH 1 个月。L-VA DSA 显示由 L-脑膜后动脉供血(绿箭头)的 SAVM(A)可疑伴有 AN(B,三角形);不同的 3D 重建模式显示供血动脉、AN,引流静脉,以及病变与椎体的关系(C~F)。

表 102-6 SAVM 与 SDAVF 临床症状比较

项 目	硬脊膜动静脉瘘 (n=27)	硬脊膜内动静脉畸形 (n=54)
性别	男性占多数	无性别差异
诊断时平均年龄 (岁)	46	24
发作类型	缓慢进展型(85%)	急性(37%)
SAH	0	50%
首发症状	轻瘫(44%)	SAH(32%)
脊柱区血管杂音	0	6%
活动后症状加重	70%	15%
上肢功能受累	0	11%

表 102-7 SAVM 与 SDAVF 影像学表现比较

项 目	硬脊膜动静脉瘘 (n=27)	硬脊膜内动静脉畸形 (n=54)
病灶部位	椎管一侧 100%	脊髓内 80% 脊髓腹侧面 11% 脊髓背侧面 9%
脊柱节段	胸腰段	均匀分布
高速血流	0	80%
伴有脊髓动脉瘤	0	44%
畸形与脊髓的供血共干	15%	100%
静脉引流途径	头侧 100% 尾侧 4%	头侧 81% 尾侧 72%

102.6.4 治疗

之前对 SAVM 的自然史缺乏了解。2019 年,我国首都医科大学宣武医院在 *Brain* 杂志上发表了 10 年对 466 名 SAVM 患者的随访结果:其脊髓功能的整体、急性和渐进性的年加重风险分别为 30.7%、9.9%和 17.7%;如有临床症状,其预后往往不良。

所以,有症状,特别是出血者,应积极干预治疗。治疗目的是在最大限度保证安全的情况下,消除出血和致病因素及畸形血管团。如无症状和无出血因素,可随访;若病灶位于脊髓中央或位于脊髓腹侧但无明显临床症状者且处理困难,可暂行观察。

目前彻底治愈的难度仍大,相关风险也高(20%～25%)。治疗方法有手术、栓塞、放射治疗及上述方法的组合。具体方法根据病变的血管构筑、大小、部位,患者症状和体征、年龄、术前的脊髓功能和整体情况,以及医师和医院的诊疗水平等综合情况来选择。

（1）血管内治疗

血管内治疗（endovascular treatme，EVT）始于1960年代,随着栓塞材料和技术的飞速发展,已广泛应用于SAVM的治疗。如果SAVM是由单根或者主要由单根血管供血,栓塞可取得很好的疗效,甚至治愈。栓塞材料有液体胶（NBCA、Onyx、Glubran）、弹簧圈、可脱性球囊等。

EVT适应证和要点如下:

1）如果有合适的血管构筑（微导管能进入畸形血管团内或伴随的AN、AVF内）,应优先选择栓塞治疗。

2）如有AN、AVF等出血因素,应优先处理（图102-9）。

3）对于腹侧病变,可先行栓塞优势供血,特别是源自腹侧的供血,为其他治疗提供便利。

4）栓塞路径:首选易到达病变处的供血动脉;安全性依次为RA和SPA,尽量避免选用ASA,一般不选Adamkiewicz动脉（图102-9）。如需经ASA或PSA时,微导管一定要进入病灶内,方可栓塞。

（2）手术治疗

局限、呈团块或球形、位于背侧或背外侧及血供主要来自背或背外侧的病灶,可直接施行手术。手术方法和要点如下。

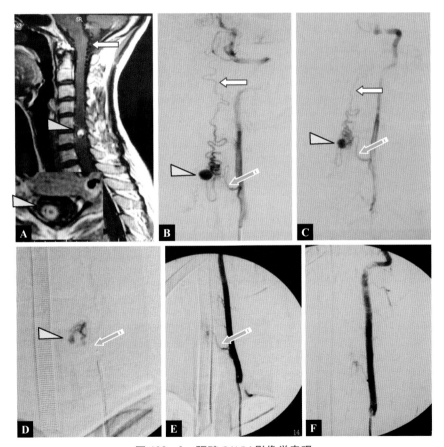

图102-9　颈髓SAVM影像学表现

注:患者,女性,33岁,突发四肢无力1个月,右侧为甚。A. T_1WI提示$C_{5\sim6}$水平高信号圆形病变（亚急性出血期,三角形）,伴脊髓腹侧血管影（白箭头）;B、C. DSA显示$C_{5\sim6}$水平由L-VA脊髓支供血（绿箭头）的SAVM,伴AN（三角形）,朝颅内方向引流（白箭头）;E、F. Onyx-18栓塞术后,AN不显影和DAVM大部分不显影。术后症状改善明显。

1) 制订详细的手术方案:术前仔细复习 MRI、DSA 和 DSA‑3D 重建图,以清晰了解病灶在脊髓的立体结构,包括供血动脉的来源、走向和进入病灶的部位,以及引流静脉,特别是优势引流静脉的部位(图 102‑10)。

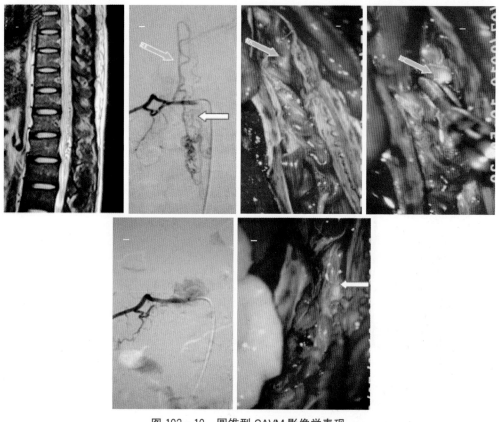

图 102‑10 圆锥型 SAVM 影像学表现

注:患者,男性,29 岁,右侧下肢无力麻木 2 年,伴大小便功能障碍。A. MRI 提示胸髓背侧血管病变;B. DSA 显示 T₁₁ 水平由 R‑PSA 供血(绿箭头)的 SAVM;C~E. 先临时阻断供血动脉(绿箭头),逐步切除 AVM,不损伤引流静脉(白箭头);F. 术后 DSA 提示 SAVM 无残留。术后症状改善。

2) 切忌在未离断大部分供血前阻断引流静脉,以免引起出血,妨碍手术正常进行。

3) 其供血动脉与脑 AVM 类似,有终末供血型和侧向分支供血型,前者可以离断,后者只能离断其供应病灶的分支,以免影响脊髓正常血供和引起脊髓功能障碍。

4) 需自髓外向髓内方向分离切除畸形灶,只有当畸形灶与脊髓组织界面十分清楚时,才可进行深入;如难以分离出理想界面,则不宜强行切除,以免损伤脊髓组织。

(3) 立体定向放射外科

立体定向放射外科(SRS)对小型、低流量和团块型疗效较好;对弥散型、手术和栓塞处理困难或危险区域的病灶,SRS 可减少 AVM 体积。而相关 SRS 的放射损伤发生率似乎很低。华山医院神经放疗科使用射波刀(Cyber knife)在此方面已取得较好的疗效。但目前仍缺乏大样本、多中心的研究。

(4) 联合治疗

对大型、高流量的 SAVM,可先行 EVT 和/或手术治疗,残留畸形灶,可行 SRS 治疗。

102.6.5 预后

上述干预治疗后,基本能消除出血因素,对脊髓静脉高压症状也能较大程度的缓解。术后整体脊髓功能损伤加重的风险下降至每年 8.4%,完全闭塞者其风险则更低(3.7%)。但预后的功能恢复仍主要取决于治疗前的损伤程度(独立因素)。

102.7 脊髓硬脊膜动静脉瘘

102.7.1 概述

SDAVF 是 SCVM 常见的疾病。1926 年，Foix 和 Alajouanine 首先报道了它的临床特征，故也将其称为 Foix-Alajouanine 病。1977 年，Kendall 报道了

其血管结构特征，于 20 世纪 90 年代得到证实并统一命名为 SDAVF。

病因并不清楚。目前多数认为是后天获得性疾病，与多种因素有关，如感染、血栓、创伤和手术等。

血管构筑(图 102 - 11)：在包绕脊神经根的近端硬脊膜处或其周围有动静脉交通性结构(瘘口)，动脉血通过瘘口直接至脊髓表面冠状静脉丛，致使静脉压力增高，脊髓充血、水肿、缺血和坏死。

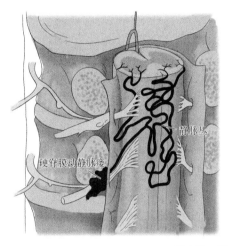
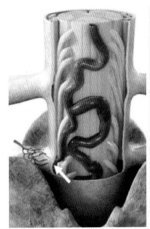
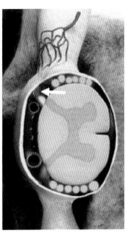

静脉丛

硬脊膜动静脉瘘

图 102 - 11 SDVAF 的血管结构图

注：SDVAF 的血管构筑和瘘口(白箭头)。
引自：WINN H R. Youmans and Winn neurological surgery [M]. 7th ed. Philadelphia：Elsevier，2017.

102.7.2 临床表现

好发于 50 岁以上的男性，平均年龄为 55 岁，绝大部分为男性患者(男女比例为 5～9：1)，平均病程，10 年前为 23 个月，目前为 12.7 个月。最常见的部位是胸段(80%)，其次为腰段。

常为隐匿发病，缓慢进展，进行性加重。开始多为双侧下肢感觉和运动功能障碍，常伴便秘和性功能障碍，之后上行性发展伴大小便和性功能障碍。

急性发病率为 5%，以 Foix-Alajouanine 综合征为多，表现为损伤平面以下的感觉和运动功能突然加重，少部分出现截瘫；1% 以急性 SAH 为首发症状，60% 的颅颈交界区 DAVF 中以 SAH 为首发症状。

102.7.3 诊断和鉴别诊断

(1) 诊断

1) 临床症状：因其症状不典型，早期诊断困难，

待到就诊时，病情往往严重。国内报道误诊率为 60.7%。据华山医院统计，确诊时平均病程已达 18 个月。

2) 影像学检查：是主要诊断方法。

A. MRI 和 MRA：作为首选筛查手段。可见脊髓表面(背侧多见)有虫蚀状血管流空信号(图 102 - 12A)，增强更为明显，T_2WI 可见髓内缺血水肿性高信号改变；高质量增强的 MRA 显示供血动脉及瘘口位置(图 102 - 12B)。

B. DSA：是诊断的金标准。表现为 RA 的分支在椎管内(瘘口处)显影为粗大的引流静脉，此为其影像学特征(图 102 - 12、102 - 13)。

a. 供血动脉：绝大部分为单根 RA 分支，极少为 2 根或者多根 RA。在骶区，供血动脉也可来自骶部髂内动脉、髂总动脉和骶正中动脉；在颅颈交界区，可有多根供血动脉(如 VA 脑膜支)。ASA 和 PSA 不参与病变的供血。

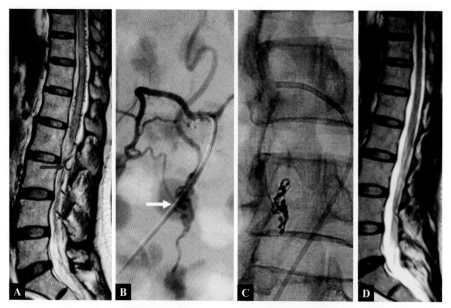

图 102 - 12　SDAVF 的介入治疗和随访

注:患者,女性,48 岁,腰部酸胀 1 年,双下肢轻度运动和感觉障碍半年,便秘 3 个月。A. 胸、腰段血管流空信号(红箭头);B. R - L₄ - SDVAF,瘘口(白箭头);C. Onyx - 18 栓塞后;D. 栓塞后 3 个月,MRI 血管流空信号消失,mALS 评分减少 4 分。DSA 复查未见病变显影。

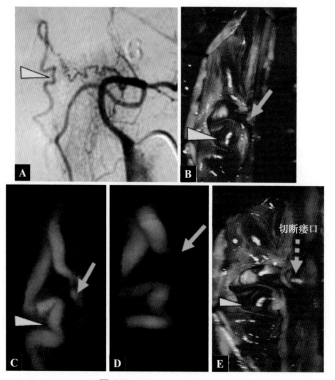

图 102 - 13　L - T₆ SDVAF

注:DSA(A)与术中(B)所见对照图,瘘口清晰(箭头)及引流静脉呈 Ω 型(三角形);C、D 为阻断瘘口(箭头)前后 ICG 流量变化;E 为术后引流静脉颜色变暗,张力降低。

b. 瘘口：绝大部分是低流量和单一瘘口；高流量、多瘘口多见于颅颈交界区。

　　c. 引流静脉：多为单一引流静脉，呈迂曲、蜿蜒、扩张状；引流静脉可以上行或下行很长距离；静脉流速缓慢，静脉循环时间延长，可达 40～60 s。

　　（2）鉴别诊断

　　主要与 SAVM 和 PMAVF 鉴别，SDAVF 在发病年龄上有明显的不同。DSA 上：无畸形血管团，绝大部分为单根 RA 供血，不涉及 ASA 和 PSA。

102.7.4　治疗

　　目前认为 SDAVF 为非自限性疾病，且进展性发展，为避免神经功能不可逆损伤，故本病应早期发现、早期治疗。Aminoff 等（2006）报告，症状出现后如果不及时治疗，6 个月后约 19％的患者残疾，3 年后达到 50％。Behrens（2006）报告，术前靠轮椅生活的患者，经积极治疗后约有 2/3 可以站立。

　　理想的治疗方法是永久消除瘘口而不影响其正常静脉引流。目前的治疗方法有手术、栓塞或者两者联合治疗。

　　（1）手术

　　最为经典。1969 年，Ommaya 等采用了闭塞动静脉瘘而不剥离冠状静脉丛的方法来治疗，取得了比较好的疗效。之后其他人采用结扎引流静脉的方法，来解决静脉淤血和改善症状。

　　目前通用的是切断瘘口，而无须剥离引流静脉。

　　打开硬脊膜后，沿病变侧进行硬脊膜探查。在脊神经后根穿硬脊膜附近处，能看见动脉化的引流静脉（见图 102-13B）。将引流静脉从神经根上分离、电凝、切断。手术仅电凝和切除穿硬脊膜内层至蛛网膜下腔前的一小段引流静脉，而不损伤脊髓表面的冠状静脉丛。

　　阻断静脉后可见静脉压力的改变（可用超声多普勒探测）。应该指出：瘘口阻断后，并不像有些文献所报道的"引流静脉的颜色发生明显的变化"，通常表现为其颜色变暗，其张力较阻断前低（见图102-13E），因为其引流静脉还接收其他正常静脉的引流。

　　近年来，吲哚菁绿血管造影术（ICGA）广泛应用于脑脊髓血管病的术中评估，可通过比较夹闭瘘口前后的血流速度变化及显影来评估夹闭是否完全或者有残留（见图 102-13C、D）。

　　之后，根据需要可探查病变上下 1 个椎体的硬脊膜，以免遗漏。

　　（2）介入栓塞

　　1968 年，Doppman 等采用 EVT 治疗 SDAVF，认为它是一种无创治疗。随着栓塞材料和导管技术的飞速发展，目前越来越多地使用 EVT 治疗本病。

　　1）栓塞材料：弹簧圈，液体胶（NBCA、Onyx、Glubran）等。目前使用最多的是液体胶。

　　2）栓塞过程：微导管超选至瘘口，栓塞瘘口和 2 mm 的引流静脉（见图 102-13C），注意不要栓塞引流静脉的远端和髓周静脉，以免影响正常的静脉引流。

　　（3）治疗方法的选择

　　1）手术治疗：疗效确定，属永久性治疗，治愈率达 98％。造成残留的原因是定位错误而遗漏瘘口，或者单独处理了引流静脉而未处理瘘口，日后分流而再通。

　　优点：疗效肯定，复发率极低。缺点：创伤较大，可能影响（高龄患者）脊柱的稳定性，诊断和治疗要分 2 次完成。

　　2）EVT：越来越被接受，选择合适的适应证，其治愈率已达到 95％（见图 102-12）。支持者认为：诊断与治疗可一次完成，即使栓塞失败，也有助于术中定位供血动脉和引流静脉，故应该是一线治疗，只有在栓塞条件有限或不适合栓塞时才考虑手术。

　　优点：创伤小，术后恢复快。缺点：如供血动脉细小扭曲，微导管难以超选至瘘口，导致栓塞失败和不全栓塞而复发；长期疗效仍需循证研究的支持。

　　适应证：有合适栓塞的血管构筑（腰部和骶尾部 DAVF：有更平直的供血动脉）；不能耐受手术者；复杂、多瘘口者。禁忌证：病变可能与 ASA、PSA 或脊髓根髓大动脉（Adamkiewicz 动脉）存在"危险吻合"。

　　3）联合治疗：对于高流量、多瘘口复杂的 DAVF（如颅颈交界区），提倡应用联合治疗，可以克服单一治疗的缺点。

　　（4）术后抗凝

　　日益受到重视。在 DAVF 被阻断后，髓周冠状静脉丛内压力平均下降 38.3％，静脉血流缓慢或"静脉淤滞"，易致静脉内血栓形成。瘘口位置越低，形成血栓的概率越高。

栓塞或手术后 24～48 h 内即进行抗凝处理，一般口服华法林，维持凝血酶原时间为正常的 2～3 倍，为正常活动度的 30%。抗凝时间一般为 1～3 个月。

102.7.5 预后

从全球范围看，大样本的病例报道均来自中国大陆地区。

(1) 中国

2007 年，国内报道术后 2/3 的运动功能获得了 mALS 评分 1～2 分的改善，近半数疼痛减轻和感觉障碍有改善；而括约肌功能的改善比例最小(1/3)。Ma 等(2018)报告，83% 的患者评分改善，但便秘和小便功能障碍只有 43.6% 和 58.5% 的改善率。

(2) 国外

2004 年的 meta 分析了包括手术和栓塞的总体疗效显示，术后改善率 55%，稳定 34%。2008 年报道的一组长期随访显示，患者改善率 70%，稳定 29%，加重 11%。2011 年，Saladino 报告了单中心 154 例手术治疗患者，术后改善率 82.2%，稳定 14.4%，加重 6%。2019 年的 meta 分析认为，直接手术成功率高，术后改善率也高；采用 EVT 时，使用 NBCA 比 Onyx 成功率更高。

预后主要取决于治疗术前的损伤程度(独立因素)，尽管治疗后多数能获得改善，但很少能恢复至正常，特别是括约肌功能，所以患者对疗效仍难言满意。

102.8 髓周动静脉瘘

102.8.1 概述

PMAVF 多为先天性，部分为后天性因素(外伤、手术等)。具体发病率不详，以 20～30 岁常见(平均约 27 岁)，发病年龄明显小于 SDAVF，略大于 SAVM；男女比例相当，好发于胸、腰段和圆锥(占 76.9%)，颈髓和上胸段少见。

血管构筑：ASA 和/或 PSA 在脊髓表面或软膜下与静脉直接吻合形成瘘口，常伴有静脉瘤样扩张(图 102-14)；常累及较多的脊髓节段。异常血管解剖和发病机制如表 102-8 所示。

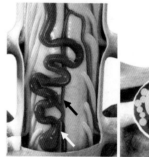
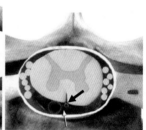

图 102-14 PMAVF 的血管构筑

注：通过 ASA(黑箭头)供血瘘口(白箭头)，可伴有引流静脉的扩张。
引自：WINN H R. Youmans and Winn neurological surgery [M]. 7th ed. Philadelphia：Elsevier, 2017.

表 102-8 PMAVF 分型、血管构筑、发病机制和治疗方法

类型	动静脉瘘	供血动脉、瘘口位置	血流、静脉引流	脊髓损伤的病理生理	治 疗
I 型	单一瘘口	单支较细的供血动脉，通常是 ASA；圆锥前方或终丝的近端	低；通过轻度扩张、迂曲的软膜静脉引流	静脉高压	手术
II 型	几个独立的瘘口；畸形体积小～中	几支扩张的供血动脉(ASA 或 PSA)在圆锥的前侧方或后侧方汇入瘘口	中等流量；但通过迂曲、扩张静脉向头侧的引流较慢	静脉高压，出血	手术、栓塞或两者联合
III 型	单一巨大瘘口	几支极度扩张的供血动脉(ASA 或 PSA)汇入单一巨大瘘口；颈、胸或腰段	快速高流量；快速引流如扩张的静脉或静脉球，然后通过很粗的静脉进入硬脊膜外静脉丛	出血，扩张静脉压迫脊髓	乳胶球囊栓塞、手术或栓塞和手术两者联合

102.8.2　临床表现

多数缓慢起病,渐进性发展,但病程明显短于SDAVF,加重多在半年之内。主要表现为肢体活动障碍和感觉减退,常累及大小便功能;也有突发出血致截瘫的报道。

102.8.3　诊断和鉴别诊断

（1）诊断

1）临床表现:与SCVM相似,但急性出血少,多为脊髓静脉高压引起的相关症状,部分为占位效应症状。

2）DSA:根据血管构筑分3型（见表102-8）。

（2）鉴别诊断

主要是与SAVM和SDAVF鉴别。

1）与SAVM的区别:在于是否存在畸形血管团。但两者可相互伴发。

2）与SDAVF的区别:PMAVF可由多根或单根供血动脉（多数由ASA、PSA供血）,瘘口多个或单个,瘘口一般位于脊髓表面,流量差异大,常伴有静脉瘤样扩张;而SDAVF绝大多数是由单根RA或其分支供血,单一瘘口,瘘口位于硬脊膜,流量低,一般不伴有静脉瘤样扩张等。

102.8.4　治疗

目前认为PMAVF是渐进性发展的疾病,故提倡早期发现、早期治疗。治疗目的是阻断瘘口的分流,恢复脊髓正常的血供和静脉回流。

目前治疗方法有手术、栓塞或者联合治疗,主要根据血管构筑来选择治疗方法（见表102-8）。

（1）Ⅰ型

因多数供血动脉细小、迂曲,微导管超选至瘘口困难,故此型更适合手术治疗。若瘘口位于脊髓前方,手术困难,可尝试栓塞瘘口。

手术要点:依然是瘘口的定位问题,可采用临时阻断、多普勒和ICGA,结合观察引流静脉的张力和色泽变化来综合评估;找到瘘口后予灼闭消除瘘口,尽量减少对其他动脉、静脉的干扰（图102-15）。

（2）Ⅱ型和Ⅲ型

因为多支供血,流量大,且多为多瘘口,易出血,直接手术困难。以栓塞或者先行栓塞为主。

1）栓塞方法:在微导管到瘘口后,使用液体栓塞剂或微弹簧圈进行栓塞（图102-16）;若瘘口流量大,可使用可脱性球囊闭塞瘘口。不强求完全栓塞,达到减少流量改善症状或者为手术做准备。

2）栓塞路径:首选易到瘘口的供血动脉;安全性依次为RA和SPA,尽量避免选用ASA,一般不选Adamkiewicz动脉。如果微导管不能到瘘口,可在瘘口近端栓塞作为一种姑息性措施或用于术前栓塞以减少血流。

复杂瘘口者,可大部栓塞后再行手术,以提高疗效。

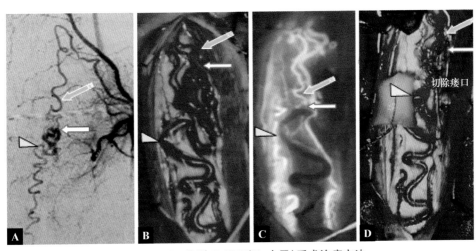

图 102-15　Ⅰ型 PMAVF（T_3 水平）手术治疗方法

注:患者,女性,24岁,T_5以下麻木1个月,加重伴下肢无力1周。A. L-T_2 DSA:单支SPA供血（绿箭头）,瘘口（白箭头）和单根引流Ω型静脉（三角形）;B. 术中所见与DSA对比;C. 术中阻断瘘口后,ICG示引流静脉不再显影;D. 术后引流静脉颜色变暗红,术后症状改善明显。

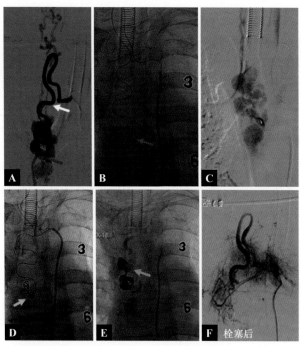

图 102-16 主要由 PSA 供血(白箭头)的高流量Ⅲ型 PMAVF(T₅ 水平)栓塞方法

注:瘘口(红箭头)旁伴引流静脉起始端瘤样扩张(A),并由微导管造影证实(B、C)。因高流量,先在瘘口用弹簧圈填塞瘘口(D,绿箭头),降低瘘口流量后再用 Onyx 栓塞瘘口和瘤样扩张的引流静脉(E,紫箭头),栓塞后瘘口基本闭塞(F)。患者症状改善明显。

102.8.5 预后

Ⅰ型疗效最好,Ⅱ型次之,Ⅲ型(高流量或多瘘口)不佳,可分次治疗或联合治疗来提高疗效。

102.9 脊髓海绵状血管瘤

102.9.1 概述

脊髓海绵状血管瘤(SCM)目前被认为是一种隐匿性血管畸形,又称脊髓海绵状血管畸形。海绵状血管瘤的英文表述有 cavernomas、cavernous hemangiomas 和 cavernous angiomas(CA)。病因包括:先天性(多数)、家族性(占 8%~12%)和放射性(不详)。

1903 年首先报道,在 MRI 普及后,报道的病例数量明显增多。其发病率大约是 20/100 万,占全部脊髓血管畸形的 3%~16%,占中枢神经系统 CM 的 5%。中年人居多,平均年龄是 35~42 岁,男女比例均等。胸段常见(57%~73%),颈段次之(24%~

38%),腰段少见。

病理:由畸形血管团组成,血管壁弹性层缺如,窦壁菲薄,内窦扩张,血流缓慢;可伴有钙化及血栓形成。

单发多见,多发者或合并颅内 CM 者,50%以上有家族性 CM(染色体 CCM 1~4 的异常)(图 102-17)。

根据在脊髓的部位分为 4 型:①Ⅰ型。髓内型,最多见,90%以上。②Ⅱ型。硬脊膜内髓外型。③Ⅲ型。硬脊膜外型,最少见。④Ⅳ型。椎体型,较多见,可侵犯至硬脊膜外。

102.9.2 临床表现

相当一部分患者无症状(比例不详)。有症状者 2/3 出现肢体无力和感觉障碍,27% 有疼痛症状,11%括约肌功能障碍。起病方式有以下 3 种。

(1)间歇起病

间歇起病占 50%。由于反复微出血,出现间断、反复发作性神经功能障碍,且逐渐加重;但发作间期神经功能有不同程度的恢复。

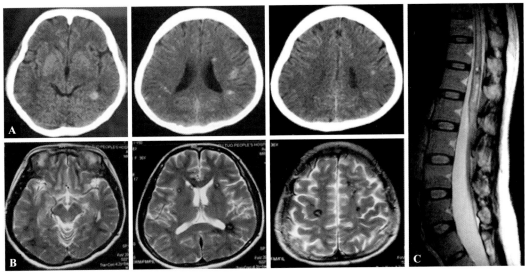

图 102-17 中枢神经系统多发 CM

注：患者，女性，34 岁。A、B. 体检发现脑内多发 CM；C. 脊髓 MRI 显示 $T_{11\sim12}$ 比较典型的髓内型 SCM，T_2 加权图像高信号影，周围有一低信号环包绕，周围有脊髓空洞。有明确的家族史。

（2）缓慢起病

缓慢起病占 30%。由于 SCM 进行性增大，出现慢性、进行性神经功能减退。

（3）急性起病

急性起病占 15%，为出血所致。发病急骤，神经功能迅速减退。出血量小者可有比较迅速的恢复。

102.9.3 诊断和鉴别诊断

（1）诊断

1）MRI：对诊断 SCM 有特异性，是主要诊断手段。与颅内 CM 相似，新、旧出血灶及含铁血黄素沉积是 MRI 的特征。典型表现为 T_1 加权像混杂信号影，T_2WI 高信号影，瘤周围有一低信号环包绕，典型者可呈"牛眼征"或者"爆米花征"（popcorn），病灶中心可有均匀、轻微的强化。就外科手术而言，T_2WI 更能真实地反映病灶大小。

在出血期，MRI 表现复杂：急性期可表现为 T_1 和 T_2 高信号，亚急性期由于脱氧血红蛋白转变为正铁血红蛋白，信号强度逐渐降低。可伴有钙化，但程度比脑 CM 轻；反复出血者，周围可有脊髓囊性变或空洞。

一般无血管流空影，这可与其他 SCVM 疾病相鉴别。

2）DSA：由于属隐匿性血管病，造影一般无明显异常，少部分 SCM 周围可能有微小的静脉畸形，故造影是非必需的检查项目，但造影可排除其他 SCVM。

（2）鉴别诊断

根据 MRI 的典型表现，诊断不难。因 SCM 可反复出血，在不同的出血期，MRI 表现复杂。鉴别诊断：脊髓炎、转移瘤、血管母细胞瘤、星形细胞瘤、室管膜瘤及隐匿性或小型 SAVM 等。

102.9.4 治疗

其自然史仍不清楚。相当多的病灶长期稳定。2006 年，Cohen-Gado 报道 42 例 SCM，随访近 10 年（平均 9.7 年），仅 5 例出现"神经事件"（影像出血），推算出 SCM 年出血率 1.6%。Kharkar（2007）报道 10 例有症状的 SCM，随访（平均 7 年）没有恶化，在随访期间 9 例患者症状有改善。Liang（2011）随访了 11 例腹侧、小型 SCM（平均 32 个月），发现 5 例改善，其余 6 例稳定。因此，对无症状、轻微症状且在深部的 SCM 可随访。

手术适应证：进行性加重者和复发出血者。

（1）手术方法

脊髓表面可见有含铁血黄素沉积的淡黄色、蓝紫色或紫褐色区域。髓内型脊髓表面可能正常，术中超声可帮助病灶定位。血管瘤呈桑葚状或分叶状，一般边界清楚。在显微镜下沿边界小心分离，分

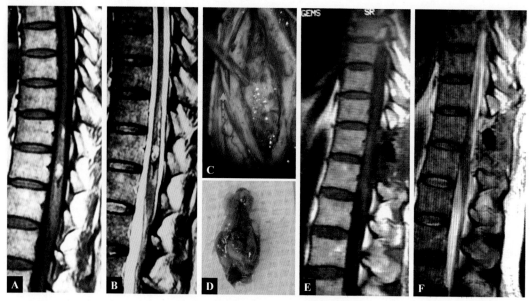

图 102 - 18　SCM 手术和随访

注:患者,男性,63 岁。2 年之内,突发双下肢乏力,大小便失禁 2 次。MRI 显示:出血亚急性期,在 T_{11} 平面髓内型 SCM,T_1 和 T_2 加权图像呈高信号影(A、B),T_2 加权图像瘤周围有一低信号环包绕(B),周围有囊性变。显微镜下显示:在局部较为饱满区域纵向切开脊髓(避开后脊髓静脉,绿箭头,C),沿边界完整切除血管瘤(C、D)。术后双下肢肌力由 2 级恢复到 4 级,AL 评分由术前 5 分恢复到 3 分,术后 MRI 显示病变无残留(E 和 F)。

块或完整切除血管瘤(图 102 - 18C、D)。

　　术中出血可用明胶海绵及止血纱布压迫止血,或者弱小电凝控制。如出血持续不能控制,应进一步探查有无残留。手术时,需保护好正常的动、静脉(见图 102 - 18C)。

　　Brotchi(2002)主张应整块切除,而不宜分块切除,以免加重出血和热凝损伤;合并血肿者应清除血肿减压。

　　常规入路有后正中和侧方入路;对于髓内背外侧 SCM,可采用背外侧入路髓内切开术(dorsal root entry zone myelotomy,DREZomty);对于腹外侧深部占位,则可采用侧方入路或者后根腋下入路髓内切开术(anterior to dorsal root entry zone myelotomy,ADREZomty)。

　　应在神经电生理监测下进行手术,如 MEPs 消失,而 D 波无变化,则先暂停手术;如 MEPs 消失,D 波小于其初始值的 50%,则可能造成神经功能损伤。

　　如果是多发 SCM,仅切除导致症状的病灶,剩余的随访;如果多发病灶彼此相隔不远,在不加重脊髓功能损伤的情况下,可一并切除,特别是在责任病灶的下游。

　　(2)手术时机

　　髓内型 SCM 因其代偿空间狭小,可因急性出血而导致病情急剧恶化,故应及时手术,不要因一时症状缓解而延误手术时机,导致再次出血而影响疗效。对反复出血者更应积极手术,手术时机应在再次出血或瘤体扩大前及早进行。

102.9.5　预后

　　大宗、前瞻性的文献报道不多。国内报道:2012 年随访 17 例手术患者(平均随访 5.7 年),临床改善及稳定者 15 例(88%);2019 年随访 187 例手术患者(平均随访 45.9 个月),改善及稳定者占 96.3%。国外报道:2011 年,61% 术后神经功能改善,27% 稳定,12% 加重;2015 年,对 44 例患者术后进行长期随访(平均随访 79.3 个月)。结果显示:22% 神经功能改善,70.8% 稳定,6.3% 加重。

　　在脊髓严重受损之前及时切除病变,多可获得较好的疗效。

102.10　目前存在的问题和今后的发展趋势

随着对 SCVM 的血管构筑、血流动力学、病理生理学、影像学表现等的进一步了解,目前多数都能作出初步的诊断。但其疗效仍不理想,目前存在诸多问题亟待解决。

102.10.1　目前存在的问题

（1）确诊率低

毫无疑问,SCVM 的疗效取决于治疗前的脊髓功能状态（独立因素）,病程越长,疗效越差。在中国,能准确诊断 SCVM 的医师并不多,漏检和误诊仍高。

所以需要普及 SCVM 知识,特别是患者首诊的相关科室,如骨科、神经内/外科等。另外,脑脊髓血管病亚专科医师的培养也势在必行。早期诊断、早期治疗和减少病程是提高疗效的基础。

（2）脊髓血管畸形的损害机制和康复的研究

脊髓静脉高压是造成 SCVM 脊髓功能损伤的主要因素之一,目前对其的研究仍不充分。通过建立相关的动物模型进行研究,可为今后的治疗提供理论依据。SCVM 常常累及括约肌功能,导致大小便功能障碍,是影响术后生活质量的重要因素。但术后括约肌功能的恢复仍不理想,特别是老年人。对此,相关研究不多,所以加强此研究（特别是相关的康复治疗）很有必要。

（3）术中的定位和评估

由于椎体间的相对运动,在直接手术中,精确定位病变仍是困难的（包括神经导航技术）。同样,术中的评估仍是困难的,如 PMAVF 瘘口、SAVM 畸形团与供血动脉和引流静脉的分辨等。目前通过术中多普勒和小型 B 超进行术中定位和评估,但多为经验性手段;术中 ICGA 只能用于观察平面视野范围内的病变,深部的病变则不能显示。

随着计算机和人工智能（AI）技术的发展,新技术已逐渐应用于脊柱脊髓神经外科中,如增强虚拟（augmented vituality，AV）、增强现实（augmented reality，AR）和混合现实（mixed reality，MR）等（图 102-19）。另外,3D 超声导航系统可实时对病变进行定位和评估。多模态影像融合（MIF）已越来越广泛运用于 SCAM 的诊疗,包括结构影像（如 CT、MRI、DTI、CTA、MRA 及 DSA）的相互融合（图 102-19C～E）、功能影像（DTI/DTT,图 102-19F～G）及结构影像与功能影像的相互融合（图 102-19H）。MIF 能在术前精确地评估病变结构、血管构筑、与周围组织的关系及脊髓的功能受损情况（DTI/DTT 移位、断裂等）,为个性化选择治疗方案和评估预后提供很好的依据。

（4）神经功能监测

无论是手术还是介入栓塞,术中神经功能监护势在必行,它能有效地防止对神经组织的副损伤,明确手术的范围及程度,提高了手术的准确性、可预见性和手术效果,并对术后康复提供指导。

（5）复杂、大型的脊髓血管畸形

大而弥散型 SAVM、Cobb 综合征和 Ⅲ 型 PMAVF 等的治疗仍非常困难,疗效也不佳。对此,应加强对联合治疗（手术、EVT 和放射治疗）的研究,特别是放射治疗,仍有较大的提升空间。

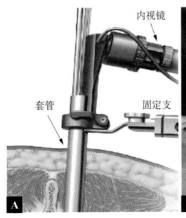

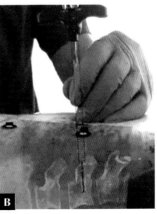

内视镜　套管　固定支

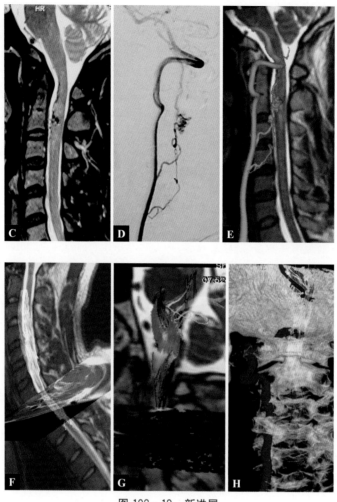

图 102 - 19　新进展

注:A. 脊柱内镜;B. AI;C～H. MIF。

（6）脊柱稳定性

SCVM 本身会造成脊柱的不稳定,手术会造成或加剧脊柱的不稳定性,如上颈髓 SCVM 术后常造成"鹅颈"畸形。所以,精确定位、半椎板切除、脊柱内镜、内固定等技术的运用,以及多学科诊疗(MDT,如与骨科)的沟通和合作,必将更加广泛和必要。

102.10.2　今后的发展趋势

近年来,复合手术(hybrid operation)已广泛应用于脑脊髓血管的治疗,除了能发挥手术和介入各自优点外,还能克服各自的缺点,如介入微导管在难以到位病变时,复合手术可手术暴露病变后,直接穿刺病变进行栓塞;在供血动脉置入的导管,可实时评估病变的切除情况(如间断注射亚甲蓝或造影)。另外,在复合手术平台上植入和整合 MIF,再结合术中导航、超声、ICGA 和电生理等技术的实时监测和评估,极大地提高了 SCVM 治疗的安全性和有效性。华山医院已开展 3 年余,已在 150 例 SCVM 患者中取得了很好的疗效(图 102 - 20)。

复合手术＋MIF,再结合 MDT(AI、影像、脊柱、康复等)的综合诊疗模式是今后 SCVM 诊疗的必然趋势。

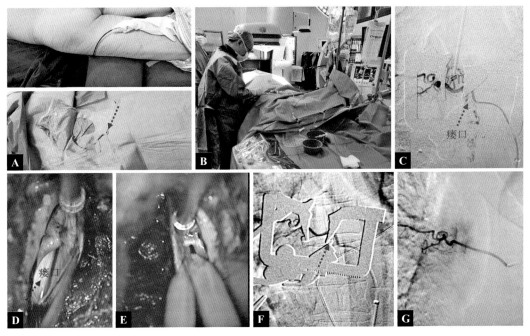

图 102 - 20　复合手术"一站式"诊断和治疗胸髓 DAVF

注：A. 左侧股动脉穿刺置入造影管(箭头)；B. 术中造影；C. 术中造影确定病变；D. 瘘口(箭头)；E. 切除瘘口；F. 术后造影瘘口消失；G. 术后 1 年复查,瘘口消失。

[陈　功(大)　冷　冰]

参考文献

[1] 陈功,冷冰. 脊髓血管畸形[M]//周良辅. 现代神经外科学. 2 版. 上海:复旦大学出版社,2015:1127 - 1144.

[2] GIAMMATTEI L, MESSERER M, PRADA F, et al. Intramedullary cavernoma: a surgical resection technique [J]. Neurochirurgie, 2017,63(5):426 - 429.

[3] GOYAL A, CESARE J, LU V M, et al. Outcomes following surgical versus endovascular treatment of spinal dural arteriovenous fistula: a systematic review and meta-analysis [J]. J Neurol Neurosurg Psychiatry, 2019,90(10):1139 - 1146.

[4] MA Y, CHEN S, PENG C, et al. Clinical outcomes and prognostic factors in patients with spinal dural arteriovenous fistulas: a prospective cohort study in two Chinese centres [J]. BMJ Open, 2018,8(1):E019800.

[5] REN J, HONG T, HE C J, et al. Surgical approaches and long-term outcomes of intramedullary spinal cord cavernous malformations: a single-center consecutive series of 219 patients [J]. Neurosurg Spine, 2019,31(1):123 - 132.

[6] SUH D C, SONG Y, PARK D, et al. New grading system for the clinical evaluation of patients with spinal vascular lesions [J]. Neuroradiology, 2018,60(10):1035 - 1041.

[7] XU D S, SUN H, SPETZLER R F. Spinal arteriovenous malformations: surgical management [J]. Handb Clin Neurol, 2017,143:153 - 160.

[8] YU J X, HONG T, KRINGS T, et al. Natural history of spinal arteriovenous shunts: an observational study in 466 patients [J]. Brain, 2019,142(8):2265 - 2275.

103 偶发现脑脊髓血管病

随着大型检查设备的普及和检查技术的进步，许多脑脊髓血管病在未出现明显症状时就被发现，如体格检查、因与脑脊髓血管病无关的症状做检查等。此类血管病称偶发现脑脊髓血管病，近来有增多趋势。但是这类偶发现脑脊髓血管病是否需要处理，以及合适的处理方式，尚无定论。处理好这类问题，需要权衡病灶潜在的风险和手术治疗的风险，并综合考虑患者年龄、生理和心理状况。需要强调的是，所谓治疗难易是相对的概念，随着治疗技术的进步和安全性提高，以往趋于保守治疗的患者，今后可能会被建议手术治疗。恰如 20 世纪 70 年代时对巨大动脉瘤束手无策，同时又认为巨大动脉瘤破裂概率较小而建议保守治疗，后来发现破裂概率并不低，在血管吻合技术成熟后这类患者得到了很好的治疗。因此，治疗指南和专家共识都是基于当前的总体诊治水平而得出的结论，须以发展的眼光来看待。

103.1 偶发现脑动脉瘤

原则上破裂风险较大的动脉瘤，应设法治疗；破裂风险较小、治疗又较为困难的病例，采用保守治疗。MRA 或 CTA 检查由于创伤较小，临床上常用于检查或排除脑血管狭窄性疾病，在人群中应用广泛。MRA 或 CTA 检查发现动脉瘤的能力与 DSA 检查相似，因而在检查过程中发现了大量未破裂脑动脉瘤（unruptured intracranial aneurysms，UIA），占 80%～90%。不同研究得出的 UIA 患病率差异很大（从 0.65% 到 9% 不等），其原因可能在于检测

手段、研究目的、研究类型的不同，及其他多种选择偏倚。在并发某些疾病，如常染色体显性遗传多囊肾病、有动脉瘤致蛛网膜下腔出血（SAH）家族史、脑肿瘤、垂体瘤及动脉粥样硬化的患者人群中，患病比例可有不同程度升高。UIA 大小及分布规律如表 103-1 所示。

表 103-1 UIA 大小及分布规律

项　目	比例(%)
动脉瘤直径	
＜5 mm	66
5～9 mm	27
≥10 mm	7
动脉瘤位置	
大脑前动脉及分支	18
大脑中动脉	35
颈内动脉（包括后交通动脉）	42
后交通动脉	10
椎动脉系统	5

目前 UIA 自然史研究项目较多，但由于伦理和患者依从性等多重因素，还没有手术或保守治疗的随机对照试验。影响动脉瘤破裂的危险因素很多，总体可分为患者相关因素和动脉瘤相关因素。

患者相关因素：多数研究认为，女性脑动脉瘤患者破裂概率更高，尤其在老年群体中该现象更为显著。但年龄本身与破裂概率的关系众说纷纭，不同研究会得出相反的结论。近年来越来越多研究认

为,高血压病会增加动脉瘤破裂风险,且也有动物学实验支持此结论。众所周知,吸烟是SAH的重要危险因素,同时,吸烟也与UIA破裂机会呈显著正相关。与动脉瘤形成类似,遗传因素也对UIA破裂概率有影响,如常染色体显性遗传多囊肾病、马方综合征等遗传病会增加UIA破裂概率,家族性UIA也可能更早破裂。此外,饮酒、糖尿病、前哨性头痛也可能与UIA破裂有关。

脑动脉瘤相关因素:动脉瘤大小是破裂概率最重要的影响因素,已有非常多的研究证实了这一点,后续详述。从部位来看,多数研究认为,位于基底动脉、前后交通动脉的动脉瘤破裂概率更大,而海绵窦段动脉瘤破裂概率相对较低。多发动脉瘤可能破裂机会更多,但该结论并未被广泛支持,可能因为多发动脉瘤少见,限制了其统计学意义。此外,也有越来越多的证据提示尺寸增大、炎性动脉瘤也是动脉瘤破裂的危险因素。

在上述所有危险因素中,动脉瘤大小被认为是判断UIA是否需要治疗的最重要指标,但到底多大需要治疗呢? ISUIA是迄今规模最大、耗资最巨的脑动脉瘤自然史和疗效多中心研究,分为回顾性和前瞻性2个部分,分别在1998年的《新英格兰医学杂志》和2003年的《柳叶刀》杂志发表,均认为体积较小的UIA破裂机会也小。其中,前瞻性研究结果认为最大径<7 mm的UIA年出血率<0.1%。而当时手术或介入的致残率约为3%,风险要远高于保守治疗。该研究结果发布后,UIA的治疗趋于保守。但实践中最大径<7 mm的破裂动脉瘤占所有破裂动脉瘤的60%~70%,且40%~50%直径不超过5 mm。一种解释是动脉瘤破裂后体积缩小,但实践中未发现该现象。另一种解释是较小动脉瘤破裂可分为2种情况:一种情况是动脉瘤形成后在很小阶段就容易破裂;另一种情况是动脉瘤形成后反而缓解血流冲击并启动管壁修复平衡,若在动脉瘤较小时达到平衡,动脉瘤不易破裂,若动脉瘤增大仍不能获得管壁破坏和修复的平衡,仍会破裂,但此时动脉瘤较大。该假设目前也缺乏足够的证据。

ISUIA主要基于欧美人群,试验设计上也存在许多不足之处。其最重要的局限性在于选择偏倚:在神经外科医生接触患者之后,理应建议"高破裂风险"的患者(考虑动脉瘤大小、形态、家族史等)接受治疗,从而将这部分患者排除在研究队列之外。因此,最大径<7 mm的设定并不十分科学,主流观点认为部分最大径<7 mm的UIA仍需要手术。

日本设计了与ISUIA相似的多中心前瞻性研究,5 720例UIA患者约90%为偶然发现,最大径平均(5.7±3.6)mm,年出血率0.95%。年龄、SAH家族史、吸烟、缺血型脑卒中病史、存在子囊或动脉瘤部位等均为危险因素,其中脑动脉瘤大小是最重要的影响因素。最大径3~4 mm、5~6 mm、7~9 mm、10~24 mm和≥25 mmUIA的年出血率分别为0.36%、0.50%、1.69%、4.37%和33.40%。研究发现3~4 mm前交通动脉瘤的年出血率为0.90%,是微小动脉瘤最容易出血的部位。日本另外一项研究随访和比较了325例手术治疗和603例保守治疗的UIA患者,发现脑动脉瘤最大径<5 mm、5~9.9 mm、10~24.9 mm和≥25 mm的年出血率分别为0.7%、2.7%、8.1%和52.9%,其中>5 mm者手术组预后优于保守治疗。

芬兰在1979年之前对UIA均不手术。从1956—1978年获诊开始,直至出血、死亡或2012年研究结束,142例患者平均随访21年,动脉瘤年出血率为1.1%。10、20和30年的累计出血率分别为10.5%、23.0%和30.1%。多因素分析发现前交通动脉瘤、瘤体直径>7 mm、吸烟的相对危险度分别为3.73、2.60和2.44。年龄则与动脉瘤破裂呈负相关,平均每增长1岁,出血相对危险度下降0.04。

中国2005年有文献报道,针对1990—2001年收治的未手术的UIA 80例进行长期随访,指出动脉瘤年破裂率为4.79/100,瘤体发展为1.30/100人年。通过相关性分析认为,老年女性、症状性动脉瘤,动脉瘤位于椎-基底、大脑后或颈内动脉,动脉瘤较大(最大径≥15 mm)有关,与吸烟也有一定关系,但与高血压病的相关性却并不是很大。此外,是否经历SAH(如多发动脉瘤中未破裂者)对未来出血的影响不大。但国内相关文献报道的随访率较低,影响了结果的可靠性。

美国2002—2008年UIA开颅和介入手术的致死率分别为2.66%和2.17%,致残率为4.75%和2.16%。结合上述UIA出血概率和人群预期寿命,有学者认为61~70岁以下患者可以从开颅手术中获益,70~80岁以下患者可以从介入手术中获益。欧洲脑卒中组织2013年指南也指出50~60岁以下所有患者和所有年龄段最大径7 mm以上UIA患者,若无手术禁忌证,均建议手术。事实上,美国在1997—2006年的10年间UIA患者入院数增长了

75%,诊治费用增长了 200%,住院期间死亡率下降了 54%。因此,患者有 SAH 的家族史,动脉瘤体积较大、后循环或前后交通部位、存在子瘤等血流动力学相关的诱发动脉瘤破裂因素,随访中增大或多发等均为 UIA 破裂出血的高危因素,这类动脉瘤的治疗具有合理性。在此基础上结合患者生理和心理状况,决定是否手术。

用数学模型测算动脉瘤血流动力学参数,预测动脉瘤破裂,是对现有流行病学研究不足的补充。常用指标包括管壁切应力(wall shear stress, WSS)、压力损失系数(pressure loss coefficient)、振荡剪切指数(oscillatory shear index)、能量损失(energy loss)等。其中对 WSS 的研究最多,但结果很不一致。部分研究认为 WSS 较低容易导致动脉瘤生长和破裂,也有研究通过动物实验发现 WSS 较高或变化较大处易诱发动脉瘤,或者有研究认为 WSS 过大或过小都易致破裂。新近研究结合心动周期的影响,并绘出 WSS 在瘤壁的分布图,认为 WSS 过高和过低区域紧邻易诱发破裂。对血流流形的研究提示,对流形影响小的动脉瘤易于破裂,可能这类动脉瘤更易受到血压波动等骤然因素的影响。测算动脉瘤最大径与载瘤动脉直径的比值是一种快捷的方法。对 473 例华山医院颅内囊性动脉瘤患者资料进行的回顾性研究表明,未破裂组和破裂组的平均瘤体长度和瘤颈宽度的比值(AR 值)分别为 1.7 和 2.1,国外文献报道破裂动脉瘤的 AR 值一般高达 2.32～3.4,而未破裂动脉瘤的 AR 值在1.8～1.84。虽然公认动脉瘤破裂风险随着 AR 值的增高而增大,但目前没有一个明确的 AR 临界危险值可用来界定动脉瘤破裂风险。

保守治疗的措施:定期影像学(如 MRA、CTA)随访、戒烟和严格控制高血压。摄入足量的蔬菜可降低出血风险。另外,炎症对颅内动脉瘤的发生与增长起着重要作用,口服阿司匹林可能降低 UIA 的出血率。采自 ISUIA 的数据表明,每周服用阿司匹林 3 次到每日 1 次的患者,相对不服用者的破裂危险度为 0.27(95% CI 0.11～0.67)。硝苯地平和他汀类药物的作用有待观察。

103.2　偶发现脑动静脉畸形

脑血管畸形传统上分为动静脉畸形(AVM)、海绵状血管瘤(CM)、静脉畸形和毛细血管畸形 4 类。

目前趋向于将动静脉瘘如硬脑膜动静脉瘘、颈内动脉海绵窦瘘、大脑大静脉畸形等另行列出。绝大多数脑血管畸形为先天性疾病,但也发现病灶的新生、病灶类型的转换,以及混合型、交界类型的存在。由于疾病分类、分型的复杂性和症状的多样性,大型的流行病学研究较少,治疗方案更多是基于医生的经验。病灶的不同类型、大小、部位、血管构型决定其自然转归存在很大差异。

AVM 是最常见的有症状血管畸形,临床发病率为(0.56～1.34)/10 万,亚洲人可能还更高一些。由 AVM 引起首次脑出血的年发病率为 0.51/10万,占 15～45 岁脑出血的 38%,占全部脑卒中病因的 2%。AVM 发病率男女相等或男性稍多。最常见发病年龄段是 0～20 岁。年长者脑内出血或局部神经功能障碍者占比高,出血高峰年龄段在 50～59岁。年轻者癫痫占比较高。病灶以单发为主,多发不足 1%。脑 AVM 较少引起单纯的 SAH,仅占非外伤性 SAH 的 0.6%。从病灶位置来看,多数AVM 位于幕上,少数位于小脑、脑干或脑室内。颅后窝中,小脑是最常见的病灶部位。

目前大宗 AVM 报道中,无症状者仅占 2%～4%。但是人群调查发现 40% 无症状;尸检发病率为 1.4%～4.3%,80% 以上无症状。所以随着 MRI检查普及和无创血管成像技术提高,会发现越来越多的无症状或未出血 AVM。

AVM 的症状主要包括出血、癫痫、头痛、局灶性神经功能障碍等,其中,出血是最重要,也是致死、致残率最高的症状。

以往自然史研究中很少包括无症状 AVM,且由于难以避免的治疗干预、选择偏倚等影响,对无症状AVM 的出血率尚无可靠数据。大宗病例回顾性分析认为其年出血率为 1%～4%,在首发症状后 5 年内出血率最高。既往的 AVM 出血史是再出血最重要的危险因素,相当多的研究都得出了这一结果。且距离首次出血时间越近,再出血的风险就越高。其他高危因素有很多,有癫痫者出血率稍高,达2%～3%,血管结构有深部静脉引流者脑出血率5.42%,合并动脉瘤者年出血率达 6.93%。最新荟萃分析收集 6 项研究中 3 923 例患者资料,发现未破裂 AVM 的年出血率为 2.2%,有出血史者再破裂的年发生率为 4.5%。深部 AVM、合并动脉瘤及单纯深静脉引流是 AVM 破裂的重要危险因素,风险比分别为 2.4、1.8 和 2.4;而性别、年龄和 AVM 大小对其年出血率的影响未达到统计学差异。小脑AVM 易于向深部引流,出血概率明显高于大脑半球 AVM,治疗上也更为积极。

完全不具备上述危险因素者出血率很低,除手术易于治愈外,一般建议临床密切随访。若有上述一项或多项危险因素,虽无症状,也应考虑手术治疗。非功能区可手术切除,位于功能区或深部者可介入栓塞后放射外科治疗。

103.3　偶发现脑海绵状血管瘤

脑海绵状血管瘤(CCM)是一种常见的血管畸形,尸检和大规模 MRI 筛查提示其人群发病率为 $0.4\%\sim0.8\%$,占脑内血管畸形的 $10\%\sim15\%$,其中 $70\%\sim80\%$ 位于幕上。各年龄段均可发病,约 25% 发生在儿童,成人常见年龄段为 $40\sim50$ 岁。

CCM 由众多单层内皮细胞所构成的血窦组成,易反复自发性出血,导致局灶性神经功能障碍或癫痫,但大多数病例无任何症状。CCM 在 MRI T_2 上表现为特征性的中央网状混杂信号和周围低信号环。MRI SWI 序列对微小出血更为敏感,可发现微小 CCM。随着 MRI 检查的普及,CCM 的检出率明显提高。目前关于 CCM 报道中约 40% 为偶然发现。

出血和局灶性神经功能障碍是 CCM 再出血的最重要危险因素。相对于出血起病并伴有症状的CCM,无症状偶然发现者出血风险极低。前瞻性自然史研究表明,有出血史 CCM 的年再出血率为 $4.5\%\sim22.9\%$,而偶然发现者的年出血率仅为 $0\%\sim0.5\%$,今后发生癫痫者仅 4.3%。且随着距离首次出血时间越远,再出血的风险也越低。儿童患者的自然史表现与成人类似。最近报道儿童症状性 CCM 的年出血率为 8.0%,而无症状者仅为 0.2%。幕下和深部 CCM 将来出血导致局灶性神经功能障碍的风险较高,年出血率分别达 3.8% 和 4.1%。家族性或多发性 CCM 患者年出血率约为 6.5%,女性妊娠期也被认为是出血好发期。

对于偶然发现的 CCM 的诊治缺乏循证医学 I

级证据推荐的方案,但鉴于此类病变的低出血风险,保守治疗和观察是公认最佳推荐的措施。如果发生癫痫、出血等症状,再考虑手术切除。但对于年轻患者,尤其是其中位置较深、准备妊娠的女性和有家族史者,虽然是偶发,但 MRI 上显示有陈旧性出血证据者,在保障安全的前提下,可考虑手术切除。

(陈　亮　周良辅)

参考文献

[1] 陈亮,周良辅. 偶发现脑脊髓血管病的处理[M]//周良辅. 现代神经外科学. 2 版. 上海:复旦大学出版社,2015:1146-1148.

[2] DERDEYN C P, ZIPFEL G J, ALBUQUERQUE F C, et al. Management of brain arteriovenous malformations: a scientific statement for healthcare professionals from the American Heart Association/American Stroke Association [J]. Stroke, 2017,48(8):E200-E224.

[3] EKŞI M Ş, TOKTAŞ Z O, YILMAZ B, et al Vertebral artery loops in surgical perspective [J]. Eur Spine J, 2016,25(12):4171-4180.

[4] ETMINAN N, RINKEL G J. Unruptured intracranial aneurysms: development, rupture and preventive management [J]. Nat Rev Neurol, 2016,12(12):699-713.

[5] HORNE M A, FLEMMING K D, SU I C, et al. Clinical course of untreated cerebral cavernous malformations: a meta-analysis of individual patient data [J]. Lancet Neurol, 2016,15(2):166-173.

[6] OMODAKA S, ENDO H, NIIZUMA K, et al. Circumferential wall enhancement in evolving intracranial aneurysms on magnetic resonance vessel wall imaging [J]. J Neurosurg, 2018,131(4):1262-1268.

[7] PEYMANI A, ADAMS H H H, CREMERS L G M, et al. Genetic determinants of unruptured intracranial aneurysms in the general population [J]. Stroke, 2015, 46(10):2961-2964.

[8] SOLOMON R A, CONNOLLY E S JR. Arteriovenous malformations of the brain [J]. N Engl J Med, 2017, 376(19):1859-1866.

第六篇
先天性和后天性异常病变

104 脑积水

　　脑积水(hydrocephalus)是指由各种原因引起的脑脊液分泌过多、流动受阻或吸收障碍而导致脑脊液在脑室系统和/或蛛网膜下腔过多积聚的状态,常伴有脑室或蛛网膜下腔扩大、脑实质相应减少和颅内压变化。相反,由脑萎缩、局部脑组织缺失等原因引起的脑实质体积减少而导致脑脊液在颅内相应增多的情况,不属于脑积水。

104.1　流行病学

　　脑积水在人群中的发生率不清楚,其患病率为1%～1.5%。脑积水是一种异质性病变,有不同的病因和病理。先天性脑积水的发病率为0.9‰～1.8‰;获得性(后天性)脑积水有明确的病因,其发病率因原发病而异。脑积水多为散发,无性别差异;先天性中脑导水管狭窄引起的脑积水有家族遗传倾向,属于X性染色体隐性遗传疾病,女性携带,男性发病。脑积水有两个好发年龄:婴幼儿(先天性脑积水)和60岁以上的老年人(原发性正常压力脑积水)。

104.2　病理生理

　　脑脊液是充满于脑室系统、脊髓中央管和蛛网膜下腔内的一种无色透明的液体,总量在成人约150 ml,人体每天分泌脑脊液约500 ml(0.35 ml/min)。因此,脑脊液每天要更换3～4次。由于脑脊液处于不断产生、流动和吸收的平衡状态,对维持中枢神经系统内环境的稳定发挥着重要作用;一旦此平衡被打破,脑脊液在颅内过多积聚,即导致脑积水(详见第2章"脑和脊髓的解剖"和第3章"脑和脊髓的生理与病理生理")。

104.2.1 脑脊液的产生、流动和吸收

传统观点认为脑脊液主要是由脑室内的脉络丛分泌产生,现在认为还可以由脑实质的室管膜、蛛网膜和类淋巴系统产生。脑脊液已不仅是从侧脑室经室间孔进入第3脑室,再经中脑导水管进入第4脑室,然后经第4脑室正中孔和侧孔进入小脑延髓池,向下进入脊髓的蛛网膜下腔,向上经基底池到达大脑半球的蛛网膜下腔的"循环"。脑脊液也不仅经上矢状窦两旁的蛛网膜颗粒吸收入血,还可以经脑神经根和脊神经根的袖套、脑膜淋巴管、脑实质的细胞外间隙、类淋巴系统、室管膜和软脑膜等吸收。由于脑脊液的多点产生和吸收,因此,现在认为脑脊液不是循环,而是流动。

104.2.2 类淋巴系统

近年来,研究发现了脑脊液和脑组织间液进行交换的途径,将其命名为胶质淋巴系统(glymphatic system)。由于其发挥着类似于外周淋巴系统的功能,又被称为类淋巴系统:脑脊液进入蛛网膜下腔后,沿大的软脑膜动脉周围间隙进入脑组织,随着动脉分支深入,并通过穿支动脉周围间隙,也称为Virchow-Robin间隙(VRS),进入脑实质;在血管周围分布的星形胶质细胞终足上密集表达有水通道蛋白4(AQP4),后者促进了脑脊液进入脑实质,进而与脑组织间液混合和交换;与脑组织间液交换后的脑脊液,流出到静脉周围间隙,最终经蛛网膜颗粒、脑神经根和脊神经根的袖套、脑膜淋巴管等吸收。类淋巴系统在脑代谢产物的清除中发挥着重要作用,目前已初步认识到,有脑积水的大脑,其类淋巴系统功能受损,这与脑积水患者的认知功能障碍有关(详见第3章"脑和脊髓的生理与病理生理"和第73章"假脑瘤")。

104.2.3 脑积水引起的脑损伤

脑脊液流动受阻,脑室扩大,可引起一系列的病理生理改变。

(1) 室管膜、室管膜下区和脉络丛

脑室扩大使室管膜细胞变平、纤毛丧失,长期脑积水可使室管膜连续性中断,甚至结构完全破坏,巨

噬细胞出现在室管膜表面,帮助清除细胞碎片;室管膜下区细胞增生明显,引起脑室周围反应性胶质增生;脉络丛上皮萎缩,分泌脑脊液的功能减退。

(2) 白质

脑脊液透过室管膜渗入脑室周围白质内,引起脑室周围白质水肿,水肿的脑白质细胞外间隙扩大,成为脑脊液吸收的代偿通路;胼胝体和锥体束等因长期受压而萎缩。轴索损伤是脑积水重要的病理改变,伴有髓鞘脱失、星形细胞和小胶质细胞反应性增生和肥大。

(3) 皮质和其他灰质结构

脑回变平、脑沟变浅、严重的脑积水可导致脑皮质变薄和基底节萎缩;第3脑室扩张压迫下丘脑核团,引起神经内分泌功能障碍。脑积水是以白质损伤为主的疾病,皮质损伤相对较轻微,但当脑积水进展到非常严重的程度,皮质可出现进行性的细胞结构破坏,以神经元凋亡为主要病理改变。

104.2.4 脑积水引起脑损伤的机制

有多种机制协同参与了脑积水引起的脑损伤:①机械性损伤,脑室扩大对脑实质造成的压迫和牵拉损伤;②缺血性损伤,脑积水能引起脑血流量的下降和皮质、皮质下区域有氧代谢的改变;③代谢障碍或细胞毒性损伤,脑脊液流动受阻,脑室周围白质水肿,VRS和皮质细胞外间隙被压缩,神经递质的传递和脑代谢产物的清除受到影响,导致细胞外环境改变和神经功能障碍。

104.2.5 分流术对逆转脑积水引起脑损伤的作用

分流术是目前治疗脑积水最常用的方法。早期实施分流术,能够阻止脑积水引起的脑损伤,恢复大脑的形态、血流、代谢和功能。但随着脑积水病程的延长和程度的加重,出现广泛的神经元凋亡和胶质增生等不可逆的病理改变,此时实施分流术,即使能够恢复正常的脑室大小,也不能完全恢复脑积水引起的神经功能障碍。近来,随着对脑脊液系统和类淋巴系统的深入研究,认为如不解除引起前两系阻塞的原因,仅行分流术,只不过把急性问题变成慢性问题,如分流管引发过度或过低引流、感染等;另外,把脑脊液引流到脑外,不仅不符合正常脑脊液生理,而且影响脑脊液正常生理功能。因此,多提倡解决脑积水首选第3脑室造瘘。

104.2.6　正常压力脑积水的发病机制

正常压力脑积水(normal pressure hydrocephalus,NPH)的发病机制尚未完全阐明,目前的观点如下:

1) 扩大的脑室周围白质受到破坏,脑血流量减少、脑血管退变,引起脑室周围组织缺血性改变,使得脑实质失去弹性,导致脑室内和脑室周围组织存在压力梯度,因此,虽然脑室内压力正常,但脑室仍然维持扩大的状态。

2) 正常压力脑积水被认为是由于脑脊液产生和吸收失衡造成的。原发性正常压力脑积水好发于老年人,随着年龄的增长,脑脊液流出阻力增加,脑脊液产生减少,导致脑脊液不能有效地更换,一些潜在的细胞毒性代谢产物在中枢神经系统堆积,如 β 淀粉样蛋白、tau 蛋白等,这些物质具有神经细胞毒性,同时还会损害小血管,使这些毒性代谢产物能够渗入组织间隙。相同的病理生理改变也可见于 Alzheimer 病,所以 Alzheimer 病患者常合并存在正常压力脑积水。

3) 最近的研究发现,原发性正常压力脑积水患者的脑皮质微血管周围的星形胶质细胞终足上 AQP4 表达水平降低,MRI 扫描发现脑脊液示踪剂的清除延迟,这些改变提示原发性正常压力脑积水患者的类淋巴系统功能受损,影响到脑代谢产物的清除,进而引起神经退行性变。

104.3　分类

脑积水有多种分类方法。传统的分类方法是按脑室系统和蛛网膜下腔是否相交通分为:①交通性脑积水,其特点是全脑室扩大,脑室系统和蛛网膜下腔是相交通的;②梗阻性脑积水(也称非交通性脑积水),其特点是梗阻发生在脑室系统或第 4 脑室出口,使脑脊液全部或部分不能流入蛛网膜下腔,梗阻部位以上的脑室扩大。现代的观点则认为所有脑积水都是梗阻性的,交通性脑积水的梗阻发生在蛛网膜下腔(以基底池多见)、蛛网膜颗粒或静脉回流。

其他的分类方法包括按发病年龄分为小儿脑积水和成人脑积水;按压力分为高压性脑积水、正常压力脑积水和低压性(包括负压)脑积水;按脑积水部位分为脑室内脑积水和脑外脑积水(一种由于脑脊液吸收障碍引起的蛛网膜下腔扩大,婴幼儿发病,具有自愈倾向);按病程分为急性脑积水(数天)、亚急性脑积水(数周)和慢性脑积水(数月或数年);按临床症状有无分为症状性脑积水和无症状性脑积水;按病情进展与否分为进展性脑积水和静止性脑积水。

104.4　病因

导致脑积水产生的原因可以归纳为脑脊液分泌过多、流动受阻、吸收障碍或兼而有之。病变性质可以有先天性发育异常、炎症、出血、肿瘤和外伤等,小儿脑积水以先天性发育异常多见,成人脑积水以肿瘤、蛛网膜下腔出血(SAH)和外伤多见。

(1) 脑脊液流动受阻于脑室系统或第 4 脑室出口

1) 先天性发育异常:如中脑导水管狭窄或闭塞、小脑扁桃体下疝畸形(Arnold-Chiari 畸形)、第 4 脑室正中孔和侧孔闭塞(Dandy-Walker 综合征)等。

2) 炎症:如脑室炎,因脑室内粘连,形成分隔,引起亚急性或慢性脑积水。

3) 出血:如外伤、手术、高血压脑出血、动脉瘤或血管畸形破裂等引起的颅内出血,因血块迅速压迫或堵塞室间孔、中脑导水管或第 4 脑室出口,引起急性脑积水,也可因上述部位继发性粘连,引起亚急性或慢性脑积水。

4) 颅内占位性病变:如肿瘤、寄生虫病、囊肿等压迫或堵塞室间孔、中脑导水管或第 4 脑室出口,引起脑积水。

(2) 脑脊液流动受阻于蛛网膜下腔

1) 先天性脑池发育不良。

2) 脑膜炎、SAH、外伤、脑膜转移癌等引起蛛网膜下腔粘连、堵塞,导致脑脊液流动受阻。

(3) 脑脊液流动受阻于蛛网膜颗粒或静脉回流

1) 先天性蛛网膜颗粒缺失。

2) 炎症或出血等引起蛛网膜颗粒闭塞。

3) 上矢状窦静脉压力增高。

(4) 脑脊液异常

1) 脑脊液分泌过多:如脑室内脉络丛乳头状瘤。

2) 脑脊液搏动压力增高:如脑室内脉络丛乳头状瘤。

3) 脑脊液成分改变:如一些肿瘤引起脑脊液蛋白含量升高、黏度增加,影响脑脊液吸收。

104.5 临床表现

影响脑积水临床表现的因素有发病年龄、颅内压力、脑积水部位、起病缓急和病程长短等。

104.5.1 高压性脑积水

（1）儿童脑积水

儿童脑积水的临床表现在颅缝未闭合的婴幼儿和颅缝已闭合的儿童不尽相同。

1）颅缝未闭合的婴幼儿脑积水：

A. 症状：①喂食困难；②易激惹；③活动减少；④频繁呕吐。

B. 体征：

a. 头颅增大：出生后数周开始出现头颅增大，少数出生时头颅就明显大于正常，头颅异常增大，与面颅及身体其他部位的发育不成比例。

b. 头皮变薄发亮、静脉扩张：颅内压增高导致颈内静脉回流受阻，颅外静脉回流代偿性增加，表现为额颞部头皮静脉扩张。

c. 颅缝分离：视诊或触诊可发现颅骨骨缝分离，叩诊头部（额颞顶交界处）可有"破壶音"（MacEwen 征），严重者可有振动感。

d. 前囟扩大、张力增高：前囟饱满、突出，直立且安静时仍不凹陷，其他囟门也有扩大。

e. "落日征"：第 3 脑室后部的松果体上隐窝显著扩张，压迫中脑顶盖，导致眼球垂直运动障碍，表现为上视困难（Parinaud 综合征），加之眶顶受压，眼球下移，巩膜外露，形同落日。

f. 单侧或双侧展神经麻痹：由于展神经颅内段较长，容易受到颅内压增高的影响而麻痹，表现为复视、眼球内斜、眼球外展受限。

g. 肌张力增高：脑室扩大，锥体束受到压迫和牵拉，引起痉挛性瘫痪，以双下肢更明显。

h. 其他：早期颅内压增高表现不明显，无视神经盘水肿，但当脑积水严重或进展较快时，可出现视神经盘水肿、视神经萎缩，甚至失明。如病情继续进展，可出现嗜睡、惊厥，甚至脑疝、死亡。少数病例在一段时间后，病情不再进展，头颅不再增大，颅内压也不高，成为静止性脑积水。

2）颅缝已闭合的儿童脑积水

A. 症状：①头痛，早晨明显；②频繁呕吐；③视物模糊；④颈部疼痛，提示小脑扁桃体疝；⑤复

视，单侧或双侧展神经麻痹；⑥行走困难，双下肢痉挛性瘫痪；⑦智力发育障碍；⑧内分泌异常，生长发育迟缓、肥胖、性早熟等。

B. 体征：

a. 头颅增大：虽然颅缝已闭合，但慢性颅内压增高也可引起头颅增大。

b. MacEwen 征阳性：头部叩诊有"破壶音"，提示颅骨骨缝又分离。

c. 视神经盘水肿：严重者视神经盘水肿伴有视网膜出血，如果颅内压增高得不到治疗，会引起视神经萎缩甚至失明。

d. 上视困难。

e. 单侧或双侧展神经麻痹。

f. 肌张力增高：双下肢痉挛性瘫痪。

（2）成人脑积水

急性脑积水和慢性脑积水的临床表现也不尽相同。

1）急性脑积水：

A. 急性颅内压增高三联征（头痛、呕吐、视神经盘水肿），呈进行性加重。

B. 颈部疼痛：提示小脑扁桃体疝。

C. 一过性黑矇：为天幕裂孔疝导致大脑后动脉受压所致。

D. 上视困难。

E. 单侧或双侧展神经麻痹。

F. 进行性意识障碍。

G. 晚期呈去大脑或去皮质强直发作，以及脉缓、血压升高和呼吸深沉（Cushing 反应），如不及时治疗，常可导致死亡。

2）慢性脑积水：

A. 慢性颅内压增高，头痛和恶心、呕吐均较急性脑积水轻，视神经盘水肿常伴视神经萎缩，导致失明。

B. 上视困难。

C. 单侧或双侧展神经麻痹。

D. 视野缺损：扩大的第 3 脑室压迫视交叉导致双眼颞侧偏盲。

E. 肌张力增高：双下肢痉挛性瘫痪。

F. 认知功能障碍，人格改变。

G. 尿失禁：提示额叶功能受损。

H. 内分泌异常：如肥胖性生殖器退化等。

104.5.2 正常压力脑积水

NPH 是一种脑室扩大而腰椎穿刺脑脊液压力

正常的脑积水。这个概念最早由 Hakim 和 Adams 在 1965 年提出。但是，"正常压力"容易引起误解，实际上是指基础颅内压正常，持续颅内压监测显示，正常压力脑积水也存在间歇性颅内压增高，尤其是在快速眼球运动睡眠期间。

正常压力脑积水分为原发性的和继发性，以前者多见，好发于 60 岁以上的老年人，男性多见，病因不明。继发性正常压力脑积水可发生于任何年龄，既往有 SAH、外伤、手术或脑膜炎等病史，临床表现延迟出现，甚至数年后出现。

正常压力脑积水主要表现为下述三联征。

（1）步态障碍

步态障碍是最常见的首发症状。起初表现为头昏、在坡道或楼梯上行走困难、起身或坐下困难；随着疾病进展，出现失平衡，闭目难立，即使睁眼站立，也需要双脚分开；步态障碍明显，表现为宽基距（行走时双脚分开）、足外旋、步幅小、步行速度慢、起步困难、转身困难；严重者不能站立、不能行走。

（2）痴呆

认识障碍以额叶功能障碍为主，属于皮质下痴呆。起初表现为执行功能障碍，完成日常活动困难；随着疾病进展，出现精神运动迟缓、注意力下降、精细运动能力差、短期记忆障碍，严重者出现淡漠、思维迟钝、说话减少、说话迟缓、肢体运动功能减退、记忆力和书写功能明显障碍。

（3）尿失禁

由于失去中枢抑制，膀胱功能紊乱，逼尿肌过度活跃，起初表现为尿频，随着疾病进展，出现尿急、尿失禁，但大便失禁很少出现。另外，高龄、步态障碍、认知障碍等也是导致尿失禁的非特异性因素。

104.5.3　静止性脑积水

静止性脑积水（arrested hydrocephalus），也称代偿性脑积水（compensated hydrocephalus）是指由于脑脊液分泌和吸收重新建立平衡而使疾病自行缓解的一种状态，即使不行分流术或分流装置处于无功能状态，脑室也不再进行性扩大，临床症状也不再进展。

对静止性脑积水需要进行密切随访，尤其是儿童，一些患儿在诊断本病后数年发生猝死。神经心理测试有助于早期发现轻微的认知功能减退，提示疾病可能重新进展。成人静止性脑积水往往提示病因自行消退，如外伤、出血或炎症引起的脑积水，因血块或炎性物质被吸收，脑脊液流动恢复通畅。

104.6　诊断

104.6.1　辅助检查

根据典型的临床表现，不难诊断本病。下述辅助检查有助于进一步了解脑积水的原因、种类、梗阻部位和严重程度等。

（1）头围的动态观察

正常新生儿头围（周径）为 33～35 cm，出生后前半年增加 8～10 cm，后半年增加 2～4 cm，1 岁时头围平均约 46 cm，第 2 年增加 2 cm，第 3～4 年增加 2 cm，5 岁时达 50 cm，15 岁时接近成人头围，为 54～58 cm。头围测量一般测量 3 个径：①周径，自眉间至枕外隆突间的最大头围；②前后径，自眉间沿矢状缝至枕外隆突的连线；③横径，双侧外耳道经前囟的连线。

头围测量是儿保的常规项目，出现下列情况时，需要查找原因：①超出正常上限；②连续每周增长超过 1.25 cm；③与身体其他部位发育比例失衡。

（2）颅骨 X 线平片

在婴幼儿可见头颅增大、颅骨变薄、板障结构稀少，甚至完全消失，血管沟变浅或消失，颅缝分离、囟门扩大及颅面骨的比例失衡等。在儿童则可见蝶鞍扩大、后床突吸收、脑回压迹加深等颅内压增高的表现。部分患儿可见额骨孔。

（3）CT 和 MRI

CT 和 MRI 是诊断脑积水主要的和可靠的方法，有助于明确病因、分类和区别其他原因引起的脑室扩大，而且可以观察分流术后脑室变化情况，以评估分流术的效果。无论何种类型的脑积水，CT 或 MRI 均表现为梗阻部位以上的脑室扩大，以侧脑室颞角和额角变钝、变圆最为典型，第 3 脑室扩大首先是视隐窝和漏斗隐窝，以后是前后壁。侧脑室枕角扩大较晚，但诊断意义最大。CT 或 MRI 还可以显示扩大的脑室周围白质内的间质性水肿，CT 为低密度，T_2WI MRI 为高信号。另外，MRI 有助于诊断中脑导水管狭窄和判断脑脊液流动受阻的部位。

1）脑室扩大程度的评估（图 104 - 1、104 - 2）：

A. Evans 指数：Evans 指数＝双侧侧脑室额角之间的最大宽度/同一层面颅腔的最大宽度，NPH

Evans 指数>0.3。

B. 脑室径/双顶间径(V/BP):V/BP=侧脑室中间部分的脑室径(V)/双顶间径(BP)。正常值<0.25;0.25~0.4 为轻度脑积水;0.41~0.6 为中度脑积水;0.61~0.9 为重度脑积水;>0.9 为极重度脑积水。

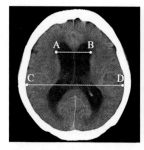 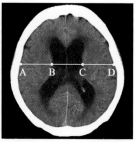

图 104-1　在 CT 水平位评估侧脑室扩大程度(Evans 指数=0.36)　　图 104-2　在 CT 水平位评估侧脑室扩大程度(V/BP=0.32)

2) 交通性脑积水(图 104-3)的表现:典型表现为脑室系统普遍扩大,伴脑沟和脑池扩大。在疾病早期仅表现为侧脑室颞角扩大和钝圆,其后出现额角扩大,随着脑积水加重,第 3 脑室及侧脑室体部也扩大,第 4 脑室扩大出现较晚,一旦出现,则有利于交通性脑积水的诊断。有时脑沟和脑池也扩大,尤其是侧裂池、基底池和脑桥小脑三角池,提示脑池内脑脊液流动不畅。脑室周围间质性水肿发生率约为40%,若病程长,室管膜形成瘢痕,影响脑脊液渗出,则不出现脑室周围间质性水肿。

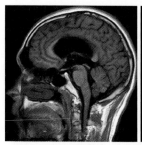 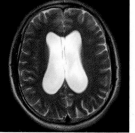

A. T_1WI 矢状位平扫　　B. T_2WI 水平位平扫

图 104-3　交通性脑积水

注:MRI 显示双侧侧脑室、第 3 脑室及第 4 脑室均扩大,矢状位显示中脑导水管通畅(本病例是脑出血后引起的交通性脑积水)。

3) 梗阻性脑积水(图 104-4、104-5)的表现:梗阻部位近端的脑室扩大,远端的脑室正常或缩小。单侧室间孔梗阻,引起该侧侧脑室扩大,对侧侧脑室正常;双侧室间孔梗阻,引起双侧侧脑室扩大;中脑导水管梗阻,引起双侧侧脑室及第 3 脑室扩大;第 4 脑室出口梗阻,引起脑室系统普遍扩大。脑室周围间质性水肿多较明显,且范围较广。MRI 较 CT 更能清晰地显示梗阻的原因,如室间孔及第 4 脑室附近的病变。梗阻性脑积水严重时可形成脑室疝,常见的有:①第 3 脑室前疝,第 3 脑室前壁菲薄,前下端的视隐窝扩大,疝入基底池,甚至疝入垂体窝,引起蝶鞍扩大;②第 3 脑室后疝,第 3 脑室后部膨隆,疝入四叠体池,甚至疝入天幕下;③侧脑室疝,侧脑室三角区向内下疝至天幕下;④第 4 脑室疝,第 4 脑室下部梗阻可使第 4 脑室后上壁向天幕上呈现局限性隆起。

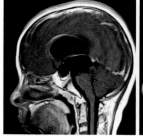 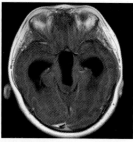

A. T_1WI 矢状位增强　　B. T_2WI 水平位增强

图 104-4　梗阻性脑积水(一)

注:MRI 显示双侧侧脑室、第 3 脑室扩大,第 4 脑室正常,矢状位显示中脑导水管闭塞(本病例是顶盖胶质瘤引起的梗阻性脑积水)。

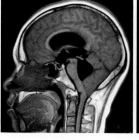 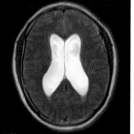

A. T_1WI 矢状位平扫　　B. T_2WI 水平位平扫

图 104-5　梗阻性脑积水(二)

注:MRI 显示双侧侧脑室、第 3 脑室及第 4 脑室扩大,矢状位显示小脑扁桃体下疝(本病例是小脑扁桃体下疝畸形引起的梗阻性脑积水)。

104.6.2 正常压力脑积水的诊断

（1）放射性核素脑池扫描

在 CT 出现之前,该检查比气脑造影有更好耐受性。通过腰椎穿刺,将放射性核素注入蛛网膜下腔,分别于 4、24、48 和 72 h 进行脑池扫描。正常情况下,放射性核素在脑凸面流动而不进入脑室,48 h 后大脑表面的放射性核素完全消失。正常压力脑积水患者,放射性核素进入脑室并滞留达 72 h,而脑凸面无积聚;或放射性核素进入脑室,也积聚在脑凸面。该方法不能提高本病诊断的准确率,现已很少采用。

（2）CT 和 MRI 检查

典型的 NPH 表现(图 104-6):属于交通性脑积水,脑室扩大明显,Evans 指数＞0.3,大脑凸面脑沟和蛛网膜下腔狭窄,侧裂池、基底池等扩大(DESH 征),脑室周围有渗出(CT 低密度、T_2WI MRI 高信号),侧脑室额角变圆,胼胝体夹角＜90°。

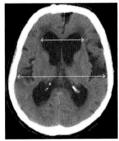 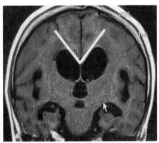

A. CT 水平位平扫   B. MRI T_1WI 冠位位平扫

图 104-6　NPH

注:CT 和 MRI 显示脑室扩大、Evans 指数＞0.3,DESH 征(＋)、胼胝体夹角＜90°。

（3）脑脊液流速测定

MRI 检查可检测到脑脊液流空效应,利用相位对比 MRI 技术可以测量中脑导水管处的脑脊液流速,脑脊液流速＞18 ml/min 提示正常压力脑积水,脑脊液流速高的患者,分流术效果好。

（4）脑脊液动力学测试

1) 腰椎穿刺:侧卧位脑脊液压力常低于 1.76 kPa(13.2 mmHg),脑脊液应送常规、实验室检查。脑脊液释放试验:单次释放 30～70 ml 脑脊液,可重复 2～3 次,若患者症状改善,提示分流术效果好。

2) 腰大池持续引流:每天引流 200～300 ml 脑脊液,持续引流 2～7 d,患者症状改善,提示分流术效果好。用于脑脊液释放试验症状无改善的患者。

3) 脑脊液流出阻力(Rout)测定:一般认为是脑脊液吸收路径所产生的脑脊液流动阻力。将 0.9% 氯化钠溶液通过腰椎穿刺注入腰大池,或通过储液囊注入脑室,根据压力-体积关系计算 Rout。Rout 升高者[＞18 mmHg/(ml·min)],提示分流术效果好。但 Rout 处于正常范围内,并不是分流术的禁忌。

（5）持续颅内压监测

持续监测颅内压 24～72 h,若出现颅内压阵发性升高,大于 2.65 kPa(20 mmHg),或反复出现 B 波(超过记录的 15%),其余时间颅内压处于正常上界或轻度升高,提示分流术效果好。

（6）PET 或 SPECT 检查

测定脑血流量,可以发现 NPH 脑血流量明显减少,以大脑前动脉供血区域减少更明显,分流术后脑血流量有所增加。这些检查对预测分流术效果帮助不大。

近年来,日本、北美和欧洲各国相继制定了 NPH 的诊疗指南,国内也制定了 NPH 诊治专家共识,但尚无单独的特异性试验或影像学表现可以确诊 NPH。除典型的临床表现外,多种辅助检查有助于提高本病诊断的准确率和预后的判断率。

原发性 NPH 的 3 种诊断标准如下:

1) 可能诊断:①≥60 岁;②"三联征"至少 1 项;③脑室扩大;④上述表现不能以其他疾病解释;⑤既往无脑膜炎、SAH、脑外伤等。

2) 很可能诊断:①具可能诊断条件;②脑脊液压力≤15 mmHg,实验室检查正常;③具有 DESH 征伴步态障碍、脑脊液释放后症状改善、腰大池持续引流后症状改善中的 1 项。

3) 肯定诊断:分流后症状改善。

104.7　鉴别诊断

（1）婴幼儿脑积水

婴幼儿脑积水需要与下列疾病进行鉴别。

1) 婴儿硬脑膜下血肿或积液:虽有头颅增大、颅骨变薄,但常伴有视神经盘水肿而缺少落日征,前囟穿刺从硬脑膜下腔抽得陈旧血性或淡黄色液体,可作鉴别。CT 和/或 MRI 有助于鉴别。

2) 佝偻病:佝偻病的颅骨不规则增厚,致使额骨和枕骨突出,呈方形颅,貌似头颅增大,但无颅内压增高表现和脑室扩大,却有全身骨骼异常。CT 和/或 MRI 有助鉴别。

3）脑发育不全：虽有脑室扩大，但头颅不大，无颅内压增高表现，却有神经功能及智力发育障碍。CT 和/或 MRI 有助鉴别。

4）积水性无脑畸形：CT 扫描显示除在枕区外无脑皮质，还可见突出的基底节。CT 和/或 MRI 有助鉴别。

5）巨脑畸形：虽然头颅较大，但无颅内压增高表现，CT 扫描显示脑室大小正常。CT 和/或 MRI 有助鉴别。

（2）正常压力脑积水

NPH 需要与下列疾病进行鉴别：

1）脑萎缩：一般在 50 岁以后发病，可有记忆力减退和行走迟缓，但进展缓慢，达数年之久。影像学上，脑萎缩的脑室和蛛网膜下腔均扩大，脑室轻度扩大、不累及第 4 脑室、无脑室周围渗出，脑沟、侧裂池、基底池等明显扩大。脑脊液释放试验呈阴性。

2）其他引起痴呆的疾病：NPH 引起的痴呆被认为是可治疗的痴呆，因此需要与 Alzheimer 病、血管性痴呆等疾病相鉴别。NPH 早期即可出现步态障碍，病程仅短短数月；Alzheimer 病起病隐袭，缓慢进展性发展，多在数年后症状才充分发展，严重者可出现步态障碍和尿失禁；血管性痴呆有高血压或脑动脉硬化，并有脑卒中或供血不足病史，病程表现为伴随脑梗死的发作呈阶梯式进展，查体发现相应的神经系统局灶性体征，影像学上有脑梗死的证据。出现下列情况之一，可排除原发性 NPH：年龄＜40 岁、出现不对称的或短暂的症状、皮质功能障碍（失语、失用或瘫痪等）、进行性痴呆但无步态障碍、症状无进展。由于这些疾病可有重叠，对不典型的患者，可考虑采用脑脊液动力学测试等辅助检查来鉴别。

3）其他引起步态障碍的疾病：如周围神经病变、椎管狭窄、内耳功能障碍、慢性酒精中毒、维生素 B_{12} 缺乏、Parkinson 病或 Parkinson 综合征等。

4）其他引起尿频、尿急、尿失禁的疾病：如尿路感染、良性前列腺增生、前列腺或膀胱肿瘤等。

104.8　治疗

无论何种原因引起的脑积水，都必须及时治疗。可分为药物治疗和手术治疗两种。

104.8.1　药物治疗

药物治疗主要是减少脑脊液分泌和增加机体水分排出。一般常用利尿剂和脱水剂，如呋塞米、醋氮酰胺、氨苯蝶啶和甘露醇等。醋氮酰胺同时具有抑制脑脊液分泌的作用。药物治疗是一种延缓手术的临时的治疗方法，慢性脑积水长期使用药物治疗无效果，且容易引起水电解质和酸碱平衡紊乱。另外，药物治疗曾被应用于脑出血后脑积水的早产儿，在药物治疗的同时，等待机体形成正常的脑脊液吸收机制。但随机对照试验发现，药物治疗并不能减少分流术的实施，因此不推荐使用。

104.8.2　手术治疗

手术治疗是脑积水首选的治疗方法。手术应以恢复最佳的神经功能为目标，不强调恢复正常的脑室大小。早期手术效果较好，晚期因大脑皮质萎缩或出现严重的神经功能障碍，手术效果较差。手术方法包括：①解除梗阻；②减少脑脊液形成；③第 3 脑室造瘘术；④脑脊液分流术。

（1）解除梗阻

对梗阻性脑积水，解除梗阻病因是最理想的方法，如中脑导水管成形术或扩张术、第 4 脑室正中孔切开或成形术、枕骨大孔先天畸形者行颅后窝及上颈椎椎板减压术、引起脑脊液流动受阻的肿瘤和囊肿等的切除术。

（2）减少脑脊液形成

切除过多分泌脑脊液的脑室内脉络丛乳头状瘤。侧脑室脉络丛切除术或电灼术，曾被应用于治疗交通性脑积水，因疗效差，现已很少采用。

（3）第 3 脑室造瘘术

1923 年，Mixter 报道了首例在尿道镜下实施的第 3 脑室造瘘术，由于早期内镜工艺简陋，手术疗效差、并发症和死亡率高，因此该手术未获得推广。近年来，随着神经内镜制造工艺不断改进，第 3 脑室造瘘术的手术方法日益成熟，其适应证不断拓宽。与脑脊液分流术相比，第 3 脑室造瘘术可恢复接近脑脊液生理状态的通路，无须植入分流装置，可避免脑脊液分流术的主要并发症。

1）适应证：梗阻性脑积水，尤其是梗阻发生在第 3 脑室后部至第 4 脑室出口之间的脑积水，是第 3 脑室造瘘术的最佳适应证；部分交通性脑积水；分流术失败的脑积水；2 岁以上的小儿脑积水。手术成功有 2 个前提：无广泛蛛网膜下腔梗阻、无脑脊液吸收障碍。

2）禁忌证：炎症和出血引起的脑积水，存在广泛蛛网膜下腔粘连和脑脊液吸收障碍。

3）手术要点：手术的关键是准确定位造瘘的位置，必须在内镜下透过第3脑室底认清乳头体、基底动脉顶端、鞍背、漏斗隐窝等解剖结构，造瘘部位一般选择在乳头体和漏斗隐窝之间的中线无血管区。造瘘时以钝性方法造瘘较为安全，避免损伤基底动脉，利用微导管扩张球囊将瘘口扩至4～6 mm，以内镜能够顺利通过瘘口为标准，将内镜通过瘘口，观察脚间池结构，若发现蛛网膜下腔有隔膜，需要进行隔膜造瘘，否则容易导致造瘘失败。造瘘结束时，应该观察到第3脑室底随着呼吸和心跳而搏动，这是手术成功的标志。

4）并发症：脑脊液漏、脑膜炎、出血、基底动脉损伤、下丘脑损伤、癫痫、迟发性病情迅速恶化导致死亡等。

5）疗效：第3脑室造瘘术术后1年的成功率为50%～90%，患者的年龄和脑积水的病因等是重要的影响因素，2岁以上的非交通性脑积水手术成功率较高，脑室内出血、炎症等病因引起的脑积水手术成功率较低。术后需要进行密切随访，随着时间的延长有可能出现失败，少数患者，甚至发生猝死。

（4）脑脊液分流术

脑脊液分流术是指将脑室或腰大池的脑脊液分流至其他部位。

1）适应证：交通性脑积水；梗阻性脑积水（不适合第3脑室造瘘术者）；复杂性脑积水（如脑室分隔等）；其他治疗无效的有症状的假脑瘤；正常压力脑积水。

2）禁忌证：活动性颅内感染；脑脊液红细胞计数升高；早产儿（体重＜1.5～2 kg）。脑脊液分流至腹腔的禁忌证：腹部感染（如坏死性肠炎、腹膜炎等）、多次腹部手术造成腹腔粘连。脑脊液分流至心房的禁忌证：败血症、心律失常或其他器质性心脏病。

3）分流方式：①脑室腹腔分流术，是目前最常用的分流方式，将侧脑室的脑脊液分流至腹腔；②脑室心房分流术，将侧脑室的脑脊液经颈静脉、上腔静脉分流至右心房，适用于脑脊液分流至腹腔的禁忌证患者；③托氏（Torkildsen）分流术，将侧脑室的脑脊液分流至枕大池，只适用于获得性梗阻性脑积水，现在已很少采用；④腰大池腹腔分流术，将腰大池的脑脊液分流至腹腔，只适用于交通性脑积水，在小脑室的情况下有效，要求2岁以上，并且需要用到经皮穿刺的Tuohy针；⑤其他分流术，将侧脑室的脑脊液分流至胸腔、胆囊、输尿管、膀胱等，因疗效

差、并发症多，已被淘汰。

4）分流装置的选择：需要权衡分流的效率和分流过度引起并发症的风险。常用的分流阀门：①简单的压力差阀门；②流量限制阀门；③可调压阀门等。选用简单的压力差阀门，术后患者应在数天内逐渐缓慢地过渡到直立状态。抗虹吸装置或流量限制阀门，能降低分流过度的风险，但部分患者可能分流不足。带有抗虹吸装置的可调压阀门具有明显的优势，可以体外调整分流速度，解决了分流不足或分流过度的问题。

5）疗效：分流术的出现和分流装置的改进大大改善了脑积水的预后，有助于患者神经功能障碍的恢复，但失败率高又限制了分流术的临床应用，据报道，分流术后2年的失败率高达50%。成功的分流术只解决了脑脊液流动的问题，而脑积水引起的白质损伤能否得到修复，则关系到患者的症状能否持续改善，因此分流术的手术时机很重要。另外，原发性正常压力脑积水患者常合并有神经系统退行性病变（如Alzheimer病等），其短期疗效受分流术并发症的影响，而长期疗效则与合并疾病的进展有关。

104.9　分流术常见并发症及其处理

脑脊液分流术常见并发症包括分流装置故障、感染、分流过度、癫痫、分流管近端并发症、分流管远端并发症、分流装置外露等。

104.9.1　分流装置故障

分流装置故障导致脑脊液分流不足是分流术最常见的并发症。据报道，小儿脑积水分流术后1年内，该并发症的发生率为17%。常见分流装置故障包括堵塞、连接脱落、打折或破裂等。

（1）分流管近段（脑室端）堵塞

分流管近段（脑室端）堵塞最多见，可因脉络丛粘连、血块堵塞或脑组织粘连所致。侧脑室额角穿刺放置分流管时脉络丛粘连的可能性较枕角穿刺小。

（2）分流阀门堵塞

脑室炎、脑室内出血、脑肿瘤手术后，脑脊液中的细胞（炎性细胞或肿瘤细胞）、蛋白或纤维素含量增高，可使分流阀门堵塞。

（3）分流管远端（腹腔端或心房端）堵塞

分流管远端（腹腔端或心房端）堵塞常见原因：①分流管远端裂隙开口被血块、大网膜或纤维素堵

塞;②形成腹腔假性囊肿,与腹腔感染和多次置换分流管有关;③严重的腹腔粘连;④分流管远端不在腹腔内,如手术时误将其放在腹膜外脂肪内或因患者长高而使导管脱离了游离腹腔。

一旦发生分流装置故障,脑脊液分流不足,患者的脑积水症状和体征就会复发,体检可发现部分患者分流管周围有积液,CT 扫描显示脑室未缩小或再度扩大。此时应检查分流装置,根据具体原因进行纠正或更换分流装置。检查方法:按压阀门后不能再充盈(一般情况下,阀门应该在 15～30 s 再充盈)或穿刺储液囊不能抽出脑脊液,提示分流管脑室端不通;若难以压瘪阀门,表明阀门本身或分流管远端堵塞。对于因脑脊液蛋白或纤维素含量过高引起的分流管堵塞应注意预防,如控制炎症、出血等,先进行脑脊液外引流,待化验正常后再进行分流术。疑有腹腔假性囊肿者,经腹部 B 超确诊后,应拔除分流管,在腹腔其他象限处(如左侧髂窝)重置分流管,或改作脑室心房分流;若假性囊肿为感染所致,应在感染控制后再行分流术。

104.9.2 感染

分流术后早期感染率为 3%～20%。患者年龄过小、手术时间过长、合并有开放性神经管缺陷等因素,会增加分流术后感染的风险。50%以上的感染在术后 2 周内出现,感染多来源于患者的皮肤,最常见的病原菌是表皮葡萄球菌。

感染后,患者可出现发热、头痛或腹痛、分流管皮下红肿等,严重者可出现癫痫和意识障碍。脑脊液常规、生化、细菌涂片和细菌培养,可获得阳性结果。一旦确诊,应立即去除分流装置,改作脑室外引流和腰大池持续引流,并经验性使用抗生素,根据细菌涂片或细菌培养结果调整抗生素,严重感染者可考虑脑室内或经腰大池鞘注给药,还应考虑到真菌感染可能。脑脊液检查连续 3 次正常后,继续巩固抗感染治疗 10～14 d,再考虑重行分流术。手术中严格无菌操作是预防感染的重要环节。

104.9.3 分流过度

分流过度可引起低颅内压、裂隙脑室、硬脑膜下血肿或积液、颅缝早闭和颅腔狭小、中脑导水管狭窄等。10%～12%的长期脑室分流患者出现上述表现之一。脑室腹腔分流术比脑室心房分流术更容易引起该并发症,因为分流管越长其虹吸效应越明显。

(1)低颅内压

低颅内压(intracranial hypotension)患者表现为典型的体位性头痛,直立时加重,平躺后缓解。其原因是直立时分流管的虹吸效应更明显。CT 扫描显示脑室正常或变小,脑室内压力≤0.587 kpa(4.4 mmHg)。分流过度引起的体位性头痛通常具有自限性,若保守治疗后仍持续存在,应检查阀门:若压力低,则需要更换高压阀门或可调整阀门;若压力不低,则需要加用抗虹吸装置(详见第 36 章"低颅内压")。

(2)裂隙脑室

3%～80%的患者分流术后会出现裂隙脑室(slit ventricles),侧脑室完全塌陷,大多数无症状。但部分患者在分流术后数年(平均 6.5 年),出现间隙性头痛、恶心、呕吐、昏睡等,CT 扫描显示脑室小于正常,按压阀门后再充盈缓慢,这种现象被称为裂隙脑室综合征(slit ventricle syndrome)。其发病机制为分流过度导致侧脑室塌陷,室管膜闭合了脑室端入口,引起脑室端功能性堵塞。早期脑室顺应性好,脑脊液积聚使脑室重新扩大,分流管堵塞解除、功能恢复,所以患者表现为间歇性症状;长期反复的功能性堵塞,脑脊液向脑室周围渗出,导致脑室周围胶质增生,脑室顺应性逐渐下降。处理方法如下。

1)对有症状的裂隙脑室患者,先进行保守治疗,如使用抗偏头痛药物等,部分患者症状自行缓解。

2)对颅缝早闭和颅腔狭小的患者,进行颞肌下减压术,同时切开硬脑膜,扩容颅腔,降低颅内压,改善症状。

3)对颅腔大小正常,且保守治疗无效的患者,可更换高压阀门或可调压阀门,并加用抗虹吸装置,部分低颅内压或典型的裂隙脑室综合征患者在分流装置纠正后症状改善。

4)对不能确认原因或更换分流装置无效的患者,可拔除分流管,行脑室外引流,同时进行颅内压监测:①颅内压升高,有症状,若脑室扩大,可尝试 3 脑室造瘘术;若脑室无扩大,可采用抗虹吸的可调压分流管进行脑室腹腔分流术,并加枕大池(或腰大池)腹腔分流术。②颅内压正常,无症状,脑室无明显扩大,可拔管,随访。③低颅压,在有脑脊液引流的情况下,逐渐抬高引流管,若无症状,脑室扩大,夹管 48 h 后仍无症状,可拔管,随访;若有症状,脑室扩大,可尝试 3 脑室造瘘术或采用抗虹吸的可调压分流管进行脑室腹腔分流术(详见第 36 章"低颅内压")。

（3）硬脑膜下血肿或积液

分流过度导致脑组织塌陷引起脑桥静脉撕裂出血。多见于：NPH 患者；长期脑积水引起头颅增大、脑室明显扩大、脑实质变薄的患者；合并严重脑萎缩的患者。患者常无明显的症状，在 CT 或 MRI 复查时被发现。硬脑膜下血肿多为亚急性期或慢性期，硬脑膜下积液通常是血性的，蛋白含量高于脑脊液。

轻度硬脑膜下血肿或积液，可保守治疗。明显的或有症状的硬脑膜下血肿或积液，应进行手术治疗：慢性硬脑膜下血肿采用钻孔引流术，急性硬脑膜下血肿采用开颅血肿清除术；同时，分流依赖的患者需要更换高压阀门或可调压阀门，非分流依赖的患者可临时阻断分流装置，以减少分流；对硬脑膜下积液的患者，可行积液腹腔分流术（采用低压阀门或不用阀门）。治疗目标是获得分流过度与分流不足之间的平衡，治疗期间患者应减少活动。

104.9.4　其他并发症

（1）癫痫

侧脑室分流术后癫痫发生率约为 5.5%，额角穿刺者多于枕角穿刺者。除用抗癫痫药物控制发作外，还应排除颅内出血、炎症、脑积水复发颅内压增高等原因，并作相应的处理。

（2）分流管近端并发症

包括穿刺迷路（过深或方向错误）、穿刺道出血、脑室内出血等，应熟练掌握侧脑室穿刺技术，尽量避免反复多次穿刺。复杂侧脑室穿刺可借助于神经导航和神经内镜技术。

（3）分流管远端并发症

1）远端移位：常见移位至胸壁或腹壁皮下，甚至颈部皮下或头皮帽状腱膜下；移位至阴囊内；偶见穿破横膈，进入胸腔、心包，引起胸腔积液，甚至刺破心脏。X 线平片检查可发现移位，应手术纠正。

2）脏器穿孔：少见，包括刺破结肠、胃、膀胱等。如发现脏器穿孔，应立即手术拔除分流管，并更换分流方式。

3）肠梗阻或肠绞窄。

4）心房端并发症：空气栓塞、心律失常、分流管刺破心脏引起心包填塞、腔静脉或心房血栓形成及血栓脱落引起肺栓塞等。

（4）分流装置外露

见于头颅增大、头皮变薄、营养状况差的慢性脑积水患者，也可见于分流管材料过敏的患者。分流装置外露，常继发感染，应手术拔除分流管。

（5）成为某些肿瘤（如髓母细胞瘤）转移的通道此种情况较少见。

（徐　铭　周良辅）

参考文献

[1] 徐铭,周良辅.脑积水[M]//周良辅.现代神经外科学. 2版.上海:复旦大学出版社,2015:1151-1160.

[2] EIDE P K, RINGSTAD G. Delayed clearance of cerebrospinal fluid tracer from entorhinal cortex in idiopathic normal pressure hydrocephalus: a glymphatic magnetic resonance imaging study [J]. J Cereb Blood Flow Metab, 2019,39(7):1355-1368.

[3] HASAN-OLIVE M M, ENGER R, HANSSON H A, et al. Loss of perivascular aquaporin-4 in idiopathic normal pressure hydrocephalus [J]. Glia, 2019,67(1):91-100.

[4] LOUVEAU A, SMIRNOV I, KEYES T J, et al. Structural and functional features of central nervous system lymphatic vessels [J]. Nature, 2015, 523 (7560):337-341.

[5] LU L, CHEN H, WENG S, et al. Endoscopic third ventriculostomy versus ventriculoperitoneal shunt in patients with obstructive hydrocephalus: meta-analysis of randomized controlled trials [J]. World Neurosurg, 2019,129:334-340.

[6] NAGEL S J, JAFFER H, LUCIANO M G. Cerebrospinal fluid disorders and transitional neurosurgery [M]//WINN H R. Youmans and Winn neurological surgery. 7th ed. Philadelphia: Elsevier, 2017:1602-1613.

[7] RASMUSSEN M K, MESTRE H, NEDERGAARD M. The glymphatic pathway in neurological disorders [J]. Lancet Neurol, 2018,17(11):1016-1024.

[8] ROS B, IGLESIAS S, MARTÍN Á, et al. Shunt overdrainage syndrome: review of the literature [J]. Neurosurg Rev, 2018,41(4):969-981.

[9] SKALICKY P, MLÁDEK A, VLASÁK A, et al. Normal pressure hydrocephalus—an overview of pathophysiological mechanisms and diagnostic procedures [J]. Neurosurg Rev, 2020,43(6):1451-1464.

[10] WIIG U S, ZAHL S M, EGGE A, et al. Epidemiology of benign external hydrocephalus in Norway—a population-based study [J]. Pediatr Neurol, 2017,73:36-41.

105 脑膨出

105.1　概述和分类

脑膨出(encephaloceles)一般指因先天性颅骨缺损导致中枢神经系统部分内容物经此缺损向颅外疝出的疾病,而颅脑外伤、感染、炎症、肿瘤、手术等引起的继发性颅内容物膨出不在此列。脑膨出内容物可为正常脑组织或神经胶质组织。如果膨出的内容物仅为包含脑脊液的蛛网膜囊而不含脑组织,则称为脑膜膨出(meningocele);如果内容物包含脑膜和脑组织,则为脑膜脑膨出(meningoencephalocele);如果疝出物包含脑室组织则称为积水性脑膜脑膨出(meningohydroencephalocele)。以上各类脑膨出在新生儿中的总发生率为5/10万~30/10万。随着许多地区对孕妇叶酸补充逐步重视,产前检查进一步完善,脑膨出的发病率呈下降趋势。

脑膨出依据其膨出部位,大致可分为颅前部脑膨出和颅后部脑膨出(表105-1)。

颅前部脑膨出又可分成两型:位于筛板前方的前顶型(或称额筛型)和通过筛窦、蝶窦腔疝出的基底型。基底型脑膨出穿透筛板或蝶骨体突入鼻腔,累及视神经、Willis 动脉环、垂体和下丘脑等重要结构,因此临床症状较严重。

颅后部脑膨出有枕型、枕颈型、顶型和颞型四大类。枕型是最常见的颅后部脑膨出,可进一步分为窦汇上和窦汇下 2 个亚型。顶型一般位于前囟和人字缝之间。与枕型和顶型多位于中线及附近不同,颞型脑膨出位于两侧的翼点附近。大型的颞型脑膨出可占据上颌骨、下颌骨、颧骨的位置,需要颅面重建。蝶骨区的脑膨出常合并蝶骨翼发育不良,与神经纤维瘤病 Ⅰ 型有关。枕颈型脑膨出则指脑膨出同时合并枕骨和颈椎部分缺损。枕部或高颈段脑膨出合并有 Chiari Ⅱ 型畸形,称为 Chiari Ⅲ 型畸形。

各型中,最多见为枕型脑膨出(75%),其次为前顶型(13%~15%)、顶型(10%~12%)。脑膨出又与人种或地域位置分布有一定关系,如在东半球及亚太地区多见颅前部脑膨出,而在北美和欧洲,颅后部脑膨出所占比例大。脑膨出病例中,男女比例约为 2∶1。男性好发颅前部脑膨出,女性多见颅后部脑膨出。

表 105 – 1 脑膨出按部位的分型及特点

分型	流行病学	一般临床表现	神经功能障碍	产前诊断	治疗手段	预后
颅前部脑膨出 前顶型(额筛型) 鼻额部	东半球多见,男性多见	鼻梁或鼻根部肿胀或肿物,眼距增宽,部分患儿眶内容积减小,呈现突眼,眼球外移,泪腺炎症	视力,眼球活动可受累	不易于产前诊断	冠状切口前颅底入路,颜面,眼耳鼻喉,整形等外科多学科团队协作	神经功能预后较好,但可残留颜面畸形
鼻筛部 鼻眶部						
基底型(前颅底型) 经筛窦		鼻塞,鼾音,张口呼吸等	若膨出物包含下丘脑,垂体柄等,相应的神经功能障碍较重		可内镜下切除和修补	
经蝶窦						
颅后部脑膨出 顶型	西半球多见,女性多见	顶,枕中线附近或一侧颞部,可见膨出的囊状肿物,直立时肿物可能变小,而在卧位或哭泣时扩大	可无神经功能受损,或存肌力及感觉减退	易于产前诊断	常规切除,严密缝合,颅骨整复	神经功能预后取决于膨出物大小,内容是否健康脑组织的多少,是否涉及重要组织,是否合并脑积水
颞型			鼻漏,反复发作的脑膜炎,以及癫痫等,可占据上颌骨,下颌骨,颧骨的位置,需要颅面重建			
枕型 婴汇上型			视力视野受损			
婴汇下型			共济功能差			
枕颈型			神经功能差,病情较重,不易存活			

105.2　发病机制

人类胚胎发育第 4～6 周时原始神经管闭合。如果原始神经管头端闭合不全,则可影响颅骨、脑膜及脑的发育,发生各种类型的脑膨出。大脑或小脑皮质都是在神经管闭合期以后发育形成的,脑膨出与神经管表面间充质组织的发育异常相关。

但也有人认为神经管闭合不全不能完全解释发病。因为有证据证明神经管的形成需要在表皮尚未覆盖的情况下进行,但脑膨出一般有皮肤覆盖。闭合的神经管和表皮外胚层之间的多潜能的原始中胚层发育成了膜化的颅骨和脑膜。妊娠后的 3～4 周,神经外胚层和皮肤外胚层之间的粘连会妨碍中胚层形成颅骨。

盲孔发育的异常可能造成鼻部脑膨出。正常的胚胎发育情况下,硬脑膜囊可通过发育中的鼻与额骨之间的囟向前膨出。此硬脑膜的膨出部一般情况下会自行退缩,骨则闭合。而有些时候,硬脑膜膨出并没有退缩,而且硬脑膜也和皮肤相粘连,因此颅骨无法闭合,骨缺陷会造成颅内容物的疝出。

蝶骨有多处成骨中心。影响发育的因素会导致蝶骨的膜化骨进程受损从而使颞叶膨出。中间部的蝶骨发育不完善可导致侧颅咽管(Sternberg 管)的持续发育,导致脑膨出至蝶窦腔。鼓室盖周围的骨质薄弱,以及中颅底的穿孔,也可导致炎症和感染的脑组织疝出,甚至疝至耳部。

多数脑膨出病例是散发的,诸如营养、叶酸缺乏及孕妇体温升高等可能对发病有影响。少数脑膨出和遗传有关。在家族有神经管疾病或其他中枢神经系统畸形的族系中常合并脑膨出。枕部脑膨出可为 Meckel-Gruber、Roberts、Chemke、Knoblock、隐眼综合征的一部分。这些都是常染色体隐性遗传病。67.7% 的基底型脑膨出患者合并有"牵牛花(morning glory)"综合征,表现为遗传性视盘发育不良及颅面部畸形。也有人认为,神经胚形成的生物力学在脑膨出等神经管缺陷中起到重要作用,如异常的组织力学、肌动蛋白受药物或者遗传因素影响等,都可能阻碍和干扰神经胚形成。

105.3　临床表现

前顶型患者可表现为鼻梁或鼻根处肿胀,眼距增宽,部分患儿眶内容积减小,呈现突眼、眼球外移、泪腺炎症。

基底型脑膨出在早期不一定能够看到明显的膨出物。患儿往往因为鼻塞、鼾音、张口呼吸等,去眼耳鼻喉科就诊。如果眼耳鼻喉科医生当作普通的鼻息肉、鼻腔肿物进行鼻部病变活检,可能引起脑脊液鼻漏、颅内感染等严重并发症。

颅后部脑膨出患儿的顶、枕中线局部可见明显膨出的囊状肿物,肿物质地较软,基底较广或呈蒂状,大小不一。表面皮肤色深,有的有小毛或有皱纹;极少数患儿皮肤缺如,脑组织暴露在外。透光试验阳性者为脑膜膨出,阴性者为脑膜脑膨出。囊腔与颅腔相通,患儿直立时肿物可能变小,而在卧位或哭泣时扩大。颞叶脑膨出可在童年期或者成年期自发出现,表现为突然出现的鼻漏,反复发作的脑膜炎,以及癫痫等。

部分患儿可合并其他畸形,如先天性心脏病、脊柱裂、脑积水、唇或腭裂、外生殖器畸形等。

轻症患者可无明显神经系统体征。较重者可影响智力发育,并伴有不同程度的瘫痪、抽搐等。前顶型患者中,膨出部位位于鼻根者可伴有一侧或双侧嗅觉减退或丧失。膨出物突入眼眶者可引起多组脑神经损害的症状。颅后部脑膨出患者可有小脑共济功能受损或视力、视野受损。

105.4　辅助检查

105.4.1　胎儿超声检查

特别是三维、四维彩超,可以发现大的脑膨出,也容易探测囊内有无实质性组织。因脑膨出来医院就诊的,多是囟门未闭合的新生儿。超声可以透过未闭合的骨缝,对颅内畸形病变进行较清晰的探查,因而超声检查仍然是目前重要的手段。

105.4.2　母血及羊水中甲胎蛋白检测

可使脑膨出在宫内即获得诊断,这对决定是否终止妊娠有重要作用。产生异常甲胎蛋白(AFP)的必要条件是组织液与脑脊液发生渗漏。如果病变完全上皮化,即使皮肤发育不良,母血及羊水中 AFP 水平也正常。还可检测羊水中的胆碱酯酶辅助诊断。

105.4.3　CT 检查

CT 不仅可显示颅骨缺损的形态,亦能显示膨出的软组织中是否含有脑脊液或脑组织,对前顶型脑膨出者,CT 检查,特别是应用三维重建技术,对于决定是否需要颅面重建及选择重建方法很有帮助,对颅底脑膨出者,冠状 CT 扫描显示更好。

105.4.4　MRI 检查

MRI 可清晰地显示囊内容物的组成,区分正常脑组织与囊内变性、坏死组织。对于某些位于颅底或静脉窦部位的脑膨出,可选择性进行 MRA、MRV 检查,以查明病变与局部大动脉及静脉窦的位置关系,避免手术中遭到意外损伤。

105.4.5　染色体检查

孕妇行羊膜囊穿刺可发现羊水细胞染色体异常,可以早期筛查 Down 综合征患儿及其他染色体发育不全,包括脑膨出等神经系统畸形的染色体异常。另可行无创 DNA 检查排除畸形。

105.5　诊断与鉴别诊断

依据临床表现及相关特殊检查,脑膨出的诊断一般不困难,但仍须同其他疾病鉴别。

非颅底部位的脑膨出需要和头皮脂肪瘤、颅骨膜窦等病变相鉴别。脑膨出多位于中线位置,头皮脂肪瘤无特定的位置,且哭闹时肿块一般无变化;脑膨出的囊性病灶具有波动性及典型的影像学表现,可作鉴别。颅骨膜窦或血管瘤与颅内静脉窦相交通,穿刺可抽到血液。血管造影、MRV 等检查可协助诊断。

前颅底型脑膨出可与鼻息肉或鼻腔肿瘤相混淆。但鼻息肉或鼻腔肿瘤在儿童期非常少见,借助头部 CT、MRI 等检查可明确诊断。

105.6　治疗及预后

105.6.1　治疗原则

(1) 手术指征

新生儿单纯脑膜膨出应手术,效果较为理想。若患儿系脑膜脑膨出,且膨出物中,发育不良的脑组织占囊内脑组织的一半以上时,手术后将出现非常严重的神经功能缺失症状;或者患儿合并有严重的全身其他系统畸形,手术耐受力差或远期预后不佳时,需要慎重决定是否进行手术治疗,并进行伦理咨询。

(2) 手术时机

对于有机会接受外科手术干预的患儿,应在其心、肺功能能够耐受的情况下,尽早采取手术修复畸形。手术时间越往后延迟,术后神经功能损害越重,出现的并发症也越多。囊壁菲薄,甚至破裂致脑脊液漏者应急诊手术。颅前部型脑膨出建议在出生后早期处理,防止发育时的颜面部软组织和骨骼的畸形,并防止感染。膨出物含脑室者可在出生后 2～3 个月再手术。鼻根部脑膜脑膨出较大者或其他部位膨出骨缺损直径大于 2 cm 者,出生后 6 个月再行手术。枕部型一般可择期手术。

(3) 手术目的

切除膨出的囊肿,最大限度保护神经组织,防止神经结构和神经功能的损伤加重,防止脑脊液漏及中枢神经系统感染发生。尽可能做到水密性的硬脑膜缝合和充分的皮肤覆盖,进行外观整复、颅及颅面重建。

105.6.2　围手术期处理、手术方式及注意事项

(1) 围手术期处理、手术方式

术前明确患儿脑膨出程度和有无合并全身其他系统畸形。根据病变的部位选择合适的体位和手术切口。如果病变处有神经组织暴露在外,应避免消毒液直接刺激。切开头皮后,逐层分离皮肤至硬脑膜层,打开膨出囊,切除囊内发育不良或坏死的脑组织。接着切除多余的硬脑膜、皮下组织及皮肤,分层严密缝合切口。

修剪或切除硬脑膜时,应注意分辨大静脉窦,避免损伤引起大出血。近颅底的病变,如 Willis 环、脑神经根均有可能成为膨出物的一部分,手术更应谨慎、小心。

颅骨缺损面积较大者,应选用自体颅骨瓣或金属钛板进行颅骨修补。如果缺损面积较小,尤其是当缺损位于枕部肌肉丰富部位,有自行成骨愈合的可能,不做颅骨修补手术。

对合并严重脑积水的患儿,首先实施脑脊液分流手术,再处理膨出物。这样可以减低术中和术后的颅内压。

（2）注意事项

手术中患儿的体温应保持在 36～37℃，术中对患儿进行全面监护。手术中仔细止血，尽量减少失血。对于手术时间较长、伴有脑脊液漏的巨大颅后部脑膨出或需行颅面重建手术的病变，围手术期应给予广谱抗生素。

麻醉处理及体位摆放较为特殊。应根据不同的脑膨出部位选择合适的操作体位。例如，枕部巨大脑膨出患者一般取侧卧位插管，但会厌的暴露不甚理想。可采取如下办法：一位助手将患者抱离床面，托住头部及肩膀，另一位助手托住背部、骨盆、下肢，第三助手在电子可视喉镜下插管。鼻部脑膨出患者扣面罩通气困难，且鼻内疝出的膨出囊会阻碍鼻插管。额鼻、基底型患儿有气道阻塞，须在麻醉前充分评估。

105.6.3　各型脑膨出的治疗及预后

（1）颅后部脑膨出

1）解剖特点：疝出部位包括顶部、颞部、枕部、枕颈部，颅骨缺损位于枕外粗隆的上方或下方，小如针孔，大达数厘米，可以自枕外粗隆至枕骨大孔、上颈椎。矢状窦、窦汇等静脉窦可分叉并围绕骨缺损缘。在脑膜脑膨出时，囊内最常见的为小脑蚓部，有时还含有大脑枕叶、顶叶组织；如含有侧脑室组织，则形成积水性脑膜脑膨出。严重时，囊内可包含部分脑干。窦汇上型常含有发育不良的神经组织，切除后不会影响神经功能，少数情况下，含有正常脑组织，这时必须尽最大努力保持它们完整，予以回纳。窦汇下型类似窦汇上型，脑膨出中可能包含有脑干和小脑组织。

2）手术方式：手术通常采用横形切口。但如病变位置较低，如枕骨大孔区或颈椎有骨质缺损，则直切口更合适。切除多余的皮肤，使剩下的皮肤能够严密缝合。在脑膨出的基底切开皮肤，将下方的硬脑膜从周围的颅骨缺损边缘上钝性分离开。打开膨出囊，放出其中的脑脊液并检查囊内容物。大部分疝出的组织是没有生机的或是神经胶质增生的脑组织，可予以切除。尽可能用自体骨修补颅骨缺损。这些自体骨来自邻近部位的皮肤切口下。部分病例也可用钛板修补颅骨缺损。必须估计好留下多少硬脑膜用以修复，将多余的硬脑膜切除。硬脑膜水密缝合，硬脑膜和皮肤在关闭时必须没有张力。术后若出现脑积水，需行分流手术。

颞型脑膨出可采用中颅底入路，并可于内镜下仔细检视存在的颅底骨质缺损并处理膨出组织，修补脑脊液漏。

Ⅲ型 Chiari 畸形及颈部脑膨出患者，因囊内含有小脑，甚至脑干组织，治疗效果不佳。

（2）颅前部脑膨出

颅前部脑膨出的特点是神经功能预后大多良好，面部缺损上常覆盖有完全上皮化、发育良好的皮肤，脑积水少见，几乎都是脑膜脑膨出。

1）前顶型脑膨出：

A. 解剖特点：位于额面交界处。根据膨出的部位，可进一步分为额鼻型、鼻筛型及鼻眶型。它们有共同的颅骨缺损内口，位于鸡冠前的额、筛骨间，可以在中线部，也可以在一侧或两侧。额鼻型的膨出囊位于眉间或鼻根部；鼻筛型的膨出囊较前者低，伸向双眼眦，形成双叶状；鼻眶型则在单侧或双侧眼眶的前下方，使眼球移向外上方。

B. 手术方式：患儿取平卧位，采用冠状切口，从一侧靠近耳的颞区到另一侧靠近耳的颞区。分别在两颞侧钻洞，在开放的前囟处将硬脑膜从额骨上分离下来。额骨在前颅底以上整块去除。硬脑膜外或硬脑膜下入路的选择需依据患者具体情况而定。若囊内容物为无活力或发育不良的脑组织，应切除。嗅束尽可能保留。该部位的手术常需要多学科团队（MDT）协作，包括神经外科、口腔外科、耳鼻咽喉科、颌面外科、整形外科。其他科室外科医生从颜面部和口腔做“套筒”，可自下方与在上方操作的神经外科医生会师。

C. 颅骨缺损的处理：如果颅骨缺损很小，不必修补颅骨；如果颅骨缺损很大，可以从发际后取 1 块颅骨骨瓣（bone graft），移植固定在缺损处。这一型颅骨缺损修补基本不用异体替代物，因其可招致很高的感染率。在一侧或两侧硬脑膜修补时使用氧化纤维素胶水可以减少脑脊液漏的可能性。

2）基底型脑膨出：

A. 解剖特点：根据膨出部位又可分成经筛窦、经蝶窦膨出或两者兼有。临床特点为面部畸形（鼻根宽阔、眼距过大、双颞径增宽）及鼻腔或咽部中线囊性肿块，而外部一般见不到肿块。那些部位较后的病变，特别是位于蝶骨附近时，疝出物中常包含有下丘脑、垂体及垂体柄、视神经、视交叉及大脑前动脉等重要结构。

B. 传统手术方式：颅底脑膨出的手术入路与额

顶前半部脑膨出类似,但在颅底脑膨出中,需要保留疝出物内包含的重要结构。因为疝出物位置更靠后,为了暴露受累区域,需要牵拉更多的脑组织,所以采取相应的脑保护措施颇为重要。因为骨缺损程度很小,通常无须采用颅面入路(图105-1)。

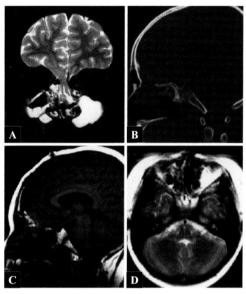

图 105-1 前颅底脑膨出影像学表现

注:A、B. 前颅底脑膨出,术前 MRI 及 CT 检查显示颅底骨质缺损,脑组织突入鼻腔;C、D. 术后复查结果,显示颅底结构已修复,鼻腔内未见异物。

C. 内镜辅助经鼻脑膨出切除及颅底重建术:其前提是鼻旁窦的气化要好。这需要出生后 2～3 年再进行手术。有些患儿的脑膨出自己形成了一个较大的骨质缺损,则可提供一个较好的手术通道。额窦后壁来源的脑膨出需要做一个骨成型瓣,这在内镜手术中非常困难。若有潜在的脑脊液漏风险,需要在术前放置腰大池引流。此操作也可减少术后脑脊液漏。术中采用 0°镜仔细寻找鼻内脑膜脑膨出的根蒂部。尽可能回纳脑组织,不能回纳者予以切除。充分显露并搔刮颅底骨质缺损处周围约 5 mm 骨面,使之成为一新鲜创面。对于经筛型病例,以带蒂鼻中隔黏软骨膜瓣或带蒂中鼻甲黏膜瓣直接覆盖筛顶缺损处。

后方鞍结节及床突处颅底骨质缺损的患者可用经上颌入路。这类患者的上颌骨一般发育较小,故

可由其他外科医生一同建立一个连通颜面部的手术通道。

(3)预后

颅前部脑膨出患儿的生存率和神经功能保留率高于颅后部脑膨出者。但往往遗留较为严重的颌面部畸形。颅后部脑膨出患儿的预后取决于脑膨出的大小、膨出囊内脑组织的多少、是否含有小脑及脑干等重要组织,以及小头畸形的程度。脑积水的存在及合并其他畸形提示预后较差。

(郑名哲 张 荣)

参考文献

[1] 王懿征,蔡春泉. 神经胚形成的生物力学研究进展[J]. 国际儿科学杂志,2019,46(3):162-165.

[2] 杨小健,张杰. 婴幼儿先天性基底型脑膜脑膨出的诊断与治疗[J]. 中国耳鼻咽喉头颈外科,2017,24(3):128-131.

[3] 郑名哲,陈衔城. 脑膨出[M]//周良辅. 现代神经外科学. 2版. 上海:复旦大学出版社,2015:1161-1163.

[4] ADAM L S, JAMES T G. 187 Encephaloceles, meningoceles, and cranial dermal sinus tracts [M]// WINN H R. Youmans and Winn neurological surgery. 7th ed. Philadelphia: Elsevier, 2017:1505-1517.

[5] CAMPBELL Z M, HYER J M, LAUZON S, et al. Detection and characteristics of temporal encephaloceles in patients with refractory epilepsy [J]. AJNR, 2018,39(8):1468-1472.

[6] GORE M R. Endoscopic repair of lateral sphenoid encephaloceles: a case series [J]. BMC Ear Nose Throat Disord, 2017,17:11.

[7] MURTHY P S, Kalinayakanahalli Ramkrishnappa SK. Giant occipital encephalocele in an infant: a surgical challenge [J]. J Pediatr Neurosci, 2019,14(4):218-221.

[8] ONG A G J, ROLNIK D L, MEAGHER S, et al. Early diagnosis and differences in progression of fetal encephalocele [J]. Ultrasound Med, 2020,39(7):1435-1440.

[9] VELHO V, NAIK H, SURVASHE P, et al. Management strategies of cranial encephaloceles: a neurosurgical challenge [J]. Asian J Neurosurg, 2019,14(3):718-724.

106 蛛网膜囊肿

蛛网膜囊肿(arachnoid cysts)是指脑或脊髓实质外、蛛网膜内充满脑脊液样液体的囊性占位性病变,属非肿瘤性的。

106.1 分类

按病因不同可分为原发性蛛网膜囊肿和继发性蛛网膜囊肿。原发性蛛网膜囊肿常见,又称先天性蛛网膜囊肿,是由胚胎发育异常而形成的囊肿,与蛛网膜下腔、脑池关系密切。继发性蛛网膜囊肿,又称假性蛛网膜囊肿,是由颅脑外伤、颅内感染或出血引起蛛网膜下腔炎症反应,导致脑脊液病理性积聚而形成的囊肿,囊壁可见炎性细胞或含铁血黄素沉着,囊液蛋白质含量高,可为黄色或血性。本文主要介绍原发性蛛网膜囊肿。

106.2 流行病学

根据尸检结果估计,蛛网膜囊肿在人群中的发病率为 0.1% 左右,然而有症状的病例却很少见,提示大多数病例终身无症状。随着 CT、MRI 的广泛使用,很多无症状的病例意外被发现。CT 检查发现有蛛网膜囊肿的比例为 0.2%,MRI 检查发现有蛛网膜囊肿的比例儿童为 2.6%,成人为 1.4%。蛛网膜囊肿占颅内占位性病变的 1%,多为散发和单发,男性多于女性,左侧多于右侧。可见于任何年龄,但大多数病例在 20 岁以前被发现。

颅内蛛网膜囊肿的分布在临床报道中基本相似,大多位于幕上(表 106-1),但临床报道的多是有症状的蛛网膜囊肿的分布,与实际的蛛网膜囊肿的分布可能有差异。

表 106-1 儿童颅内蛛网膜囊肿的分布

部 位	比例(%)
侧裂区(颅中窝)	42.0
颅后窝	24.0
鞍上	10.0
四叠体区	7.5
纵裂	7.3
大脑凸面	5.7
其他部位	3.5

106.3　病理

蛛网膜囊肿必不可少的条件是囊肿周边的蛛网膜被分开,囊肿位于内外层蛛网膜之间(图106-1),因此确切的描述应该是蛛网膜内的囊肿。蛛网膜囊肿通常位于脑脊液丰富的脑池(如侧裂池、鞍上池、四叠体池、纵裂池、脑桥小脑池和颅后窝中线脑池),并向周边扩张。

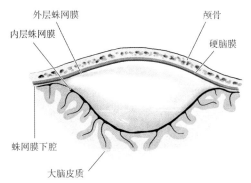

图106-1　蛛网膜囊肿示意图

注:见颅骨局部膨隆,大脑皮质受压。

106.3.1　病理表现

大的蛛网膜囊肿可引起邻近的硬脑膜和颅骨变薄。原发性蛛网膜囊肿周边的内外层蛛网膜有正常的组织形态,即由胶原束板构成。囊壁薄而脆、透明,可与周围的软脑膜有融合。囊壁上可见成堆的间叶细胞,偶尔呈漩涡状排列,后者对诊断蛛网膜囊肿有帮助。内层蛛网膜紧贴软脑膜,蛛网膜下腔受囊肿压迫而消失。其下脑皮质多正常,少数可有胶质增生,大多数病例不存在脑发育不全或发育障碍。蛛网膜囊肿的囊壁不同于正常蛛网膜(包括囊肿周边的内外层蛛网膜),表现为胶原层增厚,缺乏正常蛛网膜的蜘蛛网样小梁形成。囊液清亮,无细胞或蛋白质样物质,囊液中和囊壁上无炎性细胞和含铁血黄素。囊液和脑脊液相似,但并不完全等同于脑脊液,其蛋白质、乳酸脱氢酶和磷酸盐的浓度有别于脑脊液。

106.3.2　发病机制

蛛网膜囊肿的发病机制尚存在争议。普遍被接受的解释是蛛网膜囊肿属于先天性发育异常疾病,而不是继发于其他病理条件,其支持依据包括囊肿在新生儿及其兄弟姐妹中发生、囊肿与脑池关系密切、可合并有其他发育异常疾病等。某些遗传性疾病中蛛网膜囊肿的发病率较高,如马方综合征、神经纤维瘤病Ⅰ型、戊二酸尿症、Acrocallosal综合征(常染色体隐性遗传性疾病,表现为颅面畸形、多指或多趾畸形、胼胝体发育不全、精神运动发育迟缓)、常染色体显性遗传的多囊肾病、结节性硬化等。在一个家族性蛛网膜囊肿中发现了X性染色体显性遗传的特征,表现为家族多名成员出现双侧、对称性颅中窝蛛网膜囊肿。

106.3.3　胚胎发生

蛛网膜囊肿的形成被认为是蛛网膜下腔胚胎发育异常的结果。在胚胎发育早期,神经管周围有一层疏松的结缔组织包绕,称为髓周网,它是软脑膜和蛛网膜的前身。大约在妊娠15周时,菱形顶破裂,脑脊液搏动性流入髓周网,促使浅层的蛛网膜和深层的软脑膜分开,形成了蛛网膜下腔。一种假设认为,蛛网膜囊肿的形成跟髓周网的分离异常有关,即形成了封闭的小室,进而发育成囊肿;另一种假设认为,髓周网的形成异常导致了蛛网膜囊肿的形成。如果这些假设成立,蛛网膜囊肿应靠近蛛网膜池,事实上大部分病例符合这点。

106.3.4　蛛网膜囊肿扩大的机制

胚胎发生学只解释了蛛网膜囊肿的形成,但不能解释蛛网膜囊肿是如何扩大的、为什么会扩大。一些蛛网膜囊肿之所以能产生足够的囊内压并压迫脑实质,其确切机制尚不清楚,目前的解释有如下几种。

(1)囊壁细胞分泌学说

临床上发现一些蛛网膜囊肿囊内压增高,但囊肿是完全封闭的,与周边蛛网膜下腔不通,据此推测囊壁细胞能够分泌液体。研究发现,囊壁细胞和蛛网膜颗粒细胞有相似的超微结构;另外囊壁内膜上有Na^+,K^+-ATP酶,外膜上有碱性磷酸酶,提供了液体向囊内转运的证据。然而大多数囊肿保持大小不变,少数甚至自发消失,不支持囊壁持续分泌液体,因此该解释不是普遍的,也不是唯一的机制。

(2)单向活瓣学说

在蛛网膜囊肿与周边蛛网膜下腔之间存在一个通道,类似于功能性的单向活瓣,脑脊液能够随脑脊液搏动流进囊肿但不能流出,直至囊内压高于脑脊液搏动产生的压力。CT 脑池造影和相位对比 MRI 检查经常能够发现脑脊液缓慢地流进囊肿;另外神经内镜也观察到了裂隙阀门的存在,这是最直接的证据。

106.4　临床表现

　　一些无症状的蛛网膜囊肿是在 CT 或 MRI 检查时意外被发现的,随访过程中,大多数囊肿保持大小不变,少数出现临床症状,罕见自发消失。有症状的蛛网膜囊肿,大多数在儿童早期即有表现,其临床表现因部位和年龄不同而有差异,一些巨大的囊肿临床症状可以很轻微。蛛网膜囊肿常见的临床表现有:①颅内压增高、头痛、恶心、呕吐、视神经盘水肿等,由囊肿的占位效应或梗阻性脑积水引起;②颅骨局部膨隆;③婴幼儿可出现头颅增大、前囟张力增高、颅缝分离、易激惹、生长发育迟缓等;④癫痫发作;⑤突然恶化,由轻微的颅脑外伤导致或自发性的囊肿破裂或脑桥静脉撕裂出血,较少见,引起囊内或硬脑膜下血肿,多发生在侧裂区蛛网膜囊肿;⑥局灶性神经功能障碍,不同部位的蛛网膜囊肿有相应的临床表现(详见 106.8 节"不同部位的蛛网膜囊肿");⑦少见症状,精神分裂症样表现、认知功能障碍等。

106.5　诊断

　　根据典型的临床表现和常规的 CT、MRI 检查,即可诊断本病。脑池造影和相位对比 MRI 检查,可以帮助评估蛛网膜囊肿与周边脑脊液空间是否相通。

106.5.1　CT 检查

　　蛛网膜囊肿表现为低密度、密度均匀,和脑脊液密度相似,边界清楚、边缘光滑,囊壁无钙化,增强后无强化。可见邻近的颅骨变薄、局部膨隆,邻近的脑组织受压移位(如脑室受压、中线移位等),可合并有脑室扩大(脑室受压引起的梗阻性脑积水)。

106.5.2　MRI 检查

　　蛛网膜囊肿的信号和脑脊液相似,T_1WI 呈低信号,T_2WI 呈高信号,增强后无强化,邻近的脑组织信号正常。弥散加权成像(DWI)和表观弥散系数(ADC)有助于鉴别颅内其他囊肿,如表皮样囊肿(图 106 - 2)。MRI 对小的蛛网膜囊肿和颅后窝蛛网膜囊肿的显示要优于 CT。另外,MRI 能够更好地显示囊肿的边界、大小和内容物,三维显示囊肿与周边脑池、脑血管的关系,更清晰地显示邻近脑组织的形态。

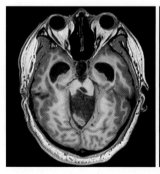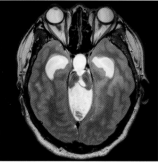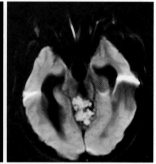

A. T_1WI(呈低信号)　　　B. T_2WI(呈高信号)　　　C. DWI(呈高信号)

图 106 - 2　松果体区表皮样囊肿

106.5.3　脑池造影

　　CT 脑池造影有助于判断蛛网膜囊肿与周边脑脊液空间是否相通,经腰大池或脑室注入造影剂,若两者相通,囊腔和周边脑脊液空间同时显现造影剂,

囊腔内造影剂的清除要迟于周边脑脊液空间和基底池;若两者不相通,早期(2~6 h)囊腔内无造影剂,造影剂堆积在囊肿周边的脑脊液空间,形成一个晕环,囊腔内可延迟显现造影剂。

106.5.4　相位对比 MRI 检查

通过检测脑脊液的流动,判断蛛网膜囊肿与周边脑脊液空间是否相通及沟通的部位,其结果与 CT 脑池造影结果、手术所见相符。

106.6　鉴别诊断

蛛网膜囊肿需要和其他 CT 囊性或低密度病变鉴别,如颅咽管瘤、表皮样囊肿、星形细胞瘤和慢性硬脑膜下血肿等。通常 CT 平扫就足够鉴别蛛网膜囊肿和其他囊性病变,蛛网膜囊肿的囊壁菲薄,在 CT 上不显示,而其他囊性肿瘤的囊壁会有显示,增强 CT 扫描,蛛网膜囊肿的囊壁没有强化。颅咽管瘤的囊壁经常会有钙化,而蛛网膜囊肿没有。

MRI 检查有助于鉴别原发性蛛网膜囊肿和继发性蛛网膜囊肿,前者的信号和脑脊液相似,后者因出血等原因,信号可异于脑脊液。许多囊性病变的 MRI 都可以表现为 T_1WI 低信号、T_2WI 高信号,但囊壁的边缘、邻近脑组织的水肿、增强后的强化等可以提供有价值的鉴别诊断线索。MRS(质子波谱分析)可以分析囊性病变中特定代谢物的含量,蛛网膜囊肿的内容物类似于脑脊液,代谢物含量低、乳酸峰值低。DWI 检查有助于鉴别蛛网膜囊肿和表皮样囊肿,前者呈低信号,后者呈高信号(见图 106-2)。

106.7　治疗

蛛网膜囊肿最佳的治疗方案尚无前瞻性随机对照试验证据。由于大多数囊肿保持大小不变,少数可自发消失,对无症状的病例,一般主张采取保守治疗,因为手术毕竟有风险。也有主张对无症状的病例进行手术治疗,以减轻囊肿对邻近的发育中的脑组织的压迫,减少因轻微颅脑外伤导致囊肿破裂或出血,导致病情突然恶化的风险。目前被认同的手术指征有:①有症状的蛛网膜囊肿,包括颅内压增高、梗阻性脑积水、癫痫发作、局灶性神经功能障碍等;②合并有囊内或硬脑膜下血肿的蛛网膜囊肿;③影像学显示占位征明显。

手术方法:①显微囊肿切除和开窗术;②囊肿-腹腔分流术;③神经内镜导引开窗术。

106.7.1　显微囊肿切除和开窗术

该术式曾是优先的治疗方案,采用显微手术将囊壁切除,使囊肿与邻近的蛛网膜下腔、脑池或脑室之间相交通,但因囊壁与正常的神经结构或血管之间粘连紧密,很少能全切除囊壁。术后复查,多见囊肿缩小,少见囊肿完全消失,以症状的改善和脑积水的缓解来判断手术疗效,术前无脑积水的患者手术成功率为 68%～89%,术前有脑积水的患者手术成功率仅 32%,手术成功的病例可以避免永久性植入分流装置。囊肿复发往往是由于手术过于保守,囊壁切除过少,囊腔再次闭合。该术式存在突然减压导致颅内出血的风险。

106.7.2　囊肿-腹腔分流术

由于部分病例在显微囊肿切除和开窗术后,症状无改善或囊肿复发,仍需要行囊肿-腹腔分流术,因此有作者建议直接行囊肿-腹腔分流术。该术式的优点是创伤小、复发率低、囊肿体积缩小比例(74%)高于显微手术(58%);缺点是需要永久性植入分流装置和存在分流手术相关的并发症(分流装置故障、感染等)。单纯的囊肿-腹腔分流,通常采用低压阀门;合并脑积水的病例,可通过"Y"形接头,行囊肿-脑室-腹腔分流术,建议采用高压阀门或流量限制阀门,以降低分流过度的风险。

106.7.3　神经内镜导引开窗术

目前该术式越来越流行,其优点是创伤小,但面临的困难是蛛网膜囊肿与邻近脑池之间的隔膜经常有增厚和纤维化。相比而言,显微手术有更好的视野,能够更安全地进行更大范围的开窗术。对于中线部位和脑室内的蛛网膜囊肿,内镜可以看清楚囊肿的边界和周围的重要结构,避免过多的手术分离,手术成功率为 83%～92%。鞍上、四叠体池和颅后窝的蛛网膜囊肿内镜治疗成功率和显微手术、分流术相似,而侧裂区和纵裂蛛网膜囊肿内镜治疗成功率不如显微手术和分流术。该术式也存在突然减压导致颅内出血的风险。内镜技术上的改良有助于提高疗效:首先,推荐范围广的造瘘,以避免囊肿再闭合,脑室-囊肿-脑池造瘘要优于脑室-囊肿造瘘,内镜入路设计应该让内镜能够到达并在囊肿的两极造瘘;其次,无框架导航能够帮助引导内镜的尖端到达所需的位置,可以避免囊壁不透明时的方向性问题,而且可以避免上头钉相关的风险。

106.8 不同部位的蛛网膜囊肿

不同部位的蛛网膜囊肿的临床表现和治疗方案有所不同,分述如下。

106.8.1 颅内蛛网膜囊肿

(1) 侧裂区(颅中窝)蛛网膜囊肿

侧裂区(颅中窝)是颅内蛛网膜囊肿最好发的部位,占34%(成人)～50%(儿童),男女比例接近3:1,好发于左侧。

1) 临床表现:①患侧眶上、颞部头痛是最常见的症状,运动后加剧,很少出现其他颅内压增高的症状和体征,如恶心、呕吐、视神经盘水肿等;②颅骨局部膨隆;③癫痫发作,约1/3病例出现,发作类型可为局灶性发作、复杂部分性发作或全身性大发作等,蛛网膜囊肿病例出现癫痫发作的原因尚不清楚;④突然恶化,由轻微的颅脑外伤导致或自发性囊肿破裂或脑桥静脉撕裂出血;⑤注意缺陷多动障碍(attention-deficit-hyperactivity disorder,ADHD)和言语发育迟缓,见于左侧侧裂区(颅中窝)蛛网膜囊肿;⑥其他症状,对侧肢体轻瘫、眼球活动障碍等。

2) 分型:Galassi等根据侧裂区(颅中窝)蛛网膜囊肿的CT表现及其与周边蛛网膜下腔的沟通情况,将其分为3型(图106-3):①Ⅰ型。小型,呈凸透镜形,位于颅中窝颞极,与周边蛛网膜下腔自由相通,无占位效应,通常不合并颅骨膨隆。②Ⅱ型。中型,呈三角形或四边形,累及侧裂的外侧和中部,囊肿内缘位于岛叶表面,占位效应轻,与周边蛛网膜下腔沟通较少,CT脑池造影囊腔内延迟显现造影剂。③Ⅲ型。大型,呈卵圆形,累及侧裂全长,占位效应明显,侧脑室受压、中线移位,颞骨变薄、向外膨隆,蝶骨大小翼向上、向前抬起,婴幼儿可出现颅缝分离,囊肿占据了整个颅中窝,有时可累及颅前窝,并压迫额叶,与周边蛛网膜下腔不通。笔者发现上述3型可有重叠,即囊肿如Ⅱ型或Ⅲ型,但中线却无移位,提示囊肿与周边蛛网膜下腔相通。

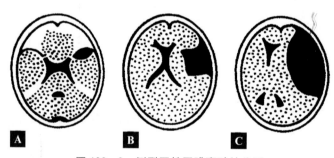

图106-3 侧裂区蛛网膜囊肿的分型

注:A.Ⅰ型呈凸透镜形,无占位效应;B.Ⅱ型呈三角形或四边形,占位效应轻;C.Ⅲ型呈卵圆形,占位效应明显。

3) 治疗:对Ⅰ型囊肿和不伴中线移位的Ⅱ型、Ⅲ型囊肿可采取保守治疗,同时告诫患者避免剧烈的头部运动(如翻筋斗、头顶球、拳击等),定期随访头部CT或MRI,一旦出现症状应立即就医。合并有囊内或硬脑膜下血肿者,常需手术治疗。对Ⅱ型、Ⅲ型囊肿采取手术治疗。常用的手术方法有:①显微囊肿切除和开窗术;②囊肿-腹腔分流术;③神经内镜导引开窗术。笔者的治疗经验是:对局限于颅中窝的Ⅱ型蛛网膜囊肿行显微囊肿切除和开窗术,对扩张至额叶的Ⅲ型蛛网膜囊肿行囊肿-腹腔分流术(图106-4),因Ⅲ型囊肿术后很少完全消失,脑组织复位不易堵塞分流管脑室端。

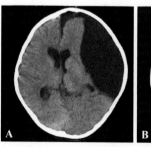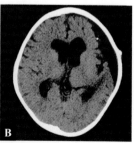

图106-4 左侧侧裂区蛛网膜囊肿(Ⅲ型)

注:A.术前CT平扫水平位;B.囊肿-腹腔分流术后2年随访,示蛛网膜囊肿明显缩小。

（2）鞍区蛛网膜囊肿

根据囊肿和鞍膈的位置关系,分为鞍上蛛网膜囊肿(囊肿位于鞍膈上方,图 106 - 5A)和鞍内蛛网膜囊肿(囊肿位于蝶鞍内,图 106 - 5B～D)。

1）鞍上蛛网膜囊肿:鞍上蛛网膜囊肿较常见,占幕上蛛网膜囊肿的第 2 位,好发于儿童,5 岁之前的病例占 50%,男性稍多于女性。可向周边扩张:向两侧长入颅中窝;向后长入脚间池、桥前池;向前长入颅前窝;向上长入第 3 脑室,囊肿扩大可堵塞孟氏孔、基底池,引起梗阻性脑积水,巨大囊肿可压迫中脑,导致中脑导水管狭窄,加重脑脊液循环障碍。大多数鞍上蛛网膜囊肿与蛛网膜下腔相通,但可能存在单向活瓣。

A. 临床表现:①脑积水,在婴幼儿尤为突出,表现为头颅增大、生长发育迟缓,可出现智力低下;②内分泌功能障碍,10%～60% 的病例出现,表现为性早熟、生长激素水平低下,与囊肿压迫垂体柄、下丘脑等有关;③视力下降、视野缺损,约 1/3 的病例出现,表现为单侧或双侧视力下降、双眼颞侧偏盲,与囊肿压迫视神经和视交叉有关;④"玩具样点头"综合征("boble-head doll" syndrome),约 10% 的病例出现,表现为头部无规律不自主的前后运动,每秒

钟 2～3 次,往往出现在站立时,睡眠时消失,在自主意识下能短时间停止,男孩多见,可能与囊肿压迫第 3 脑室及丘脑背内侧核有关;⑤步态共济失调、角弓反张,与囊肿压迫中脑、导致中脑移位有关。

B. 鉴别诊断:需要与囊性颅咽管瘤、Rathke 囊肿、表皮样囊肿、囊性胶质瘤、中脑导水管狭窄等鉴别,结合病史、体征和影像学检查等不难鉴别,但本病有时与中脑导水管狭窄引起的第 3 脑室扩大鉴别困难,需借助于 CT 脑池造影等。

C. 治疗:①显微囊肿切除和开窗术。手术入路包括经额下入路、经侧脑室入路、经胼胝体入路、经颞下入路。对合并脑积水的鞍上囊肿,脑脊液引流控制脑压,有助于囊肿的暴露。囊肿切除后,脑脊液循环障碍解除,可避免永久性植入分流装置。文献报道采取显微囊肿切除和开窗术,治疗不伴脑积水的鞍上囊肿,75% 的病例可治愈,术后囊肿复发,多见于合并脑室扩大的病例,主要由于囊壁切除不够、视交叉区域缺乏足够的囊液疏导能力。②囊肿-脑室-腹腔分流术。对于合并脑积水的鞍上囊肿,单纯的脑室-腹腔分流术反而会促进鞍上囊肿的扩大,故不被采用。对于显微手术不能有效解除脑脊液循环障碍的病例,可考虑通过"Y"形接头,行囊肿-脑

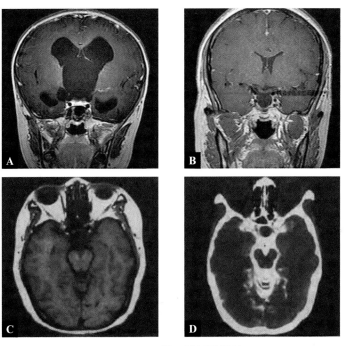

图 106 - 5 鞍区蛛网膜囊肿

注:A. 鞍上蛛网膜囊肿 MRI 增强冠状位;B. 鞍内蛛网膜囊肿 MRI 增强冠状位;C. 鞍内蛛网膜囊肿 T_1WI 水平位;D. CT 脑池造影提示鞍内囊肿与蛛网膜下腔不通。

室-腹腔分流术。③神经内镜导引开窗术。采用神经内镜经侧脑室行囊肿开窗,并经扩大的室间孔行终板开窗,该术式具有创伤小、复发率低、避免永久性植入分流装置等优点,其长期疗效有待观察。

2) 鞍内蛛网膜囊肿:鞍内蛛网膜囊肿较少见,仅见于成人,多见于 40~50 岁,囊肿位于硬脑膜外,与蛛网膜下腔之间虽有针眼通道,但两者互不相通(见图 106-5D)或存在单向活瓣。

A. 临床表现:大部分病例是意外被发现的。最常见的症状是头痛,其他少见的症状有视力视野障碍、内分泌功能障碍。

B. 鉴别诊断:需要与鞍内颅咽管瘤、Rathke 囊肿鉴别,有时单凭影像学难以鉴别。另外还需与空蝶鞍综合征鉴别:空蝶鞍与蛛网膜下腔相通,鞍膈孔异常扩大;鞍内蛛网膜囊肿与蛛网膜下腔不通,鞍膈完整,常被囊肿向上推移。

C. 治疗:经蝶入路手术切除囊肿。鞍内填塞脂肪、筋膜或肌肉,可防止囊肿复发,术后头痛和视力视野障碍均可改善,但内分泌功能障碍却难以恢复。

(3) 四叠体区蛛网膜囊肿

四叠体区囊肿起病年龄多数小于 15 岁,女性稍多于男性。可向周边扩张:向上长入大脑纵裂后部,向两侧长入环池,向下长入小脑上蚓池(图 106-6)。

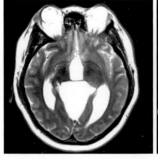
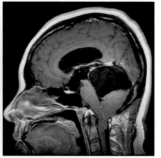

A. T_2WI 水平位   B. MRI 增强扫描矢状位

图 106-6 四叠体区蛛网膜囊肿

1) 临床表现:囊肿压迫中脑顶盖,导致中脑导水管狭窄,引起梗阻性脑积水,婴幼儿进行性头颅增大是最常见的表现。其他症状和体征包括 Parinaud 综合征、眼球震颤、听力下降、滑车神经麻痹、窒息发作等。

2) 治疗:

A. 显微囊肿切除和囊壁开窗术:手术入路包括幕下小脑上入路和枕下经天幕入路,术中在尽可能切除囊壁的同时,力求松果体上隐窝后壁将囊腔与第 3 脑室沟通,经前髓帆将囊腔与第 4 脑室沟通。

术后囊肿复发率较高。

B. 分流术:可在囊壁切除的基础上,行囊肿-腹腔分流术;也可考虑将囊肿分流至枕大池,类似于托氏(Torkildsen)分流术,不必担心分流过度或使用分流阀门。

(4) 纵裂蛛网膜囊肿

纵裂蛛网膜囊肿常合并胼胝体发育不全,但并非必然合并胼胝体发育不全(图 106-7),两者之间的关系尚不明确。

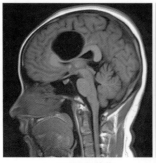
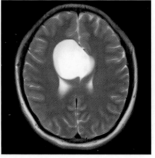

A. T_1WI 矢状位   B. T_2WI 水平位

图 106-7 纵裂蛛网膜囊肿

1）临床表现：大多数病例是意外被发现的。最常见的症状是巨颅症和颅骨不对称性生长，可引起颅内压增高、生长发育迟缓、肌张力增高或减退、肢体轻瘫、癫痫发作等。

2）治疗：可采取显微囊肿切除和开窗术或囊肿-腹腔分流术，有时需要联合使用。

（5）大脑凸面蛛网膜囊肿

大脑凸面蛛网膜囊肿与脑池之间无解剖关系，较少见，女性稍多于男性。

1）临床表现：以头痛和癫痫发作为主要表现。不同年龄、大小和部位，临床表现有所不同。局灶性囊肿多见于成人，表现为颅骨局部膨隆、颅内压增高、癫痫发作和局灶性神经功能障碍；半球性囊肿多见于婴幼儿，表现为头颅不对称性扩大、颅缝分离、脑实质和侧脑室受压向对侧移位。

2）鉴别诊断：局灶性囊肿需要与凸面融骨性病变、低级别胶质瘤等鉴别，有时 CT 诊断困难，需要行 MRI 检查；半球性囊肿需要与硬脑膜下水瘤、慢性硬脑膜下血肿、脑积水、无脑儿等鉴别，MRI 检查可鉴别。

3）治疗：可采取显微囊肿切除和开窗术，切除囊肿外侧壁，但无须剥除囊肿内侧壁，后者与大脑皮质粘连紧密，术后脑皮质部分或完全复位。巨大囊肿常合并有脑脊液回流或吸收障碍，可直接行囊肿-腹腔分流术，或在显微囊壁切除的同时，行囊肿-腹腔分流术。

（6）侧脑室蛛网膜囊肿

侧脑室蛛网膜囊肿较少见，一般位于三角区（图106-8）。

1）临床表现：颅内压增高、癫痫发作、巨颅症和精神运动发育迟缓（见于婴幼儿）。

2）治疗：无症状者采取保守治疗；有症状者采取显微囊肿切除和开窗术或神经内镜导引开窗术，将囊腔与侧脑室沟通。

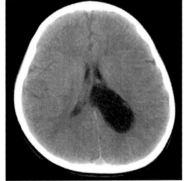
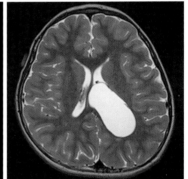

A. CT 平扫水平位　　　　B. T₂WI 水平位

图 106-8　侧脑室蛛网膜囊肿

（7）颅后窝蛛网膜囊肿

颅后窝蛛网膜囊肿较幕上蛛网膜囊肿少见，占颅内蛛网膜囊肿的 20%～25%。好发于儿童，男性稍多于女性。按部位分为小脑蛛网膜囊肿、脑桥小脑三角蛛网膜囊肿和第 4 脑室蛛网膜囊肿。

1）小脑蛛网膜囊肿：

A. 分类：分为颅后窝中线蛛网膜囊肿和颅后窝侧方蛛网膜囊肿。颅后窝中线蛛网膜囊肿包括小脑后蛛网膜囊肿和枕大池-小脑蚓部蛛网膜囊肿（图106-9A），可向周边扩张，向上长入小脑上蚓部并穿过天幕切迹，向侧方长入脑桥小脑三角。颅后窝侧方蛛网膜囊肿又称为小脑半球蛛网膜囊肿。

B. 临床表现：婴幼儿表现为巨颅症、生长发育迟缓等；成人表现为颅内压增高、小脑征（如共济失调、眼球震颤等）。上述症状和体征可有波动，也可进行性发展。枕骨局部膨隆。

C. 鉴别诊断：①扩大的枕大池，属先天性变异，枕大池扩大，伴小脑蚓部发育不全，枕骨局部可变薄或稍膨隆。但无任何占位征象，不伴脑室扩大或脑积水，不难与蛛网膜囊肿鉴别。扩大的枕大池不需治疗。②Dandy-Walker 综合征，其囊肿为扩大的第 4 脑室，伴小脑蚓部发育不全或缺如，第 4 脑室正中孔和侧孔闭塞，幕上脑室扩大较蛛网膜囊肿轻，典型病例借助 MRI 可鉴别。③表皮样囊肿，DWI 检查有助于鉴别蛛网膜囊肿和表皮样囊肿,前者呈低信号,后者呈高信号。④囊性肿瘤,有强化的肿瘤结节可鉴别。

D. 治疗:采取显微囊肿切除和开窗术或囊肿-腹腔分流术,或两者联合使用。如脑积水未能缓解,可进行脑室-腹腔分流术。

2) 脑桥小脑三角蛛网膜囊肿:多见于成人,好发于右侧(图106-9B)。

A. 临床表现:表现为耳鸣、眩晕、面瘫、面部感觉减退、听力下降或共济失调,其表现与 Meniere 综合征相似,少数病例可出现三叉神经痛或面肌痉挛。

B. 鉴别诊断:需要与囊性听神经瘤、表皮样囊肿鉴别,MRI 检查(特别是 DWI)可鉴别。

C. 治疗:采取显微囊肿切除和开窗术或神经内镜导引开窗术。

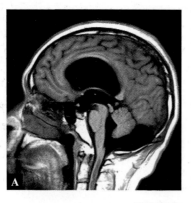
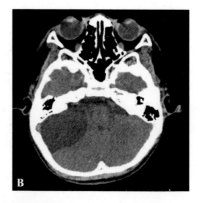

图 106-9　颅后窝蛛网膜囊肿

注:A. 颅后窝中线蛛网膜囊肿 T_1WI 矢状位;B. 右侧脑桥小脑三角蛛网膜囊肿 CT 平扫水平位。

3) 第4脑室蛛网膜囊肿:

A. 临床表现:以颅内压增高和脑积水为主要表现。

B. 鉴别诊断:原发性第4脑室蛛网膜囊肿较罕见,需要与继发性第4脑室蛛网膜囊肿鉴别,后者有颅脑外伤、颅内感染或出血病史。

C. 治疗:采取显微囊肿切除和脑室-腹腔分流术。

106.8.2　椎管内蛛网膜囊肿

(1) 概述

椎管内蛛网膜囊肿较少见,分为硬脑膜下蛛网膜囊肿(图106-10A)和硬脑膜外蛛网膜囊肿(图106-10B)。好发于胸椎和骶管,囊肿通常位于脊髓的后方和侧方,将脊髓和神经根挤向前方。

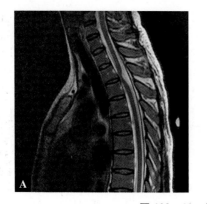
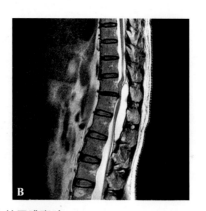

图 106-10　椎管内蛛网膜囊肿

注:A. $T_{2\sim3}$ 硬脑膜下蛛网膜囊肿 T_2WI 矢状位;B. $T_{11}\sim L_1$ 硬脑膜外蛛网膜囊肿 T_2WI 矢状位。

1)发病机制:尚存在争议,一般认为属于先天性发育异常疾病,与脊柱异常、神经管缺陷等相关。其解释有:①蛛网膜囊肿是后正中隔异常增宽的结果,该隔膜位于胸椎管内上背侧,将蛛网膜下腔纵行分开。该假设能解释囊肿通常位于背侧,但不能解释少数囊肿位于腹侧。②蛛网膜囊肿是蛛网膜下腔的小梁在胚胎发育早期阶段异常增生的结果,先天发育异常导致蛛网膜憩室的形成,进而缓慢发展成囊肿。③蛛网膜囊肿是蛛网膜自硬脑膜疝出的结果,发生在先天性硬脑膜缺损处;继发性蛛网膜囊肿发生在炎症、手术、出血或外伤造成的硬脑膜撕裂处。蛛网膜囊肿扩大的机制有单向活瓣学说和体位性充盈学说。

2)临床表现:与囊肿压迫脊髓和/或神经根有关,不同部位的囊肿有相应的临床表现。胸椎囊肿表现为胸背部带状放射痛、肢体麻木无力等;腰椎囊肿表现为腰痛、根痛伴或不伴感觉运动障碍;骶管囊肿表现为膀胱、肛门括约肌功能障碍。上述症状可为间歇性或缓慢进展的,增加椎管内压力时,可出现症状加重。

3)诊断:往往需要借助于X线平片、CT脊髓造影、MRI等检查。MRI是目前首选的检查方法,可以明确囊肿的确切部位、范围、囊肿与脊髓的关系及脊髓继发性改变等。CT脊髓造影有助于判断囊肿与蛛网膜下腔是否相通。

4)鉴别诊断:需要与肠源性囊肿、滑囊囊肿、脊膜膨出、囊性肿瘤、表皮样囊肿、炎性囊肿等鉴别,可根据病变部位、影像学表现、患者的年龄和症状等进行鉴别。

5)治疗:对有症状的椎管内蛛网膜囊肿应采取手术治疗,行囊肿切除术,如果囊壁与脊髓或神经根粘连紧密,可行开窗术,有利于缓解症状。单纯抽吸囊肿只能暂时缓解症状,容易复发,故不被采用。由于多数囊肿位于脊髓背侧,经椎板后入路能暴露和切除囊肿;对位于脊髓腹侧的囊肿,可经半椎板和切断和牵拉齿状韧带,暴露和切除囊肿。推荐采用显微手术,以减少手术对脊髓和神经根的损伤。临床症状的改善程度取决于患者的年龄、症状持续的时间、术前脊髓损伤的程度等。近年来,有报道采用神经内镜导引开窗术治疗椎管内蛛网膜囊肿,或采用内镜辅助看清楚囊肿壁的范围。

(2)硬脑膜下蛛网膜囊肿

硬脑膜下蛛网膜囊肿好发于胸椎,亦可见于颈椎和腰椎,囊肿常位于脊髓后方或后外侧方,囊肿与蛛网膜下腔不通。多见于中老年人,无性别差异。

1)临床表现:以根痛、感觉减退、肢体无力、括约肌功能障碍等为主要表现,部分病例因体外改变可出现症状加重。

2)治疗:手术切除囊肿,绝大多数病例症状缓解。

(3)硬脑膜外蛛网膜囊肿

大多数病例的硬脑膜外蛛网膜囊肿与神经根相连,一般位于神经根进入脊髓蛛网膜下腔处,呈膜样憩室,这一特点支持硬脑膜外囊肿好发于硬脑膜较薄弱处。好发于骶管,又称神经周围囊肿或Tarlov囊肿,大多数囊肿位于脊髓背侧,与蛛网膜下腔相通。多见于年轻人,无性别差异。

1)临床表现:以腰背痛、根痛、进行性肢体无力等为主要表现,骶管硬脑膜外蛛网膜囊肿可出现括约肌功能障碍。

2)治疗:手术切除囊肿,同时查找并修复硬脑膜缺损。因考虑为良性病变,对年轻患者或伴有脊柱后侧凸者,为保持脊柱的稳定性,可考虑行椎板成形术。

(徐　铭　周良辅)

参考文献

[1] 徐铭,周良辅.蛛网膜囊肿[M]//周良辅.现代神经外科学.2版.上海:复旦大学出版社,2015:1164-1171.

[2] ALGIN O. Evaluation of the communication between arachnoid cysts and neighboring cerebrospinal fluid spaces by T2W 3D - SPACE with variant flip-angle technique at 3 T [J]. J Comput Assist Tomogr, 2018, 42(5):816-821.

[3] AMELOT A, BECCARIA K, BLAUWBLOMME T, et al. Microsurgical, endoscopic, and shunt management of pediatric temporosylvian arachnoid cysts: a comparative study [J]. J Neurosurg Pediatr, 2019,23(6):749-757.

[4] FAM M D, WOODROFFE R W, HELLAND L, et al. Spinal arachnoid cysts in adults: diagnosis and management. A single-center experience [J]. J Neurosurg Spine, 2018,29(6):711-719.

[5] FUREY C G, TIMBERLAKE A T, NELSON-WILLIAMS C, et al. Xp22.2 chromosomal duplication in familial intracranial arachnoid cyst [J]. JAMA Neurol, 2017,74(12):1503-1504.

［6］ GIORDANO M，GALLIENI M，SAMII A，et al. Surgical management of cerebellopontine angle arachnoid cysts associated with hearing deficit in pediatric patients ［J］. J Neurosurg Pediatr，2018，21 (2)：119 – 123.

［7］ HALL S，SMEDLEY A，SPARROW O，et al. Natural history of intracranial arachnoid cysts ［J］. World Neurosurg, 2019，126：E1315 – E1320.

［8］ KLEKAMP J. A new classification for pathologies of spinal meninges-part 2：primary and secondary intradural arachnoid cysts ［J］. Neurosurgery，2017，81 (2)：217 – 119.

［9］ MOSS T，HELLAND C A，MØRKVE S H，et al. Surgical decompression of arachnoid cysts leads to improved quality of life：a prospective study-long-term follow-up ［J］. Acta Neurochir，2019，161（11）：2253 – 2263.

［10］ PAIN M，GHATAN S. Arachnoid cysts in childhood ［M］//WINN H R. Youmans and Winn neurological surgery. 7th ed. Philadelphia：Elsevier，2017：1524 – 1530.

107 颅缝早闭症

颅缝早闭症(craniosynostosis)又称狭颅症或颅缝骨化症,是由单一或多条颅骨骨缝过早闭合导致的头颅畸形,并出现颅内压增高、智力发育障碍及视力损害等症状。

早在古希腊时代,人们就注意到颅形异常和颅缝早闭现象。Sommerring 于 1791 年首次描述了颅缝骨质的异常增殖及与之垂直方向的生长受限。至 1830 年,Otto 认为该现象是由骨缝的过早闭合所致。1851 年,Virchow 进一步提出,早闭的颅缝在其垂直方向生长停止,而在平行方向的生长出现代偿,从而导致颅形异常并限制了脑组织的生长。这一结论成为其后 100 多年理解颅缝早闭症发病机制及探索其治疗方式的指导原则。20 世纪早期,人们开始认识到某些颅缝早闭症是复杂性综合征畸形的一部分。迄今,发现与之相关的颅面综合征已超过 150 种。

107.1 分类与流行病学

颅缝早闭症可发生于单一骨缝或累及多条骨缝。原发性颅缝早闭症为独立发生,而继发性颅缝早闭症则与地中海贫血、甲亢、黏多糖增高症和维生素 D 缺乏等血液系统和代谢性疾病相关。原发性颅缝早闭症分为非综合征性和综合征性两类,前者不伴有其他的神经系统及眼部异常,后者则伴有累及心血管、泌尿生殖、肌肉骨骼等多系统的畸形。常见的综合征有 Apert 综合征、Crouzon 综合征、Pfeiffer 综合征、Muenke 综合征和 Saethre-Chotzen 综合征等。

颅缝早闭症的流行病学报道各有不同,发病率在 $1/3\,000 \sim 1/2\,000$。最常见的是矢状缝早闭,发病率为 190/10 万新生儿,男女之比约为 3.5:1;72% 为散发病例,2% 具有家族性。冠状缝早闭发病率为

94/10 万新生儿,61% 为散发病例,男女之比约为 1:2。额缝早闭发病率为 67/10 万新生儿,男女之比约为 3.3:1。多发颅缝早闭远少于冠状缝早闭,额缝伴"人"字缝早闭非常罕见。

107.2　病因与发病机制

颅缝早闭症的病因尚不明了,目前一般认为首发因素是颅缝病变,继而导致颅底和面部畸形。间质组织在发育过程中对维持颅缝的开放十分重要。目前颅缝早闭症形成机制的假设有 4 个要点:①早闭颅缝两侧的颅骨合为 1 块,其生长特性等同于单块颅骨,且该颅骨各边缘的生长潜能均变小;②不对称骨沉积发生在融合骨板周边的骨缝,其外侧边缘的骨沉积增加使周围颅骨生长速度超过融合的颅骨;③与早闭颅缝成一直线的非周边骨缝,其两侧的颅骨生长速度相等;④与早闭颅缝相邻的骨缝,其两侧骨质代偿性生长程度大于远离的不相关颅骨(图 107-1)。这些基本规则的定义非常重要,因为颅缝早闭症相关的颅骨畸形必须与宫内形成的颅骨变形相鉴别,如不伴有颅缝早闭症的斜头畸形会随着时间的推移而改善,无需手术;而颅缝早闭症的头颅畸形则持续存在并随时间而进展,提示手术治疗的必要性。

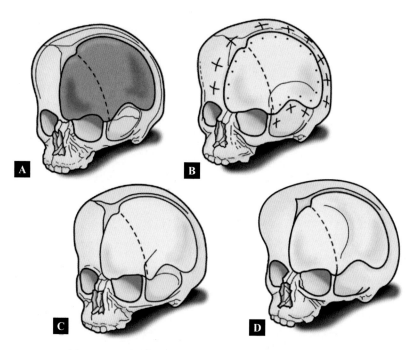

图 107-1　颅缝早闭形成机制(以单侧冠状缝早闭为例)

注:A. 融合的左侧冠状缝(虚线)连接额骨和顶骨,成为一个单一的生长中心(骨板),生长潜力减小;B. 融合骨板周围骨缝的外侧缘(加号)骨沉积量大于内侧缘(点);C. 颅骨生长受限所致补偿性生长在与早闭骨缝成一直线的骨缝两侧对称性出现;D. 补偿程度最大的发生在离早闭骨缝最近的骨缝处,最小的出现远离早闭骨缝处。

分子遗传学和动物模型领域的临床和基础研究为颅缝早闭症的起源提供了一些解释,大部分成骨作用的双向调节受到基因组水平的支配。研究提示,这些综合征中的几种基因突变主要涉及成纤维细胞生长因子受体中的 3 个(*FGFR1*、*FGFR2* 和 *FGFR3*),其他相关基因包括 *TWIST*、*ERF*、*TCF12* 和 *EFBN1* 等。这些基因突变影响骨沉积和骨缝开放的方式包括决定骨缝处成骨细胞的增殖、凋亡和分化速率,影响下层硬脑膜旁分泌信号发生,以及在相邻的不同胚胎起源骨组织间形成边界缺损。尽管如此,对颅缝早闭症发病机制的了解仍不完全。其表型多样,从亚正常的外观到极其异常的颅面畸形,同一基因中的突变可能导致多种综合征,而相似的表型可能由不同基因突变引起。多数综合征是常染色体显性遗传,在同一家族中可以观察到严重和轻微的类型,表达差异很大。在散发病例中,受孕时父亲的年龄高于未受影响人群的平均年龄。

107.3　分子遗传学

颅缝早闭症传统上分为非综合征性和综合征性颅缝早闭(表107-1)两大类。前者较为多见,常有单一颅缝闭合而不伴有其他异常,后者则常有多条颅缝闭合和其他骨骼的异常,以及明显家族史。以往认为仅综合征性颅缝早闭具有常染色体显性遗传的基础,但是随着研究的进展,越来越多的证据表明,大部分抑或所有类型的颅缝早闭症均有其遗传学基础。因而曾作为金标准的传统颅缝早闭症表型分型法,已日益让位于基于遗传学基础的分型系统。

表107-1　常见综合征性颅缝早闭症

综合征	基因	遗传方式	累及骨缝	颅面特征	系统特征	伴脑积水
Apert	FGFR2	常染色体显性遗传	冠状缝	面中部发育不全、眼距过宽	并指(趾)、颅颈融合、听力减退	是
Crouzon	FGFR2 FGFR3	常染色体显性遗传	冠状缝、矢状缝和/或"人"字缝	面中部发育不全、突眼、眼距过宽	颅颈融合、听力减退	是
Pfeiffer	FGFR1 FGFR2	常染色体显性遗传	冠状缝和/或矢状缝、可能有苜蓿叶状头	面中部发育不全、眼距过宽	宽拇指(趾)、短指(趾)、并指(趾)、颅颈融合、听力减退	是
Muenke	FGFR3	常染色体显性遗传	冠状缝(单侧或双侧)	面中部发育不全、眼距过宽、巨头畸形	听力减退	是
Saethre-Chotzen	TWIST1 FGFR2	常染色体显性遗传	冠状缝、"人"字缝和/或额缝	顶骨孔	并指(趾)、心脏缺陷	是
Antley-Bixler	FGFR2	常染色体隐性遗传	冠状缝和/或"人"字缝	面中部发育不全、鼻后孔闭锁	关节挛缩、桡肱骨融合	是

107.3.1　综合征性颅缝早闭症

大部分综合征性颅缝早闭具有常染色体遗传的家族倾向,仅有少数例外。与其相关性最为密切的基因是成纤维细胞生长因子(FGF)和其受体(FGFR)及TWIST。FGFR家族由4个信号转导受体激酶组成,作用于与细胞增殖、迁移和凋亡相关通路的二聚化、自磷酸化和启动信号转导。在综合征性颅缝早闭症中具有重要意义的突变主要有4种类型:①免疫球蛋白(Ig)样结构域Ⅱ~Ⅲ连接区突变;②Ig样结构域Ⅲ突变;③跨膜结构域突变;④酪氨酸激酶结构域突变。这些突变中的大多数被假设为诱导FGFR的非配体依赖性激活,从而导致这些功能获得性突变。

在体和体外研究均显示FGFR与颅缝早闭症有密切关系。FGFR1和FGFR2在面中部骨化中心有高表达,而FGFR3则无表达。由此导致与FGFR1和FGFR2突变相关的临床表型(Apert、Crouzon和Pfeiffer综合征)具有明显的面中部后缩,而Muenke综合征中的FGFR3^{P250R}突变与此表型无关,这与上述受体的不同分子表达相一致。有趣的是,3种最常见的综合征性颅缝早闭症(Pfeiffer 1型、Apert和Muenke综合征)都涉及Ig Ⅱ~Ⅲ连接区突变,临床上表现出非常相似的表型。与此类似,Crouzon综合征、Jackson-Weiss综合征和Pfeiffer综合征(1型除外)则具有FGFR2c的Ig Ⅲ结构域突变。

TWIST1是另一种常见的综合征性颅缝早闭症相关基因,并与其他的颅骨异常如顶骨孔症有关。它是一种通常与Saethre-Chotzen综合征相关的碱性螺旋环螺旋(bHLH)转录因子。已发现的FGFR突变属于功能获得性突变,相比之下TWIST1突变被认为是由于功能性单倍型不足而引起的功能缺失性突变。TWIST1 在小鼠头部神经嵴细胞中有表达,在结构间质内有高表达。有证据表明由 FGFR 和 TWIST1 控制的通路不是各自独立的,这可以解释这些明显不同的基因突变为何会导致相似的表型。

（1）Muenke 综合征

Glass 于 1994 年首先描述该症,其表型特征包括单侧或双侧冠状颅缝骨化和其他相关发现,包括短指畸形、顶针状中间指骨、腕骨和跗骨融合、感音性耳聋和发育延迟。该综合征最显著特征是表型的临床变异性,许多被认为具有非综合征性单侧冠状缝早闭症的患者实际上可能存在 Muenke 综合征的变异。已知该综合征通常以常染色体显性方式遗传,由染色体 4p16.3 FGFR3 基因 Ig Ⅱ～Ⅲ 连接区 Pro250Arg 点突变引起。有研究表明在散发性 Muenke 综合征患者中,父亲年龄较大可能导致新的 Pro250Arg 突变。该综合征表型的临床变异性很大,有些存在 Pro250Arg 突变的患者仅表现为感音性耳聋而无颅缝早闭症状。因而 FGFR3 中 Pro250Arg 突变的遗传学检测是确诊 Muenke 综合征所必须的。

（2）Apert 综合征

Wheaton 于 1894 年首次报道 2 例;1906 年,Eugene Charles Apert 描述了 9 例并指伴头颅畸形的病例,后称为 Apert 综合征。该综合征以双侧冠状缝早闭、并指、肱桡骨融合及认知功能障碍为特征。其他临床表现包括面中部发育不全、上睑下垂、梯形口及各种皮肤病(包括严重痤疮)。该综合征也是常染色体显性遗传,由染色体 10q26 FGFR2 的多个突变引起,包括一个错义（Ser252Trp,Pro250Arg)和两个 Alu 序列插入突变。令人感兴趣的是,FGFR2 的 Pro250Arg 突变与 Muenke 综合征 FGFR3 的相同突变具有同源性。Ser252Trp 突变患者与 Pro253Arg 基因型患者相比,颅裂异常发生率较高但并指发生率较低。与 Muenke 综合征一样,散发病例与父亲年龄较大有关。也有证据表明 FGFR2 基因突变可能与脑细胞结构异常有关,并可能导致常与此综合征相关的认知障碍。

（3）Pfeiffer 综合征

德国遗传学家 Rudolph Arthur Pfeiffer 于 1964 年首次将 Pfeiffer 综合征描述为显性遗传性尖头并指畸形。这几乎与 60 年前对 Apert 综合征的描述相同,但实际上 Pfeiffer 综合征的变异性要大得多。目前,Pfeiffer 综合征的特点是双侧冠状缝早闭伴有或不伴有其他颅缝闭合、宽指和宽趾,以及并指或并趾。患者也可能有上颌发育不全、小鼻梁低鼻嵴、眼距过宽、窄睑、突眼、斜视、肢体畸形和肱桡骨融合。最严重时,儿童往往在出生时出现全颅骨缝早闭,并伴有明显的脑积水和脑畸形。1993 年,Cohen 建议根据畸形的严重程度将 Pfeiffer 综合征分为 3 种不同类型,从 1 型(经典 Pfeiffer 综合征,常染色体显性遗传的轻症)到 2 型和 3 型(更严重,早期死亡和散发遗传)。与 Muenke 和 Apert 综合征相似,在染色体 8p11.2 - P11 上的 FGFR1 Ig Ⅱ～Ⅲ 连接区存在 Pro252Arg 突变,提示 3 种 FGFR 基因在骨缝发育中作用相似,但导致不同的颅缝早闭综合征。遗传分析表明,FGFR1 突变可导致 1 型 Pfeiffer 综合征,而 FGFR2 突变与所有 3 种类型的 Pfeiffer 综合征都有关联。与 FGFR2 突变相关的基因有更极端的表型。因此,最近有人提出,FGFR2 突变引起的 Pfeiffer 综合征不应归类为 Pfeiffer 综合征,而应归为 Crouzon 综合征。FGFR1 和 FGFR2 2 种不同基因的突变引起的表型相同,这突出表明,越来越需要从基因型而非表型的角度对综合征性和非综合征性颅缝早闭症进行分类。

（4）Crouzon 综合征

Crouzon 综合征是一种常染色体显性遗传疾病,最初由法国神经学家 Louis Crouzon 描述。其特征是典型的双侧冠状缝早闭症、面中部发育不良和眼球突出。其他表现可包括其他颅缝早闭、短头畸形、眼距过宽、脑积水、Chiari Ⅰ型畸形及认知受损。FGFR2 基因 Ig Ⅲ 结构域中有许多错义突变与之有关,这些突变大多涉及半胱氨酸残基的增加和缺失。散发性 Crouzon 综合征病例与生发嵌合体和父亲高龄有关。Chang 和同事因此建议对该症的基因检测应该包括 FGFR2 的 Ig Ⅲ 结构域序列。Preston 等提出 10q25 染色体的 PAX2 突变可能与 Crouzon 综合征有关。应当注意到伴有黑棘皮症的 Crouzon 综合征是不同的疾病,是由 FGFR3 中 A39 1E 突变引起的。最近的研究显示,有望从遗传和药理学上减少 FGFR2c 信号传递。在 Crouzons 综合征样颅缝早闭症的小鼠模型中,这些遗传控制导致了正常的颅骨发育。此类靶向分子治疗在颅缝早闭症具有极大的希望和兴趣。

（5）Jackson-Weiss 综合征

Jackson-Weiss 综合征的特点是表型变异很大，包括颅缝早闭、宽短跖骨、拇趾近端指骨偏中、第 2 和第 3 趾并趾、跗跖骨融合、面中部发育不良、眼距过宽、突眼和智力正常。有趣的是，该症仅在一个阿米什大家族及其祖先中描述过。这是一种常染色体显性遗传病。导致 Jackson-Weiss 综合征的突变包括 FGFR2 中高度保守的 Ig ⅢC 结构域中的 A344G，以及 Cys342Ser 和 Cys342Arg 中的 2 个核苷酸错义突变。重要的是，在被归于 Crouzon 和 Pfeiffer 综合征的患者中也发现了这些突变，表明 3 类表型不同的综合征之间存在某种遗传学关系，这也意味着这些综合征性颅缝早闭症的表型表达可能受某些尚未发现的修饰基因影响。

（6）Saethre-Chotzen 综合征

Saethre-Chotzen 综合征患者有双侧冠状缝早闭，其他临床表现差异很大，最明显的特征包括肢体异常（第 2、3 指并指，多余拇指）和面部异常（面部不对称、发际低、上睑下垂、小耳及耳脚突出）。该症以常染色体显性遗传方式遗传，具有完全的外显性和可变的表达。TWIST 中大量功能缺失性突变在 Saethre-Chotzen 综合征的发病机制中具有作用，这些突变包括错义误解和无义突变，以及缺失、插入和重复。

TWIST 基因位于染色体 7p21.1，编码一种高度保守的碱性螺旋环螺旋转录因子，在颅骨成骨细胞的增殖和分化中起着重要作用。Rice 等发现小鼠 TWIST 调节 FGFR 基因表达。RUNX2 是成骨细胞分化和骨形成所必需的最早转录因子，在 Saethre-Chotzen 综合征患者中也发现其含量下降。如前所述，TWIST1 可能在人类颅骨缝形成中调节 FGFR 和 RUNX2 基因表达的一连串事件中发挥作用。FGFR2 突变也与 Saethre-Chotzen 综合征的患者有关。最近有报道在 Saethre-Chotzen 综合征家系中发现了 FGFR2 中一个特殊的 q289p 突变。因此，对于疑似 Saethre-Chotzen 综合征的患者，TWIST1、FGFR2 和 RUNX2 的基因分析可有助于确定诊断。近期建立的 Saethre-Chotzen（TWIST1＋/－）小鼠模型包括了该综合征的许多颅面特征，使人们能够更好地理解这一综合征的分子遗传学。尤其令人注意的是，TWIST1 既形成了同源二聚体（T/T），也与 E2A 蛋白形成了异源二聚体（T/E），而且其比例在冠状缝和矢状缝中是不同

的，这也许可以解释为何 Saethre-Chotzen 综合征患者中冠状缝更加易于过早闭合。

107.3.2 非综合征性颅缝早闭症

非综合征性颅缝早闭症占颅缝早闭症病例的 85%，并依据受累的骨缝进行表型分类。各条颅缝（矢状缝、冠状缝、额缝、"人"字缝）的正常生长由不同的分子机制所控制，提示特定的基因异常更有可能导致特定颅缝的早闭。环境因素与遗传因素相结合也可能对颅缝过早融合起到一定作用。许多作者不赞成非综合征性颅缝早闭症的命名，因为他们认为这些病例实际上可能是综合征性颅缝早闭症的变异，或至少存在尚未完全了解的明确的遗传学基础。

（1）矢状缝早闭

矢状缝早闭是最常见的颅缝早闭症，发生率约 1/5 000，男女比例 3.5∶1。已在单一的矢状缝早闭患者中发现了 TWIST 的错义突变（S188L 和 S201Y）。令人感兴趣的是，无症状的父母也有相同的突变，这证实了 TWIST1 突变的外显率偏低和高表达变异。另有报道在一大家系病例中发现 FGFR2 基因的酪氨酸激酶结构域有 1 个 K526E 突变。最近对非综合征性矢状缝早闭病例进行的全基因组筛查发现了 BBS9 中和 BMP 2（骨形态发生蛋白 2）附近的易感位点，这是已知的对骨骼发育重要的基因。此类研究将有助于我们进一步了解非综合征性颅缝早闭的发病机制和靶向治疗。

（2）冠状缝早闭

冠状缝早闭是第二常见的颅缝早闭症，其发生率为 1/10 000，男女之比为 1∶2。由于许多综合征性颅缝早闭症尤其是 Muenke 综合征可能伴有单侧冠状缝早闭，建议在诊断为非综合征性冠状缝早闭前应先检测这些突变。在临床实践中，已发现具有单侧冠状缝早闭并经基因学证实为 Muenke 综合征的患儿，其对侧不表现出明显的代偿性，从而建立了表型与基因型之间的联系。

（3）额缝早闭

额缝早闭是第三常见的单一非综合征性颅缝早闭症，会引起三角头畸形。活产婴儿中发生率 1/15 000～1/10 000，男女比例为 3.3∶1。此表型有多种病因，包括遗传和环境因素，例如产前头部受限。最近有研究表明 RUNX2 与额缝早闭的病因有关，但其发生率尚不清楚。

107.4 临床表现与诊断

随着脑组织的生长发育,相邻骨板间成骨边缘不断分离,使骨缝成为新骨沉积的生长点。脑组织生长的代偿性力量持续作用于尚未闭合的骨缝,从而导致颅形的异常(表107-2)。不同骨缝的早闭各自呈现出特定的颅形,而早闭颅缝范围和数量的差异亦引发不同的临床症状,包括外观改变、颅内压增高、脑积水和视力障碍等(图107-2)。

表 107-2　颅形异常与颅缝早闭症的关系

颅形	闭合的骨缝
舟状头	矢状缝
三角头	额缝
斜头	形状异常但非颅缝早闭引起
尖头	双侧冠状缝早闭
短头	双侧冠状缝早闭并累及颅底
塔状头	冠状缝及矢状缝早闭

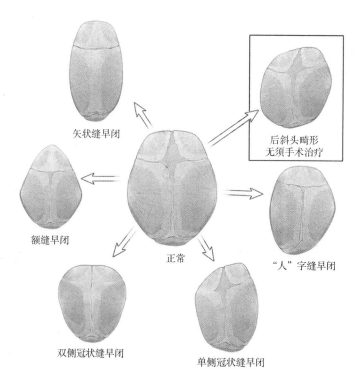

矢状缝早闭

后斜头畸形
无须手术治疗

额缝早闭

正常

"人"字缝早闭

双侧冠状缝早闭

单侧冠状缝早闭

图 107-2　颅型异常与颅缝早闭

颅内压增高是非综合征性颅缝早闭症最主要的功能障碍,多见于多条骨缝早闭的患者。起初颅内压增加的幅度较低,呈间歇性和慢性。出生后2年频度达到最高,6岁以后压力趋于正常。由于压力增高不严重,临床表现隐匿,脑压>15 mmHg被定义为颅内高压。症状包括头痛、兴奋和睡眠困难。未经治疗的颅内压增高可导致视神经盘水肿、视神经萎缩以至失明。脑组织受压亦会引起神经心理障碍,从轻微行为错乱直至显著的弱智。脑神经异常相对少见,最常受累的是视神经、动眼神经、三叉神经、展神经、前庭蜗神经,症状包括嗅觉丧失、视力减退、失明、面部敏感性改变、三叉神经痛、眼内斜、听力丧失、耳鸣及眩晕。癫痫多见于多条骨缝早闭。

107.4.1　矢状缝早闭

本症在颅缝早闭症中最为常见,占40%～60%。近80%为非综合征性颅缝早闭,约6%为家族显性遗传。由于矢状缝过早闭合,其垂直方向颅骨生长受抑,从而沿前后方向生长,导致舟状头。其特征是双顶部狭窄、矢状缝成嵴、双额和/或双枕部凸出、眼间距增宽(图 107－3)。有报道约 1/3 的舟状头患者存在脑瘫、精神运动迟滞或神经病学体征,颅内压增高见于 7%～13% 的病例。

107.4.2　额缝早闭

额缝正常闭合自出生后 3 个月开始,通常在 9 个月至 2 岁完成。额缝早闭可发生于胎儿期至出生后 9 个月,在颅缝早闭症中<10%。其特征是额缝呈骨嵴样隆起、额骨外侧扁平,冠状缝前移,双顶后部代偿性增宽,眼间距过窄,眶上缘扁平、后移,导致三角头(图 107－4)。额缝早闭病例中近 75% 为非综合征性,25% 为综合征性。与后者相关的综合征包括 Jacobsen/11q23 缺失、染色体 9p 缺失、Opitz C 综合征及多种其他异倍体。

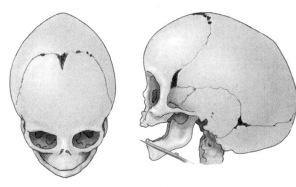

图 107－3　矢状缝早闭的特征

注:舟状头。顶部狭窄,矢状缝成嵴;双额和/或双枕部凸出、眼间距增宽。

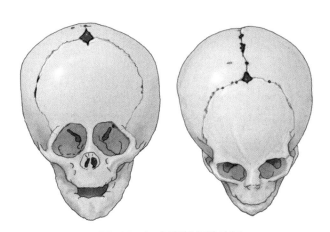

图 107－4　额缝早闭的特征

注:三角头。额缝呈骨嵴样隆起、额骨外侧扁平,冠状缝前移、双顶后部代偿性增宽。

107.4.3　冠状缝早闭

冠状缝早闭可为单侧或双侧性,对颅面外观的影响较为复杂,且广泛累及颅底。

单侧冠状缝早闭约占颅缝早闭症的 20%～30%,多为非综合征性,但有报道部分病例与 *TWIST1* 和 *FGFR3* 基因 Pro250Arg 突变有关。

双侧冠状缝早闭通常为综合征性颅缝早闭。分为两类:第 1 类是尖头畸形,头颅前后方向生长受限而横向增宽,颅底未受累,因而上颌骨前后翻转未受影响。眶上缘扁平,蝶骨翼增厚并向颅内延伸。尖头畸形中 75% 病例伴有中枢神经系统异常和 Chiari 畸形。第 2 类是短头畸形,为双侧冠状缝早闭伴有颅底骨缝早闭,蝶骨的生长严重受限,前额大而扁平。这可能与进行性脑积水、脑室扩张等脑脊液动力学改变有关。严重畸形的存在有助于颅缝早闭症合并综合征的诊断(图107-5)。

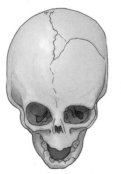 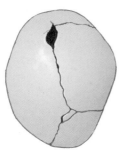 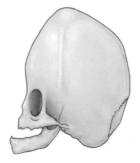 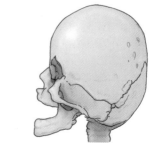

A. 单侧冠状缝早闭　　　　　　　　B. 双侧冠状缝早闭(综合征性)　C. 双侧冠状缝早闭(非综合征性)

图107-5　冠状缝早闭的特征

冠状缝早闭中最为常见的是因蝶骨小翼上移所致"小丑眼"畸形,由于颅底受累,面中部发育不良并有突眼。累及颅后窝骨缝可导致枕骨大孔收缩、骨性颅后窝缩小及岩骨嵴和骨性颅底的扭转。

107.4.4　"人"字缝早闭

少见,约占所有颅缝早闭症的5%。单侧"人"字缝早闭需与后斜头畸形鉴别,后者通常无须治疗。影像学上可见"人"字缝闭合或硬化,伴有对侧额、顶部代偿性隆起,同侧枕乳突膨隆。双侧"人"字缝早闭则枕部对称,均呈扁平状;如早闭严重,则额部也可膨隆,颅顶部抬高。

107.4.5　多发性颅缝早闭

多发性颅缝早闭与综合征相关,最常见的组合是双侧冠状缝早闭,其他包括双侧冠状缝合并双侧人字缝早闭,或双侧冠状缝合并矢状缝早闭(塔状头)。当矢状缝及双侧冠状缝早闭时则形成苜蓿叶头或称Kleeblattschädel头。广泛的颅缝早闭可见于严重缺氧缺血性损伤所致脑生长迟滞,婴儿的表现可由轻微异常直至严重小头引起颅内压增高和突眼,差异巨大。

107.4.6　Crouzon综合征

Crouzon综合征发病率为1/25 000。常染色体显性遗传,分子遗传学检测定位于*FGFR2*基因突变,灵敏度>50%。1/3的患者出生时即有症状,临

床表现包括双侧冠状缝早闭所致短头畸形,亦可见到其他颅缝早闭引起的舟状头和Kleeblattschädel头、面中部后移、眼距过宽和严重突眼、上颌骨发育不良、鹰钩鼻并可能存在腭裂,颅内异常包括脑积水(30%)、Chiari Ⅰ型畸形及小脑扁桃体疝(70%),常见合并耳与脊髓病变。与其他FGFR相关综合征不同的是,该综合征一般不伴有肢体畸形。

107.4.7　Apert综合征

Apert综合征发病率约为1/10万。为常染色体显性遗传,也可散发。*FGFR2*基因突变可作为分子水平的诊断,灵敏度超过98%。其临床表现有双侧冠状缝早闭伴尖短头畸形,也可存在其他颅缝早闭、前颅底骨性融合、眼距增宽、面中部发育不良、后鼻孔硬化及眼眶狭窄等。颅内异常包括由巨头畸形、白质发育不良、胼胝体缺如所导致的认知功能障碍。伴房间隔缺损、室间隔缺损等心脏异常及肾盂积水等肾脏异常。颅缝早闭症和对称性并指(趾)畸形是本病的特征。

107.4.8　Pfeiffer综合征

Pfeiffer综合征以短头畸形和手足膜性合指为特征,伴拇指(趾)增大及偏斜,短指(趾),肘部僵直,亦可以出现各种内脏畸形。病情严重者因额顶部狭窄和颞部突出而导致苜蓿状畸形,也可存在先天性脑积水。

107.5　影像学表现

　　X 线平片检查能发现颅缝早闭的原发征象,如骨缝旁硬化、局限性裂痕、骨桥及骨缝消失,亦能提示颅内高压引起的间接征象,如颅骨指压征等。但 3 个月以内婴儿颅骨钙化程度低,平片很难发现颅缝融合的存在和进展。

　　CT 扫描能够很好地显示颅缝早闭的形态,除了评价颅骨和骨缝的异常之外,还能判断合并的脑内结构异常,如脑积水、先天畸形、脑萎缩和慢性硬脑膜下血肿等。三维和螺旋 CT 扫描的应用极大地提高了诊断的准确性,并且有助于复杂手术方案的设计及作随访评估。尽管对于婴幼儿进行 CT 扫描可因电离辐射致癌及迟滞发育仍有争议,但是 CT 仍然是颅缝早闭症影像诊断的金标准(图 107 - 6)。

　　MRI 检查可以显示颅缝早闭伴随的脑组织异常,对综合征性颅缝早闭具有诊断价值,可发现中线病变、脑实质异常、脑积水、小脑扁桃体疝及继发性脊髓空洞等。

　　超声检查亦可用于 12 个月以内婴儿颅缝早闭症的诊断,当骨缝变窄和骨板增厚后超声检查的可

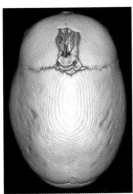
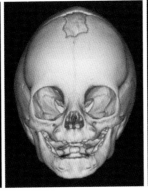

A. 矢状缝早闭

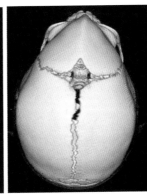
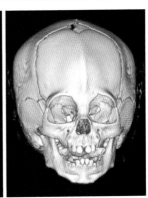

B. 额缝早闭

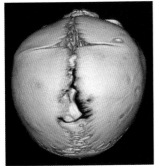
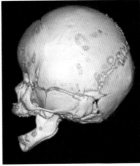

C. 双侧冠状缝早闭

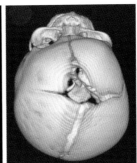
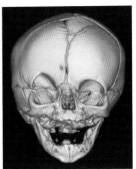

D. 单侧冠状缝早闭

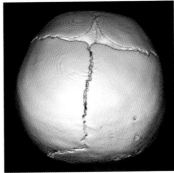
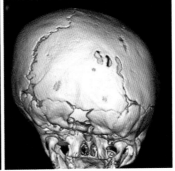

E. "人"字缝早闭

图 107 - 6　颅缝早闭症的 3D - CT 表现

靠性下降。

107.6　手术治疗

颅缝早闭症手术治疗的最终目的，是恢复正常的颅面解剖关系，并使颅面整体外形正常化。颅缝早闭症对大脑发育可能产生的不利影响有几种假设的机制：颅内压增高、局灶性脑低灌注和神经解剖结构的机械变形。这些机制中没有一个单独看起来令人满意，手术也未被证明能够完全有效地预防神经认知障碍。

自1890年Lannelongue首次进行颅缝切除术以来，已有多种手术方式用于颅缝早闭症的治疗，包括单纯骨缝切除、带状颅骨切除、全颅盖重塑、颅盖扩张及微创内镜手术（植入扩张弹簧或辅以术后矫形头盔）。临床研究证据表明，在非综合征性颅缝早闭症中，颅缝而非颅底异常是颅骨病理形态进展的首要因素。手术前后CT检查显示，单纯颅顶手术不仅影响颅顶，而且改善了颅底的病理状态。这表明排除颅顶骨缝的异常影响可以改善颅底形态。手术方式的选择应当依据多种因素，包括患者接受手术时的年龄、颅缝早闭的类型及颅形异常的程度和部位（图107-7～107-11）。一般而言，局限性的手术，如内镜和条形颅骨切除术，更适合于<3个月的年幼患儿，因其骨缝闭合限于单一骨缝且畸形程度较轻。对于伴有更为严重畸形、累及单一或多条骨缝的年长患儿则倾向于采取广泛的手术方式，如全颅盖重塑。

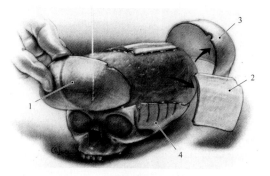

图107-7　矢状缝早闭的手术方法（一）
注：1.做双额骨瓣；2.做两侧顶骨瓣；3.做双顶枕骨瓣；4.颞骨作朝向外侧的桶板状切开。

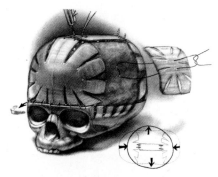

图107-8　矢状缝早闭的手术方法（二）
注：切除额骨中线部分的骨质，使头颅前后径缩短；切除额骨邻近眶上缘的三角形边缘，使前额部向后倾斜；重塑额骨外侧部以形成新的冠状缝；重塑顶骨，钢丝收紧后顶部向外隆起。

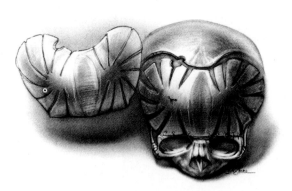

图107-9　额缝早闭的手术方法
注：双额骨瓣，额骨周围呈放射形条状切开，做不完全骨折后塑形。

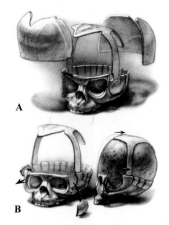

图107-10　双侧冠状缝早闭的手术方法
注：A.做双额骨瓣及双顶枕骨瓣，后缘低至窦汇，两骨瓣间留骨桥，剩余部分枕骨作桶板状切开；B.锯断眼眶，向上抬高并重塑眶上缘，颞鳞部抬高重塑，切开顶骨并后移固定，使颅顶向后移位，前额突起部分弧度变小。

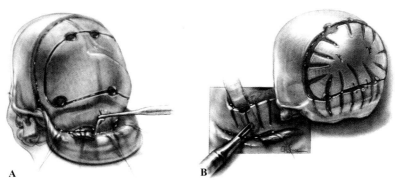

图 107-11 "人"字缝早闭的手术方法

注:A. 做双顶枕骨瓣;B. 枕骨行桶板状切开,以增加早闭骨缝一侧的突起。

局限性手术侵袭性小、失血少、住院时间短,因而得以广泛采用。颅骨矫形头盔的使用有助于术后治疗,也使这些术式的效果得到进一步的巩固。尽管如此,应当注意局限性手术对颅骨畸形的纠正效果慢于全颅盖塑形,依赖于矫形头盔的术式需要数月至 1 年得以重塑颅骨,而全颅盖重塑手术能令受压的局部脑组织在术后立即释放。此外,6~12 个月的患儿颅骨畸形可能更为复杂。由于骨骼的成熟更能耐受重塑,而局限性手术依靠脑组织的生长使颅骨外形恢复正常,可能不足以完全纠正畸形。较广泛的手术方式能够立即纠正原发的限制性颅骨畸形,同时也允许重塑代偿性生长造成的前额、枕部或其他部位的异常,因此更适合于年长的患儿。

手术时机的选择以出生后 6 个月以内为佳,此后手术可能出现神经发育迟缓。

107.6.1 单纯骨缝切除和带状颅骨切除术

最初颅缝切除手术由于常常在病程后期进行,故仅有短期效果,再骨化现象明显。20 世纪 20 年代起,及早和适当的手术能够预防颅缝早闭症不良后果的观念逐渐受到重视。至 40 年代带状颅骨切除术和骨缝切除术被广泛接受,在出生后 2 个月手术干预能获得良好的功能和外观结果。然而,较年长儿童术后人工骨缝快速桥接再骨化仍是常见的并发症,即使多次广泛的颅盖重塑手术,但效果不佳。

107.6.2 广泛颅盖重塑术

20 世纪 60 年代早期至 90 年代中期,单纯骨缝切除术和带状颅骨切除术治疗晚期颅缝早闭症疗效

的局限性,促使新型复杂颅盖重塑手术的发展。最流行的术式包括宽带状颅骨切除+双顶部楔形颅骨切除术、矢状颅骨切除+双顶骨粉碎术、扩大顶部切除术、中线颅骨切除+枕骨切除术,对于严重矢状缝早闭可通过"π"形颅骨切除+全颅盖重塑术治疗,对于额缝及单侧或双重冠状缝可行眶额提升术等。"π"形颅骨切除+全颅盖重塑术及其改良术式的优点在于:既处理了原发早闭的骨缝,又纠正了颅骨的畸形,包括前后径长和前额的膨隆,并且即刻纠正颅形而无须戴矫形头盔。尽管这些术式存在局限性,但是鉴于其效果,仍然被推荐为治疗非新生儿颅缝早闭症的方法。

107.6.3 微创内镜手术

1998 年,Jimenez 和 Braone 开创了内镜下颅缝早闭症手术,使传统的带状颅骨切除术得以经微小切口在内镜下完成。术中使用 30°和 0°硬质内镜进行观察和操作,并设计了专用的硬脑膜牵开器(J & B retractor, Karl Storz)。术后辅以颅骨矫形头盔治疗,其总体目标是通过颅骨在凹陷区域的扩张和过度生长区域的压缩,来帮助大脑对变形的颅骨进行重塑。术后第 3 d 以红外线扫描患儿头部,2 d 后矫形头盔即可定制完成,疗程通常 6~12 个月。除矢状缝早闭外,其他类型的颅缝早闭佩戴头盔不超过 18 个月,年龄越小的患儿需要更多规格的头盔。尽管耗时费力,但头盔矫形对于获得完美的矫形结果具有关键性作用。两者的结合使早期诊断的颅缝早闭症患者获得良好的远期疗效,随访结果显示优于早期采用创伤更大术式的患者。微创内镜手术中切除早闭骨缝后,亦可植入不锈钢扩张弹簧,其张力

依据患儿年龄、颅骨厚度及变形程度而定,术后约3个月取出。内镜颅缝早闭手术耗时短、出血量少、并发症少、瘢痕小、住院时间短和治疗费用减少等优点令其得以推广。

107.6.4 后颅盖牵引扩张术

对于全颅缝早闭伴颅骨生长延迟而头颅外形正常的患儿,手术目的是增加颅腔容积。后颅盖扩张手术比单纯的前颅手术能获得更大的脑生长空间。由于覆盖的头皮有限、出血增加,使后颅盖扩张重塑较为困难,且易重新塌陷。使用可调节螺钉装置以每天1 mm的速度逐步扩张成骨,1个月后可达3 cm。此术式作为改良的一期"桶板截骨术",可以有效增加后颅容积、降低重陷率和头皮覆盖的难度。

107.6.5 手术并发症

手术并发症有失血、空气栓塞、硬脑膜撕裂、脑脊液漏、感染、术后头部外形不平整、颅骨缺损和脑损伤等。

(韩 晞 张 荣)

参考文献

[1] 韩晞,陈衔城.颅缝早闭症[M]//周良辅.现代神经外科学.2版.上海:复旦大学出版社,2015:1172 - 1177.

[2] AL-NAMNAM N M, HARIRI F, THONG M K, et al. Crouzon syndrome: genetic and intervention review [J]. J Oral Biol Craniofac Res, 2019,9(1):37 - 39.

[3] ANDREWS B T, FONTANA S C. Correlative vs. causative relationship between neonatal cranial head shape anomalies and early developmental delays [J]. Front Neurosci, 2017,19(11):708.

[4] AZOURY S C, REDDY S, SHUKLA V, et al. Fibroblast growth factor receptor 2 (FGFR2) mutation related syndromic craniosynostosis [J]. Int J Biol Sci, 2017,13(12):1479 - 1488.

[5] BENNETT K G, HESPE G E, VERCLER C J, et al. Short- and long-term outcomes by procedure type for nonsagittal single-suture craniosynostosis [J]. J Craniofac Surg, 2019,30(2):458 - 464.

[6] DAS S, MUNSHI A. Research advances in Apert syndrome [J]. J Oral Biol Craniofac Res, 2018,8(3): 194 - 199.

[7] DORO D, LIU A, GRIGORIADIS A E, et al. The osteogenic potential of the neural crest lineage may contribute to craniosynostosis [J]. Mol Syndromol, 2019,10(1 - 2):48 - 57.

[8] DURHAM E L, HOWIE R N, CRAY J J. Gene/environment interactions in craniosynostosis: a brief review [J]. Orthod Craniofac Res, 2017,20 (Suppl 1): 8 - 11.

[9] ELANUR Y, ERCAN M, BANU N, et al. Recent advances in craniosynostosis [J]. Pediatric Neurology, 2019,99:7 - 15.

[10] KATSIANOU M A, ADAMOPOULOS C, VASTARDIS H, et al. Signaling mechanisms implicated in cranial sutures pathophysiology: craniosynostosis [J]. BBA Clin, 2016,29(6):165 - 176.

[11] KO J M. Genetic syndromes associated with craniosynostosis [J]. J Korean Neurosurg Soc, 2016,59(3):187 - 191.

[12] LATTANZI W, BARBA M, DI PIETRO L, et al. Genetic advances in craniosynostosis [J]. Am J Med Genet A, 2017,173(5):1406 - 1429.

[13] LATTANZI W, BARBA M, DI PIETRO L, et al. Genetic advances in craniosynostosis [J]. Am J Med Genet A, 2017,173(5):1406 - 1429.

[14] MILLER K A, TWIGG S R F, MCGOWAN S J, et al. Diagnostic value of exome and whole genome sequencing in craniosynostosis [J]. J Med Genet, 2017, 54(4):260 - 268.

[15] POOT M. Structural genome variations related to craniosynostosis [J]. Mol Syndromol, 2019,10(1 - 2): 24 - 39.

[16] TWIGG S R, WILKIE A O. A genetic-pathophysiological framework for craniosynostosis [J]. Am J Hum Genet. 2015,97(3):359 - 377.

[17] WILKIE A O M, JOHNSON D, WALL S A. Clinical genetics of craniosynostosis [J]. Curr Opin Pediatr, 2017,29(6):622 - 628.

[18] ZOLLINO M, LATTANTE S, ORTESCHI D, et al. Syndromic craniosynostosis can define new candidate genes for suture development or result from the non-specifc effects of pleiotropic genes: rasopathies and chromatinopathies as examples [J]. Front Neurosci, 2017,18(11):587.

 **隐性椎管闭合不全**

　　椎管闭合不全(spinal dysraphism)是指一类神经管发育异常引起的椎管闭合不全,以及神经、脊膜、脊椎和皮肤发育异常的先天性疾病。包括开放性和隐性两类。前者由于局部皮肤、皮下组织、肌肉、筋膜和椎板等缺失或结构不完整导致脊髓显露(open defects),而后者有正常皮肤覆盖,脊髓不显露。

　　脊髓的发育经过3个连续阶段,即原肠胚期(gastrulation,2～3周)、初期神经胚形成期(primary neurulation,3～4周)和次级神经胚形成期(secondary neurulation,5～6周)。妊娠后8～18 d神经板形成,接着是神经折叠和融合,到第28天神经管延伸和闭合完成。S_2以上的头端的形成主要在初期神经胚形成期,而S_2以下的尾端的发育

主要在次级神经胚形成期,尾端发育也称成管和退化期(canalization and retrogressive differentiation)。如果尾端神经孔闭合失败,导致开放性脊椎裂。次级神经胚形成阶段脊椎发育完成,在此阶段发育异常致隐性椎管闭合不全,其发生率较高。由于其表皮完整,脊髓可能固定在不同的组织,如皮肤、皮下组织、脂肪组织和韧带等,临床表现也不同,可分为隐性脊椎裂(spina bifida occulta)、脊膜膨出(meningocele)、脊髓脊膜膨出(myelomeningocele)、脊髓脊膜囊肿膨出(myelo meningocystocele)、脂肪脊髓脊膜膨出(lipomyelomeningocele)、椎管内脂肪瘤(spinal lipoma with mengingocele)和先天性皮窦(congenital demal sinus)等。闭合性椎管闭合不全尽管没有神经组织外露,但常伴有皮肤标记

（43%～95%），包括皮下包块、毛细血管瘤、皮窦和毛痣等。

108.1　脂肪脊髓脊膜膨出

脂肪脊髓脊膜膨出是一种少见的先天性疾病，腰骶部皮下脂肪瘤向内生长进入椎管内和硬脊膜下或脊髓内脂肪瘤相连。其发病率为 1/10 000～2/10 000，占脊椎裂的 14.4%，女性稍多见。脂肪瘤一方面因占位效应压迫脊髓或神经，另一方面因脂肪与脊髓相连导致脊髓栓系综合征（tethered cord sydrome，TCS）。

108.1.1　胚胎学

中枢神经发育始于胚胎第 3 周，为神经胚形成期。在原始神经胚形成期，位于脊索外的外胚层增生，组成神经板，神经板侧方上升成神经皱折，双侧神经皱折在中线融合成神经管。融合从颅部开始，向头端和尾端发展。次级神经胚形成期是尾部细胞团发育的过程，形成 L_2 以下的脊髓节段。随着神经管的闭合，皮肤外胚层和神经外胚层分离。皮肤外胚层融合成神经管表面的表皮，中胚层进入神经管和表皮之间，发展为硬脊膜、椎板和肌肉等。在胚胎第 3 个月，脊髓贯穿胚胎的整个长度。随着进一步发育，脊椎和硬脊膜伸延超过神经管，脊髓的末端移动到较高的脊椎节段水平；出生 2 个月后，脊髓水平基本与成人相似。如果此发展阶段出现异常，可导致各种类型隐性脊椎裂。尽管隐性椎管闭合不全的神经组织不外露，但多数患者表皮有特征性标志，可能神经管闭合和皮肤外胚层闭合在胚胎发育过程中有一定时间的同步性。神经管和皮肤外胚层分离过早，间充质的间质在神经管闭合的诱导下在神经板背侧边缘形成脂肪，导致脊髓和脂肪融合，阻碍神经胚的发育。同时，脂肪瘤向后通过硬脊膜和骨缺损处至硬脊膜外直到皮下，发生最常见的脂肪脊髓脊膜膨出。脊髓和脂肪瘤的连接处可以在椎管内和椎管外。脂肪脊髓膨出是脊髓和脂肪瘤连接处在椎管内，而脂肪脊髓脊膜膨出是脊髓和脂肪的连接处在椎管外。

脂肪瘤将脊髓与周围的硬脊膜或软组织连接在一起，导致栓系脊髓（tethered cord）。该类患者伴其他畸形，如尿生殖道畸形、脊椎裂等发生率明显增高。

108.1.2　流行病学

脂肪脊髓脊膜膨出发生率为（0.3～0.6）/10 000。神经管发育异常的原因是多方面的，包括遗传因素和环境因素。母亲在妊娠期间饮食中增加叶酸量，可明显降低椎管发育缺陷发病率，但脂肪脊髓膨出的发病率无明显下降。孕妇年龄过小或过大或肥胖等，脊椎裂的发生率有所提高。也有报道认为与种族有关，但具体到某个疾病则不明确。脂肪脊髓脊膜膨出的家族性非常罕见，仅见 2 例报道。

108.1.3　临床表现

（1）皮肤局部症状

脂肪脊髓脊膜膨出的特征是腰或骶部正中部位有皮下脂肪瘤。该皮下脂肪瘤通过缺损的筋膜、硬脊膜和脊椎管，与栓系的脊髓相连。其最常见的表现是在腰骶部中线或中线旁有软组织包块，常伴有脂肪瘤相关的皮肤病变，如皮毛窦、皮肤凹陷和表皮血管瘤等。脂肪包块在出生时即存在，半数的新生患儿可无神经症状。

（2）神经损害症状

皮下脂肪瘤固定在腰背部筋膜上，脊髓圆锥向上运动受到限制，导致进行性神经功能和泌尿功能障碍，即栓系综合征。随着年龄和身高的增长，症状加重。脂肪瘤的压迫和栓系致使神经组织血灌注量下降也是神经组织损害的因素。

Hoffman 报道 62.5% 的患者在出生后 6 个月之前无神经损害症状，而 6 个月后仅 29.3% 的患儿无症状。5 岁后，所有患者均有神经损害的表现。其中，膀胱和肛门功能障碍较运动和感觉功能症状出现早，表现为尿频、尿道反复感染、神经性膀胱及便秘或大便失禁等，还可有其他症状，如双侧下肢长短不齐、畸形足、步态异常、脊椎弯曲、肌张力亢进和腰腿痛等。

108.1.4　影像学表现

近年来，超声技术和 MRI 的发展，使许多患儿在出生前即可诊断。特别是三维超声可完整显示胎儿的脊椎形态。但如果脊椎紧贴子宫壁，超声检查很难确认胎儿皮下脂肪瘤。MRI 可显示脂肪瘤和脊髓栓系。因此，不仅明确诊断，也可以帮助外科医师制订治疗方案。MRI 的表现是椎管和蛛网膜下腔增宽，脊髓和硬脊膜通过脊椎裂向背部移位（图

108-1、108-2)。脂肪瘤的膨出按解剖位置可分为3 种类型：背侧型、过渡型和尾端型。背侧型是脂肪瘤附着于下胸段或腰髓段闭合不全脊髓的背侧，延伸到皮下，神经基板(neural placode)和脂肪瘤交界位于硬脊膜缺损的硬脊膜外。过渡型的脂肪瘤与脊髓的界面可通过脊椎裂，到达圆锥，分界面不明显。尾端型的脂肪瘤主要起源于脊髓圆锥，通过硬脊膜缺损延伸到硬脊膜外，也可以在硬脊膜内。

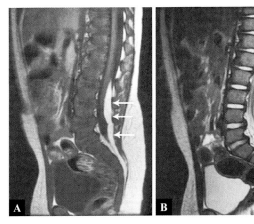

图 108-1　脂肪脊髓脊膜膨出 MRI 表现(矢状位)

注:MRI 矢状位 T_1 加权图像(A)和 T_2 加权图像(B)显示脂肪脊膜脊髓膨出(箭头为脂肪瘤)。

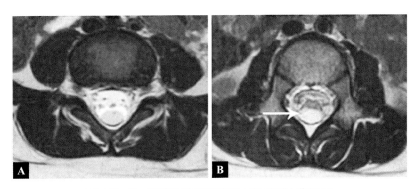

图 108-2　脂肪脊髓脊膜膨出 MRI 表现(横断面)

注:MRI T_2 加权图像显示后中线融合不全的隐性脊椎裂(A)和脂肪瘤和神经基板界面(B,箭头)。

108.1.5　治疗

据文献报道，多数作者指出早期手术效果较好，手术目的是保持或改善神经功能，防止神经症状进一步恶化。Cochrane 认为手术时间应根据病情而异，因为该类疾病患者常伴有畸形，手术可使畸形进一步加重。他将畸形分为对称性和非对称性。前者容易确定神经基板和脂肪瘤界面，后者不易，因此手术时间在神经功能损害症状出现后较好。最近有医师提倡子宫内诊断和产前手术，但死胎发生率稍高，且对孕妇有创伤，最近采用经阴道内镜手术，可降低对孕妇的创伤。早期手术可阻止该疾病导致的进行性神经损害，改善患者的运动和认知功能，产前手术可导致早产和其他并发症，只能在少数医疗中心施行。

脂肪脊髓脊膜膨出有两个病理因素:脂肪的占位效应和其对脊髓的固定作用。手术的目的是切除脂肪瘤，修补腰骶筋膜缺损，尽可能将终丝游离或切断，防止脊髓再次出现栓系综合征(图 108-3)。由于脂肪瘤与神经基板紧密相连，完全切除脂肪瘤会不可避免地造成神经损害，因此不主张脂肪瘤全切除。

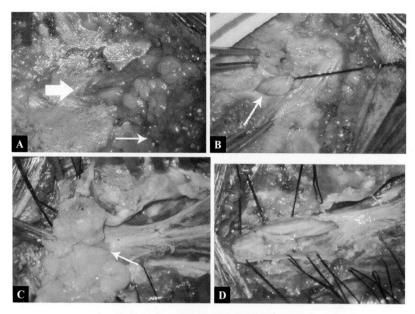

图 108 - 3　脂肪脊髓脊膜膨出的切除

注：A. 脂肪瘤通过筋膜缺损（粗箭头）膨出到皮下，细箭头显示浅层脂肪瘤组成；B. 浅层脂肪瘤切除后，明确筋膜缺损部位（箭头）；C. 进一步分离显示脂肪瘤和硬脊膜界面（箭头）；D. 与脂肪瘤紧密粘连的圆锥和马尾神经位于脂肪瘤腹侧。

脂肪脊髓脊膜膨出手术方法：患者俯卧位，腰骶部处最高位。以皮下脂肪瘤突出为中心做中线切口切开皮肤，沿腰骶部筋膜分离脂肪瘤边界直到脂肪瘤入椎管处。切除上一节椎板，暴露正常的硬脊膜和脊髓，便于显示脂肪瘤与脊髓的界面。将神经和脊髓尽可能分离，最大限度地切除脂肪瘤，缝合或修补硬脊膜，重建椎管。对于脂肪脊膜脊髓膨出终端脊髓空洞（cystolipomyelomeningocele）患者，由于空洞与蛛网膜下腔相通，脂肪瘤与脊髓神经根的界面分辨困难，且硬脊膜致密缝合困难，需要用筋膜修补。

108.2　脊髓囊肿膨出与脂肪脊髓囊肿膨出

脊髓囊肿膨出（myelocystocele）是指脊髓囊性扩大，通过椎管缺损向背侧膨出。膨出的囊肿实质上为囊性扩大的中央管、发育不良的脊髓组织、脑脊液等和硬脊膜，好发于腰髓部。如果表面无皮肤覆盖为脊髓囊肿膨出，如果有皮肤及脂肪覆盖，称为脂肪脊髓囊肿膨出（lipomyelocystocele），该病占脊椎裂的 4%～8%。

108.2.1　组织胚胎学

Mclone 认为，脊髓囊肿膨出是不明原因引起的

脑脊液（CSF）不能从早期神经管内流出，导致中央管扩大所形成。最常见于脊髓末端，形成"末端脑室"（terminal ventricle），该"脑室"膨胀破坏背侧中胚层，但外胚层仍存在，导致脊椎裂。病理方面，囊肿壁为室管膜、脊髓和表皮。

108.2.2　临床表现

所有患儿出生时背部有皮肤覆盖的囊样局部肿块，大小不同。其表面皮肤可伴有血管瘤、痣或多毛等。多数患儿伴有神经功能损害表现，如不治疗，可进一步恶化。

108.2.3　影像学表现

B 超和 MRI 技术的进步有助于早期诊断，最近该疾病诊断和治疗的进展主要集中于产前诊断和治疗。由于超声和 MRI 技术的发展，许多患者在产前可被诊断出来，并接受产前手术，可防止神经的进一步损害。特别是 MRI，可鉴别相似的脊膜膨出。在 MRI 上，脊膜膨出可见连续的蛛网膜下腔，而脊髓囊状膨出显示"喇叭"状疝出（图 108 - 4、108 - 5）。

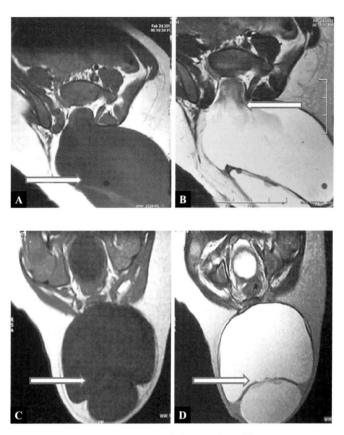

图 108 - 4　脊髓囊状膨出 MRI 表现(横断面)

注:MRI 脊髓囊状膨出横断面的 T_1 加权图像(A、C)和 T_2 加权图像(B、D)显示囊腔从脊椎裂疝出。

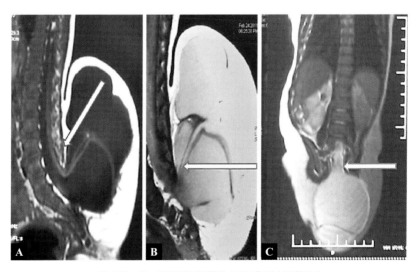

图 108 - 5　脊髓囊状膨出 MRI 表现(矢状位)

注:MRI 脊髓囊状膨出矢状位 T_1 加权图像(A)和 T_2 加权图像(B)显示巨大腰骶脊髓囊状膨出和低位脊髓栓系。囊腔从脊椎裂疝出。冠状位 T_2 加权图像(C)显示"喇叭"状膨出。

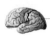

108.2.4　治疗和预后

早期手术治疗的效果较好。患者取俯卧位,后正中切开皮肤后,如有脂肪瘤予以切除;沿囊肿分离到硬脊膜出口处,显露上方正常的硬脊膜。确认硬脊膜囊并切开,对硬脊膜内粘连予以分离,确定椎管末端囊肿与中央管相通,切除多余的组织。囊肿末端缝合,重建脊髓形态。切断终丝,紧密缝合硬脊膜。Muthukumar 建议缝合囊肿末端时,使其与蛛网膜下腔相通,防治脊髓空洞。现在部分医师提倡产前手术(prenatal surgery)行子宫内修补,多数医师认为该疾病不需超早期治疗,一般建议出生后半年内手术。脊髓囊肿膨出手术治疗预后较好。

108.3　脊髓栓系综合征

详见第 110 章"脊髓栓系综合征"。

108.4　脊髓纵裂

脊髓纵裂(diastematomyelia; split cord malformation, SCM)是脊髓从中线分开,成为两个半脊髓(hemi cords),常位于脊髓下段。两个半脊髓的中间间隔可以是骨性、韧带、纤维或陷入的硬脊膜。脊髓可以全长分离也可以部分节段分离;骨性纵隔常从椎体后方突起。脊髓纵裂可分为两型:SCM-Ⅰ型,由两个半脊髓组成,每个都有硬脊膜鞘,由骨性间隔分离;SCM-Ⅱ型为两个半脊髓共存于同一个硬脊膜鞘内,其间仅有纤维组织分隔。

108.4.1　病理和发病机制

脊髓纵裂畸形的发病机制仍不清楚。Herren 等提出是由于神经板过度折叠所导致。Gardner 等认为,神经管在延长阶段,其腹侧或背侧出现两次破裂,形成两个神经管,中胚层的组织穿入两个神经管之间组成纤维性或骨性分隔。Bremer 推测,脊髓纵裂畸形是伴随背侧肠瘘形成时发生。从原肠胚发育成肠腔的过程中,形成了憩室;憩室增大,将脊索和神经板分为两部分。憩室在皮肤表面开放,则导致背侧肠瘘和开放性脊索分裂综合征(open form of split notochord sysndrome)。Pang 等提出一体论,其依据是内中胚层管概念。来源于内中胚层管的 SCM-Ⅱ型,仅由原始硬脊膜组成,不含骨干细胞。

SCM-Ⅰ型的特征是来自中胚层的硬脊膜外骨韧带突起将脊髓分成对称的或不对称的两个半脊髓分别位于两个硬脊膜囊。SCM-Ⅰ型中隔两旁的硬脊膜和蛛网膜分别包绕裂开的脊髓,形成两个硬脊膜下腔和蛛网膜下腔,并在中隔的上下方互相融合。在 SCM-Ⅱ型,只有一个硬脊膜囊,通过纤维突起将脊髓分为对称的两个半脊髓。SCM-Ⅱ型的发生率稍高。此两种畸形均有纤维束带引起的脊髓栓系。脊髓的裂隙呈矢状位,裂隙长 1~10 个椎体不等。裂隙完全位于腰段占 47%,腰骶段占 27%,胸段 23%,骶或颈段 1.5%。1% 以下的患者存在 2 个裂隙,91% 的患者裂隙上下脊髓是融合的。如果骨刺突起于腰段并上下延伸,可将圆锥、终丝甚至马尾一分为二。分开的半个脊髓较上下融合的整个脊髓小,各有 1 个前角和 1 个后角。中隔附近可见旁中央背根。部分患者在分隔上下存在脊髓空洞,脊髓圆锥常常在骶管内。半个脊髓侧方的神经根纤维发育接近正常,但靠近中线纵裂部位的神经根较正常细。在纵裂头端的脊髓处,椎管被囊状物占据,囊前壁为室管膜,后壁为星形胶质细胞,中间间隔处缺乏灰质,只有散在神经元和局部聚集的胶质细胞。在纵裂尾端的脊髓前裂明显增深,软脊膜增厚。

SCM 引起神经损害的机制:①发育异常引起神经损害,出生时即出现症状;②中隔对神经根的压迫,并与神经根粘连引起栓系综合征;③脊髓空洞;④脊柱侧弯和神经根牵拉;⑤终丝牵拉等。

108.4.2　临床表现

SCM 的表现多变,从无症状到疼痛、步态异常、感觉运动障碍和自主神经功能损害等。Borker 等报道的 53 例患者中,7 例无症状。国内学者报道,该病约占脊椎裂患者的 1/3。女性多见,男女比例为 1: 2~3;发病年龄从出生到成人。SCM-Ⅰ型患者诊断明确时的平均年龄 3 岁,SCM-Ⅱ型者为 8 岁。临床表现与其他隐性椎管闭合不全疾患相似,有皮肤异常、骨骼系统畸形和神经功能障碍等 3 个方面。皮肤异常约占 50%,包括带毛的斑块(hairy patch)、皮肤小凹(dimple)、血管瘤(hemangioma)、皮下肿块和色素痣(pigment nevus)等。骨骼发育异常最常见的为脊椎侧弯和下肢畸形,前者占 60% 以上,后者占 20%~30%。神经功能损害包括腰腿痛(30%)、下肢肌力减退或肌肉萎缩(30%)和肛门膀胱功能损害(20%)等。

儿童期以皮肤损害、足部畸形和感觉运动障碍为主。成人期表现为疼痛、感觉运动障碍。成人患者的特点：①症状相对少；②个子矮小；③分隔发生在胸段或胸段以下；④预后较好。

108.4.3 影像学表现

　　X线平片检查可对病变定位及反映椎体、椎板畸形。CT 扫描可明确诊断，特别是 3D-CT 重建骨性中隔和显示相邻椎体结构关系。MRI 检查可对脊柱、脊髓、中隔和终丝等的异常作出明确的诊断。须做全脊髓的 MRI 检查，排除相关的其他发育异常。目前辅助诊断以 MRI 为主，CT 为辅（图 108-6、108-7）。在 Borker 报道的 53 例患者中，14 例伴

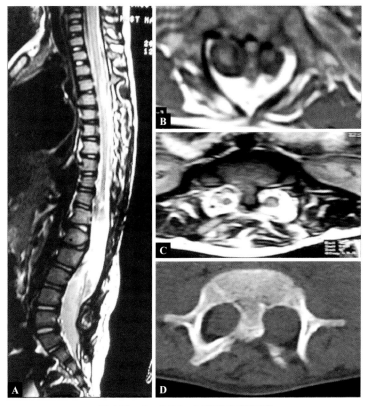

图 108-6　SCM-Ⅰ型影像学表现

注：MRI(A)和 CT(B～D)显示 SCM-Ⅰ型典型的骨嵴在第 1 颈脊椎水平将脊髓分为带硬脊膜鞘的不对称的两个半脊髓。

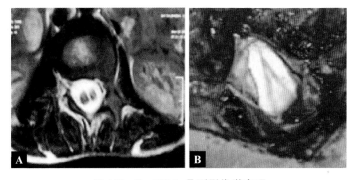

图 108-7　SCM-Ⅱ型影像学表现

注：A. MRI 的 T_2 加权图像显示，两个半脊髓在单个硬脊膜管内，中间有纤维组织分割，无骨质成分；B. 手术所见，脊髓裂中间无骨嵴，纤维间隔已被切除。

脊髓空洞,1例伴 Chiari 畸形,10例伴终丝增粗,9例伴终丝脂肪瘤。CT和 MRI 检查均可显示分裂的脊髓,胸腰段占40%,腰段占46%,胸部占13%,颈段只占1%。少数病例可出现多发性脊髓纵裂。

108.4.4 治疗和预后

SCM-Ⅰ型患者最常见的运动系统症状是不对称性下肢无力或萎缩。患者有进行性神经功能损害,建议手术治疗。手术切除分隔可改善神经功能症状或维持当前的神经功能状态。SCM-Ⅱ型患者手术后症状并未改善,因此,以其是否行手术治疗仍有争议。手术目的是切除中隔和硬脊膜袖套,解除对脊髓的压迫、终丝的牵拉和纤维束带对脊髓的栓系,同时切除其他伴随病变,并修补背侧硬脊膜。

患者取俯卧位,做后正中切口,至少切除分叉的上一个和下一个椎板。术野上、下均暴露出正常脊髓、硬脊膜。用磨钻磨除骨间隔,注意防止损害脊髓。完全切除切开硬脊膜,切除硬脊膜袖套并将导致栓系的各种因素去除,缝合硬脊膜。注意对于任何病例,不做脊髓切开和脊髓空洞引流。

主诉为疼痛的患者,手术治疗可明显缓解疼痛。对于括约肌功能损害的手术疗效不理想。下肢感觉运动功能损害的患者,手术效果较括约肌功能损害的患者好,但比疼痛患者差。对于一些症状由先天性神经损害所致患者,手术效果不明显。Huang 等报道 SCM-Ⅱ型患者手术和保守治疗的效果相近。

108.5 神经管肠源性囊肿

神经管肠源性囊肿(neurenteric cyst,NC)也叫神经管原肠囊肿,为在胚胎3周,由于脊索与原肠分离不完全,原肠的残余组织异位,破坏中胚层而形成的先天性疾病,占脊髓肿瘤的0.7%~1.3%。此期,神经原肠管(neurenteric canal)连接卵黄囊等组织,横穿原始脊索板,阻止脊索与内皮细胞的分离,具有分泌浆液的内皮细胞发育形成囊肿。囊肿可以发生在神经轴的各部位,最常见于颈段和胸段。5%位于髓内,90%位于硬脊膜下、脊髓外,常在脊髓腹侧,可使脊髓受压。

108.5.1 组织病理学

神经管肠源性囊肿囊壁 HE 染色呈单层柱状或

杯状细胞。Wilkins 将其分为3型:A型,为柱状细胞,顶部有纤毛,基底由Ⅳ型胶原蛋白组织组成基膜;B型,在A型的基础上还有骨、韧带、淋巴组织、脂肪或胃芽肿等;C型,具A型特点,还存在与室管膜和胶质组织等相关结构。

肉眼观察,NC是外膜较厚的囊性物,内容物为干草色或黑色的牛奶样、脑脊液样或果冻样液体。NC多为单个囊性物,但也可发生播散和转移。瘤壁的上皮细胞神经胶质原纤维酸性蛋白(GFAP)染色阴性,而细胞角质蛋白、表皮细胞膜抗原和癌胚抗原(CEA)阳性。CEA 阳性支持囊壁细胞与小肠黏膜有关。髓内 NC 囊壁存在星形细胞,GFAP 阳性。

108.5.2 临床表现

患者常在10~30岁时出现症状,男女比例为2:1。成人主要表现为进行性、放射性疼痛,疼痛部位局限于 NC 累及的脊髓节段,多见于颈、腰段;病灶节段以下感觉运动障碍,如肌力下降和瘫痪等,症状的严重程度与囊肿的体积和所处的节段相关。感觉运动障碍呈波动性,为囊内内容物周期性产生或渗出和渗透压改变引起囊肿体积变化所致。儿童患者可出现无菌性脑膜炎、化脓性脑膜炎、慢性发热和尿失禁、大便失禁等。50%的患者伴有脊椎发育异常,包括脊椎裂、脊椎侧弯和脊髓裂等,以及胃肠道、肾和心脏等发育异常。

108.5.3 影像学表现

对于神经管肠源性囊肿的诊断,MRI 检查明显优于 CT 检查。而 CT 检查可显示继发性骨质改变。

神经管肠源性囊肿的 MRI 最典型的表现是T_1、T_2 加权均为高信号,而且不增强(图108-8、108-9)。也有病例为 T_1 加权低信号,T_2 高信号;或 T_1 高信号,T_2 低信号。但所有病例 FLAIR 显示的信号均较脑脊液高。在 CT 上,NC 为没有结节的等密度病灶。但也可有不增强的假性结节(mural redule),为黏膜残留。

108.5.4 治疗和预后

手术切除是治疗的第一选择,目标是在可能的情况下将其全切除。但由于患者存在脊椎异常、囊壁与神经广泛粘连,部分患者的病灶全切除困难和危险。

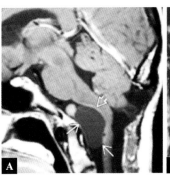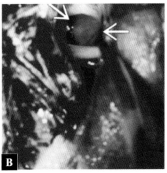

图 108-8　颅颈交界区肠源性囊肿

注：A. 颅颈交界区肠源性囊肿；B. 手术中见肠源性囊肿。

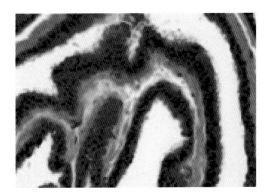

图 108-9　肠源性囊肿组织学表现为假分层柱状
上皮细胞

目前有 3 种手术入路，但究竟哪种入路最好仍无一致的意见。

（1）后入路

神经管肠源性囊肿主要位于脊髓腹侧，后入路时脊髓可能阻挡囊肿的显露分离，但目前多数医师仍然采用该入路，当囊内容物吸出后可提供足够的空间。术中内容物漏出，可能会引起脑膜刺激症状和脑脊膜炎。

（2）前入路

前入路是切除 NC 的有效途径，并可降低囊壁破裂的风险。但手术难度明显增加，并需要做脊椎融合。

（3）侧方入路

侧方入路为最少选择的入路。该入路可能损伤较多的肌肉、血管等组织，出血较多。但可以清晰地观察到囊壁与脊髓的边界，最大限度减少对脊柱和脊髓结构的损伤。

髓外肠源性囊肿与脊髓可能有明显的间隙，髓内囊肿与脊髓缺少明确分界面。因此，全切除髓内肠源性囊肿而不加重神经损害是很困难的，只能作部分切除，包括囊内容物吸出、囊壁部分切除减压术和囊腔-蛛网膜下腔分流术等。仅做囊内容物抽吸术复发率较高，效果最差。11% 的患者术后神经功能损害加重，18% 的患者神经症状不能完全改善。肠源性囊肿术后复发率 0%～37%，复发的患者均为病灶部分切除者。最近天坛医院报道，肠源性囊肿全切除率为 44.6%，复发率为 22.7%，5 年和 10 年的生存率分别为 100% 和 97.6%。

108.6　脊椎皮窦和皮窦样柄

脊椎皮窦（spinal dermal sinus，SDS）是有表皮组织覆盖的从皮肤到脊髓的窦道，是一种易被忽视的神经管闭合不全。皮肤上有窦道的窦口，伴有毛发等。皮窦使椎管内的神经组织与外界相通，可致反复感染和栓系综合征。据 2010 年以来的文献报道，部分患者窦道不含表皮组织，仅由纤维结缔组织构成，曾被命名为"meningocode manqué"。2009 年，van Aalst 等认为这类窦道在组织学上、临床上和胚胎发育上与脊椎皮窦不同，将其命名为皮窦样柄（dermal sinus like stalks，DSLS）。

108.6.1　流行病学

脊椎皮窦的流行病学研究论文较少。其发病率为 1/2 500。女性稍高，男女之比为 3∶4。Rajpal 报道 20 例患者中，2 例窦道无表皮组织覆盖。Martínez-lage 曾报道 8 例脊椎皮窦，12 例皮窦样柄。由于最近才认识皮窦样柄，发病率被低估。

108.6.2 组织胚胎学

皮窦通道是原始神经胚期的神经胚与外胚未分离所致。在原始神经胚期,神经板折叠成2个神经皱褶,外胚层分化为表皮外胚和神经外胚,神经外胚最终形成闭合的神经管,与皮肤外胚层分离。如果不分离则形成皮窦通道。皮窦通道壁由表皮细胞覆盖,即为脊椎皮窦。van Aalst等的实验研究通过连接神经管与外胚层诱导出皮窦样发育异常。他指出,所有的皮窦样柄由中胚层来源的纤维组织组成。入侵的中胚层间质细胞导致表皮和神经组织之间连续的紧密连接,形成皮窦样柄。其窦道壁没有表皮细胞覆盖,主要由纤维组织、脂肪组织、神经组织、血管、室管膜、韧带和肌肉等间质组织组成。

108.6.3 临床表现

多数患者因皮肤异常就诊。脊椎皮窦的开口多种多样,窦道可伸入椎管内脊髓背侧、硬脊膜下腔和硬脊膜外腔,也可伴有脂肪瘤、上皮样囊肿、皮样囊肿或畸胎瘤等。13%的脊椎皮窦发生在骶尾交界处以下,35%于腰骶交界处,41%位于腰部,10%位于胸部,1%位于颈部。最常见于S_1,其次为L_5和S_2等,多数窦道或"柄"终止于脊髓圆锥、终丝,少数终止于硬脊膜。窦口多居中,但也有偏左或偏右的。有的患者可能有多个开口。Schropp等认为,孔状开口、伴血管痣和多毛症等是皮窦的典型标志(图108-10)。皮肤"烟烫(cigarette burn)"样病灶与DSLS密切相关(图108-11)。

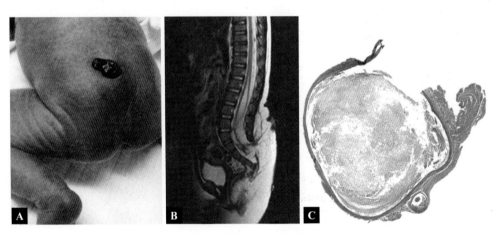

图108-10 脊椎皮窦的表现和病理

注:A. 显示脊椎皮窦道开口和皮下脂肪瘤引起的袖状突起;B. MRI显示从皮肤标记通过脊椎裂的脊椎皮窦伴脂肪脊髓膨出、脊髓空洞和低位脊髓;C. 手术切除标本的病理学检查显示窦道由富含角质的内皮细胞覆盖。

神经系统症状与其他脊椎裂相似,表现为局部痛疼、下肢感觉或运动异常和小便功能障碍等。如出现中枢系统感染,表现为脊膜炎症状。

108.6.4 影像学表现

超声学检查和X线摄片的诊断意义不大。MRI可以显示皮下窦道、各种相关的肿瘤和栓系综合征。但很难辨认椎管内窦道或椎管内髓外肿瘤。

108.6.5 治疗和预后

脊椎皮窦或皮窦样柄的治疗方法是手术切除皮窦和硬脊膜内的所有肿块及异常连接。一般来说,手术探查的风险很小,而且对神经功能的保护机会较大。建议早治疗,以防止出现神经功能损害和感染。采用后正中入路,切口围绕皮窦开口或皮肤病灶,沿着窦道或"柄",向深部分离,直到椎板。切除相关的椎板,显示硬脊膜,有时皮窦在硬脊膜外即终止,一般并不伸入至硬脊膜下,但仍需要打开硬脊膜加以证实。伴有肿瘤时应切除肿瘤,并将硬脊膜紧密缝合。脊椎皮窦或皮窦样异常的根附着于脊柱裂处脊髓的背侧,最近发现附着于腹侧的病例,应予以确定并切除。

多数患者经治疗后可以过正常生活。1/4左右患者存在排尿困难或遗尿,少数出现泌尿系统感染,10%~20%患者有便秘。DSLS者泌尿系统症状发生率相对较低。

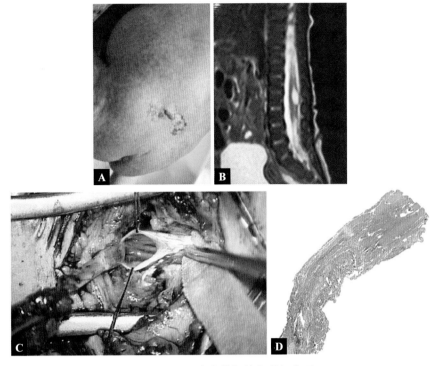

图 108 - 11 皮窦样柄的表现与病理

注：A. 显示皮窦样柄患者皮肤表现为血管痣和"烟烫"样病灶；B. MRI 显示从皮肤至脊髓圆锥的窦道；C. 手术切除窦道；D. 术后标本的病理学检查显示窦道由中胚层组织组成，无内皮细胞覆盖。

（张法永　车晓明）

108.7　脊膜膨出与脊髓脊膜膨出

详见第 109 章"脊髓脊膜膨出"。

108.8　隐性脊椎裂

隐性脊椎裂（spina bifida occulta，SBO）是指椎弓发育异常未能完全闭合，在隐性椎管闭合不全疾患中为最多见的一类，发生率约占人口的 1‰。多见于腰骶部的 L_5、S_1，椎管内容物并无膨出。迄今为止，患者常常在体检中偶尔发现。因此，SBO 不具有临床意义，无须治疗。最近研究发现，SBO 患者下尿道不适感或功能障碍的发生率明显高于正常人群，其机制目前仍不清楚。在夜尿症患者中，26% 为 SBO。但解剖研究未发现，SBO 与脊髓损害之间存在直接关系。合并腰骶部皮肤色素沉着或脐形小凹和毛发过度生长等症状的患者亦罕见。没有症状的隐性脊椎裂不需治疗，若伴有脊髓栓系或畸形，并产生神经损害症状，则可做相应的手术。

参考文献

[1] 张法永,陈衔城.隐性椎管闭合不全[M]//周良辅.现代神经外科学. 2 版.上海：复旦大学出版社,2015：1178 - 1186.

[2] ACHARYA U V, PENDHARKAR H, VARMA D R, et al. Spinal dysraphism illustrated: embryology revisited [J]. Indian J Radiol Imaging, 2017, 27(4)：417 - 426.

[3] MASINI L, DE LUCA C, NOIA G, et al. Prenatal diagnosis, natural history, postnatal treatment and outcome of 222 cases of spina bifida: experience of a tertiary center [J]. Ultrasound Obstet Gynecol, 2019, 53(3)：302 - 308.

[4] MORON A F, BARBOSA M M, MILANI H, et al. Perinatal outcomes after open fetal surgery for myelomeningocele repair: a retrospective cohort study [J]. BJOG, 2018,125(10):1280 - 1286.

[5] WINN H R. Youmans and Winn neurological surgery [M]. 7th ed. Philadelphia: Elsevier, 2017.

109 脊髓脊膜膨出

脊髓脊膜膨出(meningomyelocele)是指在部分性脊椎裂的基础上,椎管内的脊膜和脊髓神经组织向椎管外膨出,形成大小不等的囊状隆起。根据膨出的内容物不同及有无脊髓外露,分为以下类型:①脊膜膨出(meningocele),仅有脊膜膨出而脊髓组织位于椎管内;②脊髓脊膜膨出,脊髓组织与脊膜同时膨出,膨出物表面有完整的皮肤或假上皮覆盖;③脊髓外翻(myeloschisis),在神经管形成过程中,下部神经板未能形成神经管的部分称为神经基板,神经基板发育成不健全的脊髓组织,没有中胚层和外胚层来源的组织覆盖,导致脊髓组织裸露在外,称为脊髓外翻,亦称脊髓裂。

在胚胎发育的18~27 d,脊索分泌的各种诱导因子诱导神经板包裹形成神经管,进而发育形成脊髓。在神经管形成过程中,受到某些因素干扰导致神经管闭合不全,从而形成严重的神经管闭合不全畸形。神经管闭合不全畸形包括完全性和部分性两种情况,完全性神经管闭合不全会形成完全性脊椎裂,常合并严重的颅骨裂,多为死胎。部分性神经管闭合不全会形成部分性脊椎裂,根据其严重程度不同,临床上表现为隐性脊椎裂、脊膜膨出、脊髓脊膜膨出、脊髓囊肿状膨出、脂肪性脊髓脊膜膨出及脊髓外翻等不同程度的畸形,其中脊髓外翻最为严重。

神经管闭合不全的高危因素主要与叶酸和锌元素缺乏有关。叶酸的代谢物四氢叶酸和5-甲基四氢叶酸,在嘌呤和嘧啶的合成中极为重要,其作用是

在蛋氨酸和同型半胱氨酸的新陈代谢中转移甲基,以促进胚胎早期神经组织的发育。一些抗癫痫药物,如丙戊酸钠和卡马西平,与新生儿脊柱裂和先天性脑畸形有一定的相关性,很可能与上述药物阻止四氢叶酸转化为5-甲酰四氢叶酸有关。其他的独立风险因素有孕前肥胖症和1型糖尿病,肥胖、体重指数(BMI)超过 $29\ kg/m^2$ 妇女所产婴儿患有神经管缺陷的概率是非肥胖女性生育婴儿的1.9倍,BMI超过 $38\ kg/m^2$ 的妇女,该风险概率增加至3.8倍。另外,14%确诊为神经管缺陷的胎儿在孕3~4.5个月间存在13号或18号染色体三倍体异常,或其他染色体缺陷。其他有关因素包括维生素B12缺乏、高热及痢疾性腹泻。

109.1 脊膜膨出

脊膜膨出根据发生部位不同,分为常见的腰骶部脊膜后膨出和比较少见的骶椎脊膜前膨出。

109.1.1 脊膜后膨出

是指硬脊膜在椎板缺损处向后异常突起,好发部位为腰部或腰骶部,膨出的硬脊膜被覆全层或部分正常的皮肤(图109-1、109-2)。附近皮肤可见小凹、血管瘤等病变;膨出物透光试验阳性。女性发病率略高于男性,多数患者神经功能正常,很少合并脑积水或Chiari畸形。

脊膜膨出患者的脊髓结构和位置正常,马尾可

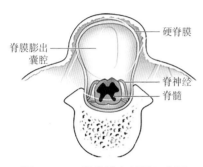

图 109 - 1　脊膜膨出断面示意图

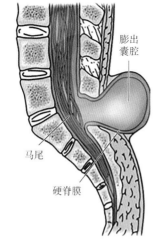

图 109 - 2　脊膜膨出矢面示意图

漂浮于膨出囊腔内的脑脊液内。X 线平片检查可见脊椎裂和椎管扩大，MRI 可见病变部位内的脊髓基本正常。

为防止膨出部分损伤、脑脊液漏及继发感染，婴儿期即可行脊膜膨出修补术。常规后正中入路，切开膨出的硬脊膜探查，并处理粘连的神经和血管及其他异常，然后严密缝合硬脊膜，修补缺损的外侧肌肉及筋膜。

109.1.2　脊膜前膨出

硬脊膜通过骶骨缺损向腹腔或盆腔呈囊状膨出。脊膜前膨出患者腰骶部皮肤正常；男女发病比例为 1∶9；常见症状有慢性便秘、反复发作的排尿不畅和痛经、腹胀或腹部肿块等。肛指检查可触及骶、尾骨缺损。几乎所有患者的神经功能均正常。

X 线平片检查可见骶骨缺损；B 型超声检查可见不同于盆腔器官的囊状肿物；CT 检查可见膨出物与椎管蛛网膜下腔相通；MRI 检查可显示有无合并其他畸形。

治疗原则是禁止囊液抽吸术或引流术，以防低颅压和继发感染。如果分娩时引发囊壁破裂，继发感染引起的死亡率较高。因此，如果妊娠时发现此畸形，应提前行剖宫产。择期手术一般采用后入路，切除骶骨椎板以后，探查硬脊膜下腔，显露突入盆腔囊腔的入口，抽吸囊液至囊壁塌陷，缝合或修补硬脊膜缺损。如果术前 MRI 显示囊内有肿块样组织，可选择前入路或后入路，将内容物还纳椎管后修补、缝合硬脊膜缺损。

109.2　脊髓脊膜膨出

脊髓脊膜膨出多见于腰骶部，往往有 2 个以上椎板缺损，其发病率是脊膜膨出的 2 倍。囊性膨出物的基底较宽，表面的被覆皮肤菲薄、色素沉着明显，透光性差，有时透过皮肤可见脊髓膨出部分呈椭圆形蓝色结构，并可见硬脊膜血管在皮下通过。囊内为部分脊髓组织和脊神经突出到椎管外；少数患者脊髓末端呈囊肿状膨出，囊肿内衬室管膜和神经胶质，与蛛网膜下腔不相通，囊肿状脊髓及其脊神经与硬脊膜经脊椎裂突出到椎管外，此类畸形亦称脊髓囊肿状突出。脊髓脊膜膨出多数合并脊髓栓系（图 109 - 3、109 - 4）。

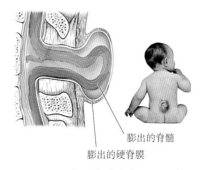

图 109 - 3　脊髓脊膜膨出矢面示意图

到目前为止，没有找到该病相关的致病基因，临床研究发现罗哌丁胺、苯妥英及视黄酸等药物与脊髓脊膜膨出发病有关，男婴的发生率高于女婴。

脊髓脊膜膨出患儿的神经功能损害主要与神经基板的发育停滞有关。临床表现有双侧下肢运动和感觉异常，排尿功能障碍；其次可伴发 Chiari Ⅱ 型畸形、脑积水、脊髓空洞和脊柱侧弯等。对于长期生存的患者，后期的神经功能损害缘于脊髓栓系、脊柱侧

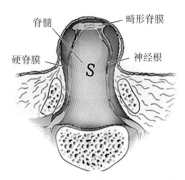

图 109 - 4 脊髓脊膜膨出断面示意图

脊髓
畸形脊膜
硬脊膜
神经根
S

弯等引发的足踝畸形、髋关节脱位,以及关节粘连和痉挛等。

脊髓脊膜膨出由皮肤覆盖,孕妇 AFP 不高,产前诊断比较困难,胎儿高清超声和 MRI 检查可以帮助诊断。新生儿 X 线平片检查可见病变部位椎板缺损和局部椎管扩大。B 超检查显示囊内充满液体,脊髓及神经粘连于囊壁。CT 和 MRI 检查可见囊腔与椎管蛛网膜下腔相通,脊髓呈弓状或囊肿状凸入囊内,并可见合并的其他畸形。

脊髓脊膜膨出患儿术前应认真评估脊髓功能异常程度、是否合并其他神经管闭合不全畸形、是否存在脊髓栓系等。手术时机推荐在患儿出生后的 6 个月,以减少脊髓栓系导致的神经损伤。直接沿中线从脊髓囊肿突出上面切开皮肤,然后将其和软组织分离,直到囊肿底部周围已经完全暴露,包括确定显露底部的筋膜环,将脊髓及神经回纳至椎管内,切断脊髓栓系的终丝,然后切除囊肿。严密缝合硬脊膜以防脑脊液漏,缝合硬脊膜时应避免硬脊膜张力过高,压迫脊髓和神经影响功能恢复。为防止脑脊液漏可在缝合处敷以生物膜,最好将附近肌肉覆盖在缝合口上以加固,但不是每例患儿都做到有肌肉覆盖。分层缝合软组织,无张力闭合切口。大多数修复手术以后神经功能明显好转,80% 的患者膀胱功能好转。但后来的发育中应当特别注意有没有再发脊髓栓系症状。

109.3 脊髓外翻

脊髓外翻(myeloschisis)是严重的婴儿脊柱脊髓裂畸形(图 109-5)。该症导致了脊髓组织的结构发育不良和神经功能的严重缺陷。广泛的脊髓外翻,特别是颈部脊髓外翻合并无脑畸形等类型,占胎

儿脊髓外翻总数的 50% 以上,这些严重的脊髓外翻畸形常导致胚胎死亡而妊娠终止。新生儿最常见的脊髓外翻位于腰骶部,致残率很高,绝大多数儿童有截瘫和排尿、排便障碍,还常合并有 Ⅱ 型 Chiari 畸形,并且 80%～90% 的患儿合并有脑积水,包括梗阻性脑积水或交通性脑积水,或者两者均有;40%～80% 的患者患有短暂性脊髓积水。

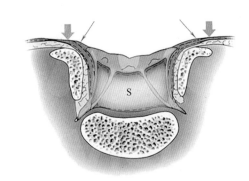

图 109 - 5 脊髓外翻示意图

注:S 示蛛网膜下腔;大箭头示皮肤与硬脊膜交界;小箭头示皮肤与神经周围上皮交界。

胎儿期的神经管闭合不全或脊髓外翻,实验室和影像学检查基本可以确诊。动态监测产妇血清甲胎蛋白(MSAFP)对早期诊断胎儿神经管闭合不全或脊髓外翻有一定帮助。如果初测 MSAFP 值较高且复查仍然居高,可用高清晰度超声诊断。如果 MSAFP 值 3 倍于平均值,高度考虑诊断成立,结合高清晰度胎儿超声基本可以确立诊断。

高清胎儿超声图像上,脑积水和 Chiari Ⅱ 型畸形相关的头颅畸形,有 2 个超声特征:"柠檬征"和"香蕉征"。"柠檬征"即二顶骨下的扇形额骨,提示胎儿 80% 患有脊髓外翻。"香蕉征"即异常形状的中脑、延长的小脑和闭塞的小脑延髓池,提示 93% 的胎儿患有脊髓外翻。如果抬儿超声图像不能确诊,产前 MRI 检查可以确诊脊髓外翻和头颅异常。

如果新生儿背部中线部位皮肤缺损,脊髓组织局部或全部外翻,即可确诊。为防止膨出的神经组织干燥,可用无菌生理盐水纱布覆盖。此外,应检查患儿有无合并其他器官或系统疾病,如严重心脏或肾脏发育畸形等,则治疗意义不大。对伴有低血糖或低体温的患儿,予以对症处理。手术治疗最好在出生后 24～48 h 内进行,最晚不能超过出生后 72 h,以达到降低感染和避免局部神经功能进一步

加重的目的。

脊髓外翻修复手术的主要目标分有 3 个：①保护功能脊柱组织；②减少脑脊液流出；③在无炎症情况下重建神经管及其覆盖物。

手术在显微镜下进行。分离皮肤时严格沿神经板与皮肤分界进行，以防残留在神经板上的皮肤细胞以后形成皮样囊肿或瘢痕。应特别注意保护神经板周围的血供，尤其是要保护脊髓正常节段与神经板交界处的供应血管。切口的头端有时需要多切除 1 个椎板以充分检查上段脊髓，尾端如有栓系或纤维束带，给予切断或松解。神经组织松解后，将神经板两侧软脊膜缝合形成管状结构，以免神经组织与室管膜粘连。同时在神经板整形过程中，应防止将硬脊膜组织和神经组织缝在一起而形成粘连。硬脊膜缝合时，要考虑到给神经管留足空间以利于神经功能恢复，亦可采用宽松缝合，再敷以防水生物膜。缝合皮肤时，尽可能将附近肌肉移位覆盖在硬脊膜缝合口上，尽量做到后正直线缝合切口。如有明显的脊柱后突，应在关闭切口前切除凸出的脊椎骨质。

90% 的患儿合并脑积水。应该在脊髓外翻手术治疗之前，先进行脑脊液分流手术，这样可以减少脊髓外翻手术后脑脊液漏的发生

泌尿系统功能情况需要重视。随访很重要，即使早期膀胱功能没有问题，4 个月后部分患儿会出现膀胱排尿功能异常。

（张明广　车晓明）

参考文献

［1］张明广，陈衔城：脊髓脊膜膨出［M］//周良辅. 现代神经外科学. 2 版. 上海：复旦大学出版社，2015：1187 - 1189.

［2］ADZICK N S，THOM E A，SPONG C Y，et al. For MOMS investigators：a randomized trial of prenatal versus postnatalrepair of myelomeningocele［J］. N Engl J Med，2011，364：993 - 1004.

［3］FELDSTEIN N，GOLDSTEIN H E. Myelomeningocele and myelocystocele［M］//WINN H R. Youmans and Winn neurological surgery. 7th ed. Philadelphia：Elsevier，2017：1822 - 1833.

［4］KELLOGG R，LEE P，DEIBERT C P，et al. Twenty years' experience with myelomeningocele management at a single institution：lessons learned［J］. J Neurosurg Pediatr，2018，22(4)：439 - 443.

［5］MITCHELL J，PANG D. Surgical management of spinaldysraphism［M］//QUINONES-HINOJOSA A. Shmidek and Sweet operative neurosurgical techniques：indications，methods and results. 6th ed. Philadelphia：Saunders，2012.

［6］MUMMAREDDY N，DEWAN M C，MERCIER M R，et al. Scoliosis in myelomeningocele：epidemiology，management，and functional outcome［J］. J Neurosurg Pediatr，2017，20(1)：99 - 108.

［7］PANG D，ZOVICKIAN J，OVIEDO A，et al. Limited dorsal myeloschisis：a distinctive clinicopathological entity［J］. Neurosurgery，2010，67(6)：1555 - 1579；discussion 1579 - 1580.

110 脊髓栓系综合征

脊髓栓系综合征(TCS)是由于各种先天和后天原因引起脊髓或圆锥受牵拉,产生一系列神经功能障碍和畸形的综合征,最早由 Hoffman 提出。由于脊髓受牵拉多发生在腰骶髓,引起圆锥异常低位,故又称低位脊髓。本病多见于新生儿和儿童,成人少见,女性多于男性。由于脊髓栓系综合征一旦发生,未及时处理,其神经功能损害多不可逆,因此应提倡早期发现、早期诊断、早期治疗,为业已遭受损害的神经功能恢复创造条件,并避免出现新的神经功能损害,从而减轻患者痛苦,提高其生活质量。由于本病起病隐袭,常就诊于神经科、儿科、骨科或泌尿科,因此提高对本病的认识,避免漏诊和误诊,防止延误病情,有重要的意义。

110.1 胚胎学

脊髓是由胚胎时期的外胚层发育而来。在胚胎第 18 天,神经原节形成并向尾端发展成神经沟,第 21 天,神经沟两侧的神经襞向背侧正中线包卷和融合,成为神经管。神经管形成后逐渐与形成皮肤的外胚组织分离,并移向体壁深部。神经管的头端发展成脑泡,其余部分发育成为脊髓。在胚胎第 11 周,来自中胚层的骨性椎管完全愈合。在胚胎第 3 个月,脊髓伸展于整个椎管,其尾端止于椎管的末端,脊神经成直角从脊髓发出并水平走向相应椎间孔。以后由于椎管生长的速度比脊髓快,脊髓的尾端逐渐向椎管的头端迁移,脊神经从其脊髓起点至进入椎间孔的角度也由直角渐变成锐角,即从水平走行改成向下倾斜走行,结果脊神经从 T_1 髓开始,愈向尾端走行愈倾斜,神经长度也相应变长。足月时,脊髓已发育到 15～17 cm,脊髓圆锥已上升到 L_3 椎体下缘水平,出生后,脊髓圆锥继续向头端移动,到出生后 3 月龄,圆锥尾端位于 L_1 椎体下缘或 L_2 椎体上缘,以后维持此位置不变。可是在腰椎骶化者,圆锥可在 $L_{1\sim2}$ 水平;骶椎腰化时,圆锥可在 $T_{12}\sim L_1$ 水平(Kershenovich,2016)。硬脊膜上升较少,基本仍留在原来相应椎体水平,从 $S_{4\sim5}$(胚胎)上升到 S_3(成人)。

终丝是由圆锥尾部细胞退化和软脊膜共同形成的结缔组织样细丝,附着于第 1 尾椎骨膜的背侧,对脊髓起固定作用。在胚胎发育过程中,由于终丝纤细,能允许脊髓缓慢上升。若其受到各种原因的牵拉,即可阻碍脊髓上升,并牵拉脊髓,导致一系列的神经功能障碍。另外,在胚胎神经管闭合过程中发生异常,形成皮肤的外胚层组织与形成神经管的外胚层组织过早分离,在神经褶两旁的中胚层组织进入神经管内部,并演变成脂肪、纤维组织、平滑肌和横纹肌等。神经管闭合不全可产生脊柱裂或颅骨裂,单纯中胚层闭合不全则引起隐性脊柱裂或颅骨裂。

110.2　病因及合并畸形

造成脊髓受牵拉的原因很多,腰骶部的多种病变均可影响脊髓圆锥的位置和活动度,如脊膜脊髓膨出、肿瘤(如脂肪瘤、血管瘤和畸胎瘤等)、隐性脊柱裂、终丝因脂肪浸润而增粗变短、脊髓纵裂(split cord malformation,SCM)、皮肤窦道、坚固的纤维血管神经束带、骨刺、粘连的终丝及马尾神经、脊髓手术后脊髓与硬脊膜粘连等。其中儿童患者以腰骶皮肤异常、脂肪瘤和脊膜膨出多见,成人则以终丝增粗和脂肪瘤多见(表110-1)。

表 110-1　儿童与成人 TCS 的病因比较
［百分比(%)］

病　因	儿童(Anderson)	成人(Pang 等)
终丝增粗	24.6	78.2
脂肪瘤和脂肪脊膜膨出	28.8	34.7
纤维粘连	26.0	21.7
隐性脊髓脊膜膨出	1.4	8.7
脊髓纵裂	1.4	8.7
脊髓脊膜膨出术后	1.4	4.3
腰骶部皮肤异常	35.6	0

TCS 的患者常合并各种先天畸形,特别是原发性 TCS 合并先天畸形的机会较多。脊柱畸形有脊柱裂、脊柱侧弯、前突和后突、叉型椎体、半椎体及椎体融合等。骶骨常发育不全,伴椎管扩大。下肢畸形以高弓足多见,其次为马蹄内翻足和下肢发育不全。神经系统畸形常见各种脊髓脊膜膨出、SCM、脑积水、脑瘫或脑发育不全等。皮肤异常包括皮肤窦道、皮肤斑点或皮肤痣、皮肤瘢痕样组织、皮肤凹陷、腰骶部毛发丛生等,皮下脂肪瘤或血管瘤等,以及其他系统的畸形,如唇裂、腭裂等。

110.3　病理

研究认为当弯曲动作拉伸椎管达其长度的 7% 时就足以引起神经组织的代谢性改变,TCS 患者终丝受病变侵犯,其延展性和顺应性下降,紧张度增加,持续牵拉脊髓圆锥,一些日常动作就可以诱发神经功能障碍或进一步加重。临床和手术发现,脊髓栓系症的神经病损发生在髓内,不在腰骶神经根。例如,成人 TCS 的疼痛定位含糊不清,伴感觉异常,与髓内肿瘤的疼痛相似,且常有 Lhermitte 征。疼痛程度与下肢痉挛性瘫痪有关。手术时可见终丝和圆锥异常被牵拉,与骶管背侧的硬脊膜囊粘连。由于终丝增粗,使圆锥到终丝的由粗到细的正常形态消失。伴脂肪瘤时,脂肪瘤常位于脊髓背侧,使圆锥前移。椎管内脂肪瘤通过脂肪纤维束带与椎管外脂肪瘤相连。通常认为低位脊髓圆锥是诊断 TCS 的有力依据,但正常位置的脊髓圆锥,也可出现 TCS 表现,此情况下术中可发现终丝紧张,切断终丝后,患者的神经功能障碍得到明显改善,因此脊髓圆锥受牵拉是引起本病的共同发病机制,而低位脊髓圆锥只是牵拉的结果。Warder 等在 12 年间治疗 73 例 TCS 患者,发现 13 例患者的脊髓圆锥位置正常(不低于 $L_{1\sim2}$ 椎间盘水平),临床表现与 TCS 相符,术前影像学资料和手术均证实终丝增粗,切断增粗的终丝后临床症状明显改善。

除上述的形态学改变外,TCS 对脊髓神经组织的代谢和病理生理也产生影响。Schneider 等对 10 例 TCS 患者行栓系松解术,术中用激光多普勒(LDF)持续监测脊髓远端的微循环变化,并与 5 例行选择性脊神经前根切断术的患者进行对照,结果发现 TCS 患者术前每 100 g 组织的血流量为 12.6 ml/min,松解后为 29.4 ml/min,而行选择性脊神经前根切断术的患者则无明显变化,因此作者认为远端的微循环变化可能是 TCS 患者产生神经功能障碍的重要机制。Polo 等对 6 例 TCS 患者行体感诱发电位(SSPE)监测,发现节段性体感诱发电位异常,主要是位于腰骶部的电位幅度减小或缺如,而所有患者的峰间电位均正常,提示上行性轴索电位的发生是同步的,从而证明脊髓受到持续性牵拉时,灰质和白质的反应是不同的,一般是长束损害的机会少,灰质损害的机会多,与 Fuse 用辣根过氧化物酶在长束中逆行性转运的方法来研究脊髓受到牵拉而得出的结果相似。Yamada 等通过监测细胞色素 a_1a_3 的还原(氧化)率来观察脊髓的代谢,同时记录脊髓侧后方表面的电位改变,结果发现,动物脊髓受到牵拉时还原型细胞色素 a_1a_3 增加,同时电位出现降低或消失,牵拉力愈大,还原型细胞色素 a_1a_3 增加愈明显,脊髓电位也愈低,解除脊髓牵拉后,代谢率和脊髓电位均明显升高,提示脊髓受到牵拉后,在一定范围内其功能损害是可逆的。

110.4　临床表现

　　TCS 的临床表现较复杂。由于 TCS 患者出现症状的时间不同、各种症状的组合不同以及合并的先天畸形不同,使得其临床表现复杂,但这些临床表现都可归结为在不同病因和诱因的作用下,脊髓圆锥受到牵拉的时间和程度不同而出现的不同神经功能障碍。常见临床症状和体征介绍如下。

110.4.1　疼痛

　　最常见,约 81.6%。表现为难以描述的疼痛或不适,可放射,但常无皮肤节段分布特点。儿童患者的疼痛部位常难以定位或位于腰骶区,可向下肢放射。成人则分布广泛,可位于肛门直肠深部、臀中部、尾部、会阴部、下肢和腰背部,可单侧或双侧。疼痛性质多为扩散痛、放射痛和触电样痛,少有隐痛,疼痛常因久坐和躯体向前屈曲而加重,很少因咳嗽、打喷嚏和扭曲而加重。直腿抬高试验阳性,可能与椎间盘突出症的疼痛相混。腰骶部受到打击可引起剧烈的放电样疼痛,伴短暂下肢无力。

110.4.2　运动障碍

　　占 72.3%。主要是下肢进行性无力和行走困难,可累及单侧或双侧,但以后者多见。有时患者主诉单侧受累,但检查发现双侧均有改变。下肢可同时有上运动神经元和下运动神经元损伤表现,即废用性肌萎缩伴肌张力升高和腱反射亢进。在儿童患者早期多无或仅有下肢运动障碍,随年龄增长而出

现症状,且进行性加重,可表现为下肢长短和粗细不对称,呈外翻畸形,皮肤萎缩性溃疡等。

110.4.3　感觉障碍

　　占 78.7%。主要为鞍区和下肢远端皮肤感觉麻木或感觉减退。

110.4.4　膀胱和直肠功能障碍

　　膀胱和直肠功能障碍常同时出现,占 68.5%。前者包括遗尿、尿频、尿急、尿失禁和尿潴留,后者包括便秘或大便失禁。儿童以遗尿和尿失禁最多见。根据膀胱功能测定,可分为痉挛性小膀胱和低张性大膀胱,前者常合并痉挛步态、尿频、尿急、压力性尿失禁和便秘,系上运动神经元受损的表现;后者表现为低流性尿失禁、残余尿量增多和大便失禁等,系下运动神经元受损的表现。

110.4.5　腰骶部皮肤异常

　　儿童患者 90% 有皮下肿块,50% 有皮肤窦道、脊膜膨出、血管瘤和多毛症。约 1/3 的患儿皮下脂肪瘤偏侧生长,另一侧为脊膜膨出。腰骶部皮下肿块可很大,因美观问题而引起家长重视。个别患儿骶部可有皮赘,形成尾巴。上述皮肤改变在成人不到半数。

110.4.6　促发和加重因素

　　主要因素:①儿童的生长发育期;②成人见于突然牵拉脊髓的活动,如向上猛踢腿、向前弯腰、分娩、运动或交通事故中髋关节被迫向前屈曲;③椎管狭窄;④外伤,如背部外伤或跌倒时臀部着地等。

110.5　临床分型

　　根据临床表现出现的时间常将 TCS 分为儿童型和成人型。成人型 TCS 最突出的症状是疼痛,常表现为下肢痛,多牵涉到肛门直肠区,可伴有下肢感觉运动障碍,膀胱和直肠功能障碍以便秘和尿频尿急多见。与儿童型 TCS 相比较,遗尿、尿失禁及足和下肢畸形相当少见(表 110 - 2)。

　　研究发现,症状出现的时间早晚与病变部位和分布的关系不大,与脊髓圆锥受到病变牵拉的程度有关,当圆锥受牵拉严重时,在胎儿或婴幼儿期可出现明显的临床表现。当牵拉力较小时,早期可无或

仅有轻微的症状,至成年后由于多种促发或诱因作用下,使终丝紧张,牵拉脊髓圆锥而出现症状。Pang等对23例成人型TCS患者进行研究,发现60%的患者在出现症状前存在不同诱因。

表110-2　儿童型和成人型TCS比较

项　目	儿　童	成　人
疼痛	不常见,可位于背部和下肢	最常见,双侧性,呈扩散痛,位于直肠或会阴
足畸形	常见足外翻,进行性加重	少见且不会进行性加重
脊髓畸形	常见,脊髓侧弯进行性加重	少见且不会进行性加重
运动障碍	多有行走困难,步态异常	多为下肢无力
泌尿系症状	常见,遗尿,反复尿路感染	常见,尿频尿急,急迫性失禁
下肢营养性溃疡	较常见	不常见
皮肤异常	常见	不超过50%
促发加重因素	生长发育	外伤,椎管狭窄

110.6　特殊类型脊髓栓系综合征

2/3以上低位脊髓有粗短终丝和脂肪瘤。此外,还有3种少见的分裂脊髓畸形和颈部脊膜膨出也会引起TCS。

110.6.1　分裂脊髓畸形

包括双干脊髓(diastematomyelia)、两个半脊髓(hemi cords)和双脊髓(diplomyelia)。传统上,双干脊髓指分裂脊髓之间有骨或软骨间隔,它们位于各自的脊膜腔内,分裂脊髓近中线可有各自的神经根,也可没有。两半脊髓是双干脊髓中的一种,指中线侧没有神经根的分裂畸形。双脊髓指分裂脊髓之间

没有间隔,各自有发育良好的神经根,位于一个脊膜腔内。过去认为它们互不相关,有不同的胚胎发生机制,双干脊髓可引起TCS,双脊髓则不会引起。现在认为它们是一种发育畸形的不同类型,Pang于1993年提出应采用SCM来取代上述3种命名。

Pang用"一元论"(unified theory)解释SCM的发生。在胚胎早期,神经管通过原始结和卵黄囊和羊膜腔相连,一般此原始神经肠管存在时间很短,很快就永远关闭和消失。但是,在原始凹头端有时有一个副神经肠管,它可能继发于内、外胚层之间的异常粘连和以后此粘连的分离。如果此副神经肠管未闭,则卵黄囊和羊膜腔之间有瘘管相通,卵黄囊的内皮细胞可向背侧突入,把脊索、神经管和向中线迁移的中胚层组织劈成两半。中胚层组织将演变成椎体等组织结构。因此,背侧瘘管的短暂存在也会引起双椎体。如果瘘管退化消失,双椎体相互融合,仅在中央处留有裂隙,称为脊柱裂(bifid vertebra)。如背侧突入的内胚层组织在椎管内进一步分化,即形成神经管肠源性囊肿(NC)。如果此未分化内胚层组织与肠管未分离,将引起腹腔内肠管旋转异常或双肠管畸形。

中胚层细胞随内胚层组织突入神经管,形成内间充质束,后者决定分裂脊髓的解剖特点。如果分裂脊髓之间有中胚层细胞,它们将形成脊膜、骨、软骨和纤维组织。因此,Pang把SCM分成Ⅰ型和Ⅱ型(图110-1):①Ⅰ型分裂脊髓之间有骨和软骨等间隔,各自有脊膜腔。②Ⅱ型分裂脊髓之间仅有一层纤维间隔,位于一个脊膜腔内。上述2种分裂脊髓是否在中线处有神经根,取决于神经嵴细胞受内间充质束的影响。如果它们未被分割,分裂脊髓中线缺少神经根;如被分割,则分裂脊髓两侧均有各自的神经根。中线处的神经根与该处的硬脊膜或纤维间隔融合,形成脊髓脊膜膨出的纤维神经血管束,制约和牵拉脊髓。

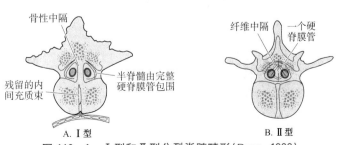

图110-1　Ⅰ型和Ⅱ型分裂脊髓畸形(Pang,1993)

110.6.2　颈部脊髓脊膜膨出

大多数脊髓栓系症发生在腰骶部,但少数可发生在颈和上胸髓。Eller 于 1987 年报道 1 例患者在 C_1 背侧受与硬脊膜粘连的神经纤维束带牵拉,引起进行性背束神经功能障碍。Vogter 等于 1987 年报道 1 例婴儿在颈部有脊髓脊膜膨出,在出生 8 个月中,神经功能进行性障碍。他们复习文献中另外 8 例颈髓脊膜膨出,认为颈部脊髓脊膜膨出也是一种脊髓栓系症。这些患者都有下列特征:颈部和上胸椎管有皮肤覆盖的脊髓脊膜膨出。按其内部结构可分为常见型和少见型:①常见型,在脊髓背侧表面有纤维神经血管束带(有时含有神经元和神经胶质)穿过背侧硬脊膜狭窄的缺口,扇形地进入膨出的脊膜囊壁。因此,脊髓被这些束带紧紧地牵拉在狭小的硬脊膜缺口上。②少见型,除常见型的表现外,还有Ⅱ型分裂脊髓的特点,即脊髓被纤维纵隔分成两半。

110.7　辅助检查

110.7.1　MRI 检查

是诊断 TCS 最佳和首选的检查手段。它不仅能发现低位的脊髓圆锥,而且能明确引起 TCS 的病因(图 110-2)。

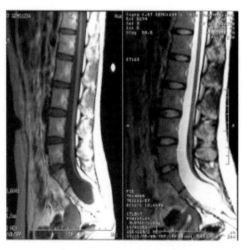

图 110-2　TCS 的 MRI 表现

注:表现为低位脊髓和终丝增粗,圆锥到终丝的由粗到细的正常形态消失。

MRI 诊断 TCS 的优点:①MRI 能清晰显示脊髓圆锥的位置和增粗的终丝,一般认为,脊髓圆锥低于 L_2 椎体下缘和终丝直径>2 mm 为异常。对脂肪瘤和终丝脂肪浸润的分辨率高(文献报道为 96%),它们在 T_1WI 和 T_2WI 呈高信号。矢状面成像可确定圆锥与脂肪瘤的关系(图 110-3)。②MRI 还能发现脊柱裂、分裂脊髓畸形、脊髓空洞等其他异常。③对 TCS 患者脑脊液行磁共振波谱(MRS)检查可发现乳酸(Lac)、丙氨酸(Ala)、醋酸盐、甘油磷酰胆碱和胆碱全部升高,解除栓系后这些物质则恢复到正常水平。若 Lac 和 Ala 再次升高,往往提示再栓系。④俯卧位 MRI 和电影 MRI 能显示终丝的顺应性,提高诊断率,尤其对隐形 TCS 和术后复发 TCS。俯卧位 MRI 扫描的 T_2WI 相轴位片可以发现马尾神经向前移位,终丝因受到栓系而向后移位,提示终丝的顺应性差。也可通过比较仰卧位和俯卧位 MRI 扫描时终丝在蛛网膜下腔的位置改变来判断终丝的顺应性。⑤在 MRI 的 TDI 成像时通过测定表观弥散系数(apparent diffusion coefficient,ADC)和各向异性分数(fractional anisotropy,FA),发现 TCS 患者较正常人在脊髓圆锥以上多节段存在显著性差异,因此有助于明确脊髓受损范围和指导手术。⑥具有无创伤性。

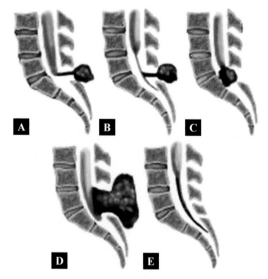

图 110-3　MRI 矢状位成像显示圆锥与脂肪瘤的关系(Brophy,1989)

注:A. 脂肪瘤通过纤维束带与脊髓圆锥相连;B. 脂肪瘤通过纤维束带与终丝相连;C. 脂肪瘤与脊髓圆锥直接相连;D. 皮下脂肪瘤穿过筋膜与脊髓圆锥相连;E. 终丝增粗或脂肪瘤变导致脊髓栓系。

MRI 在诊断 TCS 上也存在一些不足：①对骨骼的显示较差，在分辨骨骼畸形与肿瘤、脊髓圆锥和脊神经根之间的关系时不如 CT 脊髓造影清晰；②术后随访对脊髓圆锥的位置改变不敏感，如 Brophy 用 MRI 随访 25 例低位脊髓手术患者，发现不管有无复发症状，MRI 显示圆锥位置同术前。

110.7.2 CT 椎管成像

CT 椎管成像能显示脂肪瘤、脊髓圆锥、马尾神经和硬脊膜之间的关系，并能精确显示术后蛛网膜粘连的位置，对制订手术入路有指导作用。另外 CT 能显示骨骼畸形、脊柱裂、SCM、椎管内肿瘤等。但是 CT 诊断 TCS 的敏感性和可靠性不如 MRI，CT 椎管成像又属有创性检查，因此，对典型 TCS 患者，MRI 诊断已足够。由于 MRI 和 CT 各有其优缺点，对复杂 TCS 或 MRI 诊断可疑者，还需联合应用 MRI 和 CT 椎管成像。

110.7.3 X 线平片

由于 MRI 和 CT 椎管造影已成为本病的主要诊断方法，X 线平片和常规椎管造影已少应用。目前 X 线平片检查仅用于了解有否脊柱侧弯畸形和术前椎体定位。

110.7.4 其他检查

（1）神经电生理检查

可作为诊断 TCS 和判断术后神经功能恢复的一种手段。Hanson 等测定 TCS 患者骶反射的电生理情况，发现骶反射潜伏期的缩短是 TCS 的电生理特征之一。Boor 测定继发性 TCS 患者的胫后神经体感诱发电位（SSEP），发现 SSEP 降低或阴性，再次手术松解后，胫后神经的 SSEP 升高，证实终丝松解术后神经功能的恢复。Leung 测定胫后神经 SSEP，发现 P37 的波幅有助于明确诊断和判断手术效果。

（2）B 超

对于年龄小于 1 岁的患者，因其椎管后部结构尚未完全成熟和骨化，B 超可显示脊髓圆锥，并且可根据脊髓搏动情况来判断术后有否再栓系。

（3）膀胱功能检查

可与泌尿科医生共同完成，包括膀胱内压测定、膀胱镜检查和尿道括约肌肌电图检查。TCS 患者可出现括约肌-逼尿肌共济失调、膀胱内压升高

（痉挛性）或降低（低张性）及膀胱残余尿量改变等异常。术前术后分别行膀胱功能检查有助于判定手术疗效，尤其在术后定期评价逼尿肌的功能可以及时发现是否再栓系，被认为是最有意义的预测指标。

110.8 诊断

根据典型病史、临床表现和辅助检查，诊断 TCS 并不困难。由于本病早期常无症状或症状发展隐匿，少数患者急性发病，虽经治疗亦不能改善神经功能障碍。因此，提高对本病的认识，做到早期诊断和及时治疗至关重要。对有下列临床表现者，特别是儿童，应警惕本病可能：①腰骶部皮肤多毛、异常色素沉着、血管瘤、皮赘、皮窦道或皮下肿块；②足和腿不对称，无力；③隐性脊柱裂；④原因不明的尿失禁或反复尿路感染。

TCS 诊断依据：①疼痛范围广泛，不能用单根神经损害来解释；②成人在出现症状前有明显的诱因；③膀胱和直肠功能障碍，经常出现尿路感染；④感觉运动障碍进行性加重；⑤可有不同的先天畸形，或曾有腰骶部手术史；⑥MRI 和/或 CT 椎管造影发现脊髓圆锥位置异常和/或终丝增粗。

110.9 治疗

110.9.1 目的

手术是目前治疗 TCS 的唯一手段。手术治疗的要求：①松解栓系；②去除引起栓系的病因；③矫正合并的畸形；④最大限度地保护神经功能。经手术治疗而达到解除脊髓栓系和压迫、恢复局部的微循环、促进神经功能恢复的目的。

110.9.2 适应证

已明确为 TCS 的患者都适于手术，只要患者一般情况允许。对虽已发现低位脊髓圆锥但目前尚无症状的患者是否应行预防性手术，目前仍有争议（尤其对成年患者），但多数人主张行预防性手术，因为何时出现症状不能预测，而且一旦出现症状多不可逆。对最终没有进行预防性手术的患者，应密切随访。

110.9.3 时机

由于神经功能障碍多不可逆,为防止业已出现的症状进一步加重和出现新的症状,提倡尽早手术,治疗越早,效果越好,尤其对儿童患者。一般认为确诊 TCS 即应手术,当有膀胱和直肠功能异常时更应尽早手术,以防出现尿失禁。

110.9.4 手术方法

20 世纪 80 年代以前,由于对本病缺乏认识,仅采用单纯切除皮下脂肪瘤或单纯结扎脊膜膨出的囊颈,切除囊壁,把突出的神经组织回纳入椎管,对造成栓拉脊髓的原因未处理。因此,不仅手术效果差,而且易发生脑脊液漏和椎管内粘连,使进一步手术困难。现已不用上述的手术方法。

虽然不同类型脊髓栓系症的手术方法有所不同,但是手术的共同目的是解除脊髓受牵拉,尽量恢复正常或接近正常的脊髓蛛网膜下腔和硬脊膜腔,以防神经功能进一步恶化和脊髓再被栓拉,促进神经功能的恢复。

(1) 脂肪瘤的处理

脂肪瘤按其所在的部位(图 110-4)可分为:①背侧型脂肪瘤。脂肪瘤位于圆锥下端背侧,并经筋膜缺损长到皮下。神经根从脊髓腹侧和外侧发出,靠外侧者为感觉神经,靠腹侧近中线者为运动神经。手术的关键是确认脂肪瘤与圆锥的关系和可能的分界及圆锥与脊膜粘连的部位。在不增加神经功能障碍的前提下,尽量多切除脂肪瘤,但不企图全切除,因为肿瘤与圆锥之间无明确分界。注意寻找终丝,并切断之。重建圆锥和椎管,防止脊髓再被栓拉。②尾侧型脂肪瘤。脂肪瘤位于终丝,使圆锥尾端异常增粗,马尾穿行于脂肪瘤内。虽然这些神经多无功能,但应该用电刺激检查确认无功能后才切断。本型在切除脂肪瘤和重建脊膜囊后,较少发生脊髓再栓系。③过渡型脂肪瘤。具有上述两型的特点,而且与硬脊膜囊的粘连扩大到脊髓腹侧。④混杂型脂肪瘤。难以归入上述 3 型中任何一型,脂肪瘤与神经之间,部分有边界,部分没有,脂肪瘤与神经混合在一起。

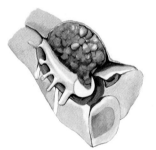 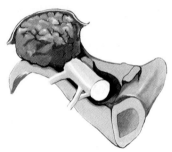

A. 背侧型脂肪瘤　　　　B. 尾侧型脂肪瘤

图 110-4　圆锥与脂肪瘤的关系

上述 4 型的手术要点:沿中线做皮肤切口,切口上下端应超过皮下肿块。切除皮下脂肪瘤,但留下筋膜缺损处的脂肪瘤颈。椎板切除应包括病变节段上方 1~2 个椎板,暴露正常脊膜。从上往下打开脊膜,暴露低位脊髓和脂肪瘤。沿脊膜腔四周游离,松解对脊髓的栓拉。从畸形脊髓腹外侧发出的感觉根可粘连在脊膜腔内表面,在剪开脊膜时要特别小心,不要误伤。切除椎管内脂肪瘤的目的是达到神经管重建,使其能很好悬浮于蛛网膜下腔。Pang 等近来总结 300 多例手术经验,认为除混杂型,在保功能基础上,全切肿瘤的长期疗效比部分或保守治疗要好,即使无症状者,也可从中获益。用可吸收缝线做内

翻缝合,使重建的脊髓背侧表面有光滑的软脊膜覆盖,以减少术后发生再粘连。为减少术后纤维化和蛛网膜粘连,可在硬脊膜下植入可吸收补片 DuraGen (Integra LifeSciences)。重建脊膜腔很重要,若硬脊膜有脂肪浸润或其内表面不光滑,应切除后再缝合,大多数情况下硬脊膜宽松,允许无张力缝合,如硬脊膜缺损过多,无法直接缝合,可用筋膜、人工硬脊膜修补。分层缝合筋膜、皮下组织和皮肤。为防止术后脑脊液伤口漏,过去常强调术后平卧至少 8 d,且多俯卧位。近来,Ogiwara(2015)比较 354 例患者术后卧姿与脑脊液漏的关系,发现平卧 72 h 和 8 d 两组无显著差异。

（2）脊髓脊膜膨出

手术方法基本同脂肪瘤，但应追踪膨出的脊膜与纤维神经血管束、硬脊膜和脊髓的粘连，并一一切断。对可疑的神经或纤维条带，可用神经刺激器加以区别。切除膨出的脊膜囊，解除脊髓受牵拉。按上述方法重建脊膜腔。

（3）分裂脊髓畸形

Ⅰ型脊髓裂手术时，应先彻底切除分割脊髓的骨嵴，再打开硬脊膜腔，切断约束脊髓的纤维索带。位于中线的神经根多无功能，可切断。切除双脊膜腔之间的硬脊膜隔，从上端往下进行，因为上端脊髓相互粘连较轻，分开较宽，靠尾侧则双脊髓逐渐靠拢和汇合，并与硬脊膜粘连很紧，该处常是纤维骨性纵隔牵拉脊髓最严重的地方。然后在中线修补和重建脊膜，使双脊髓位于同一脊膜腔内。Ⅱ型脊髓裂者，纤维纵隔较薄，又位于脊髓腹侧，应仔细寻找和切除。

（4）复发脊髓栓系综合征的处理

术前仔细研究 MRI 和 CT 脊髓造影，确定病灶的准确位置。一般采用原切口，切开软组织时应保持在单一平面上，以利术后缝合。为防止分离瘢痕时不慎误入硬脊膜下，可先从病变的上下极（见到正常椎板和硬脊膜）开始分离，当确定瘢痕组织与硬脊膜和椎板粘连的范围后，才好切开硬脊膜。硬脊膜下操作应在显微镜下进行，提起硬脊膜，用无吸力吸引器、显微剪刀、蛛网膜刀做钝性和锐性游离，有条件时可使用 CO_2 激光刀。术中电生理监测（SSEP和肌电图）可避免神经组织受损。通过上述处理，最终达到分离粘连和切除导致再栓系的病变组织。需要注意的是，若蛛网膜瘢痕与神经根之间广泛粘连，完全游离十分困难，且术后神经功能障碍往往加重。按上述方法重建脊膜腔。为避免术后脑脊液漏，切口不放引流或仅低负压引流，并酌情行腰大池或脑室外引流。另外，有文献报道应用脊柱缩短术（vertebral column shortening 或 vertebral column subtraction osteotomy）治疗多处脊髓栓系的复发患者，取得了满意的效果。该手术通过切除 T12 或 L_1 椎体 15～25 mm，并切开椎弓根，使脊髓、神经根和终丝的紧张度得以缓解，从而达到"松解"栓系的目的。

110.9.5　术中神经生理监测

术时监测骶髓和神经根的功能，可提高手术的安全性。常用的方法有：①腓神经 SSEP 监测，刺激腓骨小头下方的腓总神经，经 S_1 传入，可获手术即时后柱传导的 SSEP。理论上可发生脊髓侧束和前束损害，而没有诱发电位变化。但是，临床实践证实 SSEP 的潜伏期和振幅对圆锥受牵拉和侧方受压很敏感，S_1 和 L_5 背根受牵拉或神经根进入区缺血都会阻断同侧的 SSEP。一旦发生上述变化，提示神经组织将发生不可逆性损害，应立即更改手术操作。②阴部感觉神经诱发电位（PSEP）监测，$S_{2\sim4}$ 脊髓在手术时很容易受损伤，但它们不能被 SSEP 监测。现在可通过刺激会阴部神经（电极放在阴茎的两侧或一片电极放在阴蒂前皮肤，另一片放在大小阴唇之间），了解 $S_{2\sim4}$ 的传入功能。$S_{2\sim4}$ 神经根或脊髓受损，表现为 P_1 潜伏期延长，三相波幅降低。此外，也可监测球海绵体反射。③肛门外括约肌压力和肌电图监测：在手术时识别骶神经根与粘连束带、有功能圆锥与髓内脂肪瘤的边界很重要。PSEP 虽能监测 $S_{2\sim4}$ 及其后根，但是 $S_{2\sim4}$ 运动功能需要监测括约肌。肛门和外尿道括约肌均由 $S_{2\sim4}$ 前根支配，监测前者较后者容易，因此临床上多监测肛门括约肌。由于针和肛塞电极不易固定和易受手术室其他仪器的电干扰，现在多用压敏气囊，记录肛门括约肌收缩压。本法简单、无创伤、不受电干扰、设备小和价廉。用单极神经刺激器刺激 $S_{2\sim4}$ 神经根，可产生明显压力尖波，直接刺激圆锥则产生宽底复合压力波，后者为多节段双侧前角细胞募集现象。刺激电流<1 mA，能准确区分圆锥和脂肪瘤的边界。

110.10　预后

TCS 患者不治疗者症状多进行性加重。手术后多数症状可不同程度地改善，例如疼痛多能消失或缓解，感觉运动功能亦可大部分或部分恢复，但膀胱和直肠功能的恢复多不满意。一旦某一种功能遭受器质性损害，手术治疗仅能使其稳定，不进一步恶化，而难以恢复正常。由于成人型 TCS 患者的脊髓与硬脊膜粘连，瘢痕形成，手术风险较儿童型大，效果也相对较差。Pang 等治疗 23 例成人型 TCS，结果是：疼痛完全消失为 83.3%，其余均有减轻；感觉和运动功能正常为 20%，明显改善 66.7%，无变化为 13.3%；膀胱直肠功能无一例恢复正常，仅有 38.5%的患者有所改善。Ostling 等手术治疗 99 例 TCS 患者，随访 97 例，平均随访时间 33 个月，85 例

(88％)改善或稳定,12 例患者出现至少 1 种症状或体征加重,5 例因复发 TCS 再次手术解除栓系,并发现蛛网膜粘连是导致复发的主要原因(4 例),再次手术后 2 例改善,1 例短期改善,2 例无变化。Hayashi 报道术后再栓系患者 78 例,经再次手术后运动功能改善 100％,感觉改善 94％,80％患者尿失禁改善和 75％患者逼尿肌功能改善,与术前比较,膀胱容量明显增加($P<0.05$)。综合文献,决定预后的因素很多,可能与年龄、病程、病因、神经损害程度、手术操作(并发症约 16％)和术前术后护理等有关。

(刘正言　周良辅)

参考文献

[1] 刘正言,周良辅. 脊髓栓系综合征[M]//周良辅. 现代神经外科学. 2 版. 上海:复旦大学出版社,2015:1190 - 1197.

[2] KASHLAN O N, WILKINSON D A, MORGEN-STERN H, et al. Predictors of surgical treatment in children with tethered fibrofatty filum terminale [J]. J Neurosurg Pediatr, 2019,25(2):121 - 130.

[3] LEUNG V, PUGH J, NORTON J A. Utility of neurophysiology in the diagnosis of tethered cord Syndrome [J]. J Neurosurg Pediatr, 2015,15(4):434 - 437.

[4] PANG D. Surgical management of complex spinal cord lipomas:how, why, and when to operate. A review [J]. J Neurosurg Pediatr, 2019,23(5):537 - 556.

[5] SCIBILIA A, RAFFA G, RIZZO V, et al. Intraoperative neurophysiological monitoring in spine surgery:a significant tool for neuronal protection and functional restoration [J]. Acta Neurochir Suppl, 2017,124:263 - 270.

[6] SEKI T, HIDA K, YANO S, et al. Surgical outcome of children and adolescents with tethered cord syndrome [J]. Asian Spine J, 2016,10(5):940 - 944.

[7] SEKI T, HIDA K, YANO S, et al. Surgical outcomes of pediatric patients with asymptomatic tethered cord syndrome [J]. Asian Spine J, 2018,12(3):551 - 555.

[8] WANG H, LI X, WANG Y, et al. Assessing spinal cord injury area in patients with tethered cord syndrome by diffusion tensor imaging [J]. World Neurosurg, 2019,127:E542 - E547.

 颅颈交界区畸形

　　颅颈交界区是指环绕着枕骨大孔的枕骨底部、寰椎、枢椎及相应韧带等软组织围成一个管状区域，这个区域包绕着延髓及上位颈髓。1815年，Gladstone和Powell首次对颅颈交界区进行了描述；1830年，Bell首次描述自发性寰枢椎脱位的临床及病理发展；1939年，Chamberlain通过放射学方法对颅底凹陷症进行了详细的研究，使许多临床表现的病理过程被大家理解。1968年，Greenberg对寰枢椎异常进行了早期分类，此后颅颈交界区先天畸形渐渐被归为一类独立的疾病。到20世纪的70年代，神经外科医师开始尝试通过外科手术来治疗颅颈交界区畸形，初期的手术以扩大枕骨大孔的后颅减压术为主，当时手术的死亡率较高，随着科学技术的发展，以及人们对颅颈交界区解剖和寰枕关节稳定性认识的不断加深，颅颈交界区畸形的疗效已经有了很大的改善。

　　颅颈交界区畸形主要是指环绕着枕骨大孔的枕骨底部、寰椎、枢椎及相应韧带原发性发育畸形或继

发于其他疾病的畸形。颅颈交界区畸形主要包括扁平颅底、颅底凹陷症、寰枕融合、颈椎分节不全、寰枢椎脱位等,这些畸形可单独或联合存在。

111.1 解剖

111.1.1 枕寰枢复合体

枕骨环绕构成了颅后窝,枕骨底部环绕形成枕骨大孔,枕骨大孔的矢状径为(35±4)mm,枕骨大孔的两侧为枕骨髁,枕骨髁通过与寰椎的上关节面形成寰枕关节,寰枕关节囊较松弛,稳定性比较差,此关节囊在侧面有寰枕韧带的增强。寰枕韧带及寰枢韧带在枕寰枢复合体前后侧与横韧带、翼韧带一起对颅颈交界区稳定起很大作用。

寰椎在颈椎与头颅之间起了垫圈的作用,寰椎的形状是一个不规则的椭圆形环,由前后弓和两侧的侧块和横突构成。侧块是承受重力的主要结构,上关节面在寰椎侧块的背侧,侧块的内侧有一结节,系横韧带附着部,在一些先天性颅颈交界区发育异常的患者,此结节可缺如。侧块下关节面与枢椎上关节面构成寰枢外侧关节。寰椎前弓前方正中的隆起为前结节,有颈长肌和前纵韧带附着,前弓后正中有半弧形的凹痕与齿状突形成寰齿突前关节,此关节衬以滑液囊与齿状突后的滑液囊一起形成一个周围囊;寰椎后弓上面左右各有一斜形深沟,即为椎动脉沟。寰椎椎动脉沟环是指跨越于椎动脉沟上方形成的完全或不完全骨环,其发生率目前报道不一。寰枢关节由寰枢正中关节和两侧的寰枢外侧关节组成。

枢椎椎体上方为柱状的突起结构,称为齿状突,寰枢正中关节由齿突前后关节构成,齿突前关节面与寰椎前弓后方构成齿突前关节,齿突后关节面与横韧带构成齿突后关节,与其他关节不同,该关节为非滑膜关节,起到限制齿状突向后旋转移位的作用。正常的寰枢椎在有效维持椎管容积的前提下,具备灵活的旋转和屈伸等功能。正常情况 $C_{3\sim6}$ 节段椎动脉基本垂直向上走行在对应的横突孔内,在枢椎两侧横突孔内的椎动脉则向外上进入寰椎横突,如该处椎动脉向外走行不足的话,就会占据部分枢椎椎弓根空间,形成椎动脉高跨,在脊柱外科手术 C_2 椎弓根置钉时要特别注意,防止损伤椎动脉。

111.1.2 颅颈交界区血供和淋巴系统

齿状突的血供有 2 个来源,椎动脉提供前及后升支,通过腹侧及背侧分别到达枢椎体及齿状突,另外前升支还可通过颅底及翼韧带接受颈动脉的供血。

枕寰枢复合体的淋巴引流主要经咽后淋巴结回流至颈深部的淋巴结,这些淋巴结同时接受来自鼻咽部、鼻旁窦和咽后的淋巴回流,因此这些部位有炎症时可逆行感染导致 Grisel 综合征,即寰枕关节滑液囊炎性渗出以致关节不稳定,并可引起相应的神经受损症状。

111.1.3 枕寰枢复合体的生物力学

颈椎是中枢性骨骼中活动度最大的部分,其中寰枢椎是构成头颅旋转及屈伸运动的重要结构,枕寰枢椎的相对运动受表面的几何形状及韧带的弹性影响。枕寰关节及寰枢关节均具有屈伸功能,枕寰关节的平均活动度是 $13°\sim15°$,寰枢关节可以增加 $10°$ 的活动度。正常成年人齿状突与寰椎前弓的前后间距不大于 3 mm,儿童前后间距最多可达 5 mm。成年人假如横韧带断裂,但翼状韧带仍完整,则寰齿关节间距扩大,有时间隙可达到 5 mm 的,假如横韧带及翼韧带均受损,则齿状突与寰椎前弓会有 5 mm 以上的间隙。翼韧带及覆盖膜的断裂可引起寰枕关节不稳定,引起这些关节脱位。寰枢关节在矢状面的最大转动度是 $37°\sim42°$,假如转动超过这个范围,会出现寰椎下关节面与枢椎的上关节平面脱位、绞锁;且当寰枢关节转动超过正常范围时,椎动脉会拉长拉直,在达到 $45°$ 时同侧椎动脉显示成角、闭塞,这种情况常与颈牵引、摔跤及足球受伤有关,常在头突然转动时发生。全身麻醉肌松后缺乏肌肉拮抗保护,搬动时过度扭曲等也可致伤。

正常寰枢侧块关节面的方向性:①矢状位由前上至后下。这样 C_1 节段相对于 C_2 节段自然有向后下移位的趋势,寰齿前关节吻合良好。齿状突及寰椎前弓完整时就不会发生移位。并且即使寰椎前弓缺失,齿状突也将往前上方移位而不至于向后上方进入枕骨大孔,产生延髓腹侧压迫症状。②冠状位由内上至外下。这样可以保证寰枢椎旋转时,限制寰椎突入椎管内。如出现上述发育异常则常伴局部脱位、神经结构受压。

颅颈交界区的稳定性依靠颅颈交界区骨性结构

的物理稳定、相关韧带的维持和保护作用、颈部肌肉组织对局部稳定的加固作用。

111.1.4　颅颈交界区畸形的胚胎发育和遗传基础

先天性颅颈交界区畸形涉及骨性结构,同时也影响神经系统。多种类型畸形的合并出现提示它们相互关联,与此区域的胚胎起源及发育有关。颅底骨性结构的形成是先出现软骨框架,然后软骨逐渐被吸收,并由沉淀的骨质替代。在此软骨成骨、颅底结构成型过程中,神经系统的发育起到了物理性压迫、塑形的作用。蝶骨和枕骨骨缝处的软骨发育使得斜坡得以延长成型。

胚胎发育阶段的枕骨骨节通过发育最终构成了寰枕区的主要骨性结构。其中,第1、2枕骨骨节最终发育形成枕骨基底部分;第3枕骨骨节形成颈静脉结节;第4枕骨骨节在胚胎学上也称为前寰椎,前寰椎的椎体部分通过发育不仅形成了斜坡的前结节,还形成了齿状突的顶端和齿突尖韧带。此外,前寰椎的腹侧部分发育形成枕骨大孔的前半部分骨性边缘和两侧的枕骨髁,"十"字韧带和翼状韧带由前寰椎的侧方发育而来,前寰椎的神经弓部分形成寰椎的侧块和后弓的上方,而寰椎后弓的下方和后部由第1脊椎骨节的神经弓部分分化而成。胚胎期第1脊椎骨节不但参与寰椎的构成,同时还分化出枢椎的椎体和齿状突,齿状突的体部由第1脊椎骨节分化而成,而齿状突顶端则由前寰椎分化而来。出生后,大多数情况下在X线片上齿状突体部就可见,但齿状突和枢椎之间并不直接相连,它们之间存在一个退化的椎间盘,被称为神经中央软骨结合。在解剖学上中央软骨结合并不代表齿状突的解剖基底,它的位置低于枢椎的上关节面水平。中央软骨结合存在于4岁以下儿童,在8岁后消失。而齿状突的顶端出生后并不骨化,因此在X线片可不显影,齿状突的顶端是一个分离的软骨中心,约在12岁时形成骨化并和体部融合。

病理情况下前寰枕的下脊索弓在发育中如果没有消失,会和寰椎的前弓一起形成一个畸形的斜坡关节,并形成游离齿状骨小体。在胚胎发育中,第2脊椎骨节的下椎体消失,骨节的椎体最终形成枢椎,其中神经弓部分则形成枢椎的关节面和椎弓。

遗传学上主要的进步是发现了生长控制基因,分别是 Hox 和 Pax 两个管家基因家族,研究发现它们能促进相关蛋白形成,以影响特殊的下游基因翻译,促进早期神经系统发育,调节胚胎发育中骨节继续发育成骨和再次分节段,形成椎间连接,与每一个椎体的分化相关。一旦致畸物导致 Hox 和 Pax 的基因紊乱和突变,脊椎数量和外形特征就会发生改变。而流行病学研究发现颅颈交界区的畸形患者中,部分存在遗传倾向,是否与上述基因有关尚待进一步研究。

111.2　病因和流行病学

先天性畸形如 Morquio 综合征、黏多醣贮积症、Down 综合征都能导致严重的寰枕关节脱位。患有 Goldenhar 综合征、骨发育不良和 Conradi 综合征的婴儿必须检查以排除颅颈交界区畸形的可能;患有软骨发育不良、脊椎骨骺发育不良和侏儒症的人群颅颈交界区畸形的发病率增加。此外,当婴儿有斜颈时也应考虑颅颈交界区畸形的可能。Down 综合征的婴儿有 10% ～ 14% 存在寰枢关节脱位,Morquio 综合征的患者近一半可伴发寰枢椎不稳定、游离齿状骨,约 0.25% 的正常人群可能出现寰枕融合,这类患者多由上颈部脊椎骨节吸收残余碎片,遗传数据库 OMIM 可用来帮助鉴别颅颈交界区畸形人群的不同遗传基因表型。颅颈交界区畸形一旦出现,往往会进行性发展,出现寰枢椎失稳、寰枢椎脱位和颅底凹陷症。

生活习惯和环境对颅颈交界区畸形的发生也有影响。在人口稠密的不发达地区继发性颅颈交界区畸形发病率会增加,一些发展中国家和地区的儿童由于头部负重而诱发颅颈交界区畸形,这些情况有时会被误认为是先天性畸形。此外,上呼吸道感染也可导致颈部僵硬、斜颈和颈部韧带破坏,导致继发性颅颈交界区畸形。

外伤也是颅颈交界区畸形的诱因。妊娠 4～7 周各种类型的结构损害都可能会导致颅颈交界区发育不良和畸形。50 d 左右胎儿头部的过度异常活动会导致软骨化发育进程受阻,寰椎前方或后方开裂,并可出现齿状突游离小骨。8 岁以前儿童的脊髓外伤多发生于颅颈交界区,可能与该部位发育不完全和受力的支点较高有关;颅颈交界区的外伤以韧带和齿状突损伤(主要是软骨结合部撕裂)较多见,而其他骨折较少。

其他,如肿瘤、炎症等累及颅颈交界区结构,尤其是寰枢椎复合体的正常结构(包括骨质、神经、肌肉、韧带等),均可导致颅颈交界区畸形。

111.3 分类

颅颈交界区畸形有许多先天性和获得性的畸形。它们可单独存在,也可同一个体存在几个畸形,而且病理基础可以是多方面的。分类如下。

111.3.1 先天性

(1) 枕骨畸形

1) 结构异常:①斜坡分裂;②枕骨大孔周围的胚胎残留物;③寰椎变异;④齿状突分裂畸形。

2) 颅底凹陷:①颅底凹陷伴寰枢椎脱位(颅底凹陷A型);②颅底凹陷不伴寰枢椎脱位(颅底凹陷B型);③枕骨髁发育不全。

(2) 寰椎畸形

寰椎畸形包括:①寰枕融合;②寰枢融合;③寰椎发育不全。

(3) 枢椎畸形

1) 寰枢椎不规则分裂。

2) 齿状突发育障碍:①末端小骨残留;②游离齿状骨;③齿状突发育不全。

3) $C_{2 \sim 3}$ 分裂障碍。

111.3.2 获得性

(1) 枕骨大孔异常

1) 继发性颅底凹陷症(如 Paget 病、软骨病、类风湿头颅下沉、肾性佝偻病或抗维生素 D 佝偻病)。

2) 枕骨大孔狭窄(软骨发育不全)。

(2) 寰枢椎不稳定

寰枢椎不稳定包括:①代谢障碍(如 Morquio 综合征);②Down 综合征;③感染(Grisel 综合征);④炎症(类风湿关节炎);⑤外伤性枕寰及寰枢脱位;⑥游离齿状骨;⑦肿瘤(如神经纤维瘤等);⑧其他(致死性 Warfarin 综合征、Conradi 综合征)。

111.4 临床表现和诊断

111.4.1 症状和体征

颅颈交界区畸形的临床表现多样,与畸形的种类及其邻近结构受累程度等有关。症状与颅颈交界区低位脑干、颈髓、脑神经、神经根,以及供血的血管受压相关,并且症状可能是隐匿性的或者与定位不一致的。颅颈交界区畸形病变可能影响治疗的因素包括:疾病累及延髓、高位颈髓或小脑,以及病变的性质、伴发的神经病变、神经血管受压的情况和存在异常骨化中心等。

神经系统症状可能由颅颈交界区骨或软组织直接压迫神经组织或脊髓前动脉、颈延交界区穿动脉等血管引起。小脑扁桃体下疝综合征、枕骨大孔区狭窄压迫、脊髓空洞积水及颅底凹陷症等引起的每一病理过程都有其独特的表现。颅颈交界区功能异常的症状常是隐匿的,但一些病例在轻微外伤后可出现一组症状,疾病迅速进展,甚至死亡。

颅颈交界区畸形常伴有全身的体检异常,如因寰椎旋转脱位导致的头部歪斜、经典的 Klippel-Feil 综合征(后侧发迹低、短颈、颈部活动受限),还可出现面部不对称和蹼状颈、脊柱侧弯,在儿童常见身材矮小,患有软骨发育不良、脊椎骨骺发育不良和侏儒症的人群中颅颈交界区畸形的发生率也会增加。神经系统症状和体征大体可归类为如下 4 种。

(1) 脊髓受损表现

颅颈交界区畸形患者中最常见的神经系统异常是脊髓病症。最常见的症状是非特异性的颈痛;枕骨大孔畸形时常可导致假定位体征,运动症状包括单肢轻瘫、偏身轻瘫、截瘫及四肢瘫。脊髓病症酷似中央脊髓综合征,常见于颅底凹陷症。感觉异常表现为类似后束功能障碍的症状,感觉减退不多见。儿童颅底凹陷常出现脊髓中央损伤综合征(central cord syndrome),这些儿童可出现类似低位颈髓损伤的症状。

(2) 脑干及脑神经功能失调表现

脑干功能障碍常可出现睡眠呼吸暂停、眼肌麻痹、核性眼球震颤,严重者可导致意识障碍、四肢感觉运动障碍、上运动元性瘫痪等。下跳性眼震主要见于颅颈交界区的压迫性病变,可伴或不伴 Chiari 畸形。后组脑神经障碍引起的单侧或双侧的软腭肌瘫痪和咽反射消失,可导致吞咽困难、饮水呛咳、声音嘶哑、反复吸入性肺炎等。

(3) 血管症状

常伴有椎-基底动脉系统受压表现,Klippel-Feil 综合征的患者血管症状发生率常增加,表现为晕厥、头晕、间隙性意识改变、发作性瘫痪及短暂视野丧失等,与椎动脉有关的症状常与颈部伸展或旋转有关,不稳定枕寰枢关节的过度活动会引起脊髓前动脉及上颈髓、延髓穿透支重复创伤,血管痉挛栓塞引起相应的神经功能缺损。

(4) 头颈疼痛

大部分患者的颈痛与第2颈神经根受压刺激有关。颈痛较为常见,典型的疼痛起源于枕下,向头顶放射到枕大神经分布的区域。

有颅底凹陷和延颈髓压迫的儿童有时可伴有颅底型偏头痛(basilar migraine)。

111.4.2 影像学表现

应重视现有的各种诊断方法,每一种检查都能为颅颈交界区畸形的诊断和治疗提供依据。

(1) X 线平片

包括头颅正侧位片、颈椎正侧位片、动力位片(过伸过屈位)、张口位片、斜位片,均有助于更好地理解患者的生物力学改变。

1) 侧位片上有5条线作为测量的参考数值,以前3种最为重要。

A. Wackenheim 线(斜坡椎管线):此线最为重要,其为沿斜坡到颈椎管的直线,正常情况下,齿状突顶端在其腹侧并与此线成切线。在颅底凹陷症、寰枢关节脱位、寰枕关节前脱位时,齿状突横切此线。

B. Chamberlain 线(腭-枕线):其为硬腭后缘到枕骨大孔后缘中点的连线。正常情况下,齿状突顶端在此线下不超过3~4 mm。在颅底凹陷症,齿状突超出此值。

C. McRae 线(枕骨大孔线):其为连接枕骨大孔前后缘的线。正常情况下,齿状突顶端不超过此线。假如矢状径<20 mm,会出现神经系统症状。

D. McGregor 线(基底线):其为硬腭到枕骨最低点的连线。正常情况下,齿状突顶端不超过此线5 mm。齿状突顶超过此值即可诊断颅底凹陷。

E. Klau 高度指数:即齿状突顶端到鞍结节与枕内粗隆连线的最短距离。正常情况下,平均值为(41±4.0)mm。颅底凹陷常<35 mm。

X 线上这些径线的测量对颅颈交界区畸形的诊断非常重要,由于 X 线平片测量时会有一定的辨识困难,所以在薄层 CT 的矢状位上进行测量,更为准确。

2) 正位片上有2条线,1个角:

A. Fishgold 二腹肌线(二腹肌线):为位于颅底两侧二腹肌之间的连线,在乳突的内侧。正常情况下,齿状突不超过此线,齿状突的中轴与此线垂直。

此线与侧位片上的 McRae 线是一致的,单侧枕骨髁发育不全时此线倾斜。

B. Fisgold 双乳突线:为乳突顶的连线。此线低于二腹肌线10 mm,正常情况下此线跨过寰枕关节。齿状突>1~2 mm 则为颅底凹陷。

C. Schmidt-Fischer 角:两寰枕关节轴间的夹角。正常情况下为124°~127°。枕骨髁发育不全时则此角变大。

(2) X 线分层片

一般颅颈交界区的前后与侧位的分层是5 mm,但多用薄分层1 mm。摄片时取颈曲及伸2个位置,以便获得生物力学的研究,颅颈交界区的侧位分层片起于一侧的寰枢关节突到另一侧的关节突,这可以了解该区域的稳定性。

(3) MRI

可作为首选检查,可用于诊断神经系统畸形和延颈髓压迫,并能确诊各种颅颈交界区的不稳定。在做 MRI 检查前应确定多个测量颅骨的基准线,可用于定位神经结构和相关的颅颈部骨畸形。MRI 扫描时宜常规行矢状面功能位(屈曲+伸展位)扫描,包括 T_1 和 T_2 加权成像,同时结合水平位,能更好地动态观察畸形的状况。颈部牵引后的 MRI 检查有助于了解神经结构和骨性支架的相互关系。

(4) CT

诊断价值很大,对骨性结构的评估有重要意义。前述的径线在 CT 上测量往往更为清晰准确(图 111-1)。薄层 CT 扫描能清晰观察到骨骺生长板,可仔细辨别潜在的骨发育不良。对观察幼儿和儿童骨骺生长板存在和消失尤为有用,还能准确评估畸形节段的骨融合程度及骨质的缺损。薄层扫描加三维重建对于颅颈交界区畸形的诊断非常重要,尤其对寰枢椎结构有无脱位、侧块关节有无异常、椎动脉有无高跨的判定。

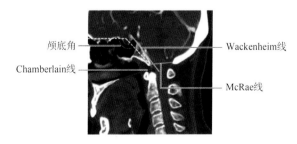

图 111-1 CT 扫描测量的颅颈交界区径线

（5）磁共振血管成像和 CT 血管成像

有助于更好地了解椎动脉受压的情况，并排除同时存在血管畸形的可能。还可以与 CT、MRI 图像进行融合处理，获得局部生动的立体结构图像。椎动脉造影术在个别病例中使用，以便进一步证实血管阻塞及在颅颈交界区的血流动力改变。

（6）计算机辅助设计和三维打印技术

借助薄层 MRI 和 CT 的高速螺旋扫描，获取病变区域的精确断层信息，进行数字化三维重建与处理，然后导入激光 3D 打印设备，可以获得与患者颈椎等比例的三维实体模型，为复杂颅颈交界区畸形外科手术治疗提供有效的辅助手段。

111.5　常见病变

111.5.1　寰枕融合和 Klippel-Feil 综合征

颅颈交界区畸形最常见的是寰枕融合和 Klippel-Feil 综合征。

寰枕融合是由于发育中第 4 枕骨骨节和第 1 脊椎骨节分节失败导致的畸形。这种畸形在人群中约有 0.25％ 的发生率，它可以是单侧的、双侧的、部分的、局灶性的或仅局限于骨节，约 80％ 的 14 岁以下的寰枕融合患儿伴有其他畸形，如颅底凹陷症、Klippel-Feil 综合征、Chiari 畸形、寰枢椎不稳定等。寰枕融合的发生率约占所有颅颈交界区畸形的 9％，可伴有颅后窝容积减小导致的小脑扁桃体下疝。

$C_{2\sim3}$ 椎体融合为 Klippel-Feil 综合征常见表现，该疾病实质为颈椎的分节缺陷（segmentation defect）。Klippel-Feil 综合征分为 3 种类型：① Ⅰ 型为广泛的颈椎和胸椎的分节障碍；② Ⅱ 型为单节段或双节段颈椎分节障碍；③ Ⅲ 型为 Ⅰ 型或 Ⅱ 型合并有下胸椎或腰椎分节障碍。Klippel-Feil 综合征包括短颈及蹼状颈、后发际过低和颈部活动受限，患者同时还可伴有脑神经症状（如耳聋、高腭穹、面瘫）、心血管异常、骨性畸形（如肋融合、脊椎侧弯），以及泌尿生殖道畸形。

无论是寰枕融合或 Klippel-Feil 综合征，都会增加颈椎的负荷，尤其是加重寰枢椎侧块关节的负担，常易引起寰枢椎脱位。寰枕融合合并第 2、3 颈椎未分节，还可引起寰枢关节进行性松弛，在儿童患者亦为寰枢椎脱位的重要诱因。寰枢椎脱位、齿状突

的陷入合并斜坡异常可引起进行性的枕骨大孔腹侧受压迫。急性及慢性外伤均会加重寰枢椎不稳定的症状。此外，背侧减压术治疗后颅脑组织下疝时，还应纠正潜在的骨结构不稳定，以免加重骨畸形。单侧寰枕融合可导致儿童斜颈，全麻气管插管有导致寰枢椎旋转脱位的危险，麻醉时应十分小心。

111.5.2　颅底凹陷症

颅底凹陷症也被称为颅底陷入，早期和扁平颅底混淆，常指以原发性颅颈交界区畸形为基础，以枕骨大孔为中心的颅底骨组织内翻，寰椎、枢椎齿状突等上颈椎结构向上脱位陷入颅内，致使颅后窝容积缩小、枕骨大孔前后径缩短，颅底的脑干、颈髓受压，从而产生一系列神经压迫症状的临床综合征。

颅底凹陷症常伴有颅颈交界区发育异常如寰椎枕化、寰枕融合、块状椎和 Klippel-Feil 综合征。颅底凹陷症还常常伴有神经发育不良，如 Chiari 畸形、脊髓空洞症或延髓空洞症等。颅底凹陷症患者枕骨的 3 部分（基底枕骨、外枕骨、上枕骨）往往都有畸形；颅底凹陷症还常见颅后窝底上升，这可能是斜坡变短引起枕骨大孔前缘上移所致。颅底凹陷症如果出现慢性枕寰椎关节不稳定，在齿状突周围会出现大量的肉芽组织，肉芽组织本身可在枕骨大孔前部分形成占位性病变压迫延颈髓。另外，颅底凹陷的颈延髓交界处及小脑扁桃体周围常有纤维带及硬脑（脊）膜粘连。

颅底凹陷症也可是继发性的颅底压迫症。常继发于成骨不全症、佝偻病、甲状旁腺功能亢进、Paget 病和 Hurler 综合征、软骨病、溶解症（Hajdu Cheney 综合征）和软骨发育不全等疾病，引起继发性骨变软导致颈椎突入颅底，以及颈椎和枕骨大孔的狭窄所致神经系统的压迫症状。

根据颅底凹陷类型，颅底凹陷症可分为腹侧型和旁正中型。腹侧型表现为枕骨基底部变短，斜坡变短和斜坡呈水平方向。因此，枕骨大孔与脊柱的连接平面向上方移位；旁正中类型表现为枕骨髁发育不良，斜坡向后颅方向移位，斜坡长度可能不变，单侧的枕骨发育不良可能导致斜颈。由于 2 种陷入类型常合并出现，所以不作为临床上的固定分类。

颅底凹陷症常伴有其他畸形，如齿状突突入颅后窝。这一畸形并不是齿状突延长所致，而主要是枢椎延长引起，齿状突往往短小。颅底凹陷症应当注意观察畸形的斜坡齿状突关节和角度改变的斜

坡,这些畸形往往可压迫腹侧的脑桥、延髓和颅颈交界区的颈髓。

颅底凹陷症治疗应包括原发病的治疗、减压、枕颈或寰枢椎融合内固定。减压术应根据颅颈交界区稳定性决定,局部的压迫常常来源于脱位的骨性结构,将脱位复位、固定就实现了减压的目的。若没有颅颈交界区的失稳(如寰枢椎脱位),可依照致压物的位置,行单纯前路或后路减压。如有失稳的情况,则需在复位、纠正颅底凹陷的前提下行枕颈或寰枢椎融合。如切除前方或后方的压迫会导致颅颈交界区的稳定性问题,也应一并行融合固定。伴有脊髓空洞积水症和后颅脑组织下疝的颅底凹陷症患者可行后颅减压术,大多数患者畸形纠正后脊髓空洞积水症会自行消失。

2000 年,印度神经外科学者 Goel 根据有无寰枢椎脱位将颅底凹陷症分为伴寰枢椎脱位的 A 型及不伴寰枢椎脱位的 B 型颅底凹陷症。A 型者除寰枢椎脱位特征外,齿状突均超过 Wackenheim、Chamberlain 及 McRae 线;B 型者齿状突超过 Chamberlain 线,但一般不超越 Wackenheim 及 McRae 线,且寰齿前间隙可正常。A 型的治疗争议不大,由于存在寰枢椎失稳,可以将枢椎复位使得齿状突下移、纠正颅底凹陷,然后行枕颈或寰枢椎融合固定。而 B 型则有争议,有学者认为 B 型的颅底凹陷寰枢椎无失稳,只需要后颅减压即可;但亦有学者认为 B 型也存在寰枢椎不稳定因素,主张后颅减压同时行融合手术。

111.5.3　扁平颅底

扁平颅底是指颅底斜坡和前颅底平面的角度变钝,人类正常情况下为 $118°\sim147°$,平均 $132°$,如该角度增大则为扁平颅底。表现为斜坡短小,颅后窝的容积变小。常常是由于斜坡发育时中央段受影响导致。发育后期蝶枕结合部软骨发育障碍也可以导致斜坡短小。单纯扁平颅底无须治疗,合并颅底凹陷或后颅脑组织下疝时则需要相应的处理。

111.5.4　寰枢椎脱位

寰枢椎是脊柱水平面上活动度最大,同时也是最不稳定的关节。寰枢椎失稳后极易直接对高颈髓产生压迫作用,或压迫血管导致缺血性损害。寰枢椎脱位的病因有先天性、外伤性和自发性(如炎症、韧带软化等),而先天性寰枢椎脱位最为常见。

寰枢椎脱位是颅颈交界区畸形中最常见的病变类型,也是颅颈交界区畸形中最易合并颅底凹陷的病变。寰枢椎脱位可以表现为寰枢椎之间相对的前后、旋转脱位,脱位的齿状突可以旋转并向后、侧方和上方移位,压迫延髓腹侧,产生严重的症状。寰枢椎解剖结构复杂,位置深在,周围有诸多血管神经包绕,治疗具有一定的挑战性。

寰枢椎脱位的患者可因头颈部过伸、过屈活动或轻微外伤加重脱位。病变附近还可能有软组织粘连,加重神经组织的功能障碍。脱位后,患者出现头部活动受限,颈部肌肉痉挛、疼痛。前脱位时,寰椎前弓突向咽后壁而影响吞咽。在单侧前脱位时出现头部姿势异常,头颈偏向脱位侧,而下颌转向对侧。当脱位使椎管前后径狭窄压迫颈髓时,会出现四肢不同程度的瘫痪,呼吸困难。如脱位影响到椎动脉血运时,则出现椎-基底动脉供血不足的脑部症状。在正位张口 X 线片上,寰枢椎脱位常表现为齿状突与寰椎两侧块间的距离不对称,两侧块与椎体关节不对称或一侧关节间隙消失。在侧位 X 线片及 CT 片上,则可显示寰椎前弓至齿状突的距离超过正常(AD 间隙),成人 >3 mm,儿童 >5 mm,可诊断为脱位。部分脱位的患者 X 线片还可见到游离的齿状突。但 AD 间隙并非诊断寰枢椎脱位的唯一标准,尚需仔细观察双侧寰枢关节有无移位、方向改变等。伴颅底凹陷者齿状突可超越 Wackenheim、Chamberlain 及 McRae 线。常合并寰枕融合。MRI 上可见枕骨大孔腹侧压迫(图 111-2),尚可合并小脑扁桃体下疝畸形。

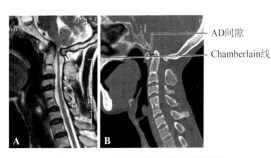

图 111-2　颅底凹陷伴寰枢椎脱位

注:MRI(A)提示枕骨大孔处脊髓腹侧、背侧受压;CT 矢状位重建(B)提示 AD 间隙增大,齿状突尖超越 Chamberlain 线 3 mm 以上。

随着年龄的增大,病变的可复位性减小,所以,寰枢椎不稳定和脱位者应早期诊断和治疗。疾病早期就可有丰富的肉芽组织围绕齿状突形成关节翳，这时关节翳柔软而富有血管，寰枢椎不稳定可通过限制颈部活动、改变颈部姿势矫正；在疾病中期，枕骨髁后方出现凹槽，寰枢椎向上移位，出现颅底凹陷症。在14～15岁后，疾病进入晚期，病变中肉芽组织变得韧而富有纤维，齿状突上方被粗糙的颗粒状组织覆盖，这是自体产生的抗移位反应，颅骨向上移位导致水平斜坡，继而出现延颈髓的压迫症状，这时的颅底凹陷症无法自行复位，需行手术复位及融合。对于可复性和不可复性寰枢椎脱位的判定标准目前还存有争议，包括麻醉、肌松后因素考虑等。由此产生的手术计划和手术方式目前仍不统一。

111.5.5　枕骨髁发育不全

枕骨髁发育不全常是颅颈交界区畸形的一部分，形成颅底凹陷症的旁正中型（见颅底凹陷症）。枕骨髁平坦可引起寰椎及枢椎抬高，枕骨髁发育不良会限制寰椎关节的运动范围，同时枕骨向后滑动，引起枕动脉压迫，一个非对称的扁平枕骨髁可引起颈椎代偿性侧凸，还可引起枕骨大孔横径明显变小，并压迫延髓，常同时伴有后颅的畸形。

111.5.6　齿状突畸形

（1）齿状突发育不全

齿状突发育不全和障碍有着不同程度的表现，包括齿状突尖部、齿状突基底部及两者均发育不全，齿状突缺如极为少见。齿状突发育不全可因"十"字韧带功能不全，导致寰枢椎不稳定。齿状突发育不全常见于寰枕融合和脊椎第1、2骨节分节失败的患者，这时枢椎椎体可正常，但齿状突发育不全，血管也常常被累及，局部可伴有椎动脉拉长、扭曲和压迫。齿状突发育障碍的患者也可伴有先天性游离齿状骨。

发育障碍严重的齿状突将不能达到寰椎前弓的上缘，导致"十"字韧带及翼韧带失去限制功能，寰枢椎关节不稳定，慢性寰枢椎脱位可引起脱位部位的肉芽组织形成，压迫延颈髓连接处，在MRI上可出现"沙滴漏"样软性压迫的表现。

（2）游离齿状骨

也称为游离齿状小骨或齿状骨。它是指枢椎齿状突位置上见到孤立的游离骨，这一游离骨是来自发育不全的齿状突，由前寰椎和第1、2颈生骨节的椎间间充质分化障碍引起。游离齿状骨多呈圆形，边界光滑，位置多变，有时可位于枕骨大孔区，在孤立的小骨与枢椎之间的裂缝通常扩展到枢椎上关节以上水平，这一畸形可引起"十"字韧带失去其功能及寰枢椎不稳定。齿状突游离小骨由于在影像学上表现为发育不良的齿状突，以往多被认为是寰枢椎椎体之间部分融合失败，但现在认为也可能是胎儿在出生前的齿状突外伤导致，而它的症状多出现在4周岁前，受损的骨片受到齿突尖韧带和翼状韧带的牵拉而向上移位，它的血供来自伴行于齿突尖韧带的枕动脉降支。

游离齿状骨分2种类型：常位及异位。常位游离齿状骨位于正常齿状突的顶部，与枢椎同步活动；异位游离齿状骨邻近于枕骨大孔枕骨基底并融合于斜坡上，它与斜坡同步活动，此时寰椎的后弓常发育不全，而前弓肥大。

游离齿状骨的病因有胚胎发育性和血管性等不同解释，赞成胚胎发育性病因的观点认为，齿状突不能融入枢椎是其重要因素。也有患者儿童时期X线片显示完整的齿状突，而后发育为游离齿状骨。一些先天性疾病如Down或Morquio综合征的患者，外伤后可出现游离齿状骨。

在X线片上较难区分游离齿状骨与陈旧的齿状突骨折。外伤性骨不连接，骨折片之间的骨缝常不规则，并扩展到枢椎体，常位于枢椎上关节突水平之下，骨折片之间互相匹配；游离齿状骨无骨皮质形成的边界缘。

游离齿状骨病例都有潜在的寰枢椎不稳定因素，轻微的外伤常会产生各种症状，范围从短暂的轻瘫发作到严重的脊髓病都有可能。

单纯游离齿状骨、无神经系统症状表现的患者可先密切观察和制动。鉴于游离齿状骨的多变性和个体差异，在手术前应通过CT动力位片彻底评估颅颈交界区生物力学机制，包括屈曲位、伸展位和正常位的力学改变。而动力位的MRI则可以了解局部神经受压的来源与机制。上述检查对于制订正确的手术计划颇有裨益。

了解病变局部的病理改变过程对治疗方案的选择起帮助作用。齿状小骨下方或前方"十"字韧带横行部分的滑动导致骨性缺损部位致密的肉芽组织增生，可引起局部脱位不可复位的畸形改变。有严重慢性脱位的患者，尤其是伴有颅底凹陷症的患者，肉芽肿可能在几年时间里变得坚韧。病情严重时游离齿状骨汇同占位性的慢性肉芽组织直接压迫延颈髓联合处,如果局部畸形不能复位,则必须行腹侧减压术。如果患者能通过屈曲或伸展位置(包括肌松后)来改变腹侧的压迫症状,则需要行从枕骨到上位颈椎的固定术。由于轻微的外伤,如牙科治疗或体育运动,常常是游离齿状骨儿童出现严重神经缺损症状的起因,因此对患有游离齿状骨并存在颅颈交界区生物力学异常的儿童必须进行固定术。

异位游离齿状骨对脊髓的后方压迫可能是寰椎后弓在屈曲位向前移位导致,同时可能合并腹侧游离齿状骨的压迫。枢椎可能在伸展时向背侧移位,增加对颈髓腹侧的压迫,这些患者手术时寰枢椎常能发现复合体的侧方移位。如果畸形不可复位,可先行减压手术。

111.5.7　枕椎畸形

枕骨尾端骨节的畸形主要表现为枕椎,这一畸形包括枕骨大孔腹侧的异常骨桥和斜坡畸形开裂,随着年龄的增长,枕骨大孔前方的骨质会逐渐压迫到腹侧的颈髓。

枕椎是发育中前寰椎分段失败,导致末端枕骨骨节发育出现畸形,畸形常累及枕骨大孔周围结构和寰椎后弓,约1/3的患者可出现后颅脑组织下疝。发育时齿状突的前寰椎成分从斜坡的枕部基底分裂失败,导致寰椎前弓高于寰椎椎体,有时前寰椎畸形累及斜坡,出现腹侧延颈髓的结合部异常明显扭曲,这些畸形主要位于前正中和侧方,少数位于背侧,还有一些患者可出现旁正中的凹陷。旁正中凹陷多在10～20岁时发现,在一些患者可以是首发症状。大约80%的患者还可出现痉挛性四肢瘫痪,30%可出现低位脑神经瘫痪,40%可出现椎-基底动脉系统的症状和血管性的综合征,60%症状出现于外伤后。

三维CT结合MRI是最好的诊断方法,当颅后窝容量减小,并出现后颅脑组织下疝,尤其是发现颅后窝垂直高度改变可确诊。枕椎的治疗原则:术前仔细研究术前的影像学和临床资料,尤其当畸形十分复杂时;应缓解神经血管压迫,合理固定防止复发。

111.6　引起继发性颅颈交界区畸形的常见疾病

111.6.1　Grisel 综合征

Grisel 综合征(鼻咽性斜颈)是指不伴有外伤或骨骼疾病的寰枢关节半脱位,首先发现于儿童。可能导致寰枢关节横韧带充血或病理性松弛的情况均可以引起该病的发生。常见的口咽疾病可与 Grisel 综合征发病有关,如咽旁感染性疾病导致寰枢椎的自发性半脱位病变,患者可有扁桃腺炎、乳突炎、咽后脓肿、中耳炎,严重的半脱位可致颈髓压迫的症状和体征。Grisel 综合征可出现于咽炎、颈部淋巴腺炎、扁桃腺炎、颈部脓肿、风湿热、急性乳突炎等疾病,也有出现在乳突和扁桃腺手术和咽部肿瘤手术后。

Grisel 综合征患者的红细胞沉降率(ESR)经常升高,MRI 检查可发现咽旁软组织肿块,并存在寰枢椎脱位和脊髓炎、颅骨和椎骨的破坏。治疗应尽快选择适宜抗生素治疗原发感染病灶,必要时行椎前肿块穿刺活检,以确定化脓性病灶性质并行细菌培养。通过牵引减轻脱位,还可通过胸部-枕部-下颌固定器进行固定,枕颈脱位需要使用环状固定器固定,这类患者很少需要行融合术。颈部制动和适当的抗生素治疗是获得满意效果的关键,及早识别和早期治疗可使患者获得良好预后。

111.6.2　Paget 病

Paget 病是一种破骨细胞紊乱,引起骨吸收速率上升并伴有反应性过度成骨,进而形成新的、不坚固的、编织样骨骼的疾病。Paget 病可影响颅椎连接处的正常解剖关系,从而引起颅底凹陷,枕骨大孔平坦、前后径缩小、齿状突向上移动陷入颅底,导致延髓及颈髓损害,常伴发延髓脊髓空洞症。除了引起神经骨性压迫,Paget 病还可改变脑脊液的动力学。

Paget 病伴颅底凹陷的发病率很高,男女发病率相等,颅底凹陷的症状常在 40 岁以后才出现。Paget 病患者实验室检查常有血清碱性磷酸酶增高,尿羟脯氨酸增高,钙通常正常。骨扫描多数情况下提示受累区域信号增强。X 线平片通常提示局部骨增大、皮质增厚、硬化性改变、溶骨区改变。Paget 病尚无治愈方法,Paget 病可使用降钙素及二膦酸盐类治疗,药物治疗效果不佳,病情发展迅速,已经出现脊髓受压症状和脊柱不稳定时可考虑手术治疗。

111.6.3　颅底压迫和骨软化综合征

颅骨疾病可导致颅底压迫症状。骨软化综合征可由各种疾病继发引起,如骨发育不全、脊椎骨骺发育不良、溶解症、Hurler 综合征、软骨发育不全、

Paget 病、软骨病、甲状旁腺功能亢进和肾性佝偻病。

代谢性或生物力学异常性畸形矫正的可能性较大，而先天性颅底压迫症的特点是症状进行性发展，畸形往往无法矫正。由于先天骨性畸形难以矫正，在基础病变诊断不确定时，宜先采取保守的治疗手段。

在解剖和放射学上，颅底压迫症表现为颞骨鳞部内折，前颅底抬高，枕骨大孔边缘上升，枕骨基底缩短和抬高，斜坡变薄、缩短，呈水平方向，颅骨和脊柱成锐角。前后位 X 线片可见颞骨岩部变形，斜坡-寰椎-齿状突复合体向枕骨大孔喙侧突入，颅后窝体积缩小。

颅底凹陷症的神经受损可伴随脑积水、脊髓空洞症和后脑组织下疝出现。斜坡腹侧的脑干受压抬高，在斜坡-寰椎-齿状突复合体的支点作用下，牵引力还作用于延颈髓，导致严重的神经功能障碍。脑干前移位时，低位脑神经被拉伸和扭曲，导致低位脑神经瘫痪，小脑早期就可被压迫于枕骨大孔或形成后颅脑组织下疝，获得性后颅脑组织下疝还可导致脊髓空洞症。

颅底压迫和骨软骨发育不良由于遗传性骨质脆性增加，颅底和颅顶变形，枕骨大孔区会存在反复的微小骨折，导致进行性后颅底凹陷。这类患者手术时可发现增生明显的瘢痕组织，而骨性增生压迫并不常见。放射性骨扫描可见反映骨的高代谢活性的放射性浓聚，提示慢性活动性骨性重塑。该病的具体形成机制目前仍不清楚。

成骨不全有多种临床遗传学类型。临床症状有骨的低位拉长和承重性改变，但颅底凹陷并不多见。不同类型的骨发育不全有不同的临床表现，伴有 2 型成骨不全的婴儿，由于 1 型胶原合成减少，骨的脆性增加明显，骨折发生率高，这类新生儿很少活过婴儿期。在其他亚型，寰枢椎区域的畸形和上位颈椎的膨胀可导致四肢瘫。当这类年轻患者伴有颅底压迫或高位颈椎畸形，应行经典的固定术，如 Minerva 支架以支持颅骨的重量，预防颅底凹陷进一步发展。固定术后应注意 MRI 的动态随访。

颅底压迫和骨软化综合征患者对各种入路的外科手术一般均能耐受，部分患者需要行神经组织的减压术，术后大多数患者的临床症状能得到改善，手术的骨融合率几乎可达到 100%，但术后影像学随访发现约有 80% 的患者仍有颅底凹陷症的进展，随着枕骨鳞部和岩骨的内折，手术的骨融合团块向腹侧移位，使得腹侧延颈髓受压加重。而使用 Minerva 支架进行矫正手术，能够有效稳定颅颈交界区腹侧结构，不但可有效减缓临床症状，还能预防颅底进一步陷入畸形。

111.6.4　骨发育不良

骨发育不良可分为 5 类：骨软骨发育不良、成骨障碍、溶解症（自发性骨质溶解症）、染色体畸变和原发性代谢性骨畸形。其中，骨软骨发育不良和成骨障碍最多见。

骨软骨发育不良的定义是骨或软骨生长发育异常，它的亚分类包括软骨发生障碍、致死性侏儒症、点状软骨发育不全（Conradi-Hünermann 综合征）、软骨发育不全、营养障碍性发育不良、后生营养性发育不良、脊椎骨骺发育不良、Kniest 发育不良、锁骨颅骨的发育不良、多发性骨骺发育不良。骨软骨发育不全基本病理改变发生在软骨骨化过程中，长骨纵向生长受阻，而膜内化骨过程不受影响，造成骨的粗细正常，但因长度减短而相对变粗。骨骺软骨细胞可发生及增殖但不能进行正常的骨化和钙化，因而骨端增大。骨软骨发育不全造成软骨内成骨的比例减少会引起各种骨骼畸形。基底枕骨、外枕骨及颅颈连接处骨畸形会引起枕骨大孔狭窄及颈髓受压，这些患者会出现严重的呼吸道压迫症及脊髓病症。在出生时根据软骨发育不全的形态表现即可诊断：四肢短、躯干长、前额凸起、脸中部凹下及面部皮肤粗糙、腰部脊椎过度前弯是其最常见的表现。软骨发育不全的神经系统表现有颅底畸形、神经血管结构受压及脑积水。颅底软骨内成骨引起颅底变短、颅后窝变浅、短斜坡及颅底脊椎位置异常，常见枕骨大孔狭窄，狭窄是由于软骨内成骨生长缺乏、位置异常及颅底软骨过早融合。软骨发育不全的放射学表现可见枕骨大孔狭窄伴旁正中陷入、枕骨大孔泪滴状及蛛网膜下腔闭塞，颅底凹陷及增厚的外枕骨压迫使颈延髓腹、背部受压，脑桥上陷，形成异常的高位基底动脉及短斜坡。手术治疗包括后颅减压及颈延髓连接处压迫物的去除，需要切除的骨成分包括枕骨大孔的后缘、枕骨周围及 $C_{1,2}$ 的后缘，减压的侧缘应扩大到双侧枕骨髁的中间。

成骨障碍可以是单个骨或多个联合性骨畸形，它的亚分类包括 Crouzon 综合征、Apert 综合征、伴有椎骨畸形的 Carpenter 综合征、Sprengel 畸形和 Klippel-Feil 综合征。成骨障碍的一般表现为骨质脆弱,容易骨折,因其外板张力强度下降,矿物质及基质含量均缺乏。常伴有扁平颅底,扁的颅顶及枕顶突出是其特有的表现。这些改变可引起脑干形态异常,中脑与脑桥及脑桥与延髓屈曲成角,上颈髓受压,导致神经系统症状,甚至死亡。系统的治疗包括维生素 D、降钙素、氟化物及激素的应用;手术方面,背侧减压只能起到暂时缓解,脑干损伤仍会进展,故需行腹侧减压及枕颈固定。

溶解症的亚分类包括脊椎骨骺发育迟缓、骨纤维结构发育不良、多发性神经纤维瘤、成骨不全症、多成骨中心形成症(如 Hajdu-Cheney 综合征)。

染色体畸变和原发性代谢性骨畸形的种类繁多,代谢异常包括钙磷代谢障碍,如佝偻病和假性甲状旁腺功能减退症。钙磷代谢异常可导致骨软化、异常吸收和继发旁正中型颅底凹陷,常伴有软骨发育不全,患者枕骨大孔的矢状径常不变,横径多明显减少。同时患者枕骨内折,导致枕骨大孔进一步凹陷,造成硬脑(脊)膜鞘压迫颅颈交界区背侧的延颈髓。因此,治疗时可行腹侧减压术的同时硬脑(脊)膜塑形。佝偻病的骨改变是可治愈的,其引起的颅底凹陷常被错误地认为是先天性的。这些疾病常有高颈段的狭窄。

骨发育不良患者常出现寰枢椎不稳定,睡眠呼吸暂停是主要的症状之一,还可出现进行性痉挛性四肢瘫,寰椎后弓向内凹陷,增加了枕骨大孔旁正中方向的狭窄。治疗时还应注意患者是否存在脑积水,必要时行分流手术。婴儿骨骺发育不良症出现寰枢椎不稳定时治疗很困难。2～4 岁的婴儿可以在手术前使用传统的婴儿支架进行矫正。当年龄较大的儿童出现寰枢椎不稳定时,可用前述的方法治疗。

111.6.5　Down 综合征

根据其典型的临床表现容易诊断,其特点是典型的面部特征、肌张力减退、韧带松弛、智力发育迟缓、横向掌纹,几乎都有器官发育异常。通过染色体检查可发现异常,新生儿的发病率约为 1/700,Down 综合征患者寰枢椎不稳定的发生率为 $14\%\sim24\%$,但其中出现症状者仅占 $1\%\sim2\%$。Down 综合征出现的骨异常包括游离齿状骨、齿状突发育不全、旋转性寰枢椎脱位、寰椎前方或后方开裂、寰枕融合、枕骨髁发育不全。Down 综合征与脊髓韧带松弛关系密切,寰椎横韧带松弛可导致寰枢椎半脱位。随着年龄增大,寰椎横韧带会变硬从而松弛度

降低。对 Down 综合征的患者应常规进行颈部 X 线检查,对寰椎和齿状突宽度 $>4.5\ mm$ 者应密切随访,这些已经存在病理性不稳定的患者在轻微外伤、上呼吸道感染时可病情突然加重导致严重的神经功能受损。

患者可有各种并发症,常见的有枕颈部疼痛、斜颈、上呼吸道感染,患者轻微外伤可出现急性损伤,如四肢轻瘫、共济失调步态、肌肉萎缩。对于新出现神经缺损症状的患者,应考虑到伴发其他疾病的可能,如烟雾病、脑动脉栓塞、静脉窦栓塞、脑脓肿、外伤、颈椎狭窄压迫颈髓和臂丛损伤等。

对于经检查未发现有寰枢椎半脱位的 Down 综合征儿童,有文献指出,10 岁以后不需要再进行进一步检查(寰枢椎半脱位不会再进一步发展,但是年龄分界点仍有争议)。对于有 Down 综合征伴有颅颈交界区畸形且有症状的患者,可通过神经外科和整形外科手术进行矫正,寰枢椎不稳定同时矢状位上移位 $>8\ mm$,或伴有异位游离的齿状突小骨、寰椎前裂或后裂,以及可复性颅底凹陷症的患者应考虑手术治疗。患者有头颅下降、可复位的颅底凹陷、颅颈椎前后或侧位的脱位或不稳定时,可行枕部和寰枢椎融合术;寰枢椎脱位和不稳定的患者,可行枕颈或寰枢椎融合手术,有神经系统受压的患者可行后路减压手术。

Down 综合征手术后约 1/3 的患者症状消失,1/3 的患者症状改善,手术骨性融合率在 95% 左右。

111.6.6　黏多糖贮积病

黏多糖贮积病也称黏多糖病,是指基因突变致降解糖胺聚糖的酶活性降低或丧失,糖胺聚糖在体内累积所致的一组代谢性遗传病,共有 11 种亚型,大多数是常染色体隐性遗传,常表现为侏儒症、智力发育迟缓、巨头症、角膜浑浊、全身韧带松弛和骨骼发育不良。全身韧带松弛可导致寰枢椎脱位,伴有离心性骨软骨发育不良的患者多在 7 岁前由于颈椎病和呼吸系统缺陷导致缺氧死亡。黏多糖贮积病还可伴有寰枢椎脱位、齿状突缺失或发育不良。

骨髓移植是此病的首选治疗,移植成功后不仅可使患者面部和其他器官功能复原,还会使颅颈交界区畸形也有所好转。

111.6.7　类风湿关节炎

类风湿关节炎最常见的影响部位之一是颈椎,

也可影响颅颈关节,主要造成寰枢椎脱位,颅骨沉降及下颈椎脱位。寰枢椎不稳或脱位在晚期类风湿关节炎患者中发生率可高达70%。病理改变的原因在于免疫复合物的沉积和慢性炎症反应导致的软骨丧失和骨质破坏。可侵蚀齿状突,同时造成寰椎横韧带、翼状韧带和尖韧带等的松弛和破坏,最终导致颅骨下沉和寰枢椎脱位。此病在潜伏期时即应治疗,否则一旦出现脊髓病表现,病死率很高。

放射学改变包括头颅下降;寰椎侧块侵蚀及压迫;寰椎前弓远离斜坡向下移动到枢椎体;寰椎后弓向背侧及腹侧移位引起椎管前后径缩小,齿状突伸向枕骨大孔,严重的病例枕骨髁下降到枢椎体斜面。在屈曲及伸展位的侧位X线片上可见头颅下降的患者都有寰枢不稳定。在前后位X线片上可见萎缩的、不规则的齿状突被"嘴啃"现象所包绕。

类风湿关节炎引起的枕寰枢脱位的最常见症状,是向头顶放射的枕痛,头颅下降的患者有一半有脑干功能受损,被影响的脑神经有舌下神经、舌咽神经及三叉神经。

处理此病首先是尽早检查,以防止神经功能恶化及死亡。早期手术的指征是神经功能下降及疼痛。经halo牵引后复位的患者,只需作枕颈固定;不能复位者,需行前入路减压及枕颈融合术;齿状突骨折伴后枕颈、寰、枢椎脱位者须立即减压及融合。

111.7 治疗

111.7.1 治疗原则

颅颈交界区畸形的治疗原则:①作牵引复位矫正治疗,以缓解神经系统的压迫。尤其是解除齿状突高位引起的颅底凹陷。②固定融合,对能复位的患者应用适当的固定融合(如枕颈融合或寰枢椎融合)恢复稳定的骨性结构关系。③压迫处进行减压,可大致分为腹侧压迫和背侧压迫。腹侧压迫者应选择经口咽入路行延颈髓腹侧减压术、Le Fort下拉上颌骨切开术或侧方扩大经咽入路行减压术。背侧受压患者可行后入路的减压术。如果减压术后不稳定,应行固定融合术稳定骨结构。要充分了解每个患者的病理生理学和功能解剖,对每个患者选择适当的一个手术或者一组手术进行治疗。对于可以通过复位实现减压的病例仅复位固定即可。部分炎性和外伤的肉芽肿性改变,可先使用传统的外固定

或内固定治疗,病灶常可缩小或消失。

经后方枕颈固定术和腹侧减压手术的患儿,由于小脑向后下生长,使得斜坡和后颅骨延长,在这过程中可能会出现新的骨畸形,所以需要不断进行随访检测。

几种疾病联合出现导致颅颈交界区关节不稳定时,如脊椎骨骺发育不良、黏多糖代谢病、成骨发育不良、Goldenhar综合征等,尤其是在儿童患者,医师要通过薄层CT观察骨骺生长板,仔细辨别潜在的骨发育不良,婴幼儿患者应定期评估以确定颅颈交界区的发育和神经系统受压情况;3~4岁的儿童可尝试进行手术治疗;骨骺生长板已经消失的患儿可以定期使用矫形器进行颅颈部矫正。

111.7.2 影响预后的因素

颅颈交界区畸形往往合并其他多种形式的畸形,是否能够采用针对性的治疗方法往往决定了患者的预后,影响颅颈交界区畸形治疗预后的一些因素有如下几点:

1)畸形病变压迫神经系统位置、方向和严重程度;以及局部血管走行;骨质畸形状况、解剖径线大小,能否植入内固定器具等。

2)骨畸形的可复位性,即通过复位能否恢复解剖生物力学,或者通过减压磨除部分骨质,解除其对神经系统的压迫,恢复脑脊液循环。

3)是否存在脱位、失稳或失稳的潜在因素。

4)是否合并其他病理过程,如后颅脑组织下疝、脑脊膜膨出、脊髓空洞和血管畸形等。

5)是否存在异常骨化中心和骨骺生长板。

以上这些因素能影响颅颈交界区畸形的手术难度和治疗效果。

111.7.3 骨牵引术和固定术

可使用头环牵引术行颅骨头环牵引,固定头颅,调整枕颈部生理曲线及颈椎生理弧度至正常。骨牵引的材料最好选择能与MRI和CT检查相容的材料,如钛金属的牵引器能在MRI及CT上减小图像失真,最大限度减少MRI检查的伪影,2岁以下儿童,可使用8~10孔的头颅固定器,每个针头不超过1~2磅力的扭矩;5岁儿童每个针头压力可达到4磅力的扭矩;而成人枕颈区牵引器压力范围要求达到7~15磅,固定器固定位置应低于头颅的中线,这样才不易滑动(1磅≈0.453 6千克)。

对于急性外伤性寰枢椎关节脱位、颅颈交界区非外伤性炎症后不稳定及急性韧带损伤的患者,可用支撑环作骨骼牵引,牵引逐渐增加到8～9磅。支撑环的优点是能更有效地防止移位,牵引一般需要3周,在放射学上确定病灶复位且关节稳定后,还要固定8～10周。对于牵引无效、不能复位的患者,需做背侧减压手术及枕颈和/或寰枢融合术。

对颅底凹陷合并可复性寰枢椎脱位者可采用牵引复位,后路融合固定;对难复性寰枢椎脱位,目前的趋势倾向于采用单一入路,松解侧块关节后,术中牵引,予融合内固定,同时实现减压与固定。单一后路有Goel术式、后路寰枢椎侧块关节松解复位固定术、后路枕颈融合撑开复位术、后路寰枢融合撑开复位术,提倡在持续牵引纠正颅底凹陷的前提下,行后路融合术,使得寰枢椎水平复位相对简便;有学者提出关节内放置融合器,既可以使得齿状突下移便于复位,同时提高寰枢椎融合率。部分学者采用前后路联合入路,即经口咽前路松解,术中重力牵引下缓慢复位后,行后路枕颈固定术或寰枢椎内固定治疗。亦有单一前路的报道,即经口咽寰枢椎松解复位钢板固定技术(TARP),可通过一次性的前路手术方式同时解决难复性寰枢椎脱位的松解、牵引复位和固定。不过这种方法对术者要求较高,不熟悉者容易发生感染、神经功能恶化、脑脊液漏等不良并发症。

111.7.4 减压术

减压术分为后方、前方和侧方入路减压术。

(1) 后路减压术

手术显露枕骨转子上1 cm至枢椎椎板,寰椎后弓显露至后结节两侧1.3 cm以内,在显露过程中注意保护寰椎后弓上方椎动脉和寰枢椎之间硬脑膜外静脉丛及C_2神经根。

用磨钻酌情磨除增厚的枕骨鳞部,包括切除枕骨大孔后唇、寰椎后弓及枢椎椎板,切除枕骨大孔后缘及环枕纤维膜,需行硬脑膜切开的患者可"Y"形切开硬脑膜至C_2,再行硬脑膜减张修补成形或硬脑膜下操作。

(2) 经口咽部前入路减压

经口咽部切除齿状突,由前方直接减压,效果比较明显。但经口咽入路有以下缺点:①侧方暴露范围有限;②术前常须作气管切开;③齿间距离小或巨舌患者不适宜;④术区需经过污染区,容易感染;

⑤减压与融合固定不能同时实行,需两个切口手术。经口咽入路的并发症主要有脊髓损伤、脑脊液漏及脊柱不稳定。儿童患者宜从严掌握,在儿童,脊髓损伤机会较大。

神经导航可用于前入路减压手术,能给外科医生提供实时、多平面的导向,多模态融合的图像还能提供椎动脉的三维空间走行,可帮助安全地切除齿状突、斜坡及侧方骨质。

(3) 经髁入路作前、侧减压及固定术

该入路的优点:①路径短;②手术显露范围广;③能直接暴露硬脑膜;④很容易识别及控制一侧的椎动脉;⑤能直接暴露及保护后脑组织;⑥术野无菌;⑦术中可同时行枕颈融合与固定术。

111.7.5 融合术

(1) 枕颈融合

1927年,Foerster用腓骨移植的方法行枕颈融合,近年来有大量新的改良方法。随着枕颈部融合术的改进和不断完善,使得在解除脊髓压迫的同时,能让枕颈部重新早期恢复稳定。目前枕颈融合内固定常用有枕颈钩棒和钉棒系统。

枕颈部的固定融合手术,可以通过手法、牵引和/或内固定器械首先进行脱位骨性结构的复位。术中可在C臂机透视下了解颅颈区复位情况,如可复位和复位良好,则直接行内固定融合术。手术取后正中切口,自枕外隆突至第3颈椎棘突。分离、显露枕骨及上颈椎的椎板、侧块。在枕外隆突处钻孔(4～5孔,依产品而异),固定枕骨钛板,然后在C_1、C_2(有时加C_3)分别植入侧块、椎弓根螺钉(有时需根据畸形情形选择峡部螺钉、椎板螺钉、关节突螺钉)。测量、截取合适长度的钛棒并塑形,锁紧颈椎端螺钉(钛棒),利用悬臂原理实现枕寰、寰枢局部解剖复位。手术过程中的头环颅骨牵引常常对复位有帮助。去除椎板、棘突及枕骨表面的骨皮质以制备植骨床,使移植骨与局部骨髓质紧密接触、融合,以利移植骨生长。通常移植骨来自自体的肋骨或髂骨,也有商业途径可获得的同种异体骨材料,和含有骨形态发生蛋白(BMP)的异体骨。术后硬质颈托外固定6～12周,限制枕颈过度活动,以利局部骨融合。

(2) 寰枢融合

融合范围仅包括寰枢椎。融合需要至少3个月的固定时间,一般使用枕颈矫形器固定5～6个月,

不恰当的固定术后融合失败率可达 50％,故尽量避免使用金属丝固定。

寰枢椎融合可采用 C_1 侧块螺钉＋C_2 椎弓根螺钉固定（Goel/Harms 技术）、经寰枢关节螺钉固定（Magerl 技术）等方法,其常被用于单纯性寰枢不稳定而病变未累及枕寰部位和颅底的患者。

寰枢椎融合术前,需了解双侧 C_2 横突孔、$C_{1\sim2}$ 小关节平面、椎板与椎动脉的关系,以及 C_2 椎弓根高度及宽度,有判定是否有椎动脉无高跨,使用 MRI、CT、CTA 可提供有用的信息。借助三维重建模型可帮助判断最佳的置钉角度和方向,选择合适的内固定材料,提高置钉的成功率和安全性。此外,通过导航技术还可帮助精确置钉。

经枕颈融合及寰枢融合常见并发症为硬脑膜损伤、椎动脉损伤、脑神经损伤、脑干损伤、急性通气和吞咽功能障碍、脑脊液漏、感染、植入物失败等,术中、术后需引起重视。

（谢　嵘　车晓明）

参考文献

［1］余新光,尹一恒,佟怀宇,等. 颅颈交界区畸形——基础与外科治疗［M］. 北京:人民军医出版社,2015,36 - 72.

［2］周懋,毛仁玲. 颅颈交界处畸形［M］//周良辅. 现代神经外科学. 2 版. 上海:复旦大学出版社,2015:1198 - 1208.

［3］MEYER C, EYSEL P, STEIN G. Traumatic atlantoaxial and fracture-related dislocation［J］. Biomed Res Int, 2019:5297950.

［4］RAHIMIZADEH A, WILLIAMSON W, RAHIMIZADEH S. Traumatic chronic irreducible atlantoaxial rotatory fixation in adults: review of the literature, with two new examples［J］. Int J Spine Surg, 2019,13(4):350 - 360.

［5］SARDHARA J, BEHARI S, SINDGIKAR P, et al. Evaluating atlantoaxial dislocation based on cartesian coordinates: proposing a new definition and its impact on assessment of congenital torticollis［J］. Neurosurgery, 2018, 82(4):525 - 540.

［6］SONG R, FAN D, WU H, et al. Management of unusual atlantoaxial dislocation［J］. Spine, 2017, 42(8):573 - 577.

［7］YADAV Y R, PARIHAR V S, RATRE S, et al. Endoscopic single stage trans-oral decompression and anterior C1 lateral mass and C2 pedicle stabilization for atlanto-axial dislocation［J］. Neurol India, 2019, 67(2):510 - 515.

［8］ZHANG Y H, ZHOU F C, ZHANG J, et al. Efficacy and safety of atlantoaxial fluoroscopy-guided pedicle screw fixation in patients younger than 12 years: a radiographic and clinical assessment［J］. Spine, 2019, 44(20):1412 - 1417.

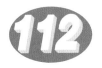 **小脑扁桃体下疝畸形、脊髓空洞症**

小脑扁桃体下疝畸形又称 Chiari 畸形或 Arnold Chiari 畸形,是一组后脑和脊髓异常,包括小脑扁桃体经枕骨大孔疝入椎管伴或不伴脊髓空洞,以及小脑发育畸形。MRI 检查的应用使该病变越来越多地被发现,但不同亚型的病理生理学基础并不一致,它们的临床表现、影像学表现和手术减压的技巧有很大的差异,疾病的分型鉴别对治疗的成败至关重要。治疗症状性小脑扁桃体下疝畸形,重点在于恢复颅颈交界区正常的脑脊液动力学。

112.1　历史回顾

19 世纪 90 年代,德国病理解剖学教授 Hans Chiari 描述了 4 种先天性解剖异常,后来将其命名为 Chiari 畸形(Ⅰ～Ⅳ型)。其实,Chiari Ⅱ型畸形并非 Chiari 首先发现。荷兰医生及解剖学家 Nicholas Tulp(1593—1674)和苏格兰的 John Cleland(1835—1925)先后报道了脊髓发育异常伴后脑下疝的病例,Cleland 的病例还有脑积水。同时代的海德堡大学解剖学教授 Julius Arnold(1835—1915)描述了 1 例脊髓发育异常的病例合并后脑下疝,但无脑积水。

112.2　定义

小脑扁桃体下疝畸形可分下面几种,最常见的为 Chiari Ⅰ型和 Chiari Ⅱ型。

112.2.1 Chiari Ⅰ型畸形

Chiari Ⅰ型畸形较常见,是指小脑扁桃体下移至上部颈椎管内,伴有或无脊髓空洞,偶并发脑积水(<10%)。可有或无狭小颅后窝,压迫疝出的小脑组织,限制颅颈交界区正常的脑脊液流动(图112-1)。

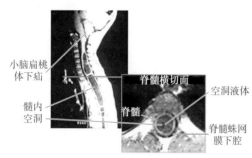

小脑扁桃体下疝
髓内空洞
脊髓横切面
脊髓
空洞液体
脊髓蛛网膜下腔

图 112-1 MRI T₁加权矢状位和横切面示 Chiari Ⅰ型伴空洞

112.2.2 Chiari Ⅱ型畸形

Chiari Ⅱ型畸形较少见。下疝的组织有小脑蚓部、脑干和第4脑室。脉络丛和相关的椎-基底动脉、小脑后下动脉也可能向下移位。此型患者几乎无一例外地并发脊髓发育异常和脑积水。颅后窝常狭小,枕骨大孔则扩大,很多病例并发脊髓空洞(图112-2)。

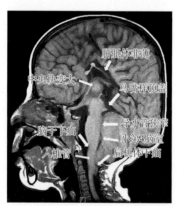

脉络丛非薄
中央块变大
鸟嘴样顶盖
脑干下疝
导水管狭窄
人椎管
小笋4脑室
扁桃体下疝

图 112-2 头部 MRI T₁加权图像示 Chiari Ⅱ型合伴各类畸形(Elgamal,2012)

112.2.3 Chiari Ⅲ型畸形

本型畸形最少见,指小脑、脑干经颅裂向后膨出,是所有下疝类型中最严重的。此种情况必须和预后良好的高颈段的脊髓脊膜膨出相鉴别。Chiari

Ⅲ型畸形患者往往预后不良。严重的神经发育障碍和脑神经损害,癫痫和呼吸功能不全常见。手术原则同脑膜脑膨出(图112-3)。

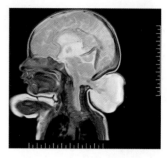

图 112-3 头部 MRI T₂加权图像示 Chiari Ⅲ畸形

112.2.4 Chiari Ⅳ型畸形

Chiari Ⅳ型畸形是指小脑发育不全,不并发后脑下疝,颅后窝容积也正常。虽然 Chiari 把它归入,但它本质上属囊肿。故本章不介绍。

112.2.5 Chiari O型畸形

Chiari O型畸形很少见。为不合并小脑扁桃体下疝的脊髓空洞。颅后窝减压术对此类空洞的治疗有效。Iskandar 等报道5例脊髓空洞,无扁桃体下疝,全脑脊髓 MRI 检查排除空洞形成的其他原因。最后认为,颅后窝或枕骨大孔区的脑脊液流动异常被认为是空洞的成因。全部患者接受颅后窝减压和硬脊膜成形术,未行空洞直接引流。术后所有空洞均显著缩小,症状明显改善。手术疗效表明即便在无小脑扁桃体下疝的情况下,"Chiari"样的病理生理也是存在的:枕骨大孔区拥挤2例,多发蛛网膜粘连2例,第4脑室出口处有蛛网膜帆1例。上述发现均可影响脑脊液流动(图112-4)。由于少见,在诊断

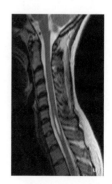

图 112-4 MRI T₂加权图像示无小脑扁桃体下疝的颈髓空洞

本型和颅后窝减压前,应详尽排除引发空洞的其他病因。对无症状或偶然发现的脊髓空洞应长期随访,以防少数病变后期发展为室管膜瘤(Roy,2011;Ng,2020)。

112.2.6　Chiari 1.5 型畸形

由于 Chiari Ⅰ型仅指小脑扁桃体经枕骨大孔下疝,对后脑疝无明确定义。Tubbs 等发现 130 例小儿 Chiari Ⅰ型畸形手术中 17% 有不同程度脑干下降,故命名为 1.5 型(图 112-5)。

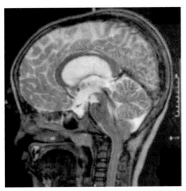

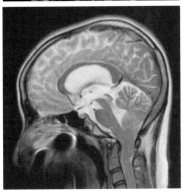

图 112-5　MRI T$_2$ 加权图像示伴不同程度下移脑干的 Chiari Ⅰ型畸形

112.3　发病机制

Chiari 畸形的发病机制有先天和或后天因素,导致后脑发育不全、发育停滞学说,尾端牵拉学说,Gardner 的脑积水和脑脊液动力学理论,小颅后窝(后脑)过度生长学说和胚胎脑室膨胀缺乏学说等。

112.3.1　Chiari Ⅰ型畸形

Chiari Ⅰ型畸形可以是先天性或获得性的。早

期 Chiari 认为脑积水可导致 Chiari Ⅰ型畸形的理论已经被摒弃,因为它只在少数患者中出现,属颅高压所致。特发性 Chiari Ⅰ型畸形发生机制有以下几种:

1) 中胚层发育缺陷形成的先天性小颅后窝,导致神经组织受压和疝出。神经功能障碍和损害性脑脊液流动改变继而出现,导致与 Chiari 畸形Ⅰ型相关的症状出现。Nishikawa 等提出轴旁中胚层内的枕部体节发育不良导致小颅后窝和 Chiari Ⅰ型畸形,理由是 Chiari Ⅰ型畸形与中胚层发育不良导致脊柱、头颅、躯体和颅面异常有一定相关。颅缝早闭和 Chiari Ⅰ型畸形有关,当出现 Crouzon 综合征、多颅缝和“人”字缝融合时,两者的关系最为明显。Crouzon 综合征中典型的人字缝早闭可以直接缩小颅后窝容积。多颅缝早闭引起的头颅不对称可以增高颅内压,促进颅后窝内容物疝出。2.4%～14% 的 Chrari Ⅰ型患者有低位脊髓,即所谓尾端牵拉学说致病。其他状况也可促进异常的小颅后窝的形成:家族性维生素 D 抵抗性佝偻病可引起颅后窝骨质过度生长,使容积减小;多达 20% 的生长激素缺乏症患者患有 Chiari Ⅰ型畸形。

2) 跨枕骨大孔的颅-脊椎管腔压力梯度差可导致或促进 Chiari Ⅰ型畸形的形成。压力梯度差源自跨枕骨大孔的脑脊液流动异常。脊椎管腔内脑脊液压力低于颅腔内,促使扁桃体经枕骨大孔下疝。一旦枕骨大孔区的脑脊液流动被阻断,椎管内持续的脑脊液吸收使椎管内低压持续性加重,使临床状况恶化。腰池-腹腔分流、反复腰椎穿刺、持续腰池引流和医源性慢性脑脊液漏是获得性 Chiari Ⅰ型畸形的常见原因。小颅后窝并非见于所有 Chiari Ⅰ型患者(Taylor,2017,图 112-6)。尽管 Chiari Ⅰ型畸形被认为是散发的,但少数病例可能有遗传因素,在某些家族中,该病的发生率异常高于普通人群。

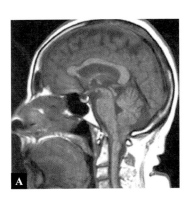

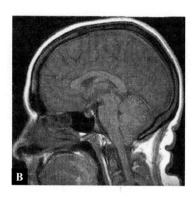

图 112-6　颅后窝不狭小的 Chiari Ⅰ型

注:Chiari Ⅰ型伴脊髓空洞者可后颅不狭小,近小脑表面蛛网膜下腔较大(A),也可狭小(B)。

112.3.2　Chiari Ⅱ型畸形

McLone 和 Knepper 提出神经管缺陷学说:由于神经管缺陷先发生,其他异常,包括 Chiari 畸形和脑积水是继发的。由于小脑蚓部的发育早于扁桃体,子宫内异常的压力差导致小脑蚓部和脑干结构的移位,而不涉及扁桃体。当脊髓脊膜膨出发生脑脊液漏时,这种压力差就形成了。导致原始的脑室系统扩张困难。在动物实验中,将胚胎脑室系统中的液体排出,可造成发育的皮质出现结构异常,和脑桥的异常发育。

112.3.3　脊髓空洞

引起空洞的病因:Chiari 畸形占半数,其后依次为脊髓外伤、蛛网膜炎症、髓内肿瘤、脊髓变性病变、脊髓栓系症。空洞产生有以下理论。Gardner(1960年代)提出水动力学理论:在正常胚胎发育时,脉络丛引起的脑脊液搏动,对神经管的扩张起重要作用,有助蛛网膜通道和脑的发育。他认为幕上和第4脑室脉络丛脑脊液搏动的平衡对脑发育的影响是不同的。如果第4脑室搏动过强,小脑幕将被推高,可能形成 Dandy Walker 畸形。相反,如果幕上搏动过强,小脑幕下移使颅后窝变小,形成 Chiari Ⅰ型畸形。另外,第4脑室的脑脊液出口保持关闭,引导脑脊液进入闩部未闭的开口,导致脊髓空洞形成。Williams 发展了 Gardner 的理论,指出 Valsalva 动作造成硬脊膜外静脉充血,颅内和椎管内压力增高,造成脑脊液同时向头端和尾端流动。虽然向颅腔的流动未遇到阻力,向尾端的流动却因后脑粘连和出

口堵塞而延迟,导致颅腔和椎管出现压力差。这种压力差可能持续几秒钟,加剧了后脑拥堵和空洞形成。外科减压后的重复测量显示颅腔和椎管内压力达到平衡,与临床症状改善相一致。然而,脊髓内空洞形成经常是获得性的(如创伤后脊髓空洞),空洞和第4脑室并非总相通,使该理论的适用性存有疑问。Oldfield 等研究呼吸和心跳周期中小脑蚓部和脑脊液的解剖和动力学,以探究 Chiari 畸形中空洞进展的机制。在收缩期,脑脊液通过枕骨大孔向尾端流动是正常的,以缓解颅内血容量增加,维持生理性的颅内压。这种流动在舒张期相反。在收缩期和舒张期,脊髓中央管内的向尾端和头端的液体搏动和蛛网膜下腔液体的流动相似。在 Chiari 畸形患者中,小脑扁桃体下移,使收缩期脑脊液流经枕骨大孔时受阻。小脑蚓部的这种活塞样运动传递椎管脑脊液作用在脊髓表面的收缩期压力波,促使液体经血管旁间隙和组织间隙进入脊髓。Oldfield 和同事利用 Chiari 畸形术前动态 MRI 和术中超声检查证实了有液体流入空洞,也进一步证实了骨质减压和硬脊膜减张后,病理性脑脊液流动的改善。单纯充分的枕骨大孔区减压可使术后空洞缩小。但是,上述理论难以解释其他病因。Heiss 等提出蛛网膜下腔在枕骨大孔下方受阻,产生脑脊液动力学异常,促使液体经脑血管旁间隙和组织间隙进入脊髓。这一理论可以解释蛛网膜炎的空洞。各种原因包括脊髓栓系引起脊髓缺血,发生变性和小囊肿形成,多个小囊肿再合并成空洞。

112.4　临床表现

112.4.1　Chiari Ⅰ型畸形

Chiari Ⅰ型畸形好发于 8~9 岁(小儿)和 41~46 岁(成人),女性较男性多发,症状和体征多变,从头痛到严重的脑干脊髓功能障碍。最常见的症状是疼痛,通常位于枕部和上颈部,常由 Valsalva 动作,如笑、喷嚏、咳嗽等诱发,突然发生和快速消失。不能通过言语交流的婴儿和儿童,头痛可能简单地表现为哭闹和易激惹。其他的常见症状有肢体无力或麻木,温度觉丧失而触觉存在(感觉分离)和行走不稳。超过 70%~80% 的患者就诊时出现某种程度的眼或耳功能障碍。前者包括视物模糊、眼球震颤、眼外肌麻痹、复视和视野缺损。后者有耳鸣、波动性

听力丧失、眩晕和恶心。体征包括肌无力、萎缩、腱反射亢进、披肩样感觉缺失、共济失调和后组脑神经功能障碍。下视性眼球震颤仅见于病变累及延颈髓结合部时。脊髓空洞者常有腹壁反射异常和节段性感觉分离现象(痛温觉丧失,触觉存在),以及向下眼颤(颈延髓受累)。<3岁的儿童更易出现后组脑神经功能障碍,可表现为喂食困难、发育停滞、反复的吸入性肺炎和吞咽困难、呛咳、咽反射消失,可因声带麻痹出现喘鸣或声嘶。由于后组脑神经功能障碍,保持呼吸道通畅能力下降,可加重睡眠呼吸暂停,是导致猝死的原因之一。脊髓功能障碍源于直接压迫和空洞形成。Chiari Ⅰ型畸形中脊髓空洞的发病率可达30%~70%。相反,几乎90%的脊髓空洞与Chiari Ⅰ型畸形有关。颈髓空洞最常见,其次是颈胸段。如果不治疗,可导致永久性的脊髓损害。Chiari Ⅰ型畸形合并脊髓空洞的患者中脊柱侧凸相对常见(30%),形成机制不明。但是脊髓侧凸者有下列临床和影像学表现常提示有先天性神经病变:侧凸向左、腿或足不对称、男性或青春期前女性患者和明显神经功能障碍。Chiari Ⅰ型中合伴低位脊髓,可有脊髓栓系综合征表现,如腰背痛、下肢无力和排尿、排便功能障碍等。

112.4.2 Chiari Ⅱ型畸形

本型绝大多数(>90%)见于脊髓脊膜膨出的患者中,是目前经治的脊髓发育不良患者的第一死因。1/3的患者于5岁前出现脑干损害症状,其中超过1/3死亡,多死于呼吸衰竭。多发的症状性Chiari Ⅱ型畸形患者出现过神经系统紧急状况。因舌咽神经、迷走神经功能受损,导致呼吸、吞咽和声带功能障碍,常伴喘鸣、角弓反张和眼球震颤。无论接受何种治疗和快速抢救,进行性脑干功能障碍往往导致不可逆的病情恶化,最终造成患者死亡。本病最常见于2岁以内的婴儿,尤其是3个月以内者。高危险期(2~3月龄)之后生存的婴儿的症状会改善,趋于临床稳定。出生后不能充分换气的新生儿尤其难以治疗,患儿呼吸驱动中枢功能不全导致缺乏持续的独立通气能力,往往预后不良。与Chiari Ⅰ型畸形不同,本病的症状与发病年龄密切相关:新生儿通常出现症状;较大的儿童和年轻人最常表现为脊髓和小脑损害症状;其他症状和体征通常出现在年龄更大的患者中,常见的有眼部症状,包括斜视、水平眼震(特别在上视时)、辐辏和跟随运动异常及视动运动障碍。

112.5 诊断

112.5.1 CT和MRI检查

诊断以MRI为主,CT有助于骨性病变的诊断。

(1) Chiari Ⅰ型畸形

小脑扁桃体下缘超过枕骨大孔下方也可见于正常人。对于如何鉴别异常,Aboulezz等用MRI研究正常人群中小脑扁桃体的位置,发现小脑扁桃体下疝在3 mm以内的属正常或无症状,而小脑扁桃体下疝在3~5 mm或超过5 mm则为病理性(图112-7)。另外,要结合年龄考虑,因为随年龄增长,小脑扁桃体水平趋于上升。其他的影像学异常在本型中少见,但有诊治价值,如寰枕融合、扁平颅底、颅底凹陷症和颈椎融合,它们的存在,增加颈髓不稳定性。除了扁桃体下端的位置,扁桃体的形态也很重要。变尖和拖长的扁桃体下端可能更具有病理学意义,圆钝的扁桃体下端则病理学意义较小。Chiari Ⅰ型畸形并发脊髓空洞多见,发生率为50%~70%,全脊髓空洞者可无症状,仅有脊柱侧突。

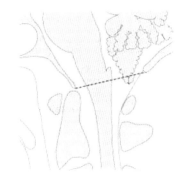

图112-7 颅颈MRI矢状位片

注:斜坡和枕骨大孔末端连线,判断小脑扁桃体下疝。

(2) Chiari Ⅱ型畸形

Chiari Ⅱ型畸形的特征是小脑蚓部和脑干拉长并向尾端移位,几乎所有病例均合并脊髓脊膜膨出,大多数并发脑积水,空洞多见(40%~95%),尤其是在低位颈髓。Chiari Ⅱ型畸形涵盖了从颅后窝、上颈椎管、脑室系统到脑神经组织的一系列头颅和脊髓畸形。相关的神经异常有鸟嘴样顶盖,继发于部分或完全的四叠体融合而指向后方的突起和延颈髓结合部的扭结。后者的原因是一部分延髓和脊髓向尾端移位，而脊髓被齿状韧带相对固定。小脑通常较小，上疝多明显。胼胝体发育不全和多脑回异常在 Chiari Ⅱ型畸形患者中常见。除脑积水外，脑室系统可表现为多种异常。第 3 脑室可能轻度扩大，内有大的中间块。第 4 脑室通常变小，甚至无法看到，呈扁平形和被拉长，延伸至颈椎管内。侧脑室可能非对称性地扩大，前角和枕角突出，透明隔经常缺如。在子宫内超声检查中较易看到前角的突出（柠檬征）和第 4 脑室的尾端移位（香蕉征）。上颈椎管可出现严重的骨性和脊髓异常。C_1 后弓经常缺如。一小部分患者可出现颈椎的 Klippel - Feil 融合。扁平颅底和寰枕融合少见。斜坡可显著缩短和呈贝壳样。其他的影像学表现有岩锥体后表面呈扇贝壳

样改变、大脑镰发育不全、大脑镰穿孔、小脑幕发育不全导致的小脑幕裂孔扩大和颅后窝变小及枕骨大孔扩大（见图 112 - 2）。

112.5.2　脑脊液流动态相位对比研究

脑脊液流动态相位对比研究有助于决定 Chiari 畸形患者是否行外科治疗。与静态 MRI 扫描相反，动态 MRI 可显示 Chiari 畸形患者中脑脊液流动缺乏的类型，为临床决策提供有用的信息。应观察背、腹侧脑脊液在枕骨大孔的流动情况。术后重复此项检查有助于评价减压术的效果。相位对比研究有心电门控和背景相位两种方法。多用后法，因为更准确。向头端流动脑脊液呈黑色，向尾端流动脑脊液呈白色（图 112 - 8）。

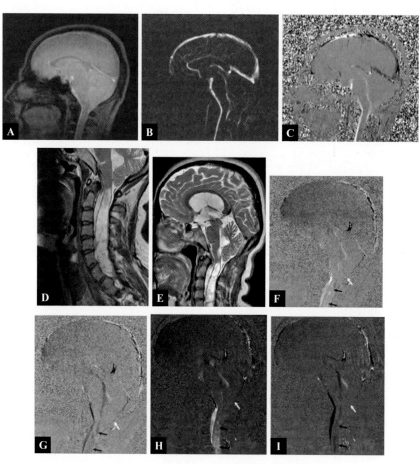

图 112 - 8　脑脊液流动态相位对比研究

注：MRI T_2 加权头（A）和脑脊液流动相位对比成像，向尾端流动为白色（B），向头端为黑色（C）；颅颈 MRI T_2 矢状位显示 Chiari Ⅰ型枕骨大孔减压前（D）和减压后（E）、相位对比研究减压前（F、G）和减压后（H、I）。

112.5.3　电生理研究

Worley 等报告 37 例脊髓脊膜膨出的新生儿，中位年龄 8 d，随访 30 个月。初次检查时所有患儿均无临床脑干功能障碍。随后，12 例患儿于 3 月龄出现脑干功能障碍，其中 11 例出现脑干听觉诱发电位异常。相反，在 25 例未出现脑干功能障碍的患儿中，只有 10 例早期出现脑干听觉诱发电位异常。多项个案报道显示症状性 Chiari Ⅱ 型畸形患者行减压术后，临床和电生理学出现改善。脑干听觉诱发电位亦用于对脊髓脊膜膨出的新生儿评估，但单独此项检查不能作为外科干预的依据，只能作为详细病史和体格检查之外的补充性标准。

112.6　鉴别诊断

首先，应排除颅内占位性病变、Dandy-Walker 畸形和脑积水，它们均可因颅内压增高引发小脑扁桃体下疝。其次，应排除假 Chiari Ⅰ 型或获得性 Chiari Ⅰ 型畸形，它们可继发于低颅压，如椎管脑脊液漏、脑室-腰蛛网下腔分流等（图 112-9）。Chiari O 型应与外伤、感染后和髓内囊性肿瘤鉴别，如室管膜瘤早期可为无症状、单纯脊髓空洞，无明确实质肿瘤（Roy，2011；Ng，2020）。

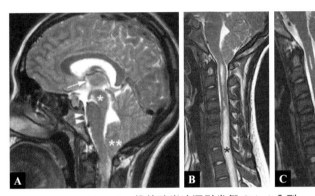

图 112-9　椎管脑脊液漏引发假 Chiari Ⅰ 型

注：A. MRI 示扁桃体下疝（双星）伴第 3 脑室狭窄（单箭头），脑干下移（单星）而拉长（双箭头）；B. 自体注血前；C. 自体注血后。
引自：TAKAI K，YOSHIMOTO S. Response letter to the editor［J］. J Neurosurg Pediatr，2019，23（4）：532.

112.7　治疗

由于本病自然病史、发病率、各种诊治方法缺乏高级别循证医学研究，因此应根据分型、可能发生机制，制订个体化的诊疗方案。

112.7.1　Chiari Ⅰ 型畸形

（1）头痛无或轻微、小脑扁桃体下疝 3～5 mm 者

可随访颅颈 MRI 和临床表现。Whitson（2015）报告 52 例小儿患者，随访 12 年，扁桃体下疝不变 50%、减少 38%、消失 12%、增大 12%。

（2）有明显头痛和神经系统体征者

应先排除脑积水，做头部 CT 或 MRI 检查。如有脑积水者，不管有否脊髓空洞，均应做第 3 脑室造瘘或脑室腹腔分流（VP）。术后不好转者才追加后颅减压术。对于无脑积水但有脊髓空洞者应如何处置，过去常规做后颅减压。可是，Niskikawa（1997）用 MRI 随访 9 例无症状脊髓空洞患者 11 年，仅 1 例因恶化需手术，其他患者空洞无变化，不需手术。因此认为，对小和无症状空洞可用 MRI 和临床检查随访。如无脑积水和无脊髓空洞，小脑扁桃体下疝 ＜3 mm，可随访。如下疝 3～7 mm，则需：①Valsalva 检查；②脑脊液动态相位对比 MRI 检查；③齿状突后突 ＞9 mm 和有颈椎不稳定可疑者拍摄颈椎屈、伸位片。如其中 1 项阳性，应外科手术，否则可随访。如下疝 ＞7 mm，应外科手术（图 112-10）。

（3）手术方法

患者取俯卧位，头架固定。后正中切口，始于枕

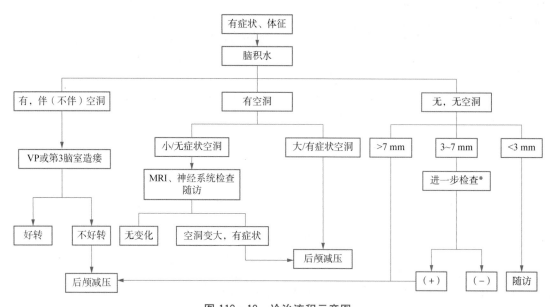

图 112 - 10　诊治流程示意图

注：* 表示进一步检查包括 Valsalva、MRI 脑脊液相位对比、颈椎屈伸 CT 检查等。

外隆凸下方,向下延伸至 C_2 椎体。软组织和肌肉沿中线相对无血管区分开。枕骨大孔和 C_1 后弓暴露至硬脊膜全宽即可。应用高速磨钻磨除骨质,辅以薄唇的咬骨钳。忌用厚唇的咬骨钳,大块咬除颅骨。因为此种操作易损伤位于拥挤颅后窝和枕骨大孔区的重要神经血管组织。去除 3 cm×3 cm 枕骨大孔附近枕骨质和 2.5 cm C_1 后弓。保留肌肉附着点和 C_2 椎板,使术后疼痛和潜在的脊柱不稳最小化。不必去除 C_2 椎板。通过最小限度的开颅和最大限度的减压,既可以达到外科治疗效果,又不会造成脊柱稳定性减弱。手术目的是扩大颅颈交界区的骨区域和扩张环绕脑干周围的硬脊膜,以减轻对脑组织的直接压迫和促进脑脊液自第 4 脑室的流出。有学者主张仅做骨质减压;有学者主张加做切开硬脊膜外层。需切开硬脊膜和其下操作的指征:①严重的扁桃体下疝,尤其是合并空洞和术前即发现硬脊膜下蛛网膜粘连者。②经硬脊膜外手术无效或复发者。有学者认为,通过硬脊膜观察扁桃体的运动或利用术中超声有助于决定是否需要硬脊膜成形和硬脊膜下探查。硬脊膜沿中线切开,扁桃体可向两侧轻柔分开以发现盖住第 4 脑室出口的薄帆。这样可以重建正中孔的脑脊液自由流动。有学者认为,看到第 4 脑室脉络丛和脑脊液自由流出到蛛网膜下腔是减

压充分的依据。有时,当扁桃体严重移位时,会堵塞正中孔,限制脑脊液的外流。软膜外电凝一侧或双侧扁桃体下极会使扁桃体显著收缩,以恢复脑脊液流动。是否行硬脊膜成形术有争论。有学者认为脑脊膜移植物保护神经组织免受化学物质的污染,同时提供一个宽松的硬脊膜囊,可能使减压效果得到完善和最大限度减少术后粘连。笔者强烈推荐自体骨膜作为移植物,它比人工硬脊膜补片缝合更严密,且少异物反应。减压后,筋膜和皮肤常规缝合。颅颈交界区减压使相应症状减轻的可能性更大,风险更小。很大的空洞可以在术后数周缩小,甚或消失。因此,如果临床效果不佳,几乎总是因为减压不充分。如果患者减压后初期临床和影像学改善,后来变差,最大的可能是第 4 脑室出口再次堵塞,而再次减压及部分扁桃体切除术有效,优于其他外科方法。对于极少数减压术无效的患者,可考虑行空洞胸膜腔或空洞腹腔分流。由于单纯空洞分流术并发症多见,且会进一步加重神经系统症状,除非减压术后空洞依旧很大或者继续扩大,不建议采用这种方法。

　　脑干腹侧显著受压患者的治疗具有挑战性。多主张将脑干腹侧显著受压定义为齿状突后移,超过枕骨大孔前缘中点与枢椎体后缘连线 9 mm。对于这些患者,减压前必须通过屈、伸位的颈椎动态摄片

确保脊柱的稳定性。这些患者通常脑干症状更重，单独后路减压不一定有效。有学者建议先行后路减压，术后在重症监护室严密观察。若出现呼吸、吞咽困难和血流动力学紊乱提示进行性脑干压迫，须行枕颈部内固定，必要时行前路减压（详见第111章"颅颈交界区畸形"）。

合伴低位脊髓者有报告切断栓系马尾的终丝可缓解 Chiari Ⅰ型表现（Seleuki，2018）。

112.7.2　Chiari Ⅱ型畸形

Chiari Ⅱ型畸形患者的症状为延髓功能损害，早期外科干预可以改善生存期。早期枕骨和颈椎板切除对神经源性吞咽困难和声带麻痹患者，可取得满意疗效。

（1）手术指征

主要手术指征：①显著或者进行性增大的空洞；②休息时吸气性喘鸣；③腭功能障碍或胃食管反流导致的吸入性肺炎；④中枢性缺氧伴或不伴发绀；⑤角弓反张；⑥严重影响功能或进行性的上肢痉挛，以及严重影响功能或进行性躯干或肢体共济失调。

（2）注意事项

减压术之前，Chiari Ⅱ型畸形患者的颅内压必须正常，若有脑积水可行分流术。经验表明，正确的脑室分流经常可以使后脑下疝的患者免于行减压术。Caldarelli 等报道在 11 例症状性 Chiari 畸形Ⅱ型患者中，5 例的症状在单独行分流术后缓解。Milhorat 等对一小组患者行回顾性研究，发现在单独的脑室腹腔分流术后，空洞的大小得到改善。Tomita 和 McLone 得出结论，分流术可以使急性呼吸骤停逆转。相反，若后组脑神经症状在分流术后不改善，则只有在颅后窝减压术后方可改善。有学者警告，若分流术后脑室大小无变化，则分流效果不可靠。Iskandar 等发现在行分流术的脊髓发育不全的患儿中，20% 的 CT 检查示脑室大小无变化，不能反映分流管不通。在持续的临床恶化后，手术探查发现分流系统故障，行分流管调整术后，所有患者的术前症状得到改善。

（3）手术方法

因为不寻常和多变的解剖，Chiari Ⅱ型畸形的外科治疗具有挑战性。与任何有经验和熟悉局部解剖的神经外科医生均可操作的 Chiari Ⅰ型畸形手术不同，Chiari 畸形Ⅱ型减压操作者需要对此病有丰富

的经验以确保手术安全和有效。主要的挑战是多变的解剖。例如，小脑组织通常延伸至下位颈椎，可能和延髓显著粘连；有时 2 种结构似乎融合在一起。窦汇可能低至枕骨大孔缘，硬脊膜内有粗大静脉窦。一旦施行了正确的分流术而 Chiari 畸形Ⅱ型症状却进行性加重，则需要考虑行外科减压术。有益的术前检查包括脑干诱发电位、吞咽功能检查、直视下声带检查，肺功能评估包括通气功能、睡眠试验（睡眠监测）和高碳酸血症下的通气动力检查。术前详细的 MRI 检查对外科手术计划是重要的。窦汇的位置、小脑蚓部、延颈髓扭结和脉络丛需要特别识别。骨切除的范围应该包括疝出的小脑、后脑组织，但不需包括延髓扭结和枕骨，尤其是在低位窦汇。枕骨大孔通常是扩大的，不必再扩大。最小化骨切除范围是重要的，以减少迟发性颈椎不稳和椎板切除后脊柱后凸。操作要点是患者俯卧，颈部略屈，头架固定。皮肤、筋膜和肌肉切开同 Chiari Ⅰ型畸形减压术。沿中线切开硬脊膜，显露神经组织。致密的蛛网膜粘连和显著的浅表血管过度发育是常见的。脉络丛根据其橘黄色和颗粒状外观辨别，它是进入第 4 脑室的标志。蚓部和延髓通常紧密粘连，难以分离。第 4 脑室底部看到后，操作方可完成。术中超声有时是有益的。电凝蚓部下极以维持第 4 脑室通向蛛网膜下腔的出口。扩大缝合硬脊膜，常规缝合切口。

112.7.3　脊髓空洞

无症状、小空洞可随访。大且进行发展或有症状空洞应处置。除 Chiari 畸形空洞首选后颅压术外，脊髓空洞一般有下列几种外科选择：①粘连带松解，伴（不伴）硬脊膜修复。②空洞分流，空洞造瘘开窗、空洞–蛛网膜下腔分流、腰腹腔分流 等。Klekamp 等（1997）报告有症状脊髓空洞 67 例，行空洞分流的患者 97% 复发，行粘连带松解和硬脊膜修复者，长期随访稳定占 78%。近来，Ghobrial（2015）系统复习 12 篇报告（410 例患者），也支持粘连带松解和硬脊膜修复疗效肯定、持久的观点。可是，须指出，炎症引起的粘连有轻有重，前者易松解，疗效好，后者不仅难松解，且易损伤血管神经结构，疗效差。因此，对后者，不建议强行分离瘢痕，应改选空洞分流。究竟哪一种空洞分流好，有争论。一般认为，空洞蛛网膜下腔分流疗效较好，并发症较低，应首选。

112.7.4　手术并发症及处置

颅后窝减压术相对安全,但也有以下并发症:①脑脊液漏、脑膜炎和脑积水。②直接血管和神经损伤,特别是误开放扩大的硬脊膜内静脉窦,引起出血。③假性脑膜膨出和空洞进展。④枕颈区不稳。⑤继发于幕下水瘤。⑥急性脑积水。⑦后屈时齿状突对脑干腹侧的压迫。⑧颅后窝减压术小脑下垂,源于骨切除范围过于向外扩大,导致小脑自骨缺损处疝出。可以造成头痛(和典型的 Chiari Ⅰ 型畸形头痛不同)、脑脊液流动受阻和空洞形成,以及多种运动、感觉和脑神经功能障碍。行颅骨成形术将小脑托回原位是最确切的治疗。简单的分流术是不够的。有学者将骨切除范围限制在硬脊膜的宽度,结果 400 例手术无 1 例出现此种并发症。⑨急性马尾综合征。Darwish(2016)报告 1 例 Ⅰ 型患者行后颅减压,术后 7 d 出现腰痛,尿难。MRI 发现马尾前移。在透视下行硬脊膜下引流后缓解。推测因后颅减压时有蛛网膜破口,脑脊液流到硬脊膜下腔压迫马尾。在一组 130 例手术中,2 例出现术后急性脑积水,需临时性脑室外引流术。1 例术后出现后屈的齿状突对脑干腹侧严重压迫,需行经口腔齿状突切除术。未出现脑膜炎、假性脑膜膨出和小脑下垂。Menezes 回顾了 35 例 Chiari Ⅰ 型畸形和脊髓空洞症患儿,发现一系列手术相关并发症,包括静脉湖过度出血,因粘连无法到达第 4 脑室,血压和心率持续改变,不能苏醒,呼吸损害和虚弱。尽管这些都可以出现,但很多并发症可以通过充分的术前准备、精细的手术操作和对病理的详尽理解而避免。

112.8　结果和预后

112.8.1　疗效

(1) Chiari Ⅰ 型畸形

80%～90%的术前症状缓解,生活质量提高。一般改善率从高到低依次为:脑脊液通路受阻＞小脑、脑干受压＞空洞。空洞缩小或消失在术后 3.6～31 个月(Kennedy,2015),复发率为 10%～20%。手术死亡率为 2%～3%。

(2) Chiari Ⅱ 型畸形

术后恢复正常或基本正常神经功能见于 10/13 患者(Pollack,1992)

对于创伤后脊髓空洞,有建议修复椎管腔以消除脑脊液阻塞,引流空洞或行空洞-蛛网膜下腔分流,另有建议保守治疗。与肿瘤有关的空洞在肿瘤切除后通常缩小。Bond 等(2015)研究术中 MRI 动态相位成像,预测手术方式对 Ⅰ 型疗效的影响。结果显示,14 例中单纯骨瓣减压(8)、硬脊膜外层切开(4)、硬下减压(2)术后疗效无显著差别,而且 42%的患者须再次手术,说明术中 MRI 动态相位技术应用价值不大。

112.8.2　预后

(1) Chiari Ⅰ 型畸形

由于对本病自然史的了解不完全,回顾性研究中积累的外科数据未必可靠。Saez 和同事试图把术前患者分类以评估预后,一般有锥体束征的患者预后最差,而发作性颅内高压的患者预后最佳。

(2) Chiari Ⅱ 型畸形

本病的自然史是灾难性的。因此,对有症状患儿尽早进行外科干预的观点被广泛接受。Pollack和同事前瞻性地用紧急椎板切除和枕下骨切除术治疗症状性 Chiari Ⅱ 型畸形新生儿和婴幼儿。13 例中的 10 例术后恢复正常或基本正常的神经功能;另 3 例出现双侧声带麻痹和严重的中枢性通气不足。作者的结论是,对 Chiari Ⅱ 型畸形患者脑干损害的早期识别和治疗有助于迅速和长期的临床恢复。

112.9　随访

112.9.1　Chiari Ⅰ 型畸形

随访方式取决于术前病理和术后的临床病程。建议术前无空洞患者术后 1、6、12 个月复诊,此后每 12～24 个月复查 1 次,无须重复摄片。术前有空洞患者术后 6～12 个月复查 MRI,若症状改善或空洞显著缩小则不需进一步摄片。如果空洞改善轻微,则根据外科医师的决定额外摄片。只要空洞继续缩小,无新的症状和体征出现,就继续随访。若空洞无改善或与持久空洞有关的症状存在,需要第 2 次手术。手术方法为颅后窝探查术,不直接处理空洞。第 2 次手术比第 1 次更具侵袭性,可电凝单侧扁桃体。在蛛网膜粘连松解和扁桃体电凝后,仍无脑脊液自第 4 脑室自由流出,或未发现能解释空洞存在的病理学改变,则行血管成形术。报道6例患者中,4例空洞改善。2例未改善的患者中,未放置支架。所以,对于难治性空洞,颅后窝再探查术是最佳解决方法。

112.9.2　Chiari Ⅱ型畸形

症状性Chiari Ⅱ型畸形患者需密切随访。术前和术后的睡眠研究对评估中枢性睡眠呼吸暂停的严重性及对外科减压的反应是有价值的。这些患儿通常需要留置胃造瘘管以处理严重的吞咽困难。3月龄时行CT/MRI检查以评估脑室的大小。症状性空洞的直接分流通常是不必要的。

112.10　结论

Chiari畸形的现代观点是颅颈交界区异常导致脑脊液动力学和神经功能障碍。可是,不同亚型的病理生理学差异很大,治疗需要个体化。处理这些病例时有一些简单而通用的原则:①病例的分析非常重要,以判断谁能从外科干预中受益;②颅后窝减压前保证正常的颅内生理学至关重要;③手术目的是恢复脑脊液自第4脑室至蛛网膜下腔的正常流动和解除脑干的直接压迫。为了成功地治疗这些患者,充分的减压可以通过不同的方式完成,但必须允许脑脊液在颅腔和脊柱蛛网膜下腔间的自由流动。

(周良辅)

参考文献

[1] 赵卫东,毛仁玲,周良辅. 小脑扁桃体下疝畸形、脊髓空洞症[M]//周良辅. 现代神经外科学. 2版. 上海:复旦大学出版社,2015:1209-1215.

[2] EPSTEIN N E. A review of the disagreements in the prevelance and treatment of the tethered cord syndromaes with Chiari Ⅰ malformation [J]. Surg Neurol Int, 2018,9(1):161.

[3] EPSTEIN N E. Definitions and treatment for Chiari-1 malformations and its variants: focused review [J]. Surg Neurol Int, 2018,9:152.

[4] TAYLOR D G, MASTORAKOS P, JANE J A JR, et al. Two distinct populations of Chiari Ⅰ malformation based on presence or absence of pocterior fossa crowdedness on MRI [J]. J Neurosurg, 2017,126(6):1934-1940.

[5] WILKINSON D A, JOHNSON K, GARTON H J L, et al. Trends in surgical treatment of Chiari malformation type Ⅰ in the United States [J]. JNS Pediatric, 2017,19(2):208-216.

113 脑脊液漏

脑脊液漏指局部硬脑膜和蛛网膜破裂或缺如，脑脊液经颅底骨折缝、骨质缺损或伤口处流出，包括脑脊液鼻漏、耳漏、眼漏（oculorrhea）和伤口漏等。最多见于外伤性颅面部骨折，也有少数是医源性、自发性或慢性疾病所致。

113.1 病因和分类

根据病因学，脑脊液漏可分为创伤性和非创伤性脑脊液漏。

113.1.1 创伤性脑脊液漏

外伤性脑脊液漏是最常见的导致脑脊液漏的原因（占80％），其中表现为脑脊液鼻漏者近80％，脑脊液耳漏者约20％。据报道，闭合性颅脑外伤中脑脊液漏发生率为1％～3％，在颅骨骨折时脑脊液漏发生率为11％～45％，常见的原因依次是机动车事故、高空坠落和暴力袭击。通常见于和鼻腔、鼻旁窦或鼓室相通的颅底外伤性骨折。颅底骨折发生率随作用于头盖骨的力的增加而增加，因而脑脊液漏常发生于严重的颅脑外伤后，最初往往容易被忽略。但鼻漏在那些轻微或没有意识障碍的轻度颅脑损伤或不伴颅脑损伤的面部骨折患者中也会发生。

外伤性脑脊液漏好发于颅前、中窝骨折，少数是颅后窝骨折通过岩骨延伸到中耳或通过斜坡延伸到蝶窦。鼻漏最常由额骨、筛骨或蝶骨骨折所致。硬脑膜和前颅底菲薄的骨质紧密粘着，易被骨折断端所撕裂。最常见的鼻漏位置是筛板与筛骨连接处及筛骨本身。筛前动脉在筛板的外侧缘穿过颅底，在此造成了一个自然的骨质薄弱点而易发生骨折，脑脊液在此区域直接或通过筛窦气房连通鼻腔。颅骨穹窿正面或侧方受到冲击产生的骨折线也可经前颅底到达筛窦、筛板-筛骨、蝶骨平台或垂体窝。面部骨骼受到冲击，骨折线可穿过筛板和筛骨区域。由钝性冲击的剪切力造成嗅丝从筛板撕脱可以导致少见的没有骨折的鼻漏。额窦后壁的骨折可以导致脑脊液从额鼻管漏出。近1/3人群蝶窦气化可达蝶骨大翼，当中颅底骨折累及蝶骨大翼时，脑脊液可经骨折线流入大翼内窦部形成鼻漏。70％～90％的颞骨骨折是平行于岩骨嵴长轴，这种纵行骨折可能损伤听小骨并导致传导性耳聋，此外也可能损伤第Ⅶ脑神经，常会撕裂鼓膜。横行骨折常和第Ⅷ脑神经功能缺损有关，导致神经性耳聋和面瘫，而鼓膜常是完整的，脑脊液可经咽鼓管从鼻腔漏出（耳鼻漏，看似鼻漏）。同时，颅底骨折也可引起后鼻咽部脑脊液漏，表现为舌后咽部咸味感，不应被忽视。罕见的颅眶骨折伴有结膜囊撕裂，可能使脑脊液从眼部漏出造成眼漏。

外伤性脑脊液漏也会由穿通性外伤导致，多见脑脊液伤口漏，与硬脑膜修补欠妥、创口感染、营养不良、颅内压升高等因素相关。颅脑的穿通性枪弹伤常伴发颅底骨折，且30%是不连续的，高速枪弹伤会导致大量骨质和软组织的丧失和破坏，修复和重建通常会很复杂。

由于在儿童期，颅骨和鼻旁窦的骨质由具有较好柔韧性的软骨成分组成，因此脑脊液漏少见于儿童期，与成人的发生率比为1∶10。筛窦在出生时即存在并逐渐增大，但组成前颅底的筛骨在出生时还是软骨，因此十分柔韧，直到3岁时，鼻筛腔才和成人的比例相同；额窦直到4岁以上才发育；蝶窦在出生时亦很小，到5～10岁时才和前颅窝相邻；乳突气房在出生时也非常小，在5岁时迅速增大，而鼓室盖在出生时又薄又硬，因此中耳的脑脊液漏却不少见。

医源性脑脊液漏是另一个重要原因（占16%），常见于耳鼻喉科和神经外科手术，包括鼻内镜手术、耳科手术、经鼻垂体瘤手术及其他各类颅底手术。主要包括累及气窦的脑脊液漏和伤口漏，如颅后窝-乳突气房、颅前窝-额窦、前床突-蝶窦及经眶入路累及蝶窦和筛窦等。

113.1.2　非创伤性脑脊液漏

非创伤性脑脊液漏可发生于正常颅内压或颅内高压状态，可由颅底肿瘤、感染性骨髓炎、先天性畸形如鼻/眶部脑膜（脑）膨出及非外伤性板障内脑脊液等原因引起。颅底肿瘤可以直接破坏颅底骨质或间接通过形成脑积水而形成脑脊液漏。经放射治疗或药物治疗后的肿瘤体积缩减会造成已破损的颅底骨质和硬脑膜的缺失，如巨大的泌乳素型垂体腺瘤服用多巴胺能激动剂后肿瘤皱缩可能造成脑脊液鼻漏。放射性颞骨坏死可能造成脑脊液耳漏。阻塞性脑积水导致的慢性颅内高压可能导致脑脊液从硬脑膜薄弱处漏出，但此类患者之前往往因存在颅内高压症状已接受治疗，故此类脑脊液漏极少发生。

自发性脑脊液漏指无明显头部外伤或手术史，也不存在肿瘤或先天性异常等明确病因，有学者将其归为第三类脑脊液漏，目前多数学者认为这是导致自发性低颅内压综合征（spontaneous intracranial hypotension，SIH）的主要原因。其好发于肥胖的中年女性人群，常伴有结缔组织病、阻塞性睡眠呼吸暂停症，常见的瘘口部位在颈胸交界及胸段脊髓的硬脊膜。该病的典型表现是体位性头痛：直立后

15 min内出现或加重，恢复卧位后30 min内消失或缓解的头痛。典型的MRI表现包括硬脑膜下积液、硬脑膜弥漫性强化、静脉窦扩张、垂体充血、脑下垂。治疗措施包括：去枕平卧、硬脑膜外血液贴片、手术修补硬脊膜漏口等，但远期效果尚未明确。

113.2　临床表现

脑脊液漏的表现多样，按体表漏出口可分为鼻漏、耳漏、眼漏、伤口漏等。漏出液量大时易于发现，但中量或小量则经常被忽略，尤其是混有血液或黏液时。意识清醒的患者会主诉流涕或咽后壁有咸味，也可因脑脊液充满耳内而导致听力丧失。外伤性脑脊液漏通常在伤后48 h内出现，但也有少数可表现为隐匿性脑脊液漏，因此无论是否存在可见的脑脊液漏出，气颅或者颅底骨折后任何时间内出现的反复高热或颅内感染如脑膜炎等都提示有脑脊液漏存在的可能。

典型的脑脊液漏在颅内压增高或某些特殊体位时更为明显。颅底骨折的患者往往于斜卧位时发生耳漏或鼻漏，有时脑脊液可流入鼻旁窦、中耳或乳突气房中，在患者坐起或抬头时可出现脑脊液漏。患者取前倾位时（如刮胡子、进食、上厕所）较易发生脑脊液漏，因为这些活动往往伴有Valsalva动作，可引起颅内压增高，从而造成更多的脑脊液流出。在一些外伤性脑脊液漏患者的漏出液中常常混有血液或黏液，但因为脑脊液和血液或黏液的密度不同，脑脊液比血液或黏液弥散得更远，有时可以在患者的衣物或枕套上见到一清一红两个环形的"双环征"或称"靶样染色征"，可以此来推断脑脊液漏的可能性。

高压性或低压性脑脊液漏都可能存在头痛症状。高压性头痛会反复发作，在液体漏出后缓解。低压性头痛则是体位性的，卧位时缓解，站立位时加剧。

颅前窝骨折常有眶周淤血（熊猫眼征），额窦骨折可在前额摸到凹陷。耳后乳突区皮下淤血提示岩骨骨折（Battle征），应检查外耳道以明确鼓膜是否完整和鼓膜后是否有气泡或气液平。如果鼓膜破裂，则可以看到流出的淡血性或清亮液体。

神经体检可以提供有价值的定位体征。嗅觉丧失提示颅前窝骨折累及筛板，周围性面瘫、听力或平衡障碍（第Ⅶ、Ⅷ对脑神经受损）提示颞骨岩部骨折累及迷路，视力或视野受损（第Ⅱ对脑神经受损）、三

叉神经第1支分布区的感觉缺失则提示颅前、中窝骨折。

113.3 实验室检查

当流出液体怀疑为脑脊液时,需要做进一步的实验室检查以明确诊断。

(1) β_2-转铁蛋白试验

β_2-转铁蛋白仅见于脑脊液、外淋巴液和玻璃体液中,对诊断脑脊液漏具有极高的特异性和敏感性。其定量检测在一些欧美国家已被视为诊断的金标准。但在判断 β_2-转铁蛋白的结果时需要排除穿通性眼外伤,以除外假阳性。

(2) β微量蛋白检测

β微量蛋白检测同样具有很高的特异性和敏感性,且有价格低廉、检测速度快(<15 min)等优点。尽管在血液中同样能检测到低浓度的 β微量蛋白,但脑脊液中浓度可达到数十倍以上。然而,存在肾功能衰竭和细菌性脑膜炎时,会影响其水平。

(3) 葡萄糖定量检测

通过定量测定漏液中糖浓度,并与血清中糖浓度对比,如比值在 $0.5\sim0.67$,在排除其他可引起脑脊液和血清中糖浓度变化的情况下,该漏液是脑脊液的可能性很大。但该方法敏感性和特异性均不高,在糖尿病和应激反应性高血糖患者的气道分泌物中或鼻上皮细胞炎症时均可检出葡萄糖,导致假阳性;而在细菌性脑膜炎患者或流出液中污染有细菌时,可致脑脊液中葡萄糖水平降低,导致假阴性,故不建议作为确诊试验。

(4) 氯浓度检测

如果流出液中氯浓度>110 mmol/L,考虑为脑脊液的可能性也较大。

113.4 瘘道定位

瘘道定位对于确诊脑脊液漏、查找瘘口位置以决定治疗方案具有重要作用。

(1) CT检查

特别是高分辨率 CT(HRCT)对于确定骨质缺损,判断可能的脑脊液瘘口位置非常有用,推荐作为首选的定位方法。行薄层 CT(层厚 $1\sim2$ mm)骨窗位和软组织窗位扫描,并采集原始数据进行三维重建。为了成像更加清晰,扫描的轴线要和颅骨的平面成正确的角度,使轴位可以显示额窦的骨壁,冠状位可以显示筛窦复合体、蝶窦顶和中耳鼓室盖。骨窗位可以明确骨折的类型、有无骨折尖端突入和增宽的骨折裂隙。软组织窗位可以显示窦内积液、颅内积气和是否有软组织嵌顿在骨折缝中。同时可了解鼻腔和鼻旁窦的解剖结构,为制订颅底内镜手术方案提供参考。

如果存在活动性漏,CT 脑池造影可以发现 $76\%\sim100\%$ 的瘘口。CT 平扫后,经腰椎穿刺鞘内缓慢注入 $3\sim10$ ml 造影剂,然后患者俯卧,造影剂进入蛛网膜下腔和脑池,冠状位从额窦扫描至鞍背,必要时需要扫描岩骨,积聚于骨裂毗邻的鼻旁窦中的造影剂可以提示瘘口位置(图 113-1),而变形的蛛网膜下腔则提示该处可能有脑组织疝出。然而鞘内注射造影剂是一种创伤性手段,且存在造影剂过敏、感染、诱发头痛、癫痫等风险,使其应用受到一定的限制。

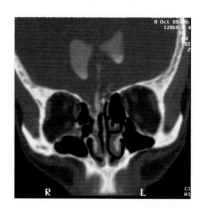

图 113-1 CT 脑池造影提示瘘口位置

(2) MRI检查

MRI 已经被证实对于检查脑脊液鼻漏是一种有效无创的诊断手段,尤其适用于伴有脑膜脑膨出或鼻旁窦炎症的病例。它可以鉴别出在 CT 图像上密度相似的黏膜脓性渗出和脑脊液。T_2 加权图像上,脑脊液呈高信号,而鼻腔炎症和黏膜周围渗出则呈相对低信号。重 T_2 加权 MRI 脑池造影因为减低了周边组织信号,对水和脑脊液的敏感性很高,相比 T_2 加权更能精确判断瘘口位置。MRI 上提示脑脊液瘘口的征象包括蛛网膜疝入骨质缺损以及在鼻旁窦中出现和颅内脑脊液相连的脑脊液信号(图 113-2)。如果仅在一个鼻旁窦腔中存在液体,即使不和颅内脑脊液相连也要怀疑存在脑脊液漏。也有学者建议结合 HRCT 和 MRI 综合判断来提高准确性。

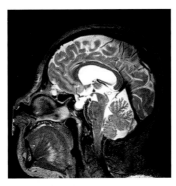

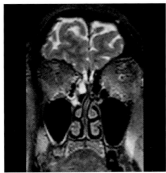

图 113-2　MRI 检查提示脑脊液瘘口

（3）示踪剂检查

因为 CT 和 MRI 的发展，放射性示踪剂已基本不再应用。随着内镜技术的发展，目前首选的示踪技术是鞘内注射荧光素。荧光素可以通过放在鼻咽部的棉状纱布或内镜检测出。腰椎穿刺取出脑脊液 10 ml，加入 5% 的荧光素 0.2～1.0 ml（不高于 50 mg），稀释后用大于 10 min 时间缓慢注回腰大池。该操作需在患者清醒时进行，可以即刻发现不良反应。患者取头低位以便荧光素可以向颅内弥散，荧光素在术前弥散至少 30 min。在经内镜鼻旁窦手术前，需要检查咽鼓管开口处，以排除脑脊液是从中耳经咽鼓管漏出的。术中仔细检查颅底，被荧光素染色的脑脊液呈亮黄色到绿色，如果不能看到荧光素，可以在压力传感器检测脑脊液压力的情况下从腰大池引流管中注入 10～20 ml 生理盐水，这个方法对于诊断和定位活动性脑脊液漏有很高的成功率和精确性。需注意在更高浓度时则有可能出现各种并发症，如下肢麻木无力、角弓反张和癫痫发作等。

113.5　保守治疗

大部分的外伤性脑脊液漏可以自愈，耳漏比鼻漏更容易自行愈合。CT 上显示没有移位的骨折或线性骨折，愈合可能性大。如果缺损很小，骨质也会自行愈合，60%～85% 的患者会在 1 周内自愈。保守治疗的措施包括：

1）卧床休息，保持鼻腔或外耳道清洁，适度抬高头部（20°～30°）。

2）避免突然增加颅内压的动作，如擤鼻、用力排便、咳嗽和打喷嚏等。患者需要保持大便通畅，应用缓泻剂和粪便软化剂。

3）脑脊液引流：如果脑脊液漏没有在 3 d 内停止，可以考虑间断或持续腰大池引流。脑脊液持续引流存在一定风险，过度引流可能导致颅内气肿、严重的脑移位甚至昏迷，需要谨慎考虑；每 8 h 间断性引流 20～30 ml 可能更加安全。当行持续引流时，患者头抬高 10°～15°，引流瓶高度不应低于其肩部。尽管推测腰椎穿刺引流可能促使细菌从瘘口入颅及存在引流管感染风险，但其仍然优于脑室引流。任何颅底骨折都可能会造成蛛网膜下腔与外界沟通，当患者使用脑室引流管时，颅底骨折的颅内感染率增加 2.6 倍，而使用腰大池引流管时感染率可明显降低，所以在颅底骨折患者中使用脑室引流需要严格把握临床指征。

以下情况脑脊液漏不太可能自愈：骨质缺损较大，骨折分离较宽，硬脑膜被骨折尖端刺穿；广泛的骨质缺失导致硬脑膜缺乏足够的支撑；代谢性疾病影响组织愈合；颅内压升高。

脑膜炎是脑脊液漏最严重的并发症。对于未经治疗的脑脊液鼻漏，发生脑膜炎的风险高达 25%，早期漏脑膜炎发生率为 6%～20%，迟发性漏感染率则可以高达 57%。外伤性脑脊液漏后因脑膜炎而死亡的有 10%。增加脑膜炎发生风险的因素有迟发性脑脊液漏、持续性脑脊液漏、同时合并其他部位感染。

最常见的病原菌是肺炎链球菌和流感嗜血杆菌。肺炎链球菌性脑膜炎会很快致命。其他很多种病原菌也有报道，多种病原菌混合感染也很常见，常包括厌氧菌。穿通性外伤的病原菌谱则更广。

预防性使用抗生素的价值仍存在争论。梅奥诊所的经验总结称，预防性使用抗生素可以使感染率减半。一项荟萃分析结果显示使用抗生素者的感染率为 2.5%，而未使用者为 10%；但也有报道指出，预防性使用抗生素反而增加了感染率。有两项双盲研究结果显示预防性使用抗生素对脑膜炎的发生率影响并不肯定，但并不会明显增加其他感染。

针对预防性使用抗生素的主要质疑：抗生素通常很难渗入脑脊液；感染的危险期不确定，因此脑脊液漏停止后预防性使用抗生素的时间也不能确定；抗生素会促进鼻咽部耐药菌株增殖，因而导致耐药或条件致病菌感染。

因为感染的主要来源是鼻咽部，如果需要使用抗生素，推荐联合使用复方新诺明和阿莫西林或青霉素，前者可以杀灭脑脊液中的细菌，后者则针对鼻腔黏膜的定植菌。

113.6 手术治疗

113.6.1 手术时机及指征

早期手术指征包括穿通性损伤（包括枪击伤）、颅前窝手术如颅内血肿或复合面部骨折可以一期处理硬脑膜撕裂者、大型颅内气肿、脑组织疝入鼻部、已治疗过的脑膜炎以及影像学提示硬脑膜自愈可能性低者：前颅底广泛粉碎性骨折或骨折端分离并和鼻腔或鼻旁窦相通、骨折碎片或尖端移位、骨折间隙有软组织嵌入者。

延期手术指征包括保守治疗失败者，如脑脊液漏持续大于 10 d、10 d 后脑脊液漏复发或延迟发生或复发颅内气肿、外伤后任何时候出现的脑膜炎或脓肿。

113.6.2 手术方案的选择

因为经内镜手术具有微创，低并发症率，不牵拉脑组织，最大限度保护嗅觉功能，可以直视蝶窦、鞍旁和筛后等区域，修补成功率高等优点，已成为脑脊液漏修补的首选方案，可替代大多数的开颅手术。但当损伤同时累及颅面，骨质缺失范围广而无法在内镜下修补，鼻腔、鼻旁窦有急性或慢性化脓性炎症时则仍需选择经颅手术。

（1）开颅手术

据报道，开颅手术修补脑脊液漏的成功率在 70%～90%，手术原则是缝合修补硬脑膜、填塞封闭骨质缺损、建立不透脑脊液的屏障。

颅前窝手术时，患者取仰卧位，头轻度后仰以利于牵拉额叶，头高于心脏以降低静脉压力，可以联合腰椎穿刺引流。标准皮瓣选择发际线后额部冠状切口，外侧至眶上缘水平。皮瓣全层翻下，将骨膜从帽状腱膜上分离下来。双额平前颅底骨瓣，如果确定漏的位置是单侧的，可作同侧骨瓣。

可根据术者经验选择经硬脑膜外、硬脑膜下或联合硬脑膜外-硬脑膜下入路。硬脑膜外探查可以减少脑组织损伤和水肿，且对颅底骨折情况更加直观。但通常而言，经硬脑膜下探查硬脑膜裂口更加清楚，不会增加假性裂口的风险，修补也更确切。

抬起额底探查瘘口，脑组织和蛛网膜与其粘连甚至突入瘘口。缺损累及蝶骨平台后部和隔上垂体凹的需要仔细探查以修复其完整性。小的骨缺损可以使用肌肉或脂肪填塞，较大者可以用颅骨内板移植，用骨蜡封闭。直接缝合硬脑膜裂口有困难时可以在硬脑膜下移植颞肌筋膜或阔筋膜，用不可吸收缝线和纤维蛋白胶固定在合适的位置。脑实质对硬脑膜补片的压迫作用可以增加硬脑膜下修补的可靠性。

开放的额窦需要刮除黏膜，然后用肌肉、脂肪填塞额鼻通道，翻转带蒂骨膜瓣覆盖在额窦甚至筛板上，并缝在硬脑膜上。将骨瓣内侧的额窦黏膜刮除，用钛帽固定游离骨瓣。分层缝合头皮切口，不留置引流。如果经仔细探查、阅片后仍没有发现瘘口并且漏较轻微，可以间接行腰大池-腹腔分流术治疗。除非对修补治疗存在疑问，一般不需要在术后行脑脊液引流。如果早期漏复发，可以行一段时间的腰大池引流。

岩骨骨折所致持续性脑脊液耳漏或鼻漏罕见。纵行岩骨骨折会破坏中耳顶，但很少需要修补。如果存在持续性或复发性脑脊液漏或感染而确实需要修补的话，最佳入路是颞下开颅。如果乳突气房开放，用骨蜡封闭，在鼓室盖区域寻找瘘口位置，硬脑膜修补方法如前所述，同时贴覆带蒂骨膜瓣。术中注意保护 Labbe 静脉。

颅后窝骨折线穿过岩骨后方（横行骨折）往往会导致听力丧失。如果听力已经丧失，可以经迷路入路修补瘘口。如果听力完整，则需要通过颅后窝经颅内修补。

（2）经内镜手术

自 1981 年 Wigand 首次报道经内镜下修补脑脊液漏，历经 40 年的发展，目前经内镜下修补已成为治疗脑脊液漏的首选手术方式。首先也是最重要的是确定脑脊液漏的位置。薄层 CT 平扫通过颅底骨折线或窦内积液通常可确定瘘口的大致位置，内镜到达相应区域后，可以清楚地看到经荧光素染色的脑脊液从瘘口流出。根据不同的瘘口位置制定相应的手术路径。如果瘘口位于额窦后壁，可以经鼻内镜下额窦底切除并尽量开放额窦到达后壁；如果瘘口位于筛板，无论是否行筛窦切除术，切除中鼻甲都会提供良好的暴露；而窦口位于筛骨顶壁（筛凹）者，通常需要行内镜下筛窦切除术；如果瘘口位于蝶骨顶壁、侧壁（颅中窝）或后壁（颅后窝），内镜下蝶窦切开术可以很好地暴露这些区域。通常外侧型蝶窦瘘口位于蝶窦侧壁，那么就需要打开翼腭窝，在中鼻道上开窗后，磨除翼腭窝内侧壁的骨质就可以暴露翼腭窝。磨除位于翼管与圆孔之间的蝶骨前壁进入蝶窦外侧隐窝，直达侧壁并找到瘘口。

术前采用减充血药、利多卡因和肾上腺素局部浸润以减少出血，保持视野清晰。自体骨移植可采用中鼻甲、下鼻甲、鼻中隔或颅底骨质。采用带血管蒂鼻中隔黏膜瓣（pedicled nasoseptal flap，PNSF）可促进早期血管化，修复愈合，减少移位，并可提供大约 $25~cm^2$ 面积，用来有效修补较大范围的缺损。其他的自体移植物包括游离的脂肪、阔筋膜、中鼻甲黏膜瓣等。采用多层移植物类似三明治结构，分别贴覆于硬脑膜下、硬脑膜与颅底骨质之间和/或骨质下方以增加修补可靠性。

一旦确定瘘口位置，剥除瘘口周边鼻腔或气窦黏膜约 5 mm 范围，动作必须轻柔以防扩大骨质损伤，这样可以使游离移植物贴附骨质，同时用磨钻轻磨周边骨质以刺激成骨作用，增加修补的可靠性。缺损周围清理干净后，用刮匙测量硬脑膜瘘口大小。如果缺损直径＜8 mm，就从耳垂取一块脂肪填塞。如果缺损直径＞8 mm，可以从大腿外侧或腹部剪取脂肪块。首选耳垂是因为这里的脂肪块比较紧密便于操作，而大腿外侧和腹部的脂肪块则很松弛，操作时容易碎落。修剪脂肪块，使其直径同硬脑膜缺损，长约 1.5 cm。使用可吸收缝线，在脂肪塞子顶端打一个结，带针将线穿过脂肪塞子纵轴。用可塑形的额窦探针将脂肪塞子和其上的缝线一起放进颅腔；一旦塞子填入缺口进入颅内，用探针在缺口下方托住脂肪块，轻轻地拉动缝线，使脂肪块在颅内部分变大超过瘘口直径，脂肪塞子就可填满瘘口，小部分会下垂并马上封住脑脊液瘘口；要求麻醉师暂时升高

颅内压（Valsalva 动作）考验密封效果。塞子务必要做到完全密封，可用缝线进一步固定脂肪；自体移植黏膜瓣覆盖在脂肪塞子下方，并用纤维蛋白生物胶将黏膜瓣固定，再覆盖明胶海绵，以防止移位。脑脊液自身压力会固定住脂肪塞子，形成"浴盆塞"效应，就像浴盆里洗澡水能够压住塞子和保持密封一样。

对于直径＞1.5 cm 的缺损可以用两层阔筋膜或带蒂的黏膜瓣封闭。缺口的处理和前面相类似。从大腿上取下阔筋膜，将一层修剪成比缺口周边大 0.5～1 cm，放在硬脑膜下，第二层修剪成比缺口周边大 1 cm 并放在硬脑膜外，中间用生物胶固定。根据位置不同，在筋膜外可以覆盖带蒂或游离的黏膜瓣。放好黏膜瓣后，再用纤维蛋白生物胶粘合，并覆盖几层明胶海绵，用铋碘仿凡士林纱条填塞鼻腔，可以起到很好的辅助支撑颅底修补的作用，10～14 d 后取出鼻腔填塞物。

据报道，经鼻内镜修补手术成功率可达到 90%，少数失败者再次手术修补成功率可达到 98%，而手术并发症率低于 0.03%。

（3）脑脊液分流术

脑脊液分流术很少用于脑脊液漏的治疗，但对于如下情况可以考虑：①高压性漏伴脑积水，如果不首先或同步处理脑积水，不论是经颅还是经内镜修补缺口都会导致修补失败；②持续性或复发性漏，由于瘘口微小而无法确定位置；③经探查无法发现瘘口。行腰大池-腹腔分流可以有效地治疗脑脊液漏。

对于脑脊液漏很严重的患者，禁忌做分流手术，因为会增加颅内积气和脑膜炎的风险。

[陈　功（小）　鲍伟民]

参考文献

［1］陈功,鲍伟民.脑脊液漏[M]//周良辅.现代神经外科学.2 版.上海:复旦大学出版社,2015:1216-1221.

［2］ALI Z S, MA T S, YAN C H, et al. Traumatic cerebrospinal fluid fistulas ［M］//WINN H R. Youmans and Winn neurological surgery. 7th ed. Philadelphia: Elsevier,2017:2980-2987.

［3］BANKS C A, PALMER J N, CHIU A G, et al. Endoscopic closure of CSF rhinorrhea: 193 cases over 21 years [J]. Otolaryngol Head Neck Surg, 2009,140(6): 826-833.

［4］BAUGNON K L, HUDGINS P A. Skull base fractures

and their complications ［J］. Neuroimag Clin N Am，2014,24(3):439 - 465.

［5］ ELJAZZAR R，LOEWENSTERN J，DAI J B，et al. Detection of cerebrospinal fluid leaks: is there a radiologic standard of care? a systematic review ［J］. World Neurosurg, 2019,127:307 - 315.

［6］ HIREMATH S B，GAUTAM A A，SASINDRAN V，et al. Cerebrospinal fluid rhinorrhea and otorrhea: a multimodality imaging approach ［J］. Diagn Interv Imag, 2019,100(1):3 - 15.

［7］ LE C，STRONG E B，LUU Q. Management of anterior skull base cerebrospinal fluid leaks ［J］. J Neurol Surg B Skull Base, 2016,77(5):404 - 411.

［8］ MARTÍNEZ-CAPOCCIONI G，SERRAMITO-GARCÍA R，MARTÍN-BAILÓN M，et al. Spontaneous cerebrospinal fluid leaks in the anterior skull base secondary to idiopathic intracranial hypertension ［J］.

Eur Arch Otorhinolaryngol，2017,274 (5): 2175 - 2181.

［9］ OAKLEY G M，ORLANDI R R，WOODWORTH B A，et al. Management of cerebrospinal fluid rhinorrhea: an evidence-based review with recommendations ［J］. Int Forum Allergy Rh，2016,6:17 - 24.

［10］ PSALTIS A J，SCHLOSSER R J，BANKS C A，et al. A Systematic Review of the Endoscopic Repair of cerebrospinal fluid leaks ［J］. Otolaryngol-Head Neck Surg，2012,147(2):196 - 203.

［11］ SHARMA S D，KUMAR G，BAL J，et al. Endoscopic repair of cerebrospinal fluid rhinorrhoea ［J］. Eur Ann Otorhinolary, 2016,133:187 - 190.

［12］ SHELESKO E V，KRAVCHUK A D，KAPITANOV D N，et al. A modern approach to diagnosing CSF rhinorrhea ［J］. Burdenko J Neurosurg, 2018,3: 94 - 104.

 **椎管狭窄性脊髓及脊神经根病变**

　　椎管狭窄性脊髓及脊神经根病变是一组慢性进展性疾病,主要由于脊柱骨的增生性改变,导致椎管的继发性狭窄,压迫脊髓、脊神经根、椎动脉及交感神经丛,并出现相应的神经功能障碍。有关脊椎骨增生的生物力学,脊柱各节段在运动中所受应力的分布及骨赘形成的机制等细节,读者可参阅骨科专业的有关参考书,本章不再重复。现就本章疾病中有关神经系统病变的情况略作阐明。

　　正常人椎管腔的大小存在着显著的个体差异,即使是同一个人,不同节段的管腔大小亦不一致。在解剖学上每一个脊椎骨的椎管大小取决于:①椎弓根的高低;②左、右椎弓根的间距;③左、右椎板联合角的大小;④左、右椎板的厚度(图114-1)。单纯先天性的椎管狭小一般不致产生脊髓及脊神经

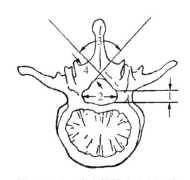

图114-1　决定椎管大小的因素

注:1.椎弓根的高低;2.椎弓根间距;3.左右椎板联合的角度;4.椎板的厚度。

根病变,大多在原有椎管先天性狭小的基础上再附加有其他病变,使管腔有进一步的不规则、狭小时才

产生神经系统的病变。原有的管腔越狭小,引起的神经系统病变进展越快,症状亦越重。在椎管狭小的各种因素中矢状径的缩减最具有致病性,因此也就引起了骨科、放射科、神经科及病理科医师们的较大注意。Hughes 曾在 200 例尸检病例中测量了颈段椎管的矢状径,发现脊髓病变及神经根病变是在原来矢状径有较明显狭窄的基础上产生的。多年来国内学者也曾对国人的颈椎矢状径作了测量,其中较有参考价值的有刘世杰等(1982)、祝波等(1983)及王秋泰等(1983)所发表的材料(表 114-1)。

表 114-1 正常成年国人颈椎管矢状径测量结果(根据 X 线颈椎侧位片所见)

作者及年份	例数	球管距离(cm)	第1、2颈椎平均值(mm)		第3～7颈椎平均值(mm)	
			男	女	男	女
刘世杰等(1982)	100	64	20.73	19.04	17.28	16.10
祝波等(1983)	40	140	20.25	18.77	16.40	15.57
王秋泰等(1983)	50	150			17.00	16.00

一般认为颈椎管腔以第 3～7 颈椎段较狭窄,若此段椎管的最小矢状径在 16 mm 以上,基本上不会发生脊髓受压。如最小矢状径<14 mm,则部分患者可能出现脊髓压迫病变。如最小矢状径减小至 8 mm 以下,则绝大多数患者会出现脊髓受压症状。

对腰段椎管来说,狭窄最多见的部位是第 3～5 腰椎节段,此处脊髓已延伸为终丝,椎管内主要走行着马尾。故狭窄的影响只限于马尾神经根。正常腰椎椎管的矢状径为 22～25 mm。如腰椎椎管的矢状径减少到 15 mm 以下,则马尾病变的发生机会将大为增加。另外腰椎管侧隐窝和椎间孔的狭窄同样引起神经根损害的症状。

由椎管狭窄继发所致的病变很多。本节主要讨论:①颈椎骨关节肥大性脊髓及神经根病变;②腰椎骨关节肥大性马尾病变;③手术及麻醉过程中脊髓马尾的意外性损害;④椎间盘突出症;⑤后纵韧带骨化症;⑥其他较少见的足以引起椎管继发性狭窄的病变,包括软骨发育不良、慢性氟中毒症及假性甲状旁腺功能不足等。

114.1 颈椎骨关节肥大性脊髓及神经根病变

颈椎骨关节肥大性脊髓及神经根病变是临床常见的一类病变,也称之颈椎病。病变主要累及颈椎骨、椎间盘和周围纤维韧带结构,伴有较明显的脊神经根和脊髓受压,引起的主要临床表现有头、颈、臂、手及前胸等部位的疼痛,并可有进行性肢体的感觉及运动功能障碍,部分病例晚期可导致四肢瘫痪。此病多见于成人,好发于 40～60 岁,男性多于女性。外伤与本病的发生有一定关系,有时可成为促使产生临床症状或使症状加重的诱因。

114.1.1 颈段脊柱的解剖生理

颈段脊柱由寰椎、枢椎及第 3～7 颈椎所组成。一般颈椎的椎体前低后高,椎体间的纤维环则后低前高。两者纵向排列使整个颈段脊柱略呈前凸的曲度。第 3～7 颈椎各椎体上面的后外缘有一对嵴状突起,称为钩突。它与其上相邻椎体下面后外缘的凹陷成斜面相接,形成钩椎关节(又称 Luschka 关节)。此关节是适应颈椎活动而于后天才出现的"半关节",有不完整的滑膜,是不典型的滑膜关节。它有明显的年龄差异,并受到颈椎脊柱活动时所产生的应力影响,容易发生肥大性改变。由此所引起的后外侧椎间孔狭窄是颈脊神经根受刺激或压迫最常见的原因之一。如骨赘靠近内侧,可压迫脊神经前根,造成运动障碍;如骨赘偏外侧可压迫脊神经后根而引起疼痛及感觉异常。钩椎关节区的神经供应来自窦椎神经,如受到物理或化学刺激时会产生颈、肩,甚至同侧上肢的放射性疼痛。颈椎椎体的后外部上、下方各有一关节突,其上关节面朝上后方,下关节面朝下前方。它与相邻的上、下椎骨的关节突相对合,形成椎间关节突关节,又称后关节或小关节。此关节及其周围的韧带组织均可出现增生肥厚,是引起脊神经根压迫的另一常见原因。颈椎的横突有孔,供椎动脉、椎静脉和交感神经丛通过。在第 2 颈椎以下各相邻两椎体之间都有椎间盘存在。一般状况下椎间盘的总高度约为颈脊柱总高度的 20%～25%,由软骨终板、纤维环及髓核所组成。椎间盘的弹性强弱取决于髓核含水量的多少。长时间的坐立、运动或负重会影响椎间盘,促使它变性。随着年龄增长,椎间盘吸取水分的能力下降,含水量降低、逐渐变性。椎间盘的纤维环有神经供应,其前面和两侧由脊神经和交感干的纤维支配,后面则由窦神经支配。颈椎体的前面有前纵韧带,其后面即椎管的前壁上有后纵韧带。前纵韧带上起自枕骨的咽结节及寰椎的前结节,向下一直延伸至脊柱的全长。后纵韧带上起自第2颈椎椎体的后面,在椎体后方中央向下延伸,与各椎体的上、下缘及椎间盘后面的纤维环紧密相连。颈段的后纵韧带可增厚骨化,引起椎管的继发性狭窄。在相邻的两颈椎板之间有黄韧带连接。此韧带连同椎板构成了椎管的后壁,黄韧带的肥厚可致椎管矢状径缩小,产生脊髓压迫。

第3~7颈椎椎管容纳了脊髓颈膨大及其上部,此段脊髓在颈髓中最粗大,平均矢状径可达9.8 mm,而此段椎管的平均矢状径为16~17 mm,较上颈段明显缩小。如在除去黄韧带(平均厚度有2~3 mm)、后纵韧带(平均厚度为2~3 mm)、硬脊膜外组织的厚度,则椎管的实际矢状径与脊髓矢状径之间的剩余空间也就很小了。因此,颈段是椎骨肥大性骨关节病变中脊髓受压最多见的部位之一。

发自颈段脊髓的脊神经均分前支和后支,C_2 的后支最粗大,其皮支构成枕大神经。其他各颈脊神经的后支都比前支为小,主要分布到横突和横突间韧带、椎间关节、骨膜、肌肉、筋膜和颈后部皮肤。$C_{1~4}$ 的前支组成颈丛,C_5~T_1 的前支组成臂丛。

通过颈椎横突孔的有椎动脉。它起始于锁骨下动脉的后上壁,在第6颈椎平面穿入该颈椎的横突孔上行,在寰椎后弓的上面经枕骨大孔入颅。在颈椎间盘向侧方突出,钩椎关节处骨赘向外侧生长及颈椎错位、失稳等情况时,可压迫此动脉而引起供血障碍,出现临床症状。

颈段脊柱位于头、胸和上肢之间,既要支持较沉重的头部,又要有高度的灵活性和稳定性。颈椎矢状面的运动轴接近于各髓核中心点的连线,而不是在椎管的中心。因此当颈部前屈时椎管变长,颈脊髓也相应地被拉长。颈后伸时椎管和脊髓都相应变粗短。在长期的颈部运动下,脊髓虽没有受到压迫,也可因在不平坦的椎管前壁上摩擦、撞击而导致变性。

114.1.2 病理

颈椎病的基本病理变化过程是椎间盘的进行性退变及颈椎骨的渐进性增生的过程。椎间盘的核心部分是髓核,最富于弹性,当脊柱受到纵向压力时,椎间盘可以吸收能量,将压力均匀分散于椎间盘的各处,不致引起椎骨的损伤。随着年龄的增长,髓核中的水分逐渐丧失,髓核高度减小、弹性变差,承受压力时椎间隙变狭,纤维环外突,上、下椎体骨缘骨膜外移、骨膜下血肿形成,日久形成唇样骨赘。椎体后外部的钩椎关节亦发生退行性变、增生,在椎间孔附近形成骨赘。椎间隙高度的丢失使椎体前后诸韧带松弛、椎体活动度增大、稳定性变差,椎体创伤的机会增加,进一步促使骨赘不断增大,严重时相邻的两颈椎体之间形成骨桥或直接融合。椎间高度的丢失使椎间关节囊松弛,而颈椎关节突关节面的方向是由上略向后下倾斜,关节囊的松弛极易导致由前向后的移动和滑脱,局部摩擦增加而产生椎间关节炎,关节突关节增生,关节囊肥厚。椎间隙的狭窄也使得黄韧带松弛、发生皱折而突入椎管,在颈椎过伸位时更易发生。如患者原来的椎管比较狭小,因骨质的增生、活动度增大及软组织突入的单一或合并作用,皆可使椎管的矢状径进一步缩减、椎间孔处狭窄,从而构成对脊髓或脊神经根的压迫和刺激,或使两者同时受累,产生相应的临床症状。

椎间孔不仅可因骨赘形成和椎体上关节突向后下滑移而狭窄,还可因附近的后纵韧带增厚,硬脊膜和硬脊膜外软组织的纤维化而加重其狭窄的程度。脊神经根本身也可因不断遭受损害而发生神经鞘膜的粘连和纤维化,使神经根增粗,相对地使椎间孔的狭窄程度更显突出,神经根所受的压迫就更趋严重。

脊髓亦有不同程度的受压改变可见。相当于有骨赘形成的骨嵴之处,脊髓有相应的压迹存在;整个颈髓的矢状径缩短而横径增宽。硬脊膜可有不同程度的增厚,并常与骨嵴处的纤维组织粘着。软脊膜一般很少有明显的变化。在显微镜下脊髓可有以下的组织学变化:

1) 后索内长传导束的退行性变,自 C_1~T_1 均可见到,但比较低的节段更为明显。

2) 侧索内长传导束的退行性变,也可见于 C_1~T_1 全长,但以较高节段的变化为明显。

3) 白质内有不规则的脱髓鞘性改变及坏死。

4) 灰质的破坏,包括神经元的消失及灰质内的缺血性变化。

上述脊髓内病变的产生有各种不同的解释,但多数认为除了机械压迫因素外,脊髓的血供障碍是主要的原因。因此单纯的椎板切除减压效果并不理想。当颈椎处于过屈位时,脊髓被牵拉伸长,脊髓横径增大而矢状径缩短,脊髓内横行及纵行的血管都可受牵引而管腔狭小,只有前后方向行走的血管管径不变。此时增生的骨赘和纤维环结构挤压在脊髓腹侧,再加上血管管腔变细,就导致了脊髓的缺血性改变。

上述病理改变中,骨质的变化可以是单节段,亦可是多节段。第5、6颈椎间隙负荷和活动度最大,最易退变,发病率最高。其次为第6、7颈椎和第4、5颈椎间隙。神经根病变大致与骨质变化的节段相当。枕骨和寰椎及寰椎和枢椎之间没有椎间盘,亦无椎间孔,因此 C_1、C_2 神经根都不从椎间孔通过,不致造成神经根病变。但脊髓的病变则不受这种限制。由于脊髓病变多由于缺血障碍为主,它经常是多节段性的,其范围常远超出骨质改变的节段。

114.1.3 临床表现

颈椎病的发病都较缓慢,偶有在损伤后急骤发病者。开始时常只有头、颈、肩、上臂等部位的疼痛或感觉异常,以后逐步出现神经系统受损的症状。

（1）临床分型

根据症状的不同可将本病分为以下类型。临床可以表现为单一类型,更多是两种或多种类型混合发病。

1）颈型:主要为椎间盘退行性改变所引起的颈椎局部不适、活动受限及头、颈、肩等部位的反应性疼痛等表现。常常表现为晨僵,静止时疼痛,活动可缓解,劳累时加重的特点。它代表颈椎病的早期,没有明显的神经系统受损的体征。

2）神经根型:系神经根受到压迫或刺激引起,可有单根或多根神经根受累,多为单侧。根性疼痛是本型最突出的症状,疼痛部位多在受累神经根的分布区内。可放射至肩、上臂、前臂、手指及前胸。根据疼痛放射的部位,可估计病变的位置。例如疼痛放射至拇指者多属 C_6 神经根受累;疼痛放射至中、示指者,提示 C_7 神经根受累。疼痛的程度可因头颈及上肢活动而加剧。卧床休息、提肩活动等可使疼痛减轻。部分患者可伴有椎旁肌群的痉挛。疼痛部位的肌肉如冈上肌、冈下肌、三角肌及肱二头肌长头等处常有不同程度的压痛。相应区域的皮肤如上臂外侧、前臂或手指等处,出现感觉障碍如麻木、痛触觉过敏或减退,还可能出现肱二头肌、肱三头肌、大小鱼际部肌萎缩及肱二头肌或肱三头肌的腱反射减退或消失。

3）脊髓型:以锥体束障碍最为显著,主要表现为两下肢麻木、沉重、肌张力增高、肌力减退、出现病理反射,有时可引出踝阵挛。严重者可产生不完全痉挛性截瘫。部分病例上肢也可受累,但程度多不及下肢显著,一侧或双侧 Hoffman 征常呈阳性。有时可表现为典型或不典型的脊髓半切综合征。感觉障碍一般不及锥体束障碍突出,可有痛觉、触觉减退甚至消失,但多不易测得确切平面。脊髓后索受累者可出现深感觉障碍,不多见。括约肌功能障碍常不显著,仅少数严重患者可伴有尿失禁、大便失禁、阳痿等自主神经功能紊乱症状。

4）椎动脉型:少数颈椎病患者当颈部过伸或转动时,可突然出现眩晕发作,甚至昏厥。这可能是由于椎动脉遭受压迫,引起脑干的短暂性血供不足的结果。原有椎-基底动脉硬化的病例,发生此种情况的机会相对较多。平时的症状有头痛、头晕、耳鸣、耳聋、恶心、呕吐、视物不清、猝倒等。有的病例可有颅后窝神经症状,如声音嘶哑、构音不良、吞咽困难,甚至复视、Horner 征及交叉性偏瘫等。

5）交感神经型:表现为头晕、眼花、耳鸣、手麻、心动过速、心前区疼痛等一系列交感神经的症状,甚至可有面部潮红、流泪、流涕、出汗异常、听力和视力下降等。此型的发病机制尚不清楚,可能是由于椎动脉丛受压后的一系列连锁反应的结果,引起椎-基底动脉系统的血管痉挛、供血不足,以及内脏传入纤维兴奋所导致的自主神经系统的反射性效应的结果。

6）其他类型:如骨赘压迫或刺激食管,引起吞咽困难。赵定麟等(1985)曾报道此型病例 12 例,占该院颈椎病总数的 1.6%。按吞咽困难的程度可分轻、中和重三类。轻度者仅在仰颈时有吞咽障碍,屈颈时即消失;重度者则进食障碍明显,仅可进流质或半流质饮食。作者认为单纯椎体前缘有巨大骨赘不足以引起这种症状,只有同时伴有脊髓型及有局部炎症时,才可有明显的症状出现。

（2）脑脊液的变化

颈椎病仅有神经根症状者,脑脊液多无异常发现。有脊髓症状者,压颈试验可有椎管部分阻塞,在颈部做背伸运动时更为明显,如将颈部回复至中立位或稍向前屈时阻塞可望解除。在这类患者中脑脊液蛋白含量可显示不同程度的增高。

（3）X 线检查

颈椎 X 线的侧位片上可见生理前凸消失,甚至可呈后凸畸形、椎间隙狭窄、椎体前后缘有唇样骨赘、椎体半脱位等改变。正位片上可见钩椎关节外侧骨质增生。斜位片及颈屈、颈伸位片能帮助进一步了解椎间孔边缘的骨质增生及椎体半脱位的情况。但 X 线片中所见到的上述改变尚不能作为诊断的主要依据，因为有上述变化的患者中约有 1/3 并无颈椎病的自觉症状。反之，X 线变化很轻的患者，有时临床表现却很明显，说明 X 线的改变与临床表现之间并不完全一致。这是由于颈椎椎管腔的大小存在着很大的个体差异；另外，有许多与颈椎病伴同存在的软骨和纤维组织的改变在 X 线片中都不能显示出来的缘故。此时，为了评估 X 线征象的临床意义常需行颈椎管径的测量，为此常需摄取颈椎分层片。数字减影血管造影（DSA）对显示颈部动脉有较大优点，对于椎动脉型颈椎病的诊断不可或缺。疑有椎动脉型的病例做椎动脉造影不仅有助于了解椎动脉受压的部位和程度，还能鉴别椎动脉本身的病变、胸骨后肿瘤及胸廓出口综合征等病变。

（4）CT 检查

CT 能清楚显示骨赘的部位、范围和大小，以及椎管周围的软组织病变，如椎间盘突出、纤维环膨出、髓核钙化等。与 X 线相比，CT 具有图像更清晰的特点。特别是薄层扫描，能够显示特定断面的骨性变化。而三维重建则可以多维度地了解脊髓、神经根与骨赘的对应关系。

（5）MRI 检查

对有脊髓神经根压迫症状的患者，有条件的最好做 MRI 检查，它可以确切地显示脊髓、神经根受压的部位、程度和范围。MRI 能做三维体层扫描，提供清晰的包括椎间盘、纤维环以及关节囊和黄韧带的立体图像，对诊断最为有利。

114.1.4 诊断与鉴别诊断

成年或老年患者有不同程度的颈部疼痛，并向肩、上臂、前臂和手指放射，伴有上肢感觉障碍和腱反射减退并有 Hoffman 征阳性，下肢肌张力增高、腱反射亢进或出现病理反射者，皆提示有颈椎病的可能。但由于颈椎病的临床表现变化多样，常可因缺乏典型表现使得临床诊断有时相当困难，应结合 X 线的异常发现进行全面分析。椎管的测量具有一定参考价值。有明显症状者，可应用 CT 及 MRI 检查，以及脑脊液的动力学试验、脊髓造影等方法协助诊断。一般诊断原则如下：

1）临床表现与 X 线片所见均符合颈椎病者，可以确诊。

2）具有典型颈椎病临床表现，而 X 线片上尚未见有异常者，应在排除其他疾患的前提下诊断为颈椎病。

3）对临床上无主诉与体征，而 X 线片上出现异常者，不应诊断为颈椎病。可对 X 线片上的阳性所见加以描述。

对各型颈椎病的诊断，均应根据特有的症状、X线、CT 及 MRI 征象，排除需鉴别病变得出诊断。必要时做特种成像检查来确定之。

颈椎病与颈椎间盘突出症的临床表现颇多相似之处，有时在术前难以作出确切的鉴别。但两者的病因及病理改变并不相同，治疗原则亦有出入，因此仍应注意加以鉴别。颈椎间盘突出症远较颈椎病为少见，多为损伤后急性发病，一般只影响单个椎间隙，颈椎病则多缓慢发病，且常为多节段性病变。

颈椎病尚需与后纵韧带骨化（OPLL）、肌萎缩侧索硬化、脊髓空洞症、亚急性联合变性、脊髓肿瘤、枕骨大孔处脑膜瘤、颈肋、前斜角肌综合征、脊柱结核、耳源性眩晕、椎-基底动脉供血不足等相鉴别。

114.1.5 治疗

颈椎病的治疗原则已达成广泛共识。大多数患者可经非手术治疗而使症状缓解或改善，但复发率较高，常需反复治疗。仅有神经根症状者皆应先采用非手术治疗。目前通用的治疗是综合性措施，包括卧床休息、保暖、内服止痛药物及肌肉松弛剂，局部普鲁卡因及氢化可的松封闭、推拿、按摩、针刺治疗和应用颈托等方法，可酌情选用。

对于疼痛、麻木严重，特别是有肌肉痉挛出现者，头颅牵引或四头带牵引具有良好功效。有间歇性牵引与持续性牵引两种。症状较轻者可做间歇牵引，采用坐位或卧位，将头部置于正中或微屈位置，以 2.5~5 kg 重量牵引，每天 2~3 次，每次 1~2 h。重症患者最好进行持续牵引，则效果较显著。牵引治疗后应用颈托，可有助于巩固和提高疗效。有人报道用大重量（40~50 kg）或超重量（100 kg 以上）作短暂牵引，辅以手法按摩，疗效更好。但鉴于第1、2 颈椎的连接并不是很牢固的，如此大重量牵引，尽管历时短暂，有导致第 1、2 颈椎间脱位的危险，不宜采用。实际上用小重量进行长时间牵引更有利于椎间盘恢复弹性，并较接近于正常的生理条件。

经非手术治疗无效而神经症状进行性加重者，应考虑手术治疗。2008年第三届全国颈椎病专题座谈会在之前的工作基础上对颈椎病手术治疗又进行了完善总结：

(1) 总的手术适应证

1) 颈椎病患者经系统的非手术疗法无效者。

2) 神经根或脊髓受压症状逐渐加重或反复发作，影响工作与生活者。

3) 症状突然发生，经确诊为颈椎病并经短期非手术治疗无效，影响生活者。

(2) 各型颈椎病的手术适应证

1) 颈型：原则上无须手术。

2) 神经根型：有下列情况之一者可考虑手术。①非手术治疗4个月以上无效者；②有进行性肌肉萎缩及剧烈疼痛者；③非手术治疗有效，但症状反复发作者。

3) 脊髓型：有下列情况之一者可考虑手术。①有急性进行性脊髓损害症状者；②轻度颈脊髓损害症状，经一段时间非手术治疗无效者；③颈脊髓受压2年以内，症状进行性或突然加重者。

4) 椎动脉型：①颈性眩晕，有猝倒状症，经非手术治疗无效者；②经椎动脉造影证实者。

5) 交感型：症状严重影响患者生活，经非手术治疗无效者。

6) 其他型：因骨赘压迫食管引起吞咽困难症状严重者，可行骨赘切除术。

(3) 手术禁忌证

1) 年迈体衰，有严重内脏疾病者。

2) 病程过长，四肢有广泛性肌肉萎缩，估计术后不能恢复者。

3) 严重神经衰弱或精神病患者。

(4) 手术方式

手术治疗的方式很多。手术途径可归纳为后入路及前入路两种。后入路主要做广泛椎板切除减压。若椎间孔因骨质增生而有明显狭窄者，可同时将椎间孔附近的骨赘切除，以扩大椎间孔。此种手术入路虽不能到达椎体后缘的骨赘，但由于椎管扩大，脊髓可以向后方位移，实现脊髓的间接减压，因此仍是目前应用较多的手术方法。但必须指出，这种手术操作必须十分轻柔小心，杜绝手术工具进入椎管向前挤压脊髓的情况。此外，手术时颈部应放于中间位置，以防颈部过屈而造成脊髓的缺血性损

害。前入路以切除脊髓前方致压的骨赘为目的，这一术式直接减压，术中可同时行椎体间的融合术。适用于病变范围比较局限的病例，对范围大于3个椎体节段的病变及合并发育性椎管狭窄时，这一术式不易达到充分减压，并且可能出现椎体融合率明显下降的状况。

应该强调，手术治疗在多数患者虽可使症状有不同程度的改善，但手术后症状完全消除者亦属少见，尤其是脊髓压迫症状严重而病程已较长的患者。

近年来，微创理念被外科领域广为接受。新的手术术式不断涌现，针对颈椎病的手术主要有脊柱全内镜前路、后路经皮颈椎间盘切除术，椎间孔成形术，经通道椎间孔减压、椎间孔成形术等。并且随着微创手术器具的更新和创新，会有越来越多的新理念、新方法应用于颈椎病的治疗。

114.2 颈椎后纵韧带骨化症

颈椎后纵韧带骨化症为日本Tsukimoto(1960)首先报道，是一种后纵韧带异常钙化的疾病。1964年由Terayama正式命名为后纵韧带骨化。本病好发于亚洲中老年男性，亚洲人群的发病率为2.4%，以日本人最为多见。自1980年董方春等在国内首先报道20例以来，各地亦相继有所报道。近年也有欧美白种人罹患报道。OPLL 70%位于颈椎，15%位于胸椎（第4～6胸椎），15%位于腰椎（第1～3腰椎）。临床上Forestier病、强直性脊柱炎及其他脊椎关节病等患者中常伴发有OPLL。

114.2.1 病因

OPLL以男性发病多于女性，年龄以中、老年为多，各种职业都有。确切的病因尚不清楚。虽然已有报道遗传、激素、环境和生活方式等因素与OPLL的发病机制和进展有关，但其中大多数理论仍存在争议。有人怀疑与颈椎间盘的反复损伤、膨出有关。当椎间盘受损膨出时，使邻近的后纵韧带发生小出血及变性，逐渐变性加重而形成骨化。此假设不完全切合实际，因颈椎间盘损伤多发生于下颈段，而OPLL却多见于上颈段。另有人认为后纵韧带与颈椎椎体之间存有空隙，为椎静脉丛集中之处。在有上呼吸道感染时，炎症可通过韧带前面的静脉系统影响到此韧带，使其发生慢性炎症而终于变性骨化。此外，颈部损伤、劳损、年龄的变化、结核、类风湿关

节炎均可能有诱发作用,但没有证据说明糖尿病、内分泌疾病及其他代谢营养性疾病与 OPLL 有因果关系。

114.2.2 病理

McAfee 等描述 OPLL 的组织病理学改变主要由具有成熟 Haversian 管的片状骨组成。主要病理改变发生于后纵韧带的颈椎上段,沿该韧带向下有不规则的异常骨化。在韧带与椎间盘附着区,骨化可间断或减少,或代之以纤维软骨。整个骨化带与其相邻的硬脊膜紧密粘连,占据椎管腔空间,使椎管的矢状径明显缩减,一旦平均管径缩减超过 30%,即造成脊髓的明显压迫。脊髓前动脉与正中沟动脉亦可被累及,使脊髓前部及两侧的灰质前角的供血出现障碍,故出现两上肢的运动障碍重于感觉障碍。由于骨化组织的制动作用使病变部位的颈椎活动范围受限,而病变以下节段的活动有代偿性增加,容易导致颈椎下段失稳、劳损,并加速下段颈椎的退行性变及骨赘形成。由此可见,OPLL 与颈椎病常可同时存在,并相互促进。

114.2.3 临床表现

OPLL 的发展缓慢,病程很长。自出现初期症状至就诊的时间常超过 1 年,甚至可长达数十年者。其临床表现取决于 OPLL 的大小、椎管直径和脊柱的运动范围。症状的发作通常是渐进的,但是也有一些关于创伤引起的突然发作的脊髓病的报道。疼痛常不明显,一般均于颈椎过度活动时出现,只限于颈后、肩部等区。初期症状以神经根受压为主,表现为手指麻木、胀、伸屈不便及手指活动不灵活等。神经障碍逐渐向颈、肩、上臂等处发展,可以先在一侧扩展,也可两侧同时出现症状。继而出现两下肢麻木、胀、沉重,逐渐上肢无力,持物困难,下肢僵硬,步履艰难,四肢肌张力均有增高,并有阵挛。严重者卧床不起,翻身及行动都感困难,排尿功能亦有障碍。神经系统的主要体征为四肢的不全痉挛性瘫,伴有反射亢进,病理反射阳性。感觉障碍常不规则而弥散。明确的感觉缺失平面常不见。颈部的伸、屈活动常受限制,如超过此限度可引起疼痛。

X 线片是检测 OPLL 的最简单方法,但存在一些局限性,特别是在测量椎管的狭窄程度和了解骨化块在椎管水平面的形态方面。

CT 检查可见椎体后缘有明显的密度增高的隆起块状物,突入椎管,使椎管明显狭窄,甚至只剩月牙状的间隙(图 114-2)。CT 检查发现椎管内出现的"双硬脊膜征"(double dura sign)常提示硬脊膜呈骨化改变。Hirabayashi 等在 3D CT 检查上将其分为 4 种类型(图 114-3):①孤立型(5%),骨化组织较短,骑跨于相邻 2 个椎体后缘上、下方,相当于椎间盘部位;②间断型(39%),骨化组织可呈数个、云片状,分别存在于每个椎体后缘;③连续型(27%),骨化组织跨越数个椎体,条索状,虽有厚薄不均,但呈连续性;④混合型(29%),骨化组织同时有间断型和连续型的成分。黄公怡等(1986)将 CT 中所见的骨化组织形态特点描述为 3 种基本类型:①乳突状突起,骨化组织的蒂部较细,一般不超过椎体后缘宽度的 1/3。连续型的骨化灶的头、尾端较多呈此类型。②块状突起,骨化灶底部和顶部几乎等宽,或底部略宽于顶部,其总宽度超过椎体后缘宽度的 1/3。③增生肥厚形突起,骨化灶与椎体后缘连成一体,呈弧形向椎管内突入,使椎管的剩余空间断面呈月牙状。两侧神经根也被累及,常见于连续型与混合型骨化灶的中部。另外,在 CT 片中,尚可分辨骨化的成熟程度。成熟的骨化灶密度均匀,边界清楚,表面比较光滑;未成熟的骨化灶,密度不均,表面不规则,呈火焰状、碎片状或云雾状。成熟型骨化灶多见于骨化组织的中间部分,未成熟的骨化灶多见于骨化组织的两端。脊髓造影可见椎管内有阻塞情况,造影剂受阻平面常低于 OPLL 的下极,但也有与 OPLL 下极相一致者。

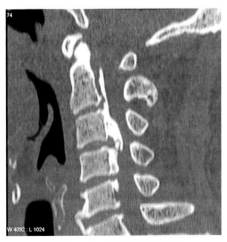

图 114-2 OPLL 的 CT 表现

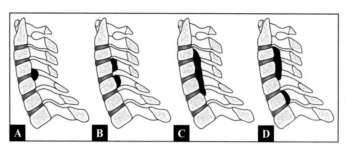

图 114 - 3　OPLL 分型

注：从左到右图依骨化块的形态和范围，OPLL 分为孤立型（A）、间断型（B）、连续型（C）、混合型（D）。

通过 X 线的颈椎侧位片及 CT 片，均可计算出椎管的狭窄率。其公式如下：

椎管矢状径狭窄率＝骨化组织的厚度（以最厚处为准）/椎体后下缘与椎板内面中点联线之距离×100％

MRI 的 T_1 加权图像上，OPLL 表现为与椎骨骨髓分离的低信号带位于等信号的脊髓前方，而在 T_2 加权图像上则位于高信号的硬脊膜囊的前方（图 114 - 4）。脊髓 T_2 加权图像上的高信号与神经功能障碍严重程度有关。MRI 检查难以发现椎管内的小骨化病变，但对于发现软组织异常是十分灵敏的，这有助于确定脊髓压迫的实际水平并提供最佳的手术治疗方案。

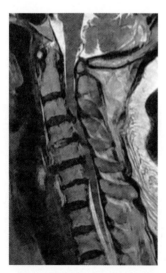

图 114 - 4　OPLL 的 MRI 表现（T_2 加权像）

114.2.4　治疗

目前认为椎管矢状径狭窄率＜30％表示脊髓压迫程度较轻，若没有临床症状，可以不行手术治疗。非手术治疗包括理疗、药物缓解症状、颈部牵引、颈托保护等。若患者症状明显或逐渐加重，应手术处理。狭窄率＞40％，表示脊髓受压明显。如存在症状，脊髓造影或 MRI 检查示骨化附近有梗阻时，应做手术治疗。

手术方式有间接减压和直接减压两类。间接减压主要指传统颈后路手术方式，包括全椎板切除术、椎管扩大成形术（包括单开门、双开门）及选择性半椎板切除术等。一般认为，对发生广泛的 OPLL（＞3 个椎体节段）、颈椎生理曲度良好的患者，可优先选择后路手术。后路手术技术简便，可扩大脊髓活动空间。直接减压主要指前路颈椎椎间盘切除融合术（ACDF）和前路颈椎椎体次全切除融合术（ACCF）。ACDF 可直接切除骨化的后纵韧带，也可通过恢复椎间隙高度达到恢复颈椎生理曲度的效果。但 ACDF 手术视野及操作空间狭小，仅适用于孤立型或部分间断型病例。ACCF 通过椎体次全切除，然后切除骨化物，实现脊髓直接减压的目的。一般认为 ACCF 的骨化物安全有效的切除宽度为 12～14 mm。对于更宽基底的骨化物，ACCF 暴露困难，常常难以直接切除；并且当骨化物累及超过 3 个椎体节段时，涉及椎体融合的问题，故不推荐 ACCF。所以传统前路术式中没有针对广泛性连续型 OPLL 的直接减压。近年来，前路颈椎椎体骨化物复合体前移融合术（ACAF）被用来切除广泛性连续型 OPLL。ACAF 主要通过将颈椎椎体及骨化物作为一个复合体进行整体前移，从而在不直接切除骨化物的前提下，达到扩大椎管容积的目的，实现脊髓直接减压的效果。ACAF 减压范围广，可做到从第 2 颈椎下缘至第 1 胸椎上缘的连续性直接减压。同时避免了直接切除椎体，对术后颈椎的稳定性影响小,但目前实施此术式的单位较少,尚有待临床大宗病例总结。对重度狭窄的病例(如狭窄率＞45％),手术风险较大,临床常选用前、后方联合入路。可以一期或分期实施。需要说明每种术式都有其自身的优缺点,故术式的选择应根据患者病情、病灶受累位置、OPLL 的类型以及术者的经验来确立术前计划。术中体感诱发电位(SSEP)、运动诱发电位监护有助于减少伤残率。术后宜用硬领颈围或石膏护颈 6～12 周。

114.3　腰椎骨关节肥大性马尾病变

腰椎骨关节肥大性马尾病变又称腰椎管狭窄综合征。与颈椎病一样,本病是由于腰骶段椎管的先天狭小,和/或腰、骶椎骨及相应关节的肥大性改变,使马尾神经根受压及供血障碍所致。本病发展缓慢,常影响多个节段,主要表现为椎体后缘骨化骨赘形成并伴有明显的关节突关节增生粗大、关节囊囊变肥厚、黄韧带增厚内突及椎间盘后突等。椎间盘的突出仅是其中的致病因素之一,如误诊为椎间盘突出而进行椎间盘摘除手术,常不能取得如期的疗效。这种患者行脊髓造影常较困难,因马尾神经根都紧密拥挤排列,穿刺可引起剧痛。脑脊液流通不畅,造影剂停留不动,常可误为其他鞘内压迫性病变,或蛛网膜炎,或误认为技术因素而被忽视。

114.3.1　临床表现

病程多较隐匿,发展缓慢。多数患者有长期的下背、腰、臀及大腿后部的疼痛史。但疼痛程度都不很严重,开始时似肌肉的疲劳感,稍事休息或更换体位可以好转。患者可逐渐发展为间歇性跛行,疼痛位置亦可逐渐下移到两小腿的前外侧,有时伴有麻木及感觉异常,但很少像坐骨神经痛者。咳嗽、打喷嚏常不加重疼痛,与负重的关系亦不大。多数患者均能提供发病与某一活动或某种体位有关的病史。间歇性跛行主要分为两类:位置性跛行、缺血性跛行。

（1）位置性跛行

发生于行走或长时间地站立不动时,发病后只要改变体位,将身体前屈或蹲下或弯腰行走,疼痛即消失。患者常保持着弯腰的姿势。这种发作与腰椎的伸直活动有关。因腰伸直时不仅黄韧带的突入增加,马尾的截面积也加大,增加了压迫的程度。有的

患者不能卧下,俯卧及仰卧均可增加疼痛,只有侧卧屈膝能使痛消除。对于某些不引起伸腰的活动,患者仍能参与,如骑自行车、打网球等。因此,常易被误诊为官能症或诈病。这一类跛行占大多数。

（2）缺血性跛行

发生于行走或下肢活动时,疼痛呈肌痉挛性,以两小腿前外侧的肌群较多。停止行走或下肢的运动,疼痛即行消失。这种发病与腰椎的伸直无关,改变体位将不受影响,但与血内的氧张力有明显关系。改变吸入气体中的氧浓度常可直接影响发作的情况。在肌肉活动时,有关的脊髓供血增加,相应神经根在传导冲动时需氧量亦大为增加。马尾的血供来自前后根动脉,都是末梢动脉,只供应本身神经根,不与其他血管发生侧支联系。当有腰椎管狭窄时,这些根动脉大多受到部分梗阻或压迫,使在活动时不能扩张,引起马尾的血供不足而出现症状。停止活动后症状即可改善。这类跛行占少数。

除间歇性跛行外,有的患者可在腰骶节段的皮节内出现轻微的感觉障碍、两下肢的轻微肌力减退及反射不对称等情况,但总的说来症状是不显著的。

在静止期常无明显的体征,但在发作期则可见感觉障碍、运动及反射的减退或消失。这种静止期与发作期症状与体征的差异,构成本病的主要临床特征。

114.3.2　诊断与鉴别诊断

诊断主要依靠临床特征及腰骶部 CT 与 MRI 检查或 X 线片。有明显的腰椎矢状径狭窄,一般矢状径＜15 mm,即使椎骨的肥大性变化不很严重亦可成立诊断。此外,脊髓造影结果也可用作本病诊断,造影显示为有多处梗阻情况。腰椎穿刺困难、引起疼痛并有阻塞,脑脊液内蛋白质含量增高均有助诊断。

本病应与下肢动脉闭塞性疾病相区别,特别是髂总动脉的闭塞。髂总动脉闭塞也可引起下背、腰、臀、大腿后部的疼痛,但由于缺血,它常伴有皮肤的苍白发冷,股、腘动脉等搏动消失,发作时很少有感觉、运动及反射的改变,没有肌肉的营养障碍,改变体位对疼痛没有缓解作用,在动脉阻塞或狭窄部位可以听到杂音,腰椎 X 线片中没有椎管腔的狭小,腰椎穿刺通畅,脑脊液检查正常,足以与本病鉴别。下肢血管闭塞性脉管炎有足背及胫后动脉的脉搏消失,皮肤色泽改变,没有椎骨的变化及神经根症状,

亦不难鉴别。

本病长期以来一直与腰椎间盘突出混淆。其实这是两种性质完全不相同的疾病。其主要区别在于椎间盘突出起病较急，有明显损伤因素，常只影响单个神经根，不伴有椎管的狭窄，非手术治疗效果较明显等特点。

其他如马尾肿瘤、脊柱结核、脊蛛网膜炎等一般均不引起间歇性跛行，故亦不难鉴别。

114.3.3 治疗

可先采用非手术治疗。患者应保持腰部稳定，可以借助护腰支架，防止腰部过伸动作。骨盆牵引亦可采用。对于轻症病例，上述疗法可以取得暂时疗效，但易于复发。

对于非手术治疗失效的病例，可以考虑采用腰骶椎椎板切除椎管减压术，减压范围应充分，应包括侧隐窝，使神经根压迫获得松解。减压侧隐窝时，不宜切除过多的关节突内侧骨质，原则上不能超过关节突关节的 1/2。如手术中切除关节突关节超过 1/2 或椎板切除 3 节或 3 节以上，应考虑脊柱融合术的必要。有明显腰椎关节滑脱，腰椎失稳者，亦应考虑滑脱复位、融合术。目前并无强烈的循证医学证据支持融合术优于单纯椎板减压手术，故如无必要，融合术不应作为常规。充分的减压手术对解除间歇性跛行效果良好。但患者已有明显大、小便障碍者，手术效果常不满意。

对于部分狭窄部位局限者，也可考虑通道或全脊柱内镜手术。

114.4 手术及麻醉过程中脊髓、马尾的意外损害

颈椎病患者发生颈部的突然过伸情况时常可导致颈脊髓的损害，这是大家已熟知的事实。这种致伤的情况在患者接受全身麻醉后摆放体位时也可能发生。特别是在做气管插管时，因麻醉医师常将患者头部置于过伸位置。由于患者此时已处于麻醉肌松状态下，不能作出必要的防护反应，待术后醒来时才发现痉挛性截瘫，上肢亦有不同程度的感觉及运动障碍，特别是手及前臂肌肉的活动受影响较大。这是因为颈椎骨肥大性改变多位于第 5、6 颈椎及第 6、7 颈椎节段之故。颈椎 CT 和 X 线片中除见肥大性改变外，尚可有颈椎管的狭窄。治疗与脊髓损伤相同，不再重复。

有腰椎椎管狭窄的患者同样可以在手术及麻醉过程中发生马尾的意外损害。其发生是由腰部置于伸位引起。平时患者不能耐受这种姿势，因它能引起剧痛，就形成一种保护性反应足以阻止腰部处于伸位。但在麻醉情况下，患者失去了这种保护性反应，而许多外科手术特别是上腹部手术、妇科手术、下肢手术、胸科手术等都要求患者仰卧，并需在背部垫枕头，造成马尾的过度压迫及血供障碍。于是在术后出现两足的感觉及运动障碍，会阴部及肛门周围麻木，大、小便潴留及失禁。由于腰椎的肥大性改变多位于第 3、4 腰椎以下，影响亦以第 3、4 腰椎，第 4、5 腰椎，第 5 腰椎至第 1 骶椎等节段最为明显。这种损害于术后常可被忽视，或以麻醉后的反应来解释。列举其原因：①穿刺针损伤马尾神经根；②椎管内出血；③脊膜的反应；④麻醉药物过敏；⑤注射药物引起的渗透压紊乱；⑥药物质地不纯；⑦药物对神经的毒害作用；⑧感染；⑨脊髓及马尾的血管血栓形成；⑩手术的意外损伤等。这些情况都有可能发生，但腰椎椎管的狭窄长期以来被忽略，无疑应列入并作为主要因素来考虑。测量椎管的前后径及脊髓造影当有助于确立诊断。

对于这类意外损伤应尽早采用椎板切除减压。通常感觉、运动障碍可于减压术后迅速恢复，但括约肌障碍恢复较困难。

114.5 椎间盘突出症

椎间盘突出症是指椎间盘的髓核部分通过纤维环薄弱部分向椎管方向突出或脱出，由此引发神经根和硬脊膜囊受压产生的一组临床症状。髓核可以向上或向下突入椎体的骨松质内，形成所谓椎体内结节（Schmorl 结节）；也可向椎体的前方或侧方突出。这些突出不引起神经组织的压迫，患者没有特殊症状，因此不构成临床问题。这里所介绍的椎间盘突出只限于向椎管突出，临床上都有不同程度的神经根或脊髓的压迫表现。

114.5.1 病因

髓核的突出有两个因素：一是髓核的退化变性；二是纤维环的薄弱或破裂。具备这两个条件后，当突然出现负重或椎体受压分布不均时，髓核可经纤维环的某些松弛或破裂部位向外突出。

损伤或突然的负重常为椎间盘突出症的直接原因。损伤可以是单次的,也可以是反复多次的。约半数以上患者都可清楚地讲述发病是与一次突然的"扭伤"有关,如发生于拎举重物、扛抬东西、长时间的弯腰活动或摔跌之后。感染可直接削弱椎间盘周围韧带的作用,也可成为病因之一。文献中曾报道过因布氏杆菌病而引起椎间盘的突出。此外,腰椎穿刺引起的纤维环损伤及髓核造影引起的椎间盘损伤也可成为髓核突出的原因。

114.5.2 病理

(1) 好发部位

除第1、2颈椎间及骶段因没有椎间盘外,其他节段间椎间盘均可发生突出。但是最常见的为腰段,其次为颈段,胸段较少见。

发生于腰段的突出以第5腰椎与第1骶椎椎间盘为最多,其次是第4、5腰椎椎间盘,第3、4腰椎椎间盘再次之,第1、2腰椎及第2、3腰椎椎间盘均较少见。

发生于颈段的突出以第5、6颈椎、第6、7颈椎椎间盘为最多,其次是第4、5颈椎椎间盘及第7颈椎与第1胸椎椎间盘。

发生于胸段的椎间盘突出都很少见,但其中以下胸段第9~12胸椎的诸节相对较多。

腰、颈段的突出大多在一侧椎体的后外侧,通常该处没有后纵韧带的覆盖,是比较薄弱的部位。但正中的突出也较常见。胸段椎管因相对狭小,椎体后方几乎都为后纵韧带覆盖,所以胸段的突出大多为正中型。

(2) 髓核突出的程度

自上而下各椎间盘的体积是逐渐增大的。髓核的体积一般只有整个椎间盘的15%。颈段的椎间盘其平均体积约为1.5 ml,而其髓核的体积只约有0.2 ml。腰段的椎间盘体积平均约4.4 ml,髓核的体积可达0.66 ml。由此可见,颈部椎间盘发生大块体积突出的概率较腰部者小得多。髓核突出不伴有环状韧带破裂者称为部分突出,髓核突出伴有环状韧带的破裂并游离于椎管内者称为完全突出。后者多见于胸段及腰段,颈段者少见。

(3) 神经组织的受压

向后外侧突出的椎间盘可压迫到该侧的神经根。颈部的神经根在椎管内走向接近水平,突出的髓核压迫同节段的神经根,例如第5、6颈椎椎间盘突出,压迫此间隙的神经根(即 C_6 神经根),第6、7颈椎椎间盘突出压迫 C_7 神经根,余类推之(图114-5)。神经根在腰段椎管内的走向接近垂直,椎间孔的位置高于椎间隙的位置,同节段的神经根都在突出的椎间盘以上离开椎管,故压迫的神经根常为其下一节段的神经根。例如第4、5腰椎椎间盘突出压迫 L_5 神经根,第5腰椎、第1骶椎椎间盘突出压迫 S_1 神经根,余以此类推(图114-6)。

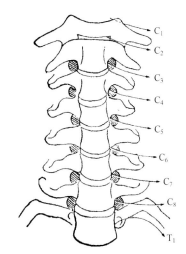

图114-5 颈椎间盘突出的部位与颈神经根的关系示意图

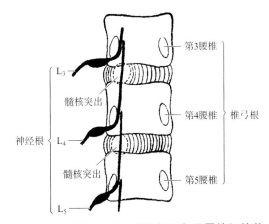

图114-6 腰椎间盘突出的部位与马尾神经的关系示意图

大块的髓核突出可以突入椎管腔内而引起脊髓或马尾的压迫,时常可穿破硬脊膜而与脊髓或马尾紧粘。颈段的髓核体积较小,发生这种情况较少。

胸、腰段可有这种情况发生。

114.5.3 临床表现

因部位的不同而异。现分述如下。

（1）腰椎间盘突出症

主要表现为长期以来有下背部疼痛病史。劳累、弯腰、负重等可诱发。在一次挑担、提举重物、弯腰劳动或跌跤后突然感到腰部如"损折"样"扭伤"，当即出现腰部不能动弹，一侧臀部及腿后部剧痛，放射至小腿后外侧及足跟，呈典型的坐骨神经痛。咳嗽、打喷嚏、用力都可使疼痛加重。卧床休息后疼痛自行消失。以后经常发作，与体力劳动或弯腰活动有明显联系。发作时在小腿、足背及足底等皮肤上有针刺或麻木样感觉障碍。少数患者可有排尿困难、尿潴留等括约肌功能障碍。

体检时可见下列体征：①腰椎的正常前凸曲度消失，呈笔直状或略向后弯曲，亦可稍侧弯，弯向病侧；②椎旁肌肉强直，弯腰动作明显受到限制；③背伸动作可诱发或加重疼痛，并可引起下肢皮肤的麻木感；④病变的两旁及棘突有叩痛及压痛；⑤压迫颈部常可引起病变部位的疼痛；⑥病侧直腿抬高试验不能超过30°；⑦病侧下肢皮肤有感觉减退，但其分布常不典型；⑧反射的减退或消失，第3、4腰椎椎间盘突出有同侧膝反射减退或消失；第4、5腰椎椎间盘突出膝、踝反射的改变均不明显；第5腰椎、第1骶椎椎间盘突出有同侧踝反射消失，膝反射正常。

（2）颈椎间盘突出症

主要表现有长期的颈项不适病史，外伤可诱发或致病。导致下述疼痛和肢体无力等症状：①颈、背、肩胛、前胸等部位疼痛，疼痛可因转动颈部而加重，并可放射到上臂的外侧、肘部、肩部等；②相应节段的肌萎缩；③上臂、前臂及手部有麻木或浅感觉减退；④肱二头肌或肱三头肌、肱桡肌等的腱反射减退或消失；⑤有时可出现脊髓半切综合征；⑥严重病例可有两下肢的进行性痉挛性截瘫，双侧锥体束征阳性及膝、踝反射的亢进等。

临床检查时，以下试验有助于诊断：①颈神经根牵引试验。其做法为将患者屈曲的上肢在肩部尽量向上向后伸展至最大限度，然后缓慢伸直前臂，如引起放射痛而使前臂伸直受限时，称为颈神经根牵引试验阳性。②颈椎间孔压迫试验。患者取坐位，头过伸并向痛侧倾斜，检查者以手用力压其颅顶，如使疼痛加剧，表示神经根刺激症状，称为颈椎间孔压迫试验阳性，常见于外侧型颈椎间盘突出。③颈椎牵引试验。患者取坐位，检查者以手拖其头部两侧沿脊柱纵轴方向用力向上牵引，如为颈椎间盘突出则可使根性痛缓解。

（3）胸椎间盘突出症

主要表现：①神经根痛，部位依突出的部位而定；②常迅速出现下肢的痉挛性截瘫，伴有广泛的感觉、运动与括约肌的功能障碍；③病变的椎间隙内常可见钙化点。

脑脊液一般无特殊变化，较大的椎间盘突出可有微量蛋白质增加，一般均不致超出 1 g/L。

114.5.4 诊断与鉴别诊断

椎间盘突出具有起病突然，与损伤有密切联系。常呈间歇发作，只影响单一神经根，有局部压痛与叩痛及明显的反射改变等特征，故临床诊断并不困难。腰椎间盘突出的定位可见表114-2，颈椎间盘突出的定位见表114-3。

表114-2　腰椎间盘突出的部位及其表现

检查项目	第3、4腰椎椎间盘	第4、5腰椎椎间盘突出	第5腰椎、第1骶椎椎间盘突出
压痛点位置	第3腰椎棘突	第4腰椎棘突	第5腰椎棘突
放射性叩痛部位	第3腰椎棘突旁	第4腰椎棘突旁	第5腰椎棘突旁
压颈试验引起的痛区	足及小腿内侧	踇趾及足内侧	足背外侧三足趾
反射改变	膝反射消失，踝反射正常	膝反射正常，胫后肌反射消失	膝反射正常，踝反射消失或减退
感觉过敏或感觉异常部位	L_4 神经分布区	L_5 神经分布区	S_1 神经分布区

表 114 - 3 颈椎间盘突出的部位及其表现

检查项目	第4、5颈椎椎间盘突出	第5、6颈椎椎间盘突出	第6、7颈椎椎间盘突出	第7颈椎、第1腰椎椎间盘突出	第1、2腰椎椎间盘突出
疼痛分布范围	颈、肩胛、肩、前胸及上臂	颈、肩胛、肩、前胸、上臂外侧及前臂背部	颈、肩胛、肩、前胸、上臂及前臂背侧	颈、肩、前胸、上臂与前臂的内侧	颈、肩胛、前胸、上肢及前肢内侧
麻木及感觉异常区域	上臂及三角肌区的外侧	拇指与示指,有时没有	示指及中指	小指及环指,有时涉及中指	前臂的尺侧
肌力减退的肌肉	冈上肌、冈下肌、三角肌、肱二头肌及肱桡肌	肱二头肌、桡侧腕伸肌	肱三头肌	伸腕肌群,除桡侧腕屈肌以外的所有屈腕肌及手内小肌	手内小肌都受影响而减退
反射改变	肱二头肌及肱桡肌反射消失	肱二头肌反射消失	肱三头肌反射消失	肱三头肌反射消失	无、有颈交感神经麻痹综合征

CT检查对诊断本症有较大价值,并有助于鉴别椎管内其他病变。MRI可行多层面扫描,就病变的部位、范围、程度及病灶多少等提供明确信息,有利于定位及定性诊断。脊髓造影对最后确定病变的部位及鉴别椎管内其他病变有帮助。

髓核造影亦可提供诊断上的依据,但由于髓核的变化复杂,造影图像的解释困难,有时甚至可得到错误的结论,且这种造影并不是完全安全的,有时可成为今后髓核突出的潜在根源,因此未能得到广泛的推广。

椎间盘突出与颈椎病及腰椎肥大性马尾病变的鉴别已见上文,不再重复。它与脊髓(马尾)肿瘤的鉴别主要在于后者呈进行性发展、没有明显的外伤史,常影响多节段及脑脊液内的蛋白质含量增高,必要时可通过MRI或脊髓造影鉴别之。

114.5.5 治疗

对于腰椎非完全性椎间盘突出者可采用非手术治疗。事实上绝大多数腰椎间盘突出初次发作者都可以先采用非手术治疗,包括卧硬板床休息,可不拘卧姿,以患者自己感到舒适为度,给予止痛药物。一般卧床数天症状即可缓解,以后可采用腰围或支具加以保护,避免弯腰及提举重物。骨盆牵引或下肢牵引也可应用,因给患者带来很多不便,故接受者不多。

对于完全性突出及非手术治疗效果不显著的患者应采用手术治疗,行椎间盘摘除术。传统的方法是通过切除少量的椎板骨质或半椎板情况下完成。手术主要强调将致压的突(脱)出的髓核切除,解除神经根和硬脑膜囊的压迫,并不主张将椎间盘内髓

核过度摘除。近年来随着微创外科的发展,多种新技术、新方法不断涌现。在腰椎间盘手术方面主要的技术有经通道技术和全脊柱内镜技术。通道技术主要是通过经皮植入一个管状的牵开系统,较少地切开(断)椎旁肌肉,到达手术区域。手术操作则在显微镜下进行。优点是创伤、出血少,具备常规的显微外科技术即可。全脊柱内镜技术通过经皮穿刺,放置操作通道,更加微创,组织损伤更小,操作在内镜成像系统下进行,手术出血少,视野放大显露清晰,但操作有别于常规显微镜下,需要进行专门的培训。全脊柱内镜技术切除腰椎间盘突出有经椎板间入路和经椎间孔入路两种方式,主要根据突出的节段和术者的熟练程度加以选择。经椎间孔入路还可以同期行椎间孔成形。

对严重的急性马尾综合征(急性尿潴留、排便障碍)患者应行急诊手术处理。此类患者和部分巨大的中央型突出者,宜做全椎板切除,以达到马尾的充分减压。一般手术不作融合术。

大多数急性颈椎间盘突出症初次发作的患者可以先行非手术治疗,方法同颈椎病。对于经正规的非手术治疗效果不佳、影响工作与生活,特别是表现有脊髓长束损伤的患者,应早日采用手术治疗。

颈椎间盘的手术摘除亦有前入路及后入路两种。前入路主要有ACDF和ACCF。后入路可以用选择性椎间孔减压。症状涉及两侧者(中央型)以前入路为佳。做后入路手术时对前方骨赘切勿试图切除,以免再造成不必要的脊髓严重功能障碍。全脊柱内镜技术在颈椎间盘突出的手术中也有较好的应用。已在颈椎病部分简述。需要特别指出,此类技术符合微创外科治疗的发展潮流,正越来越多地被

临床采用。

对于胸椎间盘突出症,因症状常较严重、凶险,一般均主张早期手术。为避免脊髓的损伤,多采用侧前方入路,切除一侧的肋横突关节,到达椎间盘位置进行切除。

近年来有人提出椎间盘的化学溶解疗法,在病变的椎间隙内注入一些化学药物使病变的纤维软骨溶解吸收而取得治疗效果。注射的药物目前有:胶原纤维蛋白酶、木瓜凝乳蛋白酶(chymopapain)。

114.6 其他引起椎管狭窄的少见疾病

114.6.1 软骨发育不良症

软骨发育不良症是一种遗传性疾病,是形成先天性矮小的原因之一。患者外貌典型,有头大、额部突出、佝偻背、腰椎后凸、臀大、四肢短小等特征。本病主要影响骨骼系统,常可涉及椎骨,使椎弓肥大增厚、椎弓根缺如、关节突肥大,致使椎管有明显狭窄而出现脊髓神经根的压迫症状。一般患者在中年以前常可有正常生活,至中年以后逐渐出现症状,可引起下肢进行性痉挛性截瘫及各种感觉障碍和括约肌功能障碍。治疗主要是手术,行广泛椎板减压,以解除脊髓及脊神经根的压迫。

114.6.2 假性甲状旁腺功能不良症

假性甲状旁腺功能不良症也是一种遗传性疾病。患者外貌典型,有满月脸、身材矮小、智力迟钝,常伴有癫痫、秃发、缺齿、指甲畸形脆性、白内障等,掌骨及腕骨常短小。内脏、脑、皮下组织内有异常钙化结节。血清钙降低,血清磷增高。有时还可伴有尿崩症、糖尿病及甲状腺功能不足。但使用甲状旁腺制剂不能使血清钙增高及尿磷排除增加。本病常可有椎骨的增生而引起椎管的狭窄,严重者可引起两下肢痉挛性截瘫。治疗以广泛椎板减压为主。

114.6.3 慢性氟中毒症

慢性氟中毒症是摄入过量氟离子的结果。常为水源中的含氟量过多引起,常以地方性流行形式出现。本病可引起各系统的功能紊乱,这里仅说明它对骨骼系统的影响。它可使骨质增生肥大及软组织内出现骨化。如涉及椎骨可引起椎管的狭小而产生脊髓及脊神经根的压迫。治疗以去除病因及广泛的椎板减压为原则。

另外,畸形性骨炎、骨质纤维结构不良及脂质的沉积性疾病亦均可涉及椎骨而引起椎管狭窄,从 X 线片中均可以诊断,但均罕见,不予赘述。

(刘晓东　车晓明)

参考文献

[1] 史玉泉. 椎管狭窄性脊髓及脊神经根病变[M]//史玉泉. 实用神经病学. 2 版. 上海:上海科学技术出版社,1994:337.

[2] ARMIN S S, HOLLY L T, KHOO L T. Minimally invasive decompression for lumbar stenosis and disc herniation [J]. Neurosurg Focus, 2008,25(2):E11.

[3] AYDIN S, BOLAT E. Fully endoscopic interlaminar and transforaminal lumbar discectomy: clinical results of 857 surgically treated patients [J]. Neurol Neurochir Pol, 2019,53(6):492-499.

[4] CAPUTY A J, LUESSENHOP A J. Long-term evaluation of decompressive surgery for degenerative lumbar stenosis [J]. J Neurosurg, 1992,77:669.

[5] CORONADO-ZARCO R, CRUZ-MEDINA E, ARELLANO-HERNÁNDEZ A, et al. Effectiveness of calcitonin in intermittent claudication treatment of patients with lumbar spinal stenosis: a systematic review [J]. Spine, 2009,34(22):E818-E822.

[6] DENG Z L, CHU L, CHEN L, et al. Anterior transcorporeal approach of percutaneous endoscopic cervical discectomy for disc herniation at the C4-C5 levels: a technical note [J]. Spine J, 2016,16(5):659-666.

[7] DEYO R A, CHERKIN D C, LOSER J D, et al. Morbidity and mortality in association with operations on the lumbar spine: the influence of age, diagnosis and procedure [J]. J Bone Joint Surg, 1992,74(4):536-543.

[8] DU Q, LEI L Q, CAO G R, et al. Percutaneous full-endoscopic anterior transcorporeal cervical discectomy and channel repair: a technique note report [J]. BMC Musculoskelet Disord, 2019,20(1):280.

[9] EPSTEIN N E, DANTO J, NARDI D. Evaluation of intraoperative a somatosensoryevoked potential monitoring during 100 cervical operations [J]. Spine, 1993,18(6):737-747.

[10] EPSTEIN N E, SCHWALL G. Thoracic spinal stenosis: diagnostic and treatment challenges [J]. J Spinal Disord, 1994,7(3):259-269.

[11] EPSTEIN N E. Ossification of the posterior longitudinal ligament: diagnosis and surgical management [J]. J Neurosurg, 1992,2(3):223.

[12] FÖRSTH P, ÓLAFSSON G, CARLSSON T, et al. A randomized, controlled trial of fusion surgery for lumbar spinal stenosis [J]. N Engl J Med, 2016,374 (15):1413-1423.

[13] HAZARD R G. Low-back and neck pain diagnosis and treatment [J]. Am J Phys Med Rehabil, 2007,86(1): S59-S68.

[14] KATZ J N, HARRIS M B. Clinical practice. Lumbar spinal stenosis [J]. N Engl J Med, 2008,358(8):818-825.

[15] KOVACS F M, URRÚTIA G, ALARCÓN J D. Surgery versus conservative treatment for symptomatic lumbar spinal stenosis: a systematic review of randomized controlled trials [J]. Spine, 2011,36(20): E1335-E1351.

[16] LI X C, ZHONG C F, DENG G B, et al. Full-endoscopic procedures versus traditional discectomy surgery for discectomy: a systematic review and meta-analysis of current global clinical trials [J]. Pain Physician, 2016,19(3):103-118.

[17] MAJID K, FISCHGRUND J S. Degenerative lumbar spondylolisthesis: trends in management [J]. J Am Acad Orthop Surg, 2008,16(4):208-215.

[18] MATZ P G, MEAGHER R J, LAMER T, et al. Guideline summary review: an evidence-based clinical guideline for the diaghosis and treatment of degenerative lumbar spondylolisthesis [J]. Spine J, 2016,16(3), 439-448.

[19] MAYR M T, SUBACH B R, COMEY C H, et al. Cervical spinal stenosis: outcome after anterior corpectomy, allograft reconstruction, and instrumentation [J]. J Neurosurg, 2002,96(1):10-16.

[20] MODIC M T, ROSS J S. Lumbar degenerative disk disease [J]. Radiology, 2007,245(1):43-61.

[21] OH H S, HWANG B W, PARK S J, et al. Percutaneous endoscopic cervical discectomy (PECD): an analysis of outcome, causes of reoperation [J]. World Neurosurg, 2017,102:583-592.

[22] PARK J H, JUN S G, JUNG J T, et al. Posterior percutaneous endoscopic cervical foraminotomy and diskectomy with unilateral biportal endoscopy [J].

Orthopedics, 2017,40(5):E779-E783.

[23] PLOUMIS A, TRANSFLEDT E E, DENIS F. Degenerative lumbar scoliosis associated with spinal stenosis [J]. Spine J, 2007,7(4):428-436.

[24] SIEBERT E, PRÜSS H, KLINGEBIEL R, et al. Lumbar spinal stenosis: syndrome, diagnostics and treatment [J]. Nat Rev Neurol, 2009,5(7):392-403.

[25] SIGMUNDSSON F G, KANG X P, JÖNSSON B, et al. Prognostic factor in lumbar spinal stenosis surgery: a prospective study of imaging- and patient-related factors in 109 patients who were operated on by decompression [J]. Acta Orthopaedica, 2012,83(5): 536-542.

[26] SIVAKANTHAN S, HASAN S, HOFSTETTER C, et al. Full-endoscopic lumbar discectomy [J]. Neurosurg Clin N Am, 2020,31(1):1-7.

[27] SUN J, SHI J, XU X, et al. Anterior controllable antidisplacement and fusion surgery for the treatment of multilevel severe ossification of the posterior longitudinal ligament with myelopathy: preliminary clinical results of a novel technique [J]. Eur Spine J, 2018,27(6):1469-1478.

[28] WAN Q, ZHANG D, LI S, et al. Posterior percutaneous full-endoscopic cervical discectomy under local anesthesia for cervical radiculopathy due to soft-disc herniation: a preliminary clinical study [J]. J Neurosurg Spine, 2018,29(4):351-357.

[29] YANG H, SUN J, SHI J, et al. Anterior controllable antidisplacement fusion (ACAF) for severe ossification of the posterior longitudinal ligament: comparison with anterior cervical corpectomy with fusion (ACCF) [J]. World Neurosurg, 2018,(115):E428-E436.

[30] YE Z Y, KONG W J, XIN Z J, et al. Clinical observation of posterior percutaneous full-endoscopic cervical foraminotomy as a treatment for osseous foraminal stenosis [J]. World Neurosurg, 2017,106: 945-952.

[31] YONENOBU K. Cervical radiculopathy and myelopathy: when and what can surgery contribute to treatment [J]. Eur Spine J, 2000,9(1):1-7.

[32] ZHANG C, WU J, XU C, et al. Minimally invasive full-endoscopic posterior cervical foraminotomy assisted by O-arm-based navigation [J]. Pain Physician, 2018, 21(3):E215-E223.

115 臂丛神经炎和臂丛神经血管受压征

臂丛神经病变而引发的疼痛,临床并不少见,最常见的是臂丛神经损伤。由于有明显的外伤史,伤后臂丛神经支配的皮肤、肌肉功能丧失,伴有麻木与疼痛,诊断并不困难,故该损伤不作为本章介绍的内容。

临床中诊断比较困难,而又常见的臂丛神经痛有两大类疾患:一是臂丛神经炎;另一类是臂丛神经血管受压征,又称胸廓出口综合征。这两类引发的臂丛神经痛是本章重点介绍内容,分述如下。

115.1　臂丛神经炎

急性臂丛神经炎,又称 Parsonage - Turner 综合征、神经源性肌肉萎缩,其诱发病因至今不明。该病多具有典型临床特征,表现为突发性肩胛带疼痛,数天至数周后随着疼痛消退,或者在发病的同时,患者出现患侧上肢的一组或多组肩胛带肌功能严重障碍。

115.1.1　病因

至今尚不明确,常见于全身感染性疾病之后,故认为是病毒引起的全身或局部感染导致;部分患者曾注射异种血清或疫苗,可能与过敏有关;部分患者

无任何诱因。另有学者认为损伤可能是其主要病因。文献报道少数病例有家族史。该疾病好发于男性。目前学者多倾向于将其归类为多发性单神经病的一种表现,常累及臂丛的单根分支,而非传统意义上的臂丛。

115.1.2　临床表现

华山医院曾对 22 例臂丛神经炎进行了回顾性随访研究。本组年龄最小 16 岁,最大 78 岁,平均年龄 36 岁,起病急性或亚急性,以颈根部剧痛者发病有 18 例,锁骨上区剧痛 2 例,肩臂部剧痛 2 例,疼痛很快向上臂、前臂及手部扩散。当肩部活动时,尤其是当肩关节外展、上臂旋转、肘关节屈伸时疼痛加剧。疼痛可持续数日,用一般止痛剂无效;多数病例 1 周后疼痛逐渐缓解,大多需 2～4 周疼痛消失。本组有 4 例疼痛持续 3 个月,2 例疼痛持续达半年之久,1 例疼痛持续 1 年。疼痛缓解后发生上肢无力,3 个月后肌肉萎缩明显。体检发现:急性期颈部常处强直体位,颈部活动明显受限,上肢皮肤刺痛,触觉大多明显减退(18/22),少数过敏(4/22);3 个月内一般肌肉萎缩不明显,但肌力减退明显,多见于冈上下肌、三角肌、胸大肌、胸小肌及背阔肌,其次为肱二头肌、肱三头肌及前臂伸、屈肌群,即以臂丛的上、

中干损害较常见,下干损害较少,完全性臂丛损害更少;病程 3 个月后,疼痛大多消失,感觉障碍减轻,但肌肉萎缩加重,肌力减退加重,腱反射自发病起减退或消失,锁骨上区臂丛神经根干区有压痛,局部叩击有异常放射性麻木及疼痛。肌电图检查主要表现为上干(腋神经、肌皮神经)及中干(桡神经、部分正中神经)感觉与运动的传导速度减慢及潜伏期延长。

综上所述,本病典型的病变过程为剧痛→无力→肌肉萎缩→功能障碍。病程短则 3 个月(4/22),多数在 6 个月(6/22)及 1 年(10/22),少数病例最长可达 2 年(2/22)。

115.1.3　诊断与鉴别诊断

本病诊断的主要依据:①无外伤史;②起病突然;③典型的颈肩臂部剧痛;④半数病例无明显诱因,少数病例发病前曾有感染史或注射史;⑤剧痛后出现上肢相应肌群无力,3 个月后出现肌肉萎缩、功能障碍明显的典型病程。本病无特异性诊断方法。肌电图、CT、MRI、脑脊液检查仅见非特异性改变,最后依靠排除下列疾病而作出诊断。

(1) 颈椎间盘后突或颈椎管狭窄症

颈椎间盘后突或颈椎管狭窄症大多有明显外伤史,临床症状中感觉障碍明显,如麻木、疼痛及反射障碍,肌肉萎缩较轻。颈椎 X 线片常可发现阳性征象。肌电检查中以颈肩臂部肌群中出现散在性纤颤波为主要表现,上肢主要神经干的潜伏期及传导速度变化不大。

(2) 颈椎小关节突脱位或关节滑膜嵌顿

颈椎小关节突脱位或关节滑膜嵌顿通常称为"落枕"。大多发生于夜间睡眠时颈部体位不正,晨起突感颈部不适、酸痛、活动受限,一般经颈部按摩手法复位及热敷后短期内缓解。产生剧痛者少见,持续性疼痛病程超过 1 周者更少见。

(3) 肩关节周围炎

肩关节周围炎多见于中年以上患者,发病前肩部往往有受风寒史,疼痛局限于肩关节或上臂,疼痛不放射;肩关节活动受限,并且活动时疼痛加剧,严重者肩关节强直,被动活动也不能,在肩峰、喙突及肱二头肌腱沟处常可扪及压痛点。很少有神经干支配的感觉障碍,除三角肌、冈上肌、冈下肌废用性萎缩外,其他肌肉及关节功能正常。在肩部压痛点应用确炎舒松- A 12.5 mg＋2％利多卡因 2.5 ml 封闭,可缓解疼痛,改善肩部活动。

(4) 肩胛上神经卡压征

肩胛上神经卡压征在临床上较少见,往往与肩部外伤有关。由于肩胛骨上切迹处损伤出血,纤维增生或骨化而造成肩胛上切迹与肩胛上横韧带构成的孔变窄,压迫肩胛上神经引起肩背部酸痛,但剧痛者少见,晚期可出现冈上、下肌萎缩,肩关节上举、外展不能。但三角肌很少发生明显萎缩。在肩胛骨上切迹处有明显压痛,局封后疼痛可缓解。X 线片检查常可见肩胛骨有骨折。

(5) 颈下段脊髓外硬脊膜下肿瘤

颈下段脊髓外硬脊膜下肿瘤可出现肩背部及颈根部剧痛,症状类似臂丛神经根炎,但本病根性疼痛持续时间更长,常可持续 1～2 个月之久,并继而产生脊髓压迫症状。如一侧肢体麻痹、瘫痪,严重者出现大、小便功能障碍,脊髓造影、颈椎 CT 与 MRI 检查可见颈椎硬脊膜下有占位性病灶,从而明确诊断。

(6) 肺尖肿瘤

肺尖肿瘤常向胸膜顶部侵犯,而累及邻近的臂丛,产生上肢剧痛。由于该处肿瘤往往为锁骨所掩盖,因此在一般 X 线片上不易发现,加上部位较深也不易被临床医生所扪及,误诊率很高。对于每一例上肢剧痛病例,应注意该区病情,须经 CT 检查予以确诊。

115.1.4　治疗

臂丛神经炎的急性期(剧痛期)可应用激素,如地塞米松 0.75 mg,每天 3 次;甘露醇 250 ml,静脉注射,每天 2 次;神经营养药物如维生素 B_1、维生素 B_6、地巴唑,每天 3 次,每次 10 mg;维生素 B_{12} 0.1～0.2 mg,每天或隔天肌内注射。肌肉萎缩期应进行体疗,加强肌肉锻炼,防治关节囊挛缩。可在锁骨上区进行可的松离子透入及超短波、音频、电疗,以促进神经再生。疼痛剧烈时可给予止痛剂、封闭及针灸。病情稳定后,可考虑做臂丛探查,进行神经内外松解术,有利于神经功能恢复。van Alfen 等(2006)对 246 例臂丛神经炎的患者进行长达平均 6 年的随访后发现,多数患者仍遗留功能障碍。Nagano 等(2003)则建议观察随访窗口不应长于 3 个月,如果未见功能恢复迹象,宜早期手术探查松解。对病程长、肌肉萎缩明显者,可考虑做功能重建术而改善功能。

115.2　臂丛神经血管受压征

臂丛的神经在其行径中任何部位受压,均可造成臂丛神经卡压综合征(compression of brachial plexus and vessels)。Rob Standeven(1958)把臂丛和锁骨下动静脉在胸廓出口处受压所致综合征称为胸廓出口综合征(thoracic outlet syndrome,TOS)。

115.2.1 应用解剖

臂丛在其行径中有如下结构可造成对臂丛的压迫。

(1) 第1肋骨

第1肋骨是胸廓出口处最重要的结构,为一扁平"C"形肋骨,其下不伴行肋间神经与血管。第1肋骨前内侧有斜角肌结节,是斜角肌止点,在结节前后各有一沟,分别通过锁骨下静脉与动脉;臂丛下干直接在肋骨上方通过。肋骨因前、中斜角肌收缩向上与锁骨接近,因肋间肌收缩与锁骨分离。任何原因所致第1肋骨的抬高或增生(肿瘤、骨痂)均可造成肋锁间隙狭窄及压迫臂丛,尤以下干为显著。

(2) 前、中斜角肌

前、中斜角肌是胸廓出口的顶部。前斜角肌起于第4~6颈椎横突前结节,止于第1肋骨前斜角肌结节,部分纤维起于后结节,受颈神经丛及臂丛分支($C_{4~7}$)支配。其作用使肋骨上提、颈曲和头颅向对侧。中前斜角肌起于第2~7颈椎横突,止于第1肋锁骨下动脉沟后方,受$C_{3~8}$神经支配。作用同前斜角肌。前、中斜角肌间称斜角肌间隙,其中有锁骨下动脉及臂丛的神经通过,而锁骨下静脉不在斜角肌间隙中通过。任何原因所致斜角肌挛缩(先天性、缺血性、损伤性及神经刺激性)均可造成斜角肌间隙的狭窄及第1肋骨的抬高,从而引起臂丛的神经受压,这就是颈椎病患者常伴发臂丛下干受压的发病机制。前、中斜角肌起点处异常索带则是上干受压的发病机制。

(3) 锁骨

锁骨与第1肋骨相对形成肋锁间隙,是血管、神经由胸廓出口进入上肢的唯一通道。锁骨下有锁骨下肌(起于第1肋软骨,止于锁骨下面,使锁骨向内下方移),上肢外展时锁骨向内下移动,使肋锁间隙缩小。任何原因所致锁骨增生(肿瘤、骨痂)或锁骨下肌肥大均可造成肋锁间隙狭窄而压迫臂丛。

(4) 胸小肌间隙

胸小肌起于第2~4肋骨的前外侧,止于肩胛骨喙突。在喙突处,胸小肌肌腱与肋间形成胸小肌间隙。其中有臂丛的神经及锁骨下静脉、动脉通过,

上肢外展时胸小肌腱性部分拉紧,致间隙狭窄而压迫神经、血管。

(5) 小斜角肌

小斜角肌起于第7颈椎横突前缘,止于第1肋内侧缘前中斜角肌之间,锁骨下动脉沟后方,部分止于胸膜顶。小斜角肌出现率在60%~70%。华山医院对48例臂丛的调查,小斜角肌的出现率为87.5%(42/48)。臂丛下干从第1肋后下方跨过第1肋时,正好从小斜角肌的止点上方跨过。因此,小斜角肌在87.5%的人群中组成第1肋的表面结构,与臂丛下干关系密切。

(6) Sibson筋膜

在胸膜顶上方有一片呈半锥状筋膜,其尖部附着于第7颈椎横突根部,锥形散布后抵于第1肋内缘,称Sibson筋膜。该筋膜后缘致密,C_8、T_1神经根就在其后缘与第1肋颈部之间通过进入斜角肌间隙。

115.2.2 病因

(1) 颈肋

颈肋是造成臂丛受压最常见的病因之一。Willshire(1860)首先提出颈肋综合征。按Adson的统计资料,对540 413例颈部X线片进行检查,发现存在颈肋者有303例;颈肋者中167例(55%)无任何临床症状,只有36例(11.88%)需要外科治疗。根据Davis等的资料,居民中颈肋发生率<1%,其中80%为双侧;在单侧中60%发生在左侧。在颈肋中出现症状者少于10%。

颈肋的分类:

1) 第7颈椎横突的粗大(图115-1)。

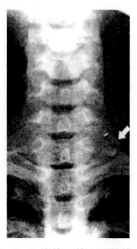

图115-1 X线片示第7颈椎横突过长

2) 单纯游离颈肋突出 4～5 cm。

3) 通过软组织或韧带与第 1 肋骨相连。

4) 完全性颈肋,即与第 1 肋骨形成骨性融合 (图 115 - 2)。

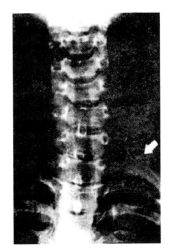

图 115 - 2 X 线片示完全性颈肋

（2）斜角肌病变

Ochsner(1935)首先提出斜角肌综合征。此病可以是先天性斜角肌纤维束带,也可以由颈部外伤后,斜角肌痉挛、肥厚及纤维化所致。前、中斜角肌挛缩不仅造成斜角肌间隙狭窄,以及第 1 肋抬高而卡压臂丛的神经,而且与前、中斜角肌起点处交叉纤维的肥厚、增生形成索带卡压在椎孔出口处的臂丛神经根有关。这种交叉纤维在 C_5 神经根处增厚情况较多。

另外,小斜角肌在国人出现率高(87%)。许多过去认为是第 7 颈椎横突或颈肋与第 1 肋相连的索带,实质上都是小斜角肌,是臂丛神经下干卡压最重要的因素。

（3）肋锁间隙的病变

Falconer(1943)首先提出肋锁综合征。其中包括锁骨骨折后,对臂丛及锁骨下动脉、静脉压迫及第 1 肋骨的先天性畸形。Etter 分析 40 000 例胸部 X 线片,发现有 108 例第 1 肋骨畸形,而颈肋只有 68 例,但第 1 肋骨畸形产生伴血管压迫症状者极少。锁骨下肌的异常也可以引起本病。如 Riddell 报道的 53 例 TOS,其中有 7 例是锁骨下肌肥大所致。

（4）胸小肌止点处的病变

Wright(1945)首先提出"过度外展综合征 (hyperabductional syndrome)"。它是由胸小肌肌腱在上肢外展位时,受肩胛骨喙突止点处压迫腋动脉、静脉及臂丛所致。通常,此病发生在睡眠时,习惯于上肢处于外展位者或所从事职业的需要长时间迫使上肢处于外展位者(如理发师、教师、羽毛球运动员等)。在过度外展位时易使局部韧带滑膜增生而形成对臂丛的压迫。

立石昭夫报道 28 例过度外展综合征患者。在他们的职业中不少是照相师、美容师、理发师、教师。男与女发病率一致,年龄 17～43 岁,平均年龄在 26～27 岁。著者把过度外展职业史作为诊断此病的标准之一,同时著者通过手术探查,指出 Wright 所认为的胸小肌止点处压迫不是过度外展综合征主要原因,过度外展时肋锁间隙狭窄是引起神经、血管压迫的主要原因。

（5）Sibson 筋膜卡压

异常肥厚的 Sibson 筋膜造成臂丛下干或 T_1 神经根的卡压。这类卡压在术中极易被忽视,需仔细探查才能发现。

上述 5 种原因是 TOS 的主要原因。其中以斜角肌病变所致占第 1 位,颈肋次之,胸小肌综合征及肋锁综合征、Sibson 筋膜卡压均较少见。

115.2.3 临床表现

在神经与血管受压中,以神经受压常见,而血管受压较少。其受压可单独出现,也可联合出现。有关的症状与体征见图 115 - 3。

由于在臂丛受压中,以横跨第 1 肋骨的臂丛下干受压最易发生,因而临床症状常表现为臂丛下干受压型,此类型也被称为典型病例,约占 75%;仅 10% 为全臂丛受压型,4% 为臂丛上干受压型。

（1）臂丛下干受压的临床表现

1) 前臂内侧皮神经受压:出现前臂内侧皮肤感觉异常,以刺痛减退或消失为常见,少数可过敏。

2) 尺神经受压:出现手背及手掌,手指尺神经支配区感觉障碍,以刺痛减退或消失为主。尺侧腕屈肌不受损是臂丛下干受压的重要特征。因尺侧腕屈肌神经支配来自 C_7 而非来自下干尺神经。指深屈肌尺侧半、小鱼际部肌群、骨间肌及第 4、5 指蚓状肌受损。

3) 正中神经内侧头受压:臂丛下干的神经纤维

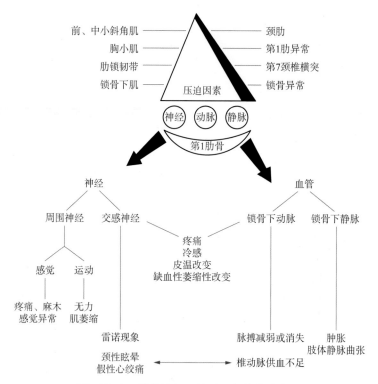

前、中小斜角肌 —— 颈肋
胸小肌 —— 第1肋异常
肋锁韧带 —— 第7颈椎横突
锁骨下肌 —— 锁骨异常

压迫因素

神经 动脉 静脉

第1肋骨

神经   血管

周围神经 交感神经   锁骨下动脉 锁骨下静脉

疼痛
冷感
皮温改变
缺血性萎缩性改变

感觉 运动

疼痛、麻木 无力
感觉异常 肌萎缩

雷诺现象

颈性眩晕 ←——→ 椎动脉供血不足
假性心绞痛

脉搏减弱或消失 肿胀
肢体静脉曲张

图 115-3 臂丛神经血管受压征的临床表现

参加正中神经内侧头,主要支配指浅屈肌、指深屈肌桡侧半、拇长屈肌、鱼际部肌群及第 1、2 指蚓状肌。因手内部肌全部受损,手部精细动作失灵与乏力是本病另一特征。

(2) **臂丛上干受压的临床表现**

1) C_5、C_6 神经受压:症状主要表现为颈肩部不适和疼痛,与劳累有关,屈肘及肩上举无力。其他症状有头晕、耳鸣等。8 例上干型 TOS 的临床症状的发生情况见表 115-1。

表 115-1 8 例 TOS 患者主要症状

症　状	病例数
颈、肩、背部异常,不适感	7
疼痛(上述部位)	5
屈肘、肩上举无力	6
头晕、耳鸣	2

2) 肩胛上神经、腋神经及肌皮神经受压:根据对 8 例上干型 TOS 的分析,可以了解其临床体征,详情见表 115-2。

表 115-2 8 例 TOS 患者主要体征

体　征	病例数
肌肉萎缩	
冈上、下肌	6
三角肌	6
肱二头肌	5
感觉减退	
三角肌区及上臂外侧	7
前臂内侧	1
压痛点	
胸锁乳突肌后缘中点	7
肩胛骨内侧缘中点	7
肌力<3 度	
冈上、下肌	5
三角肌	5
肱二头肌	4
桡动脉搏动减弱	2

(3) **非典型卡压的临床表现**

华山医院诊治的 136 例病例中,11% 的病例以非典型症状与体征出现。其临床特征如下:

1) 假性心绞痛型:首发症状为心前区疼痛,伴左上肢尺侧麻木感。因心前区疼痛一般较肢体麻木更为明显，患者均以"心绞痛"就诊，后往往因手麻加重或出现手内肌肉萎缩而来手外科诊治。颈椎X线片证实有第7颈椎横突过长及颈肋；肌电图检查提示尺神经锁骨部神经传导速度下降35%～40.2%；手术切除颈肋及第7颈椎横突后，胸前区疼痛、手麻及乏力均消失，可证实为本病的诊断。关于假性心绞痛发病机制，与心室及胸前区胸膜感觉神经通道与上肢C₈、T₁感觉通道在脊髓后角平面相遇产生相互激惹现象有关（图115-4）。

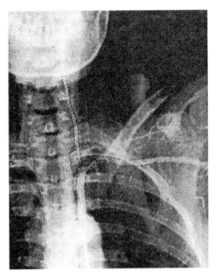

图115-5　锁骨下动脉造影提示椎动脉狭窄

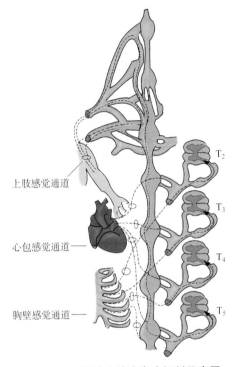

图115-4　假性心绞痛发病机制示意图

2）椎动脉受压型：临床表现除有典型的臂丛下干受压症状与体征外，还因椎动脉血供不足而引起更为严重的症状，如反复出现偏头痛、面部麻木及眩晕。颈椎X线片提示第7颈椎横突过长，锁骨下动脉造影提示椎动脉开口处狭窄（图115-5）。尺神经传导速度均减慢20%。手术行第7颈椎横突切除及第1肋骨切除，术后症状完全消失。

3）交感神经刺激型：交感神经纤维受压除上肢酸痛外，常有"雷诺"现象，表现为肢体苍白、发绀、发冷。X线片示有第7颈椎横突过长，Adson征阳性。手术行第7颈椎横突及斜角肌腱性束带切除，神经根减压，术后"雷诺"现象表现及前臂内侧皮肤痛感

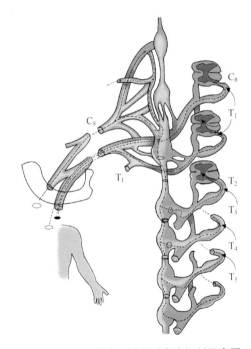

图115-6　交感神经刺激型发病机制示意图

过敏现象消失。关于交感神经刺激型，其发病机制与上肢交感神经纤维大部分行走在C₈、T₁神经根中，易受第1肋卡压有关（图115-6），少数病例表现为手部"多汗症"。

4）锁骨下动静脉受压型：由于锁骨下动脉管径较粗、压力较大，一般不会形成动脉的闭锁，加上肩关节周围有丰富的侧支循环，故临床上锁骨下动脉

受压的症状及体征较少见,但有时出现的患肢乏力疲劳可能与锁骨下动脉血供不足有关。本组 X 线片提示有颈肋,但尺神经锁骨段神经传导速度正常。Adson 试验阳性。临床特点为桡动脉搏动明显减弱,肢体易疲劳乏力。手术探查发现锁骨下动脉被钳夹于前斜角肌腱性止点与颈肋束带之间。手术将前斜角肌及颈肋束带切断,桡动脉搏动立即恢复,术后肢体疲劳很快恢复,乏力症状消失。

115.2.4 检查

(1) 一般神经系统检查

包括运动、感觉及反射检查,特别注意对尺神经、正中神经及前臂内侧皮神经的检查。

(2) 特殊检查

1) 斜角肌压迫试验(Adson 试验):是由 Adson(1947)首先提出,在胸廓出口综合征的检查中是最有临床价值的一种试验。但其阳性率高低不等,如 Longo 报道阳性率为 24%,而 Riddell 报道阳性率为 72%。本组 136 例中 20 例阳性,阳性率为 14.7%。故 Adson 试验阳性者有很大的诊断意义,当然阴性者也不能除外本病的存在。

检查方法:取坐直或立正直立位,深吸气并屏气,颈极度过伸并向检查侧旋转,检查者始终按摸桡动脉脉搏。阳性者示:①动脉脉搏减弱或消失;②锁骨中段上下可听到杂音;③患肢苍白或出现麻痛感。如用示波器检查,则可靠性更为精确。

2) 肋锁试验(Eden 试验):取坐直位,令患者将肩关节向后、向下,类似军人立正位,检查桡动脉搏的变化。在这个检查中,必须注意患者的颈部不能过伸、屈曲与旋转,也不能做深呼吸,因上述动作本身就可以引起脉搏消失或减弱,从而产生假阳性。

肋锁试验阳性率较高,Longo 报道为 67%,本组为 88%。

3) 过度外展试验(Wright 试验):由 Wright(1954)首先提出。检查方法:取坐正位,上肢外展≥90°,外旋 90°,颈过伸,头转向对侧,检查脉搏的变化。

本组阳性率达 92%,但假阳性也不少。作者对院内的学生、医护人员 100 个正常人测定,假阳性率达 11%。

4) 上臂缺血试验(Roos 试验):由 Roos(1966)提出。检查方法:上肢抬高外展 90°,手指迅速握紧

与放松。正常人可持续 1 min 以上,当为胸廓出口压迫综合征时极易疲劳。

5) 锁骨上叩击试验(Morley 试验):检查方法为叩击或压迫锁骨上突时,可出现手指或肩胸部麻木及临床症状的出现。本组阳性率达 88.2%,需与健侧对照。

(3) 影像学检查

1) X 线胸片:了解有无第 1、2 肋骨与锁骨的畸形及肌性改变。

2) X 线颈椎正、侧位片:了解有无颈肋及第 7 颈椎横突粗大。

3) 锁骨下动脉造影:Lang 强调锁骨下动脉造影在诊断与治疗上的重要性。

A. 对确定有无锁骨下动脉压迫及压迫部位,压迫是单处还是多处都能作出明确的诊断。

B. 由于诊断比较精确,因而手术效果也就相应提高。

造影后阳性表现:①锁骨下动脉在胸廓出口处完全或部分栓塞;②狭窄后动脉扩张或瘤样变;③狭窄段周围侧支循环形成。

4) CT 检查:可显示肥大斜角肌阴影及异常颈肋及横突。

5) B 超检查:了解是否存在异常束带等结构对血管神经束造成的卡压,更可以动态观察上述特殊体格检查时的臂丛受压情况。

(4) 电生理检查

1) 神经肌电检测方法:要求室温 25℃,前臂体温 30℃,进行双肢神经-肌电图,运动、感觉诱发电位,F 反应等检测,结果需作双侧对比。具体如下:

A. 采用同芯针电极检查双上肢 C_8、T_1 支配肌群:①第 1 骨间肌、小指展肌、拇短展肌、指浅/指深屈肌、尺侧腕屈肌,除尺侧腕屈肌正常外,余肌均可有不同程度的异常电位;②如考虑为全臂丛的 TOS 或运动神经元病变,应加测肱二头肌、三角肌、前臂伸肌群及下肢肌的肌电图。

上述肌肉在放松时出现异常自发电活动,轻收缩有巨大电位、多相电位,重收缩时运动单位的发放频率减少,则应考虑全臂丛 TOS 或运动神经元疾病的可能。

B. 运动、感觉传导速度测定:

a. 正中神经从腕→肘→锁各段的运动神经传导速度(MNCV),计算以上神经肌肉复合电位(CMAP)的潜伏期(Lat)波幅(MAP)和 MNCV。目

的是要排除腕管综合征、肘管综合征、腕尺管综合征。如肘→锁之 MNCV 减慢、MAP 下降，则为 TOS 的表现之一。华山医院临床研究发现，对比单侧下干型 TOS 45 例的临床资料和正中神经传导速度电生理资料，所检正中神经运动异常 40 例，但感觉神经电位出现异常仅 7 例，提示正中神经 MNCV 异常而感觉神经动作电位（SNAP）正常，或损害程度与运动神经动作电位（MNAP）损害不成比例是诊断下干型 TOS 的重要依据。

　　b. 感觉神经传导速度（SNCV）：①正中神经，测定拇指、示指、中指→腕的 SNAP，以及腕→肘→腋段的神经干动作电位（NAP）；②尺神经，测定小指→腕的 SNAP 以及腕→肘→腋段的 NAP。分别计算正中神经、尺神经的传导速度、波幅、潜伏期。如拇指、示指、中指、小指→腕的传导速度、波幅、潜伏期正常，可排除腕管综合征、腕尺管综合征；如正中神经、尺神经肘→腋段的波幅较正常波幅低是 TOS 表现之一；如以上神经腕以下的波幅衰减或远端 SNAP 的潜伏期延长，并伴有肘→腋段的波幅衰减，则可诊断为双卡综合征。

　　C. 前臂内侧皮神经感觉电位的测定：前臂内侧皮神经为感觉神经，发自 C_8、T_1 神经根，分布于前臂内侧与上臂中段。这一测定对于评价 C_8、T_1 臂丛下干及内侧束是有帮助的。在肱骨内上髁刺激，肘下 8 cm 处记录，记录电极的安放需避开正中神经、尺神经体表投影区，以免容积传导而致误差。计算 SNAP 的潜伏期、波幅，如衰减 1/2 则为异常。

　　D. 尺神经 F 反应测定：胸廓出口处是相对近端段，可用 F 波的测定来了解是否有近端神经根的受压，如果有臂丛受压，F 波可延长或消失。TOS 早期，F 反应诊断价值不大；如果有 F 波潜伏期延长，而远端 MNCV 正常，则更有利于诊断；当近端部分传导阻滞时，F 波的出现率下降，潜伏期比对侧延长 1.0 ms 以上，这也是诊断 TOS 的依据之一。

　　E. 三重经颅磁刺激技术（triple stimulation technique，TST）：TST 是经颅磁刺激（TMS）技术的延伸。对于常规电生理检查，由于 TOS 的卡压点距离椎间孔处较近，臂丛解剖位置较深，因而无法有效规避容积传导效应。利用 TST，可以通过皮质的磁刺激代替臂丛近端刺激，从而避开卡压点，能够真实反映近端运动电位传导情况，并可对神经卡压点进行定位（图 115 - 7）。

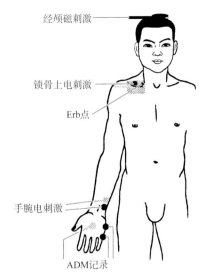

图 115 - 7　三重经颅磁刺激技术示意图

华山医院对于 8 例 TOS 患者行 TST 检测并与健康对照对比，测量中枢传导时间以及 TST 波幅比和面积比，结果显示 TOS 患者的 TST 波幅比和面积比明显低于正常对照，说明结合中枢传导时间，TST 可用于 TOS 的诊断，并对病变部位进行定位。更为重要的是 TST 可检测到 TOS 中传导阻滞的成分，从而对病变进行早期发现、早期诊断。

　　2）TOS 神经-肌电图的诊断依据及分类：

　　A. 标准：在上肢 C_8、T_1 支配肌群肌电图，运动感觉传导速度，前臂内侧皮神经感觉电位和尺神经反应 4 项指标中，如有 2 项指标为阳性，就可确定为 TOS，同时可排除或确诊有无双卡综合征的存在。所谓双卡综合征，即排除了 TOS 外，在其远端尚存在腕管综合征或肘管综合征。双卡综合征机制：近端神经卡压时，顺向轴浆流运输受阻，使远端神经纤维的营养供应障碍，使压迫的敏感性增加而发生双卡综合征。另外，远端神经卡压造成逆向轴浆流运输受阻，加重了双卡综合征的症状，采用分段测定传导速度，又进行双侧对比的方法就是为了排除或证实双卡综合征的存在与否，并提供良好的定位作用。

　　B. 分类：可分为以下 3 类。

　　a. 轻度卡压：C_8、T_1 神经支配的手内肌未见阳性指标，多相电位较多，运动单位发放部分减少，尺神经 MNCV、SNCV 正常，肘、腋段 NAP 波幅衰减 1/2。

　　b. 严重卡压：C_8、T_1 神经支配的手内肌出现自发电活动，可有多相电位及巨大电位，运动单位减少并呈高频单纯相;尺神经 F 反应潜伏期延长,腋以下 NAP 波幅衰减 1/2 以上。

c. 完全卡压:C_8、T_1 神经支配的手内肌出现自发电活动,但无运动单位出现;尺神经 F 反应消失,腋以下尺神经 NAP 消失,正中神经 NAP 部分衰减,前臂内侧皮神经 SNAP 消失。

3) TOS 的电生理鉴别诊断:

A. 神经根型颈椎病在神经电图上可表现为:①颈椎相应受压节段支配肌及颈椎旁肌的失神经改变;②F 反应延长或消失;③感觉、运动(包括正中神经、尺神经、前臂内侧皮神经)不受累;④上肢躯体感觉诱发电位(SEP)潜伏期可延长。

B. 运动神经元疾病:一些有慢性卡压的患者,当手内肌肌电图检查发现有巨大电位,而且患者主诉感觉障碍不明显,很容易联想到运动神经元疾病。除了详细询问病史、仔细体检外,还必须加做胸锁乳突肌,舌肌及下肢的肌电图检查。运动神经元疾病的病损范围广泛,它的神经-肌电图上可表现为:①肌电图可呈现多肢体、广泛的神经元性损害,幅值电压偏高,巨大电位、募集反应运动单位减少;②F 反应延长或消失;③感觉一般不受累,运动传导速度正常,肌肉萎缩晚期可轻度受累,但临床上与电生理表现可不完全一致。

C. 脊髓空洞征:诊断可根据典型的临床表现及脊髓 CT、MRI 及 SEP 检查而鉴别。电生理学可表现为:①上下肢广泛的神经元性损害,但 MNCV、SNCV 正常;②F 反应延长或消失;③SEP 可延长或改变。

(5) 其他检查

手指容积测定、静脉造影及臂丛造影。臂丛造影对特殊病例可选用。

115.2.5 诊断

(1) 主要表现

患者手臂及上肢酸痛、麻木、乏力及肌肉萎缩,并有下述情况之一者,均可诊断为臂丛神经血管受压征:

1) 前臂内侧皮神经有明确的感觉障碍。

2) 臂丛下干的运动、感觉障碍。

3) 锁骨下动脉或静脉有受压征象(脉搏改变或静脉曲张)。

4) 颈椎 X 线平片可见颈肋或第 7 颈椎横突过长。

5) 特殊试验阳性者。

6) 肌电图检查尺神经锁骨段神经传导速度减慢者。

(2) 好发年龄

本病好发于女性 20～40 岁,其原因与下述因素有关:

1) 先天性异常:颈肋、斜角肌束带在女性中发病率高,如 Brannor 报道 19 例颈肋病例中女性占 13 例;Kohopamehk 报道 10 例中女性占 9 例。

2) 上述先天性缺陷在 20 岁前由于肩部活动量较多,通过颈肩部肌肉收缩代偿,使上肢神经在肩部保持松弛位,不造成受压。一旦 20 岁以后,特别是女性,肩部活动量明显减少,肌肉收缩力量减弱,上肢下垂后对臂丛在第 1 肋骨表面的牵拉力量加大,造成臂丛下干在第 1 肋骨处受压,而出现临床症状。因此,中青年女性的手麻、乏力、肌肉萎缩应首先考虑本病的诊断。

115.2.6 鉴别诊断

(1) 颈椎病与颈椎间盘后突症

鉴别点:①年龄与性别方面,颈椎病多见 40 岁以上男性,而 TOS 多见于 40 岁以下女性;②颈椎病疼痛多以颈肩背部为主,TOS 以手部麻痛为主;③颈椎病很少有大、小鱼际部肌肉萎缩,没有血管受压体征;④颈椎正、侧位片可以确认。

一部分颈椎病,包括脊髓受压型颈椎病,可能同时存在前、中斜角肌对颈部神经根的卡压,而一部分 TOS 患者可能也同时有颈椎病。术前的颈部痛点局封,是一种很好的诊断性治疗,肩外展肌力的恢复,感觉的改善,甚至完全恢复正常可提示颈部神经根卡压是在椎间孔外,而不在椎间孔内和椎管内。

(2) 脊髓空洞症

该病特征:①本病发病以 20～30 岁男性多见,男女之比为 3∶1;②感觉障碍呈分离现象(痛觉消失,触觉存在)严重;③后期空洞扩大而损害前角细胞时可出现肌肉萎缩及腱反射消失(TOS 的运动障碍往往较感觉障碍先出现,因运动纤维的纤维周径大而易受压);④上肢虽有自主神经系统功能紊乱,但没有血管受压体征。

(3) 下运动神经元病变——进行性肌肉萎缩症

该病特征:①患者男女之比为 2∶1,以 50～70 岁多见;②肌肉萎缩呈进行性(手→前臂→臂)加重,伴有反射消失或反射亢进;③不伴有感觉障碍的症状与体征；④无血管受压体征。

（4）肘管及腕尺神经管综合征

该病特征：①前臂内侧皮神经支配区无感觉障碍；②尺侧腕屈肌常受损；③尺神经传导速度减慢部位完全不同；④无血管受压症状与体征。

115.2.7　并发症

严重并发症并不多见。

（1）锁骨下动脉与腋动脉栓塞

可因动脉栓塞发生手指及肢体的坏死。曾报道过1例颈肋病例因锁骨下动脉栓塞而延伸到颈总动脉栓塞引起偏瘫。

（2）锁骨下动脉的真性动脉瘤

锁骨下动脉受压狭窄后的扩张在颈肋及斜角肌综合征病例中十分常见。这种扩张多数在减压后恢复正常；少数因中层弹力膜破裂而持续存在；极少数可发生动脉瘤破裂而死亡。

（3）椎动脉综合征

Jiyuiik 在其研究的62例椎动脉综合征病例中，同时伴有斜角肌综合征者占19例。于手术中发现椎动脉开口处因斜角肌痉挛而致狭窄，引起椎动脉综合征。临床表现为：①偏头痛性质的头痛（缺血性）；②前庭迷路障碍（眼球震颤、眩晕、呕吐）；③脑干缺血表现（吞咽、发音、伸舌受限）；④交感迷走神经紊乱。

115.2.8　治疗

（1）保守治疗

1）指征：①病变早期无明显感觉及运动障碍者；②X线片无骨性异常；③无血管压迫体征；④非典型病例，如臂丛上干型等。

2）方法：

A. 姿势纠正。

B. 肩部肌肉锻炼、牵引。

C. 前斜角肌肌内1％～2％普鲁卡因3～5 ml局部注射浸润治疗。在 Попелянский 报道的198例前斜角肌综合征中，187例进行2％普鲁卡因浸润治疗均获得症状缓解，仅11例治疗无效，进行手术切除前斜角肌，病理证实为此类患者，前斜角肌均已瘢痕纤维化。

D. 理疗：包括经皮电刺激疗法、红外线照射、水浴疗法等。

E. 镇痛和神经营养药物的应用。

（2）手术治疗

1）指征：①神经系统症状、体征严重者（剧痛、感觉消失或肌肉萎缩明显）；②出现血管（动脉与静脉）压迫体征者；③X线片有骨性异常者；④Adson试验阳性者；⑤经保守治疗3个月无效者。

2）手术方法选择：

A. 斜角肌切断：适用于无骨性压迫因素、Adson 征阳性者，术中发现斜角肌有异常索带或挛缩者。早期单纯切断斜角肌，但经过较长时间随访疗效不佳，优良率仅占27％～48％。疗效不高的主要原因是与前斜角肌不是唯一的压迫因素有关。往往因长期前斜角肌挛缩可引起中、前斜角肌挛缩，促使第1肋骨抬高，而造成臂丛下干的压迫，故单纯前斜角肌切断目前已淘汰，必须同时切断中斜角肌。对于臂丛上干 TOS，除切断前、中斜角肌外还应注意在 C_5、C_6 神经根部有无交叉纤维或索带的压迫。

B. 锁骨切除：切除锁骨是有效的治疗方法，但因对功能及外形造成的不良影响，目前也很少应用，除非锁骨畸形愈合或各种原因增生，肿块应予以纠正。

C. 颈肋及颈椎横突切除：一旦颈肋或第7颈椎横突过长出现 TOS 症状即有手术指征。术中除切除颈肋及过长的横突外，应特别注意在颈肋及横突的游离端往往有异常索带或小斜角肌与第1肋相连，术中彻底切除这些索带十分重要。

D. 第1肋骨切除：是目前治疗胸廓出口综合征的最广泛、最有效的治疗方法，疗效达90％左右。

a. 指征：①无骨性异常；②Adson 征阴性，术中斜角肌无异常索带；③症状以臂丛下干受压为典型表现者。

b. 锁骨上进路切除第1肋骨。Murphy（1910）首先应用此切口切除第1肋骨治疗臂丛压迫征，术后症状完全缓解。近年因为该切口暴露不易，且易损伤神经、血管，故已废用。

c. 肩胛旁后侧胸廓成形切口进路。Clagett（1962）提出肩胛旁后侧进路切除第1肋骨，但术中要切断斜方肌、菱形肌、背阔肌，同时对血管暴露不易，术后瘢痕较大，常有疼痛，故也较少应用。但 Longo 对37例进行44次第1肋骨切除时，应用后侧切口进行疗效分析，100％症状缓解者占51％，75％症状缓解者占22％（两项共占73％），50％症状缓解者占16％，＜25％占3％，未缓解者占8％，故认为后侧进路手术疗效尚好，应予推广。

d. 进胸切除第1肋骨。在第4肋间隙进入胸腔,切除第1肋骨,但生理变化大,血管暴露不佳,故很少应用。

e. 锁骨下前侧胸膜外第1肋骨切除。Nelson(1967)提出,自第1肋软骨处作一小切口,暴露第1肋软骨并切除,后沿第1肋软骨作弧形切口,游离第1肋骨后直到根部,以特殊肋骨咬骨钳剪除第1肋骨。

f. 经腋切除第1肋骨。Roos(1966)首先应用经腋暴露并切除第1肋骨,获得了满意的疗效;提出该进路的优点有:操作简易,血管、神经暴露清楚,无须切断肌肉,直视下可切除第1肋骨,术后功能及外形影响少。故这是目前广泛应用的手术。

Roos 曾报道经腋切除第1肋骨共276次手术并进行了分析。手术疗效佳,占88.8%,良与差占11.2%,无1例加重。提出手术注意事项如下:①第1肋骨切除应充分,从横突外1 cm至肋软骨;②第1肋骨切除后,锁骨与第2肋骨之间间隙应容纳一手指,否则应切除中段第2肋骨;③对同时有雷诺现象者,应作交感神经节切除,亦可同时作颈肋切除及血管内栓塞摘除术。

Roos 报道的经腋第1肋骨切除后手术并发症情况如下:①气胸28例,占10.1%;②灼性神经痛(肋间神经损伤)5例,占1.8%;③复发10例,占3.6%;④出血3例,占1.1%;⑤伤口感染7例,占2.5%;⑥肋骨再生1例,占0.3%。

g. 锁骨上下联合切口切除第1肋骨。笔者于1972年设计锁骨上下联合切口切除第1肋骨,能充分暴露臂丛及锁骨下动静脉,能彻底切断前、中、后斜角肌或切除颈肋及过长的第7颈椎横突。手术方法简单、安全,疗效可靠,并发症少,经60例长期随访,优良率达88%。手术方法:①麻醉,以高位持续硬脊膜外麻醉为佳,一般选用颈与胸间插管。②体位,仰卧,肩下垫枕,颈过伸,头转向健侧,以便充分显露颈根区。③切口,锁骨上一横指作平行锁骨横切口约10 cm,并从锁骨中点转向两肋间隙下缘胸骨柄处(图115-8)。④显露:沿切口切开皮肤、颈阔肌;在锁骨上部牵开肩胛舌骨肌,牵开或结扎颈横动、静脉,以显露前、中斜角肌,臂丛及异常骨性突出物,并通过前、中斜角肌或小斜角肌切断,显露第1肋骨后端。寻找压迫因素:先仔细探查前、中斜角肌内及间隙间有无先天性束带及小斜角肌,斜角肌有无挛缩,颈部有无其他异常迷走肌肉及束带,并了解颈肋及第7颈椎横突与臂丛、血管之间的关系;在锁骨下部,自锁骨及胸骨柄处切断胸大肌附着处,继切

断锁骨下肌,在锁骨近胸骨处将锁骨下静脉游离后,用静脉拉钩向近端牵拉并保护之,即显露第1肋软骨端。⑤切除第1肋骨:先在锁骨下切口内,在肋软骨交界处行肋骨骨膜下剥离后,以咬骨钳咬除第1肋骨0.3～0.5 cm一段,使肋骨与胸骨柄分离;以组织钳咬住游离肋骨端,在肋骨前后面行肋骨全长的骨膜下剥离,直达锁骨上切口内,在此操作过程中,前、中斜角肌止点即被切断;在锁骨上切口内,将臂丛向内、外侧牵拉,分别在肌腹处切除前、中斜角肌部分肌腹;在锁骨上切口内暴露第1肋骨后半部行骨膜下剥离,并与锁骨下切口剥离段相通,以咬骨钳在第1肋骨横突处咬断,第1肋骨整段即可取出。注意臂丛及锁骨下动、静脉是否仍受到其他软组织因素的压迫,应特别注意前、中斜角肌在切除第1肋骨后是否松弛,并观察残存第1肋骨与 C_8、T_1 之间的关系。并上抬手臂后,使第2肋与锁骨间可容纳一指宽。必要时作 C_8、T_1 神经根周围组织彻底松解及神经鞘膜切开减压。⑥缝合切口:应仔细止血,检查胸膜有无破口,有则修补,必要时作胸腔负压引流;在臂丛下干神经鞘内注入 HCA 5 ml。⑦术后作上肢贴胸位绷带固定3 d,10 d拆线,并服用神经营养药物,有血、气胸者应作相应处理。⑧手术并发症:本组手术并发症包括气胸(3%)、症状加重(0.5%)、术后症状短期缓解后复发(1%)。华山医院尚遇见外院作第1肋骨切除造成臂丛中、下干大部分断伤者1例,错切第2肋骨者1例。

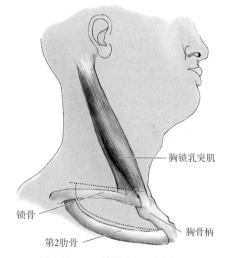

图115-8 锁骨上下联合切口

（徐文东　顾玉东）

参考文献

［1］田东 . 正中神经传导速度的测定对下干型胸廓出口综合症的诊断［J］. 现代电生理学杂志，2012，19（2）：92‑94.

［2］孙衍庆，朱大雷，李伟生，等 . 胸廓出口综合征诊断与治疗的几个问题［J］. 中华外科杂志，1982，20（7）：430‑434.

［3］顾玉东，张高孟，陈德松，等 . 臂丛神经血管受压征［J］. 中华医学杂志，1987，67（9）：512‑513.

［4］顾玉东 . 臂丛神经损伤与疾病的诊治［M］. 上海：上海医科大学出版社，1992：104.

［5］FENG J T，ZHU Y，HUA X Y，et al. Diagnosing neurogenic thoracic outlet syndrome with the triple stimulation technique［J］. Clin Neurophysiol，2016，127（1）：886‑891.

［6］GU Y D，ZHANG G M，CHEN D S，et al. Thoracic outlet syndrome［J］. Chin Med cal J，1988，101（9）：689‑694.

［7］LEFFERT R D. Thoracic outlet syndrome［J］. J Am Acad Orthop Surg，1994，2（6）：317‑325.

［8］SANDERS R J，PEARCE W H. The treatment of thoracic outlet syndrome：a comparison of different operations［J］. J Vasc Surg，1989，10（6）：626‑634.

［9］VAN ALFEN N，VAN ENGELEN B G M. The clinical spectrum of neuralgic amyotrophy in 246 cases［J］. Brain，2006，129：438‑450.

［10］WOOD V E，ELLISON D W. Results of upper plexus thoracic outlet syndrome operation［J］. Ann Thorac，1994，58（2）：458‑461.

［11］WOOD V E，TWITO R，VERSKA J M. Thoracic outlet syndrome［J］. Orthop Clin N Am，1988，19（1）：131‑146.

第七篇
功能神经外科

116 疼痛的病理生理和分子基础

痛,英文"pain"源于古希腊词"poine",为惩罚或受罪的意思。在神的允许下,人才能用药物(如鸦片等)来缓解。《说文解字》中记载:"疼,痛也。痛,病也。"传统医学著作《黄帝内经·素问·举痛论》描述:"经脉血气不通,卒然而痛。"传统中国医学认为,痛是阴阳五行、脏腑经络学说的气血病变,"寒湿内停,气血痹阻""痛则不通,通则不痛"。

现代医学认为,周围神经和中枢神经系统受到足够强度伤害或者可能的伤害刺激产生痛觉。疼痛是最常见的神经病理表现,是最复杂的感觉。疼痛与人体损伤或疾病密切关联,是疾病的常见症状;疾病常因疼痛被发现。疼痛的部位不一定是疾病的部位,深部病变可以在体表产生疼痛(如牵涉痛)。一般来说,疼痛由痛觉感受器受到刺激产生,痛觉感受器分布于全身所有组织。痛觉神经元即使没有受到刺激,也会自发性兴奋产生痛觉(如幻肢痛)。疼痛感觉形成和传导受到中枢神经系统的调节。

疼痛刺激信号经有鞘膜或无鞘膜的初级传入神经,从脊髓后根到脊髓。这些传入神经在后角从浅层到深层分布,通过脊髓网状束、脊髓间脑束、脊髓臂旁束(spinoparabrachial tract,SPT)和脊髓丘脑束(STT),经前外侧区投射到脑。直接脊髓丘脑投射终止在丘脑内侧和外侧部,这两个区域分别参与疼痛的传入激活和疼痛的描述。脊髓网状束(spinoreticular tract,SRT)和脊髓间脑束除负责意识的感觉功能外,更重要的是在疼痛下行调节系统

中参与痛觉的唤起,以及疼痛刺激的自动或主动反应。SPT主要由Ⅰ层神经元组成,通往杏仁核、下丘脑、中脑导水管周围灰质(periaqueductal gray matter,PAG)和尾状核头端髓质。

现在认为脑部不存在"痛觉中心"(pain center)控制复杂疼痛感觉。疼痛信号传递是一个网络,像一个"痛觉矩阵"(pain matrix)。对单一部位的毁损不能消除疼痛感觉,而刺激复杂系统中的任何一点都能诱发痛觉,却不伴有其他的躯体感觉。"痛觉矩阵"整合脑部不同区域的疼痛信号,包括躯体感觉皮质、岛叶、前扣带回(ACC)等,由上行传入系统和下行调节系统组成,是一个可塑的、动态的系统。全面认识痛觉形成系统,在研究疼痛的治疗中是非常重要的。痛觉起源于感觉,疼痛刺激的感知明显受到许多非感觉性因素的影响,如战场的士兵受到强大的损伤,却不感觉到痛。感觉疼痛是人体对有害物刺激肌体的防御机制,降低疼痛刺激的感觉有时对存活也是非常重要的。

116.1　疼痛的分子基础

116.1.1　门控制理论

痛觉受到中枢调节,是痛觉的重要特征。Melzack和Wall在1965年提出"门控制理论"(gate control theory),解释疼痛信号的整合、传导和调节。认为

下行调节通路和感受神经(Aα 和 Aβ 纤维)作用脊髓,调节 C 纤维传入的痛觉信号(图 116-1)。在脊髓水平痛觉传导存在抑制性中间神经元,称为"门"。由"门"来控制或促发脊髓传导束的投射神经元传导疼痛信号。C 纤维可单独激活投射神经元和抑制中间神经元。C 纤维的抑制性作用在中间神经元,可以增强疼痛信号在环路中的传递,中间神经元则是单纯抑制投射神经元的兴奋。下行调节通路就是在脊髓中传导,与中间神经元产生突触联系,兴奋抑制性中间神经元,从而抑制投射神经元的传导痛觉信号。Aα 和 Aβ 纤维也可以增加中间神经元的抑制作用,从而减少痛觉信号在脊髓中的传导。"门控制理论"解释了传统医学中疼痛治疗手段的有效性。针灸刺激了周围痛觉感受器,缓解疼痛的作用可能是兴奋抑制性中间神经元,降低了疼痛信号在脊髓的传递。

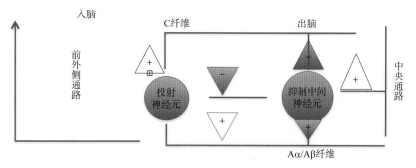

图 116-1 门控制理论

注:脊髓水平控制疼痛传递,C 纤维中疼痛信号触发投射神经元的兴奋,降低抑制中间神经元的活动。从脑发出的信号以及传入神经(Aα/Aβ 纤维)触发中间神经元活动(其抑制投射神经元)。中间神经元同时接受非疼痛信号,起"门"开关作用。

116.1.2 疼痛的分子学基础

20 世纪 90 年代以后,逐渐明确了疼痛分子机制在痛觉形成和疼痛系统的可塑性中的作用。身体组织的损害造成大量活性物质释放,这些物质引起局部免疫细胞的聚集,产生炎性反应。急性反应起一定的保护作用,慢性反应则引起疼痛。神经组织的直接伤害造成病理性疼痛,会在愈合过程中持续存在。慢性炎性反应和神经病理性痛觉是非保护性,是中枢神经系统激活和可塑性的表现。受损组织的疼痛感知是传入神经元的激活,受下行调节通路的控制,是经脑部复杂整合认知和情感的表达。

(1) 周围痛觉神经元的激活

初级痛觉神经元的主体在后根或三叉神经节,周围支分布在皮肤、内脏、深部肌肉关节处,中枢支入脊髓或脑干。直接传递(配体门离子通道)或间接传递(经激活细胞内信号分子,如 G 蛋白偶合受体)刺激激活痛觉。这些激活启动了电压门钠钾离子的动作电位。痛觉的初级传入神经分两种,A-δ 纤维和 C 纤维。有薄层鞘膜的 A-δ 纤维比 C 纤维传导速度快,引起刺痛感,C 纤维引起钝痛感、弥散的烧灼痛感。组织损害和细胞受损释放了腺苷三磷酸(ATP)和谷氨酸,刺激游离的神经末梢,启动瀑布样神经炎性反应。激活的神经末梢释放疼痛前体物质或神经多肽物质[如 P 物质、降钙素基因相关肽(CGRP)和 Y 神经多肽]。这些物质激活炎性反应,聚集免疫细胞,释放炎性介质(如前列腺素、缓激肽、细胞因子、5-羟色胺和组胺等),进一步的血管反应和血管外组织浆液堆积加剧了炎性反应(图 116-2)。

不同的痛觉传入纤维释放不同的神经多肽物质。C 纤维可分为两类:多肽能和非多肽能神经纤维。多肽能神经纤维包含和释放神经多肽(如 P 物质和 CGRP),也可表达神经生长因子(NGF)、络氨酸激酶 A 受体。非多肽能神经纤维不能合成这些多肽,但可结合同工凝集素 GS-IB4,同时对胶质来源的神经趋向因子敏感。这种不同类型的痛觉传入纤维有着不同的反应模式,形成了复杂的痛觉传入过程。

痛觉传入纤维表达内源性炎性介质受体,如缓激肽(B_2 和 B_1 受体)、5-羟色胺(5-HT3 受体)、前列腺素 2(EP 受体)、组胺、质子泵(酸敏感的离子通

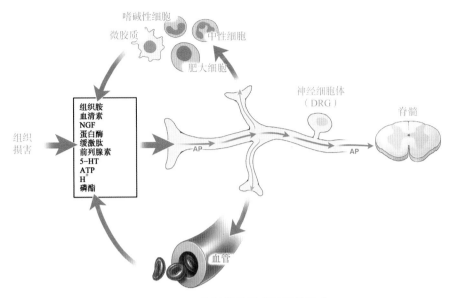

图 116-2 血管活性物质激活炎性反应

注:组织损害启动炎性环,组织损害造成大量物质释放,刺激痛觉纤维释放神经传递物质(P 物质,降钙素基因相关的多肽),扩张血管,聚集免疫细胞,释放更多的炎性介质。ATP,三磷酸腺苷;AP,动作电位;DRG,后根神经节;H⁺,氢离子;5-HT,5-羟色胺;NGF,神经生长因子。

道 1、2、和 3)、ATP 受体(代谢性 P2Y 受体和 P2X2 受体)和离子性 P2X3 受体。很多受体蛋白可以被炎性物质激活或者调控,如瞬时受体电位(TRP)通道。TRP 通道包括一组非选择性阳离子通道的蛋白质,参与温度(热、冷)刺激、机械刺激造成的痛觉传入过程。TRPV1 可以被很多化学刺激打开,如辣椒素(辣椒的活性物质),温度变化时(>43℃)也可打开。TRPV1 参与炎症瀑布多个过程,是痛觉过敏的关键蛋白。TRPV2 主要在 A-δ 纤维中,有较高的阈值(>52℃),TRPV3 和 TRPV4 主要在上皮细胞中,激活阈值比较狭窄(25~35℃)(图 116-3)。

组织损伤或炎症会加剧疼痛,如痛觉过敏和痛觉异常(allodynia)。痛觉过敏是指正常疼痛刺激引起过度的疼痛感觉。痛觉异常是指正常非疼痛刺激引起疼痛感觉。痛觉过敏是由于痛阈降低或对正常组织中等度的刺激出现过度的剧烈疼痛感觉,分为原发性和继发性(图 116-4)。原发性痛觉过敏是指损伤部位或损伤后炎性细胞释放的物质刺激初级传入神经。是由于降低阈值或增加阈上刺激和化学介质造成的。内源性物质可以增加神经元对机械和温度刺激的敏感性,包括前列腺素类、缓激肽、T 激酶、5-羟色胺和氢离子等。继发性痛觉过敏是

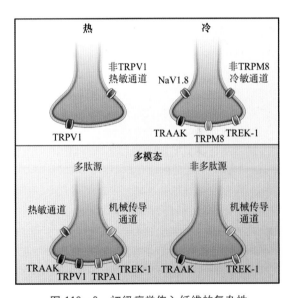

图 116-3 初级痛觉传入纤维的复杂性

注:每一种痛觉感受器表达特定的受体和离子通道的补体,对痛觉刺激前体物质和炎性介质敏感。

发生在损伤部位的周围,强烈的痛觉刺激对突触产生影响,突触出现可塑性改变;后角的痛觉神经元对低阈值感受器的原先不敏感的信息传导出现反应。

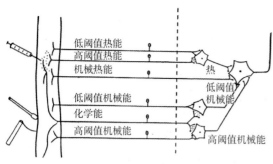

低阈值热能
高阈值热能
机械热能
热
低阈值
机械能
低阈值机械能
化学能
高阈值机械能
高阈值机械能

图 116-4　痛觉过敏

除刺激过程、组织状态（正常或炎症状态）、免疫信号的因素外，这些反应至少部分是由于疼痛传递的动态调节造成的。经初级疼痛感受器传导的疼痛信号可以在脊髓后角和脊髓以上被放大。脊髓后角往往是疼痛的敏感中心，在这个平面增加疼痛神经元的敏感性，降低疼痛阈值，增加反应性，扩大信号接收的范围。

内脏疼痛刺激主要由 A-δ 纤维和 C 纤维传导，痛感弥散和不易定位。内脏传入纤维随交感神经入脊髓，神经炎性物质和受体通道也类似于躯体痛觉。内脏器官的炎症会造成传入神经的高敏状态出现胃肠道的功能性疾病，如结肠激惹综合征。

肌肉牵拉和缺血会造成肌肉疼痛。大多数的肌肉传入纤维是低阈值的，一半不到的Ⅲ类和Ⅳ类纤维是痛觉纤维。这些纤维的高敏状态可引起肌肉的广泛疼痛疾病，如纤维肌肉痛。

骨骼痛是由于关节骨膜的痛觉传入神经的激活。骨关节炎时关节周围的痛觉神经处于高敏状态。关节退行变造成的慢性疼痛机制还不甚明确。癌症骨转移性疼痛是炎性反应和神经性多种原因造成的。大约有 75% 的晚期癌症病例有骨痛，表现为持续疼痛背景下，突然加重的混合痛，治疗有难度。

周围组织受损后引起炎性瀑布，释放了大量的炎性物质（"炎性汤"），通过直接受体结合或者通过细胞内信号传递，打开了各种离子通道。周围致敏的最常用药物是环氧化酶-1 和环氧化酶-2，抑制前列腺素合成。NGF 也是重要的炎性物质，激活 C 纤维表达的络氨酸激酶 A 受体，使周围痛觉纤维致敏。络氨酸激酶 A 受体调控 TRPV1，诱导各种痛觉前体物质的表达，药物可包括抗 NGF 抗体和 TRPV1 受体的拮抗剂。

痛觉神经元对化学物质的敏感性在炎性疼痛过程中起重要作用。化学介质对痛觉神经元的调节主要依赖其对膜离子通道的作用。可以是直接的，即通过特定物质与膜受体结合（配体门通道）；也可以是间接的，即通过细胞内第二信使的作用（三磷酸肌苷、乙酰甘油、环磷酸腺苷）。化学介质通过这两种机制使动作电位发放或增强其他刺激的兴奋作用，也可作用于配体门通道，激活不同类型的非选择性离子通道。辣椒素门通道的内源性配体还未确定，但在炎症或缺血时，质子浓度增加可激活或调节辣椒素门通道。许多介质可通过电压门通道的第二信使系统起作用，包括前列腺素、组胺、5-羟色胺和缓激肽受体。

初级传入神经元合成兴奋性氨基酸和大量的神经肽，作为神经传递物质和调节物质，如谷氨酸、P 物质、降钙素基因相关肽、血管活性肠肽和生长抑素等。这些物质与初级传入神经元的感觉调节无明显关系，当 C 类纤维兴奋时，分泌进入后角的细胞间隙中。氨基酸主要是快速兴奋突触活动的物质，P 物质介导慢突触活动，其他为突触传递的调节物质。后根神经节神经元合成的神经肽是参与神经源炎性物质。P 物质的神经源性释放与关节炎的严重程度有关。脑膜神经源性炎性反应，通过 P 物质和降钙素基因相关肽的释放引起头痛。麦角碱等抗偏头痛药物主要是通过抑制神经肽的释放而起作用。

（2）痛觉传导的激活

初级传入神经末梢释放的神经递质让神经末梢去极化，激活电压门钙离子通道。中枢神经系统与周围神经系统一样，也是通过炎性过程，在初级传入神经纤维和脊髓的二级神经纤维之间的突触前后传递痛觉。初级神经纤维中神经递质和多肽物质的释放又可刺激血管反应，聚集免疫细胞（包括微胶质细胞、星形细胞、T 细胞等）释放炎症介质。这种神经炎性反应和神经传递受到下行调节系统的控制，对疼痛传递产生抑制或易化（图 116-5）。

（3）中枢系统的激活

周围神经持续的重度刺激导致中枢神经系统疼痛环路的可塑性改变，称为中枢敏感化。突触后反应的激活可能是由于激活了谷氨酸能突触中代谢性谷氨酸能受体，或者是激活了静止的 N-甲基-D-天冬氨酸（NMDA）受体。

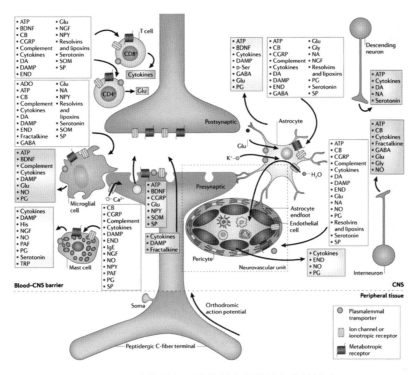

图 116 - 5 中枢神经系统的神经源性神经炎性活动

注:初级神经纤维释放的神经递质和神经多肽(蓝色)引起在突触间各部分的免疫反应、血管反应以及高一级
神经纤维的反应。与周围神经系统一样,中枢神经系统的各个细胞都能释放炎性和抗炎性介质。粉红色框为
星形细胞,绿色框为微胶细胞,紫色框为肥大细胞,虚框为内皮细胞。同时会影响受体或者通道(浅黄色框)。
来自上级中枢的神经元抑制神经源性神经炎性反应。ADD,腺苷;ATP,三磷酸腺苷;BDNF,脑源神经趋向因
子;CB,大麻酚;CGRP,降钙素基因相关肽;DA,多巴胺;DAMP,危险相关分子模型;D - SerD,色氨酸;END,
内皮细胞;GABA,γ 氨基丁酸;Gly,甘氨酸;His,组胺;NPY,神经多肽 Y;PAF,血小板刺激因子;PG,前列腺
素;SOM,生长抑素;SPp,物质;TRP,类胰蛋白酶。

疼痛的下行调节系统主要作用于脊髓后角。发自 PAG、延髓前端腹内侧(rostral ventromedial medulla,RVM)、蓝斑核、缝核的 5 -羟色胺能、肾上腺素能、多巴胺能通路,加上局部 γ 氨基丁酸(GABA)和甘氨酸的中间神经元,调节后角投射纤维的兴奋性。抑制性中间神经元释放内源性阿片多肽,可以减少痛觉传递前体物质的释放,从而抑制脊髓后角内 Ⅰ 层和 Ⅴ 层的神经元。在神经疾病时,这种抑制作用会减弱,可能是激活的微胶质细胞或星形细胞的参与(图 116 - 6)。

116.2 疼痛的病理生理基础

116.2.1 痛觉上行传入系统

(1)初级传入神经

痛觉感受器和非痛觉感受器(机械和温度)分布在全身(表 116 - 1)。绝大多数的痛觉传入神经为有薄鞘膜的纤维(皮肤 A - δ 类,肌肉Ⅲ类)或无鞘膜的纤维(C 类、Ⅳ 类)。针刺、高温或电流给予皮肤一次非常短暂的伤害性刺激,引起双重痛觉反应。立即出现的刺激定位、范围、强度等明确而清晰的是第 1 痛或快痛,持续不到 50 ms。稍后出现的烧灼、弥散、不适、难以忍受的是第 2 痛或慢痛。第 1 痛由 A - δ 类纤维传导,第 2 痛由 C 类纤维传导。

体表痛觉感受器对热、冷、机械和化学刺激起反应。体表痛觉感受器多样性,主要为多形 C 类纤维痛觉感受器,对机械和热刺激起反应,平均热阈值为 42℃。A 纤维的机械热痛觉感受器阈值较高(Ⅱ型为 45℃,Ⅰ 型为 53℃)。近来发现存在所谓的"静息"痛觉感受器和机械不敏感的传入神经,在正常组织内不敏感,而对炎性介质相当敏感。

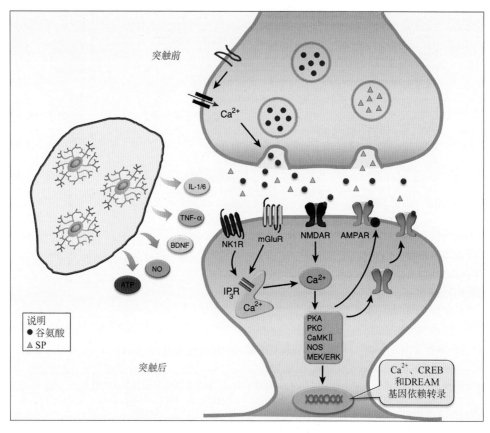

图 116-6 突触可塑性变化的机制

注:突触电位通过 NMDA 受体造成钙离子内流,增加了 AMPA 受体的膜插入。钙离子的内流加上细胞内钙储存的释放,通过突触到细胞核信使和基因的转录,导致持续的可塑性变化。微胶质细胞释放的介质会增强突触电位。ATP,三磷酸腺苷;BDNF,脑源神经趋向因子;CaMKⅡ,钙/调钙素依赖的蛋白激酶Ⅱ;CREB,单磷酸环腺苷反应相关结合蛋白;DREAM,下行调节因子拮抗剂;IL,白介素;IP3R,肌醇三磷酸受体;MEK/ERK,有丝分裂激活的蛋白激酶/细胞外信号激酶;mGluR,代谢源性谷氨酸受体;NK1R,神经激肽 1 受体;NO,一氧化氮;NOS,一氧化氮合成酶;P,磷酸化位点;PKA,蛋白激酶 A;PKC,蛋白激酶 C;SP,p 物质;TNF-α,肿瘤坏死因子 α。

表 116-1 周围神经中痛觉和非痛觉纤维的分类

纤维组	神经支配	平均直径(范围)(μm)	平均传导速率(m/s)
Erlanger/Gasser 分类			
皮肤感觉纤维			
A-β	低阈值机械感受器	8(5~15)	50(40~70)
A-δ	低阈值毛发机械感受器	3(1~4)	15(2~40)
	机械-热感受器(Ⅰ型)AMH		
	化学敏感感受器(Ⅱ型)AMH		
C	机械、热、化学痛觉感受器	1(0.5~1.5)	1(0.5~2)
交感传出纤维			
B	神经节前	3(1~3)	7(3~15)
C	神经节后	1(0.5~1.5)	1(0.5~2)

纤维组	神经支配	平均直径(范围)(μm)	平均传导速率(m/s)
Lloy/Hunt 分类			
肌肉感觉			
Ⅰa	原发性肌索	15(12～20)	100(70～120)
Ⅰb	肌腱器		
Ⅱ	继发性肌索	9(4～12)	55(25～70)
	分散神经末梢		
	板样神经末梢		
Ⅲ	机械痛觉感受器	3(1～4)	11(10～25)
Ⅳ	机械、化学痛觉感受器	1(0.5～1.5)	1(0.5～2)
	温度感受器		

在正常组织中,热痛觉反应与刺激 C 类机械痛觉感受器纤维动作电位的强度一致。皮内注射辣椒素引起痛觉,其强度与热、机械痛觉感受器的放电一致。在周围神经的皮内刺入微电极,记录微电图,发现初级传入神经的动作电位发放与人的感觉相关。单次或低频率的刺激初级传入神经不足引起痛觉。频率超过 3 Hz 产生痛觉,痛觉强度与频率相平行,疼痛感觉是持续的、非间断的。微电极刺激引起疼痛的投射区与自然状态下刺激神经末梢引起的是一致的。刺激 A-δ 痛觉传入神经引起刺痛觉,电刺激多形 C 类纤维痛觉感受器可形成钝痛觉或烧灼痛觉(部分可出现痒感)。

创伤,不正确锻炼或炎症可造成肌肉和关节的疼痛,常为 C 类纤维兴奋,也可能是 A-δ 纤维,表现为弥漫性的深部钝痛觉。肌肉中Ⅲ类和Ⅳ类纤维半数为痛觉神经,其他的为低阈值传入纤维,传递深部压力信息。对温度敏感的传入纤维参与温度调节。

内脏对牵拉敏感,对切割或烧灼不敏感。内脏器官中相邻传入神经纤维的分支丰富,感受野相互重叠面积达 100%,与皮肤传入纤维比,小纤维占的比例更大,传入纤维数量更少,只占背根传入纤维10%不到。

大脑动脉环、硬脑膜及其血管和静脉窦是颅内产生疼痛的结构。它们受三叉神经一级支、颈上神经节(基底动脉和椎动脉)和上迷走神经节(基底动脉)的支配。大脑动脉环的神经分布丰富,随动脉分支向远端明显减少。三叉血管感觉纤维广泛分布,支配大脑中动脉和脑膜中动脉。头痛与神经源炎性反应有关。

痛觉传入神经的细胞体位于脊神经后根神经节和第Ⅴ、Ⅶ、Ⅸ、Ⅹ对脑神经的相应感觉神经节内。痛觉神经元曾被认为只发出 1 个中枢突和 1 个周围突,目前发现它们可发出 2 个中枢突和/或 2 个周围突。中枢突经后根进入脊髓,少数经前根止于后角。

绝大多数的躯体疼痛刺激是通过后根神经到达脊髓。有的通过后根直接进入脊髓,有的则先通过前根和前角,再止于后角表层(图 116-7)。这解释后根切断术有时不能止痛,而后根神经节切除术对消除脊髓水平的疼痛有较好的效果。

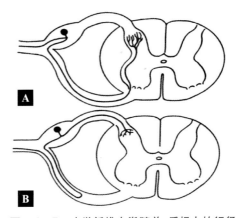

图 116-7 痛觉纤维在脊髓前、后根中的行径

注:A. 痛觉神经在后根神经节发出神经纤维通过前根进入脊髓前角,通过前后角内联系,再止于后角的表面;B. 部分痛觉纤维在前根中行一段后,再回到后根。

(2)脊髓后角和上行传导束

次级感觉神经位于脊髓灰质内。脊髓灰质内含有大量的大小不等的多极神经元,大多数神经元的胞体组合成群。群内细胞有相似形态和相同功能,其轴突有共同的终点,细胞排列有序。人类脊髓灰质的细胞构筑分层结构,灰质分为10层(图116-8)。

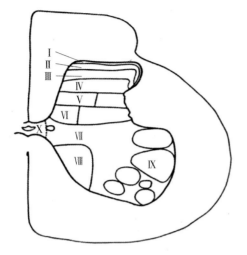

图116-8 Rexed脊髓灰质细胞构筑

注:在所有的哺乳动物中均有相似的结构。Truex和Taylor证实在人类也有相同的细胞构筑分层结构。

Ⅰ层相当于后角边缘区,内有后角边缘核,是覆盖在后角表面的灰质薄膜。神经纤维从后外侧束(或Lissauer束)和周围白质进入该层,形成边缘丛。该层由大量水平排列的轴突组成,主要是A-δ纤维。

Ⅱ层相当于胶状层,细胞类型较多,轴突无髓鞘。主要由有柄细胞和小岛细胞组成。有柄细胞的轴突主要在Ⅰ层,树突从胞体向脊髓腹侧进入Ⅱ~Ⅳ层,主要与Ⅰ层的痛觉投射神经元的轴突相连。小岛细胞的轴突主要在Ⅱ层,树突是沿腹背方向分布,形成树突间和树、轴突间的联系。初级传入纤维止于后角的表层(Ⅰ)和深层(Ⅱ)。

Ⅲ层和Ⅳ层相当于后角固有核。Ⅲ层含较多间隙较大的神经元,由初级传入神经纤维组成。该层有2种类型的神经元,即突触后背柱神经元和脊颈束神经元。

Ⅳ层含非常大的神经元,细胞类型与Ⅲ层相同。纤维联系至Ⅰ层和Ⅲ层。接收前几层传入纤维。初级传入神经直接延续为粗大的有鞘膜轴突。Ⅲ层和Ⅳ层的神经元广泛分叉,形成致密丛,功能上为中间神经元。

Ⅴ层的细胞体结构多变,主要为STT神经元、突触后神经元和脊颈髓束神经元。直接末梢为粗大的有鞘膜初级传入神经元(A-β)。突触后神经元有低阈值、宽动态阈和痛觉特定的特点。痛觉过敏可能是痛觉特定神经元的低阈值传入。

Ⅵ层仅见于脊髓的颈腰膨大处。该层神经元主要为脊髓固有的,部分则投射至丘脑或外侧颈核。

Ⅶ层组成脊髓灰质的中间区,有Clark背核和外侧中间核组成。

Ⅷ层和Ⅸ层组成脊髓灰质前角。Ⅷ层主要位于颈腰膨大的前角内侧部。Ⅸ层是由α和γ运动神经元组成。虽然这些层主要是运动功能,但含有STT的神经元。

Ⅹ层组成中央管周围区域,主要接受内脏传入。

Lissauer束又称后外侧束,是包绕后角表层的脊髓边缘束。此束主要由有鞘膜的细纤维(A-δ类)和无鞘膜纤维(C类)组成,主要传导疼痛信号。轴突进入后角表面,分叉为小的升支和降支,形成Lissauer束,进入后角与中间神经元和STT纤维细胞突触连接。

脊髓传导束:痛觉神经元在脊髓中形成传导束,主要位于脊髓的前外侧柱束、后柱束(dorsal column tract,DCT)和多突触系统。

前外侧柱:由STT、SRT、脊髓中脑束(spinomesencephalic tract,SMT)和SPT组成。前外侧柱是传导痛、温觉的主要上升通道。前外侧柱切断术已被用于治疗难治性疼痛,是止痛手术的主要靶点,缓解持续时间与毁损部位和范围相关。

STT由来自Ⅰ、Ⅳ和Ⅴ层的投射纤维组成,位于脊髓外侧柱的前半和前柱中。神经纤维大多投射至对侧组成前外侧柱,少数组成脊髓丘脑前束。新STT由Ⅰ和Ⅴ层神经元投射而成,旧STT源自后角深层。新STT在前外侧系统中偏外侧,止于丘脑腹后外侧核(VPL)的尾部和头部及丘脑后部的内侧。丘脑发出神经元投射至躯体感觉皮质,包括第一躯体感觉区、第二躯体感觉区和岛叶后皮质。旧STT位于偏内侧,投射至脑干的网状层,然后至PAG、下丘脑、丘脑内下核及丘脑正中板内核,通过多突触回路投射至前额边缘结构和脑的广泛区域。

三叉神经、三叉神经节和三叉神经脊束核可以被认为是脊神经和后根神经节的特例。头面部伤害感受器的传入纤维经第Ⅴ、Ⅶ、Ⅹ对脑神经和C₁、C₂脊神经止于三叉神经脊束核,经新三叉脑束投射至丘脑腹后内侧核（ventral posterior medial，VPM），交换神经元后投射至大脑体感皮质；经旧三叉丘脑束和三叉网状中脑束，投射至网状结构、下丘脑和内侧的丘脑核群，交换神经元后投射至边缘前脑结构和弥散地投射至脑的其他部位。大多数的 Λ-δ 和 C 纤维传递痛觉信息进入 C_2、C_3 水平的下底核。上述神经通路除了传递伤害感觉冲动外，还

传递其他感觉信息。与旧脊髓丘脑束相同，旧三叉丘脑束的功能可能是情感性或伤害性，而不是感觉辨别功能。脊核下的颌纤维大多位于背侧，至腹侧中眼支投射区，脊束核的排列是这样的，越接近口唇和鼻下部，投射区越高，而面部周围位于该束的下部。这种面部"洋葱皮"分布，在上颈段脊髓损伤或三叉神经尾部切断手术中可见（图 116-9）。

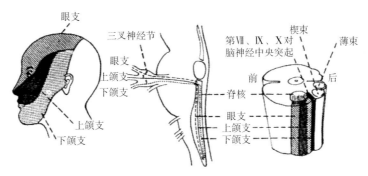

图 116-9　三叉神经系统分布图

注：三叉神经脊束核在脑干中的分层分布，延续至上颈髓。

SRT 由来自后角的投射纤维组成，位于脊髓的前外侧部。脑干的网状系统主要接受 SRT 的投射。在腰段，SRT 以对侧纤维为主，在颈段，SRT 由双侧纤维组成。在脊髓，SRT 伴随 STT 和 SMT 上行，在脑干，SRT 位于内侧。网状系统在痛觉机制中起重要的唤起作用，对痛觉感知起激发和易感作用。

SMT 由来自 I、V 层和深层的投射纤维组成，位于脊髓前外侧部，止于网状系统。SMT 的主要作用为自主反射及激发和易感作用。因其也投射于丘脑腹底核，可能参与辨别功能。大多数纤维在前外侧和后外侧系统中投射至对侧，而 25% 在同侧。在中脑水平，它止于网状系统的前底核，包括 PAG 的前下核、丘间核、艾魏核等。前部主要投射至丘脑的腹底核和内侧核，及边缘系统。

SPT 是由脊髓后角中的 I 层内神经元组成，主要投射到杏仁核、下丘脑，同时也投射到 PAG 及延髓尾端腹外侧部。SPT 主要传导疼痛的情感和自主神经的反应部分。

DCT：一部分后角神经元细胞体的中枢突起进入脊髓，在后角内侧组成 DCT 上升。DCT 曾认为传递深感觉和精细触觉，现在认为 DCT 除原传入纤维外，还有自脊髓灰质第 III 和 IV 层神经元突触后纤维，称后柱突触后系统（dorsal column postsynapse

system，DCPS）。DCPS 按躯体相应部位排列，即下肢感觉进入外侧，上肢在内侧。此束可能与疼痛感觉的辨别和痛觉的调节有关。

脊髓多突触上行系统（multiplesynapsic assending system，MAS）：脊髓前、侧和后索内存在脊髓固有纤维，它们来自第 V～VIII 层的神经元细胞体，上行或下行几个节段就交换神经元，构成 MAS，它与伤害感受信息和传递有关，接受深部疼痛感觉和中线结构的感觉，投射至脑干的网状系统，然后至丘脑正中板内核。在疼痛平面中线切开脊髓背部能缓解疼痛可能与之有关。传导纤维主要投射至对侧，但部分位于同侧的脊髓丘脑前束。其他通过脊髓后部的传导束（如后索突触后系统、脊髓固有多突触上升系统等）可能与前部脊髓切开后，疼痛起先有效而后再现的现象有关。

（3）脊髓以上系统

丘脑广泛联系脊髓传导束，有大量核团和皮质区域的重要结构，是形成痛觉的重要结构。主要分内侧和外侧系统两部分，内侧系统与疼痛情感有关，外侧部与疼痛感知有关。外侧系统包括丘脑腹侧和后部核团，以及投射大脑皮质的纤维。

丘脑核团包括 VPM、VPL 和腹后下核（ventral posterior inferior，VPI）。VPM 和 VPL 又称为腹尾

核(ventral caudal nucleus，VC核)。

内侧系统包括丘脑内侧核、板内核，以及投射到 ACC 和前额内侧皮质（medial prefrontal cortex，MPFC）的纤维。板内核由多个小核团组成，接受脊髓灰质中深层部分的传入纤维，弥散投射到大脑多个区域，甚至有顶叶后部和运动皮质。刺激板内核团会产生疼痛感，伴有呼吸困难、头昏等不适感觉。内侧丘脑的毁损术可以治疗难治性疼痛和中枢痛。

外侧系统直接接受来自脊髓后角的脊髓丘脑束。VC 核中 VPL 接受脊髓丘脑束的传入纤维，VPM 接受脊髓三叉核团的传入纤维（可看作"延髓后角"），主要投射到感觉皮质［大部分到第一躯体感觉皮质（SⅠ），小部分到第二躯体感觉皮质（SⅡ）］。VC 核团的毁损术可用于治疗神经源性疼痛，可以减轻对侧躯体的温度和机械性疼痛，也降低了触觉和本体感觉，但有可能造成医源性中枢痛。

脑干是脊髓和丘脑之间传导疼痛的通路，上升传导束和下行调节系统在脑干汇集。脊髓网状通路接受脊髓后角深层的传入纤维，投射到脑干的内侧和外侧核心区，主要投射到外侧网状核团、背侧网状核团、脑干巨细胞核团、RVM 和脑干内侧臂旁核。

脊髓臂旁通路接受脊髓后角Ⅰ层的传入纤维，投射到脑干外侧臂旁核，再投射到下丘脑，丘脑腹内侧核和杏仁核的中央内侧区。这种投射联络很有可能与疼痛诱发的行为有关（如防御行为、打斗、激动等）。

脊髓中脑通路主要投射到外侧和腹外侧 PAG，可能与疼痛诱发的应对行为的反应有关，同时与下行调节通路相联系。

（4）大脑整合系统

单独毁损大脑皮质一个点不能消除疼痛，说明痛觉有特殊的皮质下整合过程。没有一个单独皮质区域可以主导整个痛觉的复杂整合过程。虽然单独毁损不可以消除疼痛，但疼痛网络中任何点的刺激却能诱发急性痛觉。脑部不是一个痛觉中心，而是一个痛觉网络。众多疼痛相关区域组成了"痛觉矩阵"。慢性疼痛的网络机制又更加复杂。"痛觉矩阵"主要有 5 个区域：大脑初级感觉皮质（SⅠ）、大脑二级感觉皮质（SⅡ）、岛叶、ACC 和前额叶。

感觉皮质：包括 SⅠ和 SⅡ，主要是对疼痛刺激的感知，疼痛的位置和持续时间等。边缘系统和旁边缘结构主要是对疼痛的产生情感和易化作用。SⅠ位于中央后回，中央沟后方，从纵裂至外侧裂。SⅡ位于外侧裂上方的顶叶中。SⅠ、SⅡ中有能感受有害或无害痛刺激的空间、时间和强度的神经元。SⅠ直接接受对侧丘脑腹下核（腹外侧核、VPM）的投射（图 116－10）。下肢感觉位于半球的内侧，上肢感觉位于凸面，面部感觉位于更低处。言语中枢位于优势半球 Broca 区。SⅡ接受对侧和同侧丘脑腹底核和丘脑后核群的投射。其他皮质区域接受直接或间接的躯体感觉投射。额叶接受丘脑内侧背核的投射，并回到内侧背核。内侧底核投射至眶额叶，再投射至扣带回和躯干感觉皮质。额叶和顶叶将躯干感觉皮质和听视觉皮质传递到杏仁核和海马，形成疼痛刺激后情感行为的解剖基础。Ploner 报道发现 SⅠ和 SⅡ区脑梗死患者，不能明确描述和定位疼痛刺激的性质，却能说是一种难以定位的不适感觉。说明 SⅠ、SⅡ受损产生疼痛的感受（affect），却无疼痛的感觉（sensation）。

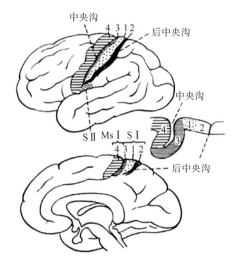

图 116－10　左侧半球的外侧面和内侧面运动区和感觉区的分布

注：SⅠ，初级感觉皮质，包括 1、2、3 区，分别为体感皮质内侧、末尾和前端区；SⅡ，二级感觉皮质；MsⅠ，初级运动皮质，为 4 区。

刺激局麻患者的躯体，感觉皮质会产生疼痛刺激兴奋。一般认为大脑皮质不介导疼痛信号，事实上感觉皮质损伤会产生如"丘脑疼痛"样痛感。切除大脑皮质不能达到止痛效果，即使切除中央后回，仅少数病例疼痛缓解。切断眶额皮质的纤维联系，或者切断扣带回,阻断边缘系统回路,也只能短时缓解顽固痛。

对疼痛刺激反应的神经元以躯体形式排列在SⅠ和SⅡ(图116-11)。fMRI和PET能确定SⅠ、SⅡ和扣带回皮质的兴奋位置,有助于了解生理和病理性疼痛的机制。刺激这些区域的整体效应不产生疼痛的感觉,切除这些区域不能缓解顽固性疼痛,却可能加重疼痛。慢性电刺激一级运动皮质可缓解丘脑梗死后的失传入性疼痛,可能是运动感觉皮质或者皮质丘脑的连接作用。

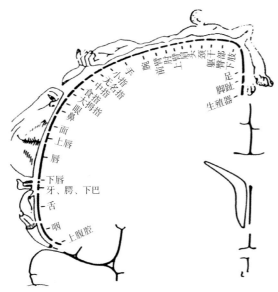

图116-11 对侧躯体的感觉以相对应的方式分布在感觉皮质

岛叶:岛叶位于外侧裂的深部,为额叶、颞叶所覆盖。目前认为岛叶是"痛觉矩阵"的一个中心结构。岛叶结构还可以细分为前部和后部,前部、中前部参与疼痛信号的处理,后部参与疼痛刺激的触觉感知。岛叶本身有处理疼痛的环路,还能整合更大范围的感觉刺激和疼痛刺激。

岛叶的痛觉功能与相邻皮质(如SⅡ)相似。深部电极记录发现,疼痛刺激肢体后,岛叶兴奋的潜伏期比外侧裂上方相邻皮质的时间要稍微长些,表明岛叶和其他皮质在疼痛处理过程中不是平行的而是序列的。刺激岛叶诱发的广泛躯体感觉(如温度、疼痛、偏身感觉异常)常伴有非感觉性的反应(如咽喉收缩、言语中断等),范围要大于SⅠ、SⅡ。有害温度的刺激可引起岛叶的兴奋。岛叶受损可以表现为

对疼痛的行为和生理反应出现异常,而痛觉是正常的。痛觉是一种特殊的情感状态,岛叶是驱动情感的稳态中心。

ACC:分前段和后段,是Brodman 24、32区。整个扣带回是疼痛的情感反应的重要结构。疼痛刺激后扣带回的兴奋潜伏期与SⅡ是平行的、一致的。ACC很少传出刺激,主要是接受丘脑中间核团、后内侧核团、束旁核的传入刺激。疼痛刺激后出现的不适感受时,可以发现ACC的选择性兴奋。目前发现第一痛与SⅠ相关,第二痛与ACC有关,两者都会引起SⅡ的兴奋。选择性ACC切开术治疗顽固性疼痛,疼痛缓解有限,但毁损后患者会认为疼痛不是那么难受和讨厌。长期随访发现这些患者的执行功能(executive functioning)和主观行为有缺陷。

前额叶(prefrontal cortex):包括皮质运动区前一大片皮质区域。前额叶作用是对疼痛刺激的认知,而不是直接的痛觉,与慢性疼痛的形成有关。前额叶内侧和后外侧区参与疼痛刺激引起的注意力和高级执行功能。后外侧区与痛觉的安慰缓解相关,受到期望的调节。

116.2.2　痛觉下行调节系统

在实验室,疼痛的严重程度与刺激强度相关。在临床,疼痛的严重程度与损伤强度有时不直接相关。期望、意念和情感对痛觉有重要的调节作用。脑部不单纯被动接收疼痛刺激,而是通过下行调节系统,主动地、动态地调节痛觉形成。在脊髓后角水平影响初级传导结构,参与疼痛感觉过程。痛觉调节回路能调节(降低或增强)疼痛刺激的信号传递。药物、针刺或电刺激治疗慢性疼痛,可能通过这些调节机制起作用。

中枢神经系统存在4个层次的痛觉下行调节系统:①皮质和间脑系统;②中脑PAG和脑室周围灰质(PVG),富含脑啡肽和阿片受体;③延髓头端腹侧结构,特别是接受PAG兴奋性传入的缝际大核(NRM)等神经核,它们又发出5-羟色胺能和去甲肾上腺素能纤维经由腹侧索下行;④延髓和脊髓的后角,接受从NRM等核下行的5-羟色胺能纤维,神经末梢终止于第Ⅰ、Ⅱ、Ⅴ层内的伤害性感受神经元(包括中间神经元,发出STT、SRT和SKT等传导束的神经元)。蓝斑核和脑干其他部位的去甲肾上腺素能神经元也发出下行纤维作用于后角内的伤害感受神经元。

（1）皮质和间脑下行系统

S Ⅰ、S Ⅱ和间脑多个结构对脊髓和延髓后角的疼痛传入有抑制作用。刺激 S Ⅰ可抑制多效应神经元的放电，抑制脊丘束神经元对伤害性热刺激和机械能刺激的反应。刺激 S Ⅰ和 S Ⅱ可抑制三叉神经脊束核内神经元对疼痛刺激的兴奋。S Ⅰ和 S Ⅱ发出的皮质脊髓束纤维与多数的皮质脊髓束纤维共同走行。感觉皮质的纤维终止于脊髓灰质的第 Ⅰ～Ⅶ层，运动皮质的传出纤维则终止于第 Ⅶ～Ⅸ层。传出至第 Ⅰ、Ⅱ层的皮质脊髓纤维对后角神经元具直接的突触后作用。S Ⅰ和 S Ⅱ的神经元还投射至纹状体、丘脑的腹后核、网状核、板内核、中脑、网状结构等。它们可能加强中脑和延髓结构对痛觉的抑制作用，与应激状态下的痛觉缺失有关。

PVG、内侧外侧下丘脑、丘脑的体感觉核、视前区等间脑结构参与对脊髓和延髓内后角伤害性感受信号传递的下行控制。刺激丘脑 VPL 和 VPM 核抑制后角内神经元的放电。刺激 PVG 和下丘脑提高后角神经元对伤害性刺激的兴奋阈，延长反应的潜伏期。下丘脑的室旁核主要经背侧索下行，刺激下丘脑内侧的作用很可能是由于直接激活了该通路。此下行系统的升压素神经元和催产素神经元（可能还有某些脑啡肽神经元）发出轴突，主要终止于脊髓后角和延髓背侧（MDH）第 Ⅰ 和 Ⅹ 层，有少量传出至第 Ⅱ、Ⅲ、Ⅴ 层。内侧和外侧下丘脑都有投射至 PVG 和网状结构（包括 NRM），它们可能通过这些结构，间接地作用于后角，调节伤害性感觉信号的传递。电刺激顽固性疼痛患者的丘脑、隔区、尾状核、前脑内侧束、外侧下丘脑区等区域会产生镇痛的效应。

1）中脑下行系统：镇痛作用最恒定部位为 PAG、缝际背核（NRD）和中脑网状结构（MR），也参与下行调节系统。PAG 是内源性痛觉调制系统中一个上行与下行通路中的主要结构。更高级中枢的激活产生镇痛效应也是通过它起作用。PAG 接受额叶和岛叶皮质、隔区、杏仁和下丘脑等前脑结构的传入。认知皮质的传入可能参与激活 PAG，从下丘脑的 β 内啡肽能神经元传出至 PAG。它还接受来自楔核、脑干网状结构、蓝斑和脊髓的传入。去甲肾上腺素有拮抗阿片和 SPA 作用。PAG 的下行传出至头端延髓，特别是 RVM、延髓网状核（群）和 NRM。

延髓头端发出的缝际脊髓束和网状脊髓束等在后侧索内下行，终止于延髓和脊髓后角。PAG 和 NRD 还有不经过延髓头端转接的直接投射，经背侧索下行至延髓和脊髓的后角。中脑网状结构有直接投射经前索和前侧索下行，主要终止于第 Ⅰ、Ⅱ、Ⅴ 和 Ⅹ 层。这些直接通路多数为 5-羟色胺能和去甲肾上腺素能神经元。PAG 还有上行传出，类似旧脊髓丘脑束终止于丘脑板内核。PAG 内含脑啡肽细胞、脑啡肽末梢、强啡肽细胞、β 内啡肽末梢、P 物质和血管活性肠肽（VIP）等神经肽。大量实验结果表明，吗啡镇痛、针刺镇痛、深部脑刺激是作用于相关核团（如尾核、下丘脑、隔区、伏隔核等）产生镇痛效应，可被注入微量阿片受体拮抗剂（纳络酮）于 PAG 所部分阻断。刺激人和动物的 PAG，第 3 脑室脑脊液中 β 内啡肽含量和阿片样物质的含量明显升高，针灸镇痛时兔脑 PAG 的灌流中阿片样物质的含量也明显升高。PAG 的腹外侧部是主要的镇痛区。电刺激 PAG 或注射吗啡于 PAG 产生的镇痛效应是激活了下行抑制系统（图 116-12）。

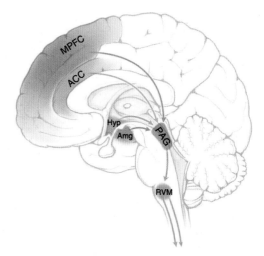

图 116-12 脑干调节网络

注：RVM 包括大缝际核及相邻的网状系统，主要接受 PAG 的传入信息。RVM 继续投射到脊髓后角，终止在浅表层和 Ⅴ 层，在那里抑制或易化疼痛信息。从端脑和下丘脑的传导进入 PAG 是从上到下的疼痛控制系统的解剖结构。ACC，前扣带回；Amg，杏仁核；Hyp，下丘脑；MPFC，前额内侧皮质。

（2）延髓前端腹内侧结构和脑桥

脑干顶盖有很多神经元发生轴突经侧索背部（后侧索，DLF）投射至延髓和脊髓的后角。其中最重要的为 NRM，多数为 5-羟色胺能神经元，还有网状巨细胞核（NCC）腹面的网状大细胞核（NMC）和网状巨细胞旁外侧核（PRGL）等，总称为 RVM 结构。这些核团都接受 PAG 的传出投射，下行投射至脊髓后角，低频电刺激可产生镇痛。要完全阻断刺激中脑产生的镇痛作用，必须同时破坏 NRM、NMC 和 PRGL 或局部注射麻醉剂。

NRM 的 5-羟色胺能神经元的轴突在后侧索下行，终止于延髓和脊髓后角的 Ⅰ、Ⅱ 层内和近中央管处。应用对氯苯丙氨酸抑制 5-羟色胺的合成，以 5、7 双羟色胺破坏脊髓内的 5-羟色胺神经末梢或损害延髓的 5-羟色胺能神经元，可阻断全身应用阿片或人工合成镇痛药物（synthetic pain analgesics，SPA）的镇痛效应。微量注射吗啡至缝际核产生镇痛效应，鞘内注射 5-羟色胺也有相似作用。电离透入 5-羟色胺可抑制后角神经元对伤害性刺激的反应。脑内注射吗啡产生的镇痛可被鞘内联合注射二甲麦角新碱（5-羟色胺拮抗剂）和酚妥拉明（α 肾上腺素能拮抗剂）所阻断。从脑桥的蓝斑等核发出去甲肾上腺素轴突于后侧索、前侧索、前索内下行，终止于脊髓灰质的 Ⅰ、Ⅱ、Ⅳ、Ⅵ 和 Ⅹ 层。下行调节系统抑制脊髓后角产生的镇痛作用可能也是阿片镇痛效应。近年发现，还有许多脑啡肽神经元和强啡肽神经元传入至延髓前端腹内侧（RVM）、PAG 等处，还有神经降压肽神经元末梢终止于 RVM，它们都是痛觉下行调节系统的组成部分。

过去认为脑干的 PAG/RVM 的作用只是"镇痛中心"，现在认为这是不全面的，在不同的状态下，脑干有双向控制作用，可以抑制又可易化疼痛。RVM 是下行调节系统中最主要结构，阻断 RVM 的电活动可以影响因炎症、神经损伤或鸦片成瘾引起的痛觉过敏。这是一个双重调节系统，而非单纯镇痛系统（图 116-13）。RVM 中有两类神经元：ON 细胞和 OFF 细胞。OFF 细胞有 U 阿片样物质的镇痛效应，降低痛觉。ON 细胞参与神经损伤和炎症后的疼痛反应的正反馈，在没有疼痛刺激的情况下，这些神经元也会受到更高一级认知结构的激活（如下丘脑），在一些认知和情感过程中，如轻度抑郁状态下增加疼痛的敏感性。

（3）脊髓后角

脊髓后角有四大类与痛觉信息传递有关部分：初级传入神经的中枢端、发出上行投射的神经元、局部回路中间神经元和下行调节系统的神经末梢。它们各有自己的神经递质，一类神经元可以释放一种

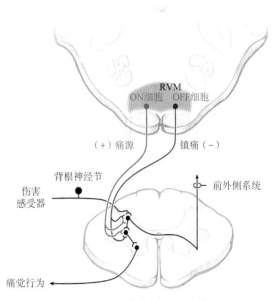

图 116-13　延髓前端腹内侧的两类神经元（On 细胞和 OFF 细胞）参与脊髓疼痛信号控制的双向调节

以上的神经递质。这 4 类功能结构的各自活动又相互影响，而每一类的不同成分间又相互作用。因此，从疼痛刺激到产生痛觉并不是一个简单的直通过程。疼痛临床表现复杂多样。抚摸疼痛部位或在其邻近部位给予痛性刺激，可使原先的痛觉缓解。另一方面也会有相反的情况，在一些剧痛状态中，轻触摸、微风吹、强光和嘈杂声却能加重痛觉。后角 Ⅰ、Ⅱ 层内含脑啡肽的局部回路中间神经元有协同作用，抑制 Ⅰ 层内脊髓丘脑束神经元的放电。对周围神经的强烈刺激或经皮电刺激可产生节段性镇痛的机制可能与此有关。绝大多数上行传入信号都与痛觉刺激的程度有关，下行调节系统能调控（抑制或促进）痛觉信号的传递。患者不同，疼痛不同，采取的治疗方法也要个体化。

总之，疼痛与疾病有关，痛觉是一种主观的体验。疼痛的部位一般与病变部位相关，有些疼痛尚未发现相应部位的病理改变。利用疼痛的病理生理和分子基础的特点，采取相应的治疗方法，如深部刺激器激活内源性镇痛系统，如经皮刺激诱发阿片样镇痛作用。理解疼痛的基础，对于如何临床诊断疼痛，对于是否需要治疗，对于如何选择最佳疗法，有非常重要的意义。

（王　晨　周良辅）

参考文献

[1] 王晨,周良辅. 疼痛的病理生理基础[M]//周良辅. 现代神经外科学. 2 版. 上海:复旦大学出版社,2015:1247 – 1256.

[2] BASBAUM A I, BAUTISTA D M, SCHERRER G, et al. Cellular and molecular mechanisms of pain [J]. Cell,2009,139:267 – 284.

[3] INGRAM S L. Molecular basis of nociception[M]//. WINN H R. Youmans and Winn Neurological Surgery. 7th ed. Philadelphia:Elsevier,2016.

[4] LUO C,KUNER T,KUNER R. Synaptic plasticity in pathological pain [J]. Trends Neurosci,2014,37(6):343 – 355.

[5] XANTHOS D N,SANDKUHLER J. Neurogenic neuroinflammation:inflammatory CNS reactions in response to neuronal activity [J]. Nature Rev,2014,15:43 – 53.

117 三叉神经痛

　　三叉神经痛(trigeminal neuralgia，TN)是一种累及单侧面部三叉神经一支或几支感觉分布区的阵发性、剧烈的电击样或刀割样、反复发作的疼痛，被描述为"人类所经受的最剧烈的疼痛"，俗称"天下第一痛"。常因触摸口、鼻翼外侧或眉毛处"扳机点"诱发，日常生活动作，如讲话、进食、洗脸、刷牙或面部受寒风吹袭等均可促使疼痛发作。病程多迁延数年，间歇期逐渐缩短，发作愈趋频繁，疼痛程度逐渐加重，发作持续时间可由最初的数秒延长至数分钟。一旦罹患此病，患者常抑郁寡欢、坐卧不宁、寝食难安、痛不欲生，严重影响身心健康。据一些流行病学统计，三叉神经痛发病率为每年(3~5)/10万，而患病率则可高达(22~182)/10万。美国国立卫生研究院（NIH）将三叉神经痛列为少见病（rare disease），患者数在美国人口中不超过20万。我国六大城市调查中三叉神经痛的患病率要高于欧美国家，约为56/10万。一般中老年人好发，发病高峰年龄为50~70岁，青少年罕见；女性多于男性，约1.4：1；右侧多于左侧，约1.2：1。疼痛常累及单侧面部三叉神经上颌支和下颌支分布区，双侧发病罕见。

　　据文献记载，早在公元前400多年，古希腊哲学家、医学家Hippocrates就描述了类似三叉神经痛的发作症状。公元2世纪，Aretaeus第1次描述该疾病为阵发性发作且中间有间歇期；1677年，法国医生J. Locke在为英国大使夫人诊治的记录中较为全面地对三叉神经痛进行了描述和记载，并首次尝试进行治疗，但却仅进行了口腔和全身清洗。1756年，N. Andre在接连治疗3位有类似症状的患者后首次用法语"tic douloureux"(痛性抽搐)来描述三叉神经痛的特征，因为这种疼痛来得突然而剧烈，患者常常会有抽搐般反应。而今"痛性抽搐"已成为三叉神经痛的代名词或同义词。1773年，英国医生J. Fothergill在伦敦医学会上较完整地描述了三叉神经痛的表现：一种突发的、剧烈的、持续短时间的疼痛，间歇期无疼痛，且不规律。1778年，J. Hunter在他著作的一章中描述"颌间神经痛(nervous pain in the jaws)"，将其同牙痛分别描述，并将它归因为神经性疾病。1820年，C. Bell首次明确该疾病累及三叉神经。1930年，美国神经外科医生W. Dandy在进行三叉神经后根部分切断术时发现神经根发出部位常被走行紊乱的血管压迫、顶起而造成神经弯曲或形成凹槽,并认为它可能是三叉神经痛的病因。1967年,美国匹兹堡大学Jannetta医生报道在显微镜下应用现代显微神经外科技术行三叉神经微血管减压术(microvascular decompression,MVD)的成功经验,被各国神经外科医生证实和认可,并逐渐风行于世,成为目前唯一针对病因根治三叉神经痛且保留神经功能的首选方法。正是由于先人们的努力探索,三叉神经痛的神秘面纱得以一层层揭开,终于迎来了三叉神经痛病因治疗的新时代。

117.1 病因和发病机制

三叉神经痛从病因学角度可分为原发性和继发性两大类。原发性三叉神经痛是指过去常规影像学检查,包括常规CT、MRI检查未能发现明显异常、病因未明的一类三叉神经痛。虽然现代影像学的进步已经能够显示血管压迫三叉神经根为其主要病因,但目前仍将这类由血管压迫导致疼痛发作归为原发性三叉神经痛;继发性则指三叉神经路径上从半月节到脑桥入口之间或其周围存在明确的器质性病变,如肿瘤机械性压迫、多发性硬化或自发性脱髓鞘等情况,随着病变进展可表现出除三叉神经痛以外的相应神经系统体征。现今大量临床研究发现,无论是原发性还是继发性三叉神经痛,其病因可能为多源性的,包括血管压迫刺激、神经受卡压、中枢可塑性改变引起疼痛易化、髓鞘退行性变和病毒感染等因素。

117.1.1 血管压迫

20世纪20年代,Cushing就提出原因不明的脑神经疼痛可能是由于神经根受压迫所致;至三四十年代,Dandy在进行三叉神经后根部分切断治疗三叉神经痛时发现神经根发出部位常被走行紊乱的血管压迫,并认为其可能是三叉神经痛的病因;60年代,Garden等进一步阐述了血管压迫假说,认为异常走形的血管可对三叉神经根部产生压迫,特别是在三叉神经感觉根进入脑干段(root entry zone,REZ),该部分是中枢少突胶质细胞髓鞘与周围施万细胞髓鞘的移行区(Obersteiner-Redlich带),是髓鞘薄弱部位,此区对压迫等外力刺激尤其敏感;当血管搏动性压迫刺激引起神经根的脱髓鞘改变,促使REZ区神经纤维间形成伪突触,而失去髓鞘保护的神经纤维可自发产生异常动作电位。因此在各种诱发因素的刺激下,自发产生的动作电位传入三叉中枢核团,并通过伪突触环路反复积累,最终达到一定的阈值即引发三叉神经痛发作,突触部位神经递质耗竭后,疼痛便进入间歇期,解释了疼痛阵发性发作的特点。此外,三叉神经痛之所以好发于老年人,是由于随着年龄的增长,脑干逐渐下移,血管相应移位或延长,加之动脉硬化等因素,使得REZ易受异常走行血管压迫。微血管减压术解除压迫因素后,90%以上患者术后疼痛立即缓解或消失,随访10年后有约70%的患者无疼痛发作。但是,该学说仍存在一些无法解释的疑点,如尸检或颅后窝手术时可发现三叉神经有明显的血管压迫,但这些人却从无疼痛发作;疼痛间歇期数小时至数年不等,有些则表现为季节性发作。故争论仍在继续,还有待深层次机制的研究。临床研究表明,大多数三叉神经眼支痛(TN1)患者三叉神经根在REZ存在血管(以小脑上动脉多见)压迫,而微血管减压术后均取得良好的效果,提示血管压迫是TN1重要的主要病因,而脱髓鞘病变多为压迫引起的继发性改变。

由于三叉神经的长轴可呈$10°\sim80°$夹角,三叉神经分支纤维在REZ区空间分布不同:上、下颌支主要走行于三叉神经腹侧,眼支主要位于背侧;有髓神经纤维$A-\beta$、$A-\delta$也主要分布于三叉神经腹侧,分别传导皮肤触压觉和锐痛,而C类纤维属于无髓纤维,主要走行于背侧,传导皮肤钝痛觉。因异常走行的血管常压迫REZ腹侧,使上、下颌支在三叉神经走行区局部缺血,$A-\beta$、$A-\delta$发生脱髓鞘改变,纤维间假突触形成,所以触碰口面部易导致$A-\beta$与$A-\delta$发生交叉激活,从而引起典型电击样疼痛,是为1型三叉神经痛。2型三叉神经痛多为钝痛,表现为面颊部烧灼痛及间歇性隐痛,病因复杂,具体机制尚不明确,推测与C类神经纤维关系密切。此外,持续的伤害性刺激可使感受器的阈值降低,毁损术后局部炎症导致纤维脱髓鞘及髓鞘再生,以及疼痛中枢易化等均可能参与疼痛形成的过程。

Miller等在对144例三叉神经痛患者临床特点及预后研究发现:1型和2型三叉神经痛并非同一疾病的不同病理进程。与2型三叉神经痛相比较,1型三叉神经痛患者年龄偏大,倾向于右侧患病,病程更短,多以动脉压迫为主,在MVD后多立即缓解,且2年内复发率很低;尽管存在一部分患者由1型逐渐转变为2型三叉神经痛,但是其预后却仍与1型三叉神经痛相似,因此在对疾病进行分类时,始发疼痛的性质较入院后评估更具价值。

　　Lagares 等报道 1 例因表皮样囊肿引起的三叉神经第上、下颌支疼痛患者,手术切除肿瘤并于三叉神经受压部位取活检组织,透射电镜检查发现存在髓磷脂残骸、髓鞘形成障碍,在病变严重区域,轴突与轴突间仅残余一层薄膜或直接发生联系而形成假性突触,且并未发现炎症细胞或吞噬现象,并认为 1 型三叉神经痛的发生主要是因为触觉神经纤维在传入过程中,通过形成的假突触扩散使疼痛信号放大,从而发生因触发扳机点引起的剧烈阵发性疼痛;而损伤细胞的异常兴奋可能导致在没有神经传入的情况下使疼痛信号通过假性突触扩散,解释了 2 型三叉神经痛持续钝痛的发生机制。文献报道因血管压迫及多发性硬化发生三叉神经痛患者三叉神经活检中也有类似的发现,并认为脱髓鞘改变在三叉神经痛病理进程中起决定性作用。目前,应用磁共振弥散加权成像(DTI)技术可以发现三叉神经痛患者神经根存在脱髓鞘改变,与疼痛性质和所累及的区域相吻合,为进一步阐明脱髓鞘改变及 MVD 后髓鞘修复过程提供了有效的研究手段。

117.1.2　中枢性因素

　　疼痛被神经生理学家认为是不同活性神经元的整合。三叉神经痛的阵发性发作提示一种感觉性癫痫样的放电,放电部位可能在三叉神经脊束核内或中枢其他部位。法国神经病学专家 Trousseau 发现三叉神经痛的阵发性发作与感觉性癫痫发作有类似之处,疼痛发作时在中脑可记录到局灶性癫痫样放电特点,也有人对发作时的三叉神经痛患者进行脑电图记录,发现疼痛发作期脑电图有超同步化倾向,而抗癫痫药物卡马西平(carbamazepine,CBZ)在治疗初期可控制大部分疼痛的发作。这些结果均支持中枢性学说。

　　此外,疼痛不仅是神经功能的改变,而且可导致神经动态可塑性改变。正常生理状况下,三叉神经从周围支将外感觉信息传到半月节假单极细胞,经中枢突传入脑桥,终止于三叉神经脑干内三组核团:三叉神经感觉主核(传导触觉、辨认觉)、三叉神经中脑核(咀嚼肌本体感觉)和三叉神经脊束核(传导痛、温觉),经二级神经元换元后呈扇形交叉至对侧,伴随脊髓丘脑束,止于丘脑腹后内侧核(VPM)。因丘脑是意识的闸门,至此即有感情色彩,并在此换元为第三级神经元上传至高级皮质区,并互相交叉联系,出现意识反应。三叉神经痛患者静息态功能磁共振

研究发现疼痛中枢调控存在失衡,参与疼痛感知的"疼痛矩阵"脑区(中央前回运动区,躯体第一、二感觉区,丘脑,前额叶和岛叶)神经元兴奋同步性异常增高,而参与疼痛负反馈抑制作用的扣带回、中脑导水管周围灰质(PAG)神经元功能则发生弱化。这种异常变化可能是大脑对长期疼痛刺激作出的代偿性改变,故患者在受到轻微刺激后,往往诱发剧烈的电击样疼痛发作。赵卫国认为三叉神经生理功能主要起传导疼痛信号的作用,而疼痛这一主观感受则为神经元兴奋的高级表现形式,中枢和外周因素均可能参与到三叉神经痛的病理生理过程,提出"混合性学说"(图 117－1)。随着年龄的增长,血管迂曲或脑萎缩下沉造成神经血管压迫,长期刺激可导致异位动作电位的产生和神经纤维脱髓鞘改变,交叉传导则进一步使疼痛刺激信号被级联放大,最终导致疼痛感知神经元异常兴奋,抑制脑区神经功能相对弱化,诱使疼痛阵发性发作。MVD 一方面可解除外周血管压迫刺激;另一方面,刺激因素解除后,可促进疼痛调控中枢趋于再平衡,而损伤髓鞘的再修复最终使患者获得长期的疼痛缓解。

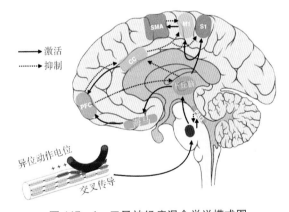

图 117－1　三叉神经痛混合学说模式图

注:外周刺激或异位冲动动作电位经伪突触交叉传导,刺激信号被级联放大并传入脑干三叉神经核团,换元后至丘脑,并投射至参与疼痛感知的皮质和皮质下灰质核团,另外也发出纤维至抑制疼痛信号传入的核团,通过负反馈机制以避免造成过度伤害。长期刺激引起疼痛感知神经元过度兴奋,而抑制功能则相对弱化,导致面部疼痛阵发性发作。PFC,前额叶;CC,扣带回;SMA,运动辅助区;M1,中央前回运动区;PAG,导水管周围灰质;S1,第一躯体感觉区。

117.1.3　继发性因素

　　继发性因素主要包括以下几种:

（1）肿瘤压迫

脑桥小脑三角肿瘤继发三叉神经痛以上皮样囊肿最为常见,其次为脑膜瘤、三叉神经鞘瘤、听神经瘤、脂肪瘤等,可直接压迫刺激三叉神经或半月节,也可间接推移血管压迫三叉神经而导致疼痛发生。根据上海交通大学附属瑞金医院神经外科 2008—2016 年收治以三叉神经痛为主诉入院手术治疗的 910 例患者中发现继发性肿瘤 69 例,占 7.6％,以脑桥小脑三角区胆脂瘤最常见,其次为脑膜瘤和听神经瘤(图 117-2)。由此可见,三叉神经痛的肿瘤性病因并不少见。因此,在开始三叉神经痛规范化治疗之前有必要做头部 MRI 详细检查。如果仅做单纯止痛对症处理可能会贻误病情。

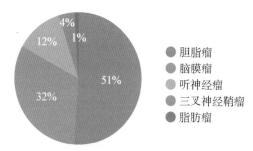

图 117-2 继发性三叉神经痛常见的肿瘤类型

（2）骨性压迫

颞骨岩部骨质增生、骨组织突起、骨嵴抬高、颅底圆孔或卵圆孔狭窄和骨折等,均可成为刺激因素。

（3）蛛网膜因素

主要有蛛网膜炎症、粘连、束带、小梁牵拉等。在一些三叉神经痛手术中找不到压迫责任血管,蛛网膜小梁的束缚和牵拉可以造成三叉神经局部束窄、扭曲成角或轴性扭转移位等,均可成为三叉神经痛的病因,约占 10％。

（4）血管畸形

后循环动脉瘤、动静脉畸形、硬脑膜动静脉瘘、椎-基底动脉冗长扩张等均可能压迫并刺激三叉神经根部。

（5）脑干病变

延髓和脑桥内部病变影响三叉神经脑干核团,如脊髓空洞症、多发性硬化、炎症、缺血等。

（6）病毒感染

有带状疱疹病毒感染等。

117.2 临床表现

117.2.1 疼痛发作部位

三叉神经痛常局限于一侧三叉神经分布区,疼痛不越过中线是区别于其他头面部痛或心因性疼痛的重要鉴别点。一般右侧较左侧多发(1.2：1)。双侧痛极为罕见(<1％),可表现为两侧交替或先后发生疼痛。一般为单支受累,也可为两支或三支同时受累,以上颌支和/或下颌支最多,眼支单独受累少见,但预后常较好。眼支疼痛部位位于眼外以上前额、眉弓等处;上颌支痛位于眼裂以下至口角外侧以上区域,包括上唇、鼻翼、下眼睑部及颧、颞部;下颌支痛多位于口角下区域,包括下唇、颏部、面颊耳屏前区或口内颊黏膜、舌边侧等。

117.2.2 疼痛性质

三叉神经痛性质呈电击样、浅表而尖锐的剧痛。常被描述为刀割样、电灼样、火烧样或撕裂样剧痛。发作前常无先兆,疼痛程度极为剧烈。疼痛发作时表情异常痛苦,表现为:用手猛搓面部,以至于患侧面部局部皮肤粗糙、肿胀、破损,眉毛、胡子脱落;有的频频呼喊;也有的用头部猛烈撞墙或在地上打滚;还有的患者表现为突然僵住,保持原来姿势,不敢动弹,似乎遇到某种意外打击而震惊。疼痛持续时间数秒到数分钟不等,典型发作常持续数十秒到 1～2 min 骤然停止。日常生活动作,如讲话、进食、洗脸、刷牙、剃须、脱衣,以及震动、受寒风吹袭等均可诱发剧痛发作,以致患者终日惶恐不安、精神萎靡不振、行动谨小慎微,唯恐引起发作,严重影响正常生活。伴随症状可有面部潮红、流泪、流涎、流涕等。发病初期可合并面部潮红、流泪、流涕、流涎等自主神经症状;发病后期,可能出现结膜炎、口腔炎症等。

117.2.3 疼痛周期

在患病初期,发作次数少,历时数秒,间歇期长;一些患者早期发作与季节相关,疼痛在每年春、秋季发作,冬、夏季缓解,直至下一年同一季节又开始发作。如疼痛控制尚可,病程往往迁延数年甚或数十年。疼痛发作时间可逐渐延长,间歇期缩短,严重者每天可发作数十次,甚至上百次,患者就诊时常诉面部持续性疼痛,伴阵发性加重。疼痛频繁剧烈发作可影响睡眠和进食,个人卫生及营养状况差,故患者就诊时常常蓬头垢面,口腔内残留食物残渣。患者体型消瘦,伴抑郁和焦虑等状态。

117.2.4　疼痛"扳机点"和诱发因素

所谓"扳机点",是指患者面部存在某些敏感部位,轻微碰触该部位,都会引发剧烈疼痛发作。典型三叉神经痛患者都存在"扳机点",是鉴别三叉神经痛与其他头面部疼痛的重要体征。根据三叉神经痛累及单支或多支的程度不同,一个患者可有 1 至数个"扳机点",其范围常局限于上唇、下唇、鼻翼、眉弓、牙龈或舌边侧等处。当"扳机点"位于牙龈或牙齿上时,往往会导致误诊为"牙痛"而把正常牙齿拔掉。这在基层医院、卫生所较为常见。当拔牙后仍不能止痛时,才考虑到上级医院就诊,才被诊断为三叉神经痛。

117.2.5　体征

原发性三叉神经痛神经系统检查常无异常,既往进行过封闭、射频热凝及伽马刀等治疗,患者可有面部麻木、面瘫、感觉减退或感觉异常等。有些患者为了减轻或缓解面部疼痛常用手掌用力揉搓颜面,以致面部局部皮肤粗糙、增厚、眉毛脱落;还有结膜充血、流泪及流涎等体征。患者表情呈紧张痛苦貌,伴焦虑状态。继发性三叉神经痛,根据继发因素不同,体征检查各异,如脑桥小脑三角肿瘤压迫继发三叉神经痛患者可有面部感觉异常、听力下降;三叉神经运动支影响表现为咬肌萎缩、咀嚼肌无力;肿瘤较大时可引起共济失调、声嘶或吞咽困难等神经功能障碍。

117.3　辅助检查

117.3.1　影像学检查

X 线、CT 和普通 MRI 检查,对于原发性三叉神经痛的诊断帮助不大,但对鉴别原发性和继发性三叉神经痛,以及明确继发性三叉神经痛的病因有很大的帮助。

特殊序列 MRI 如磁共振体层血管成像(MRTA)可清晰显示脑桥小脑池内血管压迫三叉神经的征象,对发现神经血管压迫起重要的作用。联合应用 3D-TOF 和 FIESTA 序列使神经和血管在同一扫描状态下以不同的高、低、等信号方式同时显示,借此可明确三叉神经是否存在血管压迫(图 117-3)。在上海瑞金医院其诊断灵敏度达 97.44%,特异度达 90%以上。对考虑静脉血管压迫的患者,采用马根维显(magnevist)3D T_1 加权钆增强序列可增加检出阳性率。随着磁共振 3D 重建技术日臻成熟,应用磁共振仿真内镜重建技术(MRVE)可以模拟压迫责任血管与神经的三维关系,对明确责任血管的数目、如何走行及制订相应的手术计划都有很大的帮助。大量的临床研究发现,三叉神经 MRTA 存在明显责任血管的患者较 MRTA 阴性病例手术疗效更佳。应用功能磁共振 DTI 技术可以显示三叉神经根脱髓鞘情况,通过比较患侧与健侧三叉神经根的感兴趣区域(ROI)的 F 值的情况,了解三叉神经根部的脱髓鞘病理改变。

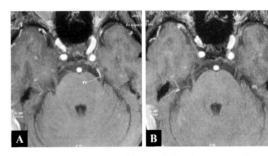

图 117-3　三叉神经手术前后 MRTA 比较

注:A. 术前 MRTA 显示左三叉神经血管压迫;B. 术后 MRTA 显示血管移位,神经血管间低信号区为聚四氟乙烯(Teflon)垫片影。

117.3.2　神经电生理

对三叉神经痛患者可行诱发电位监测,表现为潜伏期延长伴有波幅降低,但其特异度和灵敏度不高。目前主要用于术中监测,以判断三叉神经的完整性,或通过听觉脑干诱发电位检测对听力保护起一定作用。

117.4　分类和诊断

三叉神经痛的科学分类对于选择合适的治疗措施以及疾病的临床研究均具有重要意义,应主要根据疾病不同的病因、病理进程、疼痛的特点进行分类。国际头痛学会于 2013 年发布了最新的头痛分类标准,其中包括三叉神经痛分类以及诊断标准,见表 117-1。

表 117 - 1 三叉神经痛分类及诊断标准(ICHD Ⅲ, 2013)

分　类	诊断标准
1. 典型性三叉神经痛(classical trigeminal neuralgia)	a. 至少 3 次发作符合 b 和 c; b. 累及三叉神经一支或多支,不累及其他部位; c. 疼痛至少符合以下 3 个特征: ① 阵发性疼痛持续 1~120 s; ② 疼痛剧烈; ③ 疼痛为电击样、刀割样锐痛; ④ 存在扳机点; d. 仅累及三叉神经一支或多支分布区; e. 不符合其他 ICHD Ⅲ 疾病的诊断标准
1.1 单纯阵发性三叉神经痛(classical trigeminal neuralgia, purely paroxysmal)	a. 符合典型性三叉神经痛诊断标准; b. 间歇期不伴有面部疼痛; c. 不符合其他 ICHD Ⅲ 疾病的诊断标准
1.2 间歇期面部持续疼痛的三叉神经痛(classical trigeminal neuralgia with concomitant persistent facial pain)	a. 符合典型性三叉神经痛诊断标准; b. 间歇期伴有中度面部持续性疼痛; c. 不符合其他 ICHD Ⅲ 疾病的诊断标准
2. 病理性三叉神经痛(painful trigeminal neuropathy)	
2.1 急性带状疱疹性三叉神经痛(painful trigeminal neuropathy attributed to acute herpes zoster)	a. 单侧头/面部疼痛持续时间<3 min,并且符合标准 c; b. 符合下述 1 项以上: ① 三叉神经分布区出现带状疱疹; ② 脑脊液中检测到带状疱疹病毒的 DNA c. 符合下述 2 项: ① 带状疱疹发病后出现疼痛<7 d; ② 疼痛与带状疱疹在三叉神经痛分布的区域一致 d. 不符合其他 ICHD Ⅲ 疾病的诊断标准
2.2 疱疹后三叉神经痛(post-herpetic trigeminal neuropathy)	a. 单侧头/面部疼痛持续时间≥3 min,并且符合标准 c; b. 三叉神经分布区急性带状疱疹病史; c. 疼痛符合: ① 时间上与急性带状疱疹有相关性; ② 疼痛部位与带状疱疹累及三叉神经部位相关 d. 不符合其他 ICHD Ⅲ 疾病的诊断标准
2.3 外伤后三叉神经痛(painful post-traumatic trigeminal neuropathy)(疼痛可为阵发性也可为持续性,常以混合形式存在。此外,将射频或毁损术后三叉神经痛也归为此类)	a. 单侧口面部疼痛且符合标准 c; b. 三叉神经的头面部外伤史,且伴有相应区域皮肤感觉或痛觉过敏/减退; c. 外伤后 3~6 min 内发生疼痛,疼痛部位与外伤部位相关; d. 不符合其他 ICHD Ⅲ 疾病的诊断标准
2.4 多发性硬化性三叉神经痛[painful trigeminal neuropathy attributed to multiple sclerosis (MS) plaque]	a. 疼痛符合典型性三叉神经痛的诊断标准,不局限于单侧发病,伴或不伴有持续性面部疼痛; b. 符合多发性硬化诊断标准; c. MRI 检查三叉神经 REZ 区存在多发性硬化斑块,电生理监测(瞬目反射、三叉神经诱发电位)证实存在三叉神经损伤; d. 不符合其他 ICHD Ⅲ 疾病的诊断标准
2.5 占位性三叉神经痛(painful trigeminal neuropathy attributed to space-occupying lesion)	a. 单侧头面部疼痛符合典型性三叉神经痛的诊断标准; b. 影像学检查发现存在与三叉神经接触且与疼痛相关的占位性病变; c. 疼痛与占位病变进展有关,或因疼痛发现占位性病变; d. 不符合其他 ICHD Ⅲ 疾病的诊断标准

　　国际头痛分类中关于三叉神经痛的分类主要强调原发性,即典型三叉神经痛与病理性三叉神经痛的区别,二者在治疗方式上有很大差别。如病理性三叉神经痛不存在微血管压迫的病因,故不是 MVD 的对象。准确的分类诊断有助于开展针对性治疗,避免误诊误治。此外,Burchiel 分类也常应用于三叉神经痛的临床治疗和研究(表 117 - 2)。

表117-2 三叉神经痛Burchiel分类(Buchiel,2013)

分 类	诊断依据
1型三叉神经痛	以阵发性疼痛为主,>50%
2型三叉神经痛	以持续疼痛为主,>50%
三叉神经病理性疼痛	外伤等意外造成周围三叉神经损伤
去神经传入性三叉神经痛	手术或其他方式蓄意造成三叉神经损伤
症状性三叉神经痛	继发于多发性硬化
疱疹后三叉神经痛	继发于带状疱疹病毒感染
不典型的三叉神经痛	双侧疼痛(心理专家介入评估)

ICHD Ⅲ和Burchiel分类各具优缺点。ICHD Ⅲ对三叉神经痛分类诊断较Burchiel分类更为全面,包含了间歇期持续性疼痛、急性疱疹病毒感染所致面部疼痛、颅内占位所致三叉神经痛,以及其他原因所致疼痛发作,将肿瘤继发三叉神经痛界定为颅内占位性三叉神经痛更为准确。Burchiel分类则对是否伴有间歇期持续疼痛,与阵发性疼痛相比,所占比例是否>50%,并以此定义1型和2型三叉神经痛,较ICHD Ⅲ更为量化。

117.5 鉴别诊断

目前,三叉神经痛的正确诊断主要依赖于疼痛的临床表现,以及对病史的回顾分析。通常,经过对病史的仔细询问和简单的体征检查即可明确诊断。在询问疼痛病史时应该主要包括以下几点:①病程,是否具有周期性以及多长;②部位,是否与神经分支分布区相一致;③性质,疼痛的性质和严重程度;④诱发因素,如冷热、咀嚼、刷牙、触摸、天气、姿势、心理状态、疲劳、情绪;⑤相关症状,口腔分泌无增加、磨牙、张口受限、面部感觉、鼻部症状、耳部症状等;⑥疼痛对生活的影响,如睡眠、心情、注意力、疲劳程度、信念、生活质量等;⑦家族史,偏头痛及其相关头痛可能存在遗传;⑧治疗史,药物治疗史对于三叉神经痛的诊断也非常重要,典型的三叉神经痛患者发作初期对卡马西平治疗有一定疗效。

此外,了解常见的与三叉神经痛相混淆的头面部疼痛疾病特征有助于作出正确诊断(表117-3)。

117.6 治疗

117.6.1 内科治疗

三叉神经痛发病初起阶段应选用药物治疗。卡马西平目前仍是三叉神经痛治疗的首选药物,对于新诊断的三叉神经痛患者,服药后数天内疼痛可有一定程度缓解。药物治疗一般从小剂量开始服用,以减少不良反应。然而,即使如此,仍有一部分患者因为不能耐受或药物不良反应问题而停药。最新指南推荐奥卡西平(oxcarbazepine,OXZ)作为二线用药首选,其本身即为卡马西平的前体,不通过肝脏进行代谢,因此,并不会对肝功能造成损害,具有良好的耐受性。卡马西平和奥卡西平均通过阻断电压敏感钠离子通道,稳定过度兴奋的神经元细胞膜,抑制三叉神经脊束核及丘脑中央内侧核所诱发的动作电位,阻滞疼痛信号的传导。

大规模随机对照试验发现,卡马西平控制疼痛的有效率可达72%～90%,对卡马西平无效的患者采用奥卡西平治疗,疼痛程度和发作次数也会明显降低,且不良反应更少,但两者之间同时存在交叉过敏反应。此外,欧美神经外科学会联合推荐拉莫三嗪(lamotrigine)和巴氯酚(baclofen)可作为三叉神经痛二线用药。针对因多发性硬化继发三叉神经痛患者,药物治疗效果均较差,药物不良反应也常与多发性硬化症状相混淆。研究发现药物治疗失败与时间有关,而与血药浓度无确切关联。一旦药物治疗失败,不论是由于药物治疗无效或疾病复发,抑或是因为不良反应不能耐受,均应及时考虑选择外科手术治疗。

目前治疗三叉神经痛的常用药物及用法、剂量和不良反应见表117-4。患者服药期间应注意以下几点:

1)规律服药,保证24 h内血药浓度平稳。

2)避免快速增减药物剂量,每种药、每一剂量至少持续3 d以上。

3)如果夜晚不发生疼痛,睡前最好服用稍大剂量。

4)如果出现皮疹,应立即停药;过敏体质可先行基因检测。

表117-3　几种易与三叉神经痛相混淆疾病的鉴别要点

疾病	疼痛性质	侧别	部位	诱因	持续时间	发作频率	间歇期	发作时间	治疗
原发性三叉神经痛	电击样、刀割样	单侧	三叉神经分布区Ⅰ、Ⅱ、Ⅲ多见	"扳机点"，刷牙、洗脸、吃饭	数秒至数分钟	1~10次以上/天	有，数小时至数月不等	初期清晨多见，后期任意时间	抗癫痫药、微血管减压术、射频热凝、球囊压迫、伽马刀
鼻窦炎	钝痛	单侧	额部、下眼睑、面颊	受凉、感冒	数日至数周	1~2次/年	可波动	全天均可，夜晚加重	抗生素、手术
牙髓炎	搏动性酸痛	单侧	口腔内、下颌	进食冷、热、辛辣刺激食物	数日至数周	1~2次/年	可波动	全天均可，夜晚可加重（可影响睡眠）	抗生素、拔牙
颞下颌关节紊乱综合征（Costen综合征）	酸胀痛	单侧	耳前，可放射至颈部、颞部、颞顶处	张口、咀嚼	数小时	1~2次/年	可波动	进食等诱因后发作	激素
外伤后三叉神经痛	持续搏动痛	单侧	以往曾发生面部外伤的部位	触摸	数月	1~n次/年	无间歇	白天易发	抗癫痫药、封闭、射频热凝、伽马刀
中间神经痛	烧灼样刺痛	单侧	外耳道前、耳后、乳突	无诱因，不影响进食动作	数分钟	1~n次/年	有间歇	全天均可	抗癫痫药、微血管减压术
SUNCT综合征	烧灼样疼痛	单侧	眼眶周围	触摸	5~240 s	20至数百次/天	有间歇	白天	镇静剂（拉莫三嗪）、激素
阵发性偏头痛	搏动性偏头痛	单侧	眼眶、额颞部	紧张、睡眠不足	数小时至数天	数次/月	有间歇	全天均可	吲哚美辛、尼莫地平
丛集性头痛	刺痛、钻痛	单侧	眼底、眶周	无诱因	15~180 min	1~n次/年	有间歇	夜晚易发	激素、曲坦类药物、吸氧

表 117 - 4　三叉神经痛常用药物剂量及不良反应

药　物	剂　量(mg/d)	不良反应	用　法	评　价
卡马西平	300～1 000	神经功能障碍,高危行业慎用;剂量依赖	小剂量开始,取决于耐受性,夜晚有效	注意药物交叉反应(如同华法林有交叉反应)
奥卡西平	300～1 200	神经功能障碍;大剂量引起低钠血症	每日 4 次效果最佳	大剂量易引起低钠血症
巴氯芬	50～80	神经功能障碍	起效缓慢	撤药缓慢,MS 患者治疗有效
拉莫三嗪	200～400	神经功能障碍	起效加量缓慢,可与卡马西平一起使用	如加药过快,皮疹较为常见
苯妥英钠	200～300	神经功能障碍,高危行业慎用	可与卡马西平一起使用	>300 mg 可引起严重的不良反应
丙戊酸钠	600～1 200	神经功能障碍,高危行业慎用	小剂量开始	增减药物剂量应缓慢
普瑞巴林	150～600	神经功能障碍;大剂量易引起全身水肿	每日 2 次效果最佳	前瞻性研究证实有效

5) 在服药前几个月后最好监测血药浓度。

6) 长时间未触发疼痛,应考虑缓慢减药直至停药。

7) 疼痛复发后应重新开始服药。

117.6.2　外科治疗

绝大多数初发的三叉神经痛患者,药物治疗均有一定效果。但服药同时也应积极进行必要的影像学检查,了解是否存在责任血管压迫或其他继发性病因导致的三叉神经痛,以便尽早开始针对病因进行治疗。需要指出的是,药物可以缓解症状但无法彻底治愈三叉神经痛。大多数患者在长期服药后疼痛控制效果会逐渐下降,少部分患者会发生难以耐受的不良反应或因各种原因不适宜再服药。因此,已确诊为典型性三叉神经痛的患者应考虑外科治疗。

三叉神经痛的外科治疗方法较多,但随着对其发病原因和机制的进一步认识,同时伴随着技术的发展,传统的一些效果差且并发症多的破坏性手术,如三叉神经周围支撑脱术、单纯三叉神经感觉根切断术等已较少应用。本节介绍目前临床上常用的方法:MVD、立体定向放射外科治疗和经皮穿刺三叉神经半月节毁损术(percutaneous rhizotomies,PR)(包括射频热凝术、甘油注射术和球囊压迫术)。

(1) 微血管减压术

1967 年美国匹兹堡大学 Jannetta 医生基于血管压迫学说,应用显微镜在全麻下经枕下乙状窦后入路行三叉神经 MVD,以涤纶棉或聚四氟乙烯

(Teflon)垫片将神经与责任血管隔开,解除责任血管对神经压迫,取得疼痛的立刻缓解。现已逐渐被世界各国神经外科医师认可并使之得到广泛的应用。MVD 亦称 Jannetta 手术,是目前唯一针对病因治疗的非毁损性手术,有效率高且可同时保留三叉神经正常功能的治疗方法。国内外临床研究表明:MVD 近期有效率超过 90%,10 年以上长期治愈率可达 70% 左右。随着现代微创外科的发展,MVD 已成为典型三叉神经痛治疗的首选方法。

MVD 开展已有 50 余年的历史,符合微创手术的特点,手术技术也愈加成熟。近年来有学者进行了神经内镜下 MVD,与传统显微镜相比,内镜视野更加广阔,可以抵近观察,但本身存在一定盲区,脑池狭小患者并不适用,前瞻性临床研究发现两种方式远期有效率和并发症发生率并无区别,患者仍需承担从全身麻醉到开颅手术的所有风险。特别是医生的经验很大程度上影响手术成功率和并发症发生率。为提高治愈率,降低手术风险,必须严格掌握手术适应证,并选择有经验的医生开展这类手术。

1) 手术适应证:应至少满足以下任意 3 项。

A. 确诊为典型三叉神经痛者;一般病理性三叉神经痛不是 MVD 的适应证。

B. 经药物治疗疼痛控制差,或不能耐受药物不良反应,严重影响生活和工作者。

C. 经其他外科治疗无效或复发者。

D. MRTA 检查患侧三叉神经明确存在血管神经接触(nerve vessel contact,NVC)征象。

由于三叉神经痛多为中老年患者,手术并无年

龄限制。老年患者只要身体一般状况好,能够耐受全身麻醉,年龄大小则不是问题。

2) 禁忌证:

A. 合并严重高血压,且未经处理;心、肺、肝、肾等重要脏器有实质性损害且未纠正者。

B. 凝血机制障碍,有出血倾向者。

C. 长期服用阿司匹林或华法林抗凝,而停药时间<1周者。

术前除需常规检查全血、凝血功能和心电图、胸片外,磁共振薄层扫描(0.8 mm)和三维血管重建还可以发现三叉神经根部附近的异常动脉性压迫及其来源和走向,以及其他影响手术难易度的解剖变异,如狭小的脑池、岩骨内突起等情况。

3) 手术方法和步骤:

A. 手术区备皮:采用局部枕后剃发,最大限度减少患者术后回归社会的外观影响。剃发范围为耳郭最高点向后平行发际3~4 cm即可(图117-4)。

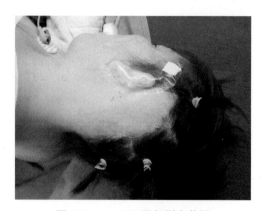

图 117-4 MVD局部剃发范围

B. 麻醉要求:采用口插静脉复合全身麻醉,可以使患者彻底松弛,保证手术安全。要求麻醉诱导时应尽量平稳。更重要的是,麻醉终了时,患者要逐渐清醒,避免带着气管插管发生躁动。术中保持收缩压100~120 mmHg水平。手术开始1 h内补液量一般不超过1 500 ml。过快和过量补液会导致脑组织张力过高,影响手术操作。释放脑脊液前保持轻微过度通气状态,使呼气末 CO_2 分压处于30~32 mmHg为佳。

C. 手术体位:取健侧卧位,腋下垫起,健侧上肢前伸<80°,牵拉患侧肩部。上半身略抬高5°,头部略下垂,使患侧乳突位于头部最高点,同时要略高于心房水平,使颅内静脉窦保持较低压力,头背部尽可能靠近手术床缘,以便术者操作。可无需头架固定,用胶带将头位固定在床台,患侧肩部用肩带轻拉向床尾端,使颈肩角>100°,充分暴露患者颅颈交界部,确保手术操作不受肩部阻挡影响(图117-5);注意不可牵拉过重,以免造成臂丛损伤。

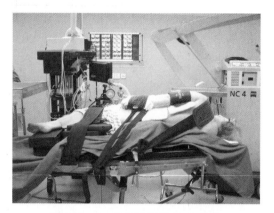

图 117-5 三叉神经痛MVD体位

D. 皮切和骨窗位置:术前需画出横窦、乙状窦及乳突尖位置。在枕后发际内2~3 mm作平行于发际的直切口,长约6 cm,切口隐藏在发际内,日后伤口愈合可以不留明显瘢痕。局部用肾上腺素盐水(1:200 000)浸润后,切开皮肤。用电刀切开皮下脂肪及枕部肌肉直达枕鳞部,有经验的医生通常可以处理好枕动脉而不会造成喷血。自枕骨上将肌肉剥离牵开。乳突后下方常有1~2个导静脉孔与乙状窦相通,导静脉予以电凝,骨孔用骨蜡封闭,在星点枕乳缝后的枕骨上用磨钻形成直径约2.5 cm的圆形骨窗,其上缘要暴露部分横窦,外侧要暴露乙状窦后缘,刚好显露出静脉窦交角部位边缘。骨瓣保留,待术后回纳。若遇乳突气房打开,需及时应用骨蜡仔细将乳突气房封闭好,以免术后发生脑脊液耳漏和感染。骨窗缘要用骨蜡封闭好。弧形切开硬脑膜,基底翻向乙状窦,硬脑膜瓣5点悬吊于邻近肌肉,并充分止血,确保术中骨窗缘无血渗入硬脑膜下腔。

E. 手术入路:小脑表面铺上可吸收止血纱布(速即纱)后置入薄层脑棉,可以起保护脑组织和引流吸除脑脊液作用,使小脑自然塌陷。如遇脑张力高,切忌用力牵拉,此时应了解有无补液速度过快、体位有无异常而造成静脉回流受阻、呼气末 CO_2 分压是否过高等情况;脑池狭小,硬脑膜切开后脑脊液释放不畅者可以快速滴入 20% 甘露醇 125～250 ml。小脑表面铺薄层脑棉后缓释脑脊液,过快可增加静脉出血风险,待小脑自然退缩后置入显微器械。手术无需使用脑压板和自持牵开器,采用零牵拉技术可以大大降低小脑和脑神经挫伤的并发症。早期 Matsushima 提出到达三叉神经采用幕下小脑上外侧入路,此入路缺点是常常会受到岩上静脉的阻挡,为了到达三叉神经常需切断岩上静脉。近年来,改良采用小脑外侧经水平裂入路,在三叉神经和面、听神经之间通过打开小脑水平裂蛛网膜,利用此裂隙到达三叉神经根部,此入路可避开绝大多数岩上静脉对入路的影响。

F. 岩上静脉处理:岩上静脉是引流小脑外侧部和脑桥的一组静脉,粗细分支变异很大,通常在穿出蛛网膜、汇入岩上窦前会聚为 1～2 支"Y"形短粗主干。汇入部位距离三叉神经通常不足 1 cm。有无需要切断一支或多支岩上静脉,通常以是否妨碍观察三叉神经从根部到接近麦克囊的脑池段全程为考量。若未能显示责任血管需要切断岩静脉增加显露时,应先将岩静脉周围袖套状蛛网膜剪开、松解,以增加游离度。电凝部位应远离岩静脉汇入岩上窦的薄弱部位。电凝需从小功率开始,避免大功率电凝时静脉剧烈收缩而造成静脉撕裂大出血。通常仅需切断岩静脉的分支而保留岩静脉的主干回流,可以减少小脑静脉性梗死的可能性。根据笔者经验,通过分离小脑水平裂,可以保留绝大部分岩静脉,术中需要切断一支或以上岩静脉的概率不到 20%。

G. 责任血管判断和减压:根据影像学和疼痛影响三叉神经的不同分支常可估计到责任血管的来源和位置。如三叉神经上、下颌支痛,责任血管压迫部位往往在三叉神经腹侧,视野清晰,一般容易减压;当三叉神经痛涉及眼支时,压迫部位往往位于神经背侧,责任血管部分被神经阻挡,观察和减压都比较困难。由于三叉神经的长轴可呈 10°～80° 夹角,受血管压迫推移后三叉神经轴性会发生改变,NVC 位置与三叉分支对应关系会有很大变异。术者需要有良好的空间想象力,才能完成准确有效的减压。压迫三叉神经的责任血管来源依次是小脑上动脉(SCA)、小脑前下动脉(AICA)和椎-基底动脉(VA-BA)。SCA 常从内侧压迫推挤三叉神经,而 AICA 是从外侧压迫推挤三叉神经。粗大冗长的椎-基底动脉常将三叉神经推挤紧贴于岩骨面。此时,宜先从后组及面、听神经间将椎-基底动脉垫起牵向下方,然后再处理椎-基底动脉与三叉神经的压迫。局部动脉硬化的血管与神经接触、血管成直角张力状与神经接触,以及三叉神经根上存在明显压迹和局部萎缩是 NVC 的最佳佐证(图 117-6)。在此处减压能取得最佳效果。有时探查未见明显动脉压迫血管,此时需注意紧贴在三叉神经根部脑桥表面或穿入三叉神经的静脉也可能是责任血管。需要仔细进行游离,只有将电凝后收缩闭塞的静脉条索切断才能真正达到减压目的。全程探查后未发现明确责任血管的病例,充分松解三叉神经脑池段粘连蛛网膜及束带,使牵拉扭转的三叉神经复位有时也能达到理想效果。目前国内没有商用 Teflon 垫片材料销售,涤纶减压材料在 MVD 中的应用最为广泛,主要原因有:①容易获得且组织材料稳定,排斥反应小;②不易吸收;③较其他材料如自体筋膜等效果更好。但作为植入异物,仍有可能产生粘连形成肉芽肿反应,是导致复发的主要原因之一。

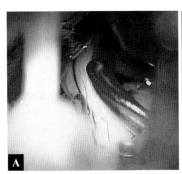
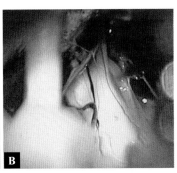

图 117-6　三叉神经痛 MVD 术中所见

注:A. 示左侧小脑上动脉内侧压迫三叉神经;B. 示责任血管移位后明显的血管压迹。

H. 妨碍减压的解剖因素：

a. 三叉小脑动脉压迫：1996 年，Marinkovic 最早提出这一变异血管的存在。其特点是发自 SCA 的分支，常呈"S"状穿入三叉神经内，远端穿入小脑水平裂。由于三叉小脑动脉与三叉神经交织和贯穿的特点，往往使充分减压无从谈起。Takusagawa 总结一组三叉神经痛的 MVD，528 例中 32 例存在三叉小脑动脉压迫，占 6.1%。左侧和涉及三叉神经眼支多见是其临床特点。目前。对于这类压迫尚缺乏有效减压方法。

b. 岩骨内突起：岩骨骨性变异可以部分或完全阻碍三叉神经的显露而妨碍减压（图 117 - 7）。据瑞金医院一组 352 例三叉神经痛 MVD 的资料分析，11 例（3.1%）存在岩骨内突起情况。术前详细 MRI 检查可以发现这类情况的存在（图 117 - 8）。术中磨除骨性突起后方能完全显露责任血管，有助于获得彻底减压（图 117 - 9）。

I. 关颅：减压完成后充分止血。要求麻醉师配

合将动脉收缩压逐步回升至 120～130 mmHg。生理盐水反复冲洗术野至澄清。硬脑膜需密水缝合，骨瓣可回纳并固定（图 117 - 10），可以减少脑脊液漏和日后伤口凹陷不适的并发症。切口不放引流，分层缝合肌肉、皮下及皮肤切口。

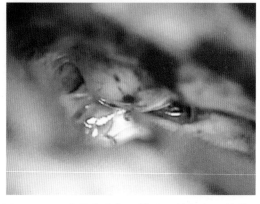

图 117 - 7 岩骨内突起阻挡三叉神经与血管关系的显露

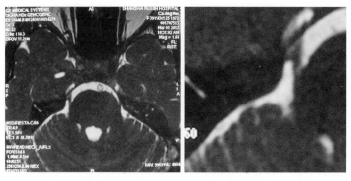

图 117 - 8 MRI 显示存在岩骨内突起

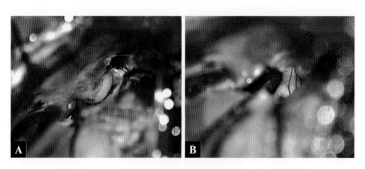

图 117 - 9 岩骨内突起对三叉神经痛 MVD 的影响

注：A. 术中示岩骨内突起阻挡三叉神经显露；B. 示磨除岩骨内突起后显露三叉神经与压迫血管的关系。

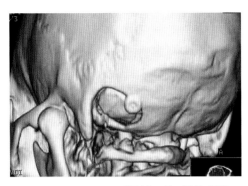

图 117 - 10　MVD 后骨瓣回纳，颅骨成型

J. 术后处理：麻醉清醒后即可拔除气管插管，送监护室严密监护 24 h。留置导尿管次日拔除，常规使用抗生素不超过 48 h。术后 24 h 进食流质，2 d 后正常进食，3 d 后可起床活动，术后 5～7 d 可出院。

4）手术疗效：普遍采用巴罗神经研究所疼痛评分（Barrow Neurological Institute pain scale，BNI 评分），其中将 BNI Ⅰ、Ⅱ级定义为手术治愈，将 BNI Ⅲ～Ⅴ级定义为手术无效，具体如下：

Ⅰ级：疼痛完全缓解，不服药。

Ⅱ级：疼痛基本完全缓解，偶有发作，不需服药。

Ⅲ级：疼痛基本缓解，需服药控制。

Ⅳ级：即使服药，疼痛仅部分缓解。

Ⅴ级：疼痛无缓解、加重、复发。

国内外研究报道 MVD 后疼痛立即缓解率可达 90%～97%，1 年后仍达 80%，3 年后为 75%，5 年后为 73%，10 年后有效率仍可达 70% 以上；术后年均复发率为 3%，大多在 2 年以内复发。

针对术后无效或复发的病例，只要患者情况允许，MRTA 提示存在遗漏血管或垫片压迫三叉神经，可选择再次手术探查。笔者对 52 例复发三叉神经痛患者再手术，发现约有 53% 为垫片肉芽肿压迫，34% 的病例存在遗漏的责任血管，其次为垫片移位及新形成的血管等，再次 MVD 后，3 年有效率依然达到 71%，与首次 MVD 疗效无明显差异。Amador 等在对一组 MVD 后复发的患者（29 例）进行再次探查时发现存在神经压迫者依然占 83%，其中动脉占 45%、静脉占 14%，Teflon 垫片肉芽肿占 24%，减压后 3 年有效率仍可达 75%。因此，在减压过程中，应该尽可能地游离血管，使神经与血管保持分离状态，而不是单纯置入 Teflon 垫片，尽量避免造成新的压迫。部分学者采用自体蛛网膜或其他材料"悬吊"责任血管，也取得了较好效果，但该方法在技术上仍有待于进一步提高。部分患者的神经根部再探查没有发现神经血管压迫，此时可行感觉后根部分切断术，大部分患者可获得不同程度和时间的疼痛缓解。

5）并发症：MVD 治疗三叉神经痛虽然是微创手术，但仍有一定的并发症发生率和病死率。Mclaughlin 等报道 3 196 例三叉神经根 MVD 的结果，其中严重脑损伤并发症发生率在 20 世纪 90 年代以前为 0.87%，90 年代以后仍有 0.45%。Klun 报道了 220 例的手术经验，有 3 例死亡，其死亡原因 1 例为术后小脑出血，1 例为小脑梗死，另 1 例为气体栓塞。Hanakita 等在 278 例神经根 MVD 后出现 9 例严重手术并发症，有 7 例为三叉神经根显微血管减压术所致，其中 2 例死亡。Schmidek 等通过对 49 家开展三叉神经根显微血管减压术的医院进行调查，有 14 家医院发生过手术死亡，最高病死率达 7%，其中不乏由出色神经外科医师所进行的手术。在死亡的原因中，最多见的原因是小脑出血或颅后窝硬脑膜下血肿或小脑及脑干梗死。术后硬脑膜下或小脑内血肿是严重并发症，虽然发生率在 0.5% 以下，但常可致命，术中处理岩静脉不当是其主要原因。岩静脉是小脑和脑干外侧的重要引流静脉，大多数患者的岩静脉切断后可以通过其他引流静脉代偿，然而个别岩静脉特别粗大的患者，切断后可能导致小脑出血性梗死和小脑内血肿。岩静脉断端未能妥善处理，在拔除气管插管、咳嗽、憋气等动作使静脉窦压升高时破裂出血，是造成硬脑膜下血肿的常见原因；患者有凝血机制障碍也可以导致术后颅内血肿，故术前检查一定要排除此类患者。术后 24 h 要严密监测患者的意识、血压、脉搏等体征，如果麻醉后清醒不理想，或麻醉清醒后再次出现意识障碍、血压升高、呕吐等症状均应立即行颅后窝 CT 扫描，及时发现颅内血肿。证实有颅后窝血肿的患者应立即再次手术清除血肿并做减压，不能存有侥幸心理。其他术后并发症包括颅内感染（0.1%～0.2%）、脑神经损伤（5%～10%），如暂时性听力下降、面部麻木、感觉减退、咀嚼肌无力等；此外脑脊液鼻漏或自伤口渗出也有一定发生率（2.7%～4%），通常为硬脑膜缝合不严密及乳突气房打开后未封闭彻底所致。如脑脊液自皮肤切口漏出通常经加缝后加压包扎即可愈合。若有脑脊液经乳突气房-耳咽鼓管至鼻腔流出，导致严重低颅压和头痛，则需要重新拆开切口，修补硬脑膜破口，封闭乳突气房。以上并发症大多经对症治疗后可以痊愈,但也有长期存在的并发症如永久性听力下降(1%)、面部感觉减退(1%～2%)等。MVD 有 0.1%～0.4%的死亡率。

近年来,有学者进行了神经内镜下 MVD,与传统显微镜相比,内镜下视野更加广阔,可以进行抵近观察,有助于明确责任血管及减压是否满意。但内镜操作存在一定盲区,脑池狭小患者并不适用。前瞻性临床研究发现两种方法的远期有效率和并发症发生率并无差异。神经内镜技术本身是中性的,具体手术方式应根据术者经验和患者解剖特点来决定。

文献报道原发性典型三叉神经痛(1 型三叉神经痛)、单纯动脉压迫、MRTA 提示明确存在动脉血管压迫者预后往往较好;而间歇期伴有持续性疼痛、静脉压迫或无明确责任血管患者预后往往较差。病程较短、单独眼支支分布区疼痛、高龄(>65 岁)等患者也可能存在较好的预后。对于明确预后的相关因素,国内外研究报道不一,尚无统一的结论。此外,国内外文献对于三叉神经痛的分类、预后评分标准、预后统计方法等不统一,妨碍了进一步的临床荟萃分析。近 25 年来,上海瑞金医院开展了 6 000 余例 MVD,制订了三叉神经痛患者临床资料采集表(表 117 - 5),提倡统一三叉神经痛分类(ICHD Ⅲ 或 Burchiel 分类)、预后评判标准(BNI 评分),并采用合适的统计方法(Kaplan-Meier),以便于进行国内外研究对比,明确影响预后的因素,提高手术的治愈率。

表 117 - 5　上海交通大学医学院附属瑞金医院三叉神经痛患者临床资料采集表

一般资料

姓名:_____　性别:___女___男　年龄:_____　职业:_____　住院号:_____

家庭住址:_____省(市)_____县(区)　电话:_____

临床特点

首次发作时间:_____　病程_____(年)　家族史:有_____　无_____

侧别:左___　右___　累及神经支:Ⅰ　Ⅱ　Ⅲ

频率:___(次/日)___(次/月)　疼痛持续时间____s/min/h

症状:1 型 TN/2 型 TN　间歇期持续疼痛　有___%　无___

扳机点:有_____　无_____

诱因:有_____　无_____

程度:VAS:1　2　3　4　5　6　7　8　9　10_____(分)

MRTA:左___　右___　血管类型:_____　程度:无___邻靠___位移___压痕___%

治疗史:

药物:_____　剂量:_____　服药时间:_____(年)

血药浓度:_____　疼痛控制:VAS____(分)

是否停药:_____　停药原因:无效_____　不良反应:_____

外科干预:撕脱:___　毁损:___　射频:___　伽马刀:___　手术:___

其他:

听力:术前___　术后___(分贝)　fMRI:BOLD___　DTI___

手术情况

手术开始时间:_____　结束时间:_____　历时:_____分

电生理监测:有(　　　　　　)　无

（2）立体定向放射外科治疗

1）立体定向放射外科(SRS):利用立体定向技术,将大剂量高性能伽马射线交叉,精确准直聚焦后射入颅内预设的靶点上(REZ),损毁靶区内神经纤维而达到治疗疼痛的目的。其主要优点是避免了开颅、麻醉等意外,防止了术后感染的发生。但作为毁损性质的手术,脑神经根并发症也不可避免地增加。SRS 治疗三叉神经痛在 21 世纪初达到高峰,但近 5 年来国外各中心报道 SRS 应用治疗三叉神经痛病例数已呈下降趋势,主要是随访资料提示疗效不如预期良好及复发率高。

2）适应证:

A. 经药物治疗疼痛控制差,或不能耐受药物不良反应,严重影响生活和工作者。

B. 经其他外科治疗无效复发者,或不愿意接受外科治疗者。

C. 有重要脏器功能障碍不能耐受手术者。

D. 各种方法均无效的顽固性三叉神经痛患者。

3) 禁忌证:

A. 肿瘤压迫引起继发性三叉神经痛且能耐受手术者。

B. MRI 显示三叉神经结构不清或有明显动脉血管压迫者。

4) 治疗方法:

A. 局麻下固定头架。

B. MRI 检查,辨认三叉神经根。

C. 选取 4 mm 或 8 mm 直径的准直器,确定靶点(三叉神经根与脑桥连接处前外 2 mm 处)。

D. 中心剂量 80～85 Gy,脑干表面应<20 Gy,放射至靶区。

5) 注意事项:

A. 正确靶点的选择是手术成功的关键,单个靶点与两个或以上靶点效果无异,但并发症却明显增加。

B. 靶区定位的精度直接影响手术的效果,针对不同的受累分支,靶区应有区别。

C. 合适的剂量也是手术成功的重要因素,对于无外科治疗史的患者,剂量可减小至 75 Gy,而对于手术复发的患者,剂量可以适当增加至 90 Gy。

6) 手术效果:文献报道 SRS 治疗后平均起效时间为 1 个月,术后 1 年疼痛完全缓解率为 69%～81%,3 年后仍有 34%～56% 的缓解率,但复发率可达 10%～35%。并发症多在 6 个月以后显现,主要表现为面部麻木(9%～37%)、感觉异常(6%～13%)和角膜反射减退(2.6%)。

虽然 SRS 符合现代神经外科微创理念,但其仍不可避免地损害神经功能,剂量过大虽然可增加术后疼痛的缓解率,但并发症也相应地增多,故目前常应用于药物治疗无效、不能耐受手术的患者。

(3) 经皮穿刺三叉神经半月节毁损术

Hartel 穿刺法是经皮穿刺三叉神经半月节毁损术治疗的基本操作,患者在局麻或全麻下,经口角外侧进针穿刺卵圆孔至 Meckel 腔,应用射频热凝损毁术、甘油注射术或球囊压迫术对三叉神经进行部分毁损,以达到控制疼痛的目的。

1) 机制:三叉神经射频热凝损毁理论主要是基于 Letcher 和 Goldring 的实验研究,他们发现通过升高温度可选择性破坏传导痛觉的 A - δ、C 类神经纤维而能相对地保留传导触觉的有髓神经纤维,并

逐步开始应用于临床治疗;甘油注射毁损三叉神经纤维的机制尚未完全阐明,有研究发现注射高渗性无水甘油可使三叉神经髓鞘肿胀、破裂,使其传导兴奋功能丧失;球囊压迫则主要通过暂时性地机械压迫引起三叉神经纤维缺血性损伤,从而达到阻滞疼痛传导的目的。

2) 适应证:凡是三叉神经痛经药物治疗疼痛控制差,或不能耐受药物不良反应,严重影响生活和工作者;手术无效或疼痛复发者均可进行三叉神经半月节毁损术治疗。尤其是适合那些高龄且伴有重要功能脏器损害不宜全麻手术的患者。

3) 治疗方法:

A. 麻醉:局麻及短效静脉麻醉,治疗过程中应保持患者清醒状态。

B. 体位:坐位或仰卧位均可。

C. 半月节穿刺:现多在 C 臂或 CT 引导下穿刺,常采用 Hartel 前路法,在口角外侧 2.5～3 cm 穿刺,指向瞳孔内侧缘进针,5～6 cm 后即可触及卵圆孔前方平坦骨面,后继续向深处进针少许,待针尖滑至卵圆孔,患者此时可稍有疼痛,如位置准确,拔出针芯后多有脑脊液流出,提示穿刺成功。

D. 电生理定位:穿刺成功后插入电极进行刺激,刺激区可有麻木或蚁行感。

E. 射频温控破坏、球囊压迫或甘油注射(未赘述)。

4) 注意事项:

A. 穿刺要在 X 线监视下进行,不可过深或过浅。

B. 升温、注射或压迫要缓慢进行,把握好时间。

C. 术中应注意观察患者角膜反射、眼球运动,如有感觉障碍,应注意保护。

5) 手术效果及并发症:虽然上述方法原理各异,但其疼痛缓解率和并发症却类似,其中,射频热凝术术后疼痛立即缓解率为 92%～98%,3 年后的有效率为 58%～64%,主要并发症有角膜反射消失(9.6%)、咬肌萎缩(11.9%)、感觉减退(3.7%)。经皮甘油注射术后疼痛立即缓解率为 80%～96%,3 年后缓解率降为 53%～54%,主要并发症有感觉减退(8.3%)、角膜反射消失(8.1%)、咬肌功能障碍(3.1%)。球囊压迫术后立即缓解率为 79%～96%,3 年后缓解率为 69%,并发症主要有面部感觉减退(10%)。

经皮外科穿刺治疗因无需开颅,所以更适合于

不愿或因身体情况不能接受开颅手术患者。近年来,随着技术的发展,采用 CT 或立体定向仪引导穿刺、电生理进行检测穿刺针是否与神经接触等方法,使穿刺的成功率大大提高,但长期疗效不及 MVD 的效果,且复发率较高。

(卫永旭　赵卫国)

参考文献

[1] 卫永旭,赵卫国. 三叉神经痛[M]//周良辅. 现代神经外科学. 2 版. 上海:复旦大学出版社,2015:1257 - 1271.

[2] GU W, ZHAO W. Microvascular decompression for recurrent trigemina neuralgia [J]. J Clin Neurosci, 2014,21:1549 - 1553.

[3] XIANG H, WU G, OUYANG J, et al. Prospective study of neuroendoscopy versus microscopy:213 Cases of microvascular decompression for trigeminal neuralgia performed by one neurosurgeon [J]. World Neurosurg, 2018,111:E335 - E339.

118 面肌痉挛

面肌痉挛(hemifacial spasm，HFS)是一种临床常见的脑神经疾病，人群年发病率为(14～20)/10万，表现为阵发性不自主面肌抽搐，情绪激动或紧张时加重，给患者造成严重的心理障碍，影响患者生活质量、工作和社交，患者治疗愿望迫切。近年来，面肌痉挛的发病率有上升的趋势，这可能与多种因素有关，其中环境因素、睡眠障碍、长期紧张焦虑和高血压的高发都是重要的致病因素。目前面肌痉挛的治疗方法主要包括药物、肉毒素注射和外科手术3种，但是治疗方法的多样性和缺乏规范依然是我国存在的现实。虽然微血管减压术(MVD)是目前一种有望治愈面肌痉挛的方法，但是术后无效、复发和出现的面瘫、听力障碍等并发症仍然是困扰医生和患者的难题。值得欣喜的是，近年来有关MVD治疗面肌痉挛的研究普遍开展，无论是面肌痉挛的发病机制、诊断、治疗原则、手术适应证选择、手术方法、围手术期监测和疗效评估等方面都取得了明显的进步，提升了MVD的整体水平，手术更加安全有效。2013年8月，由中华医学会神经外科分会组织编写的《面肌痉挛诊疗专家共识》很好地总结了相关领域的最新进展。但不可否认的是，迄今为止，人类对面肌痉挛真正的发病机制还知之甚少，这也是未来科学研究和治疗新技术开发的主要内容。

118.1 病因与发病机制

外伤、炎症、肿瘤、脑血管病、放射等均可导致面肌痉挛。迄今为止，脑血管对面神经的长期压迫依然被认为是导致面肌痉挛的主要病因，但其确切的发病机制至今不明。文献报道血管压迫导致面肌痉挛的发病机制存在3种学说，分别介绍如下。

118.1.1 周围学说

Gardner等提出的周围学说(图118-1B)，又称为假突触短路传导学说(ephaptic transmission hypothesis)。这个学说的核心观点是脑血管长期的搏动性刺激导致面神经受压处发生髓鞘空泡化、脱髓鞘等病理改变，脱髓鞘后的神经纤维间相互接触形成短路，神经冲动通过假突触的形式从一根神经纤维传导到多根纤维。而且，随着脱髓鞘纤维的增多，患者的症状范围也逐渐扩大。这一理论在面肌痉挛动物模型研究中得到证实。也就是说，面神经脱髓鞘改变是面肌痉挛发生的前提与病理解剖学基础。周围学说认为，脑血管在面肌痉挛发生中只是一个机械性的压迫，是导致面神经脱髓鞘的主要原因，在脱髓鞘形成后脑血管的作用已不重要。但是，

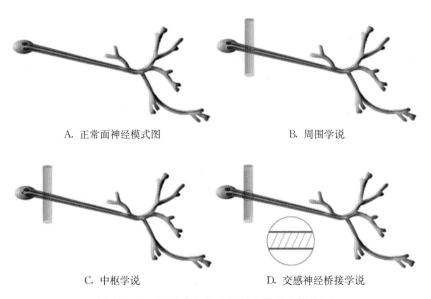

A. 正常面神经模式图　　　　　　　　　B. 周围学说

C. 中枢学说　　　　　　　　　　　　D. 交感神经桥接学说

图 118-1　面肌痉挛发病机制 3 种学说模式图

注:红色和蓝色线条代表面神经下颌缘支和颧支的神经纤维,血管壁上的绿色线条代表交感神经纤维。

周围学说还无法解释许多临床现象,这也是周围学说一直存在争论的原因。比如:①多发性硬化虽然可以引起广泛的脱髓鞘改变,但并不会导致面肌痉挛发生。②在 MVD 中,当分离移位责任血管后,虽然脱髓鞘的面神经纤维依然相互接触,但异常肌电反应(abnormal muscle response,AMR)和临床症状都会即刻缓解,这与周围学说的理论相矛盾。③面肌痉挛症状大多会在情绪激动时发病或者加重,但在 MVD 后这一现象消失,周围学说无法解释这一特点。④按照周围学说理论,AMR 的传导通路是面部刺激经脱髓鞘的面神经纤维传入,经过假突触后再经脱髓鞘的面神经纤维传出,因此 AMR 的潜伏期应等于从面神经分支刺激点到神经根受压点再折返到另一分支记录点这两段面神经分支的传导时间总和。然而 Moller 等研究发现,AMR 的潜伏期为 10.72 ms,而两段面神经分支到神经根受压点的传导时间之和为 8.23 ms,反复检测都显示两者总是存在一个约 2 ms 的差值,所以面肌痉挛的电生理特性也不支持周围学说。⑤周围学说至今尚缺乏更加详细的科学依据,包括面神经脱髓鞘后的兴奋性改变,脱髓鞘后的面神经之间是否真正存在假突触联系,责任血管在面肌痉挛发生中究竟发挥了哪些作用等。所有这些问题都有待进一步研究予以明确。

118.1.2　中枢学说

Moller 和 Jannetta 等提出的中枢学说(图 118-1C),又称为核团过度兴奋学说(hyperexcitable nucleus hypothesis)。中枢学说认为,脑血管对面神经长期压迫导致了面神经脱髓鞘改变,脱髓鞘引起了面神经纤维及面神经核团的兴奋性增高,面神经运动神经元之间建立异常的新突触而发生短路。所以中枢学说认为脑血管压迫只是导致面肌痉挛的始动因素,而面肌痉挛发生的真正原因是面神经核团内形成了运动神经元之间的异常突触。这一学说虽然能解释情绪激动时面肌痉挛症状会发作甚至加重的临床现象,但是中枢学说也有许多尚无法解释的客观现象。比如:①无法解释 MVD 后痉挛症状能够即刻缓解的现象,因为血管压迫解除以后,面神经核内的异常突触不可能即刻消失;②中枢学说实际上把面肌痉挛看成了一种特殊类型的癫痫,然而降低突触兴奋性的药物(如卡马西平、丙戊酸钠等)对面肌痉挛的疗效十分有限;③中枢学说也不能解释面肌痉挛特有的电生理现象,如 Yamashita 等应用双重刺激诱发 AMR 的研究发现,第二刺激所引发的第二肌电反应 R2 具有恒定的潜伏期和恒定的波幅,因此否定了短路发生在面神经核的可能性。

事实上，无论周围学说，还是中枢学说都不能满意地解释许多客观的临床现象，并且在电生理学方面也都有无法解释的地方，因此长期饱受争议。

118.1.3　交感神经桥接学说

李世亭、郑学胜等提出了交感神经桥接学说（sympathetic bridge hypothesis）（图118-1D）。该学说认为，脑血管对面神经长期反复的搏动性机械压迫导致了面神经脱髓鞘以及血管壁上的交感神经外膜损伤，使面神经纤维裸露，得以和责任血管壁表面密布的网状交感神经纤维直接接触。这些交感神经纤维成为不同面神经纤维联系的桥梁，而面神经纤维之间并不直接联系。因此，单根面神经纤维的动作电位可以通过交感神经网的桥接，传导到更多的面神经纤维，从而形成短路，导致面肌痉挛的发生。支持这个学说的主要实验依据是：①前瞻性临床试验发现，以极低量脉冲（2 mA×0.2 ms）刺激面肌痉挛患者的责任血管壁，兴奋交感神经纤维后，可以在面肌上记录到一个肌电反应波形ZLR（ZL response），ZLR的波形和潜伏期说明神经冲动通过交感神经传导到面神经；②动物实验发现，AMR实时监测下，在颈部用利多卡因阻滞责任血管壁的交感神经纤维，或者切除交感神经节，都会导致AMR消失，而同时面神经传导功能完全正常；③电生理学的角度来说，无论是AMR传导还是ZLR传导，2 ms的传导时间都发生在血管壁的交感神经。交感神经桥接学说虽然已经得到多项实验验证，但是迄今为止，人们并不知道血管压迫导致面肌痉挛的分子机制。

目前正在开展的研究集中在以下3个方面：①形态学研究，包括面肌痉挛动物模型中责任血管壁、血管壁交感神经以及受压面神经的组织学和解剖学改变，血管壁交感神经与脱髓鞘面神经之间相互联系的组织学与解剖学证据；②交感神经桥接学说的分子机制，包括血管壁交感神经纤维与脱髓鞘面神经纤维之间存在的递质类型和受体，递质作用与面神经纤维兴奋性变化之间的关系，以及AMR与ZLR发生的分子机制；③在面肌痉挛患者中特异性的电生理学变化，以及可能应用的电生理学监测技术，需要明确血管壁、交感神经纤维以及脱髓鞘面神经纤维在异常肌电反应形成中的作用与机制。当然面神经核团内的运动神经元数量、分布、突触再生等方面的变化也是期待研究的重要内容。

118.2　临床表现

面肌痉挛是指一侧或双侧面部肌肉（眼轮匝肌、表情肌、口轮匝肌）反复发作的阵发性、不自主的抽搐，在情绪激动或紧张时加重，严重时出现睁眼困难、口角歪斜以及耳内抽动样杂音。面肌痉挛包括典型面肌痉挛和非典型面肌痉挛两种，典型面肌痉挛是指痉挛症状从眼睑开始，并逐渐向下发展累及面颊部表情肌等下部面肌，而非典型面肌痉挛是指痉挛从下部面肌开始，并逐渐向上发展，最后累及眼睑及额肌。临床上非典型面肌痉挛较少，绝大多数都是典型面肌痉挛。面肌痉挛好发于中老年，女性略多于男性，但发病年龄有年轻化的趋势。面肌痉挛虽然大多位于一侧，但双侧面肌痉挛也并非罕见。

118.3　诊断与鉴别诊断

面肌痉挛的临床诊断并不困难，特征性的临床表现是主要的诊断依据。对于缺乏特征性临床表现的患者需要借助辅助检查予以明确，包括电生理检查、影像学检查、卡马西平治疗试验。电生理检查是指AMR检测。AMR是面肌痉挛特有的异常肌电反应，AMR阳性支持面肌痉挛诊断。影像学检查包括CT和MRI，用以排除颅内其他病变导致的继发性面肌痉挛。另外，3D-TOF MRI还有助于了解面神经周围的血管分布。面肌痉挛患者在疾病的开始阶段都对卡马西平治疗有效，因此卡马西平治疗试验有助于辅助诊断。

面肌痉挛需要与双侧眼睑痉挛、梅热（Meige）综合征、咬肌痉挛、面瘫后遗症等面部肌张力障碍性疾病进行鉴别。①双侧眼睑痉挛：表现为双侧眼睑反复发作的不自主闭眼，往往双侧眼睑同时起病，患者常表现出睁眼困难和眼泪减少，随着病程延长，症状始终局限于双侧眼睑。②梅热综合征：患者常常以双侧眼睑反复发作地不自主闭眼起病，但随着病程延长，会逐渐出现眼裂以下面肌不自主地抽动，表现为双侧面部不自主的异常动作，而且随着病情加重，肌肉痉挛的范围会逐渐向下扩大，甚至累及颈部、四肢和躯干的肌肉。③咬肌痉挛：表现为单侧或双侧咀嚼肌的痉挛，患者表现为上下颌咬合障碍、磨牙和张口困难，三叉神经运动支病变是主要的原因。④面瘫后遗症：表现为同侧面部表情肌的活动受限，同侧口角不自主抽动以及口角与眼睑的连带运动，依据确切的面瘫病史可以鉴别。

118.4　治疗

面肌痉挛的治疗方法有3种：药物治疗、肉毒素治疗和手术治疗。

118.4.1　药物治疗

药物治疗虽然不能治愈面肌痉挛，但可以不同程度减轻面肌抽搐症状。因此，药物治疗常用于发病3个月内的患者，无法耐受手术或者拒绝手术者，以及术后症状不能缓解时的辅助治疗。常用药物包括卡马西平、奥卡西平以及地西泮（安定）等。其中，卡马西平成人最高剂量不应超过1 200 mg/d。备选药物为苯妥英钠、氯硝西泮、巴氯芬、托吡酯、加巴喷丁及氟哌啶醇等。药物治疗可有头晕、嗜睡、白细胞减少、共济失调、震颤等不良反应，如发生药物不良反应则建议停药。

118.4.2　肉毒素注射

常用药物为治疗用A型肉毒毒素（botulinum toxin A），主要应用于无法耐受手术、拒绝手术、药物治疗无效或药物过敏的成人患者。过敏性体质者及对本品过敏者禁用。用法及用量：采用上睑及下睑肌肉多点注射法，即上、下睑的内外侧或外眦部颞侧皮下眼轮匝肌共4点或5点。如伴面部、口角抽动还需于面部中、下及颊部肌内注射3点。依病情需要，也可对眉部内、外或上唇或下颌部肌肉进行注射。每点起始量为2.5 IU/0.1 ml。注射1周后有残存痉挛者可追加注射；病情复发者可作基础量或加倍量（5.0 IU/0.1 ml）注射。但1次注射最大剂量应不高于55 IU，1个月内使用总剂量不高于200U。常见不良反应：少数患者可出现短暂的症状性干眼、暴露性角膜炎、流泪、羞明、复视、眼睑下垂、瞬目减少、睑裂闭合不全、不同程度面瘫等，多在3～8周内自然恢复。反复注射肉毒素日后将会出现永久性眼睑无力、鼻唇沟变浅、口角歪斜、面部僵硬等体征。注意事项：发热、急性传染病者、孕妇和12岁以下儿童慎用；在使用本品期间禁用氨基糖苷类抗生素；应备有1：1 000肾上腺素，以备过敏反应时急救，注射后应留院内短期观察。

118.4.3　微血管减压术

MVD是目前一种针对病因的治疗方法，也是一种有望治愈面肌痉挛的方法。

（1）适应证

MVD适应证主要有：①原发性面肌痉挛诊断明确，经头部CT或MRI排除继发性病变；②面肌痉挛症状严重，影响日常生活和工作，患者手术意愿强烈；③经药物或肉毒素治疗无效，或药物过敏或严重不良反应不能耐受；④面肌痉挛MVD后复发。

（2）禁忌证

MVD禁忌证主要有：①一般全麻开颅手术禁忌证；②严重血液系统疾病或重要器官（心、肺、肾脏或肝脏）功能障碍患者。

（3）术前检查

术前不仅应进行常规全身麻醉术前检查，包括心、肺、肾、肝等功能评估及凝血功能测试等，还应进行头部MRI或头部CT检查排除继发性原因，有条件的医院可行头颅3D-TOF MRI以及神经电生理检查（AMR、BAEP等）。

（4）操作要点

开放蛛网膜下腔释放脑脊液，待颅内压下降后，自后组脑神经尾端向头端锐性分离蛛网膜，使小脑与后组脑神经完全分离，全程探查面神经颅内段Ⅰ～Ⅴ区，对所有与面神经接触的血管进行分离、移位，并用聚四氟乙烯（Teflon）棉妥善固定。术中须对蛛网膜进行充分松解，避免牵拉面神经、前庭神经和后组脑神经。术中实时神经电生理监测，包括BAEP、AMR，有条件的医院可进行ZLR监测。手术满足以下条件时方可结束：①面神经5区探查完全；②所有与面神经接触的血管均已被隔离；③神经电生理监测AMR波形消失。若满足条件①②，但AMR波形仍旧存在，则继续对面神经进行探查，并进行ZLR波形辅助监测，ZLR波形消失可结束手术。对于粗大椎-基底动脉压迫的病例，可采用在延髓侧方自尾端向头端逐步分离并减压的方法，必要时可辅助生物胶黏附或悬吊。在复发患者的再次手术中，更强调使用神经电生理监测，特别是AMR和ZLR联合监测，以确保面神经充分减压。

118.5　预后与疗效评估

面肌痉挛术后疗效判定标准，共分4级：①痉愈(excellent),面肌痉挛症状完全消失。②明显缓解(good),面肌痉挛症状基本消失,只是在情绪紧张激动时,或特定面部动作时才偶尔诱发出现,患者主观满意。以上两级均属有效。③部分缓解(poor),面肌痉挛症状减轻,但痉挛发作比较频繁,患者主观不满意。部分缓解的患者,应重新评估手术过程和术后电生理。如果评估认为手术可能有血管遗漏或者减压不充分,或者术后电生理仍有 AMR 阳性,应早期再次手术,否则应继续观察或给予药物治疗或肉毒素治疗。④无效(failed),面肌痉挛症状没有变化,甚至较术前加重,无效患者应早期再次手术。

MVD 治疗面肌痉挛的疗效各家报道不一,术后早期症状完全缓解率在 85％～100％,随着随访时间延长总体有效率会下降,平均年复发率在 1％～3％,10 年后的有效率仍然可以在 80％以上。常见手术并发症包括听力下降、不同程度面瘫、舌咽神经功能减退、脑脊液漏、小脑梗死出血等,其中听力下降发生率为 2％～11％,完全性耳聋发生率低于 5％。术后早发型面瘫(MVD 后 1 周之内)与迟发型面瘫(MVD 后 1 周之后)的发生率为 3％～15％,其中迟发型面瘫更常见。文献报道术后应用糖皮质激素、血管解痉药物及 B 族维生素能降低面瘫的发生率。

(李世亭)

参考文献

[1] ADAMS C B. Microvascular compression: an alternative view and hypothesis [J]. J Neurosurg, 1989,70(1):1-12.

[2] HANDA Y, CANER H, HAYASHI M, et al. The distribution pattern of the sympathetic nerve fibers to the cerebral arterial system in rat as revealed by anterograde labeling with WGA HRP [J]. Exper Brain Res, 1990,82(3):493-498.

[3] LI S T, HONG W Y, TANG Y D, et al. Re operation for persistent hemifacial spasm after microvascular decompression with the aid of intraoperative monitoring of abnormal muscle response [J]. Acta Neurochir, 2010,152(12):2113-2118.

[4] LI X, ZHENG X, WANG X, et al. Microvascualr decompression treatment for post Bells palsy hemifacial spasm [J]. Neurol Res, 2013,35(2):187-192.

[5] LI Y, ZHENG X, HUA X, et al. Surgical treatment of hemifacial spasm with zone 4 offending vessel [J]. Acta Neurochir, 2013,155(5):849-853.

[6] LIU M X, XIA L, ZHONG J, et al. What should we do for those hemifacial spasm patients without efficacy following microvascular decompression: expectation of delayed relief or early reoperation [J]. World Neurosurg, 2018,110:897-900.

[7] LIU M X, ZHONG J, XIA L, et al. The significance of abnormal muscle response monitoring during microvascular decompression for hemifacial spasm [J]. Acta Neurochir Suppl, 2017,124:297-301.

[8] MCLAUGHLIN M R, JANNETTA P J, CLYDE B L, et al. Microvascular decompression of cranial nerves: lessons learned after 4400 operations [J]. J Neurosurg, 1999,90(1):1-8.

[9] MOLLER A R, JANNETTA P J. On the origin of synkinesis in hemifacial spasm: results of intracranial recordings [J]. J Neurosurg, 1984,61(3):569-576.

[10] SINDOU M P. Microvascular decompression for primary hemifacial spasm. Importance of intraoperative neurophysiological monitoring [J]. Acta Neurochir, 2005,147(10):1019-1026.

[11] YAMASHITA S, KAWAGUCHI T, FUKUDA M, et al. Lateral spread response elicited by double stimulation in patients with hemifacial spasm [J]. Muscle Nerve, 2002,25(6):845-859.

[12] YING T T, LI S T, ZHONG J, et al. The value of abnormal muscle response monitoring during microvascular decompression surgery for hemifacial spasm [J]. Int J Surg, 2011,9(4):347-351.

[13] ZHANG X, ZHAO H, TANG Y D, et al. Operative complications of microvascular decompression for hemifacial spasm: experience of 1548 Cases [J]. World Neurosurg, 2017,107:559-564.

[14] ZHANG X, ZHAO H, TANG Y D, et al. The effects of combined intraoperative monitoring of abnormal muscle response and Z-L response for hemifacial spasm [J]. World Neurosurg,2017,108:367-373.

[15] ZHANG X, ZHAO H, YING T T, et al. The effects of dual abnormal muscle response monitoring on microvascular decompression in patients with hemifacial spasm [J]. World Neurosurg, 2017,101:93-98.

[16] ZHAO H, LI G F, ZHANG X, et al. Long-term efficacy of initial microvascular decompression versus subsequent microvascular decompression for idiopathic hemifacial spasm [J]. World Neurosurg, 2018, 109:778-782.

[17] ZHAO H, ZHANG X, ZHANG Y, et al. Results of atypical hemifacial spasm with microvascular decompression: 14 case reports and literature review [J]. World Neurosurg, 2017,105:605 - 611.

[18] ZHENG X, HONG W, TANG Y, et al. Discovery of a new waveform for intraoperative monitoring of hemifacial spasms [J]. Acta Neurochir, 2012,154(5): 799 - 805.

[19] ZHENG X, HONG W, TANG Y, et al. Sympathetic nerves bridge the cross transmission in hemifacial spasm [J]. Neurosci Lett, 2012,517(1):52 - 55.

[20] ZHONG J, LI S T, ZHU J, et al. A clinical analysis on microvascular decompression surgery in a series of 3000 cases [J]. Clin Neurol Neurosurg, 2012,114(7):846 - 851.

[21] ZHONG J, LI S T, ZHU J, et al. Is entire nerve root decompression necessary for hemifacial spasm [J]. Int J Surg, 2011,9(3):254 - 257.

[22] ZHONG J, ZHU J, LI S T, et al. An analysis of failed microvascular decompression in patients with hemifacial spasm: focused on the early reoperative findings [J]. Acta Neurochir, 2010,152:2119 - 2123.

[23] ZHOU Q M, ZHONG J, JIAO W, et al. The role of autonomic nervous system in the pathophysiology of hemifacial spasm [J]. Neurol Res, 2012,34(7):643 - 648.

119 舌咽神经痛、耳痛

119.1　舌咽神经痛

舌咽神经痛（glossopharyngeal neuralgia）是非三叉神经痛的头面部疼痛，为舌咽神经或迷走神经耳咽支的分布区发作性剧烈疼痛。

119.1.1　颈静脉孔和舌咽神经解剖

舌咽神经是后组脑神经的一部分，经颈静脉孔入颅，从脑桥延髓交界入脑干。颈静脉孔在颅底形成直角三角形，顶点指向前内侧。自底面观察颅底发现颈静脉孔位于卵圆孔的正后方，前外侧壁是颞骨，后内侧壁是枕骨。一条纤维或骨性束带将颈静脉孔分成两部分。前内侧部较小，是神经部，含舌咽神经。后外侧部较大，是静脉部，含颈静脉球、迷走神经、副神经，偶有脑膜后动脉。这两部分通常是完全分开的。尸体解剖发现，6%的舌咽神经行于骨管中；Andersch 最上神经节在 2/3 病例中，位于颈静脉孔或颅外，1/3 病例中位于颅内。

119.1.2　病因

舌咽神经痛病因未完全明确。原发性舌咽神经痛与舌咽神经在入脑干前段受到血管压迫有关。继发性舌咽神经痛则是由其他疾病对舌咽神经的压迫或侵袭造成，如颅内肿瘤（脑桥小脑三角肿瘤、鼻咽癌等）、茎突舌骨韧带骨化和尖长的茎突。

119.1.3　诊断与鉴别诊断

舌咽神经痛常见于成年人，最常见于 $50\sim70$ 岁。三叉神经痛的发生率是舌咽神经 $70\sim100$ 倍的。舌咽神经痛没有明显的性别差异，而三叉神经痛中女性比例略高。

（1）临床表现

疼痛为单侧，左侧稍多（左右比为 3∶2）。双侧疼痛比三叉神经痛多见，先后出现，而不是同时发生。疼痛位置在咽后壁、扁桃体窝、舌根和外耳道深部，向耳朵、下颌、齿龈以及颈部放射。疼痛呈针刺、撕裂样，比三叉神经痛多样，可以是痒感、压迫感，也可以是烧灼感，不典型的多见。

舌咽神经痛与三叉神经痛一样，有触发现象，如喝冰饮料、打哈欠、咳嗽、咀嚼、打喷嚏或者触摸斜方肌等可触发疼痛。突然发生，历时数秒至数分钟不等，消退也快。疼痛没有规律，可以数天、数周到数月，大多数病例有明显的发作期和静止期，有时静止期长达 1 年以上，但不会自愈。起病时发作间歇相对较长，随着病情的发展，发作次数增加，间歇时间缩短。每天发作次数从几次至几十次不等,甚至持续疼痛。

若累及迷走神经,可出现发作性心动过缓、昏厥,甚至心脏停搏。约10%舌咽神经痛可合并三叉神经痛,出现相应临床表现。

（2）鉴别诊断

头面部的疼痛可以由多种疾病造成,根据本病的临床特点,通常可以明确诊断。CT和MRI检查有助于排除其他疾病。

在手术前需要排除可能导致相同部位或牵涉部位的多种疾病。

1）三叉神经痛:舌咽神经痛的发病率是三叉神经痛的1%。舌咽神经痛不伴有多发性硬化。用表面麻醉剂(丁卡因等)溶液喷涂咽后壁可缓解疼痛,可以作为诊断性检查依据。

2）口咽部或脑桥小脑三角肿瘤或炎症引起的疼痛:若是肿瘤刺激或浸润迷走神经或舌咽神经造成的,疼痛一般呈持续性,而舌咽神经痛常常为阵发性的。肿瘤引起疼痛常伴有神经系统的体征,并出现神经功能损害的表现。

3）耳源性或耳周等疾病造成的疼痛:如Ramsay-Hunt综合征、外耳道炎和中耳炎、大疱性鼓膜炎、乳突炎、岩骨炎症、茎突过长、茎突韧带钙化等。这些疾病引起疼痛的同时均有耳部其他症状和体征,应与舌咽神经痛相区别。

4）Eagle综合征:咽喉一侧痛,可涉及面部和耳。常由茎突过长、茎突舌骨韧带钙化压迫颅外段的舌咽神经引起。临床表现和3D-CT有助于鉴别诊断。

5）其他需要鉴别诊断的疾病:如枕神经痛、动脉瘤、蛛网膜炎、椎动脉粥样硬化,以及口腔和牙周疾病等。

119.1.4 治疗

（1）药物治疗

诊断明确的病例,首先进行药物治疗。内科药物治疗须正规和足量,与三叉神经痛的治疗药物相似,如卡马西平和加巴喷丁等。药物治疗往往在开始是有效的,随着病程的发展,疗效会逐渐减弱,不得不采取非药物治疗的方法。药物治疗无效及无外科手术禁忌证者可考虑手术。

（2）手术治疗

有微血管减压术（MVD）、颅内神经根切断术

（intracranial rhizotomy）、经皮穿刺舌咽神经根切断术（percutaneous glossopharyngeal rhizotomy）。Jannetta首先报道,认为与三叉神经痛一样,特发性（原发性）舌咽神经痛也是由小血管压迫舌咽神经和迷走神经根入延髓段,主要是由小脑后下动脉所致。后组脑神经出脑干时为一丛神经根,在这里试图用聚四氟乙烯(Teflon)薄膜隔离神经根,可能会加重压迫。所以神经根切断术也是选择方法。

1）舌咽神经痛微血管减压术:麻醉和体位同三叉神经痛微血管减压术。切口和骨窗同面肌痉挛微血管减压术,但皮肤切口和骨窗均偏下,接近颅后窝底。舌咽神经的暴露,如图119-1所示。剪开硬脑膜后,用脑压板抬起小脑外下部,打开小脑延髓池侧角,从下向上依次辨认副神经、迷走神经和舌咽神经。颈静脉孔处舌咽神经位最上面(近内耳孔),其外形较细,为2条或几条小的神经纤维组成,其下为迷走神经,两者间有一狭窄的间隙或硬脑膜间隔。迷走神经比舌咽神经更细小,由多支纤维组成。再下方为副神经。在延髓下端、面神经根下方、橄榄核背侧2～4 mm处,舌咽神经进入脑干。舌咽神经的感觉根较粗大,位于运动根的背侧。舌咽神经减压:压迫神经的血管多为小脑后下动脉及其分支、椎动脉等,采用"领套"法将舌咽神经入脑干段与周围血管隔离。

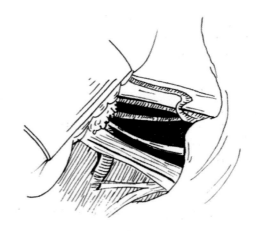

图 119-1 显露舌咽神经

注:牵开小脑绒球,舌咽神经入脑干段,可以看到舌咽神经受到小脑后下动脉的压迫。

2）舌咽神经根切断术:起源于19世纪20年代,Adson首先报道了开颅行舌咽神经根的神经节前切

断术,但患者因术后出血而死亡了。Dandy 行第 1 例成功的神经根切断术,患者疼痛缓解。他认为在舌咽神经颈部神经节的近端切断可以防止疼痛的复发。

舌咽神经和迷走神经第 1 支切断,用于找不到压迫血管或微血管减压无效者。用剥离子把颈静脉孔处的舌咽和迷走神经头端 1~2 根分支分别挑起,微剪切断。单纯切断舌咽神经止痛效果不佳。切断舌咽神经时少数患者可有血压增高,切断迷走神经分支时可引起心脏期外收缩和血压下降,在术中应注意并酌情处理。关颅和术后处理同三叉神经微血管减压术。

疗效:Rushton 报道了 217 例舌咽神经痛的 Mayo 临床中心的治疗经验,发现切断舌咽神经根合并迷走神经的近端可以取得很好的效果,疼痛缓解彻底,神经功能影响小,主要为部分吞咽困难。双侧切断是绝对禁忌,这会导致严重的吞咽障碍。舌咽神经痛早期疗效:4 年随访病例,58% 疼痛消失,18% 部分有效;疼痛局限喉部病例效果较好。

术后并发症常见为吞咽困难,约 20%,大部分为暂时性的。少数有永久咽反射消失和声带麻痹等,其他并发症少见,如伤口感染、脑脊液漏等,手术死亡率低。术中脑干诱发电位监测有助于减少并发症。

3) 经皮穿刺舌咽神经根毁损术:是开颅手术的补充,主要用于年龄较大和不适宜开颅手术的患者。通过各种方法毁损颈静脉孔区的舌咽神经根,包括注射乙醇和射频毁损术。CT 辅助可以提高定位的精确性。Gybels 和 Sweet 报道经皮穿刺技术可以避免穿刺针进入颅腔,靶点选择在颈静脉孔下方的舌咽神经下神经节和迷走神经的有节神经节,可以取得很好的效果。目前报道治疗的例数较少。手术同三叉神经痛的经皮穿刺射频治疗。徒手穿刺针方向:与穿刺卵圆孔的方向位于同一水平位,但向后夹角为 14°(图 119 - 2)。在透视下颈静脉孔位于颞颌关节后方,枕骨髁前方,距离鞍底 27~33 mm。先选用 1 ms、10~75 Hz、100~300 mV 的电流或者运用 40℃ 低温刺激,会引起患者耳与喉部疼痛,说明电极位置正确。运用 60℃ 射频毁损 90 s,以后增加 5℃ 重复毁损,直到咽部疼痛消失。术中必须密切监护。

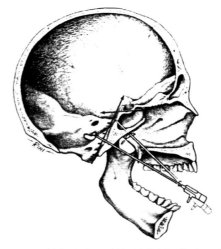

图 119 - 2　射频治疗时,射频针穿刺颈静脉孔的方向

术后舌咽神经痛 90% 以上病例疼痛缓解。常见的并发症有声音嘶哑、一侧声带麻痹和言语困难等;严重的并发症有高血压、低血压、心动过缓、晕厥,甚至心脏停搏。这些严重的并发症限制了经皮穿刺治疗的应用。

119.2　耳痛

耳痛指以外耳道深部痛为中心的面痛。单纯典型的耳痛很少见,常伴随舌咽神经痛、三叉神经痛,作为它们临床表现之一或与它们混杂一起。耳痛又称中间神经痛、膝状神经痛或迷走神经痛。

耳痛临床少见。Peris-Celda 收集 1968—2019 年文献报道,加上他们的脑病例共 122 例。女性略多。平均年龄 48 岁。

119.2.1　耳痛觉的神经支配

耳至少 6 根神经支配,它们来自三叉神经耳颞支、舌咽神经鼓室支(Jacobson 神经)、迷走神经耳支(Arnold 神经)、中间神经、枕小神经、耳大神经等。其中迷走神经耳支支配耳甲、外耳道和耳屏、对耳屏;耳颞神经支配耳郭前部皮肤和外耳道前部皮肤感觉;枕小神经支配耳轮和对耳轮皮肤感觉;耳大神经管双小叶。中间神经参予迷走神经耳支管辖外耳道,还支配鼓膜、耳轮后表面、咽部、口腔底部和上颚浅感觉以及舌前 2/3 味觉;迷走神经耳支和舌咽神经鼓支支配中耳(鼓室、内听管);鼓支还支配外耳道后壁深部和鼓膜外表面后部(图 119 - 3)。

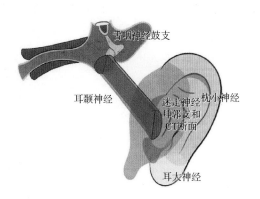
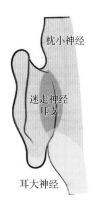

图 119-3　耳神经支配

119.2.2　临床表现

(1) 典型表现

外耳道深部阵发性、刀割样痛,可扩展到耳轮、对耳轮。冷风、噪声、吞咽或耳局部触碰可诱发发作。

(2) 不典型表现

合并在三叉神经痛或舌咽神经痛中(详见第117章"三叉神经痛")。

119.2.3　鉴别诊断

(1) 舌咽神经痛

典型耳痛和典型舌咽神经痛似乎不难鉴别,特别加用咽喉扁桃体局部用麻药(如丁卡因)。可是,有时难以区分痛觉由咽喉部发起向耳扩展,还是耳痛先发。

(2) 三叉神经痛

典型三叉神经痛的临床表现不难区分。耳痛虽少见,但可与三叉神经痛合并。即使高分辨磁共振体层血管成像(MRTA)或CISS(不论阳性或阴性)也难提供病因诊断证据(Peris-Celda,2019)。

119.2.4　治疗

1) 药物治疗:同舌咽神经痛,但药物治疗对耳痛常欠佳。

2) 手术方案:由于目前有关耳痛诊治的报告均是回顾性病例报告,无高级别循证医学证据。这里介绍的是根据编者经验综合的各家意见。①耳痛手术治疗虽有两法,微血管减压术和神经根切断术,但涉及耳痛的神经多支,且它们常相互重叠,因此外科手术常是探查性,再根据术中发现酌情采用术式。这种情况,除术者术前做手术方案要全面考虑,而且要告知患者和家属,征得他们的理解和配合。②应根据患者临床症状,选择术式。原则是首选微血管减压术,神经根切断术仅在症状指向可能性最大的神经时方首选,特别在探查三叉神经或舌咽神经阴性者。③对确诊耳痛(明确外耳道深部痛)者,除处理中间神经外,应探查三叉神经、舌咽神经和迷走神经,发现有微血管压迫时,应行微血管减压术。④由于耳痛可伴间隙性面痛或咽喉痛,在处理中间神经时,可疑三叉神经痛或舌咽神经痛者,应酌情进行微血管减压或神经根切断。⑤对不典型三叉神经痛或舌咽神经痛者,应怀疑耳痛并存,在处理三叉神经或舌咽神经同时,探查和酌情处置中间神经。

3) 中间神经微血管减压:中间神经从脑桥延脑沟发出,其近段与听神经紧密粘连,难以分离。行微血管减压是把面、听神经复合体一起与压迫血管分离,填以聚四氟乙烯(Teflon)棉。

4) 中间神经根切断:中间神经由1~6根组成,出脑干的近段与听神经紧密粘连,并位于听神经的内侧上方。听神经中间神经复合体与其上的面神经之间常有一小静脉(Peris-Celda,2019)。在此处解剖中间神经不仅有误伤周围结构,而且有中间神经根切断不全,遗漏造成术后疗效不好的风险。因此,应在脑桥小脑三角蛛网膜下腔的中间神经中段进行。此段中间神经从听神经分出,走向面神经并与后者汇合交错。明确中间神经后,再逆行向脑干游离和切断近段中间神经。少数情况需磨开内听道,找出中间神经,再逆向脑干游离。此法有可能引起面瘫、耳聋和脑脊液漏。

5) 中间神经根切断＋膝状神经节毁损：由于膝状神经节毁损需增加颅中窝探查，常引发面瘫等，且疗效不肯定，故近来多不主张，仅处置中间神经根即够。

6) 迷走神经第 1～2 支微血管减压。

119.2.5　预后和疗效

文献报告中，疗效最好一组 8 例中间神经引起耳痛，做微血管减压后 7 例完全缓解 35 月以上。15 例做中间神经根切断，其中 8 例同时三叉神经微血管减压，术后 4.8 年无痛，6.2 年部分复发，但为轻度，可服药控制。无手术死亡。

Peris-Celda 等收集文献报导病例加上 Mayo 临床中心病例共 122 例耳痛，伴三叉神经痛和舌咽神经痛分别有 15 例（12%）和 9 例（0.7%）。其中重复手术 34 例，做中间神经根切断 108 例（86%），微血管减压 14 例（11%）。同时做三叉神经/舌咽神经微血管减压 25 例（20%）、神经根切断 34 例（28%）。术后早期痛缓解 32 例（26%）、完全消失 21 例（17%），随访 11～68 个月。最后一次随访预后良好者 101 例（83%），其中 81 例首次手术有 78 例（98%），再次手术 22 例有 19 例（86%）。仍需服药 6 例（0.5%）。并发症：脑神经损伤 5 例（0.4%）、伤口感染或脑脊液漏 7 例（0.5%）。

中间神经根切断常见并发症：头晕、复视、耳鸣、耳胀、面瘫等，但均暂时性，无永久面瘫和耳鸣。

Watanabe 报道 2 例迷走神经引起耳痛，年龄 58、60 岁，男女各一，均有三叉神经痛手术史。1 例术后痛不缓解，另 1 例面痛改耳痛。经后颅探查，见小脑后下动脉压迫迷走神经第 1、2 支，行微血管减压术，术后痛消失，持续 1～2 年以上未见复发。

（王　晨　周良辅）

参考文献

［1］ 王晨, 周良辅. 舌咽神经痛［M］//周良辅. 现代神经外科学. 2 版. 上海：复旦大学出版社, 2012：1276 - 1278.

［2］ HOLSTE K G, HARDAWAY F A, RASLAN A M, et al. Pain-free and pain-controlled survival after sectioning the nerve intermedius in nervus intermedius neuralgia：a single-institution review［J］. J Neurosurg, 2019, 131(2)：352 - 359.

［3］ LINSKY M E. Trigeminal neuralgia［M］//WINN HR. Youmans and Winn neurological surgery. 7th ed Philadelphia：Elsevier, 2017.

［4］ PERIS-CELDA M, OUSHY S, PERRY A, et al. Nervus intermedius and the surgical management of geniculate neuralgia［J］. J Neurosurg, 2019, 131(2)：343 - 351.

［5］ WATANABE K, TUBBS R S, SATOH S, et al. Isolate deep ear pain：possible role of auricular branch of vagus nerve-case illustration with cadaveric correlation［J］. World Neurosurg, 2016, 96：293 - 301.

120 顽固性耳鸣

耳鸣是临床上常见的症状,在临床上它既是许多疾病的伴发症状,也是一些严重疾病的首发症状。往往困扰很多患者,影响生活质量,但是目前尚无有效的治疗方法,对于耳鸣的机制也未能阐明。

耳鸣(tinnitus)一词起源于拉丁语 tinnire(to ring,响铃),描述为在无相应外界刺激(声源或电刺激)情况下出现的在耳内或颅内的主观声音感觉,只有患者自己能体会。耳鸣的基本特征可以描述为咝咝声、滋滋声、哄哄声或响铃声等。少数患者描述为复杂性声音,如人声或音乐声,可以是一种或多种声音,这些声音往往是无意义的。耳鸣可以发生于一侧耳朵,也可以是双侧耳朵,一般左侧多于右侧,但半数以上表现为双侧耳朵或颅内声响,有些描述为外部声响或无法定位。

120.1　流行病学

成人中耳鸣的发病率为 10%～19%。一项英格兰国家听力研究数据表明,在 48 313 人的成人中,耳鸣的发病率为 10.1%,其中轻度烦扰者为 2.8%,严重烦扰者为 1.6%,有 0.5% 为重度烦扰者且严重影响正常生活。其他国家,如埃及、日本和尼日利亚的研究结果,与欧美的结果相似。目前有关耳鸣发病率的纵向研究很少。美国威斯康辛州 Beaver Dam 的一项研究表明,在 48～92 岁的队列人群中,耳鸣的发病率为 8.2%,5 年累积新发病率为 5.7%,10 年累积新发病率为 12.7%。

耳鸣的男女患病比例相似,70 岁以上人群逐年增加趋势明显。儿童耳鸣的发病率很难评估,但是现有的研究结果表明,儿童发病率与成人类似,但是总体感觉并不像成人那样苦恼。

与耳鸣相关的危险因素:

1) 听力丧失,为最主要的因素,但有些耳鸣患者的听力检测是正常的,有些听力丧失的患者却没有耳鸣。

2) 职业性和娱乐性高分贝噪声暴露人群。

3) 其他的危险因素,包括肥胖、吸烟、饮酒、头部外伤、关节炎和高血压。

4) 某些研究提示有遗传易感性。

5) 某些药物,如水杨酸盐类、奎宁、氨基糖苷类抗生素、铂类抗肿瘤药可以引起耳鸣。

6) 耳鸣是某些疾病的伴随症状,如耳科类疾病(耳硬化症、梅尼埃病)、前庭神经瘤等。耳鸣的合并症包括焦虑、抑郁和自主神经症状。听觉过敏常常是耳鸣的伴随症状,表现为对声音的过度敏感和反感,40% 的耳鸣患者存在听觉过敏,而有 86% 的听觉过敏患者存在耳鸣。

120.2　病理生理机制

由于耳科疾病,尤其是高频听力丧失是耳鸣的主要因素,听力幻觉通常被认为是对听力丧失的代偿性神经重塑的结果。耳蜗损伤或异常可能是耳鸣产生的起始因素,后续的神经系统的级联反应和变化更可能是维持这种状态。通常即使切断了耳蜗神经的传入,耳鸣症状仍然持续存在。对于耳鸣的确切机制尚未明确。我们目前对于耳鸣的认知都来自听力丧失的动物模型研究。目前的假说认为,动物模型中的神经变化与人类临床症状有关联,但是这一假说尚未被证实。

中枢听觉系统的神经元自发放电率的增加是耳鸣发生的可能原因之一。耳蜗听力丧失降低了耳蜗神经活性,受累的周围听区结构下调了抑制性皮质功能。这种抑制性下调导致初级听觉皮质和中枢听觉结构的过度兴奋。是否这种自发放电率的增加与耳鸣的感知直接相关尚不清楚。在听觉结构中,这种变化持续发生数小时到数天,直到这种变化过程与听觉感知不相适应,从而产生耳鸣。耳鸣通常是在噪声暴露后立刻产生的。

另一个可能的机制是神经同步效应。在初级听觉皮质多个神经元放电模式的短暂同步效应在噪音诱导的听力丧失后迅速增加,尤其是那些代表受累声像阵列的神经元。这些受累神经元的神经同步效应不断增加,在空间位相及频率特性上都发生同步效应。在正常听力动物模型中,神经元是选择性应答特征性的频率,具有频率敏感性空间排列特性(tonotopicity),根据不同频段听阈按序发挥作用。听力丧失会导致初级听觉皮质的频率敏感性空间排列特性紊乱,对应特征性频率的神经元开始适应了听力丧失边缘的邻近频率段特性。然而,一项主要的心理声学研究发现了另一现象,在听力测定边缘的音调图谱的扩展是耳鸣感知的基础——主要的耳鸣音调在听力丧失边缘并未降低。实际上,耳鸣音调在听力丧失区域某个频段下降,正好与神经的暂时性强度变化一致。

有研究表明,耳鸣的机制也与非听觉中枢相关,比如边缘系统和自主神经系统。因此最近的许多有关耳鸣的研究都重点关注中枢神经系统,尤其是边缘系统的研究。随着功能神经影像技术的发展和深入研究,表明边缘系统在耳鸣的病理机制中起着重要的中转调节作用。其中重要的神经核团或神经结构,包括丘脑网状核(TRN)、内侧膝状核(MGN)、伏隔核(NAc)、腹内侧前额叶皮质(vmPFC)和前扣带回膝下部(sgACC)。研究热点主要是通过功能核磁共振技术与因果分析法的结合,研究这些重要的神经核团与不同脑区的功能性定向连接在耳鸣病理机制中的作用。

120.3　诊断要点

120.3.1　病史

1)耳鸣是否合并听力丧失和眩晕,三者之间出现和先后次序。

2)耳鸣出现时间、持续时间、变化的过程。

3)耳鸣的部位、耳内或颅内、左侧或右侧、单侧或双侧。

4)耳鸣的声调是单一或两种以上声音,是高、中或低调,具体描述是否如蝉鸣、哨声、汽笛声、风声、拍击声,还是"嗡嗡声""咔哒声""隆隆声"等,是搏动性还是非搏动性;搏动性是否与心跳或脉搏同步,是否与呼吸有关。

5)耳鸣的诱发因素,如失眠、疲劳、心理状态的影响,环境声音的影响,头位体位变化的影响。

6)与耳鸣可能相关的既往史,如耳鼻喉科病史、头外伤史、神经系统病史、心血管病史、过敏反应史、耳毒性药物使用史等。

120.3.2　一般检查

1)全身检查,应包括眼底、颞下颌关节、颈部和耳周有无异常血管搏动、声音,颈部转动和压迫颈部动脉、静脉后对耳鸣的影响等。

2)耳鼻咽喉检查。

3)心理学评估。

4)神经系统检查。

120.3.3　临床评估

耳鸣的评估方法包括标准化的面谈,听觉调查和心理测量自评问卷表。耳鸣的诊断尚无客观检查方法,主要依据病史、家族史和临床评估。对于耳鸣的症状主要询问耳鸣的位置及其特点,尤其要明确耳鸣是否具有节律性或搏动性特点。搏动性耳鸣在少数患者可以通过听诊客观地检查到。问诊还需要了解耳鸣的后果,包括对睡眠和注意力的影响。临床需要几种健康调查问卷来评估耳鸣的影响及效果,其中耳鸣障碍量表(tinnitus handicap inventory)在英国最常用,还包括耳鸣功能指数(tinnitus functional index)。精神心理调查问卷可以评估听觉过敏和心理抑郁症状,也是很有帮助的。纯音性听力测试和鼓室图需要检查。由于患者的症状为主观感知,所以对于耳鸣的音调和声响强度的测定很困难。对于存在不对称性耳鸣、听力测试提示不对称性听力或者其他神经系统症状、体征需要进一步诊断的患者,或者存在与心率同步的搏动性耳鸣症状者,需要进一步做辅助检查。

120.3.4　辅助检查

（1）CT、MRI和DSA检查

CT、MRI和DSA检查用于检查和排除耳源性和颅内原发病变,如炎症、外伤、肿瘤、血管病变等。

（2）头皮脑电图

脑电图(EEG)适用于中枢性耳鸣。与耳鸣有关的异常网络变化涉及听觉皮质、岛叶、前扣带回背部、前运动皮质的连接增强,听觉皮质与非听觉皮质连接减弱,同时γ波在下列脑区增强:原发听皮质、继发听皮质、左岛叶、听皮质与右前额叶背外侧皮质。

（3）脑磁图

脑磁图(MEG)表现同EEG,同时发现耳鸣可涉及全脑皮质连接异常。

（4）功能核磁共振

功能核磁共振成像(fMRI)可表现皮质和皮质下连接异常,伴记忆、情感网络的异常。

120.3.5　鉴别诊断

耳鸣的鉴别诊断关键在病变的定位,以下几项可参考。

（1）耳鸣的部位

单侧耳鸣多提示传导系统的病变,双侧耳鸣多为感音系统的病变或内科系统疾病(如高血压、甲亢、糖尿病等)。但听神经瘤患者的耳鸣多为单侧性(即患侧)耳鸣。

（2）耳鸣的音调

低调耳鸣(如隆隆声)多提示传导系统病变,如耳硬化症;中调耳鸣多见迷路病变,如梅尼埃病等;

高调耳鸣(如蝉鸣声)则多见于听神经和中枢病变。搏动性耳鸣多见血管性疾病,如高血压动脉粥样硬化、动脉瘤、颈内动脉海绵窦瘘、颈静脉球瘤等。持续性耳鸣多见感音系统病变,间歇性耳鸣多见传导系统病变等。

（3）耳鸣与耳聋的关系

感音系统病变多先出现耳鸣,继而是耳聋,因此耳鸣常是先兆。如听神经瘤的首发症状常为患侧耳鸣,继而该侧耳聋;耳毒性药物中毒也常是耳聋前先出现耳鸣。耳鸣也可以是噪声性耳聋的先兆症状。不伴耳鸣的耳聋可能为全身性疾病(如高血压、低血压、贫血等)所致。听力正常的耳鸣,除可能是颅内传导性或感音性系统病变外,还应考虑脑动脉瘤、血管畸形或动静脉瘘以及全身系统疾病。

（4）耳鸣与眩晕的关系

耳源性耳鸣常伴眩晕,梅尼埃病的耳鸣可以是眩晕发作的先兆。此外,动脉硬化、椎-基底动脉供血不足等所致的前庭中枢和耳蜗供血不足,可引起长时间的耳鸣与眩晕。

（5）耳鸣与其他体征

有鼓膜穿孔提示中耳病变;有颅内杂音提示脑动脉狭窄、动脉瘤或动静脉瘘;合并脑神经受损提示颅内病变;有高血压、心血管病者,则耳鸣可能与这些病有关。

（6）耳鸣与听幻觉的鉴别

听幻觉是精神疾病的一种症状,多有具体内容的声音,为说话声、歌唱声、乐曲声等。而耳鸣则为单纯的音调或噪声。

120.4　治疗

耳鸣在病因学、病理生理机制和临床特点方面存在异质性,决定了不同耳鸣患者需要不同的治疗方法。一种基于病理生理机制,根据个体化耳鸣症状的有效分类系统将极大地有助于临床的个体化康复及治疗。对于耳鸣的病理生理机制的深入研究对于临床治疗具有重要意义。

近年来,基于循证医学的欧美耳鸣临床指南指出,耳鸣的治疗方法包括原发病的治疗,非药物治疗(教育和指导、助听治疗、精神心理咨询、放松疗法、行为认知治疗、睡眠治疗、声音治疗)以及药物治疗和神经调控治疗等。大多数耳鸣患者的治疗需要上述多种治疗方法的联合应用。

120.4.1 原发病治疗

治疗原则首先是治疗耳鸣相关的原发病。针对耳鸣的原发耳科疾病（梅尼埃病、耳硬化症等）或者是颅内听神经瘤等原发病，需要相关专科医师处理。

对于梅尼埃病的治疗，目前有药物治疗和手术治疗两种方法。药物治疗包括全身系统性药物治疗（如利尿剂、抗组胺药）和鼓室内药物治疗（如庆大霉素、类固醇激素），目的在于减少内淋巴系统压力或化学性迷路毁损。饮食疗法限制盐、水、乙醇或咖啡因的摄入，可以减轻内淋巴压力。手术治疗包括保守性治疗（保听力）和毁损性迷路切除术（丧失听力）。也有中心采取迷路切除术结合耳蜗植入术治疗难治性的梅尼埃病。精神心理支持治疗可以改善患者的伴随紧张、焦虑、抑郁等症状。其他原发病的治疗参考有关章节。

120.4.2 非药物治疗

（1）教育和指导

对于耳鸣患者的宣教指导通常与耳鸣适应疗法（tinnitus retraining therapy，TRT）同时进行。宣教指导内容包括：患者的听力检查结果和耳科检查结果的解读，听觉系统的基础功能，大脑的基础功能和大脑各个系统的相互关联，以及神经生理模型解释适应性的理论基础。宣教指导内容采用 PPT 形式，尽量采取浅显易懂的语言，让患者便于理解。耳鸣适应疗法又称耳鸣习惯疗法，是指对耳鸣的适应或习惯，消除或减弱由耳鸣引起的不愉快、担忧的情绪，然后帮助患者进行再训练以形成对耳鸣的适应和习惯。

（2）助听治疗

对于耳鸣伴有听力障碍或听力丧失的患者，需要佩戴助听器进行治疗。至于患者听力障碍到什么程度需要助听器，目前尚无统一标准，主要依据主诊听觉矫治专家的临床经验来判断。助听器适用 NAL - NL2 验配公式，有 3 种模式：仅扩大、扩大加宽频噪声和仅宽频噪声。患者可以根据需要进行选择。助听器的佩戴要求是除了睡觉外，其他时间尽可能多地佩戴。宽频噪声的强度调至混合点以下。混合点的定义为：给予这个强度的声音时，患者开始觉得耳鸣和输入声音之间发生混合，该强度为该患者的混合点。较适宜的强度是混合点强度或稍低于此。无需根据耳鸣的特征调节助听器的噪声频谱。

（3）精神心理咨询

提倡一种以患者为中心的咨询方式，充分显示对患者的尊重与信任。在咨询中，感同身受地聆听患者是重要的咨询技巧。在整个治疗过程中，医生通过仔细聆听，便于建立友好的医患关系，有利于对患者提供情感支持，促进患者能够相信自己可以克服或适应耳鸣的症状。

（4）放松疗法

放松疗法包括松弛训练和转移注意力。尽量让患者身心放松，缓解紧张情绪。一旦感到耳鸣，立即将注意力转移到其他事情上，如听音乐、读书、看报、看电视等，久而久之，就会形成习惯或条件反射。

（5）行为认知治疗

行为认知治疗（cognitive behavior therapy，CBT）是基于精神心理治疗的一种谈话形式的治疗方式，目的在于改变患者对于耳鸣的情绪和/或行为反应。CBT 强调医生和患者共同解决问题的协作能力。整个治疗过程，遵循诱导发现原则，让患者通过医生的引导而自我发现自身的问题，而不是由医生直接指出。CBT 是帮助患者战胜自我对于耳鸣的错误认识，从树立克服和适应耳鸣的信心。系统性综述和荟萃分析表明 CBT 可以降低耳鸣产生的精神心理症状，但是此疗法需要专业从业人员（大多数是精神心理科医生）才能开展，而且建议保证治疗疗程（6～12 个月），因此限制了其在一般医疗机构中的应用。

（6）声音治疗

用外界噪声掩蔽耳鸣称为耳鸣掩蔽疗法。常用的外界噪声发生装置有耳鸣掩蔽器和助听器、随身听、家用录放机等，无放大作用，所发出的噪声可以是各种频率成分都有的白噪声，也可以是宽频噪声。后者的掩蔽效果最好。但由于许多人的耳鸣音调难以匹配，所以，耳鸣掩蔽器产生的噪声多为白噪声。不全掩蔽是指用低强度噪声不完全掩蔽耳鸣，噪声强度以刚刚听到为准，目的是让患者逐渐习惯和适应与耳鸣相似的外界噪声，并避免噪声加重或造成新的损害。声音治疗通常与耳鸣适应疗法相结合应用。

120.4.3 药物治疗

目前临床上尚无针对耳鸣的有效药物治疗，大多数药物治疗仅仅是起安慰作用。药物治疗以镇静、抗焦虑、神经营养治疗为主。

对于自发性先天性耳鸣,目前欧美并无药物准入治疗。许多药物仅在实验研究阶段。但是局麻药可能是个例外。1953 年,Bárány 发现静脉注射普鲁卡因可以暂时性减轻大多数患者的耳鸣症状。利多卡因和布比卡因也有类似作用。后续研究表明这种缓解存在于大脑中枢听觉通路之内。静脉注射局麻药治疗耳鸣存在太多的危险因素,但是应用类似物替代或改变给药途径,又无法取得治疗效果。

很多药物被筛选用来治疗耳鸣。三环类抗抑郁药和选择性 5-羟色胺再摄取抑制剂并不能减轻耳鸣症状,但是可以改善耳鸣伴发的精神心理症状。一项研究认为,苯二氮䓬类阿普唑仑可以有效改善耳鸣,但是由于该项研究质量不高,所以结论并不可靠。抗痉挛药物和治疗神经病理性疼痛药物通常是无效的,但有一项研究表明,加巴喷丁对于听神经损伤继发的耳鸣有部分作用。几种抗惊厥药物如氨基氧乙酸、拉莫三嗪和卡马西平也被证实是无效的。谷氨酸盐是听觉系统里主要的兴奋性神经递质,因此各种拮抗药物也在研究中,如美金刚、氟吡汀(flupirtine)和五甲基环己胺(neramexane),但结果并不理想。

药物治疗目的在于改善中枢和周围听觉系统的微循环。利尿剂、抗凝剂和血管扩张药物均被证实无效。倍他司丁在欧洲被准入应用于梅尼埃病,可以改善耳蜗血流。但是尚无循证医学证据证明倍他司丁对于梅尼埃病的耳鸣症状或其他类型的耳鸣症状有效,但临床上仍在广泛使用。褪黑素被几个研究证实可以改善失眠导致的耳鸣。一些学者认为增加合理膳食,增加维生素 B、锌、镁等微量元素的摄入,可以帮助改善耳鸣。目前,镁和其他几种维生素、矿物质被研究用作耳保护剂。

120.4.4 神经调控治疗

（1）脑起搏器

脑起搏器(DBS)是神经外科最常用的微创神经调控治疗方法,目前耳鸣的治疗已经属于 DBS 的适应证。有研究表明,经典的 STN - DBS 可能对耳鸣有帮助。

根据目前对耳鸣机制研究的结果,耳鸣的异常位点可能来自中枢听觉系统之外的结构,高级神经元自发激活是可能的机制之一,因此对于脑刺激治疗来抑制高级神经元活性,可能是治疗耳鸣的一种途径。某些研究在观察运动障碍性疾病合并耳鸣的

患者,在使用 DBS 治疗开机后,对耳鸣症状有改善,对听力无影响。目前随着 DBS 治疗技术的发展,适应证在不断扩大。许多研究表明,对于听觉通路的刺激,尤其是内侧膝状体,以及刺激丘脑结构和边缘系统结构,有望获得良好的临床效果。有一项研究认为刺激尾状核 LC 区(尾状核前体)可以改善耳鸣症状,但是这个位点并不是经典的听觉通路上的位点,因此有待进一步研究证实。

（2）重复经颅磁刺激

重复经颅磁刺激(repetitive transcranial magnetic stimulation,rTMS)是目前研究比较多的神经调控治疗方法,是通过无创的电磁发生器在皮质产生微弱电流,刺激中枢皮质结构,降低高级神经元的兴奋性。一项关于 5 项试验研究的系统性综述表明,大多数研究使用低频 TMS 治疗耳鸣,改善生活质量,但是由于各个研究所使用的设备不同,刺激模式和方式不同,因此效果也无可比性,总体其循证医学证据级别不高。所有的研究显示无严重的不良反应,但长期安全性有待进一步研究。

（3）经颅直流电刺激

目前也有研究探索经颅直流电刺激(tDCS)刺激前额叶背外侧皮质或听觉皮质来改善耳鸣症状。应用单程序刺激和重复程序刺激(多达 10 个),电流强度 $1\sim 2$ mA,每次 $15\sim 20$ min。对前额叶背外侧皮质的 tDCS 治疗,除了能改善耳鸣症状外,还对伴随的抑郁、焦虑等症状有治疗作用。由于 tDCS 设备、刺激方案、刺激靶点的不同,很难对此疗法进行系统性评价。但现有的证据支持 tDCS 作为耳鸣的辅助治疗和补充治疗。

（4）耳蜗植入术

耳蜗植入术(cochlear implant,CI)是耳鸣的主要治疗方法,有很好的证据支持。超过 80% 的双耳严重感音性耳聋患者存在耳鸣,耳蜗植入术可以改善或减少耳鸣的症状,比例高达 86%,仅有大约 9% 的患者有术后耳鸣症状增加的现象。对于术前无耳鸣症状的耳聋患者,有 4% 的患者耳蜗植入术后会出现耳鸣。耳蜗植入术也可用于单侧感音性耳聋而另一侧听力正常或接近正常的患者。耳蜗植入术仅适用于听力丧失伴有耳鸣的患者,但对于有听力但伴有耳鸣的患者,有增加听力损害的风险。

（5）脑干听觉电极植入术

脑干听觉电极植入术(auditory brainstem implant,ABI)适用于存在有用听力伴有耳鸣的患

者,比耳蜗植入术更加先进。脑干听觉电极植入术是将微小电极植入到脑干背侧,直接刺激脑干背侧耳蜗神经核(DCN),可以抑制耳鸣症状(图120-1)。

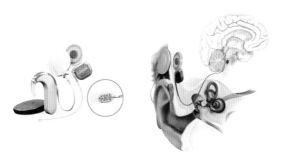

图120-1 脑干听觉电极置入系统示意图

注:外部系统包括遥控器、语音处理器,接受器-刺激器系统包括可植入电极和脑干端电极片。采用枕下乙状窦后入路,暴露CPA区,将脑干端电极置入第4脑室侧隐窝邻近脑干背侧耳蜗神经核处。

(6)微血管减压术

由于神经外科的微血管减压术(MVD)对于三叉神经痛和面肌痉挛有效,故有些研究理论认为部分耳鸣的原因可能与血管压迫听神经有关,因此某些中心开展MVD来治疗耳鸣。国内中日友好医院神经外科2012年在国内报道了35例患者,平均随访18.6个月,治愈率和有效率分别为56%(14/25)和84%(21/25)。一项系统性评价涉及35项研究的572例患者,结果表明耳鸣患者的缓解率为28%,眩晕患者的缓解率为32%。荟萃分析表明,MVD对于同时具有耳鸣和眩晕的患者比单纯耳鸣的患者更加有效。因此,研究认为MVD不推荐单独治疗耳鸣或眩晕患者,而同时具有耳鸣和眩晕的患者,MVD治疗具有更高的有效性。一项综述性研究,分析了43篇文献中仅有43例符合单纯耳鸣患者行MVD,结果表明MVD后缓解率达60%,术后效果与耳鸣病史长短有关,病史越长,效果越差(术后有缓解的患者耳鸣病史平均为3年,而无缓解的患者耳鸣病史平均为8年)。

因此,正如欧美耳鸣诊治指南中指出,对于难治性耳鸣患者首先给予助听治疗和CBT。CBT并不直接改善耳鸣症状,但是可以改善耳鸣相关的精神心理症状。助听治疗可以减少耳鸣的强度,但是并不是根治性治疗方法。而对于某些难治性耳鸣患者,MVD可能是治愈性治疗方法。鉴于MVD虽然

是微创,但是开颅存在一定的风险和并发症,加之对耳鸣或眩晕缓解率不高,而且耳鸣伴眩晕发生率低,因此,不推荐MVD治疗耳鸣。

(7)前扣带回刺激电极植入术

前扣带回刺激电极植入术适用经EEG或MEG以及fMRI证实有前扣带回β波和颞叶内侧海马旁回、杏仁核α节律增多以及它们之间功能网络异常,且经TMS或tDCS刺激证实有效,但不持久者。Ridder报告2例,经额叶开颅手术,将两根刺激电极固定在大脑镰,分别刺激双侧的前扣带回,治疗耳鸣患者,术后程控并随访2年,1例有效,1例无效。

120.4.5 多学科诊疗及预防

耳鸣的诊治涉及多个学科,包括五官科、神经内科、神经外科、精神心理科和电生理、影像科等,因此,开展多学科合作,特别是多学科诊疗模式(MDT),有助于患者的个体化诊断和治疗。另外,耳鸣患者常常伴随精神心理症状,严重的可能影响生活质量,因此精神心理科专家的干预治疗尤为重要。

细胞毒性药物、耳毒性抗生素和严重噪声污染是导致耳鸣的危险因素。这些因素可以导致耳蜗毛细胞加速凋亡而死亡。细胞凋亡可以在受到危险因素伤害前或者受到伤害短时间内进行阻断。因此开展耳鸣的积极预防和寻找阻止细胞凋亡的药物,如抗氧化剂(D-蛋氨酸或者β-胡萝卜素、维生素C、维生素E和镁的复合物),或者通过基因治疗和干细胞治疗来修复耳蜗损伤,也具有现实意义。

(张海石 周良辅)

参考文献

[1] AAZH H, MOORE B C J, LAMMAING K, et al. Tinnitus and hyperacusis therapy in a UK National Health Service audiology department: patients' evaluations of the effectiveness of treatments [J]. Int J Audiol, 2016, 55(9):514-522.

[2] BAGULEY D, MCFERRAN D, HALL D. Tinnitus [J]. Lancet, 2013, 382(9904):1600-1607.

[3] CIMA R F F, MAZUREK B, HAIDER H, et al. A multidisciplinary european guideline for tinnitus: diagnostics, assessment, and treatment [J]. HNO, 2019, 67 (Suppl 1):10-42.

[4] DAWOOD F, KHAN N B, BAGWANDIN V.

Management of adult patients with tinnitus: preparedness, perspectives and practices of audiologists [J]. S Afr J Commun Disord, 2019, 66 (1), E1 – E10.

[5] ESPOSITO G, MESSINA R, CARAI A, et al. Cochleovestibular nerve compression syndrome caused by intrameatal anterior inferior cerebellar artery loop: synthesis of best evidence for clinical decisions [J]. World Neurosurg, 2016, 96: 556 – 561.

[6] FULLER T, CIMA R, LANGGUTH B, et al. Cognitive behavioural therapy for tinnitus [J]. Cochrane Database Syst Rev, 2020, 1(1): CD012614.

[7] LANGGUTH B, RIDDER D D. Tinnitus: therapeutic use of superficial brain stimulation [J]. Handb Clin Neurol, 2013, 116: 441 – 467.

[8] LIU Y W, NIU H J, ZHU J M, et al. Morphological neuroimaging biomarkers for tinnitus: evidence obtained by applying machine learning [J]. Neural Plast, 2019, 2019: 1712342.

[9] MAUDOUX A, LEFEBVRE P, CABAY J E, et al. Auditory resting-state network connectivity in tinnitus: a functional MRI study [J]. PLoS One, 2012, 7(5): E36222.

[10] NASH B, CARLSON M L, GOMPEL J J V. Microvascular decompression for tinnitus: systematic review [J]. J Neurosurg, 2017, 126(4): 1148 – 1157.

[11] PERKINS E, ROOTH M, DILLON M, et al. Simultaneous labyrinthectomy and cochlear implantation in unilateral meniere's disease [J]. Laryngoscope Investig Otolaryngol, 2018, 3(3): 225 – 230.

[12] RAMMO R, ALI R, PABANEY A, et al. Surgical neuromodulation of tinnitus: a review of current therapies and future applications [J]. Neuromodulation, 2019, 22(4): 380 – 387.

[13] RIDDER D D, JOOS K, VANNESTE S. Anterior cingulate implants for tinnitus: report of 2 cases [J]. J Neurosurg, 2016, 124(4): 893 – 901.

[14] SMIT J V, JANSSEN M L F, ENGELHARD M, et al. The impact of deep brain stimulation on tinnitus [J]. Surg Neurol Int, 2016, 7 (Suppl 35): S848 – S854.

[15] TAMIR S O, MAROM T, SHUSHAN S, et al. Tinnitus perspectives among israeli ear, nose and throat physicians: a nationwide survey [J]. J Int Adv Otol, 2018, 14(3): 437 – 442.

[16] TUNKEL D E, BAUER C A, SUN G H, et al. Clinical practice guideline: Tinnitus [J]. Otolaryngol Head Neck Surg, 2014, 151(Suppl 2): S1 – S40.

[17] VAN DEN BERGE M J C, VAN DIJK J M C, POSTHUMUS I A, et al. Microvascular decompression of the cochleovesti-bular nerve for treatment of tinnitus and vertigo: a systematic review and meta-analysis of individual patient data [J]. J Neurosurg, 2017, 127(3): 588 – 601.

[18] VANNESTE S, VAN DE HEYNING P, RIDDER D D. The neural network of phantom sound changes over time: a comparison between recent-onset and chronic tinnitus patients [J]. Eur J Neruosci, 2011, 34 (5): 718 – 731.

[19] WALKER D D, CIFU A S, GLUTH M B. Tinnitus [J]. JAMA, 2016, 315(20): 2221 – 2222.

[20] XU J J, CUI J L, FENG Y, et al. Chronic tinnitus exhibits bidirectional functional dysconnectivity in frontostriatal circuit [J]. Front Neurosci, 2019, 13: 1299.

[21] YUAN T, YADOLLAHPOUR A, SALGADO-RAMÍREZ J, et al. Transcranial direct current stimulation for the treatment of tinnitus: a review of clinical trials and mechanisms of action [J]. BMC Neurosci, 2018, 19(1): 66.

[22] ZHANG L, YU Y, YUAN Y, et al. Microvascular decompression of cochleovestibular nerve in patients with tinnitus and vertigo [J]. Neurol India, 2012, 60 (5): 495 – 497.

121 顽固性疼痛

121.1 疼痛的定义及其分类

目前国际疼痛研究协会(IASP)提出的疼痛新定义为:疼痛是一种与组织损伤或潜在组织损伤相关的感觉、情感、认知和社会维度的痛苦体验。疼痛是临床上最常见的一种症状,又被称为人体的第五大生命体征。就其具有的生理学意义而言,疼痛是一种警戒信号,可由此引起一系列的防御性反应,因此具有保护意义。但是,持久的疼痛往往会引起机体功能和情绪紊乱,产生严重后果,必须给予治疗。疼痛非常剧烈、持续时间很长、难以忍受、药物不能奏效甚至成瘾者,称为顽固性疼痛。

有效治疗疼痛的前提是对疼痛性质的充分了解。不同类型的疼痛对治疗的反应不同,因此,了解患者疼痛的病因和特征,有助于制订合理的治疗计划。一般而言,疼痛可分为急性和慢性疼痛,或者分为伤害感受性疼痛和神经病理性疼痛,还可以分为癌性疼痛和非癌性疼痛。

急性疼痛是实际或即将发生的组织损伤的信号,并由遭受伤害的组织中伤害感受器的激活产生。这种类型的疼痛随着受伤组织的愈合而缓解。慢性疼痛的持续时间超过了急性损伤治愈所需的典型时间。慢性疼痛的某些定义是基于疼痛的持续时间(如持续时间超过 3 或 6 个月的疼痛)。但是,这是一个人为规定的区别,因为不同类型的急性损伤需要不同的时间来治愈,并且急性疼痛向慢性疼痛的转变会根据损伤的性质而变化。

急性疼痛和慢性疼痛之间的区分有时会很困难,但很重要。急性疼痛治疗的目标应该是在缓解疼痛的同时促进组织愈合。此类治疗可以包括休息或固定、使用止痛药物和物理疗法。在某些情况下,慢性疼痛不再是疾病的症状,其本身就是一种疾病。因此,慢性疼痛的治疗应该是全方位的,而不是像治疗急性疼痛那样建议的休息和放松。临床工作中,若将慢性疼痛像急性疼痛一样处理,只会导致进一步的废用和退化。急性疼痛和慢性疼痛之间的区别的另一个重要方面是体现在社会心理方面,慢性疼痛患者因长期遭受疼痛折磨,往往会伴随复杂的心理和社会因素问题,而社会心理因素的长期存在往往也会加重慢性疼痛。因此,当前的临床实践强调了慢性疼痛的生物心理和社会方面。

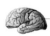

121.2　疼痛的相关解剖和生理

皮肤是主要的外感受器,主要分为游离神经末梢与有被膜的末端器官两大类。其中,游离神经末梢主要传递原始感觉(痛觉、温觉等),有被膜的末端器官主要负责传导精细感觉。图 121-1 显示皮肤内的主要感受器。

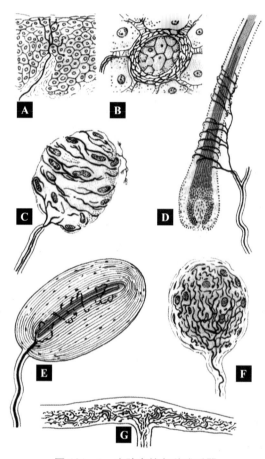

图 121-1　皮肤内的各种感受器

注:A. 游离神经末梢(痛、温觉);B. Merkel 触盘;C. Meissner 触觉小体;D. 毛袖(触觉);E. Vater-Pacini 小体(压、震动觉);F. Krause 球状小体(冷觉);G. Ruffini 小体(热觉)。

皮肤等部位的感受器产生的传入性刺激传回中枢需要其他解剖结构中转,包括周围神经、脊神经丛和脊神经节。周围神经为混合型神经,包含感觉纤维、运动纤维以及自主神经纤维等,这些不同的神经纤维轴索被结缔组织包膜包裹成"神经束",在神经束膜内还走行着供应神经的滋养血管(图 121-2)。

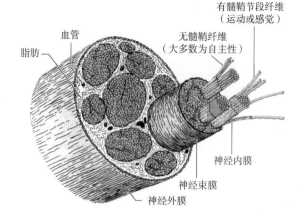

图 121-2　周围神经横切面示意

感觉性刺激被不同感受器所接收后通过不同的纤维向中枢传导,在后根内这些不同的传入纤维按照一定的方式进行空间排列(图 121-3)。起源于肌梭的厚髓鞘神经纤维位于最内侧,而在后根中部走行的是起源于感受器传导的主动触觉,以及被动触觉、振动觉、压觉和辨别觉的神经纤维,在最外侧是传导痛觉和温度觉的近乎无髓鞘的神经纤维。

神经纤维通过形成神经丛将多对神经根的纤维引向不同的周围神经内,所以在一根神经内含有相邻几个节段神经根的纤维,一个神经根的纤维又重新在周围组合支配某一皮节区。如图 121-4 所示,相邻皮神经的神经根相互重叠,因此当只有一根神经根受损时,临床上很难察觉。

脊髓丘脑侧束是传导痛觉和温度觉的,周围感受器为皮肤内的游离神经末梢,它们形成较细的 A 纤维以及近乎无髓鞘的 C 纤维。这些纤维为假单极脊神经节细胞的周围突起。中枢性突起通过后根外侧部进入脊髓,在脊髓内分出短的纵向侧支,这些侧支在 1~2 个节段内与胶状质内的索细胞发生突触联系(二级神经元),索细胞的突起形成脊髓丘脑侧束。索细胞的轴索在上升前,经过前连合和灰质交叉到脊髓对侧,然后在侧索内上行至丘脑(图 121-5)。脊髓丘脑侧束有对应的躯体投射排序,下肢的纤维逐渐移到躯干和上肢的纤维外侧(图 121-6)。

脊髓丘脑侧束与内侧丘系一起伴行,称为脊髓丘系,经过脑干,止于丘脑后外腹侧核。在此,三级神经元换元并发出轴索形成丘脑皮质束,达到顶叶的中央后回(图 121-7)。痛觉和温度觉刺激传输到

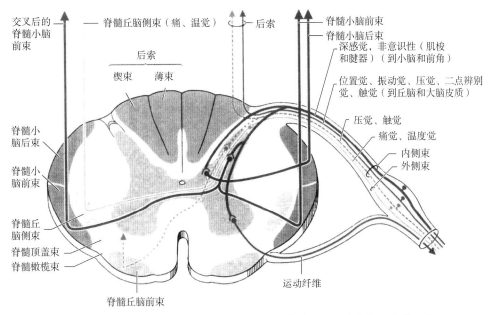

图 121-3　各种感觉的后根神经纤维在后根内的位置及其在脊髓内的通路

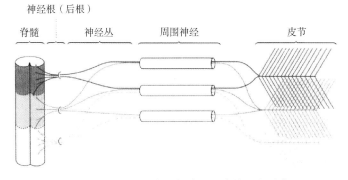

图 121-4　传入神经在神经丛内的重新分布

丘脑时就已经能被粗略感觉到,但是细微差别只有到皮质后才能感觉到。痛觉的生成是一个非常复杂的过程,从痛觉的产生到痛觉的感知的任何一个平面出现异常均可能导致异常痛觉,因此,可以尝试在不同层面予以干预,从而治疗疼痛。

121.3　疼痛的治疗策略

慢性疼痛的治疗选择通常分为六大类:药物方法、物理医学方法、行为医学方法、神经调节方法、介入方法和外科方法。通常在多学科团队的协同下联合使用多种方法才能获得最佳结局。慢性疼痛患者需接受持续的评估、教育和安慰,并帮助他们建立合理的疗效预期。目前可用的治疗方法只能使疼痛大

约平均减轻 30%。但即使是 30%的部分缓解也具有临床意义,能改善患者的生存质量。

慢性疼痛药物治疗中的很多实践方法都来源于对癌性疼痛的治疗经验。WHO 治疗癌性疼痛的“镇痛阶梯”方法最早发布于 20 世纪 80 年代中期,概括了一种基于疼痛严重程度的疼痛控制方法。不应将 WHO 镇痛阶梯法视为循证的或最佳的实践指南,但它对癌性疼痛治疗产生了广泛影响,且其中很多策略也被用于非癌性疼痛。阶梯镇痛法提倡的概念是:一组阿片类药物应常规用于治疗中度疼痛(第2 阶梯),而另一组阿片类药物应常规用于治疗重度疼痛(第 3 阶梯)。过去,第 2 阶梯药物被误称为“弱”阿片类(以可待因为代表),第 3 阶梯药物被称为“强”阿片类(以吗啡为代表)。

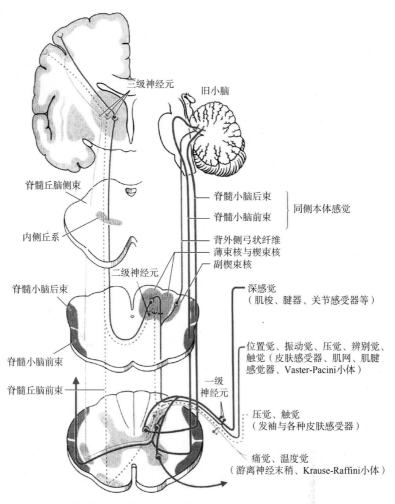

图 121-5 脊髓内重要的上行传导通路及其到大脑和小脑内的部位示意图

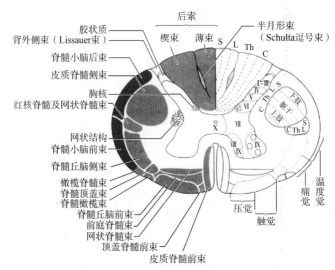

图 121-6 脊髓横断面各传导束的躯体投影分布及细胞分布

注：C、Th、L、S 为对应脊髓节段的传导纤维。C,颈段；Th,胸段；L,腰段；S,骶段。

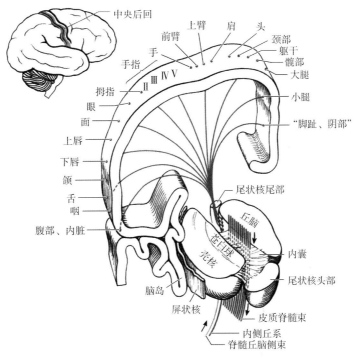

图 121-7 感觉传导束经过丘脑和内囊到达大脑的通路

阶梯镇痛法为癌痛的阶梯式和系统性治疗方法提供了框架,对于确定阿片类药物治疗的正确地位方面很重要,但它存在一些局限性,它的很多细节已经过时,不宜作为循证或最佳的实践指南。例如,从药理学的角度来看,弱阿片类与强阿片类药物的区别已经过时,不宜作为选择药物的依据,至少一项近期随机试验发现,与可待因(或曲马多)联合或不联合对乙酰氨基酚的治疗组相比,低剂量吗啡(最多30 mg/d)治疗组可显著减轻中度癌痛患者的疼痛,两组的耐受性相近,吗啡组起效更快。这类研究结果支持低剂量第3阶梯强阿片类可替代第2阶梯弱阿片类治疗中度癌痛。

在准确评估疼痛原因和慢性疼痛综合征类型后才能选择出恰当的初始治疗策略。特别是应区分神经病理性疼痛与伤害感受性疼痛。对于大多数患者,神经病理性疼痛的初始治疗包括钙离子通道调节剂(加巴喷丁和普瑞巴林)和抗抑郁药[三环类抗抑郁药(TCA)或5-羟色胺-去甲肾上腺素双重再摄取抑制剂(SNRI)],并在疼痛局限时辅以局部治疗。此外,局部利多卡因可作为带状疱疹后神经痛(PHN)的一线治疗用药,卡马西平可作为三叉神经痛的一线用药。对于大多数神经病理性疼痛患者,

阿片类药物和曲马多是二线药物。相比之下,伤害感受性疼痛的药物疗法主要包括非甾体类镇痛药和阿片类镇痛药。

对于慢性疼痛患者,除非存在可以通过手术纠正的引起疼痛的外科问题,否则外科治疗通常不是疼痛的一线治疗方法。通常需在疼痛专科医生组成的多学科团队的协调下,联合采用多种方法(药物疗法、物理医学、行为医疗、神经调节和介入疗法)才能达到最佳结局。本章将重点介绍疼痛的神经调控与外科治疗方法。

121.4 疼痛的神经调控治疗

慢性疼痛是造成身体和情感痛苦的主要原因。慢性疼痛患者的药物治疗颇具挑战性,因为严重的不良反应经常使药物治疗过程复杂化,有些病例甚至可能无法接受药物治疗。

神经电刺激治疗的应用历史悠久,由于其在治疗疼痛方面的有效性以及植入物去除的可逆性,神经电刺激治疗逐渐得到广泛的认可。神经调控疗法主要包括周围神经电刺激(peripheral nerve stimulation,PNS)、脊髓电刺激(spinal cord stimulation,

SCS)、脑深部电刺激(deep brain stimulation，DBS)和运动皮质电刺激(motor cortex stimulation，MCS)。神经调控系统相对于传统的治疗方法，具有以下的优势：①神经调节系统有神经解剖学及生理学基础，其旨在通过调节神经系统的平衡状态达到控制疼痛的目的。②神经调控提供了针对不同疼痛性质使用不同刺激参数强度的能力，从而可以通过不断地改变调节参数，将不良反应最小化。③神经调控的非破坏性作用，减少了对神经结构的不可逆性损伤，具有明显优势。事实证明，患者对神经调控的耐受性很好。如果发生刺激引起的不良反应，可以通过改变刺激参数(如刺激强度或频率)，甚至临时关机等消除不良反应。

121.4.1　周围神经电刺激

根据疼痛的门控理论，大的 A-δ 型和小的 C 型神经纤维分别传导正常感觉和痛觉，在脊髓后角胶状质中激活刺激性和抑制性神经元以将感觉信息传递到大脑。当仅仅触发小神经纤维时，才允许疼痛感知通过该门，而同时来自这两种类型纤维的信号刺激能抑制脊髓水平的伤害性输入，并减少传导到感觉皮质的信号。

Wall 和 Street 后来通过在自己的眶下孔中插入电极以刺激 A-δ 神经纤维来对其自身进行了测试，发现它们在受刺激的区域出现针刺感，随后出现麻木或感觉异常。此后不久，在一位复杂区域疼痛综合征患者的尺骨和正中神经周围进行了第一次外科手术植入电极。之后随着经皮穿刺电极植入技术的开展，PNS 技术逐渐被广泛接受，被用于治疗枕部头痛、偏头痛、三叉神经痛、躯干痛和自主神经紊乱(如膈肌麻痹)、复杂性疼痛综合征、背部疼痛以及骶髂疼痛和纤维肌痛。眶上 PNS 已用于疱疹后神经痛和三叉神经痛治疗。

选择合适的适应证对手术的疗效至关重要。PNS 主要适用于伴有痛觉过敏和触刺激诱发痛的神经病理性疼痛，疼痛区域应该与病变神经的支配区域相一致。禁忌证主要包括凝血功能障碍或正在口服抗凝剂、穿刺部位有感染以及患有严重精神心理疾病等情况。电极植入方法包括开放性外科手术植入和经皮穿刺植入。开放性手术需要暴露疼痛相关的神经，将植入电极紧贴神经并固定妥当。经过试验性刺激证实有效后，再永久植入刺激器。目前应用较多的是经皮穿刺植入，可以应用超声帮助确

定神经的位置。

121.4.2　脊髓电刺激

(1)脊髓电刺激治疗疼痛的机制与学说

1)门控理论：Melzack 和 Wall 在 1965 年提出疼痛传递的门控理论。该理论假设，小直径感觉纤维活动占主导地位打开了脊髓背角内的"门"，而大直径感觉纤维活动占据了脊髓后角神经元活动的主导地位。Shealy 及其同事认为，由于大纤维通过施加到周围神经的电场对去极化的阈值较低，因此它们可能会被外部施加的电场选择性地激活，而且，由于周围神经内的大直径感觉纤维被分散到背柱中，因此可以通过对脊髓背侧的电刺激来选择性地激活它们。基于以上认识，一般认为脊髓刺激的主要电效应是由背柱介导的。

尽管如此，仅门控理论并不能完全解释 SCS 的临床问题。例如，许多包括急性损伤的疼痛不能通过 SCS 得到有效治疗。另一方面，SCS 可有效治疗痛觉过敏，而痛觉过敏是由大纤维发出的信号。这表明通过电刺激缓解疼痛可能是由于与频率相关的传导阻滞，作用于背柱纤维和背角侧支分叉处的主要传入信息分支点。如果是这样，SCS 的作用机制则可能存在其他机制。

我们对 SCS 基本机制理解的主要限制之一是缺乏能够重现人类慢性疼痛状况的动物模型。为了建立可靠的慢性疼痛模型，最初的急性组织损伤的动物模型已被周围神经损伤的动物模型所取代。但是，建立慢性疼痛的大鼠模型很困难，因为大鼠通常可以从伤害性刺激中恢复而没有长期的疼痛，而且不能客观评估疼痛，只能依赖大鼠行为改变间接评估疼痛，无法在动物模型中客观地重现神经痛。因此，我们对 SCS 治疗神经痛机制的理解，很大程度上依赖于临床应用 SCS 后最近 30 年积累的数据，其具体机制有待进一步阐明。

2)神经递质学说：为了更好地阐明 SCS 的作用机制，研究人员研究了脊髓内局部神经递质在疼痛传导中的作用。早期研究探究了阿片受体是否是 SCS 产生镇痛的机制，研究发现使用麻醉药拮抗剂纳洛酮对 SCS 所致的疼痛缓解没有影响。其他研究表明，SCS 后脑脊液中的 P 物质增加；研究者还注意到，SCS 会减少兴奋性氨基酸(例如谷氨酸和天冬氨酸)的释放，同时也会增加 γ-氨基丁酸(GABA)的释放。这一发现表明神经病理性疼痛可能是一种

兴奋性和抑制性神经递质之间处于不平衡状态的疼痛,而 SCS 可以恢复这种平衡。进一步的研究发现,GABA 激动剂巴氯芬(ITB)可以增强 SCS 的作用,而 GABA 拮抗剂可以拮抗 ITB 对 SCS 作用的增强效果。上述研究为 SCS 辅助药物治疗提供了理论依据。

SCS 镇痛的基本机制尚有待商榷,但从现有的研究结果来看,SCS 的作用机制与电刺激对脊髓内背侧纤维介导的信号调节有关。脊髓的神经递质变化可能是这种信号调节的继发因素,并且可以解释 SCS 的镇痛作用,这种情况在某些患者中非常明显。

（2）适应证

1）背部手术失败综合征(failed back surgery syndrome, FBSS)：在美国,SCS 广泛应用于腰背部手术后疼痛的病例,并以腰部疼痛为多。FBSS 是 SCS 最常应用的、也是效果最好的适应证之一。已经有前瞻性的随机对照双盲研究证实 SCS 对于 FBSS 的疗效显著优于通常的药物治疗；另有随机对照试验显示 SCS 治疗 FBSS 的疗效显著优于再次腰椎手术。术后随访 5 年,SCS 治疗 FBSS 的有效率（疼痛至少改善 50%）大概是 60%。

2）周围性肢体缺血性疼痛：在欧洲,SCS 较多应用于治疗周围性缺血性疼痛,如间歇性跛行。在 Zacco 报道一组 24 例病例中,23 例有效,其行走距离在治疗后可达 150 m,而在治疗前患者步行距离只有 50 m。目前认为间歇性跛行可能与局部缺血引发的纤维结构改变导致受累肌肉的机械性功能失调有关。临床检查发现这些患者存在深部疼痛,与未经训练的迟缓的肌肉在进行了无氧锻炼后所出现的疼痛相似。在此过程中有缺血肌肉的机械性感受器所接受缺血信号即疼痛信号传导到相应节段的脊髓。电刺激术被认为可能通过调节交感神经活性和逆向激活感觉神经纤维来扩张外周血管,从而增加缺血肌肉的血供,提高局部氧饱和度,使肌肉动力学恢复正常,从而减少疼痛信号的产生。同时也不排除电刺激通过阻断脊髓的疼痛信号后使跛行症状得以改善。

3）脊髓节段性损伤后疼痛：如神经根撕脱伤者,约有 90% 的病例对临时电极测试反应良好而接受永久性电极植入。这类病例亦适合于脊髓背根损毁术。但损毁术是破坏性手段,并有可能对正常的感觉功能产生影响。因此,对此类病例电刺激术应作为首选治疗方式。

4）心绞痛：SCS 治疗心绞痛在欧洲应用较广。Murphy 报道 10 例心绞痛病例经电刺激治疗后临床症状得到改善；Mannheiner 报道 10 例经电刺激治疗的心绞痛病例,治疗后心电图上 ST 段下降幅度减少、心绞痛发作间期延长、发作时间缩短,但对心输出量无影响。推测电刺激治疗与减少心脏耗氧量、降低外周血管阻力、抑制疼痛信号传入及暗示作用有关。

SCS 的禁忌证主要包括凝血功能障碍、穿刺部位有感染、有肿瘤压迫脊髓、有严重的脊柱畸形以及患有严重精神心理疾病等情况。

（3）刺激参数

在神经病理性疼痛的动物模型中研究发现,刺激强度的调节可以达到改善疗效的目的。刺激强度可通过改变刺激幅度或频率来进行调节。以往脊髓电刺激频率通常以低频为主,一般在 40～60 Hz。近些年的观察性试验发现,频率高达 10 kHz 的电刺激可有效缓解 FBSS 患者的疼痛,而且高频 SCS 在一些以往低频 SCS 治疗效果不好的下背痛患者中显示出了较好疗效。

传统的低频 SCS 为了取得术后满意疗效,要求电刺激产生的感觉异常区域与疼痛部位相吻合,而高频刺激没有这方面的要求,高频电刺激也不会引起感觉异常。高频电刺激已经被用于治疗传统低频电刺激无效的疼痛患者。SCS 的刺激参数通常需要根据不同患者及不同刺激部位进行个体化调节,以达到用最弱的刺激缓解疼痛,同时又尽可能地减少电刺激引起的不适反应。

（4）手术要点

行 SCS 时一般分两步进行：首先在局麻下经皮穿刺确定进入硬脊膜外腔后,将电极安置在病变所累及的节段,给予电刺激,根据电刺激所产生的躯体麻木范围来调整电极的位置,将疼痛区域完全覆盖；然后将电极通过临时导线连接至体外的便携式刺激发生器。患者在手术后 24 h 即可出院,出院后观察电刺激对疼痛的治疗作用 1～2 周。这一操作是为了筛选出那些阴性患者,即那些 SCS 止痛效果不明显者。对于经初步治疗后疼痛能减少 50% 以上者,可以被认为适合用电刺激治疗,可以接受植入永久性电刺激器。永久刺激器通常埋置于没有骨性凸起的部位,并且要求是不容易受到压迫和易于充电和程控操作的部位（如腹部的下 1/4 象限）。对于那些因外周血管病变引起疼痛的患者,还可测量局部皮温,进行激光多普勒(Doppler)检查,作为筛选患者的参考。

确定电极植入的合适脊髓节段是 SCS 手术成功的关键。根据疼痛的部位和所放置电极的类型确定电极植入的位置。电极放置于正确的部位后,需要可靠的固定,同时在连接电极端和连接刺激器端的导线都必须形成直径至少 2 cm 的压力释放环,以尽可能减少术后电极的移位。穿刺电极具有更大的灵活性,因为它们可以通过硬脊膜外间隙向上前进许多节段,以确保最佳的刺激覆盖范围。另一方面,外科电极通常可以在椎板切除的位置上下移动一到两个椎体水平放置电极。外科电极植入较穿刺电极的创伤大一些,但电极固定更可靠。通常外科电极触点更多,覆盖区域也更大。电极放置的目标平面需要根据不同患者疼痛区域的不同而调整。下肢痛需要覆盖的目标脊柱节段水平范围是第 8~12 胸椎,需覆盖脊髓腰膨大;上肢痛需要覆盖的的脊柱节段水平范围是第 3~6 颈椎,需覆盖脊髓颈膨大。

(5)并发症

SCS 是一种比较安全的治疗慢性神经病理性疼痛的技术,其并发症主要发生在电极植入时和植入后。在电极植入时首先可能遇到的问题是硬脊膜外腔受阻,尤其是在颈段和胸段。有时当电极在硬脊膜外腔向头部移动时,会遇到组织阻挡而无法达到所需的位置。Blomberg 一组 235 个病例中有 7 例病例因遭遇上述情况而失败。在电极植入后所发生的并发症有电极移位、电极折断、浅表部位感染、硬脊膜外脓肿等,其中发生最多的并发症为电极移位。经皮穿刺电极比外科电极更容易移位。不同学者报道的电极移位率为 20%~55%。移位的程度可分为整体移位和轻度移位。轻度移位往往只有数毫米,虽然电刺激会改变肢体麻木范围,但对临床治疗效果无大的影响。整体移位的电极需要重新植入。现有报道中,少有瘫痪的报道。瘫痪通常与硬脊膜外脓肿的发展有关。

121.4.3 脑深部电刺激

DBS 已被应用于治疗对其他神经调控技术无效的多种神经病理性疼痛和伤害感受性疼痛,对于治疗丛集性头痛、FBSS、周围神经病理性疼痛及臂丛撕脱伤后疼痛、癌性痛、痛性感觉缺失的效果较好,而对于丘脑性痛、脊髓损伤后疼痛、疱疹后神经痛、幻肢痛治疗效果较差。

DBS 治疗疼痛的关键环节是选择合适病例及正确的手术靶点。目前,DBS 在治疗疼痛方面可以选择的靶点有:脑室周围灰质/导水管周围灰质(PVG/PAG)、内囊、感觉性丘脑和下丘脑后部。通常建议对伤害感受性疼痛以及阵发性的、撕裂样的诱发性神经病理性疼痛(例如触刺激诱发痛、痛觉过敏)使用 PVG/PAG 刺激;对于传入感觉性疼痛或持续性的神经病理性疼痛,建议使用感觉性丘脑刺激;下丘脑后部 DBS 是治疗顽固性慢性丛集性头痛的有效方法。

DBS 治疗疼痛的疗效因为病因、随访时间、疼痛的定义以及手术部位的差异而有很大不同。已有大量研究报道了 DBS 在许多适应证上的长期随访结果。Katayama 及其同事回顾了 DBS 治疗卒中后疼痛患者的结果,超过 70% 的卒中后不自主运动患者经丘脑腹外侧后核 DBS 有效,但是,丘脑腹后侧核或内囊 DBS 未见明显效果。荟萃分析发现,DBS 对慢性疼痛的长期有效性因诊断而异。研究发现,刺激导水管周围灰质(PAG),长期缓解疼痛的比率最高,PVG/PAG 的 DBS 疼痛缓解率可达 79%,或 PVG/PAG 加感觉性丘脑/内囊电刺激疼痛缓解率达 87%,而单独刺激感觉丘脑的效果较差(长期成功率 58%,$P<0.05$)。然而,DBS 对伤害感受性疼痛的效果要比对去传入神经痛的效果更好(长期有效率分别为 63% 和 47%,$P<0.01$)。在试验性刺激满意后,DBS 使 80% 以上 FBSS 患者获得了疼痛缓解。在接受永久性刺激的卒中后疼痛患者中有 58% 持续缓解疼痛。

文献报道 DBS 治疗疼痛的并发症较少,主要有感染、出血、电极故障或断裂、短暂复视或轻瘫等,大多数是短暂和轻微的,严重并发症罕见。

121.4.4 运动皮质电刺激

(1)运动皮质电刺激治疗疼痛的可能机制

MCS 的确切作用机制尚未阐明。正电子发射体层成像(PET)研究表明,MCS 增加了同侧丘脑、扣带回、岛叶、眶额皮质和脑干的脑血流量。进一步研究发现,同侧脑血流量升高主要位于丘脑腹外侧核,而丘脑腹外侧核承接运动和运动前区域的皮质丘脑连接的重要结构;有研究发现疼痛的缓解程度似乎和扣带回血流的增加有相关性。也有人认为脑干导水管周围灰色区域的激活在疼痛治疗中起着作用。基于脑血流量研究的结果表明,体感皮质没有被激活,也没有激活刺激电极下游的运动结构。

（2）适应证和疗效

1）中枢性去传入神经痛：Tsubokawa 于 1991 年首次发表的文章中,MCS 后 1 年,12 例患者中有 5 例完全缓解了疼痛,另外 3 例患者疼痛得到了明显减轻。Nguyen 等报道了 13 例因缺血性和出血性卒中以及外伤(1 例)和脓肿(1 例)引起的中枢性去传入神经痛。结果 10 名患者(77%)有"明显改善",疼痛缓解超过 40%。在一项大宗病例报道中,Katayama 等报道了 MCS 在 31 例卒中后疼痛的患者(3 例延髓、20 例丘脑和 8 例丘脑上腔)的手术疗效,在超过 2 年随访时间里,15 例患者(48%)获得了"令人满意的"疼痛缓解。Mertens 报道了 20 例中枢神经性疼痛患者(其中 16 例为卒中后疼痛)的 MCS 结果,其中 25% 取得了"非常好"的疼痛缓解疗效和 35% 取得了"比较好"的疼痛缓解疗效。其他病例报道的结果也取得了类似的疗效,50%~60% 的患者可明显缓解疼痛。

2）三叉神经病理性疼痛：三叉神经性病理性面部疼痛是与三叉神经或神经节疾病或损伤有关的严重、持续性面部疼痛的综合征。三叉神经性病理性疼痛的原因可能包括：上颌窦或牙科手术损伤,颅骨或面部外伤或由于治疗原因而受损,以及三叉神经系统的固有病理改变。对于这类病理性疼痛,抗惊厥药和抗抑郁药是治疗的主要手段,几乎没有特效的治疗方法。

Meyerson 等报道,在一组 10 例不同类型的神经性疼痛患者中,所有 5 例三叉神经病理性疼痛患者在 8~28 个月不等随访期内疼痛分别缓解 60%~90%。Herregodts 及其同事的后续研究显示,在三叉神经病理性痛的 5 例患者中,MCS 治疗后有 4 例的视觉模拟评分疼痛评分降低了 50%~100%。

3）其他：有许多 MCS 用于治疗其他神经性疼痛的报道,包括幻肢痛、脊髓损伤痛、周围神经损伤后痛等。鉴于报道的病例有限,无法得出关于 MCS 对这些适应证疗效的明确结论。

（3）手术技术和刺激参数

手术多在全身麻醉下进行。多数单位都将电极放置于硬脑膜外(也可放置于硬脑膜下)。建议手术在神经电生理监测结合神经导航系统帮助下进行。体感诱发电位(SEEP)定位中央沟,运动诱发电位(MEP)进一步准确定位中央前回,务求将电极准确放置在对侧中央前回与疼痛区域相对应的部位上。

在完成电极植入后,试验性刺激可能会持续 1~2 周;如果患者可以一致确认疼痛较术前减轻至少 50%,则在全身麻醉下永久植入脉冲发生器。

MCS 的最佳刺激参数的报道有很大的变化。综合现有的报道,MCS 有效刺激参数一般为：电压 0.5~10 V,频率 5~130 Hz,脉宽 60~450 μs。目前大多数单位使用的刺激频率约为 40 Hz,但有研究发现在某些情况下需要更高频刺激才能达到良好疗效。通常在 6 V 或以下的刺激电压可以达到止痛效果;在多数研究中,平均刺激电压在 5 V 或以下。刺激电压大于 6 V 有诱发癫痫发作的风险,刺激电压接近或超过 9 V 时常伴癫痫发作。基于前期研究发现,MCS 经常会产生在一段刺激后的疼痛缓解时期,范围从数分钟到数小时不等。因此,大多数文章建议使用循环模式刺激,刺激时间为 10 min 至 3 h,然后关闭刺激 15 min 至 6 h。有研究指出,从连续模式切换为循环模式可能有助于缓解疼痛。

121.4.5　鞘内药物输注

鞘内药物输注(intrathecal drug delivery, IDD)治疗是通过埋藏在患者体内的药物输注泵,将泵内的药物输注到患者的蛛网膜下腔,作用于脊髓或中枢相应的位点,阻断疼痛信号向中枢传递,使疼痛信号无法到达大脑皮质,从而达到控制疼痛的目的。这一疗法的一大优势是适应证广泛,可以应用于治疗局部或弥漫性轴性和/或四肢的难治性疼痛,尤其适用于以伤害感受性疼痛为主的疼痛(例如癌性痛),也被应用于伤害感受性和神经病理性混合性疼痛(例如 FBSS)。通过脊髓 IDD 可以治疗颈段水平以下的疼痛,如果采用经脑室或枕大池给药,也可以用于治疗头颈部疼痛。另一优点是可以大幅减少患者每天所需止痛药物;为达到同样疗效,IDD 的剂量大概只需口服剂量的 1/300。

国内可用于鞘内泵配制的常见药物包括阿片类药物、局麻药、钙通道阻滞剂、α_2 受体激动剂及 N-甲基-D-天冬氨酸(NMDA)受体拮抗剂等,其中吗啡的临床应用最为广泛,亦被视为一线药物。

多数文献报道 IDD 疗法治疗癌性疼痛和非癌性疼痛的疗效相似,长期疼痛缓解率为 50%~80%。手术并发症少见,包括感染、药泵线路故障、排斥反应等。该疗法主要缺点是药物输注系统价格较贵,需要定期补充药液和更换电池。

121.5 疼痛的毁损性治疗

毁损性手术是通过不可逆的切除或毁损部分神经结构达到治疗难治性疼痛的目的。尽管现代疼痛的神经调控疗法应用日益广泛,但是毁损性手术仍然在顽固性疼痛的治疗中发挥着作用。毁损性手术通常被认为是"不得已而为之"的治疗方法,但在某些情况下,它仍然是可选择的治疗方法。需要根据每位病患的实际需求,个体化地调整疼痛治疗方案以满足不同患者的需求。

毁损性手术包括在外周神经水平中断或改变伤害性刺激传入的手术(例如交感神经切除术、神经切除术、神经节切除术、神经根切断术),在脊髓水平阻断伤害性信息传入或中断信息在脊髓背侧传导的手术[如脊髓背根入髓区(DREZ)毁损、脊髓前侧柱切断术、脊髓切开术],脊髓水平以上影响伤害性信息传递的手术(如中脑切断术、丘脑切断术)或影响疼痛刺激的情感感知的手术(如扣带回切开术)。与疼痛的神经调控治疗类似,毁损性手术成功的关键在于正确选择病例和相应的靶点。下文重点介绍DREZ毁损术和脊神经背根切断术与背根神经节切除术,在众多的毁损性手术中,这两种手术临床应用相对多一些,其他方法应用更少。

121.5.1 脊髓背根入髓区毁损术

(1)脊髓背根入髓区毁损术的原理

DREZ是一个解剖区域,包括背根的外侧部分、背外侧束(Lissauer束)的内侧部以及脊髓灰质背角的Ⅰ~Ⅴ层,其在脊髓水平上充当周围神经系统和中枢神经系统之间的接口。尽管在周围神经中传入纤维是随机分布的,但在DREZ水平上,传入纤维会根据大小和目的地而分离,传导伤害性刺激的小的有髓和无髓纤维向外侧排列,在进入脊髓灰质之前,进入背外侧束区域并上下联络一两个脊髓节段;大的有髓纤维向内排列,直接进入背柱。

伤害性刺激的二级神经元同时存在于脊髓灰质背角的浅表层以及脊髓灰质背角的深处(第Ⅴ层),这些将通过脊髓丘脑束投射到位于丘脑的三级神经元。二级神经元的活动受上级神经元和周围传入神经的影响。脊髓背柱大的有髓纤维的侧支产生抑制性输入,在脊髓背角水平上调节疼痛刺激的传导。当病变发生在脊髓背角水平时,可能会破坏位于背

角中的抑制性控制和兴奋性控制之间的正常平衡。有研究者在DREZ有病变的患者中,进行了脊髓背角神经元的微电极记录,显示了在脊髓背角神经元水平上的自发阵发活性。这表明此类患者中的一种疼痛产生器处于DREZ水平。

DREZ的疼痛纤维位于侧面,并且疼痛发生部位位于脊髓背角水平,使DREZ成为控制疼痛的靶点。DREZ毁损手术旨在优先打断背根小根外侧束和背外侧束的(兴奋性)内侧部分中的(伤害性)纤维,在脊髓背角内部深处进行微凝,则可以破坏脊髓背角的最浅面部分。该手术是希望可以部分保留位于DREZ内侧到达背柱的纤维及其与脊髓背角相连的侧支(抑制性神经元)结构,避免完全消除触觉和本体感觉。因此,毁损的深度和程度的方案,需要根据患者术前的感觉和功能状态,以及所需的治疗效果和程度来个体化定制。

(2)手术适应证及临床应用

1)神经根撕脱伤后疼痛:目前交通事故所造成的多节段臂丛和腰骶丛神经根撕脱伤病例越来越多。其中有20%~90%的病例因此而导致失传入疼痛,并以臂丛损伤后的症状更为典型。这些病例依据损伤程度的不同,其原有的感觉会有部分到完全性丧失。除此之外,患者会有持续性严重的灼痛和刀割样痛,一般以手和手臂的桡侧更为明显。此外,电击样疼痛也存在于部分患者中。这类疼痛持续数秒,并向手部放射。与三叉神经痛不同,神经根撕脱伤后疼痛不为外界刺激所诱发,但在情绪抑郁、焦虑,以及天气寒冷、潮湿时容易加重。在多数情况下,疼痛在伤后即刻发生,随着时间推移,部分病例的疼痛会逐渐减轻。然而,如果严重的疼痛持续时间超过3个月甚至1年,就会变成顽固性疼痛。

目前对腰骶部神经撕脱伤后疼痛研究还较少,这类撕脱伤与骨盆的骨折和移位有关。其疼痛性质与臂丛神经撕脱伤后疼痛类似,呈持续性灼痛和刀割样痛,并向受伤的肢体放射,对多数传统的疼痛治疗无效。

所有被诊断为神经根撕脱伤后疼痛的病例都应该接受肌电图及MRI检查。肌电图能帮助证实并确定损伤的部位和范围,而MRI等检查能帮助了解是否存在骨折和椎间盘突出。臂丛神经伤多累及C_7~T_1的神经根腹侧和背侧,在腰骶部神经伤中则多累及L_5~S_1。

神经根撕脱伤后疼痛是疼痛治疗中的难点,对

药物治疗、脊髓背根切断、丘脑电刺激、针刺和截肢等治疗无效。少部分患者经皮电刺激、物理治疗和功能性锻炼后好转，而大多数患者需接受 DREZ 毁损术治疗。1976 年，Nashold 采用 DREZ 毁损术治疗 91 例这样的患者，至 1994 年随访时有 73％的病例术后疼痛缓解满意，并以灼痛、电击样痛和幻肢痛疗效最为明显。术后无死亡，9％的患者出现同侧肢体无力，而 13％的病例有感觉改变。术前 90％的病例依靠镇痛药物治疗，术后此比例下降到 10％。Friedman 报道一组 39 例臂丛损伤后疼痛的病例，并依据术后疼痛缓解程度分为 3 级：一级，效果满意，彻底缓解疼痛，可从事正常的生活活动而无须服用镇痛药物；二级，疗效较好，疼痛仍持续，但在进行日常活动时无须服用镇痛类药物；三级，疗效差，因疼痛而使日常活动受限或仍服用镇痛类药物。在术后 7 个月至 10 年随访中发现：39 个病例中 21 例效果满意，5 例效果较好，13 例效果差。

2) 偏瘫后疼痛：约有 10％的外伤后偏瘫的病例会出现慢性中枢性疼痛，需要手术或药物治疗。疼痛发生有两种情况：一是在伤后即发生，约占病例的 2/3；二是在伤后 6 个月至 1 年左右出现疼痛，约占 1/3 病例。当前对这种疼痛的机制尚不清楚。典型的疼痛表现为严重的灼痛、刺痛和电击样痛向患侧肢体放射。通常这类疼痛会因触动患侧肢体而诱发。普通的药物治疗对这类疼痛无效。

部分外伤后偏瘫病例术后会发生脊髓空洞症和疼痛。Barnett 发现在外伤后偏瘫伴有迟发性疼痛的病例大多存在脊髓空洞症。对于脊髓空洞症发生的原因尚不清楚，推测与第 4 脑室堵塞、蛛网膜炎及因自主神经系统紊乱导致的静脉压升高有关。

目前认为，偏瘫后疼痛与脊髓空洞症有关，但单纯排空囊液只会造成疼痛的暂时缓解，而行囊肿排空再结合 DREZ 毁损疼痛就能获得长期缓解。因此，行 MRI 和肌电图检查，有助于对疼痛的判断和手术方式的选择。

手术时需行多个椎板切除术，以暴露脊髓空洞和受损伤节段的脊髓，一般需切除 3～5 个椎板。术中应先将 DREZ 损毁，以免因引流空洞后导致脊髓后外侧区移位；根据受伤情况选择一侧或双侧 DREZ 损毁术。行损毁时，应由上向下进行，以便清晰辨认 DREZ 与后根神经的关系。在完成损毁后，进行脊髓空洞与蛛网膜下腔引流。

在同时接受 DREZ 毁损术和脊髓空洞引流的病例，术后疼痛常获满意缓解。有人报道随访 3 年有 80％的病例疼痛缓解满意，5 年时仍有 50％的病例疼痛得到满意控制。

3) 疱疹病毒感染后疼痛：此种疼痛一般较难治疗，对多种治疗手段均不敏感。此类疼痛的发生与年龄有密切关系，年龄越大疼痛的发生率越高。在病毒感染后的病例中约有 50％的病例在感染后 1 年左右会抱怨疼痛。作为接受 DREZ 毁损治疗的病例，疱疹病毒感染后疼痛由两部分组成：一部分为持续性的灼痛或表浅疼痛，并伴有痛觉过敏；另一部分为深部、压榨样疼痛，不受外界刺激的影响，以无法预见的自发性加重为特点。

已有多种外科手段曾被用于治疗这类疼痛，但没有任何手段可使多数患者的疼痛获得持久缓解。目前较为有效的治疗方法是给患者抗抑郁及阿司匹林等药物。

DREZ 毁损术被用于治疗疱疹病毒感染后疼痛，术后灼痛和痛觉过敏常消失，但对压榨样疼痛无效；有 83％的病例疼痛明显缓解，手术后 1 年仍有 56％的患者疼痛缓解，长期随访只有 24％的病例缓解。手术疗效不佳的原因尚不清楚，推测可能与患者年龄较大及损毁灶较小有关。同时，推测疱疹病毒感染后疼痛由中枢性和周围性组成，而手术只缓解了周围性疼痛。

4) 圆锥马尾损伤后疼痛：此种疼痛是较为特殊的疼痛类型。此类疼痛同时涉及脊髓和周围神经。导致圆锥马尾损伤的原因包括骨折、髓内空洞、脊髓萎缩、蛛网膜粘连及锥体的退行性变。疼痛大多在伤后 1 个月左右出现，比脊髓其他部位疼痛多见。疼痛类型多为灼痛和电击样痛，累及双侧下肢，并以下肢前部更为明显。在圆锥马尾处行 DREZ 毁损术时，手术较脊髓其他节段困难，术前发现有脊髓空洞的病例应行空洞引流。术后约有 54％患者疼痛消失，20％患者疼痛明显改善。术前有不完全神经功能缺失，以电击样痛为主诉及钝伤的患者手术疗效最佳。

5) 脊髓损伤后疼痛：目前多数临床研究显示，DREZ 毁损术对于脊髓损伤后节段性、阵发性、电击样锐痛的疗效较好，大概可以使 70％以上这类患者疼痛获得显著改善，但对于脊髓损伤平面以下的疼痛或者烧灼痛、持续性疼痛的效果欠佳。

6) 癌性疼痛：首例 DREZ 毁损术就是被应用于治疗乳腺癌侵犯臂丛所致的疼痛，并取得了满意疗效。目前癌性疼痛的治疗方法多种，但如果癌症患者一般状况良好，大剂量吗啡难以控制或不良反应不能耐受，对于胸腔或盆腔等部位肿瘤侵犯邻近神经引起的顽固性疼痛，DREZ毁损术也是一种可以考虑的治疗选择。Sidou报道了DREZ毁损术治疗81例癌性疼痛的结果，随访1个月至4年，其中颈胸段DREZ毁损术后87％患者取得良好效果，腰骶段DREZ毁损术78％患者效果良好。

7) 疼痛复发：DREZ损毁术疗效已得到肯定，在早期的报道中有60％的病例在术后7个月出现疼痛复发，但疼痛程度较术前减轻。疼痛复发的原因可能与以下因素有关：①术中未完全将后角区域破坏。Jeanmonod对4例DREZ毁损术后病例行组织学检查发现损毁后Rex Ⅳ、Ⅴ层仍有部分神经元残留。②某些疼痛的起源可能是多节段或多部位的，如丘脑等。③在DREZ，尤其是在Rex Ⅱ层中存在起抑制作用的神经元，手术时亦可能破坏了这些神经元。④作为破坏性手术，DREZ毁损的同时造成失传入性疼痛。毁损部位是否准确和完全，以及病例选择是否恰当可能是影响远期疗效的主要因素。笔者应用DREZ毁损术治疗5例患者（臂丛神经撕脱伤后疼痛3例和幻肢痛2例），术后随访12～36个月，有1例患者术后6个月症状复发，其他4例术后效果稳定（3例完全缓解、1例明显缓解）。

(3) 手术技术

全身麻醉，俯卧位，显微镜下进行。半椎板或全椎板显露疼痛节段，显露相对应脊髓节段的后外侧面，蛛网膜通常增厚，并伴有大量带状纤维穿过蛛网膜下腔，与脊髓表面的蛛网膜相粘连，手术时需要细心地分离这些组织。受伤侧的脊髓常会发生皱缩并有蛛网膜增厚。在脊髓后根小分支进入后外侧沟入口的腹外侧纵向切开软脊膜，应用双极电凝镊子在显微镜下毁损切开DREZ，深度一般不超过3 mm（图121-8）。除了显微外科技术切开之外，也可以采用射频毁损、激光毁损等方法。手术的关键是准确定位和完全毁损DREZ的相关区域以及术中避免损伤周围其他结构和功能。

图121-8中粉红色大箭头表示DREZ的毁损范围，包括脊髓后根的外侧部分传导兴奋性冲动的伤害感受性细纤维、背外侧束的内侧兴奋性部分以及脊髓后角的最背侧Ⅰ～Ⅴ层。脊髓后根的外侧部分传导兴奋性冲动的伤害感受性细纤维，经过背外侧束的内侧部分进入脊髓后角的腹外侧。

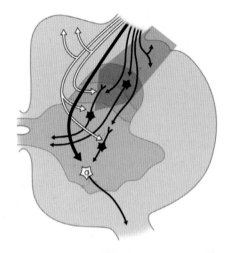

图121-8　DREZ的解剖和DREZ毁损范围

(4) 手术并发症

如果术者能够准确把握毁损的范围，DREZ毁损术是一种相对比较安全的治疗方法。常见的并发症是与毁损区域相对应的节段性感觉减退或缺失。由于大多数患者术前该区域已经存在不同程度的感觉障碍，因此这一并发症对术后患者的影响较小。其他可能发生的并发症包括手术侧深感觉障碍、肌力减退、括约肌障碍、感染、出血、脑脊液漏等，临床上发生率都比较低，通常小于5％，大多数可以逐渐恢复。手术过程中保护好脊髓表面血管，可以减少并发症的发生。笔者应用DREZ毁损术治疗5例患者（臂丛神经撕脱伤后疼痛3例和幻肢痛2例），术后随访12～36个月，2例患者遗留轻度的同侧下肢深感觉障碍，不影响正常生活，没有观察到其他明显的并发症。

121.5.2　脊神经背根切断术和背根神经节切除术

(1) 适应证

脊神经背根切断术和神经节切除术的适应证可以分为两个主要的疼痛类别：癌性疼痛和非癌性疼痛。可以进行单节段或多节段的手术毁损。术前局部神经阻滞可以帮助确定手术节段水平，但需要警惕安慰剂效应和阻滞操作误差，手术节段需要结合临床综合判断。

1) 癌性疼痛：对于浸润性乳腺癌等侵犯臂丛的恶性肿瘤患者，多节段颈神经背根切断术可以有效控制疼痛。但对于上肢运动功能健全的患者，该手术可能导致严重的功能障碍。对于胸部和胸壁恶性肿瘤的患者,胸神经节切除术加背根切断术可能是一个很好的手术选择。在胸部区域存在多根神经的重叠支配,因此对这类患者必须进行多节段手术,一般需要考虑 3～5 个节段的神经节切除术,同时加或不加背根切断术。背根切断术和背根神经节切除术最重要的缺点是如果损害 S_2 和 S_3 感觉神经,将会导致神经源性膀胱、直肠功能障碍和阳痿。

2) 非癌性疼痛:非癌性疼痛中,背根切断术和背根神经节切除术最常用的适应证是枕神经痛的治疗。外科手术切除 C_2 和 C_3 神经节可以有效治疗枕神经痛。C_2 和 C_3 神经节切除术也可以考虑用于药物治疗效果不佳的颈源性头痛。

(2) 手术疗效

背根切断术治疗各种局部疼痛综合征的相关研究主要发表于 1966—1973 年。Echols、White 和 Kjellberg 在 62 例患者的 2 份报道中报告成功率超过 60%。Loeser、Scoville、Onofrio 和 Campa 的早期成功率令人鼓舞,但长期结果并不理想(25%～50%)。目前的研究中,患者疼痛表现各异,手术切断的背根数目也不相同,术后量化疼痛的指标也有一定差异,无法得出高级别的循证医学结论,但从现有的结果来看,疗效并不令人满意,因此许多人放弃了该术式。

Geurts 等在 83 例患有明确的神经根疼痛症状的成年患者比较了射频毁损背根神经节的疗效,所有患者入组前根据对局部神经阻滞的反应予以筛选。其中 45 例患者行射频毁损治疗,38 例患者仅行射频针植入神经节,未进行毁损治疗,研究结果显示两组之间无统计学差异。Slappendel 等利用类似的方法探究射频毁损神经节在臀肌痛患者的疗效,发现射频毁损对预后没有明显改善。Jansen 报告了 C_2 神经节切除术在枕神经痛治疗方面的疗效,80% 的患者症状明显缓解,但长期随访疗效较差。另一项研究比较了神经节切除术对不同疼痛性质的枕部疼痛的疗效,按照疼痛性质分为两组,其中第一组患者疼痛表现为刀割样痛、灼烧样痛、刺痛、电击样痛,第二组疼痛表现为钝痛、酸痛或压迫性痛。研究发现,第一组的患者多有外伤史(74%),行 C_2 神经节切除术后疼痛改善近 80%,而第二组患者疗效较差。

(胡　杰)

参考文献

[1] 彼得·杜斯. 神经系统疾病定位诊断学——解剖、生理、临床[M]. 8 版. 刘宗惠,徐霓霓,译. 北京:海洋出版社,2013:1 - 45.

[2] 高翔,潘力. 顽固性疼痛[M]//周良辅. 现代神经外科学. 2 版. 上海:复旦大学出版社,2015.

[3] BANKS G P, WINFREE C J. EVOLVING techniques and indications in peripheral nerve stimulation for pain [J]. Neurosurg Clin N Am, 2019,30(2):265 - 273.

[4] DEER T R, MEKHAIL N, PETERSEN E, et al. The appropriate use of neurostimulation: stimulation of the intracranial and extracranial space and head for chronic pain [J]. Neuromodulation, 2014,17(6):551 - 570.

[5] KINFE T M, PINTEA B, VATTER H. Is spinal cord stimulation useful and safe for the treatment of chronic pain of ischemic origin? A review [J]. Clin J Pain, 2016,32(1):7 - 13.

[6] KUMAR V, PRUSIK J, LIN Y, et al. Efficacy of alternating conventional stimulation and high frequency stimulation in improving spinal cord stimulation outcomes: a pilot study [J]. Neuromodulation, 2018, 21(5):466 - 471.

[7] KURT E, HENSSEN D J H A., STEEGERS M, et al. Motor cortex stimulation in patients suffering from chronic neuropathic pain: summary of expert meeting and premeeting questionnaire, combined with literature review [J]. World Neurosurg, 2017,108:254 - 263.

[8] LEVINE A B, PARRENT A G, MACDOUGALL K W. Stimulation of the spinal cord and dorsal nerve roots for chronic groin, pelvic, and abdominal pain [J]. Pain Physician, 2016,19(6):405 - 412.

[9] LOVAGLIO A C, SOCOLOVSKY M, DI MASI G, et al. Treatment of neuropathic pain after peripheral nerve and brachial plexus traumatic injury [J]. Neurol India, 2019,67(7):S32 - S37.

[10] ONORIOBENZON H, RAJA S N, FISHMAN S, et al. Essentials of pain medicine [M]. 4th ed. Philadelphiai: Elsevier, 2017.

[11] ROCK A K, TRUONG H, PARK Y L, et al. Spinal cord stimulation [J]. Neurosurg Clin N Am, 2019, 30(2):169 - 194.

[12] SHAMJI M F, DE VOS C, SHARAN A. The advancing role of neuromodulation for the management of chronic treatment-refractory pain [J]. Neurosurgery, 2017,80(3S):S108 - S113.

[13] TAKAI K, TANIGUCHI M. Modified dorsal root

entry zone lesioning for intractable pain relief in patients with root avulsion injury [J]. J Neurosurg Spine，2017，27(2)：178－184.

[14] WARFIELD C A，BAJWA Z H，WOOTTON R J. Principles and practice of pain medicine [M]. 3rd ed. New York：McGraw-Hill Education，2016.

[15] WINN H R. Youmans and Winn neurological surgery [M]. 7th ed. Philadelphia：Elsevier，2017.

122 癫痫

122.1　概述

癫痫(epilepsy)为一种常见的神经系统疾病,其中约30%的患者对药物反应不佳而逐渐演变为难治性癫痫。在经过综合评估定位致痫灶后,如果能采用外科手术治疗,可使部分患者的癫痫发作得到良好控制,甚至治愈。

122.1.1　手术适应证

(1) 药物难治性癫痫

药物难治性癫痫患者经过应用两种可耐受的、选择正确的和剂量足够的抗癫痫药物治疗(无论是单用还是联合应用),疗程充分但仍不能满意控制时,考虑为药物难治性癫痫,应考虑手术治疗。对于癫痫发作的频率并无明确规定,一般认为发作多于每月1次,但另外还取决于患者的发作类型。对于发作只有每年数次的病例,需要数年的时间判断治疗是否有效,否则手术的价值就难以评估了。

(2) 病变相关性癫痫

病变相关性癫痫是癫痫外科治疗的主要适应证之一,常见的癫痫相关病变包括颞叶内侧硬化、外伤后脑膜脑瘢痕、颅内异物、凹陷骨折、脑肿瘤、脑实质内炎症、脑膜炎脑脓肿后、动静脉畸形(AVM)、海绵状血管瘤、脑缺血后软化灶、脑面血管瘤病、灰质异位、脑回发育异常、脑裂畸形、半球巨脑症、各类脑寄生虫病、结节性硬化、Rasmussen 综合征、错构瘤等。

122.1.2 手术时机

目前普遍认为，只有当癫痫影响患者的日常生活时才考虑手术治疗。若癫痫发作为部分性，且对生活干扰较小，有时发作期患者甚至可以保持神志清楚，这些情况则对生活影响较小。有患者仅在夜间发作，但如果常为全面性强直阵挛发作，仍可能对患者造成人身安全影响，也应考虑手术。

长期的癫痫放电将造成中枢神经系统神经元间抑制性机制加强，阻断癫痫异常放电的传播。然而这种抑制作用同时也影响正常神经元之间的联系而造成患者行为、智力上的异常。任何类型的癫痫长期发作都会对脑功能产生负性作用，并最终引起智力、行为方面的异常。早期手术可能减少患者脑功能的损害。

对于癫痫发作频繁的婴儿和儿童应早期考虑手术，以阻止癫痫对大脑发育的不良影响。在新生儿和幼儿时期，长期的癫痫发作较易对正常的脑发育产生负性作用。由于新生儿和幼儿处于脑塑形的关键阶段，癫痫病灶外的正常脑组织的发育依赖感觉传导通路和邻近脑皮质的生理信号的刺激，而来源于癫痫病灶的异常放电则形成异常的电化学环境，从而造成皮质在突触/细胞膜水平上的永久性异常发育。因此，对于新生儿和幼儿强调早期阻断这种恶性循环显得更为重要。

另一方面，在新生儿和幼儿时期的脑组织存在着极强的代偿能力，虽然致病灶对脑功能的形成产生破坏性作用，但大脑功能受影响的部分往往在大脑其他部位通过重塑而得以代偿。因此，大大地降低了术后神经功能障碍的发生率，也因此减轻了手术对大脑功能的影响。对这一知识的了解可帮助我们减轻对手术可能会造成神经功能障碍的担心，而采用一些较为积极的手术方案。因此，对于 7 岁前的难治性癫痫病例在权衡癫痫对正常脑功能负性作用和手术所可能造成的神经功能障碍的基础上，选择应向手术倾斜。

122.1.3 手术禁忌证

手术禁忌主要包括良性癫痫患者、合并有其他严重疾病不能耐受手术者以及伴有进展性神经系统变性疾病或代谢疾病者。伴有严重精神障碍和严重认知功能障碍被认为是手术的相对禁忌证。精神发育迟缓提示弥慢性脑损害或多个致病灶，故手术效果不佳。由于在切除致病灶之后可使原有被抑制的脑功能得以恢复，因此低智商对新生儿和婴幼儿并不是手术禁忌证。主要累及语言、运动或感觉区的致病灶，以往被认为不适合手术，但对于新生儿、婴幼儿以及术前已存在偏瘫、失语的病例，仍可考虑手术治疗。随着现代术中神经监测技术和术中唤醒技术的应用，许多累及功能区的致病灶切除手术已经变得相对安全。

122.2 术前评估

癫痫外科手术成功的关键在于对致病灶的准确定位，必须遵循电—解剖—临床相一致的原则，对脑电图、影像学检查和发作症状等进行综合分析判断。当前常用的术前定位方法包括脑电图(EEG)、发作症状学分析、MRI、CT 和正电子发射体层成像(PET)、单光子发射计算机体层成像(SPECT)、脑电源定位/脑磁图(ESI/MEG)、瓦达(Wada)试验等。

122.2.1 发作症状学分析

癫痫的发作症状学分析是癫痫外科术前评估的基本组成部分之一。根据患者癫痫发作症状的演变，有可能推断出致病灶的侧别、脑叶甚至更加具体的脑区。发作症状学评估需要结合视频脑电图进行分析，在时间上判断真正的初始症状，着重关注发作先兆、首发症状和症状演变过程。国际抗癫痫联盟(ILAE)2017 版癫痫分类系统将癫痫发作分为局灶性起源、全面性起源、未知起源三大类，其中又细分为多个小类别。举例来说，颞叶癫痫常见的胸腹部先兆为非运动性发作，自动症属于运动性发作，腹部先兆继而出现口咽、手自动症常见于颞叶癫痫，如果单侧上肢的自动运动同时伴有对侧肢体强直或肌张力障碍姿势，则提示致痫病灶很可能位于自动运动侧。在癫痫发作中如果出现头部向一侧偏转，常提示致痫灶位于偏转侧的对侧。发作期失语、言语不清等情况，常能够提示致痫灶是否位于优势侧半球。发作症状的定侧、定位体征众多，需要结合同步 EEG，对高清视频进行细致分析，科学解读常常能够提供有效的定位信息。

122.2.2 头皮脑电图技术

头皮脑电图是定侧/定位致痫区的重要手段，包括普通脑电图、睡眠脑电图、24 h 动态脑电图/长程视频脑电图等。当前脑电图仍是诊断癫痫所必须和最重要的方法。脑电图不仅对癫痫手术适应证的选择有指导价值,而且能对致痫区进行初步定位/定侧,尤其是对没有明显影像学改变的难治性癫痫价值更大。近年,拥有 64~256 导联的高密度脑电图技术的出现,显著提升了脑电的空间分辨率。借助现代计算机技术和影像技术,源定位(ESI)技术得到发展,使得通过头皮脑电数据准确定位颅内致痫区域成为可能。长程视频脑电图技术对癫痫评估至关重要,它使得我们能够同步分析患者的发作症状及发作期脑电,对于癫痫的定性和定位诊断起到非常重要的作用。但需要指出的是,某些癫痫患者由于致痫病灶部位深在,可以出现痫样放电不明显甚至难以检出的情况;由于痫样放电的快速传导,所检测到的痫样放电部位有时不能真正反映致痫灶的所在部位,例如,扣带回后部的癫痫灶,头皮脑电图可以表现为颞叶的痫样放电。

122.2.3 结构影像学技术

MRI 和 CT 的出现对神经外科的发展起到了极大的推动作用,为神经外科医生在术前诊断、手术设计等方面提供了强有力的依据。CT、MRI 的应用对癫痫的诊断提供了很大的帮助,使得不少因局灶皮质发育不良、灰质异位、微小肿瘤或海绵状血管瘤等病灶引起的难治性癫痫得到诊治。CT 主要对出血、钙化较为敏感。而癫痫序列(标准序列包括全脑薄层轴、冠、矢状位的 T_1、T_2、FLAIR 序列)的高分辨 MRI 对海马硬化、皮质发育不良等难治性癫痫的诊断至关重要。

(1) 海马硬化的 MRI 诊断

海马硬化是难治性癫痫最常见的类型之一。近年来,有关 MRI 对海马硬化诊断的研究给颞叶癫痫定位诊断提供了极大的帮助。从组织学的角度看,海马硬化的主要改变是神经元的丧失和海马的胶质增生并累及颞叶内侧结构。海马组织学改变如萎缩和组织内游离水含量增加而引起 MRI 图像信号改变。目前的研究证实,利用 MRI 图像测量海马体积所发现海马萎缩与实际组织学所发现神经元丧失的结果相吻合。因此,MRI 检查不仅用于海马病理改变的诊断,而且还被用于海马硬化程度的判断。当前 MRI 检查对海马萎缩诊断的可靠性已得到了较广泛的认可。Sánchez 等的研究发现,基于 MRI

进行的定量分析指标如体积、不对称性等,可以精确诊断海马硬化。随着 MRI 的场强已普遍上升至 3.0T,海马病变的检出率不断升高。近年,7T MRI 已经出现在各大科研和临床单位,在不久的将来也很可能会用于临床工作,势必会进一步提升海马硬化的检出率。

当前诊断海马硬化的影像学标准包括以下 4 点:①海马体积缩小;②海马信号增高;③前颞叶体积缩小;④颞角扩大。第①点海马萎缩需要在冠状位上比较两侧海马体积大小及形状,或测量海马体积与正常海马体积值比较来判断是否存在海马体积缩小。正常的海马在 MRI 冠状位上应为卵圆形,而体积缩小的海马则多表现为瘦小和扁平。第②点体积缩小的海马在 T_2 序列上可呈现高信号。后两点需要比较两侧颞叶相应参数确定。华山医院的病例中海马体积缩小和信号增高为最主要的特征(图 122-1),而颞叶萎缩的表现有时并不明显。

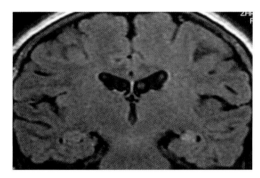

图 122-1 在 FLAIR 序列上可见左侧硬化缩小海马的信号增高

当前判断海马体积是否缩小的方法有直接测量和间接测量两种。直接测量是将海马体积与正常值比较以判断海马体积缩小。将海马体积与正常人群海马体积值相比较判断是否硬化具有准确、可比性强的优点。然而在实际工作中此方法受到了很大的限制,原因在于:①正常人的海马体积尚未标准化,只有吴建伟报道国人海马体积正常值(由海马头至后联合)为:男性右侧 2.92 ± 0.30 cm,左侧 2.77 ± 0.29 cm;女性右侧 3.00 ± 21 cm,左侧 2.83 ± 0.21 cm。右侧略大于左侧,约大 6%;女性略大于男性。由于这些数据仅来源于 50 例影像学测量结果,尚难以代表国人的整体情况。②海马体积在不同年龄人群中有较大变异。尤其是在青少年和老年人

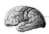

中。青少年由于脑发育尚未完全,海马体积小于成年人;老年人由于发生脑萎缩,因此海马体积值小于正常。③不同个体之间受头颅大小影响。由于采用 MRI 对海马体积测量是先在 MRI 上将海马形态加以勾勒,然后根据勾勒的形态来计算海马体积,因此在影像学上对海马形态的准确判断就显得格外重要。海马本身属于颞叶皮质的一部分,在影像学上对海马头部本身的起点及海马与钩回等周边结构的界限判断有时比较困难。因此在测定海马体积过程中也存在一定的误差,放射学医师所勾画出的海马体积只是海马结构正常范围的 90%～95%。由于存在一定的误差,因此作为临床医师遇到因其体积稍小于正常值下限或稍小于对侧海马,被定为有海马硬化的患者时,应采取慎重的态度。我们将左右两侧海马的体积加以对比来判断一侧海马体积萎缩,并设定一侧海马体积小于对侧海马 30% 以上提示有海马萎缩。这是由于在无大样本统计的情况下,根据华山医院对 50 例正常人的检查所发现:即使在正常人群中,左右两侧海马体积之间也存在着差异,其最大值可达 15%,同时考虑到放射科医师在读片时所存在的个体差异,因此将其设定为 30%。MRI 检查和脑电图检查结果之间存在一定关联性。Volmar 等通过对 304 例颞叶癫痫患者的研究发现,发作期头皮脑电与 MRI 显示的颞叶病灶一致性高达 99%,而在发作间期单纯的单侧一致性放电比例仅有 61%。依据文献和华山医院相关经验,有一部分的颞叶癫痫病例脑电图检查显示有颞区放电,而 MRI 检查未发现海马有显著病变,如果 PET 显示同侧颞叶内侧低代谢,临床症状也提示该侧颞叶癫痫,此类病例经前颞叶切除术后,大多数可取得良好疗效。因此海马硬化型颞叶癫痫的术前评估需为综合性的,不能单单依赖 MRI。

(2)局灶性皮质发育不良的 MRI 诊断

随着 MRI 分辨率的提升以及癫痫科医师对 FCD 认识的深入,局灶性皮质发育不良(FCD)的临床检出率在不断升高。2011 年,ILAE 将 FCD 增加了第 3 类分型,即伴随其他类型病灶(如海马硬化、胶质神经元肿瘤等)的 FCD Ⅲ 型,以区分于经典的 FCD Ⅰ 型和 Ⅱ 型。典型 FCD 常具备皮质增厚、T_2 及 FLAIR 信号增高、穿通征、灰白质交界不清等特点,易于识别,以 FCD Ⅱb 型最为多见。但 FCD Ⅰ 型通常难以在 MRI 上直接识别。此类 FCD 的诊断往往需要依赖癫痫科医师结合发作症状、脑电图、

PET 等检查结果进行综合分析后,对感兴趣脑区反复读片后发现,最终需要术后病理证实。PET - MRI 融合技术明显增加了隐匿 FCD 的发现率。几乎所有 FCD 在 FDG - PET 影像上均有不同程度的代谢减低。因此,对 PET 低代谢区所对应的 MRI 脑区进行仔细反复读片,常常能够协助医师发现病灶所在。Chassoux 等研究发现,PET 对于 FCD 的检出阳性率可以达到 78%,如果应用 PET - MRI 技术,定位准确度可以高达 95%。7T MRI 的应用,必将明显提升对隐匿性 FCD 的检出率。

122.2.4　功能性影像学技术

(1)SPECT

SPECT 用于观察大脑功能活动与血流、代谢之间的关系,临床上亦用于对癫痫病灶的定位诊断,并已有大量的报道。SPECT 通过测定致痫灶所在区域于癫痫发作时或发作间期局部脑血流代谢的改变来判断致痫部位。在癫痫发作间期局部血流量减少可看到局部血流灌注减少;而在癫痫发作时由于局部血流量的增加可表现为局部血流灌注增加。当前,SPECT 仍作为癫痫定位的一种手段,但各家报道的符合率却大不相同。在 Austin 的一组 119 例一侧性癫痫病例中,用 SPECT 检查后发现:在癫痫的发作期 51 例中 49 例 SPECT 发现局部代谢增高伴有周边区域和对侧颞叶代谢相对降低,同时在伴有肢体抽搐的病例中还可观察到同侧基底节的代谢也有增高,其诊断的符合率高达 97%。在癫痫发作后,早期即行 SPECT 的 77 例中 71% 病例出现局部血流灌注改变。其表现主要为颞叶内侧和前方相对增高,在颞叶外侧皮质相对降低。这种内侧高代谢而外侧低代谢的改变被称为"发作后开关",是帮助判断致痫灶的一种较为可靠的指标。在癫痫发作间期行 SPECT 检查的 122 例病例中,只有 48% 病例出现同侧有低灌注区,12% 无代谢改变;另有 10% 的病例对侧颞叶出现低代谢区,造成假阳性。因此许多学者认为,在癫痫发作间期行 SPECT 检查,对致痫灶定位的意义不大。如果能在癫痫发作时或在癫痫发作刚结束时行 SPECT 检查,并与发作间期的 SPECT 图像加以对照,可明显提高定位的准确率。由于癫痫发作无规律性,很难进行发作期 SPECT 检查,大多数的 SPECT 检查仍是在癫痫发作间期进行的。在 Cross 一组 14 例难治性颞叶癫痫的病例中,有 10 例(75%)发现在致痫灶同侧颞叶低灌注改变。

他认为低灌注与神经元数目减少、功能降低和胶质细胞增生有关,且低灌注的区域范围较大,并不局限于海马。Lee报道一组19例经手术证实为一侧癫痫的病例,在癫痫发作间期行SPFCT检查与脑电图检查结果对照后发现,脑电图诊断为一侧癫痫的病例中,SPECT定位准确率为68%(13例),误诊率为5%;脑电图检查提示为一侧颞叶放电的病例中,SPECT定位符合率高达90%(8例);而EEG检查提示双侧颞叶放电的病例中,SPECT定位符合率仅为50%,因此他认为SPECT作为对脑电图的补充可帮助术前定位。本组病例检查结果提示SPECT作为癫痫病灶定位的辅助手段具有一定意义。SPECT对癫痫定位另一个不足之处是SPECT图像上所表现的代谢改变区域往往大于致病灶本身范围。鉴于SPECT在癫痫发作间期的阳性率只有50%,而且还存在有10%的假阳性率,因此许多学者提出SPECT在癫痫定位诊断中不宜作为一个重要指标,而只能作为参考指标。

(2) PET和PET-MRI技术

PET是近年来出现的一种诊断技术,并用于脑的功能解剖研究,其本身的数学模式可用于测量脑局部的糖代谢、血流、血容量、氧的吸收与代谢、受体的分布和功能药物分布,以及其他一些功能。在癫痫的诊断中,则可用于测量脑糖代谢率、氧代谢和氧摄取,中枢苯巴比妥类受体的分布、阿片类受体的分布,以及苯妥英钠和丙戊酸钠等药物的分布情况。

癫痫患者在癫痫发作时和发作后短时间内荧光脱氧葡糖(FDG)-PET检查可发现致病灶葡萄糖摄取增加,呈高代谢改变,而生物学机制可能不一样,前者与癫痫发作时能量消耗增加有关,后者与癫痫发作后恢复细胞膜静止电位和恢复细胞膜内外化学物质平衡而消耗能量有关。当前应用主要为发作间期PET,发作间期时脑功能低下,致病灶呈低代谢改变。FDG检查发现的低代谢灶范围往往超过脑电图测定的致病灶范围和病理学检查结果,尤其是在MRI检查未见有解剖学异常的患者。癫痫作为一种症状,尽管表现类似,但病理学机制可能不同,功能影像学表现也可能不同。Chassoux等通过对97例颞叶内侧癫痫患者的PET特征研究发现,不同手术预后的病例具有不同的PET低代谢模式,Engel IA组与颞叶前内侧局限性低代谢相关,非IA组与颞叶外的代谢变化有关。

有关PET对颞叶癫痫诊断的灵敏度和特异度,

Spencer等统计报道的312例癫痫发作间期FDG-PET检查结果,其中PET诊断颞叶癫痫205例、颞叶外癫痫32例、不能定位或检查阴性75例。发现颞叶癫痫灵敏度高于颞叶外癫痫。如果以脑电图定位结果衡量发作间期PET检查灵敏度和特异度,颞叶癫痫分别为84%和86%,颞叶外癫痫分别为33%和95%。以术后病理检查结果衡量,结果比上述低。颞叶致病灶PET定位和脑电图定位不符合率比颞叶外癫痫低,前者仅占2%,后者占9%。因此,PET在颞叶癫痫中的应用价值比颞叶外癫痫更大。

有双侧颞叶癫痫的患者,致病灶PET定位仍较困难。Benbadis等对25例需要做深部电极脑电图检查的双侧颞叶癫痫患者进行FDG-PET检查,发现15例有一侧低代谢灶,其中与深部电极脑电图检查结果相符合10例(67%),不相符5例(33%)。

由于PET检查无创伤性,对致病灶定位有较好敏感性,与脑电图定位符合率也较高,从而使大量患者免除做深部电极和皮质电极脑电图检查。在成人和儿童癫痫中PET能使50%以上患者免除术前动态颅内脑电图监护。

在对术后效果预测方面,普遍认为术前PET检查有明确致病灶定位者手术效果较好,并且低代谢程度、范围与手术后癫痫控制率呈正相关。如果将PET检查结果与MRI检查结果相结合,对癫痫术后效果预测意义更大。

将PET和MRI影像进行计算机后处理融合的技术现在正逐渐成为癫痫外科术前评估中的重要手段,该技术能够发挥两种工具各自的优点,协助医师在"MRI阴性"病例中发现潜在的微小病灶,为准确定位致病灶从而治愈癫痫提供可能。该技术能够在Matlab®、3D Slicer®、Brainlab®等多种开源或商业软件中得到便捷的实现。此外,PET-MRI设备也已更多地出现在各大医疗中心。

(3) 功能性MRI在颞叶癫痫外科中的应用

功能性MRI(fMRI)技术的出现为难治性癫痫语言优势半球、语言区、运动区的无创定位提供了有力手段。外科治疗颞叶癫痫中的一个重要问题在于,如何避免因手术中损伤位于颞叶的语言皮质而对患者的认知功能造成不良影响。为避免对颞叶语言皮质的损伤,现在行手术切除颞叶时在优势半球切除距颞极4.5 cm范围的颞叶组织;而在非优势半球时,手术切除距颞极5.5 cm的颞叶组织。尽管如此,仍有部分患者会发生语言功能障碍。因此,神经

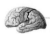
外科医师希望能在手术前对大脑认知功能皮质进行准确定位,制订合理的手术方案。以往的颞叶切除解剖学知识已使人们了解颞叶后部缘上回、角回是重要的语言区。然而不同个体的语言皮质存在差异,同时由于癫痫患者长期受异常放电的影响,其语言皮质存在较大变异,给外科治疗带来困难。现有的颞叶语言皮质判断方法有术中皮质刺激、颈动脉异戊巴比妥(阿米妥)试验(WADA 试验)及硬脑膜下电极埋藏等方法。但这些方法具有创伤性,难以为患者所接受和推广使用。而 fMRI 的出现,为此提供了新的有力手段。fMRI 是一种新的影像学技术,它是以空间和时间高分辨率提供人脑功能定位,其成像取决于检测到局部血流动力学变化引起的相应部位的信号强度增加。在脑活动时含过量氧合血红蛋白的动脉血流入静脉床,局部氧合血红蛋白增加,脱氧血红蛋白相对减少,导致静脉血顺磁性改变,引起 MRI 信号改变。目前 fMRI 对脑功能的研究已得到公认,并已用于对视觉、听觉、运动皮质的定位。Binder 报道一组 22 例同时接受 fMRI 和 WADA 试验对优势半球定位的研究,其符合率达到 96%。

122.2.5　脑电源定位和脑磁图技术

脑电源定位(ESI)技术是通过从头皮记录到的脑电图数据来逆推颅内致痫区的所在部位。然而较长时期以来,因传统脑电图空间分辨率低、头模技术发展不成熟等原因,ESI 一般仅能产出粗略的定位结果。高密度脑电图(大于 64 导联)的出现带来了高密度脑电源定位技术,作为一种较新的无创评估手段,它同时具备高时间和高空间分辨率,在目前已有的致痫区定位研究(包括华山医院的 256 导联高密度脑电相关研究)中已显示出良好的准确性。精准 ESI 的实现还需合理、精确地建立正演头模。ESI 领域常用的正演头模主要分为球形头模和真实头模两种形式。球形模型上可以得到脑内任意位置源在头皮上产生的电位分布的解析,已被广泛应用,但它与真实头颅形状在几何形态学上有差距,而且其传导率的设定与实际脑组织中随处变化的复杂电导率相差甚远,特别是难以模拟颅底脑叶的癫痫样放电通过骨孔向头面颈部的传播。因此,利用基于生物学真实结构的真实头模进行脑电源定位研究至关重要。当前,随着头模技术的进展,本单位已将基于个体磁共振的个体化头模融入源定位技术,进一步提升了该技术的准确性。与脑磁图(MEG)相比,ESI 具有成本更低,能够长程记录等优势,并且其结果基于脑电图本身,而脑电图分析是癫痫术前评估的最基本手段之一。

MEG 是近年来新发展起来的一种脑功能检测技术,它应用超导量子干涉仪(SQUID),在低温超导环境下使用生物磁场测量技术来检测脑内生物磁信号的变化。MEG 记录的是神经元突触后电位产生电流所产生的脑磁场信号,这也是目前人类在无创条件下能够检测到的最微弱的神经电磁生理信号。由于 MEG 具有高时间和空间分辨率的特点,它可以准确定位致痫灶并显示癫痫波的分布特征。目前 MEG 能够检测到直径<3 mm 的致痫灶,其时间分辨率达到 1 ms,在无创癫痫外科术前评估中已起到重要的作用。MEG 还可以用于大脑皮质功能区的定位,其定位的准确性接近有创定位水平;对于重要功能区的癫痫病灶的切除,术前应用 MEG 定位,可以最大限度地减少术后神经功能的缺失。

由于 MEG 设备昂贵、检测费用高,目前尚不能达到普及和推广的程度。为了提高 MEG 的临床检查效率,国内外各大医疗中心对癫痫患者的 MEG 检查条件逐步趋于以下共识:①常规结构 MRI 未能发现颅内明确病灶;②可能由肿瘤、脑血管畸形、局灶性脑皮质发育不良、脑软化灶及囊性病变等所致癫痫的术前定位;③脑电图有异常,但起源难于定位者;④MRI 与脑电图结果矛盾;⑤致痫灶可能累及重要功能区;⑥再次癫痫手术前评估;⑦侵入性颅内电极置入术前评估。

122.2.6　颅内电极脑电图技术

近半个多世纪来逐渐兴起颅内电极脑电图,由硬脑膜下电极脑电图发展为现今广泛使用的立体定向脑电图(SEEG),因没有头皮、颅骨等组织的阻隔,可以更清晰地探究颅内异常放电灶,是目前定位致痫区最精确的检查方法,被视为"金标准"。

颅内电极脑电图通过电极植入术获取。以往的颅内电极植入术主要方法是通过开颅手术在硬脑膜下放置片状、条状电极,以记录颅内电极脑电图,定位致痫灶。该术式创伤较大,并发症多,且无法覆盖脑沟和深部结构如岛叶、海马杏仁核等。现在由法国起源的 SEEG 逐渐成为有创颅内电极植入的主流手段。该技术基于立体定向定位技术,利用患者术前结构、血管和功能影像资料,精准制定电极植入路径,避开血管,覆盖感兴趣的脑区,可以深达可疑致病灶的任意位置。植入方式可以选择立体定向头架技术或无框架立体定向机器人技术。该技术不需作骨瓣开颅,创伤小,安全性高,且能够有效覆盖深部结构,对于致病灶定位而言,是技术领域的重要进展。现已在本中心和全国的各大癫痫中心全面开展。

122.2.7　异戊巴比妥试验

WADA 试验最先由 John Wada 于 1949 年报道用于临床,可用于癫痫术前评估运动、语言和记忆等功能。实施过程为先进行数字减影血管造影(DSA),再向一侧半球注入麻醉镇静药物。早期注入的药物为异戊巴比妥,故又被称为颈动脉异戊巴比妥试验。现在临床常用注入颈内动脉的药物一般为丙泊酚。运动功能评估较为简易,主要观察在注入药物后对侧肢体的肌力情况,也可作为药物在一侧半球起效的临床标志,随后可以评估语言和记忆功能。目前 WADA 试验仍被视为术前评估语言和记忆功能的"金标准"。

122.3　外科治疗

122.3.1　前颞叶切除术

前颞叶切除术是治疗难治性颞叶癫痫的一种经典而最常用的手术方法,治疗效果良好。20 世纪 50 年代,Penfield、Falconer 等代表人物最初报道了通过颞叶皮质切除术来治疗颞叶癫痫。主要用于:单侧颞叶癫痫,表现为复杂部分性(精神运动性)癫痫或继发性全身性(大发作类型的)癫痫,抗癫痫药物控制不满意,长程视频脑电图检查确认致病灶位于一侧颞叶,MRI 检查颞叶有局限的阳性发现,并与临床表现和脑电图检查结果相一致者。或者 MRI 检查阴性,但是颅内电极脑电图检查证实一侧颞叶起始的癫痫发作。

（1）切除颞叶范围

左侧颞叶允许切除颞极后 5 cm,右侧颞叶允许切除颞极后 6 cm(图 122 - 2)。一般向后切除不得超过 Labbe 静脉。但也有人主张切除的范围更小,从颞极沿大脑外侧裂向后 4.5 cm 不超过中央前沟。沿中颅底向后通常为 5 cm,若为非主侧半球可各向

后延长 0.5 cm,以扩大切除范围,避免术后失语和视野缺损。

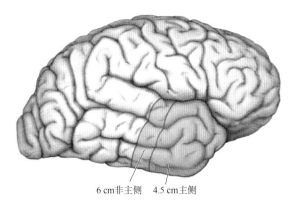

6 cm非主侧　　4.5 cm主侧

图 122 - 2　颞叶切除范围

（2）手术流程

手术时,先打开大脑外侧裂的蛛网膜,暴露大脑中动脉及其分支,切断由大脑中动脉发出供应颞叶前部的颞极动脉和颞前动脉;在 Labbe 静脉之前从颞尖沿颞中向后 6 cm,优势半球为 4.5 cm 的平面,从颞下外侧缘向上横断切开颞叶皮质至颞叶的上、中、下回,暴露侧脑室下角。此时可见脉络膜丛,并有脑脊液流出,继续切开梭状回达侧副沟为止。分开颞叶岛盖显露岛叶,切断颞干达脑室壁,直达颞角尖为止,完全暴露侧脑室颞角及位于颞角内下方的海马(图 122 - 3)。颞角尖内上方为圆形的杏仁核,经杏仁核中央将其切开,分成基底外侧部和与钩回紧邻的皮质内侧部。牵开颞尖,显露脉络膜丛,解剖暴露海马上内方的脉络膜沟,脉络膜前动脉沿此沟进入颞角脉络膜。此沟内侧是脑干,其内有大脑后动脉走行。沿脉络膜丛外侧从后向前切开海马,暴露出海马旁回上表面。在海马和海马旁回的后部,于冠状位将海马脚尖端之后 3.0～3.5 cm 的海

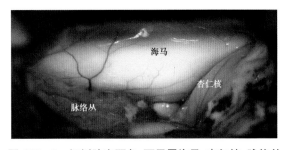

图 122 - 3　经侧脑室颞角,可显露海马、杏仁核、脉络丛

马横行切断,由后向前将海马头端、海马旁回、钩回、杏仁核一起切除。切除时应保护颞叶内侧与环池之间的蛛网膜完整。在切除海马旁回时会遇到来自大脑后动脉的颞底前、中动脉,也应予以切断。此外,来自大脑后动脉和脉络膜前动脉经脉络膜沟供应海马表面的海马动脉也应予以电凝切断。由于认识到颞叶内侧结构在颞叶癫痫发病中的作用,有学者采用前内侧颞叶切除术手术时,保留颞上回,切除颞极后方3.5 cm的皮质,进入侧脑室颞角后切除颞叶内侧结构。

(3)手术疗效

颞叶切除术作为治疗难治性颞叶癫痫的一种手段,其疗效已得到广泛的肯定。在第二届癫痫国际会议收集的3 579例前颞叶切除术结果中发现,术后癫痫发作消失者2 426例(占67.8%),改善者860例(占24%),无改善者290例(占8.1%)。从笔者近年来的单侧颞叶癫痫手术情况来看,手术后良好预后比例达到80%以上。

122.3.2 选择性海马杏仁核切除术

多年来,颞叶切除术已成为治疗难治性颞叶癫痫的重要手段。多年的经验和研究表明,颞叶内侧结构,尤其是海马杏仁核在颞叶癫痫的发生中起着重要的作用,导致手术概念发生了相应的变化。许多人认为,对于一个发作起源局限在颞叶内侧结构的患者来说,采用经典的前颞叶切除治疗,切除的范围未免过大。这种观念的改变,促使选择性海马杏仁核切除术的发展,形成了多种手术方式。

1) Niemeyer报道,采用经颞中回入路(图122-4)。术时在颞中回避开皮质血管,做2 cm长切口,打开侧脑室颞角,显露海马,将其部分切除,长度约3 cm,随后将杏仁核和海马旁回做软脑膜下吸除,到侧脑室底部的蛛网膜为止。Oliver采用颞上回前部切开,经侧脑室做杏仁核海马切除术,报道30例手术效果良好;经颞叶外侧皮质入路,手术方法较为简便且安全性高,但造成的颞叶创伤大。

2) Yasargil所提出的经侧裂入路已成为神经外科的经典式之一。手术时,沿外侧裂切开蛛网膜,打开颈动脉池的蛛网膜,放出脑脊液,暴露颈内动脉、大脑前动脉、大脑中动脉、后交通动脉、脉络膜前动脉(AChA)、颞极动脉和钩回动脉,然后在大脑中动脉外侧的颞极动脉和前颞动脉之间,在颞上回内侧底部岛叶水平做一长15～20 mm的切口,沿颞角

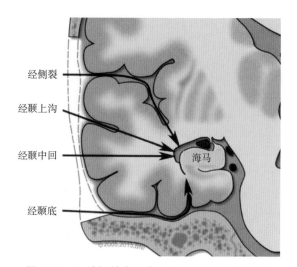

图122-4 选择性海马杏仁核切除术的不同入路

尖端,将入口向枕部方向切开达2 cm,在颞角内侧认清海马、脉络丛和脉络膜沟,用显微活检钳取杏仁核上、外、前和内侧基底部组织做组织学和组织化学检查,再将钩回做软脑膜下切除。切开脉络膜沟,保护好AChA及其视束分支,把视束从海马内侧面分离下来。外侧切口沿海马脚,从颞角前底部到达后部侧副三角水平做弧形切开。在相当于大脑后动脉P3段开始处,电凝切断起自颞后动脉供应海马和海马旁回的颞支。最后,在外侧膝状体水平和海马伞伸向压部形成穹隆脚的部位,切断已大部游离的海马,将其整块切除。局部用罂粟碱浸泡的棉片保护动脉,预防动脉痉挛的发生。据Wieser报道,至1991年,共实施经外侧裂选择性海马杏仁核切除术215例,其中177例随访1年显示,术后大部分患者癫痫发作消失,有效率达81%。此手术具有暴露直接,且在切除癫痫病灶的同时又最大限度地保留颞叶皮质生理功能的优点。由于颞叶皮质至颞叶大部分白质纤维保留完整,因而语言功能、记忆功能以及视觉功能损害很小。其缺点是无法避免需要离断部分颞干纤维,同时有损伤侧裂静脉和引起侧裂区动脉痉挛的风险。

3) Hori提出经颞底入路,手术骨窗尽可能接近中颅底,切开硬脑膜后抬起颞叶,剪开天幕及脚间池的蛛网膜,尽量放出脚间池的脑脊液以使脑组织塌陷,暴露滑车神经、动眼神经、后交通动脉、颈内动脉、脉络膜后动脉和大脑后动脉,然后切开枕颞沟,切除海马旁回后打开侧脑室颞角,暴露海马,并完整切除海马;继续切除钩回和海马旁回,最后切除杏仁

核。该术式能够不损害视觉传导通路,但对于开颅的暴露要求较高,软组织损伤较大,且可能会导致颞叶皮质的过度牵拉。Hori 等对报道的病例进行了长期随访,预后良好比例达到 80% 以上。

4) Spencer 提出经颞极入路。在非优势侧颞叶从颞尖向后 4.5 cm,在优势半球侧颞尖后 3 cm,切除颞上回,切除范围向上达外侧裂,下达侧脑室颞角;然后沿额盖和岛叶的软脑膜下解剖,与颞角的切口汇合,继续向下沿中颅底到达天幕切迹。围绕杏仁核向前、向内延伸,与前方的切口汇合,将颞叶前外侧皮质切除,打开侧脑室颞角,再沿梭状回外侧向下切开,经过颞角到达中颅底底部,向后延伸到达颞角前部,暴露杏仁核到侧脑室前部的颞叶内侧结构,以脉络膜裂为界完成杏仁核、海马、海马旁回、钩回的第 2 次整块切除。该术式损伤颞叶范围较小、操作简便、显露清楚,并且可以达到更靠后区域,同时又保留了颞叶外侧皮质的视觉和语言功能。

选择性海马杏仁核切除术是功能性手术。因此除了应满足一般神经外科手术的要求,如良好的手术暴露外,还应最大限度地保护与脑功能有关的颞叶皮质,尤其是对致痫灶位于优势半球的病例。手术入路应满足以下要求:

A. 考虑到与记忆和语言有关的皮质大多位于颞上回和颞中回,手术时应尽量避开这些参与大脑功能的皮质。

B. 尽量减少手术对颞叶皮质的牵拉。

C. 手术中对脑池蛛网膜完整性的保护(图 122 - 5):颞叶内侧面有许多重要血管走行,如大脑后动脉、AChA,由于这些血管均有分支血管供应脑干等重要结构,损伤这些血管将造成严重的并发症。Wieser 所报道的一组病例中,就有 1 例因损伤 AChA 而造成半身偏瘫的病例。

D. 对颞干的保护:颞干是颞叶皮质与额叶、顶叶等其他脑皮质的重要联系通道。如果在手术中不注意对颞干加以保护,即便手术中完整地保护了颞叶外侧皮质,颞叶的神经功能仍将受到严重的影响。手术操作时无须打开邻近脑池的蛛网膜,避免与大脑后动脉等血管直接接触,减少术中损伤血管的可能性,也避免血性脑脊液流入这些脑池造成对神经、血管功能的干扰。在颞底入路时,从颞角下方进入颞角,也就避开了对颞干的干扰,从而保全了颞叶皮质,也保证了这些皮质功能得以发挥。但颞底入路的缺点在于手术暴露过程中对软组织的创伤较大。

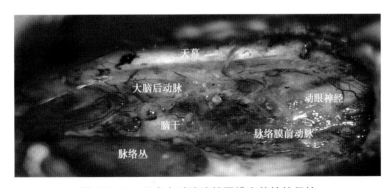

图 122 - 5　手术中对脑池蛛网膜完整性的保护

122.3.3　脑皮质致痫灶切除术

脑皮质切除术治疗癫痫主要是针对皮质上的致痫灶,所以有无确切引起癫痫发作病灶是手术治疗的关键。

癫痫外科治疗的目的主要是切除异常放电的致痫灶或破坏已形成的癫痫发作环路。采用皮质异常放电灶切除的方法,彻底去除病因来控制癫痫,是合理的最佳选择。即使有少数不能完全控制发作的患者,但至少可以减轻或减少发作,提高抗癫痫药物的疗效,减少用药剂量。同时,致痫灶的切除对患者的精神状态、生理活动和思维反应均有一定的促进作用。

脑皮质致痫灶切除术主要用于致痫灶位于皮质、定位明确,以及临床发作症状与脑电图、MRI、PET 等相符合;致痫灶不在脑的重要功能区,手术不致引起重要神经功能障碍者。现在随着显微手术技术的改进以及术中电生理技术、唤醒麻醉技术的应用,功能区致痫灶的安全切除已经成为了可能。

（1）手术方法

手术多在全麻下进行,对于功能区致痫灶可以采用唤醒麻醉。以原发致痫灶或 CT、MRI 所显示的病变区为中心,做比致痫灶略大的切口,切开硬脑膜后进行皮质脑电图(ECoG)监测检查,观察癫痫样放电的情况,必要时可将致痫灶所处的位置以符号标出,划出皮质致痫灶所处的位置,切除范围适当扩大,以求将其彻底切除。但必须强调,在脑重要功能区附近,切除应十分谨慎,应积极采用术中电生理监测技术准确定位功能区。手术可分为软脑膜下灰质切除和致痫灶块状切除。前者操作时,以脑沟为界勾画出致痫灶,保护好周边的正常皮质在致痫灶脑回中央,沿长轴电凝后,剪开软脑膜,用剥离子将软脑膜与其下的灰质分离,再用刮匙或吸引器除去所有的灰质,直至与白质分界处为止。操作必须轻柔,避免损伤切开的软脑膜,手术结束后将其重新覆盖到除去灰质的脑回上,以减少粘连和瘢痕。块状切除主要用于癫痫范围较大或深部致痫灶,通常切除致痫灶及其相关的病理组织。

1）当致痫灶位于额极时,可考虑行额极切除,切除时应避免损伤运动语言区。手术时应注意:①不要打开侧脑室额角;②尽量保存除致痫灶以外的额叶底面皮质,特别是底面内侧份,以避免引起精神障碍;③注意保留位于额叶底部内侧嗅沟处的嗅神经。

2）当致痫灶位于枕叶时手术应注意:①在枕叶底部内侧面有大脑后动脉的颞下动脉中、后分支,应在辨明后电凝切断;②避免穿破侧脑室枕角;③枕叶下方有小脑幕,内方是大脑镰,两者交界处是小脑幕裂孔后缘,有直窦和大脑大静脉相续,行枕极切除时勿超过小脑幕裂孔以免误伤上述结构。

Rasmussen 报道 1 277 例致痫灶切除术,随访 2～4.5 年,37％病灶消失,32％显著减少发作。

（2）术中电生理监测

1）ECoG:ECoG 主要应用于术中皮质脑电活动监测。手术中,可以将电极直接放置于大脑皮质表面或者硬脑膜外面,对手术区域进行直接记录。术中实时 ECoG 监测可能有助于术者了解致痫灶的界限,在其指导下的癫痫灶切除性手术可能与良好预后相关。但术中 ECoG 受诸多因素影响,如麻醉用药、麻醉深度、术中监测时间有限、术中电极覆盖区域有限、难以获得发作期脑电等,一般只能作为手术的参考依据之一,需要综合考虑术前其他检查和评估结果。

2）体感诱发电位(SEP):是指在外周神经受到脉冲电流刺激后,在大脑皮质记录到的电位,主要用于监测躯体感觉传入通路、脑干网状结构及大脑皮质的机能状态,可以协助术者判断脑功能的状态,是癫痫外科术中常用监测手段之一。因为 SEP 具有连续性、可重复性和可识别的波形,术中通常根据在大脑皮质表面记录到的 SEP 倒置波形定位中央沟,即 N20‑P30 波的电极所在的皮质定位为中央后回,P20‑N30 波的电极所在皮质定位为中央前回,两者之间为中央沟。

3）运动诱发电位(MEP):对大脑皮质运动区域进行电刺激,经运动传导束传导至下位神经元,然后至相应肌肉,产生收缩。在其支配肌肉记录到的复合肌肉动作电位(CMAP)即 MEP。临床上常使用 CMAP 的潜伏期和波幅作为监测指标。当 CMAP 波幅下降 20％～30％时神经电生理医生就应提高警惕,必要时暂停手术查找原因;当波幅下降＞50％或潜伏期延长＞10％时应立即报警。当波幅维持在 50％以上时,功能保留相对较为完整。麻醉状态对 MEP 监测产生一定影响,一般不推荐使用吸入麻醉,禁用肌松药。为防治癫痫发作,手术开始时可静推丙戊酸钠预防;刺激频率不能过快,刺激持续时间一般＜5 s,刺激电流不宜过大;术中脑电图记录到后放电时,应停止对该部位刺激,并给予 0℃生理盐水冲洗;当局部电刺激诱发癫痫发作时,应立即终止刺激,给予 0℃生理盐水冲洗等处理。

4）直流皮质电刺激(DCS):在清醒手术状态下,DCS 是常用的定位皮质功能的手段,具备较高的敏感性和特异性,既可以用来进行细致的皮质功能区定位,又可行皮质下神经传导通路的功能监测与追踪,是目前脑功能区定位的金标准。该技术通过释放电流,使得皮质局部短暂失能,模拟手术切除的效果,协助术者判断功能区位置。对于具体的功能区(如 Broca 区、Wernicke 区、运动区),任务的设计至关重要。术前需要针对手术部位的功能设计任务,并且对患者进行培训,以便在术中有限时间内,顺利完成功能定位。任务不宜过于复杂,应便于患者和术者双方实施。本单位一般采用双极刺激器,间距 5～10 mm,刺激波形为双相方波,采用高频刺激(50～60 Hz),波宽 1 ms,采用连续刺激模式。刺激过程中监测脑电图,观察异常放电情况,预防癫痫的发生。通常初始强度为 1 mA,逐步缓慢增加。刺激全过程需有专人观察患者情况,及时与术者沟通。

122.3.4　大脑半球切除术/大脑半球离断术

大脑半球切除术是 Krynauw(1950)所提出的用以治疗婴儿脑性偏瘫症的一种方法。由于它的初期疗效尚好,Falconer(1960)将此手术指征扩大,用以治疗病变弥漫的面-脑血管瘤综合征及成人的大脑半球萎缩症。华山医院史玉泉在国内最早将大脑半球切除术应用于治疗癫痫。对于脑部有多发的致病灶或致病灶范围广泛,累及整个半球的病例可用此法治疗。

(1)手术方法

手术在全麻下进行,采用大骨瓣切口。经外侧裂找到大脑中动脉,阻断其分叉近侧,保留纹丘动脉。牵开纵裂,阻断并切断大脑前动脉,切开胼胝体。在天幕裂孔处找到大脑后动脉,予以夹闭切断。分离进入横窦及乙状窦各静脉分支。在切断的胼胝体下面进入侧脑室,切开侧脑室外侧沟,绕过尾状核,整块取出大脑半球,保留基底核和丘脑。

(2)术后并发症及疗效

大脑半球切除术的迟发性并发症主要是颅腔内的慢性出血及脑积水。近年来有学者报道如果行大脑半球次全切除,即保留部分大脑半球皮质,如小块枕叶或额叶皮质,可以防止发生这种并发症。故目前多数学者已不做完全性大脑半球切除,而趋向于次全切除。White 总结文献中 150 名行半球切除术病例,发现除癫痫发作减少外,93%的患者行为也得到改善,智能改善者占 70%。令人惊奇的是,33%的患者偏瘫减轻,仅 6%的病例偏瘫加重。另有文献报道,在完全性大脑半球切除 116 例中,93 例癫痫停发或显著减少,5 例术后早期死亡,另有 5 例术后 1 年内因进行性脑功能障碍加重而死亡,手术死亡率为 4.3%。在大脑半球次全切除的 48 例中,28 例癫痫停发或显著好转,另 12 例癫痫发作次数减少约 50%,1 例术后早期死亡,手术死亡率为 2.1%。

从 20 世纪 90 年代起,大脑半球离断术的应用逐渐增多。与大脑半球切除术相比较,离断术的疗效相仿,而术后并发症明显减少,创伤更小,有取代大脑半球切除术之势。该术式在切除极少量脑组织的情况下,充分离断各脑叶至基底节区及通过胼胝体到对侧半球的神经传导纤维,达到与大脑半球切除术同样的疗效。手术安全性较高,可以显著减少大脑半球切除术后慢性脑移位产生的慢性出血和脑积水等并发症。手术成功的关键是彻底离断患侧半球所有相关传导纤维以及术前确认对侧半球没有致病病灶。术前需进行难治性癫痫的综合评估包括结构和功能影像、视频脑电图、认知评估、视野检查等,必要时需行 WADA 试验。适应证主要为脑炎、脑出血、感染、外伤等导致的一侧大脑半球广泛病损所引起的难治性癫痫,例如一侧半球脑发育广泛异常、围产期脑缺血缺氧或外伤、Rassmussen 脑炎、Sturge-Weber 综合征等。常用术式有经岛周大脑半球离断术(图 122-6)及经顶叶脑室大脑半球离断术等。

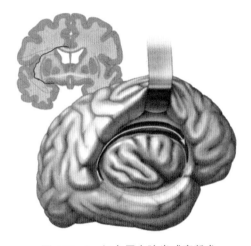

图 122-6　经岛周大脑半球离断术

122.3.5　胼胝体切开术

癫痫外科的治疗目的是尽可能去除致病灶,以彻底控制癫痫发作,或限制癫痫放电的扩散使癫痫发作局限。胼胝体切开术只是一种姑息性治疗而非治愈性手术,当致病灶可以切除时,选择胼胝体切开术是不适当的。但当致病灶不可切除,或致病灶广泛或多发时,则可考虑行胼胝体切开术。根据 Chan 等发表的荟萃分析研究,胼胝体切除术后的癫痫完全缓解率为 18.8%,跌倒发作的缓解率为 55.3%,胼胝体全切开较部分切开更有可能治愈跌倒发作。

胼胝体切开术主要适用于:①全身性癫痫发作,尤其是失张力性、强直和强直-阵挛性癫痫发作;②多灶性癫痫或不能切除的致病灶所引起的癫痫;③发作间期脑电图检查表现为弥漫发作性多灶性棘波或慢波,以及可引起双侧同步性放电的局灶性棘波,伴有正常或异常背景波的广泛性棘波放电。发作期脑电图检查表现为弥漫性发作和双侧同步放电者。

(1)胼胝体前部切开术

右侧额部开颅,释放脑脊液,向外牵拉右额叶,进入大脑纵裂,打开胼胝体池,辨别胼周动脉,看清动脉之下呈白色光泽的胼胝体,注意不要将扣带回误认为胼胝体。将胼周动脉向两侧牵开,用双极电凝烧灼表面血管,然后用直剥离子切割胼胝体纤维,直到看到蓝色半透明室管膜为止(图122-7)。其膝部及嘴部纤维可用细吸引器切割,避免打开脑室。若严格沿中线切开,进入透明隔腔,可防止进入脑室。切开胼胝体前 2/3,或全长的 80%,一般粗测切开长度为 5~8 cm。Graham 等发表的一项系统综述研究发现,胼胝体前部切开的癫痫改善率较全切开差(58.6% vs 88.2%)。但前部切开的失联络综合征发生率较全切开更低(0 vs 12.5%)。

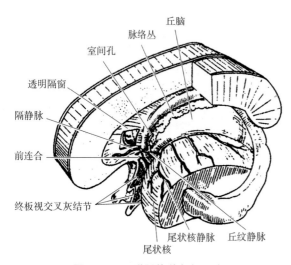

图 122-7 胼胝体前部切开术

(2)胼胝体后部切开术

右侧顶枕部开颅,释放脑脊液,向外牵拉右顶叶,显露胼胝体及压部后的 Galen 静脉和小脑上的蛛网膜,切开胼胝体后部和压部及其下的海马联合纤维(图122-8)。

(3)胼胝体全切开术

以往的观点认为,先采用胼胝体前部切开术,控制癫痫的效果差时,可隔几个月(一般为 2~6 个月)后,再行胼胝体后部切开术,这样可提高控制癫痫的疗效,又能减少失联合综合征的发生。近年来,许多

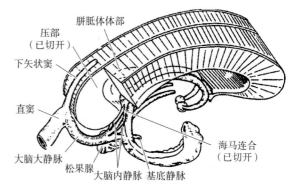

图 122-8 胼胝体后部切开术

研究显示一期全胼胝体切开术的疗效显著优于胼胝体前部切开术,主要是术后短暂失联接综合征发生率增高,远期并发症并无显著区别,该术式逐渐被广泛接受。

一期全胼胝体切开术主要用于:①18 岁以下儿童患者,伴认知功能发育减退者;②认知功能相对较好但癫痫发作严重的儿童患者;③成年癫痫患者伴严重认知功能损害者。

Graham 等对包括 12 项回顾性研究在内的文献进行了荟萃分析,共 377 例 18 岁以下患者,随访至少一年,发现术后癫痫发作明显减少的比例在全胼胝体切开术显著高于胼胝体前部切开术(88.2% vs 58.6%,P<0.05)。

Iwasaki 等研究发现,约 20% 的患者在接受胼胝体全切开术后得到完全缓解(Engel Ⅰ级),另有近 40% 的患者得到部分缓解(Engel Ⅲ级),证实了该术式的有效性。并且对于儿科患者来说,早期手术获得癫痫缓解,对日后身心发育有益。

胼胝体切开术后并发症发生率为 8.1%~12.4%,最常见包括对侧下肢无力、失联接(缄默)、失语等,绝大多数都是暂时性的。其他更少见并发症包括出血、梗死、感染、脑积水、无菌性脑膜炎和脑室炎等。

122.3.6 迷走神经电刺激术治疗难治性癫痫

(1)迷走神经电刺激的作用基础

1)迷走神经的解剖:迷走神经是一种混合神经,其神经纤维包括躯体一般、特殊内脏的传出和传入纤维。传入纤维源于睫状神经节纤维,投射至孤束核,再至下丘脑、杏仁核、背缝核、疑核、迷走神经背核和丘脑,传导与内脏功能活动有关的反射。迷

走神经传入纤维直接通过孤束核和上升网状系统所形成的广泛分布是迷走神经电刺激（VNS）治疗基础。

2）VNS对脑电图的影响：迷走神经的抗癫痫作用主要与调节脑电活动和睡眠状态有关。动物实验表明，刺激迷走神经的传入纤维，从迷走神经在脑的投入纤维均可记录到脑电活动。脑电图的变化取决于迷走神经刺激的措施，如刺激强度、频率等。

3）VNS对癫痫发作的影响：有学者发现把士的宁置于猫的大脑皮质引起发作间期癫痫活动，用持续脉冲刺激迷走神经可阻断这种癫痫活动。刺激犬的迷走神经可消除系统应用戊四氮所引起的惊厥。这种抗癫痫作用可一直持续到刺激停止以后，故刺激迷走神经可提高神经元活动的阈值，减少癫痫活动的传播。

（2）迷走神经电刺激的抗癫痫作用

VNS的抗癫痫作用可能与以下因素有关：

1）刺激迷走神经A-δ纤维，改变脑干网状中枢活动及发作的易感性，影响孤束核活动的周围通道，对皮质兴奋性的影响似由孤束核及投射调节。孤束核直接或通过脑干网状结构的中间接替与下丘脑、边缘系统、大脑皮质、小脑和丘脑等发生广泛联系，这是迷走神经刺激在脑部许多区域增加抑制性作用而防止癫痫活动和传播的解剖和生理生化基础。

2）感觉通常是癫痫发作的部分或为其先兆，投射到这些皮质的迷走神经传入纤维刺激可以消除这些形式的发作。间歇性VNS还可能改变突触环路，降低发生发作的敏感性。这在部分性，特别是在复杂部分性发作中比较冒险。

3）中枢神经系统内兴奋性与抑制性递质的增减可导致癫痫发作。迷走神经刺激引起大脑皮质释放大量GABA和对-羟基甘氨酸。而GABA通路可阻止强直-阵挛癫痫活动的传播。苯甘氨酸参与脑细胞平均兴奋性水平的调节，从而明显地抑制阵挛性和强直性癫痫。VNS的抗癫痫作用是通过迷走神经直接传入或经孤束核投射到网状激活系统而发挥作用。网状结构的主要递质是5-羟色胺（5-HT），故迷走神经抗癫痫作用是通过5-HT来实现的。

（3）适应证

VNS用于难治性癫痫，特别是对那些无法确定病灶或有双侧病灶药物治疗无效的复杂部分性癫痫和不能行开颅的神经外科手术治疗的癫痫患者。

（4）操作方法

全麻，取仰卧位，头转向右侧（一般取左侧迷走

神经行刺激治疗，使用右侧迷走神经会发生重度的心动过缓），于锁骨上一横指半处做一横切口，向上、下潜行分离皮下，牵开皮肤，切开颈阔肌，分离出胸锁乳突肌、颈动脉鞘，并用牵开器暴露颈动脉鞘；打开颈动脉鞘，在颈内静脉和颈动脉之间暴露出迷走神经，游离3cm长。于左锁骨下区，胸壁上做一横切口，长约5cm。钝性分离锁骨下区的皮下组织，做成一囊袋，以能容纳刺激器为度。将螺旋状电极缠绕在暴露的迷走神经上，然后从颈部切口到胸部切口做皮下隧道，将电极导线经皮下隧道引至胸部切口中，将电极导线与刺激器相连接好，刺激器埋置于锁骨下胸部皮下，切口逐层缝合。

（5）疗效和并发症

Englot等对5000余例接受VNS的癫痫患者进行研究，发现49%的患者在术后0～4个月产生效果（≥50%癫痫频率减少），5.1%的患者癫痫缓解；63%的患者在术后24～48个月产生效果，8.2%患者癫痫缓解。总得来说，随着时间的推移，癫痫缓解率会升高。Giordano等进行的研究显示，早期并发症包括心动过缓甚至停搏、气管旁血肿、感染和迷走神经损伤等；远期并发症包括迟发性感染、咽喉功能障碍、心律失常等。

VNS是一种创伤较小而安全性较高的治疗方法，也是恐惧开颅手术患者可以选择的治疗方案之一。VNS术后少数患者可出现声嘶/声音改变、咳嗽、咽喉疼痛等迷走神经刺激症状，通常术后短期可以缓解和恢复，其他更少见的不良反应有感染、排斥反应、电极或导线故障等。

122.3.7 脑深部电刺激术

脑深部电刺激（DBS）术通过立体定向的方法在脑深部植入刺激电极，对脑深部特定神经核团进行电刺激，调整相应神经环路的兴奋性，达到恢复平衡而治疗疾病的目的。脑深部电极可以采用有框架的立体定向技术或无框架的手术机器人进行植入，术中可以利用微电极记录神经元的放电帮助定位靶点，术后可以通过CT或MRI影像验证电极位置。DBS最早被应用于治疗帕金森病，至今已有30多年的历史。近年来，人们尝试利用DBS治疗难治性癫痫，可选择的刺激靶点有丘脑前核（ANT）、丘脑底核、丘脑中央核、海马杏仁核等。ANT是目前治疗癫痫最常用的靶点。

2004年，美国17家临床中心联合开展了前瞻

性、随机对照的丘脑前核电刺激（ANT DBS）治疗癫痫的临床试验，即著名的 SANTE 研究。该试验纳入了 110 例成人患者，术后随访 3 个月（双盲阶段）：治疗组癫痫发作频率下降 40%，对照组下降 15%；术后随访 5 年（非双盲阶段）：68% 的患者癫痫发作频率下降≥50%，19% 患者无发作，癫痫发作程度有显著减轻、生活质量评分升高；随着电刺激时间延长，DBS 有效率呈增高趋势。SANTE 研究的 5 年随访结果显示，ANT DBS 治疗药物难治性癫痫有显著效果，患者对 DBS 疗法有良好耐受性，癫痫发作改善明显持久，患者生活质量改善明显，有较好的安全性。

起源于海马的神经通路经乳头体、丘脑前核和扣带回的中继，经扣带束到达新嗅皮质，再返回海马构成一封闭环路，即海马→穹窿→乳头体→乳头丘脑束→丘脑前核→扣带回→海马，此环路能作为情绪表达的神经基础，称为 Papez 环路。ANT DNS 通过微电流刺激 Papez 环路的重要节点丘脑前核，干扰或阻断癫痫发作的扩散，从而达到减少或控制癫痫发作的目的。目前一般认为 ANT DBS 适用于不能手术切除或手术治疗失败的颞叶相关癫痫或边缘叶癫痫。

122.4 术后处理

122.4.1 术后的病情观察

癫痫术后早期的病情观察主要是为了及早发现和防治各类术后并发症的发生。观察内容主要包括生命体征、瞳孔和意识状态、语言与肢体活动、癫痫发作情况、引流管是否通畅，以及引流量与引流液的性质、颅内压变化、出入液量等方面。

122.4.2 术后的实验室检查

癫痫术后主要须注意以下几个方面：①注意术后血常规复查。对于引流量大、术中出血较多的患者，术后出现心率加快、面色苍白，要考虑到失血性休克。②注意电解质复查。当患者连续应用脱水剂，出现神志变化时，要考虑到低血钠和低钾血症，小儿患者术后低血钠较为常见。③注意肝、肾功能情况。小儿患者在术后应用丙戊酸钠针剂时，要特别注意监测肝功能，防止急性重型肝炎的发生。④监测抗癫痫药物血药浓度。治疗过程中出现癫痫发作，要及时进行抗癫痫药物血药浓度测定，指导正

确的抗癫痫药物使用。⑤术后早期患者出现颅内高压症状，应考虑出现颅内血肿可能，应及时进行头部 CT 检查。如 CT 检查为阴性，但又与临床表现不符时，应考虑为缺血性改变，立即行 MRI 检查，特别应强调弥散加权成像（DWI）。

122.4.3 癫痫术后的药物治疗

（1）抗生素、止血药物及对症支持治疗

详见第 14 章"营养支持"、第 15 章"神经外科围手术期的计划和注意事项"、第 16 章"神经外科手术并发症的预防和处理"。

（2）抗癫痫药物的应用

1）手术当日及术后 4 周内抗癫痫药的应用：①手术当日，手术开始前一般不用抗癫痫药，并尽可能避免使用苯二氮䓬类或巴比妥类等可能影响术中脑电监测的药物，手术中应避免使用对脑电影响较大的麻醉剂，控制麻醉深度。②手术后当日需要使用抗癫痫药，优先选择注射用抗癫痫药。术后可以进食后即恢复口服抗癫痫药。③术后 1 周内，由于同时应用多种其他药物，如脱水药、激素、抗生素、神经营养药等，药物间的相互作用比较复杂，制订用药方案时需要注意抗癫痫药的不良反应，必要时监测血药浓度，尽可能选择与其他药物相互作用少的药物。④部分患者术后当日可能出现发作频率增加和/或发作形式改变，此时一般暂不改变抗癫痫药治疗方案，但应分析原因，予以相应处理。⑤手术后抗癫痫药物的选择，应遵循《临床诊疗指南·癫痫病分册》的基本原则，尽可能单药治疗。可以继续使用术前的抗癫痫药物，也可以根据癫痫发作类型选用相应的抗癫痫药物。根据患者术后的具体情况和测得的一些药物的血清浓度水平适当调整抗癫痫药的剂量。⑥如手术后 2~4 周内仍有与术前同样形式的发作或出现新的发作类型，可根据发作类型、药物血清浓度、脑电图检查情况等因素调整治疗方案。

2）手术后抗癫痫药的减药和停药：①原则上手术后 2 年或 2 年以上无发作（包括无先兆发作），可以考虑在医生指导下缓慢减停抗癫痫药。建议停药前复查长程脑电图，作为评估停药后复发风险的参考；当脑电图仍有明显的痫样放电时，不建议停药。单药治疗者减药过程持续 6 个月或更长时间；多药治疗者每次只减停 1 种药物，每种药物的减药过程至少持续 6 个月以上。②手术后抗癫痫药的疗程还应该考虑到下列可能增加停药后癫痫复发的因素，

根据情况适当延长抗癫痫药的治疗时间或长期服药;姑息性手术(胼胝体离断术、软脑膜下横切术、热灼术、病灶或致痫灶不能完全切除者);癫痫病程长;脑内有弥漫性病变;影像学无病灶的部分性癫痫;颞叶以外的部分性癫痫;多灶起源的部分性癫痫;小儿年龄相关性癫痫性脑病(如 West 综合征、Lennox-Gastaut 综合征等);脑电图有广泛性放电;术后出现与手术切除部位无关的新的发作类型。③在减停抗癫痫药物过程中或停药后短期内如出现癫痫复发,应恢复药物治疗和随访。在停药 1 年后出现首次复发时可以观察,如为偶然的发作,注意避免诱发因素,可以暂不应用抗癫痫药物;如有每年 2 次以上的发作,根据《临床诊疗指南·癫痫病分册》重新开始抗癫痫药治疗。

122.5 癫痫术后的疗效评价

癫痫术后疗效应该从癫痫发作控制情况、脑电图改善情况、神经心理功能和生活质量改善情况等多个方面进行综合评价。

最受患者及家属关注的是癫痫发作控制情况。对癫痫控制情况,国际上应用较为普遍的是 Engel 分级和国际抗癫痫联盟(ILAE)分级法。

122.5.1 Engel 分级

1) Ⅰ级:癫痫发作(致残)消失,除手术后早期癫痫发作(只在术后头几周之内发作)。

A. 手术后癫痫发作完全消失。

B. 手术后仅有非致残的单纯部分性发作。

C. 手术后有致残的癫痫发作,但这些发作消失至少 2 年。

D. 仅在停止使用抗癫痫药物时有全身性惊厥。

2) Ⅱ级:癫痫发作(致残)很少或几乎消失(每年不超过 2 次)。

A. 最初致残的癫痫发作消失,但目前癫痫发作很少。

B. 手术后致残的癫痫发作很少。

C. 术后有很少的致残的癫痫发作,但癫痫发作很少至少 2 年。

D. 癫痫发作仅在夜间出现。

3) Ⅲ级:值得的改善(减少>90%)。

A. 有效的癫痫发作减少。

B. 长期的癫痫发作消失,缓解期长于随访期一半,但不少于 2 年。

4) Ⅳ级:不值得的改善(减少>50%、≤90%)。

A. 有效的癫痫发作减少(但残留的癫痫发作仍引起残废)。

B. 无改变(减少≤50%)。

C. 癫痫发作加重。

122.5.2 国际抗癫痫联盟分级法

1) Ⅰ级:癫痫发作完全消失,无先兆。

2) Ⅱ级:仅有先兆,无其他癫痫发作。

3) Ⅲ级:每年有 1~3 个"癫痫发作日",有或无先兆。

4) Ⅳ级:每年有 4 个"癫痫发作日"或比"基线癫痫发作日"减少 50%,有或无先兆。

5) Ⅴ级:比"基线癫痫发作日"减少<50%或<100%的增加,有或无先兆。

6) Ⅵ级:比"基线癫痫发作日"增加>100%,有或无先兆。

ILAE 分级法中,术后第 1 个月内的癫痫发作不作计算,因为它们可能与手术相关,并不能预示长期效果。先兆是指目击者不可观察到的单纯部分性癫痫发作,如单纯的主观经历,并不影响患者的功能。一个"癫痫发作日"是指 24 h 内有 1 次或以上的癫痫发作,也包括状态性癫痫。"基线癫痫发作日"的计算通过手术前 12 个月癫痫发作频率来确定,并以在诊断性评估时抗癫痫药缓解发作的效能进行评定。

122.5.3 神经心理的效果评估

神经心理的效果评估主要体现在记忆、语言、智力和注意力等 4 个方面的评估(Luders 等):

1) Ⅰ级:在至少一个方面有明确的改善,并且没有明确的恶化。

2) Ⅱ级:4 个方面的任何一个方面都没有明确的改善,或者一方面改善而其他方面恶化。

3) Ⅲ级:一方面恶化,其他方面没有改善。

4) Ⅳ级:多于一个方面恶化,其他方面没有改善。

122.5.4 生活质量的评估

1) Ⅰ级:改善。

2) Ⅱ级:无明显改善或者在某些方面有轻度的改善。

3) Ⅲ级:无改善或者在某些局限的区域有轻微

的恶化。

4) Ⅳ级:具有全面的中等程度的恶化。

5) Ⅴ级:具有全面的恶化。

(胡　杰)

参考文献

[1] 中国抗癫痫协会. 临床诊疗指南:癫痫病分册[M]. 北京:人民卫生出版社,2015:56 - 65.

[2] 高翔,潘力. 癫痫的外科治疗[M]//周良辅. 现代神经外科学. 2版. 上海:复旦大学出版社,2015:1288 - 1301.

[3] ALONSO VANEGAS M A, LEW S M, MORINO M, et al. Microsurgical techniques in temporal lobe epilepsy [J]. Epilepsia, 2017,58 (Suppl 1):10 - 18.

[4] CHAN A Y, ROLSTON J D, LEE B, et al. Rates and predictors of seizure outcome after corpus callosotomy for drug-resistant epilepsy: a meta-analysis [J]. J Neurosurg, 2018,130(4),1 - 10.

[5] CHASSOUX F, ARTIGES E, SEMAH F, et al. ^{18}F - FDG - PET patterns of surgical success and failure in mesial temporal lobe epilepsy [J]. Neurology, 2017,88 (11):1045 - 1053.

[6] DESARNAUD S, MELLERIO C, SEMAH F, et al. ^{18}F - FDG PET in drug-resistant epilepsy due to focal cortical dysplasia type 2: additional value of electroclinical data and coregistration with MRI [J]. Eur J Nucl Med Mol Imaging, 2018, 45 (8): 1449 - 1460.

[7] ENGLOT D J, ROLSTON J D, WRIGHT C W, et al. Rates and predictors of seizure freedom with vagus nerve stimulation for intractable epilepsy [J]. Neurosurgery, 2016,79(3):345 - 353.

[8] FENG R, HU J, PAN L, et al. Application of 256-channel dense array electroencephalographic source imaging in presurgical workup of temporal lobe epilepsy [J]. Clin Neurophysiol, 2016,127(1):108 - 116.

[9] FENG R, HU J, WU J S, et al. Accurate source imaging based on high resolution scalp electroencephalography and individualized finite difference head models in epilepsy pre-surgical workup [J]. Seizure, 2018,59:126 - 131.

[10] FISHER R, SALANOVA V, WITT T, et al. Electrical stimulation of the anterior nucleus of thalamus for treatment of refractory epilepsy [J]. Epilepsia, 2010,51(5):899 - 908.

[11] GIORDANO F, ZICCA A, BARBA C, et al. Vagus nerve stimulation: surgical technique of implantation and revision and related morbidity [J]. Epilepsia, 2017,58 (Suppl 1):85 - 90.

[12] GRAHAM D, TISDALL M M, GILL D. Corpus callosotomy outcomes in pediatric patients: a systematic review [J]. Epilepsia, 2016,57(7):1053 - 1068.

[13] GRANADOS SÁNCHEZ A M, OREJUELA ZAPATA J F. Diagnosis of mesial temporal sclerosis: sensitivity, specificity and predictive values of the quantitative analysis of magnetic resonance imaging [J]. Neuroradiol J, 2018,31(1):50 - 59.

[14] GREINER H M, HORN P S, TENNEY J R, et al. Preresection intraoperative electrocorticography (ECoG) abnormalities predict seizure-onset zone and outcome in pediatric epilepsy surgery [J]. Epilepsia, 2016,57(4):582 - 589.

[15] HORI T, TABUCHI S, KUROSAKI M, et al. Subtemporal amygdalohippocampectomy for treating medically intractable temporal lobe epilepsy [J]. Neurosurgery, 1993,33(1):50 - 57.

[16] IWASAKI M, UEMATSU M, HINO-FUKUYO N, et al. Clinical profiles for seizure remission and developmental gains after total corpus callosotomy [J]. Brain Dev, 2016,38(1):47 - 53.

[17] MALTER M P, BAHRENBERG C, NIEHUSMANN P, et al. Features of scalp EEG in unilateral mesial temporal lobe epilepsy due to hippocampal sclerosis: determining factors and predictive value for epilepsy surgery [J]. Clin Neurophysiol, 2016, 127 (2): 1081 - 1087.

[18] MÉGEVAND P, SEECK M. Electroencephalography, magnetoencephalography and source localization: their value in epilepsy [J]. Curr Opin Neurol, 2018,31(2): 176 - 183.

[19] OLIVIER A. Transcortical selective amygdalohippocampectomy in temporal lobe epilepsy [J]. Can J Neurol Sci, 2000,27 (Suppl 1):S68 - S96.

[20] SONG J, DAVEY C, POULSEN C, et al. EEG source localization: sensor density and head surface coverage [J]. J Neurosci Methods, 2015,256:9 - 21.

[21] VOLLMAR C, STREDL I, HEINIG M, et al. Unilateral temporal interictal epileptiform discharges correctly predict the epileptogenic zone in lesional temporal lobe epilepsy [J]. Epilepsia, 2018,59(8):1577 - 1582.

[22] YASARGIL M G, KRAYENBÜHL N, ROTH P, et al. The selective amygdalohippocampectomy for intractable temporal limbic seizures [J]. J Neurosurg, 2010, 112(1):168 - 185.

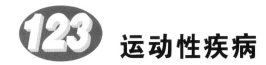

123 运动性疾病

123.1 帕金森病的外科治疗

123.1.1 脑深部电刺激

脑深部电刺激(DBS)为帕金森病(PD)或其他运动障碍性疾病的主要外科治疗手段。DBS不像毁损术那样破坏脑内固有神经核团,从而减少手术的直接不良反应;而且术后程控可根据患者症状调整刺激参数,在最大程度地发挥其治疗作用的同时,尽可能地避免了因电刺激产生的不良反应。上述特点使DBS较毁损术更受欢迎,但早期受限于昂贵的刺激器等硬件而未能普及。随着硬件的国产化和医保政策的支持,国内现已经积累了数万例DBS的手术经验。目前,帕金森病DBS治疗的靶区主要是丘脑底核(STN)、内侧苍白球(GPi)和丘脑腹中间核(VIM)。

(1)作用机制

1)丘脑底核电刺激(STN DBS):在猴的帕金森病模型上发现丘脑底核-苍白球内侧核通路上兴奋性神经元存在兴奋过度现象,STN损毁和电刺激都能够减轻对侧肢体的震颤、强直和运动不能。Sel-zler等认为STN电刺激可使前纹状体通路的神经电生理活动正常化,并可能单独影响运动和认知功能。在帕金森病患者治疗时STN电刺激可改善患者运动不能和强直的方式,与猴帕金森病模型上STN损毁所致者相似。另一方面,STN电刺激可以激发偏身投掷症,而偏身投掷症被认为是由于STN或其联络纤维的自发性病损所引起的。因此目前认为STN电刺激对帕金森病的疗效是通过抑制丘脑底核-苍白球内侧核通路上可能的兴奋过度实现的。由于高频电刺激对STN的抑制作用是频率依赖性的,因而这种抑制作用可能与诱发STN神经元的去极化阻滞有关。

2)内侧苍白球电刺激(GPi DBS):对于苍白球的研究发现,在基底神经节与运动之间存有两条主要的神经环路联系:①大脑皮质-纹状体-苍白球内侧核-丘脑底核-皮质,为直接通路;②大脑皮质-纹状体-苍白球外侧核-丘脑底核-苍白球内侧核-丘脑-皮质,为间接通路。在帕金森病患者中,由于黑质致密多巴胺能神经元的变性,多巴胺缺乏使壳核神经元所受到的正常抑制减弱,引起壳核投射于苍白球外侧的抑制性冲动过度增强,从而使苍白球外侧核对丘脑底核的抑制减弱,引起丘脑底核及其纤维投射靶点苍白球内侧核的过度兴奋。丘脑底核和苍白球内侧核的过度兴奋被认为是帕金森病的重要生理学特征。苍白球内侧核过度兴奋的结果是通过其投射纤维使腹外侧丘脑受到过度抑制，从而减弱丘脑大脑皮质通路的活动，引起帕金森病症状。高频电刺激或毁损苍白球腹内侧核可阻断此通路。

3）丘脑腹中间核电刺激（VIM DBS）：当代研究发现，在丘脑的腹侧部分，尤其是在 VIM，可以记录到节律性放电。这种电活动与对侧肢体自发性震颤具有时间锁定关系。当刺激频率＜100 Hz 时，主要加重震颤，在刺激频率＞100 Hz 时才能恒定地抑制震颤。据此，Blond 等认为 VIM 电刺激可能是通过抑制神经元活动起作用，也就是通过抑制丘脑 VIM 损毁术所应破坏的神经元活动而抑制震颤的，但不排除电刺激通过影响 VIM 神经传导纤维而起作用的可能。

（2）靶点定位

1）STN DBS：

A. 解剖定位：STN 在 MRI T_2WI 上是可视靶点，位于前连合（AC）-后连合（PC）连线中点后方 2～3 mm，下方 4～6 mm，外侧 12～14 mm。需要在磁共振图像上进行个体化调整。水平位红核（RN）最大层面一般出现在 AC - PC 连线下方 4 mm 层面，MRI 的 T_2W 和 SWI 图像可较清晰显示 STN 轮廓，经红核前缘画一水平切线，切线在外侧经过 STN，在此切线上距 STN 内侧缘 2 mm 处作为 DBS 靶点；如果 MRI 能够同时显示 STN 外侧缘，则取此切线经过 STN 部分的中点作为靶点（图 123 - 1）。

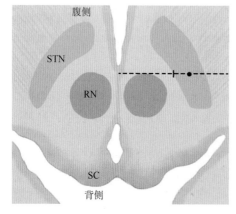

图 123 - 1 中脑截面上的 STN 靶点定位（AC - PC 平面以下 4 mm）

注：STN，丘脑底核；RN，红核；SC，上丘。

目前用于手术中对靶点定位的影像学方法主要是 CT 和 MRI 检查。与 CT 相比，MRI 的优势在于能更清晰地显示前连合、后连合、神经核团等结构；新的磁共振扫描序列，如磁敏感加权成像（SWI）作为 T_1 加权和 T_2 加权的补充，能更清晰地显示核团结构。CT 则可显示骨质，较 MRI 图像不易发生变形。目前多数临床中心主张应用 CT 联合 MRI 进行定位，1～2 mm 薄层扫描，扫描基线平行 AC - PC 连线以利于图像融合和配准。

由于存在不可控制的因素和多种误差的总和，术前设定的靶点与实际靶点之间不可避免地存有偏差，手术靶点定位一般需要结合术中微电极记录和电刺激结果确定刺激电极植入的最终位置。

B. 微电极记录：1962 年，Alber Fessard 首次将微电极应用于临床立体定向手术。微电极尖端为钨制成，直径 1～2 μm。在脑内行进时由微控制器控制，每次可以只进入 0.1 mm。微电极可记录到一小群甚至单个神经元电生理，从细胞水平辨认结构并确定范围（图 123 - 2），为立体定向手术提供有价值的可靠依据。局麻下，微电极从 STN 靶点背侧 10 mm 开始记录，可以记录到 STN 核团 20～50 Hz 的神经元放电；因此处神经元密集，微电极记录到的是多个神经元集群的同时放电。微电极进针到 STN 下缘，可以出现突然的放电背景消失；继续进针则可记录到网状黑质部 50～70 Hz 的神经元放电。当微电极位于 STN，可通过被动活动对侧关节以确认电极处在运动核团。微电极记录通常是连续的，并可通过不同放电特征出现的次序判断路径。进入核团后出现的明显特征性放电、与对侧关节被动活动相同步的放电变化以及特征性放电持续 5 mm 进针距离是定位良好的指标。

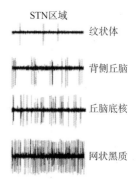

STN区域

纹状体

背侧丘脑

丘脑底核

网状黑质

图 123 - 2 STN 术中微电极经过不同结构细胞放电的典型表现

C. 术中电刺激：STN 的电刺激电压阈值要求能够激活内侧丘系（靶点的后内侧）和皮质延髓束（靶点的外侧），刺激相关不良反应通常发生在电压 6～10 V，这表示电极靠近这些结构。如果刺激电压低于 2 V 就出现了持续的感觉异常（源于内侧丘系）和构音障碍及面部收缩（源于皮质延髓束），则需调整电极位置。出现对侧凝视说明激活了 STN 前方的额桥束，一般电压大于 8 V 才出现。如果电极偏向前内腹侧，则可因影响动眼神经而出现同侧的单眼内收。刺激引起情绪改变，可能因为影响到了 STN 前内侧的边缘系统。如果刺激电压增加到 10 V 仍无不良反应，可增加脉宽至 200 μs；如果仍无反应，则说明可能存在电极硬件问题或电极偏向了背侧。电刺激未开启即出现运动症状的改善称作微毁损效应，通常提示电极定位良好。

2）GPi DBS：

A. 解剖定位：GPi 靶点坐标为 AC-PC 连线中点前 2～3 mm，AC-PC 连线下 3～6 mm，中线旁 18～21 mm。需要在磁共振图像上进行个体化调整，在 FSE-IR 或 SWI 等序列 MRI 图像上可以隐约显示 GPi。有学者采用如下方法定位 GPi，即于 AC-PC 水平面，在 GPi 内侧边界线的后 1/3 与前 2/3 交界处作一垂直线，此垂直线距 GPi 内侧边界线 3～4 mm 处作为 DBS 靶点（图 123-3）。GPi 内侧有内囊后肢，有皮质脊髓束走行其中；靶点下方 2～3 mm 有视束，损伤后会导致视野缺损。

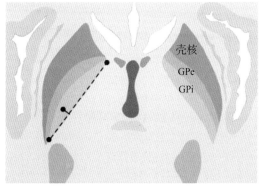

图 123-3　AC-PC 水平面上 GPi 靶点定位示意图
注：GPe，外侧苍白球；GPi，内侧苍白球。

B. 微电极记录（图 123-4）：从 MRI 计算的 GPi 靶点上 15 mm 开始，微电极经苍白球外侧部、苍白球内侧部和视束时可记录到以下改变。

GPe：可观察到两种不同的自发性电活动，一种是低频放电（10～20 Hz），夹杂快速爆破放电；另一种是较高频率放电（30～60 Hz），夹杂短暂停顿。但偶尔发现有不规则放电。反复肢体活动可影响神经元活动，在被动运动或主动运动时，多数表现放电频率增加，少数频率减少。外侧苍白球有不规则间歇性爆发放电。

GPi：帕金森患者 GPi 总的放电频率范围为 20～200 Hz，少数有类似 GPe 的短暂停顿。部分 GPi 神经元对运动有放电反应，表现为放电频率增加。尽管少数对双侧肢体运动都有反应，但多数仅对侧肢体运动有反应。有时可发现放电频率与震颤节律相同。对 GPi 微刺激很少引起感觉或运动效应，但能使震颤减轻。内侧苍白球放电信号增多，有持续高频、高幅放电。

交界处细胞：交界处细胞是 GPi 内侧和外侧之间的一层 1 mm 厚的白质。交界处微电极信号为神经元活动减少，表现为节律 30～40 Hz 放电，并且对反复肢体活动无反应。苍白球底部豆状袢异常电信号消失。

视束：识别视束对靶点定位和避免手术引起视野缺损并发症有重要意义。从 GPi 的腹后部进入视束电信号变化非常明显，表现无进一步细胞活动，电流背景杂音减小。

内囊：内囊位于 GPi 内后方，相对缺乏树突活动电位。有时能记录到尖波。刺激内囊通常可激活皮质脊髓束，引起对侧肢体和/或面部肌肉强直性收缩。

微电极记录可以帮助确定 GPe 和 GPi 的边界及范围，如果电极穿刺轨道经过 3～4 mm 长度 GPe 和至少 6 mm 长度 GPi，是一种比较理想的状况。

C. 术中电刺激：电极植入靶点以后（使电极的最下面触点位于微电极记录确定的 GPi 下界，图 123-5），可以进行术中试验性电刺激，一般采用双极电刺激。刺激参数：频率 130 Hz，脉宽 90 μs，电压 0～5 V。先从电极的最下面两个触点开始刺激，电极的最下面两个触点最接近内囊，因而最可能出现不良反应。电刺激阈值的大小可推测电极与内囊、视束等结构的距离。术中电刺激时，如果患者出现与刺激时间和强度相关的对侧肢体和/或面部肌肉收缩，提示电刺激累及了内囊锥体束，电极位置过于偏内和/或偏后；如果患者出现对侧视野的闪光现象，提示刺激累及视束，电极位置太深；如果患者在

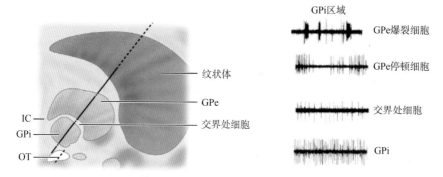

图 123 - 4　苍白球切开术或 GPi DBS 术中神经电生理微电极记录

注:显示电极路径经过的神经核团和结构以及不同结构的细胞放电特征。GPi,内侧苍白球;
GPe,外侧苍白球;OT,视束;IC,内囊。

低电压刺激时出现持续性的感觉异常,提示电刺激累及后方的丘脑皮质束,电极位置过于靠后。如果电压低于 3 V 就出现这些不良反应,就需要对电极位置进行相应调整。但不应一味凭刺激结果来判断电极位置,例如,在判断刺激电极与视束之间关系时,由于患者注意力、个体差异、刺激参数等的不同,常常出现假阳性和假阴性。一般来说,如果 GPi DBS 术中微电极记录提示电极位置良好,术中电刺激没有发现不良反应,术中电刺激患者症状明显改善,那么就可以认为电极所在位置准确。

　　对于最佳刺激参数,目前缺乏统一观点。多数报道刺激参数为脉宽 60～120 μs、频率 130 Hz 或以上、电压 2～4 V。通常先采用单极刺激,先用最腹侧的触点进行刺激,如果单极刺激效果不好,可以尝试双极刺激。也有学者报 60～80 Hz 也可以取得与较高刺激频率类似的疗效。

　　3) VIM DBS:

　　A. 解剖定位:VIM 在常规的影像学检查上是不可视靶点。目前通常根据脑室解剖标记间接推算定位 VIM,但是由于存在个体差异,通常采用相对于解剖标记的比例关系来进行定位。Z 坐标比较恒定,一般取 AC - PC 平面或上 2 mm;X 坐标取 AC - PC 中线旁开 13～14 mm;Y 坐标位于 PC 前方,与 PC 相距的距离是 AC - PC 长度的 1/3 减去 2 mm。在反转恢复或质子密度序列 MRI 图像上,有时可以显示丘脑和内囊的边界。还有学者尝试利用弥散张量成像(DTI)图像上经过内囊的传导索来帮助定位,但最终都需要根据术中试验性电刺激结果确认疗效和避免不良反应。

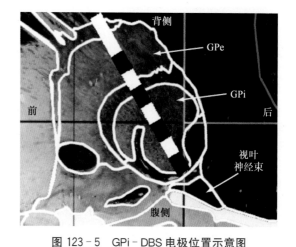

图 123 - 5　GPi - DBS 电极位置示意图

注:最腹侧触点位于 GPi 下缘,其余 3 个触点穿过 GPi 和 GPe。

　　B. 微电极记录和术中电刺激:在该区域通常可以记录到与上肢震颤同步的细胞放电,电刺激可以终止上肢震颤。在腹尾核(VC)内或与 VC 相距 1 mm 范围的电刺激可以导致感觉异常,而在 VIM 内电刺激诱发的感觉异常一般是短暂的,偏外和偏前靶点的电刺激会累及内囊的皮质脊髓束,产生运动症状(主要是面部和上肢)。

　　130 Hz 电刺激(最低有效电流强度为 0.2～2 mA)对震颤的期望抑制效果是判断慢性刺激电极最终位置的主要标准。电极越接近靶点 VIM,抑制震颤所需的电流强度越小。当能记录到电活动时,与震颤同步阵发性细胞电活动也被认为是 VIM 的一个非常重要的特征。由于存在个体差异,最后确定的靶点可能与理论上的靶点明显不同。当定位满意后,去除微电极,代之以慢性刺激电极。先进行检验性刺激,调整刺激参数,效果满意后,再做永久植入。通常慢性刺激参数为:频率 130 Hz,脉宽 60～210 μs(平均 150 μs),电压 1～3.75 V(平均 2.025 V)。

(3)疗效

1)STN DBS:能够改善帕金森病患者的强直和运动不能,可中止左旋多巴所诱发的"关"期肌张力障碍。Pollak 等应用 STN 电刺激治疗 3 例运动不能强直帕金森病患者,他们的病程已达 8～10 年,药物治疗引起严重"开-关"现象,其中 2 例还出现严重的异常不自主运动,并限制左旋多巴剂量。在行 STN 电刺激后,所有患者在运动强度上的波动减小,单侧 STN 电刺激主要改善对侧的强直和运动不能,其中 2 例在术前出现"关"期疼痛性肌张力障碍,在双侧 STN 植入电极后该症状立即消失,所有患者服用的抗帕金森病药物量都减小。2 例随访 6 个月,另 1 例随访 9 个月,上述疗效维持不变。

Limousin 等报道 3 例运动不能强直帕金森病患者在 STN 电刺激术后 1 个月左旋多巴剂量维持不变,之后 1 例剂量减少了 50%,1 例减少 40%,另 1 例停用了该药。他还报道 STN 电刺激对终止"关"期肌张力障碍有效,发现 1 例患者在接受低电压刺激以后"关"期肌张力障碍消失了,一旦停止刺激,肌张力障碍可在数分钟内恢复。

2)GPi DBS:Weaver 等报道 89 例双侧 GPi DBS 随访超过 3 年,运动症状改善 27.1%～41.1%(UPDRS 运动评分);术后半年生活质量评分无变化,而在术后 3 年时较术前轻度下降;术后半年痴呆评分量表较术前轻度下降而后保持稳定;159 例双侧 DBS 随访超过 3 年的结果显示两个靶点运动症状改善无差异:STN 34%,GPi 30%。Odekerken 等 2013 年报道了随机对照试验(NSTAPS)显示两个靶点在认知和行为相关的并发症上无差异,而 STN 在减少药物用量、减少"关"期症状上优于 GPi。该研究 2016 年报道了随访 3 年的结果:STN DBS 改善"关"期运动症状和功能优于 GPi DBS($P =$ 0.04),但在认知、情绪和行为的影响上两组无差异($P = 0.69$)。Rizzone 等报道了随访 8～10 年的数据显示,尽管 DBS 安全有效,但运动症状还是会逐渐进展而影响患者的生活。

3)VIM DBS:对震颤疗效最佳,对运动和其他

帕金森病症状无效。震颤受抑制后,可使齿轮样强直综合征得到减轻。在许多病例中,与严重的震颤和强直相伴随的单侧疼痛也明显减轻。对静止性或姿势性震颤的疗效好于运动性震颤,肢体远端震颤较近端易于被抑制。Caparros 等报道 VIM 电刺激对中轴的震颤有效,并发现在不减少左旋多巴剂量的前提下,VIM 刺激对左旋多巴所致的运动障碍有效。10 例帕金森病患者行 VIM 电刺激后,震颤最初均被抑制,随访 22～34 个月,8 例震颤满意控制,2 例在 3 个月后复发,有 5 例患者在治疗前出现左旋多巴所引起的运动障碍,包括 4 例出现峰剂量舞蹈样或投掷样运动,3 例出现双相肌张力障碍性运动障碍,在电刺激治疗后,所有峰剂量时运动障碍均明显改善或被抑制。其中 2 例双相性运动障碍也获得改善。Benabid 等报道了最近随访 8 年来 111 例 VIM 电刺激治疗帕金森病的临床结果。术后 3 个月和 6 个月时震颤被完全抑制或明显改善分别占 86%、85%,震颤被选择性地抑制时间最长者已达 8 年之久;其中 39 例随访 3 个月时左旋多巴剂量减少 20%。

(4)并发症

1)STN DBS:主要可能引起不自主运动。Limousin 的报道在 STN 电刺激治疗的 5 例帕金森病患者中,2 例出现由 STN 电刺激直接诱发的不自主运动。由于这种不自主运动在某一电压和频率阈值以上时出现,因而用于治疗的电压和频率都应设定在低于能够引起不自主运动的水平。这种不自主运动可呈现为多种类型,以肢体远端和近端的反复性动作,以及中轴肌肉痉挛最常见。近端肢体的动作与投掷症相似,单侧 STN 电刺激诱发对侧不自主运动,双侧刺激可诱发单侧或双侧不自主运动。其出现有一潜伏期,即在刺激数分钟至数小时后出现,停止刺激后立刻消失。

2)GPi DBS:文献报道相对常见的并发症有感染(6%～10%)、硬件故障(4%),而出血、言语障碍、轻偏瘫等少见;大多数都可以被纠正或良好控制。随着术者经验的增加,多数并发症可以减少或避免。

3)VIM DBS:主要有感觉异常(6%～10%)、肌张力障碍(5%～10%)及平衡失调(4%～7.5%),多数是可逆、轻度和可以接受的。Defebvre 等在 VIM 电刺激和不刺激两种情况下对 7 例帕金森病患者的步态作对比研究后发现两者无明显差别。没有患者出现步态或平衡障碍,认为 VIM 电刺激对帕金森病

患者的步态没有影响。Benabid 等在 117 例患者共 177 侧 VIM 电极埋置术中发现 3 例头皮感染而不得不去除电极重新埋置,另有 6 例出现由于电极插入所引起的微小血肿,均在短期内恢复。

（5）病例选择

1）适应证：①原发性帕金森病；②服用复方左旋多巴曾经有良好疗效；③疗效已明显下降或出现严重的运动波动或异动症,影响生活质量；④除外痴呆和严重的精神疾病。

2）患者选择：以复方左旋多巴治疗的反应性和 MRI 检查作为临床评估的必要标准。对有 DBS 疗法意向的患者首先应确定诊断,符合适应证者需进行系列评估。病程也是决定是否手术的指标之一。由于帕金森病早期患者对于药物治疗反应良好,故不建议患者早期接受 DBS 疗法。另外,帕金森叠加综合征如多系统萎缩（40%）、进行性核上性麻痹（20%）等在疾病早期,症状与帕金森病相似,且对复方左旋多巴制剂反应也良好,也不建议过早接受 DBS 疗法。

A. 诊断：①符合国际运动障碍协会（MDS）2015 年推出的帕金森病临床诊断新标准或中国帕金森病的诊断标准（2016 版）。②遗传性帕金森或各种基因型帕金森病,只要对复方左旋多巴反应良好,也可手术。

B. 病程：①5 年以上；②确诊的原发性帕金森病患者,以震颤为主,经规范药物治疗震颤改善不理想,且震颤严重影响患者的生活质量,如患者强烈要求尽早手术以改善症状,经过评估后可放宽至病程已满 3 年以下。Schuepbach 等报道的 EARLYS-TIM 临床试验结果显示,251 例早期帕金森病患者随机分组,DBS 组较内科药物治疗组生活质量和运动功能显著改善,活动自由和无异动症的时间显著延长,而认知和情绪障碍无明显差异,得出 DBS 治疗早期帕金森病患者同样优于内科药物治疗。基于此研究,2016 年美国 FDA 批准了 DBS 可用于治疗患病至少 4 年伴有运动并发症,药物不能满意控制的帕金森病患者。

C. 年龄：①患者年龄应不超过 75 岁；②老年患者进行受益和风险的个体化评估后可放宽至 80 岁左右；③以严重震颤为主的老年患者,可适当放宽年龄限制。

D. 药物使用情况：①对复方左旋多巴曾经有良好疗效；②已经进行了最佳药物治疗（足剂量,至

少使用了复方左旋多巴和多巴胺受体激动剂）；③目前不能满意控制症状,疗效明显下降或出现了棘手的运动波动或异动症,影响生活质量或为药物难治性震颤,或对药物不能耐受。

E. 病情严重程度："关"期 Hoehn-Yahr 2.5～4 期。

F. 合理的术后预期：医师在手术前,应就手术预期与患者及其家属充分沟通,建议包括以下几项：①手术不能解决所有的症状,部分症状不能通过手术缓解,包括自主神经功能障碍（便秘、体温调节障碍、体位性低血压、睡眠障碍等）、认知功能障碍、发音微弱、姿势异常、"开"期的冻结步态等。②手术能缓解的症状是引起患者功能障碍的主要原因。对于长期应用药物引起的异动和运动症状波动,DBS 多有效。③不能根治帕金森病,疾病会进展。④不是所有患者手术后都能够减药或停药。⑤患者需要知晓手术的益处和风险。

G. 共存疾病：存在以下情况者不适宜手术。①有明显的认知功能障碍,且此认知障碍足以影响患者的日常生活能力（如社交、工作和药物服用等）；②明显严重（难治性）抑郁、焦虑、精神分裂症等精神类疾病；③明显医学共存疾病影响手术或生存期。

（6）术前用药指导

由于术中要观察 DBS 的即刻疗效,术前停药或减少服用抗帕金森药物是必要的。通常术前 3 d 停用多巴胺受体激动剂,术前 12 h 停用左旋多巴类药物,以使患者术中处于相对"关"期状态（要保证患者术中能配合）。

（7）手术靶点选择

早期 DBS 针对 VIM,但该靶点仅缓解震颤,对僵直和运动迟缓无效；STN 和 GPi 对震颤、僵直和运动障碍均有效,是目前常用靶点。脚桥核（PPN）：脑桥中脑被盖,小脑上脚和黑质尾部交叉的背外侧。PPN 的 20～60 Hz 低频刺激,可以改善姿势异常和"开"期的冻结步态,这是 STN 和 GPi DBS 都不能达到的疗效,但对其他常见的运动症状效果差。单侧 DBS 手术时间更短、创伤小、恢复快、经济上更便宜,与双侧 STN 比较,对认知的影响更小。如果患者的症状以一侧为主,而对侧非常轻微,可考虑先行单侧 DBS 手术而在对侧症状进展后再手术另一侧植入。但作为一种进展性的退行性病变,多数临床中心选择双侧 DBS 手术。

选择 STN 还是 GPi,双侧 GPi 和双侧 STN DBS

改善运动症状或生活质量以及在手术风险上无明显差异。如果手术以减少多巴胺用量为目标,应选择双侧 STN 而非双侧 GPi。虽然暂无足够的证据说明两者改善术后异动症的是否有差异,但如果没有减少药物用量的要求,并且手术为了缓解"开"期药物引起的异动症,应首选 GPi。如果考虑到患者的认知或情绪等高级功能,尤其在担忧言语速度和工作记忆功能时,首先考虑 GPi;患者存在严重的抑郁风险时也应首先考虑 GPi。

（8）术后管理

1）帕金森病患者接受 DBS 疗法后开始使用抗帕金森病药的时机:术后清醒并可以自己摄食时。

2）DBS 疗法后用药方案:初始同术前,根据患者的反应调整用药,以最小有效剂量控制患者的运动症状。术后 1 个月内即可减少服药的数量及种类。大多数患者在术后 3 个月至半年开始进行药物调整,左旋多巴剂量可以减少 30%～70%。DBS 疗法后多巴胺受体激动剂及复方多巴制剂是最常使用的抗帕金森病药。

3）DBS 疗法后开机(即进行第 1 次程控)的时机:脑水肿消退,患者一般情况好即可开机。一般在术后 2～4 周较适宜。开机程控应在患者药物"关"期状态下实施,一般先程控病情较重一侧肢体,再程控较轻的一侧。

4）开机参数的设定:绝大多数为频率 130 Hz,脉宽 60 μs,电压根据患者的反应调整,一般不超过 3 V,但脚桥核 DBS 频率可适当降低。

5）长期 DBS 参数的变化:术后前几年参数需要较多调整,STN DBS 电压变化较大,较少超过 3.5 V;频率变化其次,较少超过 170 Hz;脉宽相对变化较少。绝大多数为单极设置,较少双极;随着时间的推移,双极设置的比例稍有增加。增加电压至患者出现不良反应,而其症状无明显改善时,可以考虑适当增加脉宽,同时降低电压来改善患者的临床症状。高脉宽意味着长时间刺激核团和周围结构,可能会引起一些不良反应,同时增加了能耗,通常高电压与窄脉宽的组合对患者症状的改善最为有效。

长期治疗期间如患者的步态障碍加重,可尝试以下方法:降低刺激电压;更换电极触点,尝试 STN 偏腹侧的触点;交叉电脉冲,即在一侧电极上设置两组不同程序交替刺激,这两组程序的频率相同,但可有不同的触点组合、电压和脉宽,有望通过规划刺激区域范围规避不良反应。变频刺激是采用高频、低频或不同频率切换交替刺激核团;常规的高频电刺激能够对患者的基本运动症状带来持续的、长期的改善,而对中线症状如步态障碍的改善效果不佳,部分患者反而出现症状加重;而低频刺激步态障碍可相应改善有助于改善步态障碍等症状。尝试应用变频刺激可在改善基本运动症状的基础上改善步态障碍。

6）远程程控:是指患者不需要再返回医院,而程控医生通过互联网技术连接 DBS 设备的医生端和患者端进行远程参数调整。这样缩短了医患的时空距离,给患者、家属以及程控医生提供了便利,但同时也增加了不确定性,应酌情使用。若远程程控效果欠佳,还应让患者返回医院进行面对面的程控。

7）接受 DBS 疗法后,若病情需要行头颅影像学检查,颅脑 CT 检查无须调整参数即可进行;颅脑 MRI 检查只能在 1.5T 的水平以下的 MRI 中进行,检查前要将患者的脉冲发生器电压回零并关机。

（9）新技术和展望

1）闭环 DBS:同时兼顾感应和电刺激的闭环 DBS,术后可根据患者病情自动实时调节刺激参数而不需人工方法程控。已进入临床试验阶段,有望成为下一代 DBS 关键技术。

2）个体化刺激电极:常规 DBS 电极触点大小间距固定,而个体化方向性电极(directional electrodes)可选择性增大有效刺激区域的精准刺激,减少非靶区的刺激不良反应。理论上个体化方向性电极降低了对靶点定位的精确性要求,术中可不必反复验证定位,从而缩短手术时间。其疗效性有待临床进一步验证。

3）手术机器人辅助技术:van Sickle 等报道了 128 例手术机器人辅助的 DBS 电极植入手术,术后 CT 与术前 MRI 靶点图像融合显示电极误差为 0.85±0.38 mm,但手术时间却可明显缩短。

123.1.2　苍白球切开术

20 世纪 50 年代,Cooper、Narabayashi、Leksell 等就曾运用苍白球切开术(pallidotomy)治疗帕金森病,发现对强直疗效较佳,对震颤较差。1954 年,丘脑切开术被应用于治疗帕金森病,由于对震颤疗效显著,逐渐取代了苍白球切开术。1968 年,随着左旋多巴在帕金森病治疗中的成功应用,帕金森病的手术治疗几乎完全被药物所取代。数年后,左旋多巴的缺点渐渐暴露出来,疗效随着病情发展逐渐降低,可引起严重不良反应而使患者难以耐受。于是,手术治疗重新受到重视。对于左旋多巴疗效不佳的病例,主要问题不再是丘脑切开术所能解决的震颤,而是其无能为力的运动徐缓、步态和语言障碍等症状。早在 1960 年,Svennilson 等报道 Leksell 的经验,以苍白球切开术治疗 20 例帕金森病,19 例患者强直、震颤、运动徐缓均获得长期良好疗效。但当时这一报道未获得应有的重视。1992 年,Laitinen 等报道苍白球切开术治疗 38 例药物控制不满意的病例,35 例患者的强直和运动减少症状几乎完全缓解。此后苍白球切开术受到了重视。随着神经影像学技术、电生理技术、立体定向技术的进步,定位更加准确,并发症明显减少,一度得到广泛应用。但由于苍白球切开术的不可逆毁损特点,尤其是双侧毁损引起严重并发症的机会相对较高,近些年来已经大多被 GPi DBS 所代替,目前基本上局限于经济上不能承受 DBS 费用的患者。

(1)作用原理

同 GPi DBS,不同的是采用毁损的方法。

(2)靶点定位

同 GPi DBS,但在进行永久毁损以前,术中可以先进行可逆性试验性毁损。

(3)手术疗效

苍白球切开术在 20 世纪 90 年代初被广泛应用于临床,现多数学者肯定其治疗作用。从现有的报道看,苍白球切开术对药物所引发的异动症、僵直的近期疗效令人满意,对震颤的控制不及丘脑切开术。Lacono 等应用苍白球切开术治疗 126 例帕金森病患者,随访 3 个月至 1 年(平均 11.4 个月),术后 UPDRS 和运动障碍均获得显著性改变,虽然术后患者通常服用术前 70%～100% 的药量,但所有病例左旋多巴致运动障碍均获得明显改善。单侧苍白球切开术后对侧症状的改善优于术前药物的最佳疗效。Kishore 等以苍白球切开术治疗 24 例帕金森病患者。随访 6 个月,患者对侧所有主要症状(强直、运动徐缓、静止性震颤、药物所致运动障碍)都获得稳定显著的疗效。但 Samii 对其治疗的一组病例进行 2 年随访后发现,苍白球切开术除对异动症和震颤的疗效仍满意外,其他如僵直、运动迟缓等症状都又重新出现。

(4)手术并发症

手术并发症主要因颅内出血和靶点周围结构(视束、内囊等)损伤所致。早期报道永久性视野缺损(对侧部分性同向偏盲)发生率高达 14%。在 Emory 大学医院 128 例单侧苍白球切开术中,发生永久性并发症有视野缺损 1 例(0.8%)、轻偏瘫 2 例(1.6%),短期并发症有视野缺损 3 例(2.3%)、轻偏瘫 2 例(1.6%)、癫痫 3 例(2.3%),1 例(0.8%)死于急性硬脑膜下血肿。Lozano 等报道在 70 例苍白球切开术中,仅 1 例在电极插入的轨道上形成脑内血肿,血肿清除后 3 个月仍留有言语和运动障碍,没有出现视野缺损的病例。Beric 等报道 136 例苍白球切开术没有出现视野缺损和其他并发症,认为是由于:①准确的放射影像学定位,即应用了高分辨率 MRI 和相匹配的立体定向计算机系统;②应用了微电极细胞记录方法帮助确定苍白球内侧核的边界。Tasker 等曾报道在 2 例分期双侧苍白球切开术病例中,出现认知障碍的明显加重。Roberts 等报道在 6 例分期双侧苍白球切开术中,4 例出现发音过弱和流涎症状加重。

123.1.3　丘脑切开术

丘脑切开术(thalamotomy)疗效主要局限于震颤,而且双侧丘脑切开术引起语言和平衡障碍的风险较高,一般只适合行单侧丘脑切开术。因此,目前临床上应用日渐减少。目前在帕金森病治疗中,仅应用于单侧震颤症状突出、经济上无法承受 DBS 治疗的患者。

(1)作用机制

同 VIM DBS,不同的是采用毁损的方法。

(2)靶点定位

基本同 VIM DBS。但丘脑切开术的靶点一般可以比 VIM DBS 靶点靠前 1～2 mm,以避免毁损破坏感觉丘脑。在进行永久毁损以前,术中可以先进行可逆性试验性毁损。手术在局麻下进行。射频电极没有绝缘的头端部分最好不要大于 2 mm × 2 mm。电极到达靶点后,在试验性刺激没有观察到明显不良反应后,先进行试验性毁损,42～45℃、60 s,如果没有观察到感觉运动语言等功能障碍,可以进行永久性毁损,从 60℃ 开始,逐渐加到 75～85℃、60 s,以达到毁损灶尽可能大但又不至于产生不良反应。每次毁损前都先行试验性刺激,如果毁损过程中观察到运动或言语障碍,需立刻终止毁损。理想的 VIM 毁损灶的直径一般为 4 mm 左右。

(3)疗效

丘脑切开术主要对震颤有效,对四肢症状的效果优于轴性症状(如头部和声音震颤),患者术后生活质量的改善也仅限于震颤症状的缓解。患者如果还有其他症状,只能依靠药物缓解。丘脑切开的远期疗效尚不明确。有研究显示丘脑切开术对震颤持久有效,也有报道疗效长期随访发现震颤复发或加重,丘脑切开术对疾病的进展没有控制作用。

(4)并发症

最常见的是出血,见于 1.5%~6% 的患者;其他并发症包括感染、构音障碍、轻度面瘫、轻偏瘫、肌张力障碍、运动困难、口周或四肢的感觉障碍等,通常是可以恢复的。双侧丘脑切开术导致构音言语障碍的概率比单侧切开术高出 2~3 倍。

123.2 肌张力障碍的外科治疗

肌张力障碍(dystonia)是仅次于帕金森病和特发性震颤的第三大运动障碍性疾病,表现为持续或间断的不自主肌肉收缩所引起的异常、重复的运动和/或姿势。肌张力障碍的运动可以是模式化的、扭转的或震颤型的。肌张力障碍常由自主运动诱发或加重,可以严重影响患者的正常工作和生活,病情越重病程越长,继发骨骼畸形、肌肉挛缩、脊髓型颈椎病、脊髓损伤等的可能性越高。

根据起病年龄(早发型、晚发型)、症状分布(局灶型、节段型、多灶型、偏身型、全身型)以及病因(原发性或特发性、肌张力障碍叠加、遗传变性病、发作性肌张力障碍、继发性或症状性)进行临床分型。例如痉挛性斜颈、书写痉挛属于局灶型肌张力障碍,梅热(Meige)综合征属于节段型肌张力障碍。原发性肌张力障碍指不伴其他潜在病理改变的单纯型肌张力障碍,没有已知病因,多为散发,但少数病例有家族遗传史,呈常染色体显性或隐性遗传。最多见于7~15 岁儿童或少年。继发性是指伴有已知其他神经系统疾病或损伤的肌张力障碍,病因包括脑外伤、脑卒中、颅内感染、某些化学毒物或药物中毒、核黄疸、肝豆状核变性等。

非手术治疗主要包括口服药物治疗和肉毒素注射疗法。药物对大多数类型肌张力障碍效果不好。肉毒素注射疗法对部分局灶性或节段性肌张力障碍有效,但疗效短暂,需要反复注射,部分病例由于对肉毒素产生抗体而失效。对于非手术疗法效果不好、症状严重影响正常工作生活的肌张力障碍患者,手术是一种非常重要的治疗手段。

123.2.1 脑深部电刺激术

DBS 可以改善肌张力障碍患者的重复运动、异常姿势和慢性疼痛,有助于预防长期严重肌张力障碍所致的肌肉挛缩、骨骼关节畸形、脊髓损伤等继发病损。2003 年美国 FDA、2016 年中国 CFDA 批准DBS 用于治疗原发性肌张力障碍。常用靶点是 GPi和 STN。DBS 疗法手术具有可调节、可逆、微创、疗效持久等优点,手术安全性较高,术后出现不良反应的可能性小,对于药物效果不好的大多数肌张力障碍患者,DBS 可明显改善其症状,是目前外科治疗肌张力障碍主要手段之一。

(1)病例选择

1)适用于:①口服药物和肉毒素注射等非手术疗法无法有效改善症状的特发性或遗传性全身型、节段型、局灶型肌张力障碍,例如扭转痉挛、痉挛性斜颈、梅热综合征等;②药物治疗效果不佳,以肌张力障碍为突出表现伴或不伴其他运动障碍疾病症状的神经系统变性疾病,如脑组织铁沉积神经变性病(neurodegeneration with brain iron accumulation,NBIA)、棘红细胞增多症;③药物治疗效果不佳的其他严重继发性肌张力障碍,如长期口服抗精神病药物(氟哌啶醇、氯丙嗪、奋乃静等)引起的迟发性肌张力障碍等。

2)不适用于:①伴有严重精神疾病或认知功能障碍者,或有其他严重器质性疾病等不能耐受手术者;②多巴反应性肌张力障碍;③发作性肌张力障碍;④精神心理障碍引起的肌张力障碍和器质性假性肌张力障碍。

(2)内侧苍白球电刺激

近些年来,随着 DBS 在帕金森病治疗中的广泛应用,人们观察到 GPi DBS 对于缓解帕金森病患者的"关"期肌张力障碍具有良好效果,这一发现促使人们日益重视 GPi 立体定向手术在治疗肌张力障碍中的应用。由于单侧苍白球切开术不足以控制全身型肌张力障碍,而双侧苍白球切开又存在明显增高的手术风险(认知功能障碍、构音障碍、吞咽困难、肢体无力等),因此,具有微创、可逆、可调节等优势的双侧 GPi DBS 成为了目前治疗肌张力障碍的主要外科手段。

1)原发性全身型肌张力障碍:Coubes 于 1997年报道了首例 GPi DBS,一名 8 岁的原发性全身型肌张力障碍患者,症状非常严重以至于必须应用镇静药和机械通气;术后 36 个月时患者神经功能已经基本恢复正常,重新回到了学校。随后大多数小宗病例报道 GPi DBS 术后 BFMDRS 评分改善 60%~70%。Vidailhe 报道了对 22 例原发性全身型肌张力障碍应用 GPi DBS 治疗的多中心前瞻性双盲研究结果,术后 1 年时 BFMDRS 评分平均改善 51%,其中约 1/3 病例改善 75%,随访 3 年疗效稳定。2006 年的一项前瞻性随机双盲对照研究显示,40 例原发性节段型或全身型肌张力障碍患者,随机分为 GPi DBS 治疗组和假性刺激组各 20 例,3 个月后治疗组 BFMDRS 评分改善了 40%,而对照组仅改善 5%,之后对照组开始接受电刺激治疗,随访 5 年所有病例的 BFMDRS 评分较术前平均改善了 58%。

2)颈部肌张力障碍:多数临床研究显示 GPi DBS 对治疗颈部肌张力障碍有效,可以使 TWSTRS 评分改善 43%~76%。Kiss 报道 10 例颈部肌张力障碍患者经 GPi DBS 治疗后,TWSTRS 评分中严重程度、致残性、疼痛评分明显改善,抑郁症状得到减轻,生活质量获得提高。Skogseid 报道 8 例颈部肌张力障碍患者经 GPi DBS 治疗后,TWSTRS 评分中严重程度评分改善 70%,致残性、疼痛评分以及生活质量均获得明显改善。

3)梅热综合征:Ostrem 报道 6 名梅热综合征患者术后 6 个月平均 BFMDRS 评分改善了 71%。Ghang 报道 11 例梅热综合征患者术后 2 年平均 BFMDRS 评分改善 85.5%,包括眼、口、语言/吞咽、颈部症状都有类似改善。Reese 等治疗的 12 例梅热综合征患者,术后平均随访 3 年,BFMDRS 运动评分平均改善了 53%,在眼、口、语言/吞咽方面症状的改善类似。尽管目前有限的临床结果令人鼓舞,但是梅热综合征的最佳刺激靶点和刺激参数等方面仍有待进一步研究。

4)继发性肌张力障碍:不同于原发性肌张力障碍,继发性肌张力障碍在病因、临床表现、预后等方面更为复杂,目前多数研究显示 GPi DBS 治疗继发性肌张力障碍的疗效总体不如原发性。但是也有一些病例对 GPi DBS 反应良好,例如许多报道显示 GPi DBS 对于迟发性肌张力障碍具有恒定明显的疗效。还有一些个案报道了 GPi DBS 治疗继发性肌张力障碍的良好效果,例如泛酰酸激酶相关神经变性、围产期缺氧性脑损伤等所致的肌张力障碍。有研究对外伤后肌张力障碍患者行 DBS 治疗,选择靶点为 STN 或 GPi,术后发现患者均可达到一定程度的缓

解(52.4%~78.6%),其具体的机制有待进一步研究。

5)预后因素:磁共振影像上脑部结构正常可能是继发性肌张力障碍 DBS 预后良好的一个指标,而基底节区脱髓鞘性病变、缺血性病灶等提示手术预后可能不好。目前多数学者认为病程较短、年龄较小和没有固定骨骼畸形的原发性全身型肌张力障碍患者,GPi DBS 的疗效相对更好,因此,主张当药物不能满意控制症状或出现不能耐受的不良反应时,可以考虑早期给予 GPi DBS 治疗。Tisch 对靶点位置与疗效的关系进行了分析研究,发现当电极在 GPi 中的位置偏后和偏腹侧时的疗效更好。

（3）丘脑底核电刺激

STN DBS 在肌张力障碍治疗中的研究相对较少。Kleiner-Fisman 报道 2 例颈部肌张力障碍患者在接受 STN DBS 后,BFMDRS 和 TWSTRS 评分都获得显著改善,但另 2 例效果不明显。Sun 报道 STN DBS 对各种形式肌张力障碍均有快速和持久的疗效。Ostrem 的一项前瞻性双盲研究显示,STN DBS 术后 12 个月,9 例颈部肌张力障碍患者的 TWSTRS 评分获得显著改善。Schjerling 开展了一项随机对照双盲临床研究,比较 STN DBS 和 GPi DBS 在治疗肌张力障碍中的作用,对 12 例多灶型或全身型肌张力障碍患者同时在双侧 GPi 和双侧 STN 植入电极,分别进行 GPi 和 STN 的电刺激,发现两者的疗效相当,但患者对 STN 的耐受性比 GPi 更好。最近 Zheng-Dao 等报道 STN DBS 治疗 10 例迟发性肌张力障碍患者,随访至少 1 年以上,患者的运动功能和生活质量均获得显著改善。

现有研究报道显示,STN DBS 和 GPi DBS 治疗肌张力障碍的疗效大体相当。但 STN DBS 具有一些优势:起效更早,一般开机后可以较快体现疗效,便于后续程控;所需刺激电量较低,一般使用较低的刺激参数(电压、频率)即可以达到有效的疗效,因此使用寿命延长。STN 与 GPi 都是原发性肌张力障碍治疗的重要靶点,其疗效及最佳适应证等尚有待进一步的临床研究。

123.2.2 苍白球切开术

由于苍白球切开术造成大脑结构不可逆性损伤,双侧毁损时风险较高,有可能引起严重并发症,目前已经基本被 DBS 所取代。

Hima 报道采用苍白球切开术治疗 18 例全身型

肌张力障碍,术后患者症状均有明显缓解。ViTek报道3例全身型肌张力障碍病例,采用一侧苍白球切开术,术后症状明显改善。其中2例术后症状改善80%和72%,术后1年随访仍维持手术疗效。另一例术后8个月症状复发,以下肢更为明显。也有人提出双侧苍白球切开术治疗全身型肌张力障碍。Jankovic曾报道1例14岁女孩,术后5 d症状明显好转,并维持7年之久。Lacono报道1例17岁严重全身型肌张力障碍者,在接受双侧苍白球毁损术后,患者力量和协调性有明显改善,随访1年疗效稳定。

123.2.3　鞘内巴氯芬泵植入疗法

鞘内巴氯芬(ITB)泵植入疗法是通过植入药泵将ITB缓慢持续微量注入鞘内来治疗肌张力障碍,特别是对伴有痉挛和累及躯干和下肢的肌张力障碍患者疗效最好。但巴氯酚可引起乏力、眩晕、颈肌张力过低等不良反应。停药时需逐渐减量,以防发生撤药性癫痫、痉挛、发热等。目前国内缺乏可供药泵使用的ITB。

123.2.4　选择性外周去神经支配术

选择性外周去神经支配术(selective peripheral denervation,SPD)主要用于痉挛性斜颈的治疗。详见第124章"痉挛性斜颈"。

123.3　特发性震颤的外科治疗

特发性震颤(essential tremor,ET)又称为原发性震颤,是一种常见的运动障碍性疾病,临床上以4~12 Hz的姿势性和/或动作性震颤为主要特点,初始多发生于手和前臂,可伴有头部、口面部或声音震颤,躯干和下肢一般最晚受累。症状轻微者无需处理,如果影响正常工作和生活,可以首选普萘洛尔等药物治疗,对于药物难以控制的重症患者,通常可以通过手术取得良好疗效。目前治疗ET的主要手术治疗方法包括立体定向丘脑VIM DBS和丘脑VIM切开术。双侧VIM切开术引起构音障碍和认知功能障碍的风险较高。DBS由于具有微创、可逆和可调控的优点,是目前治疗ET的首选手术方法。

123.3.1　丘脑腹中间核电刺激

一项欧洲的VIM DBS治疗ET的多中心研究显示,术后1年可使对侧上肢震颤评分下降80%。

无论是欧洲还是北美的多中心研究都发现,随着术后随访时间延长疗效会有部分减退,术后随访4~5年时,发现震颤评分大概下降50%~75%,运动性震颤的控制显得更加困难一些。P. Blomstedt等报道VIM DBS治疗19例ET,术后平均随访7年,发现手术对侧上肢的震颤评分下降60%,手功能改善35%。

并发症主要有构音障碍、共济失调、感染、出血、电极或刺激器故障等。神经功能障碍一般是可逆的,可通过调整刺激参数来纠正。对于治疗效果突然消失的情况,需要考虑是否存在电极断裂或电池耗竭,如果是疗效逐渐减退,需要考虑刺激耐受或病情进展,这时可以尝试提高刺激参数,但提高刺激参数有可能引起共济失调。对于刺激耐受,有学者提出可以尝试短期停机2周后再开机的办法,或者改行尾末定带(cZI)DBS,还有人建议改做丘脑切开术。

123.3.2　丘脑切开术

丘脑切开术疗效主要局限于震颤,而且双侧丘脑切开术引起语言和平衡障碍的风险较高,一般只适合行单侧丘脑切开术。因此,目前丘脑切开术临床上应用较少。对于双侧震颤患者,可以应用双侧DBS疗法或者在单侧丘脑切开术的基础上另一侧行DBS。

近年利用磁共振引导聚焦超声施行的丘脑切开术受到了较多关注。Elias等报道了一项前瞻性随机对照双盲研究,共76例ET患者,随机分为磁共振引导聚焦超声单侧丘脑切开治疗组和对照组,术后3个月时,治疗组震颤临床评分(CRST)从18.1分降为9.6分(分数越低症状越轻),对照组评分从16分变为15.8分,与对照组比较治疗组疗效显著;术后12个月时随访发现疗效稳定,生活质量获得显著性提高;术后早期不良反应主要有步态障碍(38%)、感觉异常或麻木(36%),术后12个月时这两种不良反应分别降为9%和14%。Sinai等利用磁共振引导聚焦超声对44例ET患者施行了单侧丘脑切开术,所有患者术后即刻CRST评分显著改善,生活质量明显提高,术后4年获访的患者仍较术前有显著性改善($P<0.001$),但有5例(11%)患者报告震颤复发影响生活,5例(11%)患者有不可逆的并发症。

(胡　杰)

参考文献

[1] 中华医学会神经外科学分会功能神经外科学组. 帕金森病脑深部电刺激疗法术后程控中国专家共识[J]. 中华神经外科杂志,2016,32(12):1192-1198.

[2] 中国医师协会神经外科医师分会功能神经外科专家委员会. 肌张力障碍脑深部电刺激疗法中国专家共识[J]. 中华神经外科杂志,2018,34(6):541-545.

[3] 中国帕金森病脑深部电刺激疗法专家组. 中国帕金森病脑深部电刺激疗法专家共识[J]. 中华神经外科杂志,2012,45(7):541-543.

[4] 高翔,潘力. 运动性疾病及其处理[M]//周良辅. 现代神经外科学. 2版. 上海:复旦大学出版社,2015:1302-1309.

[5] BOND A E, SHAH B B, HUSS D S, et al. Safety and efficacy of focused ultrasound thalamotomy for patients with medication-refractory, tremor-dominant Parkinson disease: a randomized clinical trial [J]. JAMA Neurol, 2017,74(12):1412-1418.

[6] CIF L, HARIZ M. Seventy years with the globus pallidus: pallidal surgery for movement disorders between 1947 and 2017 [J]. Mov Disord, 2017, 32 (7): 972-982.

[7] DE BENEDICTIS A, TREZZA A, CARAI A, et al. Robot-assisted procedures in pediatric neurosur-gery [J]. Neurosurg Focus, 2017,42(5):E7.

[8] DELONG M R, HUANG K T, GALLIS J, et al. Effect of advancing age on outcomes of deep brain stimulation for Parkinson disease [J]. JAMA Neurol, 2014, 71(10):1290-1295.

[9] DENG Z D, LI D Y, ZHANG C C, et al. Long-term follow-up of bilateral subthalamic deep brain stimulation for refractory tardive dystonia [J]. Parkinsonism Relat Disord, 2017,41:58-65.

[10] ELIAS W J, LIPSMAN N, ONDO W G, et al. A randomized trial of focused ultrasound thalamotomy for essential tremor [J]. N Engl J Med, 2016,375(8):730-739.

[11] GROSSMAN N, BONO D, DEDIC N, et al. Noninvasive deep brain stimulation via temporally interfering electric fields [J]. Cell, 2017,169(6):1029-1041.

[12] HO A L, ALI R, CONNOLLY I D, et al. Awake versus asleep deep brain stimulation for Parkinson's disease: a critical comparison and meta-analysis [J]. J Neurol Neurosurg Psychiatry, 2018,89(7):687-691.

[13] JIA F, SHUKLA A W, HU W, et al. Deep brain stimulation at variable frequency to improve motor outcomes in Parkinson's disease [J]. Mov Disord Clin Pract, 2018,5(5):538-541.

[14] KAMINSKA M, PERIDES S, LUMSDEN D E, et al. Complications of deep brain stimulation (DBS) for dystonia in children—The challenges and 10-year experience in a large paediatric cohort [J]. Eur J Paediatr Neurol, 2017,21(1):168-175.

[15] LI H X, HE L, ZHANG C C, et al. Deep brain stimulation in post-traumatic dystonia: a case series study [J]. CNS Neurosci Ther, 2019,25(1):1262-1269.

[16] ODEKERKEN V J J, BOEL J A, SCHMAND B A, et al. GPi vs STN deep brain stimulation for Parkinson disease [J]. Neurology, 2016,86(8):755.

[17] PERERA T, TAN J L, COLE M H, et al. Balance control systems in Parkinson's disease and the impact of pedunculopontine area stimulation [J]. Brain, 2018, 141(10):3009-3022.

[18] RIZZONE M G, FASANO A, DANIELE A, et al. Long-term outcome of subthalamic nucleus DBS in Parkinson's disease: from the advanced phase towards the late stage of the disease [J]. Parkinsonism Relat Disord, 2014,20(4):376-381.

[19] RUGHANI A, SCHWALB J M, SIDIROPOULOS C, et al. Congress of neurological surgeons systematic review and evidence-based guideline on subthalamic nucleus and globus pallidus internus deep brain stimulation for the treatment of patients with Parkinson's disease: executive summary [J]. Neurosurgery, 2018,82(6):753-756.

[20] SCHUEPBACH W M, RAU J, KNUDSEN K, et al. Neurostimulation for Parkinson's disease with early motor complications [J]. N Engl J Med, 2013,368(7):610-622.

[21] SINAI A, NASSAR M, ERAN A, et al. Magnetic resonance-guided focused ultrasound thalamotomy for essential tremor: a 5-year single-center experience [J]. J Neurosurg, 2020,133(2):417-424.

[22] THEVATHASAN W, DEBU B, AZIZ T, et al. Pedunculopontine nucleus deep brain stimulation in Parkinson's disease: a clinical review [J]. Mov Disord, 2018,33(1):10-20.

[23] VANSICKLE D, VOLK V, FREEMAN P, et al. Electrode placement accuracy in robot-assisted asleep deep brain stimulation [J]. Ann Biomed Eng, 2019,47(5):1212-1222.

[24] WEAVER F M, FOLLETT K A, STERN M, et al. Randomized trial of deep brain stimulation for Par-

kinson disease [J]. Neurology，2012，79(1)：55.

[25] WEAVER F M，FOLLETT K，STERN M，et al. Bilateral deep brain stimulation vs best medical therapy for patients with advanced Parkinson disease：a random-ized controlled trial [J]. JAMA，2009，301（1）：63 – 73.

[26] WINN H R. Youmans and Winn neurological surgery [M]. 7th ed. Philadelphia：Elsevier，2017.

124 痉挛性斜颈

痉挛性斜颈（spasmodic torticollis，ST）是局灶型肌张力障碍中最常见的一种，又称为颈部肌张力障碍（cervical dystonia），多数学者认为其是一种锥体外系疾病。好发于成年人，平均发病年龄 40 岁左右。1792 年，Wepter 最先报道了此病。据国外有关流行病学调查，其患病率为（5.7～8.9）/10 万，发病率约为 1.2/10 万。临床表现为颈肌受到中枢神经异常冲动造成不可控制的痉挛或阵挛，从而使头颈部不自主地痉挛性倾斜扭转，致使出现多动症状和姿势异常，可伴有相应肌肉的痉挛性疼痛，通常可累及胸锁乳突肌、斜方肌、头夹肌及肩胛提肌等。本病可伴有其他形式的运动障碍性疾病，如变形性肌张力障碍、舞蹈病和震颤麻痹等。

124.1 病因

本病确切病因尚不明确。有大量证据证明，其发病原因与锥体外系功能异常密切相关。纹状体功能障碍是本病的重要原因之一。文献中曾发现纹状体区出血和动静脉畸形（AVM）的患者有此症状。中脑损害也可能和本病有关。这一现象可以从解剖环路上得到解释：中脑的 Cajal 间质核是连接中脑、丘脑、皮质和纹状体环路的起点。精神因素也是本病症状发作很大的原因之一，"两次打击学说"认为其在本病的发病过程中起到了诱发作用。前庭功能异常也可能是导致本病的原因之一。最近，人们注意到遗传因素和本病也可能有关，目前发现 *DYT6*、*DYT7* 等 20 余种基因与肌张力障碍的发病相关，相当一部分病例有阳性家族史。责任血管压迫神经也可能是本病的原因之一。根据著名的 Jenneta 理论，至少在水平型痉挛性斜颈中，颅后窝行走的副神经受异常走行血管的压迫，副神经的长期受压使局部产生脱髓鞘病变，使离心神经纤维之间发生短路。压迫血管大多为小脑后下动脉、椎动脉及其分支等。此类患者可有下列特点：当患者头部处于休息状态时，由于健侧副神经的活动减弱，而病侧副神经由于反复的短路活动，使双侧副神经的活动失衡加重，导致颈部异常活动加重。

124.2 临床表现

多数起病缓慢，发病起始往往症状轻微，一般均会进行性加重，以前 3～5 年病情加重最为明显。少数急性起病，极少自愈。10%～20% 的患者未经治疗即可短期内自发性部分或完全缓解，但往往会复发。

临床主要表现为颈部肌肉的不能控制的异常活动，双侧颈部深、浅肌肉都可以累及，但多以一侧为重。影响最为明显的肌肉依次为胸锁乳突肌、斜方肌和头夹肌等。受累肌肉的强制性收缩使头部不断转向某一方向，头部向一侧转动者为对侧胸锁乳突肌的收缩，头向前屈为双侧的胸锁乳突肌收缩，头向后过伸则为双侧颈夹肌和斜方肌同时收缩。

根据临床表现可将痉挛性斜颈分为4型:①旋转型,即头绕身体纵轴不自主向一侧作痉挛性或阵挛性旋转。根据头与纵轴有无倾斜又可以分为水平旋转、后仰旋转和前屈旋转3种亚型。旋转型是本病最常见的一种类型。②后仰型,即头部不自主痉挛性或阵挛性后仰,面部朝天。③前屈型,即头部不自主向胸前痉挛或阵挛性屈曲。④侧倾型,即头部偏离纵轴不自主向左或右痉挛或阵挛性倾斜。严重者耳、颞部与肩靠近,常伴同侧肩上抬现象。实际上,痉挛性斜颈临床症状多种多样,大多数表现为多种类型异常姿势的组合。临床上相似的异常姿势可以是不同肌肉与其拮抗肌不同程度收缩组合的结果。

多种因素可加重或缓解斜颈的症状,通常用力、行走、情绪波动、疲劳或感觉刺激可使症状加重,安静时症状减轻,入睡后症状消失。受累肌肉肥厚,而对侧肌肉逐步废用性萎缩。发作频繁时肌肉疼痛。

124.3　诊断与鉴别诊断

根据患者的发作情况,诊断一般不难。有时需和继发于颈椎肿瘤、颈椎损伤、颈椎间盘突出和枕下神经炎等疾病引起的头部异常姿势相鉴别。主要区别点为上述病变仅引起强制性斜颈,不会有痉挛性发作。10岁以下的儿童出现斜颈,应首先考虑眼性斜颈、颅后窝肿瘤和胸锁乳突肌挛缩等引起的强迫头位和斜颈。上述斜颈也不会引起痉挛发作。还应与癔病性斜颈相鉴别,后者往往有明确的精神因素,发作突然、消失突然,头部和颈部的异常运动变化多端,无规律性,情绪稳定后症状很快消失。

124.4　治疗

124.4.1　药物治疗和肉毒素局部注射治疗

药物治疗对本病的早期有效,但作用有限或持续时间短暂。抗胆碱能药物、多巴胺受体激动剂、γ-氨基丁酸(GABA)能激动剂、苯二氮䓬类等可用于痉挛性斜颈的治疗。有研究显示在疾病早期给予小剂量地西泮、ITB、抗胆碱能药物可部分改善痉挛性斜颈症状,抗胆碱能药物(盐酸苯海索等)的疗效优于其他两种。氟哌啶醇等也有一定效果。但长期

大量应用上述药物可引起众多不良反应,包括口干、困倦、排尿困难、智能减退等。由于病因不明,药物治疗仅能在早期起到减轻发作程度的作用,中后期则效果不明显。

肉毒杆菌毒素局部注射治疗痉挛性斜颈是一种简单、安全、有效的方法,可以在短期内有效缓解大多数患者的症状,显著改善患者的生活质量。个别患者在单次治疗后可获数年,甚至10余年的症状缓解。A型肉毒素治疗斜颈的有效率达90%~95%,注射后1周左右起效,疗效维持3~6个月,症状复发可重复注射维持疗效;对于部分反复注射后体内产生抗体而治疗效果减退的患者,可使用B型肉毒素注射治疗。研究显示两种肉毒素治疗斜颈疗效相当,但A型肉毒素不良反应(吞咽困难等)的发生率更低,作用持续时间更久。通过肌电图辅助选择靶肌内注射有助于提高疗效。重复注射间隔时间应>3个月,以免增加抗体形成的风险。常见不良反应有暂时性吞咽困难,可持续数周。其他并发症包括注射部位疼痛,一般不重,多在数天内消失;颈部无力,多在数周内缓解。少见不良反应包括头晕、口干、流感样综合征、全身无力和发音困难等。

124.4.2　手术治疗

(1) 手术适应证

1) 药物、肉毒素注射等非手术治疗(至少半年以上)无效,病情继续发展者。

2) 严重影响生活或工作者。

(2) 手术方法

外科术式主要有选择性外周去神经支配术(SPD)、脑深部电刺激术(DBS)、(改良)Forster-Dandy手术、立体定向脑运动核毁损术、显微血管减压术(MVD)。目前应用最多和疗效比较肯定的外科手术方法是SPD和DBS。根据病情需要,有时需要联合应用不同术式进行治疗。

1) DBS:在20世纪90年代后期,DBS就被尝试用于治疗其他疗法难以控制的痉挛性斜颈患者。经过多年的临床实践,现已被广泛接受作为治疗痉挛性斜颈的一种重要方法,和SPD一道成为了目前治疗痉挛性斜颈的两种主要外科手段之一。DBS治疗痉挛性斜颈最常应用的靶点是苍白球内侧部(GPi),而丘脑底核(STN)或丘脑腹中间核(VIM)应用较少。与立体定向毁损术相比较,DBS具有可逆、并发症少、安全性高等优点。现有报道DBS治疗痉挛性

斜颈效果较好,主要缺点是费用比较高和以后需要更换电池。Ravindran 等对 18 项研究共 180 例接受 DBS 治疗的痉挛性斜颈患者的荟萃分析显示,术后随访至少 12 个月,患者术后 TWSTRS 评分中症状严重程度和致残性都获得显著改善。

2) SPD:目前所采用的 SPD 主要是从 20 世纪 70 年代 Bertrand 所创立的术式改进而来,在痉挛性斜颈的外科治疗中应用较广。现代 SPD 术式是在硬脊膜外选择性切断支配痉挛肌肉的神经分支,使该肌肉去除神经支配,从而缓解肌肉紧张,同时避免切断支配正常肌肉的神经分支。与以往在硬脊膜下进行的神经根切断术相比较,SPD 术式的创伤更小、选择性更高、疗效更好而不良反应更小,因此,硬脊膜下神经根切断术已经被废弃了。

SPD 尤其适用于强直性肌张力障碍的患者,对于有明显肌阵挛或肌张力障碍样头部震颤的患者效果较差。

SPD 需要强调个体化的原则来确定所需要切断的神经分支;根据病情,还可以辅助切断或切除部分受累肌肉,有时还可以分期手术以减轻不良反应和提高疗效。在手术前,仔细观察患者的症状类型和触诊受累的肌肉,常规做肌电图检查,以了解哪些肌肉的活动过度,哪些肌肉的活动受抑制。由于受累肌肉的异常活动随着患者头部和身体姿势而不同,应当同时记录至少 4 块肌肉的肌电图。最常记录的肌肉是双侧胸锁乳突肌和头夹肌,同时应当了解颈部活动的协同肌,如斜方肌、半棘肌、斜角肌、头直肌和肩胛提肌的肌电活动。为确保针电极位置正确,要求患者重复做每块肌肉的生理学活动,随后记录患者做头部旋转、倾斜、屈曲和伸展时的肌电活动。在颈后部暴露一侧或双侧神经根的后部分支,用电极刺激确定支配肌肉或由先前的肌电图来确定需要切断的神经分支。

胸锁乳突肌的去神经术:作一类似于做面副神经吻合术切口,在茎乳孔处找出副神经,向远端解剖并用电极刺激神经分支,引起该肌肉收缩的给予切断,周围端拉出,进入该肌肉的一般有 5～6 个分支。主干及进入斜方肌的分支给予保留。

SPD 对痉挛性斜颈的疗效已经被许多研究所证实,但是由于疗效判定标准不同等原因,各家报道的有效率差别较大。大多数报道 SPD 对 70%～90% 痉挛性斜颈患者有效。

Ravindran 等对 18 项研究共 870 例痉挛性斜颈患者(180 例 DBS、690 例 SPD)的荟萃分析显示,术后随访 31.5 个月(12～38 个月),DBS 和 SPD 两者的疗效没有显著性差别,术后都能显著减轻患者症状(显著降低 TWSTRS 评分)。有报道显示对于 DBS 效果不满意的患者,用 SPD 仍然有效,反之亦然。

3) Fostor-Dandy 术:即硬脊膜内切断双侧 $C_{1\sim4}$ 前根及双侧副神经根。由于此术式生理毁损大,牺牲了很多正常肌肉的神经支配,术后并发症较多,且存在去神经不足等缺点,现已较少使用。于炎冰等对 Fostor-Dandy 术进行了改良,即根据不同病情,结合术中神经肌电刺激的结果,进行双侧副神经根、C_1 脊神经根切断,$C_{2\sim4}$ 脊神经前、后根选择性部分切断术,获得良好疗效,同时尽可能减少了并发症的发生。

4) 立体定向毁损术:适用于患者同时伴有扭转痉挛等运动障碍性疾病,可选用丘脑前腹侧作为丘脑靶点,以阻断小脑-红核-丘脑-皮质通路。手术效果各家报道不一。由于毁损点靠近皮质延髓束,有可能会引起构音障碍。为避免严重并发症,一般采用一侧丘脑毁损、对侧行选择性神经根切断术。由于有效率较低和可能发生严重并发症,此方法的应用已日渐减少。

5) MVD:对双侧副神经和 C_2 以上神经根进行 MVD。文献报道 MVD 曾被尝试用于少数痉挛性斜颈患者,但疗效不确定。由于痉挛性斜颈累及的肌肉通常较多,且参与痉挛的肌肉大多数受 $C_{1\sim6}$ 神经支配,认为痉挛性斜颈的病因是在周围而非中枢,这与当前对肌张力障碍的病因理解完全不同,因而 MVD 治疗痉挛性斜颈受到多数学者的质疑。

(胡 杰)

参考文献

[1] 胡杰,潘力. 痉挛性斜颈[M]//周良辅. 现代神经外科学. 2 版. 上海:复旦大学出版社,2015:1310 - 1312.

[2] BERGENHEIM A T, NORDH E, LARSSON E, et al. Selective peripheraldenervation for cervical dystonia: long-term follow-up [J]. J Neurol Neurosurg Psychiatry, 2015,86(12):1307 - 1313.

[3] CHUNG M, HAN I, CHUNG S S, et al. Effectiveness of selective peripheral denervation in combination with pallidal deep brain stimulation for the treatment of cervical dystonia [J]. Acta Neurochir, 2015, 157 (3):

435 - 442.

[4] KIM J P, CHANG W S, PARK Y S, et al. Effects of relativelow frequency bilateral globuspallidus internus stimulation for treatment of cervical dystonia [J]. Stereotact Funct Neurosurg, 2012,90(1):30 - 36.

[5] KRAUSS J K. Selective peripheral denervation for cervical dystonia [M]//WINN H R. Youmans and Winn neurological surgery [M]. 7th ed. Philadelphia: Elsevier,2017:672 - 677.

[6] OSTREM J L, SAN LUCIANO M, DODENHOFF K A, et al. Subthalamicnucleus deep brain stimulation in isolateddystonia: a 3-year follow-up study [J]. Neurology, 2017,88(1):25 - 35.

[7] RAVINDRAN K, GANESH KUMAR N, ENGLOT D J, et al. Deep brain stimulation versus peripheral denervation for cervical dystonia: a systematic review and meta-analysis [J]. World Neurosurg, 2019,122:E940 - E946.

[8] TRUONG D. Botulinum toxins in the treatment of primary focal dystonias [J]. J Neurol Sci, 2012,316(1 - 2):9 - 14.

[9] WANG J W, LI J, HAN L, et al. Selective peripheral denervation for thetreatment of spasmodic torticollis: long-term follow-up results from648 patients [J]. Acta Neurochir, 2015,157(3):427 - 433.

[10] WILSON T J, SPINNER R J. Selective cervical denervationfor cervical dystonia: modification of theBertrand procedure [J]. Oper Neurosurg, 2018, 14 (5): 546 - 555.

[11] YAMADA K, HAMASAKI T, HASEGAWA Y, et al. Long disease duration interferes with therapeutic effect of globus pallidus duration interferes with therapeutic globus pallidus internus pallidal stimulation in primary cervical dystonia [J]. Neuromodulation, 2013, 16(3):219 - 225.

125 痉挛性瘫痪

125.1　概述

　　瘫痪是指随意运动功能减低或丧失,临床上表现为受累肢体无力或完全不能获得,是神经系统常见的症候之一。一般按照运动通路的解剖部位,分上运动神经元(包括大脑皮质、基底节区、脑干和脊髓)、下运动神经元(包括脊髓前角细胞、脊髓神经运动根及周围神经)、神经-肌接头及肌肉4个部位。大脑皮质到支配肌肉的运动通路上任何一个部位损伤均可引起运动通路中断而引起瘫痪。根据瘫痪障碍性质分类:痉挛性瘫痪(硬瘫)和弛缓性瘫痪(软瘫)。痉挛性瘫痪是指瘫痪的肢体肌张力增高,肢体被动运动时抵抗力大并有僵硬感,腱反射亢进。弛缓性瘫痪是指瘫痪的肢体肌张力低下,肢体被动运动时阻抗小,腱反射减低或消失。痉挛性瘫痪为上运动神经元损害所致。弛缓性瘫痪可以由下运动神经元(脊髓前角、周围神经)或神经-肌接头、肌肉等部位的损害所致。

　　需要注意的是,在上运动神经元损害的急性期,可出现脊髓休克现象(又称脊休克),也可表现出迟缓性瘫痪,需待急性休克期度过,才逐渐表现出痉挛

性瘫痪的特点。休克期长短依损害程度、全身状况而异,一般数天至数周不等。休克现象的发生机制:正常生理状态下,脑干锥体外系下行通路对下运动神经元具有易化作用,锥体束急性严重损伤同时累及此通路,使下运动神经元失去易化作用,兴奋性降低,呈现弛缓性瘫痪。待下运动神经元兴奋性恢复后,才表现为固有的痉挛性瘫痪。

　　本章重点讨论痉挛性瘫痪的相关内容。

125.1.1　病因及分类

　　最常见的病因如下:脑瘫、脑外伤后遗症、脑出血后遗症、脑梗死后遗症、脊髓损伤后遗症、遗传性痉挛性截瘫、多发性硬化等。上述病因引起的上运动神经元损害,导致肢体痉挛性活动障碍,都属于痉挛性瘫痪。根据痉挛性瘫痪的解剖分布可以分为:痉挛性偏瘫、痉挛性截瘫、痉挛性四肢瘫和痉挛性单瘫。痉挛性瘫痪可以导致关节活动受限,进而发展为挛缩畸形,严重影响患者的功能状态及生活质量,是临床治疗的难点。

　　由于上运动神经元损伤大多数为不可逆损伤,因此,对于痉挛性瘫痪的临床治疗,实际上是改善痉挛症状,降低过高的肌张力和过度增强的牵张反射,

从而改善患者肢体运动功能,为后续的系统康复治疗奠定良好的基础。

125.1.2   病理生理基础

痉挛状态是一种以速度依赖性的紧张性牵张反射增强为特点的运动障碍,表现为腱反射亢进,牵张反射过度兴奋,是上运动神经元综合征的一种表现。

牵张反射弧的感受器为肌梭,肌梭内有梭内肌和缠绕其上的螺旋状感觉神经末梢及支配梭内肌的前角 A 类 γ 运动神经元的纤维末梢。肌梭的一端附着在梭外肌的肌束膜上,另一端则连于肌腱或他处的肌束膜。因此,当肌梭被牵拉时或前角 A 类 γ 运动神经元兴奋而使梭内肌收缩,均能刺激肌梭内的螺旋状感觉神经末梢兴奋,冲动即沿着传入神经传入脊髓,兴奋前角 α 运动神经元后,即能引起梭外肌的收缩(图 125-1)。

脊髓牵张反射的低级中枢虽在脊髓,但它却受

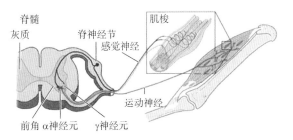

图 125-1   牵张反射示意图

高位中枢的控制(主要为抑制作用),即前角运动神经元经常受锥体束的上位运动神经元(皮质脊髓束)和锥体外系的下行纤维(主要为网状脊髓束和前庭脊髓束)的影响。因此,当高级神经中枢及其下行纤维损伤时,脊髓牵张反射就失去了高级中枢的抑制作用,使其兴奋性增强,表现出深反射亢进和肌张力增高。反射增强主要表现为肌肉收缩反应较正常强,引起反射的刺激区域也较正常大,如果腱反射高度亢进,则可以出现阵挛。阵挛为急促地牵拉某一肌肉后,使同一肌肉产生连续的节律性收缩,其本质为连续的腱反射。这是由于上运动神经元损伤而解除了对脊髓牵张反射中枢的抑制作用,使其兴奋性极度增高,所以在牵拉肌肉或轻微刺激时,即能引起一连串的腱反射(图 125-2)。最常见的阵挛为膝阵挛和踝阵挛,有时可发生肘阵挛、腕阵挛和指阵挛。当上运动神经元损伤严重时,脊髓的反射中枢高度兴奋,甚至被褥轻微的刺激即可引起阵挛。

如果当脊髓牵张反射因病变而中断时,则所属深反射减弱甚至消失,相应肌肉的肌张力降低或消失。可见深反射消失和肌张力降低,不仅鉴于反射弧的传出通路,及下运动神经元病变(弛缓性瘫),而且也可发生在反射弧的传入通路,如后根病变时,虽然运动功能属于正常,但因完成深反射和维持肌张力的传入冲动减少或中断,仍可以使深反射减弱或消失,肌张力降低。临床上,选择性脊神经背根(后根)切断术来降低肌张力的机制即是如此。

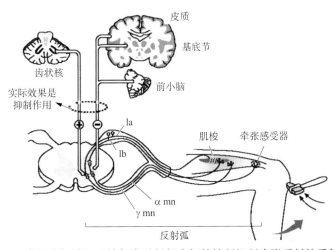

图 125-2   高级中枢神经系统与脊髓低级中枢的控制机制牵张反射的反射弧机制

注:大脑皮质、基底节和前小脑对下级脊髓中枢有抑制作用,小脑的齿状核则对下级中枢有兴奋作用,但综合的效果还是抑制作用为主。当高级中枢受损伤后,下行抑制作用减弱,表现为低级中枢的兴奋性增强。当敲击膝腱反射时,牵张感受器兴奋传入,低级中枢兴奋性增强,使传出信号增强,表现为腱反射亢进。

125.2 诊断和临床评估

125.2.1 病因诊断

对于痉挛性瘫痪患者,痉挛性瘫痪多为后遗症状,需要先明确病因,对原发疾病进行治疗。只有在原发疾病治疗后或稳定恢复期,才能针对痉挛性瘫痪进行治疗。

125.2.2 诊断程序

全面的病史收集,详细的神经系统检查,细致的康复评估十分重要。临床评估的内容包括肌张力评估[改良的 Ashworth 量表(MAS)]、肌力评估、关节活动度(ROM)、改良的 Tardieu 量表(MTS)、康复综合量表评估(NRS/FIM/Berg 平衡量表)、粗大运动功能分级系统(GFMCS)等,所有评估资料、评估照片、视频资料录入信息库。临床评估后,临床医生团队(强调多学科团队)需要针对患者及家属的需求,与其共同制订治疗目标。个性化的治疗目标非常重要,可以治疗前让患者及家属及时客观地了解治疗预期的效果。

脑瘫 GMFCS 是以患者自发运动为依据,评估脑瘫患者运动功能水平的五级分类系统(表125-1),各个等级之间的运动功能区分体现日常生活能力。主要根据以下几方面来判断:功能限制;是否需要手持移动辅具(如助行器、拐杖和手杖)或轮椅等;以及运动质量。

表 125-1 GMFCS 各级别概述及示意图

分 级	概 述	示意图
Ⅰ	行走不受限制,独立上下楼梯	
Ⅱ	行走受限制,上下楼梯需要扶手	
Ⅲ	行走使用手持移动辅具(助行器、手杖、拐杖等)	
Ⅳ	自我活动能力受限;需要轮椅等辅助移动	
Ⅴ	无自我活动能力,移动需要依靠他人或手动轮椅	

125.2.3 其他检查

对于脑瘫患者,需要进行头颅、腰椎 MRI 平扫检查,髋关节 X 线平片等。对于脑卒中、脑外伤等需要头部 MRI 平扫或增强检查,对于血管性疾病还需要进行头部 CTA 或 DSA 检查。对于脊髓损伤患者或遗传性痉挛性截瘫患者,除了头部 MRI 平扫检查外,还需要增加相应脊髓节段的 MRI 平扫检查,甚至需要全脊髓节段 MRI 平扫检查。对于神经内科某些疾病,还需要肌电图检查、血液代谢指标检测和基因检测等。

125.3 治疗

125.3.1 口服药物治疗

大多数口服药物仅仅是对症治疗,尚缺乏循证医学依据。口服药物治疗适用于全身痉挛状态而非局灶性痉挛状态,轻到中度痉挛状态患者获益最大。

目前常用抗痉挛口服药物作用机制分类如表125-2所示。

表 125-2 常用抗痉挛口服药物作用机制

作用机制	抗痉挛药物
GABA 能	GABAA:苯二氮䓬类,卡立普多 GABAB:巴氯芬
单胺能	替扎尼定、可乐定、赛庚啶、环苯扎林
阻断离子流入	丹曲林(阻断钙离子);4-氨基吡啶(阻断钾离子);拉莫三嗪、苯妥英(阻断钠离子);普瑞巴林(阻断钙离子)
抑制兴奋性氨基酸	奥芬那君(邻甲苯海明)
其他	大麻素

(1)巴氯芬

作用机制为最强效的抑制性神经递质 γ-氨基丁酸(GABA)的类似物,与Ⅰa 感觉传入神经元和 α 运动神经元内 GABAB 受体结合。有单突触反射抑制作用(激活突触前和突触后 GABAB 受体),降低 γ 运动神经元兴奋性,降低肌梭敏感性。适应证主要包括脊髓损伤和多发性硬化引起的痉挛状态(尤其是下肢痉挛状态)。药物剂量:起始量 5 mg,每日 2 次或每日 3 次,每 3～5 d 增加 5 mg,最大剂量

80 mg/d。不良反应主要有嗜睡和无力。可诱发癫痫，避免突然停药。不良反应有胃肠道症状、震颤、失眠、意识模糊。该药有撤药反应，表现为痉挛状态反弹、出现幻觉和癫痫发作。

（2）替扎尼定

替扎尼定为中枢 α_2 肾上腺素受体激动剂。抑制易化性的蓝斑脊髓束和脊髓中间神经元释放兴奋性氨基酸（增强多突触反射的突触前抑制作用）。可用于脊髓损伤、多发性硬化或获得性脑损伤导致的痉挛状态，更适用于同时伴随疼痛的痉挛状态。药物剂量：起始量 2～4 mg，睡前服用；根据患者耐受性增加药量，最大量 36 mg/d。不良反应主要有镇静/嗜睡反应（多达 50%）；可能有肝脏毒性，应监测肝功能；有低血压、口干、心动过缓、头晕；与治疗相关的无力症状较其他抗痉挛药物少见。

（3）苯二氮䓬类

作用机制为增强 GABAA 受体的效应，增加突触前抑制，抑制单突触和多突触反射。

适应证：脊髓损伤和多发性硬化，伴发其他并发症，如癫痫、焦虑、失眠、抽搐和其他运动障碍。药物剂量：地西泮，起始量 4 mg，每晚 1 次或 2 mg，每日 2 次，上限 60 mg/d。主要不良反应：嗜睡、镇静、注意力减退和记忆损害，以及可能的生理依赖。其镇静作用在常用的口服抗痉挛药物中最强。注意事项：因对记忆力和注意力的不良影响，通常不用于创伤性颅脑损伤；也会因突然停药导致撤药综合征。

（4）丹曲林

作用机制为直接作用于骨骼肌，抑制肌质网的主要钙离子释放通道，放松骨骼肌。适应证包括脑卒中、脑损伤等所致痉挛性瘫痪。药物剂量：起始量 25 mg，每日 2 次，最大量 400 mg/d。主要不良反应：主要有嗜睡、头晕、肝脏毒性，其他包括疲劳、无力、皮肤感觉异常、腹泻、恶心、呕吐等。注意事项：服药期间应监测肝功能。

125.3.2 肉毒毒素局部注射治疗

肉毒毒素 A（BoNT－A）是从肉毒杆菌分离提取的一种蛋白多肽链，能不可逆地与神经肌肉接头末端的胆碱能受体结合，阻止突触囊泡释放乙酰胆碱，起到化学性去神经支配作用。肉毒毒素在已知的 7 种亚型中，只有肉毒素 A 型和 B 型被美国的 FDA 批准用于痉挛状态的治疗。近期有很多研究证实肉毒素局部注射治疗对于脑卒中偏瘫后遗症、

脑外伤后遗症及痉挛性脑瘫都有很好的降低肌张力的效果。

肉毒毒素注射治疗的适应证为肢体的局部痉挛症状，肌张力 MAS 评级 1＋至 3 级可以考虑肉毒素局部注射改善肌张力。目前国内可以获得的注射用 A 型肉毒毒素商品有保妥适与衡力，每安瓿瓶 100 IU。根据患者痉挛模式及程度确定注射方案，一般肢体小肌内注射 20～50 IU，肢体大肌内注射 50～100 IU，单一责任肌内注射剂量一般不超过 100 IU，单次总剂量一般不超过 600 IU；儿童根据体重减量使用。注射时使用肌电图仪（EMG）/神经刺激仪和 EMG 针来帮助正确定位注射位点。一般注射后 1 周达到有效峰值，疗效可以维持 3～4 个月。有些患者需要多次反复局部注射。但是多次反复注射，会逐渐减少疗效，可能与产生抗体耐受性有关。

注射前后需配合物理/作业治疗（包括强制性使用）、支具或肌内效贴，以使疗效最大化。有许多研究已经证实，肉毒毒素注射比安慰剂注射组有明显的疗效；肉毒毒素注射后配合物理治疗，可以达到更好的临床疗效。肉毒毒素注射治疗不能作为单独的治疗痉挛的方法，必须作为康复治疗的辅助治疗方法。肉毒毒素注射后 2～4 周需要配合系列石膏固定。

125.3.3 立体定向治疗

立体定向毁损术（靶向丘脑和齿状核）曾被应用于治疗痉挛性脑瘫伴有一侧肢体肌张力障碍的患者，但是临床效果仅为 30%。还有研究应用脑深部电刺激（DBS）内侧苍白球（GPi）和丘脑，治疗伴有肌张力障碍的脑瘫患者。目前对于立体定向毁损术和 DBS 治疗痉挛性瘫痪的研究很少，尚有待于进一步研究。

125.3.4 选择性脊神经背根切断术

早在 1888 年，Abbe 和 Bennett 两位医生首次报道了后根神经切断术在治疗疼痛的同时，也可以减轻痉挛症状。但是，直到 1976 年，Fasano 在神经电生理监测下，开展选择性切断导致异常肌张力的神经小束，开创了选择性脊神经背根切断术（selective dorsal rhizotomy，SDR）的现代化治疗和研究。

1986 年，Peacock 改良了背根切断术的方法，从圆锥节段椎板切开改为第 2～5 腰椎多节段椎板切开，在 L_2 到 S_1 脊神经节段行选择性背根切断，术中

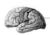

应用了神经电生理监测。为防多节段椎板切除术后脊柱畸形,术后采取全脊柱石膏固定 6 周或行椎板成形术(Steinbok,2008),但一直存在争论。1990年,T. S. Park 在 Peacock 的 SDR 技术基础上,发展了术中 B 超定位圆锥的单椎板(第 1/2 腰椎)SDR 技术,并倡导术中电生理监测判断脊神经节段和确定神经背根的切除比例。Sindou 与 Georgoulis(2014)提出锁孔椎板间神经背根切断术(keyhole interlaminar dorsal rhizotomy,KIDr),最小损伤脊柱韧带,在脊神经出椎间孔处精准定位脊神经节段。目前,该中心所有的 SDR 手术均采用此技术,无需术后全脊柱石膏固定。

术中神经电生理监测技术的进展是 SDR 发展的重要因素。例如可通过神经电生理持续监测及复合肌反应电位(compound muscle action potentials,CMAP)识别 S_2 的阴部神经丛,处理部分 S_2 神经小束,对于踝关节的痉挛处理有更好的效果(Abbott R,1997)。可是对于 SDR 是否需要术中电生理监测,目前仍存在争议。Steinbok(2009)则认为 SDR 术后对于下肢功能的改善与神经电生理监测和分离神经小束切断技术关系不大,即使无神经电生理监测,SDR 同样安全有效。Warf(1996,2000)则认为神经电生理监测的结果并不可靠,提出非选择性部分背根切断术(nonselective partial dorsal rhizotomy,NSPDR)的观点,认为非选择性切断比例 $50\% \sim 75\%$ 也可以达到相似的临床效果。但是由于组织学研究发现,支配异常痉挛肌肉的神经小束有明显的显微结构改变,因此,多数人认为神经电刺激有利于识别导致异常痉挛症状的神经小束,使背根神经切断更加精准有效。对此术中操作及分离神经小束务必仔细轻柔,以免影响神经电生理监测结果而产生误导。

目前 SDR 领域有两大流派:Peacock 流派(多节段 SDR)及 Park 流派(单节段 SDR)均倡导在行 SDR 时应用术中电生理监测技术。笔者单位在 2016 年下半年也引进 Park 技术,开展术中电生理监测下的单椎板 SDR(EMG - SL - SDR),取得了良好的临床效果。

(1)适应证

1)有行走能力的痉挛性双下瘫的脑瘫患者,GMFCS Ⅱ级和Ⅲ级,下肢肌力 3 级以上,无肌张力障碍或躯干无力等。

2)对于 GMFCS Ⅳ级和Ⅴ级的患者,为了减轻痉挛,便于护理,也可以行 SDR。

3)无明显固定挛缩畸形或仅轻度畸形。

4)智力正常或接近正常,能配合术后康复治疗。

5)严重痉挛影响日常生活和康复训练。

6)年龄:对于痉挛性脑瘫的儿童,最早的干预年龄为 4~6 岁;对于成人患者,SDR 仍然有效。

(2)禁忌证

1)手足徐动、震颤、共济失调或扭转痉挛等锥体外系疾病。

2)受累肢体肌力差,肌张力低。

3)智力低下,无法交流,不能配合康复训练。

4)肢体有严重的固定挛缩畸形。

5)脊柱严重畸形和不稳定。

6)严重的癫痫发作。

7)严重的全身疾病,无法耐受手术。

目前大多数临床中心均采取比较严格的入选标准,而且强调完整全面的术前临床评估流程。但入选标准也有所不同,如某些中心尝试在 SDR 术前行巴氯芬(ITB)鞘内注射试验,来筛选候选患者,但目前尚无标准化的入选标准。当然,术前治疗目标的制定非常重要,需要与患者及家属详细沟通手术后的预期效果。

(3)展望

大量研究工作将聚焦在术中神经电生理监测技术的优化及其在 SDR 中的应用价值。今后,希望外科治疗能有更大的进展和飞跃,不仅仅只是对症治疗,而是可以对痉挛进行病因治疗。其他新的治疗方法,如神经干细胞、神经调控治疗等将有更广的应用前景。相对于新技术方法的高昂费用,SDR 的成本效益比率高,在广大的发展中国家仍然具有不可比拟的优势。对于痉挛的病理生理机制的深入研究,将有助于从病因上治疗痉挛,从而改善脑瘫患者或者各种痉挛疾病患者的功能状态和生活质量。

125.3.5 巴氯芬泵植入术

ITB 起初作为一种抗惊厥药物,后来发现它并没有明显的抗惊厥作用,却有抗痉挛的作用。作为口服的抗痉挛药物,已经有 30 多年的历史。Penn、Kroin(1984)和 Dralle(1985)分别报道了鞘内注射 ITB 治疗成人和儿童病例。一项欧洲多中心研究,20 例脑瘫患儿,结果表明持续 ITB 可以明显改善痉挛状态(Muller，1992)。从那以后，有很多研究也证实了ITB治疗痉挛性脑瘫有效，尤其在儿童患者和青年患者。因此ITB是国际公认的一种有效方法，已经被广泛应用于痉挛状态的治疗。但是国内由于液体ITB药物尚未通过中国食品药品监督管理局(CFDA)准入，因此ITB疗法在国内尚无法正规开展。本节仅根据文献，综述国外应用的经验。

(1) 患者的选择

1) 痉挛性的四肢瘫，上下肢的肌张力MAS评分≥3分。

2) 口服药物和肉毒毒素注射无明显效果，或者以往没有机会接受治疗的严重痉挛四肢瘫患者。

3) 痉挛状态严重影响护理。

4) 进展性挛缩，影响肢体功能。

5) 严重痉挛导致疼痛。

6) 体重≥15 kg的4岁或以上患儿。当然，随着小尺寸泵的出现，最终将没有年龄和体重的限制。

7) GMFCS Ⅳ 或 Ⅴ 级的患儿，少部分 GMFCS Ⅲ 级，很少应用于 GMFCS Ⅱ 级患者。

8) 对于手足徐动、舞蹈病等锥体外系疾病效果不好。

术前进行治疗目标的制定非常重要。要充分了解家属和护理者需要解决的首要问题和需求，对于治疗能否达到治疗目标，需和家属进行充分沟通。合适的治疗目标包括增加运动范围、便于护理、减缓骨骼肌挛缩的进程、减少疼痛性肌肉痉挛等。

ITB很少用来改善脑瘫患者的步态异常。ITB并不是替代SDR的治疗方法。这两种治疗方法分别针对不同类型的脑瘫患者：年轻的可以活动的双下肢痉挛性瘫痪患者是SDR的最佳适应证；不能活动或者很少活动的四肢痉挛性瘫痪的患者是ITB的适应证。对于后者，在行ITB泵手术置入前，需进行TTB试验治疗，来评估和筛选对ITB有效的患者。

(2) 筛查试验

术前评估ITB的有效性。筛查试验是通过腰椎穿刺鞘内注射试验剂量的ITB(规格：0.05 mg/ml)25～100 μg，在术前和术后2、4、6和8 h分别评估患者双下肢痉挛评分，比较下肢Ashworth评分的变化；评分下降1分，即判断临床有效。筛查试验的意义包括：①证实ITB对患者有效；②证实ITB有时可以改善功能。

筛查试验的缺点有：①医疗费用和不适症状

(头痛、恶心、呕吐常见)；②试验剂量的ITB有时会导致下肢肌张力过度降低而导致重心偏离和步态暂时恶化；③由于脑脊液减少而导致的低颅压性头痛和呕吐。

(3) 泵和导管的植入术

ITB泵植入术一般在全麻下进行，患者取侧卧位。ITB泵是美敦力公司出品的程序化可调控的药物泵(图125-3)，可以通过微电脑控制ITB的剂量。泵通常放置于右下腹(右侧肋缘下1拇指，切口长度约4横指)筋膜下或皮下。如果患者右下腹由于手术瘢痕或其他因素影响无法放置泵，也可以选择锁骨下区域作为替代区域。后腰部正中小切口2～3 cm，穿刺针偏中线斜行腰椎穿刺，穿刺成功后置导丝导管，在C形臂机监视下确认达目标位置，退导丝，注射器连接导管回抽见脑脊液，证实置管位于蛛网膜下腔；后通过通条打通皮下隧道，将导管腹腔端导引到右下腹，与泵连接(图125-4)。导管头端向头端放置的位置和高度与患者痉挛状态分布有关：痉挛性双下肢瘫放在第10～11胸椎水平；痉挛性四肢瘫放在第7颈椎至第4胸椎水平(图125-5)。

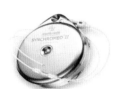
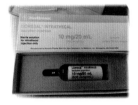

图125-3　可植入式药泵(Medtronic SynchroMed Ⅱ)及注射用巴氯芬注射液(Lioresal)

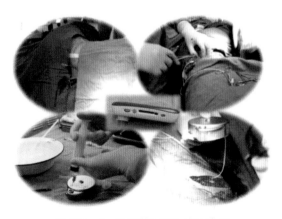

图125-4　巴氯芬泵植入术示意图

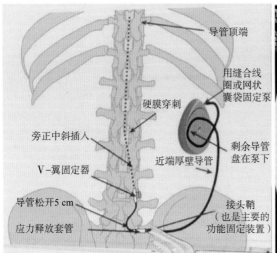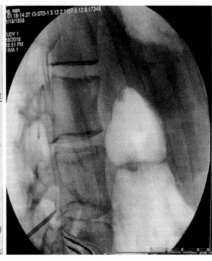

图 125 - 5　巴氯芬泵植入示意图及 C 形臂机术中 X 线所见鞘内导管

（4）剂量

在泵置入术后，ITB 的剂量在前几个月是缓慢滴定的，除了治疗运动障碍疾病，治疗痉挛状态时起始剂量为 100 μg/d，随后每天增加 10%～20%，直到痉挛症状有明显改善，然后剂量的调节就改为门诊一段时间间隔调整一次。6～12 个月达到稳定剂量。ITB 治疗脑性痉挛 1 年后的剂量大约为 300 μg/d，一般剂量不超过 600 μg/d。

痉挛性脑瘫患者很少对 ITB 有耐药性。如果一个脑瘫患者达到稳定、有效剂量已经 2 年，但是随后出现痉挛症状加重，而且增加剂量并无明显改善，这时的原因并不是因为患者耐药，而往往是因为泵注射系统出了问题，最常见的原因是导管的问题。某些肌张力障碍型脑瘫患者即使药物剂量达到 1 500 μg/d，也没有明显的症状改善，原因很可能与患者对 ITB 不敏感，反应差，而并不是耐药问题。

（5）预后

很多文献已经报道了 ITB 的长期有效性。Albright 等报道了一项多中心研究结果，随访 70 个月，表明 ITB 一旦可以达到稳定的药物剂量，可以长期有效地控制肌张力。大约一半的并发症发生在 ITB 泵植入术后 2 年内。一般来说，大多数患者及家属对于 ITB 治疗的满意度很高。Overgard 等报道了 46 例接受 ITB 治疗的患者，87% 的家属认为 ITB 治疗是有价值的，超过 90% 的家属愿意将 ITB 治疗推荐给其他病友家属。Borowski 等有相似的结果报道，81% 的家属或照护者支持 ITB 治疗，87%

愿意推荐。

（6）并发症

脑脊液漏为 11%，导管相关问题为 7%，感染为 7.5%，多个并发症为 5.5%。Ashworth 评分 3 分或以上，10 岁以下的患者，并发症的风险增加。

大多数感染发生在泵置入术后的第 1 个月，与放置泵时细菌污染有关。与泵再加药相关的感染发生率极低。感染包括局部感染和全身感染。局部感染是伤口感染或泵外的皮肤破损感染，表现为红疹、肿胀、痛敏感和发热。全身感染包括导管相关感染和脑脊液相关的中枢系统感染。治疗方法包括全身应用抗生素和局部清创。感染累及泵和脑脊液，往往需要彻底去除所有植入物，全身应用抗生素 2～3 周。感染治疗后，再次行泵置入术的最佳时机尚不清楚，一般在 6 周至 6 个月以后可以考虑再次泵置入术。

ITB 的脑脊液漏的原因与局部皮肤软组织愈合差、全身营养状态差以及脑积水、脑脊液压力高有关。术后脑脊液漏的表现为低颅压症状（体位性头痛和恶心），腰部和腹部伤口可见脑脊液积聚。轻微的脑脊液漏可以通过卧床休息缓解，严重的脑脊液漏可以通过硬脊膜外注射自体血液（血液补片）或置入腰部引流，或者手术探查等方法处理。

导管相关并发症包括导管与泵断接、导管与泵连接处脑脊液漏、脑脊液沿着导管壁侧漏、导管滑脱等。判断评估导管相关问题的方法包括在导管泵侧端抽吸脑脊液，在 X 线透视下观察注入导管内的造影剂,注射造影剂后在导管头端部位行 CT 检查,或者当注射造影剂无法发现问题时,可向泵内注射核素,来观察细小的漏口。

ITB 是治疗痉挛性四肢瘫最好的方法,尤其是对于还有部分功能或还有功能潜能的患者。它还是严重继发性全身肌张力障碍患者的理想治疗方法。

125.3.6 周围神经切断术及矫形手术

如果痉挛症状没有得到及时治疗,随着时间的推移和进展,往往会发生肢体的挛缩畸形,行 SDR 及 ITB 治疗往往无效,只能通过其他外科手术干预。目前的治疗方法包括周围神经切断术和矫形手术。一般由手外科医师和骨科医师完成。

周围神经切断术是对于肢体局部痉挛和挛缩畸形治疗的方法,选择性切断支配肌群和关节的周围神经,来改善痉挛和挛缩畸形;并发症是肌无力和肌萎缩。需要慎重选择适应证。

矫形手术包括软组织矫形术、肌腱延长/缩短术、肌腱转位术、截骨术等,是纠正力线、改善挛缩畸形的重要治疗方法。术后需要进行石膏固定治疗。

125.3.7 康复治疗

康复治疗是痉挛性瘫痪的重要治疗方法,外科干预治疗要始终以康复治疗为主线。外科干预可以加速痉挛性瘫痪的康复进程,为康复治疗奠定良好的基础。患者的功能改善最终需要通过坚持不懈的康复治疗来实现。

(1) 牵伸疗法

可改善肌肉、肌腱组织的黏性和弹性,防止或减缓肌肉短缩,降低肌梭敏感性,降低肌张力,增加关节活动范围,减轻疼痛。

(2) 物理因子疗法

1) 热疗:各种传导热(如蜡、砂、泥等)、辐射热(红外线)及内生热(超短波),可能增加肌肉的弹性。

2) 冷疗:有效地控制痉挛状态,机制可能与抑制单突触反射和降低受体敏感性有关。短时间冷疗可易化拮抗肌功能,长时间冷疗可抑制神经传导,降低复合运动动作电位(CMAP)。

(3) 电刺激

电刺激疗法包括经皮神经电刺激(TENS)、交互性电刺激、功能性电刺激(FES)。

(4) 振动疗法

局部振动影响本体感觉系统传入,刺激于肌肉肌腱移行处时造成"振动张力性反射",引起刺激肌肉的收缩。包括全身振动疗法和局部高频振动疗法。

(5) 运动疗法

运动疗法包括肌力训练、任务导向性训练和强制性运动训练。

(6) 生物反馈

骨骼肌的活动是由中枢神经系统复杂的冲动引起的。这种冲动从脑、脊髓通过运动神经通路最终达到肌肉纤维,出现相继的肌肉收缩,当神经冲动减少后便出现肌肉松弛。伴随肌肉活动产生的电活动称为肌电。肌电常常可以通过贴附在该部皮肤表面的电极测得。肌肉的紧张程度是与肌电的高低呈比例的,因此,肌电是肌肉收缩或松弛的一个直接的生理指标。肌电反馈仪把测得的肌电放大,然后整流、集合变成声光信号,告诉被试者他的肌肉是相对的紧张或是松弛。被试者还可在声、光信号的提示下体会自己肌肉的细微变化,这些变化一般是感觉不到的。通过这种训练,可以使被试者对肌肉活动获得空前的自我控制能力,这种控制能力对于使紧张的肌肉松弛和恢复衰退肌肉的运动机能有特殊的意义。

(7) 水中运动疗法

运用水中的温度、浮力及水静压作用来进行各种功能锻炼,以达到治疗目的。水中运动是现代医学中重要的治疗方法,包括水中辅助运动、水中支托运动及水中抗阻运动 3 种。

(8) 康复机器人及脑机接口

随着人工智能技术的推广和应用,在康复治疗领域推出了多种康复机器人及脑机接口装备,使痉挛性瘫痪的患者得到了更加高级的康复支持和功能的改善,极大地提高了患者的生活质量。

(9) 矫形器的使用

在痉挛性瘫痪的治疗中,矫形器具的使用也十分重要。症状较轻的痉挛性瘫痪,可以在矫形器具的辅助下进行规范的康复治疗。痉挛症状较重的患者,可以在 SDR 或矫形手术后,配合夹板固定、系列石膏、高分子石膏等,维持 4～6 周,期间配合早期康复治疗。矫形器具的配备制作强调个体化定制,根据不同痉挛性瘫痪患者的不同特点和需求,定制不同种类的矫形器具。目前随着 3D 打印技术的发展,其在矫形器具的定制中发挥了重要作用。

足踝矫形器(AFO)是最常见的一种矫形器,可

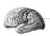
以改善步态和足踝稳定性,防止畸形发生,利于术后固定保护。AFO 有固定式和铰链式,对于痉挛性双下瘫患者有改善步态的作用。地面反作用 AFO 可以纠正由于踝跖屈肌无力导致的蹲伏步态。AFO 可以防止马蹄足挛缩畸形的发生,而且可以防止肉毒毒素注射后畸形的复发。

125.4　小结与展望

痉挛性瘫痪在临床中很常见,多由中枢神经系统损伤(大脑和脊髓)导致,多种疾病如脑瘫、脑卒中后遗症、脑外伤后遗症、脊髓损伤后遗症、遗传性痉挛性截瘫、多发性硬化等可以导致痉挛性瘫痪。痉挛性瘫痪是临床无法治愈的病症,临床治疗主要以降低痉挛症状、改善肢体活动范围和纠正肢体畸形为主。康复治疗是痉挛性瘫痪治疗的主线,是改善肢体功能的重要方法。外科治疗方法是康复治疗主线中的重要环节,可以加速康复进程,与康复治疗相结合,可以达到事半功倍的治疗效果。外科治疗要严格把握适应证,选择个体化的治疗方案。随着多学科联合诊疗新模式的发展,依托康复医学科、神经内科、神经外科、骨科、精神心理科、治疗师团队等,为患者提供一站式、阶梯式的治疗方案,各个专科发挥各自的专科优势,给予更加合理规范的治疗,而且在各个专科之间可以快速、有效地转诊,真正体现以患者为中心的治疗理念。

(张海石　周良辅)

参考文献

[1] 吕传真,周良辅. 实用神经病学[M]. 4 版. 上海:上海科学技术出版社,2014.

[2] 芮德源,朱雨岚,陈立杰. 临床神经解剖学[M]. 2 版. 北京:人民卫生出版社,2015.

[3] ASHFORO S, TURNER-STOKES L, ALLISON R, et al. Spasticity in adults: management using botulinum toxin: national guidelines[M]. 2nd ed. London: Royal College of Physicians, 2018.

[4] BETANCOURT J P, ELEEH P, STARK S, et al. Impact of ankle-foot orthosis on gait efficiency in ambulatory children with cerebral palsy: a systematic review and meta-analysis[J]. Am J Phys Med Rehabil, 2019, 98(9):759 - 770.

[5] BETANCOURT J P, ELEEH P, STARK S, et al. Im-

pact of ankle-foot orthosis on gait efficiency in ambulatory children with cerebral palsy: a systematic review and meta-analysis[J]. Am J Phys Med Rehabil, 2019, 98(9):759 - 770.

[6] BROUWER B, DAVIDSON L K, OLNEY S J. Serial casting in idiopathic toewalkers and children with spastic cerebral palsy[J]. J Pediatr Orthop, 2000, 20(2):221 - 225.

[7] BRUNSTROM-HERNANDEZ J E, TILTON A H. Clinical features and management of cerebral palsy[M]//WINN H R. Youmans and Winn neurological surgery. 7th ed. Philadelphia: Elsevier, 2016:1938 - 1945.

[8] CHOI J Y, KIM S K, PARK E S. The effect of botulinum toxin injections on gross motor function for lower limb spasticity in children with cerebral palsy[J]. Toxins, 2019, 11(11):651.

[9] COSTANTINO C, GALUPPO L, ROMITI D. Short-term effect of local muscle vibration treatment versus sham therapy on upper limb in chronic post-stroke patients: a randomized controlled trial[J]. Eur J Phys Rehabil Med, 2017, 53(1):32 - 40.

[10] DY R, ROGE D. Medical updates in management of hypertonia[J]. Phys Med Rehabil Clin N Am, 2020, 31(1):57 - 68.

[11] ENSLIN J M N, LANGERAK N G, FIEGGEN A G. The evolution of selective dorsal rhizotomy for the management of spasticity[J]. Neurotherapeutics, 2019, 16(1):3 - 8.

[12] FARAG J, REEBYE R, GANZERT C, et al. Does casting after botulinum toxin injection improve outcomes in adults with limb spasticity? A systematic review[J]. J Rehabil Med, 2020, 52(1):jrm00005.

[13] GEORGOULIS G, BRÎNZEU A, SINDOU M. Dorsal rhizotomy for children with spastic diplegia of cerebral palsy origin: usefulness of intraop- erative monitoring[J]. J Neurosurg Pediatr, 2018, 22(1):89 - 101.

[14] GRUNT S, FIEGGEN A G, VERMEULEN R J, et al. Selection criteria for selective dorsal rhizotomy in children with spastic cerebral palsy: a systematic review of the literature[J]. Dev Med Child Neurol, 2014, 56(4):302 - 312.

[15] HARA T, MOMOSAKI R, NIIMI M, et al. Botulinum toxin therapy combined with rehabilitation for stroke: a systematic review of effect on motor function[J]. Toxins, 2019, 11(12):707.

[16] HUANG J C, DELETIS V, VODUSEK D B, et

al. Preservation of pudendal afferents in sacral rhizotomies [J]. Neurosurgery, 1997,41(2):411 - 415.

[17] LEE J Y, KIM S N, LEE I S. Effects of extracorporeal shock wave therapy on spasticity in patients after brain injury: a meta-analysis [J]. J Phys Ther Sci, 2014,26 (10):1641 - 1647.

[18] LÓPEZ DE MUNAIN L, VALLS-SOLÉ J, GARCIA PASCUAL I, et al. Botulinum toxin type a improves function according to goal attainment in adults with poststroke lower limb spasticity in real life practice [J]. Eur Neurol, 2019,82(1 - 3):1 - 8.

[19] PALISANO R, ROSENBAUM P, WALTER S, et al. Development and reliability of a system to classify gross motor function in children with cerebral palsy [J]. Dev Med Child Neurol, 1997,39(4):214 - 223.

[20] PARC C, PARK E S, CHOI J Y, et al. Immediate effect of a single session of whole-body vibration on spasticity in children with cerebral palsy [J]. Ann Rehabil Med, 2017,41(2):273 - 278.

[21] PARK T S, DLOUHY B I. Selective dorsal rhizotomy for spastic cerebral palsy [M]//WINN H R. Youmans and Winn neurological surgery. 7th ed. Philadelphia: Elsevier, 2017:1951 - 1959.

[22] PARTINGTON M D. Intrathecal baclofen therapy for cerebral palsy[M]//WINN H R. Youmans and Winn neurological surgery. 7th ed. Philadelphia: Elsevier, 2017:1946 - 1950.

[23] SACCO D J, TYLKOWSKI C M, WARF B C. Nonselective partial dorsal rhizotomy: a clinical experience with 1-year follow-up [J]. Pediatr Neurosurg, 2000,32 (3):114 - 118.

[24] SINDOU M, GEORGOULIS G. Keyhole interlaminar dorsal rhizotomy for spastic diplegia in cerebral palsy [J]. Acta Neurochirurgica, 2015, 157 (7): 1187 - 1196.

[25] STEINBOK P, TIDEMANN A J, MILLER S, et al. Electrophysiologically guided versus non-electrophysiologically guided selective dorsal rhizotomy for spastic cerebral palsy: a comparison of outcomes [J]. Childs Nerv Syst, 2009,25(9):1091 - 1096.

[26] STEINBOK P. Multiple short-segment laminoplasties in children: a novel technique to avoid postoperative spinal deformity [J]. Childs Nerv Syst, 2008,24(3):369 - 372.

[27] WARF B C, NELSON K R. The electromyographic responses to dorsal rootlet stimulation during partial dorsal rhizotomy are inconsistent [J]. Pediatr Neurosurg, 1996,25(1):13 - 19.

[28] WRIGHT E, DIBELLO S A. Principles of ankle-foot orthosis prescription in ambulatory bilateral cerebral palsy [J]. Phys Med Rehabil Clin N Am, 2020,31(1): 69 - 89.

126 微意识昏迷

随着神经创伤理念和神经重症技术的发展,各种严重急性脑损伤导致昏迷的患者救治成功率有了显著提高,严重意识障碍状态下存活的患者越来越多,其中包括处于微意识状态(MCS)。严重意识障碍患者的长期诊治和护理需要巨额的医疗支出,巨大的家庭、社会付出可能造成极大的浪费以及对患者亲属的二次伤害。但是目前临床上仍然缺乏确定有效的特效催醒治疗手段。如何提高这些意识障碍患者的意识水平目前仍然是神经科学和临床的巨大困难和挑战。

神经调控技术通过植入或非植入的神经控制器,直接或间接的方式向脑内传递人工电磁信号,调控神经元或神经网络的兴奋性,以期兴奋或抑制脑内的异常电活动,修复脑功能网络。目前,神经调控技术主要包括脑深部电刺激(DBS)、脊髓电刺激(SCS)、迷走神经电刺激(VNS)、经颅磁刺激(TMS)、经颅直流电刺激(tDCS)等。虽然这些技术目前已广泛应用于帕金森病、原发震颤、顽固性疼痛、精神障碍、癫痫和神经康复等治疗中,但在严重意识障碍的治疗中,神经功能调控技术进行促醒治疗是当前研究的新热点。

126.1　脑深部电刺激催醒治疗

2007 年,Schiff 等对一名重型颅脑创伤后处于 MCS 6 年的患者进行了 DBS 催醒治疗,DBS 程序控制模式被设定为以 30 d 为周期循环开闭的刺激模式。研究结果显示,患者意识水平相关评分在 DBS 开启后显著改善。这项研究为神经调控催醒提供了新的探索方向。此后很多临床中心都使用以丘脑为主的靶区以不同的参数进行了 DBS 催醒研究,有一些 DBS 催醒治疗意识明显改善的病例报道。但这些研究大多没有深入探讨 DBS 改善意识状态的神经生理学机制,也缺乏严格的随机对照试验来区分是患者自然病程的意识恢复还是神经调控催醒的疗效。

126.2　脊髓电刺激催醒治疗

SCS 是将电极植入脊柱椎管内,一般放置在 $C_{2\sim4}$ 水平硬脊膜外,并以脉冲电流刺激脊髓神经以达到治疗疾病的方法。脊髓电刺激被认为可以增加脑血流量来改善意识障碍患者的意识水平。1989 年,Funahashi 等率先报道了 SCS 治疗持续性植物状态(persistent vegetative state,PVS)患者的案例,随后 Kanno 等证实了 PVS 患者在刺激前后脑局部脑血流和葡萄糖代谢率均显著增加。随后国内外均陆续报道了 SCS 治疗促醒成功的病例。2012 年,Yamamoto 等对 10 例 MCS 患者施行 SCS 治疗,7 例意识明显提高。2013 年,Yamamoto 等再次报道对 10 例 MCS 患者进行 SCS 治疗,其中意识恢复 5 例;同年,何江弘等也报道了 7 例 SCS 促醒治疗后意识改善的病例。这些改善不仅体现在行为学上,接受脊髓电刺激的患者其电生理指标也有着显著改善。董月青等报道,患者 SCS 治疗后体感诱发电位逐渐恢复,皮质脑电 α 波逐渐接近正常、慢波显著减少。但 SCS 的催醒治疗目前也缺乏严格的随机对照试验来区分是患者自然病程的意识恢复还是神经调控催醒的疗效。

126.3 经颅磁刺激催醒治疗

TMS 的原理基于法拉第电磁感应定律,应用即时变化的磁场产生感应电进行神经调控。脑运动皮质受 TMS 作用后,根据运动皮质的兴奋性、中枢传导功能以及皮质可塑性,可以进行 PVS 及 MCS 等严重意识障碍患者的预后评价。在 TMS 的基础上进一步发展了重复经颅磁刺激(rTMS)。rTMS 技术无创、安全,可以使局部脑血流量增加;被认为能够调节神经兴奋性,激活皮质网络处于休眠状态的神经元,从而刺激脑干网状激活系统。Louise-Bender Pape 等对 1 例 PVS 患者给予了 6 周 30 次的 rTMS 治疗,患者行为功能好转,进入 MCS 且有多项电生理指标改善。对于 TMS 催醒治疗一些小样本病例报道,同样缺乏严格的随机对照试验来区分是患者自然病程的意识恢复还是神经调控催醒的疗效。

126.4 迷走神经刺激催醒治疗

迷走神经的传入纤维通过孤束到达丘脑、杏仁核和前脑,并可通过延髓网状结构到达其他皮质区。在迷走神经相关的脑回路中,存在兴奋性和抑制性神经递质,包括去甲肾上腺素(NE)、5 -羟色胺(5 - HT)、γ -氨基丁酸(GABA)和谷氨酸,这些神经递质的活动可能与意识有关。VNS 是通过间歇和重复地电刺激颈部迷走神经来直接和间接地调节皮质下和皮质脑功能。VNS 的作用机制被认为可能通过改变神经递质和脑血流的水平,激活包括蓝斑在内的许多脑区,导致大脑去甲肾上腺素增加;影响丘脑和髓质网状结构与网状激活系统以及 GABA 相关的神经元活动,从而在促进觉醒中起重要作用。目前已经有用 VNS 将严重意识障碍患者催醒成功的报道,被认为是非常值得进一步探索的催醒治疗方法。

126.5 直流电刺激催醒治疗

直流电刺激(DCS)持续微弱的电流(1~2 mA)通过两个电极(阴极和阳极)作用于头皮,根据刺激的极性来调节神经静息状态膜电位极化和通过精细调节突触增益实现大脑的潜在活动。持续几分钟以上的 tDCS 能够诱导主要由突触途径和其他非突触途径介导的后效应。2014 年,Angelakis 等首次利用 tDCS 作用于左侧的背外侧前额叶皮质(DLPFC)和左侧的感觉运动皮质来治疗意识障碍;Thibaut 等的研究认为,tDCS 通过刺激前额叶皮质而作用于皮质下网络尤其是其密集连接的丘脑来调节脑网络活动,能提高部分 MCS 和 PVS 患者的意识。但另一部分研究报道并没有发现 tDCS 有明显的催醒治疗作用。

126.6 展望

神经调控为昏迷和 MCS 等严重意识障碍患者的催醒治疗提供了非常有前景的探索方向,但目前的研究存在下列不足:

1) 研究方法缺陷,难以鉴别是治疗催醒还是患者自然苏醒。

2) 样本量小。

3) 多是回顾性且无对照组。

4) 无客观支持证据。

因此,开展严格的临床研究,需采用随机对照试验或比较效果研究方法,选择客观评估指标,如静息态功能磁共振的全脑功能连接网络;在开展意识的神经网络通路以及神经递质等分子机制的研究基础上,明确与患者脑损伤和康复的关系,是今后努力的方向。

(吴雪海 孙 兵 周良辅)

参考文献

[1] 何江弘,杨艺,焦辉,等. 持续性植物状态的神经调控治疗[J]. 中华神经医学杂志,2013,12(12):1197 - 1200.

[2] 董月青,李建国,张赛. 高颈段脊髓电刺激促醒颅脑创伤昏迷一例并文献复习[J]. 中华神经外科杂志,2011,27(6):668 - 670.

[3] ANGELAKIS E, LIOUTA E, ANDREADIS N, et

al. Transcranial direct current stimulation effects in disorders of consciousness [J]. Arch Phys Med Rehabil, 2014,95(2):283-289.

[4] BOURDILLON P, HERMANN B, SITT J D, et al. Electromagnetic brain stimulation in patients with disorders of consciousness [J]. Front Neurosci, 2019, 13:223.

[5] CORAZZOL M, LIO G, LEFEVRE A, et al. Restoring consciousness with vagus nerve stimulation [J]. Curr Biol, 2017,27(18):R994-R996.

[6] DEMERTZI A, ANTONOPOULOS G, HEINE L, et al. Intrinsic functional connectivity differentiates minimally conscious from unresponsive patients [J]. Brain, 2015,138(Pt 9):2619-2631.

[7] FUNAHASHI K, KOMAI N, OGURA M, et al. Effects and indications of spinal cord stimulation on the vegetative syndrome [J]. No Shinkei Geka, 1989,17 (10):917-923.

[8] KANNO T, MORITA I, YAMAGUCHI S, et al. Dorsal column stimulation in persistent vegetative state [J]. Neuromodulation, 2009,12(1):33-38.

[9] LAPITSKAYA N, GOSSERIES O, DELVAUX V, et al. Transcranial magnetic stimulation in disorders of consciousness [J]. Rev Neurosci, 2009, 20 (3-4): 235-250.

[10] LOUISE-BENDER PAPE T, ROSENOW J, LEWIS G, et al. Repetitive transcranial magnetic stimulation-associated neurobehavioral gains during coma recovery [J]. Brain Stimul, 2009,2(1):22-35.

[11] SCHIFF N D, GIACINO J, KALMAR K, et al. Behavioural improvements with thalamic stimulation after severe traumatic brain injury [J]. Nature, 2007,448 (7153):600-603.

[12] THIBAUT A, SCHIFF N. New therapeutic options for the treatment of patients with disorders of consciousness: the field of neuromodulation [M]//SCHNAKERS C, LAUREYS S. Coma and disorders of consciousness. Cham: Springer, 2018:207-223.

[13] XIA X Y, YANG Y, GUO Y R, et al. Current status of neuromodulatory therapies for disorders of consciousness [J]. Neurosci Bull, 2018,34(4):615-625.

[14] YAMAMOTO T, KATAYAMA Y, OBUCHI T, et al. Deep brain stimulation and spinal cord stimulation for vegetative state and minimally conscious state [J]. World Neurosurg, 2013,80(3-4):S30.e1-S30.e9.

[15] YU Y T, YANG Y, WANG L B, et al. Transcutaneous auricular vagus nerve stimulation in disorders of consciousness monitored by fMRI: the first case report [J]. Brain Stimul, 2017,10(2):328-330.

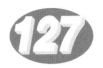 **颅脑外伤后或术后癫痫**

癫痫(epilepsy),是由于大脑神经元突然发作性异常放电导致的短暂大脑功能障碍。早在公元前,我国中医文献就有癫痫的记载。临床上可有短暂的运动、感觉、意识、行为、自主神经功能等不同障碍,或兼而有之。神经外科中引起癫痫的常见原因包括颅脑外伤、脑血管病[包括蛛网膜下腔出血(SAH)]、脑肿瘤和颅脑手术等。

127.1 流行病学

一般外伤性或术后癫痫可分为早期癫痫(伤后或术后 7 d 内)和后期癫痫(≥7 d),后者又称晚期癫痫;如果癫痫发生在伤后或术后数小时至 24 h 内,又称立即性癫痫。虽然伤后或术后抽搐(seizures)与癫痫曾相互通用,但一般要求抽搐至少发生 2 次,才能算是癫痫。

外伤后癫痫发生率在 2%～50%,与受伤程度和类型密切相关,轻度脑外伤后早期癫痫的发生率大约为 3%,重度脑外伤为 6%～10%,而穿透性外伤可以高达 50%。早期术后癫痫(外伤性开颅术)发生率为 19%,非外伤性(颅内肿瘤、血管病)开颅术由于手术者的技巧和手术部位的差异,报道的发生率差异较大(3%～37%,平均约为 12.5%)。而华山医院神经外科一项针对幕上择期开颅手术术后癫痫情况统计结果显示,1 087例患者围手术期均用丙戊酸钠预防癫痫,术后有29例发生癫痫(发生率约为2.7%)。美国约翰霍普金斯医院用持续脑电图(EEG)监测102例开颅手术患者,发现有29例脑电图有癫痫波,其中10例临床可见癫痫发作,1例为非惊厥性癫痫。可见,脑电图持续监测神经外科术后患者的癫痫检出率比临床发现要高。同时也说明脑电图持续监测的重要性。详见第11章"神经重症监测和护理"中的有关内容。

后期癫痫发生率,外伤为9%~42%,火器伤可高达34%~53%,非外伤性颅脑手术为9.3%~22.8%,其中以脑脓肿最高;18%在伤后1个月内发生,50%在伤后1年内发生,70%~80%发生在伤后2年内;3%~5%在伤后10年才发生首次抽搐。在一项使用苯巴比妥(鲁米那)作为脑外伤术后预防性用药的临床研究中,晚期癫痫发生率为18%,其中单纯硬脑膜外血肿为4%,单纯急性硬脑膜下血肿为12%,急性硬脑膜下血肿伴脑挫伤或脑裂伤为11%,凹陷性骨折伴脑挫伤或脑裂伤为27%,硬脑膜外血肿伴脑挫伤或脑裂伤为23%,脑裂伤为19%。对于外伤后或术后早期发生抽搐者,晚期癫痫发生率明显较高(17%~33% vs 2%~5%)。对于老年(>65岁)和欠发达地区的患者,外伤后和术后癫痫发生率较高。

患者的发作频率变化很大,从一年数次到一日数次不等,多数患者的发作频率会随着时间推移逐渐稳定。有些甚至可能随着时间逐渐减少至消失或仅在特定场景才发作。

127.2 发病机制

颅脑外伤或术后癫痫的发生机制迄今不清楚。近来,动物实验和临床研究发现创伤后血脑屏障(BBB)功能障碍与伤后癫痫的发生、发展有关联。头皮脑电图监测发现BBB破坏的皮质与异常神经元电活动波重叠。啮齿动物癫痫模型发现BBB渗漏程度与癫痫发生频率有关。临床上也观察到外伤后数年脑部异常节律和发生癫痫与局部BBB持续通透性增高有关。淋巴瘤患者化疗时用甘露醇开放BBB以提高疗效,可诱发癫痫。而神经外科手术操作相关的癫痫,可能由自由基和某些细胞跨膜离子浓度失衡所致。现综合文献报道可能的机制如下。

127.2.1 星形胶质细胞功能异常

由于星形胶质细胞是构成BBB的重要组成之一,当BBB受损,其功能发生异常。动物研究显示,星形胶质细胞功能异常出血比神经元过度兴奋和同步放大早。由于星形胶质细胞在中枢神经系统生理调节的重要作用,如调节突触传播和可塑性等,外伤时它们被激活,对神经网络重组、神经元过度同步去极化和过度兴奋性等的影响,导致人脑功能异常和癫痫发生。

对于星形胶质细胞功能改变如何影响神经元功能,有如下机制:①钾通道和蛋白水通道回收减少。此两通道是调节胞外钾离子浓度和水内容的重要机制,一旦回收表达降低,导致胞外钾离子和水分增加。②缝隙连接蛋白(又称连接素,connexins)表达降低。该蛋白在细胞间形成功能通道,在空间缓冲水分子和离子(如钾)起重要作用,一旦缝隙连接蛋白表达降低,此功能丧失。③星形胶质细胞产生许多亲炎症因子和抗炎症因子,它们是亲致痫(pro epileptogenic)或抗致痫(anti epileptogenic)。由于大量细胞因子从星形细胞释放,影响神经元的活动。④由于星形细胞能表达谷氨酸能受体,释放谷氨酸盐,因此星形胶质细胞在谷氨酸盐的摄取和代谢方面起决定性作用。一旦这些功能受损,将影响神经元功能。Wethenington认为激活的星形细胞影响胞外谷氨酸盐水平,是通过减少摄取和分解这种神经递质达到的。

127.2.2 过度灌注

动物实验发现,血浆通过破坏的BBB进入组织间隙,可诱发一系列瀑布事件,导致脑局灶性、阵发性异常同步放电。由于星形细胞具有维持离子平衡的重要功能,一旦它摄入过多血浆,将影响其功能,使细胞离子功能失衡,导致转录介导的局部突触重组,构成以后(4~7 d)发生癫痫的基础。由于转化生长因子β(TGF-β)受体调控星形胶质细胞摄入血浆,阻断TGF-β受体可防止星形胶质细胞摄入白蛋白和减少癫痫发生。临床也观察到颈动脉外科术后的脑过度灌注综合征者发生癫痫。

127.2.3 炎症

脑外伤引起炎症反应包括分泌和产生多种细胞

因子,如白介素 1(IL-1)、IL-6 和肿瘤坏死因子(TNF)。后者可引发急性神经变性反应和癫痫。Vezzami 发现伤后 IL-1β 从激活的少突胶质细胞和星形胶质细胞释放出来,通过激活神经元 IL-1 受体和诱发 N-甲基-D-天冬氨酸(NMDA)的 NR2B 亚单位,诱发 Src 激酶介导酪氨酸磷酸化,导致 NMDA 受体介导的钙流入神经元,使后者过度兴奋和癫痫发生。但是,由于癫痫发作也会引起局灶炎症发生,因此炎症和癫痫灶局部的细胞因子增高之间的因果关系尚待进一步研究。

127.2.4　脑微环境改变

BBB 功能丧失可使局部脑内黏附分子功能上调,基质金属蛋白酶(MMP)激活、花生四烯酸分解等,也可能在伤后癫痫的发生中起一定作用。

127.2.5　Tau 蛋白变化

Tau 蛋白是微管相关蛋白家族成员,主要分布在大脑的额叶、颞叶、海马和内嗅区神经元轴突内,参与轴突生长发育和神经元极性形成,通过提高微管的稳定性实现神经元特殊形态的形成和维持主要依赖神经元细胞骨架中微管装配神经元的稳定性。脑损伤后数年发生的癫痫与 Tau 蛋白的过度磷酸化和神经变性不无关系。脑外伤后,神经元内锌的内稳态失衡导致了 Tau 蛋白的病理变化。锌含量的上升使神经元内活性氧含量增加并与 Tau 蛋白发生纠缠,改变了神经元轴突的极性和稳定性,致使轴突发生重建,诱导或加剧了癫痫的发生。

127.3　病理生理

颅脑外伤、SAH 或术后引起癫痫的病理生理和结构变化可归纳如下。

127.3.1　结构变化

外力(特别是加速和旋转外力)可直接引起神经传导束和神经细胞的损伤、BBB 破坏、血管撕裂和出血。组织病理学检查可见神经胶质增生、神经轴突卷缩成球状、断离神经纤维脂肪变性(Wallerian 变性)、瘢痕形成和白质囊性病变等。电镜下可见细胞体和树突上对称性突触减少。这些突触来自谷氨酰胺能(即抑制性)神经细胞。骨折、血肿等对脑组织的刺激和压迫作用,对血循环的干扰造成神经组织缺血和缺氧也构成诱发结构变化和癫痫发生的因素。

127.3.2　生化变化

铁离子是一种强烈的致物。常有从血红蛋白释放出的铁离子沉着在大脑皮质上。研究证实,伤后、SAH 和脑出血后癫痫的发生和发展与此有关。动物实验也显示,把铁盐注入啮齿类动物的脑皮质可引发癫痫样放电。进一步研究发现,铁及其他复合物可影响神经元细胞内钙的振幅。例如,把培养的癫痫患者的脑胶质细胞放在谷氨酸盐内,其表现的钙振幅和波幅比正常胶质细胞快和高。试验用海马胶质细胞放在铁或亚铁复合物溶液中,也显示明显的胞内钙呈高频振幅。应用抗氧化剂可预防动物试验性癫痫,提示类脂过氧化作用,特别是引发花生四烯酸的一系列连锁反应是癫痫发生的重要因素。花生四烯酸连锁反应的激活可导致二酰基甘油和三磷酸肌醇的形成,后者可促使神经元细胞内储存钙释放钙通道开放,促使胞外钙进入胞内。由于胞内钙浓度异常升高,引发神经元兴奋和兴奋性递质释放,后者阻碍胞内钾离子外流,延长去极化的过程。神经元死亡和胶质增生反应可导致胶质瘢痕形成,后者构成过渡兴奋灶的"震中"(图 127-1)。

127.3.3　电位变化

癫痫样放电是神经元陈旧性去极化漂移。后者是指在每次动作电位发生后,神经元不是恢复平静而是处于持续去极化状态,这与钙离子进入细胞后的作用过程一致。参与阵发性去极化漂移形成过程的兴奋性突触后电位的增强,可能与下列机制有关:抑制作用的降低或消除;兴奋性突触后电位频率增强;突触后神经元树突在空间密度数目上的变化;N-甲基-D-天冬氨酸(NMDA)受体的激活和神经递质的增多等。临近发作时,阵发性去极化漂移后超极化不再发生,代之以高频率的动作电位,并通过突触联系和强直后易化作用,造成外围和远处的神经元同步性密集放电。

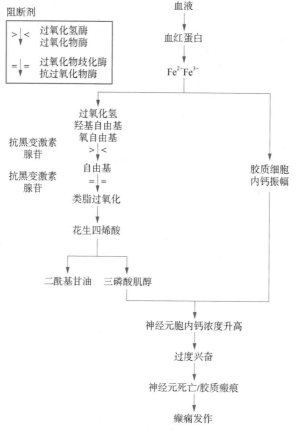

图 127-1 癫痫发生、发展和可能的阻断部位

127.4 发作形式与危险因素

127.4.1 发作形式

早期癫痫,不管是外伤性或术后,均以部分性癫痫比全身强直阵挛发作多见,两者比为(3～4):1,特别见于儿童患者、火器伤者。约 10％早期癫痫呈癫痫持续状态,也特别多见于儿童(≤5 岁)。

后期癫痫病例与早期癫痫相反,以全身性强直阵挛发作多见,占 60％～70％,其余为简单或复杂性部分性发作。

非惊厥性癫痫,或称为亚临床癫痫,由于仅表现为意识水平下降而不伴有眼球、面肌和肢体的抽搐或仅有轻微的抽搐,故与其他病因所致昏迷难以鉴别,绝大多数仅能通过脑电图诊断。在神经外科重症监护病房(NICU)中,1/3 的昏迷患者脑电图表现异常,少数呈持续状态。虽然没有全身症状,但大脑

的持续放电同样会造成中枢不可逆损害。对此,神经科和危重科医生需要有足够的认识。

127.4.2 危险因素

(1) 脑外伤后早期癫痫的危险因素

脑外伤后早期癫痫的发生率与伤势有关。表 127-1 为多变量分析文献资料,得出影响早期癫痫发生率的因素,其中以硬脑膜下血肿和凹陷骨折为最常见。后期癫痫的发生率与火器伤、有无早期癫痫和脑内血肿等因素有关(表 127-2)。

表 127-1 影响伤后早起癫痫的危险因素

伤　　情	早期癫痫发生率(％)
凹陷骨折	27
硬脑膜下血肿	24
脑内血肿	23
贯穿颅骨损伤	20

伤　　情	早期癫痫发生率(%)
续表	
GCS 评分≤10 分	20
硬脑膜外血肿	17
皮质(额、颞叶)挫裂伤	16
立即性癫痫	28
线型骨折	6
伤后遗忘>24 h	12
无或短暂意识丧失	6
无或短暂意识丧失(年龄≤5 岁)	17

表 127 - 2　影响伤后后期癫痫的危险因素

伤　　情	后期癫痫发生率(%)
火器贯穿伤	53
早期癫痫	47
脑内血肿	40
硬脑膜下血肿	33
GCS 评分≤10 分	32
凹陷骨折	31
皮质挫裂伤	28
硬脑膜外血肿	26
线型骨折	5
轻度脑震荡	<1

(2) 与手术相关的癫痫发作危险因素

与手术相关的癫痫的发生,除了与病灶性质相关外,还与病灶的部位密切相关。具体影响术后癫痫的因素如下:

1) 病理性质:如 Manaka 等报道术后癫痫发生率,动脉瘤为 21%,脑膜瘤为 36%,脑转移瘤为 20%,鞍区肿瘤为 5%,胶质瘤为 20%。Foy 等随访开颅术后患者,发现术后 4 年脑膜瘤患者癫痫发生率最高(75%),其次为大脑中动脉瘤和前交通动脉瘤(51%),垂体瘤最低(21%)。

2) 手术部位:小脑幕上手术较幕下者好发癫痫,左侧半球或双侧半球手术较右侧半球和单侧半球手术好发癫痫。不同部位的脑动脉瘤其发生率也不同,如颈内动脉瘤为 8%,大脑中动脉瘤为 38%,而动脉瘤伴脑内血肿者其癫痫发生率可达 42%。

3) 手术持续时间:手术时间<2 h、2~4 h 和>4 h 3 组之间在癫痫发生率上有显著差别,手术持续

时间越长,发生率越高。

4) 大脑皮质损伤:如在皮质表面分离或切除肿瘤等操作,易损伤皮质而在日后易于引发癫痫。

(3) 促使首次癫痫再发的因素

不论是早期或后期癫痫,2 次发作即应开始正规抗癫痫治疗。因此,重视首次癫痫再发的因素,对癫痫的防治均有重要意义。

1) 病因:从表 127 - 1、127 - 2 可见病因明确的颅脑外伤者,其癫痫发生率均较高。小脑幕上手术较幕下手术易发癫痫。

2) 脑电图异常:再发癫痫率与脑电图有无癫痫样异常和癫痫的病因有关。2 年内癫痫再发率在特发性癫痫和脑电图不正常者,为 48%;在症状性癫痫和脑电图不正常者,高达 65%。

3) 部分癫痫、Todd 轻瘫。

4) 家族史。

5) 青少年。

6) 首发癫痫持续时间长。

7) 首发癫痫的发生时间为晚期的较早期的易再次发作。

8) 首发癫痫后近期。

9) 治疗与否和治疗方法:随机研究显示,长期抗癫痫治疗可显著减少癫痫的再发。但是有反对意见认为,对第 1 次发生的抽搐,很难确诊为癫痫,而且长期抗癫痫药物治疗,弊多利少。因为即使症状性癫痫伴异常脑电图者,有 1/3 在 2 年内不会再发;相反,长期抗癫痫者中 30% 产生中至重度的药物不良反应,20% 患者需停药。停药本身也会诱发癫痫再发。

127.5　治疗原则

抗癫痫药物可以减少癫痫复发的风险,但并不能改变原有基础疾病的发展以及远期预后,所以是否启动抗癫痫治疗取决于癫痫再发的风险和药物慢性不良反应之间的衡量。同时还需要考虑一系列因素:癫痫样发作相应的脑电图上的表现;与临床症状相关的病史和神经影像学结果;包括局灶性表现在内的异常的神经系统检查的结果。

127.5.1　早期癫痫

对早期癫痫是否需治疗,虽然有争论,但大多数认为对首发单次抽搐特别是部分性抽搐,可不必行

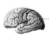

抗癫痫治疗,除非首发抽搐提示癫痫持续状态。因为42%单次早期癫痫在2年内再发,半数以上不会再发。但是首次复发(≥2次)抽搐者中79%~96%在2年内再发。因此,对有2次或2次以上的早期癫痫开始正规抗癫痫治疗。

127.5.2　后期癫痫

由于首发单次的后期癫痫中25%以上不会再发,因此多数人主张不治疗,待有再次发作后才予抗癫痫治疗。但是,Temkin等持积极态度,对单次发作的后期癫痫,即开始长期抗癫痫治疗。

127.5.3　非惊厥性癫痫

非惊厥性癫痫的治疗原则和惊厥性癫痫相同。由于多数患者意识水平下降,或术后麻醉药已消退,但患者仍不清醒,故用药途径以静脉维持为主,可以选用丙戊酸钠或左乙拉西坦。选用地西泮(安定)会影响患者意识水平,不利于检测病情变化。在脑电图监测下控制癫痫发作。详见第11章"神经重症监测和护理"中的有关内容。

127.6　药物治疗与停药

127.6.1　正规抗癫痫治疗

一旦癫痫的诊断成立,除病因治疗外,即应进行抗癫痫药物治疗。虽然抗癫痫的药物治疗迄今没有统一标准,但一般都必须在医生指导下,遵循如下的原则:①选择合适的抗癫痫药物(表127-3);②抗癫痫药物的剂量由小量开始,逐渐增加,并监测药物的血浓度;③根据发作类型,选择应用首选药物,必要时合并用药;④一种药物达到有效血浓度而效果不好,或因不良反应不能继续应用时,则应逐渐减少剂量至停用,同时应改用其他抗癫痫药。

表 127-3　常用抗癫痫药物及其不良反应

名　称	适应证	平均每天剂量(mg)	达到稳定状态需时(d)	血清半衰期(h)	治疗血药浓度(mg/L)	常见不良反应	
						与剂量有关	特异体质反应
苯妥英钠	部分性发作 全面性强直性阵挛	300~500	5~10	24±12	10~20	眼颤,共济失调,昏睡	皮疹,肝炎,淋巴结肿大,系统性红斑狼疮
苯巴比妥	部分性发作 全面性强直性阵挛	180~200	14~21	96±12	15~30	昏睡,眼颤,共济失调	剥脱性皮炎
卡马西平	部分性发作 全面性强直性阵挛	1 000~1 200	2~4	12±3	8~12	复视,共济失调,视物模糊	再生障碍性贫血
丙戊酸钠	部分性发作 全面性强直性阵挛 肌阵挛发作	15~60 mg/kg(起始剂量~最大剂量)	2~4	12±6	50~100	恶心,呕吐,倦睡	肝炎,体重增加,脱发
扑米酮	部分性发作 全面性强直性阵挛	750~1 000	4~7	12±6	5~212	昏睡,眼颤,共济失调	剥脱性皮炎
乙琥胺	失神发作(小发作)	750~1 000	5~8	30±6	40~100	恶心,呕吐,倦睡,呃逆	再生障碍性贫血,Steven-Johnson综合征* 皮疹
氯硝西泮(氯硝安定)	失神发作 肌阵挛发作 无张力发作	1.5~4.0(最大剂量20)	3~4	22~32	5~50	镇静,行为障碍	皮疹
加巴喷丁 拉莫三嗪	部分性发作 部分性发作	900~1 800 300~500(与丙戊酸钠合用100~150)	2~3 3~5(与丙戊酸钠合用8~10)	5~7 14±8	未确定 未确定	眩晕,嗜睡 恶心,眩晕,共济障碍	关节痛 皮疹

名　　称	适应证	平均每天剂量(mg)	达到稳定状态需时(d)	血清半衰期(h)	治疗血药浓度(mg/L)	常见不良反应	
						与剂量有关	特异体质反应
左乙拉西坦	部分性发作 肌阵挛发作 全面性强直性阵挛	1 000~1 200	2~3	7±1	未确定	嗜睡,乏力和头晕	皮疹,脱发

*:多形糜烂性红斑。

127.6.2　停药

癫痫完全控制后多长时间可停药? 停药的决定需要考虑多种因素,诸如患者原发的神经系统疾病类型、患者年龄、职位、有无癫痫家族史,以及患者是否驾驶车辆等。一般认为全身性强直阵挛发作和单纯性部分发作需用药 2 年,失神发作需用药半年以上。停药与用药一样,必须获得患者及其家属的理解和配合,必须缓慢减量至停药,整个过程不少于 6 个月。若有复发,则应如前重复给药。复杂部分性发作很少能完全控制,这些患者需长期应用维持剂量和小剂量抗癫痫药物。

127.6.3　停药后促发癫痫的因素

(1)癫痫的类型

肌阵挛发作、强直或无张力发作、症状性部分性抽搐等易复发。复发率在肌阵挛性发作为 85%～95%,全身强直性阵挛发作为 30%～90%,症状部分性发作为 25%～75%,儿童失神发作为 5%～25%,中央区棘波癫痫为 6%。有癫痫持续状态史者,易复发。

(2)年龄

青春期发作癫痫比儿童或成人期发作癫痫的相对危险值要高,分别为 1.79 与 1.34。

(3)病因

症状性癫痫比特发(或原发)癫痫易复发,前者相对危险值为 1.55。

(4)脑电图异常

异常脑电图的相对危险值为 1.45,特别在儿童有高频率癫痫样活动提示易发。

(5)时间

复发多发生在停药期间,以及停药后 1～2 年。

(6)停药方法不当

如停药速度过快,减药剂量过大。

127.7　预防

127.7.1　外伤性癫痫

由于颅脑外伤后癫痫发生率高,癫痫的发生可加重急性期颅脑损伤如颅内压升高、脑缺血和缺氧等,可引起外伤后期神经功能障碍及精神和行为异常,影响生活质量和工作能力。因此,预防外伤性癫痫具有重要意义。20 世纪 80 年代以前的非随机研究显示,预防性抗癫痫治疗可减少大于或等于 80% 癫痫发作。因此,外伤后长期服用抗癫痫药物几乎成为常规。但是,由于长期应用抗癫痫药物后,癫痫发生并没有显著减少,药物的不良反应却有增加。一些有识之士开始研究,并对传统的预防癫痫方法提出质疑。

脑外伤是癫痫的相关因素,且与脑外伤的严重程度和伤后意识丧失的持续时间明显相关。一项大型文献综述研究揭示脑外伤患者伤后意识丧失时间 <30 min 的,其发生外伤后癫痫的相对风险为 1.9;意识丧失持续 30 min 到 24 h 的患者相对风险为 2.9;而超过 1 d 者,其发生癫痫的风险可高达 17.2。早期外伤后癫痫与较差预后相关,也导致后期外伤后癫痫发病率上升。在 2007 年,*Brain Trauma Foundation* 发表了一个颅脑外伤后预防癫痫的指南。提供了两个 II 级证据:推荐预防性应用抗癫痫药用于预防早期外伤后癫痫(外伤后 7 d 停药);而对于预防性应用抗癫痫药,以预防后期外伤后癫痫发作,指南则不作推荐。

早期外伤后癫痫发作(外伤后 24 h)是晚期外伤

后癫痫发作的一个独立危险因素,所以预防早期外伤后癫痫发作是有必要的。除了早期外伤后癫痫发作以外,还有几个危险因素会增加晚期外伤后癫痫发作的机会:①GCS 评分<10 分;②脑皮质挫伤;③颅骨凹陷性骨折;④蛛网膜下/硬脑膜下/颅内出血;⑤颅脑贯通伤、火器伤。

有学者曾经提出假说:癫痫发生始于外伤后早期,抗癫痫药物,尤其是丙戊酸钠可能阻止这一过程,所以必须早期应用。

127.7.2　开颅手术后癫痫

在经历神经外科手术的患者中,有 20%～50% 在术后的第 1 周内都曾发生过一次抽搐。术后早期癫痫应该可以预防,短期围手术期用药是安全和有效的,但长期预防用药不能减少后期癫痫的发生。例如,Baker 等回顾性分析 387 例脑动脉瘤患者,术后预防性抗癫痫治疗 3 d,平均随访 2.4 年,癫痫总发生率为 5.4%,早期癫痫发生率 1.5%～2.65%（破裂与未破裂动脉瘤）,后期癫痫发生率 3%～4.4%；无 1 例早期癫痫患者发生后期癫痫；一旦发生癫痫,药物都能很好控制。Foy 等采用前瞻随机对照试验研究 276 例患者,包括脑动脉瘤、脑动静脉畸形、脑膜瘤、垂体瘤和脑脓肿等,术前 24 h 开始用苯妥英钠或卡马西平,术后维持 6～24 个月,癫痫总发生率 37%,比较服药 6 个月、2 年和对照组,显示 3 组之间未发生癫痫率无明显差别,抗癫痫药物不能有效预防晚期癫痫的发作。而在一项分析多项随机对照试验研究结果的关于幕上肿瘤手术后癫痫预防的荟萃分析中,Joiner 等指出,围手术期预防性使用抗癫痫药物,确实在统计学上降低了手术后早期（1周内）癫痫发生的风险,但没有明显影响总体（将短期和长期结合分析后）术后癫痫发生的风险。

127.7.3　蛛网膜下腔出血后癫痫

关于 SAH 相关癫痫的发病率、远期并发症以及防治,一直存在争议。至今,也缺乏完整的 RCT 研究。因此,如何防治仍缺乏统一标准。高达 1/4 的 SAH 患者发生过癫痫样发作,但是这些发作是否确实为癫痫并未证实。最近的几篇回顾性研究显示了低的癫痫发病率（6%～18%）,这其中的两篇显示 SAH 患者早在医学评估之前就发现了癫痫发作。迟发癫痫发作在 3%～7% 的患者中发生。回顾性研究证实了与 SAH 患者早期发生癫痫有关的几个危险因素:大脑中动脉动脉瘤、血凝块的厚度、脑内血肿、再出血、梗死、较差的神经学评级以及高血压史。

破裂动脉瘤的治疗方式也影响之后的癫痫发生。有研究表明,经过介入方法治疗的患者中,围手术期的癫痫发生率极低,迟发癫痫发病率也仅为 3%。癫痫发作与之对神经功能预后之间的影响仍不明确。一些研究报道没有影响,另外一些研究报道癫痫发作是影响神经功能预后的一个独立危险因素。两个近期的大的单中心回顾性研究发现,非抽搐性癫痫发作是不良神经功能预后的一个强影响因素。是否应在 SAH 患者中常规应用预防性抗癫痫治疗仍缺乏好的证据支持,但是短期预防性应用抗癫痫药物在临床上非常普及且疗效明确。因此,我们认为,在 SAH 发病的急性期内,有必要短期应用抗癫痫药物预防早期癫痫的发生,但并不推荐长期、常规预防性使用抗癫痫药物。

127.7.4　预防性使用抗癫痫药物方法

虽然大量研究证实外伤后和术后早期癫痫可以用药物预防,但是用药方法混乱。目前,接受程度较高的观点是:①预防性使用抗癫痫药能降低颅脑术后早期（最初 7 d 内）癫痫发生的风险,但对后期出现的癫痫无效（Ⅰ级推荐）;②颅脑外伤后癫痫是临床上使用抗癫痫药治疗的适应证（Ⅴ级推荐）;③不推荐对脑肿瘤患者预防性使用抗癫痫药（Ⅰ级推荐）;④尽管对于颅内肿瘤、SAH、脑脓肿伴发癫痫者使用抗癫痫药物预防癫痫缺乏足够证据,但对于有过单次抽搐的患者,还是推荐使用抗癫痫药（Ⅴ级推荐）。

这里介绍华山医院神经外科预防性使用抗癫痫药物的经验。术前 5 d 开始服用丙戊酸钠 15 mg/(kg·d),在手术结束前 30 min,静脉推注丙戊酸钠 15 mg/kg 一次,术后丙戊酸钠 15 mg/(kg·d)静脉滴注维持 24～48 h。术后第 2 d 起,口服丙戊酸钠 15 mg/(kg·d),维持术后 7～10 d。急诊患者应术中即开始静脉用药,剂量同上。

127.7.5　癫痫持续状态的处理

伤后或术后预防性使用抗癫痫药物期间仍可能发生癫痫发作,控制不佳者会进展为癫痫持续状态,后者是一种危急情况,会造成缺氧、颅内压升高等,严重者预后不佳,最后导致植物状态或死亡。必须设法于最短时间内中止发作。处理策略包括：①药物控制。出现术后癫痫者，丙戊酸钠以首次剂量15 mg/kg 在 3～5 min 内静脉注射，在静脉推注完毕后继以每小时 1 mg/kg 剂量维持；如癫痫控制，第 2 天加用口服丙戊酸钠 15 mg/(kg·d)，用药 3 个月；如果 10 min 后，癫痫未得到控制，再用丙戊酸钠 20 mg/kg 静脉注射，10 min 后如再无效，改用其他抗癫痫药物，如可给予地西泮 10～20 mg 以 2～5 mg/min 的速度静脉缓慢推注，15 min 后可重复 1 次。地西泮使用过程中需要严密监测呼吸，并备有气管插管或气管切开的人员和设备，一旦出现呼吸停止需马上停止注射并行人工呼吸。抽搐控制后可以改成静脉缓滴或者微泵维持以控制再发。②保持呼吸道通畅，鼻导管或面罩吸氧，必要时行气管插管或气管切开。③进行心电、血压、氧饱和度等监护，进行血气、生化和药物浓度检测，以及时发现内环境紊乱并予纠正，无论代谢性因素是癫痫的"因"或"果"，若不纠正都会导致药物治疗的失败；药物浓度可以指导下一步的药物方案调整（加量或换药）。④控制脑水肿和颅内压，可给予甘露醇静滴。⑤控制感染和体温。⑥抽搐停止后应使患者头偏向一侧或予吸痰以防止误吸。⑦患者症状控制后，及时复查头部 CT 或 MRI 以排除颅内原发病变化。

127.7.6　麻醉药物的使用

麻醉药物（如咪达唑仑和丙泊酚）对于癫痫持续状态和重症监护病房（ICU）中躁动和过度通气的患者是相当有用的。当癫痫持续状态发作超过 1 h，而且使用常规的抗癫痫药物无效时，就必须在 ICU 监护条件下气管插管，静脉使用麻醉药物终止其发作。多数指南和共识都将咪达唑仑和丙泊酚推荐为治疗难治性强直阵挛发作和局灶性癫痫持续状态的一线用药。咪达唑仑的使用方法是 0.2 mg/kg 快速静脉注射，然后以每小时 0.05～0.5 mg/kg 速度静脉持续注射。丙泊酚因其较短的半衰期同时有一定的镇静作用，所以在癫痫持续状态的治疗中不失为一种不错的选择。丙泊酚起效快，药效持续时间短，但使用时必须小心，同时避免较长时间使用。其使用方法是每小时 1～2 mg/kg 持续静脉注射，最大使用量

不应超过 67 μg/(kg·min)。尽管儿童持续使用丙泊酚可能会造成代谢性酸中毒，但是，在注射速度不超过每小时 5 mg/kg 的情况下，还是相对安全的。

127.7.7　关于术后后期癫痫的处理

如果围手术期患者未出现癫痫发作，则术后预防性抗癫痫药物在术后使用 1 个月即可考虑停药。如果患者在围手术期出现癫痫发作，则应按癫痫治疗用药和随访。

（郑　康　周良辅）

参考文献

［1］郑康，周良辅. 颅脑外伤后或术后癫痫及其预防和治疗［M］//周良辅. 现代神经外科学. 2 版. 上海：复旦大学出版社，2015：1318 - 1324.

［2］AFSHARI F T，MICHAEL S，UGHRATDAR I，et al. A practical guide to the use of anti-epileptic drugs by neurosurgeons［J］. Br J Neurosurg，2017，31(5)：551 - 556.

［3］BECKER D，PACIA S. Antiepileptic medications：principles of clinical use［M］//WINN H R. Youmans and Winn neurological surgery. 7th ed. Philadelphia：Elsevier，2017：396 - 402.

［4］FENG R，MASCITELLI J，CHARTRAIN A G，et al. Anti-epileptic drug (AED) use in subarachnoid hemorrhage (SAH) and intracranial hemorrhage (ICH)［J］. Curr Pharm Des，2017，23(42)：6446 - 6453.

［5］FREUND B，PROBASCO J C，RITZL E K. Seizure incidence in the acute postneurosurgical period diagnosed using continuous electroencephalography［J］. J Neurosurg，2019，130(4)：1203 - 1209.

［6］JOINER E F，YOUNGERMAN B E，HUDSON T S，et al. Effectiveness of perioperative antiepileptic drug prophylaxis for early and late seizures following oncologic neurosurgery：a meta-analysis［J］. J Neurosurg，2019，130(4)：1274 - 1282.

［7］ZHENG P，SHULTZ S R，HOVENS C M，et al. Hyperpho-sphorylated tau is implicated in acquired epilepsy and neuropsychiatric comorbidities［J］. Mol Neurobiol，2014，49(3)：1532 - 1539.

 神经外科手术中金属植入物的应用

金属植入物(metal implants)在神经外科中应用相当广泛,如开颅手术和颅骨修补中用的钛固定系统和钛板、脑室-腹腔分流手术所用分流管的阀门、夹闭动脉瘤的金属夹、神经介入手术中用到的支架和弹簧圈、脊髓脊柱外科用于加固脊柱稳定性的钢板和螺钉,以及深部脑刺激手术或脊髓刺激手术放入的电极片等。由于这些患者中很多可以长期生存,而植入物一般来说不会二次手术取出,所以,对这些金属植入物,患者、亲属和医务人员以及其他相关人员要注意什么,在此作简要介绍和讨论。

128.1　颅骨重建

128.1.1　颅骨瓣固定

开颅术(craniotomy)是目前神经外科手术的主要方法。术后一般需要回置游离骨瓣,重建颅骨完整性,以达到保护颅骨腔内容物和美容要求。多年来,颅骨骨瓣固定方法也在逐步改进。早期固定颅骨骨瓣常采用不锈钢丝。不锈钢的主要成分为铁,含有少量镍、铬、碳、锰、硅等。固定方法是在骨瓣及邻近颅骨边缘钻若干成对骨孔,以不锈钢丝分别穿过每对骨孔,结扎扭紧,裁去多余部分,将断端折向

骨缝等组织间隙,避免与组织摩擦、切割。由于手术步骤繁琐,故手术时间较长,固定效果往往不佳,术后部分患者骨瓣发生移位或下陷,局部头皮可见突起或凹陷,常造成患者疼痛不适。而且铁元素具有很强的顺磁性,在强磁场中会发生移位,对患者造成伤害。故现在已经被钛金属颅骨固定系统(titanium cranial fixation system)所取代。

钛金属颅骨固定系统包括颅骨锁和微型板,主要成分为医用钛合金。钛是一种重要的结构金属,钛合金因重量轻、强度高、耐腐蚀、耐热及化学性质稳定而被用于医学。钛原子序数为22,故对X线和其他放射线的衰减系数相对较小,在CT上无严重伪影,但在金属周围可见高密度环绕伪影,影响某些细节分辨力。不过通过调节窗宽、窗位等可以改善图像质量。钛属于非顺磁性物质,故在MRI检查时是安全的,而且产生的伪影很小。以往文献表明,在其他条件相同的情况下,钛及其合金的伪影在金属材料中是最低的。

颅骨锁由两个圆盘及一根贯通两个圆盘的螺杆组成。使用时分开两个圆盘,将颅骨锁置于骨瓣周围,下盘放置在硬脑膜外和颅骨内板之间,上盘置于颅骨外。放好游离骨瓣后,用配套器械收紧螺栓,使其固定于骨瓣和骨窗之间,剪除多余螺杆。由于设

计紧凑,其操作性强、手术时间减少,而且其固定的牢固性也较前提高,骨瓣下沉发生率少。颅骨锁应用于曲率较小的凸面颅骨时,可以发挥良好的效用。但在曲率变化大、空间狭小的颅底附近,这种钛片设计对颅骨曲率变化适应有限,效果则不那么理想。在安装使用过程中,其下盘将插入硬脑膜外间隙,有可能造成部分硬脑膜与颅骨内板剥离,容易造成硬脑膜外渗血,甚至可形成硬脑膜外血肿。若骨瓣位于静脉窦附近,还可能造成静脉窦损伤、破裂出血、气体栓塞等情况。对于这些部位的使用需要相当慎重。颅盖骨属于膜性成骨,颅骨外板以成骨为主,内板以破骨为主,颅腔逐渐呈离心性增大。所以对于生长发育的儿童患者,随着内板吸收和外板骨化,颅骨锁会逐渐偏离原来的位置,顶向深部,甚至可能刺破硬脑膜,插入脑组织。临床试验研究证实金属内固定材料对颅骨发育障碍或畸形方面的影响要明显高于可吸收固定材料。由于人体神经系统发育的关键时期是出生后 6～12 个月,故在此时期应避免使用金属植入物,改用可吸收植入物。

微型板配合螺钉,可以用螺丝刀将其固定于颅骨骨瓣和骨窗边缘。其操作更为精细而简便,固定效果好。研究显示微型金属板在操作时间、骨瓣移位程度、承受外力等方面均优于不锈钢丝,与颅骨锁差不多。颅骨微型金属板仅在颅骨外板和板障操作,几乎不影响内板,不会伤及硬脑膜,不会出现硬脑膜剥离等情况,手术安全性高。此外,可以遮盖骨孔,防止术后局部凹陷影响美观。同时,它也弥补了颅骨锁在颅底应用中的不足,已用于颅底和鼻旁窦附近修复重建。可是,微型金属板安装时是用螺钉固定,颅骨发育过程中,内板逐渐吸收,螺钉有可能向深部移位,其尖端有可能刺破硬脑膜,甚至嵌插入脑组织;由于牵张性应力长期持续作用,可能会造成颅骨发育畸形。故目前仍不适用于小儿患者。

128.1.2　人工颅骨植入

自 1905 年 Cushing 首次提出去骨瓣减压术以来,其一直是控制恶性颅高压的常用方法,常用于脑外伤、脑出血。此外对于颅骨肿瘤或脑膜瘤侵犯颅骨,为了降低复发率,往往需要将受累颅骨弃除。但随着患者病情恢复重返社会,缺损的颅骨无论是在外观、心理、生理上都会造成不良影响。头皮肌肉会与硬脑膜粘连,形成瘢痕甚至钙化,对大脑皮质产生刺激;大气压在缺损的骨窗会对大脑造成压迫,影响

脑组织的血供、代谢和功能。因此,颅骨修补术既可以保护脑组织功能,又可以满足患者的美容需求。

与其他材料相比,钛合金没有磁性,不易被腐蚀,质量轻,可塑性好,具有足够的机械强度,厚度较小,置入体内较方便,使用钛钉固定简易牢靠。目前计算机辅助成型钛合金颅骨成型材料在生物相容性、手术难易度、并发症发生率、外观差异方面均占优势,已经基本成为颅骨整形修复的最佳选择。但是,钛合金材料费用较高,是其缺点。

颅骨修补常见并发症包括癫痫、感染、组织反应和钛板外露、出血等。一般在术后早期即发生,需要药物或手术进行干预。

儿童颅骨的生理和解剖都迥异于成人,故颅骨修补对于儿童有其特殊问题,很难用成人的原则直接套用于儿童患者。虽然目前有可吸收植入材料适用于儿童,但由于合成材料无法生长,故难以满足儿童生长发育的需求,尤其是大面积颅骨缺损的儿童患者,目前治疗方法的效果仍难以令人满意。

128.1.3　注意事项

（1）钛板对放射治疗的影响

少数颅骨修补患者可能再发生颅内肿瘤,恶性肿瘤患者手术后需要再行放射治疗。一般认为钛板对于放射治疗的影响可以忽略不计,尤其是在立体定向治疗中。但是,对于钛板修补者,可能要轻度提高局部的照射剂量。无论是普通放射还是立体定向放射治疗,局部增加的剂量应<7%,且随着单次剂量增加,相应增加的比例减小。

（2）颅骨修补的颞肌萎缩/疼痛

颅脑外伤者常须接受开颅清除血肿和/或减压手术。术中会横断颞肌翻下,待修补后再行缝合。手术方式的选择对颞肌的保留至关重要,否则术后易发生颞肌萎缩或收缩时疼痛。无论是开颅手术还是去骨瓣减压术,都要尽量保留颞肌的血供和神经。去骨瓣减压时使用人工硬脑膜可以防止颞肌和硬脑膜的粘连,减少二次手术修补颅骨分离颞肌时对颞肌的损害。术后建议患者嚼口香糖锻炼颞肌,以增加其强度。

（3）过敏和组织反应

钛合金导致的过敏或组织反应较少见,但一旦出现处理起来往往十分棘手,最后多需要取出金属植入物。这可能与目前所用的钛合金（Ti－6Al－4VELI）会释放出微量的钒和铝离子有关。因此,应

选用无铝、无钒、生物相容性高的钛合金（如TMZFTM）。不明确时，应做钛合金片过敏试验。对接受钛板或钛连接片植入的患者，一旦伤口或皮瓣出现发红或溃破，应引起高度注意；经多次换药后，伤口仍然愈合不佳，甚至破损愈加严重时，要高度警惕钛板引起的组织排异反应，并及早将植入物取出。一般将植入物取出后，伤口方能愈合。

（4）磁场

铁磁性物体进入磁场后，会被磁化，与磁场发生作用，产生两个力：扭转力和平移力。物体所受作用力大小与磁场的场强大小、物体铁磁性大小、物体形状和质量、物体与成像平面的位置和方向关系，以及成像时间的长短有关。如金属植入物是非铁磁性的，或者在磁场中所受扭转力或平移力较小，不足以引起物体运动和位移；或者磁场作用力小于金属植入时的内固定力时，MRI 检查仍然可以安全进行。故行 MRI 检查前，务必明确是否存在金属植入物和其材质。必要时，询问手术医师和供货商。

（5）对影像学随访的影响：伪影

金属材质表面会反射或折射 X 线，故行 CT 检查时会形成伪影，有时 X 线会在相对的两块钛板之间不停反折，使伪影大大加强，有些时候会被误认为硬脑膜外血肿或硬脑膜下血肿；调整窗位、窗宽可以减轻伪影影响。在骨窗位可以清楚地看清金属板的形态和位置，尤其是钛帽和钛连接片，调整好角度，即使是钛钉也能清楚显示。必要时可以变化头位重新摄影。进行 MRI 检查时，金属的磁化率差异会导致植入物周围组织成像扭曲。由于频率编码梯度和选层梯度比相位编码梯度更易受金属物体的磁化率作用影响，频率编码的方向可控制伪影出现的方向，以尽量避开感兴趣区。短回波时间、低磁场强度、宽读出频带和小体素可减轻伪影。某些序列可以减轻伪影的影响，T_2 的伪影最小，而弥散加权成像（DWI）受伪影影响较大。

将来随着生物工程的发展，植入物可以在早期提供足够的支撑和保护，之后可以逐渐被吸收，而正常的骨组织则可以沿着植入物提供的支架成长，从而最终在人体上实现无损伤创伤修复和真正意义上的功能重建。

128.2 脑室-腹腔分流

脑积水是一种神经外科常见情况，其病因多样。治疗首先考虑能否去除病因。但往往病因治疗困难或病因不明，那么脑脊液分流手术是缓解患者病情和延长生命的重要选择。分流系统分成 3 个部分：脑室端导管、阀门和腹腔端导管。阀门是分流系统中最重要的组成部分，可以控制脑脊液引流量，同时外界磁场可以调节阀门流量。根据控制脑脊液引流的机制，可以将分流管分成定压管、可调压管、定量管等。理论上分流管可以放入任何浆膜腔中，但考虑到手术难易和术后并发症，目前最常用的术式为侧脑室-腹腔分流术（V-P 分流术）。

V-P 分流术各种并发症的发生率较高，常见并发症包括出血、癫痫、感染、过度引流综合征和分流管的脱落、断裂、移位等，严重者可能致残、致死。

V-P 分流术后的注意事项如下：

（1）术后调整

大多数患者在分流术后第 1 年内需要根据临床表现和影像学变化调整阀门压力 2～3 次，以防止引流不足或者引流过度。主管医师应该在病例上详细记录分流系统的类型、阀门压力、调整时间及其他可能有帮助的信息，以便后续的随访观察。患者和/或家属也应关注患者日常生活、步态、认知、控尿等变化，症状的恶化或改善都应该即时反馈给自己的主管医师。少数患者，特别是小儿，在搭乘飞机后，会出现短时恶心、呕吐、头痛等症状，这与机舱内气压改变导致一过性的颅内压增高有关，一般在飞行后 24 h 至 2 周内症状逐渐消失。

（2）过敏

分流管过敏十分罕见，多表现为反复分流术失败。脑脊液培养阴性，但可以找到大量的嗜酸性粒细胞。显微镜可见分流管被由嗜酸性粒细胞和多形核巨细胞组成的细胞碎片阻塞。一般认为是硅导致的过敏反应。一旦出现过敏反应，就需要移除分流管。可以考虑行内镜下第 3 脑室造瘘或更换其他材质的分流管。

（3）磁场

分流管的调压阀门常含有金属成分，因此磁场，尤其是强磁场可能会改变调压阀门的压力设定。如复查 MRI 后，往往需要重新调整原来的压力设定。对于儿童患者，家长需要特别注意有些玩具产生的强磁场可足以改变阀门流量；对于成人患者，日常使用的电子产品有时可能也会影响阀门。有报道称父母在玩"iPad"时抱着孩子，导致孩子因脑积水行 V-P 分流后的阀门压力改变。手机在使用时随着信号强度不同,其产生的磁场会相差数千倍,且接听电话时可能与阀门距离极近,故尽量使用手术对侧接听电话,尤其是信号不好时。头戴式耳机在使用时会在 5 mm 范围内产生一定的高斯场,但因为距离有限,因此对分流阀影响不大。一般物品和阀门保持一定距离即可保证分流管和日常生活的正常进行。环境中常见物品的磁感应强度如表 128 - 1 所示。而一些新的可调压阀门加入了抗磁设计,可以避免意外的压力改变,甚至在 3.0T 磁共振检查时也能正常工作。

表 128 - 1　环境中常见物品在不同距离上的磁感应强度[*]

常见物品	3 cm/μT	30 cm/μT	1 m/μT
地球	50		
电吹风	6～2 000	0.01～7	0.01～0.03
电动剃须刀	15～1 500	0.08～9	0.01～0.03
吸尘器	200～800	2～20	0.13～2
日光灯	40～400	0.5～2	0.02～0.25
微波炉	73～200	4～8	0.25～0.6
收音机	16～56	1	<0.01
电烤炉	1～50	0.15～0.5	0.01～0.04
洗衣机	0.8～50	0.15～3	0.01～0.15
电熨斗	8～30	0.12～0.3	0.01～0.03
计算机	0.5～30	<0.01	<0.01
冰箱	0.5～1.7	0.01～0.25	<0.01
彩色电视机	2.5～50	0.04～2	0.01～0.15
iPad	3.7～4	0.3～0.4	<0.01
iPad+Smart Cover	8～9	0.6～0.7	<0.01

[*]:摘自世界卫生组织网站电磁场专题。

128.3　动脉瘤夹闭及栓塞

动脉瘤破裂是最常见的引起自发性蛛网膜下腔出血的病因。患者有很高的致死率和致残率。开颅夹闭和介入栓塞是主要的治疗手段,但都涉及金属植入物的问题。

早期的动脉瘤夹多由不锈钢制成,由于其顺磁性,行 MRI 检查时会出现危险,即使场强很小也是不安全的。新近用于临床的血流导向辅助栓塞装置采用的是具有良好顺磁性的材料,在接受 MRI 检查时,相对安全。所以在行 MRI 检查前,需要明确颅内的动脉瘤夹是何种金属组成,必要时可咨询手术医生或查询手术记录。不能明确时只能行 CT 检查代替。

注意事项:现在的动脉瘤夹和弹簧圈大多由钛合金制成,虽然在磁场中移位和加热的问题没有了,但行 MRI 检查仍可能出现伪影等问题,尤其是在高场强磁共振检查时。

128.4　颅内支架

支架可用于治疗颈/椎动脉的狭窄和/或夹层动脉瘤,和颅内复杂动脉瘤等,起到重建血管壁和维持正常脑血流的作用。由于介入治疗的微创、高效,有助于医师的快速成长,所以现在支架在神经外科中的应用越来越广泛。

支架确实给脑缺血性疾病和脑动脉瘤带来了新的便捷的治疗选择。但由于支架置入一般是永久性的,也给患者以后的生活造成了不同程度的影响。

受限于现在的材料,机体仍然会把支架识别为异物,所以支架术后局部仍然易形成血栓造成堵塞。患者需要服用抗血栓药物一段时间直到支架表面被血管内皮细胞完全覆盖。

颅内应用支架后的注意事项如下:

(1)防止血栓形成

尚缺乏颅内支架术后应用抗血栓药物的高质量研究,一般推荐在颈动脉支架(裸金属)术后使用阿司匹林加氯吡格雷的双重抗血小板治疗 30～90 d。不推荐无限期延长"双抗"治疗,这只会增加致死性出血的风险,而不会减少脑缺血的发生。因此,仍然需要更大范围的研究来优化颈动脉支架术后药物治疗的药物组合、剂量和疗程。

(2)与金属性相关的问题

现在的支架材料多为镍钛合金(nitinol),如果有患者问"是否会引起金属探测器警报?""支架是否会生锈?"和"磁共振检查是否有危险?"那么,答案都是否定的。不过笔者还是建议主管医师为患者提供足够的信息,并制作随身携带的识别卡片,以备在患者需要紧急医学救助的情况下,为其他医师提供必要的信息。

128.5　脊柱内固定

无论是脊柱手术还是椎管内手术,一般都需要破坏椎管的骨性结构。为了加强脊柱的稳定性,会使用金属板和螺钉进行内固定。与其他金属植入物相似,钢材质的植入物需要避免进入强磁场环境,而其他非顺磁性物质行 MRI 检查也会产生伪影。金属伪影一般是由周围组织和植入物磁化率之间的差异所致。短 TI 反转恢复(short TI inversion recovery, STIR)序列主要依赖于主磁场的均质性,故最早被应用于减少金属伪影。但由于其会抑制脂肪信号,故应用受到了限制。近来,迭代分解水脂回声不对称和最小二乘估计(iterative decomposition of water and fat with echo asymmetry and least squares estimation, IDEAL)序列通过补偿场不均一性以达到脂肪饱和,同时可以保证高信噪比,体内、体外试验证实其可以减少金属植入物的伪影。

注意事项:随着国际反恐形势的日益严峻,机场增加了大量安检设备,其中包括金属探测器。故对于有脊柱金属植入物的患者在通过安检时可能触发警报,造成尴尬并延误行程。通过式金属探测器(arch way metal detectors)对脊柱金属植入物一般不会引发警报;手持式金属探测器(handheld metal detectors)由于距离较近,可以发现大多数全脊柱经后路手术和颈部经前路或侧方入路手术患者的金属植入物。故这类患者如果有长途旅行的要求,那么有必要申请一份医院出示的金属植入物证明文件。此外,金属探测器的检测率与患者胖瘦、植入金属密度、累及节段等无关。

128.6 脑深部电刺激

近几十年来的研究已经证实脑深部电刺激(DBS)是治疗特发性帕金森病的有效且安全的方法之一。

术后短期内,由于手术的直接创伤,患者的症状不借助 DBS 即可有一段时间的改善,可能持续几天至几个月。一旦这"蜜月效应"消失,就要开始调整电极片的刺激量。在随后的一段时间内会逐渐撤除左旋多巴的用量并逐渐调大电极刺激量,直到患者可以无障碍地活动为止。刺激导致的运动障碍会在增加参数后延迟发生,所以调整应尽量避免傍晚和周末前。有时很难鉴别帕金森病的"开、关"现象和刺激导致的肌张力障碍,此时需要重新评估电刺激对"关"状态的效果。过度频繁地调整刺激参数可能

导致情感障碍,患者会出现大哭、大笑。这有些和撤药过快有关,部分患者需要重新使用左旋多巴。另外,在某些极端的自然状态下,会产生强的电磁场,需要注意 DBS 的电源开关被重新设置。有报道显示,雷电可能将 DBS 开关关闭,但一般不会产生特殊的不良结果。所以,安装了 DBS 装置的人,应避免进入会产生强电磁场的区域。

DBS 术后的注意事项如下:

(1)电池寿命

DBS 使用的电池一般可以使用 4~6 年,电池耗竭后若 DBS 仍在发挥作用需要手术更换电池。现在某些新的电刺激仪器可以通过无线充电而省去了再手术的麻烦。

(2)术后精神状况变化

术后患者常常出现精神症状,如抑郁和躁狂,尤其是在调整刺激参数和撤药不当的时候更容易发生。特别要注意的是,抑郁会导致患者尝试自杀,故家人的陪伴和精神护理非常重要,严重者需要药物对症治疗。

(3)MRI 检查的安全性

DBS 患者行 MRI 检查的安全性不确定,如果 MRI 检查是必要的,请详细阅读产品说明书并咨询熟悉磁共振原理的放射科医生意见。3.0T 的磁场环境可能会使电极温度升高,但升温幅度不超过 1℃,对受检者也不产生明显不良神经功能影响,故而相对安全。而更高场强的环境对电极的影响尚缺乏足够的研究。检查前需要关闭 DBS 装置并将电压调至 0 V。调整成像参数保证射频能量吸收率(specific absorption rate, SAR)不超过 0.4W/kg。检查过程中不要随意改变参数以免 SAR 过量;磁场梯度不超过 20 T/s。即使如此,仍可能发生电极过热造成组织热损伤,故选择 MRI 检查要慎重。

128.7 脊髓电刺激

脊髓电刺激(SCS)是通过脉冲电流刺激脊髓神经的方法用于治疗多种慢性疼痛。脊髓刺激器通过外科手术埋于皮下,连接的细小电极则被置于硬脊膜外腔,使产生的脉冲电流可以作用于脊髓神经,从而抑制其他伤害性刺激的传入,达到减轻或缓解疼痛的治疗目的。

SCS 治疗中的注意事项如下:

（1）活动及移位

在出院后的6周内，尽量不要做弯腰、举重物、转腰以及其他肢体过伸的动作，更不要进行任何其他的激烈活动，以免在伤口完全愈合前发生电极移位的情况。置入刺激器后早期可能会有异物感和/或疼痛感，程度严重者可以使用镇痛药物对症处理，极少数患者可能发生刺激器或电极移位，需要重新固定。刺激器置入部位的推拿按摩可能会导致电极脱落，应当向主管医师详细了解装置的大致位置和推拿按摩可能的风险。

（2）参数调整

脉冲电流的参数可能需要调整，主管医师应该在病例上详细记录脉冲宽度、幅度和频率。

（3）电磁影响

正常使用情况下，刺激器不会受到移动电话和微波炉等的影响。在通过安检前应该随身携带医院的植入物证明，因为刺激器可能会触发金属探测器警报，并且在通过安检时可能会导致脉冲电流发生变化，但这种影响是暂时的。不过，一般还是建议在通过安检前临时关闭刺激器。目前不同的刺激器系统对磁共振、超声、除颤仪、高频电刀、心脏起搏器等影响不一，所以在进行相应检查或治疗前应该详细了解刺激器的信息和相应限制。

128.8 颅内压监测

颅内高压是很多中枢神经系统疾患如脑外伤和脑出血的首要死因。及时地纠正颅内高压是降低病死率的直接方法，而实时持续的监测颅内压可以更准确地调整治疗方案。虽然存在争议，但颅内压监护仍受到很多神经外科医生的重视。其通过颅内传感器与床旁监护仪相连，以直观反映颅内压变化。传感器可以放在侧脑室内、脑实质内、蛛网膜下腔或者硬脑膜表面，但各有利弊。

与DBS类似，不慎重的磁共振检查会导致患者脑组织热损伤，并且会烧毁传感器。根据麦克斯韦电磁理论，当磁通量发生变化时，就会产生感应电动势，而电能会转化成热能散发掉。进入磁共振室前需要断开所有连接，但和患者颅内传感器连接的导线需要妥善处理。一般将导线缠成一定大小的线圈贴在头皮上（图128-1），而不要直接呈线性地放在外面，后者会产生足够的能量击穿传感器周围的脑组织。

其他关于磁场强度、梯度和扫描参数需要严格参照产品的说明书，并请有经验的磁共振技师操作。

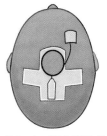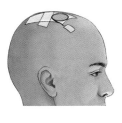

图128-1　颅内压监护患者行MRI检查时推荐的处理外接导线的方法

注：将导线在头皮外8 cm左右处开始卷成直径约5 cm的环形线路，然后用胶带固定在头皮上（参考Tanaka R的原图编制）。

（吴　刚　周良辅）

参考文献

［1］吴刚,周良辅. 神经外科中人体金属植入物及其注意事项［M］//周良辅. 现代神经外科学. 2版. 上海:复旦大学出版社,2015:1325-1329.

［2］BENDERSKY D, YAMPOLSKY C. Is spinal cord stimulation safe? A review of its complications［J］. World Neurosurg, 2014,82(6):1359-1368.

［3］ELSAYED G A, CHAGOYA G, BERNSTOCK J D, et al. Magnetic resonance imaging safety of retained tip and protective coils after faulty deployment of an intracranial pipeline embolization device: a case report［J］. World Neurosurg, 2019,129:221-224.

［4］LO PRESTI A, WEIL A G, RAGHEB J. Flying with a shunt［J］. J Neurosurg Pediatr, 2015,15(2):223-224.

［5］PREZELJ N, TROŠT M, GEORGIEV D, et al. Lightning may pose a danger to patients receiving deep brain stimulation: case report［J］. J Neurosurg, 2019, 130(3):763-765.

［6］SAMMARTINO F, KRISHNA V, SANKAR T, et al. 3-Tesla MRI in patients with fully implanted deep brain stimulation devices: a preliminary study in 10 patients［J］. J Neurosurg, 2017,127(4):892-898.

［7］SPADER H S, RATANAPRASATPORN L, MORRISON J, et al. Programmable shunts and headphones: are they safe together［J］. J Neurosurg Pediatr, 2015,16(4):402-405.

［8］WALSH K M, MACHADO A G, KRISHNANEY A A. Spinal cord stimulation: a review of the safety literature and proposal for perioperative evaluation and management［J］. Spine J,2015,15(8):1864-1869.

129 脑机接口及其应用

作为人类意识产生及行为控制的核心,中枢神经系统(CNS)通过产生适当的输出来调控本体及本体与外界的互动。中枢神经的输出方式有电输出、化学输出等。当中枢神经系统受到自身疾病侵蚀或外界打击后,正常输出途径遭到破坏,表现出大脑失控所造成的功能损伤症状。脑机接口(brain-computer interface,BCI;brain machine interface,BMI)通过分析中枢神经系统活动并将其转换为人工输出到达效应器,从而替代、恢复、增强、补充或改善原中枢神经系统输出。

BCI常用效应器即外部设备包括电脑光标、虚拟键盘、发音器、机械假体或辅具等。由于受神经控制或向神经系统传递外界各种感觉信息,机械假体又称为神经假体(neuroprosthesis),为继发于脊髓外伤、脑卒中或脑外伤的瘫痪,各种失明失聪以及意识障碍患者带来新的希望,因此BCI的开发具有广阔的前景和重大临床意义。

129.1 发展历史

外科手术的作用主要包括两个方面:一是去除病变的组织,包括肿瘤、血肿、血管畸形等,手术的过程也伴随着周围结构不同程度的损伤。目前绝大多数中枢神经系统的手术属于此类。二是手术也可以进行结构或功能的重建,骨折的切开复位内固定、外周神经的缝合等均属于此类。由于中枢神经结构特殊性和复杂性,损伤后靠手术修复几无可能,基本依赖于自身恢复或周围结构的代偿。即使是对脑的功能性病变,也多采取破坏性措施为主,包括联络纤维的切断或部分结构的损毁而使症状部分缓解,目的是追求较低水平上的平衡。近来,随着对神经系统疾病病理生理的深入了解和诊治水平提高,特别是功能性疾病神经刺激器的应用,出现了与神经重建平行发展的生物医学工程(biomedical engineering)技术,例如神经假体。

较为简单的神经假体如电子耳蜗已有 50 多年发展历史，能够为感音性耳聋患者提供可分辨的声音信号。新出现的听觉脑干植入设备能够越过耳蜗和听神经直接刺激脑干的蜗神经核而传入声音信号。人工视网膜已能够为色素性视网膜炎致盲患者提供简单的视觉信号。它们都通过特殊的处理器将外界的声音或图像转化为一定编码形式的电信号，刺激特定的神经部位以被大脑感知，属于特殊躯体感觉的神经假体。用 BCI 技术对躯体运动病变进行干预，则起步较晚。

20 世纪 80 年代出现植入刺激性电极应用于运动性疾病治疗。1997 年美国 FDA 正式批准使用脑深部电刺激（DBS）治疗原发性震颤和帕金森病震颤，目前 DBS 被广泛用于脑运动障碍性疾病和顽固性疼痛等的治疗。刺激的开关、频率、脉宽和强度均由体外设备控制，但刺激装置不具备人工智能调节能力。

植入电极已开始用于癫痫治疗。这是一种采用电脑编程和自动控制的神经电刺激治疗设备。置入脑部的电极能够感知癫痫样脑电活动，并即刻通过一定频率的刺激兴奋迷走神经来抑制癫痫，或者刺激脑深部核团或癫痫灶周边阻断癫痫病环路，或者通过皮质刺激来先期阻止皮质神经元同步去极化，从而预防或及时控制癫痫发作。由于电极植入设备能够长程记录癫痫患者皮质脑电活动信号，为分析和理解大脑功能与脑电活动之间的关系提供了很好的方法。

随着对脑电活动和运动支配之间联系规律研究的不断深入，在动物实验基础上，2004 年，Brown 大学 John Donoghue 带领的 BrainGate 实验团队实施了首个电极植入人脑控制假体实验。他们在一位重症颅脑外伤患者的运动皮质置入电极，使患者能通过 BCI 成功控制电脑光标的运动，从而完成收发电子邮件等任务。

总之，BCI 技术的发展得益于各个学科的交叉融合，如脑功能研究、神经环路解剖研究、神经影像和电生理技术、数学信号降噪和解码技术、机械控制等。目前已经开发出多种深部或大脑皮质电刺激技术，大大改善了患者的运动能力。与此同时，对脑电活动的记录在时空分辨率上也大为提高，这为进一步掌握脑电活动规律、构建神经假体，以搭建从运动意愿到运动实施之间的通路提供了机会。

129.2　应用范围

129.2.1　伤残患者功能辅助或强化

BCI 技术的一个重要应用是提供一种新的通信途径，以便失去正常通信途径的患者可以与其外部环境进行交互。卒中、脑瘫、肌萎缩侧索硬化症、多发性硬化症、肌肉营养不良、创伤和其他神经退行性疾病的患者虽然缺乏对肌肉的控制，但仍保留了较完整的认知功能通路，可通过 BCI 直接采集其脑电信号进行解码后用于外界通信以帮助其同外界进行交互。现有研究使用颅内电极记录猴脑电信号，可实现利用脑电活动控制自给饲料。人类基于非侵入性脑电信号，可实现计算机光标的三维控制或虚拟直升机飞行的连续实时控制、机器人手臂控制等。虽然这些研究通常控制机器人手臂或虚拟物体，但它们的应用最终可以扩展到轮椅控制、车辆驾驶、灵巧的手指控制或用于各种其他功能的机器人。对于不同程度瘫痪的患者而言，这种运动功能的替代是非常有价值的。BCI 技术也可用于补充正常的神经肌肉功能，以提供额外的自由度，如第三臂控制。对于构音障碍患者，通过对语言区脑活动信号进行解码，可以实时识别和合成想要发出的语音，预测正在听到或想要说出的内容。

129.2.2　与增强/虚拟现实互动

增强现实和虚拟现实的发展为人类与外界的信息交换提供了全新的互动方式。BCI 与虚拟/增强现实的组合则可以带来更为直观的参与感。例如卒中患者的康复中，虚拟/增强现实可能会发挥独特而重要的作用。因为失去运动能力的患者可能很难像健康的参与者那样进行运动想象，而在虚拟现实中，则很容易创建化身，并且该化身可能在某些条件下诱发身体所有权的感知幻觉，从而帮助患者锻炼神经支配功能。

129.2.3　提供神经反馈治疗高级认知疾病

典型 BCI 系统的一个重要功能是提供神经反馈，然后将之转换成与外围设备相互作用的控制命令。提供神经反馈甚至可用于自我调节大脑的心理生理信号，以达到自我调节的目的。在自适应神经反馈的研究领域,大脑激活被视为自变量,行为和思想被视为因变量。它可以为有精神病理状况的患者,如注意力缺陷障碍、老年人认知障碍等开启一个令人兴奋的创新治疗领域。

129.3 构成部件

BCI 主要可分为 3 个部分:信号采集、数据解码和效应输出,如图 129-1 所示。

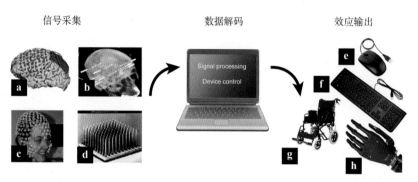

图 129-1 脑机接口的构成部件

注:a. 皮质 ECoG 电极;b. SEEG 电极;c. 头皮电极;d. Utah 电极;e. 虚拟鼠标;f. 虚拟键盘;g. 电控轮椅;h. 人工假体。

129.3.1 信号采集

现有的技术可通过多种手段记录并描述大脑活动,如功能磁共振(fMRI)、功能性近红外光谱(functional near-infrared spectroscopy,fNIRS)、脑磁图(MEG)、脑电图(EEG)。其中脑的生物电活动是 BCI 的主要数据来源。目前的记录方式依据电极接触位置可分为侵入式和非侵入式两类。一般而言,侵入式所获得的电信号质量好,但带来的创伤也大,因此平衡创伤与信号质量之间的关系至关重要。根据采集部位的不同,侵入式脑电电极可再细分为皮质内电极与皮质表面电极两种。

(1)皮质内电极

皮质内电极多为按不同空间结构排布的微电极组合,通过插入皮质一定深度记录脑电信号,可同时实现单细胞电活动及场电位记录。由于单个神经元活动所发出的信息量不足以反映运动/感觉计划或意图,需采用电极阵列同时记录多个神经元的依次活动状态。线束和阵列是最常用规格。该类电极有较高的信噪比和时空分辨率,采集到的脑电信号可较为准确及直观地用于解码。如现有的研究表明,可通过解码四肢瘫痪患者小簇神经元信号实现对机器人臂的控制。常用 Utah 电极,它在 4 mm×4 mm 的硅胶板上集成 10×10 个微电极,每个电极

长 1.5 mm,铂质末端 100~200 μm,阻抗 100~800 kΩ,在猫、猴和人类均有试用记录。NeuroPort 获得美国 FDA 批准可以植入人体。但由于局部炎症反应,植入不超过 30 d 局部有胶质增生和包裹,电极发生移位等,故该电极不能长期使用。虽然用于动物的 CerePort 电极已经成功记录脑电信号 3 年以上,但质量较好的状态仅在 6~12 个月。可见尽管信噪比和时空分辨率高是该类电极的优势,但仍存在电极移位、胶质增生所导致电信号减弱等缺陷。Neurolink 公司于 2019 年发布了一款线阵列电极,它以电极线和传感器组成的薄膜阵列为集成单元构成高密度柔性电极,电极线直径 27.5 μm,电极触电间距 25 μm,用类似缝纫机的手术机器人将柔性电极植入皮质,具有脑皮质损伤小、电极密集、可定制等特点。但是,其长期应用结果仍有待观察。

(2)皮质表面电极

皮质表面电极虽然仍然需要手术植入,但仅仅贴于皮质表面,损伤较少。该类电极的技术基础在于大多数大脑皮质神经元垂直于皮质表面排列,并且皮质柱内的局部同步活动相加以产生皮质表面可检测的信号。相较于皮质内电极避免了因侵入造成的周围胶质增生对电极的包裹,因而生物兼容性好,可埋植更长时间。而与头皮电极相比,皮质表面电极更接近浅层皮质的神经元结构,因此具有显著的

空间分辨率及信噪比优势。

（3）头皮电极

临床广泛应用头皮脑电图记录数百万神经元的综合电信号，已用于控制屏幕光标来选择字母、帮助闭锁综合征患者与外界交流等。例如 Birbaumer 和 Wolpaw 等设计通过脑电图上的慢波调节来控制拼读设备。但由于头皮和颅骨的阻挡，脑电信号时空分辨率较差，难以捕捉高频信号（＞60 Hz），特别是抗干扰能力差，眼球运动都会显著影响低频信号（＜4 Hz）的采集。另外，它需要很长时间的训练才能控制效应器，只适于在电信号屏蔽空间工作，严重限制了其在真实环境的应用。

129.3.2 数据解码

如何从采集的电信号解读出运动计划或患者意愿，是 BCI 的关键技术。常见的神经信号包括感觉运动节律（sensorimotor rhythm）、事件相关电位（event-related potential，ERP）、尖峰动作电位和局部场电位（spikes and local field potential）。

（1）感觉运动节律

内源性振荡活动在整个大脑中都很普遍。该活动可以分成几个波段。其中 α 频带（8~13 Hz）中的振荡聚焦在感觉运动皮质上时称为 μ 节律，当聚焦在视觉皮质上时称为视觉 α 节律。这种节律被认为是由创建反馈回路的复杂的丘脑皮质神经网络引起的。这些反馈回路中神经元的同步放电产生振荡，这些振荡以特定的节律发生，并与特定的生理活动相关。探索这一振荡模式，可以实现脑电活动的解码。

（2）事件相关电位

外源性事件相关电位是在特定视觉、听觉或体感刺激之后的固定时间中发生的脑电响应。从脑电图记录中导出 ERP 的最常见方法是根据刺激开始对齐信号，然后对它们求平均值。一般而言，外源性 ERP 的潜伏期较短，几乎完全由诱发刺激决定，而内源性 ERP 潜伏期较长，并且在很大程度上由并发的大脑活动决定。通过识别与动作及随后大脑并发活动相关的电位也可以实现脑电活动的解码。

（3）尖峰动作和局部场电位

动作电位和局部场电位主要通过侵入性技术植入的微电极获得。局部场电位反映了小范围内具有相近功能的神经元簇群共同电活动。它们是后续生理动作的最直观反映。因此记录及解码该类信号往往可以直观表明其生理含义。由于植入电极所需的侵入性操作，以及缺乏可长期可靠地产生稳定记录的电极，该类脑电信号的研究主要限于动物。

明确了所需解码的脑电信号后，保证其信噪比是实现解码的关键步骤。由于脑活动的复杂性，目前各种用于解码的数学模型和计算方法仍存在诸多不足。此外，通过 BCI 控制运动在最后实施过程中，还有一个长短不一的学习过程。学习是在更高意识层面对解码不足的弥补，解码率越高，学习过程越简单。

为获得有意义的神经活动信号，首先必须选定与活动最为相关的皮质区域。对运动控制而言，曾以初级运动皮质（primary motor cortex，M1）作为首选区域。以手为例，若发现特定方向的运动与特定神经元放电加强相关，而反向运动时这些神经元放电减弱，则可以通过这些神经元的活动来判断大致的运动意图。多组这类神经元的活动分析可以在多维空间更加精确判断运动的方向。同样还可以分析出运动的速度、力度等信息。有人训练猴子用手柄控制屏幕的光标到达指定位置并给予奖励，光标可在一维、二维直至三维空间运动，然后离开手柄，让猴子面对屏幕，结果仅通过脑电信号分析，就可以让猴子控制光标准确运动。2008 年，Velliste 等采集猴子的脑电信号控制机械假体，完成给自己喂食等动作。

然而 M1 主要是完成最后的大脑运动控制，目前研究点更多在于从更为高级的运动皮质提取运动的设计和计划信息，这些信号提取后既可以直接支配假体的机械运动，又可以指挥具有人工智能的外部设备来完成指定任务。顶上小叶位于枕叶视觉皮质和初级感觉皮质（primary sensory cortex，S1）之间，是感觉纤维向运动区和运动前区投射的中途节点，作用在于整合信息后向运动区和运动前区发出动作指令，而 M1 则将其分解为运动轨迹等具体信息后执行。与伸手和抓握动作相关的区域位于顶后小叶的 Brodmann 5 区和前顶内区，目前颇为引人关注。动物实验已能够通过解析该区域脑电信号来控制光标的连续运动，并且实施过程中降低了患者集中精力进行细节控制和不断纠偏的脑力负荷，学习和纠正的时间也缩短，患者操控训练更为轻松。更有意义的是，一侧的顶上小叶可以对双侧 M1 发出指令控制运动，这意味着，即使一侧皮质大面积损伤，仍有可能通过解码对侧顶后小叶的电活动来控制双侧肢体或人工假体的活动。

除了对运动系统的解码外，人类高级语言功能的解码最近吸引了越来越多的研究者。早期的语言解码主要依赖视觉诱发电位（VEP），且多是基于单个音节或字符，在患者眼前呈现一个虚拟键盘，当患者注视想要输入的字符时，就会在颞中叶一个很小的脑区引起 60 Hz 以上的高频振荡，不同的字符会导致特异性的波形，从而可以通过检测波形变化确定患者要输入的字符。但这类解码方法本质上是对视觉信号的解码，尚不能称为真正意义上的语言解码。清华大学的洪波等在该领域取得了突破性的进展，他们指导患者反复讲述两句谚语，利用 ECoG 在 Broca 区采集高频振荡信号，对每句谚语的重复信号进行整合，发现这两句谚语的信号波形有显著差异，这为进一步研究基于句子的语言解码提供了方向。

129.3.3　效应输出

效应输出部分的主要目的是把输入特征（自变量）转换为实现用户意图的设备控制命令（因变量）并将其传输到效应器上。理想情况下，转换算法会将所选特征转换为输出命令，以准确、可靠地实现用户的意图。此外，有效的转换算法将自适应输入特征中的自发变化，并且还将鼓励和促进用户获得对特征的更好控制。效应器根据患者的具体需要可以是神经假体、电控轮椅、自身运动障碍的肢体、屏幕上的光标等。

具体实施过程包括训练模式和大脑控制模式。训练模式要求受试者反复做出或者想象做出要求的动作，通过数学工具在多组神经元活动之间发现固定联系，并建立数据库。大脑控制模式是利用训练模式获得的数据库，根据神经元活动来判断运动意图。训练中获取的数据库质量越高，运动意图的预测也越准。在使用假体过程中，患者还可以通过纠偏来主动适应。美国 Andrew Schwartz 等有机结合了训练模式和大脑控制模式，他们在一个高位截瘫患者的运动皮质植入了 96 位微电极阵，然后训练患者使用具备 7 个自由度的假肢，对各类运动所对应的神经信号进行记录，共持续 13 周，建立了较为完整的运动信号库。在开始训练的第 2 d 对患者进行测试，仅能控制假肢在 3 个自由度内活动；而在所有训练完成后再次测试，患者已经可以在 7 个自由度内使用假肢完成日常活动，且随着时间的推进，完成动作的精度和速度都在提高。

相比于外置的假体，患者自身的肢体是更为理想的效应输出器。功能电刺激（functional electrical stimulation，FES）是指利用电刺激肌肉、神经或脊髓，使未受损的外周肢体完成运动功能。目前，FES 已广泛应用于外周神经运动系统。已有的 FES 系统可以通过简单的开关控制一些预置的运动模式，包括利用上肢完成抓握、下肢完成站立乃至行走等动作。动物实验证实，猴子在外周神经阻滞后可以利用脑控 FES 系统保留腕部运动功能，进一步的研究扩展至 3 组肌群，从而可以按照意愿完成抓握运动。最近也有学者开始探究植入 BCI 的患者控制 FES 系统的可行性。

129.4　存在问题和发展方向

129.4.1　如何从长期植入的电极获得高质量的稳定信号

针电极置入皮质可造成出血、水肿，这些反应会对电极性能造成影响，使得结果不稳定。这种影响一般会在几周内削减，但是脑组织对植入物的炎症反应会持续存在，最终电极的接触尖端被胶质包裹，周围神经元密度下降，获取信号减弱。C. A. Chestek 等报道 CerePort 电极阵列植入后，记录到动作电位的波幅在 31.7 个月中平均每个月下降 2.4%，能够工作的电极数量也不断减少。相对于患者今后数十年的寿命而言，电极工作寿命需要大幅度延长。近来 Neuralink 公司开发无线植入系统，其电极阵列达 1 000 个，可植入 10 个阵列。由机器人植入这十分纤细镶嵌有电极、生物相容弹性聚合物丝，可避免刺穿微血管，可望改善瘢痕形成，提高装置可用时间。在猴子体内试验已过关，正等待启动用于人。总部在澳大利亚和硅谷的 Synchron 公司推出避免开颅和瘢痕的装置，借助一根穿入颈部静脉的支架，将 Stentrode 装置送入颅内，达到运动皮质旁的位置，将装置打开，16 根电极嵌入血管壁，采集神经元信号。此装置已进入临床试验。

另外，设备的微型化、耐用性能的提升等均是今后的发展方向，这离不开神经外科、神经生物学、工程学、计算机学的全方位合作。

129.4.2　非创伤性脑机接口项目

美国国防高级研究计划（DARPA）自 2018 年起

进行为期4年的非创伤性BCI项目。通过声学信号、电磁波、纳米技术基因增强的神经元，以及纳米光束等途径来实现对大脑神经元的控制。该项目正与美国FDA紧密合作，以确保开发出的技术符合人类使用的安全性和有效性法规。

129.4.3　数据的解读仍是问题

由于人们对大脑神经元如何运作仍不清楚，就算能记录下额外的神经元信号，解码仍然是巨大挑战。这要求深入对神经元活动的研究，寻找与相同活动的细微相关性。无疑人工智能和新算法将有助此探索。

129.4.4　如何使现有的"单向"模式转变为"双向"模式

BCI的终极目标是使患者与外界自如、实时、双向交往。目前BCI的操作模式是单向的，即患者产生意愿后，通过BCI实践意愿，而意愿相关的信号均是在训练阶段记录并存储的，患者难以根据外界的神经反馈实时操纵BCI。已有研究团队开始探究建立传入与传出有机结合的"双向"模式，但主要集中于视觉反馈，如何利用其他感觉反馈乃至人工传入反馈刺激感觉皮质，仍是未来要面临的重要课题。

129.4.5　如何保证安全性

（1）生命安全

生命安全一方面是来自手术和麻醉的风险，以及由于植入设备需经皮与外部设备如电脑、效应器等连接而增加的感染风险，且置入时间越长，所含风险越高。也有采用蓝牙等技术无线传输脑电数据，但导联数较少，无法完成电极阵列的数据传输。另一方面，由于外部信号干扰对人工假体或自身肢体控制带来未可知的风险。

（2）数据安全性和有关法律问题

虽然记录大脑十分小区域的信号，目前主要与运动有关，似乎无隐私伦理问题，可是由于BCI技术发展日新月异，仍有下列疑问：谁拥有大脑数据？数据派什么用场？"劫持大脑"（指涉及第三方获取数据控制权）？来自BCI的数据在何种程度上能被用作法庭证据？大脑植入装置未能正确理解被植入者的意图，作为装置的使用者，要为"说出的话"或"做出的事"承担责任吗？有识之士和团体已呼吁进行民意调查；有提出既不要过度监管，以免使新技术在走出实验室之前流产，又采用重度保守措施，确保事情不失控。正如心脏起搏器曾被黑客侵入过以及经验告诉我们，个人意愿无法保证不被左右。在社会层面，情况也如此。

（吴泽翰　陈　亮　周良辅）

参考文献

［1］陈亮．周良辅．脑机连接及其应用［M］//周良辅．现代神经外科学．2版．上海：复旦大学出版社，2015：1330-1334.

［2］姚人杰．脑植入设备等于思想的未来吗［J］．世界科学，2019，41（12）：4-7.

［3］BOUTON C E, SHAIKHOUNI A, ANNETTA N V, et al. Restoring cortical control of functional movement in a human with quadriplegia［J］. Nature, 2016, 533(7602):247-250.

［4］MOSES D A, LEONARD M K, MAKIN J G, et al. Real-time decoding of question-and-answer speech dialogue using human cortical activity［J］. Nature Comm, 2019,10(1):3096.

［5］MUSK E, NEURALINK. An integrated brain-machine interface platform with thousands of channels［J］. J Med Intern Res, 2019,21(10):E16194.

［6］SCHALK G, MELLINGER J. A practical guide to brain-computer interfacing with BCI 2000［M］. London: Springer, 2010.

［7］WIRTHLIN M, CHANG E F, KNÖRNSCHILD M, et al. A modular approach to vocal learning: disentangling the diversity of a complex behavioral trait［J］. Neuron, 2019,104(1):87-99.

第八篇
神经外科的基本技术及其他

 **显微神经外科和微侵袭神经外科**

130.1　显微神经外科

　　显微外科是外科治疗中的一种专门技术,其特点是在手术显微镜或放大镜下,用显微外科器械进行外科手术操作,如切、割、剪、分离、吸引、夹闭、电凝、气化或切除,以及吻合等。显微外科技术的主要目的是尽可能地减少手术所引起的创伤,尽可能地保存组织及其功能,缩短术后康复期。由于显微外科具有常规(肉眼)外科无法比拟的优越性,它的应用和开展不仅使外科治疗的效果大大提高,使过去不能或不能彻底切除的病变现在也成为可能,而且大大拓宽了外科治疗的范围。因此,显微外科技术成为五官科、普外科、小儿外科、妇产科、整形外科、手外科、泌尿外科、神经外科、创伤外科、血管外科、心胸外科和器官移植等的重要武器。

130.1.1　术前准备

　　基本上同常规神经外科。要获得满意的手术疗效,除与术者的经验、智慧和外科技术、技巧有关外,很大程度上取决于下列因素。

　　(1) 术前准确的诊断

　　术前准确诊断包括病变的部位(定位诊断)和性质(定性诊断)的确定,后者有时在术前难以明确,但应该做好几种病变可能的思想准备。因此,术前应详尽采集病史,进行体格检查、实验室检查和影像学检查(如 CT、MRI 等检查)。

　　(2) 精心设计手术方案和计划

　　应做好几种方案的准备,这样术者才能面对困难不慌不忙、胸有成竹。

　　(3) 患者、家属和亲友的合作

　　应获得患者及其家属对手术的同意,并应该使家属对手术的利弊、可能的危险性和并发症有足够的认识和思想准备。

（4）手术室人员的合作

手术室人员的合作包括术前、术中外科医师与麻醉师、护士、技术员等的互通信息,使他们对手术有足够的了解和准备,特别是对手术关键步骤有一定认识,取得他们积极、主动的配合,保证手术顺利、平稳进行。

130.1.2 手术室净化要求与人员、仪器的布局

为减少术后伤口感染,手术室必须具备空气净化设备。理想的空气净化设备应达到下列要求:

1）稀释手术人员和患者带入手术室的细菌。

2）维持清洁气流从手术台向四周扩散。

3）防止邻近房间或过道不洁空气流入手术室。

4）提供温度、湿度适中的工作环境。

在各种层流洁净设备中,以垂直平行气流净化设备适用于手术室(图130-1),神经外科手术要求手术台外围挡清洁区达100～1 000级,相当于美国

外科学会Ⅰ、Ⅱ级手术室标准。

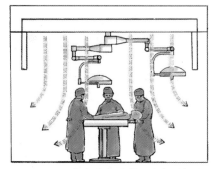

图 130-1　手术室空气净化(垂直型气流层)

手术室人员和仪器布局与安放应合理,便于各自工作不受干扰和相互配合。一般麻醉师的位置应靠近患者头部和胸部,位于患者头部转向侧,洗手护士的位置正好与麻醉师相反。术者和助手的位置因不同部位手术而略有不同。手术显微镜通常放在麻醉师同侧(图130-2)。

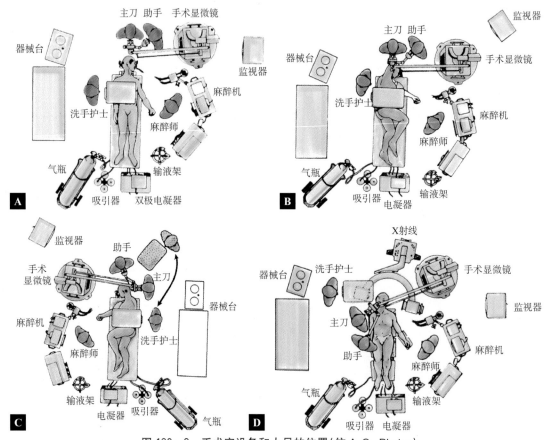

图 130-2　手术室设备和人员的位置(仿 A.C. Rhoton)

注:A. 右侧额颞开颅术;B. 右枕下开颅术(三叉神经减压);C. 左乳突后开颅术(听神经瘤切除);D. 经鼻-蝶窦垂体瘤手术。

130.1.3　复合手术室

复合手术室又称杂交手术室,是近来的一种新型手术室。它可进行常规外科手术,又可同时进行各种影像学如 DSA、MRI 和 CT 检查,无须在手术室和各种影像学检查室之间转移患者,可以一站或在手术室内完成影像学检查-手术-影像学检查,特别适用于复杂性血管病变、难治性肿瘤手术治疗;又可用于常规手术。由于一站式完成检查和手术,对患者可免多次麻醉、造影和手术带来的痛苦和风险,又可减轻经济负担;对医院,由于复合手术室除为手术患者服务,还可以为医院住院患者、门诊和急诊患者提供检查服务,达到资源充分利用和合理的价效比。因此,特别适用有充足病源的医院。

（1）复合手术室的优点

1）拓宽治疗适应证,如解决单纯介入或手术不能解决的问题。

2）简化治疗程序,如活检和开颅手术连贯进行,术中发现可切除残瘤的第一时间手术等。

3）避免患者多次麻醉风险和痛苦。

4）治疗过程发生并发症可及时处置。

5）即时、客观判断疗效,为术后进一步治疗提供依据。

6）利用手术间隙时间,为其他患者提供各种影像学检查,可提高设备的价效比。

（2）复合手术室的要求

1）足够空间,一般 60～70 m²,可容纳影像检查设备。设在总手术室外围,其有独立通道,允许医院检查患者进出。这些患者在辅助室更衣准备,经洁净风淋门,再进入复合手术室。

2）百级层流标准。

3）一体化数字控制中心,建立从医院信息系统（HIS）、临床信息系统（CIS）、化验信息系统（LIS）、影像存档与传输系统（PACS）和电子病史（EPR）获取、存档、上传综合平台,实行远程会诊、演示、教学和交流。

4）复合手术室的 DSA 和 CT 房间须有防 X 射线辐射,MRI 检查须有防磁干扰屏障。进入 MRI 检查室的患者和人员及设备严格按 MRI 室的要求。

5）复合手术室的手术房间同一般手术室房间。为检查方便,宜比邻影像检查室。

（3）手术床

同一般外科手术床,除可上下升降、左右和头脚倾斜外,床面板应可卸下,分别可安装到 DSA 造影床上或 MRI 和 CT 检查床上。为与相应检查设备兼容,目前多用碳纤维制成的床面板,不影响 X 射线（DSA、CT）,也不影响磁场（MRI）。固定在床面板上的头架等有关手术器械和设备,也应相应兼容;不兼容物体,在进入 MRI 检查室前,一概取下。

（4）麻醉设备

进入 MRI 检查室内,与麻醉有关的设备,如气管插管、呼吸机、生理检测仪等须磁兼容,否则须放置在 5Gs（高斯）线之外。

（5）放射剂量

DSA 和 CT 具有电离辐射,长期在此环境下对人体有危害,因此监测复合手术室辐射剂量很重要。可用下列方法:①提高防范意识。②穿戴防护衣帽。③床旁铅裙。④严禁怀孕人员进入。⑤遵循合理抑低（ALARA）原则,用低剂量,再经后处理技术达到高剂量同质图像。⑥球管前安装滤过器,除去软射线（电离辐射主来源）,留下硬射线,在不影响图像质量前提下降低射线剂量。⑦帧率,指每秒采集图像的数量。高速采集帧率可避免伪像,从而更好地动态观察图像,但辐射剂量增加。应根据临床需求选择合适帧率。帧率由 30P/S 降至 7.5P/S,辐射剂量降低 75%。⑧射线准直器可滤过 X 射线球管多余射线。

（6）高磁场（3.0T）

有关高磁场对人体的伤害,目前限于实验室研究缺乏临床可靠证据,因此,对长期、近距离（1Gs 线内）工作人员应:①加强防范意识;②注意机房防护。③监测电磁泄漏和污染。

130.1.4　头部固定

颅脑手术要求头部牢靠固定,不仅便于手术操作,而且根据术时需要可转动手术床来调整头的位置。头部固定装置很多,但以钉式（3 或 4 钉）固定架多用（图 130-3）。应用头架固定注意事项:①充分暴露手术切口,头架安放应不阻挡手术切口和影响手术操作;②避免眼、耳等重要器官受伤;③颅钉不穿透颅骨内板,以免损伤硬脑膜血管而引起颅内出血,特别是在颅骨较薄的额、颞和乳突处要格外小心;④颅骨菲薄（如慢性高颅压、脑积水）、小儿患者应避免用带钉头架;⑤有引流管者,应避免损坏分流管。

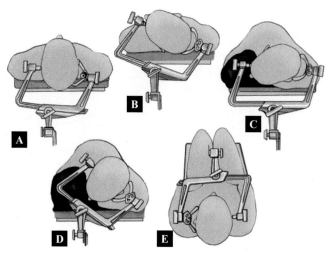

图 130 - 3   不同体位头架的安放

注:A. 额或双额入路头架的安放;B. 点或额颞入路头架的安放;C. 状窦后入路头架的安放;D. 下后正中入路头架的安放;E. 坐位枕下后正中入路头架的安放。

理想的头架应该有手托、自动牵开器等附件。一般头架为金属制品,如手术时需血管造影,则需用碳素材料头架。近来开展术时 MRI 导航外科,则需要无磁性头架。

130.1.5　颅内压控制

为保证神经外科手术顺利进行,良好地控制颅内压至关重要。正常情况下,颅腔内容物为脑组织、脑脊液(CSF)和脑血流三大物质。一般脑组织为不可压缩,因此,临床上主要通过调控脑脊液和脑血流来影响颅内压。常用的方法有以下几种:

(1)调整体位

由于颅腔内的静脉系统没有瓣膜,因此脑静脉压很大程度取决于头部与心脏之间的高度差。当患者头部抬起,颅腔内静脉压随头与心脏的高度增加而降低,坐位时静脉压可呈负压(此时如发生静脉破裂,易发生气栓)。头抬高 10°~20°,可满足大多数颅内手术需要。

(2)控制呼吸

由于动脉二氧化碳分压(PCO_2)增加,不仅使脑血流量增加,而且通过脑血容量增加而使颅内压升高。因此,手术时进行人工控制呼吸,能有效地控制颅内压。

术时人工控制呼吸注意事项:①气管插管应有气囊;②成人呼吸潮气量以 8~15 L/min 为宜,可间断正压呼吸;③ PCO_2 不宜低于 2.66 kPa(20 mmHg);④人工控制呼吸可伴有轻度低血压,

一般不必处理;⑤由于自主呼吸是一个重要的生命体征,在某些部位(如下丘脑、第 3 脑室、脑干和椎-基底动脉等)手术,它是一个很重要的监测指标,因此,术时人工控制呼吸应该是可逆性的,即在外科手术操作需要时,恢复患者的自主呼吸;⑥在关闭硬脑膜前,宜恢复患者的自主呼吸,以便于检验止血是否可靠和判断脑张力。

(3)脱水剂应用

目前常用 20% 甘露醇和呋塞米(速尿)。通常在硬脑膜打开前 30 min 快速静脉点滴 20% 甘露醇每千克体重 1~2 g 和/或呋塞米 40~80 mg 静脉滴注或肌内注射。

(4)脑脊液引流

1)侧脑室穿刺法(图 130 - 4):

A. 额入法(穿刺侧脑室前角):在冠状缝前 1 cm,中线旁开 2.5 cm 处钻洞和穿刺,穿刺方向与矢状面平行,对准两外耳道连线,深度不超过 5 cm。

B. 枕入法(穿刺侧脑室三角区):枕外粗隆上方 4~7 cm,中线旁开 3 cm 处钻洞,穿刺方向与矢状面平行,对准眉嵴,穿刺深度不超过 5~6 cm。

C. 侧入法(穿刺侧脑室下角):在耳郭最高点上方 1 cm 处钻洞,穿刺针与脑皮质垂直刺入。

D. 经眶穿刺法:适用于枕骨大孔疝紧急抢救时用。方法为在眶上缘中点、眼眶前缘的后方 1 cm 处,用小圆凿经皮凿开眶顶,用脑针向上 45°角,并稍指向内侧穿刺,进入侧脑室前角底部。

E. 经翼点入路的脑室穿刺（穿刺侧脑室前角）：由于骨瓣和硬脑膜已经翻开，无法利用骨性标志进行定位，可采用下法：蝶骨嵴残端（标准翼点入路必须切除蝶骨嵴达眶上裂）内侧眶板上方 2.5 cm，侧裂静脉前方 2.5 cm，两线相交必须成 90°角，相交点（Paine点）即为穿刺点；垂直皮质刺入 5 cm（图 130-5）。

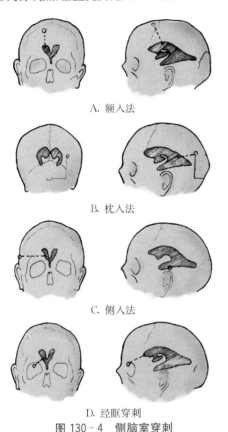

A. 额入法

B. 枕入法

C. 侧入法

D. 经眶穿刺

图 130-4　侧脑室穿刺

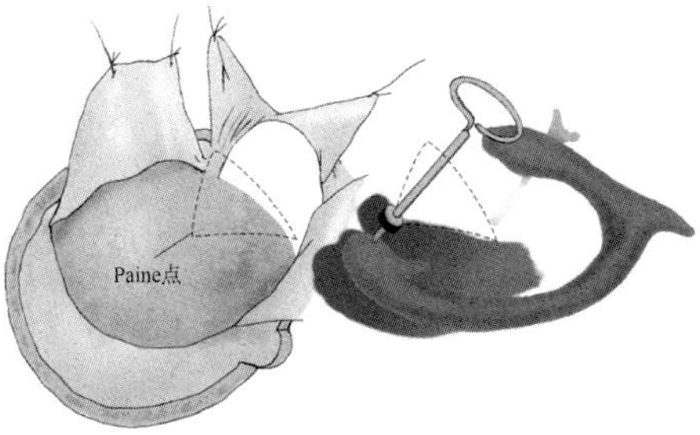

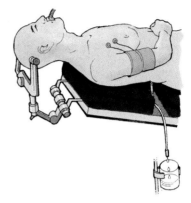

图 130-5　翼点入路脑室穿刺法

2）腰椎穿刺（腰穿）法：适用于侧卧位或仰卧位，后者需手术床上有洞，便于患者带有腰椎穿刺针卧于手术床上。笔者研制的国产 DSC-1 型全功能手术床，具有术时经腰椎穿刺引流脑脊液的专用洞，不用时该洞可关闭。一般应在硬脑膜剪开后，经腰椎穿刺缓慢可控放脑脊液，当手术主要部分完成后，拔除或中止腰椎穿刺引流脑脊液（图 130-6）。

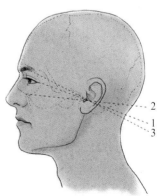

图 130-6　术中腰椎穿刺脑脊液引流

注：患者仰卧于腰背开洞的手术床上（注意脑脊液引流应在硬脑膜剪开后进行）。

（5）其他

其他颅内压控制方法还有解除胸腹腔受压及尿潴留。

130.1.6　CT 和 MRI 的定位

大脑半球肿瘤常需要根据 CT 或 MRI 检查进行头皮表面定位，因此掌握正确的定位方法，避免偏差，是手术成功的保证。

定位方法如下：

1）确定 CT 或 MRI 横断面扫描基线：临床常用眶耳（OM）线、瑞氏基底（RB）线和眉听（EM）线（图 130-7）。

图 130-7　头部 CT 和 MRI 常用的横断面扫描基线

注：1. 眶耳（OM）线：由外眦至外耳道的连线；2. 瑞氏基底（RB）线：眶下缘至外耳道的连线；3. 眉听（EM）线：眉毛上缘中点至外耳道的连线。

2) 眶耳(OM)平面的扫描片和显影最佳的,且与 OM 线平行的肿瘤层面扫描片(图 130-8),将两片重叠(即矢状线和横径中点相互重叠),画出肿瘤层面的外耳道连线,求出肿瘤中央距矢状线和外耳道连线的距离。

3) 表面的定位(图 130-9):用甲紫(龙胆紫)画出患者的 OM 线(双侧),经双侧外耳道作 OM 线的垂直线。根据肿瘤层面与 OM 层面的距离,定出患者头皮表面的肿瘤层面,再根据肿瘤层面扫描片测得瘤中央与矢状线和外耳道连线的距离,标出肿瘤在患者头皮的投影。

4) 根据头皮重要标记(图 130-10),标记出功能区(如中央沟)。

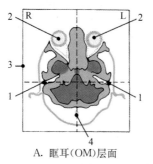
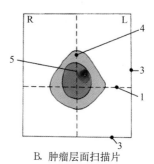

A. 眶耳(OM)层面 B. 肿瘤层面扫描片

图 130-8 应用头部 CT 片定位法

注:1. 外耳道及其连线;2. 眼球(应为眼球最大横径);3. 横径中点;4. 矢状线;5. 肿瘤。

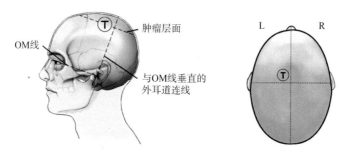

图 130-9 患者头皮表面定位

注:用甲紫(龙胆紫)画双侧 OM 线及其经外耳道的垂直线,定出肿瘤的层面;标出肿瘤的头皮投影。

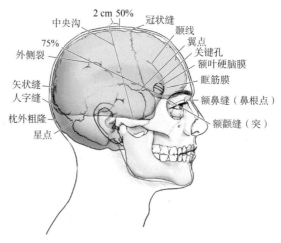

图 130-10 头皮的重要标志(仿 A.L. Rhoton)

注:①鼻根点至枕外粗隆沿矢状线连线的 1/2,再加 2 cm 为中央沟上端,颧弓中点与中央沟上端连线与额颞突和 75%鼻根点至枕外粗隆连线的交点为中央沟下端,连接中央沟上、下端即为中央沟的头皮投影;②外侧裂(额颞突与鼻根点至枕外粗隆连线的前 3/4);③翼点(额颞突后 3 cm,位于外侧裂投影连线上);④星点(颧弓根与枕外粗隆连线中点,触摸凹陷点)。

130.1.7　吸引器的使用

吸引器是神经外科手术必备的器械,几乎所有神经外科手术都离不开它。因此,正确使用吸引器是神经外科医师的一项基本功。

吸引器吸引管有不同形状、型号和规格,但它们都具备下列功能(图130-11):①吸除液体(包括血液、脑脊液)及肿瘤等;②牵拉或支撑组织;③游离组织;④协同双极电凝镊止血。

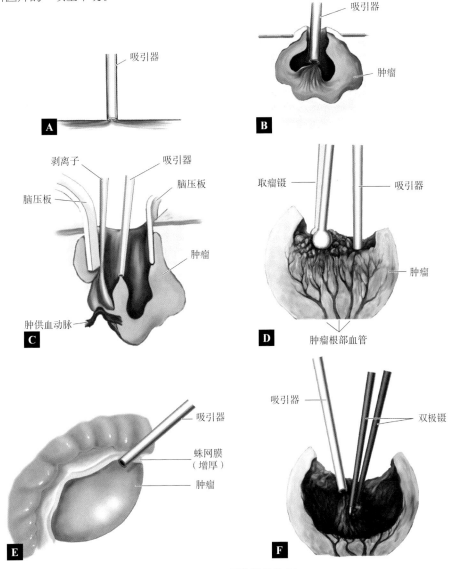

图130-11　吸引器的使用

注:A. 吸除液(血液、脑脊液);B. 吸除瘤组织;C. 牵拉瘤壁,利于剥离子游离;D. 取瘤镊夹取瘤组织时,吸引器顶住肿瘤起固定作用,防止肿瘤根部剥离而引起出血;E. 用吸引器吸引管游离肿瘤包膜;F. 吸引器的协同双极电凝镊止血。

近来出现一种冲洗吸引器,即把吸引器吸引管与可控冲洗管结合起来,它不仅具有吸引器原有的功能,而且利用水的冲洗作用,使组织结构(如蛛网膜等)显露更清楚,利于术者辨认和解剖操作,同时生理盐水或生理溶液(复方甘露醇溶液)有湿润神经、血管组织,利于双极电凝的作用,降低和吸收电凝产生的热量。

持吸引器吸引管有2种方法:一种是"持笔"法,用于精细手术操作;另一种是"握枪"法,用于一般操作(图130-12)。

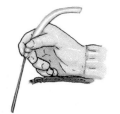
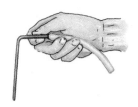

图 130 - 12　吸引器持握方法

由于吸引器具有上述多种功能,因此,理想的吸引器必须符合下列要求:①吸引器吸引管的头端应圆和光滑,避免损伤脆嫩的神经、血管组织。②吸引器的吸力必须容易调节(通过选用不同管径的吸引管、关闭或开放吸引器手柄的气孔,调节中央负压系统等)。③吸引器吸引管手柄与吸管之间成钝角(即呈枪状),使操作时术者的手不影响视野。④吸引器吸引管有长短和粗细不同规格,满足不同手术需要(图 130 - 13)。一般浅表手术(如开颅术)用长 8 cm 吸引管(指手柄以下至管端的距离),深部(如鞍旁、脑底动脉环和脑桥小脑三角)手术用 10 cm 长吸引管,超深部(如经蝶窦、脑干和斜坡)手术则用 13 cm 长吸引管。如浅表手术用长吸引器,术者前臂无法有依托,不仅易疲劳,而且手术操作不稳;短吸引管无法用于深部手术则更显而易见。表 130 - 1 列出不同管径吸引管的用途,可供参考。⑤吸引管色泽应暗,不要抛光,以免在手术显微镜下闪光,影响术者眼睛。⑥接吸引管的橡皮管或塑料管应柔软,使用时无阻力和剪力。

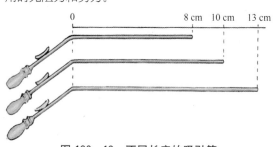

图 130 - 13　不同长度的吸引管

表 130 - 1　不同管径的吸引管

直　径(F)*	用　途
3	小神经和血管的显微吻合
5	垂体腺瘤、动脉瘤手术
7	大肿瘤的显微手术
10～12	开颅手术、大出血时

＊:3F＝1 mm 外径。

130.1.8　双极电凝镊的应用

电凝是神经外科手术主要的止血方法,有单极和双极电凝 2 种方法。由于双极电凝镊的叶片绝缘,仅镊尖之间传导电流,电凝时电流从一镊尖传到另一镊尖,在两镊尖内的组织受到电流的热效应作用,而镊尖外周围组织少受或不受影响。因此双极电凝的止血效果较单极者可靠、安全,而且能在有液体(如脑脊液)环境中发挥作用。目前双极电凝已取代单极电凝,后者仅用于电切割。

对神经外科医师而言,选用合适的双极电凝镊,正确使用双极电凝镊,具有重要的意义。双极电凝镊有不同的长度,应根据手术部位选用。脑深部(如颅底)手术,双极镊长度不应短于 10～12 cm(图 130 - 14)。镊子应呈枪状,以避免持镊手阻挡视线。笔者自制附有自动滴水装置的双极电凝镊(图 130 - 15),使用几乎不发生镊尖黏着或焦痂。每次使用前宜用细砂纸轻轻磨光银铜合金的镊尖,可减少使用中发生粘连。双极镊的电线长度应在 2～2.5 m,过长会引起不规则电流输送。

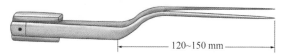

图 130 - 14　双极电凝镊

注:电源线直接焊在镊柄层端,避免双极电凝镊电源接触不良或松脱。

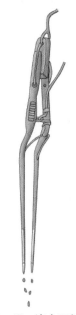

图 130 - 15　滴水双极电凝镊

双极电凝镊具有以下功能:

1) 止血:

A. 止血时双极的镊尖内侧面与血管壁接触或做轻微夹持和松开动作。

B. 镊尖应超过血管的直径。

C. 电凝应使血管壁皱缩、管腔完全闭塞,否则管腔仍可能再通引起出血。

D. 对准备切断的血管,电凝长度为管腔直径的3~4倍;切断血管后,应进一步电凝其残端,使管壁进一步皱缩,管腔闭塞牢靠(图130-16)。

E. 对肿瘤供应血管应靠近肿瘤侧切断,对脑皮质回流到静脉窦的血管,应靠近脑皮质切断,以便发生再出血时较容易止血。

F. 动脉小分支出血可用吸引器或小棉片轻压动脉,再用双极电凝止血(图130-17)。

G. 较大动脉出血,可用⑥法或暂时阻断夹帮助下进行止血。

2) 分离组织,如图130-18所示。

3) 夹持、牵拉组织和棉片。

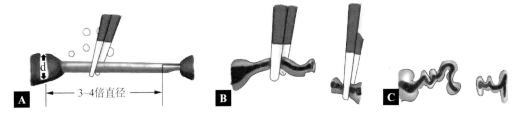

图 130-16 正确的双极电凝血管法

注:A. 电凝长度为血管直径的3~4倍;B. 切断血管后再补充电凝;C. 电凝务必使血管皱缩,管腔完全闭塞。

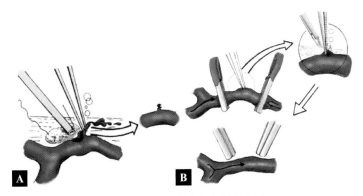

图 130-17 动脉出血的止血法

注:A. 动脉小分支出血的止血方法;B. 较大口径动脉壁破裂出血的止血法。

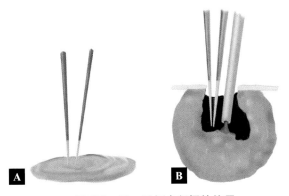

图 130-18 双极电凝镊的使用

注:A. 双极电凝镊做夹紧和松开动作,进行分离组织;B. 双极电凝镊在瘤内起撑开和支持作用,利于吸引器吸除瘤组织。

130.1.9 磨钻的使用

由于微机制造业的发展,高速磨钻不仅用于一般开颅手术,取代手摇钻和线锯,而且用于颅底骨质的磨除。例如,前、后床突的磨除,岩骨、内听道、枕骨髁等骨质切除都需要磨钻。因此可以说开展显微神经外科和颅底外科,高速磨钻是不可缺的工具,熟悉和掌握磨钻的性能和应用技巧,是神经外科医师的基本功。

目前有电动和气动磨钻2种。一般讲,气动磨钻的功率较电动的大,但耗气大,需有理想的供气条件,而且多数气动钻为单向(多数电动钻为双向),由于在手术时,特别是在重要神经、血管结构附近磨除骨质时,要选择钻头运动的方向,如磨右侧内听道,钻头旋转方向应顺时针,磨左侧时应逆时针,以防磨钻打滑而伤及重要结构。

磨钻的钻速一般在6 000~100 000 r/min。转速超过25 000 r/min时,切割骨质虽很容易,但外科医师借助磨钻的触觉反馈很差,因此宜用<25 000 r/min的转速,特别是在精细操作时。用金刚钻头时则以<10 000 r/min为宜。

持磨钻方法有持笔法、持枪法和握刀法。多采用持笔法,特别在精细操作时,后两法用于表浅、非重要区骨质磨除。为增加稳定性,另一手可握在持磨钻手的下方(图130-19)。

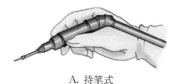

A. 持笔式

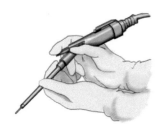

B. 双手持握法

图130-19 快速磨钻的持法

应在实验室内熟悉和操练磨钻使用,掌握好使用技能后才能上手术台。下面介绍使用注意事项:①用钻头边缘切割骨质,而非用钻头顶端。②磨除

骨质时,轻轻来回移动钻头而不是把钻头顶着颅骨。前者手法能获得最大准确控制磨钻的能力,又能避免钻穿和误伤组织。③选择合适转速。转速太慢,术者常需用力推动钻头,易发生钻头打滑。选用适中的转速,用轻的、间隙性压力于钻头,使其与骨质接触,而不是持续用力把钻头顶在骨质上。④梅花钻头和切割钻头用于一般骨质磨除,金刚钻头则用于精细和重要神经、血管结构附近磨除骨质(图130-20)。⑤生理盐水冲洗不仅可消除磨钻产生的热量,减少其对周围组织的热损伤,而且可清洗术野和钻头,利于显露术野和钻头工作。⑥不要盲目深打洞,应由浅至深、由表及里,达半透明内板后,改用小刮匙清除之(图130-21)。⑦小心清除骨粉,以防其骨化对神经、血管结构产生不良影响。⑧用开颅器(铣刀)切割颅骨形成骨瓣时,应充分把颅骨孔附近的硬脑膜与内板剥离(图130-22)。推进铣刀时应使铣刀与颅骨垂直,遇阻力时做前后摇动式推进铣刀,如仍不能通过,多因颅骨太厚超过铣刀长度。

开颅器向前推进遇阻力,做向前倾推进,阻力消失,示越过颅骨增厚处,改垂直或略后仰推进(图130-22B)。如前倾时仍不能锯开颅骨,示颅骨厚度超过开颅器长度,应终止用开颅器,改用它法。

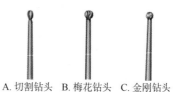

A. 切割钻头 B. 梅花钻头 C. 金刚钻头

图130-20 磨钻钻头

注:切割钻头和梅花钻头刀刃锋利,多用于切割骨质或打洞,金刚钻头多用于磨除重要神经血管附近的骨质。

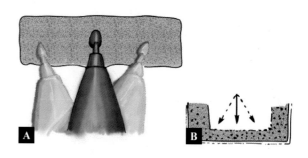

图130-21 磨钻的使用

注:A. 钻头左右摆动磨除骨质;B. 断面示意骨质由浅至深逐步磨除。

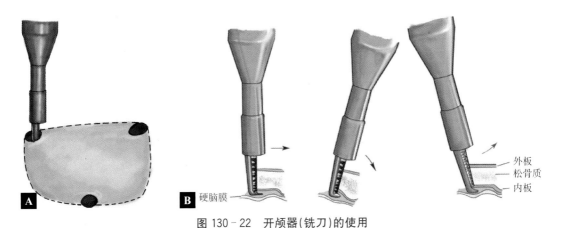

外板
松骨质
内板

硬脑膜

图 130 - 22　开颅器(铣刀)的使用

注:A. 锯颅骨时,做向前轻微摇动推进,不可左右摇动,以免铣刀折断;B. 示深度与方向。

130.1.10　超声吸引器和激光器的使用

在切除脑和脊髓肿瘤时,除应用常规器械(如息肉钳)和吸引器外,超声吸引器和激光器也很有用处,特别是后者与手术显微镜配合应用或采用接触式激光刀,可精确地用于脑干和髓内肿瘤切除。但是激光器切除肿瘤慢,超声吸引器却能迅速切除肿瘤,特别适用于巨大肿瘤切除。不论用哪一种器械切除肿瘤,都不能代替显微外科操作,也即当肿瘤内挖空、体积缩小后,还必须用显微外科技术游离和切除肿瘤包膜。对于肿瘤附着的颅底,用激光特别是 YAG(钕钇铝石榴石)激光电凝,可预防肿瘤复发。

(1) 超声吸引器

超声吸引器(ultrasonic aspirators)是一种利用超声振荡把组织粉碎、乳化,经负压吸除的外科手术器械(图 130 - 23)。目前常用的有美国 Cooper 公司生产的 NS - 100 和 NS - 200 型、日本的 Sonotec ME2000 型、德国的 Sonicar 和瑞典的 Selector。

使用注意事项:①根据手术需要,调节超声振荡强度(0~100%)、吸引负压(0~79.8 kPa,CUSA NS-100 型)和冲洗量(1~50 ml/min)。一般切除质软肿瘤(如胶质瘤)用 40%~60% 振荡强度,质较硬肿瘤(如脑膜瘤)用 80%~100% 振荡强度;吸引负压和冲洗流量分别在 19.95~39.9 kPa 和 30~40 ml/min。在重要区域,要用低振荡强度和吸引负

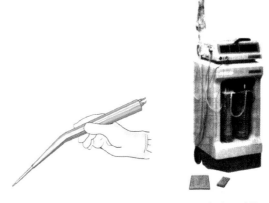

A. 超声吸引手柄持握法　　B. 超声吸引器

图 130 - 23　超声吸引器

压。②握持超声吸引器方法,宜用持笔法。③切除肿瘤时要慎防打穿瘤壁,以免伤及与瘤壁粘连的神经和血管。④超声吸引器多无止血功能,因此应配合应用双极电凝镊,妥善止血。⑤质硬脑膜瘤、钙化团的切除,超声吸引器作用不好,可改用激光器。⑥吸除肿瘤的间歇,应吸引生理盐水,以防超声吸引器吸引管堵塞。

(2) 激光器

激光器(surgical lasers)是一种利用激光发生器产生激光,经传导系统作用于生物组织,达到切割、气化和凝固止血等目的的外科器械。常用的激光及其特性见表 130 - 2,图 130 - 24、130 - 25。

表 130－2 神经外科常用激光及其特性

特 性	常用激光				
	二氧化碳 （CO$_2$）	钕钇铝石榴石 （Nd：YAG）	氩	钬	半导体激光
波长（μm）	10.6	1.06	0.48～0.51	2.1	8.1～8.5
电磁波谱	远红外线	近红外线	可见光（蓝-绿）	近红外线	远红外线
功率（W）	0.1～100	1～100	0.01～20	0.1～80	
有效功率	高（10％～25％）	中（1％）	低（0.1％）	中	高
水中消光波长（mm）	0.03	60	1 000		
水中传导性能	差	好	好	好	差
组织产生瘢痕	少	多	中等	少	少
组织吸收	多	少	中等	少	多
激光类型	连续、脉冲	连续、脉冲、Q 转换器	连续、脉冲	连续、脉冲	
传导装置	传导关节	光导纤维	光导纤维	光导纤维	

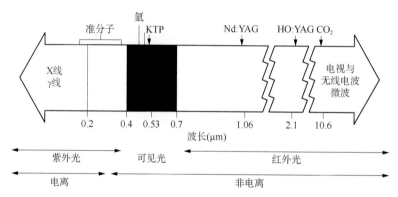

图 130－24 不同激光的电磁波谱

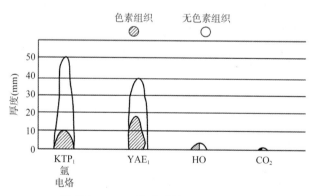

图 130－25 不同激光的组织穿透厚度

激光对组织的热效应,依其产生温度高低而异：<45℃,不引起组织损伤;50℃,有轻度水肿,酶活性改变;100℃,蛋白质发生凝固、变性;>100℃,则组织炭化和气化。通过调节激光的功率、焦距和光点大小等,可达到焊接、切割、凝固、止血和气化等作用（图 130－26）。一般 CO$_2$ 激光切割和气化效果好,止血和凝固作用差;Nd:YAG 和氩激光的止血和凝固作用好,切割和气化差。一般用低功率(1~5 W)不聚焦激光凝固肿瘤包膜上的血管,皱缩包膜,以利于显示出蛛网膜平面。瘤体过大时,先用大功率(10~80 W)气化瘤内容。切除残留于重要神经、血管上的肿瘤,应该用小功率、小光点(直径 0.1~0.5 mm)的脉冲激光。

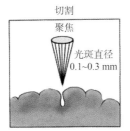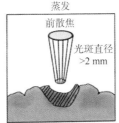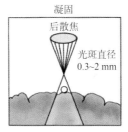

图 130 - 26　激光对脑组织的热效应

在手术时使用激光要注意安全,术者、助手和手术室人员都应戴防护眼镜(如激光安装在手术显微镜上,则应在手术显微镜上装特殊的滤光镜片)。手术室内禁用挥发性麻醉剂。

130.1.11　电磁刀的使用

电磁刀系统是一种融合电刀、单双极电凝、超声吸引以及激光等多种功能的全新手术器械。电磁刀系统利用刀头形成的高频、高能、低功率输出的电磁场,通过在组织周围形成的场效应,达到气化、切割和凝固的作用,因此不形成回路电流,无须用电极板,对周围组织不形成热效应损伤,组织切口精度高,最适合于深部肿瘤切除,尤其是深部质地坚硬的肿瘤切除等精细手术。由于其对肿瘤周围组织损伤小,因而患者术后并发症少、康复快。与激光刀相比,不需要眼球保护镜和其他保护附件,操作时对患者和医师均无危害。与超声波刀相比,该系统对于质硬的深部微小肿瘤的气化治疗效果尤为显著。手柄非常轻便,且呈弯曲状,使视野不受影响,并有利于长时间手术。

常用的电磁刀有 ERBE 公司生产的 ICC 系统和 MDM 公司生产的 EMF 系统(图 130 - 27),每一系统又有不同规格的系列产品。

电磁刀基本上由 3 个部分构成:射频发生器、一根可重复使用的同轴电缆及各种可重复使用的刀头电极。射频发生器是射频能量的来源,这种能量通过同轴电缆和刀头电极输送到病变组织。同轴电缆可重复使用,但使用之前需消毒。刀头电极也可重复使用,并有多种类型供不同手术选择。

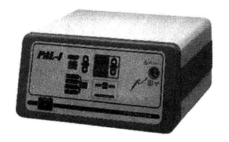

图 130 - 27　EMF 电磁刀系统

(1) 工作原理

电磁刀系统利用超高频发生器产生 40 MHz 的高频能量(一般电刀的频率在 300 kHz 至 1 MHz),通过同轴电缆传导到由特殊合金材料制造的刀头电极尖端,形成高频、高能、低功率输出的电磁场,通过在组织周围形成的场效应,在局部范围内使细胞内的极性分子快速振荡,导致细胞内水分子蒸发,破坏细胞或使细胞挥发,由此达到对组织气化、切割和凝固止血的作用(图 130 - 28)。因为能量传输系统具有最优化的屏蔽设计,对周围其他电子设备干扰极小,系统产生的能量损耗也极少。

(2) 主要特点

1) 无须负极板,使用时在人体中无电流通过,安全性能极佳。对手术室无特殊要求。刀头电极可自我消毒。

2) 使用同一个刀头即能完成切割、气化和凝固,操作方便、简单。

3) 刀头电极在 30~90℃ 的可调温度范围内工作,热损伤范围仅 15 μm,无压力切割,组织损伤小,适合难度高的精细手术。

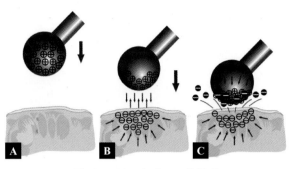

图 130 - 28 电磁刀工作原理

注：A. 电磁场能量聚集；B. 能量向组织内传递；C. 极性分子快速振荡，达到对组织气化、切割和凝血止血的作用。

4）整个人体内不会形成共振，对周围组织无热效应损伤，能有效地保护周围重要组织。

5）可用于表皮切割。界面规则，术后疼痛轻，止血功能强大，无炭化现象。

6）刀头可供选择，应用范围广泛，适用于各种类型的手术，尤其是微创和显微外科等手术。

7）具有过热、过流、过压及过载等保护功能，系统可靠性高。

8）功能选择及数字输入按键，使系统输出精度高。

9）含智能系统软件并可升级，提供多组标准操作模式提示，操作方便。

10）由于可能影响心脏起搏器的正常工作，本系统禁止用于有心脏起搏器或其他电子植入体的患者。

130.1.12 手术显微镜、外视镜和内镜

近来，手术显微镜和摄像镜已发展为光学-数据系统，跳出单光学物理规律的局限性，即增加光通道孔直径伴景深减少。而一般手术显微镜图像清晰和放大均制约此规律，不仅影响景深，且增加组织热损伤可能。因此，数据手术显微镜，除一般光学系统外，还配置功能强大的电脑和传感器，具备下列优点：①高动态全方位成像（high dynamic range image，HDRI）。人眼视网膜能同时捕捉到图像中明和暗部分的细节，可是光学手术显微镜会"顾此失彼"，即见亮不见暗，增加亮度后，见暗细节但失亮的细节，而 HDRI 通过多个传感器或多次曝光后经组合软件合成明暗细节均清晰的图像。②聚焦叠加（focus stacking）。光学手术显微镜需聚焦才能看清结构细节，聚焦不仅缩小视野，且忽略周边结构。数

据手术显微镜用软件把不同聚焦结构组合成图。③视觉注释（visual annotation）。术前 CT、MRI 和 DSA 等图像可无缝整合到实时的术中图像上，且能克服术中脑移位的问题，做到真正的实时影像导航。此功能还可使外科医师具有"火眼金睛"，可"看穿"脑内结构，看到隐藏在肿瘤后面的血管、神经。

目前神经外科显微手术常用的工具是手术显微镜和神经内镜，它们各具优缺点和适用范围（表 130-3）。手术显微镜是标准微外科工具，适用各种神经外科手术。神经内镜具创伤小、近距离观察、视野清晰优点，在鞍区手术是手术显微镜的重要补充或取代物。可是，它们具下列不足：①工作距离小。内镜需贴近显露组织，镜面不时被血和组织碎片沾染，需及时清洁，以免影响显露。②视野小。它们观察范围（直径）仅 20～25 mm。③景深小。术中为显露清晰，需不时中止手术，移动镜子。④图像仅2D。为此，近来出现外视镜显微手术系统，它由数学摄像头、可控固定臂和高清 4k 显示屏组成，具有多种荧光工作模块。由于体积小，它可放在悬吊支架或落地支架上，远离术野，不影响术野区器械放置和外科医生操作。可是，虽然外视镜视野大、景深大和工作距离大，克服手术显微镜和内镜的不足；但这也是外视镜的缺点，影响放大倍数。在使用 2D 外视镜时，对有手术显微镜和内镜经验者，仍需术前在实验室操练手眼配合。目前市场上的外视镜有：①ORBEYE 系统（日本 Olympus 公司）；②VITOM（德国 STORZ 公司）；③Synative Modus V 机器人，自动追踪吸引器末端而达到跟踪术野轨迹、自动对焦；④Kinevo 900（德国蔡司公司），把手术显微镜、内镜和外视镜三者结合为一，扬长避短，即通用手术显微镜，在极端视角不适用手术显微镜时，改用外视镜；当手术显微镜和外视镜达不到视角或不适用时，改用内镜；其不足是体积较大，术前要在手术室安放好。目前，外视镜可 3D 显示，术者和助手需戴 3D眼镜。

表 130 - 3　手术显微镜、内镜和外视镜参数比较表

项目	工作距离（mm）	视野（mm）	景深（mm）	图像
手术显微镜	200～400	<20	15～<20	2D
内镜	3～20	25	17	2D
外视镜	250～750	50～150	35～100	3D

130.1.13　无牵拉暴露技术

由于持续固定脑压板牵拉脑组织,可造成脑压板下脑组织缺血、坏死,甚至出血等并发症。据研究,脑组织耐受持续牵拉的阈值:局部脑血流(rCBF)、局部脑灌注压(rCPP)和时间,在鼠分别为:$20 \sim 25$ ml/(100 g·min)、20 mmHg 和 $7 \sim 10$ min;在人为:$10 \sim 13$ ml/(100 g·min)、10 mmHg 和 $6 \sim 8$ min(Rosenorn J,1989)。因此,各种无牵拉技术和方法应运而生。其实,真正的"无牵拉"仅见少数情况,经体位调整、脑脊液引流后脑组织退让良好,深部结构清晰可见,如三叉神经痛微血管减压术、后交通动脉瘤手术等。多数情况还是要牵拉脑组织,才能暴露深部结构,只不过是间隙用脑压板或左右手分别用吸引器和双极电凝镊牵拉脑组织。笔者曾用 2 片带线的湿脑棉片,敷盖在切开脑皮质断面或开放的外侧裂缝上,分别反向牵拉棉片,用血管钳夹住棉片上丝线固定在术野周边的敷料上,可获得满意显露。用此技术于脑干和丘脑海绵状血管瘤切除和大脑中动脉瘤夹闭术中。

切记,不论用何种无牵拉技术,关键还是不应忘记脑外科手术的基本要点:①良好体(头)位摆放,达到患者气道通畅、头部静脉回流好;②良好颅内压控制(见前);③尽量用颅内自然通道,如脑池、外侧裂等;④定位准确,靶灶应在术野中央。

130.2　微侵袭神经外科

20 世纪 70 年代以后,在现代医学领域,可以说没有一个学科像神经外科那样全方位地向前飞跃发展。这些除得益于前述的显微神经外科,还应归功于现代科学技术的发展,例如,电子计算机(1964)、微处理器(1971)和神经影像技术,如 CT(1972)、正电子发射体层成像(PET)(1975)、经颅多普勒超声(TCD)(1982)和 MRI(20 世纪 80 年代)等。

过去中枢神经系统各项检查多是侵袭性,例如气脑造影、脑室造影和直接脑动脉穿刺血管造影术等,它们不仅令患者痛苦,具有一定的危险性,而且诊断欠准确。由于术前的诊断检查使神经外科医生伤神、费时,影响其把更多的精力投入外科手术。有了 CT 和 MRI 等微侵袭检查方法,不仅大大提高了诊断的质量和准确性,大大减轻了患者的痛苦,而且使神经外科医生摆脱了繁重的诊断手续,集中精力从事外科手术和研究工作。特别是近来神经影像学发展,如功能磁共振成像(fMRI)和 PET,已逐渐从单纯解剖诊断上升到解剖和功能诊断兼顾,这些进展不仅为神经外科的发展创造了条件,而且对神经外科医师提出了更高的要求。因此,继 20 世纪 60 年代显微神经外科诞生,$70 \sim 80$ 年代显微神经外科高速发展,现代神经外科在 90 年代初期又跃上一个新台阶,出现了微侵袭神经外科。

微侵袭神经外科(MINS)是现代神经外科发展史上的第 2 个里程碑。它是指用微侵袭外科技术医治患者。狭义的 MINS 包括内镜神经外科、立体定向外科、放射外科、神经导航外科、血管内介入外科和锁眼外科等。广义的 MINS 则把显微神经外科和颅底外科也包括进去。德国 Bauer 等(1994)认为大体外科发展到显微外科即将结束,下一步的目标是迈向微侵袭外科。标志着神经外科已从重疾病祛除、轻功能保留的旧观点中解脱,发展到两者兼顾的新境界。

130.2.1　内镜神经外科

虽然内镜神经外科是近年来出现 MINS 的主要组成部分,但它早在 20 世纪初已开始应用。为什么历经近百年它才得以重视和发展? 理由有:①内镜系统制造工艺的提高,使它向小型、高分辨和立体放大方向发展;②与立体定向外科、神经导航外科和显微外科结合,不仅使内镜神经外科更加准确、安全,而且大大拓宽了其应用范围。现代内镜神经外科已不限于脑积水的治疗,已应用于脑室系统、脑实质、蛛网膜下腔、颅底和脊髓内外病变的处理。特别是与显微外科结合,不仅赋予内镜神经外科新生命,而且为两者的发展展现了新天地。例如,德国 Perneczky(1998)提出了内镜辅助显微神经外科新观点(图 130 - 29)。目前内镜辅助显微神经外科主要应用于下列手术:脑动脉瘤、鞍内和鞍上肿瘤、颅底肿瘤、脑室肿瘤和微血管减压等(详见第 133 章"神经内镜")。

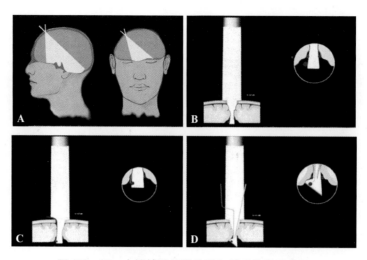

图 130 - 29　内镜辅助显微外科和锁孔外科示意图

注：A. 锁孔外科的原则，通过小骨窗可获得较大手术暴露，甚至显露手术入路对侧的结构；注意手术显微镜光线照射的范围，由浅至深逐渐扩大；B. 显微手术显微镜照射范围存在的盲点，是由于神经、血管结构阻挡所造成；C. 需要用脑压板牵拉脑组织，才能显示被遮挡的血管；D. 显示内镜辅助显微外科，无须牵拉神经、血管结构，就能显露深部靶点；注意内镜在手术显微镜的视野内，弯头显微器械在内镜的视野内。

130. 2. 2　神经导航外科

神经导航外科又称无框架立体定向外科、影像导向外科等。第 1 代神经导航系统是美国 Roberts（1986）设计和制造。现在导航系统已由简单的导向关节和探头，发展到手术显微镜导航，不仅用于脑部手术，也可用于脊柱和脊髓外科。除 CT、MRI 定位软件外，出现 DSA、fMRI、脑磁图（MEG）、PET 等多影像相互融合或重叠（多模态）定位技术，以及术中实时超声、CT 和 MRI 定位校正系统，纠正术中靶灶移位。利用神经导航，神经外科医师可精确地设计小皮肤切口和骨窗，用对脑组织损伤最小的技术切除肿瘤；肿瘤切除的程度由外科医师主观判断提高到影像学客观评价。虽然神经导航系统是现代高科技的产物，即高性能计算机、神经影像技术和立体定向技术等的完美结合，但它毕竟是一个外科手术工具，必须由掌握显微外科技术的医生操作和应用，才能显示它的作用和价值。由于神经导航辅助显微外科使手术更加精确，手术并发症显著减少，疗效明显提高，患者住院时间和费用可缩减。对于表浅、定位简单和容易的病变，应用常规显微外科技术已足够，因此神经导航外科主要适用于颅底外科、脑深部病变、多发和/或小肿瘤、胶质瘤、癫痫外科和脑功能区手术等（详见第 131 章"神经导航"）。

130. 2. 3　锁孔神经外科

在 20 世纪初期，神经外科开颅手术的皮肤切口和骨窗很大，这是因为：①术前诊断方法少而简陋，定位和定性诊断困难；②没有专科手术器械，多为粗大的普通外科器械；③照明差；④患者因缺少科学卫生知识，来诊时肿瘤已很大；⑤手术组 3 人 6只手。因此为了适应上述情况，必需大的手术切口，才能适合寻找大的肿瘤，才能利于照明光线的进入和容纳大手术器械及 6 只手的操作。20 世纪 60 年代以后，由于影像诊断技术的进步、手术器械的改进、双极电凝和显微外科技术的应用，使神经外科在诊断和治疗上发生了根本变化。继 Scoville 和 Ore（1960）提出用大钻孔开颅取代标准开颅，Wilson（1971）首先提出锁孔外科（key-hole surgery）。他认为手术显微镜使我们不仅能看清楚狭小和深在的术野，而且可以手术操作。由于显微外科费神、耗时，小骨窗开颅和关颅有其明显好处。可是，Wilson 的意见经 20 年后才被接受，主要是因为 Wilson 的主张是为了省时，而不是现在锁孔外科的真正含义。锁孔外科并非仅指小骨窗手术，它应包括手术前后精心的诊断和处理，个体化地设计手术方案，以求微创来获得起码与标准显微外科手术一样的疗效。近来，由于内镜神经外科和导航外科等的发展，锁孔外科重焕青春。

（1）基本现状和前沿状态

1）术前手术方案的设计：精心设计手术方案是手术成功的关键。它包括详尽了解病史、体检、影像学诊断和有关实验室检查等。根据每个患者和病变的特点，设计个体化的治疗措施和手术方案。后者包括皮肤、肌肉、骨膜、颅骨、硬脑膜和蛛网膜的切开范围，颅内手术入路和神经、血管的处理等。下列因素在手术方案设计时应考虑：①皮肤切口要注意美观和皮肤切口的血供。②从影像检查（如 MRI、CT）了解肿瘤的性质、质地、与周围神经血管的关系。③对脑动脉瘤必须确定常规锁孔开颅不用内镜能否手术，因为内镜仅增加对瘤颈、穿通支和脑神经的暴露，以及帮助准确地放置动脉夹。对动脉瘤来自颈内动脉内侧壁（如颈眼动脉瘤）或基底动脉顶端前外侧或大脑后动脉第 1 段者，因动脉瘤体把瘤颈遮盖，此时经病灶对侧开颅手术比同侧暴露更好，更趋微创。对多发性动脉瘤，应尽可能选用一个手术入路可处理多个动脉瘤，同时必须先处理曾出血者。④掌握和充分利用脑内自然通路，如蛛网膜下腔和脑室系统。

2）设备和器械：除手术显微镜和一般手术器械外，还应有：①内镜，直径 2～4 mm，长 10～15 cm 的枪状硬质内镜。物镜视角以 0°常用，30°～110°者酌情备用。②冷光源、摄像机和监视屏。③机械或气动软轴内镜固定装置。④特殊器械，有内镜辅助显微外科的特殊器械，如 Perneczky Zeppelin 动脉瘤夹钳、刀、剪、剥离子等。

3）常用锁孔入路：有眶上锁孔入路、颞下锁孔入路、纵裂锁孔入路、经皮质经侧脑室锁孔入路、颅后窝锁孔入路等。在此仅以眶上锁孔入路为例介绍如下：患者仰卧，头架固定。根据病灶部位头向对侧旋转 10°～60°，侧屈 5°～15°，后仰 10°～15°。向对侧旋转角度，大脑中动脉瘤、颞叶内侧病变为 10°～20°，鞍上和鞍后病变为 20°～40°，嗅沟病变为 40°～60°。作眉弓外 2/3 皮肤切口，从眶上孔外侧至颞突。分离和把轮匝肌向前下牵拉，在颞线切开颞肌筋膜和颞肌。切开额筋膜和骨膜，向眶缘分离。在额骨角钻孔，用铣刀形成长 2～3.5 cm、宽 1.5～2 cm 骨瓣。对基底动脉瘤，可把眶嵴和部分眶板一起锯下。磨平眶上缘骨窗的内板，以求扩大视野和利于手术操作。弧形剪开硬脑膜，向眶上缘悬吊。通过开放蛛网膜下腔或脑室释放脑脊液降低脑内

压，在显微镜直视下放置内镜，并用固定装置固定。能用手术显微镜操作者尽量用显微镜，必要时才辅以内镜。术毕应严密缝合硬脑膜，复位和固定骨瓣，分层缝合肌肉、皮下组织和皮肤。眶上锁孔入路适用于前颅底、鞍区及脚间池病变手术。

（2）发展方向

由于锁孔外科常需应用内镜，故它除目前内镜神经外科所存在的问题外，还由于骨窗小和手术入路狭窄，不能提供多视角和多入路的操作空间。因此，对巨大肿瘤和复杂的血管病变，锁孔外科手术仍存在困难。眶上锁孔入路皮肤切口位于眉弓上，虽然有眉毛部分遮盖，但从美观角度仍不如发际内冠状皮肤切口。锁孔外科与目前常规神经外科手术都应用显微外科技术，都强调术前、术后精心处理，锁孔外科采用直径<3 cm 骨窗，常规神经外科骨窗虽然多较大，但在颅后窝手术、额下入路切除眶内或垂体瘤等手术的骨窗直径也<3 cm。因此，严格区分锁孔外科与常规显微神经外科入路显然无意义。今后由于显微解剖和手术入路研究的进展，导航和内镜技术及微电子机械系统（MEMS）的开发和应用，神经外科开颅的切口和骨窗将更趋于小型化。

130.2.4 立体定向外科

虽然早在 19 世纪初期 Horeley 和 Clark 已研制成功立体定向仪，但它主要用于动物研究。把立体定向技术应用于人类是 Spiegel 和 Wycis（1947）。但是立体定向外科发展缓慢，直到 CT（20 世纪 70 年代）和 MRI（20 世纪 80 年代）应用于临床后，它才又重新被重视。目前主要用于：脑深部病变活检、功能神经外科手术等（详见第 136 章"立体定向神经外科"）。

130.2.5 放射外科

放射外科又称立体定向放射外科。早在 1951 年瑞典神经外科医生 Leksell 用立体定向高能 X 线治疗运动障碍性疾病，开创了放射外科的先河。1967 年，他研制出第一台伽马刀（γ 刀）（179 个钴-60 源），射线集中照射到球心，一次大剂量照射可造成靶灶内组织毁损，很少甚至几乎不影响其邻近组织，宛如利刃，故称 γ 刀。20 世纪 70 和 80 年代，第 2、3、4 代 γ 刀（A、B、C 型）相继问世，^{60}Co 源增至 201 个，且趋智能化。80 年代以后，CT、MRI 和 DSA 等发展，γ 刀的硬、软件等改进和发展，机械误

差缩小到±0.1 mm。比γ刀发明晚15年,Betti和Colombo(1982)分别改良直线加速器,应用于临床;90年代后经定型和批量生产,由于它主要释放X线,故称X刀。Lawrence(1954)应用粒子束刀于临床,经近半个世纪改进,在设备和技术上均有明显发展,形成目前的质子刀。神经外科医生Adler(1988)提出影像导航无框架立体定向放射外科概念,于1992年研制出射波刀(cyber knife)。

放射外科虽称外科,但却没有切口和出血等外科手术的并发症和痛苦;它也有别于一般常规放疗,不依赖病变组织对射线的敏感度,它是一种新型的放射治疗。

(1)基本现状和前沿状态

1)常用设备:

A. γ刀:由安装在半球状金属屏蔽系统内的钴-60、治疗床、控制系统、立体定向仪及剂量计划系统等组成,近来由于计算机硬、软件的应用和发展,γ刀不仅治疗常规程序化,而且已达到自动化临床应用(4C型γ刀)和Leksell Perfexion伽玛刀(PFX)。国产γ刀主要有旋转型。截至2018年底,全世界已有118万例患者接受γ刀治疗,其中肿瘤占80%,血管性病变占12%,功能性疾病占7%。

B. X刀:由改良的直线加速器、可调式治疗床、立体定向仪、剂量计划系统和计算机控制系统等组成。按照设计要求,当治疗半径固定后,从准直器发出的X线总是与加速器支架的支撑轴及靶点重合于一点上,此焦点称等中心点。因此,无论直线加速器的支架及治疗床怎样旋转,射线轨迹怎样变化,射线总是交汇于靶点上。本设备除用于放射外科外,尚可作常规放疗用。

C. 质子刀:利用同步加速器或回旋加速器所产生的带电质子,进行放射外科。除有放射外科基本设备外,还需加速器、粒子束塑形裂隙器、区域模拟吸引装置、组织相同形补偿装置和峰宽推进器等。虽然质子刀具有粒子束射线特有的Bragg峰值效应,在目前3种放射外科设备中,其对靶灶周围结构影响最小,疗效较好,但由于它价格昂贵,使用复杂,限制了其推广应用。

D. 射波刀:由直线加速器、机器人机械臂、治疗床、靶区定位跟踪系统、呼吸追踪系统、治疗计划系统、计算机网络集成与控制系统组成。经应用和完善,现已为第4代射波刀。射波刀使放射外科不仅能治疗颅内、颌面肿瘤,而且可治颅底、头颈、脊柱脊髓、肺、腹盆腔、骨科等肿瘤。截至2019年,累计治疗患者40万。

2)常用设备的比较:目前,γ刀应用最广泛,为放射外科标准设备。由于质子刀具有Bragg峰效应,即带电重粒子射线在穿透组织时,很少释放能量,当其到达一定深度并逐渐停止运动时,释放出全部能量,形成电离吸收峰(Bragg峰),使该部组织一次接受大剂量照射,而周边组织几乎不受影响,故其治疗效果和安全性最好。随着其设备的简化和价格下降,今后质子刀的应用可能增多。

3)放射外科治疗程序(以γ刀为例):

A. 定位头架安装:清洗消毒头发后,局麻下安装Leksell头架。

B. 定位扫描:根据病灶性质,进行CT、MRI或血管造影检查,确定靶灶部位、体积及其与重要神经、血管关系等。

C. 剂量计算:把各种数据输入计算机,用Leksell Gamma Plan剂量计划系统计算出最佳治疗方案。

D. 治疗:按照治疗方案把患者头部固定在准直器头盔内,启动治疗开关,整个治疗过程即可自动完成。

E. 拆卸定位头架。

4)放射外科适应证:

A. 颅内血管性病变:如动静脉畸形(AVM)、动静脉瘘(AVF)。

B. 脑肿瘤:如垂体瘤、听神经瘤、脑膜瘤、颅咽管瘤、胶质瘤、转移瘤、淋巴瘤、脊索瘤等。

C. 功能性疾病:三叉神经痛、癫痫、帕金森病、顽固性疼痛、精神病等。

5)并发症及其防治:

A. 产生原因:①射线的散射;②病例选择不当,如肿瘤体积过大;③治疗剂量选择不当。

B. 临床表现及病理基础:早期常无不适或仅有短暂头昏、头痛等。并发症出现多在治疗后1~18个月,3~9个月为高峰,少数出现放射坏死可持续数年。并发症产生与靶灶周边正常组织发生血管源性脑水肿有关,少数为白质脱髓鞘和神经元变性坏死,甚至诱发肿瘤。

C. 防治:由于迄今无有效的治疗方案,故防重于治,应予:①严格掌握放射外科的适应证;②精心设计治疗方案,最大限度避免正常结构的损伤;③治疗包括类固醇激素、高渗利尿脱水剂、神经营养剂和对症治疗。近来有应用抗凝剂治疗。对药物治疗无效者,可手术切除病灶或坏死脑组织。

（2）发展趋势

1）放射生物学效应:目前放射外科引起的放射生物学病理知识主要来自动物实验和零星的尸检病例报道。它们能否指导临床实践?今后加强这方面的基础研究和多中心研究,将深化对放射外科放射生物学效应的认识,促使放射外科更安全、有效地利用。

2）放射外科硬、软件:放射外科常用的 3 种设备有下列不足:①需要有框架、立体定向头架,不仅引起患者不适（小儿需全麻）,而且提供有限的治疗范围,不能用于颅外。金属头架在 CT 和 MRI 可引起伪迹。②不能实时、动态追踪和定位靶灶。③当照射非圆形靶灶时,剂量分布不均匀。④难以进行多次分割照射。因此,近来随着导航技术和设备（无框架）的发展,出现了射波刀,即机器人放射外科手术系统,它包括安装在电脑控制的机械臂上的 6MV 直线加速器、影像导航系统（2 个 X 线探测器和工作站）和治疗床。此射波刀无上述放射外科设备的缺点,治疗时患者仅戴面罩,可实时动态地定位和照射,准确性达 0.5 mm。不仅可多次分割治疗,而且可用于颅外靶灶。

3）影像学:目前神经影像学虽可达到毫米以下的解剖定位,但是功能定位还不完善,今后 PET、fMRI、MEG 等的发展和与 CT、MRI 多图像的融合,将达到无创性功能定位,甚至达到细胞水平,使放射外科不仅更安全、准确,而且会拓宽应用范围。

4）增效剂和保护剂:内皮细胞特异性放射增效剂的研制将加速 AVM 早期治愈。脑保护剂应用将减少放射外科的不良反应。

（3）综合治疗

迄今脑胶质瘤仍是不治之症,应用下述综合治疗策略可望攻克此顽疾,如病毒为载体的基因治疗、化疗、放射外科和显微外科。

130.2.6 血管内神经外科

血管内神经外科（neuroendovascular surgery, NES）又称介入神经放射学（interventional neuroradiology）,是近 30 年发展起来的一门新技术。但是,它的起源和发展可追溯到 20 世纪早期。Moniz（1927）发明脑血管造影术,Seldinger（1953）开创经皮穿刺股动脉插管血管造影,他们均

为现代血管内神经外科的诊断和治疗奠定了基础。20 世纪 60 年代末和 70 年代初,Freit 和 Djindjian 等分别发明磁场介导超选择插管法,以及经颈外动脉超选择造影和选择性脊髓血管造影术。

脑动脉瘤经血管治疗,早期是经血管外,用下列异物促使动脉瘤血栓形成:银丝＋通电（Werner, 1941）,猪或马毛（Gallagher, 1963）。1964 年, Luessenhop 等开创经血管内治疗的先河。1974 年, Serbinenko 首创可脱性球囊治疗脑动脉瘤,但因"水槌效应"等缺点和并发症而少用。1991 年, Guglielmi 发明电解铂金微弹簧圈（GDC）开创脑动脉瘤治疗的新纪元。

Brooks（1930）用肌肉栓子经颈部颈动脉小切口放入,由血流带入栓塞颈动脉海棉窦瘘,改变了当时结扎颈动脉的姑息疗法。但是由于栓子流动难控、疗效不稳定,而被以后的球囊法取代。

Sussmann 和 Fitch（1958）首先提出溶栓的概念,并成功应用。可惜以后的研究未能证实有效,故被放弃。1995 年后,由于对脑卒中病理生理认识的提高,特别是强调早期治疗的必要性,药物溶栓不仅重新得到重视,而且成功地用于硬脑膜静脉窦血栓形成的治疗。在治疗冠状动脉狭窄的启发上,Sundt（1980）手术暴露椎动脉,用 Grüntzig 导管扩张治疗基底动脉狭窄。

Zubkov（1984）开创球囊导管扩张症状性脑血管痉挛的先河。20 世纪 40 年代以来,经颈动脉注入化疗剂治疗中枢神经系统疾病有不少尝试,虽然没有取得令人满意的疗效,但是此微创性给药途径一直吸引着专业人士去做。

（1）基本现状

1）脑动脉瘤:血管内介入和显微外科手术已成为治疗脑动脉瘤的主要方法,它们相辅相成,而不是相互排斥,只有这样才能为患者提供最好的个体化治疗（详见第 93 章"脑动脉瘤"）。

2）脑 AVM:除单根动脉供血的 AVM 经介入可能治愈外,一般介入仅作为放射外科或显微外科手术的辅助治疗。

3）颈动脉海绵窦瘘（CCF）、硬脑膜 AVF、脊髓 AVM 或 AVF、Galen 静脉瘤:血管内介入是主要治疗方法,有时需辅以外科手术。

4）颈或椎动脉狭窄、症状性脑血管痉挛:虽然颈动脉内膜剥脱术仍是颈动脉粥样硬化治疗的标准方法,但对不适合外科手术者,特别是椎-基底动脉

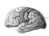

狭窄者,经血管内扩张和血管成形术是可取的方法,特别是近来加用支架,可提高疗效。对症状脑血管痉挛,药物和机械性扩张,特别是在症状出现前扩张,可取得较好的效果。

5) 急性脑梗死、硬脑膜静脉窦血栓形成:在发病3~6 h经动脉溶栓可明显改善患者预后。近来,用碎栓机 AngioJet(Kuether,2000)和低能量激光溶纤(Norbash,2000)也取得了进展。

6) 脑肿瘤:血管丰富的脑膜瘤、实质血管母细胞瘤等术前栓塞。

（2）发展趋势

1) 影像学:磁共振血管成像(MRA)会取代数字减影血管造影(DSA)吗? 虽然 X 线血管成像技术已发展到旋转、立体和腔内重建成像水平,但是它对患者和医师仍存在一定的放射性损伤。虽然目前 MRA 还不能替代 DSA,但是具有 3D、实时导航功能的 MRI 可能是理想的成像手段,它不仅可常规行 MRI,而且可行 fMRI、MRA 和磁共振灌注加权成像(MR-PWI)等,提供多种图像融合等功能,将使血管内介入更安全、准确和有效。

2) 栓塞剂和溶栓剂的生物学:栓塞剂和溶栓剂是血管内介入治疗的主要武器,迄今所用的栓塞剂和溶栓剂虽有很大的进步,但仍不令人满意。如 GDC 脑动脉瘤近期闭塞率达 70%~100%,长期再通和再出血仍达 10%~20%。近来实验研究显示,改进的 GDC(如加纤毛、聚合物、生物活性物质,如纤维母细胞、细胞外基质蛋白等)可提高栓塞率,但在瘤颈处仍难以形成血管内膜,难以达到解剖闭塞。因此,我们不仅要分析栓塞或溶栓后的形态学和组织学变化,而且要致力于破译这些现象的基因和分子机制。只有阐明清楚这些基本生物学变化,我们才能研制出上调(如治疗动脉瘤时提高组织对缺氧耐受性和组织愈合)或下调(免疫)反应的栓塞剂或溶栓剂。迄今大多数栓塞剂对人体而言是异物,今后生物活性栓塞剂应携带分子信息(如细胞因子、生长因子)或细胞信息(如干细胞),应能参与人体组织愈合的分子机制,可吸收。这不仅使脑血管病血管内治疗更安全、有效,而且将大大拓宽血管内治疗的范围。例如,治疗脑脊髓肿瘤、变性疾病、外伤和功能神经疾病等。

3) 生理和病理学:虽然我们现在能自由地操纵导管在错综复杂的脑血管"高速公路"上奔驰,但我们对它的"交通规则"知之甚少! 我们认识和利用大动脉和静脉内血流层流的特点在 Willis 环上驾驶导管尚无困难,但一旦血流变成涡流(如在 AVF、AVM 或巨大动脉瘤),我们将束手无策。因此,应加强脑血流生理和病理学研究,特别是利用高科技手段(如计算机),对脑血流进行 3D、实时的、量化的监测。今后,利用这些智能化监测系统,对复杂的脑血管病变,术前可进行治疗计划的设计、教学和演练,围手术期通过血流等因素分析,可及时发现和处理危险因素。

（3）医学教育

1) 医学知识的普及和"绿色通道"的建立:据统计,在发达国家仅有 2%急性脑梗死者接受及时的溶栓治疗。因此,加强科普卫生知识教育,提高国民医学常识;健全医疗网络和抢救"绿色通道"具有重要意义。

2) 血管内神经外科队伍和多学科合作:当前,血管内神经外科作为一门新兴分学科正在蓬勃发展,如何加强血管内神经外科队伍的建设,加强多学科合作和在多学科介入中神经外科所起的作用,如何规范血管内介入患者的选择、技术操作和术前、术后处理,以及适应证和禁忌证都是我们面临的问题。在解决上述问题中虽存有争论,但解决这些争论的最好方法和对是非判断指标应是:患者的利益至高无上。

130.2.7　颅底外科

有关内容详见第 135 章"颅底外科"。

（周良辅）

参考文献

[1] 李培良,宋剑平,朱巍,等. 复合手术室在脑脊髓血管瘤和富血供肿瘤治疗中的应用[J]. 中华外科杂志,2019,8(57):607-615.

[2] 周良辅. 显微神经外科和微侵袭神经外科[M]//周良辅. 现代神经外科学. 2 版. 上海:复旦大学出版社,2015:1337-1352.

[3] ELKIN K, KHAN U, HUSSAIN M, et al. Developments in hybrid operating room, neurointensive care unit, and ward composition and organization for stroke management [J]. Brain Circ, 2019,5(2):84-89.

[4] SORENSON J M, ROBERTSON J H, GRANDE A W, et al. Visualization and optics in neurosurgery [M]//WINN H R. Youmans and Winn neurological surgery. 7th ed. Philadelphia: Elsevier, 2017:251-261.

131 神经导航

　　微侵袭神经外科(MINS)是现代神经外科发展史上的一个里程碑,它是指在微侵袭外科理念指导下,用MINS技术医治患者。而神经导航是MINS的重要组成部分。神经导航的出现使得神经外科手术发生质的飞跃,提升到一个新水平,不仅能对复杂的神经结构及病灶进行精确三维定位,而且能客观地判断肿瘤的切除范围和程度。可是,在神经导航出现之前,对神经结构和病灶的准确定位一直是神经外科医生手术时面临的一大挑战。早期神经外科的发展受限于当时技术的发展水平,难以对个体的病灶和临近组织的解剖结构进行准确客观的定位。对脑功能地图的基础研究开始于19世纪,Broca、Wernicke、Exner以及Dejerine等绘出了大脑皮质关键功能区的结构图,然而仍然很难评价个体的解剖和神经生理学特征。有框架立体定向系统是现代手术导航的基础,早在1873年Dittmar第1次使用定位工具用于实验动物延髓肿瘤的手术。1906—1908年,Clarke和Hosley发明用于猴的立体定向装置。Ranson和Ingram改良了前者的设备,用以研究网状结构、下丘脑以及中脑的基本信息。Kirshner研制立体定向装置利用热消融技术治疗人三叉神经痛。1947年,Spiegel和Wycis使用他们自己发明的人立体定向图谱,结合气脑造影和松果体腺的位置,用于定位颅内解剖结构。1949年,Lekcell发明了以其姓名命名的立体定向头架,而后Talairach、Monnier、Riechertand和Mundinger等分别研制定向装置用于功能神经外科。但直至CT和MRI的出现,立体定向神经外科才得到真正的发展。1972 年 CT 完成第 1 次体内成像。1976 年 Jocobs 研究 79 具尸体 CT 图像,颅脑病理诊断准确率是 86.2%。1979 年 Brown 使用三维 CT 成像用于模型的立体定向定位靶点。Boethius、Czerniak 和 Krzystolik 也分别报道 CT 应用于临床立体定向手术、功能神经外科和肿瘤活检等。MRI 则于 1977 年完成第 1 例人胸部成像,1980 年 MRI 进入商用阶段。

传统的有框架的立体定向技术有一定局限性,只能进行活检等少数手术,而且笨重的框架不但妨碍手术操作,还给患者带来不适。手术导航系统又称无框架立体定向技术,是在经典的立体定向技术即框架式立体定向的基础上发展而来。一般认为是 1986 年,美国的 Roberts 首先发明的安装在手术显微镜上,运用超声定位的无框架立体定位系统。几乎在同时,德国的 Schlondorff 和日本的 Watanabe 发明了关节臂定位系统,并由后者首次将其命名为"神经导航系统"。神经导航又称无框架立体定向外科或影像导向外科。神经导航系统不仅有三维空间定位系统,而且有近实时导航功能,即可引导外科医生寻找颅内病灶。它不仅可做活检,而且可做显微外科各种手术。因此,神经导航外科已超越传统立体定向外科或影像导向外科的范畴,成为开展 MINS 的重要工具。30 余年来,神经外科导航随着各种影像技术,如功能磁共振成像(fMRI)、磁共振弥散张量成像(MR‒DTI)、磁共振弥散加权成像(MR‒DWI)、磁共振波谱(MRS)、磁共振灌注加权成像(MR‒PWI)、磁源成像(MSI)、脑磁图(MEG)、正电子发射体层成像(PET)、术中超声、术中 CT/MRI 的成熟,以及电生理监护技术的发展而迅速发展。目前全球约有 10 000 台手术导航系统,每年约 10% 的增长速度。在部分发达国家,手术导航系统已作为手术室的必要辅助设备。从全国来说,手术导航技术早在 1997 年由美敦力率先引进中国市场。

传统上神经外科手术是这样进行的:神经外科医生复习患者术前的 CT 和/或 MRI 影像资料,把病变的位置和周围结构记在心里,然后离开影像资料,在患者头皮上划出皮肤切口和预计的骨窗位置。为了弥补这种手术定位的误差(常以厘米计),皮肤切口常做得很大。术中外科医生也必须依靠术野的结构、病灶的可能部位以及外科医生的经验和判断来指导手术操作。同样为了弥补这种方式可能带来的误差,手术操作速度必须减慢,步步为营,直到暴露出病灶或重要神经、血管结构。切除无包膜或边界不清的肿瘤,切除的程度全凭外科医生的主观判断。因此,现代神经外科虽然有先进的影像诊断手段(如 CT、MRI)、手术显微镜和显微外科技术,但外科手术方案的设计和皮肤切口、骨窗位置、皮质切口、颅内病灶的定位和寻找、病灶切除程度等,主要依靠外科医生的经验和技术,缺少科学的判断和检验指标。

手术导航系统,是将患者术前和/或术中影像数据与手术床上患者的解剖结构准确对应,通过高性能计算机紧密地联系起来,准确地显示神经系统解剖结构及病灶的三维空间位置与毗邻。手术中跟踪手术器械并将手术器械的位置在患者影像上以虚拟探针的形式实时更新显示,使医生对手术器械相对患者解剖结构的位置一目了然,使外科手术更快速、更精确、更安全。手术导航系统,就是以 MRI、CT 等医学影像数据为基础,在电脑上显示出一个三维可视的"虚拟人脑",指导医生手中的探针指向哪里,是否已经到达肿瘤边缘,前面是不是重要组织。当疾病病灶位于解剖结构的深部,周围有重要的血管、神经等包绕时,医生要想保证手术的精准度和安全性,其难度更大,风险亦更高。因此,相比有框架的立体定向神经外科,神经导航系统不但可用于包括活检在内的所有手术,而且还具有以下优点:①术前设计手术方案(选择最便捷、安全的手术入路);②准确定出手术实时的三维位置(现在到了什么地方);③显示术野周围的结构(周围有什么结构);④指出目前手术位置与靶灶的空间关系(应向什么方向前进);⑤术中实时调整手术入路(应如何达到靶灶);⑥显示手术入路可能遇到的结构(沿途有什么);⑦显示重要结构(应回避的结构);⑧显示病灶切除范围。因此,现代神经导航手术创伤更小。不但可以提高手术精度,降低手术风险,避免术后并发症,而且能够减小组织损伤,支持微创手术,并降低医护人员的 X 线辐射。

131.1 神经导航系统的硬件组成与相关技术

从第 1 代神经导航系统发明至今,30 余年来,虽然各种型号的导航系统相继问世,但它们的组成和工作原理却是大同小异的。

131.1.1　导航工作站

由于需快速处理大量数据图像资料，神经导航系统采用 UNIX、Windows 或 Linux 操作系统。StealthStation™ S8 采用 Linux 操作系统，在处理大量数据图像资料时，运行速度快，安全稳定（图131 - 1）。

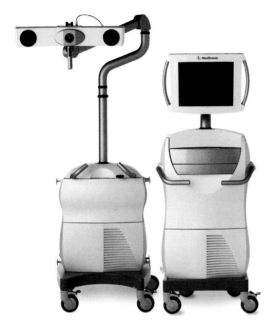

图 131 - 1　Medtronic StealthStation™ S8 神经导航系统

131.1.2　术中定位装置

术中定位装置包括三维数字转换器（3-diamentional digitizer）和定位工具（如定位探针）。神经导航要求术中能随时跟踪显示定位工具，如探针尖的三维位置和投射轨迹（trajectory）。各种运用不同原理的三维数字转换器均要求能提供连续、实时的定位信息。在影像资料扫描层厚为 3 mm 的情况下，其更新率不少于 30 次/秒，67% 测量中的准确性达到 0.25 mm，95% 测量中＜1 mm。目前最常用的是主动和被动光学定位装置，其他也包括关节臂、电磁、摄像等多种技术（见下述）。

131.1.3　坐标

坐标（fiducial）是一类标志物，当患者做完 CT 或 MRI 检查后，这些标志物可同时从患者身上和影像图像上看到，用于把两者准确地联系起来。目前有 3 种坐标：皮肤坐标、固定坐标和解剖坐标。皮肤坐标是一种圆形含氯化镁海绵的塑料制品，可根据病灶部位粘贴在皮肤上。使用方便、经济、无创伤，缺点是皮肤有一定活动性，患者行 CT 或 MRI 检查时对皮肤的压迫牵拉，俯卧位手术时皮肤的松弛下垂均可能影响注册误差。固定坐标也是一种塑料制品，固定于颅骨或上颌下（后者称为上颌托板坐标，用于颅底手术）。固定坐标有创，患者有不适感，虽然无皮肤坐标会移动的缺点，但临床应用发现两者在注册准确性上并无明显差别。所以，现在使用最多的是皮肤坐标。解剖坐标为对耳屏、鼻根、眼外眦等头部固有标志，由于在影像图像上难以精确确定这些结构，所以其准确性不如前两者。

131.1.4　软件功能

每种导航系统都有特有的软件，但其基本功能相似。以 Medtronic StealthStation™ S8 为例，软件用于将图像资料通过从各种来源（如 CD、DVD、U盘、其他 StealthStation™ 系统或医院 PACS）输入工作站，并重建三维图像；支持 CT/MRI/CTA/MRA/PET/DTI/BOLD 的图像融合，能同时对比 CT 和 MRI 图像；将患者术野解剖结构与影像图像进行注册，支持用于神经外科的双重注册法，可通过叠加式注册提高整体注册精度，满足医生不同的临床要求和使用习惯；用于术前设计手术方案，可设计并存储≥10 个手术计划并以不同颜色显示，术中可修改手术计划，观察手术入路；术中实时导航，探针尖在术野移动时，显示器上同步连续显示探针尖在相应 CT 或 MRI 上的三维位置，并可根据需要显示投射观察（trajectory view）、向前看（look ahead）、探针眼睛（probe eye）等多种视角，术中实时跟踪手术工具的位置轨迹，同时显示在轴位、矢状位和冠状位影像画面上。三维图像可进行图像任意旋转，表面结构变成透明或半透明而显示内部感兴趣结构（图131 - 2）。图像可静止或连续活动，并配有标尺，可准确测量任何两点之间的距离。图像质量与影像资料的质量有关外，还取决于工作站的性能。患者图像可以由神外软件从各种透视（轴向、矢状、冠状、倾斜）显示，还可以显示解剖结构的三维（3D）渲染。导航期间，系统在用户选择显示的图像和模型上标识被跟踪工具的工具头端位置和轨迹。外科医生还

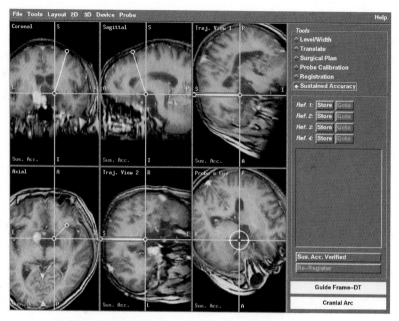

图 131-2　导航系统可以各种角度和方式显示感兴趣结构

可以在手术之前创建并保存一个或多个手术计划轨迹并沿着这些轨迹模拟手术进展。手术期间,该软件可以显示实际工具头端位置和轨迹与术前计划的关联方式,有助于沿计划轨迹引导外科医生。

由于导航中的键盘、鼠标等人-机交互(human-computer interaction,HCI)设备是潜在的带菌介质,为了解决这个问题,2019 年 Qin 等报道基于深度相机优化的长短时记忆网络(long-short term memory network,LSTM)技术,做到非接触用户界面的手术导航。将北斗-手术导航系统(surgical navigation system,SNS)和手势识别技术结合起来,右手活动用于控制光标移动,左手手势用于操作鼠标运作。为了结合手术导航系统,4 个方向的信号分别相应设计为鼠标左键点击、右键点击、中间滑轮向前和向后。理论上通过线性映射可得到游标的移动矢量。然而,由于深度相机本身的位置和肢体的协同作用,直接线性映射结果往往难以满意。所以可通过采用双曲正切(tanh)功能来动态调节映射因素。按照信号与鼠标操作的一致性,手势识别网络就可与北斗-SNS 结合起来,组成一个变化的输入模型。此输入模型的优点有:①有效消除每个手势起始点的疑问,独立手势和连续手势均可识别;②输入信息的长度可根据使用者活动的速度调节。

作者在颧骨植入钛钉进行实验研究以验证基于 LSTM 的神经导航系统的可靠性。为了研究手势识别算法的可靠性,作者使用 Kinnect RGB-深度相机收集 10 位参与者手腕和肘部的轨迹数据以训练 LSTM。参与者首先要在系统里重复做 5 个姿势,每个姿势做 50 次,记录的数据 3/4 用于训练系统,剩余的数据用来验证准确性。该姿势识别算法的平均准确性为 96%±3%。在颧骨实验研究中,植入物进入点和终点平均偏差值分别是 1.22 mm 和 1.70 mm,角度偏差值为 0.4°～2.9°。作者认为基于 LSTM 的非接触界面可用于消除手术感染问题。但有两个缺点:①相比其他算法,此法需要较长训练时间;②如果在监测范围内有不止一个人时,深度相机会同时跟踪不同骨骼活动,引起靶点识别混乱。

131.1.5　影像资料

随着影像学技术的提高,除了 CT 和 MRI 检查等解剖学资料应用于神经导航以外,功能性影像技术包括 PET、单光子发射 CT(SPECT)、fMRI,DTI 显示传导束,以及 MEG 等也开始与神经导航结合起来。功能性影像资料的作用包括两个方面:①用以检查脑血流变化的影像技术,如 PET、fMRI,以及用以检查磁偶极的技术,如 MEG 可用来发现脑实质中特殊的功能结构如运动区、视觉区等所谓"功能区",在这种神经导航手术中,医生切除病灶的同时可避免损伤此功能区;②SPECT 及 MEG 可用以定位和切除不正常皮质,同时保护正常功能,而此种功能异常的脑皮质往往在解剖学影像资料上是正常的。但是功能性影像资料分辨率较低,例如,PET 的最高分辨率是 256×256 像素,扫描层厚为 3.7 mm,而 CT 为 512×512 像素,扫描层厚为 1 mm。因此,必将功能影像资料与解剖学影像资料进行图像融合(image fusion)。图像融合技术包括两种:①对点融合,即将两种影像资料通过一些对应点如眼球、门氏孔、固定坐标等进行吻合,如 StealthStation 的 ImMerge;②表面融合法,如 Analyze 技术,用以检查血管结构的磁共振血管成像(MRA)、CT 血管成像(CTA)也可通过融合技术用于术中导航。

131.2　影像空间与物理空间的注册

立体定向技术的基本原理是对空间信息的数学定量,并通过相关操作将一系列信息相互准确地联系起来。建立空间关系的注册有助于根据图谱确定影像资料中的解剖结构,进行多种影像资料的融合,以及跟踪或指导手术器械准确到达图谱或影像图像上的靶灶。随着 CT 和 MRI 的出现,立体定向技术发展迅速,尤其是神经导航技术应用于临床,扩大了适应证,手术精度大大提高。在手术室,患者卧于手术床上以 Mayfield 头架固定后,带有发射红外线的二极管(infrared light-emitting diode,IRED)或反射红外线的铝合金小球的参考头架固定于患者头架上,然后进行注册。目前主要有以下两种注册方法。

131.2.1　坐标注册

神经导航最简单、最常用的注册方法就是将影像图像和术中的一系列有序可见的点进行吻合,即把患者的影像资料(如 CT、MRI 等)与手术床上患者术野准确地连接起来。最少需要 3 对非线性的点就能完成这种注册,而有些神经导航装置使用更多的吻合点以增加注册的准确性。StealthStation™ S8 选择术野与影像资料上 4 个或 4 个以上相应的坐标点进行点对点吻合的注册方法。这些标记点在术前影像扫描前安装于头皮(如皮肤坐标、维生素 E 胶囊、颅骨固定螺丝等)。解剖标记点,如乳突尖、眼外眦、内眦、对耳屏、鼻根等,也可用作注册点。首先在导航显示器上使用鼠标确定各个坐标的中心位置,然后在手术室使用导航探头轻触坐标中心,从而与影像图像中相应的坐标进行吻合(图 131-3)。

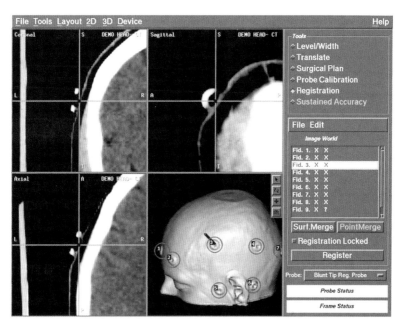

图 131-3　坐标注册

这些在两个坐标系统(物理和手术野坐标系统)中一系列有序的点,通过刚性物体转换方法将其吻合完成坐标注册,包括闭合形式法(closed form solutions)和迭代法(iterative solutions),前者如矩阵单值分解法(singular value decomposition of a matrix)、矩阵特征值-特征向量分解法(eigenvalue eigenvector decomposition of a matrix)或单位四元数法(unit quaternions)等。通过以上方法,并将数值最小化就可完成注册。

131.2.2 表面注册

在上述使用4个或4个以上参考点注册的方法中,相应的点的排列顺序在两个坐标系统中都是已知的。而表面注册法使用一系列无序的点进行注册,是运用形态匹配方法将手术床上患者头部外形轮廓与重建的三维图像进行吻合的注册方法。表面注册的优点是使用头部的自然结构,而非额外的术前影像。在坐标注册后可进行表面注册进一步提高注册准确性。早期神经导航系统配 Fazer 激光表面轮廓注册技术,注册对患者手术时的体位要求较高,只能保证提供有限的准确导航区域,仍存在对人体眼睛的潜在危险。而 StealthStation™ S8 支持用于神经外科的双重注册法,可通过叠加式注册提高整体注册精度,满足医生不同的临床要求和使用习惯。注册后可检查任何点位置对应的精度误差;提供导航注册精度区域评价体系,即可用不同颜色在二维空间和三维空间显示手术区域导航精度,二维和三维图像上有手术区域精度偏差小于 1 mm 和 2 mm 区域精度提示。

131.2.3 注册准确性的检查

注册误差是产生神经导航手术误差的重要一环。皮肤坐标的移动以及不能精确的确定解剖坐标是引起注册误差的两个主要因素。

多中心临床资料分析发现,CT＋坐标注册、MRI＋坐标注册、CT＋表面注册、MRI＋表面注册的注册准确性分别为 1.8、3.1、3.0 及 4.8 mm,认为 CT＋坐标注册是最佳方法。

鉴于目前各种检查法,均有其局限性,因此不能单靠某一种方法,应把它们结合起来,以求获得最大的可靠性。

（1）注册检查

注册完成后,系统根据每个注册中使用过的坐标计算出平均注册误差。由于注册中用过的坐标已存在偏差,故不能用于坐标检查。

（2）解剖标志检查

不仅可检查注册准确性,而且可判断术中头部与头架之间有无移动或脑移位。方法:注册后用探头尖轻触患者特别的解剖标志点,显示器上二维影像图像十字游标同步显示探头尖的位置,影像图像中此解剖结构与十字符号之间的距离即可测量出。所用的解剖标志应在二维图像上可见,且足够小,以求准确测量。常用的有鼻尖、外耳道、眼外眦、眉间等。此法使用简便快速,但较粗略。最优解剖标志的选择和基准点的位置在影像引导神经外科中可以将目标注册误差最小化。包括合理的选择标志的数量和分布,以及选择离手术区域更接近的标志点进行检查。因此可以根据不同的手术方案选择个体化的解剖标志点。

（3）坐标检查

检查患者头皮上的坐标与显示器上的坐标是否一致。这些坐标必须是注册时未用过的(又称保留坐标)。探头尖轻触保留坐标中心,显示器十字游标与二维图像中坐标之间的距离即可测量出。本法简便,但保留坐标在行 CT 或 MRI 检查时必须无移动。另外,本法仅能检查坐标邻近区域的准确性,而且这些保留坐标常远离手术野。

（4）体表检查

检查患者头皮表面与图像皮肤是否一致。用投射观察技术,即把探头尖垂直轻触患者头皮表面,显示器十字游标与图像间的距离和相对位置关系(如上面、表面或下面)即可显示。可用于设计皮肤切口。但本法不能发现头部旋转误差。

（5）建立再注册点

掀开颅骨前,用微钻在骨窗外缘钻 4 个浅骨孔作为精确定位点,并依次进行再注册,存入计算机中,可随时用来发现和纠正因体位变化、头架和参考环松动、移位等造成的影像漂移。但该方法仅能发现颅骨移位,而不能发现脑组织移位。

（6）结合电生理和内镜信息等综合判断

结合电生理可应用皮质脑电图定位重要皮质功能区,对其周围及深部肿瘤切除提供较大帮助;将内镜系统和导航系统合用,可以提供最新的术中影像信息,补充影像不足。可将内镜影像和手术导航影像同时显示在监视器上,进行观察定位。

上述方法相互独立,又可相互补充。当发现它们之间不一致时很可能是固有的局限性所致。因此，外科医生在手术时应保持清醒头脑，由于术中影响定位准确性的因素甚多，因此对注册准确性不能绝对相信，应根据手术具体情况和术野内部解剖标志复核。

131.3　术中定位装置

术中定位装置包括三维数字转换器和定位工具（如定位探头）。神经导航定位装置要求术中能随时跟踪显示定位工具如探头尖的三维位置和投射轨迹。各种运用不同原理的三维数字转换器均要求能提供连续、实时的定位信息。在影像资料扫描层厚为 3 mm 的情况下，其更新率不少于 30 次/秒，67% 测量中的准确性达到 0.25 mm，95% 测量中＜1 mm。

131.3.1　主动关节臂定位装置

1985 年，Kwoh 等开始将 PUMA 工业机器人应用于 CT 引导下的立体定向手术，Drake 等也报道使用 PUMA 机器人关节臂切除儿童脑肿瘤。但在手术中发现 PUMA 机器人关节臂相当笨拙。以后 Elekta 公司的 SurgiScope 以及 Zeiss 公司的 MKM 导航系统将主动关节臂（机器人）与手术显微镜结合起来。

131.3.2　被动关节臂定位装置

1987 年，Watanabe 等首次描述的"神经导航系统"即为被动关节臂定位装置。虽然较主动关节臂定位装置更方便准确，但关节间的灵活性仍较差。此后，瑞典的 ISG Viewing Wand 系统在经过长期临床前实验后，广泛应用于临床。被动关节臂定位装置具有 6 个有位置觉的关节，使探头的位置和角度可作 6 种自由活动，通过应用三角学原理经计算机算出每个关节的角度位置，从而计算出探头尖的位置和角度，确定其空间位置。感受器分为模拟和数字两种，前者小巧价廉，但准确性低，需要术中重新校准；后者准确性较高，但昂贵。ISG Viewing Wand 有长（21.2 cm）、短（13.6 cm）两种长度的定位探头供临床选择。理想的关节臂定位装置应平衡好、轻巧，在任何方向上活动自如，能稳固地固定在头架上且不影响手术操作。目前认为关节臂定位装置较其他装置较少出现故障，准确性最高，不需"直视"，已

是一种成熟的技术。但它较笨重，临床应用不方便，不能安装在标准的手术器械（如双极电凝器、吸引器）上，不能直接对解剖结构进行跟踪，且随着手术的进行，定位准确性也随之下降。由于关节臂的长度和角度有限，在某些深部手术中，其定位探头不能够触及术野靶点。

131.3.3　超声定位装置

超声定位装置的定位原理是利用附于定位工具（如探头、内镜、显微镜等）上的 1 个或多个发声器发出的超声波为接收器接收，根据超声波发射和接收之间的时间差可确定定位工具的三维位置。1986 年，Roberts 等首次报道的"无框架立体定向系统"的超声定位装置，发声器安装在手术显微镜上，接受器安装在手术室天花板附近。Barnett 等将发生器与手持定位工具结合起来，加强了使用灵活性。优点是价廉；缺点是发生器与接收器间必须无阻挡，且易受各种因素干扰。温度、相对湿度变化、气流等均会影响超声的速度，而手术室的其他噪声和回声也会影响其准确性，因此常需要长探头、大接收器，后者必须安装在术野 1 m 范围以内。近年来，已在提高超声定位装置准确性方面进行了改进，如其软件算法能补偿温度和湿度等的影响、过滤杂回声波等。

131.3.4　红外线定位装置

由于使用方便、可靠、准确，当今最常用的是于 1990—2000 年间发展起来的基于红外线光学技术定位的手术导航系统。第 1 台红外线定位装置生产于美国圣路易丝大学（Saint Louis University），其制造目的是为了取代超声定位装置。

（1）主动红外线定位装置

初期多数神经导航系统如 StealthStation 均为主动红外线定位装置。它包括定位工具（如探头、标准手术器械如双极等，图 131 - 4）、红外线发射装置（IRED），以及线形或二维接受器（charge-coupled device，CCD）。IRED 小巧，可安装于探头和标准手术器械上，因此较关节臂更灵活轻巧，而且使手术器械起多功能作用。把 IRED 安装在参考头架（reference arc）上，并把后者固定于头架上，可监测手术中头部与头架之间难以察觉的移动并可及时纠正，即所谓动态跟踪（dynamic referencing），定位准确性不会随着手术进行而下降。CCD 接收附于探头及参考头架上的发射红外线，并将此信息传入计

算机,从而实时确定探头的三维位置。红外线定位准确性高、使用方便,与超声装置和关节臂装置不同,不会增加手术室噪声,手术室的光线不会影响准确性,红外线波长也不会干扰手术。

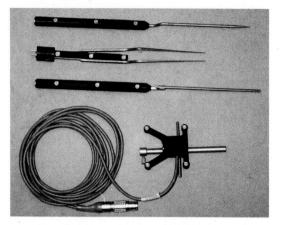

图131-4 主动红外线定位工具

(2)被动红外线定位装置

被动红外线定位装置的基本原理和方法与主动红外线定位装置相同,也使用二维或线形CCD。所不同的是定位工具无须连接电缆,而安装几个能反射红外线的铝合金小球(图131-5)。红外线摄像头可发射红外线,经发射小球发射后被摄像头接受,从而计算定位工具的三维位置。以MedtronicStealth-Station™ S8光学导航为例,光学定位系统通过摄像机来跟踪附在仪器和患者上的光学标记的位置,以此来确定手术室内器械与患者的位置。摄像机的视野和软件决定了光学导航的范围。Widmann报道光学导航系统靶点准确性达到0.1~0.4 mm,可跟踪范围为100 m×100 m×100 m。对于器械,标记直接固定在器械上;对于患者,标记固定在患者参考架上。有两种类型的光学标记:主动红外线装置带有LED光学标记,被动者则带有反射球。LED产生

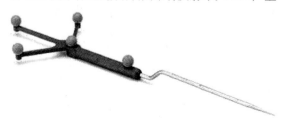

图131-5 被动红外线定位工具(铝合金小球反射
红外线)

并发射红外光。反射球反射由摄像机发射的红外光。摄像机对光学标记进行探测,利用三角测量的原理确定其空间位置,并将此信息连续地报告至计算机。系统持续重新计算导航术野内患者参考架与仪器的相对空间位置和方向,并将此信息与患者配准数据相关联,从而标志出仪器在手术图像和可选的3D效果图中的位置。

红外线光学导航系统的最大缺点是:导航准确性依赖反射球或LED的状态,需要直视,红外线摄像头和反射球或LED之间不能阻挡,在使用手术显微镜时,使用手持探头易被显微镜阻挡。Medtronic的参考架和导航器械上装有4个或以上的反射球时,其中一个反射球被遮挡或者污染,不影响手术操作。被动红外线利用铝合金小球反射红外线,尽管未消除"直视"问题,但能减小"直视"对手术的影响。由于此反射红外线的小球小而轻,可安装在任何手术器械上,且无须连接电缆,故较主动红外线定位工具更方便、灵活,应用较主动红外线工具更广泛。

红外线导航的其他缺点有:需要安放红外线摄像头距离反射球至少1 m远;安放摄像头增加了导航系统的体积,降低便携性和活动性;带有反射球或LED的定位工具比较笨拙,不能使用可变长度、弯曲,或由软性材料如硅胶管等作为导航定位工具;需要用头架刚性固定患者头部,限制了小儿患者使用导航。另也有报道红外线光学有潜在影响氧保护度仪器的稳定性。

131.3.5 被动紫外线定位装置

被动紫外线定位装置的定位原理与红外线定位装置相似。荧光标记物可吸收紫外线频率并在可见光频率辐射能量。其优点是荧光标记物更容易与背景区分,CCD也更价廉。但在此波长的紫外线可能对人眼有伤害。

131.3.6 电磁定位装置

1991年,Kato等以及Manwaring在内镜手术中通过电磁场或电磁波进行定位。术中准确性是4 mm。作者认为其优点是价廉、简单、小巧,定位工具与接收器之间无须直视,有利于一些在深部手术全程使用的笨重的手术仪器如显微镜等。理论上,电磁装置可穿透手术巾,医生的手臂等阻隔。但由于手术室中大量金属物体影响其准确性。1992年ISG Magiv Wand推出商用电磁导航系统,其包含6

个组成部分的操纵器,可以安装于特殊的探头、硬质内镜或活检针。这套系统可用于肿瘤手术、癫痫手术、脑室镜手术、立体定向活检、颅底手术以及上颈椎手术。但由于不能刚性固定操纵器,以及相对误差较大(>2.2 mm),所以不能用以功能神经外科。2001年M. Zaaroor报道Magellan电磁导航系统,可以用于安放硅胶导管、内镜手术等。优点包括:加快手术速度,准确性高,小巧,可用软性工具导航,轻巧,使用灵活。手术医生不用考虑红外线摄像头被遮挡,不用上刚性头架固定头部,可以用以出生2周的婴儿手术。

早期多为直流电磁技术,要求使用较大的感受器,有多种因素比如较大的金属等干扰电磁场的因素可能影响患者头部的电磁场稳定性,现今多使用交流电磁场技术。随着材料学的迅速发展,碳素纤维、钛等材料广泛用于临床中,电磁的应用也越来越广泛。以MedtronicStealthStation™ S8电磁导航为例,电磁发射器被安装在外科手术区域附近,它可以在解剖部位周围生成低能磁场,又称为导航术野。由于导航术野内的各位置具有独特的特性,系统可以通过测量该位置的磁场特性来确定跟踪设备的位置。根据不同的需求设计两种电磁发生器:侧装式磁场发生器和平板式磁场发生器。侧装式磁场发生器导航术野从距发射器面8.0 cm处开始,形成大小约为31.0 cm×46.0 cm×46.0 cm(长×宽×高)的立方体积,在术中灵活调整位置,设计小巧合理空间。平板式磁场发生器导航术野从距发射器面5.0 cm处开始并延伸为约40.0 cm×40.0 cm×37.5 cm(长×宽×高)大小,可避免金属床干扰,适用于无创手术。在电磁导航的颅部手术中,可提供颅骨固定式或无创式两种电磁参考架,患者无需钉头架即可导航,缩短设定时间,减少手术伤口,且没有光线干扰问题;电磁导航软件可自动识别和自动切换专用导航工具,无需注册。电磁导航还提供专用工具套包,满足不同手术的需求,采用追踪器械尖端的方式,可使用弯曲器械进行导航,其中23 cm可挠曲探针适用于经鼻垂体瘤手术,导航实时追踪探针尖端,弯曲仍可保持导航精度。电磁导航在脑外伤和小儿神经外科手术中独具优势,也可实现高效、精准的分流/引流术,还可应用于肿瘤切除及任何不能钉头钉的患者。电磁导航指导下的肿瘤切除更微创,分流/引流术配合可挠曲探针,更微创、更精确。StealthStation™ S8光学+电磁可满足所有神

经外科病种手术。

131.3.7　机械摄影定位装置

Heilbrun等报道的机械摄影装置,定位原理是通过两个不同视角的数码摄像头拍摄术野决定定位工具的三维位置。优点是使用灵活、价廉,可以利用现今成熟的摄影技术,无须高解析度彩色系统。其准确性可达到1.5 mm。手术器械和显微镜均可作为定位工具。缺点是需"直视",要求术前安放的摄像头位置在术中保持不变,以及当今摄影技术的分辨率不高等。

131.3.8　手术显微镜定位装置

把上述定位装置如主动和被动红外线、超声发射器或关节臂感受器安装在手术显微镜上,通过激光测量镜片焦点的长度来确定手术显微镜的位置。以华山医院使用的德国Moller显微镜为例,其装有4个与导航系统匹配的红外线发射器,使后者为红外线接收器"看到",经过校正后即可将手术显微镜的焦点中心看作手持定位装置的探头尖,不但能在显示器上显示出显微镜焦点的三维位置和动态跟踪,而且可先使用鼠标在显示器上选定靶点,然后由显微镜自动在患者头部术野找到目标(auto position)。除了定位和导航外,还可把手术显微镜所看到术野的相应CT或MRI图像在镜片上重叠出现,即在显微镜两个目镜中,看到术野结构同时看到相应的CT或MRI图像,即抬头显示(head up display, HUD)技术。这样手术医生不必为了看显示器上的图像而中断手术。瑞典Elekta公司的SurgiScope导航显微镜将显微镜控制支架安装在手术床上方的天花板上,在手术医生控制下进行手术实时导航。德国Zeiss公司的MKM显微镜导航系统还能识别多达20个医生的语音,使用语音控制显微镜的术中导航。缺点:①在应用于手术入路设计方面(如皮肤坐标的注册、皮肤切口、开颅等)不如手持定位工具方便;②定位准确性较手持定位工具差,我们经临床应用发现两者误差平均为3 mm;③显露范围有限;④重叠在显微镜上的影像图像的分辨率不如手术显微镜,不能清晰地显示小的结构,如小血管等。

131.3.9　其他定位技术

如惯性导航、激光或全球定位系统等在应用的

可靠性、准确性和实用性方面还有待确定。

Benradette 比较分析多种导航系统，包括机械导航、电磁定位、红外线定位等，导航平均准确性为 1.67～2.6 mm。作者认为选择何种导航系统取决于其灵活性，使用简单以及与手术显微镜兼容性好。Cartellieri 报道比较 6 种导航系统显示无明显差别，准确性相似（0～6.7 mm）。Paraskevopoulos 比较主动 Stryker 和被动 Brain Lab 红外线导航系统，准确性相同，小于 1.5 mm。Rosenow 比较分析光学和电磁导航发现两者准确性无显著差别，靶点误差 0.71～3.51 mm。Sieskiewicz 比较光学导航与电磁导航，认为导航精度两者相同；电磁导航更快，更容易安装，医生的手可以更灵活自由，但用于电磁定位的工具数量较少，是电磁导航的不足。

131.4　导航定位精度

131.4.1　容易混淆的概念

无偏斜（unbiaseness）、精确性（precision）和准确性（accuracy）常容易混淆。假设一组观察数据是无偏斜的，但如果这组数据是分散的而非集中，那么它们是缺乏精确性的。反之，如果一组数据较为集中但其中间值远离真实值，那么虽然数据精确度较高，但却是有偏斜的。准确性则包含了无偏斜和精确性两个概念：准确的测量应该是无偏斜以及是精确的。

很多临床应用报道"导航准确性"仅为 1 个均数，而非均数±标准差，后者才能正确反映临床应用准确性，或靶点定位误差。如果 2 个相反的数值相互抵消，那么最终的平均误差数值并非所有误差的平均值，且后者可能更接近真实值。而 99% 置信区间能反映导航系统 100 次定位中 99 次的可靠程度。

在评价准确性时，应分清与导航相关的 3 个独立的概念：① 坐标定位误差（fiducial localization error，fLE）。这是系统定位图像（CT、MRI）上的坐标和术野上坐标匹配的准确性。② 坐标注册误差（fiducial registration error，FRE）。这种残差（residual error）是将影像资料上和术野进行注册后的根均方差的总和。在 StealthStation™ S8，称为平均坐标误差（mean fiducial error，MFE），它在数学上与坐标定位误差有关，在数值上要更大些，临床报道多为此数据。③ 临床更有用的数据是靶点定位准确性——目标精度（target accuracy，TA），或称为目标注册误差（target registration error，TRE），与坐标注册误差间接相关，但常更大。有一点非常重要。我们发现注册时如果去除相对不准确的坐标常可降低坐标注册误差，似乎可得到更好的注册（在初期我们也确实这么做过），但实际运用时却发现靶点定位的准确性反而降低了，后者却是临床医生最应关心的焦点。由于"不准确"的坐标常远离手术野，当去除这些远离手术野的坐标时，会留下一群集中安放的坐标，如果靶点与这些坐标较远，那么靶点定位误差会很大。这时，坐标注册误差是有偏斜的。TRE 是评价导航准确性的重要指标，但靶点往往深在，在临床手术中难以直接测量。FRE 是坐标注册误差，并不能完全正确反映 TRE。Cartellieri 认为"要注意的是每一个注册计算误差并不能真实反映靶点误差"。Paraskevopoulos 也认为"系统计算的注册误差并不总与真实数值相同，需要手术医生重新确认"。所以，有关 TRE 计算方法的研究可为外科医生提供定量测量方法。Fitzpatrick 提出 FLE 各向同性分布情况下计算 TRE 的方法。Moghari 和 Abolmaesumi 提出在考虑 FLE 各向异性分布噪声情况下计算 TRE 的最大可能性方法。作者比较估算 TRE 的不同方法，指出当 FLE 相同并各向同性零平均值高斯噪声情况下，所有算法均源于相同分布的 TRE。有研究指出 3 个主要因素影响 TRE 值：① 相对于靶点的坐标配置；② 刚性注册准确性；③ 与每个坐标有关的 FLE 值。其中估算刚性注册转换参数可通过使相应坐标的均方根差获得。这个最小平方问题是关闭形式方案，这个方案不考虑定位的各向异性，只考虑各向同性加权。另一个研究最小平方问题的是最大可能性方法，源于通过包含坐标定位的各向异性以最佳估算转换参数。最大可能性方法引出了坐标注册的均方根差的加权，最小化此加权均方根差的结果就是刚性注册转换参数最优化。Balachandran 和 Fitzpatrick 提出迭代法用于解决各向异性加权的刚性点对点注册。Shamir 提出 3 个因素影响导航的准确性：① 准确定位坐标和靶点（术前影像资料和术中物理解剖）；② 准确的刚性注册转换；③ 准确的跟踪系统。

Hwang 通过两种光学导航系统进行下颌骨实验研究，发现总体上增加注册坐标的数量并不能同步提高靶点准确性，但针对特定部位的解剖靶点，一定的坐标数量可提高靶点准确性。同时作者也发现,距离注册坐标距离近的靶点准确性较高。

Ershad 报道实验研究发现优化选择解剖标志点可降低 TRE 30%,优化包含各向异性定位误差的注册坐标加权可降低 TRE 28%。作者发现当使用相同权重计算转换参数时,增加坐标数量并不能降低 TRE。但是,使用包含 FLE 的各向异性和非同质性时,更准确的注册方法可降低 TRE。另外,解剖标志点的配置也是 TRE 的重要影响因素。一个好的配置,即使坐标数量较少,其 TRE 也优于较多配置较差坐标。作者认为优化标志点配置分布、转换参数以及 FLE 是影响靶点准确性(TRE)的重要因素。West 认为坐标配置是影响 TRE 的重要因素。Shamir 也提出优化解剖标志点和皮肤坐标的配置,以最小化 TRE。

最简单、最直观也是最关键的方法是,当手术医生观察到手术野解剖结构的定位总是与相应的影像图像上有准确对应的话,那么导航系统就是准确的(精确而无偏斜)。StealthStation™ S8 注册后可检查任何的点位置对应的精度误差;提供导航注册精度区域评价体系;即可用不同颜色在二维空间和三维空间显示手术区域导航精度,二维和三维图像上有手术区域精度偏差小于 1 mm 和 2 mm 区域精度提示。

131.4.2　影响神经导航准确性的因素

(1) 图像资料

图像资料是影响导航准确性的重要因素。图像资料受下列因素影响:

1) 扫描层厚及观察野(field of view,FOV):CT和 MRI 扫描层厚太厚,必将影响重建图像的准确性。如颅骨仅部分摄入照片,骨的信号强度将被信号低的软组织或空气中和,导致颅骨信号变低而不能显示为骨质(部分容积均化)。用薄分层摄片可减小这种误差。神经导航要求 CT 和 MRI 为无间隙连续扫描,扫描层厚越薄,FOV 越小,准确性就越高。有报道运用 StealthStation 进行尸体实验,CT扫描层厚 1.5 mm,FOV 为 9.6 cm 时,平均坐标误差不超过 1 mm。但是扫描层厚越薄,扫描时间就越长,在临床应用中不仅影响放射科工作,CT 扫描时患者接受的辐射量更大,而且在扫描时患者头部移动的可能性也越大。因此如果允许误差在 2~3 mm范围,摄片层厚可为 2~3 mm。

2) CT 和 MRI 扫描时患者头部活动,可引起某一张图片的解剖结构与相邻上下两张图像不一致,即使是肉眼难以察觉的移动,在三维重建图像上也非常明显,特别是在解剖结构突然变化,如从骨或软组织边缘到空气界面,受压或牵张的解剖结构。因此,在扫描时除应告诫患者不要活动外,可使用约束带,但使用时应注意不要扭曲患者头皮及皮肤坐标,以免影响皮肤坐标的准确性。

3) 扫描时间:CT 和 MRI 扫描至手术之间,患者颅内靶灶可能因疾病进展、脑肿胀或脑室引流等发生变化,将影响定位的准确性。因此要求扫描与手术时间间隔尽量缩短,一般可在手术当天上午或前一天进行。

4) 扫描机本身的系统误差:对于扫描方法(CT/MRI)与准确性的关系,有不同报道。CT 通过 X 线获取信息,图像不会发生扭曲变形,相反 MRI 扫描由于磁场不稳定及气-水、气-脂伪影的影响,图像易产生扭曲,有报道两者偏差可达 3~5 mm。多数人认为 CT 扫描的准确性高于 MRI 检查。但是,MRI检查较 CT 检查有更好的解剖分辨率,对于功能区、颅后窝及小型、不强化的病灶更宜采用 MRI 扫描,而 CT 扫描适用于浅表病灶、颅底病变(如听神经瘤手术定位内听道、半规管)及一些 CT 有特征性表现的病变(如钙化的海绵状血管瘤)。我们曾选择 252例作为实验组,其中 192 例采用 MRI 图像注册,另60 例采用 CT 图像注册。比较 MRI 与 CT 注册准确性,发现 CT 与 MRI 的注册准确性无明显差别。分析原因:①CT 多为前期病例,注册技术不如后期。前 126 例中,CT 有 52 例;后 126 例中,CT 仅 8例。②前期 CT(前 52 例)扫描层厚为 2.5 mm,高于MRI 和后期 CT 的 2 mm。③虽然 MRI 图像易发生扭曲,但我们通过纠正方法(见下述),可以弥补其产生的误差。

分别比较前/后各 126 例 CT 和 MRI 准确性。随着注册经验的积累和注册技术的提高,后期 CT和 MRI 病例的 MFE 均较前期有减小,以 MRI 病例更显著。提示 MRI 图像存在扭曲,注册技术的提高能纠正图像扭曲造成的误差;而 CT 图像无扭曲,注册技术的提高对改善注册误差作用较小。

临床结论:①CT 和 MRI 的 MFE 无显著差别;②改进注册技术可降低 CT 和 MRI 的 MFE;③MRI 图像存在扭曲,但通过提高注册技术可纠正图像扭曲产生的误差。

5) 窗宽和窗水平:窗宽和窗水平是调整扫描机的重要参数,用来压缩扫描图像的数据。如扫描机至少可采集 4 096 个不同强度的信号,但照片或显示器仅能显示 256 个不同强度的信号,因此进行数据压缩是必要的。窗宽大虽可获得更多的信号,但其区别相近信号之间差别的能力却降低;窗宽小正好相反。窗水平指采样区域的中央部。当窗水平高和窗宽小时,仅显示高信号的结构,低强度信号则不显示。因此导航系统使用者应学会正确调节这些重要的参数。

6) 被扫描物体有磁性。

(2) 神经导航系统的机械误差

神经导航系统的机械精度决定了它到达靶点的可重复性。如果神经导航引导手术重复地到达一个特定的不准确的点,那么这个错误来自机械误差,也就是说是有偏斜但是精确的。神经导航的准确性则是指导航定位工具的尖端能可重复地准确到达预定的靶点。这不仅需要机械误差足够小、无偏斜,也同时需要机械精度。StealthStation™ S8 光学追踪下导航工具位置偏差(positionalerror)平均值略大于电磁导航,轨迹偏差(trajectoryerror)平均值略小于电磁导航。其具体值如下:光学导航中,主动红外线有线导航工具的位置偏差平均值为 1.32 mm,轨迹偏差平均值为 0.40°;被动反射球导航工具的位置偏差平均值为 1.72 mm,轨迹偏差为 0.32°。电磁导航中,侧装式磁场发生器和平板式磁场发生器的位置偏差平均值均为 1.07 mm,轨迹偏差均为 0.61°。

(3) 注册

注册又称配对,是把患者的影像资料(如 CT、MRI)与手术床上患者的术野准确地连接起来。Hwang 认为注册是产生导航误差的最重要一环。Steinmeir 分析导航准确性影响因素包括导航机器系统误差、注册、影像资料误差、术中移位等,其中影像资料误差仅对导航误差起很小作用,而注册坐标数量和位置是误差的最大原因。作者认为无框架导航的准确性与有框架立体定向系统相当。Spetzger 分析 10 年导航经验认为,人为因素是导航误差的主要原因。Poggy 认为 CT/MRI 参数也影响导航准确性。CT 导航准确性高于 MR 导航,MR 的图像伪影影响导航准确性。而 Enchev 认为 CT/MR 导航准确性相仿。使用皮肤坐标和解剖坐标导航准确性相同。因此 Pfisterer 建议使用解剖坐标注册会更经济。

对于皮肤坐标与注册准确性的关系我们进行了模型实验,CT 和 MRI 扫描层厚 2 mm,与临床应用相同。其中 CT 的 MFE 和 PA(预计靶点准确性,

predicted accuracy)分别为 0.965±0.055 mm 和 0.432±0.023 mm;MRI 的 MFE 和 PA 分别为 1.002±0.079 mm 和 0.677±0.069 mm。但在临床应用中由于扫描的层厚、扫描时头部移动、扫描与手术时间间隔、头钉对头皮的牵拉等影响,以及手术时间的关系,MFE 和 PA 常大于实验误差。本组 252 例患者首次 MFE 和 PA 分别为 3.60±1.60 mm 和 3.12±1.77 mm,经去除"不准确"的皮肤坐标后 MFE 下降为 2.12±0.89 mm(0.31~6.54 mm),PA 下降为 2.74±0.99 mm(0.51~5.18 mm)。随着经验的积累,本组病例注册准确性也逐渐提高,本组有 5 例因 MFE>4 mm 加用表面注册,其中 4 例为前 20 例患者。我们发现这些"不准确"的皮肤坐标通常位于枕部、颅后窝(扫描时患者仰卧,该处肌肉较厚,易压迫移位)及相对于病灶对侧(安妥体位后,此处坐标靠近地面,注册准确性不高)。在颅底肿瘤尤其是后颅肿瘤手术中,皮肤坐标多需粘贴在枕颈部肌肉较厚处。患者平卧位行 CT 或 MRI 扫描,扫描机的头托会压迫、牵拉枕颈部肌肉以及皮肤坐标。在手术室安装头架时,头钉往往也会牵拉皮肤坐标,加上该处肌肉较厚,注册时探针接触皮肤坐标时更可能压迫之。因此,相对于幕上手术,后颅手术中导航注册准确性可能会稍差。除了常规注册方法以外,我们认为以下方法有助于提高注册准确性:①术前粘贴皮肤坐标不要过少,虽然 4 个坐标即可完成注册,但有时需去除不准确的坐标,故建议最少使用 6 个坐标,并分散排列;如果定位对精度要求较高,特别是应用 MRI 时,最好使用 10 个注册坐标;②粘贴皮肤坐标时避开平卧位时头部的着力点;③安装头架时尽量防止牵拉皮肤坐标;④注册时导航系统会自动告诉医生相对不准确的坐标,此时,如多次选择坐标中心点注册准确性仍不满意,可使用注册探针在此坐标附近如四周及深、浅位置进行注册,尝试是否能提高注册准确性,从而选择最佳注册;⑤可选用解剖标志作为注册点。本组 82 例颅底肿瘤 MFE 为 2.25 mm,非颅底肿瘤 170 例 MFE 为 2.11 mm,经 t 检验无显著性差异(P>0.05)。

(4) 术中准确性

关节臂定位装置如 ISG Viewing Wand 等的定位工具固定在手术床上,随着手术的进行,患者体位可能应手术需要变动或患者头部与手术床之间发生难以察觉的移动,因此定位准确性也随之下降。Lawton 等报道 ISG Viewing Wand 关节臂临床应用

3 mm CT 扫描，平均误差 1.86 mm，其中 87% 者误差<2 mm；随着手术进行，准确性下降，但超过 90% 者误差<5 mm。Patel、Sipos、Welch 等亦认为关节臂导航随着手术的进行，其准确性也降低。相比关节臂导航系统，基于红外线跟踪定位的神经导航系统稳定性较高。StealthStation 导航系统具有动态跟踪功能，只要参考架与患者头部相对位置保持固定，患者呼吸、手术床移动或红外线接收系统位置移动均不影响定位的正确性。在代表性最差情况配置下，StealthStation™ 系统及 StealthStation™ 神经外科软件表现出良好的性能，其中 3D 位置精度的平均误差≤2.0 mm，轨迹角度精度的平均误差≤2.0°。位置误差定义为从目标到最终插入点上工具头端的欧几里得距离。轨迹角度误差是指计划手术轨迹与最终插入点上神经外科工具轨迹之间的角度。根据外科手术和所使用的特定神经外科工具，所产生的导航精度可能受到不利影响。

虽然患者头部已被头架制动，但术中头部与头架之间仍可能发生难以察觉的移动。因此应不时检查导航准确性，尤其在对重要神经结构定位前。做骨瓣前，在设计的骨窗周围通过颅骨钻小孔的方法建立再注册点，并储存于计算机中，术中随时复核以发现和纠正头部移动。虽然至少建立 3 个坐标就可以修正注册，但为了防止某一坐标失灵（如做骨瓣时被破坏），应用 4 个坐标。因为头部移动时可能某一坐标不受影响，故每次检查至少一个以上坐标。本法仅能发现颅骨移动，不能发觉脑组织或其他组织的移位。

本组对制成骨窗后持续准确性（sustain accuracy，SA）及病灶切除后进行比较，分别是 1.21±0.90 mm 及 1.28±1.00 mm（P>0.05），除了相差最大的 1 例为 6.02 mm 外，两者相差一般<1.5 mm，可以达到神经导航外科的要求。虽然理论上只要患者头部与参考架的相对位置保持固定就不影响导航准确性，但临床手术中患者头部与 Mayfield 头架之间、Mayfield 头架与参考架之间难免发生难以察觉的位移。另外，拱形参考架的支撑点位于一侧而非中央，手术医生不经意的压迫、手术铺巾的牵拉都可能使参考架与患者头部发生位移，从而影响准确性。

（5）术中解剖结构移位与术中影像技术

由于神经导航采用的影像资料来自术前，随着手术的进行，脑组织发生移位，影响术中定位的准确性，不能做到真正的实时导航。而脑组织和血管结构的变化引起的导航准确性下降往往是严重且难以避免的，影响因素包括病理生理性因素和物理性因素。其中病理生理性因素有肿瘤性质、部位、体积，瘤周脑水肿，麻醉剂、脱水剂的使用，机械性通气等；物理性因素有重力、脑脊液流失、骨窗范围、患者体位、脑室引流、脑组织牵拉及组织切除等。可分为两个方面，其一是脑移位（brain shift），引起原因是重力、脑肿胀以及脑脊液流失等；其二是脑变形（brain deformation），原因是手术操作、牵拉和肿瘤切除等。术中脑移位在活检手术中非常重要，而开颅肿瘤切除手术中，脑移位程度则更大。Kelly 等最早使用将小的金属球安放在肿瘤周围进行跟踪的方法发现并纠正术中脑移位。而对术中影像资料的采集，并与术前资料结合是纠正术中脑移位的主要方法，包括：

1）术中超声：术中超声装置应用于神经外科手术始于 20 世纪 80 年代，其使用灵活、简单、安全，提供实时图像，并且较其他术中图像采集方法如 MRI 快速、价廉。使用 4 或 8 MHz 探头，在 2～6 cm 图像质量较好。通过导航软件，可将超声图像与导航术前影像融合。1997 年 Richard 使用术中超声结合导航测量术中解剖结构移位。2000 年 Roth 报道手术导航系统融合术前 MRI 和术中超声图像，监测并纠正脑组织变形；作者通过多模态影像模型证实系统的准确性。2004 年 Schlaier 将超声探头与导航结合组成一个导航超声探头。2007 年 Gonzalez 使用三维超声探头结合导航系统测量脑移位。2014 年 Prada 等在 71 例肿瘤切除手术中应用术中增强超声导航，认为图像清晰度较传统超声图像高；能确定输入和输出血管，并与术前 MRI 准确融合。以硫磺六氯化脂微粒作为增强介质，超声前通过静脉注射。胶质母细胞瘤、脑膜瘤、转移瘤均是高回声，低级别间变性胶质瘤是等回声或轻度高回声。术中超声影像与术前 CT/MRI 图像融合重叠可评估组织移位。2015 年 Prada 再报道融合术前 MRI 和术中超声的误差小于 3 mm。在全部 58 例手术中有 42 例通过"微调再注册（fine-tuning）"的方法成功完成脑移位、脑变形的纠正。作者将超声-MRI 融合图像导航手术分为 4 个阶段：①传统导航技术设计开颅，明确解剖结构和病灶；②打开硬脑膜后根据脑内部解剖结构纠正脑移位；③整个手术过程中以 MRI 为参照图像，结合实时超声指导手术操作；④一旦明确各解剖位置，可以仅凭术中超声图像指导余下的手术操作。由于术中超声不能显示脑功能区结构，所以 fMRI

和 DTI 可同时在手术中融合应用。术中超声提供实时解剖结构，同时 MRI 提供全景影像和功能信息。Miller 等认为影像引导的超声结合了实时超声数据和术前影像资料，能提高术中导航准确性。使用三维术中超声技术，如 Sonowand Invite 不但可以发现脑移位及残留病灶，而且可监测颅内出血。Chandler 认为"术中超声仍是提供术中连续性图像信息的唯一技术"。缺点是观察野比较小、分辨力较低，不能发现小的(直径<5 mm)、深在的病灶，不能作出实质性肿瘤的定性判断，不能明确病灶边界。由于超声探头尺寸的限制，骨窗往往需要较大以获得较清晰的图像。Yamakawa 等发明一种超声引导的内镜，其纤维镜外径 3.4 mm，配有固定装置、吸引器、镊子、电凝器等，手术可通过直径 2 cm 的骨孔进行。另外，由于超声图像显示的是与 CT/MRI 的标准水平位不同的角度，其空间分辨率和图像质量的判断依靠使用者的技术，对超声图像中解剖结构的解读和理解需要严格的训练和经验，而大多数神经外科医生并未接受过正规的超声技术训练，而且超声并不是标准的神经外科诊断和术中影像技术。因此，虽然术中超声图像导航可提供实时导航，但由于使用者的经验、伪影等原因，使其使用受限。有研究致力于将实时超声转化为数字模式，但尚未在临床广泛使用。

2) 术中 CT 检查：发明 CT 后的第 6 年，即在 1978 年，M. N. Shalit 首次在颅脑手术中使用 CT 检测肿瘤残留情况。优点：组织分辨力较超声检查高，使用较灵活；CT 机装有轮子，需要时可随时推到手术室使用。术中 CT 可以减少手术并发症，用以术中导航定位，以及脊柱手术中准确定位内固定装置。缺点是术中 CT 非实时显像，需停止手术行 CT 扫描后再手术，且要求手术床及头架等器械可透过 X 线，增加手术医生及患者的 X 线暴露。

3) 术中 MRI 检查：MRI 检查对软组织(如脑、血管和肿瘤等)成像的分辨力明显优于 CT 检查，更优于超声检查。应用术中 MRI(intraoperative MRI,iMRI)检查可以实现颅脑结构的动态成像，因此更适合于指导颅内肿瘤、脑血管病或其他各类脑部病变的手术进程。自 20 世纪 90 年代开始，iMRI 硬件设备和软件技术迅猛发展，从 MRI 诊断室进入神经外科手术室；从固定磁体向可移动磁体；从低场强向高场强；从结构影像导航向功能影像导航，成为微侵袭神经外科最令人关注的一个技术创新领域。

Kubben 复习 12 个非随机研究，比较术中磁共振导航与传统导航手术。在胶质母细胞瘤手术中，通过比较肿瘤切除程度、患者生活质量与总生存期等，认为术中磁共振导航更有效。

术中 MRI 的发展主要有如下：

A. 1991 年，F. Jolesz 和 P. McL Black 报道 GE 公司发明的首台术中 MRI。它是使用 0.5T 的开放性 MRI,手术野位于 MRI 磁场容积内。这种术中 MRI 的优点是在手术中任何阶段随时可按需要进行 MRI 扫描，而无须移动患者。缺点是：①由于手术是在强磁场中进行，所有的手术室内的仪器和器械均要求非磁且适用于 MRI；②手术操作空间狭小；③场强固定为 0.5T,限制 MRI 应用范围；④并非所有手术均需术中 MRI,故利用率不高，存在资源浪费。

B. Tronnier 和 Fahlbusch 发明另一种术中 MRI。将 MRI 机器安置在标准手术室旁，中间隔以磁场防护门，手术室使用标准手术器械。此种 MRI 为 0.2T 的开放性系统。通常在手术患者关颅前，将患者移送到手术室隔壁的 MRI 室，进行 MRI 扫描，医生可根据扫描情况，如发现肿瘤残留或有手术并发症如出血等，再决定下一步手术操作。缺点：进行 MRI 检查时需将患者移送至手术室旁的 MRI 室，不但延长手术时间，间断手术操作，重新消毒手术野，而且 MRI 扫描的次数也有限。为避免移送患者，Sutherland 等发明了将 1.5T 的 MRI 悬挂在天花板上，术中可根据需要通过轨道滑行到手术室患者处，进行 MRI 扫描。

C. 根据磁场强度从磁场中心向外随距离增加而迅速递减的原理，Rubino 等测试了在弱磁场强度中使用标准手术器械的安全性和兼容性，设计了 0.2T 的 MRI 系统。根据场强大小，Rubino 等提出 I 区位于磁场中心至 10 mT 之间，在此范围内只能使用无磁无铁的器械；II 区位于 10~0.5 mT,在此范围内，标准手术器械经测试证实不受磁场吸引，能正常工作；III 区位于 0.5 mT 以外的区域，可安全使用各种手术设备。这种术中 MRI 的工作台即为手术台，术中 MRI 扫描更方便。在弱磁场区域(II 区)可进行所有神经外科手术，如需 MRI 扫描，可将患者滑入 I 区，从手术模式改为扫描模式的时间少于 1 min,根据扫描层数及序列的不同，术中 MRI 图像获得的时间为 3~10 min。检查结束，患者再滑回 II 区的手术台。这种术中 MRI 集中了前两种术中

MRI 的优点,不但可使用标准手术器械和设备,而且可按需获得"实时"的 MRI 图像。

D. 真正意义上进入手术室的 MRI 系统,磁体和扫描的基础设计均有创新。例如,PoleStar N-20 0.15T MRI 采用垂直双平面永磁体,它是适用于普通手术室的低场强开放式术中磁共振系统,由 MRI 成像系统和手术导航系统两部分组成,前者包括扫描器、可移动系统支架、头部固定系统、射频屏蔽罩、射频接受线圈以及监控器等;后者包括导航参考架、红外线追踪器以及导航探针等。随系统支架自由升降移动的扫描器由一对垂直排列的永磁体、梯度线圈和射频发射线圈构成。

一般把 MRI 磁体的场强<0.5T 称为低场强,0.5~1.0T 为中场强,1.0~1.5T 为高场强,>2.0T 称为超高场强。目前,对于<0.4T 的低场系统,都可以用新型永磁材料来实现。以 PoleStar 系统为例,永磁体场强从早期的 0.12T(N-10),正逐渐提高到目前 0.15T 水平(N-20)。从扫描野(FOV)大小、磁体开放度、梯度性能、磁体重量及机械振动等指标综合考虑,0.35T 场强的永磁体可能是最终发展目标。中、高场系统多采用超导磁体,临床应用型 iMRI 最高场强已达 3.0T。

当场强下降时,信噪比也随之下降。因此,低场强 iMRI 的成像质量总体上不如高场强 iMRI。高场强 iMRI 的技术优势还在于:①在保证信噪比的前提下,提高磁体场强可缩短 MRI 信号采集时间;②采集化学位移信息,实现 MRS 对组织代谢物的化学定量分析;③增强磁敏感效应,应用血氧水平依赖(BOLD)和 DTI 技术,实现 fMRI;④梯度线圈的场强和切换率高,可以实现 DTI、DWI、PWI 和血管成像(MRA 和 MRV)等。高场强 iMRI 在中枢神经系统的结构与功能成像中具有明显优势,但也存在高成本、强噪声、射频脉冲能量在人体内累积、金属伪影增加等缺点。

低场强 iMRI 可利用自身的性能特点与成像技术改进来提升信噪比,弥补图像质量与高场强者差距。此外,低场强 iMRI 的噪声轻,射频脉冲能量在人体内累积较弱,心电门控信号畸变小,患者更安全舒适,也更易合作。低场强 iMRI 通过配置高性能的梯度系统、射频系统及计算机系统,已经实现了多数与高场 iMRI 相当的脑结构成像(图 131-6),且相对价格低、体积小、操作简便,在一定范围内易推广。例如,可安装于常规手术室内的 PoleStar N20 iMRI,医生可在手术过程中自行操作移动或升降磁体,并兼容大部分常规手术器械。但目前市场上低场强 iMRI 仍无法直接用于脑功能成像、血管成像与组织代谢物定量分析。可利用基于脑组织变性数学或物理模型的非刚体配准技术实现术中脑移位补偿,把术前高场强 MRI 采集的 BOLD 或 DTI 与术中 MRI 图像融合,以达到指导手术的目的。

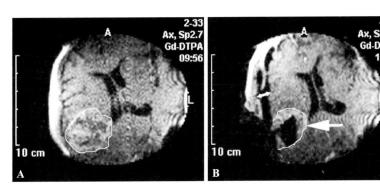

图 131-6 脑结构 iMRI

注:低场强 iMRI 的脑结构成像(A)与高场强 iMRI(B)相当。

高场强 MRI 已由单纯的脑结构成像扩展至脑功能研究与代谢分析新领域。fMRI 新技术主要包括:①BOLD 由日本科学家小川诚二(Seiji Ogawa)首先提出,以血红蛋白为内源性造影剂,通过脑皮质功能区神经元激活时血氧水平变化实现成像。通过计算机图像后处理技术将 BOLD 影像叠加于脑结构图像上,即可精确地描绘运动、语言、视觉、情感、认知、记忆和学习等多种高级神经功能区在脑皮质的个体化分布图。②DTI 可以实现皮质下神经功能传导通路的三维示踪成像(tractography)。应用多影像融合技术将DTI与MRI结构影像融合,可清晰显示病灶与神经传导束的毗邻关系,用于功能神经导航手术。目前已有Ⅰ级循证医学证据显示基于DTI锥体束成像的功能神经导航可以显著提高运动区脑胶质瘤的全切除率,同时保护运动传导通路,降低术后致瘫率,延长患者术后生存时间,改善生活质量。应用高场强iMRI进行术中实时DTI,动态更新导航影像,纠正"脑移位"。③MRS是目前唯一无创性活体研究机体生理或病理代谢变化的技术。最常用的是氢质子(^{1}H),即^{1}H - MRS。相比较常规MRI只能从形态学显示病变,^{1}H - MRS可从代谢方面判定病变性质及增殖活性。在许多疾病的发生过程中,其代谢变化较病理形态改变为早,而MRS对检测代谢变化的敏感性很高,因此对疾病能早期检出。^{1}H - MRS可用来确定脑胶质瘤代谢异常边界,比MRI更接近实际的病理学边界,为手术、放疗或活检提供参考。随着MRI设备与图像后处理技术的进步,MRI空间信号与MRS化学信息得以整合,称之为磁共振波谱成像(MRSI)。MRSI不仅能用数值或频谱表达单位体素(voxel)内的化学定量信息,也能用图像形式来表达机体的代谢分布信息。这就为MRSI应用于神经导航手术提供了依据。术中实时MRSI有可能成为高场强iMRI的一个重要发展方向,通过对脑胶质瘤手术切缘组织性质的实时分析,引导手术切除范围更靠近实际的肿瘤组织学边界(图131-7)。

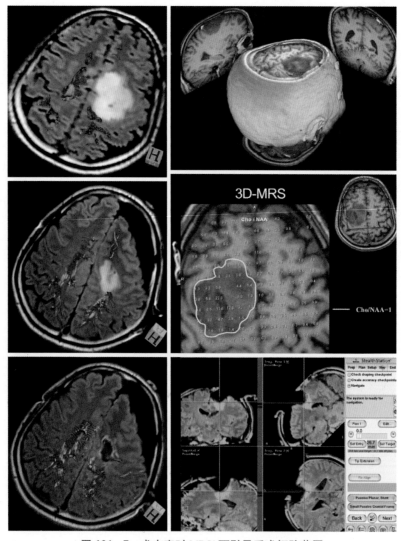

图131-7 术中实时MRSI可引导手术切除范围

iMRI 具有下列优点：①为神经导航提供实时影像,纠正脑组织变形和脑移位误差,提升导航定位精度。②提高肿瘤切除率及防止重要神经、血管结构损伤。③为立体定向穿刺、活检和植入等手术提供实时引导和精确定位。iMRI 准确显示立体定向仪操作轨迹和植入刺激电极位置,所有刺激电极均精确达靶点,仅给予一个低刺激电压就能有效治疗震颤。iMRI 使得穿刺靶点从"看不见"变成"看得见",由此可提高脑深部病变立体定向穿刺手术的成功率。④术中发现某些隐匿或早期并发症,如脑梗死及出血等。

131.5　神经导航技术在脑肿瘤手术中的应用

颅内肿瘤是神经外科的常见疾病,手术切除是颅内肿瘤最基本的治疗方法。现代神经外科虽然有先进的影像诊断手段(如 CT、MRI)、手术显微镜和显微外科技术,但外科手术方案的设计和皮肤切口、骨窗位置、皮质切口、颅内肿瘤切除范围等仍仅依靠手术医生的主观判断。

立体定向外科已有近百年的历史。"立体定向(stereotactic)"一词来源于希腊语"stereo"和"taxic(或拉丁语 tactus)",前者指三维,后者指系统或安排、接触。在医学上,意为借助附于患者的外部框架对体内手术兴趣点进行准确的几何学定位。随着 CT 和 MRI 的出现,立体定向技术的应用越来越广泛。Kelly 等发明了特殊的计算机软件,应用于肿瘤的等体积切除。在此基础上,许多医生将显微镜、激光、超声等与传统立体定向技术结合起来,使立体定向指导的神经外科手术在功能区肿瘤手术中成为有用的工具。1986 年,Roberts 报道发明了无框架计算机系统,将 CT 影像与手术显微镜结合起来,根据超声波进行术中实时定位。但手术室的噪声、相对湿度、气流变化均影响定位的准确性。Watanabe 等报道应用关节臂的导航系统,使 ISG Viewing Wand 关节臂广泛应用。但在术中连续跟踪目标时,关节臂导航装置较为笨拙。此后,Kato 等分别报道了应用磁场、惯性、激光、机械摄影等原理的导航系统。第一台红外线定位装置生产于美国圣路易丝大学。目前应用较广泛的是红外线定位导航以及电磁导航。

131.5.1　注册

在手术室,根据病灶位置安置体位,头部以头架固定,安装参考架,注册。所谓注册是利用导航探针将患者头皮上的皮肤坐标与术前影像资料上显示的皮肤坐标联系起来,其中的误差即注册误差,后者由导航系统自动计算出。StealthStation™ S8 主要提供包括触碰(TOUCH)和面部轮廓配准(TRACE)两种注册方式,激光表面轮廓注册(FAZER)为美敦力很早期的技术,用于早期的旧机型。①面部轮廓配准:通过在患者鼻、眉、乳突和头皮的坚硬和多骨区域周围轻轻移动探针头端收集配准点,画出完整轨迹的方式,运用形态匹配方法将患者头部外形与重建的三维图像进行匹配,进行面注册的注册方法。在跟踪时,需保持与皮肤的轻微接触,尽可能多地包含形状独特的区域,确保在目标解剖结构周围和头部相反侧上都收集到点,且注意不要在组织可变形的区域或皮肤可能松弛的脸颊或颈部区域中收集点;注册速度不要过快,尽量匀速进行注册。②触碰配准:选择术野与影像资料上最多 12 个,至少 4 个分布理想的标志进行点对点吻合的注册方法。这些标记点在术前影像扫描前安置于头皮。解剖标记点,如乳突尖、眼外眦、内眦、对耳屏、鼻根等,也可用作注册点。首先在导航显示器上确定各个坐标的中心位置,记录在软件中,然后在手术室使用导航探针轻触坐标中心,从而与影像图像中相应的坐标进行吻合。两种注册方式皆可叠加注册,沿手术路径检查精度,优化精度,可依手术需求合并使用并选择最佳注册结果。

131.5.2　设计手术入路

注册成功后,根据导航显示器上的水平面、矢状面、冠状面,以及投射轨迹确定病灶的三维位置,选择设计皮肤切口。同时根据需要,导航指引下确定中线、冠状缝、中央沟、外侧裂、乙状窦等结构的皮肤投影。StealthStation™ S8 可设计并存储≥10 个手术计划并以不同颜色显示,术中可修改手术计划。

131.5.3　术中持续准确性

为防止手术操作引起患者头部与参考架间发生难以察觉的移动,在形成骨瓣前须使用高速气钻在骨窗周围钻 4 个小穴,即建立 4 个再注册点(divot),分别于制成骨瓣后及切除病灶后复核,以监测术中导

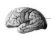

航的持续准确性,即动态跟踪(dynamic referencing)。

131.5.4 临床应用价值

对不同性质及不同部位的病灶,神经导航系统能发挥不同的优越性。

（1）术前准确与合理地设计手术方案

包括皮肤切口、骨窗位置、脑皮质切口和手术入路等。对大脑半球胶质瘤、矢旁和镰旁脑膜瘤及海绵状血管瘤、转移瘤等皮质下肿瘤,可在术前及导航注册成功后根据病灶体表投影包括病灶的三维位置、距离皮质的最短路径、与相邻的脑沟脑回等重要解剖结构的关系,从而设计最佳手术入路。不但避免不必要地扩大骨窗范围及过度牵拉损伤脑组织,而且又可防止由于术前定位不准确所造成的肿瘤位于骨窗边缘,从而再扩大骨窗等窘境。

（2）术中指导手术操作

1）病灶切除术:

A. 定位病灶:适用于靶灶或手术入路处于无解剖标志或复杂结构的区域,或靶灶或手术入路与重要神经、血管结构毗邻。对海绵状血管瘤等其他皮质下肿瘤,缺乏明显的解剖标志,病灶又常常位于功能区,导航系统提供实时精确定位,有助于病灶切除及减小正常组织损伤。

B. 术中定位解剖位置:对于颅底肿瘤,导航在听神经瘤手术中有助于定位内听道、半规管等重要结构,岩斜脑膜瘤、三叉神经鞘瘤手术中神经导航可用于定位包括基底动脉在内的颅底结构。在经蝶入路中,术中保持中线方向非常重要。在矢状位上前后方向偏离会误入前颅底或斜坡,向侧方偏离易损伤颈内动脉、海绵窦、视神经等。对于有些定位困难的病例,为了确定蝶窦前壁及鞍底,以往需要术中暂停手术操作,进行 X 线摄片来帮助定位,不但耗时长（需时 20～30 min）,而且只能提供矢状位的二维信息。对于蝶窦发育不良者,由于解剖标志不清、定位困难,过去曾认为是经蝶入路的禁忌证。使用导航技术不仅能准确定位中线、蝶窦前壁和鞍底,而且非常迅速,每次仅需数秒钟,还可随时定位,以了解手术当时的三维位置,因此可以很好地解决上述难题。适用于靶灶或手术入路区域的正常解剖标志被病变或过去手术所破坏或干扰,无法识别者。如在经蝶术后肿瘤复发病例,由于前次手术造成的蝶窦前壁和鞍底结构不清,再次经蝶手术时常会"迷路",不但延长手术时间,而且可能误入前颅底,斜坡等处,造成

脑脊液漏等并发症。导航提供给医生足够的信心,手术医生根据术中导航可准确、顺利地到达鞍区。

C. 判断病灶切除程度:由于依靠术前影像资料,而随着手术的进行,术中组织结构的变形使得术前 CT/MRI 影像不再可靠。硬脑膜打开后,脑脊液流失,导致脑组织逐步沉降,就如同脑室压力和体积下降后的收缩。脑移位在肿瘤切除过程中显著发生,导致导航准确性下降。幸运的是,脑移位往往是垂直地心发生的。通过安置患者头部位置,使得手术入路是垂直的,这时医生只需要补偿一个垂直向下方向的脑移位（肿瘤病灶比预期的更深）。如果患者头部以其他角度安放,则脑移位会发生复杂的三维移位。另外,通过改变过度换气,尽可能少使用脱水剂、利尿剂,也是有效的方法。传统上,在切除脑内原发性肿瘤,如胶质瘤时,医生通常是先切除肿瘤中心,由内向外切除肿瘤,直到接触肿瘤外侧的正常脑组织。由于根据术前 MRI 定位导航切除肿瘤,往往导致较大的脑移位,这种分块切除的方法,会引起外周残余肿瘤的塌陷,从而肿瘤最大直径就小于术前的 MRI 所示,所以,在向心性切除手术中依靠术前影像资料往往会过度切除,可能损伤周围正常脑组织,尤其是临近功能区。改良手术技术可以减轻这种问题的影响。最好的方法就是整块（en bloc）全切肿瘤,就如同切除 AVM 一样。医生先依靠导航影像资料确定肿瘤边界,显微外科技术整块切除肿瘤。这种手术方法可用于大多数手术中。医生在肿瘤所有重要边界分离完成前,应避免穿刺任何囊性部分。如肿瘤表面有较大的囊腔,则建议在肿瘤周边,在导航指引下,设定数个标志点。然而,这种栅栏法耗时,并不能保证目标范围的切除限制。最后,可在瘤腔内塞大棉片的方法使瘤腔扩大,但不大于原先的肿瘤直径。总结为:①垂直手术入路;②减少利尿剂和过度通气;③整块全切肿瘤;④先确定肿瘤重要的周边;⑤防止过早穿刺囊腔和脑室;⑥机械性扩张瘤腔,然后导航边界;⑦重要边界设定标志点。尽管术中局部和脑叶的移动不可避免,但有些肿瘤切除调节技术可以帮助导航成为肿瘤切除的重要帮助。

D. 确定肿瘤边界:适用于靶灶边界在影像图上清晰,但在术野与正常组织分界不清的病例。如胶质瘤往往在影像图像上有边界,但在术野与正常脑组织分界不清。以往仅凭手术医生的经验决定切除范围。神经导航将医生的经验与三维影像资料联系

起来确定肿瘤边界。但是，由于传统导航使用的是解剖 MRI，而非 fMRI，所以不能准确显示肿瘤与功能区神经纤维的关系。华山医院 Wu 等报道 238 例前瞻性随机研究影响锥体束的胶质瘤。实验组 118 例，行 DTI 和三维 MRI 扫描，将两者进行导航融合，而对照组 120 例只进行常规导航。结果显示实验组在高级别胶质瘤手术中全切除达 74.4%（对照组为 33.3%），而在低级别胶质瘤中两者无显著差别。术后运动障碍对照组有 32.8%，而实验组只有 15.3%；在 81 例高级别胶质瘤中中位生存期为 21.2 个月，对照组为 14.0 个月，均有显著差别。6 个月 Kanofsky 评分也是实验组显著提高。基于 DTI 的功能导航预计危害比为 0.570，死亡风险降低 43.0%。作者认为基于 DTI 的功能导航技术可在影响锥体束胶质瘤手术中提高手术安全性，降低术后运动功能障碍，并能提高高级别胶质瘤患者的生存质量。

但是 DTI 技术仅仅是一种解剖图像，多种因素可能影响锥体束的尺寸大小。而术中脑移位和脑变形也影响导航的准确性。虽然术中 DTI 示踪技术可降低脑移位的影响，但 iMRI 价格高，不是每个手术室均可能安装，限制了它的使用。2012 年华山医院 Zhu 等报道前瞻性研究，结合 DTI 功能神经导航技术与直接皮质下刺激技术（DsCS）运用在 58 例功能区胶质瘤手术中，研究结果发现肿瘤全切除 40 例（69.0%），术后症状加重 17 例（29.3%），术后 1 个月运动障碍 6 例（10.3%）。DsCS 被证实与 DTI 高度吻合，DTI 的敏感性和特异性分别为 92.6% 和

93.2%。DsCS 阳性点与锥体束图像吻合度为 2.0～14.7 mm（5.2±2.2 mm）。6 个月 Karnofsky 评分，50 例较术前显著上升。结论显示 DTI 技术是有效但非完全可靠，结合 DTI 和 DsCS 可提高功能区胶质瘤手术安全性。

2）导航辅助内镜手术（图 131-8）：通用适配器可固定在任何手术器械上，如固定于硬性内镜，经过校正和证实即可将硬性内镜作为定位工具，即手术中内镜的头端三维位置可在显示器上同步显示。

3）导航活检手术：StealthStation™ S8 支持无框架活检导航技术，并有专用活检视角及计划模拟系统，实时查看角度及深度，提供微创无框架追踪技术。传统的立体定向框架穿刺活检一方面保证了定位的稳定性和准确性，另一方面也限制了手术的方便性和灵活性。而无框架的神经导航活检可以避免立体定向框架对操作的限制、繁琐的术前准备工作和安装头部框架的痛苦，还可缩短手术时间，简化穿刺过程。更重要的是，通过成像系统和器械追踪技术，在导航系统的显示器上可以同时显示进针点、计划穿刺靶点、穿刺针拟进针轨道及穿刺针尖位置，进针过程中可以看到模拟的穿刺针移动的方向、速度、深度，以及与肿瘤的距离，与周边结构的关系等信息，动态模拟显示穿刺针的"实时位置"，直至针尖到达靶点，提高穿刺安全性。此外，导航系统还可在传统 MRI 的基础上，融合 MRS（图 131-9）、DTI、PET 等多模态影像资料，以更好地选择穿刺靶点，提高活检准确性。必要时，还可以方便地调整靶点，进行多靶点穿刺，提高穿刺阳性率。

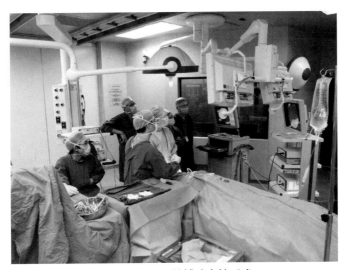

图 131-8 导航辅助内镜手术

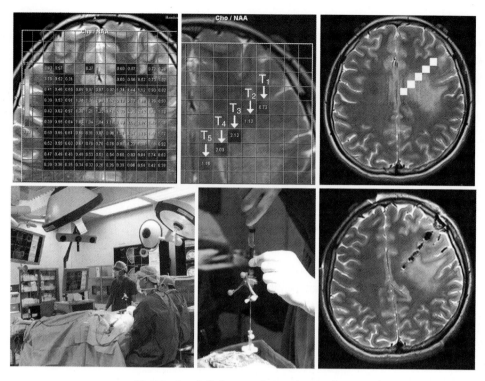

图 131‑9　多体素 MRS 介导多点穿刺活检

4) 导航穿刺术:导航脑室穿刺探针头端的三维位置可在导航显示器上实时显示。术前在导航显示器上设计穿刺点、靶点(脑室)以及入路。脑室穿刺探针为中空,将脑室引流管置入导航脑室穿刺探针内,沿已设计的手术入路插入探针,即将脑室管插入脑室。

(3) 术中 MRI 与神经导航手术

自从框架立体定向技术和无框架的神经导航技术发明之后,神经外科手术的精确性得到了飞跃式提高,但是,这些技术都尚存不足,由于系统误差、注册及图像变形等,均可引起一定的误差。此外,它们都只是依据术前的影像资料,而不能提供术中实时的图像,且在开颅及打开硬脑膜后脑移位的发生是不可避免的,脑脊液丢失、肿瘤切除等更会加重移位和变形,因此传统导航虽然提高了手术精度,尤其是在手术切口、骨瓣设计及颅底手术中起到了重要作用,但脑移位等误差却限制了其使用。术中成像技术既能克服基于术前影像导航的局限性,又能提供实时更新的图像,不仅纠正了误差,而且能给予手术医师更多的指导性信息。其中,iMRI 既可提供清晰、精确的图像,又无放射线之弊,而且还可整合 fMRI 等,以帮助外科医生最大限度地保护重要结构

及减少对功能区的损伤。

131.5.5　神经导航的发展

(1) 正确处理人与机器的关系

随着科学技术的发展,神经导航日趋精良。可是,神经导航充其量仅是个工具,它必须由人使用才能发挥其用途。因此,人的智慧和"三基"(基本理论、基本知识和基本技能),特别是显微外科技术是保证导航外科成功的关键。另外,任何先进、尖端的仪器和设备都不可能十全十美,均有其优点和缺点。神经导航系统也不例外,存在其固有的缺点和不足,影响其准确性。因此,在使用时应有充分认识,以求最大程度发挥其优点,最大限度地减少或避免其负面影响。面对今后科技的高速发展,各种高精度诊断和治疗仪器设备将层出不穷,我们应清醒地认识到"人与物"正确关系的重要性,强调"三基"是医学可持续发展的根本。

(2) 神经导航硬件的发展

1) 快速处理系统的开发和应用:个人计算机性能的提高有可能取代目前的工作站,导航系统不仅体积小、可携带,而且成本也望降低。

2) 高分辨、3D 监视屏的开发,有利于脑保护、

重要结构的显示。

3）iMRI 硬件的优化：由于磁体制造工艺的发展，有可能既保证获取高质量图像，又能提供宽敞的手术空间，不仅有利于患者体位的摆放，而且便于不间断外科手术操作，使 iMRI 导航外科真正达到术中实时定位和导航。

4）硬件开发：设备高度的自动化、智能化，使导航系统应用更简便，可自动注册和校正偏差。

（3）神经导航软件的发展

1）多图像融合：使用术中磁共振技术切除脑肿瘤将越来越广泛，多模态融合技术融合术前功能性和纤维束数据。DTI 分辨率改进，高角度弥散图像分辨率（HARDI）的发展提供白质纤维束更精确可视化。计算机及软件技术发展更快更友好融合多模态图像用以手术计划，可提供病灶解剖准确定位（T_1W、T_2W）、病灶周边皮质功能区（fMRI）、白质传导束（DTI）、肿瘤的边界和浸润范围（MRS），以及脑血供（弥散 MRI 和灌注 MRI）、脑代谢（PET）、脑血管（MRA、MRA、CTA、CTV、DSA）、癫痫病灶及其传播（MEG）。导航引导的导管置入或新型治疗性如免疫毒素、基因治疗、新型受体靶向药物也会是将来脑肿瘤的重要治疗方向。机器人导航更广泛使用，做到实时扫描手术野以及术中的脑移位，真正做到实时三维导航，使神经导航外科更安全、可靠和有效。

2）虚拟仿真（VR）技术开发和应用：随着科技发展，具有多功能和官能的 VR 技术出现，不仅可用于年轻医生学习和培养，而且可作为复杂、疑难手术的术前复习和准备。

3）脑移位的自动纠正：通过开发基于数学或物理的脑移位纠正软件，有望自动纠正脑移位，提高导航外科的准确性和安全性。应用此软件，使低磁强术中 MRI 可在术中融合高磁强 MRI 的功能图像，实现低磁强术中 MRI 的功能导航外科。

4）手术导航机器人：美敦力公司开发的 Stealth Autoguide™ 神经外科机器人平台（图 131-10）可以与 StealthStation 手术导航系统以及 Midas Rex 动力磨钻系统无缝连接，在导航系统和精确到毫米级别的自动机械系统的辅助下，为神经外科医生在术中提供实时的视觉反馈，协助神经外科医生快速锁定入路位置和角度，精确地执行手术计划。相比大机械臂神经外科机器人平台有如下优势：①临床应用广泛，跟 Stealth Autoguide™ 神经外科机器人平

台配合使用的 StealthStation™ 手术导航系统可以实现包括肿瘤切除等全面的神经外科手术应用；②占用手术室面积小，没有大机械臂和台车等额外结构；③操作简便，学习曲线短，有神外导航经验即可上手操作。Stealth Autoguide™ 神经外科机器人目前可以进行如下临床应用：脑深部电极植入；肿瘤活检；肿瘤定向消融等。Stealth Autoguide™ 神经外科机器人平台在研发计划中的临床应用包括：脑室镜定位辅助；机械臂辅助穿刺；深部脑电刺激（DBS）电极植入等。

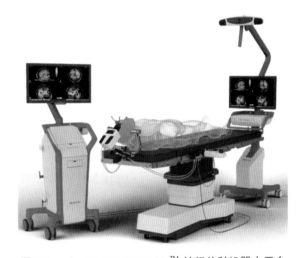

图 131-10　Stealth Autoguide™ 神经外科机器人平台

（杜固宏　周良辅）

参考文献

[1] 杜固宏，周良辅. 神经导航[M]//周良辅. 现代神经外科学. 2版. 上海：复旦出版社，2015：1353-1368.

[2] ERSHAD M，AHMANDIAN A，SEREJ N D，et al. Minimization of target registration error for vertebra in image-guided spine surgery [J]. Int J Comput Assist Radiol Surg，2014，9(1)：29-38.

[3] HWANG Y E，KANG S H，KIM H K. Error according to the number of registered markers used in navigation-assisted surgery of the mandible [J]. Head Face Med，2019，15(1)：6.

[4] MISSIOS S，BARNETT G H. Surgical navigation for brain tumors[M]//WINN H R. Youmans and Winn neurological surgery. 7th ed. Philadelphia：Elsevier，2017：973-980.

〔5〕 PRADA F，DEL BENE M，MATTEI L，et al.
Preoperative magnetic resonance and intraoperative
ultrasound fusion imaging for real-time neuronavigatuon
in brain tumor surgery〔J〕. Ultraschall Med，2015，36
(2)：174－186.

〔6〕 QIN C X，RAN X C，WU Y Q，et al. The development
of non-contact user interface of a surgical navigation
system based on multi-LSTM and a phantom
experiment for zygomatic implant placement〔J〕. Int J
Comput Assist Radiol Surg，2019，14(2)：2147.

132 术中影像导航

在神经外科发展史上有两个重要的里程碑,一个是20世纪五六十年代的显微神经外科,另一个则是20世纪末至21世纪初的微侵袭神经外科。前者使现代神经外科从大体(肉眼)外科进入显微外科,手术更精细和准确;后者则使现代神经外科从小侵袭提高到微侵袭,手术更趋个体化和微创。在微侵袭神经外科中,神经导航外科是一重大和划时代的进步,因为它实现了几代神经外科医生的梦想,改变了虽然有先进的影像学诊断设备和技术(如CT、MRI),但外科定位和寻找病灶的方法却仍然落后,病灶切除程度依赖于主观判断的局面。有了神经导航,外科医生可精确定位和寻找病灶,客观地判断病灶切除程度,不仅使外科手术微创和科学,而且显著地提高了疗效。

神经导航技术有一固有的不足和弱点,即不能实时发现和纠正术中脑移位。所谓脑移位,系指原密闭的颅腔在术中开放后,脑脊液流失和脑组织受重力或牵拉等因素的影响,发生脑组织空间移位或变形。此时,神经导航技术仍应用术前采集的影像学资料来指导手术,必然导致偏差。据实验和临床研究报道,脑皮质可发生4.4~20.0mm的移位,在神经导航认为达到全切除者中,术后复查仍有30%~60%发现残余肿瘤;而在导航认为还有残瘤而进一步切除时,则可能误伤正常脑组织,术后出现神经功能障碍。

为了纠正术中脑移位,一般可采取下列方法:①微导管技术。硬脑膜剪开前,在神经导航指引下,把微硅胶管(直径1~2mm)放置在病灶周边。当硬脑膜剪开后,在脑脊液流失或病灶切除过程中,脑移位虽然发生,但微导管也随之移动,外科医生可在微导管的指引下,进一步完成手术操作。华山医院自1999年创用此法,经长期临床实践证实其简便、有效;不足之处是此方法仍较粗糙。②模型校正技术。有物理和数学两种模型,其通过软件技术弥补和纠正脑移位,但目前多在实验室研制阶段,尚未推广应用于临床。近年 Brainlab 导航系统开发了一款矫正术中脑移位的软件,选取术前 MRI 和术中显微镜视野中均可辨识的血管或其他解剖标志点,当术中发现脑移位后,及时重新配准,矫正脑移位。以血管为例,通过最大密度投影法(maximum intensity projection,MIP),将术中脑移位后显微镜视野中的具有辨识度的血管(移位后血管)投影于导航屏幕上,屏幕上同时显示基于术前磁共振重建出的相对应血管(移位前血管),此时,屏幕上可直观的观测到该血管移位的方向和幅度,然后通过手动方法,将移位前血管进行移动或旋转,使其与移位后血管重叠吻合。以此为基础,软件自动运行重新配准图像,矫正脑移位误差(图 132 - 1)。该方法简单实用,易于操作,耗时短,其缺陷是难以反映深部的移位及配准区远隔部位的移位,尚需文献证实临床实用性。

③术中成像技术。是目前较成熟的技术,包括超声、CT 和 MRI 等成像技术。最早应用于术中成像的技术是 CT 和超声,它们分别由 Shalit(1979)和 Rubin(1980)首先报告。

3 种术中成像技术对比,各有利弊。CT 已具有良好的分辨能力,特别是对骨质,但其对软组织的分辨能力仍不如 MRI。由于 CT 检查采用放射线,长期在此环境下工作,对人体有一定伤害。术中超声技术近来发展很快,但二维和三维成像分辨能力仍不如 CT 或 MRI,而且超声的穿透能力与分辨能力呈反比,即分辨能力提高,穿透力下降。MRI 具有极佳的软组织分辨力,且能够进行功能成像,为术者提供多方位信息,但是价格昂贵,操作较为复杂。此外,为进一步提高肿瘤切除率,近年来又有一系列新技术应用于神经外科手术过程中,如术中荧光显影肿瘤、术中拉曼光谱分析、术中质谱分析、术中共聚焦显微内镜(confocal laser endomicroscopy,CLE)等。本章将分别叙述以上术中影像导航技术。

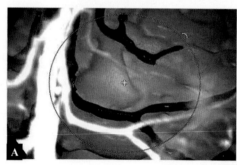
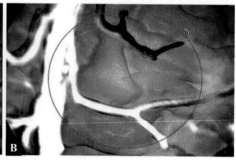

图 132 - 1　导航软件纠正脑移位

注:利用最大密度投影法,显示术中移位的血管(A),手动配准血管(B),矫正术中脑移位。

132.1　术中超声及神经导航技术

132.1.1　超声在神经外科手术中的应用

(1) 神经外科术中超声的发展简况

超声在神经外科领域中的应用最早可以追溯到第二次世界大战后初期。但早期的超声探头体积较大,术野内扫描不方便,且声像图的组织分辨力不高。与此同时,CT 及 MRI 等现代神经影像技术相继出现和广泛应用,相比之下,超声在神经外科领域的应用价值被忽略。

20 世纪 90 年代以来,随着超声技术的发展和应用日臻完善,如 3D 超声成像技术、多普勒技术、超声成像造影剂的研发以及超声探头结构、超声波频率和声像图分辨力不断优化等,超声成像技术在神经外科又重新得到重视。以笔者所使用的 SSD4000 型彩色多普勒超声仪(ALOKA 公司,日本)为例(图 132 - 2),其支持 3 种频率的超声探头进行工作。其中 UST - 9104 - 5 神经外科术中专用探头体形小巧,只及常规腹部探头的 1/6,能在术中方便地操作,甚至可以深入脑组织手术隧道内探察,基本不受周围颅骨影响。另有一种 UST - 5268P - 5 穿刺探头的直径更是只有 1 cm,可以通过颅骨锁孔采集声像,实时引导脑内病灶的穿刺活检和神经内镜手术。SSD4000 型彩色多普勒超声仪还可实现主要脑血管的彩色多普勒血流成像（CDFI）和病灶的超声造影剂（与传统造影剂不同，超声造影剂为微囊包裹的微气泡）特异成像。与CT、MRI或DSA等神经影像技术比较，超声技术具有价廉、操作简便、可反复多

角度切面扫描、无电离辐射、无特殊场地要求、无创伤和实时成像等优势。超声技术不仅可用于术中颅内脑神经组织的结构成像，还可用于术中主要脑血管成像、脑血流测定和实时影像导航手术。

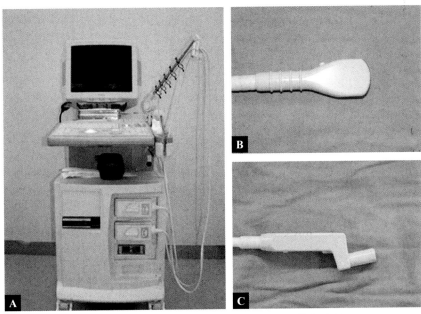

图 132 - 2　ALOKA - SSD4000 型彩色多普勒超声仪

注：A. 超声仪；B. UST - 9104 - 5 神经外科术中专用探头；C. UST - 5268P - 5 穿刺探头。

（2）脑内病变的定性

颅内各种组织结构的细胞密度不同，因此超声扫描得到的声像图的像素灰度也不同，这一点与CT相似。多数学者认为，B型超声扫描的组织分辨力与CT相近，凡是CT能鉴别的结构，应用B型超声扫描也可鉴别。脑内实质性结构一般为相对高回声，而液性部分无回声。组织回声的强弱顺序大体为：颅骨＞大脑镰＞脑组织＞脑室（图 132 - 3～132 - 7）。同样，实质性病变回声强度一般高于正常颅脑组织，囊性病变则无回声。其内如有不均匀强回声光团，多为纤维化团块或钙化区。依据笔者单位 500 余例颅内病变的超声成像经验，海绵状血管瘤回声强度最高，为明亮的高回声团块（图 132 - 8）；其次为脑膜瘤（图 132 - 9）、垂体瘤（图 132 - 10）、胶质瘤（图 132 - 11）和转移瘤（图 132 - 12）；早期颅内血肿回声强度与胶质瘤相当（图 132 - 13），陈旧性血肿因液化显示为低回声区；动静脉畸形（AVM）与脑组织信号相同或略低，较难观察，但彩色多普勒血流成像可显示为特征性的红蓝混杂的团块状血流信号

（图 132 - 14）。一般颅内良性肿瘤边界清楚规则，内部回声均匀。原发性脑内恶性肿瘤边界多不规则，常因肿瘤内部坏死液化而呈现为中央不均匀的低回声区。颅内转移性肿瘤的边界大多规则。

B型超声采集清晰的声像图需在颅骨打开后，这使其用于定性诊断的价值具有局限性。随着CT和MRI等其他神经影像技术的发展，颅内病变已能于术前得到较为准确的定性诊断。因此，病变定性仅作为其他术前影像学诊断的补充，而不是术中超声的工作重点。

（3）脑内深部病灶的定位

脑内病灶的准确定位，特别是深部的病变，是手术成功的基本保证。术中B型超声提供的是实时声像信息，可在手术过程中反复扫描，精确定位脑内病灶，引导手术轨迹。本组 500 余例病变中，有 107 例为脑内深部病灶，直径最小为 1.2 cm，均可在超声声像图上显影。其中 44 例深部病灶先用脑针在 B 型超声引导下穿刺定位病灶，然后沿穿刺道切开脑皮质，均顺利抵达病灶。由此可见，B 型超声对脑内深

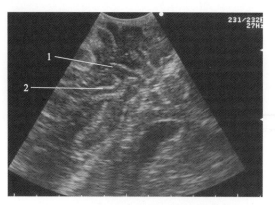

图 132 - 3　正常大脑组织脑实质表现

注:"1"示低回声;"2"示沟回、裂隙,为条状高回声。

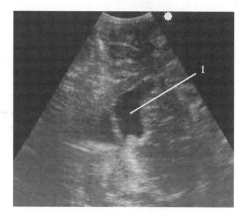

图 132 - 5　正常脑室

注:"1"为脑室。脑室内无回声,壁光滑。

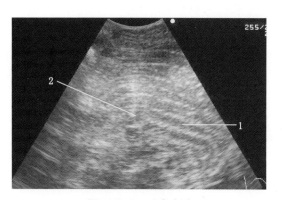

图 132 - 4　正常小脑

注:"1"为小脑半球;"2"为小脑蚓部,较小脑半球回声略高。

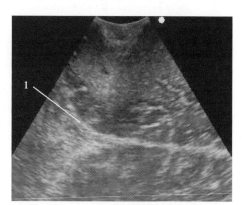

图 132 - 6　大脑镰及小脑天幕

注:"1"示"人"字型条形高信号,即小脑天幕。

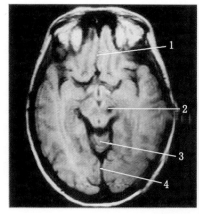
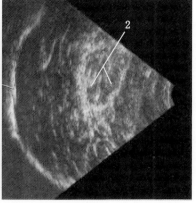

图 132 - 7　脑干水平切面 CT 与超声影像

注:1. 前纵裂;2. 脑干(大脑脚、中脑);3. 小脑蚓部;4. 后纵裂。

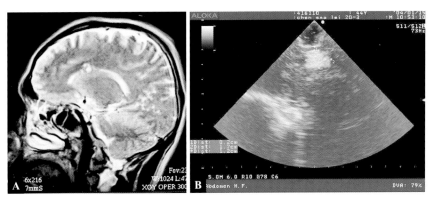

图 132-8　海绵状血管瘤

注：A. CT 图像；B. 超声图像，呈显著高回声。

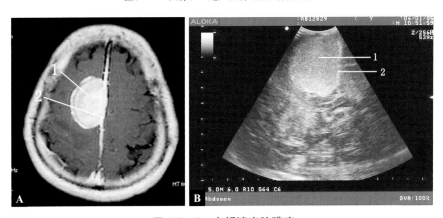

图 132-9　右额镰旁脑膜瘤

注：A. CT 图像；B. 超声图像。1. 脑膜瘤；2. 大脑镰，条形高回声。

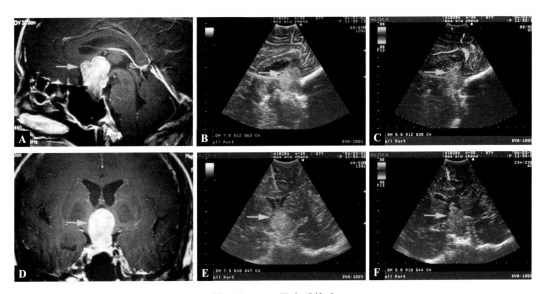

图 132-10　巨大垂体瘤

注：A、D. CT 图像；B、C、E、F. 彩色多普勒超声图像。垂体瘤在声像图上显示为类圆形高回声区（黄色箭头所指），边界较完整。彩色多普勒血流成像显示肿瘤上极的大脑前动脉 A_2 段（图 C，蓝色表示血流背向探头，红色表示血流正向探头）和两侧的颈内动脉（图 F，肿瘤两侧的红色血流）。

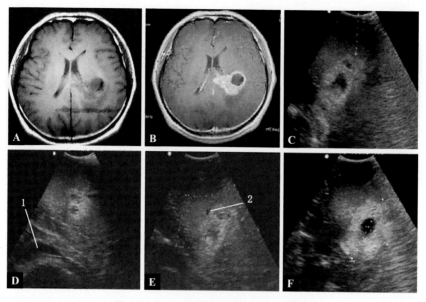

图 132-11　左颞顶深部胶质母细胞瘤

注:A、B 为术前 MRI 图像,A 为 T_1W 像,B 为增强后 T_1W 像。C~F 为术中 B 超图像。其中 D 图"1"为对侧侧脑室;E 图"2"为彩色多普勒血流成像,显示瘤周血管(蓝色表示血流背向探头);F 图为利用软件测量肿瘤大小。

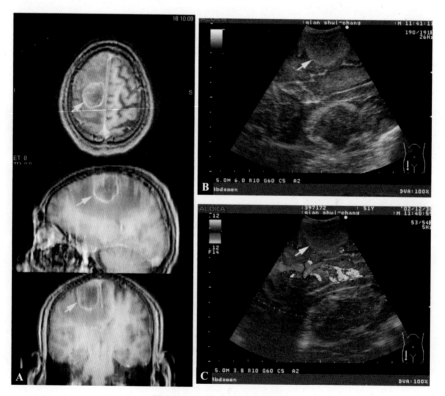

图 132-12　右额后转移瘤

注:A. MRI 图像;B、C. 超声图像,转移瘤在声像图上显示为类圆形高回声区(黄色箭头所指),边界较完整。彩色多普勒血流成像显示肿瘤深部脑血管(图 C,蓝色表示血流背向探头,红色表示血流正向探头)。

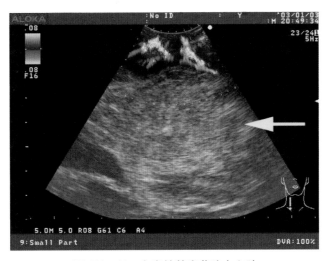

图 132 - 13　自发性基底节脑内血肿

注：图中黄色箭头所指为脑内血肿。浅表可见侧裂区血管（蓝色表示血流背向探头，红色表示血流正向探头）。

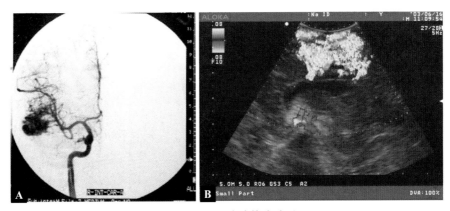

图 132 - 14　脑动静脉畸形

注：A. 脑动静脉畸形 DSA 成像；B. 彩色多普勒血流成像显示为特征性的红蓝混杂的团块状血流信号（蓝色表示血流背向探头，红色表示血流正向探头）。

部病灶定位准确，使用简便、安全，有一定的临床应用价值。尤其适用于脑内海绵状血管、脑转移瘤、囊性脑胶质瘤（图 132 - 15）和脑脓肿等声像图上易于分辨识别的病灶。

（4）实时监测手术进程

开颅手术中，常需要实时监控手术进程，有助于提高病灶切除率，降低正常脑组织损伤。以往术中评估脑肿瘤（例如脑胶质瘤）的切除程度，往往是依据术前影像学资料，结合对组织不同色泽和质地等特征的肉眼观察来判断，难免会有肿瘤残余。B 型超声可在术中实时地监测病灶的切除程度，

有效提高肿瘤切除率。M. A. Hammoud 等曾对 70 例胶质瘤和转移瘤的患者在 B 型超声指导下行开颅手术，术后早期 MRI 随访证实全切除率为 100%。笔者应用术中超声实时引导并监测 68 例脑胶质瘤切除术，亦取得了一定的临床应用效果（图 132 - 16）。但是由于手术创面的牵拉、积气、渗血、水肿以及明胶海绵等止血材料均会对超声成像产生干扰，加之声像图的组织分辨力不如 MRI 影像。因此，笔者认为单凭术中超声监测胶质瘤等脑实质性肿瘤切除率的有效性不如术中 MRI 技术。

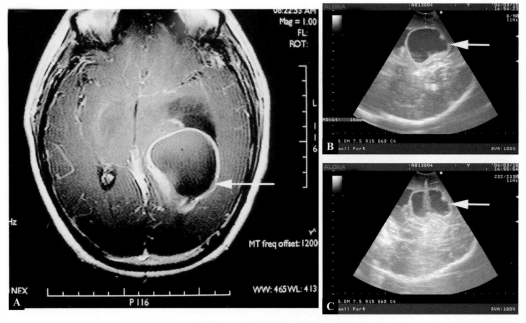

图 132 - 15　囊性病灶穿刺

注：A. 磁共振显示的囊性胶质瘤病灶（箭头所指）；B. B 型超声实时声像图引导下穿刺定位侧脑室三角区囊性胶质瘤（箭头所指）；C. 显示实时监测下金属脑针穿刺进入肿瘤囊腔内，脑针前端可见强回声彗尾。

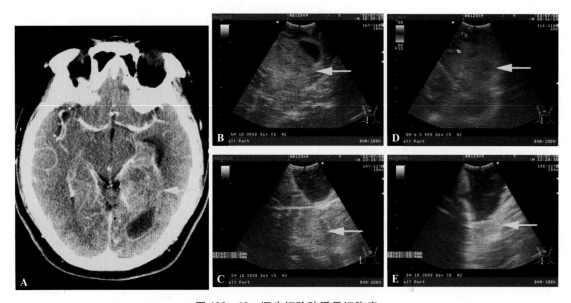

图 132 - 16　逐步切除胶质母细胞瘤

注：A. 增强 CT 显示左颞叶内侧胶质母细胞瘤（黄色箭头所指），肿瘤体积较大，肿瘤边界欠清；B. 声像图上见肿瘤显示为弥漫性高回声区，边界不清，其后缘见液性暗区为侧脑室枕角；C. 彩色多普勒血流成像显示肿瘤浅表血流较丰富；D. 术中复查超声图像显示肿瘤部分切除；E. 再次复查超声图像显示肿瘤仍有少许残留（黄色箭头所指），需进一步手术切除残余肿瘤。

（5）引导穿刺及活检

Sjolander、Tsutsumi 以及 Rubin 等都曾对超声引导下脑内病灶穿刺活检进行报道，结果较满意。

Rubin 还将其与 CT 引导的立体定向穿刺进行比较，认为 B 型超声能在直视下进行穿刺，简单、省时，可重复使用。实际操作过程中得到病变声像图后固定探头,在超声声像图的实时引导下穿刺病灶,活检取样2~3块肿瘤中心和边缘组织。活检结束后数分钟,重复超声扫描,可以排除穿刺点出血并发症。

超声引导穿刺术还可用于特殊情况下的脑室穿刺、脑内深部囊肿穿刺、脓肿穿刺和脑内血肿穿刺等。在脑内脓肿的穿刺过程中,超声扫描可以提供实时声像图,有助于术者动态了解脓液抽吸的程度,还可以在穿刺后于脓腔内注入抗生素溶液冲洗,带来很大便利。同样对于自发性脑内血肿,也可在超声引导下行血肿穿刺抽吸术。抽吸结束后还可动态观察有无再出血。

(6) 彩色多普勒血流成像技术的应用

彩色多普勒血流成像技术是其他影像学所不具备的,在颅脑手术中同样可以得到很好的应用。利用超声多普勒原理,可以显示颅内主要血管,观察并测定其血流动力学参数,区分动、静脉。因此有助于术中避免损伤邻近脑血管,减少出血量,降低风险。AVM在彩色多普勒血流成像下显示为特征性的红蓝混杂的团块状血流信号,其供血动脉血流速度是正常血管的2倍。因此,可用于脑内AVM畸形血管团定位,并逐一探查主要供血动脉。对于动脉瘤夹闭术,不仅可用于动脉瘤探查,还可用于术后评估

瘤颈夹闭是否彻底,以及载瘤动脉的通畅度和血流动力学变化等。

(7) 与常规神经导航技术相结合

术中超声技术仍存在以下局限性:

1) 与CT和MRI影像相比,声像图的清晰度和分辨率不高,不能清晰显示所有颅脑解剖结构。

2) 不同的组织结构可产生相似特征的回声信号,不利于鉴别不同的组织。

3) 病变定性能力不足。

4) 不能用于开颅术前检查。

术中超声信号采集时探头扫描切面受颅骨手术窗大小和位置的限制。为了弥补超声成像技术的不足,可以运用多模式医学影像融合技术将其与CT或MRI影像相融合,应用于神经导航手术,也称为超声神经导航技术。例如,美国Medtronic公司为StealthStation® 神经导航系统配套研发的SonoNav®超声导航模块,其支持ALOKA-SSD900超声仪和UST-9104-5神经外科术中专用探头(ALOKA公司,日本),并可将术中超声成像与术前CT或MRI影像融合应用于神经导航手术,实时纠正脑移位。同样德国BrainLAB公司也为其VectorVision®神经导航系统配套研发了类似的IGSonic®超声导航模块(图132-17)。

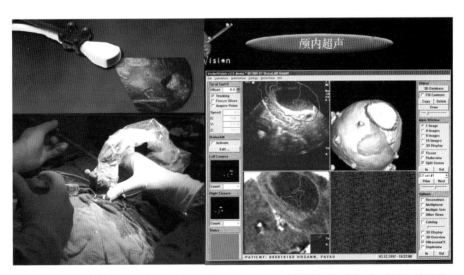

图 132-17 术中超声成像与术前CT影像融合应用于神经导航手术,实时纠正脑移位

图片来源:BrainLAB公司资料。

(8) 前景展望

1) 随着超声成像技术的发展,声像图的清晰度和组织分辨力有望进一步提高。而超声造影剂的应用使超声造影成像能对更多的病变进行定位与定性

诊断。F. Prada 等使用六氟化硫油性微泡作为造影剂,报道 71 例脑肿瘤切除术中造影剂增强超声的应用,发现胶质母细胞瘤、脑膜瘤及转移瘤表现为强回声,低级别胶质瘤及间变性胶质瘤表现为等回声或轻度强回声。结果显示:与传统术中超声相比,增强超声影像使得肿瘤成像更清晰;并可进一步鉴别肿瘤的传入及传出血管。

2) 目前 3D 超声成像技术已进入临床应用。从早期 B 型超声扫描的 2D 声像图三维重建技术到现在的实时 3D 成像探头的出现,标志着 3D 超声成像技术已趋成熟。3D 超声能提供更为直观的组织影像,这使得超声在神经外科手术中的应用范围与价值得到进一步提高。

3) 实时 3D 超声能给术者带来直观的术中导航影像,因此 3D 超声神经导航技术也将是今后临床应用研究的一个热点。此外,将术中实时超声影像与术前导航 MRI 影像融合,可以评估术中脑变形的方向及幅度,有利于指导手术医生采取适当补偿措施。近年也有一些研究利用术中实时超声影像构建脑变形数学模型,加载于术前 MRI 影像,计算 MRI 影像在术中的变形,以矫正常规导航术中脑变形导致的误差,但该技术尚未成熟。

132.1.2　常用超声神经导航系统

(1) SonoWand® 3D 超声神经导航系统

SonoWand®(MISON AS, Trondheim,挪威)是一种基于 3D 超声成像技术的术中影像神经导航系统(图 132-18)。其将标准神经导航仪和 3D 超声仪集成为一个系统。因此,SonoWand® 既可以采用术前 CT 或 MRI 影像实施常规神经导航手术,也可以用作独立的术中超声成像与手术引导系统;其独特优势更在于可以即时整合术中实时 3D 超声成像和术前 CT 或 MRI 影像,用以动态纠正脑移位误差,有效提高神经导航定位精度。

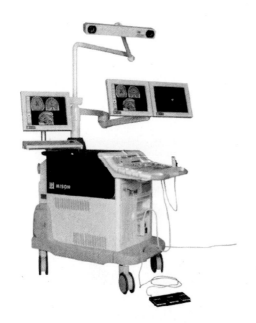

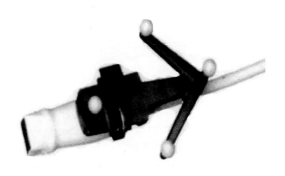

接驳了导航定位装置的3D超声探头

图 132-18　SonoWand®——基于 3D 超声成像技术的术中影像神经导航系统

图片来源:MISON AS 公司资料。

SonoWand® 可以在 30 s 内即时更新 3D 超声声像图,控制手术进程,即时评估手术切除范围,发现残余病灶(图 132-19)。

(2) SonoNav® 术中超声神经导航系统

SonoNav® 是在原有 StealthStation® 神经导航系统的基础上,配套研发的术中超声导航模块。其利用术中超声成像,帮助术者纠正脑移位误差,从而精确评估脑肿瘤等病灶的切除范围。通过术前 CT 或 MRI 图像解剖标志点与术中的超声图像上对应解剖标志点的逐一对比,还可以定量分析不同部位的脑移位幅度,在 3D 融合影像上直观显示(图 132-20)。因此 SonoNav® 有助于提高术中导航定位精度。

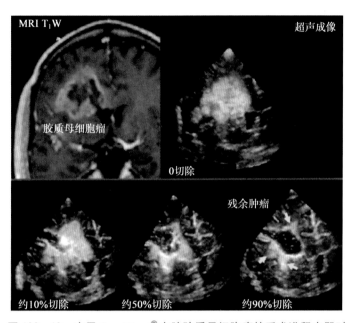

图 132 - 19　应用 SonoWand® 在脑胶质母细胞瘤的手术进程中即时
　　　　　评估肿瘤切除范围

图片来源：MISON AS 公司资料。

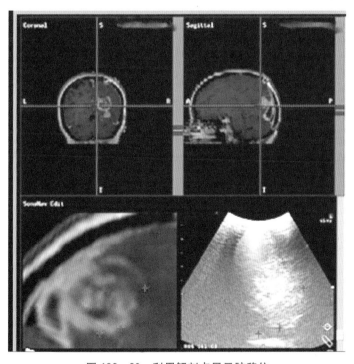

图 132 - 20　利用解剖点显示脑移位

注：在术前 MRI 影像上标记肿瘤轮廓（"十"字标志点），该系列标志点可以同步
显示在声像图上的对应位置。

1) SonoNav®的工作原理：常规术前导航注册完成后，术者执行开颅手术操作。一旦硬脑膜打开，脑移位即可发生。此时，术者即可采用影像导引的超声探头，对手术区域施行术中声像图采集，并以视频信号模式输入导航工作站。与 SonoWand® 系统相类似，SonoNav® 采用的超声探头也可以与导航定位装置接驳，超声探头的扫描位置和方向可以被红外线定位仪实时追踪。计算机工作站依据术中超声扫描的方位，将术前的 CT 或 MRI 影像重新格式化，生成对应切面斜向分割的 2D 体层影像，并可伴随声像图的变化而不断更新。对应切面的术前 CT 或 MRI 影像与术中超声图像可以叠加方式融合，同屏显示（图 132 - 21），并可任意调节两种影像的显示权重，便于解剖学细节的观察分析。这有助于术者准确解读术中超声图像所提供的组织信息。不同规格的导航探针和工具均可在 SonoNav® 术中超声导航模块中应用。

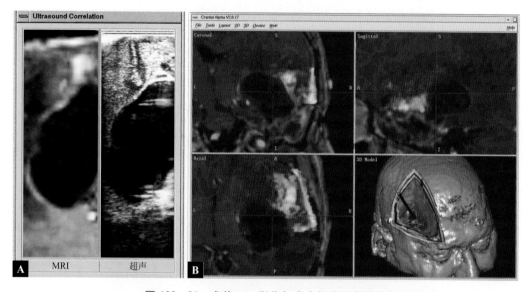

图 132 - 21　术前 MRI 影像与术中超声图像融合

注：A. 术前 MRI 与术中超声对照显示；B. 通过术前 MRI 与术中超声同时在 3D 图像上融合显示（采用温度伪彩色模式），形象地对比出软组织移位的程度。

2) SonoNav® 的系统组件：包括 SonoNav® 应用程序软件、与超声探头接驳的导航追踪定位装置、超声探头验证工具和视频电缆（图 132 - 22）。SonoNav® 目前主要支持日本 ALOKA 公司的 UST - 9104 - 5 神经外科术中专用探头。

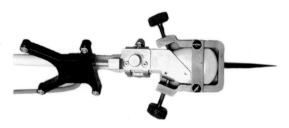

图 132 - 22　SonoNav® 的系统组件

3) SonoNav® 的工作流程：①超声探头接驳导航追踪定位装置和验证工具（图 132 - 22）。②在 StealthStation® 神经导航系统中验证超声探头（图 132 - 23）。③超声探头表面涂抹耦合剂，然后用 3 L 医用无菌塑料保护套包裹。保护套应透明，并与超声探头表面紧密接触，减少声能损失。④术中超声扫描，图像融合，影像识别与手术导航。

与 SonoWand® 相比，SonoNav® 是 StealthStation® 神经导航系统的功能模块之一。其优势在于保留了原有基于术前 CT、MRI 或 fMRI 等影像信息的各种先进神经导航功能，只需增加一台超声仪即可实现术中超声导航。但由于其集成了第三方的超声设备，因此设备在手术室内的占用空间较大，超声导航功能的操作便捷性也略逊于 SonoWand®。

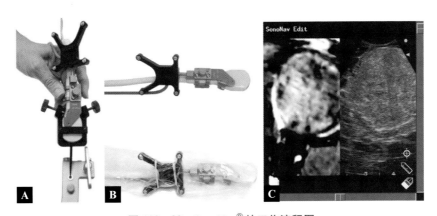

图 132 - 23　SonoNav® 的工作流程图

注：A. 接驳装置；B. 超声探头的准备；C. 超声扫描，图像融合。

132.2　术中 CT 及神经导航技术

　　20 世纪 90 年代出现的神经导航外科把现代神经影像技术、计算机三维图像处理技术、脑立体定向技术与显微神经外科技术有机地结合起来，大大提高了神经外科手术的准确性、安全性和客观性，成为现代神经外科学发展史上的重要里程碑。由于导航的影像资料采集于术前，术前注册时均假设被注册物体（患者颅脑解剖结构）固定无变形，但实际上患者的脑组织非刚性体，由于重力作用、组织生物力学属性、颅内压变化以及手术操作的影响，术中常发生脑移位。术中脑移位程度如超过允许的误差范围，将严重干扰神经导航技术的可靠性。此外，垂体瘤等鞍区肿瘤的经鼻-蝶导航手术虽然不受脑移位的影响，但由于该入路的手术野暴露较小，存在着视野的盲区，无法完全在直视下切除肿瘤，仅凭术者的主观经验常常造成肿瘤残留。

　　解决上述问题的最佳方法是术中实时影像技术。以往常用的术中影像技术主要包括：术中超声（B 型超声）影像技术和术中 CT 影像技术。术中 B 型超声的优点是简便、价廉、易于普及，但超声影像对颅脑解剖结构的分辨率不高。在软组织的分辨率上，CT 显示了其强大的优势，但由于第 1 代的 CT 体积巨大，操作复杂，成像时间长，因此无法在神经外科手术中应用。直至 20 世纪 80 年代，新一代螺旋 CT 的诞生，使得术中运用 CT 进行扫描成为可能。1979 年 Shalit 首次报道将术中 CT 用于颅内肿瘤切除手术中。此后至今，许多神经外科中心相继报道了术中 CT 在神经外科手术中的应用。

132.2.1　术中 CT 的构造

　　早期的术中 CT 仅仅是对诊断用的固定式 CT（fixed CT）进行了改造，将检查床改造成可用于神经外科手术的手术床。在手术中，需要扫描时，将手术床移向扫描机架，直至所需扫描的部位进入机架中央。扫描结束后，再将手术床移开，并可继续手术。但这类术中 CT 相当于将手术室搬进了 CT 室，因此为了适应手术的需要，要对原来的 CT 室进行较大的改造，且由于 CT 扫描仪器是固定的，其他常规手术室无法使用。20 世纪 90 年代中期，随着 CT 硬件设备的技术革新，扫描设备的体积大大缩小，其机动性得到了显著的提高。在此基础上诞生了可移动式 CT（mobile CT）或称便携式 CT（portable CT）。各制造商生产的可移动式 CT 在构造上大同小异，一般由扫描机架、手术床、操作台、主控制台四大部分组成。具有代表性的是哈佛大学麻省总院神经外科使用的 Tomoscan M 型可移动式 CT。其扫描孔直径为 60 cm，虽然比一般诊断用的扫描孔小，但已能满足受制动的头部在术中或神经外科重症监护病房（NICU）的应用，也适用于使用 Brown-Roberts-Wells 的立体定向架。术中 CT 的手术床底部配有滑轮，在扫描时可通过手术床的移动来进行多层面的扫描（图 132 - 24）。为了在手术室外（如 NICU）的应用，扫描机架可与手术床分离。扫描器有 512 像素显示矩阵，图像大小从 46 mm 至 456 mm。扫描器通过置于可活动小车上的电缆连接到计算机（Sun SPARC5；Sun Computer，Scottsdale，AZ）。

日本 Fukui 医科大学神经外科使用的 Toshiba X vision/SP 高速螺旋术中 CT 在设计上略有不同,它是将扫描机架固定于一个数控的基座上,该基座可在一条预先铺设的地面轨道上滑动。需扫描时可将扫描机架沿轨道移至手术床的头端,手术时再将其移回原先的位置(图 132-25)。

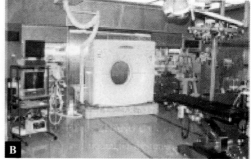

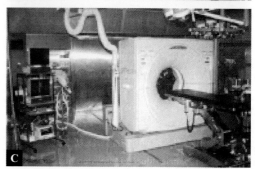

图 132-25 Toshiba X vision/SP 高速螺旋术中 CT 设备

注:A. 示意图。1. 移动 CT 机;2. 手术台;3. 手术监护仪;4. 控制台。B、C. 实景图,示扫描机架的手术位置(B)与扫描位置(C)。

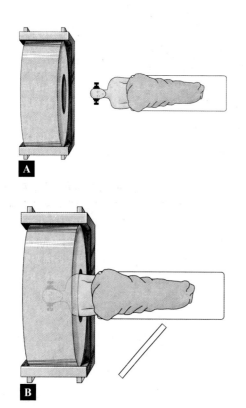

图 132-24 手术室可移动 CT 扫描示意图

注:A. CT 推入手术室,患者头部固定于可透 X 线的头架上,肩部支撑于固定在床上的适配器。B. 患者头部置于扫描机架内,进行多层快速扫描。

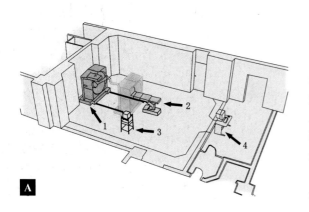

132.2.2 术中操作与防护

术中 CT 影像的采集通常是这样进行的:先在 CT 扫描机架和患者头部分别覆盖无菌的消毒单,然后将患者所需扫描的部位(通常是头部或颈部)送至扫描机架中央(图 132-26)。在手术室外的主控台操控下,先摄定位片以确定合适的扫描位置及所需的扫描层面,然后进行逐层扫描。在整个扫描过程中,麻醉医生可透过一块含铅的玻璃防护屏监视患者的情况,其余人员均暂时离开手术室,关闭手术室门以减少电离辐射对手术人员及周围环境的影响。

术中 CT 扫描产生的电离辐射对患者、医护人员及周围环境的影响是一个不容忽视的问题。因此在使用前必须对其放射性进行测量和评估。通常测量电离辐射的剂量是采用头模及体模进行扫描,扫描时将数字式放射探测仪分别放置于模型的内部、距扫描机架 1 m 的半径范围、距扫描机架 2 m 处、铅玻璃防护屏后、手术室玻璃窗外、手术室门内及门外,以记录整个手术室不同位置所受的辐射量。其中在铅玻璃防护屏后、手术室玻璃窗外及手术室门外(门处于关闭状态)的辐射剂量必须控制在安全范

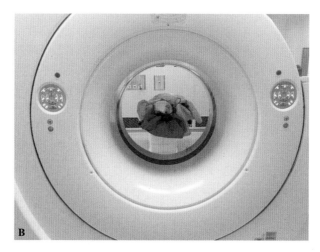

图 132 - 26　术中 CT 扫描

注:患者头部用消毒敷料严密保护后,送入 CT 扫描孔内进行扫描。

围以内。此外,在日常使用中,所有暴露在此环境中的医护及工作人员均需佩戴胶片式辐射剂量计,每月收集一次读取累积的剂量,以评估放射线对相关人员的影响。

132.2.3　术中 CT 与神经导航技术的结合

Koos 等于 1997 年报道了术中 CT 结合传统的无框架神经导航技术用于颅底脑膜瘤及颅咽管瘤的手术。通过将术中 CT 扫描获得的影像数据整合入导航系统,更新原有的术前影像数据,可弥补术中脑移位所引起的导航误差。Matula 等报道术中 CT 与神经导航结合用于显微神经外科及神经内镜手术,可显著提高导航的精度。Nakao 等也指出,通过 CT 扫描实时更新导航数据不仅提高了导航的精度及肿瘤的切除率,且相对于术中 MRI 更为方便易行,对手术室及手术器械的要求亦不高。

132.2.4　术中 CT 在各类神经外科手术中的应用

(1) 术中 CT 在颅脑肿瘤手术中的应用

在各类神经外科手术中,术中 CT 应用最广泛的是颅内肿瘤切除术。Kubota 等报道了 156 例术中 CT 辅助下的颅内肿瘤切除术。其中几乎所有的大型垂体腺瘤在术中第 1 次扫描均发现有肿瘤残留而需进一步切除(图 132 - 27)。在其余肿瘤中,有 2/3 在术者估计肿瘤已全切除后行术中 CT 扫描发现有肿瘤残留,从而使肿瘤的全切除率得到了显著

提高。Gwinn 等报道术中 CT 辅助下切除儿童大脑半球深部的星形细胞瘤,认为术中 CT 有助于确定深部的关键解剖结构,定位残留的肿瘤,对避免损伤重要功能结构、降低手术致残率起着关键的作用。但他同时认为,术中 CT 对肿瘤是否全切除并非是个决定性因素。Hosoda 等首次利用队列研究探讨术中 CT 在低级别脑胶质瘤手术中的作用,实验组采用术中 CT,对照组常规手术,每组各 23 例,结果表明:实验组肿瘤全切除、次全切除、部分切除、活检率分别为 39.1%、34.8%、21.7%、4.4%,而对照组分别为 0、13%、60.9%、26.1%,两组间有显著统计学差异,术中 CT 可提高低级别胶质瘤切除程度及改善预后。Barbagallo 等报道回顾性队列研究,术中 CT 对于高级别脑胶质瘤手术的作用,实验组采用术中 CT 结合术中 5-氨基酮戊酸(5 - ALA)荧光,对照组单用术中 5 - ALA 荧光,每组各 25 例病患,结果表明:实验组有 8 例(32%,8/25)术中 CT 发现残留肿瘤并指导进一步切除,最终该 8 例平均切除率达 97.3%;对照组有 6 例(24%,6/25)发现残留肿瘤,最终该 6 例平均切除率为 98%,但两组间肿瘤切除率无统计学差异,组间术后卡诺夫斯凯计分(KPS)、无进展生存期(PFS)、总生存期(OS)也无统计学差异。虽然如此,作者仍推荐术中 CT 应用于胶质瘤手术,认为两组间无统计学差异的原因可能是由于实验组纳入了更多的多发肿瘤病例,推荐术中 CT 与 5 - ALA 的联合应用。

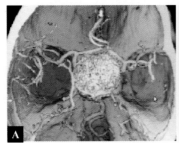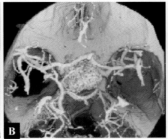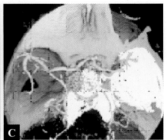

图 132-27　垂体瘤术中 3D CT 图像

注:A. 肿瘤切除前;B. 切除后第 1 次扫描;C. 进一步切除后再次扫描。

(2) 术中 CT 在脊柱、脊髓手术中的应用

由于 CT 在骨性结构显示方面的优势,许多神经外科医生将术中 CT 应用于脊柱、脊髓手术中。Kubota 等报道了 83 例术中 CT 辅助下颈椎退行性变的椎管减压术,其中 43 例在术中扫描评估后需做进一步的骨质切除,因此术中 CT 对提高椎管减压术的彻底性有重要意义。在 Hum 等报道的复杂颅颈交界处畸形的前路减压术中,术中 CT 的使用同样有助于更充分地减压。此外,在 Kubota 和 Hum 报道的脊髓肿瘤切除手术中,术中 CT 显著提高了肿瘤的切除率。

(3) 术中 CT 在立体定向及功能神经外科中的应用

与神经导航相似,立体定向手术也是基于术前影像引导手术的路径。但在实际的手术操作过程中穿刺针是否按照术前计划的穿刺路径进入? 其尖端是否到达目标位置? 对于囊性病灶的穿刺抽吸效果如何? 穿刺后是否发生穿刺部位或针道的出血? 这些问题以往在术中很难作出及时判断。而术中 CT 应用于立体定向及功能神经外科手术后,这一状况得到了根本上的改变。Patil 等报道了 216 例立体定向手术(包括深部病灶的活检、内放射物质的植入、丘脑切开术及血肿、囊肿、脓肿的穿刺抽吸),应用术中 CT 扫描可明确探针尖端是否精确地到达目标位置。Uematsu 等在立体定向活检术中,通过 CT 扫描发现当探针尖端接近目标时,目标已发生移位,可在术中 CT 的引导下调整探针的位置,从而保证了活检位置的精确性。Lunsford 对术中 CT 在立体定向及功能神经外科手术中的作用做了如下总结:① 术中 CT 扫描可明确穿刺针尖端是否准确到位,针道是否偏离计划的穿刺路径并作出及时调整;② 在囊性病灶穿刺抽吸后,通过扫描可实时判断抽吸是否完全,且通过术中 CT 自带的体积计算软件,可计算出残留囊液的量以指导进一步抽吸;③ 穿刺后立即扫描,可检查有无与穿刺相关的出血,从而提高手术的安全性。

(4) 术中 CT 在其他神经外科手术中的应用

Fraioli 等报道将术中 CT 应用于脑脊液瘘修补术,通过术中扫描可帮助外科医生更精确地定位瘘口。此外还有学者报道将术中 CT 应用于眼眶壁骨折的复位手术中,可实时监控和评估复位的情况。

(5) 术中 CT 模拟术中 MRI 技术

M. Riva 等 2019 年报道,利用术中 CT 影像,基于有限元模型理论,建立个体化的生物力学脑移位模型,将术中 CT 与术前 MRI 进行弹性融合,最终生成一个模拟术中脑移位的虚拟磁共振图像(图 132-28)。该团队共应用 10 例脑肿瘤患者,并通过选取解剖标志点,对该方法的融合准确性进行了定量研究,弹性融合组与传统刚性融合组的融合误差分别为 1.81±1.52 mm 及 5.53±2.46 mm,弹性融合法能将导航准确度平均提升 32%(9%~54%),结果表明,利用术中 CT 影像,将术前 MRI 模拟变形,模拟术中 MRI,有望矫正脑移位误差,提升导航精度。但该方法还有待大样本数据进一步验证。

综上所述,术中 CT 提高了神经外科手术的精确性与安全性。与其他术中影像技术相比,其优点在于:① 对软组织的分辨率高于 B 型超声,对骨性结构的分辨率更是高于 MRI;② 术中数据采集相对于 MRI 方便迅速;③ 无须对手术室进行大的改造,各种常规手术器械均可使用。其缺点在于:① 对于脑组织特别是幕下结构的分辨率低于 MRI;② 由于存在放射性,术中多次扫描对患者及医护人员的影响不容忽视。

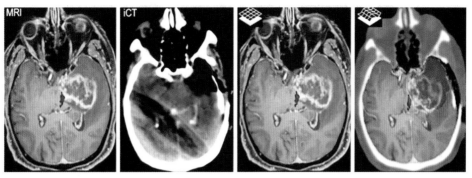

图 132 - 28 利用术中 CT 影像,通过弹性融合方法,模拟术中 MRI

132.3 术中 MRI 及神经导航技术

132.3.1 术中 MRI 的发展简况

MRI 由于具有高度的软组织对比、精确的空间和时间分辨力、任意平面三维成像能力、脑功能成像和无电离辐射等优势,成为术中影像导引手术的首选。开放式 iMRI(图 132 - 29)的出现,使术中实时成像成为可能。

最早报道应用 iMRI 的是美国哈佛大学 Black 课题组(1996)。经 20 余年努力,iMRI 导航的设备和技术有了很大的发展和提高。一般认为,iMRI 导航设备经历了下列 3 个发展阶段:①第 1 代低磁场 iMRI,外科手术在 MRI 室进行,代表设备如 GE 公司 Signa系统;②第 2 代 iMRI,有高或低磁场诊断用 MRI,经改装可在空中或地面轨道移动于手术室和 MRI 诊断室,可一机两用。代表设备有 Hitachi、Philips 和 Siemens 等;③第 3 代 iMRI,把 MRI 搬入手术室,实现了真正的手术室专用,代表设备有低磁场的 PoleStar N系统(图 132 - 30)、高磁场的 IMRIS 的移动磁体系统(图 132 - 31)和 Philips 公司的移动手术床系统等。

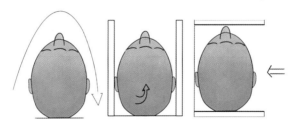

图 132 - 29 开放性 iMRI 不同的操作范围(90°～180°)

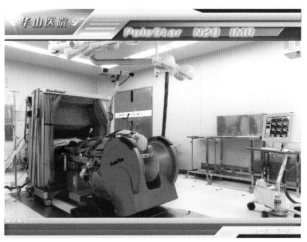

图 132 - 30 PoleStar N20 低场强 iMRI 系统(0.15T)

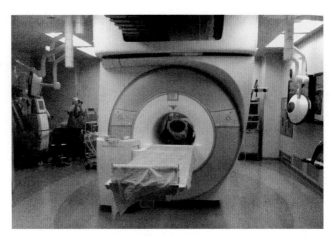

图 132 - 31　IMRIS 高场强 iMRI 系统(3.0T)

132.3.2　术中 MRI 设备的类型

（1）根据磁体和手术室的设计分类

1）垂直双平面超导磁体设计,如美国哈佛大学 Brigham and Women 医院的美国通用电气医疗 Signa SP™/i0.5T MRI。

2）水平双平面或 C 型永磁体设计,如日本日立医疗的 AIRIS™- Ⅱ 0.3T MRI 和德国西门子医疗的 Magnetom™ Open 0.2T MRI。

上述两种技术是把手术床搬入 MRI 诊断室。

3）真正意义上进入手术室的 MRI 系统,磁体和扫描机的基础设计均有创新。例如:美敦力的 PoleStar™N 20 0.15T MRI 采用垂直双平面永磁体,具有低场强、移动灵活、可安置于常规神经外科手术室等优点。2006—2010 年,华山医院应用 PoleStar™N 20 iMRI 导航手术 300 余例,达到了一定的临床效果。IMRIS 系统是目前唯一将 1.5T 或 3.0T 超高场强超导磁体利用空中轨道专利技术在手术室内自由移动的系统,并以 iMRI 为中心,集成建立数字一体化神经外科手术中心。国内解放军总医院 2009 年安装和应用 1.5T iMRI;华山医院 2010 年底安装和应用 3.0T iMRI,迄今已应用导航手术 3 000 余例,取得了良好疗效,具体病例分布见图 132 - 32。第 3 代 iMRI 的共同特点是无需移动患者,就可进行术中实时成像,引导医生从任意角度实施手术操作。

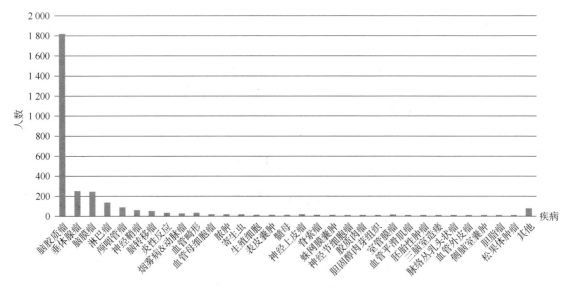

图 132 - 32　华山医院神经外科 3 000 例 iMRI 手术病例分布图

（2）根据磁体场强的大小分类

一般把 MRI 磁体的场强小于 0.5T 的称为低场强，0.5T～1.0T 为中场强，1.0T～1.5T 为高场强，大于 2.0T 被称为超高场强。临床应用型 iMRI 最高场强已达 3.0T。

1）低场强 iMRI 与高场强 iMRI 比较：当场强下降时，信噪比也随之下降，麦克斯韦效应（Maxwell term）增大。因此，低场强 iMRI 的成像质量总体上不如高场强 iMRl。例如，侵入海绵窦的垂体瘤，与高场强 iMRl 相比，0.15T iMRI 的成像准确性仅为 33.38%。高场强 iMRI 的技术优势还在于：①在保证信噪比的前提下，提高磁体场强可缩短 MRI 信号采集时间。②采集化学位移信息，实现磁共振波谱（MRS）对组织代谢物的化学定量分析。③增强磁敏感效应，应用血氧水平依赖（BOLD）和弥散张量成像（DTI）技术，实现脑功能成像（fMRI）。④梯度线圈的场强和切换率高，可以实现 DTI、弥散加权成像（DWI）、灌注加权成像（PWI）和磁共振血管成像（MRA 和 MRV）等。Nimsky 等在德国同一医疗单位先后应用低场强及高场强 iMRI 指导胶质瘤切除，认为高场强 iMRI 成像清晰度和工作流程均优于低场强 iMRI，更重要的是高场强 iMRl 手术组患者中 41% 通过 iMRI 检查发现肿瘤残留而行扩大切除，而低场强 iMRI 组因成像清晰度的缘故，只有 29% 患者发现肿瘤残留而扩大切除。由于高场强 iMRI 可以完成 DTI、BOID、MRS、PWI 等新型结构成像功能及代谢成像，相比低场强、中场强 iMRI 优势明显。高场强 iMRI 在中枢神经系统的结构与功能成像中具有明显优势，但也存在高成本、强噪声、射频脉冲能量在人体内累积、金属伪影增加等缺点。低场强 iMRI 可利用自身的性能特点与成像技术改进来提升信噪比，弥补图像质量与高场强者的差距。此外，低场强 iMRI 的噪声轻，射频脉冲能量在人体内累积较弱，心电门控信号畸变小，患者更安全舒适，也更易合作。低场强 iMRI 通过配置高性能的梯度系统、射频系统及计算机系统，已经实现了多数与高场 iMRl 相当的脑结构成像，且相对价格低、体积小、操作简便，在一定范围内易推广。例如，可安装于常规手术室内的 Polestar N 系列 iMRI，医生可在术中自行操作磁体，并兼容大部分常规手术器械。但目前市场上低场强 iMRI 仍无法直接用于 fMRI、MRA 与组织代谢物定量分析。

2）高场强（1.5T）与超高场强（3.0T）iMRI 的比较：与 1.5T iMRI 相比，3.0T iMRI 的优势主要表现为：①图像信噪比高，成像更清晰。不同成像序列和部位的图像信噪比增加是不同的，其中 T_2WI 优于 T_1WI。Wolfsberger 等对鞍区病变术前分别行 3.0T 和 1.0～1.5T iMRI 导航，结果发现：3.0T iMRI 对于显示鞍区和海绵窦内脑神经等细微结构具有优势，尤其适用于手术导航。Nagae-Poetscher 等应用 3.0T MRI DTI，显示常规 MRI 难以识别的脑干内部细微结构，如下橄榄核、深部小脑核、脑干周围的脑神经和穿行于脑干的白质纤维。②成像速度更快。在 1.5T 设备上欲获取等同 3.0T iMRI 图像信噪比，必需增加重复时间（TR）、采集次数或相位编码数，这些都会延长成像时间。同时 3.0T iMRI 的并行采集能力的提高，也加快了成像速度。③增加化学位移效应。化学位移有很强的场强依赖性，它随着静磁场强度的增加而增加。3.0T iMRI 的化学位移效应是 1.5T 的 2 倍，使 MRS 对代谢产物的分辨力得到提高，同时也使脂肪饱和技术更容易实现。④磁敏感效应增强，从而增加 BOLD 和 DTI 效应，使 fMRI 的信号变化更为显著。因此，3.0T iMRI 在脑高级神经功能研究领域具有优势。⑤驰豫时间延长，有助于更快、更清晰的 MRA。因此，与 1.5T iMRI 相比，3.0T iMRI 应用于中枢神经系统具有更多优势，主要表现为成像更快、层面更薄、细微神经与血管结构显像更清晰、脑功能研究和组织代谢物定量分析更精确。

3.0 T iMRI 仍存在以下不足：①场强越高，电介质效应越明显。由于发生波的干涉作用，造成图像信号强弱不均、中心信号偏高。②射频特殊吸收率（specific absorption ratio，SAR）增加，引发的生物效应主要是组织产热，可导致局部体温升高。SAR 与主磁场强度的平方成正比。3.0T 的场强是 1.5T iMRI 设备的 4 倍，因此 SAR 的问题在 3.0T MRI 上表现得相对突出。新型 MRI 设备均有安全控温设计，极端状况下机器可自我保护终止扫描，因此临床尚未见热损伤的报道。此外，用梯度回波（GRE）序列代替自旋回波序列（SE）和快速自旋回波序列（FSE），SAR 的问题也会有所改善。③与 1.5T iMRI 相比，运动伪影（如不自主运动、呼吸、心血管以及体液搏动）、化学位移伪影（常发生在水和脂肪交界处）及磁化率伪影（多为颅内铁磁性金属异物或含铁血黄素沉积所致）等在 3.0T iMRI 上更为明显。上述不足虽经制造工艺的改进和技术的弥补,不对临床应用产生明显不良反应,但应引起注意。

132.3.3　术中 MRI 适应证及临床应用

回顾 iMRI 研发过程,iMRI 在神经外科手术中的主要应用在于:①纠正导航过程中出现的脑移位;②确认肿瘤残留的解剖部位及大小状态;③脑内病变活检;④功能神经外科;⑤血管病,如 iMRI 血管成像技术及灌注成像技术实时了解动脉瘤夹闭是否完全,以及动静脉畸形切除后有否责任血管支配区域缺血;⑥多模态磁共振成像功能导航;⑦在 iMRI 引导下聚焦超声波进行病灶毁损,监测及控制肿瘤间质内高温治疗的进程;⑧全脑监测,预防并及早发现手术相关并发症的发生。

（1）纠正脑移位

脑组织并非刚性结构,在手术过程中由于重力作用、脑脊液丢失、脑水肿、脑组织或肿瘤切除、使用脑压板等因素的作用下将发生移位,在绝大多数开颅手术中脑移位可达到或超过 1 cm。以往的神经导航图像均来自术前 MRI 或 CT 等,而术中脑移位的发生,加上导航本身的误差使得这种导航的精确度大为降低。很多学者设计了多种方案以期纠正脑移位引起的误差,但至今均未找到特别有效的方法。iMRI 利用术中扫描更新图像,重新注册,图像质量与术前图像几乎无差异,很好地解决了这个问题,使导航精度得到很大提高。

（2）脑内肿瘤手术

1）胶质瘤:

A. 成人胶质瘤:在低级别胶质瘤患者,预后因素包括年龄、组织学级别、肿瘤大小及切除范围、术前神经系统状态、手术前症状持续时间等。此外,越来越多的人同意:转变为恶性的高级别胶质瘤形式的复发是这类患者死亡的主要原因。就手术而言,肿瘤全切除才意味着根本性的治愈,即使残留少量的肿瘤都终将恶变为高级别或胶质母细胞瘤而危及患者生命。在高级别胶质瘤,有研究表明大于 98% 的病变切除率将明显延长患者术后的生存时间,尤其是对 KPS 较好的年轻患者而言;肿瘤的切除百分比与患者的生存时间成正相关。

自 1994 年第 1 台 iMRI 开始运行,其主要应用于指导胶质瘤的切除,同时有越来越多的 iMRI 指导胶质瘤手术获得更好疗效的报道。Schwatrz 等指出当视觉判断脑胶质瘤已全切除时,仍有 33%～

67% 病例有肿瘤残余。即使应用常规神经导航,也有近 1/3 病例发生肿瘤残留。术中最大限度减少瘤负荷,不仅有利于后续规范化综合治疗,而且能延长肿瘤无进展期与生存时间。在 Winz 等报道的病例组中,有 62.1% 的高级别胶质瘤和 41.4% 的低级别胶质瘤 iMRI 发现有肿瘤残留需进一步切除。Senh 等报道了一项随机前瞻性临床试验的初步分析,患者被随机分为 iMRI 组和常规显微外科手术组,两组患者在年龄及术前肿瘤体积方面无差异。结果提示 iMRI 组肿瘤全切除率明显高于常规显微外科组,而肿瘤残留体积明显小于常规显微外科组。Nimsky 等将 1.5T iMRI 系统用于 106 例胶质瘤手术,iMRI 发现 63% 病例有肿瘤残留,其中 26% 的病例获得进一步手术达到全切除,极大提高了手术全切除率;部分病例 iMRI 发现术中脑移位明显,用术中图像更新注册后得到了很好的纠正。Claus 等回顾性分析 156 例 iMRI 指导的幕上低级别胶质瘤手术,发现肿瘤次全切除者复发风险是全切除者的 1.4 倍,死亡风险是 4.9 倍;使用 iMRI 指导手术者,1、2 及 5 年病死率分别为 1.9%、3.6% 和 17.6%,均显著低于文献报道的平均水平。华山医院回顾性分析 158 例低场强 iMRI 胶质瘤手术,术后早期高场强 MRI 证实 143 例(90.5%)获肿瘤全切除,高于常规神经导航手术全切除率(82.7%),患者术后严重致残率(重度偏瘫、完全性失语或植物状态等)6.8%,低于常规神经导航手术(15.0%)(图 132-33)。上述结果均令人鼓舞,但尚有待大规模的前瞻性研究进一步证实。

2011 年,Pieter 等系统综述比较 iMRI 对于高级别胶质瘤手术的效用,共纳入 12 项对照研究,其中 2 项为前瞻性,10 项为回顾性研究;10 项研究为低场强 iMRI,2 项为高场强 iMRI。病例总数为 445 例。遗憾的是所有研究均非严格随机分组。最终以询证医学 2 级证据证明:iMRI 导航相对于传统导航有助于提高肿瘤切除程度、提高生存质量和延长术后生存期。同年,Christian Senft 等发表了低场强 iMRI 对于高级别胶质瘤的随机对照单盲试验研究,历时 3 年,共入组 58 例,结果表明:iMRI 组肿瘤全切除率(96%)明显高于对照组(68%),术后新发神经功能障碍两组无差异,肯定了 iMRI 的临床意义。A. M. Mohammadi 等报道 102 例 iMRI 指导强化或不强化脑胶质瘤患者手术切除,其中 54 例(52.9%,54/102)发现肿瘤残留并进行了进一步切除,显著提高

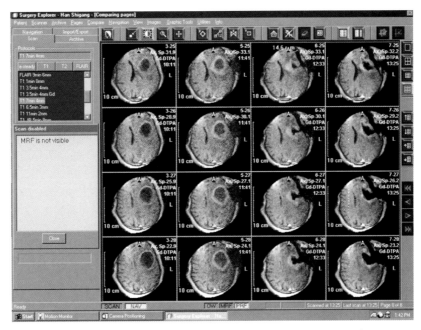

图 132-33　PoleStar N20 0.15T iMRI 导航左额胶质瘤切除术

注:从左至右 4 列图像依次为术前扫描定位;硬脑膜剪开后脑移位;肿瘤切除后发现残留;在导航下进一步切除后证实全切除。

了肿瘤切除率。2016 年,J. Coburger 等报道德国多中心 iMRI 应用于低级别胶质瘤手术的回顾性分析,共纳入 288 例(包括早期的 84 例 0.2T 低场强 iMRI 及后期的 204 例 1.5T 高场强 iMRI),结果表明:肿瘤全切除率是明显影响无进展生存期(PFS)的独立因素(HR:0.44,$P < 0.001$),且肿瘤全切除并不增加术后新发神经功能障碍发生率;进一步多因素分析肿瘤全切除率的结果表明,应用高场强 iMRI 以及肿瘤是否位于功能区是影响肿瘤全切除率的重要因素,且应用高场强 iMRI 的肿瘤全切除率明显高于低场强 iMRI(85% *vs* 57%,$P < 0.001$),但磁共振的场强并不直接影响 PFS。

　　迄今为止,尚无大样本、随机对照、双盲/三盲的实验来验证 iMRI 的有效性。为解决该问题,华山医院从 2011 年开始进行了单中心、大样本、随机对照、三盲实验研究(ClinicalTrials.gov 注册号 NCT1479686),中期结果摘要发表于 2013 年 *Neurosurgery* 杂志,结果表明:iMRI 组胶质瘤全切除率(84%)明显高于对照组(51%),其中高级别胶质瘤为 88.24% *vs* 66.67%,低级别胶质瘤为 80.95% *vs* 44%(iMRI 组 *vs* 对照组)。回顾性分析

华山医院 2010 年 12 月至 2016 年 12 月利用 iMRI 进行开颅手术的 366 例脑胶质瘤患者临床资料,结果表明:366 例中 246 例(67.2%,246/366)达到肿瘤全切除;所有患者中,90 例(24.6%,90/366)在 iMRI 扫描后进行了二次肿瘤切除,较首次切除后手术切除范围(EOR)显著提高(分别为 95.9%、81.9%,$P < 0.001$)。在本研究中,366 例患者的随访时间为 1.0~79.6 个月,胶质母细胞瘤患者的中位总生存期(OS)及 PFS 分别为 17.53 及 12.5 个月,该预后要高于国外同期的报道。进一步分析发现:达到手术全切除的胶质母细胞瘤患者,其中位 OS 及 PFS 可达到 20.0 及 13.2 个月,而未达到手术全切除的胶质母细胞瘤患者中位 OS 及 PFS 仅为 14.1 及 9.2 个月。因 WHO Ⅱ级及Ⅲ级脑胶质瘤随访时间较短,目前尚未得到中位 OS。相信在不久的将来,我们有望得到询证医学一级证据来评价 iMRI 对于胶质瘤手术的意义。

　　B. 儿童胶质瘤:由于术后放疗或化疗严重影响脑组织发育,所以肿瘤全切除对于儿童患者的预后尤为重要。Vitaz 等及 Samdani 等分别用 iMRI 于 38 例及 20 例儿童颅内病变,其中包括开颅胶质瘤切除及定向穿刺活检、囊肿穿刺、经蝶垂体瘤手术

等,病变切除率明显提高,未发现感染、出血及其他神经系统并发症。Nimsky 等也在 33 例儿童患者手术中使用 iMRI,其中囊肿引流术 9 例,评估癫痫切除范围 6 例,垂体瘤切除 6 例,胶质瘤及其他肿瘤 12 例,也均较好地指导了手术,未发现并发症。

2) 垂体瘤:iMRI 导航可及时发现肿瘤残余,提高肿瘤切除率,有效防止重要结构的损伤(如视神经、颈内动脉)。Michael 等使用 PoleStar N-10 系统(0.12T)在 112 例神经外科手术中,有 2/3 的病例影响了手术方式,包括进一步切除肿瘤或避免过多切除。G. William 等报道,在手术医师认为肿瘤已全切除的情况下,仍有 82% 的病例经 iMRI 证实需进一步切除。此后也有多家中心进行了统计,该数字在 65%~92%。华山医院前期对 55 例垂体大腺瘤(Hardy Ⅱ~Ⅳ级),采用 0.15T iMRI 引导经鼻-蝶窦切除术,手术全切除率由 58.2% 提高至 83.6%,术后内分泌治愈率达 70% 左右;与术后早期(<72 h)3.0T MRI 相比较,低场强 iMRI 的成像准确性达 81.8%(图 132-34)。2010 年后,华山医院总结 29 例垂体大腺瘤经鼻-蝶窦入路手术应用 3.0T 超高场强磁共振,使手术全切除率从 71.7% 提高到 90.0%,未发生与 iMRI 相关并发症如出血、感染(图 132-35、132-36)。Nimsky 等报道了 106 例 1.5T iMRI 引导经蝶窦无功能性垂体瘤切除术,肿瘤全切除率从 58% 升至 82%。高场强 iMRI 能够即时反馈肿瘤切除范围,并显示邻近海绵窦、颈内动脉、视交叉及下丘脑等重要结构,提高手术精确性和安全性。此外,联合使用 iMRI 及内镜在经蝶手术中将有较好的前景。

3) 其他:也有少量报道 iMRI 应用于其他颅内肿瘤如脊索瘤、海绵状血管瘤、颅咽管瘤等,初步结论效果良好。

(3) 脑内病变活检

iMRI 使立体定向颅内操作过程从"看不见"变成"看得见",使"不可控制"变成"可以控制",由此带来了下列巨大的改变:①虽然目前的活检技术已达到了高度的精确性,但 iMRI 可实时地监测探针在脑实质内的位置,可以纠正靶点移位造成的误差。iMRI 系统几乎可以在操作过程中实时地成像,而不需要移动患者或磁共振系统,通过光学示踪仪器可将成像面与穿刺轨道面融合,实时的显示探针的位置及靶点可能产生的移位,从而可以及时调整,保证

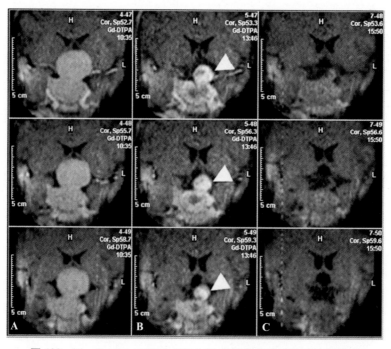

图 132-34　PoleStar N20 0.15T iMRI 导航垂体无功能腺瘤切除术

注:从左向右依次为术前扫描(A);肿瘤切除后术中扫描提示肿瘤残余(B);残余肿瘤被进一步切除,最后扫描显示影像学全切除(C)。

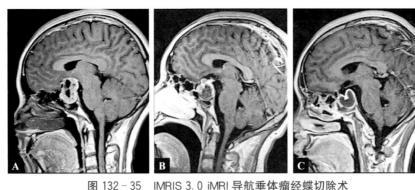

图 132 - 35 IMRIS 3.0 iMRI 导航垂体瘤经蝶切除术

注:从左向右依次为术前扫描(A);肿瘤切除后术中扫描提示肿瘤残余(B);残余肿瘤被进一步切除,最后扫描显示影像学全切除(C)。

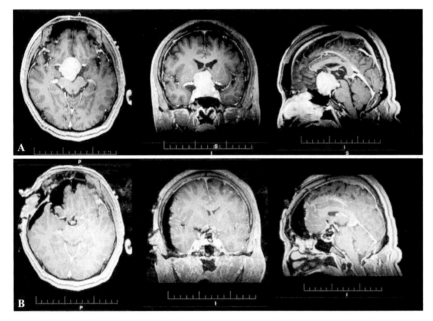

图 132 - 36 IMRIS 3.0 iMRI 导航垂体瘤开颅切除术

注:A. 术前示肿瘤;B. 术中扫描证实肿瘤影像学全切除。

穿刺的精确性(图 132 - 37)。②由于可以动态地显示穿刺针的位置,从而保证了取样位置的准确性,甚至不必再通过冰冻切片来验证是否已取到感兴趣的组织;或者当术中快速病理检查回报结果是阴性时,能在同台手术中再次通过 iMRI 勾画进一步活检的靶区。③iMRI 能够显示穿刺道的位置,避免沿同一穿刺道进入靶区;同时,由于可以"看见"取样的位置,故可减少取样次数,从而减少出血的发生率。④结合新技术提高阳性率,iMRI 可将术前的 PET、PWI 或 MRS 图像与 MRI 图像融合以提高活检的准确性。⑤省略了传统立体定向的头部框架安装,

减少了患者痛苦,也省略了传统导航的头皮标记点及注册过程,计划和操作一次性完成。在多靶点活检中,iMRI 有利于减少传统立体定向反复定位的操作。⑥iMRI 可及时发现穿刺引起的出血等并发症,而不必等到术后复查 CT,为及时采取措施赢得了宝贵时间。

Black 等首次报道应用 iMRI 引导术中立体定向活检。华山医院利用 3.0T 超高场强术中磁共振系统在结构影像的基础上结合多模态影像如 PWI、MRS、DTI、BOLD 等,通过代谢及功能信息优化靶点选择,设计穿刺路径,导航下实施多靶点活检(图 132 - 38)。

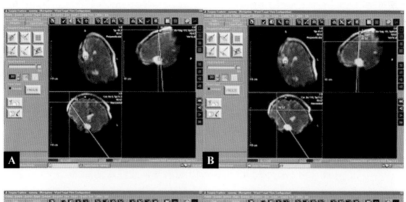

图 132-37 PoleStar N20 0.15T iMRI 导航下深部病变穿刺

注:PoleStar N20 0.15T iMRI 导航下深部病变穿刺,蓝色线条显示穿刺路径,黄色的十字架动态显示穿刺针尖的位置。A. 针尖位于皮层表面;B. 针尖按照穿刺路径进入脑实质;C. 针尖按照穿刺路径深入,接近病灶;D. 针尖按照穿刺路径抵达病灶。

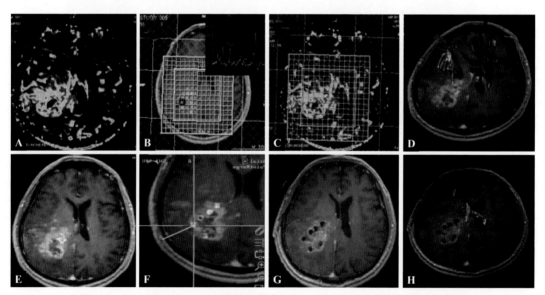

图 132-38 IMRIS 3.0 iMRI 导航下整合 MRS、PWI 多模态指引深部病变穿刺

注:A. PWI 显示肿瘤呈高灌注,肿瘤内不同区域局部脑血容量(rCBV)不同(不均一性),红色区域为 rCBV 最高值。B. 多体素 MRS 分析,白色方框为感兴趣区(ROI),其内每个绿色小方框代表一个体素,每个体素的 Cho/NAA 比值具有不均一性。C. 将 PWI 与 MRS 融合,选取 rCBV 及 Cho/NAA 比值均为相对最高的区域作为靶点。D. DTI 提示锥体束位于肿瘤前内侧。E. 术前 T_1 增强扫描图像。F. 将选择好的靶点通过标记软件 Biopsy_NAV 与结构影像配准融合,指导导航穿刺。该病例共规划 2 个穿刺道,选择 6 个靶点,以高亮正方形体素标记。黄线为穿刺路径,绿色十字架为穿刺针头位置指示。G. 活检结束后进行 iMRI 检查,证实靶点取样精确,6 个取样点均与预设靶点吻合一致。H. 术后 DTI 证实锥体束未损伤。

总结 23 例幕上病变穿刺活检,共获得 78 份标本。所有 23 例均得到明确诊断,术中影像证实靶点均实现术前计划,靶点定位准确率为 100%,无严重并发症,无死亡及术后感染病例。在此基础上,笔者在脑胶质瘤活检手术中进一步设计对照组,对照组为传统磁共振影像指引活检(24 例),实验组为 iMRI 结合 MRS 指引活检(23 例),其中约半数病例活检后又接受了开颅手术,通过开颅病理进一步验证穿刺活检的准确性。结果表明,实验组活检准确性明显高于对照组(92.3% vs 42.9%,$P=0.031$),实验组的诊断产出率也高于对照组(100% vs 82.6%)。

（4）功能神经外科

切除范围不足是颞叶癫痫术后复发的最常见原因。T. H. Schwartz 等利用 iMRI 指导颞叶癫痫患者的海马切除术,冠状位 T_1 加权成像可清晰显示海马结构,并可术中判断切除范围是否足够。术后随访 10 个月,所有病例癫痫均完全缓解,术后磁共振随访亦证实全切除。Steinmeier 等回顾分析应用 iMRI 进行的 55 例手术,其中 6 例颞叶切除术用以治疗药物难治性癫痫,iMRI 引导术者明确解剖结构,切除范围与术前影像学异常及术前、术中电生理定位相符。Walker 等在 2002 年报道了 13 例顽固性癫痫患者在 iMRI 指导下接受脑内致病灶切除,术者在显微手术切除靶病灶完全后进行 iMRI,发现其中 5 例患者(5/13)有靶病灶残留,遂继续进行残留病灶切除。iMRI 指导癫痫病灶切除后(节细胞胶质瘤 5 例、皮质发育不良 4 例、神经外胚层发育不良 3 例、错构瘤 1 例),平均随访 22 个月,5 例患者停止抗癫痫药物服用,5 例偶有癫痫发作,3 例癫痫发作频率明显减少。

Liu 等在 30 多例患者丘脑或苍白球内植入神经刺激器以抑制运动性震颤。iMRl 准确显示立体定向仪操作轨迹和植入刺激电极位置,所有刺激电极均精确达靶点,仅给予一个低刺激电压就能有效治疗震颤。

（5）血管病

目前临床已有多种技术用于术中辅助判断血管通畅程度:术中 DSA、术中吲哚菁绿(ICG)成像、术中超声、术中红外热成像技术、术中神经电生理监测技术等。但均具有创伤大、准确度低、特异性差、无法实时、定量测定血液流速等缺点。血流动力学精确检测技术和术中脑功能实时监护是脑血管重建手术进一步推广的关键。脑电急剧变化的临界脑血流值为 17~18 ml/(100 mg·min)或正常值的 25%,应用量化脑电图(qEEG)、运动及感觉诱发电位可以对术者进行预警,能够降低术后缺血性卒中的发生率,但病理性感觉诱发电位异常与缺血性损伤及神经功能缺失是否直接相关目前不能肯定,因此 MRI 所见异常还被认定为金标准。

Sutherland 等 2002 年首先将 iMRI 技术应用于前交通动脉瘤夹闭术中,开创了 iMRI 在脑血管手术中应用的先河。夹闭瘤体前、后行 MRA 以显示脑血管结构,夹闭后 DWI 显示有无脑缺血。在该报道中,由于动脉瘤夹的伪影,无法清晰观察局部瘤体结构,只能靠观察远端分支的通畅性,判断瘤体夹闭是否完全,以及有否误夹正常血管。应用抗磁性材料(如陶瓷等)的动脉瘤夹,减少顺磁性材料的伪影干扰有望实现直接观察瘤体夹闭情况。然而,该报道亦是应用 MRI 行单纯的脑血管结构成像,尚未做到灌注区脑血流动力学和神经功能监测。近几年来又有少量 iMRI 指导动脉夹闭术的报道出现。虽然术中血管造影作为金标准,对判断动脉瘤夹闭是否完全,是否影响载瘤动脉的血流有诊断意义,但 iMRI 仍有其特点。Konig 等报道利用高场强 iMRI 的 MRI 时间飞越血管成像技术(MR-TOF-血管造影术)及 PWI 技术对 4 例患者 5 个动脉瘤夹闭术进行指导。3 例大脑中动脉瘤和 1 例前交通动脉瘤术前、术中 MRA 质量很好,与三维 CT 血管造影所见相关性很好,但有 1 例 MRA 低估了大脑中动脉分叉处动脉瘤的大小。动脉瘤夹闭后 MRA 能够敏感地反映出动脉瘤夹闭情况及载瘤动脉通畅情况,而夹闭术前后的 PWI 均明确显示了双侧大脑半球血液动力学及灌注状态,特别是动脉瘤载瘤动脉的远端区域。可见应用 iMRI 能够及早发现脑灌注状态的改变,以及早促使术者进行治疗方案的调整。

（6）多模态磁共振辅助术中 MRI 导航

微侵袭神经外科的理念要求胶质瘤外科手术治疗原则是以最小的神经功能影响达到肿瘤最大化的切除。由于人脑功能复杂性及可塑性,使得术中识别功能区、神经传导束成为目前 iMRI 的研究热点。高场强 iMRI 已由单纯的脑结构成像扩展至脑功能研究与代谢分析新领域,主要包括:

1）BOLD 由日本科学家小川诚二(Seiji Ogawa)首先提出,以血红蛋白为内源性造影剂,通过脑皮质功能区神经元激活时血氧饱和水平变化实现成像。通过计算机图像后处理技术将 BOLD 影像叠加于脑结构图像上,即可精确描绘运动、语言、视觉、情感、认知、记忆和学习等多种高级神经功能区在脑皮质的个体化分布图。Lehericy 等和吴劲松等(2005)均报道 BOLD 定位运动皮质与"金标准"术中直接电刺激技术的对照研究,结果高度吻合。Rutten 等和郎黎琴等(2005)的研究显示 BOLD 与电刺激技术定位语言皮质亦具有良好的一致性。将 BOLD 影像应用于功能神经导航手术,丰富了导航影像的信息量,实现术中解剖结构和功能皮质的个体化、实时、精确定位。但由于术中脑移位的影响,术前的 BOLD 在术中指引手术必然会产生误差;为解决该问题,术中唤醒状态下进行 BOLD 成像是一个解决方案,但是受到术中开颅、脑皮质暴露于空气中、术中药物干扰、患者配合度等影响,术中 BOLD 成像存在较大难度。2013 年,华山医院报道在 7 例术中唤醒病例进行了术中 BOLD 成像,所有病例均成功激活运动区及辅助运动区,其中 2 例结果经术中电生理的"金标准"证实,初步结果令人鼓舞,有待进一步积累病例和优化流程(图 132 - 39)。

2) 在 DWI 的基础上发展起来的 DTI 可实现皮质下神经功能传导通路的三维示踪成像(tractography)。应用多影像融合技术将 DTI 与 MRI 结构影像融合,可清晰显示病灶与神经传导束的毗邻关系,用于功能神经导航手术。目前已有 I 级循证医学证据显示基于 DTI 锥体束成像的功能神经导航可以显著提高运动区脑胶质瘤的全切除率,同时保护运动传导通路,降低术后致瘫率,延长患者术后生存时间。DTI、DWI、方向性弥散功能(DDF)等新技术的出现,可提供更加接近白质纤维、栩栩如生的三维立体示踪影像。但 Nimsky 等证实手术过程中主要神经传导束会发生 -8 mm 到 $+15$ mm(2.7 ± 6.0 mm)的"脑移位"误差。针对该问题,其应用高场强 iMRI 进行术中实时 DTI 成像,动态更新导航影像。另一可行的"脑移位"纠正途径是术中利用基于非刚体配准算法的脑变形模型,把变形纠正后的 DTI 神经传导束影像与低场强 iMRI 实时脑结构影像融合,可以解决低场强 iMRI 无法进行功能导航的难题并纠正移位误差。

3) MRS 利用原子核因外加磁场作用而产生的

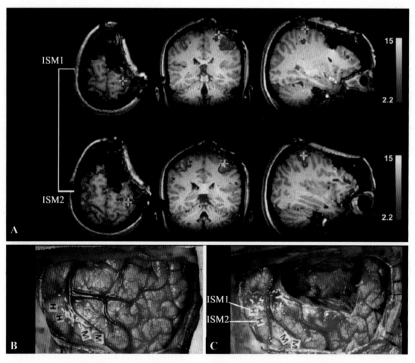

图 132 - 39 术中唤醒状态下进行 BOLD 成像,成功激活手部运动区(A、C 中红色激活区)

注:以"金标准"术中皮质电刺激的来验证(A 中两处绿色十字架位置为电刺激部位,对应于 B、C 中"H"标签的位置),结果证实术中手部运动区 BOLD 位置与电生理吻合良好,结果可靠。

微小化学位移来采集信息,是目前唯一无创性活体研究机体生理或病理代谢变化的技术。由于不同化合物或单质之间 MRS 信息存在差异,通过测定脑组织及病灶内某些代谢物的化学定量信息,MRS 可实现对病变的定性诊断。MRS 技术主要采集人体内除水和脂肪外的其他化合物中原子核的化学位移信号,最常用的是氢质子(^{1}H),即 ^{1}H-MRS。相比较常规 MRl 只能从形态学显示病变,^{1}H-MRS 可从代谢方面判定病变性质及增殖活性。在许多疾病的发生过程中,其代谢变化较病理形态改变为早,而 MRS 对检测代谢变化的敏感性很高,因此对疾病能早期检出。国外研究发现 ^{1}H-MRS 对脑肿瘤病理特征和治疗预后的判断准确性约为 96%。^{1}H-MRS 可用来确定脑胶质瘤代谢异常边界,比 MRI 更接近实际的病理学边界,为手术、放疗或活检提供参考。随着 MRI 设备与图像后处理技术的进步,MRI 空间信号与 MRS 化学信息得以整合,称之为磁共振波谱成像(MRSI)。MRSI 不仅能用数值或频谱表达单位体素(voxel)内的化学定量信息,也能用图像形式来表达机体的代谢分布信息,为 MRSI 应用于神经导航手术提供了依据。术中实时 MRSI 有可能成为高场强 iMRI 的一个重要发展方向,通过对脑胶质瘤手术切缘组织性质的实时分析,引导手术切除范围更逼近实际的肿瘤组织学边界。

典型病例介绍见图 132-40～132-42。

(7) 术中 MRI 指引激光或超声波治疗

对于开放手术不易到达或风险很高解剖部位的恶性肿瘤及功能性疾病,可以在有条件的单位采用立体定向下的激光热疗或超声波射频治疗。由于 iMRI 信号可以反映加热温度及病灶坏死程度,因此利用 iMRI 精确控制上述热疗及超声射频治疗是可行的。目前国内外病例数尚有待积累。

(8) 术中全脑监测

iMRI 使得外科医生可以观察到术中脑表面、皮质下及病变深部的改变,了解脑部的整体状况如颅内出血、脑水肿、脑积水等,并可据此采取进一步的外科措施如肿瘤切除、活检、囊肿引流、血肿清除、减压手术等。Bohinski 等在 30 例经蝶大垂体腺瘤切除术中运用 iMRI 监测评估,1 例发现颅内血肿表现,立即转为开颅手术,清除血肿并切除肿瘤,取得良好效果;Albayrak 等关颅前常规 iMRI 扫描,也曾发现 2 例超急性颅内血肿并及时得到了处理。华山医院前期累计病例中,有 2 例穿刺病例术中扫描发现急性出血,2 例开颅患者术中扫描发现急性出血,1 例急性脑缺血表现,均得到迅速及时处理,避免了严重后果的发生。

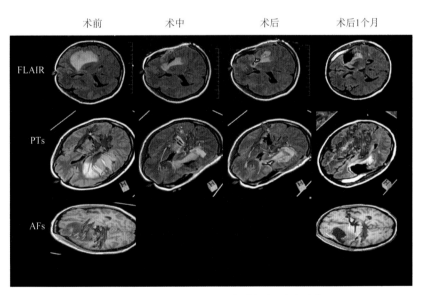

图 132-40 典型病例一:左侧岛叶低级别胶质瘤 iMRI

注:从左向右依次为术前、术中、术后及术后 1 个月随访影像,术中扫描发现肿瘤残余,实时锥体束成像提示残余肿瘤距离锥体束尚有距离,更新导航后进一步切除,当电生理提示阳性时停止切除,肿瘤达到次全切除,术后肌力语言均未受影响。1 个月随访显示锥体束完好,弓状束也保护良好。

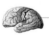
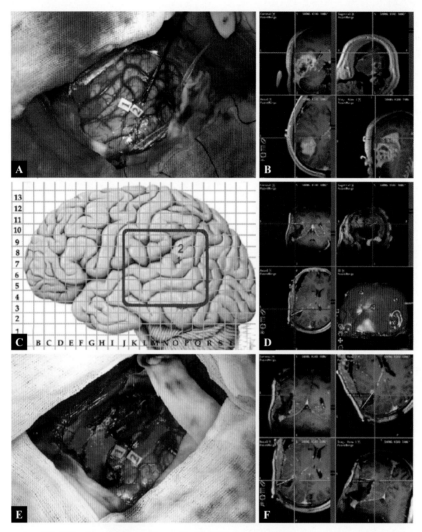

图 132－41　典型病例二：iMRI 结合术中唤醒麻醉下进行皮质电刺激

注：分别定为语言流利度、命名和阅读的皮质位点(1、2 均为语言中断的阳性位点，A)；导航下定位 A 中的标签 2 的位置(绿色十字，B)；标签 1、2 和骨窗模式(C)；术中实时更新导航，定位 A 中标签 2 的位置(红色十字，D)；肿瘤全切除后语言阳性位点区皮质保留完好(E)；术中 MRI 检查提示手术残腔深部有少量残留，实时更新影像导航下进一步切除残留肿瘤(绿色十字，F)。

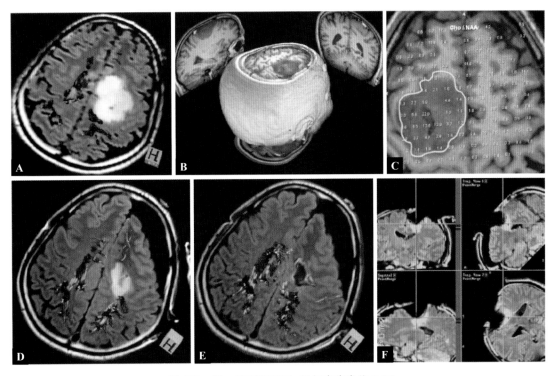

图 132 – 42   典型病例三:反复癫痫发作 iMRI

注:患者男性 69 岁,反复癫痫发作 1 个月入院。术前 MRI 显示右额肿瘤(A);BOLD 显示运动皮质(橙色高亮激活区)与肿瘤病灶的三维空间关系(B);术前 MRS 显示 Cho/NAA 的三维波谱比值图,以 Cho/NAA=1 为临界值,勾勒出手术计划切除范围(黄色高亮线条轮廓,C);术中发现肿瘤残留,同时纤维束示踪成像(DTI)显示肿瘤后界的锥体束未损伤(D);术后扫描证实肿瘤全切除,同时 DTI 显示手术切缘后界的锥体束保护良好(E);依据术中 MRI 扫描更新的影像导航精确定位手术残腔深部的肿瘤,定量切除(F)。

132.3.4　术中 MRI 的局限性

(1) 术前准备及手术时间延长

Michael 等使用 PoleStar N - 10 系统(0.12T)在 112 例神经外科手术中成像,平均手术前准备时间延长 1.6 h,某些额外时间是由于患者体位和磁共振位置的特殊要求导致的,其中颅后窝肿瘤患者侧卧位所需时间最长。此外术中扫描也相应延长了手术时间,延长的程度与扫描次数、设备机型等有关,一般至少扫描 2 次(术前及肿瘤切除后),发现肿瘤残余而进一步切除者至少再附加 1 次,次数最多的通常是低级别胶质瘤。Martin 等总结了应用超高场强(3.0T) iMRI(非磁体移动模式)3 年所发生的问题,主要表现在:①移动扫描床受阻;②麻醉监测系统故障;③与 iMRI 直接相关问题,如患者头部位置使得线圈安置困难,线圈损坏,由于空气及其他金属干扰导致成像出现伪影;④手术时间延长,非磁体移动模式 iMRI 需增加手术时间平均约 75 min,其中

由手术台转运至 iMRI 检查室平均耗时 11 min,扫描时间平均耗时 31 min,返回手术台时间平均耗时 8 min;手术患者未能优先扫描而进行等待平均耗时 24 min(由于 iMRI 检查室有非手术的诊断扫描患者)。

(2) 术中 MRI 结果

iMRI 结果并不能代替病理结果。有研究表明,在 MRI 显示的肿瘤边界外尚可检测到肿瘤细胞;同样,iMRI 认为的肿瘤残余也存在假阳性。因此,笔者认为 iMRI 对于早期鉴别是否肿瘤残余是有极大帮助的,但 iMRI 并非完美,术中提示的肿瘤全切除并不能排除术后复发的可能性。

(3) 术中 MRI 对麻醉干扰

Birkholz 等报道,在使用高场强 iMRI 的情况下,即使是专用的 MRI 匹配的心电描记也会出现假阳性,常见表现有 ST 段改变,甚至表现为严重的心率失常,给麻醉监护造成一定的困难。尚无研究表明长时间暴露于磁场(尤其是活检过程中必须在磁

场中操作)是否会导致人体生物学效应。

（4）设备价格

iMRI造价昂贵,加之部分机型还需要进行手术室改造、额外购买特制的磁相容手术器械、麻醉机、监护仪等,均大大增加了成本,这是影响iMRI大规模应用的主要障碍。

尽管如此,iMRI还是符合微侵袭医学理念,目前有较高的循证医学证据表明应用iMRI后胶质瘤的全切除率明显提高;很多研究也证实应用iMRI后垂体腺瘤、颅咽管瘤的全切除率也得到明显上升。W. A. Hall等总结认为,初发脑肿瘤iMRI手术组的住院时间比常规手术组缩短55%,复发脑肿瘤比常规手术组缩短31%;初发脑肿瘤iMRI手术组住院总费用低于常规手术切除组14%,复发脑肿瘤低于常规手术组3%;且iMRI组住院期间再次手术率低。虽然iMRI尚有局限性,但其带来的临床效益正日益引起神经外科医师的注意,近年来国内装机量也在逐年上升。相信随着国内医疗改革的深入,iMRI的优势会进一步显现。

132.3.5 展望

总之,高场强iMRI以其高效、实时、时空分辨力高以及脑功能与代谢成像等技术优势,为神经导航外科的发展开辟了一片崭新天地,同时也激发了人们对于技术进步的更多期待:①iMRI设备和技术的不断完善,包括超高场强、高梯度性能、高线圈密度、多通道信号采集和高性能计算机等。②创建以iMRI为中心的数字一体化神经外科手术中心,交互融合多种微侵袭新技术,使手术创伤更小,疗效更好。③应用高场强甚至超高场强iMRI,推广实施术中BOLD、DTI与MRSI等实时成像与导航手术。④术中实时MRA、脑血流测定技术、PWI、DWI等联合应用。3.0T MRI系统有望应用于术中辅助治疗脑血管病手术,通过MRA实现3D脑血管成像,PC-MRI定量测定桥血管血流速度及容量,DWI/PWI联合应用监测局部脑区血流动力学变化,超早期发现脑缺血,结构上、功能上实时判断桥血管通畅性,定量监测局部脑区血流动力学变化,提高手术疗效。⑤与机器人结合,将神经导航与机器人或机器臂结合后,克服了人体固有的生理、精神和情绪的影响,使外科手术更精细准确,甚至可尝试在机器人控制下进行手术——遥控外科。iMRI导航的应用,无疑将有助于使这一梦想变成现实。

132.4 术中荧光引导技术

术中荧光引导技术,其原理是通过一些荧光染料使得肿瘤在显微镜下形成染色,从而与正常脑组织区分,有助于提高肿瘤切除率。常用的脑肿瘤荧光染料有5-氨基酮戊酸(5-aminolevulinic acid,5-ALA)、荧光素钠(fluorescein sodium,FLS)等。

5-ALA是体内血红素合成的前体物质,该物质在代谢过程中可生成原卟啉Ⅸ(PpⅨ),PpⅨ具有强光敏活性。正常机体状况下体内没有过剩的PpⅨ,但当给予大量的外源性5-ALA后,正常调节机制被打乱,尤其在恶性肿瘤细胞中,参与PpⅨ产生的酶活性强于正常细胞,而催化PpⅨ转化为血色素的酶活性低于正常细胞,从而导致肿瘤细胞内积聚大量PpⅨ。利用该特性,术中显微镜给予适当波长的光源(约407 nm)照射激发后,富含PpⅨ的肿瘤组织可发出波长635~705 nm的红色荧光,而正常脑组织未积聚足够PpⅨ不发出红色荧光,因此可以在显微镜下区分肿瘤组织,减少肿瘤残留,提高肿瘤切除率。德国Stummer等报道一项多中心随机对照前瞻性临床研究,纳入270例恶性胶质瘤患者,5-ALA组和传统白光组的肿瘤全切除率分别为65%和36%,6个月无进展生存率分别为41.1%和21.1%,统计学有显著差异。叶冬熳等比较各种术中影像技术对于脑胶质瘤切除残留的诊断价值,进行了荟萃分析,共纳入34篇相关文献,结果提示,iMRI诊断残余肿瘤的汇总敏感度、特异度分别为0.698(0.651~0.742)、0.819(0.762~0.867);阳性似然比和阴性似然比分别为3.815(2.208~7.175)、0.230(0.110~0.484),提示正确诊断残余肿瘤是错误诊断的3.815倍,而错误排除残余肿瘤占正确排除残余肿瘤的0.230;ROC曲线下面积(AUC)是反映诊断技术价值的综合指标,iMRI的AUC为0.897,提示iMRI具有较高的诊断价值。相比iMRI而言,5-ALA诊断残余肿瘤的汇总敏感度、特异度分别为0.752(0.726~0.777)、0.862(0.839~0.882);阳性似然比和阴性似然比分别为3.877(2.593~5.798)、0.313(0.230~0.425),提示正确诊断残余肿瘤是错误诊断的3.877倍,而错误排除残余肿瘤占正确排除残余肿瘤的0.313;5-ALA的AUC为0.801,提示5-ALA具有中等诊断价值,逊于iMRI。5-ALA术中荧光引导技术的优势是:给药途径简单(口服,1 h 内迅速入血),直观性佳,可反复多次进行。但同样也存在缺陷:因 5 - ALA 荧光引导技术是在显微镜下进行,很容易在视野死角处残留肿瘤;同样,若肿瘤组织被正常的脑组织分隔,在术中正常脑组织很可能会掩盖荧光信号而造成漏诊。此外,5 - ALA 在低级别胶质瘤、水肿及炎性组织易出现假阳性;相比于其他技术,在提供脑功能信息方面也仍是术中荧光技术的短板。5 - ALA 也常作为 iMRI、术中超声的辅助技术,联合应用,可进一步提高肿瘤的切除率。

此外,FLS 作为脑胶质瘤显影剂近年来也有应用,该荧光剂静脉注射后透过血脑屏障进入胶质瘤组织内显影,肿瘤组织呈现为明显的黄色。FLS 成本低廉、操作简便,利于临床推广。但由于其并不与胶质瘤细胞结合,仅通过血脑屏障后在肿瘤组织内蓄积后显影,特异性较 5 - ALA 稍差。

132.5　拉曼光谱技术的术中应用

拉曼光谱是一种激光检测技术,其原理在于光子和物质相互作用后产生的非弹性反射。当光子和物质接触后,少数光子与物质振动能级的分子间相互作用,导致反射光吸收或者释放出部分能量,即频率或波长的改变,这个过程被称为非弹性散射。印度科学家拉曼(Raman)于 1928 年发现了非弹性散射现象,因此又称为拉曼散射,利用拉曼散射光线得到的光谱称为拉曼光谱。每一种物质都有其相对应的特殊的拉曼光谱,因此拉曼光谱被称为化学或生物"指纹"。在肿瘤组织中,由于细胞增殖、分化或恶变以及一些活性因子的分泌等,会引起组织中 DNA、RNA、蛋白质、脂类的结构、成分和含量的改变,而拉曼光谱可以检测出样本中此类物质的改变,从而鉴别肿瘤。相对于传统病理学对组织标本的繁琐处理过程,拉曼光谱可以实时、无创、快速地进行检测,并且可以反复操作。因此,术中利用拉曼光谱检测肿瘤,鉴别肿瘤与非肿瘤组织,并且指引手术,近年来逐渐成为现实以及被外科医生所关注。2015 年,Michael Jermyn 等首次报道了拉曼光谱应用于脑胶质瘤手术,术中利用手持式拉曼光谱光纤探针,探针的光纤与近红外激光相连,用于照射激发组织分子,然后将这些组织分子通过光纤实时传输到计算机上分析光谱。作者测试了 17 例胶质瘤患者,并将成像结果与 161 个活检样本进行了比较,结果显示该技术

鉴别胶质瘤的敏感性达到 93%,特异性达到 91%,应用前景广阔。为利于临床应用,笔者单位前期也自主设计研发了一项手持式拉曼光谱探针(一体化脑胶质瘤手术器械,专利号 CN201410535697.2),其由超声刀、样本盒、拉曼光谱仪、连接装置、负压吸引器组成;其中超声刀通过连接装置与样本盒相连接,样本盒固定于拉曼光谱仪的载物台上,同时又与负压吸引器相连接。实际操作时,手术器械中的超声刀能击碎肿瘤组织,并通过所述连接装置吸入到样本盒中,最后通过拉曼光谱仪进行分析。使用结果表明,该器械能在术中实时判定肿瘤组织的性质,确定肿瘤边界,以达到预期手术目的。然而,拉曼光谱作为一项新兴的技术,也尚存诸多技术不足,如每次探测面积较小(毫米级)、扫描速度较慢、耗时较长等,均是限制临床推广应用的短板。该技术前景广阔,但目前尚有待大样本数据进一步验证。

132.6　质谱技术的术中应用

质谱技术是指通过对组织的分析测定来绘制标本的质谱,以分析其分子表型及含量,进一步帮助确定组织学的病理。质谱技术在检验领域日趋成熟,具有检验速度快、灵敏度高的优势。质谱分析在胶质瘤中常用的指标包括 N - 乙酰天门冬氨酸(NAA)、2 -羟基戊二酸(2 - HG)、胆碱(Cho)、肌酸(Cr)、肌醇(mI)、乳酸(Lac)、脂质(Lip)等。其中,NAA 主要存在于神经元内,其含量多少反映了神经元及轴突的数量,胶质瘤患者通常表现为 NAA 浓度显著下降。2 - HG 是异柠檬酸脱氢酶(IDH)基因突变胶质瘤的代谢产物,基于大样本的测序结果发现,80~90% 的 Ⅱ、Ⅲ 级胶质瘤患者及多数继发性胶质母细胞瘤患者肿瘤组织中存在编码 IDH 的体细胞突变,突变的 IDH 催化 a -酮戊二酸代谢生成 2 - HG,IDH 突变患者的胶质瘤组织样本中 2 - HG 含量可达到正常脑组织中的 100 多倍。因此 2 - HG 是 IDH 突变最重要的标志物。2004 年,解离电喷雾电离技术(desorption electrospray ionization,DESI)的问世使得无创的从组织中取样进行生物分子分析成为可能,该技术无需对检验标本进行特殊预处理,可在术中直接取样分析。DESI 进一步与质谱技术结合,即解离电喷雾电离质谱分析技术(desorption electrospray ionization mass spectrometry,DESI - MS)。近年来,DESI - MS 逐

渐应用于各类肿瘤的质谱分析,一系列研究表明:DESI-MS可以快速地分析肿瘤组织分子信息如NAA、2-HG等,术中获取组织所绘制的质谱与病理标本质谱库的吻合度良好。2012年,S. Livia等报道DESI-MS用于胶质瘤标本的质谱分析,共分析36份各类胶质瘤的组织样本,与传统病理相比,标本的分类准确率达81%。2015年,K. Alan等报道利用DESI-MS分析标本库的158份胶质瘤样本、223例脑灰质样本及66份脑白质样本,通过质谱技术的主成分分析(principal component analysis,PCA),包括分析NAA、2-HG等,以期鉴别胶质瘤,结果表明:通过该方法能有效鉴别灰质、白质及胶质瘤,总体敏感度达到97.4%,特异度达98.5%,结果令人振奋。早期的DESI-MS耗时较长,阻碍了其临床应用,此后随着技术的改进,分析时间逐渐缩短到了数分钟,极大地提高了效率。2017年,V. Pirro等报道在手术室内完成检测(主要包括NAA、2-HG),过程仅需3 min,10例手术病例共检测73个兴趣区,包括肿瘤及手术切缘,结果显示该技术鉴别肿瘤及评估肿瘤细胞百分比(tumor cell percentage,TCP)的整体敏感度达93%,特异度达83%。尤其值得注意的是,在术后复查磁共振认为肿瘤已经全切除的手术切缘,仍有1/2的病例能检出较高的TCP(>50%),提示手术切缘肿瘤细胞残余,而这些未切除的肿瘤细胞则可导致肿瘤复发和进展,DESI-MS有望重新定义胶质瘤最大安全切除的范围,提高患者生存时间。2019年,C. M. Alfaro等报道在手术室完成25例脑胶质瘤手术患者的DESI-MS检测,共分析51份样本(每个样本检测耗时小于5 min),通过2-HG鉴别*IDH*突变的敏感度和特异度均达到100%,甚至有一例术中冷冻切片提示为脱髓鞘病变,但质谱分析提示为IDH突变型胶质瘤,最终病理证实为IDH突变型胶质母细胞瘤,提示质谱结果的可靠性优于仅观测形态学的冷冻切片。

迄今,术中质谱技术取得了较大的进步,但总体还处于临床试验及试用阶段,还需要进一步建立可靠的识别分子型、建立完整的质谱库,以及有待大样本的数据进一步验证其有效性。

132.7 共聚焦显微内镜的术中应用

CLE是一种新型显微内镜,在显微内镜检查的同时可以直接观察到细致的组织学形态,提供无创的组织病理学诊断,实现即时"光学活检"的目的。CLE的工作原理是通过主机发射低能耗蓝色激光束,经光纤传导通过物镜聚焦于靶组织,靶组织中的荧光素发出荧光通过探头孔到达检测器,转换为数字信号传输至计算机,合成清晰的灰阶图像。目前应用于临床的CLE主要有2种形式:一种是整合于内镜上的整合式共聚焦激光显微内镜,另一种是具有活动性的可通过内镜活检通道的微探头式共聚焦激光显微内镜。现阶段神经外科可用于临床使用的CLE系统主要是2种:Optiscan/Pentax ISc-100和Mauna Kea Cellvizio。传统脑肿瘤手术中,需要冷冻切片来提供术中的组织学分析,但该过程需要历经取材、运送、冷冻、切片、观测等一系列步骤,不仅耗时,而且切片准备过程中可能会导致组织破坏、细胞形态改变等,从而影响结果的准确性。CLE技术可以克服以上缺点,可在手术过程中直接观测,进行实时的细胞或亚细胞水平的组织学分析;更进一步,结合一些荧光染料的应用,可观察到更清晰的细胞、细胞核等形态学细节,实现手术过程中实时的组织形态学分析,有助于实时鉴别肿瘤的边界,提高肿瘤切除率和保护正常脑功能。与传统的导航技术相比,也避免了术中脑移位带来的误差。

早在20世纪80年代,CLE即已首次应用于上皮性肿瘤的诊断,此后逐步广泛应用于胃肠镜、宫腔镜、泌尿道肿瘤等领域,近年来逐渐被神经外科医师所认识和重视。2010年首次应用于动物脑胶质瘤活体检测,此后逐步开展应用于人脑肿瘤,CLE有助于提供肿瘤边界、胶质瘤分级等信息,因此,又被称为神经激光显微镜(neuro-lasermicroscopy)。J. Eschbacher等于2012年报道利用CLE技术结合荧光素钠,在术中观测了88个感兴趣区,手术病例包括脑膜瘤、神经鞘瘤、胶质瘤,通过识别组织的细胞异型性、细胞密度及坏死情况来判断肿瘤区域,同时在相应位置取材做病理切片作为验证,结果表明:与病理切片相比,CLE鉴别肿瘤的准确度能达到92.9%。N. Sanai等报道在10例低级别脑胶质瘤手术中,使用CLE,并与5-ALA结合,分别观测肿瘤浅表面、肿瘤中心、肿瘤底部的瘤-脑界面,并与病理结果相验证,结果也表明了较好的吻合度。但迄今,CLE临床病例样本量均很小,还需要进一步的随机、对照实验以验证其有效性。

(姚成军　吴劲松)

参考文献

[1] 中国中枢神经系统胶质瘤诊断和治疗指南编写组. 中国中枢神经系统胶质瘤诊断与治疗指南（2015）[J]. 中华医学杂志,2016,96(7):485-503.

[2] 叶冬熳,杨卲劼,于韬. 术中磁共振、超声、5-ALA 引导荧光技术对脑胶质瘤切除残留诊断价值的 meta 分析[J]. 磁共振成像,2019,10(5):342-347.

[3] 吴帅,李泽阳,邱天明,等. 术中磁共振成像在脑胶质瘤中的应用[J]. 中华神经外科杂志,2018,34(4):333-337.

[4] 姚成军,吴劲松. 术中影像导航[M]//周良辅. 现代神经外科学. 2 版. 上海:复旦大学出版社,2015:1369-1390.

[5] ALFARO C M, PIRRO V, KEATING M F, et al. Intraoperative assessment of isocitrate dehydrogenase mutation status in human gliomas using desorption electrospray ionization-mass spectrometry [J]. J Neurosurg, 2019,132(1):180-187.

[6] BARBAGALLO G M V, PALMUCCI S, VISOCCHI M, et al. Portable intraoperative computed tomography scan in image-guided surgery for brain high-grade gliomas: analysis of technical feasibility and impact on extent of tumor resection [J]. Oper Neurosurg, 2016, 12(1):19-30.

[7] BELYKH E, CAVALLO C, GANDHI S, et al. Utilization of intraoperative confocal laser endomicroscopy in brain tumor surgery [J]. J Neurosurg Sci, 2018,62(6):704-717.

[8] BELYKH E, MARTIROSYAN N L, YAGMURLU K, et al. Intraoperative fluorescence imaging for personalized brain tumor resection: current state and future directions [J]. Front Surg, 2016,3:55.

[9] CHARALAMPAKI P, NAKAMURA M, ATHANASOPOULOS D, et al. Confocal-assisted multispectral fluorescent microscopy for brain tumor surgery [J]. Front Oncol, 2019,9:583.

[10] COBURGER J, MERKEL A, SCHERER M, et al. Low-grade glioma surgery in intraoperative magnetic resonance imaging: results of a multicenter retrospective assessment of the German study group for intraoperative magnetic resonance imaging [J]. Neurosurg, 2016,78(6):775-786.

[11] EIDEL O, BURTH S, NEUMANN J O, et al. Tumor infiltration in enhancing and non-enhancing parts of glioblastoma: a correlation with histopathology [J]. PLoS One, 2017,12(1):E0169292.

[12] ELJAMEL M S, MAHBOOB S O. The effectiveness and cost-effectiveness of intraoperative imaging in high-grade glioma resection: a comparative review of intraoperative ALA, fluorescein, ultrasound and MRI [J]. Photodiagnosis Photodyn Ther, 2016,16:35-43.

[13] FAHLBUSCH R, SAMII A. Intraoperative MRI [J]. Neurosurg Focus, 2016,40(3):E3.

[14] GARZON-MUVDI T, KUT C, LI X, et al. Intraoperative imaging techniques for glioma surgery [J]. Future Oncol, 2017,13(19):1731-1745.

[15] HLAVAC M, WIRTZ C R, HALATSCH M E. Intraoperative magnetic resonance imaging [J]. HNO, 2017,65(1):25-29.

[16] HU S, KANG H, BAEK Y, et al. Real-time imaging of brain tumor for image-guided surgery [J]. Adv Healthc Mater, 2018,7(16):E1800066.

[17] JAIN K K. A critical overview of targeted therapies for glioblastoma [J]. Front Oncol, 2018,15(8):419.

[18] JARMUSCH A K, PIRRO V, BAIRD Z, et al. Lipid and metabolite profiles of human brain tumors by desorption electrospray ionization-MS [J]. Proc Nati Acad Sci USA, 2016,113(6):1486-1491.

[19] JENKINSON M D, BARONE D G, BRYANT A, et al. Intraoperative imaging technology to maximise extent of resection for glioma [J]. Cochrance Database Syst Rev, 2018,16(1):CD012788.

[20] KAIRDOLF B A, BOURAS A, KALUZOVA M, et al. Intraoperative spectroscopy with ultrahigh sensitivity for image-guided surgery of malignant brain tumors [J]. Anal Chem, 2016,88(1):858-867.

[21] LEE J Y K, PIERCE J T, THAWANI J P, et al. Near-infrared fluorescent image-guided surgery for intracranial meningioma [J]. J Neurosurg, 2018,128(2):380-390.

[22] MAHBOOB S O, ELJAMEL M S. Intraoperative image-guided surgery in neuro-oncology with specific focus on high-grade gliomas [J]. Future Oncol, 2017, 13(26):2349-2361.

[23] MAHBOOB S, MCPHILLIPS R, QIU Z, et al. Intraoperative ultrasound-guided resection of gliomas: a meta-analysis and review of the literature [J]. World Neurosurg, 2016,92:255-263.

[24] MARTIROSYAN N L, GEORGES J, ESCHBACHER J M, et al. Confocal scanning microscopy provides rapid, detailed intraoperative histological assessment of brain neoplasms: experience with 106 cases [J]. Clin Neurol Neurosurg, 2018,169:21-28.

[25] MISSIOS S, BARNETT G H. Surgical navigation for

brain tumors [M]//WINN H R. Youmans and Winn neurological surgery. 7th ed. Philadephia: Elsevier, 2017: 973 – 980.

[26] MOIYADI A V. Intraoperative ultrasound technology in neuro-oncology practice-current role and future applications [J]. World Neurosurg, 2016,93:81 – 93.

[27] NEIRA J A, UNG T H, SIMS J S, et al. Aggressive resection at the infiltrative margins of glioblastoma facilitated by intraoperative fluorescein guidance [J]. J Neurosurg, 2017,127(1):111 – 122.

[28] PIRRO V, ALFARO C M, JARMUSCH A K, et al. Intraoperative assessment of tumor margins during glioma resection by desorption electrospray ionization-mass spectrometry [J]. Proc Natl Acad Sci, 2017,114 (26):6700 – 6705.

[29] SASTRY R, BI W L, PIEPER S, et al. Applications of ultrasound in the resection of brain tumors [J]. J Neuroimaging, 2017,27(1):5 – 15.

[30] STEPP H, STUMMER W. 5 – ALA in the management of malignant glioma [J]. Lasers Surg Med, 2018,50(5):399 – 419.

133 神经内镜

133.1 历史背景

早在 1806 年,德国内科医生 Bozzini(1773—1809)发明了名为"Lichtleiter"的内镜雏形,由目镜和作为光源的内置蜡烛光两部分组成。1879 年,Nitze 设计了现代第一套内镜。据 Schultheiss 等描述,该内镜结构简陋,由一系列的镜片和照明装置组成,内镜头端的光源采用的是需要附加冷却系统的铂丝灯。之后,神经内镜发展经历了 3 个阶段。

第 1 阶段(早期神经内镜,20 世纪 10—50 年代):内镜诊断及内镜下第 3 脑室造瘘或电凝脉络丛治疗脑积水。第 1 次神经内镜下手术由美国芝加哥泌尿科医生 L'Espinasse 于 1910 年完成,他使用膀胱镜为 2 名脑积水患儿施行了脉络丛烧灼术,一例取得了成功,另一名患儿术后死亡。1922 年,Dandy 在报道了经开放手术切除脉络丛以治疗脑积水后,施行了内镜下脉络丛切除术,但遗憾的是,该手术以失败告终。同一年,Dandy 报道了首例经额入路内

镜下终板开窗行脑室造瘘术治疗脑积水。1923 年,Fay 和 Grant 成功地应用膀胱镜观察并拍照记录了一名脑积水患儿脑室下部的结构。同年,Mixter 成功使用尿道镜为一名患有梗阻性脑积水的 9 个月女婴进行了首例内镜下第 3 脑室造瘘术,由于设备的简陋和糟糕的照明,该报道并未引起人们重视。1932 年,Dandy 再次报道了内镜下脉络丛切除术,手术取得了成功。1934 年,Putnam 报道了内镜下脉络丛烧灼术,该手术在 7 名患者身上施行,共进行了 12 次,至少 3 例取得了成功,另有 2 例死亡。1943 年,Putnam 再次报道了 42 例的内镜下脉络丛切除术治疗颅内压增高的病例,结果仅 17 例有效,10 例围手术期死亡。早期内镜由于设备、照明等原因,手术并未显现出较开颅手术有更好的效果。

第 2 阶段(20 世纪 50—70 年代早期):为了解决早期神经内镜在放大和照明上的重大缺陷,20 世纪 50 年代出现纤维内镜。60 年代,Hopkins 发明硬质管状镜系统,Storz 发明传导冷光源的导光束系统和贝尔实验室发明电荷耦合器件(CCD)图像传感器,这些硬质内镜关键元件的革命性发展为神经内镜技

术带来了新生,神经外科医生也开始再次思索神经内镜的发展。例如:Ogata 和 Fukushima 分别用硬质内镜和纤维内镜来辅助显微镜手术;Apuzzo 提出内镜辅助显微外科这一理念。但是,由于内镜仍较粗大,缺乏配套手术器械,使用不方便,限制其在神经外科的应用。

第 3 阶段(20 世纪 90 年代至今):内镜辅助显微神经外科手术的开展。虽然脑脊液分流手术为脑积水的治疗带来了革命性的变化,但脑室分流手术的并发症却不容小觑。为了寻找更好的脑积水治疗方法,驱使神经外科医生研究新的治疗手段。由于制作工艺的改进,内镜更趋于微型化;内镜图像质量的改善、配套器械的出现,使人们重新燃起了内镜下第 3 脑室造瘘术治疗梗阻性脑积水的热情。1986 年,Griffith 总结了各种内镜手术,提出"内镜神经外科"的概念。1994 年,随着微侵袭神经外科的发展,Bauer 和 Hellwig 提出"微侵袭神经内镜手术"的概念。20 世纪 90 年代以来,许多术者将神经内镜与手术显微镜结合运用,认为这种技术不但能提供更大而且清晰的手术视野,并能减少脑组织的牵拉,避免手术操作所致的脑功能损害。1998 年,Perneczky 将这种技术命名为"内镜辅助显微神经外科",并不遗余力地提倡和发展之。在内镜下经鼻手术方面,自从 Jankowski、Jho 和 Carrau 等在 20 世纪 90 年代率先开展以来,神经内镜已逐渐成为经鼻手术的主流工具。近十年来,神经内镜与其他微侵袭神经外科技术结合运用,显示出神经内镜技术无穷的发展潜力。

133.2 神经内镜基础

133.2.1 神经内镜结构

目前的神经内镜可分为 3 种:硬质内镜、纤维内镜和电子内镜。硬质内镜按用途可分脑室镜和成角内镜,脑室镜应用于以脑室内操作为主的手术,而成角内镜则适用于内镜辅助的显微神经外科手术。纤维内镜可分颅脑内和椎管内两种。

(1) 硬质内镜

为金属镜通过一组透镜片来传导影像,成像清晰。其物镜具备广角性能,形成所谓"鱼眼"的假 3D 视功能,其术野角度(view field)范围可达 80°,临床应用最多。

(2) 纤维软镜

根据其头端屈伸活动可分为可控与不可控两种。内镜图像分辨率与光纤数量有关,光纤数目越多,分辨率越大,反之则分辨率越低。一般直径<4 mm 的纤维内镜由 1 000~10 000 根光纤组成,内镜直径 15 mm 的,其光纤数>100 000 根,所以适合神经外科应用的细纤维软镜,通常图像分辨率较低,临床应用较少。

133.2.2 神经内镜附件

(1) 微型手术器械

与脑室镜配套使用。脑室镜的工作通道内径小,相应的手术器械也十分细长。目前常用的手术器械有微型钳、微型剪、电外科器械、激光和超声吸引器。

(2) 内镜成像系统

主要包括:冷光源、摄像机和监视器。冷光源有卤素光源、水银蒸气光源和氙光源,通过与内镜连接的纤维导光束的传导给术野提供足够的照明。常用的是 150~300W 氙灯。摄像机由单芯片(1 CCD)、三芯片(3CCD),发展至现今的高清三芯片(Full HD 3CCD),后者可以提供分辨率为 1920×1080 的清晰图像。现在内镜手术时,目镜已不是眼睛直接观察,而是通过监视器观察。为了使外科医生同时看到手术显微镜和内镜所显示的图像,兹有:①内镜监视器屏放在手术显微镜前面;②"画中画"系统,内镜和手术显微镜图像同时显示在液晶屏幕(LCD)上,把 LCD 安装在手术显微镜目镜边上或戴在外科医生头上;③把内镜图像转录到手术显微镜目镜上。

(3) 内镜固定支架和微调器

内镜固定支架有机械臂 Leyla、Greenberg 或气动软轴固定装置,便于术者双手操作手术器械。微调器接驳于内镜和固定支架之间,可以三维六轴方向精细移动内镜,适合术者长时间手术操作。

(4) 辅助设备

辅助设备有立体定向、神经导航、数字减影脑血管造影、多普勒超声和机器人辅助导航等。

133.2.3 神经内镜手术适应证

神经内镜在神经外科手术领域的应用可分为颅脑和脊柱两大类。因内镜操作需要空间,所以适用于脑室或脊髓中央管内、颅底、蛛网膜下腔和囊性病灶的手术。

（1）颅脑

1）脑室系统：神经内镜在脑室系统中的应用包括脑室内囊肿切开术（如蛛网膜囊肿切开术）、膜开窗术（如第3脑室造瘘术、透明隔造瘘术）、脑室内或松果体区肿瘤切除术（如胶样囊肿切除术）和活检术、脑室内置管手术、分流管拔除术、分流管脑室端阻塞后再通术、中脑导水管狭窄成形术、室间孔狭窄成形术等。

2）脑实质：神经内镜需要一定的操作腔隙，后者包括生理性或病理性腔隙。所以脑实质内应用仍局限于脑内血肿、脑脓肿和囊性肿瘤。

3）脑外：颅腔内的脑外间隙包括蛛网膜下腔和颅底腔隙。蛛网膜下腔应用包括肿瘤切除术和蛛网膜囊肿切开术、微血管减压术和动脉瘤夹闭术。以往，内镜下颅底手术主要包括经蝶窦鞍区肿瘤切除、经鼻脑脊液鼻漏修补和经筛视神经减压等。随着内镜设备、技术的日臻成熟，内镜下颅底手术在矢状面已拓展至从鸡冠到齿状突的硬脑膜外、硬脑膜下病灶，在冠状面上拓展至鞍旁、海绵窦、麦氏囊（Meckel's cave）、岩尖、翼腭窝、颞下窝、中颅底等。

（2）脊柱

脊柱系统可分为硬脊膜外和硬脊膜下两部分，硬脊膜下可进一步分为脊髓内和脊髓外。

1）硬脊膜下：最多应用于脊髓积水，通过内镜可发现和打通中央管内引起积水的隔膜。内镜也可适用于中央管内及其周围的髓内肿瘤的活检，但是全切除肿瘤则非常困难。髓外硬脊膜下存在的蛛网膜下腔间隙同样适合于细径的纤维软镜操作，故可应用于髓外蛛网膜囊肿或脊髓手术粘连导致的蛛网膜下腔囊肿。

2）硬脊膜外：硬脊膜外包括椎管内和椎管外，后者是神经内镜脊柱内应用最有发展潜力的部分，可采用经皮胸镜和腹腔镜进行胸椎和腰骶椎（第4～5腰椎和第5腰椎～第1骶椎）椎间盘切除手术、腰椎椎板切开术、交感神经切断术、前入路椎体重建术，脊柱旁肿瘤也可应用胸腔和腹腔镜操作技术切除。

133.2.4　神经内镜技术

内镜手术方式可分为4种：①单纯内镜手术（pure endoscopic neurosurgery，PEN），又称脑室镜手术。手术在脑室镜下使用微型手术器械操作完成，如第3脑室造瘘术、脑室内蛛网膜囊肿切开术

等。②内镜辅助显微神经外科手术（endoscope assisted microneurosurgery，EAM），是指手术在显微镜和内镜协作下操作完成，适用于所有显微外科手术。③内镜监视显微外科手术（endoscope controlled microneurosurgery，ECM），是指使用常规显微外科手术操作器械，通过内镜监视器完成整个手术，如内镜下经鼻-蝶窦垂体瘤切除手术。④内镜观察手术（endoscopic inspection），可用于所有神经外科手术，作术中观察，确认手术效果。

133.2.5　手术室布局和人员组成

神经内镜手术需要一组特殊的工作人员协调配合才能完成，尤其是内镜经鼻颅底手术，通常需神经外科医生与五官科医生或内镜医生一起完成。除常规手术室布局外，器材布局以术者坐位时容易操作内镜和手术器械，并能近距离直视监视器为宜（图133-1）。

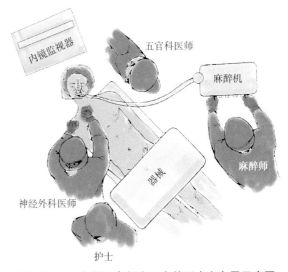

图133-1　内镜经鼻颅底手术的手术室布局示意图

133.3　内镜神经解剖学

外科学的发展必须以解剖学发展为基础，正如Yasargil所指出的，从普通神经外科学发展到显微神经外科不止是一个工具问题，这里包括许多显微解剖上的差异。同样，内镜神经外科学的发展也离不开内镜神经解剖学。内镜神经解剖学是指利用内镜来研究中枢神经系统的解剖结构。由于内镜的固

有特点,内镜神经解剖与传统显微解剖又有很大差异。内镜能观察到更多的相邻解剖结构之间的关系;内镜可以观察到显微镜下的术野盲区,因此可以获得更多的解剖信息;内镜操作时容易迷路,因此随着内镜手术路径的逐渐深入,途径和周边的解剖结构会移出视野,熟悉内镜下解剖,找到解剖"路标",可以防止定位困难或误操作;内镜可以自由旋转,且目前多为二维图像,因此此术野所见与显微镜有明显差别。故而,熟悉内镜神经解剖学对制订内镜手术计划和完成手术操作至关重要。由于内镜操作需要一定的操作空间,因此中枢神经系统的固有解剖腔隙如脑室系统、脑池、颅底和椎管是内镜神经解剖学的主要研究对象。

133.4　脑室镜的临床应用

脑室镜应用是内镜在神经外科手术中最成熟的技术,脑室镜手术的应用范围以脑室内病变为主:①阻塞性脑积水;②脑室内囊肿,如侧脑室囊肿、透明隔囊肿、松果体囊肿、鞍上池囊肿和寄生虫性囊肿;③脑室旁囊肿;④复杂脑积水,包括不对称性脑积水和感染性脑积水;⑤拔除粘连分流管和重置分流管;⑥脑室内肿瘤活检和切除。脑室镜在脑实质内应用仍局限于脑内血肿、脑脓肿和囊性肿瘤等存在一些病理解剖腔隙的疾病。

脑室镜最常见手术是第3脑室造瘘术,并已成为治疗非交通性脑积水的首选方法。第3脑室造瘘术主要适用于非交通性脑积水。病因包括:中脑导水管狭窄、顶盖和丘脑肿瘤、颅后窝肿瘤、松果体区肿瘤、颈髓脊膜膨出、囊肿、脑膜炎、脑室炎、脑室内出血和蛛网膜下腔出血。由第3脑室后部至第4脑室出口处之间的任何占位引起的阻塞性脑积水是第3脑室造瘘术的最佳适应证,而脑出血和感染等引起的非交通性脑积水手术效果尚不令人满意。1岁以下的婴儿脑脊液吸收系统尚未完全发育成熟,手术成功率较低。

总体来说,第3脑室造瘘术短期手术并发症发生率与分流手术相当,但远期并发症发生率远低于分流手术。笔者荟萃分析总结了1 422例第3脑室造瘘手术,感染率为1.4%,术中小血管出血发生率为3.1%,术后硬脑膜下积液发生率为0.4%、癫痫发生率为0.1%,意识丧失、下丘脑功能障碍和动眼神经麻痹等多为一过性,发生率分别为0.4%、

0.4%和0.2%。其中最危险的并发症就是基底动脉及其分支破裂引起大出血,发生率为0.4%,原因是使用锐性器械或电外科器械造瘘所致。Bouras(2013)的荟萃分析结果认为,第3脑室造瘘术并发症的发生率与术者的经验有关,发生率为5%~15%,永久性损害发生率为3%。总体病死率为0.3%,多与患者基础情况(肿瘤进展或全身性疾病,如肺部感染、肾功能不全等)有关,与手术操作相关的死亡原因有颅内出血和败血症,基底动脉破裂后的病死率为50%。第3脑室造瘘术迟发性漏口再闭导致病情恶化的发生率很低(0.03%),可发生于术后5周至7.8年,但却可能是致命的,所以应予以足够重视。

133.5　神经导航辅助内镜手术

神经内镜手术的主要并发症是手术出血和神经损伤,手术风险主要源自术中定位和手术轨迹的偏差。即便是经验丰富的术者,对于该问题也感到很棘手。神经内镜手术过程中的定位能力受限与以下一些因素有关:①神经内镜手术的骨窗明显小于传统显微外科手术,所以需要更为精细的定位方法来到达深部靶点。如果单凭术者自身能力,往往会通过不断调整内镜工作鞘的方向来接近靶点,结果导致手术路径和靶点周围重要结构的损伤,增加手术风险。②尽管内镜具有显像清晰和视野较大的优点,但是在脑室内液体环境下操作,往往为了取得清晰的图像而尽量贴近解剖标记,内镜术野相对受到了限制,尤其在血性脑脊液混浊的情况下更是如此,或者由于颅底等解剖结构复杂,因此导致手术"迷路"。③病变被覆正常组织,如室管膜下肿瘤,或病变组织包绕重要神经、血管,使术者无法定位或误操作。④脑室系统偏小。⑤病灶与周围正常组织在内镜下分辨困难。⑥复杂脑室内手术中,正常的解剖参考标记移位或缺失,导致手术路径出现偏差,手术无法完成。

立体定向技术具有精确的定位能力,通过立体定向方法设计最理想的轨道,在立体定向影像学解剖的引导和神经内镜的直视帮助下,精确定位于靶点且不影响周围重要的神经、血管组织。目前,应用日益普及的神经导航辅助神经内镜技术(neuronavigation assisted neuroendoscopy),通过术中实时、人机交互式操作模式,为术者提供精确且丰

富的三维影像学解剖定位信息,不但获得理想的手术效果,缩短了手术时间,而且使更多、更复杂的脑室等深部内镜手术的开展成为可能。

133.6 内镜辅助显微神经外科和锁孔手术

内镜辅助显微神经外科手术是指手术在显微镜和内镜同时协作操作下完成。由于早期神经外科手术器械制作技术比较粗糙,严重妨碍了神经外科治疗技术的发展。虽然近20年来,现代影像学技术发展迅速,不但可以做到非常精确的定位诊断,而且可以提供个体颅内解剖结构差异的详细资料,为手术入路的选择提供参考,但是,显微外科手术中,由于手术显微镜提供的视野存有死角,为了获得足够的显微镜光线照明和满意的术野暴露,常常需要牵拉局部脑组织,结果可能引起局部脑组织压力增高、脑血流量减少,最后因局部脑组织缺血、梗死导致神经功能损害。同样,脑神经及蛛网膜下腔血管的牵拉也会损害神经功能。内镜具有各种视角,不用牵拉脑组织即可显示显微镜无法暴露的区域,如动脉瘤的术野背侧面及其邻近血管走行等,同时可以增加局部照明,对近距离物体的细节表现尤为清晰,故而将内镜与显微外科技术结合,可以尽量避免牵拉性神经损害。这就是内镜辅助显微外科应用的理论基础。内镜与显微外科技术两者相辅相成,显著提高了手术的疗效。Perneczky 于1998年报道了380例内镜辅助显微神经外科手术,其中肿瘤205例、颅内动脉瘤53例、囊肿86例、神经血管减压36例。Rak 于2004年运用该技术完成了28例微血管减压手术,认为内镜有助于显露受骨嵴遮挡或脑神经近脑干2~3 mm段的解剖结构,可显著提高手术效率。

Perneczky 在内镜辅助显微外科技术基础上提出"锁孔(keyhole)"手术概念,它并非仅指小骨窗手术,它应包括术前精心诊断、个体化设计手术方案,以求用微创来获得起码与标准显微外科手术一样的疗效。锁孔手术的优点在于:①利用自然生理性或病理性腔隙,可以减少对脑组织的牵拉。②切口合理和美观,切口多设计在毛发内,且不影响皮肤的血供和神经营养,到达靶点路径最短。③开颅损伤小,内镜辅助显微外科技术的应用减少了神经和血管的牵拉损伤,所以创伤微小。④内镜技术弥补了显微镜直视术野盲区的缺陷,以确保良好的手术效果。

2011年,Fischer 总结20年锁孔手术治疗动脉瘤经验,锁孔入路包括眶上入路793例、颞下入路48例、单侧经纵裂入路46例和枕下乙状窦后入路55例。另包括120例采用标准翼点开颅手术。结果表明,锁孔手术效果良好,未破裂动脉瘤术后改良 Rankin 评分(modified Rankin scale, mRS)≤2分为96.52%。眶上锁孔入路术中动脉瘤破裂发生率(7.69%)与标准翼点入路(8.33%)相似。眶上锁孔入路因夹闭不全需要再次治疗(手术或介入治疗)为3.28%,标准翼点入路为4.17%。但眶上锁孔的入路相关并发症(术后硬脑膜下或硬脑膜外血肿、切口感染)发生率(4.04%)明显低于标准翼点入路(8.33%)。作者认为内镜辅助显微外科技术可以弥补深部术野显露的局限性,主要应用于动脉瘤夹闭前后的观察。

133.7 内镜鼻颅底外科

自20世纪70年代以来,神经内镜越来越多地被用于经鼻颅底手术。早在1978年,Bushe 和 Halves 率先采用神经内镜来暴露向鞍上延伸的鞍区病变。近年来,随着内镜设备、技术、解剖、理念的不断进步,神经内镜已被广泛应用于中线、旁中线的腹侧颅底手术。

133.7.1 内镜下经鼻-蝶窦垂体瘤手术

早在1909年,Hirsch 最先报道了经单鼻孔入路肉眼下垂体瘤切除术。尽管 Hirsch 的首次经单鼻孔经蝶窦入路手术是成功的,由于担心鼻腔及颅腔沟通导致的颅内感染,随后他转变了手术入路,采用经鼻中隔黏膜下入路。1987年,Griffith 和 Veerapen 发展了经鼻入路手术,在鼻腔内插入鼻窥器到达蝶骨嘴,进行垂体瘤显微外科手术。1994年,Cooke 和 Jones 报道了经鼻入路显微外科手术切除垂体瘤可以大大减少鼻旁窦和口腔的并发症。与传统的经唇下和经鼻中隔入路相比,直接经鼻内镜手术更加方便、有效。在耳鼻喉科领域,内镜鼻旁窦手术的引入,带来了外科手术技术的巨大变革,使之很快取代了传统的鼻旁窦手术方式。与传统手术中彻底剥除鼻旁窦黏膜相比,内镜鼻旁窦手术更注重的是恢复生理性的鼻黏膜引流,仅仅通过经鼻内镜手术,在鼻旁窦开口处彻底解决梗阻性的病理因素而恢复生理功能,因而逐渐发展成为较为流行的功能性鼻旁窦内镜手术（FESS）。正因为鼻旁窦内镜手术的巨大成功，许多颅底外科医生对于内镜下经蝶窦入路手术更是趋之若鹜。内镜下经蝶窦入路手术最开始应用于鞍区病变的活检，然后演变为内镜辅助显微外科手术切除垂体瘤，最终发展成为纯内镜下经鼻-蝶窦入路垂体瘤外科手术。

内镜经鼻-蝶窦入路垂体瘤手术的适应证与传统的显微外科经蝶窦入路手术相类似。适应证如下：①对于无功能的垂体瘤患者伴有视神经压迫症状、垂体功能低下、垂体卒中或严重的额颞部头痛等；②对于功能性的垂体瘤患者，伴有肢端肥大症、库欣病或甲状腺功能低下等，手术是首选的治疗方法；③对于泌乳素腺瘤者，如果正规的多巴胺能药物（溴隐亭）治疗无效，或药物治疗引起无法忍受的不良反应，或有多巴胺能药物治疗禁忌证的，可以选择手术治疗；④其他的鞍区病变或肿瘤，可选择手术切除或活检。与传统的显微外科手术相比较，内镜经鼻-蝶窦手术通过扩大的鞍底暴露及其可视性的优势，可以实现真正意义上的"镜下全切除"。尤其对于那些向鞍上或鞍旁生长的肿瘤，内镜手术的全切除率要明显高于显微外科手术，而且降低了二期开颅手术的发生率。

近十多年来，内镜下经鼻-蝶窦入路已被广泛运用于垂体瘤手术中，其优势在于：术野暴露好，保留鼻腔功能，缩短住院时间，患者不适感和术后并发症明显减少。2009年，Tabaee采用荟萃分析方法，对1997—2006年间的9个临床研究报告，共821例患者进行短期疗效分析，显示肿瘤总全切除率为78%，垂体促肾上腺皮质激素（ACTH）腺瘤、生长激素（GH）腺瘤和催乳素（PRL）腺瘤术后内分泌指标恢复率分别为81%、84%和82%。术后并发症：术后脑脊液漏发生率为2%，术后永久尿崩症发生率为1%，鼻出血和腺垂体功能减退的发生率都<1%。死亡2例，原因都与动脉损伤有关，死亡率为0.24%。2017年，Li采用荟萃分析方法，比较了内镜和显微镜下经鼻垂体瘤手术的疗效及安全性。共纳入23项研究（4项前瞻性研究、19项回顾性研究）、2272例垂体瘤患者。发现：内镜手术的肿瘤全切除率较显微镜手术提高52%，致鼻中隔穿孔的风险较显微镜手术下降71%，发生尿崩的概率下降22%，其余诸如脑脊液漏、脑膜炎、鼻出血、脑内血肿、垂体功能减退、死亡率、复发率等方面，较显微镜手术无显著差异。

133.7.2 内镜下扩大经鼻入路颅底手术

近年来，内镜下扩大经鼻入路颅底手术（图133-21）已广泛开展。在矢状面上，可用于从额窦、鸡冠到斜坡、枕骨大孔、齿状突的硬脑膜外和硬脑膜下病灶的手术切除、活检或减压。在冠状面上，可用于鞍旁、海绵窦、麦氏囊、岩尖、翼腭窝、颞下窝、中颅底等部位。

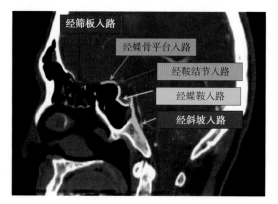

图133-2　内镜下经鼻及扩大经鼻颅底手术入路示意图

值得注意的是，随着内镜下经鼻手术适应证的不断拓展，由手术入路导致的中、高流量脑脊液漏的处理是手术成功的关键环节。以带蒂鼻中隔黏膜瓣为主要修补材料的多层修补技术是处理术中高流量脑脊液漏的关键技术。此外，手术适应症的拓展同样也带来了更高的手术风险。因此，必须在风险较低的内镜下常规经鼻入路手术中积累了足够的经验后，才可逐步开展风险较高的扩大经鼻入路颅底手术。

（1）内镜下扩大经鼻入路前颅底手术

内镜经鼻入路前颅底手术包括鞍结节脑膜瘤、蝶骨平台脑膜瘤、嗅沟脑膜瘤切除术和前颅底脑脊液漏修补术。也可应用于鞍上颅咽管瘤切除和鞍上巨大垂体瘤切除。对于肿瘤切除，可以选用经鼻中隔旁入路，切除中鼻甲和后组筛窦以增加暴露；对于脑脊液漏修补，可以选择经鼻中隔旁入路或经中鼻道入路。术中可以使用无框架的神经导航系统，辅助术中定位。

（2）内镜下扩大经鼻入路视神经管减压术

内镜下经鼻入路，对视神经管的暴露非常便捷，与传统开颅手术相比，具有微创、快速、有效的明显优势。在内镜下，可以方便地打开视神经管的内侧壁、顶壁和下壁，可以充分暴露视神经，行充分减压。

（3）内镜下扩大经鼻-斜坡及颅后窝手术

内镜下经鼻-斜坡及颅后窝手术的优势在于手术的灵活性和解剖结构显示的清晰性。通过内镜，在神经导航系统及术中多普勒超声的指引下，可以清晰地显露整个斜坡区域，上至鞍底，下至枕骨大孔，两侧达颈内动脉岩骨段。此入路可以彻底切除斜坡脊索瘤和中线区的斜坡脑膜瘤。在合理选择适应证的前提下，由于该入路需切除的病灶位于脑干的腹侧，有效避免了开颅手术对脑干及脑神经的牵拉，显著提高了手术的疗效及安全。

（4）内镜下扩大经鼻颅颈交界区手术

内镜下经鼻手术可以提供便捷的入路到达颅颈交界区及 $C_{1\sim2}$ 区域。适应证包括：脊索瘤、齿状突脱位、颅底凹陷、风湿性颅颈畸形、延颈髓腹侧压迫症等。

（5）内镜下扩大经鼻入路侧颅底、中颅底手术

在经验丰富的单位，可采用以内镜下经鼻-翼突入路为基础的经鼻侧颅底手术入路，结合颈内动脉移位、经对侧上颌窦入路（contralateral transmaxillary approach，CTM）处理位于海绵窦、麦氏囊、岩尖、翼腭窝、颞下窝、中颅底等部位的病灶。以海绵窦手术为例，由于内镜下经鼻-海绵窦入路（EE－CS）是前内侧入路，而大多数海绵窦内的脑神经均在海绵窦的外侧壁，所以内镜手术可以避免脑神经的损伤，当然术中需要脑神经电生理监测。

133.8　虚拟内镜手术

虚拟内镜是基于高分辨度的三维放射影像资料（CT、MRI）基础上，利用相应软件，构建人体复杂解剖通道间串行旋转的动态三维图像效果，在这个虚拟三维空间中，可以进行任意的图像移动及参数调整，类似在内镜下操作一样。虚拟内镜已在胃肠外科、呼吸科、泌尿科、五官科得到应用。在神经外科，虚拟内镜最早用于脑室镜和脑池内镜的模拟，目前已广泛用于鞍区肿瘤、微血管减压、脑室肿瘤手术的术前模拟。术前应用虚拟神经内镜检查，可以在术前清晰了解每一步操作的三维解剖变化，使手术真正实施时更安全。同时，虚拟神经内镜检查还可进一步提供位于手术盲区重要结构的位置，避免并发症的发生。奥地利学者用虚拟内镜为 35 例内镜下

经蝶垂体病变手术进行术前模拟，能清楚地显示鼻腔、鞍底及鞍内的各种解剖标志及特点，与术中内镜图像一致，特别是正常垂体、垂体瘤及颈内动脉的相互关系得到了很好的展示。L. Tanrikulu 等术前将虚拟神经内镜用于三叉神经痛与面肌痉挛的微血管减压手术，并与术中操作的图像对比研究，虚拟神经内镜能清晰显示了脑桥小脑三角的神经、血管的三维图像，显示出压迫神经的血管位置、走行，与术中图像完全吻合。K. Aydin 在另一组神经内镜下切除脑室内囊性病变手术的研究中，用虚拟神经内镜与术中真实内镜进行图像对比，也发现了相同的效果。Kleinszig(1998)等设计的 Robo Sim 模拟系统具有触觉反馈功能，但无法应用于虚拟内镜操作。近年来，由于视觉和触觉反馈技术的发展和虚拟现实软件的不断更新完善，触觉反馈应用于虚拟内镜值得期待。目前虚拟内镜系统存在的主要缺陷是缺乏模拟液体流动的技术，因此无法模拟动脉搏动、静脉显影、脑脊液流动、海绵窦出血、脑脊液漏等术中常见现象。

133.9　神经内镜技术展望

神经内镜的发展很大程度上依赖于神经外科医生对现代神经内镜技术的观念改变、新技术的进步、内镜下神经解剖学的发展和对神经外科医师进行的神经内镜技术的培训。

1）神经内镜发展历史是一个科技发展影响外科技术的鲜明例证。但是，目前有诸多因素仍然限制神经内镜的开展与普及，譬如：许多有经验的神经外科医生已经习惯显微镜的三维直视术野，很难接受并改变为在内镜的二维监视器屏幕下进行脑深部操作，相对匮乏的配套内镜手术器械和内镜解剖知识、不可预知且处理棘手的手术并发症使许多神经外科医生望而却步。神经外科与耳鼻喉科的学科间交流障碍也是限制神经内镜在颅底手术中开展的重要原因。因此，仍有许多神经外科医生对神经内镜技术持怀疑态度，但 Maroon 认为，新观点、新技术总有一个渐进性的接纳过程，新事物的出现和发展总是伴随许多风险和困难，但同时也是一种机遇。还要清醒认识到，任何新技术均有其适应证和禁忌证，均有其未成熟期和成熟期。我们除了欢迎和接纳之外，更应清醒地认识其目前的不足和局限，想方设法去克服或解决，促使其走向成熟期。

2）虽然神经内镜手术被认为是一种微侵袭神经外科,但随着内镜手术适应证的不断拓展,微创与有创是相对的。就经鼻颅底手术而言,为增加对重要结构的暴露,需适当增加对鼻腔结构的损伤。因此,需重视对经鼻颅底解剖的学习。内镜手术的疗效应不低于显微外科手术,不应为了微创而牺牲疗效。因此,要提倡微创手术的理念,要提倡各种微创技术的互补。

3）一方面,内镜技术应成为现代神经外科临床操作和训练的常规技术。外科医生必须要经过术前培训以期作出更好的临床决策、获得良好的治疗预后,并减少并发症发生。另一方面,内镜是一种工具,而不是一种手术方式。神经外科医生要了解它在什么地方有用,如何安全使用,以及什么时候适合使用其他手术工具（如显微镜）。

4）内镜团队建设非常重要。开展内镜手术,尤其是经鼻颅底手术有诸多困难,其中最大的困难就是如何配备经过良好训练的外科医生团队。手术团队必须经过长时间磨合才能在术中熟练配合,达到最佳手术效果。医疗机构的培训条件以及资金状况也可能影响内镜手术的开展。

5）现有的内镜手术在临床应用中也暴露出许多不足之处,如图像是二维的,缺乏立体感等。虽然可通过内镜的前后移动获取空间信息,但较之显微镜的3D图像仍有不足。当前,已有3D内镜进入临床应用阶段,但尚未普及,且需要佩戴3D眼镜,使用不便。裸眼3D尚待研究开发。

更高的分辨率和成像质量对内镜手术疗效及安全性的提高至关重要,较传统高清内镜分辨率更高的4K内镜已在临床投入使用。

可进行荧光显影的荧光内镜目前已在国外少数单位试用,可直接显影颈内动脉等重要血管结构,利于提高手术疗效和安全。

6）机器人内镜技术:在近来的微侵袭神经外科发展过程中,神经导航、神经内镜、术中实时影像技术作出了最显著的贡献。就神经内镜手术而言,仍存在诸多不足,比如内镜由助手医生控制,稳定性不够,长时间操作易导致外科医生身心疲惫,使手术中失误风险增加;若由机械或气动支臂扶持,则无法实时移动配合主刀医生等。这在一定程度上影响了这项先进技术的推广应用。近年来,新的手术机器人的出现,为进一步完善内镜手术提供了新的帮助。手术机器人的动作精度高（毫米级别）、稳定性强、可重复性好,是内镜手术的好帮手。目前常用的机器人系统有美国 Computer Motion 公司的 AESOP 系统、ZEUS 系统,以及美国 Intuitive 公司研制的 da Vinci 系统等。

（寿雪飞　王镛斐　周良辅）

参考文献

[1] 张海石,王镛斐,周良辅. 神经内镜[M]//周良辅. 现代神经外科学. 2 版. 上海:复旦大学出版社,2015:1391 - 1397.

[2] LI A, LIU W, CAO P, et al. Endoscopic versus microscopic transsphenoidal surgery in the treatment of pituitary adenoma: a systematic review and meta-analysis [J]. World Neurosurg, 2017, 101:236 - 246.

[3] WINN H R. Youmans and Winn neurological surgery [M]. 7th ed. Philadelphia: Elsevier, 2017.

[4] ZWAGERMAN N T, ZENONOS G, LIEBER S, et al. Endoscopic transnasal skull base surgery: pushing the boundaries [J]. J Neurooncol, 2016, 130 (2): 319 - 330.

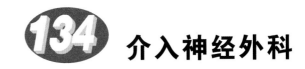

134 介入神经外科

134.1 概述

介入神经外科又称为血管内神经外科学（endovascular neurosurgery）。最早在 1904 年 Bawbarn 用石蜡和凡士林混合物注入颈外动脉行脑胶质瘤术前栓塞。20 世纪 70 年代以来，随着数字减影血管造影（DSA）X 线机的问世、超选择微导管的应用以及各种栓塞材料的研制，介入神经外科逐渐成为治疗神经系统疾病，特别是治疗脑、脊髓血管性疾病的新兴的重要技术。

介入神经外科的目的主要是治愈脑、脊髓血管性疾病或改善临床症状。目前，介入神经外科的治疗方法有：闭塞血管性病灶，改变血流动力学治疗病变；通过血管重建术或成形术扩张狭窄动脉；应用纤溶药物或激光溶化消除血栓和借助机械装置去除血栓等，增加脑灌注等。

介入神经外科的介入材料包括输送系统和栓塞材料。

（1）输送系统

1）导丝：有可视纤维导丝和可监控导丝。新颖的可监控导丝正取代传统的可视纤维导丝。可监控导丝有超声导引导丝、压力控制导丝等，既可进入动脉远端，又可监控栓塞过程及效果。

2）导丝控制的血管成形球囊导管：以往血管成形导管的球囊扩张靠通过导管注入液体来完成。由于导管长、管腔狭，球囊扩张困难而不易控制，容易致使血管内壁损伤。新的导丝控制扩张导管，用于改变导丝插入的深浅、调节球囊扩张度，易操作和控制。

3）放射性血管扩张导管和支架：血管扩张成形术后，经放射性导管或支架的照射，可减少血管内皮细胞的增生，使再狭窄发生率减少 50% 以上。

4）多球囊扩张导管：一根导管头端同时装有 3 个球囊，顶端是一个直径较小的预扩张球囊，为放置支架作准备；第 2 个较大球囊表面装有支架，用以扩张、放置支架；第 3 个即最近端的球囊可进一步扩张支架,并调整支架位置。这样,整个血管扩张成形术可通过一个系统一并完成。

（2）栓塞材料

1）血管内壁敷贴物（paving）：采用天然膜或纤维材料制成,贴敷在血管内壁而不影响血管壁的搏动。用来取代部分金属支架,治疗血管狭窄;也可用于血管内治疗梭形或巨大动脉瘤。现已少用。

2）血管内支架（stent）系统：广泛应用于临床,包括治疗血管狭窄的支架、动脉瘤栓塞的辅助支架和血流转向装置（flow diverter devices）。

3）球形或三维微弹簧圈：用于弥补 2D 线形微弹簧圈的不足。弹簧圈形态多样,用于动脉瘤栓塞治疗更安全、复发率更低。

4）液体栓塞剂：NBCA（α-氰基丙烯酸正丁酯n butyl cyanoacrylate）在临床使用时间较长。目前,新型的液体栓塞系统（Onyx）,具有不粘管、弥散性好等特点,已在临床上广泛使用。

5）切割球囊：在扩张球囊的表面附有切割刀,当球囊扩张时,可切入血管内膜几微米,从而更有效地扩张动脉管径,减少再狭窄的发生。此法在颅内血管少用。

134.2 常见神经外科疾病介入治疗

本节简单介绍常见脑、脊髓血管病的介入治疗。

134.2.1 颈动脉海绵窦瘘的介入治疗

颈动脉海绵窦瘘（CCF）按病因不同分为外伤性颈动脉海绵窦瘘（TCCF）和自发性颈动脉海绵窦瘘（SCCF）两大类。TCCF 多因颅脑损伤等致使颈内动脉海绵窦段或其分支破裂,动脉血通过瘘口直入海绵窦。SCCF 是多见于中老年人海绵窦硬脑膜上的动静脉瘘,又称海绵窦硬脑膜动静脉瘘（海绵窦DAVF）,由颈内动脉（ICA）或颈外动脉（ECA）分支供血。

（1）临床表现

TCCF 患者有明确的头部外伤、头面部手术或血管内介入治疗史,常在几天或几周后出现同侧海绵窦综合征,即搏动性颅内杂音和突眼,球结膜充血、水肿,展神经或动眼神经麻痹等。早期视力轻度受损。宜尽早行眼压测试,眼压＞40 mmHg 时应接受眼科治疗。SCCF 患者也可有颅内杂音、突眼和球结膜充血、水肿等眼部症状,但程度较轻,以中年以上、绝经后女性发病者多。

（2）数字减影血管造影检查

数字减影血管造影（DSA）检查是诊断 CCF 的最重要手段。颈动脉造影早期可显现海绵窦、眼静脉、岩上窦、岩下窦以及皮质静脉等颅内静脉,并扩张增粗;同侧颈内动脉的远侧分支充盈不良。DSA 检查应常规做双侧颈内动脉、颈外动脉和椎动脉造影,以利于明确诊断及侧支循环状况（图 134-1）。TCCF患者的 DSA 表现较 SCCF 患者典型（图 134-2）。

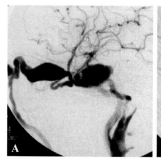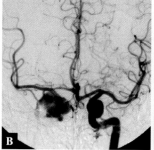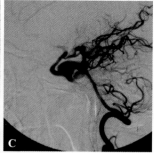

图 134-1　右颈内动脉海绵窦瘘（DSA）

注：A. 患侧颈内动脉 DSA 侧位像,显示 TCCF;B. 对侧颈内动脉 DSA 正位像,造影时压迫患侧颈动脉,显示前交通动脉部分代偿;C. 椎动脉造影侧位像,造影时压迫患侧颈动脉显示后交通动脉有代偿。

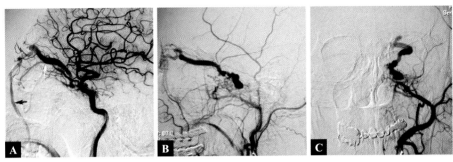

图 134 - 2 海绵窦

注:女性患者,56 岁,左侧突眼伴充血 6 个月。硬脑膜动静脉瘘(DAVF)。A. 左侧颈内动脉侧位像,显示脑膜
垂体干(空箭头)参与供血,通过眼静脉(白箭头)回流至面静脉(黑箭头);B. 左侧颈外动脉侧位像,显示颌内
动脉分支(空箭头)参与供血;C. 颈外动脉正位像。

同时要注意颈内动脉内有无动脉粥样硬化斑块和颈内动脉入颅是否呈襻状,这是能否经动脉通路闭塞 CCF 的决定性因素。

(3) 治疗原则

1) 经动脉通路:94% 外伤性 CCF 能经此通路治愈,可脱球囊栓塞是最常用的方法。当一个球囊无法完全闭塞瘘口时,可选择不同规格的球囊再栓塞,或辅以微弹簧圈或经静脉通路栓塞等直到完全闭塞瘘口为止。在任何情况下,颈内动脉血流应尽量保留,不得不闭塞时,需先行暂时阻断试验[球囊闭塞试验(balloan occlusion test,BOT)],代偿良好者,可以闭塞病变血管,但不推荐。带膜支架是较佳选择(图 134 - 3)。

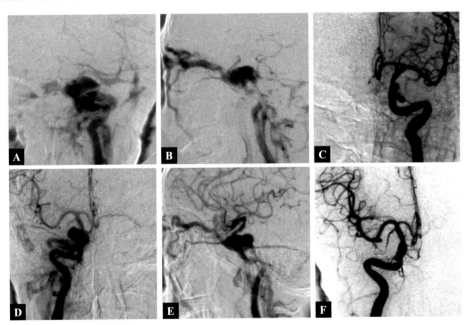

图 134 - 3 双侧 TCCF

注:男性患者,25 岁,车祸后出现颅内杂音 6 个月伴左眼充血、外突 3 个月。DSA 显示双侧 TCCF。A、B. 左侧颈内动脉正、侧位像显示左侧 TCCF;C. 左侧颈内动脉正位像显示治疗后瘘口消失,左侧颈内动脉保持通畅;D、E. 右侧颈内动脉正、侧位像显示右侧 TCCF;F. 右侧颈内动脉正位像显示治疗后瘘口消失,右侧颈内动脉保持通畅。

2) 经静脉通路:当颈内动脉已被结扎、闭塞或动脉通路栓塞失败时,TCCF 可采用静脉通路栓塞。经静脉通路栓塞更是 SCCF,即海绵窦 DAVF 的主要治疗方法。常用的入路有经眼上静脉(SOV)和岩下窦(IPS)两种,栓塞物质多为弹簧圈或液体栓塞剂。

（4）疗效

绝大多数 TCCF 患者可经血管内栓塞治疗而治愈。颈内动脉通畅率达 75%～88%。眼球突出和球结膜水肿在栓塞成功后几周内消失。由球囊压迫所致的脑神经症状发生率高达 30%，但能恢复。栓塞后患者必须在 3～6 个月内随访血管造影。CCF 血管内治疗的病死率低，致残率可控制在 5% 以下。

134.2.2 硬脑膜动静脉瘘的介入治疗

硬脑膜动静脉瘘（DAVF）是一种位于硬脑膜的获得性动静脉短路畸形，占颅内血管畸形的 10%～15%，供血动脉可来源于颈动脉系统或者椎动脉系统的硬脑膜支。症状和预后差别很大。几乎所有症状都起因于动脉化的静脉系统，如耳鸣、颅高压症状为硬脑膜静脉窦高压所致；眼部症状起源于眼静脉高压；神经系统功能障碍、癫痫和颅内出血与皮质静脉高压有关。

（1）分类、临床表现和治疗原则

目前临床上常用的分类方法是根据静脉引流状况制定的 Djindjian 和 Merland 分类法。表 134-1 为此分类法及其治疗原则。

（2）不同部位硬脑膜动静脉瘘的栓塞治疗

1）前颅底 DAVF：此型少见，多为 Ⅲ 型或 Ⅳ 型（图 134-4）。可经扩张的眼动脉和筛动脉注入液体栓塞剂栓塞瘘口和部分引流静脉；也可经扩张的引流静脉注入液体胶栓塞。由于介入治疗并发症多，因此手术切除瘘口仍是首选方案。

2）天幕 DAVF：约占颅内 DAVF 的 12%，多为 Ⅲ～Ⅴ型。主要供血动脉是脑膜垂体干。经栓塞治疗必须十分谨慎，或可行引流静脉手术夹闭。立体定向放射治疗闭塞瘘口有明显效果。

3）上矢状窦 DAVF：多与外伤有关。介入治疗和手术治疗皆有一定困难。

DAVF 是一种较复杂的疾病，可表现出多种症状和体征。治疗方案必须综合其自然病程、症状、体征、治疗危险性和疗效等多种因素考虑。介入治疗对大部分 DAVF 有明显效果。

134.2.3 脑动静脉畸形的介入治疗

脑动静脉畸形（AVM）是一种先天性脑血管畸形。在自然病程中，其解剖和血流动力学发生变化。当出现临床症状或体征时，意味着机体的耐受力达到极限。Spetzler 和 Martin 1～3 级 AVM，单纯手术、栓塞和放射治疗均有大量成功报道，但仍以手术治疗为首选。单纯栓塞法的治愈率低，目前多作为术前或放射治疗前的辅助手段。对 3 级或 3 级以上 AVM，予以联合治疗，即栓塞加手术或栓塞加放射治疗为最佳方案。

表 134-1　DAVF 的 Djindjian 和 Merland 分类法

分　类	静脉引流	临床表现	治疗原则
Ⅰ	正常静脉窦引流	功能性症状，如耳鸣、耳后痛、眼部症状等	目的是减少引流入静脉的动脉血，或压迫供血动脉，或行供血动脉栓塞治疗，或暂不作处理、随访
Ⅱ	正常静脉窦引流减少		
Ⅱa	仅正常静脉窦引流减少	20% 患者有颅内高压和视力减退	治疗目的是减少静脉血流，可行供血动脉或静脉窦栓塞
Ⅱb	逆流入皮质静脉	10% 患者有颅内出血	目的是彻底治愈，应行静脉窦栓塞
Ⅱa+b	正常静脉窦引流减少伴皮质静脉引流	伴局部神经功能障碍	
Ⅲ	直接回流入皮质静脉	40% 表现为颅内出血	目的是彻底治愈，可经动脉或静脉通路栓塞或治疗
Ⅴ	出血率为 65% 伴局部脑功能或脊髓功能障碍		
Ⅳ	直接引流入皮质静脉伴静脉扩张		
Ⅴ	引流入脊髓周围静脉		

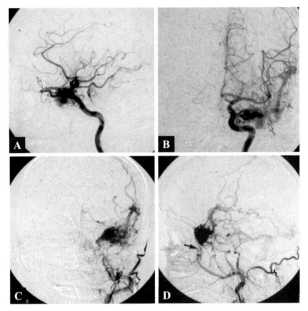

图 134 - 4　DSA 显示前、中颅底 DAVF 伴皮质静脉引流

注:男性患者,60 岁,蛛网膜下腔出血后 1 个月。A. 颈内动脉侧位像,显示眼动脉脑膜支(空箭头)参与供血;B. 颈内动脉正位像,显示静脉引流为侧裂区静脉(空箭头);C 和 D. 颈外动脉正、侧位像,显示颌内动脉(黑箭头)和脑膜中动脉前支(空箭头)参与供血。

(1) 栓塞治疗目的

单一动脉供血的 AVM 栓塞治愈率为 90%,而多血管供血者仅 5%～10%。手术前栓塞,目的是减少供血动脉数量,缩小 AVM 体积,改善大型 AVM 的血流动力学,减少术中出血和缩短手术时间;若用液体栓塞,还可帮助术中 AVM 定位,为手术切除,亦为放射治疗作准备。

单纯栓塞治疗可改变 AVM 血流动力学、改善周围脑组织血供、降低引流静脉压,从而稳定、缓解甚至改善症状。

(2) 常用栓塞材料

1) 微导管:包括血流导向微导管和导丝导引微导管。

2) 栓塞剂:常用的是固体栓塞物质和液体栓塞剂。

固体栓塞剂有:①多聚甲醇泡沫(PVA),不可吸收,通过与血液混合促使凝血达到栓塞效果,故再通率比液体栓塞剂高,现临床上少用。②微弹簧圈,多用于高流量大型 AVM 栓塞时控制血流量。

液体栓塞剂有:①氰基丙烯酸酯(cyanoacrylata),是 AVM 最常用栓塞剂,包括 α-氰基丙烯酸异丁酯(IBCA)和 NBCA 两种。NBCA 的表面张力和黏性

较 IBCA 强、毒性低,已逐步取代 IBCA。②Onyx:目前临床多用,效果良好。

(3) 治疗原则

1) 整个栓塞过程需在全麻下、监护中进行。

2) 栓塞前必须做到以下几点:①将微导管头端置入畸形血管内或供血动脉直接入口;②超选择造影时,无造影剂反流,畸形血管团显影清晰;③精确计算造影剂流过畸形血管团的时间。

3) 栓塞剂填充畸形团内,过早闭塞回流静脉,有术中出血可能。

4) 栓塞时应降血压,使平均动脉压降至 60 mmHg。

5) 栓塞必须在实时监视下进行。

6) 大型 AVM 闭塞达 30% 时就会产生明显的血流动力学改变,可以分期、分次栓塞。

7) 栓塞结束后,患者平均动脉压仍需控制在平时的 90% 以下,维持 1～3 d。

(4) 治疗结果

Bernstein 等报道的 189 例单纯栓塞治疗患者中,11% 治愈,9.6% 发生再出血,68% 癫痫得到控制,头痛症状明显减轻或消失,严重致残率为 15%,病死率为 0.5%。Gobin 等报道中,与栓塞治疗相关

的致残率为 13%,病死率为 2%;栓塞十手术致残率为 9%,病死率为 4%。栓塞加放疗长期随访资料显示有效率可达 80.5%。

（5）并发症

出血和脑梗死是主要并发症。发生在栓塞前的出血多与操作有关;发生在栓塞后的出血可能与供血动脉不全闭塞或引流静脉被栓塞有关。

134.2.4 颅内动脉瘤的介入治疗

颅内动脉瘤最理想的治疗是阻断流入动脉瘤的血液而保持载瘤动脉通畅。颅内动脉瘤栓塞治疗已成为动脉瘤治疗首选方案。

（1）适应证和禁忌证

颅内动脉瘤介入治疗的适应证没有绝对统一。随着血管内介入的导管技术和栓塞材料不断发展,颅内动脉瘤栓塞治疗的适应证明显扩大。相对禁忌证有:①全身情况差(Hunt 和 Hess 分级 Ⅳ 和 Ⅴ级);②凝血机制严重障碍者;③对造影剂严重过敏者;④肾衰竭或其他因素不宜使用造影剂者;⑤动脉过于扭曲导管无法到位者。

以下情况应慎用栓塞治疗:①血管扭曲或中度动脉粥样硬化或狭窄;②微小型(直径<3 mm)或巨大型囊内有血栓形成的动脉瘤。

（2）常用栓塞方法

1）微弹簧圈法:微弹簧圈是动脉瘤介入治疗的主要填塞物质。现临床上较多使用的弹簧圈有裸弹簧圈、生物修饰弹簧圈、物理修饰弹簧圈、纤毛弹簧圈等。

2）载瘤动脉近端栓塞:用球囊或弹簧圈行载瘤动脉永久阻断。事先必须行暂时性阻断试验,证实患者能耐受后进行。

3）血流转向装置(flow diverter):近年来血流转向装置的出现,显著提高了复杂动脉瘤(特别是巨大动脉瘤和栓塞后复发动脉瘤)的治愈率。并发症包括围手术期出血、穿支动脉缺血等。

4）瘤内扰流装置:如 WEB(Woven EndoBridge)等,此项技术有不需要术前、术后服用双联抗血小板药物及治疗分叉部动脉瘤时不会覆盖穿支动脉而增加血栓栓塞事件等优点。

（3）特殊类型动脉瘤的栓塞治疗

1）梭形动脉瘤:多见于椎动脉远端、基底动脉、颈内动脉床突上段、大脑中动脉主干和大脑后动脉 P_2、P_2 段的动脉瘤(图 134-5)。采用密网支架和带膜支架结合弹簧圈治疗可取得较好疗效。

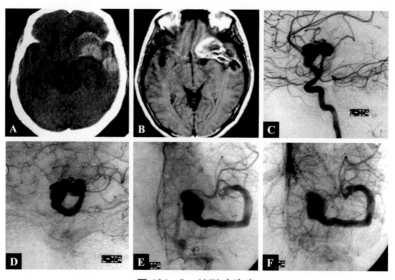

图 134-5 蛇形动脉瘤

注:男性患者,44 岁,声嘶、吞咽困难 6 个月;血管造影显示右侧大脑后动脉"蛇形动脉瘤"。A、B. 头部 CT、MRI 检查提示鞍上斜坡血管性病变。C~F 为 DSA 图像。C. 颈动脉早期正位像;D. 颈动脉毛细血管期正位像,显示动脉瘤完整形态;E. 颈动脉早期侧位像;F. 颈动脉毛细血管期侧位像。

2）巨大型动脉瘤:指直径>25 mm 的动脉瘤,常见的有以下部位的动脉瘤:①颈内动脉岩骨段动脉瘤。因为岩骨覆盖,手术夹闭或搭桥均很困难,治疗以带膜支架和密网支架栓塞为主。②颈内动脉海绵窦段动脉瘤。该型动脉瘤的治疗仍有争议,部分学者认为无须特殊处理。手术的致残率和致死率仍居高不下。动脉瘤巨大即使动脉瘤颈较窄,由于弹簧圈栓塞的费用高昂和复发率较高,临床上多不推荐;若瘤颈过宽,弹簧圈结合支架也是治疗的办法之一。单纯颈内动脉近端栓塞,可能短期内疗效尚可,但颈内动脉闭塞后暂时性脑缺血发生率为 5%～10%,永久性缺血为 1%～3%。血流转向装置或许是解决此类病患的较好方法。③颈内动脉床突旁和眼动脉动脉瘤。该类动脉瘤部分可经手术夹闭,手术困难者,多行介入治疗。但手术难以夹闭者,常为动脉瘤过大、瘤颈过宽或部分血栓钙化等,也不利于栓塞治疗。④颈内动脉床突上段动脉瘤,包括后交通动脉瘤和脉络膜前动脉瘤。对该部位巨大型动脉瘤,手术夹闭是主要治疗方法,但介入治疗效果良好。⑤颈内动脉分叉处的大脑前动脉、中动脉巨大型动脉瘤,仍以手术治疗为主,若夹闭困难,可行手术孤立加搭桥术。介入治疗效果良好。⑥椎动脉瘤。椎动脉巨大动脉瘤多为梭形动脉瘤,无法手术夹闭;即使是少见的囊性动脉瘤,因脑干和后组脑神经的影响,手术十分困难,首选介入治疗。⑦椎基动脉交界处梭形动脉瘤,首选介入治疗。一侧椎动脉栓塞无效时,若 Willis 环双侧后交通动脉侧支循环良好、双侧椎动脉阻断试验能耐受时,可行双侧椎动脉栓塞术。多支架的使用可以解决问题。⑧基底动脉顶端囊性动脉瘤,为颅后窝最常见的动脉瘤,占后循环系统动脉瘤的 50%左右,可以蛛网膜下腔出血起病,也可表现为占位症状,起病 3 年自然病程内病

死率为 60%～70%。手术难度大,首选血管内栓塞。⑨基底动脉梭形动脉瘤,少见,目前有效治疗方法是血管内治疗。

（4）并发症

1）动脉瘤破裂:是栓塞治疗最凶险的并发症。一旦发生,病死率极高。快速填塞更多弹簧圈止血,是唯一正确的应对方法;也可用球囊暂时阻断载瘤动脉。

2）弹簧圈移位:可导致血栓形成或直接堵塞动脉末端发生脑缺血,但多数无不良反应。

3）导引管导致的并发症:包括血管痉挛、血管内膜撕脱伤、血栓形成等,必须格外小心、仔细地操作。

4）血管远端脑梗死:多由栓塞材料或动脉瘤内栓子脱落引起,抗凝治疗可预防脑梗死体积扩大,但对已出现的症状效果不佳。

（5）疗效

近期动脉瘤闭塞率为 70%～100%,但长期疗效不满意,仍可能再通(详见第 93 章"脑动脉瘤")。

134.2.5 脊髓血管畸形的介入治疗

脊髓血管畸形是一种少见的先天性血管病,仅为脑血管畸形的 1/10 左右,其自然病程、病理至今仍不明确,治疗方法也不统一。多数学者认为,血管内栓塞是脊髓血管畸形治疗的首选方法。

（1）脊髓血管畸形的分类

目前尚无统一的分类标准。常按手术所见或脊髓血管造影分类。Connors 和 Wojak(2001)将累及椎管、椎管旁、脊髓的血管畸形归纳见图 134-6。

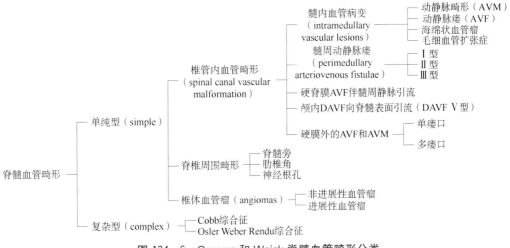

图 134-6　Connors 和 Wojak 脊髓血管畸形分类

（2）栓塞治疗的原则

目前彻底治愈脊髓血管畸形相当困难。治疗目的主要是防止出血和改善脊髓功能,首选栓塞治疗。手术治疗所致脊髓功能不可逆损伤的发生率是栓塞治疗的3～5倍。

栓塞治疗原则与脑AVM相同,概括为:①超选择插管;②微导管头端需插入病灶或供血动脉直接入口;③首选液体栓塞剂,流量大的AVM可以放置少量弹簧圈控制血流。髓内AVM栓塞必须在脊髓前动脉扩张,以及供血动脉和畸形血管团间距离较短,有多个交通支参与供血,并在上下节段脊髓前动脉正常的情况下进行。因供血动脉细长、导管到位不良时,可用少量微粒栓塞,但这种方法是不完全或暂时性栓塞,再通率高。脊髓血管畸形栓塞治疗要力争完全闭塞,但部分栓塞亦有助于稳定或改善症状。

（3）预后

脊髓血管畸形自然病程的预后不良,自发病3年内,仅9%的病例无严重脊髓功能障碍,50%以上有症状加重趋势。治疗和预后取决于治疗时患者神经功能损伤程度及栓塞的效果。早期诊断、合理治疗及术中脊髓功能的监测是降低并发症、提高疗效的关键。

134.2.6 硬脊膜动静脉瘘的介入治疗

硬脊膜动静脉瘘(SDAVF)是一种获得性疾病,多见于50岁左右的男性。本病的真正病灶位于脊髓后根硬脊膜袖口上,由一根或数根动静脉穿过硬脊膜直接与脊髓冠状静脉丛相通,后者汇入粗大扭曲的脊髓后静脉而形成。供血动脉为椎体动脉或硬脊膜动脉,而非脊髓根动脉或脊髓动脉。静脉压增高,扭曲扩张的静脉对正常脊髓组织产生压迫,是渐进性脊髓功能障碍的主要原因。出血起病罕见,位于颈段或上胸段的病例也未见报道。治疗以手术切除瘘口为主,亦可用液体栓塞剂闭塞瘘口,并保留引流静脉的通畅。

134.2.7 颅内、颅底肿瘤的术前栓塞

术前选择性闭塞肿瘤供血动脉可减少颅内、颅底肿瘤的血供和术中出血,有助于肿瘤的暴露和全切除,减少术后并发症和肿瘤复发率,但不能作为一种独立的治疗措施。

（1）术前栓塞指征

血供丰富、术中止血困难的颅内、颅底肿瘤,均有术前栓塞的指征。

1）颅内肿瘤:颅骨源性肿瘤,包括成骨细胞瘤、骨肉瘤、骨软骨瘤、骨血管瘤、浆细胞瘤、转移瘤;硬脑膜源性肿瘤,如脑膜瘤、血管外皮细胞瘤,以及纤维肉瘤、淋巴瘤、血管母细胞瘤(实质性)、多形性胶母细胞瘤等。

2）颅底肿瘤:脑膜瘤、神经鞘瘤、脊索瘤和颈静脉球瘤等。

（2）栓塞前准备

1）常规头部CT、MRI检查:了解肿瘤的确切部位和起源;肿瘤与周围颅骨、神经、血管、硬脑膜和脑组织的关系;肿瘤的病理学特性;增强CT和MRI所示肿瘤血供情况。

2）血管造影检查:了解肿瘤供血动脉的来源、数量和类型及侧支循环情况、血流特征(图134-7),有无合并动静脉瘘、静脉引流情况,引流入硬脑膜静脉窦还是引流入颅内静脉丛,或直接流入皮质静脉。

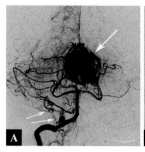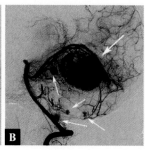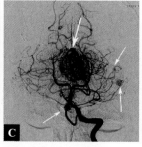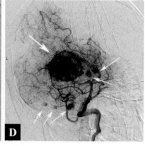

图134-7 多发血管母细胞瘤DSA图像

注:男性患者,34岁,行走不稳6个月,头部MRI提示小脑多发血管母细胞瘤。血管造影显示小脑上动脉(SCA)主要供血(大),小脑后下动脉(PICA)、小脑前下动脉(AICA)也参与供血。小白箭头指示散在的、多发小型血管母细胞瘤,大白箭头指示主要的巨大型肿瘤。

（3）栓塞治疗的原则

闭塞肿瘤内血管床是颅内、颅底肿瘤术前栓塞的重要目标。单一栓塞肿瘤供血动脉不能减少血供，反而会刺激不成熟的侧支循环血管增生，加大手术难度。成功的栓塞必须做到：①导管要插到肿瘤供血动脉的终末；②选择合适的栓塞材料。

（4）常见并发症

1）脑缺血：多由栓塞材料反流入供应脑组织的正常动脉分支内。

2）失明：因栓塞材料经颈内动脉吻合支栓塞眼动脉。

3）脑神经麻痹：一些营养脑神经颅外段的分支被误栓。

4）皮肤坏死：颈外动脉皮支被堵塞。

134.2.8 恶性胶质瘤超选择化学治疗

恶性胶质瘤的预后差，手术和放疗只能使平均生存期延长 $7.5 \sim 9.5$ 个月。研究表明，个体免疫系统对肿瘤细胞的最大抑制能力是 1×10^5 个细胞，大部分出现临床症状的肿瘤重量已达 $30 \sim 60$ g[相当于 $(3 \sim 6) \times 10^{10}$ 个细胞]。假设切除肿瘤 97% 后，残余的肿瘤细胞为 $(1 \sim 5) \times 10^9$ 个，放疗后残留 1×10^7 个，静脉化疗使肿瘤细胞降至 1×10^6 个，仍超过人体自身免疫的最大负荷量，而且胶质瘤化疗药物特异性或非特异性地作用于细胞生长周期的某一环节，在杀伤或抑制肿瘤细胞的同时，也作用于正常细胞。现有的大部分化疗药物不易通过血脑屏障，大剂量用药不良反应大。因此，开展经动脉超选择插管局部化疗是一种合理的给药途径。

化学药物直接注入颈内动脉对眼睛的毒性大，脑白质病的发生率亦较高。目前多主张采用超选择、小剂量连续注入动脉内化疗。用微导管选择性插至颈内动脉发出眼动脉后的远端，越靠近肿瘤的供血动脉端越好。常用药物有卡莫司汀（BCNU）、氯乙亚硝基脲（HECNU）、嘧啶亚硝脲（ACNU）和顺铂，注射速度为 15 ml/min，每 6 周用药 1 次，最多累计 5 次。常见的不良反应和并发症，包括头痛、血管痉挛、癫痫、术后视网膜病变，甚至失明、多发性局灶性脑梗死和脑白质病等。

Bashir 等报道的 28 例患者中，22% 肿瘤完全消失，22% 部分消失。Johnson 等报道 20 例，8 例肿瘤缩小 60%。因此动脉内超选择化疗，作为恶性胶质肿瘤手术和放疗的辅助治疗有一定的价值。对生存

率和生活质量的影响有待进一步对照研究。

134.2.9 蛛网膜下腔出血后脑血管痉挛扩张术

蛛网膜下腔出血（SAH）后，70% 以上的患者有不同程度的脑血管痉挛，20%～30% 出现症状，5%～20% 死亡。SAH 后脑血管痉挛的确切机制至今不明，治疗上也无统一标准。1984 年，Zubkov 首次报道血管内扩张成形术治疗 SAH 后脑血管痉挛，此后在许多国家的神经外科界相继开展。但现在临床应用较少。

（1）患者选择

1）SAH 后出现非脑积水或颅内占位所致的神经功能障碍。

2）神经功能障碍经扩容升压治疗后无效。

3）CT 检查未见脑梗死灶。

4）脑血管造影所显示的血管痉挛部位与神经功能障碍相吻合。

（2）治疗原则

1）一旦出现症状，可以行血管扩张成形术，一般在 6～12 h 治疗效果最好。症状出现时间越长，脑梗死发生率越高，神经功能恢复可能性越小。但 48 h 后仍有恢复可能，不可轻易放弃。

2）扩张术前必须行头部 CT 检查，以明确有无脑梗死灶。一旦出现脑梗死灶，血管扩张后恢复的血流显著增加，可导致梗死区出血，应慎重。

3）扩张术前，必须妥善处理引起 SAH 的动脉瘤，或栓塞或手术夹闭之；否则扩张后脑血流显著增加，易导致动脉瘤的再出血。

4）扩张术选用球囊导管，球囊以硅胶囊为好。

5）与临床症状相吻合的血管痉挛均应扩张，大脑中动脉的 M2、大脑后动脉的 P1、大脑前动脉的 A1 以上分支的扩张难度较大。

（3）并发症

1）血管破裂是最严重的并发症，多因扩张球囊的横径过大所致。因此，选择横径 <3 mm 的球囊为宜，扩张部位尽量不要超出大脑前、中、后动脉的近端。

2）球囊破裂，可产生永久性神经功能障碍，操作谨慎多可避免。

（4）疗效

Eskridge 等报道的 30 例 30 年随访患者中，66% 症状明显改善，6 例死亡。其中 2 例死于未处理的动脉瘤再出血，1 例死于术中原因不明的颅内

出血,3例因病情过重而死亡;1例患者出现脑梗死,1周后缓解。Rosenwasser 的一组患者,51例(55%)患者在症状出现后的2 h 内行扩张术,即刻血管造影显示有效率达90%,70%有明显的持续效果。而33例(35%)在2 h 后行血管扩张术的患者中,仅40%持续有效。因此,SAH 血管痉挛患者应在短期内行血管扩张术。

(冷 冰)

参考文献

[1] 马骏,路华,刘宁,等. 分次血管内介入栓塞治疗功能区大型脑动静脉畸形[J]. 临床神经外科杂志,2018,15(6):419-423.

[2] 方亦斌,吕楠,周宇,等. Tubridge 血流导向装置在治疗颅内动脉瘤中覆盖分支血管的安全性分析[J]. 中华神经外科杂志,2019,35(10):1017-1021.

[3] 许乐宜,李静伟,任健,等. 聚乙烯醇颗粒栓塞脊髓动静脉畸形术中破裂一例[J]. 中国脑血管病杂志,2016,13(7):369-371.

[4] 李立,李天晓,薛绛宇,等. LVIS 支架辅助栓塞未破裂颅内宽颈动脉瘤[J]. 中华神经外科杂志,2019,35(08):833-836.

[5] 冷冰,陈衔城. 介入神经外科[M]//周良辅. 现代神经外科学. 2版. 上海:复旦大学出版社,2015:1396-1405.

[6] 周艳辉,余丹,王琦,等. TCD 辅助尿激酶静脉溶栓及局部亚低温治疗急性脑梗死的疗效观察[J]. 临床神经病学杂志,2015,28(5):349-352.

[7] 曾乐贤,李振均,张剑波,等. 支架辅助弹簧圈栓塞治疗急性期颅内破裂宽颈动脉瘤的临床分析[J]. 中华神经医学杂志,2019,18(03):243-249.

[8] AGARWAL V, ZOMORODI A, JABBOUR P, et al. Endovascular treatment of a spinal dural arteriovenous malformation (DAVF) [J]. Neurosurg Focus, 2014,37(Suppl 1):1.

[9] ALEXANDER M D, HALBACH V V, HALLAM D K, et al. Long-term outcomes of endovascular treatment of indirect carotid cavernous fistulae: superior efficacy, safety, and durability of transvenous coiling over other techniques [J]. Neurosurgery, 2019,85(1):E94-E100.

[10] BROWN P A, ZOMORODI A R, GONZALEZ L F. Endovascular management of spinal dural arteriovenous fistulas. Handb Clin Neurol, 2017,143:199-213.

[11] CHOI H H, CHO Y D, YOO D H, et al. Comparative analysis of coil embolization in posterior and anterior communicating artery aneurysms [J]. J Neurointerv Surg, 2019,11(8):790-795.

[12] COLLIN A, LABEYRIE M A, LENCK S, et al. Long term follow-up of endovascular management of spinal cord arteriovenous malformations with emphasis on particle embolization [J]. J Neurointerv Surg, 2018,10(12):1183-1186.

[13] DRAZIN D, FENNELL V S, GIFFORD E, et al. Safety and outcomes of simultaneous vasospasm and endovascular aneurysm treatment (SVAT) in subarachnoid hemorrhage [J]. J Neurointerv Surg, 2017,9(5):482-485.

[14] FIORELLA D, BOULOS A, TURK A S, et al. The safety and effectiveness of the LVIS stent system for the treatment of wide-necked cerebral aneurysms: final results of the pivotal US LVIS trial [J]. J Neurointerv Surg, 2019,11(4):357-361.

[15] GESHEVA S, COULDWELL W T, MORTIMER V, et al. Staged transarterial endovascular embolization of a malignant dural arteriovenous fistula using Onyx and n-butyl cyanoacrylate [J]. Neurosurg Focus, 2019,46 Suppl 2:V1.

[16] HE Y, DING Y, BAI W, et al. Safety and efficacy of transvenous embolization of ruptured brain arteriovenous malformations as a last resort: a prospective single-arm study [J]. AJNR Am J Neuroradiol, 2019,40(10):1744-1751.

[17] JAHANGIRI F R, SHERYAR M, AL OKAILI R. Neurophysiological monitoring of the spinal sensory and motor pathways during embolization of spinal arteriovenous malformations-propofol: a safe alternative [J]. Neurodiagn J, 2014,54(2):125-137.

[18] KATTNER K A, ROTH T C, NARDONE E M, et al. The treatment of complex dural arteriovenous fistulae through cranial base techniques [J]. Neurology India, 2004,52(3):325-331.

[19] KEROLUS M G, CHUNG J, MUNICH S A, et al. An Onyx tunnel: reconstructive transvenous balloon-assisted Onyx embolization for dural arteriovenous fistula of the transverse-sigmoid sinus [J]. J Neurosurg, 2018,129:922-927.

[20] KILANI M S, LEPENNEC V, PETIT P, et al. Embolization of peripheral high-flow arteriovenous malformations with Onyx [J]. Diagn Interv Imaging, 2017,98(3):217-226.

[21] SUGIU K, HISHIKAWA T, MURAI S, et al.

Treatment outcome of intracranial tumor embolization in Japan: Japanese registry of neuroEndovascular therapy 3(JR - NET3) [J]. Neurol Med Chir, 2019,59 (2):41 - 47.

[22] TANAKA Y, HASHIMOTO T, WATANABE D, et al. Post-embolization neurological syndrome after embolization for intracranial and skull base tumors: transient exacerbation of neurological symptoms with inflammatory responses [J]. Neuroradiology, 2018,60 (8):843 - 851.

[23] WU E M, EL AHMADIEH T Y, MCDOUGALL C M, et al. Embolization of brain arteriovenous malformations with intent to cure: a systematic review [J]. J Neurosurg, 2020,132(2):388 - 399.

[24] ZUO Q, YANG P, LV N, et al. Safety of coiling with stent placement for the treatment of ruptured wide-necked intracranial aneurysms: a contemporary cohort study in a high-volume center after improvement of skills and strategy [J]. J Neurosurg, 2018,131(2): 435 - 441.

135 颅底外科

135.1　概述

颅底是一个复杂的结构,介于头颅与面和五官(眼、耳、喉和口腔)及颈部之间,包含许多重要的神经和血管结构。颅底病变包括肿瘤、外伤、炎症、畸形等,常侵犯邻近结构;伴随颅底骨质结构的破坏,部分病变可以向颅内或颅外扩展,形成颅内外沟通病变。前颅底的病变通常可累及鼻旁窦、鼻腔,中颅底的病变常可累及颞下窝、翼腭窝,斜坡和岩骨,颅后窝的病变可侵犯寰枕关节并达高颈位;危害极大,其治疗涉及神经外科、五官科、颌面外科、整形外科、头颈外科和肿瘤外科等。长期以来颅底外科发展缓慢,但 20 世纪 70 年代以后,颅底外科有突破性发展,到 90 年代颅底外科已发展成微侵袭神经外科的一个重要组成部分,过去认为不能手术或切除不干净的肿瘤,现在成为可能。手术死亡率从＞6％(70年代以前)下降到≤2％(2000 年以后),肿瘤局部长期控制率从 68％提高到 84％,5 年生存率从 49％提

高到 70％,脑脊液漏发生率从 47％下降到 2％～4％,术后颅内感染率从 54％下降到≤4％。近 50 年颅底外科得以迅速发展的原因可归纳为:

1) 显微神经外科的广泛应用和进步,包括显微外科器械如高速微型磨钻等的开发和应用。

2) 显微解剖学的进步促使对现有外科手术入路的改良和新手术入路的开发和应用。

3) 神经影像技术如 CT、MRI 和 DSA 的广泛应用。

4) 神经麻醉技术和电生理监测方法的进步。

5) 术中实时影像、神经导航、神经内镜、术中超声等技术的应用和不断成熟。

6) 跨学科的研究促使多学科通力合作。

颅底外科的主要目标是通过适当的手术入路,尽量磨除颅底骨质的同时减少术中对脑组织的牵拉,避免损伤神经、血管组织,努力保留神经功能和生活质量的前提下,最大程度地切除病变。颅底外科的手术经验不仅适用于颅底侵犯病变,同样也适用于所有通过颅底可以到达的颅内病变;比如,某些

基底动脉动脉瘤,虽然严格上不属颅底病变,但是通过经颞弓入路或经岩骨入路可以减少脑组织的牵拉,可以增加术野的暴露。基于以上原则,发展了许多颅底外科手术入路,比如经前、中颅底硬脑膜外入路、经岩骨入路、经髁入路等。这些技术的主要目的是通过磨除颅底骨质,而增加肿瘤暴露,以减少脑组织的牵拉,避免术后脑损伤、脑水肿。

颅底外科的本质与现代神经外科微侵袭外科的理念是密不可分的,显微外科的基本技能是颅底外科的基础。如果蛛网膜界面解剖不清或者没有足够的耐心和轻柔、娴熟的手术技巧去解剖神经和血管,即使扩大磨除颅底骨质也无法减少对脑组织的损伤,因此采用颅底手术入路本身与手术并发症的发生率并无明显相关性。

在过去的 10 年里,神经导航技术的发展,在磨除颅底骨质和肿瘤切除过程中可以实时显示骨性结构,还可以定位被肿瘤推移或包裹的血管,评估肿瘤与周围结构的关系。通过内镜辅助显微镜或单纯内镜技术,已经成为了颅底外科的重要组成部分;内镜可以提供多角度的全景手术视野,而且可以近观目标区域,成角度的内镜还可以提供病变边缘周围的视野,手术医生通过内镜可以精准到达病变区域,准确地区分病变的边界和病变与毗邻结构的关系。结合上述进展,同时显微外科技术和颅底应用解剖的日益成熟,使得颅底病变治疗效果不断提高,而颅底外科手术的皮肤切口和骨切除范围在逐渐缩小。与五官科、颌面外科、整形外科等相关学科的日益紧密的合作,可以制定更有针对性的治疗方案;在多学科协作的治疗模式下,通过保留功能或功能重建可以显著改善颅底病变的治疗效果。

1980 年成立的国际颅底研究组,标志着现代颅底外科的建立,第 1 任主席为德国的 Schürmann 教授。1988 年,国际颅底协会成立,主席为 Fisch。1992 年,第 1 届国际颅底大会在德国的汉诺威举行,参会者来自 55 个国家,超过 1 000 人。目前,在全世界各个国家,颅底外科已经成为神经外科以及与颅底疾病相关外科的重要组成部分。

由于内镜制造工艺和手术器械的进步,神经外科医生与五官科医生密切合作,内镜在神经外科的应用发展迅猛,它已从早期的脑积水和垂体瘤的治疗,发展至 21 世纪初的颅底肿瘤治疗。内镜颅底外科具有以下优点:①广视角、近视野和无显微镜下的盲区;②不需开颅,无脑组织牵拉;③由颅底腹侧进入,可较清晰分辨肿瘤与邻近神经、血管结构的解剖关系;④适合血供不丰富的肿瘤。但是,内镜外科存在下列不足:①目前的内镜为 2D,无立体感。虽然 3D 内镜已问世,但其图像不如 2D 内镜清晰。②图像变形,图像的中央放大,周边缩小(Barrel 效应),会影响操作的准确性,特别对经验不够的外科医生。③内镜的镜头易被血液等污染而影响观察,需不时清洗。④无深度感,易"迷路"。与导航外科联合,可减少此缺点。⑤术野和手术通道狭小,致器械使用拥挤。上述内镜的优缺点,使用者应熟知,并通过实验室操练以适应内镜颅底外科。目前内镜在颅底外科的应用有两种方式:内镜辅助显微外科和单纯内镜外科。

135.2 内镜颅底解剖

近年来,随着内镜设备、器械、解剖、理念的不断进步,由于具有在不牵拉脑组织的前提下,经鼻腔和鼻旁窦等天然解剖通道,充分显露和最大程度地切除颅底病变的优点,内镜已被广泛应用于中线、旁中线的腹侧颅底手术。

内镜颅底外科的发展离不开内镜颅底解剖学。内镜颅底解剖学是指利用内镜来研究颅底的解剖结构。由于内镜的固有特点,内镜颅底解剖与传统显微颅底解剖又有很大差异。内镜具有直视的全景术野,可以观察到显微镜下的术野盲区,因此可以获得更多的解剖信息。但是内镜是 2D 图像,操作时容易迷路,因此随着内镜手术路径的逐渐深入,其途径和周边的解剖结构会移出视野,熟悉内镜下解剖,找到解剖"路标",可以防止定位困难或误操作。因此,熟悉内镜神经解剖学对制订内镜手术计划和完成手术操作至关重要。

标准内镜经鼻-鞍底入路是:单侧或者双侧鼻孔操作→向外推移中鼻甲→打开蝶窦前壁→充分显露和切除鞍底骨质→暴露鞍区。术中通常需广泛显露鞍底硬脑膜,显露范围要达到上、下海绵间窦和左、右侧海绵窦的边界,入路所涉及的解剖结构包括双侧上、中、下鼻甲,鼻中隔,蝶筛隐窝,蝶腭动脉鼻中隔分支,蝶窦腔和鞍底。

随着手术经验的积累,在标准入路的基础上进一步出现扩大内镜经鼻颅底入路,根据其显露区域不同,分为经鼻-筛窦入路、经鼻-鞍结节和蝶骨平台入路、经鼻-鞍旁海绵窦入路、经鼻-鞍背和上斜坡入路。以下分别进行介绍。

（1）经鼻-筛窦入路

需切除一侧中鼻甲和筛泡，暴露后组筛窦。此入路可以显露自鸡冠至蝶骨平台的颅底结构，包括中鼻甲根部、筛板、筛前筛后动脉，主要适用于嗅母细胞瘤、嗅沟脑膜瘤、自发性脑脊液鼻漏手术。亦可全程暴露视神经管，可以方便地打开视神经管的内侧壁、顶壁和下壁，对视神经行充分减压。

（2）经鼻-鞍结节和蝶骨平台入路

需切除一侧上鼻甲，暴露并磨除蝶骨平台和鞍结节骨质，骨窗须暴露到两侧颈内动脉（ICA）海绵窦段和内侧视神经颈内动脉隐窝（OCR），显露视交叉、鞍上池、第3脑室底部，主要适用于鞍结节脑膜瘤、鞍上颅咽管瘤、巨大向鞍上侵袭垂体瘤、垂体柄病灶手术。此入路优势在于术中可以直视肿瘤和视神经、垂体柄、第3脑室的解剖关系，分离和保护好由垂体上动脉发出的供应视神经、下丘脑的穿支血管，在直视下将肿瘤包膜从视交叉、垂体柄上剥离，直至分离到第3脑室底部的胶质增生带，保护好双侧的乳头体和灰结节。

（3）经鼻-鞍旁海绵窦入路

可切除病灶侧中鼻甲，打开蝶窦前壁，充分暴露并磨除一侧海绵窦腹侧壁的骨质。由于动眼神经、滑车神经、三叉神经走行于海绵窦外侧壁，展神经位于ICA外侧，经海绵窦入路手术可暴露并解剖ICA海绵窦段上、下、后、外侧4个解剖间隙，有利于处理自内侧侵入海绵窦的垂体瘤和脊索瘤，特别是质地松脆、易吸除的侵袭性垂体瘤。在此基础上，Miranda总结并报道了通过解剖鞍旁韧带游离ICA，通过动眼神经三角进一步切除侵入一侧大脑脚的肿瘤组织，扩大了海绵窦手术适应证。

（4）经鼻-鞍背和上斜坡入路

可切除犁骨，充分暴露整个斜坡区域，上至鞍底，下至枕骨大孔，两侧达ICA岩骨段，去除上斜坡、后床突和鞍背骨质，切开上斜坡硬脑膜显露脚间池，适用于位于鞍背后方的颅咽管瘤、侵袭性垂体瘤和上斜坡区脊索瘤手术。术中进一步通过垂体半移位和全移位，显露蝶鞍后方区域包括桥前池、基底动脉、大脑后动脉、小脑上动脉，可暴露并切除位于脑干腹侧的病灶，有效避免了开颅手术对脑干及脑神经的牵拉。

此外，经鼻扩大入路还包括扩大经鼻颅颈交界区手术，可以到达颅颈交界区及 $C_{1\sim2}$ 区域，处理下

斜坡脊索瘤、齿状突脱位、颅底凹陷、风湿性颅颈畸形、延颈髓腹侧压迫症等病症；扩大经鼻入路侧颅底入路，可处理位于海绵窦外侧、麦氏囊、岩尖、翼腭窝、颞下窝、中颅底病变。

值得注意的是，随着内镜下经鼻颅底手术适应证的不断拓展，由手术入路导致的高流量脑脊液漏的处理是手术成功的关键环节。以带蒂鼻中隔黏膜瓣为主要修补材料的多层修补技术是处理术中高流量脑脊液漏的关键技术。此外，手术适应证的拓展同样也带来了更高的手术风险。因此，必须在风险较低的内镜下常规经鼻入路手术中积累了足够的经验，熟悉必要的解剖知识后，才能逐步开展风险较高的扩大经鼻入路颅底手术（表135-1）。内镜经鼻颅底手术是否比开颅手术更有优势，亦需要大样本的前瞻性研究来确定。

表135-1　内镜经鼻颅底手术进阶

级　别	手术类型
第1级	基础鼻旁窦内手术
第2级	进阶鼻旁窦手术 脑脊液漏修补 鞍内垂体瘤切除
第3级	侵袭性垂体瘤切除 视神经减压 眶内手术 硬脑膜外颅底肿瘤切除
第4级	侵入颅内的颅底肿瘤切除 　A. 可以阻断周围脑组织来源的血供 　　经蝶骨平台 　　经筛窦 　　Ⅰ型颅咽管瘤 　B. 难以阻断周围脑组织来源的血供 　　Ⅱ/Ⅲ型颅咽管瘤 　　经斜坡
第5级	ICA周围的肿瘤切除 血管性肿瘤 动脉瘤

135.3　显微颅底外科与单纯内镜颅底外科疗效的比较

应美国《神经外科杂志》（*JNS*）约稿，Schwartz等复习文献，比较2012年前和2012—2017年两个时间段，显微颅底外科和单纯内镜颅底外科对颅咽管瘤、前颅底脑膜瘤、嗅神经母细胞瘤、脊索瘤和软

骨肉瘤的疗效。结果如下：

（1）颅咽管瘤

肉眼全切除：显微外科 $40\%\sim89.6\%$，单纯内镜外科 66.9%（2012 年前）和 $46\%\sim96\%$（2012—2017）。脑脊液漏：显微外科 4%，单纯内镜外科 18.4%（2012 年前）和 $2.9\%\sim23.6\%$（2012—2017）。视力改善：显微外科 $0\sim47.1\%$，单纯内镜 56.2%（2012 年前）和 $56.2\%\sim88.9\%$（2012—2017）。

（2）蝶骨平板和鞍结节脑膜瘤

肉眼全切除：显微外科 85.8%，单纯内镜 74.7%（2012 年前）和 $83\%\sim91.7\%$（2012—2017）。脑脊液漏：显微外科 5.8%，单纯内镜外科 21.3%（2012 年前）和 $0\sim20\%$（2012—2017）。视力改善：显微外科 $58.4\sim60.7\%$，单纯内镜 69.1%（2012 年前）和 $75\%\sim88.9\%$（2012—2017）。

（3）嗅沟脑膜瘤

肉眼全切除：显微外科 92.8%，单纯内镜 63.2%（2012 年前）和 70.9%（2012—2017）。脑脊液漏：显微外科 6%，内镜外科 31.6%（2012 年前）和 25.1%（2012—2017）。视力改善：显微外科 50.6%，内镜外科 20%（2012 年前）和 64.5%（2012—2017）。

（4）嗅神经母细胞瘤

肉眼全切除：显微外科 85.2%，内镜外科 98.1%（2012 年前）和 $79.2\%\sim95.5\%$（2012—2017）。脑脊液漏：显微外科 $6\%\sim10.3\%$，内镜外科 7.2%（2012 年前）和 $0\sim12.7\%$（2012—2017）。

（5）脊索瘤

肉眼全切除：显微外科 48%，内镜外科 61%（2012 年前）和 $28\%\sim66.7\%$（2012—2017）。脑脊液漏：显微外科 10.7%，内镜外科 5%（2012 年前）和 $0\sim16\%$（2012—2017）。神经功能障碍：显微外科 $24\%\sim35.3\%$，内镜外科 1.3%（2012 年前）和 3.8%（2012—2017）。

（6）软骨肉瘤

肉眼全切除：显微外科 $50\sim100\%$，内镜外科 $40\sim79\%$（2012—2017）。脑脊液漏：显微外科 $9\%\sim13\%$，内镜外科 $5\%\sim13\%$（2012—2017）。神经功能障碍：显微外科 $29\%\sim85\%$，内镜外科 $0\sim20\%$（2012—2017）。

结论：①单纯内镜外科优于显微外科，见于大多数颅咽管瘤、脊索瘤、经选择的蝶骨平板和鞍结节脑膜瘤。可是，肿瘤向侧方生长者，或位于第 3 脑室

并长向侧脑室时，显微外科仍有优势。②显微外科优于单纯内镜外科见于嗅沟脑膜瘤，特别是大瘤。③软骨肉瘤由于病例少，难比较，但似乎内镜外科有优势。

必须指出，虽然作者认为单纯内镜外科技术已成熟，在内镜颅底外科中还应选择合适的病例，与显微外科比还需进一步随访长期疗效。但由于肿瘤切除的疗效受许多因素影响，如肿瘤大小、质地、生长部位和生长方向以及患者年龄、全身状态。这些因素，文章中均未提及。而且，两种术式的可比性和统计学配匹等因素也未考虑，均影响本文的科学性和严谨性。

135.4　颅底外科的一般原则

开展颅底外科必须有扎实的显微神经外科基础，熟悉颅底解剖，并通过反复多次解剖颅底、实验室操练或观摩和在有经验的外科医生指导下进行手术，这些是手术成功的必要条件。下面简述颅底外科手术的一般原则。

（1）良好的手术显露

由于颅底病变位置深在，为了减少脑组织的牵拉所造成神经、血管的损伤，必需通过适当的颅底手术入路暴露和接近病变，以求全切除肿瘤或纠正畸形，同时最大限度保留未受累的解剖结构，因此开颅的骨窗缘必须达颅底。

（2）软组织的保留和重建

手术切口附近的皮肤、筋膜、肌肉、骨膜和硬脑膜以及与它们有关的血管（如颞浅动脉等）的保留和重建，不仅有利于手术切口的关闭，而且有利于颅底的重建，防止术后脑脊液漏和感染。

（3）肿瘤的切除

原则上对良性者应争取全切除和最大程度保留功能，对恶性者应整块（en bloc）切除。对有包膜的肿瘤，可先将瘤表面的包膜与其四周结构分离出一个区域，然后切开包膜取瘤；当包膜内仅剩下薄层肿瘤时，包膜常自行塌陷，利于其与四周组织的分离，利于保留正常神经、血管结构。如果包膜与四周组织粘连紧密，常有下述情况：①黏着区内有血管分支进入瘤组织中。将此分支切断后，包膜可与四周组织分离。②有瘤结节嵌入脑组织中。将结节内瘤组织切除，包膜即得到松解。③包膜与大血管（如 ICA）粘连紧，说明它们之间的蛛网膜层面已丧失

（如存在，则可沿蛛网膜表面把包膜与血管分开），此时可残留少许包膜在血管上，切忌盲目分离而损伤血管。对良性肿瘤，有条件时可切除部分血管，并行血管重建。④在重要的神经、血管区域，应小心分块切除肿瘤，从瘤中心开始，逐渐向周边扩大。

（4）脑组织的牵拉

由于颅底病变位置深在，暴露困难，手术操作时间较长，因此手术要注意减少脑组织的暴露和牵拉以及对它们所引起的损伤。可酌情选用下列保护方法：①用湿明胶海绵和脑棉覆盖在暴露的脑组织表面，特别是牵拉部分。②用自动牵开器固定脑压板。③牵拉脑组织的脑压板表面应平滑。④需长时间牵拉时，应间隙放松牵拉脑压板，以防止脑损伤发生。⑤脑保护剂的应用，如20%甘露醇、苯妥英钠、类固醇激素、尼莫地平（尼莫同）等。⑥颅内压控制，如经脑室或腰椎穿刺引流脑脊液、过度换气等。

（5）颅内压的控制

对于有颅内压增高者，为了改善手术暴露，减少脑损伤，可在术前腰椎穿刺留针或置管，或穿刺侧脑室，在剪开硬脑膜时放脑脊液。

（6）颅底重建

包括颅底硬脑膜和骨质的重建，前者的重建尤其重要。颅底硬脑膜缺损时应完全修复，可直接缝合，或取骨膜（须翻转缝合，即骨膜的成骨面朝向颅底）、筋膜缝合。原则上，颅底骨缺损应重建，特别是大片骨缺损时。但是前颅底中央骨缺损通常不必修复，只需重建硬脑膜。

（7）显微外科技术

包括立体放大、良好照明和显微外科精细解剖、神经与血管的重建等，以及有条件时应用神经导航系统等，有助于准确地施行颅底骨结构的磨除和显露（如迷路），有利于肿瘤的游离和切除；同时应全面使用电生理监测技术，可以有效保护脑神经功能，减少神经功能影响。

（8）颅底内镜技术的应用

可以有效提高颅底病变的手术治疗效果。

多年的颅底外科临床经验使我们认识到，过大范围地暴露颅底并不能改善外科手术预后，实际上会增加手术风险，有时甚至会增加术后神经功能障碍的发生率。过于追求扩大暴露切除颅底病变的时代已经过去，现在又回归到简单手术入路，适度地切除颅底骨质以增加暴露。因此，锁孔入路得到更多应用，而一些简单的手术入路，如乙状窦后入路，对

于切除脑桥小脑三角（CPA）直至岩斜区的病变是最佳的选择。手术入路的选择强调个体化，根据肿瘤的性质、部位和患者的期望来选择适合的手术入路。

135.5 颅底解剖实验室常用器械和设备

颅底解剖实验室不仅满足颅底显微解剖的需要，而且为外科医生提供一个训练机会，使他们熟悉颅底外科的手术入路、手术操作和常用手术器械，同时也是研究和开发新手术入路的重要场所，因此颅底解剖实验室除具备有一般外科解剖实验室的设备和设施外，应配备有与开展临床颅底外科手术接近的器械。

（1）实验室

实验室应宽敞，有良好照明和通风设备，最好配备墙式吸引、冲洗及供气装置。

（2）手术显微镜

应有良好照明、使用方便的手术显微镜，物镜焦距（F）为400 mm。应配备照相或录像系统。

（3）高速微型磨钻和开颅铣刀

磨钻有电动和气动两种。一般讲，气功磨钻的功率较电动者大，但前者耗气大，需有理想的供气条件。磨钻的转速一般在6 000～100 000 r/min。转速超过25 000 r/min时，切削骨质虽很容易，但外科医生借助磨钻的触觉反馈很差。因此手术时宜用小于25 000 r/min的转速，特别在精细操作时，用金刚钻头时则<10 000 r/min为宜。应在实验室熟悉和操练磨钻的应用，掌握好使用技能后才能在手术中应用。下面介绍使用高速磨钻的注意事项：①用钻头边缘切削骨质，而非用钻头顶端。②磨除骨质时，轻轻来回移动钻头，像用刷轻轻刷，这样能获得准确地控制磨钻的能力，避免磨穿骨质，误伤组织。③选择合适的转速。转速太慢，术者常需用力推动钻头，易发生钻头打滑。选用适中的转速，并间歇地轻轻用力于钻头，使其与骨质接触，而不是持续用力把钻头顶在骨质上。④选择合适的钻头。梅花钻和切割钻头用于一般骨质磨除，金刚钻用于附近有重要神经、血管结构的骨质磨除。⑤生理盐水冲洗不仅可消除磨钻产生的热量，减少对周围组织的热损伤，而且可清洗术野和钻头。⑥不要盲目深打洞，应由浅至深、由表及里，达半透明的内板后，改用刮匙清除之。⑦用开颅铣刀切割颅骨时（如形成骨瓣），应注意事先用剥离子经骨孔把硬脑膜与颅骨内板分离。

推进铣刀时应保持铣刀与颅骨垂直,遇阻力可做前倾、后仰式推进动作,常可前进;如仍不能通过,多因颅骨太厚,超过铣刀长度,应改用它法。切忌左右摇晃,以免折断铣刀。

(4) 解剖台

应有比较好的排水,高度适当便于操作,可以固定头架和安放设备和器械。

(5) 头固定架

可用手术用头架(需在解剖台上安装固定插口)或解剖专用头架。图135-1示笔者改良的Day-Fukushima头架,适用于尸体解剖时用,可维持头部不动。头架上还有蛇式牵开器、鱼钩(牵开软组织)等固定支架。

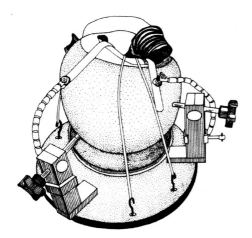

图135-1　头固定架

(6) 一般开颅器械

包括普通切皮刀、尖头刀(4~7号刀柄)、手摇开颅钻和手柄、骨衣橇、剥离子、弯头双关节咬骨钳、椎板咬骨钳、Kerrison咬骨钳(直角和45°角两种)、止血钳(直血管钳、弯血管钳、蚊式血管钳)、鱼钩(可用铅金属丝制作大、中和小3种规格)、剪刀、镊子(长和短、有齿和无齿、枪状镊)、持针器、吸引器管(粗、中和细3种规格)、自动牵开器(乳突拉钩、梳式拉钩和蛇式牵开器)、脑压板(宽、中和窄3种规格)、骨刀和骨凿、刮匙(大、中和小3种规格)。

(7) 显微外科器械

显微剥离子、显微剪刀、显微枪状镊、吻合血管和神经的显微镊、持针器等。

(8) 其他

橡皮筋、缝针(9×24弯三角针、4×10弯三角针、

吻合血管和神经则需9或10-0针线)、缝线(4♯线和3-0线)、空针和针筒、输液架、输液皮条等。

135.6　前颅底外科

135.6.1　外科应用解剖

从颅底内面观,前颅底较平坦,前界为额骨眶部和盲孔,外侧界为眶顶外侧,内侧为蝶骨平板,正中为突起的鸡冠和筛板。前颅底内侧部分的硬脑膜比外侧部分更加与颅底粘连。鼻旁窦与前颅底之间接合面积的大小取决于鼻旁窦的气化程度。筛窦构成眶的内侧界,筛板在内侧构成鼻旁窦的上界,被鼻中隔分隔。后方是蝶窦,蝶窦的大小与气化程度有关。由于鼻旁窦黏膜具有生理性菌群污染,故鼻旁窦与硬脑膜直接相通会增加感染概率。鼻旁窦与泪管的毗邻关系需要引起注意。

(1) 硬脑膜外解剖

1) 眶上与额部神经:面神经的额支及鼻额神经的眶上分支在眶颧入路的两层皮瓣形成时易被损伤,因此在翻开皮瓣时要注意保护。面神经额支从腮腺上缘穿出,在皮下组织中走向前上方,越过颧弓后穿过颞部脂肪垫表面的筋膜,而后继续向前上方走行支配前额部的额肌。

在尸体解剖标本,可清晰见颞部脂肪垫有深浅两部分,浅部脂肪垫位于颧弓上方,帽状腱膜与颞肌筋膜浅层之间,其中有面神经额支穿过。在翻开皮瓣时,为保护面神经额支,此脂肪垫应与帽状腱膜层一同翻起。深部脂肪垫位于颧弓与颞肌之间的空隙,由一层膜包裹,此层膜向上与颞肌筋膜浅层连接,向下与颧弓骨膜融合。熟悉此两层结构,对于正确形成皮瓣很重要。

眶上神经是三叉神经眼支分出的鼻额神经的一个分支,它从眶上缘内侧的眶上孔(有时只是一个切迹)穿出,在帽状腱膜下层走行,支配前额部的皮肤感觉。在翻开帽状腱膜时要特别小心,避免其损伤。此外,由于该神经在眶上孔处易与眶上缘的骨膜黏着,在游离此神经时要细心操作。

2) 颅前窝:颅前窝位于眼眶、筛窦及蝶窦的上方,第Ⅰ、Ⅱ对脑神经在前颅底的骨孔中走行,因此在此区域手术易损伤它们。前颅底由4块骨组成,额骨构成了颅前窝的主要部分及眼眶的颅面,位于颅前窝中央的是筛板与鸡冠(来自筛骨),后方由蝶

骨小翼形成蝶骨嵴(颅前窝的后界),在内侧由蝶骨形成蝶骨平板,中线上的后界为鞍结节,后外侧角由部分颞鳞组成。

在单侧额底入路中涉及的骨窦有额窦、筛窦及蝶窦。额窦的气化程度因人而异,变化很大,可以小到没有窦,也可很大向上超过眼眶,外侧可达眶外侧缘。筛窦在额窦下方,向后可达蝶窦,外侧到眼眶内侧壁。打开蝶骨平板将打开蝶窦的顶壁。

蝶窦的气化程度与形态学特点变异也很大。大多数人蝶窦气化较好,从蝶鞍下方直到斜坡,少数人蝶窦气化局限于蝶鞍前壁附近称为鞍前型蝶窦,在儿童及青少年可完全没有气化。蝶窦中隔可居中,更多情况是偏侧或多隔,使得术中确定蝶窦中线有时有困难。

在大多数情况下,视神经管的内端构成蝶窦侧壁的上部,并形成一个突向蝶窦腔的突起,此突起的缺如常由于在视神经管内有气腔形成或后组筛窦过于发达,向后延伸到视神经管内壁。同样,海绵窦段ICA也在蝶窦侧壁上形成突起,它位于视神经管突起的下方。有时,还可在两突起之间看到隐窝,称颈内动脉-视神经隐窝。若打开蝶窦顶,如经一侧额底入路,视野的最后界为斜坡,在蝶窦侧壁上可看到对侧视神经管及ICA突起。蝶窦壁的厚度变异也很大,可仅为黏膜或骨膜覆盖在视神经和ICA上。

(2)硬脑膜内解剖

在单侧额底入路中,掌握蝶鞍内及鞍旁的神经解剖关系非常重要。嗅神经纤维穿过筛板上的筛孔到达嗅球,从嗅球发出嗅束,经直回与内侧眶回之间向后走行到前穿质,在这里分成内侧与外侧嗅纹。在单侧额底入路中要尽可能避免损伤嗅神经。

视神经从视神经管内穿出后,向后内侧走行几个毫米后形成视交叉,然后发出视束向后外侧走行绕过大脑脚到丘脑。经单侧额底入路可直接显露视交叉的前表面,终板位于视交叉的后上方。

熟悉蛛网膜池的解剖部位与分布也很重要。这主要指脑干前方的蛛网膜下腔,它向上扩展达胼胝体下方及视交叉周围,向外侧经前穿质下方到侧裂。在单侧额底入路中主要涉及的蛛网膜池有脚间池、侧裂池、视交叉池及终板池。终板池位于终板前方、视交叉上方、胼胝体下池的后下方。侧裂池的顶由前穿质构成,并经前穿质下方向内与视交叉池交通。视交叉池位于视交叉与鞍膈之间。脚间池位于脑干前方,并靠Lilliequist膜与视交叉池相隔。熟悉这些

池的相互位置关系及相应的神经、血管结构有益于成功应用单侧额底入路。

此区域中,需要注意的血管主要是来自ICA大脑前动脉(ACA)及大脑中动脉(MCA)的穿通动脉。从ICA的眼动脉段上发出几支穿通动脉向内侧穿过视交叉池供血到视神经、视交叉、视束及第3脑室底。垂体上动脉也自此段发出,并向内穿过视交叉池在漏斗周围与对侧的同名动脉吻合。介于后交通动脉与前脉络膜动脉之间的ICA上也发出几支穿通动脉供血到视束及第3脑室底。从脉络膜前动脉起点到ICA分叉一段的ICA也发出穿通动脉经内侧裂池到前穿质。而后交通动脉及前脉络膜动脉本身也发出一些穿支经内下方的侧裂池分布到视束及下丘脑。

ACA自ICA发出后走向内前方,并在视交叉上方折转向上走行,在此处双侧的ACA由终板池内的前交通动脉相互吻合。A_2段ACA绕过胼胝体膝部向上方走行,在到达胼胝体膝部之前发出眶额动脉(属胼周动脉)。A_1段ACA发出穿支到前穿质及终板。Heubner回返动脉多起自前交通动脉附近的A_2段ACA,发出后向外侧走行经终板池及侧裂池到前穿质。来自ACA的穿通动脉大多从ACA的后上管壁发出,了解此特点对单侧额底入路很重要。

从M_1段MCA上发出的穿动脉统称为豆纹动脉,它们经侧裂池到前穿质,并可按走行、路径不同分为内侧、中间及外侧3组,它们都起自MCA的后上管壁。

单侧额底入路涉及的主要静脉是基底静脉,它起始于前穿质下方的侧裂池,由大脑中深静脉及大脑前静脉汇合而成。大脑中深静脉位于外侧沟内,主要接受岛叶及其附近岛盖部皮质的静脉血。大脑前静脉起自终板池,主要接受眶额及嗅静脉。不过,静脉系统的解剖变异很大,这只是一般情况。另外,术中也可能遇到颞极脑桥静脉,它连接着侧裂表浅静脉与蝶顶窦。

总之,单侧额底入路主要涉及额底及颅中窝中线部位的解剖。熟悉蝶窦解剖的不同特点有助于安全解剖视神经管的顶壁及内侧壁。在硬脑膜内,要重点掌握蝶鞍周围的蛛网膜池及有关动脉、静脉的解剖关系。

135.6.2 前颅底常用手术入路

前颅底的手术入路有单侧或双侧的颅外入路和

颅内入路,后者包括硬脑膜外和硬脑膜下入路。

（1）单侧额下硬脑膜外入路

前颅底肿瘤,不论是起源于或侵犯到鼻旁窦的,均可经扩大前颅底硬脑膜外入路予以切除。此入路显露范围很大,前到筛窦,后到斜坡,显露的下限为蝶窦及鼻咽部。侵犯到额叶的肿瘤也可经此入路手术。但是,有时肿瘤偏侧生长,没有必要经双额底入路,这时可采用单侧额底入路。与前者相比,单侧额底入路在文献中尚未见详细报道。与双额底入路不同,单侧额底入路中不牺牲嗅神经。但由于显露范围相对较小,仅适用于有限鼻旁窦受累,当肿瘤向下侵犯到鼻咽部时,则应采用双额底入路。

在单侧额底入路中,可采用改良翼点入路开颅或眶颧骨瓣,眶颧开颅可减少对额叶的牵拉,减少手术并发症。

实验操作方法如下:

1）第1步:皮肤切开、双层皮瓣。

仰卧位,头转向对侧15°～20°,略过伸,头架固定。设计皮肤切口之前应先定位颧弓水平,尤其是颧弓根的位置。若要形成眶颧骨瓣,皮肤切口的起点应在颧弓根下方。尸体解剖时,由于组织固定、移动性差,头皮切口应相应大些。经耳屏前方向上,在耳郭上方转向前上方止于中线;为方便操作,可将皮肤切口向对侧延长1～2 cm(图135－2A)。

皮肤切开之后,先形成帽状腱膜皮瓣。在颞上线上方,先将帽状腱膜层与骨膜分离后抬起,在颞上线应锐性分离,并向下将颞肌筋膜表面的疏松软组织分离,见光滑的颞肌筋膜浅层,把此层筋膜连同颞浅脂肪垫(内含面神经额支)一同翻起(图135－2B),至眶上缘、眶外侧缘及颧弓。这一步要注意保护帽状腱膜内表面的眶上神经。然后在颞上线上方锐性切开骨膜,并用骨膜剥离子分离后将骨膜翻向前,并以此层面向前下方分离,在骨膜外暴露眶上缘、眶外侧壁及整个颧弓(图135－2C)。完成这一步,需锐性切开颧弓表面的硬脑膜,两层皮瓣均向前牵开。

翻起颞肌时,应在颞上线留2～3 mm宽的颞肌和筋膜,并在颞肌的前侧方切开使之与眶外侧缘及颧弓分离,此处也应保留部分筋膜以备关颅时复位缝合颞肌,然后将颞肌翻起用鱼钩牵向后下方。接着用剥离子分离眶周膜,显露眶上缘10～15 mm;眶上神经若走行在眶上孔时,应用小骨凿将眶上孔凿开,将眶上神经一同游离,这样为形成骨瓣做好了准备(图135－2D)。

2）第2步:形成骨瓣。

去除眶颧可以增加额颞区的暴露及从上向下方的手术视野。开颅时可以形成两个游离骨瓣或单骨瓣。这里介绍单骨瓣开颅术。首先在颞骨上钻2个洞,一个位于额角后方正对蝶骨嵴,另一个位于其后方5 cm在颞上线下方。然后用铣刀切开颅骨,顺序是从第一孔开始,先向下到颧弓上方→水平向后到颧弓根上方→折转向上到第二孔→继续向前上方切开→止于眶上孔的内侧(图135－2D)。接着用摆锯平行于颞鳞切断颧弓根(避免损伤颞下颌关节),并在颧上颌缝上方几毫米平行于颧上颌缝切开,向内切断眶外侧壁(图135－2E)。眶上缘内侧切开应深达眶顶,然后切开眶顶,使其内外侧切口连接起来(图135－2F)。这样便可形成一个骨瓣。尸体操作时,由于硬脑膜常与颅骨粘连紧密,翻开骨瓣时须特别小心,以防将硬脑膜撕破。游离眶颧骨瓣后,可将颞肌再向后下方牵开,方便手术操作(图135－2G)。

3）第3步:硬脑膜外骨切除。

抬起额叶底部及蝶骨嵴表面的硬脑膜,在额底内侧以筛板表面的硬脑膜为限,在蝶骨嵴内侧以脑膜眼眶动脉为限,相应翻开颞极的硬脑膜并向后上方牵开。先用梅花钻磨除蝶骨嵴数毫米,方向朝向脑膜眼眶动脉,并用金钢钻将骨缘磨平。在额底,先用金钢钻将所有骨质隆起磨平,并将眶顶的前外2/3磨薄,但不能磨破以免损伤眶周膜表面的鼻额神经(三叉神经第1支的分支)。

在眶上裂外端将脑膜眼眶动脉及静脉烧灼后切断,并向内侧直接切开颞极硬脑膜索带(连接颞极硬脑膜与眶上裂硬脑膜)5 mm,不会引起神经、血管损伤。这样,便可将颞极硬脑膜从内侧蝶骨嵴及前床突表面分离,充分牵向内上方。

接着要磨除视神经管(行视神经减压)及前床突。在此之前,先定位视神经管内口非常重要,它与硬脑膜之间有1 mm的间隙。磨除骨质时,先从视神经管壁最厚的侧壁开始,当残留一薄层骨质时可用剥离子去除。磨除视神经管内侧方的骨质时,易打开筛窦和蝶窦,这是显露垂体窝及对侧视神经管的手术通路。在手术不需要显露蝶窦时,此区域骨质磨除要小心。另外,在磨除视神经管与前床突之间的视神经嵴时,也会因磨开蝶窦侧壁进入蝶窦。但最困难的是前床突的磨除,因为它位于视神经、ICA及眶上裂内容物之间,这些结构都需要保护。

磨除前床突时,应用金钢钻头先从中央开始,待周边骨质磨得很薄时,可将其折断并小心从硬脑膜上分离,最内侧的部分骨质常在与周围硬脑膜分离后,用尖嘴咬骨钳去除。在磨除前床突时,应时刻注意前床突邻近的解剖结构,内侧为视神经,前下方为 ICA,外侧为动眼神经。有时在前床突与后床突之间有中床突存在,这时要磨除前床突,最好在硬脑膜内进行,以避免损伤邻近的神经和血管(图135-2H)。

过中线可将硬脑膜翻开直到显露对侧的视神经及视神经孔。以此为界,磨除蝶骨平板及鞍结节,从上方打开蝶窦。若手术需要,可扩大骨质磨除范围,前方到筛窦,后方到筛板。

至此,硬脑膜外骨质磨除已经完成,可在硬脑膜外充分暴露前内侧颅底,通过改变显微镜视角,整个蝶窦顶壁均可以显露,尤其是垂体窝对侧视神经管及颈内动脉沟(图135-2I)。若同侧的视神经完全显露,则能看到同侧的颈内动脉沟。后下方视野可达蝶窦后壁及上斜坡。

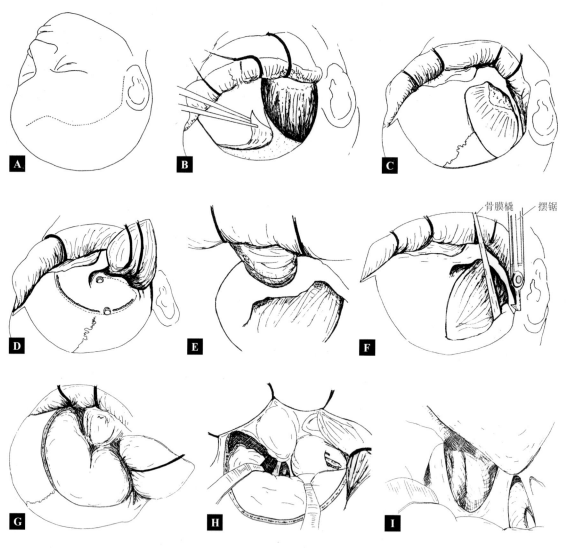

图135-2 单侧额下硬脑膜外入路

注:A. 皮肤切口;B. 皮瓣翻起后,形成骨膜瓣;C. 翻起两层皮瓣,显露眶上缘、颧弓;D. 翻开颞肌,颅骨钻孔(虚线示铣刀切割路线);E. 骨瓣形成;F. 眶顶切开;G. 显露眼眶、额叶和颞叶;H. 磨除颅底骨质,显露视神经、ICA;I. 经蝶窦可见对侧颈内动脉沟、视神经颈动脉隐窝。

（2）双额硬脑膜外入路（扩大前颅底硬脑膜外入路）

双侧额下硬脑膜外入路又称经额下入路，其扩大入路更近前颅底，手术暴露和手术视角不仅扩大，而且对脑牵拉更小（图135－3）。主要暴露前颅底、筛窦、蝶窦、鼻咽上部、视神经管、视神经、视交叉、终板、ICA、嗅神经和嗅束、垂体窝和垂体腺、斜坡等。

1）第1步：体位及皮肤切口。

仰卧位，上半身抬高，头略过伸，头架固定。额部发迹内冠状皮肤切口，两边达耳前颧弓上，皮瓣翻向前，达眶上缘上方1～2 cm处。骨膜瓣形成同皮瓣，但注意有足够长度，以便修复颅底硬脑膜。骨膜两侧达颞筋膜，向前达眶嵴。

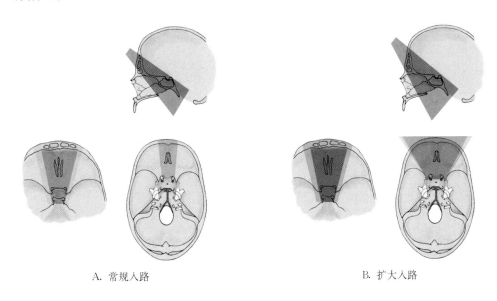

A. 常规入路   B. 扩大入路

图 135－3　额下硬脑膜外入路

2）第2步：骨瓣成型。

在眶嵴后方4～5 cm、矢状窦两旁钻洞达硬脑膜，用剥离子充分把硬脑膜和上矢状窦与颅骨内板分离。用铣刀形成双额游离骨瓣，前界平前颅底。切除开放额窦的黏膜，并填塞含庆大霉素的明胶海绵，骨腊封闭。

3）第3步：硬脑膜外显露，颅底骨质切除。

在脑压板牵拉额叶下，用吸引器管或剥离子把硬脑膜从前颅底剥离。在眶板与筛板之间有筛前、筛后动脉穿引，可用双极电凝后切断。鸡冠和嗅沟处硬脑膜与颅底粘连紧，需锐性和钝性交替分离。嗅神经的处理：①用尖头刀在筛板处切断；②用小骨凿沿嗅沟四周凿开筛板，筛板与筛骨垂直板的连接可用剪刀剪断，使筛板带有其下的黏膜，连同硬脑膜一起抬起。这样可避免撕破硬脑膜，又可保留嗅觉（图135－4）。硬脑膜剥离后界到鞍结节、前床突、两侧视神经管口，外界达双侧蝶骨小翼。

用微型剥离子沿蝶骨小翼缘向颅底中线寻找，

见硬脑膜缘左右对称凹陷处，即为视神经开口。用微型金刚钻或薄唇Kerrison咬骨钳开放视神经管少许，以此为定位标志。

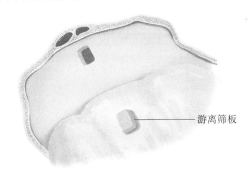

游离筛板

图 135－4　保留嗅神经的硬脑膜剥离法

切除筛板，达筛窦及其下的鼻腔。在双侧视神经之间可打开蝶骨平板进入后组筛窦和蝶窦。切除鞍结节和鞍底垂直部，可到达斜坡。鞍旁为海绵窦，表面有一层骨膜。可切开海绵窦内侧壁，暴露其内ICA的前和后垂直段。切除斜坡骨质后，显露其下硬脑膜直达枕骨大孔前缘,进一步游离可达寰椎前弓。

有 2 种扩大额下硬脑膜外入路:第 1 种是骨瓣前缘包括鼻额缝、眶嵴内侧部和眶上切迹(图 135-5A)。第 2 种是骨瓣前部把眶嵴和眶板也包括在内(图 135-5B)。手术的操作方法和步骤同前述常规的额下硬脑膜外入路。这 2 种扩大入路更加大对颅底的显露,更减少对额叶的牵拉,更扩大外科医生的视角,特别是第 2 种扩大入路,不仅增加中线结构显露,而且增加对中线侧方结构的显露。

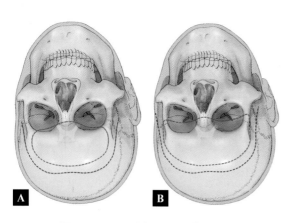

图 135-5 扩大额下硬脑膜外入路

注:A. 骨窗超过鼻额缝、眶嵴内侧部和眶上切迹;B. 骨窗超过双侧眶嵴。

(3)眶上锁孔入路

眶上锁孔入路可以显露额叶底部、侧裂中部、颞叶内侧面、前床突、蝶骨嵴内侧、眶顶、视神经孔、嗅束、双侧视神经、视交叉、垂体柄与鞍膈、鞍背与后床突、桥前池,以及双侧动眼神经。

1)第 1 步:体位及皮肤切口。

仰卧位、头偏对侧 30°。皮肤切口位于眉毛内,起自眉弓内中 1/3,终于额骨颧突(图 135-6A)。依次切开皮肤与皮下,分离撑开后瓣形切开额肌与骨膜。将额肌与骨膜瓣翻向前颅底方向,暴露眉弓与眶上神经。

2)第 2 步:骨窗形成及切除颅底骨。

用骨膜撬剥离额骨颧突处的颞肌,暴露额骨颧突。在额骨的颧突处钻洞,用铣刀锯下额部眶上骨瓣,做眶上 3 cm×2.5 cm 长方形骨窗(图 135-6B)。然后用磨钻磨除眉弓内板骨质并磨平眶上壁骨质以扩大前颅底视角。

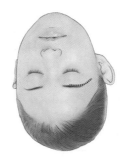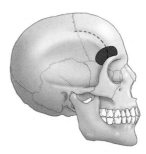

A. 皮肤切口　　　　　B. 骨窗范围

图 135-6 眶上锁孔入路切口与骨窗

3)第 3 步:切开硬脑膜。

瓣形剪开硬脑膜,硬脑膜瓣向前颅底方向翻开。

(4)前颅底颅内外联合入路

尽管某些前颅底肿瘤单独使用颅内入路或颅外入路即可切除,但对于某些肿瘤,尤其是眶颅沟通肿瘤,需要使用颅内外联合入路。主要特点是:

1)能够保证最大程度地完整切除肿瘤。

2)能够完整切除同时累及颅内、颅外的肿瘤。

3)减少术区对应的前颅底的损伤。

术前需要根据临床及影像学资料,判断肿瘤的性质和部位,以决定是采取颅内入路还是颅外入路,或颅内外联合入路。对于上鼻旁窦或眼眶的恶性肿瘤,可以先由下至上暴露,观察颅底受累及的范围,这样可以节省手术时间,降低术后感染发生率。前颅底的颅内硬脑膜下切除应包括受累及的硬脑膜,将颅底连同肿瘤一并切除。对于广泛累及颅内外而又无法完全切除的肿瘤,在减少颅内占位效应及不可逆脑神经损伤的前提下,可以考虑颅内外姑息性切除术。

135.7 中颅底外科

135.7.1 外科应用解剖

熟悉海绵窦及其邻近区域的显微解剖是减少手术并发症,提高手术疗效的关键,而充分掌握海绵窦显露的各种外科手术入路是海绵窦手术成功的基础和必要条件。

海绵窦是一个由硬脑膜构成的四面体的腔,位于蝶鞍两旁,处于颅前窝、颅中窝、蝶骨嵴及岩斜嵴的交汇之处。其内容物被一层膜性结构包绕,这层纤维膜在海绵窦的下壁及内侧壁由骨膜构成,而真正的海绵窦包膜处于上壁及外侧壁,为颞叶硬脑膜的反折所构成,并与动眼、滑车及三叉神经第1支的神经鞘膜延续。海绵窦内富含静脉丛,且主要分布在眶尖神经血管共同鞘外侧、前内侧三角及Parkinson三角的后部,并与眼静脉、翼丛、岩上窦、岩下窦、基底静脉丛及大脑中、下静脉交通。因此海绵窦实为鞍旁的静脉丛。虽然海绵窦的命名有误,但由于长期应用,已成习惯,故仍应用。海绵窦ICA及其分支与腔内的交感神经丛伴行。展神经沿三叉神经第1支的内下方通过海绵窦、在ICA表面进入眶上裂。

ICA在破裂孔处穿入海绵窦固有膜进入海绵窦,并向前上方弯曲行走。脑膜垂体干常起源于转弯处附近的ICA的上内侧壁上,并发出小脑幕动脉、脑膜背动脉及垂体下动脉3个分支,但常有变异。有时,小脑幕动脉可缺如,这时常可见自海绵窦下动脉发出的小脑幕游离缘动脉。海绵窦下动脉自ICA水平段外侧壁发出后,跨越展神经,最终与上颌动脉的分支吻合。此吻合包括:①眶上裂内的脑膜回返动脉;②圆孔动脉;③卵圆孔区的副脑膜动脉;④棘孔处的脑膜中动脉。约10%的人,在海绵窦段ICA的内侧壁上还发出分支,分布到垂体周围,称为垂体包膜动脉。

ICA在海绵窦的前部转向上、向内走行,并穿过海绵窦固有膜,此膜由于连接着动眼神经及内侧的ICA,又被称为颈内动脉-动眼神经膜。ICA穿出海绵窦后,位于硬脑膜外腔、前床突下,故又称为床突段或虹吸段,然后向后走行进入硬脑膜内。此处的ICA常被硬脑膜纤维环包绕,眼动脉的起点即位于此处(图135-7)。

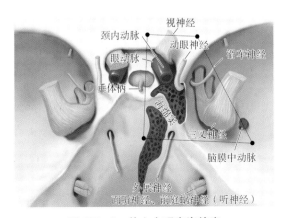

图135-7 从上方观察海绵窦

ICA曾被不同作者划分为不同的节段。笔者采用Fukushima(1986)的方法,将岩骨段ICA也包括进去(图135-8)。C_1段起于ICA分叉止于后交通动脉(Pcoa)起点;C_2段起于Pcoa起点止于硬脑膜纤维环,此段被Day称为眼动脉段;C_3段又叫床突段,位于硬脑膜外及海绵窦外;C_4段是真正的海绵窦段,自颈内动脉-动眼神经膜到脑膜垂体干的起点;C_5段起于脑膜垂体干的起点直到穿出三叉神经下方;C_6段指岩骨段,直至进入颈内动脉管(颞下窝)。

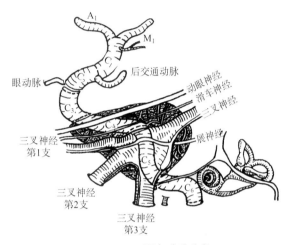

图135-8 颈内动脉分段

掌握进入海绵窦的各个三角形的手术通路对于深入了解海绵窦区的相关解剖(表135-2)和开展海绵窦直接手术是非常重要的。长期以来许多学者对此进行了广泛研究。Fukushima于1986年进行了系统总结(见图93-25)。笔者对其中2个三角(后外侧三角和内听道前三角)进行了改进,提出了2个新三角,这有助于准确定位岩骨段ICA及耳蜗(cochlea),利于岩尖的磨除。

(1)前内侧三角

前内侧三角(anteromedial triangle,Dolenc三角)由硬脑膜外视神经的外缘、眶上裂硬脑膜内壁及ICA硬脑膜环组成,属硬脑膜外腔,内含虹吸段(C_3)ICA,其表面为一层很薄的纤维膜,是海绵窦固有膜的前内侧部分。大多数ICA近段、床突旁、床突下及眼动脉动脉瘤需要在磨除前床突后经此三角进行手术。

(2)内侧三角

内侧三角(medial triangle,Dolenc或Hakuba

三角)由 C_3 段与 C_2 段 ICA 的分界点,后床突及动眼神经穿过天幕进入海绵窦处三点组成。经此三角进入海绵窦可充分显露 C_4 段 ICA,是进行 C_4 段 ICA 动脉瘤,ICA 海绵窦漏及海绵窦内肿瘤手术的常用途径。

（3）上三角

上三角（superior triangle,Fukushima 三角）以动眼神经及滑车神经为两边,底边为中、后颅底的分界。经此三角可充分显露 C_4 段与 C_5 段交界处的 ICA,即脑膜垂体干起点的区域。

（4）外侧三角

外侧三角（lateral triangle,Parkinson 三角）位于滑车神经与三叉神经第 1 支之间,经此三角进入海绵窦是海绵窦外侧入路的常用方法,也是显露 C_5 段 ICA 上升段的最佳途径。

（5）后外侧三角

后外侧三角（posterolateral triangle,glasscock,Dolenc 三角）是一个非常重要的三角,由卵圆孔后缘、棘孔、下颌神经（三叉神经第 3 支）及耳蜗构成。若从棘孔开始,沿三叉神经第 3 支向内侧磨除此区域骨质,可显露岩骨水平段 ICA（近段 C_6）,可用于术中控制或暂时阻断 ICA。1986 年,Fukushima 又将此技术用于海绵窦内 ICA 吻合术。

笔者的研究资料显示,若以岩浅大神经管裂孔、棘孔、岩浅大神经与下颌神经交点组成的三角来定位岩骨水平段 ICA,则较原有方法更加准确、局限,应用方便且不易损伤耳蜗。

（6）后内侧三角

后内侧三角（posteromedial triangle,Kawase 三角）由 Kawase 首先提出,由三叉神经根孔,下颌神经,耳蜗及后外侧三角的内缘组成,是经前岩骨—小脑幕入路中前岩骨的磨除范围。此区域岩骨内无重要的神经、血管,安全磨除后,可获得一个狭窄的通道来显露上脑干及三叉神经根区域。

（7）后下三角

后下三角（posteroinferior triangle）由 Dorello 孔、后床突及三叉神经根孔的内侧缘组成。在此区域内,从岩床韧带到岩斜韧带切开硬脑膜,可很好显露展神经及 C_5 段 ICA 的远侧部分。

（8）内听道前三角

内听道前三角（premeatal triangle）由内耳门的内侧唇、岩骨段 ICA 膝部及膝状神经节组成,是磨除前岩骨时定位耳蜗的解剖标志。耳蜗位于该三角

外侧一半的深面。笔者的研究资料显示若以岩浅大神经管裂孔取代内耳门内侧唇作为定位标志,并与另外两点构成的定位三角,则能更加准确地定位耳蜗,方便和扩大了前岩骨的磨除。

（9）内听道后三角

内听道后三角（postmeatal triangle）由内耳门外侧唇、膝状神经节、弓状隆起与岩上缘交点组成,即内听道（IAC）与上半规管（SSC）之间的区域。磨除此区域的岩骨,可显露内听道后壁。

（10）前外侧三角

前外侧三角（anterolateral triangle,Mullan 三角）位于三叉神经第 1 支与第 2 支之间,以眶上裂到圆孔的连线为底边。磨除此区域骨质可显露眶上裂静脉,也可用来显露海绵窦内前外侧的肿瘤。

（11）远外侧三角

远外侧三角（farlarteral triangle,Dolenc 三角）位于三叉神经第 2 支与第 3 支之间,用于显露海绵窦内肿瘤向外侧侵犯的部分。

（12）海绵窦的前极

经扩大额下硬脑膜外入路,打开蝶窦,可暴露双侧海绵窦的内侧部,显露 ICA 虹吸段的内、外侧及海绵窦内的 ICA（C_4 段）。

（13）海绵窦的内侧

采用扩大的经蝶窦入路可从下方显露海绵窦的后下面。若充分去除从鞍底到 ICA 突起的骨质,可从内侧显露双侧海绵窦内侧部,如 C_4 段 ICA。

表 135－2　海绵窦相关解剖三角测量（$n=40$ 侧）

解剖三角		边长（mm）	标准误（mm）	范围（mm）
前内侧三角	后边	6.30	1.01	5.0～8.0
	内边	6.88	1.52	4.5～9.0
	外边	8.72	1.00	6.5～9.8
内侧三角	后边	5.41	1.24	3.6～7.2
	内边	10.63	1.28	8.2～12.5
	外边	8.04	0.93	6.0～10.0
上三角	后边	7.61	1.94	5.8～9.5
	内边	8.73	1.65	5.9～10.2
	外边	10.48	2.34	6.9～12.8
外侧三角	后边	6.94	2.78	3.5～8.0
	内边	10.48	2.34	6.9～12.8
	外边	11.79	2.52	7.0～13.3

续表

解剖三角		边长 （mm）	标准误 （mm）	范围 （mm）
前外侧三角	前边	5.83	1.22	4.2～7.4
	内边	10.63	2.29	7.2～15.1
	外边	10.63	2.51	5.9～15.0
远外侧三角	前边	10.53	2.58	7.0～15.9
	内边	10.03	2.43	6.7～13.8
	外边	7.54	3.13	4.0～11.0
后外侧三角	内边	20.06	3.15	15.0～25.4
	外边	14.42	2.52	9.5～9.0
	前边	13.90	2.14	10.8～17.5
后外侧三角 （笔者改良）	内边	6.68	0.07	6.55～6.81
	外边	6.95	0.09	6.77～7.13
	前边	4.26	0.09	4.08～4.44
后内侧三角	前边	13.90	2.14	10.8～17.5
	后边	8.66	2.02	7.5～12.5
	外边	9.48	2.22	7.8～12.2
内听道前三角	前边	8.09	1.57	5.0～9.2
	内边	10.72	1.89	8.0～14.0
	外边	13.11	2.02	9.5～16.5
内听道前三角 （笔者改良）	前边	5.75	0.05	5.65～5.85
	内边	7.28	0.09	7.10～7.46
	外边	6.43	0.08	6.27～6.59
内听道后三角	内边	13.11	2.02	9.5～16.5
	外边	14.39	1.84	10.0～16.0
	后边	12.99	3.73	9.2～18.5

135.7.2　中颅底常用手术入路

中颅底常用手术入路为中颅底硬脑膜内外入路（middle skull base：combined epi-and subdural approach）。

多年以前，海绵窦病变的直接手术曾被认为具有很大风险，成功率很低，特别是术中出血、脑神经损伤及潜在的对海绵窦段 ICA 的损伤，使海绵窦成为一个手术禁区。由于显微外科技术、神经影像技术、神经麻醉技术和颅底外科的发展，此手术禁区被逐渐打破。1965 年，Parkinson 首先成功地在低温和体外循环下直接进行了海绵窦手术。以后，在 Dolenc、Hakuba、Sehkar 和 AI-Mefty 等努力下，海绵窦直接外科手术逐渐得到推广，手术入路和方法日臻完善。这里将重点介绍经额颞硬脑膜外入路进行海绵窦直接手术的手术方法。

临床上多采用改良翼点入路开颅（额颞骨瓣）伴或不伴去除颧弓来显露海绵窦。自从 Dolenc 经此入路结合硬脑膜内外操作来进行海绵窦手术后，此方法成为海绵窦手术的基本方法。为避免术中损伤眶尖区的神经和血管，减少手术并发症，笔者对翻开海绵窦外侧壁硬脑膜的方法进行了改进。

（1）第 1 步：皮肤切口与开颅

头转向对侧 60°。图 135－9A 画出了可能采用的 3 种头皮切口，1 型切口为常规翼点入路切口，2 型与 3 型为改良翼点入路切口。在尸体解剖实验时，由于脑组织固定不易被压迫或移位，多采用 3 型切口。

皮肤和帽状腱膜呈一层翻开，注意保护走行在帽状腱膜深面的眶上神经。用鱼钩牵开皮瓣在颞上线内侧切开骨膜形成一个带蒂的骨膜瓣（图135－9B），用于手术结束时修补硬脑膜或前颅底。颞肌筋膜浅层及脂肪垫与帽状腱膜一同翻起以保护面神经额支。然后切开并分离眶外侧壁及颧弓表面的骨膜，以备术毕时缝合复位。颞肌及其筋膜在颞上线处切开并与颞鳞分离后牵向后下方，完全显露眶外侧壁及颧弓上缘，这样有利于扩大中颅底前外侧部分的暴露。

骨瓣形成有 3 种方法：①单纯额颞骨瓣；②联合去除颧弓；③联合去除颧弓及部分眶顶和眶外侧壁。这里介绍暴露范围最大的第 3 种开颅方法。首先形成额颞骨瓣，颅骨钻孔及铣刀切除范围如图135－9C 所示，其中颞上线上方 1/3，下方 2/3 眶上缘暂时保留完整。

游离眶颧骨瓣时，先将颧弓与其内侧的颞肌及下方的咬肌分离，同时将眶顶与外侧的眶周膜及内侧的额底硬脑膜分离。然后用摆锯分别在颧弓根平行于颞鳞锯开，在颧弓与额骨及上颌骨的交汇处平行于颧颌缝锯开，在眶上缘内 1/3 与外 2/3 分界处锯开深达眶顶。最后用骨凿将眶顶凿开，使眶顶内侧与眶外侧壁的断端连接。这样便可将颧弓与部分眶顶、眶外侧壁一同游离形成眶颧骨瓣（图135－9D）。骨窗形成后，再用咬骨钳咬除全部颞鳞及蝶骨嵴外 2/3，达眶上裂外端，显露中颅底水平。

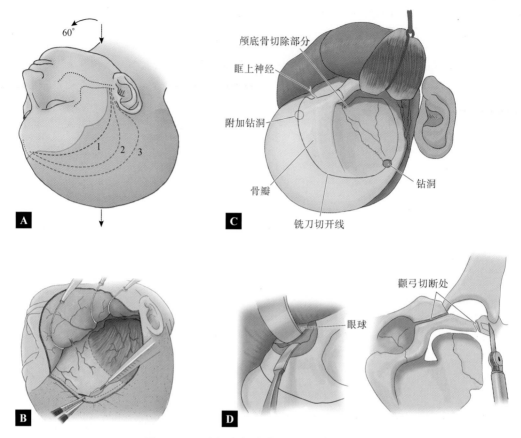

图 135 - 9　中颅底硬脑膜内外入路切口与开颅

注:A. 常用 3 种头皮切口(1. 常规翼点入路切口;2、3. 改良翼点入路切口);B. 皮瓣形成后,切开骨膜,准备形成骨膜瓣;C. 骨瓣形成;D. 眶颧骨瓣形成。

　　(2) 第 2 步:硬脑膜外骨切除

　　从额底、蝶骨嵴及前外侧中颅底翻开硬脑膜。在距眶上裂外端 3～5 mm 处有一根脑膜眼眶动脉,需切断。分离硬脑膜,磨平蝶骨嵴及前中颅底所有突起的骨质,并将眶顶及眶外侧壁磨薄。磨除时先用梅花钻,后用金钢钻,以防止损伤眶周软组织。残存的薄层骨质仅在术中需要牵拉眶内容物扩大暴露时再去除。此处的骨质出血可用骨蜡封堵。

　　松解中颅底的脑神经,需要分别磨除神经的骨质管道。先将硬脑膜翻起直到颞底硬脑膜与海绵窦固有硬脑膜的交汇处,可以看到颞极硬脑膜在眶上裂与眶周膜交汇,颞底硬脑膜在圆孔、卵圆孔处分别与上颌及下颌神经的鞘膜交汇。脑膜中动脉从棘孔入颅,只有切断脑膜中动脉及其周围的静脉丛,才能

充分翻开下颌神经后方的中颅底硬脑膜,直到弓状隆起。岩浅大神经走行在岩浅大神经沟内。

　　磨除眶上裂外侧壁,先用大或中号金钢钻将骨质磨薄,然后用剥离子去除,显露 8～10 mm 长、3～5 mm 宽的一层硬脑膜,即颞极硬脑膜与海绵窦固有硬脑膜的融合区域。打开圆孔时,应在圆孔两侧平行于上颌神经磨除骨质,最后也用剥离子去除薄层骨片,松解上颌神经。用同样方法打开卵圆孔,因卵圆孔内侧面常有蝶骨嵴导静脉,要注意止血。为避免神经损伤,整个磨除必须用金钢钻,并连续冲洗降温。

　　打开视神经管时,易造成神经损伤,操作需特别小心。可先在视交叉沟沿鞍结节翻起硬脑膜,找到视神经管内口,这有助于确定视神经的位置与走

向。先用金钢钻磨除蝶骨嵴内侧骨质，然后依次磨除视神经管外侧壁、顶壁及内侧壁，但在内侧壁上仅稍作磨除，以便既能显露视神经鞘膜的边界，又不打开筛窦。必须强调的是，不可用磨钻直接打开视神经管，只能磨到很薄，最后用剥离子去除薄层骨片。

磨除前床突时也需特别小心。前床突的大小及外形因人而异，小的前床突较易磨除，大的前床突磨除会很困难，易造成周围神经损伤。先分离前床突周围的硬脑膜，找到前床突的内侧边，然后从中心向四周磨除，残留的一层骨片可用剥离子或微型咬骨钳去除（图 135 - 10）。在前床突与硬脑膜之间有时存在纤维粘连，必要时需用锐利的剥离子离断。

去除前床突时，必须了解其周围的结构，内侧为视神经，外侧为动眼神经，前下方为 ICA 虹吸段。前床突的尖常指向海绵窦顶壁的前内侧三角。熟悉以上解剖关系，有助于安全切除前床突。

（3）第 3 步：硬脑膜外显露海绵窦

经硬脑膜外入路显露海绵窦关键在于安全地将海绵窦外侧壁硬脑膜层与外壁固有膜分离。目前有3 种不同的观点。

1）Dolenc 认为，在磨除颅底骨质后，翻起蝶骨嵴两侧的颅底硬脑膜，从眶上裂外端向着前床突直接切开颞极硬脑膜索带（图 135 - 11A），以此层面向后翻开海绵窦外侧壁硬脑膜层。

2）而 Kawase 认为，上述方法不安全，极易损伤眶尖区的神经与血管；为减少手术并发症，建议从眶尖神经血管共同鞘内侧开始切开（图 135 - 11B）。此方法虽较 Dolenc 方法安全，但临床应用不方便，解剖层次不易掌握。

3）笔者认为前两者在分离硬脑膜时都难以掌握深浅，容易误伤神经或误入硬脑膜下腔。经过临床及尸体解剖研究，笔者发现中颅底硬脑膜由 2 层组成，相互间形成潜在的硬脑膜间腔，海绵窦及 Meckel 囊均为硬脑膜间位结构，半月节及三叉神经各分支均走行在硬脑膜间腔中；在骨孔处（如眶上裂、圆孔及卵圆孔），硬脑膜与其下的神经鞘膜粘连较紧。因此，笔者提出了翻开海绵窦外侧壁硬脑膜层的新方法，既能充分显露海绵窦，又安全简便。

具体方法：在硬脑膜外磨除骨质时，要求磨除从眶上裂外端至圆孔的一层骨质，约 5 mm 宽，显露眶上裂硬脑膜与颞极硬脑膜的融合区，同时在圆孔处暴露上颌神经 3～5 mm 及其神经鞘膜与颞极硬脑膜重叠区，这里是开始切开硬脑膜及进入硬脑膜间腔的解剖标志（图 135 - 11C）。沿上颌神经表面向内、后分离，同时扩大硬脑膜夹层切口至卵圆孔，显露半月节及三叉神经第 1 支的根部（图 135 - 11D）。沿三叉神经第 1 支的表面从半月节向着眶上裂逐步分离，直至三叉神经第 1 支表面的硬脑膜夹层与眶尖神经血管共同鞘的鞘膜分离，这样便安全切开了颞极硬脑膜索带（图 135 - 11E）。这一步是避免神经损伤的关键，也是顺利翻开海绵窦侧壁硬脑膜的前提。沿上述层面，将翻起的硬脑膜逐步向后分离，直至半月节及天幕游离缘，同时要注意保护海绵窦固有膜的完整。这样，已在硬脑膜外充分显露了海绵窦，为海绵窦直接手术提供了必要条件。同时也经硬脑膜外完全显露了前床突，使前床突的磨除可在直视下进行，更加安全简便。磨除前床突后，可清楚看到床突段 ICA（C_3 段 ICA）及 ICA 硬脑膜环（图135 - 11F）。这有助于暴露和切除颈眼动脉瘤及侵犯海绵窦内侧腔的肿瘤，也有助于切开硬脑膜；与硬脑膜内入路联合，显露鞍区及上斜坡区。

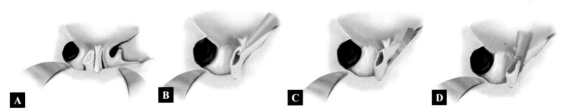

图 135 - 10 前床突的切除（经硬脑膜外）

注：A. 经硬脑膜外暴露三叉神经、眶上裂内神经、视神经（已切除眶板）；B. 磨空前床突；C. 游离前床突的骨壳；D. 钳取已游离的前床突。

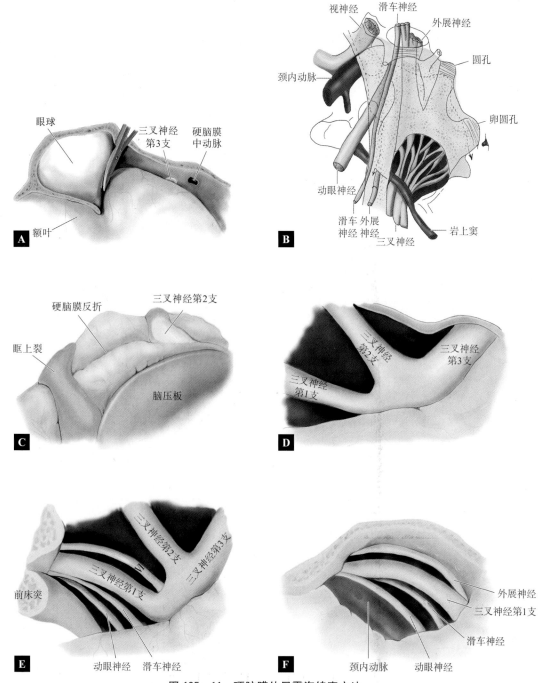

图 135-11 硬脑膜外显露海绵窦方法

注:A. 方法 1,颞极硬脑膜索带剪开;B. 方法 2,从神经血管共同鞘内侧开始翻开海绵窦外侧壁硬脑膜;C~F. 方法 3,磨除眶外侧壁,抬起中颅底硬脑膜,在三叉神经第 3 支处切开硬脑膜夹层;D. 暴露半月节;E. 向前暴露眶上裂,切开颞极硬脑膜索带;F. 磨除前床突,显露海绵窦前内侧三角、床突段颈内动脉及其硬脑膜环。

（4）第4步：与硬脑膜内入路联合

在硬脑膜外入路中，若想同时显露鞍区及上斜坡，必须与硬脑膜内入路联合。首先将侧裂区的硬脑膜呈"T"形切开，起点在视神经上方4cm，向着视神经切开并同时打开视神经鞘膜3～5mm，然后向前额底切开2～3cm，将额叶向前牵开（图135-12A）。

将侧裂向两侧牵开，其外侧3～4cm可用锐性分离，在内侧应分离ICA及视神经周围的蛛网膜，使两者游离，这有助于寻找和确定动眼神经穿过天幕的部位。

切开硬脑膜后，须将ICA的硬脑膜环打开（图135-12B）。注意在硬脑膜环附近1～2mm的ICA内上侧壁上常发出眼动脉。显露动眼神经并分离至天幕游离缘，此时若切开天幕，完全游离动眼神经，并与海绵窦侧壁翻起的硬脑膜一起向后牵开，可充分显露鞍旁。

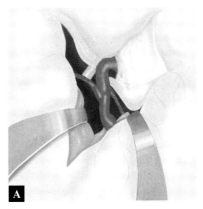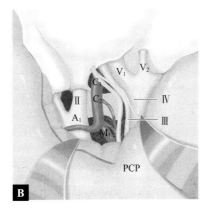

图135-12　与硬脑膜内入路联合

注：A. 硬脑膜切口，沿外侧裂剪开硬脑膜，达视神经鞘，然后转向中线，剪开鞍结节附近硬脑膜；B. 暴露硬脑膜内结构：视神经（Ⅱ）、动眼神经（Ⅲ）、滑车神经（Ⅳ）、三叉神经第1支（V_1）、第2支（V_2）、颈内动脉床突上段（C_2）和床突下段（C_3）、大脑前动脉（A_1）、大脑中动脉（M_1）、后床突（PCP）。

（5）第5步：解剖海绵窦三角

至此，可从硬脑膜外观察海绵窦的内、上及外侧三角。切开并翻起内侧三角表面的硬脑膜，可从后方显露后床突（PCP）。打开上三角，可以看到脑膜垂体干。在外侧三角，可以看到展神经在岩蝶韧带下方从Dorello孔穿出，并沿三叉神经第1支的内侧面前行入眶上裂。沿展神经向后可打开海绵窦后下三角。这样，所有海绵窦相关三角（7个）均可被暴露。

135.8　中后颅底外科

135.8.1　外科应用解剖

（1）中颅底硬脑膜

中颅底硬脑膜由两层组成，相互间结构疏松，除形成Meckel囊及海绵窦外，还在中颅底形成一个潜在的硬脑膜间腔，内有三叉神经的分支走行。从广义上讲，此硬脑膜间腔向内直到小脑幕游离缘，向后外在下颌神经的后缘，两层硬脑膜相互融合成一层覆盖岩骨前表面，向前外两层硬脑膜在从眶上裂到圆孔、卵圆孔的连线上相互融合，并在眶尖、圆孔及卵圆孔处分别与神经、血管共鞘，上颌神经及下颌神经的鞘膜延续。若去除眶上裂后外侧壁并扩大圆孔及卵圆孔，可暴露此融合区，这里是切开硬脑膜进入硬脑膜间腔的起点。在眶尖，由于颞极硬脑膜索带（颞极硬脑膜与眶上裂硬脑膜的连接）与神经血管共同鞘关系密切，相互间无确切的解剖界面，若直接切开，易损伤进入眶上裂的神经和血管，故不适合在此处开始切开硬脑膜夹层。

在硬脑膜间腔中，硬脑膜内层与三叉神经各分支间联系疏松，容易分离。但在海绵窦外侧壁，由于海绵窦固有层多不完整，为减少出血，在翻开此处的硬脑膜夹层（海绵窦外壁硬脑膜）时要注意保护内侧的静脉丛。

脑膜中动脉是最主要的硬脑膜动脉,它从上颌动脉分出后经棘孔入颅,其分支广泛分布于覆盖着颞叶、额叶及顶叶的脑膜。它常与硬脑膜粘连,不易分离,但在硬脑膜外入路中,必须切断脑膜中动脉,才能充分翻开岩骨表面的硬脑膜,这是磨除岩骨,暴露岩斜区的前提。

小脑幕呈半月形,位于枕叶与小脑之间,后缘附着于枕骨横窦沟及颞骨岩部上缘,前方附着于蝶骨的后床突,前缘游离呈弧形缺口,称小脑幕切迹,围绕中脑。在岩上缘,小脑幕与中、后颅底的硬脑膜交汇,内有岩上窦将海绵窦的血液引流至横窦。滑车神经从中脑背侧下丘下方出脑后,绕大脑脚外侧前行,先在小脑幕后下方进入小脑幕走向前外侧入海绵窦,由于滑车神经很细且有约 1 cm 长在小脑幕内走行,不易分离。掌握此特点,有助于安全切开小脑幕及颅后窝侧壁硬脑膜。

(2)颞骨岩部

颞骨岩部呈三棱锥形,分基底、尖端及 3 个面。基底与颞鳞、乳突部相接。尖端对向蝶骨体。前面朝向颅中窝,与蝶骨体及蝶骨大翼共同构成颅中窝的底。在前表面上,弓状隆起从后内行向前外,在弓状隆起与颞鳞之间的薄层骨板为鼓室盖。三叉神经压迹位于岩部尖端,其内前方为颈动脉管内口及破裂孔。在棘孔内侧,岩浅小神经从后外行向前内,岩浅大神经从岩浅大神经管裂孔穿出,并与岩浅小神经平行沿岩浅大神经沟前行。后面构成颅后窝的侧壁,中央有内耳门,通入内听道。下面凹凸不平,中央有颈动脉管外口。

熟悉颞骨岩部的内部结构及其与表面标志间的空间位置关系,有助于正确应用经岩骨入路。重要内部结构包括岩骨段 ICA,膝状神经节与面神经,内听道及迷路(半规管、前庭、耳蜗)。岩骨段 ICA 在颈内动脉管内先垂直上行,在耳蜗的后外侧(相距 2～4 mm)折转呈水平走向前内方,经三叉神经深面出颈内动脉管内口,再经破裂孔入海绵窦。在三叉神经深面,颈内动脉管顶壁有时缺如,是暴露 ICA 的起点。膝状神经节位于岩浅大神经与弓状隆起延长线的交点,其表层骨质很薄(1～3 mm)甚至缺如,外侧为耳蜗,两者相距仅 1～2 mm。岩浅大神经从膝状神经节发出后经岩浅大神经管及岩浅大神经沟走向前方,而面神经经内听道到膝状神经节,然后行向后外侧,经鼓室内的面神经管向下走行。内听道

从内耳门开始行向后外,其内有面神经、前庭蜗(位听)神经及内耳血管通过,在硬脑膜外经岩骨入路中,保护内听道的硬脑膜完整是防止面神经、前庭蜗神经(听神经)损伤的关键。前庭位于骨迷路中部,前连耳蜗后连半规管,其外侧壁为鼓室内侧壁,内侧壁为内耳道的底。耳蜗位于前庭前方,并与岩骨段 ICA 膝部、膝状神经节及岩浅大神经管裂孔相邻,由三者组成的三角形区域可以准确定位耳蜗。骨半规管包括 3 个互成直角排列的"C"形弯曲小管,即前骨半规管、后骨半规管和外骨半规管。前骨半规管又称上半规管,其平面与颞骨岩部的长轴垂直,通过弓状隆起可初步定位。后半规管的平面与颞骨岩部的长轴平行,而外半规管的平面与水平面一致,又称水平半规管,在打开鼓窦后便可显露。

135.8.2　中后颅底常用手术入路

(1)扩大中颅底硬脑膜外入路

中颅底硬脑膜外入路起步于 20 世纪 70 年代,在 80 年代虽然有了较快的发展,但手术暴露十分有限,即使 80 年代末期出现的经前岩骨入路也仅仅能暴露以内耳门为中心的较小区域,临床应用十分有限。进入 90 年代后,此方面研究取得了突破性的进展,手术方案日趋成熟,各项技术趋于规范化、系统化。经扩大硬脑膜外入路不仅可以显露整个中颅底,而且可以暴露中、上岩斜区。尤其是近年来,我们在临床及实验研究的基础上,改进和完善了各项关键性技术,使中颅底硬脑膜外入路的应用更加方便和安全,应用范围更加广泛,获得了满意的临床疗效。

成功地应用扩大中颅底硬脑膜外入路,需要掌握 4 项关键性技术:①最大范围安全翻开中颅底及海绵窦外侧壁硬脑膜的方法;②岩骨内部结构,包括内听道、迷路、耳蜗及 ICA 的定位方法,这是减少手术并发症的关键;③磨除前岩骨等颅底骨质的方法与最大范围,直接影响着岩斜区的手术暴露;④切开颞底及颅后窝侧壁硬脑膜显露岩斜区的方法。

1)第 1 步:皮肤切口与开颅。

体位与开颅方法与海绵窦硬脑膜外入路基本一样,有时需根据肿瘤位置及大小适当扩大骨窗,后界可达耳屏垂直线后方 1～2 cm,前界包括眶嵴外 2/3。硬脑膜外磨除骨质,如眶外侧壁、圆孔及卵圆孔,松解上颌及下颌神经,然后从上颌神经表面开始

切开硬脑膜夹层,进入硬脑膜间腔。海绵窦外侧壁硬脑膜的分离方法同前述,但要同时翻起中颅底后方的颅底硬脑膜。在棘孔处需将脑膜中动脉(MMA)烧灼后切断,在下颌神经及半月节后缘需锐性分离,全层翻起下颌神经后方的颅底硬脑膜,显露岩浅大神经(GSPN)、岩浅小神经(LSPN)、岩浅大神经管及弓状隆起(AE),直至岩上缘,海绵窦侧壁硬脑膜向内后方翻起至小脑幕游离缘。

2)第2步:翻开中颅底硬脑膜。

在20世纪七八十年代,中颅底硬脑膜外入路主要是前岩骨入路,此时的中颅底硬脑膜是在颞枕骨窗形成后,从后向前向着半月节方向翻开,前界到棘孔、卵圆孔及下颌神经。而80年代后期出现了硬脑膜内外联合入路,此时的中颅底硬脑膜是在额颞骨窗形成后,从前外侧开始向后翻开,但硬脑膜翻开的范围十分有限,主要是在眶外侧壁、圆孔及卵圆孔,海绵窦侧壁硬脑膜及下颌神经后方的中颅底硬脑膜并不翻开。扩大中颅底硬脑膜外入路,第1次最大限度地将中颅底硬脑膜及海绵窦侧壁硬脑膜完全翻起,既方便了操作又有利于岩斜区的暴露。

3)第3步:识别中颅底解剖标志。

掌握中颅底的解剖标志,有助于岩骨内部结构的定位及指导前岩骨的磨除。其中以下4点最为重要,由其组成的菱形结构被认为是前岩骨磨除的最大参考范围:①三叉神经根孔;②岩浅大神经与下颌神经(三叉神经第3支)的交点;③岩浅大神经与弓状隆起延长线的交点;④弓状隆起与岩上缘的交点。Day及Fukushima认为按此参考标志磨除前岩骨可以获得2.9 cm²的通道显露岩斜区。笔者在实践中,通过扩大圆孔及卵圆孔,将三叉神经前置,同时采用新的耳蜗及ICA定位方法,明显扩大了岩骨磨除的前外侧界和后外侧界,这样可获得3.1 cm²的通道显露岩斜区,方便了巨大型肿瘤的切除(图135-13)。

4)第4步:岩骨内部结构的定位方法。

掌握岩骨表面标志与内部结构间的位置关系,能够在术中准确定位岩骨内部结构,是充分磨除岩骨、扩大手术视野及减少手术并发症的关键。下面就有关结构的定位方法分别介绍:

A. 前骨半规管(ASC):大多数情况下,ASC正好位于弓状隆起的深面。但在少数病例,它可位于弓状隆起内侧或外侧几个毫米。临床上,虽不要求暴露ASC,但初步定位对磨除内听道后方的岩骨是

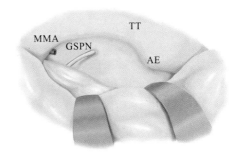

图 135-13 中颅底的解剖标志

注:经硬脑膜外抬起颞叶,电凝后切断脑膜中动脉(MMA),暴露卵圆孔、三叉神经第3支和半月节、岩浅大神经(GSPN)、鼓室盖(TT)和弓状隆突(AE)等构成的菱形区。

有帮助的,因为一旦打开半规管就有损伤听力的危险。定位有2种方法,一个是通过磨除乳突骨质从后方定位ASC,也可用中等的金钢钻磨除弓状隆起,根据骨质的密度不同确定ASC,因为在弓状隆起与ASC之间常有一层气房,此处骨质疏松,而深面的ASC的骨质坚硬。

B. 岩浅大神经管及膝状神经节(GG):岩浅大神经从膝状神经节发出后,先走行在岩浅大神经管内,后在岩浅大神经沟内向前走行。翻开中颅底硬脑膜后,便可看到岩浅大神经及岩浅大神经管裂孔,若用金钢钻沿岩浅大神经方向向后磨除岩浅大神经管顶壁,便可显露膝状神经节。由于岩浅大神经在膝状神经节处与面神经相连,此操作可因牵拉岩浅大神经而引起面神经损伤,因此手术中并不一定要完全显露岩浅大神经,但可根据岩浅大神经与弓状隆起延长线的交点定位膝状神经节。

C. 岩骨段颈内动脉(PICA):定位PICA习惯采用Glasscock三角,由棘孔、耳蜗及岩浅大神经与下颌神经的交点组成。但因耳蜗为岩骨内部结构,临床应用不方便,也不准确。我们采用岩浅大神经管裂孔取代耳蜗,克服了原有定位方法的不足。

显露PICA时,掌握从外向内、从前向后的磨除顺序。PICA表层骨质厚度为2.33±0.20 mm,外侧界限为咽鼓张肌,后界为PICA膝部。

D. 内听道:在前岩骨入路中,内听道的定位非常重要。目前有两种定位方法:采用岩浅大神经与弓状隆起(或ASC)夹角平分线或与弓状隆起前方呈60°夹角方向,且以后者更可靠。内听道平均长10.31 mm,宽4.48 mm,表层骨质厚4.84 mm。显

露内听道时应从定位线的中点开始磨除表层岩骨，然后分别向内侧及外侧扩展，内侧可到内耳道（IAM），外侧以垂直嵴为界，且要避免向膝状神经节及岩浅大神经方向磨除，因为耳蜗的内侧壁与内听道的外端仅存有 2 mm 厚的间隔，否则极易损伤耳蜗。在内听道后方可以大胆磨除内听道与 ASC 之间的骨质。这样，内听道后方、上方及前方的骨质均已被磨除，可以获得 270°显露内听道。

E. 耳蜗：术中准确定位耳蜗，不仅能增加术者的信心，方便岩骨的磨除，而且可以明显扩大手术视野。在既往的前岩骨入路中，由于无法定位耳蜗，使前岩骨的磨除相当有限，尤其是术野的后外侧不能适应手术的需要。为此 Day 在 1994 年提出了内听道前三角：由内耳道、膝状神经节及岩骨水平段 ICA 的膝部构成。但由于 3 个定位标志均为内部结构，定位很难准确，且耳蜗的位置只能估计在该三角外侧一半的深面。经过研究，我们提出了新的耳蜗定位三角，由岩浅大神经管裂孔取代内耳道作为定位标志，既准确又方便。

5）第 5 步：磨除前岩骨。

翻起中颅底硬脑膜后，先确定磨除岩骨的参考标志——菱形结构，然后定位和显露内听道，并向前外侧方向扩展。此区域骨质很疏松，容易磨除，向外可达颈内动脉管内壁，向后可达耳蜗前壁，并可磨除耳蜗下方的岩骨，向前可将三叉神经前移，磨除 ICA 后方的所有骨质，向下到岩下窦甚至斜坡。内听道与颈内动脉管壁及耳蜗的表层骨质较菱形区域中心的骨质硬，掌握此特点，可以避免损伤上述结构。在深部及周边磨除时，必须用金钢钻，最后残留一薄层骨质，用剥离子去除，这样可显露颅后窝侧壁硬脑膜的最大范围为：前界 17 mm×内界 26 mm×后界 21 mm×外界 20 mm，相当于 3.1 cm² 平面，尤其是后外侧视野较既往的方法增加了 15°～20°的视角，明显扩大了桥延沟区域的暴露（图 135-14）。

必须强调的是，当肿瘤为骑跨中、后颅底的哑铃形三叉神经瘤时，岩尖骨质多已被肿瘤破坏，术前行 CT 检查可以证实。这类患者手术时，可经缺损岩尖形成的通道直接显露岩斜区，并不需要磨除岩尖骨质。

6）第 6 步：切开脑膜及小脑幕。

在硬脑膜外磨除骨质之后，便可切开硬脑膜或同时切开小脑幕暴露岩斜区。硬脑膜的切开方法有多种，至今尚无公认的最佳方案。不过，理想的方法应满足以下要求：①整个操作不必直接接触颞叶，

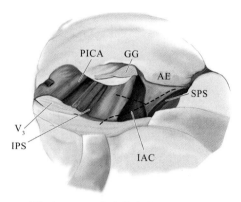

图 135-14　磨除前岩骨显露的结构

注：暴露颅后窝硬脑膜，小脑下后动脉（PICA）、膝状神经节（GG）、内听道（IAC）、岩上窦（SPS）和岩下窦（IPS）。V₃，三叉神经第 3 支；AE，弓状隆起。

减少颞叶挫伤；②能保留岩上窦且保护颞底的脑桥静脉及 Labbe 静脉不被损伤；③能获得足够的视野。鉴于此，笔者切开方法如下：首先在硬脑膜外确认解剖标志，包括三叉神经根孔、岩上窦、内听道硬脑膜及颅后窝侧壁硬脑膜。然后，在岩上窦下方、弓状隆起前方与岩上窦平行开始切开颅后窝侧壁硬脑膜，并沿岩上窦向前扩展，切开三叉神经根孔，完全游离三叉神经，继续向前切开至滑车神经后方。接着从三叉神经根与弓状隆起之间的颅后窝硬脑膜的中点开始，与岩上窦垂直向深部纵行切开颅后窝侧壁硬脑膜，并向四周牵开，暴露以脑桥为中心的岩斜区（图 135-15）。

如果视野较小，尤其是内侧视野（脑干背侧）较局限，不能满足手术需要时，可与岩上窦垂直将小脑幕向内侧切开，但操作必须小心，以防止损伤走行在小脑幕下方的滑车神经。有时为了安全，小脑幕切开的方向应与滑车神经在小脑幕下走行的方向平行。这样便从后侧方暴露了岩斜区及小脑幕裂孔区。若肿瘤巨大，同时向上斜坡甚至鞍上区生长时，单纯在滑车神经后切开硬脑膜已不能充分暴露肿瘤，这时就需要在滑车神经前方将翻起的硬脑膜夹层同时切开，从前侧方暴露上斜坡及小脑幕裂孔区。若将前后切口联合起来，便能同时从前侧方、侧方及后侧方暴露肿瘤，有助于提高巨大型颅底肿瘤的一次性全切除率。

（2）经全岩骨入路（联合入路）

1）第 1 步：体位与皮肤切口。

侧卧位，使外耳门处于最高点。围绕外耳门作

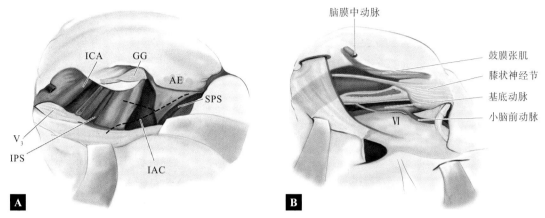

图 135 - 15　脑膜及小脑幕切开方法

注：A. 扩大中颅底硬脑膜外入路硬脑膜切开方法（虚线）；B. 切开硬脑膜及小脑幕，暴露岩斜区神经、血管结构。

问号形皮肤切口，起点在颧弓根上方的发际内，向后上绕过外耳门（上 4 cm），再向后下经乳突体后方（1.5～2 cm），止于乳突尖下方 1 cm（图 135 - 16A）。

皮瓣呈 2 层翻开，第 1 层为皮肤帽状腱膜层，分离后向前下翻开。然后自颧弓根开始切开骨膜，并沿骨窗缘向后依次切开骨膜，形成骨膜颞肌筋膜瓣，并翻向前，外耳门的上缘及后缘均显露，但要保护外耳道筋膜鞘的完整。

2）第 2 步：骨窗形成。

了解乳突及外枕部表面的解剖标志对于正确确定钻孔位置，避免横窦及乙状窦的损伤非常重要。首先划出颧弓根与枕外隆突的连线（上项线），这是十分重要的解剖标志。第 1 个骨孔位于星点区上项线上方（在活体上按压星点上皮肤，可觉其骨质凹陷感）。由于星点位置多变化，所以单纯依靠星点来确定第 1 个骨孔常不可靠，因为位置太低时易损伤横窦，太高又不利于下一步操作。较可靠的方法应以上项线作为参考标志，此线与横窦的位置关系较稳定。第 2 个骨孔位于第 1 个骨孔下方约 1 cm 处。第 3 个骨孔位于上项线上方，顶乳缝与鳞乳缝的交点，这里是横窦与乙状窦转折的前缘。最后一个骨孔位于乳突体后方，上项线下方。若同时在前方的颞鳞部钻孔，可方便骨窗形成。这样，便可形成"⌐"型骨窗。

3）第 3 步：乳突切除（见后文"经迷路入路"）。

4）第 4 步：迷路切除（见后文"经迷路入路"）。

5）第 5 步：经硬脑膜外切除岩尖（见前文"扩大中颅底硬脑膜外入路"）。

6）第 6 步：切开硬脑膜。

完成骨切除后，便可切开硬脑膜（图 135 - 16B）。首先切开中颅底硬脑膜，从半月节开始沿骨窗下缘向后到乙状窦，并在此处结扎乙状窦。然后继续向下切开硬脑膜到颈静脉球。在小脑幕下方，切开颅后窝侧壁硬脑膜，但要注意保护岩静脉（注入岩上窦）及颞底的 Labbe 静脉。有时为了增加颅后窝的暴露，可同时在乙状窦后切开硬脑膜，使术者可从乙状窦前或后同时进行手术，增加了对低位脑神经及椎动脉区的暴露。

7）第 7 步：硬脑膜内解剖。

切开硬脑膜后，打开蛛网膜，则脑桥小脑三角及岩斜区的所有结构均被暴露（图 135 - 16C），术者可看到第Ⅸ、Ⅹ、Ⅺ脑神经进入颈静脉孔。切开内听道硬脑膜全程，显露面神经、前庭蜗神经（听神经），展神经从面神经、前庭蜗神经深面走向上方进入 Dorello 孔。接着可显露小脑幕下方的滑车神经及大脑后动脉、小脑上动脉（图 135 - 16D）。若继续向前上方显露，可暴露小脑幕上下、基底动脉末端及动眼神经。

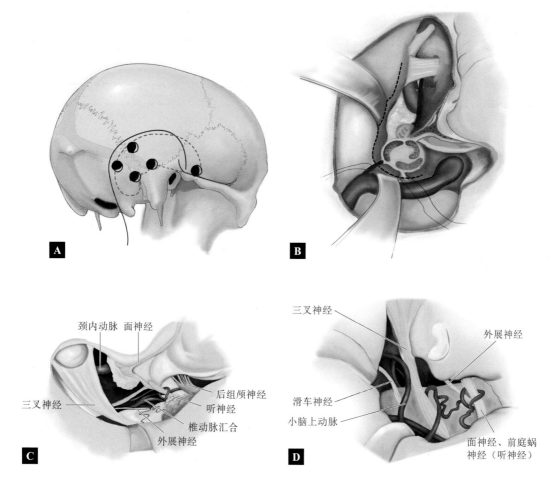

图 135-16 经全岩骨入路中后颅底显露

注：A. 皮肤切口和骨瓣形成；B. 硬脑膜切口（虚线）；C. 切开硬脑膜，暴露血管、神经结构；D. 从上方观察脚间窝神经、血管结构。

135.9 后颅底外科

135.9.1 外科应用解剖

（1）硬脑膜外解剖

要正确应用后颅底有关手术入路，就必须掌握颞、枕骨表面标志与内部结构间的解剖关系。术前，先通过乳突及枕骨表面的皮肤，识别和触摸定位几个重要的解剖标志，即外耳门、乳突尖及上项线（图135-17）。

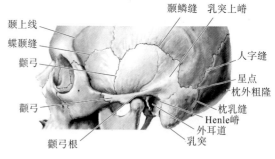

图 135-17 颅骨侧面标志

颧弓根位于外耳门的稍上方,沿其轴线水平向后便是乳突上嵴(乳突骨质的上界),嵴的后缘为乳突的后界。枕后肌群附着的上项线为枕外隆突与乳突体的连线,这是横窦的标志线。横窦与乙状窦的转折点位于乳突后缘与上项线的交点,该处皮肤稍有凹陷。

翻开皮瓣后,要识别颅骨表面的解剖标志。最重要的是星点,它位于人字缝、枕乳缝及顶乳缝的交点,其深面是横窦,横窦与乙状窦的转折点位于星点前方几个毫米,即颞鳞缝与顶乳缝的交点。掌握上述结构关系,有助于设计钻孔和形成骨窗。

乳突的内部结构主要由气房构成,重要的结构位于气房的深部。乳突气房通过鼓窦与中耳相通。鼓窦位于乳突根部、外耳道的后上方,距乳突表面12~15 mm。打开鼓窦,可直视外骨半规管(LSC),在窦内还可见面神经管从 LSC 的前下方走行,面神经走行在面神经管内。实验测得(30 侧标本)从耳道嵴(spine of Henle)到面神经管的距离(深度)约13~19 mm(平均 16.4 mm),面神经以此深度下行至乳突尖并经茎乳孔出乳突。茎乳孔在乳突上的定位标志是二腹肌嵴,其尖端是二腹肌切迹,二腹肌位于其内侧。面神经沿外耳道后方下行时,在距茎乳孔约 6 mm 处发出鼓索支,经面神经隐窝从后方进入中耳室。

我们习惯用 3 个三角形结构来描述乳突的解剖。第 1 个三角叫乳突表面三角,由颧弓根部、乳突尖及星点组成(图 135-18),它从表面衡量了乳突的范围与大小,也表示经乳突手术可形成的手术通道的大小。实验测得该三角形三边长分别为:从星点到颧弓根 56.9±8.5 mm,从颧弓根到乳突尖 38.5±4.9 mm,从乳突尖到星点 48.6±5.3 mm。经此三角手术可以提供 846 mm² 的手术空间。

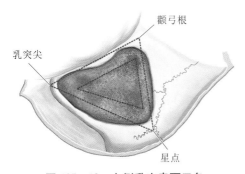

图 135-18　左侧乳突表面三角

第 2 个三角称迷路后三角(又叫 Trautmann 三角),在磨除乳突气房和暴露硬脑膜后便可显示。它由颅中、后窝交界处的硬脑膜角、后骨半规管的最后端及颈静脉球三点组成(图 135-19)。此三角的面积是迷路后入路实际可显露的手术空间。其三边长分别为:硬脑膜角到后骨半规管 2.3±2.3 mm,后骨半规管到颈静脉球 17.3±4.1 mm,颈静脉球到硬脑膜角 33.3±4.3 mm。该三角面积约 177 mm²。

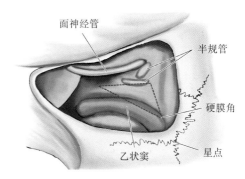

图 135-19　左侧迷路后三角

第 3 个三角为经迷路三角(Translabyrinthine 三角),只有当磨除迷路后才可显露,它由静脉窦硬脑膜角、鼓窦及颈静脉球组成(图 135-20),其面积表示了经迷路入路所能显露的手术空间。实验测得三边长分别为:硬脑膜角到鼓窦 26.7±3.9 mm,鼓窦到颈静脉球 17.6±4.1 mm,颈静脉球到硬脑膜角 33.3±4.3 mm,相当于 300 mm² 的面积。

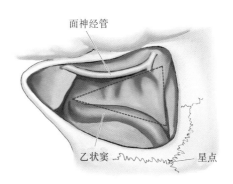

图 135-20　左侧迷路三角

(2) 硬脑膜内解剖

后颅底有关手术入路主要暴露脑桥小脑三角。

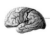

一般讲,术野的上界为三叉神经,下界为舌咽及迷走神经,中间是听、面神经。

1) 神经解剖:面神经、前庭蜗神经(听神经)在桥延沟中自脑干侧方发出后走向前外侧,经内耳门进入内听道。面、前庭蜗神经两者的关系十分密切,在脑干,面神经起点位于前庭蜗神经起点的内下方,两者起点的外侧为小脑绒球。自脑干走向内听道途中,两者的位置关系有不同程度的改变,至内耳门处,面神经多在前庭蜗神经的内上方。而在内听道底两者的位置关系比较固定:上下前庭神经位于外侧,面神经位于内上方,耳蜗神经位于内下方。面神经的副交感分支(即中间神经),多紧靠前庭蜗神经起点自脑干发出,然后与面神经一起进入内听道。

在脑干表面,面神经起点下方几个毫米便是舌咽神经根起点的最上端,舌咽神经与迷走神经在同一矢状面上,从脑干侧方的橄榄前沟中发出,并经蛛网膜下腔行向外侧进入颈静脉孔,它们都位于小脑延髓裂的下部,是经迷路入路或迷路后入路手术显露范围的下限。

在桥延沟上方的小脑与脑桥之间称小脑脑桥裂,内有岩静脉的分支。三叉神经自脑桥侧方小脑中脚内侧发出,并在蛛网膜下腔中向前外走行入Meckel囊。

2) 血管解剖:脑桥小脑三角的主要血管是小脑前下动脉(AICA),它是基底动脉(BA)的主要分支,按其与内耳门的关系可分为3段:①内听道前段,自基底动脉发出到内耳门。此段还发出几个小穿支到脑桥表面。②内听道段,即内耳门区的一段,常成一弓形伸入到内听道附近。此段发出2个主要分支:位于上方的弓状下动脉,穿入弓状下窝骨质,供血迷路;迷路动脉伸入内听道内,供血到内听道内的神经及部分迷路。③内听道后段,常穿行面神经、前庭蜗神经之间,向内后及上方走行,最后分布小脑的前侧方。

小脑后下动脉(PICA)起自椎动脉,并向下走行到舌咽及迷走神经,有时还可穿过以上神经之间分布于小脑下面。

脑桥小脑三角的静脉回流主要通过岩静脉及其属支。通常脑桥小脑三角上部的三叉神经根旁有一个较粗大的岩静脉汇入岩上窦,它通过几个属支引流脑桥、延髓及小脑外下方的血液。主要属支有桥延脑内前静脉、中小脑脚静脉、脑桥横静脉、延髓内前静脉及小脑脑桥裂静脉等。

135.9.2 后颅底常用手术入路

(1) 经迷路入路

经迷路入路是通过磨除乳突及迷路而充分显露病变的方法。此入路的合理应用要求做到:①掌握乳突表面标志与内部结构间的关系;②能熟练磨除乳突,解剖出骨半规管、乙状窦及面神经管;③理解骨半规管与内听道的关系,能安全打开内听道;④了解脑干表面的解剖特点。

1) 第1步:头位置与皮肤切口。

将头固定在头架上,取侧卧位,并转向手术侧15°~20°,让外耳门处于最高点。手术者面对乳突区。根据乳突表面标志,确定皮肤切口。

皮肤切口起自耳屏上方,向后下弯行最后止于乳突尖下方1 cm,整个切口长5~6 cm,垂直段位于外耳门后唇后方2~3 cm(乳突后缘后方)(图135-21A)。

2) 第2步:皮瓣形成。

根据皮肤切口将皮瓣呈两层翻开。第1层为帽状腱膜,向前翻开,直到外耳道,注意不要打开外耳道软骨管。第2层为骨膜和颈筋膜层,呈"Y"形切开和翻起,用鱼钩牵开显露乳突表面。

3) 第3步:磨除乳突表层骨质。

首先应识别乳突表面的骨性标志,包括颧弓根部、乳突尖、乳突上嵴、耳道嵴、星点、鳞乳缝、顶乳缝、枕乳缝及人字缝,然后用大号磨钻头磨除乳突表层骨质(图135-21B)。在磨除骨质之前先确定磨除范围是很有帮助的:前界为一稍呈弧线,从乳突尖沿外耳门后缘向上,最后向前上方止于外耳门上方;上界为从颧弓根到星点的连线;后界为从乳突尖到星点的连线。在此三角形区域内磨除乳突表层骨质,直到打开乳突气房。

4) 第4步:解剖乙状窦。

用磨钻去除乙状窦表面的密质骨质及乳突气房。最好从乙状窦的中点上方开始显露乙状窦,然后向上、向后解剖,直到乙状窦与横窦的转折处;向下可沿乙状窦直到与颈静脉球汇合处(图135-21C)。但在手术开始阶段,此区域不易过分操作,以免损伤面神经管。

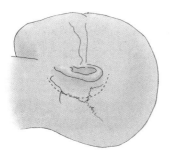

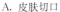

A. 皮肤切口

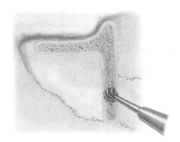

B. 乳突表面骨质的磨除

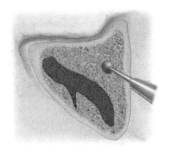

C. 解剖乙状窦及颈静脉手术

图 135 - 21　经迷路入路后颅底显露

5)第 5 步:解剖面神经管及骨迷路。

先磨除乙状窦前下方残存的乳突气房,但要逐层深入,忌"深打洞",以免损伤前方的面神经。应先磨除表层的气房显露颅中窝的硬脑膜和静脉窦硬脑膜角,后者位于中颅底硬脑膜与乙状窦前硬脑膜的汇合处,显露此窦硬脑膜角后再向前上方磨除骨质,直到打开鼓窦。鼓窦是定骨迷路和面神经的重要标志。打开鼓窦底部可看到骨性隆起,即外骨半规管,而神经管位于其前方且与之平行向下行走。面神经管的下端可从茎乳孔定位,先磨除乳突尖的骨质,直到显露二腹肌嵴(它是茎乳孔的前切迹),这是面神经管下端的标志。这样,便可从上下两端的连线定位和显露面神经管。

（2）枕下乙状窦后入路

该入路主要显露脑桥小脑三角、小脑半球、脑桥外侧部、脑神经（Ⅳ～Ⅺ）、椎-基动脉等,用于脑桥小脑三角的肿瘤如听神经瘤、脑膜瘤、胆脂瘤等的手术,及三叉神经痛、面肌痉挛、舌咽神经痛的手术治疗。

1)第 1 步:头位置与皮肤切口。

将头固定在头架上,取侧卧位,并转向对侧 15°～20°,根据乳突及上项线等表面标志,确定皮肤切口。

皮肤切口起自耳屏后上方,向后下弯行止于第 3、4 颈椎水平,整个切口长 5～6 cm,垂直段位于外耳门后唇后方 2～3 cm(乳突后缘后方)。

2)第 2 步:皮瓣形成。

皮瓣及皮下垂直切开达枕鳞部表面。在上项线外 1/3 处,有枕动脉在肌层穿行,可用丝线结扎后切断。向两侧游离,用自动拉钩向两旁牵开枕部肌群,暴露枕骨鳞部和乳突。

3)第 3 步:骨窗形成。

确立星点(人字缝、顶乳缝交汇点,图 135 - 22A),在其下方钻洞,用咬骨钳或铣刀形成骨窗(图 135 - 22B),直径大小根据手术需要,为 2.5～5 cm。骨窗上缘应暴露横窦和乙状窦边缘(面肌筋挛和舌咽神经痛例外)。开放的乳突气房可用含庆大霉素的明胶海绵填塞,再用骨蜡封闭,以防污染术野和脑脊液漏。枕骨大孔后缘和寰椎后弓不必暴露。

4)第 4 步:切开硬脑膜。

沿乙状窦边缘约 1 cm 左右切开硬脑膜(图 135 - 22C),牵开小脑半球即可见脑桥小脑三角的结构。

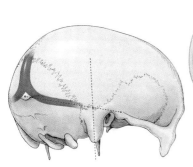

A. 星点的确定

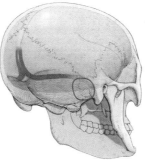

B. 骨窗形成

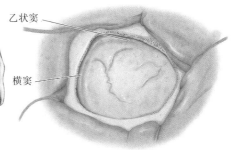

乙状窦

横窦

C. 硬脑膜切口

图 135 - 22　枕下乙状窦后入路手术

135.10 颅颈区外科

135.10.1 外科应用解剖

颅颈区包括下斜坡、枕骨大孔和上颈椎及临近的结构,在该部位有重要的神经、血管和肌肉,并有咽、喉、气管等;故对该区的解剖的熟识,在颅颈区的手术中显得尤为重要。

（1）皮肤和肌肉

颅颈区前部是下颌下三角和颈前,后部包括枕下部和颈后区;前部肌肉依次分为颈浅肌群(包括颈阔肌和胸锁乳突肌)、舌骨肌群(二腹肌、茎突舌骨肌、下颌舌骨肌等)和颈深肌群(包括前、中、后斜角肌、颈长肌、头长肌等);后部分浅、中、深3组,依次有斜方肌、提肩胛肌、头夹肌、头长肌、颈长肌、头半棘肌、头上斜肌、头下斜肌、头大直肌、头小直肌等。

（2）骨性结构、关节和韧带

从颅内看,斜坡位于中线,前方止于鞍背,下方向两侧延伸构成枕骨大孔;在枕骨大孔的前外侧缘的上方是舌下神经管内口,其后上方为颈静脉孔;在舌下神经管的上方、岩枕裂下端内侧有一隆起,称为颈结节(图135-23A)。从颅外看,斜坡及上颈段位于咽后壁的后方,外侧是颞下窝;枕骨大孔的前界是斜坡下缘,在枕骨大孔的前部两侧是枕骨髁,在骨性标本上其间距约为2 cm;枕骨髁的外上方是舌下神经管,其外侧是颈静脉孔;再向外侧,可见乳突(图135-23B)。

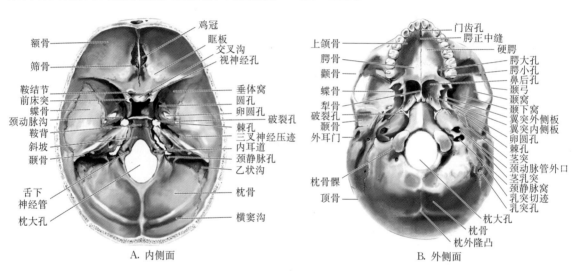

图 135-23　颅底内、外侧面结构

A. 内侧面　鸡冠　眶板　交叉沟　视神经孔　额骨　筛骨　鞍结节　前床突　蝶骨　颈动脉沟　鞍背　斜坡　颞骨　舌下神经管　枕大孔　垂体窝　圆孔　卵圆孔　破裂孔　棘孔　三叉神经压迹　内耳道　颈静脉孔　乙状沟　枕骨　横窦沟

B. 外侧面　门齿孔　腭正中缝　硬腭　上颌骨　腭骨　颧骨　蝶骨　犁骨　破裂孔　颞骨　外耳门　枕骨髁　顶骨　腭大孔　腭小孔　鼻后孔　颧弓　颞窝　颞下窝　翼突外侧板　翼突内侧板　卵圆孔　棘孔　茎突　颈动脉管外口　茎乳突　颈静脉窝　乳突切迹　乳突孔　枕大孔　枕骨　枕外隆凸

寰椎由前、后弓和两侧块构成,后弓两外侧的上表面有一浅沟,椎动脉自横突孔穿出自此通过,并有 C_1 神经通过。约有1/2的寰椎上关节面后缘到后弓间有一骨桥,将上述浅沟围成骨孔。两侧块的上、下面均有关节面与枕骨髁及枢椎上关节面形成寰枕关节和寰枢关节。侧块的内侧面的小结节是寰椎横韧带的附着处。前弓的内侧面有一切迹称齿凹,是齿状突的压迹(图135-24)。

枢椎与一般颈椎相似,但其上面有齿状突,两侧有关节面与寰椎相接(图135-25)。齿状突有1～1.5 cm长,其前方与寰椎前弓齿凹及后方与有软骨覆盖的寰椎横韧带形成关节;尖端有齿突尖韧带,外侧有翼状韧带,后方是寰椎横韧带。

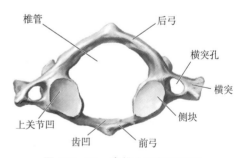

图 135-24　寰椎上面解剖结构

椎管　后弓　横突孔　横突　侧块　上关节凹　齿凹　前弓

除寰枕关节外,寰椎与枕骨间有前、后寰枕膜相连。枢椎与枕骨间有覆膜、齿突尖韧带和成对的翼状韧带相连。寰、枢椎间除关节外,还有十字韧带、

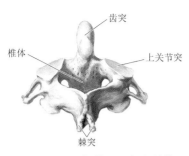

图 135 - 25　枢椎后面解剖结构

前纵韧带和后纵韧带等。十字韧带分横部和垂直部,横部即寰椎横韧带。

(3) 血管和神经

颅颈区前部的主要动脉是颈总动脉、颈外动脉、颈内动脉及其分支,其主干在颈部位于颈动脉鞘内,较易辨别;静脉主要有面总静脉、颈外静脉和颈内静脉。后部的动脉主要有椎动脉,从锁骨下动脉发出后在颈椎横突孔内向上,出第 1 颈椎横突孔向内横行进入硬脊膜(图 135 - 26);在第 1 颈椎横突孔至硬脊膜部分被静脉丛包围。椎动脉在枕骨大孔区的主要分支有脊髓后动脉、脊髓前动脉及小脑后下动脉和脑膜前、后动脉。

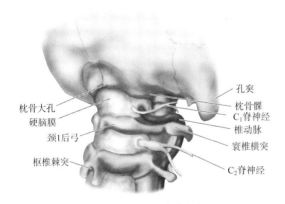

图 135 - 26　椎动脉行径

在枕骨大孔区的静脉主要包括椎管内、外静脉丛及枕窦、乙状窦和基底静脉丛等。

颅颈区的神经主要是舌咽神经、迷走神经、副神经和舌下神经及 C_1、C_2 脊神经等,其行经及解剖要点在以后的入路中详述,这里从略。

135.10.2　颅颈区常用手术入路

(1) 枕下后外侧入路

该入路又称为远外侧入路、经髁入路等,主要用于枕骨大孔前缘和下斜坡腹侧及偏一侧的病变手术,包括脑膜瘤、神经瘤、脊索瘤、颈静脉球瘤、动脉瘤及其他肿瘤和枕骨大孔区畸形等手术。

1) 第 1 步:头位和切口。

头部侧位固定,面部略向下,使外耳道和乳突为最高点。有 2 种切口可供选择:瓣状和"S"形切口(图 135 - 27A)。从解剖角度看,瓣状切口的解剖层次易于辨认,便于手术操作和关闭。切口从第 4、5 颈椎沿中线达枕外粗隆下 2 cm,转向外侧,沿上项线达乳突后方,转向下至乳突尖下;而"S"形切口是在外耳道水平,在其后方 2～3 cm 开始弯曲斜行向下,经过乳突后,沿胸锁乳突肌后缘,达第 3、4 颈椎水平。

2) 第 2 步:枕下外侧的解剖。

枕下外侧肌肉有 3 层,临床手术时常把表面 2 层作一层翻开。这里为利于学习,按解剖层次,逐一解剖和描述。切开皮肤后,应准确辨认和解剖每层颈部肌肉。打开浅筋膜后,即显露浅层颈肌、斜方肌、胸锁乳突肌和头夹肌(图 135 - 27B)。在乳突附着处离断胸锁乳突肌,向外侧牵开,暴露颈后三角(图 135 - 27C)。斜方肌应充分游离,便于中层肌肉的解剖。中层肌肉包括头长肌、颈长肌、头半棘肌等,它们附着于上项线和乳突(图 135 - 27D)。切断和向下翻开头长肌,即可暴露寰椎横突和上、下斜肌、肩胛提肌等深层肌群(图 135 - 27E),包括上、下斜肌和头大直肌组成的枕下三角、头小直肌等(图 135 - 27F)。枕下三角和肩胛提肌是定位椎动脉等重要标志。在寰椎的附着处离断上、下斜肌和头大直肌,并分别向下分离翻开下斜肌,向中线翻开头大直肌,向外翻开上斜肌,可见 C_2 神经根越过椎动脉,椎动脉被稠密的静脉丛所覆盖。经骨膜下分离,即可充分暴露寰椎后弓和第 2、3 颈椎椎板。

3) 第 3 步:椎动脉的解剖。

首先沿寰椎的椎板向外辨认椎动脉沟,即可找到位于颅外的椎动脉,其行经寰椎横突孔时通常包裹在椎旁静脉丛中,可将这些静脉丛切除,从而暴露椎动脉的从寰椎至其进入寰枕筋膜和硬脑膜段,在该段椎动脉有一些供应肌肉的小分支,手术时可电凝切断;在椎动脉将要穿入硬脑膜时,可见其发出的脑膜后动脉,锐性切除寰枕韧带和静脉以显露其下的硬脑膜。

4) 第 4 步:外侧枕下骨的切除。

枕下形成小骨窗,乳突部分磨除以暴露乙状窦、后骨半规管和颈静脉球,对颈静脉球瘤及其他颈静

图中标注:齿突、椎体、上关节突、棘突

图 135 - 26 标注:枕骨大孔、硬脑膜、颈1后弓、枢椎棘突、孔突、枕骨髁、C_1 脊神经、椎动脉、寰椎横突、C_2 脊神经

脉孔区的肿瘤手术完全暴露颈静脉球是必需的。此时已达枕骨髁，可见从硬脑膜外静脉丛回流至颈静脉的导静脉，可予切断。为改善暴露，可用高速磨钻或咬骨钳切除寰椎的半椎板。

5）第5步：枕骨髁和颈结节的切除。

这一部分是整个入路的重点。虽然寰枕关节的关节囊可隆起，但在大部分病例可保留，仅需锐性修平。如需磨除枕骨髁，可用3～5 mm的金刚钻头，磨除枕骨髁的上、内侧部，占枕骨髁的30%～50%；在本入路中通常需切除上内和后1/3的枕骨髁（图135－27G）。在切除枕骨髁和至颈静脉球的骨质时，将涉及舌下神经管（髁三角），其位于枕骨髁外侧面深面6～8 mm。而颈结节位于舌下神经管的上方、颈静脉球下内方（结节三角），颈结节的切除是获得硬脑膜下最大暴露的关键，通常切除颈结节后距下斜坡联合处仅达2 cm，由于该部位深在硬脑膜非薄，且距第Ⅸ、Ⅹ、Ⅺ对脑神经非常近，因此磨除颈结节具有一定的危险性，要小心从事。

6）第6步：硬脑膜切口。

自上而下斜行切开硬脑膜，切口应距乙状窦数毫米；在椎动脉进入硬脑膜处的内侧向下达第2颈椎水平，椎动脉的硬脑膜环应加以保护以免脑脊液漏。可用缝线牵开硬脑膜，即见下脑干和椎动脉颅内段及其分支，并可见第Ⅵ～Ⅻ对脑神经及小脑后下动脉（PICA）、小脑下前动脉（AICA）和椎－基底动脉。

（2）前外侧经颈和咽后入路

该入路又称下颌下入路，在处理斜坡及上颈段的腹侧中线病变时，如脊索瘤、脑膜瘤、基底动脉瘤及其他肿瘤和枕骨大孔区先天性畸形等，可使用该入路。

1）第1步：头位和切口。

面部向上，向对侧旋转30°并伸展，使下颌骨抬高，固定。通常选用2种切口（图135－28A）：①横切口，切口在下颌骨下缘下方2 cm并与之平行，从下颌角的后方延伸至颏隆突的底部。②如需暴露到第3颈椎甚至更低时可在横切口中点处垂直向下延伸演变为"T"形切口。

2）第2步：颈前外侧浅层的解剖。

在该层中重要结构均位于各自的筋膜层中。这些结构可作为解剖学标志，供鉴别各层面和引导手术入路，因此应从筋膜中把它们解剖出来，并从解剖上和功能上加以保护。充分暴露的关键是从切口两

侧开始、在各层面广泛地锐性解剖。

切开皮肤后即可见颈阔肌，在其表面充分游离后将皮瓣牵开；在颈阔肌的内侧缘近中线上切开一个小口，提起颈阔肌内侧缘，然后解剖和分离其下表面，平行皮肤切口横向切断颈阔肌（图135－28B）。在颈阔肌的下面进一步游离形成肌瓣，牵开，在下颌角下方可见下颌下腺。下颌下腺在透明的筋膜层下向前膨出。提起腺体的下缘，在其下游离并沿切口线平行切开，在下颌下腺后外侧即可见面动、静脉穿过术野（图135－28C）。面静脉位置较固定，而面动脉有时位于静脉的深面，此时应特别注意不要离断面动脉。沿其轴向游离，进一步打开下颌下筋膜平面；面静脉可钳夹、横断和结扎，应保留面动脉。在面动脉的外侧方向解剖将达颈动脉鞘，故面动脉将是暴露的外侧极限。将下颌下腺的下缘向上抬起牵开，如仍挡住视线，在解剖时可自内侧向外侧将下颌下腺翻开。此时可见二腹肌肌腱。二腹肌的肌腱与切口平行，位于下颌下腺的下缘，其筋膜索带将其固定在舌骨大翼上（图135－28D）；沿肌腱走向将其切断，使肌腱游离，牵向下颌骨方向，显示下一层筋膜。舌下神经就在深面进入视野，稍偏下方，与二腹肌肌腱平行（图135－28E）。应沿舌下神经行程细心解剖和仔细保护，沿神经干后外侧解剖舌下神经降支，它是颈内动脉区的另一个标志。需要强调的是，没有必要解剖颈内动脉的内侧边界，除非需暴露更低的节段。将舌下神经牵向上方，显露舌骨舌肌，舌骨大角就在视野中。现在可以看到舌骨和触及舌骨大角，将覆盖在其上的筋膜提起并沿舌骨的行经打开，直到颈动脉鞘，这是解剖的最外侧极限。用自动牵开器将其向外侧牵开，进入咽后间隙。

3）第3步：颈前外侧深层的解剖。

进入该层后应严格在筋膜间隙内操作，没有必要切断任何肌肉、神经和血管，如需到达第4颈椎或更低的颈段，而在垂直方向打开深部的颈筋膜时，需特别注意辨别和保护喉上神经（SLN）。

在颈动脉鞘和咽上缩肌之间打开筋膜，将咽上缩肌牵向内侧，咽后间隙的组织用剪刀剪开并钝性分离，但需注意不得打开咽后壁；如见到脂肪层即证实在该间隙中，此时可见颈前筋膜及颈椎的前表面，并可触及寰椎前结节，它是中线的定位标志。两侧为头长肌和颈长肌，中间隆起为寰椎前结节。头长肌和颈长肌的内侧边界可从枢椎和第3颈椎的前外侧表面锐性解剖切断，用自动牵开器牵开解剖出的

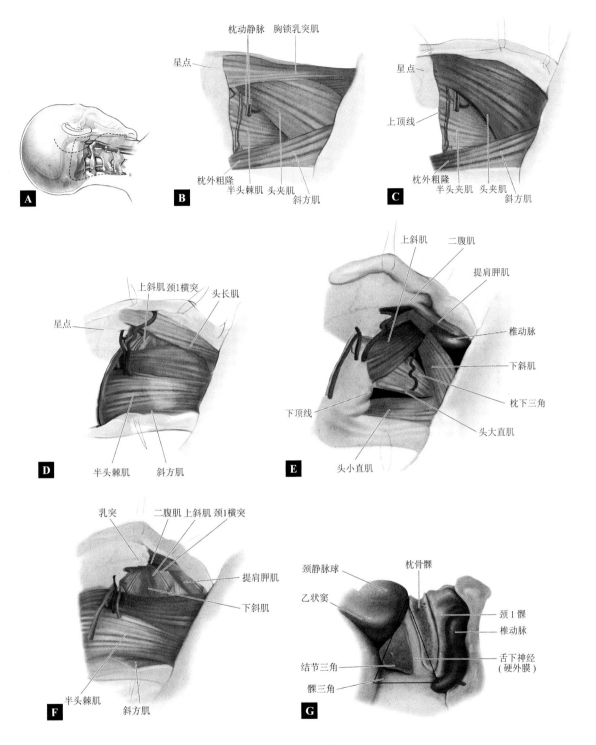

图 135 - 27　枕下后外侧入路

注：A. 手术切口（a. 瓣状切口；b. "S"形切口）；B. 暴露浅层肌、斜方肌、胸锁乳突肌和头夹肌等；C. 暴露颈后三角（由头夹肌、斜方肌和上项线构成,其内有枕动、静脉）；D. 暴露中层肌群；E. 切断和向下翻开头长肌,暴露寰椎横突和深层肌群；F. 切断和向外翻开半头棘肌,暴露枕下三角和头大直肌；G. 切除枕骨髁和颈结节。

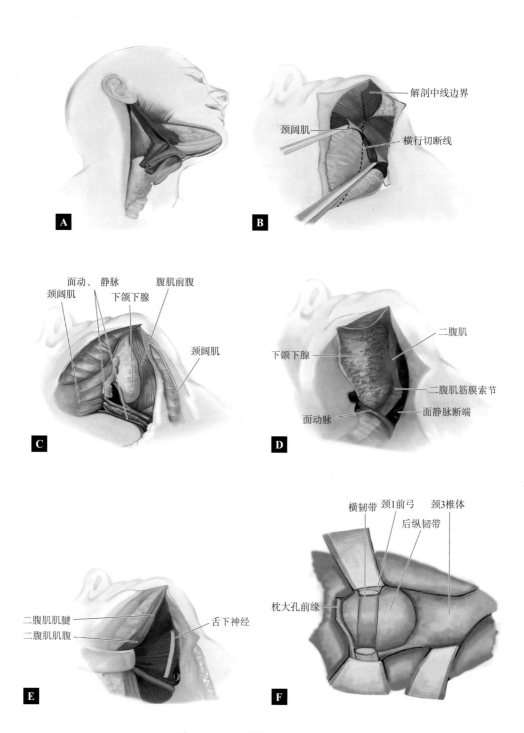

图 135 - 28　前外侧经颈入路手术

注：A. 手术切口；B. 截断颈阔肌；C. 颈阔肌下层面大游离；D. 结扎后切断面静脉，翻开下颌下腺，暴露二腹肌肌腱；E. 显露舌下神经；F. 显露枕骨大孔和下斜坡。

头长肌和颈长肌的内侧缘。注意应将斜坡及上颈段附着的肌肉和筋膜全部清除,清楚显示寰椎的前弓和连接寰椎、枢椎的外侧块的前表面。此时寰椎和枢椎的外侧块的内侧一半和枕骨大孔的前缘、斜坡下部和邻近的枕骨基部应已在视野中。

4) 第 4 步:斜坡和寰椎、枢椎的切除。

用带有梅花钻或切割钻头的高速磨钻切除骨质。分别在寰椎前结节的两侧约 1 cm 处切断寰椎前弓,将其取下,切除寰椎前弓后可看到完整的齿状突和相邻的连接。齿状突可从其尖向尾侧切除,但保留它的基部完整,可将它磨薄像蛋壳一样,在此可使用金刚钻头,避免撕裂邻近的软组织。外侧和后方残余的骨质可用显微手术刀从骨膜或韧带上切除,也可用 3♯ 刮匙或微型 Kerrison 咬骨钳去除。用显微手术刀切除寰椎横韧带和十字韧带,将其从底部的硬脑膜上分离出来。外侧块的内侧壁也可切除以扩大腹侧的暴露,这在处理硬脑膜下病变时尤为重要。但在外侧方的切除范围应不超过中线旁开 2 cm,否则将会切除寰枕关节而破坏颅颈交界区的稳定性。

由于视角的关系,只有在切除寰椎和齿状突后,才可清楚看见枕骨大孔前缘及斜坡下部(距枕骨大孔约 2 cm)(图 135 - 28F),此时可用磨钻磨除,达腹侧面的硬脑膜。需注意的是斜坡的切除范围在两侧应为距中线约 2 cm,切除范围过大将损伤邻近的神经、血管组织,而上方则受入路的限制。

5) 第 5 步:下颌关节脱位或下颌截断。

如需暴露中、下斜坡,由于下颌角挡住视线和妨碍上方的牵拉,在术中可进行下颌关节脱位。在解剖实验时,因尸体已固定,关节无法脱位,可用骨刀或线锯将下颌骨截断(图 135 - 29),向上翻开,并在各层的解剖中充分向上牵开,可达中斜坡;骨质的切除同前述。为此目的,皮肤切口的外侧应向上延伸达耳前。

6) 第 6 步:硬脑膜切口。

纵向切开硬脑膜,并向两侧牵开。此时可见脑干及上颈髓的腹侧面、两侧的后组脑神经、双侧的椎动脉及基底动脉。

(寿雪飞 钟 平 周良辅)

参考文献

[1] 钟平,周良辅. 颅底外科[M]//周良辅. 现代神经外科学. 2 版. 上海:复旦大学出版社,2015:1406 - 1432.

[2] SCHWARTZ T H, MORGENSTERN P F, ANAND V K. Lessons learned in the evolution of endoscopic skull base surgery [J]. J Neurosurg, 2019, 130(2): 337 - 346.

[3] SNYDERMAN C H, PANT H, CARRAU R L, et al. What are the limits of endoscopic sinus surgery? the expanded endonasal approach to the skull base [J]. Keio J Med, 2009, 58(3): 152 - 160.

[4] TRUONG H Q, LIEBER S, NAJERA E, et al. The medial wall of the cavernous sinus. Part 1: Surgical anatomy, ligaments, and surgical technique for its mobilization and/or resection [J]. J Neurosurg, 2018, 131(1): 122 - 130.

[5] ZENONOS G A, WANG E W, FERNANDEZ-MIRANDA J C. Endoscopic endonasal transoculomotor triangle approach for the resection of a pituitary adenoma with ambient cistern extension [J]. J Neurol Surg B Skull Base, 2018, 79(Suppl 3): S283.

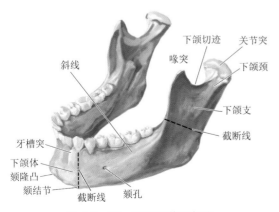

图 135 - 29 下颌骨截断部位

136 立体定向神经外科

立体定向一词起源于希腊语 stereos(三维立体)和 taxis(定向排序)。立体定向系统是指在颅外建立稳定的三维参照系统,在神经放射影像上测量颅内任意靶点的三维坐标参数。基于三维坐标系统,空间任意一点可以由三维坐标确定。三切面相互垂直时,交点只有一个,脑内任意一靶点都可在定向仪的三维坐标上找到对应的数值。脑部定向手术是在定向仪引导下,将特殊器械通过颅骨钻孔准确地放到脑深部特定结构中进行操作。手术包括:损毁局部脑组织,改变脑功能,以达到减轻或消除疾病症状,如苍白球切开术;放置电极进行脑深部电刺激(DBS);脑深部病变组织活检;病变定向热凝毁损或清除血肿、吸除肿瘤囊液等。这种手术包括 2 个步骤:①定出目标结构(靶点)在空间的坐标位置,称定位术;②按此坐标将操作器械放到靶点进行操作,称为导向术。

定位术早期依靠 X 线颅脑平片定位,目前主要是利用现代体层成像技术,如 CT、MRI、PET/CT、SPECT 和影像融合技术等进行定位。脑立体定向技术的发展分为 2 个阶段:第 1 阶段为有框架

（frame-based）立体定向技术。1908 年，三维脑立体定向技术问世后，早期仅依靠 X 片、头架和画图完成定位。随着影像技术发展，1979 年 CT 和定位框架的结合，让定位更加精确。目前高精度的脑立体定向仪日益改进，不仅定位精度高（误差＜1 mm），而且操作简便，与 X 线、CT、MRI 数据准确匹配，如 Leksell 定向系统、BRW/CRW 定向系统、Todd-well 定向系统等。第 2 阶段为无框架（frameless）立体定向技术。随着影像技术、计算机软硬件、人工智能等

快速发展和相互融合，无框架立体定向技术正逐步应用于神经外科。

136.1 脑定向仪的结构

任一种定向仪都包括 3 个组件（图 136-1）。在具体定向仪型号中，这 3 个组件可为独立的构件，也可 2 个或 3 个组件合并成一个构件。现以笔者使用的 JP 型定向仪，对这 3 个组件作一概述。

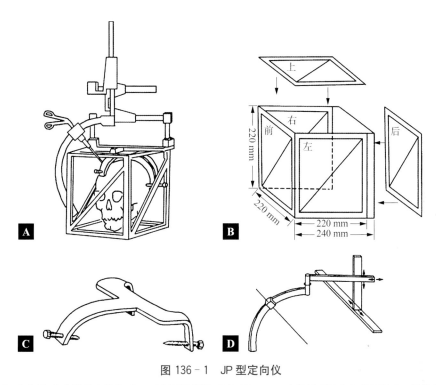

图 136-1　JP 型定向仪

注：A. 全貌。B. 定位架，定位用的坐标系，为一正六面体框架，边长 220 mm。定位原点取在左前上顶点。X 轴沿前上缘，Y 轴沿左上缘，Z 轴沿左前缘。在前、左、右 3 个面上，各带对角线的方框形沟一个，用于 CT/MR 定位；另有 2 个铅点，用于普通定位术。C. 固定器，为一"丁"字形架，借螺钉将定向仪固定到患者头颅上。D. 导向器，用球心导向法，按照求得的靶点坐标，借直角游动支架将脑部操作器械放到靶点。

136.2 普通定向手术

136.2.1 几何特点

说明手术方法之前，先说明有关 X 射线和颅脑 X 线摄片的一些几何学特点。

（1）中心射线

从 X 线球管发出的 X 射线，其投照方式是呈圆锥形散开的。在这些散开的 X 射线中，对任一被照

射的平面来说（如 X 线摄片），有一根射线与该平面垂直，称为中心射线（图 136-2A）；那些不是垂直投照于上述平面，而是呈不同角度的倾斜射线，称为周围射线。中心射线有一特点，就是：如果将射线投照于一个具有两平行面的定位架上，则此射线同时垂直于此两平行面（图 136-2B）。如果这两平行面上有完全相同的坐标刻度，则中心射线将通过此两平面中坐标相同的两点，而周围射线则通过此两平面上坐标不同的两点。

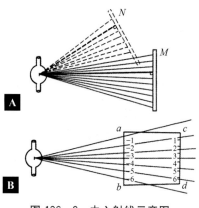

图 136-2　中心射线示意图

注：A. 垂直于投照面的 X 线称为中心射线（粗线）。图示中心射线的位置取决于投照面的位置，M、N 两平面的位置不同，中心射线也不同；B. X 线投照于定位架 abcd，此架有两平行面 ab 和 cd，在此两平行面上各有刻度 1～6，中心射线同时垂直于 ab 和 cd 两平面，且投射于此两平面上相同的刻度，而周围射线则否。

（2）与摄片平行的横断面的放大倍数

物体在 X 线片上的投影，由于 X 射线呈圆锥形散开，要比原物放大。离 X 线摄片较远的物体放大较多，较近的物体放大较少。因此一个物体作 X 线摄片时，在平行于摄片的任一个横断面内，各部分的放大倍数相同，而任何两个不同的横断面的放大倍数不相等（图 136-3）。这就要求我们在测量 X 线摄片中两点的距离时，这两点必须位于同一横断面，并必须了解此层面的位置。

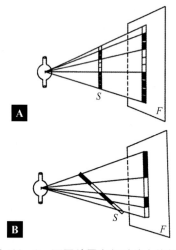

图 136-3　不同放置方向对放大倍数的影响

注：A. 物体 S 与 X 线摄片平行时，物体中各部分的放大比例相同；B. 物体 S 与 X 线摄片不平行时，物体中各部分的放大比例不相同；图中 S 黑白相间分为四等分，这 4 部分在 X 线片上的长度各不相等。

（3）在 X 线片上找出靶点

对于在 X 线片上能显影的靶结构（如肿瘤钙化、脑垂体窝和脑内异物等），可从摄片上直接读出。对于在摄片上不能直接显影的结构（如苍白球、丘脑、杏仁核等），则需通过"参考结构"间接推导。参考结构大多要借造影术才能显示；它们位于靶结构附近。利用标准脑切面图谱中这两者间的位置关系，推导出靶结构的所在。一个靶结构可选用中线结构来参考，常用的有前联合（AC）、后联合（PC）、室间孔、松果体等。

偏离中线较远的靶结构虽然也可用中线结构作参考，但准确性较差。例如，对杏仁核定位时，选用侧脑室下角尖端要比前联合更准确，因为前两者的位置更接近。有些学者将前、后联合连线（称 IC 线）的中点定为脑原点，作为任一靶点的定位参考点。这样做时，叙述比较简单，但对丘脑以外的结构，不如用邻近结构作参考点准确。

现在用一个例子说明如何在摄片中利用脑切面图谱，从参考点导出靶点。设靶点是丘脑腹外侧核（VL）。参考点是 AC。从图谱中可见，VL 在 AC 的上方 a mm，后方 b mm。在摄片中，VL 也应在 AC 的后上方。但我们不能按图谱上的距离在摄片上直接度量，因为图谱和患者脑的大小并不相等，而 X 线摄片又使脑的影像放大变形。要消除这两种影响，需作下述纠正：

在前后和上下两个方向，各量出摄片中显示的两个参考结构之间的距离。前后方向常用 IC 线的长，上下方向常用丘脑的高，即 IC 线到侧脑室体部的底的最高点。然后与图谱中同样结构间的距离相比，求出摄片与图谱的大小比例：

$$前后大小的比值(p) = \frac{摄片中 IC 距离}{图谱中 IC 距离}$$

$$上下大小的比值(q) = \frac{摄片中丘脑的高}{图中丘脑的高}$$

这 2 个比值表明，图谱中的距离读数应该放大 p 或 q 倍，才能相当于摄片上的距离。因此，上述从图谱中量得的靶点与参考点之间的距离，都需与此比值相乘，然后再按这些乘积，在摄片中量出靶点位置。就是说，在摄片中，VL 位于 AC 上方 aq mm，后方 bp mm。按照这两数值，在摄片中从 AC 向上量 aq mm，向后量 bp mm，就是靶点所在。

136.2.2　定位原理

摄侧位片时,有一根 X 线 b(图 136-4A)通过靶点 V,并将此点的影像投射到摄片 f 上,成为点 T。射线 b 投射时除通过 V 点外,还穿过定位架的左、右两坐标屏;通过左坐标屏时屏上一点 U,通过右坐标屏时穿过屏上一点 W。由于 U、V、W 三点在同一根 X 射线 b 上,所以它们在摄片上的影像应该重叠为一点,那就是 T(即 V 的影像)。U 点的坐标就是在摄片中 T 点相对于左屏的坐标(为便于说明,设为 0, 9, 6);W 点的坐标就是 T 点相对于右屏的坐标(设为 20, 12, 5)。在摄片上,左、右两坐标屏上的点的坐标,可从铅点推算(见下文及图 136-5)。由于 U、V、W 在同一直线上,现在 U 和 W 两点的坐标已经确定,V 点就必然在此连线上。采用完全类似的原理,可从摄正位片中定出一个平面,此平面通过 V,并穿过定位架的前、后坐标屏上各一直线 PQ 和 RS(图 136-4B)。连接 PQ 和 RS 成一平面,V 应在此平面中。靶点 V 既然同时位于 UW 线和 $PQRS$ 平面,它就是 UW 和 $PQRS$ 的交

点。这样,就将 V 的坐标定出。

136.2.3　推算原理

设已从正、侧位摄片中找出了靶点。在侧位片中,靶点相对于左、右坐标屏的坐标是(0, 9, 6)和(20, 12, 5)(图 136-5A)。在正位片中,参考点(如侧脑室下角前端)、靶点或脑中线平面,相对于前后、后坐标屏的坐标是(9, 0, 0)、(9, 0, 20)、(11, 20, 0)(图 136-5B、C)。(0, 9, 6)和(20,15,5)决定了一根通过靶点的 X 射线的位置,获得一直线方程。(9, 0, 0)、(9, 0, 20)、(11, 20, 0)3 点决定了一个通过靶点(或参考点或脑中线)平面的位置,获得一个平面方程。靶点的坐标就是此直线与平面的交点。为求得靶点的坐标,有计算法与连线法两种方法。

（1）**计算法**

计算法的具体演算是,设有直角坐标系 $OXYZ$(图 136-6)。$AOBF$、$DCEG$、$COBE$、$DAFG$ 分别是左、右、前、后坐标屏。T 是靶点。T_1、T_2 是靶点影像在左、右坐标屏上的位置。$MNQP$ 是正位片中

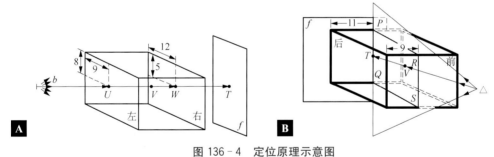

图 136-4　定位原理示意图

注:A. 摄侧位片时的 X 线投射情况;B. 摄正位片时的 X 线投射情况。

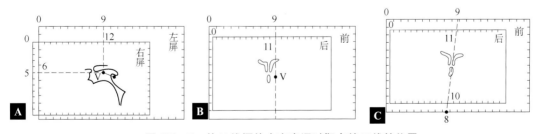

图 136-5　从 X 线摄片中定出通过靶点的 X 线的位置

注:A. 侧位定靶点示意图。设在侧位片中,靶点 V 位于室间孔和松果体联线的中点。通过 V 点的 X 线经过左屏上(0, 9, 6)点,经过右屏上(20, 12, 5)点。B. 正位定过靶点平面示意图。通过 V 点的 X 线面经过前屏(9, 0, 0)和(9, 0, 20)两点,通过后屏上(11, 20, 0)点。C. 正位定中线平面示意图。脑中线平面的 X 线影像经过前屏(9.8, 0, 0)和(8.6, 0, 20)两点,通过后屏上(11.6, 20, 0)点。

过靶点的平面。诸点的坐标已在图 136 - 6 中标出。于是:

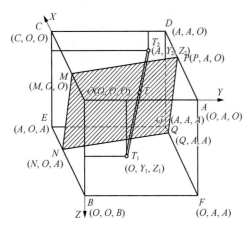

图 136 - 6　计算靶点示意图

注: T 是靶点, T_1T_2 是通过靶点的一根 X 线, $MNQP$ 是通过靶点或脑中线平面的 X 线面。解方程组,就得 T 的坐标。这些运算可用计算机计算完成。

T_1T_2 的方程:$\dfrac{X}{A} = \dfrac{Y - Y_1}{Y_2 - Y_1} = \dfrac{Z - Z_1}{Z_2 - Z_1}$

$MNQP$ 的方程:$\begin{vmatrix} X & Y & Z & 1 \\ M & 0 & 0 & 1 \\ N & 0 & A & 1 \\ P & A & 0 & 1 \end{vmatrix} = 0$

(2) 连线法

以上面的例题为例。在左坐标屏上,根据靶点的左屏坐标找出 U 点。在右坐标屏上,根据靶点的右屏坐标找出 W 点。用定向仪的附件可在此两点间连接一根线。在前坐标屏和后坐标屏上,根据中线平面上下端的坐标,在屏上画一直线。通过附件,在前、后屏间连一根线。将此线沿屏上画出的直线上下移动,使与 U、W 的连接线相交。此交点就是靶点在中线平面上的投影。根据靶点离中线平面的距离,就可定出靶点的具体位置。

136.2.4　操作步骤

(1) 将固定架耦合到安装器上

将两者放到患者头上。使固定架平面与通过额、枕两点的水平面平行;固定架矢状臂与正中矢状线一致,横臂与左、右中央区重合。旋紧安装器的 3 个尖螺钉,直抵颅骨,使安装器连同固定架牢牢固定在颅骨上。通过固定架上钻孔螺钉孔,用 4 mm 麻

花钻头在颅骨上钻小孔,将颅骨外板和部分板障钻一个凹孔,进入板障,深 4 mm(图 136 - 7A)。用固定钝头螺钉代替钻孔螺钉。螺钉的钝头放入颅内凹孔内。3 个固定螺钉旋紧后,能将固定架牢固固定在颅骨上。卸下安装器。如果记下固定后各螺钉的螺纹数,可按原位将固定器重复安装(图 136 - 7B)。

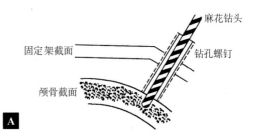

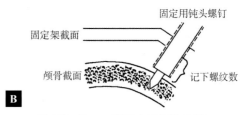

图 136 - 7　JP 型固定架操作步骤

(2) 脑室造影

将定位架耦合到固定架上,做脑室造影。摄头颅正、侧位片。摄片时定位架的坐标屏与摄片平行。X 线中心线基本对着坐标屏中心,不必很准。

(3) 做标记

在 X 线片中找出靶点,在摄片上标出标记。

(4) 读数、计算坐标

读出靶点相对于左、右坐标屏的坐标。方法是:在摄片上找出左屏的两个铅点(图 136 - 8),设为 L 和 L'。连接 LL',量出 LL' 的长,用下式算出左屏的放大倍数:

$$f_{左} = \frac{LL' \text{ 的长}}{200 \text{ mm(两铅点间的真实距离)}}$$

过 T 作 LL' 的垂线 TT',量出 LT' 和 TT' 的长,算出:

$$y_{左} = 10 + \frac{LT' \text{ 的长}}{f_{左}} \text{ ; } z_{左} = 10 + \frac{TT' \text{ 的长}}{f_{左}}$$

于是,T 在左屏的坐标是 $T_1(0, y_{左}, z_{左})$。同法求出 T 在右屏的坐标是 $T_2(220, y_{右}, z_{右})$。

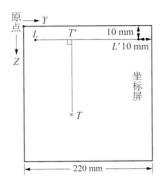

图 136-8　利用铅粒间的距离计算放大倍数

（5）求交点坐标

在正位线 X 线摄片中画出代表脑正中矢状面的直线。此线与前、后坐标屏的上、下缘各有交点。用类似的方法求出这些交点的坐标。设为 $M(x_{前上}, 0, 0)$、$N(x_{前下}, 0, 220)$、$P(x_{后上}, 240, 0)$、$Q(x_{后下}, 240, 220)$。

（6）连线法找靶点位置

卸下定位架。按上述诸坐标在相应屏上将这些点标出。在前、后屏上画出正中矢状线。用附件连接左屏上的 T_1 和右屏上的 T_2；连接前屏上的 M 和后屏上的 P。沿 MN 线移动 M 点，沿 PQ 线移动 P 点，使两线相交，交点就是靶点在中线平面上的投影点。将此投影点按靶点离中线的距离向旁移动，就是靶点的实际位置。

（7）安装导向器

将导向器安装到定位架上。移动导向器导轨，使圆弧中心落到靶点上。

（8）颅骨钻孔定向

将导向器安装到固定架上。在适当部位作颅骨钻孔。移动导向弧上的握持器，使脑操作器刚好通过颅骨钻孔穿刺到靶点。

136.2.5　计算法

计算法如下：

1）将 T_1、T_2、M、N、P 诸点的坐标输入计算机，算出靶点 T 的坐标。

2）将导向器安装到固定架上。按 T 的坐标移动导向器导轨，使圆弧中心落到靶点上。

3）步骤同上述（8）。

136.3　CT/MRI 定向手术

CT 机和 MRI 机各有它自己的坐标系，用以给出扫描层面的位置和任一扫描面中任一点的位置。用 CT/MRI 定位的原理，概括地说，就是将 CT 或 MRI 机的坐标系转换到定位架坐标系。这两种定向手术的定位原理与普通定向手术不同；但导向方法与普通定向手术相同。

CT 与 MRI 两种定向手术的定位原理基本相同。所不同的是：两者的成像方法不同，定向仪的制造材料不同。但现在已有两者兼容的定向仪。此外，由于两者对不同物质所产生的影像的差异，CT 扫描更适用于非功能性疾病的定向手术，MRI 检查更适用于功能性疾病的定向手术，且可任意选用轴位或冠状位扫描定位。

下面结合 JP 型定向仪进行说明。

定向仪的构成：就是普通定向手术所用的定向仪。不同的是：①定位架上开有 3 套（用于 CT 定位）或 5 套（用于 MRI 定位）N 形槽，槽内嵌有 MRI 显影材料。槽的轮廓和显影材料能在 CT 与 MRI 中显示，用以作为定位参考标志（图 136-1B）。②附有适配器，使定位架放入 CT/MRI 机时，Z 平面（即水平面）与扫描面一致（平行）。

136.3.1　定位原理

有计算法与度量法两种。

（1）计算法定位原理和使用步骤

采用坐标转换的通用原理。进行 CT/MRI 扫描时，不要求与 CT/MRI 机保持特定位置，定位器可在任意方位进行扫描。患者装上固定架和定位架后进行扫描。定位架的 3 套"N"形参考标志与定位架坐标系保持特定的位置关系。在扫描影像中可以看到这些"N"形标志的截面图像，作靶点层面的扫描。根据"N"形标志截点的 CT/MRI 坐标，用计算方法将靶点的 CT/MRI 坐标转换成定位架坐标。

定位架呈正六面体，每条棱长 220 mm。定位架坐标以左上前顶点为原点，前上棱为 X 坐标轴，左上棱为 Y 轴，左前棱为 Z 轴。于是，这个定位架就相当于图 136-9 中的几何图形。定位架的前、左、右三面上各有"N"形参考标志。进行扫描时，扫描面与定位架相交。图中 $RSVU$ 平面代表过靶点的扫描面。由于扫描时并不要求定位架采取任何特殊位置，所以此扫描面与定位架呈斜向相交。扫描面与定位架"N"形参考标志的交点是 R_i、S_i、U_i，$(i = 1, 2)$ 和 P_j，$(j = 1, 2, 3)$。现在按下述步骤进行数学推导。

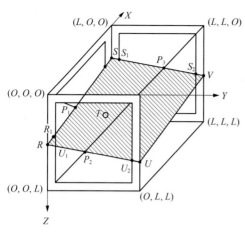

图 136 – 9　定位架与扫描面的几何图形

1）设 CT/MRI 机的坐标系为 $O'X'Y'Z'$。任一扫描面与 $O'X'Y'$ 坐标面平行。X' 轴为左右水平方向（相当于人体冠状面），Y' 轴为前后方向（相当于矢状面）。不同扫描面的进动方向为 $O'Z'$ 轴向。扫描面与 Z' 轴垂直。图 136 – 10 给出通过靶点 T 的扫描面以及扫描坐标轴。相对于这个坐标系，R_i、S_i、U_i、P_j 有它们的扫描坐标。这些坐标值，以及诸点两两之间的距离 $A_{mn}(m=1,2,3;n=1,2)$ 可通过 CT/MRI 机的定位与测距功能立即得到。

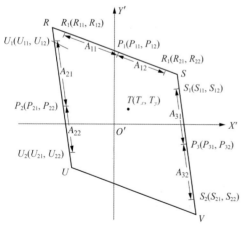

图 136 – 10　扫描面的几何图形

注：图中的坐标系是扫描坐标系。

2）计算 $P_j(j=1,2,3)$ 的定位架坐标：设定位架的前表面（XZ 平面）如图 136 – 11。通过简单的比例运算，就可求得 P_1 的定位架坐标：

$$P_1:\left(\frac{(L-2D)A_{11}}{A_{11}+A_{12}}+D,\ 0,\ \frac{(L-2D)A_{11}}{A_{11}+A_{12}}+D\right)$$

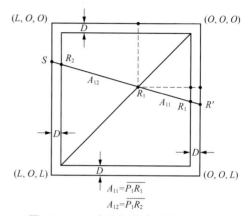

$$A_{11}=\overline{P_1R_1}$$
$$A_{12}=\overline{P_1R_2}$$

图 136 – 11　定位架前表面的几何图形

同理可得：

$$P_2:\left(0,\ \frac{(L-2D)A_{22}}{A_{21}+A_{22}}+D,\ \frac{(L-2D)A_{22}}{A_{21}+A_{22}}+D\right)$$

$$P_3:\left(L,\ \frac{(L-2D)A_{32}}{A_{31}+A_{32}}+D,\ \frac{(L-2D)A_{32}}{A_{31}+A_{32}}+D\right)$$

3）求扫描面在定位架坐标系中的方程：由于扫描面通过 $P_j(j=1,2,3)$，通过它们的定位架坐标，立即可得到扫描面的平面方程。设将此方程简化后，得到下式：

$$W_1x+W_2y+W_3z=1$$

4）设靶点 T 的扫描坐标为 (T_x,T_y)。求扫描面内与 T 对应的两个值 $\overline{TT_1}$ 和 $\overline{TT_2}$（分别是过靶点且平行于 R_1R_2 和 U_1U_2 的线段的长（图 136 – 12）：

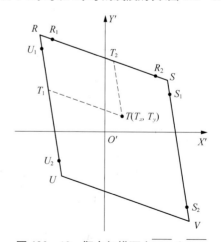

图 136 – 12　靶点扫描面中 $\overline{TT_1}$ 和 $\overline{TT_2}$

$$\overline{TT_1} = \left| \frac{(T2-U_{12})(U_{21}-U_{11})-(T1-U_{11})(U_{22}-U_{12})}{(R_{11}-R_{21})(U_{22}-U_{12})-(R_{12}-R_{22})(U_{21}-U_{11})} \right|$$
$$(A_{11}+A_{12})$$

$$\overline{TT_2} = \left| \frac{(T2-R_{12})(R_{21}-R_{11})-(T1-R_{11})(R_{22}-R_{12})}{(U_{11}-U_{21})(R_{22}-R_{12})-(U_{12}-U_{22})(R_{21}-R_{11})} \right|$$
$$(A_{21}+A_{22})$$

5）T 的定位架坐标(X，Y，Z)：

$$X = \frac{L-2D}{A_{11}+A_{12}} \cdot \overline{TT_1}$$

$$Y = \frac{L-2D}{A_{21}+A_{22}} \cdot \overline{TT_2}$$

$$Z = \frac{1-W_1 X - W_2 Y}{W_3}$$

上述演算可在微型计算机上运算，迅速获得靶点坐标值。

6）计算法使用步骤：

A. 安装固定架，方法与普通定向术相同。

B. 将定位架耦合到固定架上。

C. 作CT/MRI扫描，找出靶点的扫描面。记下"N"形参考标志堵截点的坐标。

D. 将数据输入计算机内，得到靶点的定位架坐标。

E. 按靶点坐标移动导向器导轨，将导向弧圆心放到靶点上。

F. 作穿刺用的颅骨钻孔。

G. 向靶点进行穿刺。

（2）度量法定位原理和使用步骤

使用此法时，需用适配器将定位架固定到扫描床上，使定位架的 X、Y、Z 三轴向与扫描三轴向 X'、Y'、Z' 平行。作靶点扫描，获图 136－13 的图像。定位架上的"N"形标志在扫描面上呈 A、B、C 诸点。由于 $BBCC$ 呈正方形，且定位架和扫描两坐标的轴向相互平行，所以扫描面的 Z 坐标 BD 与扫描图像中 AB 的长相等。而 AB 的长可在扫描图像上直接量出。靶点的定位架坐标 X、Y，可用 CT/MRI 机的测距功能，根据它的扫描坐标 T_x、T_y，用加减法算出。

136.3.2 功能性疾病不可见靶点的磁共振定位方法

因 CT 的分辨率有限，对于脑内核团的显示尚不尽如人意，尤其是在安装定向仪后进行扫描，尚需

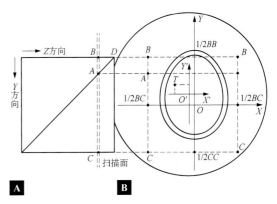

图 136－13　度量法 CT/MRI 定位原理图

注：A. 定位架上的"N"形参考标志及其与扫描面的关系。由于"N"形标志是正方形，所以 $BD=AB$。B. 扫描像的示意图。B、C 是"N"形标志的直线的截点，A 是斜线的截点。AB 的长可从图像中直接量出。图示定位架坐标系 XOY 和扫描坐标系 $X'O'Y'$，两者的坐标轴相互平行。T 是靶点，其坐标可从它的扫描坐标加减 O 点的扫描坐标得到。

克服由于定位架以及颅骨所致的伪影，因而推广使用受到极大的限制。MRI 的出现，为功能性疾病靶点的无创性定位带来了革命性进展。MRI 不仅能直接显示出颅内用于靶点定位的参考标志结构（如前连合、后连合、门氏孔、松果体等）和脑内大的核团（如丘脑、苍白球、尾状核等），还能直接显示靶点邻近的重要结构（如内囊、视神经、视交叉、视束等）。这对于准确定位、避免重要结构的损伤均有重要的临床意义。由于所使用的磁共振扫描机以及定向仪型号不一，目前有关 MRI 的定位方法尚无统一的标准，国内因起步较晚，有关这方面的研究尚未见系统报道。作者自 1988 年开始从事这方面的工作，经过反复实践，初步摸索出一套几乎能满足使用所有机型、对功能性疾病不可见靶点进行磁共振定位的方法，现介绍如下。

（1）术前模拟定出 AC－PC 线在头颅表面的投影位置

目前选用于治疗功能性疾病的靶点，大多数需要借助颅内其他可见的标志结构进行推算。由于人脑标准切面图谱均是以 AC－PC 线平面作为参照基准面，并以 AC－PC 线中点即大脑原点作为描述颅内其他核团相对位置的参照点。因此，当 MRI 定位时，若能使扫描面与定位架基准面以及 AC－PC 线平面均平行的话，那么只要参照核团在标准图谱中的相对位置，即可顺利将该核团标注在定位 MRI 图

像中。为达到此目的,需要在头架安装前模拟定出 AC - PC 线平面在头颅表面的投影位置。方法有以下 3 种:

1) 带有定位标记的磁共振矢状位扫描方法:此方法是在患者头部前后正中矢状线上预先放置可显影的串珠状胶囊。行正中矢状位 MRI 扫描后,先定出前、后连合间线的位置,并将其两端延长,势必与头颅前、后正中线上的串珠状胶囊的影像相交。记数该线与前、后相交胶囊的顺序数,并将该两相交点的位置标注在头颅正中矢状线上。在头颅表面左右对称作一环状连线,并通过此两相交点,即模拟出 AC - PC 线平面的颅表投影。

2) 利用 Twening 线间接模拟:Ohye 等发现,在所有描述和测量颅内相关结构的径线中,仅 Twening 线与 AC - PC 线最为接近水平,两线平均相差约 7°。利用这一特点,可以在前、后正中矢状线头颅表面放置串珠状显影胶囊的情况下,从侧位 X 线摄片上模拟出 Twening 线的位置,再进一步矫正,即可间接模拟出 AC - PC 线的颅表投影。

3) 利用颅表标志近似模拟:如上所述,利用 Twening 线间接模拟 AC - PC 线平面时,需要摄侧位 X 线片以确定枕内粗隆和鞍结节的位置。由于大多数人枕内粗隆与枕外粗隆较为接近,Twening 线经鞍结节向前方延伸又多交于鼻根部,故可用枕外粗隆与鼻根部连线近似模拟 AC - PC 线。同样,用眼眶下缘与耳屏之间的连线也与 AC - PC 线基本平行。

(2) 定位头架的安装

定位头架安装时,应尽可能使头架基环与事先在头颅表面标出的 AC - PC 线平面平行,且左右高度对称。头架正中线应与头颅正中矢状线重合,前后方向上则应使头颅位于头架中心位置。

(3) 磁共振定位扫描

由于大多数接受治疗的功能性疾病的患者存在肌张力异常或运动障碍,为保证在定位扫描过程中头部不产生晃动或移位,需使用并固定适配器,以获得可靠的定位图像。扫描时,先过正中矢状位行 T_1 加权扫描,初步确定 AC - PC 线位置,并将该线上下 20 mm 范围作为轴位定位扫描范围。冠状位扫描范围则是以 AC - PC 线中点(原点)为中心,前后 20 mm 所涵盖的区域。确定扫描范围后,通常行 T_1 加权和质子密度轴位及冠状位扫描,层厚 1~3 mm。必要时还可加行特殊序列的扫描,直至确认获得正

确而清晰的定位图像。

(4) 靶点的标注方法

磁共振扫描机有自身的三维坐标系统,用以描述任一扫描面中任意一点的坐标位置。当根据颅内参考标志结构标注出靶点位置后,该点在定向仪坐标系统中的位置也就确定下来。因此,用 MRI 定位的原理,概括地说就是将靶点在 MRI 系统中的三维空间位置转换到定向仪坐标系统中去。坐标转换可在 MRI 扫描机或其他图像工作站上通过下列步骤得以实现。

确定大脑原点的三维空间位置:在 MRI 定位扫描图像中,可以清楚辨认并确定 AC 和 PC 的位置,通过简单测量或运算,即可获得大脑原点在 MRI 扫描机系统内,以及在定位头架系统内的坐标位置,运算简式如下:

1) 若 AC、PC 位于同一轴位扫描面上,AC - PC 线又与定位架正中矢状线平行,且左右高度对称的话,根据大脑原点的坐标及所选靶点与大脑原点之间的相对位置关系,经简单的三维平行加减运算,即可将靶点标注在定位图像上,并求出它的定位架坐标。需要指出,出现这种情况的机遇是极少的,而大多数需经矫正后才能正确完成靶点标注。

$$X_{原点} = (X_{前连合} + X_{后连合})/2$$
$$Y_{原点} = (Y_{前连合} + Y_{后连合})/2$$
$$Z_{原点} = (Z_{前连合} + Z_{后连合})/2$$

2) 在通常情况下,AC、PC 不一定能显示在同一轴位图像上,AC - PC 线与定位架正中矢状线也不一定能平行。因此,需要进行矫正后才能标注出靶点位置。其中,X、Y 坐标可在轴位图像上标注。图 136 - 14 是在轴位图像上确定靶点位置的示意图。其中前、后连合 AC、PC,大脑原点 O 以及 AC - PC 线已在图中标出。现以 Vim 核团为例,设该核团离正中矢状线 12.5 mm、大脑原点后方 4 mm。标注这一核团在 X、Y 方向上位置的方法是:于 AC - PC 线上,大脑原点后方 4 mm 处引一条垂直于 AC - PC 线的直线并向靶点侧延伸,长度为 12.5 mm,该线末端端点 T 即为该核团 X、Y 方向上的位置。读出该点在 MRI 机内的坐标(像素)并予以记录。由于该点同时位于定位框架内,因此很容易读出它在定位架中的 X 和 Y 坐标值。用同样的原理,可以在重建的正中矢状位图像上标出靶点的 Y、Z 坐标。现仍以 Vim 核团为例,设该核团位于 AC - PC 线上

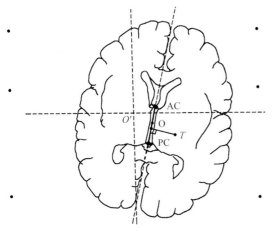

图 136－14　轴位确定靶点示意图

注：图中 O' 代表定位架坐标系。

方 3 mm。图 136－15 是利用矢状位图像标注 Y、Z 坐标的示意图。首先根据 AC、PC、原点的坐标（像素），将这些结构标注在矢状位图像上，连接这些点即代表 AC－PC 线位置。于该线上原点后方 4 mm 处向上引一垂线，长度为 3 mm，该垂线末端端点 T 的位置即为 Vim 核团投影。读出该点在 MRI 机内 Y、Z 方向的坐标（像素）和在定位架中的坐标，即可求出核团 Vim 的 Y、Z 坐标。

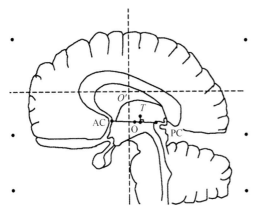

图 136－15　矢状位确定靶点示意图

注：图中 O' 代表定位架坐标系。

（5）靶点位置的个体化矫正

采用前述靶点的标注方法，已经获得根据标准图谱导出的靶点位置。然而这一预选位置实际上只能代表根据平均值推算出来的靶点位置，并未去除个体差异的影响。为使靶点定位更加准确，需要对预选靶点位置进行个体化矫正。

1）利用标准和实测的 AC－PC 线长度及丘脑高度的比例进行矫正：由于个体差异的存在，每一个体的实际 AC－PC 线长度和丘脑高度与平均值相比可有一定范围的变异，这就使得靶点与大脑原点之间的位置关系相应出现变化。进行个体化矫正时，只需将平均 AC－PC 线长度与实测 AC－PC 线长度之比和拟选靶点的平均 X 方向离中线距离与实际靶点的 X 方向距离之比进行比例运算，即可算出应选靶点 X 方向距中线的长度。如平均 AC－PC 线长度为 24 mm，实测 AC－PC 线长度为 25 mm，拟选靶点 Vim 核的平均 X 方向离中线距离为 12.5 mm，经下式运算，可以得出实测 Vim 核团 X 方向离中线的距离。即：

$$实际\ Vim\ 核离中线距离 = \frac{平均\ Vim\ 核离中线距离 \times 实测\ AC-PC\ 线长度}{平均\ AC-PC\ 线长度}$$

$$= \frac{12.5 \times 25}{24} = 13.02(mm)$$

用同样的原理，可以算出拟选靶点在 Y 方向上与原点平面之间的距离以及在 Z 方向上与 AC－PC 线平面之间的距离。

2）利用脑内其他标志性参考结构进行矫正：颅内某些核团或白质束，如丘脑、苍白球、壳核以及内囊、外囊等结构，在磁共振质子密度图像上可清楚辨认。利用这一特点，根据这些参考结构与靶点的相对位置关系，可以核对拟选靶点位置是否正确。如苍白球内侧核在冠状位上位于视束上方、乳头体后缘平面。若核对时拟选靶点不在此位置，则需重复进行验证。

3）确定靶点是否累及重要结构：由于个体差异及脑萎缩等因素的存在，即使按上述方法进行了个体化模拟，拟选靶点的位置仍然可能不正确，甚至可能累及重要结构。笔者曾在一例行 Vim 核团损毁病例的定位中发现，该患者实测 AC－PC 线长度接近平均值，根据个体化矫正计算，靶点的 X 坐标值应为中线旁开 12.5 mm。但由于该患者存在明显的脑萎缩，按此长度设置的损毁灶正好重叠于同侧内囊后肢上，若不加以验证，势必造成严重后果。

（6）临床应用情况

笔者采用上述方法对 45 例功能性疾病患者施行了无创性磁共振靶点定位术。其中扭转痉挛 2

例、中枢性疼痛 3 例、帕金森病 40 例。从治疗后随访的 MRI 显示,靶点均位于所选的位置上。初步临床应用结果表明,这种定位方法准确、可靠、安全。

136.4 核对靶结构定位的准确程度

正、侧位 X 线片观察电极是否到达靶点。显然,要用此法核对定位准确度,除要求靶点、参考点、电极等能在 X 线下显影外,导向器的 X 线阴影不可将靶点挡住。早年 Leksell 定向仪的导向弧的旋转轴为一实心横杆,在侧位摄片中刚好将靶结构挡住。Bertrand 针对此点,将横杆改成圆圈形,使靶点在摄片中刚好落在圆圈的十字中心,从而得以在侧位摄片中显出。定位准确的靶点,应与十字中心重合。

136.4.1 电刺激试验

常用参数如下:

(1) 波形

方脉冲,双相较好;单相方脉冲较易产生组织损伤。

(2) 脉宽

0.1~1 ms,不宜超过 2 ms。脉宽过大时刺激效果较差,且易产生组织损伤。

(3) 频率

50~100 Hz。在此范围内较易激起运动、感觉反应。但近来有使用 10 Hz 以下的低频刺激的趋势,尤以应用 2 Hz 频率进行刺激较多。

(4) 强度

峰-峰值 2 mA,不大于 4 mA。由于电极与脑组织间的阻抗变动较多,对同一电压值与不同的阻抗时,通过的电流不同,从而效应也不同,所以刺激强度用电流值度量较合理。当刺激电流为 2 mA 时,刺激范围的半径为 2~3 mm。此范围与电凝损毁靶结构时的损毁范围相当。

脑部不同结构在电刺激后产生的反应不同,可据此作为核对电极位置的依据。电刺激内囊中锥体纤维产生对侧肢体运动;电刺激丘脑腹后核(VP)产生麻刺等感觉,并有体部定位排列;电刺激苍白球、底丘脑、Forel 区、腹外侧核(VL)、丘脑中央中核(CM)等可加强或减轻患者的运动症状。

136.4.2 微电极记录与诱发电活动

主要有:①静止电活动。脑深部的核团中有单位放电,在白质与脑室中无单位放电,此点可作为电极是否进入神经核团的依据。②诱发电位。主要适用于 VP 的定位,皮肤触觉可激起此核的诱发电位。此外,深压迫或肢体运动可激起 Vim 和 Vop 的诱发电位。

136.4.3 电阻抗测定

不同组织的导电性能不同:脑室的阻抗最小,灰质次之,白质最大。后两者的阻抗相差 15%~45%。可在推进电极时测定阻抗,以区别出脑室、内囊与丘脑。用单极电极测量较好。用双极电极测量时,如果血液或空气等附着于两极之间,测量就不准确。

136.4.4 暂时性功能阻滞试验

理想的功能阻滞试验应满足下述要求:①损毁与阻滞的大小范围相吻合;②阻滞试验应能将神经功能完全阻滞;③阻滞试验应为完全可逆的。常用的阻滞方法有下述几种:

(1) 局部机械加压

用 Cooper 双腔带囊脑针。脑针穿刺到靶结构后,向囊腔内注入造影剂;囊腔膨胀后,压迫四周组织,造成功能阻滞。此法能造成一定程度的组织损伤。用 Bertrand 白质刀,只推出针芯,不作旋转切割,也有暂时性功能阻滞作用。

(2) 局部药剂注射

向靶结构内注射普鲁卡因(2%、0.25 ml),所产生的功能阻滞是暂时的,数小时后可完全恢复。由于药剂可沿脑针溢出,阻滞区的范围难予控制。

(3) 射频电加热

向尖端裸露的绝缘电极通以射频电流,用热敏电阻监护,使温度在 44~49℃,可产生可逆性功能阻滞。病理检查证实此法不会产生组织破坏。Zervas(1965)采用偏心绝缘的电极和定向接地,以控制射频电的加热方向,从而进一步指导损毁的部位和方向。此法的优点是:阻滞试验、脑电记录、电刺激试验和永久性损毁灶可在同一次穿刺中完成。缺点是:造成暂时性功能阻滞与永久性组织损毁的温差较小,如无优良的温度监护,容易引起差错。

136.4.5 分次扩大永久性损毁灶

van Buren(1966)施行震颤麻痹患者手术时,将电极插到靶结构后,先做一个小损毁灶;然后将电极留置于患者脑部,结束第 1 次手术。观察 2 d。在术后第1天,损毁所造成的影响往往有所加重。如这时出现并发症如偏瘫、意识障碍等,即终止手术。由于首次损毁区体积较小,这些并发症多能自行恢复。如果观察期间震颤麻痹症状又行加重,则可通过留置的电极将损毁区体积分次扩大。通常损毁区范围需达到6 mm×9 mm大小时,才能获得持久疗效。电极留置时间为4~5 d。

136.5 脑损毁的制造方法

到目前为止,对功能性疾病的定向手术主要有3个目的,即损毁脑深部某一结构、放置脑深部电极进行电刺激治疗、放置脑深部电极记录电活动。其中以脑深部损毁的应用最广。下面说明几种损毁脑深部靶结构的方法。

136.5.1 射频电热损毁

（1）射频电凝损毁

射频电凝是最常用的脑损毁方法。所用频率为0.2~4 MHz,以2 MHz为最常用。损毁灶的大小与输入功率、电流大小、通电时间、电极形状,以及组织的导电与传热特性有关。在上述频率范围内,射频电流所产生的组织损毁主要是通过组织的介电效应,将电能转变为热能所造成;与电流密度和组织的电阻成分关系较大,与组织的电抗成分关系较小。由于电极四周脑组织的传热作用,一般当达到一定温度时,产热和传热作用达到平衡,温度就不再上升。此外,随着电凝的进行,在电极四周形成一层气体或组织焦痂。这两者都起绝缘作用,使电阻增大,从而减小了通过的电流,这也是温度不能随通电时间无限升高的原因。损毁区的形状,与电极有关:用单极电极时,损毁灶呈圆形或卵形,形状规整;用双极电极时,损毁区常呈葫芦形,电流强度较小时形成两个分离的损毁灶。为控制损毁区的形状和大小,往往使用图136-16形状的电极。此电极为一空心针管,管内放有尖端弯曲的针芯。针管除尖端裸露外,其余部分绝缘,针芯不绝缘,针管尖部开有侧孔,针芯可从侧孔向一侧伸出,伸出长度随意控制。使用时调节针芯伸出的长度和方向,可制成不同大小和形状的损毁区。

电凝的常用参数为:频率2 MHz,电流50~150 mA,通电时间30~60 s,电极直径2 mm,电极端裸露长度2~5 mm。

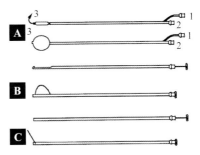

图136-16 几种作损毁灶用的器械

注:A.带球囊的脑针,示扩张球囊前、后状态。1.扩张球囊的侧管;2.注射损毁药物用的主导管;3.示损毁药物从主导管端流出,进入扩张的球囊所造成的空腔中。B.圆弧形白质刀,示将刀刃推出前、后的情况。C.能将针芯推出的电极。

此法的最大危险是电凝使电极四周的脑组织结痂并与电极黏着,拔出电极时造成血管撕裂出血。近年用热敏电阻监护电凝温度,当温度在60~80℃时,既可造成脑组织损毁,又不会引起焦痂。损毁区大小用电凝时间控制。通常使用的温度为70~80℃,时间为60 s即可获得满意的损毁灶。

（2）感应电热损毁

当金属导体放在射频交变磁场中时,在导体内将产生涡流,后者由于金属体的电阻转变为热能。如果在磁场中的是磁性导体,则还由于磁滞作用产生热能。Carpenter等(1950)利用这一原理将脑内置有金属颗粒动物的头部放在射频交变磁场中,制造成大小均匀的圆形损毁区,其余部位的脑组织并无损伤。此法由Walker等(1966)应用于人体,通过将患者头部反复暴露于射频磁场,制造损毁灶,以治疗容易复发的疾病,避免了重复进行手术。具体方法:使用特制脑针,其针芯露出于针管前端一定长度。当将此脑针刺入脑部后,针芯就在脑针针芯前方制成一个空腔,经脑针向此空腔中放入一个8 mm×1.6 mm的不锈钢圆柱。将患者头部暴露在通有射频交变电流(频率＞200 kHz)的感应线圈中,将钢柱加热。加热进行多次,未对其他部位的脑组织产生影响。Burton(1968)施行这种手术,在随访5年中,未见钢柱移动;可能是由于发热后产生粘连之故。但Gillingham(1966)认为未曾加热的钢柱有移动可能。由感应电热产生的脑损毁呈梭形。如果钢柱附近有血管或脑脊液,则由于导热关系,损毁区的形状可能不规则。加热时间取决于手术效果,一般持续加热直至产生临床效果为止。此法的并发症不多,但 Walker 等(1966)曾报道电热后发生抽搐致死,原因未明。

136.5.2 直流电解损毁

用直流电解制造脑损毁,是由 Sellier 和 Verger 于 1898 年首先提出。Horsley 与 Clarke(1908)指出:在电解过程中,阴极四周有气体形成,气体的绝缘作用使损毁区的形状和体积不规整;因此损毁灶应以正极制造,这时体积较小、形状规整,损毁区的大小与所用库仑电量成正比。电流、电压和电阻的大小可以在较大范围内变动,与损毁区的大小无关。不过 Carpenter 等(1952)认为,要获得规整的损毁区,所用的单极正电流应<5 mA,电解时间应<30 s;否则由于产生的气体以及血管损害,损毁区的大小和形状都不规则。随着电解时间的增加,损毁区的大小也增加,但大小与时间不成正比:电解时间从 15 s 增加到 30 s 时,损毁体积增大 4 倍;从 30 s 增加到 60 s 时,体积增大 1 倍。Mullen(1965)用小电流长时间(2 mA、30 min)电解,获得满意的损毁区。用双极电极进行电解所制造的损毁灶体积较大,形状不规则。

136.5.3 机械切割

机械切割是用特制的切割刀在靶结构进行切割。切割刀的结构有多种,其中一种是由一弹性刀刃(用钢琴弦线制成)和一个套管组成。平时刀刃收在套管中。切割时压紧顶端按钮,刀刃即呈半圆形露出(136-16B)。将切割刀绕纵轴旋转 360°,切开一个球形的脑组织。通常切割直径为 8~12 mm。为避免切割时损伤脑内血管,每旋转 45°后退回原处,放松按钮收回刀刃;如此每 45°切割 1 次,直至切割刀旋转 1 周。由机械切割制成的损毁灶形状不规则,常伴有出血。但 Bertrand 等(1966)应用于 500 例患者,效果满意。

136.5.4 药物注射损毁

注射药物以 Cooper 的脑针为代表。其结构为一双腔管,其中一腔与脑针尖端的圆球相通,另一腔开口于脑针端(图 136-16A)。手术分 2 d 进行,第 1 天将脑针插到靶点后向圆球内注入造影剂(使能在 X 线摄片中显影,以便核对脑针的位置),将圆球膨胀,从而在靶区造成一个球形空隙,以容纳注入的药物。将脑针留置在脑内,第 2 天排空球内液体后,通过另一管腔向脑内注射神经破坏药物。常用的药物是酒精。因酒精质地稀薄,易向四周扩散,可在酒精中加入其他物质(乙基纤维素溶解于 95% 酒精中,制成 8% 溶液),使成为软胶状。注射分次进行。第 1 次注入 0.5 ml,以后在 1 周内再注射 1~2 次,每次注射 0.5~0.7 ml,直至损毁范围达到足够大小为止。此法造成的损毁灶形状、大小都不规则,可引起出血,目前使用较少。

Narabayashi(1960)混合普鲁卡因、植物油和蜡制成软膏状混合剂,直接注射到靶结构内,成为一个球形或卵形异物,通过机械性破坏作用造成损毁区。注射总量为 0.5~1 ml,分次注入,每次 0.05 ml,随时检查临床效果。此法不宜用于脑针穿刺途径通过脑室的患者,因为药物易流入脑室内引起并发症。

136.5.5 冷冻法损毁

Cooper 等首先将冷冻法用于定向手术。所用器械为一特制的双腔脑针,冷却剂用液氮。脑针除尖端外,余均热绝缘,脑组织在针尖四周产生冰冻,造成坏死灶。坏死灶的病理形态,各家意见不一:有些学者认为病灶是一个缺血性梗死灶,仅有极少量出血,边界分明、大小规整;也有些学者认为病灶的大小和形状都不易预测,灶内有出血,四周有脑水肿。冷冻区体积与手术条件的关系是:脑针直径 2.2 mm,冷冻时间 3 min,温度-40℃时,冷冻体积为直径 6 mm 圆球;-50℃时为直径 8 mm 圆球;-100℃时为直径 12 mm 圆球。冷冻区的边缘部分,若冷冻时间不超过 30 s,其神经功能是可逆的。当冷冻温度>-50℃时,发生出血的机会较少;温度在-100~-50℃时出血较多。

136.5.6 超声波损毁

用超声波在脑深部制造损毁而不损伤表面与沿途组织,要满足下述技术要求:①用透镜或反射镜聚焦,使表浅部分的波束密度较低,在靶区密度较高,达到足以造成组织损毁的程度;②去除大块颅骨,以消除超声波在颅骨上的不规则反射和折射,以及颅骨对超声波能量的吸收;③不能用气脑造影作靶点定位,以避免气体造影所形成的组织界面,后者有吸收和反射超声波的作用;④超声频率越高,组织吸收越多,为避免超声照射途中的组织损伤,其频率不可超过 1 MHz。

由于超声波产生的损毁灶边界清晰,可选择适当参数使血管壁不受损伤,因而不引起出血或缺血造成不规则的远处组织破坏,损毁区周围无水肿。选择较低的照射剂量,能选择性地破坏白质而不损伤灰质,可以造成直径仅 1 mm 的损毁灶;增加照射剂量,可扩大损毁灶的体积。这些都是超声波损毁的优点。但是手术器械复杂、费时较多,这可能是未被广泛采用的原因。Meyer 等应用此法于临床,参数为:频率 980 kHz,声质点运动振幅 400 cm/s,损毁白质时照射时间为 2.3 s,破坏灰质时为 3 s。

136.5.7 放射性损毁

利用放射能对脑组织的破坏作用制造靶区损毁,有下述两种方法见于文献报道。

(1) 放射性核素脑内植入

放射性核素的 3 种射线中,只有 β 射线适用于制造脑损毁。α 粒子的穿透力太低;γ 射线的穿透力太强,使组织损毁范围太大,都不能供临床使用。β 射线在脑组织内的最大辐射距离<1 cm,适于在定向手术中使用。由 β 射线造成的损毁灶,其大小取决于射线在脑组织中的平均路程和照射时间;平均路程又与放射能量和组织吸收放射能的多少有关。选择具有适当放射能和半衰期的核素,可以制造符合要求的损毁灶。损毁灶在核素植入脑内 9~10 d 后达到最大体积;组织水肿在 3 d 时开始出现,持续 40 d 后自行消失。目前使用的核素中,以钇- 90 (^{90}Y)和钯- 109(^{109}Pd)最符合要求。

^{90}Y 的半衰期为 2.54 d,放射 2.18 meV 的 β 射线,放射能量中的 99% 在半径 4 mm 范围内被脑组织吸收,形成损毁灶。后者呈圆形,边界清晰。损毁灶四周有 0.4~0.7 mm 厚的一层过渡区。经长期观察,无远处反应,亦无远期反应。用^{90}Y 制造损毁灶所需时间较长,需 7~10 d 才能充分形成。水肿持续时间 10~40 d。所以需等待几周才能确定最终的临床效果。将^{90}Y 粒植入脑内后,难于改变放射剂量,因而不能继续控制损毁灶的大小。

Mullan 等(1966)将 20 mCi 的^{109}Pd 金属丝放到脑皮质下,能在 90 min 内制成 5~6 mm 直径的损毁灶。在放射时可用生理检查进行监护,以控制损毁灶的范围。改变钯丝的能量、照射时间和植入方法,可以控制损毁灶的大小和形状。

(2) 重粒子体外照射

Larsson 等(1960)在动物实验中用 185 meV 质子射线照射脑组织,照射直径 1.5 mm,照射 9 d,剂量 200 Gy,产生边界清晰的损毁灶,局部无出血,观察 3 年无远期反应。如果剂量>200 Gy,可产生广泛的组织反应。射线直径>1.5 mm 时,可引起血管损害。曾用此法照射中脑脊丘束以治疗 1 例顽固性头痛患者,经照射 30 d 后疼痛消失,但 1 个月后又复发。尸检见损毁灶呈卵形,直径 2 mm×4 mm,边界光整。大剂量重粒子照射能产生远期脑坏死,未被广泛应用。

136.6 脑导向术

导向术有多种方法,下面介绍其中最常用的两种。

136.6.1 模型法

使用模型法,需要一个定位架模型、一个颅骨钻孔模型和一个靶点模型。定位架模型的大小、形状和定位架完全相同。颅骨钻孔和靶点模型则能通过附件安装在定位架模型上。进行导向术时,根据颅骨钻孔和靶点的坐标,将钻孔模型和靶点模型安装到定位架模型上。然后将导向架连同脑操作器(脑针或其他器械)安装到定位架模型上。调整导向器的位置和倾角,使脑针刚好穿过钻孔模型,刺到靶点模型上。记下导向器的位置、倾角和穿刺深度。按照同样的位置和角度,将导向器移到定位架上。这时只要按照同样的深度将脑针通过颅骨钻孔刺入脑内,就必然到达靶点(图 136-17)。

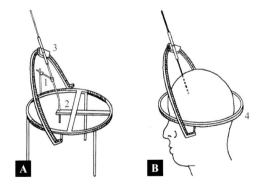

图 136-17 模型导向法

注:A. 在定位器模型上,按照颅骨钻孔和目标点的位置,装好钻孔和目标点模型(1 和 2),然后将导向器(3)装上,调整导向器,使脑针恰好通过钻孔模型刺到目标点模型上;B. 将导向器移换到定位器支架(4)上,进行相同的穿刺,脑针必然到达目标点。

136.6.2 球心法

球心法所用的导向器为一半圆弧,通过附件安装到定位架上,并可调节,使圆弧的圆心放到任一坐标上。此圆弧可绕其直径前后转动。在圆弧上安装持针器,后者又可沿圆弧左右滑动。如果持针器的脑针正好穿过圆弧的圆心,则不论圆弧如何绕直径转动,持针器如何沿圆弧滑动,脑针的针尖将始终停留在圆弧的圆心上,位置不会变动。进行导向术时,只需调整圆弧的位置,使其圆心刚好与靶点重合。此时不论从哪一个方向进行穿刺,只要能使脑针通过颅骨钻孔进入脑内,则当穿刺深度等于圆弧的半径时,脑针就到达靶点(图136-18)。

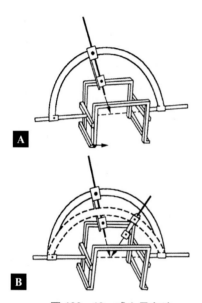

图 136 - 18 球心导向法

注:A. 定向器结构,图示半圆弧放在这一位置后,半圆弧的圆心就落在坐标为 X、Y、Z 的目标点上;B. 半圆弧绕直径转动,持针器沿圆弧滑动时,穿刺在圆弧的圆心上的脑针针尖位置不会变动。

136.7 无框架脑立体定向技术

近年来,随着影像技术、人工智能、计算机技术和神经外科的有机融合,无框架立体定向技术受到广泛关注。特别是机器人辅助无框架脑立体定向技术的出现,将术前计划软件、导航追踪功能及机器人辅助器械定位和操作系统(高级的可视化功能)整合于一体,开创了神经外科精准医疗的里程碑。其相

对于传统的手术导航系统的优势明显:无需导航球、标记物和复杂的固定,操作简便,创伤小;无标记点的自动注册,无需手动干预,注册和配准精度高;机械臂操作稳定灵活,自动导航,可重复性高,避免了人为误差。目前已在神经外科广泛应用于难治性癫痫的侵入性诊断和微创治疗,包括立体定向脑电图(SEEG)电极植入术、癫痫灶的定位和热凝毁损术等;立体定向脑内病灶活检;DBS 手术等。

136.7.1 无框架立体定向技术在癫痫立体定向脑电图电极植入和热凝毁损中的应用

癫痫手术的主要目标是完全切除(或完全断开)患者致痫活性的主要脑皮质区域,即致痫区(epileptogenic zone,EZ)。EZ 有时与重要的功能皮质关系密切,保留重要的脑功能是任何药物难治性癫痫患者手术成功的评价指标之一。因此,成功的切除性癫痫手术依赖于 EZ 的准确术前定位,个体化的术前评估至关重要。评估工具包括癫痫发作症状学分析、视频头皮脑电记录、MRI、PET、影像后处理等技术。当这些方法不能准确定位 EZ 时,则需要进行有创评估。SEEG 电极植入是对难治性局灶性癫痫患者进行致痫灶和相关皮质功能区定位的一种微创方法:用立体定向技术,植入脑深部电极,电极的每个触点对应不同的解剖部位,检测癫痫放电的起源灶、传播形式及所涉及的皮质结构,从而精确定位致痫灶,尤其对脑深部结构如海马、内嗅区、扣带回、岛叶等,可以准确监测。SEEG 有助于解决以下的临床上问题:

1) MRI 阴性病例:MRI 未显示与视频脑电、临床症状一致的皮质病变。

2) MRI 确定的病灶解剖位置(或 PET 明确的低代谢局灶区域)与脑电、临床不一致。

3) 多个病灶:至少有 2 个或 2 个以上的可疑病灶,其中至少有 1 个的位置与脑电、临床不一致,或 2 个病灶位于同一功能网络内,不能确定哪个是癫痫灶。

4) 需要确定 EZ 与邻近的语言、运动等功能皮质之间的关系。

传统的硬脑膜下脑皮质电极可以进行术前评估,但无法记录深部结构的异常信号。因此,以下情况首选 SEEG:①深部结构监测如颞叶深部结构的区域、扣带回和半球内侧区域、额叶腹内侧前区域、岛叶以及脑沟的深部;②硬脑膜下脑皮质电极未能定位癫痫发作起始区的准确位置;③需要进行广泛

的双侧半球探查;④MRI 阴性,术前评估提示存在广泛的脑网络受累。

SEEG 实施与传统方法类似,机器导航系统可实现多模态影像(MRI、CT、PET/CT、DTI 等)的融合,并将 DICOM 格式的图像以数字方式传输至规划软件(图 136 - 19)。确保穿刺轨迹最大限度地让多触点电极经过感兴趣区内的浅皮质、深皮质和皮质下区域,并避免由于进入点过度成角可能导致的轨迹偏移。选择多靶点轨迹是为了尽量减少每例患者需要植入的电极数量。同时,在各自的重建平面(轴向、矢状面、冠状面)评价所有轨迹的安全性和目标准确度,有时需要进行微调以降低损伤血管结构的概率,而不会影响感兴趣区域的采样。手术采用局部麻醉,将头部放入常规手术头架中固定,然后定位机器人,使工作距离(机械臂底部与颅骨中点之间的距离)约为 70 cm。机器人被锁定到位,头部固定器装置被固定到机器人上。首先使用设定距离校准工具校准激光器,然后用激光手动选择预设解剖

面部标志。基于激光的面部表面扫描自动配准,确认配准过程的准确度。配准成功后,机器人软件自动验证计划轨迹的可行性。将带有 2.5 mm 直径工作套管的钻孔平台固定到机械臂上。机械臂自动将钻孔平台锁定到手术规划软件计算好的位置。通过平台常规钻孔,打开硬脑膜,在植入螺栓的引导下插入预先测量好长度的电极,到达目标区域。

SEEG 确定病灶后,可在其引导下开展致病灶及传导网络的射频热凝术,是微创治疗癫痫的有效方法之一。SEEG 引导的射频热凝术有以下优点:①SEEG 植入电极数目多,可以灵活选择毁损的区域,可以微创治疗多灶性癫痫;②采用 SEEG 电极刺激皮质定位功能区,可以预测可能出现热凝毁损后的并发症;③毁损手术过程不需要麻醉,患者对手术的耐受良好;④对于儿童的语言认知功能损伤小。该技术对于治疗深部结构皮质发育不良、结节性硬化、下丘脑错构瘤、颞叶内侧癫痫等难治性癫痫病例,有较大优势。

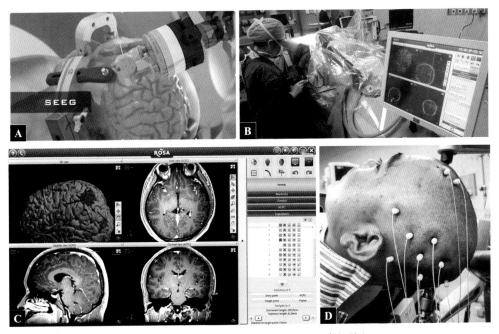

图 136 - 19　机器人辅助无框架 SEEG 电极植入

注:A. SEEG 电极植入示意图;B. 机器人辅助下钻孔、置入电极;C. 穿刺轨迹计划图;D. SEEG 电极置入后病例(华山医院癫痫病例)。

136.7.2　脑深部电刺激手术

DBS 手术广泛应用于帕金森病、肌张力障碍、特

发性震颤等疾病的治疗。手术要求尽可能精确地植入电极,以达到最佳的临床疗效,同时避免产生不良反应。DBS 电极插入过程中,常规立体定向方法的

精度受限于术中的配准误差和可能的脑移位。而机器人助手将最小化与手术相关的人为错误的可能性，可以将高分辨率 MRI 用于手术规划，确保精确实施手术计划（图 136－20）。通过使用机器人图像引导治疗系统或机器人辅助系统可显著改善脑深部电刺激电极置入的精确度，并缩短手术时间。

136.7.3　立体定向穿刺活检

立体定向穿刺活检是一种微创技术，用于获得可靠的组织学诊断，尤其适用于微小、脑深部或手术不易到达的区域。原则上，采用传统框架和无框架技术两种方法，都可以达到预期目的。国外学者探讨了机器人辅助无框架技术的特点，研究对 100 个不同部位和组织学类型的肿瘤进行立体定向穿刺活检。仰卧位和俯卧位采用了不同的配准方式（无框架机器表面配准、机器人骨基准标记配准和头皮基准标记配准）。结果显示其诊断正确率高达 97%，术后有 2% 患者有出血相关症状，手术时间逐渐缩短，这得益于机器人辅助下获得的学习经验和更快的配准阶段。因此，机器人引导下的立体定向活检结合了无框架和基于框架的方法，在定位技术方面、手术时间和诊断准确性方面有一定的优势（图 136－21）。

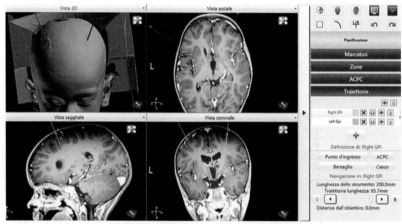

图 136－20　机器人辅助无框架立体定向 DBS 术
注：靶点为双侧苍白球内侧核（GPi）。

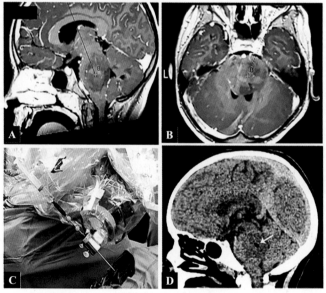

图 136－21　机器人辅助无框架立体定向穿刺活检
注：A、B. 脑干肿瘤的增强 MRI；C. 机械臂执行穿刺活检；D. 术后 CT 证实定位精确。

136.7.4　其他应用

无框架立体定向技术还可以应用于术中导航、机器人辅助神经内镜手术、机器人引导下半月节球囊压迫治疗三叉神经痛；机器人辅助椎弓根螺钉置入是实现最佳椎弓根螺钉置入的一种选择，可降低错位率，并显著减少手术辐射暴露。此外，还可作为患有严重脊柱畸形或既往脊柱手术导致预期解剖结构变形患者手术时的重要辅助手段。

（孙　兵　潘　力　胡　杰）

参考文献

[1] BOT M, VAN DEN MUNCKHOF P, BAKAY R, et al. Analysis of stereotactic accuracy in patients undergoing deep brain stimulation using Nexframe andthe Leksell frame [J]. Stereotact Funct Neurosurg, 2015,93(5):316 - 325.

[2] BROWN R A. A computerized tomography computer graphics approach to stereotaxic localization [J]. J Neurosurg, 1979,50(6):715 - 720.

[3] DEVITO D P, KAPLAN L, DIETL R, et al. Clinical acceptance and accuracy assessment of spinal implants guided with spineassist surgical robot: retrospective study [J]. Spine, 2010,35(24):2109 - 2115.

[4] GONZALEZ-MARTINEZ J, VADERA S, MULLIN J, et al. Robot-assisted stereotactic laser ablation in medically intractable epilepsy: operative technique [J]. Neurosurgery, 2014,10(2):167 - 173.

[5] GONZÁLEZ-MARTÍNEZ J, BULACIO J, THOMPSON S, et al. Technique, results, and complications related to robot-assisted stereoelectroencephalography [J]. Neurosurgery, 2016,78(2):169 - 180.

[6] LEFRANC M, CAPEL C, PRUVOT-OCCEAN A S, et al. Frameless robotic stereotactic biopsies: a consecutive series of 100 cases [J]. J Neurosurg, 2015, 122(2):342 - 352.

[7] MAZZONE P, ARENA P, CANTELLI L, et al. Experimental new automatic tools for robotic stereotactic neurosurgery: towards " no hands " procedure of leads implantation into a brain target [J]. J Neural Transm, 2016,123(7):737 - 750.

[8] NEUDORFER C, HUNSCHE S, HELLMICH M, et al. Comparative study of robot-assisted versus conventional frame-based deep brain stimulation stereotactic neurosurgery [J]. Stereotact Funct Neurosurg, 2018,96(5):327 - 334.

[9] WIDMANN G, SCHULLIAN P, ORTLER M, et al. Frameless stereotactic targeting devices: technical features, targeting errors and clinical results [J]. Int J Med Robot, 2012,8(1):1 - 16.

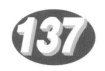 **立体定向放射外科**

立体定向放射外科(SRS)是指利用外部电离辐射束(γ射线、X射线或带电粒子束)和立体定向系统的精确定位,将高能量放射线聚焦于某一局部靶区内,摧毁该区域内的所有组织,或引起所需要的生物学效应,达到类似外科手术的效果,而靶区外组织因放射剂量呈梯度锐减而免受损伤或仅呈轻微的可逆性损伤。由于计算机技术、神经影像和影像追踪技术的发展,放射外科作为一种精确放射治疗技术

在近30年内发展迅速,目前将放射外科分为脑部(头部)放射外科、体部放射外科和脊柱放射外科。按照放射源的不同将放射外科分为伽玛刀放射外科(简称γ刀)、直线加速器放射外科(包括X刀、射波刀、速锋刀、真光系统(TrueBeam)、双模四维直线加速器)和带电粒子束放射外科(heavy-charged particle radiosurgery)(包括质子刀和重离子束治疗)。伽玛刀是SRS的代表,它的发明和应用经历

了3个重要的历史阶段。第1阶段是从1968年伽玛刀的发明到20世纪80年代末,神经外科医师接受了伽玛刀治疗方式;第2阶段是1990—2000年,伽玛刀治疗小型听神经瘤获得良好疗效,得到耳科医生和神经外科医生的认可;第3阶段是伽玛刀治疗脑部寡转移瘤(1~3枚)疗效好,不良反应轻,明显延长患者生存期,得到肿瘤放疗医生的认可。2015年"美国国家综合癌症网络指南"(NCCN)将放射外科作为脑部寡转移瘤(1~3枚转移瘤)的优先治疗方式。伽玛刀放射外科技术的诞生,带动各种放疗设备向放射外科方向靠拢,呈现出各具特色的放射外科设备。本章将重点介绍伽玛刀、射波刀,简单介绍质子和重离子治疗。

137.1　立体定向放射外科的放射生物学

立体定向放射外科包括颅内SRS和颅外立体定向体部放射治疗(SBRT),其特点是精准定位、精确治疗计划和单次分割剂量高(high dose per fraction)的精准治疗。

SRS与常规放疗在放射生物学上有所不同。常规放疗利用肿瘤与正常组织之间不同的放射敏感性治疗恶性肿瘤。常规放疗特别注重放疗的"4R理论",即在分次照射间期发生的:①细胞亚致死损伤的修复(repair of sublethal damage);②细胞在细胞周期内的再分布(redistribution within the cell cycle);③细胞再增值(repopulation);④乏氧细胞的再氧合(reorxygenation)。在分次照射期间的亚致死损伤的修复和细胞的再增殖过程,对正常组织起到了保护作用,同时由于乏氧肿瘤细胞再氧合以及一些细胞经过照射重新进入细胞周期的放射敏感时相,在再一次照射时增加了射线对肿瘤的杀伤力。立体定向放射外科将高剂量放射线精确投照到较小的靶区体积内,利用靶区体积内高剂量和靶区体积外剂量的快速减少治疗肿瘤,靶区体积外正常组织放射剂量随距离的增加而快速减少,这种剂量梯度差异可以降低正常组织的损伤。对于脑内小的转移瘤,SRS一次照射即可杀死肿瘤。颅内单次SRS治疗首先基于高剂量射线对肿瘤细胞的直接杀伤作用,射线摧毁细胞的DNA和细胞结构,不考虑肿瘤是否对常规放疗的敏感性。另外,单次大剂量照射造成肿瘤血管内皮的损伤,导致血管逐渐闭合。因此,与SRS治疗并发症相关的两个主要因素分别是

照射剂量和照射的靶区体积。两者相比较,靶区体积的大小与治疗并发症发生率之间的关系较为密切。

常规放疗可以治疗大体积肿瘤,SRS治疗主要针对小体积病灶的单次大剂量照射,其组织剂量效应有其特殊性,因此放射肿瘤学家按照SRS靶区内组织的结构特点,将SRS靶区组织分为4类。Ⅰ类靶区组织是指晚反应正常组织与晚反应靶组织相互混杂,以动静脉畸形(AVM)为此类靶区组织的代表。AVM在SRS治疗后畸形血管闭合的机制是血管内皮细胞增生导致小血管闭塞。Ⅱ类靶区组织是晚反应正常组织包绕晚反应靶区组织,以脑膜瘤为此类靶组织的代表。SRS单次高剂量照射导致肿瘤细胞失去增殖能力和血管缓慢闭塞,阻止肿瘤生长。Ⅲ类靶区组织是指早反应靶区组织与晚反应正常组织相互混杂,以低级别星形细胞瘤为此类靶组织的代表。Ⅳ类靶区组织是指晚反应正常组织包绕早反应靶组织,以转移瘤为此类靶组织的代表。

137.2　伽玛刀的原理及其临床应用

1968年,瑞典神经外科医生Lars Leksell和他的同事研制出世界上第1台伽玛刀。它是由呈半球形排列的179个钴-60放射源和两个准直器头盔(collimator)组成(图137-1)。179个钴-60源产生的射线经过准直器校准均在球心集中,形成焦点,其目的是在不开颅的情况下经过一次性高剂量照射,在脑内白质传导束或脑内核团制造盘状毁损灶,用以治疗功能性神经外科疾病。1974年和1984年改进后的伽玛刀采用201个钴-60放射源,照射后可产生类球形的损毁灶,且可选用多个等中心(isocenter)照射,并通过更换不同直径的准直器头盔(4、8、14和18 mm准直器)以治疗不同大小及不同形状的病变。1999年,瑞典医科达(Elekta)公司又研制出Leksell C型伽玛刀(图137-2)。C型伽玛刀可自动完成各靶点坐标的调节以及验证工作,使伽玛刀治疗工作进入程序化、自动化阶段。2006年瑞典医科达(Elekta)公司研发出全新伽玛刀——Leksell Gamma Knife Perfexion(PFX)(图137-3)。Perfexion伽玛刀治疗过程中的自动化程度进一步提高,精确度和安全性也得到了进一步提升。2015年,医科达公司研发出Leksell Gamma Knife Icon(图137-4)。Icon伽玛刀不仅具有安装金属头架单

次伽玛刀治疗功能,同时还具备了去除金属框架采用面罩固定,实施分次伽玛刀治疗功能。Icon 伽玛刀通过在 Perfexion 伽玛刀治疗床与屏蔽门之间安装锥形束CT(cone-beam CT),用于治疗前的摆位验证。由于分次放射外科治疗更符合恶性肿瘤的放射治疗特性,同时 Icon 伽玛刀具备治疗精度高、治疗

计划高度适形和靶区外剂量梯度锐减的特点,因此 Icon 伽玛刀对脑部放射外科起到引领作用。2018 年是 Leksell 伽玛刀诞生 50 周年,全世界已安装了 330 台 Leksell 伽玛刀,每年治疗患者近 8 万例。截至 2019 年底,Leksell 伽玛刀已累计治疗了 118 万例患者。

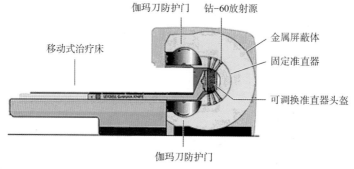

图 137-1　伽玛刀结构示意图

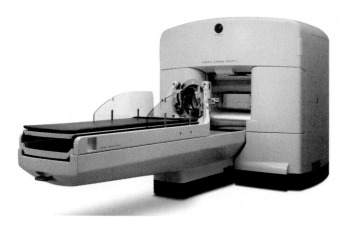

图 137-2　Leksell C 型伽玛刀

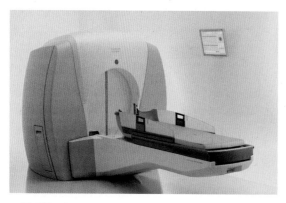

图 137-3　Leksell Gamma Knife Perfexion 的外形

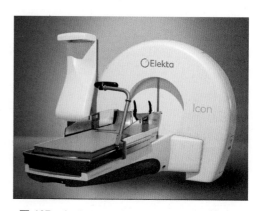

图 137-4　Leksell Gamma Knife Icon 的外形

137.2.1 伽玛刀设备的基本组成

目前临床上使用的 Leksell 伽玛刀有 4 种：C型、4C 型和 Perfexion 和 Icon。早期应用于临床的 U 型和 B 型伽玛刀已经退出临床使用。C 型和 4C 型伽玛刀已经停产，国内使用的 Leksell 伽玛刀以 Perfexion 为主，也有少量 Icon 伽玛刀。1996 年，我国科研人员自主研发成功旋转聚焦伽玛刀。国产伽玛刀包括澳沃伽玛刀、马西普伽玛刀、尊瑞伽玛刀、月亮神伽玛刀、超级伽玛刀等。澳沃伽玛刀、马西普伽玛刀、尊瑞伽玛刀使用 30 个钴-60 放射源，钴源旋转，不需要人工更换准直器头盔。月亮神伽玛刀使用 42 个钴-60 放射源，超级伽玛刀使用 18 个钴-60 放射源，它们通过钴源旋转聚焦，产生放射外科的治疗作用。近 10 年，马西普公司研制出的 INFINI 伽玛刀和大医公司研制出的 AimRay 伽玛刀，类似于 Perfexion 伽玛刀，实现了自动摆位和自动调整三维坐标的功能。下面重点介绍 Perfexion 伽玛刀。Perfexion 伽玛刀由 192 个钴-60 放射源构成的放射源系统、准直器系统、移动式治疗床（包含患者自动摆位系统）、控制系统、治疗计划系统以及与此配套的 Leksell G 型立体定向架和三维坐标定位盒组成。

（1）放射源系统

Perfexion 伽玛刀拥有 192 个钴-60 放射源，放射源以同心圆的形状排列成 5 圈，然后将同心圆分成 8 个扇区，每个扇区有 24 个钴-60 放射源。Perfexion 伽玛刀只有 3 种型号的准直器，分别是 4、8 和 16 mm。准直器完全位于伽玛刀机器内部，无需人工更换不同直径的准直器。准直器也呈同心圆形状排列，同样分成 8 个扇区，每个扇区拥有 72 个准直器孔径（包含 3 种型号的准直器孔径，每种型号 24 个准直器孔径）。Perfexion 伽玛刀的准直器处于相对固定的位置，每个扇区的钴-60 放射源在程控电动机的控制下进行移动，通过快速移动放射源，使放射源对准不同的准直器孔，产生相应大小的射线束（图 137-5）。放射源可以停留在 5 个不同的位置，即：放射源扇区原始位置（home）、扇区射束关闭位置（sector off）、4 mm 准直器位置、8 mm 准直器位置和 16 mm 准直器位置。放射源扇区原始位置是指放射源位于最后侧固定位置；在扇区射束关闭位置时，放射源正好处在 4 mm 和 8 mm 准直器之间的部位，射线被屏蔽。当一个扇区需要屏蔽射线，或患者头部在进出伽玛刀机器内部的过程中，或治疗床在调整靶点坐标时，放射源被快速移动到射束关闭位置。因此，患者头部之外接受的放射剂量是 C 型伽玛刀的 1/10，而伽玛刀治疗室内的放射剂量更低，可以在治疗室墙壁上安装玻璃窗，用于直接观察患者的情况。靶点坐标的调整完全由机器人（robot）控制，通过上、下、左、右、前进或后退移动治疗床来完成；此系统简称为患者摆位系统（patient positioning system）。它的移动速度快于 C 型伽玛刀自动摆位系统（APS）的速度，而精度高于 APS。医生在治疗计划系统上设计治疗（计划）方案，并将设计好的治疗计划传输到伽玛刀控制计算机，然后将患者安放在治疗床上，头架固定在治疗床的卡座上，最后按动治疗按钮，治疗的全过程自动完成。

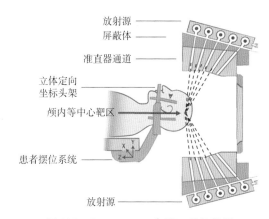

图 137-5　Perfexion 伽玛刀结构简图

（2）准直器系统

B 型和 C 型伽玛刀准直器系统由固定准直器和准直器头盔（可调换的二级准直器头盔）组成（图 137-1）。固定准直器与放射源连为一体，准直器头盔按照准直器孔径分为 4 种型号，即 4、8、14、18 mm。Perfexion 伽玛刀的准直器系统不同于 C 型伽玛刀，准直器系统呈圆柱锥状（图 137-6），位于机器内部；准直器系统内部空间比 C 型伽玛刀大 3 倍，因此可以治疗颅底深部及第 1 颈椎水平的肿瘤，以及过于偏侧的肿瘤。准直器孔径呈圆环状排列，分成 8 个扇区，每个扇区可以使用 4、8、16 mm 准直器，或射束关闭状态（图 137-7），可以组合出 5 万个方案，因此可以设计出任意形状的治疗计划，并且具有良好的适形和选择性（图 137-8）。

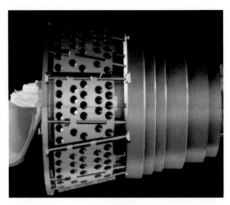

A. 外形

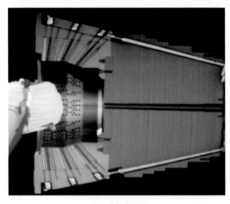

B. 剖面图

图 137-6　Perfexion 伽玛刀准直器

注:准直器外面是可以移动的钴-60 放射源,每一个扇区的钴-60 源被一个程控电机控制。

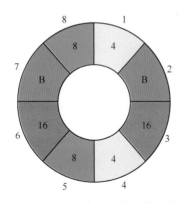

图 137-7　Perfexion 伽玛刀准直器组合示意图

注:准直器环形图分成 8 个扇区,每个扇区可以选择 4、8、16 mm 准直器或射束关闭(B)。

(3) 移动式治疗床

移动式治疗床与伽玛刀的主体结构相连。移动式治疗床的头部是立体定向头架导入设备。首先将

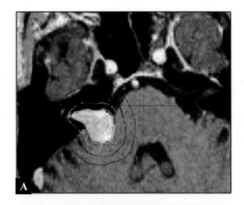

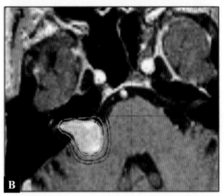

图 137-8　伽玛刀的适形和选择性

注:A. 伽玛刀照射的形状与肿瘤的形状几乎吻合。吻合程度越高,治疗计划的适形性就越好,但是肿瘤周围正常脑组织受照射的范围比较大(低选择性)。B. 伽玛刀照射的形状与肿瘤几乎吻合(高适形性),肿瘤周围正常脑组织受到的照射范围较小(高选择性)。

框架调节器固定在患者头架的框架上,然后将框架调节器固定在治疗床头部的卡座上。治疗床具有患者摆位功能,在机器人的控制下进行精确移动,调整每一个靶点的坐标。在治疗过程中,移动式治疗床将患者送入伽玛刀放射源主体结构内进行治疗。

(4) 控制系统

伽玛刀的治疗过程是在计算机的控制下进行的。计算机自动开启伽玛刀主体结构的防护门,通过移动式治疗床将患者自动送入放射源主体内进行治疗。当一个靶点治疗结束,放射源扇区快速移动到射束关闭的位置。靶点坐标的调整完全由机器人控制,通过上、下、左、右、前进或后退移动治疗床来完成。它的移动速度(10 mm/s)远远快于 C 型伽玛刀自动摆位系统(APS)(0.8 mm/s)的速度,且精度高于 APS。

（5）治疗（剂量）计划系统

治疗计划系统是由计算机工作站和治疗规划软件组成的计算机系统，目前使用 Leksell Gamma Plan（LGP）治疗计划系统，它使图像处理、图像显示、照射靶点设计、放射剂量计算、等剂量曲线分布都显示在高清晰显示器上。Perfexion 伽玛刀的治疗计划系统不同于 C 型伽玛刀，它使用 LGP10.0 版本，在 8 个扇形区内，可以选择相同的准直器（如同 C 型伽玛刀）或选择不同的准直器或屏蔽一个扇区（见图 137-7），计算机快速算出治疗计划方案。在同一个准直器环形图上可以选择不同直径的准直器，治疗计划系统可产生出近 5 万个组合方案，因此，设计的治疗计划更加适形，对周围正常脑组织的影响更轻，治疗计划的选择性更好（见图 137-8）。医生将设计好的治疗计划传输到控制伽玛刀的计算机，然后将患者安放在治疗床上，头架固定在治疗床的卡座上，在治疗控制台上启动治疗按钮，治疗的全过程自动完成。

（6）Leksell 立体定向架

Leksell 立体定向架是由底部的矩形框架、4 根立柱、固定头架的螺钉和三维坐标定位盒组成。

137.2.2 Icon 伽玛刀

伽玛刀治疗过程中需要给患者头上安装一个金属头架，通过 4 个螺钉将金属头架固定在患者的颅骨上。尽管在局麻下安装头架，但是少数患者仍感不适和恐惧，另外伽玛刀治疗的恶性肿瘤占所治肿瘤的 44%，分次照射更符合恶性肿瘤的放疗特点。基于这些因素医科达公司于 2015 年研发出 Leksell Gamma Knife Icon（见图 137-4）。Icon 伽玛刀的钴-60 放射源、准直器系统、治疗床与 Perfexion 伽玛刀一样。Icon 伽玛刀的特点如下：在治疗床和屏蔽门之间加装了锥形束 CT（CBCT），增加了患者治疗过程中的实时监测系统（high definition motion management，HDMM）、实时自适应剂量控制技术（online adaptive dosecontrol™），以及在线照射剂量评估。在无框架治疗时，使用面罩固定患者头部，在头部两侧和患者鼻尖上安装有发射红外线的标志灯，通过红外摄像机不间断监测患者的头部是否移动，当患者的头部移动超越了系统误差，机器将停止治疗。Icon 伽玛刀在治疗过程中实时监测治疗的精度（靶区精确位置是否移动）和投照放射剂量的精准度（照射剂量是否准确），确保伽玛刀精确照射。将

CBCT 扫描获得的图像与伽玛刀定位扫描图像精确配准，并将 CBCT 图像转化为立体的三维坐标，在面罩固定实施单次和分次治疗的过程中，通过 CBCT 扫描确保治疗过程的精度与头架固定治疗时的精度保持一致。在线剂量评估实现了治疗时放射剂量与计划时放射剂量的实时比对，确保照射剂量准确。Icon 伽玛刀的治疗过程分 3 种情况：①头架固定单次伽玛刀治疗；②面罩固定单次伽玛刀治疗；③面罩固定分次伽玛刀治疗。

137.2.3 伽玛刀的治疗过程

（1）安装立体定向架

患者无须剃发，术前清洗头发。局麻下用金属螺钉将立体定向架固定在患者的颅骨上，然后将有机玻璃头架帽安放在头架上测量头皮到有机玻璃头架帽的距离。根据测得头皮距，LGP 自动勾画出患者头型轮廓。C 型伽玛刀需要测量每根立柱到矩形框架的高度和每个螺钉尾部裸露在立柱外的长度，根据这些数据计算机可以测算出头架是否碰撞准直器头盔。安装头架时，尽量将病灶置于头架的中心。如果病灶偏于一侧（如颞叶最外侧），APS 系统无法治疗，需要人工调整照射靶点坐标。Perfexion 伽玛刀准直器内部空间比 C 型伽玛刀大 3 倍，即使病灶偏于一侧，或位置深，只需将病灶尽量置于头架中心，一般不需要测量每根立柱到矩形框架的高度和每个螺钉尾部裸露在立柱外的长度。

（2）定位扫描

立体定向架的矩形框上有 4 个小圆孔，通过这些圆孔和固定卡扣将定位盒固定在立体定向架上。根据病变的性质和部位可选择 CT、MRI 或 DSA 作为伽玛刀术前定位方式。肿瘤病灶多选用 MRI 定位，或 CT 联合 MRI 定位。MRI 定位优点是无金属伪影，病灶与周围组织的边界清晰。动静脉畸形（AVM）患者多选用 CT+MRI 或 MRI+DSA 联合定位。CT 和 MRI 的扫描层厚为 2~3 mm。在 CT、MRI 和 DSA 定位片上除了显示病灶和邻近的正常组织外，还显示用于确定靶点和颅内三维空间位置的定位参考标志点。

（3）设计治疗计划（或剂量计划）

通过网络、光磁盘将定位片（CT、MRI 或 DSA 片）输入到 LGP 计算机工作站内。在 LGP 上设定剂量矩阵范围、照射时的角度、等剂量曲线。然后选择不同直径准直器设计治疗计划。在 LGP 上设计

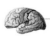

的照射范围直接叠加在定位图像内的病灶上,在定位片上清晰看到设计的照射范围与病灶的吻合程度,调整照射靶点坐标,使伽玛刀照射范围与颅内病灶的形态基本吻合一致,然后根据病变性质、病灶大小以及病灶周围结构制订中心剂量和周边剂量。根据病灶大小可使用一个照射靶点或多个照射靶点,通常选用45%~50%的等剂量曲线覆盖病灶的周边。治疗计划设计完毕,计算机将打印出一份包括照射剂量、每一个照射靶点所使用的准直器、三维坐标、照射时间等内容的治疗计划书,并将治疗计划书传输到 Perfexion 伽玛刀共用数据库。

(4)治疗

与 C 型伽玛刀不同,Perfexion 伽玛刀的治疗过程中不需要人工更换准直器头盔,不用人工调整靶点坐标,准直器大小的变换、靶点坐标的调整和伽玛刀治疗完全在计算机控制下自动完成。治疗步骤如下:①在伽玛刀控制计算机上打开治疗数据库,选取将要治疗的患者,计算机屏幕出现患者信息(ID、出生日期、疾病诊断);②检查头架与准直器头盔之间的间隙(两者是否相互碰撞),如果两者之间的间隙过小,需要在患者平卧治疗床上以后,用工具进行实际检查;③让患者平躺在治疗床上,通过头架适配器将头架固定在治疗床的卡座上,核对治疗室内屏幕上患者信息与实际患者准确无误,关闭治疗室大门;④在控制室启动"开始"(START)按键,伽玛刀启动了治疗程序,然后伽玛刀屏蔽门打开,治疗床开始调整第一个靶点的坐标(X 和 Y 坐标),接着同时按下"开始"和"启用"(ENABLE)按钮,等待治疗床到达治疗位置,控制系统提示松开"开始"和"启用"按钮,伽玛刀治疗正式开始;当所有照射靶点全部执行完成后,点击"结束治疗"(End treatment)按钮,治疗结束。医生拆除患者头上的立体定向架,包扎伤口。绝大多数患者无不适,常规给予 20%甘露醇 250 ml 和地塞米松 5 mg 静脉滴注,以减轻急性放射反应,同时给予抗生素预防感染。多数患者观察一晚,次日出院。

137.3 伽玛刀治疗神经系统肿瘤的适应证及治疗效果

伽玛刀主要治疗小型或中等大小脑 AVM、直径 <2.5 cm 的听神经瘤、三叉神经鞘瘤、中等大小的海绵窦和颅底脑膜瘤、小型垂体瘤、直径 3 cm 左右

的颅内单发或多发转移瘤、其他小型边界清楚的颅内肿瘤以及术后残留的颅内良性肿瘤(肿瘤直径<3 cm)。但是,对于如肿瘤位于深部和重要功能区、常规外科手术难以切除或创伤较大、发生并发症概率较高的患者以及高龄或有系统性疾病不能耐受外科手术的患者,伽玛刀仍不失为一种良好的治疗方式。在功能神经外科方面,伽玛刀主要用于治疗三叉神经痛、癫痫、帕金森病等。在伽玛刀应用过程中,严格按照伽玛刀适应证治疗患者,可取得良好疗效。截至 2019 年 12 月,全世界拥有 340 多个 Leksell 伽玛刀治疗中心,累计治疗了 118 万例患者,其中血管性病变占 11.3%,颅内良性肿瘤占 36.7%,恶性肿瘤占 44%,功能性疾病占 7.3%,眼科疾病占 0.4%。

137.3.1 颅内血管畸形

颅内血管畸形分为 AVM、海绵状血管瘤、毛细血管扩张症、静脉血管畸形等。伽玛刀主要用于治疗 AVM 和海绵状血管瘤,虽然伽玛刀治疗海绵状血管瘤仍有争议。

颅内 AVM 是伽玛刀治疗的良好适应证(图 137-9)。1970 年 Steiner 首先应用伽玛刀治疗小的 AVM,取得了意想不到的良好效果。伽玛刀治疗 AVM 的最佳适应证为:AVM 病灶直径<2.5 cm 或体积<7 cm³,病灶为典型的蜂巢状,有一根或两根供应动脉,畸形血管巢之后是为数不多的引流静脉。当 AVM 表现为粗大的血管团,畸形血管巢较少时,或 AVM 病灶较大时,伽玛刀治疗效果并不理想。伽玛刀治疗 AVM 的剂量:根据 AVM 的大小给予不同的周边剂量,病灶直径<1 cm,剂量为 20~23 Gy;直径 1~2 cm,周边剂量为 18~20 Gy;直径 2~2.5 cm,周边剂量 16~18 Gy;直径>2.5 cm,周边剂量 15 Gy 或用体积分割治疗。截至 2017 年 12 月,全球 10 万例 AVM 患者接受了 Leksell 伽玛刀治疗。小型或中等大小(直径<2.0 mm)AVM,伽玛刀治疗后 1 年的闭塞率为 50%~62.5%,2 年的完全闭塞率约为 80%,3 年闭塞率为 90%。伽玛刀治疗后 AVM 的闭塞率与病灶大小、照射剂量、治疗前是否有出血史相关。病灶小、照射剂量高或以前有出血史,伽玛刀治疗后 AVM 的闭塞率高,影像学上 AVM 消失快。此外,青少年患者 AVM 的闭塞率高于成年患者。早期治疗 AVM 的中心剂量为 40~50 Gy,目前降低为 40 Gy 左右,周边剂量为

15～23 Gy。当 AVM 比较大时,为减少伽玛刀术后不良反应,治疗剂量相应降低。大型 AVM 伽玛刀治疗后 3 年内的闭塞率仅为 60%。因此,直径较大的 AVM 需要配合其他治疗。伽玛刀治疗后 2 年内 AVM 的破裂出血率为 4%～5%。伽玛刀术后脑水肿的发生率约 20%。AVM 闭塞后约 5% 的患者在原 AVM 病灶周围出现新的 AVM 或出现 AVM 再通,这些血管畸形为新生的毛细血管和代偿性血管增生。伽玛刀治疗后病灶处的囊变率约为 4.0%,永久致残率约为 4%。

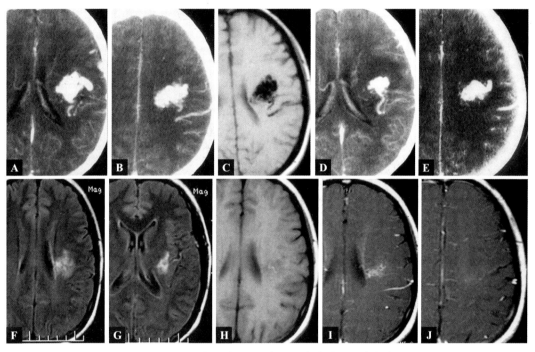

图 137-9 左额后部 AVM 伽玛刀治疗前后影像学变化

注:A～C. 伽玛刀治疗前的增强 CT 和 MRI 平扫。此 AVM 为蜂巢型,AVM 内不包含或包含少量脑组织。D 和 E 为伽玛刀治疗后 1 年,AVM 已开始缩小,病灶周围有较轻的脑水肿。F～J. 伽玛刀治疗后 3 年的 MRI,AVM 完全消失,但是仍有轻微脑水肿(F、G. FLAIR 扫描,H. MRI 平扫,I、J. MRI 增强)。

137.3.2 听神经瘤

听神经瘤分为神经鞘瘤和神经纤维瘤。绝大多数听神经瘤为神经鞘瘤。伽玛刀治疗神经鞘瘤的效果明显优于神经纤维瘤。伽玛刀治疗听神经瘤的最大优点是安全,患者痛苦少,面神经受损率低。尽管显微外科手术使面神经功能保留程度明显提高,但是对中小型听神经瘤,伽玛刀治疗的优越性仍比较明显(图 137-10)。

应用伽玛刀治疗听神经瘤经历了早期探索阶段、经验积累阶段和成熟阶段。在早期阶段,照射肿瘤的中心剂量高达 50～70 Gy,肿瘤周边剂量为 30～35 Gy。虽然肿瘤得到了良好控制(或肿瘤缩小),但是面神经受损率(即面瘫率)高达 39%,三叉神经受损率为 30% 以上,同时伴有小脑水肿。20 世纪 80 年代后期和 90 年代初期,治疗听神经瘤的周边剂量逐渐降低,面神经的受损率也随之下降。目前照射听神经瘤的周边剂量为 12～14 Gy,长期随访结果表明,肿瘤的长期(10 年以上)控制率为 92%～96%,大约 70% 患者的听力保持在术前状态,面神经受损率降低到 1% 左右,三叉神经受损率为 1%～2%。神经外科界和耳科医生已经公认伽玛刀是治疗中小型听神经瘤(直径<2.5 cm)可行的方式之一。截至 2017 年 12 月,全世界应用 Leksell 伽玛刀治疗听神经瘤约 10 万例。当患者伴有严重三叉神经痛时,建议显微外科手术治疗,因为伽玛刀治疗很难迅速缓解三叉神经痛。手术后残留或术后复发的听神经瘤也是伽玛刀治疗的良好适应证。大型听神

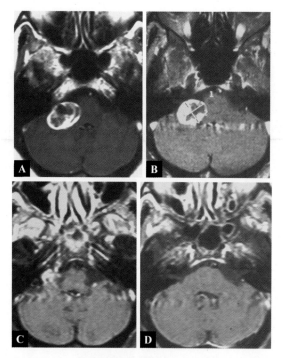

图 137－10 右侧听神经瘤伽玛刀治疗前后的增强 MRI 比较

注：A. 伽玛刀治疗前；B. 伽玛刀治疗后 1 年，肿瘤略缩小；C、D. 伽玛刀治疗后 9 年，肿瘤进一步缩小，未见复发。

经瘤(直径＞30 mm)首选显微外科手术治疗。但是，如果患者高龄并有手术禁忌证，仍可考虑用伽玛刀治疗。高龄患者颅内代偿空间大，伽玛刀治疗后尽管肿瘤有肿胀增大过程，但是患者的症状较轻。国内一些神经外科医师将巨大型听神经瘤大部切除，完全保留面神经功能，然后进行伽玛刀治疗，这种联合治疗不仅使肿瘤得到控制，同时保留了面神经和后组脑神经功能，从而提高患者的生存质量。伽玛刀治疗后半年到 1 年，听神经瘤中心强化减弱(中心坏死)，部分肿瘤有暂时性肿胀，体积可增大。这是正常的病理变化过程，只要患者症状没有明显加重，不伴有颅内压增高，不必视为"肿瘤增大、治疗无效"而行外科手术治疗，可继续随访。一般判断治疗是否有效的界线为伽玛刀治疗后 2～3 年。

伽玛刀治疗后 50％～60％中小型肿瘤明显缩小，30％左右的肿瘤略缩小或保持原来大小。中等大小或大型听神经瘤患者，伽玛刀治疗后有 5％～8％的患者出现交通性脑积水，需要脑室腹腔分流手术。

137.3.3 脑膜瘤

脑膜瘤属于良性肿瘤，边界清楚，其主要治疗手段是手术切除，特别是肿瘤位于矢状窦旁、大脑镰、大脑凸面等部位，手术易切除。伽玛刀治疗主要适用于小型脑膜瘤、手术后残留或复发脑膜瘤以及海绵窦、颅底等部位的中小型脑膜瘤(图 137－11)。截至 2017 年 12 月，全世界应用 Leksell 伽玛刀治疗脑膜瘤超过 12.5 万例。海绵窦脑膜瘤手术全切除风险大，术后常出现一定程度的脑神经损伤表现。伽玛刀对中小型海绵窦脑膜瘤(直径＜2.5 cm)或术后残留的海绵窦脑膜瘤有良好的控制作用。伽玛刀治疗脑膜瘤的周边剂量为 14 Gy 左右。当肿瘤的周边剂量为 14 Gy 时，伽玛刀对海绵窦脑膜瘤的 5 年控制率约为 92％，10 年控制率为 82％。当肿瘤靠近视神经、视束或视交叉时，由于视神经的耐受剂量为 9 Gy，若以此剂量照射肿瘤，则肿瘤的放射剂量不足，结果肿瘤控制不良。目前华山医院伽玛刀中心采用分阶段伽玛刀治疗，先照射 9 Gy 或 10 Gy，10 个月后再照射 9 Gy 或 8 Gy，肿瘤接受的剂量高，长期控制效果好。大型海绵窦脑膜瘤应采取手术联合伽玛刀的综合治疗。伽玛刀对颅底中小型脑膜瘤或颅底脑膜瘤术后残留的控制率为 93％～96％(随访时间＞4.5 年)。伽玛刀照射时，应对肿瘤的附着部位照射较高的剂量，如图 137－12 所示，靠近脑干处的肿瘤接受的剂量比肿瘤的附着部位低，但是肿瘤控制良好。术后残留脑膜瘤的伽玛刀治疗时机为手术后 3～6 个月，此时肿瘤周围脑组织水肿已经消退，MRI 增强能够清晰显示肿瘤的边界，有利于确定伽玛刀的照射范围。伽玛刀术后大约 50％的肿瘤缩小，35％患者的神经功能有改善。伽玛刀治疗脑膜瘤的不良反应是脑水肿，特别是肿瘤位于外侧裂、顶叶功能区者。

137.3.4 垂体瘤

全世界应用 Leksell 伽玛刀治疗垂体瘤约 7.3 万例。小型垂体瘤距离视神经、视交叉、视束大于 3 mm 者均可行伽玛刀治疗。手术后残留的垂体瘤(图 137－13)，特别是位于海绵窦的肿瘤也是伽玛刀的良好适应证。伽玛刀对垂体瘤的治疗目的是：①控制激素水平异常，改善临床症状；②缩小或控制肿瘤生长；③保护正常垂体组织。垂体瘤可分为有功能腺瘤和无功能肿瘤，伽玛刀治疗有功能腺瘤

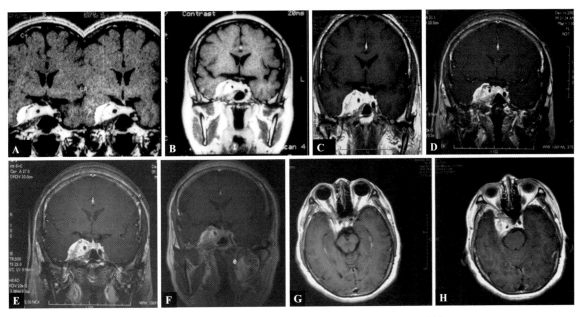

图 137-11　右侧海绵窦脑膜瘤伽玛刀治疗前后的 MRI 比较

注：A. 伽玛刀治疗前；B. 伽玛刀治疗后 6 年肿瘤缩小；C. 伽玛刀治疗后 8 年肿瘤略有增大，但患者无不适症状未进一步治疗；D、E. 伽玛刀治疗后后 10 年肿瘤增大，再次伽玛刀治疗；F. 伽玛刀治疗后 14 年肿瘤保持稳定，未再增大；G、H. 伽玛刀治疗后 17 年，肿瘤再次缩小，患者面部有轻微不适症状。

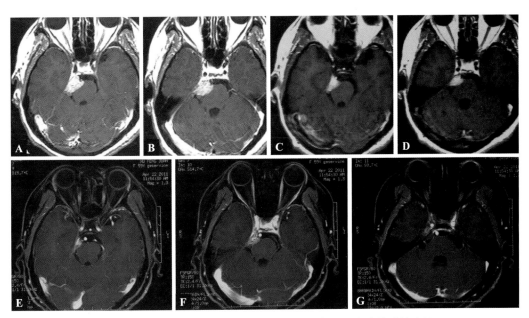

图 137-12　岩尖斜坡脑膜瘤（影像学诊断）伽玛刀治疗前后的比较

注：A、B. 伽玛刀治疗前，伽玛刀治疗时，肿瘤附着处接受较高的剂量；C、D. 伽玛刀治疗后 2 年肿瘤缩小，患者无不适；E～G. 伽玛刀治疗后 6 年，肿瘤进一步缩小，未见复发。

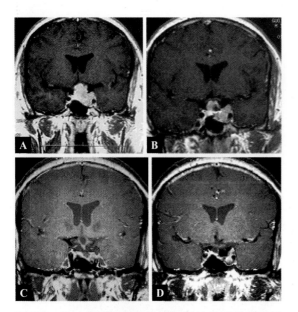

图 137 - 13 术后残留垂体瘤伽玛刀治疗前后增强 MRI 比较

注:A. 手术前;B. 手术后残留肿瘤;C、D. 伽玛刀术后 4 年肿瘤几乎消失。

所需的放射剂量高,肿瘤周边剂量 20～30 Gy,促肾上腺皮质激素(ACTH)型垂体瘤的周边剂量甚至大于 30 Gy;生长激素型垂体瘤的周边剂量为 18～25 Gy。而无功能腺瘤所需剂量低,肿瘤周边剂量为 12～18 Gy。

在有功能腺瘤中,伽玛刀对生长激素型垂体瘤的治疗获得了满意的临床效果,ATCH 型垂体瘤的治疗效果次之。生长激素恢复正常的患者,肢端肥大症状改善,其伴随的高血压、糖尿病也得到控制。

伽玛刀虽然能良好控制催乳素(PRL)型垂体瘤的生长,但仅能改善内分泌症状和激素水平,且只有肿瘤偏侧生长时,伽玛刀治疗才能取得理想的疗效。

伽玛刀治疗无功能的术后残留垂体瘤具有控制效果好、不良反应轻的优点(图 137 - 13),通常实施的周边剂量为 12～20 Gy。术后残留垂体瘤的治疗时机为术后 3～6 个月,此时鞍底修补已经牢固,肿瘤经过暂时的膨胀又恢复到致密的状态,增强 MRI 能够分清肿瘤边界。伽玛刀治疗垂体瘤的主要并发症是垂体功能减退或低下,其症状包括性功能减退、继发闭经等。首选伽玛刀治疗的小型垂体瘤,在伽玛刀治疗后 5～10 年,约 5% 的患者出现部分空蝶鞍。

137.3.5 三叉神经鞘瘤

三叉神经鞘瘤是颅内少见良性肿瘤,约占颅内肿瘤的 0.5%,其主要治疗方式是手术切除。由于肿瘤比邻颈内动脉、多组脑神经等重要结构,手术后常出现部分神经功能受损。近 10 多年来,伽玛刀在治疗中小型三叉神经鞘瘤方面显示出其独特的优势。由于 MRI 的不断普及和对三叉神经鞘瘤诊断水平的提高,使症状轻、肿瘤小的患者获得早期诊断,伽玛刀治疗这类中小型三叉神经鞘瘤不仅可以使肿瘤缩小达到中长期控制作用(图 137 - 14),还可以改善临床症状。伽玛刀治疗三叉神经鞘瘤的周边剂量为 12～14 Gy。目前临床经验提示伽玛刀可作为治疗中小型三叉神经鞘瘤的首选治疗方式之一。

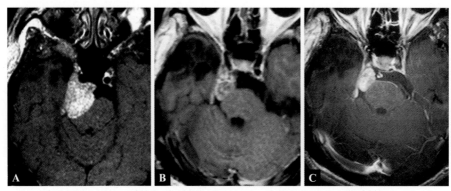

图 137 - 14 右侧三叉神经鞘瘤术后复发,伽玛刀治疗前后的变化

注:A. 伽玛刀治疗前;B. 伽玛刀治疗后 5 年肿瘤明显缩小;C. 伽玛刀治疗后 9 年肿瘤进一步缩小,未见复发。

137.3.6　血管母细胞瘤

血管母细胞瘤是一种良性血管性肿瘤,好发于小脑和脑干,占颅内肿瘤 1%～2.5%。实质性肿瘤由高度丰富幼嫩的血管组织和间质细胞组成,血供丰富,手术切除时出血多。中小型实质性肿瘤边界清楚,是伽玛刀治疗的良好适应证(图 137 - 15),但是伴有囊性变或囊性血管母细胞瘤应首选手术治疗。伽玛刀作用于这类肿瘤,使肿瘤内的血管壁玻璃样变,血管闭合,肿瘤内的间质细胞变性坏死,达到控制肿瘤生长或使肿瘤缩小的作用。伽玛刀对实质性血管母细胞瘤的 5 年控制率约为 85%。肿瘤的控制与照射剂量相关,通常实施的肿瘤周边剂量为 16～20 Gy。对于多发血管母细胞瘤,伽玛刀虽然具有一次可以治疗多个肿瘤的优势,但由于部分患者与脑视网膜血管瘤病(VHL 病)相关,因此也面临肿瘤复发或出现新肿瘤的困惑。

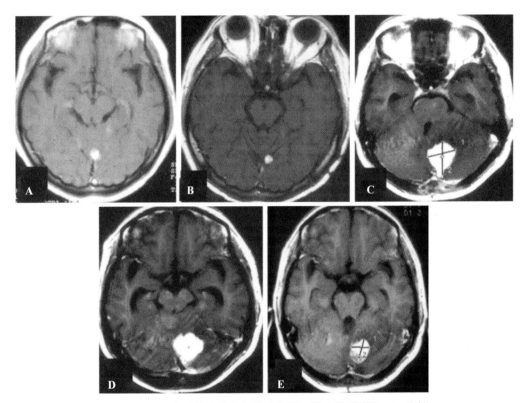

图 137 - 15　实质性血管母细胞瘤伽玛刀治疗前后增强 MRI 比较

注:病例一(A、B):A. 小脑内有 2 个血管母细胞瘤,手术切除小脑半球肿瘤,但小脑上蚓部肿瘤未能治疗,然后行伽玛刀治疗(伽玛刀术前 MRI 图像);B. 伽玛刀术后 7 年,肿瘤缩小,未见肿瘤复发。病例二(C～E):C、D. 小脑血管母细胞瘤手术后残留(伽玛刀治疗前 MRI 图像);E. 伽玛刀术后 2 年肿瘤明显缩小。

137.3.7　海绵窦海绵状血管瘤

海绵窦部位的海绵状血管瘤极其少见,肿瘤比邻多组脑神经和血管,且血供丰富,手术中出血多,术后脑神经受损率仍较高。伽玛刀治疗这类肿瘤的长期疗果好,无脑神经损伤,不良反应轻(图 137 - 16)。照射肿瘤的周边剂量为 11～14 Gy,平均 13 Gy。对于中小型海绵窦海绵状血管瘤,伽玛刀治疗效果优于外科手术治疗,因此伽玛刀可作为此类肿瘤的首选治疗方式。

137.3.8　转移瘤

脑内转移瘤呈膨胀性生长,边界清晰,瘤内无正常脑组织,是伽玛刀治疗的良好适应证。由于对肿瘤局部控制率高,治疗后患者生活质疗高,因此伽玛刀治疗转移瘤病例逐年增多。2014 年 Yamamoto

报道了伽玛刀治疗多发脑转移瘤(2~4枚和5~10枚脑转移瘤)多中心研究,伽玛刀治疗2~4枚脑转移瘤和治疗5~10枚脑转移瘤的临床结果显示:两组病人的中位生存期无差别,证实伽玛刀治疗多发脑转移瘤的效果良好。因此,目前"美国国家综合癌症网络指南"认为单发和有限数量的脑转移瘤(1~4个,或5~10个),肿瘤体积不大,可以优选伽玛刀治疗。脑转移瘤的周边剂量为18~24 Gy。其中肿瘤直径<10 mm,周边剂量为23~24 Gy;肿瘤直径11~20 mm,周边剂量为20~22 Gy;肿瘤直径21~30 mm,肿瘤周边剂量18~20 Gy;肿瘤直径>30 mm,肿瘤周边剂量<18 Gy。截至2017年12月,Leksell伽玛刀治疗了40万例脑转移瘤患者。颅内单发(肿瘤直径<3.5 cm)或数个中小型多发转移

灶,颅内压增高症状不严重时,均可行伽玛刀治疗(图137-17)。伽玛刀治疗的目的是局部控制肿瘤,解除症状,改善生存质量。伽玛刀对转移瘤的局部控制率约为93%,肿瘤原位复发后,伽玛刀治疗仍有效。伽玛刀治疗后随着转移瘤的消失,脑水肿也随之消退。Pan等分析了281例肺癌脑转移患者伽玛刀治疗后的生存时间。伽玛刀+全脑放疗的平均生存期为14个月,单独伽玛刀治疗的平均生存期为15个月,两者无统计学差异;小细胞肺癌的平均生存期(16个月)与非小细胞肺癌的平均生存期(14个月)之间同样无统计学差异。经多元分析提示:伽玛刀治疗肺癌脑转移瘤的生存期与患者年龄(<65岁)、卡诺夫斯凯评分(KPS>70分)、伽玛刀治疗前无神经系统损害、是否接受多次伽玛刀治疗以及是

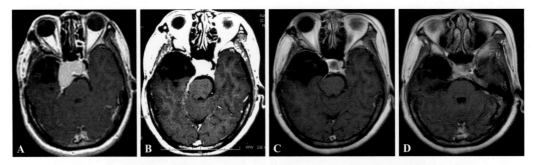

图137-16 右侧海绵窦海绵状血管瘤术后残留,伽玛刀治疗前后的增强MRI比较

注:A.伽玛刀治疗前见术后残留;B.伽玛刀治疗后2年,肿瘤缩小;C、D.伽玛刀治疗后9年,肿瘤缩小90%以上。

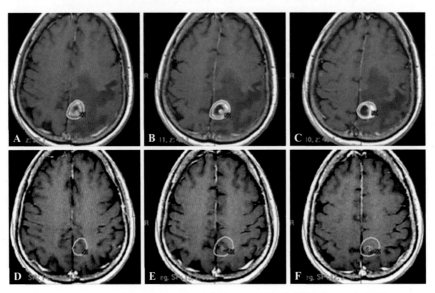

图137-17 肺癌脑内单发转移瘤伽玛刀治疗前后的增强MRI比较

注:A~C.伽玛刀治疗前;D~F.伽玛刀治疗后6个月,肿瘤几乎消失(黄色线为伽玛刀治疗时的包绕肿瘤的等剂量曲线)。

否已行开颅手术切除大的有明显占位效应转移瘤有明显的相关性。Franzin 分析了单独伽玛刀治疗的 185 例脑转移瘤患者的生存期和预后,其脑转移瘤数≤4 个。原发肿瘤分别来自肺(57%)、乳腺(11%)、黑色素瘤(5%)、肾(9%)、结肠(7%)、其他(11%)。伽玛刀治疗后的中位生存期为 12 个月,1 年和 2 年的生存率分别为 50% 和 30%。递归划分分析(RPA)Ⅰ级(KPS≥70 分,年龄<65 岁,原发肿瘤得到控制,没有其他部位转移)患者的中位生存期为 21 个月。单因素分析发现年龄(<65 岁)、KPS(≥70 分)、单发转移瘤、没有幕下转移瘤、RPA 分级与患者的预后有关;而多因素分析发现只有 KPS 与患者的生存期有关。伽玛刀治疗后 44 例再次出现新的脑转移瘤,新转移瘤出现的平均时间为伽玛刀治疗后 6 个月。

伽玛刀只能对影像学可见病灶进行治疗,不能预防新的转移灶;伽玛刀治疗后 4~7 个月,脑内出现新的转移灶。

137.3.9 胶质瘤

胶质瘤呈浸润性生长,肿瘤细胞与正常脑组织之间无明显的边界,肿瘤边界外几毫米甚至 2 cm 以内都有肿瘤细胞浸润。因此,通常情况下并不主张将伽玛刀作为恶性胶质瘤的首选治疗方法。但是伽玛刀可作为胶质瘤手术后的一种辅助治疗措施,起到巩固疗效,延长患者生存期的作用。

1) 恶性胶质瘤手术后,常规放疗联合伽玛刀治疗。

2) 复发胶质瘤的伽玛刀治疗:胶质瘤患者手术、放疗和化疗后复发者,伽玛刀仍是延长患者生存时间的有效治疗方式。

3) 低度恶性胶质瘤的分次伽玛刀治疗:由于疗效肯定,不良反应轻,伽玛刀治疗低度恶性胶质瘤病例数逐年增多。

137.3.10 颅内其他肿瘤

伽玛刀除了治疗上述肿瘤外,还可用于治疗小型颅咽管瘤、松果体区肿瘤、脊索瘤、颈静脉孔区肿瘤(颈静脉球瘤和神经鞘瘤)以及鼻咽癌颅底转移等。颅咽管瘤由于其位置特殊,外科手术全切除仍有一定难度,对手术后残留或复发者,伽玛刀不失为一种有效的辅助治疗手段。根据文献报道肿瘤的平均控制率为 85%,约有 15% 的病例出现与视力有关的并发症。由于颅咽管瘤靠近视神经,伽玛刀治疗剂量受到一定的限制,但是通过分 2 次或 3 次伽玛刀治疗,达到了既控制肿瘤又保护视神经的良好效果。华山医院探索性地分次治疗了 10 余例术后残留颅咽管瘤,随访 4 年以上,肿瘤缩小,未见肿瘤复发,如图 137-18 所示。

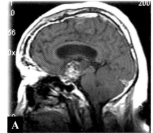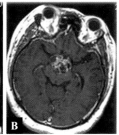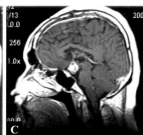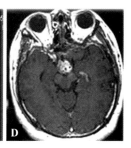

图 137-18 两次手术后残留颅咽管瘤经分次伽玛刀治疗的 MRI 比较
注:A、B. 伽玛刀治疗前;C、D. 两次伽玛刀治疗后 3 年,肿瘤明显缩小。

颈静脉孔区肿瘤位置深,周围结构复杂,伽玛刀治疗这一部位的肿瘤有一定的优势(图 137-19)。但是肿瘤位置深,伽玛刀治疗前立体定位头架的安装极为重要。如果头架安装不当,C 型伽玛刀不能完整治疗肿瘤。最新型的 Perfexion 伽玛刀可以治疗到第 1 颈椎水平,对颅底深部、颅外肿瘤均能治疗。如果肿瘤治疗完全,伽玛刀疗效良好。

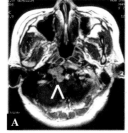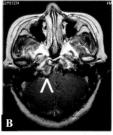

图 137-19 颈静脉孔区肿瘤伽玛刀治疗前后比较
注:A. 伽玛刀治疗前;B. 伽玛刀治疗后 4 年肿瘤明显缩小。

137.4 射波刀技术

射波刀是美国 Accuray 公司生产的一种新型立体定向放射治疗设备,由直线加速器、机器人机械臂、治疗床、靶区定位追踪系统(target localization system,TLS)、呼吸追踪系统、治疗计划系统、计算机网络集成与控制系统组成。它无须使用金属头架或体架,采用计算机立体定位导航和自动跟踪靶区技术,治疗中实时追踪靶区(肿瘤),然后从 100 多个节点对靶区实施聚焦照射。射波刀的问世使放射外科治疗的解剖范围从脑部扩展到全身,它不仅可以治疗颅内肿瘤,还可以治疗颅底肿瘤、头颈部肿瘤、脊髓和脊柱肿瘤、肺部肿瘤、胰腺肿瘤、肝脏肿瘤、肾脏肿瘤、前列腺肿瘤、妇科肿瘤、骨科肿瘤等。

137.4.1 射波刀的发展史

射波刀的构想:1985 年美国神经外科医生 John Adler 到瑞典 Karolinska Institute 进修学习,师从 Lars Leksell 学习伽玛刀技术。他从伽玛刀的创意中得到启发,但也发现了当时伽玛刀技术的美中不足。伽玛刀使用的金属头架被固定在颅骨上令患者不适,同时受到头架的限制,治疗的范围不能覆盖全颅脑,更不能将聚焦照射的理念用于颅外其他肿瘤

的治疗;伽玛刀只能单次聚焦照射,不能实施分次照射。按照恶性肿瘤的特性,分次照射更符合放疗杀死肿瘤的生物学特点。John Adler 设想了一种不使用金属头架固定,利用影像引导技术去获得肿瘤精确位置,然后实施单次或分次立体定向放射治疗的技术,即影像引导无框架立体定向放射外科(image-guided frameless stereotactic radiosurgery)。

1988 年,John Adler 与美国斯坦福大学的物理学家和工程师合作将他的影像引导的无框架立体定向放射外科从概念付诸实施。射波刀的原理和组成分别是:通过 X 线的实时影像与定位 CT 影像之间建立关系,实现靶区定位;将小型直线加速器安装在机器人机械臂上,通过计算机技术实现机器人机械臂让直线加速器指向任意方向,从而实现 X 射线从多个方位、多角度向靶点聚焦照射,达到类似伽玛刀的聚焦照射;放射剂量的计算和优化也通过计算机技术得以实现。1992 年,John Adler 研制出影像引导的无框架放射外科设备,取名为 Cyberknife radiosurgery(注册为 Cyberknife® system),简称为 Cyberknife(中文翻译为射波刀、赛博刀或电脑刀)(图 137-20、137-21)。1994 年 6 月射波刀治疗的第 1 例患者为脑转移瘤,从此开启了射波刀时代。与使用头架固定方法相比,射波刀无框架放射外科可将一次高剂量照射分割成几次照射,减少正常组织的剂量,从而最大限度减少治疗的不良反应。美

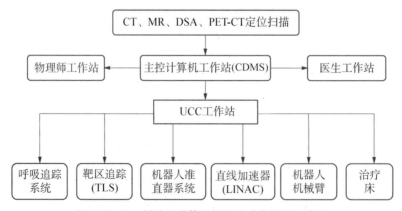

图 137-20 射波刀计算机网络集成与控制示意图

注:射波刀主控计算机工作站——临床数据管理系统(CDMS)与医生工作站、物理师工作站、射波刀控制计算机工作站形成局域网,定位图像、治疗计划均储存在 CDMS 工作站,它控制医生工作站、物理师工作站和用户控制计算机(UCC),UCC 工作站控制着呼吸追踪计算机、TLS、机器人机械臂、直线加速器(LINAC)、治疗床,机器人准直器系统。定位图像通过局域网,传输到 CDMS,医生在医生计算机工作站勾画肿瘤和重要结构,然后在物理师工作站设计治疗计划。

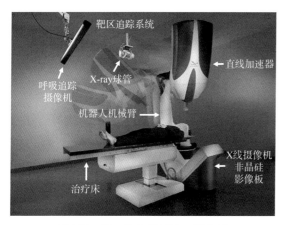

图 137-21　第 3 代射波刀的外形

国 FDA 于 1999 年正式批准射波刀治疗系统可用于治疗脑部和头颈部疾病；2001 年批准射波刀用于治疗全身肿瘤。尽管射波刀技术成熟，但仍有诸多不完美之处。2004 年，Accuray 公司研制出同步呼吸追踪系统（Synchrony® Respiratory Tracking System）。同步呼吸追踪（synchrony）成就了射波刀成为全球第一个能够精准追踪随呼吸运动的肿瘤，并给予精准照射的放疗设备。2005 年 Accuray 公司研发出脊柱追踪系统（Xsight™ Spine Tracking System），之后又研制出肺追踪系统（Xsight™ Lung Tracking System）。射波刀控制系统、剂量计划系统、靶区追踪系统、脊柱追踪技术、呼吸追踪技术进一步升级完善，使射波刀的临床治疗日臻完善。2006 年 9 月，射波刀的治疗床改进为机器人控制床，准直器的更换从人工改为电脑自动辨认与更换［即机器人准直器转换系统（Xchange）］，地面上处于相互垂直位置的非晶硅影像板（X 线数码影像板）被改进到地面以下，使射波刀的照射节点有所增加，特别是 Multiplan 治疗计划系统的问世，使射波刀治疗进入一个崭新的时代，Accuray 公司把新一代的射波刀称为第 4 代（G4）射波刀（图 137-22）。

　　2010 年 Accuray 公司对射波刀进一步改进，推出了 Cyberknife VSI（versatile，simple and intelligent Cyberknife，中文翻译为"多功能智能化射波刀"，简称射波刀 VSI）。射波刀 VSI 特点是直线加速器的剂量率从 400 MU/min（或 800 MU/min）升级为 1 000 MU/min，配备了 IRIS 准直器（图 137-23）。IRIS 准直器就如同照相机的自动光圈（图

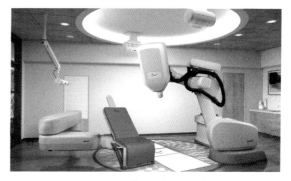

图 137-22　第 4 代射波刀的外形

137-24），可以任意变换准直器的孔径大小，无需更换准直器。设计治疗计划时，可以选择多个不同孔径的准直器，这样可以设计出适形性更好的治疗计划，对周围组织的损伤更少。机器人准直器转换系统（Xchange® Robotic Collimator Changer）进一步优化和精准（图 137-25），更换速度快，节约治疗时间。肺部肿瘤追踪系统（Xsight® Lung Tracking System）的优化，提高了周围型肺癌实时追踪的精度，只要在一个影像板上追踪到肺癌，就可以实时精准追踪肿瘤，省去有创伤的金标植入过程。在 G4 射波刀进行肺肿瘤的追踪过程中，必须在 2 个影像板上同时看到肺肿瘤，才能使用肺肿瘤追踪系统。在设计治疗计划时，射波刀 VSI 的蒙特卡罗（Monte Carlo）放射剂量计算方式，大大提高了肺癌照射剂量的精度。在治疗过程中，机器人机械臂运行的节点更加合理和高效，治疗一个患者的时间从 1 h 缩减到 30 min。

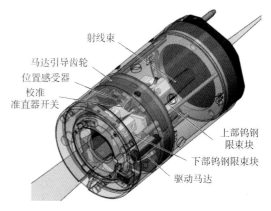

图 137-23　IRIS 准直器结构示意图

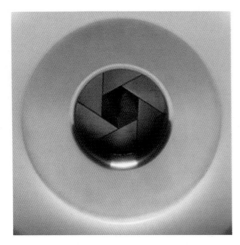

图 137 - 24 IRIS 准直器的孔的形状

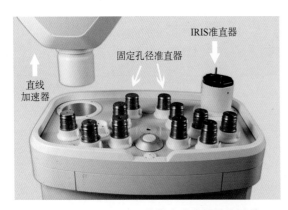

图 137 - 25 Xchange 机器人准直器转换系统

由于射波刀在体部肿瘤治疗中的优势明显，2012 年 Accuray 公司针对不同部位的肿瘤，研制出射波刀 M6（Cyberknife M6）。射波刀 M6 有 3 个不同系列，针对不同部位的肿瘤设计了专门的软件包和准直器（图 137 - 26）。①Cyberknife M6 FI 系统，是以脑部为主的全身治疗系统，具有专门的神经系统软件包和 IRIS 准直器；②Cyberknife M6 FM 系统，是将 IRIS 准直器更换成多叶光栅准直器系统（Incise™ Multileaf Collimaotor），其他部分和 Cyberknife M6 FI 完全一样，它对体部肿瘤治疗速度更快；③Cyberknife M6 FIM 系统，包含所有的软件包（前列腺癌软件包、肺癌软件包、神经系统软件包、俯卧位治疗软件包）和全部准直器系统（Xchange™、IRIS™、Incise™）。射波刀 M6 使射波刀的智能化程度提高，操作更加简便。

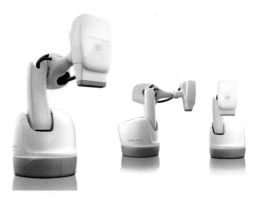

图 137 - 26 射波刀 M6 的外形

137.4.2 射波刀的组成

射波刀系统由轻型直线加速器、机器人机械臂、治疗床、靶区定位追踪系统、同步呼吸追踪系统、治疗计划系统、数据存储备份系统、计算机网络集成与控制系统组成。

（1）直线加速器

射波刀使用一个紧凑型、能产生 6 MV X 射线和电子束的轻型直线加速器；直线加速器被安装在由机器人控制的机械臂上。早期直线加速器的剂量率为 400 MU/min，之后提升为 800 MU/min，目前使用的剂量率为 1 000 MU/min。该直线加速器配有 12 个固定孔径准直器，准直器孔径分别为 5、7.5、10、12.5、15、20、25、30、35、40、50、60 mm。2008 年之前的射波刀，需要人工更换不同孔径的准直器。从 G4 射波刀的升级版开始，直线加速器具备了电脑自动辨认与更换准直器的功能，即机器人准直器转换系统（Xchang®）。在治疗过程中需要更换准直器时，无需技术员人工更换，机器人将直线加速器精确移动到机器人准直器转换台（Xchange），然后自动辨认和更换准直器，节省了治疗时间。射波刀 VSI 除了配备有 Xchange 机器人准直器转换系统，还配备了可自动变换孔径的 IRIS 准直器（IRIS™ Variable Aperture Collimator）。IRIS 准直器设计成两排两组钨片准直器，每组叶片旋转30°相隔成六边，形成半圆形（图 137 - 23、137 - 24）。IRIS 准直器射束孔径的大小与固定准直器一致，可以变换成 12 个不同孔径的准直器。在射波刀的治疗过程中，自动变化射束孔径的大小，大大节省了治疗时间，每次射波刀的治疗时间从 50 min 缩短到15～30 min。射波刀 M6 配备有多叶光栅准直器，多叶光栅准直器的应用提高了体部大肿瘤的治疗效率。

（2）机器人机械臂

射波刀使用 KUKA 机器人，机器人机械臂头端安装有直线加速器，它带动直线加速器围绕患者在前、后、左、右、上、下六度空间自由转动，按照计算机预设的路线，机械臂可将直线加速器调整到 101 个位置（或节点），在每个节点处可以从 12 个角度投照射线，因此提供多达 1 212 个方位的射线。G4 射波刀、射波刀 VSI 和射波刀 M6 的 X 线影像板位于地面之下，增加了射波刀治疗节点，可提供多达 1 600 方位的射束。按照设计的治疗计划，直线加速器每到一个预设治疗点，机械臂停止运动，计算机快速自动比对肿瘤的位置是否在允许的精度范围，如有较小误差，机器人微调直线加速器的角度，并精确对患者体位进行校准，然后直线加速器对准靶区投照相应的放射剂量。

（3）治疗床

第 3 代射波刀的治疗床是由计算机程序和精密电机控制的，可以在五度空间自由移动，即 X 轴、Y 轴、Z 轴方向移动，头部倾斜和治疗床左右倾斜，但是治疗床的头部不能在水平位左右转动。G4 射波刀、射波刀 VSI 和射波刀 M6 的治疗床分为 2 种：第 1 种是计算机和精密电机控制的治疗床，第 2 种是是由机器人控制，可以在六度空间自由移动的机器人治疗床（RobotCouch® Patient Positioning System）。

（4）靶区定位（影像）追踪系统

传统放射外科使用立体定向架固定患者头部，使脑组织与定向架之间产生相对应的三维坐标关系，这在治疗中确保了射线的精确投照。射波刀使用人体骨骼结构（颅骨或脊柱）作为参考框架，颅内病灶与颅骨之间产生固定的对应关系，靠近脊柱的肿瘤和脊柱之间产生对应关系。靶区定位（影像）追踪系统是利用天花板上安装的两组诊断 X 射线球管（X-ray sources）和安装于患者两侧地面上相互垂直的非晶硅影像板（image detectors）组成，影像板的分辨率为 512×512 像素。G4 射波刀、射波刀 VSI 和射波刀 M6 的非晶硅影像板被安放在地平面下面，影像板的分辨率为 1024×1024 像素。两组 X 射线球管发出的低能 X 线相互垂直，交叉穿过头颅（或脊柱或肿瘤的治疗部位），非晶硅影像板获得颅骨（或脊柱椎体）的数字图像，计算机与事先 CT 扫描获得

的颅骨（或椎体）数字重建图像（DRR）相比较，首先确定颅骨（或椎体）的精确位置，然后得出治疗靶目标（病灶）的精确位置。靶区定位追踪系统使用 4 套计算机软件，用于获得治疗病灶的精确位置。治疗颅内病变时，使用 6 维颅骨追踪软件；治疗脊髓、脊柱及其周围肿瘤时，使用脊柱追踪软件；治疗一部分周围型肺癌时，使用肺部追踪软件和同步呼吸追踪软件；治疗随呼吸运动的肿瘤时需要在肿瘤内或肿瘤周围埋置金标（fiducial，由黄金制成的长 5 mm、直径 0.8 mm 的圆柱体），金标植入后休息 5～7 d，让金标与组织粘连在一起，起到固定金标的作用。治疗肿瘤内埋置金标的体部肿瘤（肺癌、肝癌、胰腺癌）时，使用金标追踪软件和同步呼吸追踪软件。治疗前列腺癌时，单独使用金标追踪软件。

（5）治疗计划系统

治疗计划系统由计算机工作站和治疗计划软件组成。2006 年诞生的 Multiplan 治疗计划软件，使医生和物理师可以设计出精美的治疗计划。虽然设计治疗计划只能在 CT 图像上进行，但是 CT 影像能够与 MRI（包括功能 MRI）、PET/CT、旋转的三维 DSA（rotation DSA）影像融合，用于获得精细的软组织图像和病灶的精确位置。早期的 Multiplan 治疗计划系统只能兼容 4 套影像（CT、2 套 MRI、PET/CT 或 DSA），Multiplan 4.6 以上版本可以兼容 6 套图像（CT、3 套 MRI、PET/CT 和 DSA），这对于治疗功能区脑肿瘤（或 AVM）和随呼吸运动的肿瘤极其重要。治疗功能区 AVM 时，除了增强 CT 定位图像外，还需要融合 MRI T_1 图像、T_2 图像、增强 MRA 轴位（水平位）图像、DTI 功能磁共振和旋转的三维 DSA（图 137 - 27），多种影像的融合技术帮助医生辨识出 AVM 的畸形血管巢、引流静脉、神经传导束和语言功能区，对进一步提高治疗的精度、降低治疗后不良反应极为重要。患者治疗前，先作 CT 和 MRI 定位，将定位影像传输到计算机内。医生先勾画出计划治疗的肿瘤和重要器官，然后设置中心点（align center），最后选择准直器并给出肿瘤和重要器官的剂量要求，计算机能自动设计一个满足设定条件、适形良好、剂量分布满意、照射范围与肿瘤形状几乎吻合的治疗计划。根据治疗的需要，可设计单次治疗，也可设计成分次治疗（或称为大分割放射外科治疗），同时可设计等中心照射和非等中心照射。

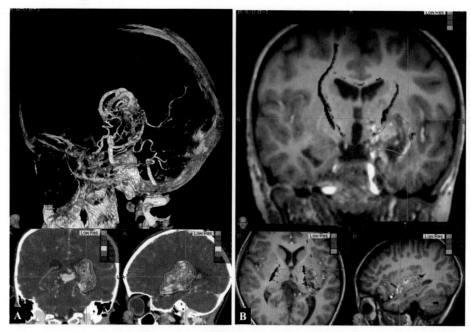

图 137 - 27　基底节 AVM 治疗计划图

注：Multiplan 上融合了 CT、三维 DSA、MRI 和磁共振 DTI。A. 三维 DSA 和 CT 图像，橙色曲线内为 AVM 血管巢；B. 磁共振 DTI 显示的神经传导束。

（6）同步呼吸追踪系统

当治疗肺部肿瘤或受呼吸运动影响的肿瘤（肝癌、胰腺肿瘤等）时，肿瘤随着患者的呼吸而上下左右运动。治疗这些体部肿瘤之前，需要向肿瘤内或周围置入金标，金标置入 5～7 d 后才能实施射波刀治疗。呼吸追踪是让患者穿上胸前带有发红光二极管的背心，呼吸追踪摄像机通过捕捉二极管的运动获得肺部的呼吸运动节律，计算机建立呼吸模型。治疗时，通过追踪金标的位置获得肿瘤的精确位置，同时计算机根据呼吸节律，自动微调机器人机械臂，让射线始终精确瞄准病灶。

（7）计算机网络集成与控制系统

射波刀拥有一个主控计算机工作站（CDMS），它储存患者的图像和治疗计划，与医生工作站、物理师工作站和射波刀控制计算机（UCC）组成局域网，控制下游计算机。UCC 通过局域网络控制机器人机械臂、控制直线加速器何时投照射线、控制治疗床的移动和追踪治疗靶区位置、呼吸追踪、机器人准直器系统。

（8）射波刀的精确度

早期第 3 代射波刀头颅追踪的精确度为 0.6 ± 0.3 mm；当头部 CT 扫描层厚为 1.25 mm 时，射波刀总体误差为 1.1 ± 0.3 mm。目前头部 CT 扫描层厚为 1 mm，使用六维颅骨追踪技术，治疗头颅肿瘤的误差为 0.44 ± 0.12 mm，使用金标追踪技术时的误差为 0.29 ± 0.1 mm，使用脊柱追踪技术治疗脊柱及其周围肿瘤的误差为 0.53 ± 0.16 mm。呼吸追踪系统的误差为 1.5 mm。

137.4.3　射波刀的治疗过程

（1）制作面罩或体模

颅内肿瘤患者在做定位扫描之前，需要制作一个无创的网眼热缩面罩，用于固定头部，防止头部移动。体部肿瘤患者需要制作一个体模，用于固定体部。如果体部肿瘤需要金标定位，在治疗前 5～7 d 将 4 粒金标植入肿瘤内或病灶附近，经过几天的休息，金标维持在相对固定的位置，治疗时利用这些金标获得肿瘤的精确定位。

（2）射波刀的定位扫描

颅脑肿瘤或脑血管畸形患者使用颅骨结构作为参考框架，定位扫描时，用热缩面罩将头部固定在特制的 CT 床板上。CT 扫描从头顶部开始（头顶外 1 cm），一直扫描到下颌以下，扫描层厚为 1～1.25 mm。体部肿瘤使用脊柱骨骼结构或金标作为定位参考依据,CT 扫描时患者平卧在体模内,扫描层厚 1～1.5 mm,扫描范围为包括肿瘤在内的整个器官(在美国,体部肿瘤的治疗无需制作体膜,患者平卧在 CT 治疗床上进行 CT 扫描)。除了 CT 扫描外,患者还需要做相应部位的增强 MRI 扫描,用于图像的融合。脑 AVM 患者需要做 DSA 造影和旋转三维 DSA,而功能区的 AVM 需要做功能磁共振(MRI DTI),用于显示神经传导束。某些肿瘤患者需要 PET/CT 扫描,用于确定肿瘤的精确位置。通过医院的局域网将定位图像从放射科传输到Multiplan 计算机工作站内,然后在计算机上设计治疗计划(等中心照射或非等中心照射)。

(3) 设计治疗计划

在 Multiplan 计算机上接收 CT 和 MRI 定位影像资料,脑 AVM 患者,还需要接受 DSA 图像资料和 MRI DTI 图像。Multiplan 4.6 版本可以接受 6 套影像资料:CT、PET/CT、MRI、功能 MRI、DSA 等。

1) 治疗计划设计步骤:①融合 CT 和 MRI 图像;②在 MRI 图像上勾画出肿瘤和重要器官;③选择肿瘤的追踪方式(头颅追踪、脊柱追踪、金标追踪联合同步呼吸追踪、肺部追踪联合同步呼吸追踪、金标追踪)和治疗次数;④设置中心点;⑤设置治疗计划的参数,矩阵框的大小,选择照射方式(等中心照射或非等中心照射);⑥按照病灶的性质、部位和病灶周围是否有重要结构,选择准直器的大小、射线强度、靶区范围、剂量分布、治疗剂量和其他参数,计算机能自动设计一个满足设定条件、适形满意、剂量分布均匀、照射范围与肿瘤形状几乎吻合的治疗计划。治疗计划设计完毕,将治疗计划保存并传输到射波刀主控计算机上。

2) 治疗计划设计的技巧和要点:放射外科特点是高精度、大剂量照射,治疗计划的适形性要非常好(处方剂量线与肿瘤的边缘完全吻合),肿瘤之外的等剂量曲线快速下降(即肿瘤周围正常组织接受剂量非常低,而且照射的体积范围尽量小),肿瘤的剂量呈现非均匀分布。对于实质性肿瘤,通常使用 65%～70%的等剂量曲线覆盖肿瘤的边缘,让肿瘤内的剂量从肿瘤边缘向中心逐渐增高。囊性肿瘤或有囊性变的肿瘤,通常使用 70%～75% 等剂量曲线,肿瘤的囊性部分尽量没有或为极少的高剂量线,这种设计可以减少治疗后肿瘤的肿胀。笔者提出了

"精准 3D 剂量雕刻技术",用于肿瘤紧邻脑部重要结构的治疗计划设计。

(4) 实施治疗

1) 头部肿瘤的治疗:患者平卧在治疗床上,用面罩将头部固定在治疗床上。技术员通过电脑操作,打开治疗计划,拍摄一对颅骨图像,计算机将拍摄的一对颅骨图像与事先 CT 扫描获得的颅骨数字重建图像(DRR)进行自动比对,通过移动治疗床,使拍摄的颅骨图像与 DRR 颅骨图像完全拟合。然后重新拍摄颅骨图像,计算机自动比对并确认拍摄的颅骨图像与 DRR 颅骨图像在 6 维方向上完全拟合在一起(图 137 - 28)。此时,计算机获得了患者头颅和病灶的初步方位,机械臂将直线加速器旋转到初始坐标位,然后按照程序将加速器围绕着患者旋转到预定节点。直线加速器每到一个节点,机械臂停止运动,此时靶区定位追踪系统立刻获得新的头颅影像,计算机确认目前的头颅影像与治疗开始时影像完全一致。如果头颅有轻微的移动,靶区定位追踪系统立刻计算出移动造成的偏差,并将此偏差传输到机器人机械臂,机械臂微调加速器的方位或射线的入射角度,最后加速器将所需的剂量精确投射到病灶内。如果患者的移动超过计算机自动调整的范围,治疗会紧急暂停(E-stop)。加速器每到一个预定节点,将重复上述影像实时验证步骤。在治疗过程中,X 射线球管每 10 s 发射 1 次,靶区影像追踪系统获取一次影像信息。从摄像到调整数据只需要几秒钟,射波刀基本上做到了在治疗过程中实时跟踪治疗靶区。第 3 代射波刀头部肿瘤的治疗时间大约为 50 min,G4 射波刀,射波刀 VSI 和射波刀 M6的治疗时间缩短到 30 min 左右。治疗结束,多数患者无不适,治疗后 1 周内,少数体部肿瘤患者感到疲乏无力和纳差。

2) 脊柱及其周围肿瘤的治疗:脊柱追踪软件的问世免除了在脊柱上埋置金标(或金属螺钉)的过程。脊柱追踪系统可以直接获得脊柱及其周围病灶的精确位置。它是利用计算机软件技术,先找到相应的锥体,然后计算机将获得的两维数据转化为三维数据,获取锥体精确位置,间接获得肿瘤的准确位置,系统误差约 0.61 mm(图 137 - 29)。脊柱及其周围肿瘤的治疗过程与头颅肿瘤相似,患者平卧在治疗床上的体模内,通过脊柱追踪软件获得肿瘤的准确位置,然后实施治疗。

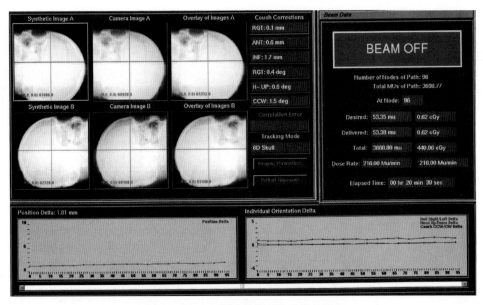

图 137‑28　六维颅骨追踪的计算机界面

注：Synthetic Image A 和 B 为 CT 重建颅骨图像（DRR 颅骨图像），Camera Image A 和 B 为颅骨 X 线数字平片，Overlay of Images 为两组图像重叠在一起时的结果。

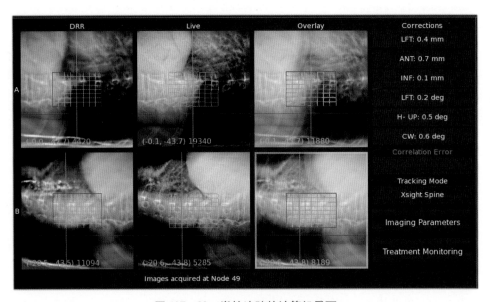

图 137‑29　脊柱追踪的计算机界面

注：Synthetic Image A 和 B 为 CT 重建图像，上面有 81 个节点组成的 64 个小方格；Camera Image A 和 B 为脊柱 X 线数字平片；Overlay of Images A 和 B 为两组图像重叠在一起时，64 个小方格的比对结果。当 64 个小方格重叠在一起时，计算机追踪到了正确的锥体位置。

137.5 射波刀在神经外科的应用

射波刀在神经外科的适应证同伽玛刀的适应证，主要治疗小型或中等大小脑 AVM、直径＜3 cm 的听神经瘤、三叉神经鞘瘤、中等大小的颅底脑膜瘤、垂体瘤术后残留、直径 3 cm 左右的颅内单发或多发转移瘤（肿瘤数≤5 个肿瘤）、其他小型边界清楚的颅内肿瘤以及术后残留的颅内良性肿瘤（肿瘤直径＜3 cm）。由于射波刀可以实施大分割放射外科治疗（每天照射 1 次，一共照射 2～3 次，甚至 4～5 次），所治疗肿瘤的体积可适度放宽，但是不能无限制放宽适应证。由于射波刀治疗的解剖范围扩大，它更适合治疗颅底深部肿瘤、颈静脉孔区肿瘤、颅颈交界区肿瘤、椎管内外沟通肿瘤、脊柱及其周围的肿瘤。对于无法手术的恶性或低度恶性肿瘤，或术后残留者，射波刀大分割治疗可以提高照射肿瘤的剂量，降低治疗不良反应，特别是它与常规放疗联合治疗，可以减轻放疗的不良反应。但是，对于小的颅内良性肿瘤，大分割放射外科治疗与单次放射外科治疗之间的差异不明显。截至 2019 年 12 月，全世界已经安装了 450 台射波刀，治疗患者超过 40 万例。

下面根据华山医院射波刀的应用和国际上发表的文献简介射波刀在神经系统中的应用。

137.5.1 颅内血管畸形

颅内血管畸形分为 AVM、海绵状血管瘤、毛细血管扩张症、静脉血管畸形等。射波刀主要用于治疗 AVM。

射波刀治疗 AVM 的最佳适应证为：AVM 病灶直径＜2.5 cm 或体积＜10 cm^3，病灶为典型的蜂巢状，有一根或两根供应动脉，畸形血管巢之后是为数不多的引流静脉。当 AVM 表现为粗大的血管团、畸形血管巢较少时，或 AVM 病灶较大时，往往需要联合血管内栓塞治疗，才能达到理想的治疗效果。射波刀治疗计划系统可以接受旋转 3D DSA 图像，能够更加清晰地显示 AVM 的病灶范围（图 137-30）。射波刀治疗 AVM 病例数相对较少，根据一组 279 例的报道，小型或中等大小（直径＜2.5 mm）AVM，射波刀治疗后 3 年的完全闭塞率约为 91%，2.8% 的患者治疗后再次发生 AVM 破裂出血。华山医院射波刀治疗 AVM 的闭塞率为 78%，中小体

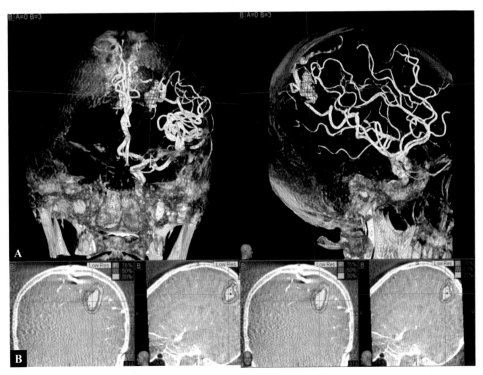

图 137-30 射波刀治疗计划图像

注：A. 三维 DSA 图像，可以任意方向旋转；B. DSA 体层图像与 CT 图像的融合图像。

积 AVM 闭塞率高。栓塞联合射波刀治疗 AVM 的闭塞率为 83%。对位于功能区 AVM,射波刀分次治疗后的水肿反应较轻,如图 137-31 所示的丘脑 AVM,射波刀分次治疗后 3 年,AVM 闭塞消失,但是在治疗后的 1~2 年,丘脑出现水肿,经过脱水、激素和高压氧治疗,脑水肿完全消失。体积较大的 AVM 单独用射波刀治疗效果不理想。目前华山医院首先采用血管内栓塞治疗,降低 AVM 的血流量,缩小 AVM 的体积,然后再作射波刀治疗,这种联合治疗方式可取得比较满意的疗效(图 137-32)。

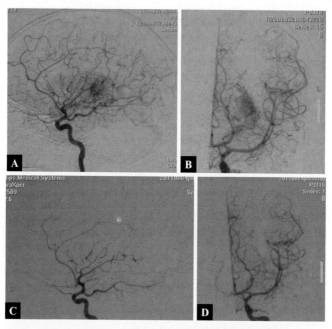

图 137-31 左侧丘脑 AVM 射波刀治疗前后 DSA

注:A、B. 射波刀治疗前 DSA;C、D. 射波刀治疗后 3 年,复查 DSA 显示 AVM 基本消失。

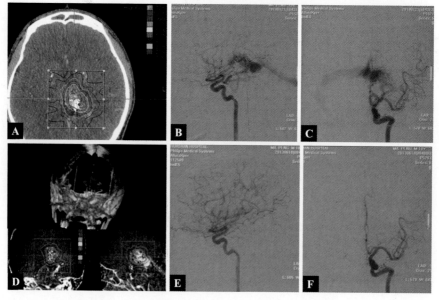

图 137-32 左侧脑深部 AVM,栓塞联合射波刀治疗,采用 3D 旋转 DSA、CT 和 MRI 联合定位

注:A. CT 治疗计划图像,照射靶区包含了已经栓塞的 AVM。B、C. 栓塞前 DSA 显示 AVM 的形态和部位;D. 3D 旋转 DSA 显示的 AVM 和治疗计划图;E、F. 射波刀治疗后 3 年,复查 DSA 显示 AVM 完全消失。

大型 AVM 靶区的勾画：根据华山医院射波刀治疗的经验，笔者将畸形血管巢、引流静脉和部分已经栓塞的畸形血管均勾画在靶区内。设计治疗计划时，将照射在静脉上的剂量适度降低。这种大范围的照射，有利于畸形血管团的闭合。

137.5.2　听神经瘤

中小型听神经瘤是放射外科治疗的良好适应证，射波刀通过实施大分割放射外科治疗，在保存有效听力方面有一定的优势。Chang 等报道射波刀分次治疗 61 例听神经瘤，其随访时间在 36 个月以上，肿瘤的控制率为 98%。74% 的患者射波刀治疗前拥有有效听力，射波刀治疗后，这些患者的有效听力无减退。华山医院应用射波刀治疗了 300 多例听神经瘤，多数为高龄大型听神经瘤或有内科疾病无法手术的患者，少数患者为双侧听神经瘤。根据华山医院射波刀治疗的初步结果，肿瘤控制率为 96%。大分割治疗可提高照射肿瘤的剂量，且肿瘤内的剂量梯度差异小，治疗后肿瘤肿胀不明显，不良反应相对较轻，肿瘤缩小明显（图 137-33）。对于双侧听神经瘤，射波刀分次治疗对保存听力有一定的优势。如图 137-34 所示，双侧听神经瘤患者，左侧肿瘤分次射波刀治疗，治疗后左侧仍保持有效听力。

137.5.3　脑膜瘤

伽玛刀的诞生对中小型听神经瘤带来了治疗理念的改变。射波刀分次照射中小型脑膜瘤，是否对颅底深部、海绵窦以及术后残留脑膜瘤的疗效带来明显进步呢？由于随访时间短，目前还没有结果，但是华山医院射波刀治疗的病例数最多的肿瘤是脑膜瘤。大脑凸面、矢状窦旁、大脑镰、小脑等浅表部位的脑膜瘤，肿瘤较大引起明显颅内高压症状的患者，首选手术切除肿瘤。颅底深部、海绵窦等部位小的脑膜瘤，手术风险大或术后并发症多时，以及手术后残留的脑膜瘤均可采用射波刀治疗。射波刀分次照射可以提高治疗肿瘤的放射剂量，同时降低放射不良反应。射波刀通常使用 65%～70% 的等剂量曲线覆盖肿瘤周边，由于使用较高的等剂量曲线覆盖在肿瘤周边，肿瘤内的剂量差异较小，治疗后肿瘤肿胀不明显（图 137-35），脑水肿的发生率低且程度轻，特别是对海绵窦、岩尖斜坡、颅颈交界脑膜瘤、矢状窦、窦汇等部位残留和复发脑膜瘤有良好的治疗效果（图 137-36、137-37）。对于小体积岩尖斜坡脑膜瘤，华山医院采用照射 2 次的治疗方案，每次 9.5 Gy，用 63%～65% 的等剂量曲线包绕肿瘤，目的是肿瘤内接受较高的剂量，治疗后，肿瘤缩小明显，不良反应较轻（图 137-38）。

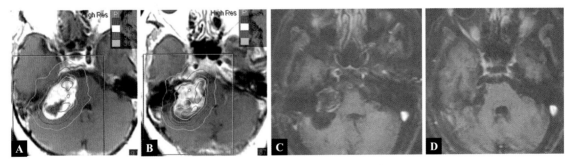

图 137-33　右侧听神经瘤射波刀治疗前后

注：70 岁老年患者患右侧听神经瘤，由于有内科疾病不能耐受手术，选择射波刀。A、B. 射波刀治疗时 MRI 增强，肿瘤周围的曲线为等剂量曲线；C、D. 射波刀治疗后 2 年，肿瘤明显缩小。

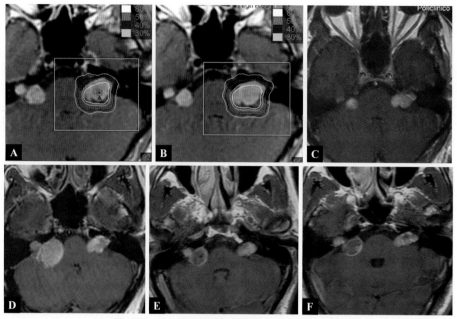

图 137 - 34 双侧听神经瘤先后行射波刀治疗

注：A、B. 射波刀治疗时 MRI 增强；C. 治疗后 2 年半，肿瘤缩小。D. 治疗后 3 年半，左侧肿瘤保持缩小的状态，患者保留有效听力，但是右侧肿瘤增大，也实施射波刀治疗。E、F. 左侧肿瘤射波刀治疗后 6年，右侧肿瘤射波刀治疗后 2 年，双侧肿瘤均保持在缩小状态。

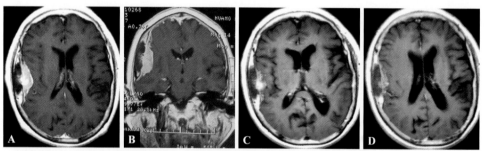

图 137 - 35　右侧额颞脑膜瘤射波刀治疗前后 MRI

注：射波刀治疗老年脑膜瘤患者(74 岁)。A、B. 射波刀治疗前 MRI 增强；C、D. 射波刀治疗后 4 年，增强 MRI显示肿瘤缩小，无脑水肿，患者无不适症状。

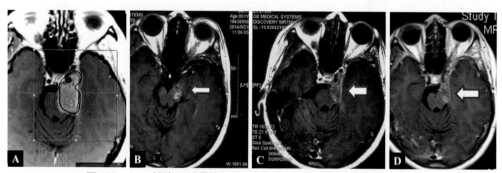

图 137 - 36　射波刀剂量雕刻技术在岩尖斜坡复发脑膜瘤中的应用

注：A. 射波刀治疗计划对肿瘤附着点照射高剂量，脑干处肿瘤照射低剂量；B、C. 射波刀治疗后 5 年，肿瘤明显缩小，脑干受压减轻，患者症状有改善；D. 治疗后 7 年半，肿瘤保持缩小的状态。

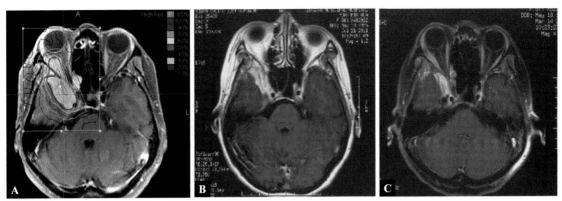

图 137－37　右侧海绵窦眼眶内沟通脑膜瘤(影像学诊断)射波刀治疗前后

注:A. 射波刀治疗时增强 MRI 图像,利用精准 3D 剂量雕刻技术,降低了右侧视神经接受的剂量,射波刀分次 3 次照射肿瘤;
B. 治疗后 1 年半,肿瘤缩小,患者右眼视力下降;C. 射波刀治疗后 3 年,肿瘤进一步缩小,右眼视力从 1.0 下降到 0.3。

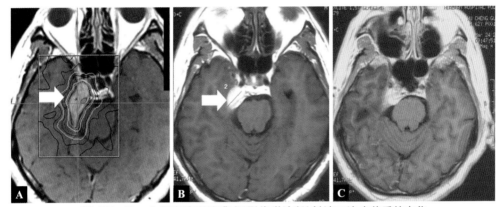

图 137－38　有侧海绵窦脑膜瘤(影像学诊断)射波刀治疗前后的变化

注:A. 射波刀治疗前;B. 射波刀治疗后 5 年,肿瘤明显缩小;C. 射波刀治疗后 9 年,肿瘤保持在缩小状态。

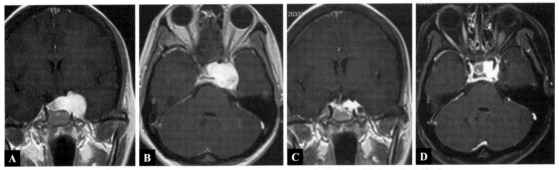

图 137－39　左侧海绵窦海绵状血管瘤(影像学诊断)射波刀治疗前后 MRI

注:A、B. MRI 增强显示肿瘤均匀强化;C、D. 射波刀治疗后 7 个月,肿瘤缩小 90% 以上,患者视力恢复正常。

137.5.4　海绵窦海绵状血管瘤

　　海绵窦海绵状血管瘤(也称海绵窦血管瘤)是一种极其少见的血管性肿瘤,它对放射外科的治疗非常敏感,长期疗效好。射波刀分次照射可以治疗中小型、大型和巨大型海绵窦海绵状血管瘤。根据华山医院射波刀治疗 110 多例海绵窦海绵状血管瘤的中长期结果显示:射波刀治疗完全可以替代显微外科手术,射波刀治疗后半年肿瘤缩小的比例为30%～90%(图137－39),无脑水肿发生,无新的脑神经损伤,患者症状改善或恢复正常。根据华山医院射波刀治疗海绵窦海绵状血管瘤的长期随访结果,海绵窦海绵状血管瘤的治疗方式将发生革命性改变,即射波刀

(或伽玛刀)治疗替代显微外科手术治疗。对巨大的海绵窦海绵状血管瘤,中线结构移位的患者,我们采取分割成4次的射波刀治疗,治疗后1周内患者有暂时的头痛,经过对症脱水治疗,症状很快消失。长期随访的MRI提示肿瘤缩小50%～90%(图137－40)。

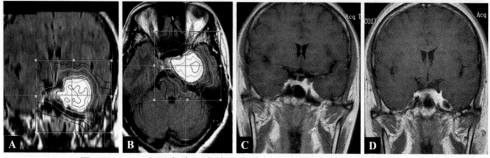

图137－40　左侧大体积海绵窦海绵状血管瘤射波刀治疗前后 MRI

注:A、B. 射波刀治疗时的MRI定位图像;C. 治疗后2年MRI增强冠状位,肿瘤几乎消失;D. 射波刀治疗后8年,患者视力不受影响,正常生活。

137.5.5　脑转移瘤

脑内单发或多发转移瘤是伽玛刀和射波刀治疗的良好适应证。对于高龄肿瘤较大的患者,射波刀分次治疗,可以减轻脑肿胀和脑水肿反应,肿瘤控制效果好(图137－41),患者生活质量高。射波刀治疗脑转移瘤的效率比伽玛刀低。伽玛刀可以一次治4～5个转移瘤甚至10个转移瘤,且照射时间短。射波刀设计治疗计划费时,而照射时间较长,没有伽玛刀治疗的效率高,但是射波刀 VSI 使用 IRIS 准直器,可以缩短治疗脑转移瘤的时间,提高治疗效率;射波刀分次照射后的脑水肿反应轻。脑干转移瘤占颅内转移瘤的3%左右,但是却严重

威胁患者的生命。伽玛刀和常规放疗对脑干转移瘤有较好的控制作用,但是,照射剂量高容易出现脑干水肿,使症状加重;照射剂量低,肿瘤控制不佳。射波刀大分割照射,既可以提高照射肿瘤的剂量,又可以减轻脑干水肿,治疗后患者症状逐渐改善,转移瘤缩小或消失。根据华山医院射波刀治疗的经验,单发脑转移瘤射波刀治疗后中位生存时间为18个月,脑内寡转移瘤(1～4枚),其中一个肿瘤体积较大,射波刀分次治疗后中位生存时间也达到了18个月。射波刀分次照射不良反应轻,肿瘤缩小明显,特别是颅内多个转移瘤,患者不能耐受或拒绝开颅手术时,射波刀为此类患者提供了安全有效的治疗方式(图137－42)。

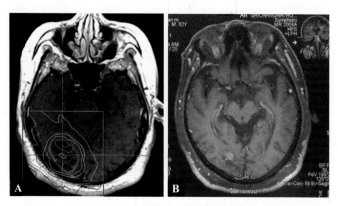

图137－41　80 岁患者肺癌脑转移瘤射波刀治疗前后 MRI

注:A. 射波刀治疗时增强MRI,肿瘤直径5 cm;B. 射波刀治疗后7个月,肿瘤缩小为小结节。

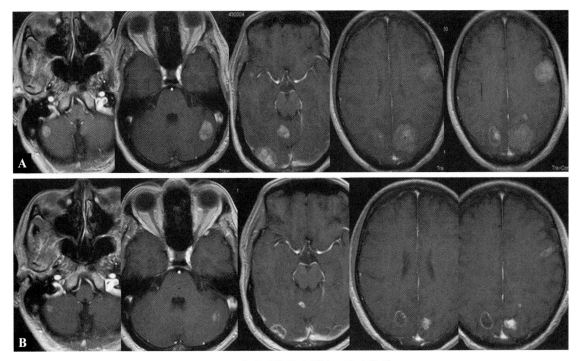

图 137-42　多发脑转移瘤射波刀治疗前后 MRI

注:肺癌脑内多发转移瘤(有 10 余个转移瘤),患者头痛,患者拒绝开颅手术和化疗,采取射波刀大分割治疗方案。A. 射波刀治疗前增强 MRI;B. 射波刀治疗后 3 个月,肿瘤缩小,患者头疼症状消失。射波刀治疗后 1 年,脑内出现 2 个新的转移瘤,再次射波刀治疗。患者高质量生活 2 年。

137.5.6　胶质瘤

　　射波刀大分割放射外科(分次治疗)对治疗某些胶质瘤有一定的优势。胶质瘤为恶性肿瘤,分次照射符合恶性肿瘤的放射治疗特性,有利于杀死肿瘤细胞。①胶质瘤手术后,先行常规放疗 40 Gy,然后用射波刀给肿瘤局部增量治疗,5 Gy×5 次,这种联合放疗可以提高肿瘤的放疗剂量,而正常脑组织接受的剂量低于常规放疗,不良反应较轻,且肿瘤复发后可再次射波刀治疗(图 137-43)。②手术、放疗和化疗后复发胶质瘤的射波刀治疗(图 137-44)。③某些小的低度恶性胶质瘤,肿瘤位于重要功能区,射波刀的分次治疗可以取得缩小或局部控制肿瘤生长的作用。

　　华山医院对 20 例低级别胶质瘤进行了射波刀治疗的临床研究,结果提示:WHO Ⅰ和Ⅱ级胶质瘤术后残留者,可单独射波刀治疗(图 137-45),影像学诊断的低级别胶质瘤采用射波刀联合常规放疗。射波刀治疗低级别胶质瘤不良反应轻,患者生活质量高。

137.5.7　松果体区肿瘤

　　松果体区肿瘤多数为恶性肿瘤,儿童松果体区肿瘤多数为生殖细胞瘤,不适合射波刀治疗。华山医院用射波刀治疗成年人松果体区肿瘤 15 例,肿瘤被分次照射 3~4 次,随访 3~5 年半,1 例肿瘤复发死亡,1 例 3 年后死于车祸,13 例肿瘤控制良好,肿瘤均缩小(图 137-46)。由于 2 例照射剂量偏高,出现丘脑和脑干水肿,持续 3~6 个月。

137.5.8　颈静脉孔区肿瘤

　　颈静脉孔区肿瘤主要包括颈静脉球瘤和神经鞘瘤。其中神经鞘瘤占颅内肿瘤的 0.17%~0.72%,主要来自后组脑神经;虽然手术是主要治疗手段,但是术后的神经受损率高,后遗症较多。当肿瘤较大,位置深时,射波刀治疗此肿瘤的优势明显。由于射波刀治疗的解剖范围大,能完整地照射位于鼻咽部、颅底、颈静脉孔区以及颅颈交界部位的肿瘤,治疗后

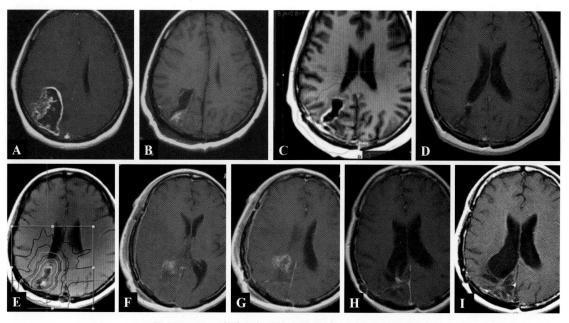

图 137-43 胶质瘤术后放疗联合射波刀治疗的 MRI

注:A. 右枕胶质母细胞瘤术前增强 MRI;B. 术后放疗 40 Gy 后增强 MRI;C. 射波刀治疗时 MRI 图像,照射 5 Gy×5 次;D. 射波刀治疗后 11 个月,未见肿瘤复发;E. 射波刀治疗后 15 个月,MRI 显示肿瘤复发,再次射波刀治疗;F、G. 手术后 2 年(射波刀后22 个月),出现新的病灶,再次手术,证实为放射性坏死;H. 手术治疗后 3 年;J. 治疗后 6 年半。目前患者已生存 7 年(戴嘉中教授提供病例)。

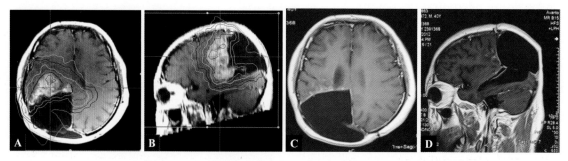

图 137-44 右顶胶质瘤Ⅲ级术后放疗后复发射波刀治疗

注:A、B. 射波刀治疗前增强 MRI;C、D. 射波刀治疗后 3 个月,增强 MRI 显示肿瘤消失。

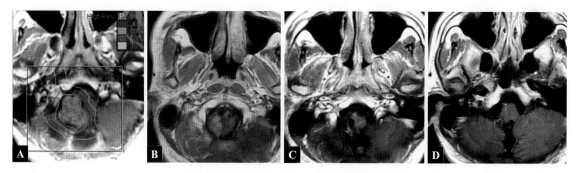

图 137-45 小脑延髓星形细胞瘤Ⅰ级术后残留射波刀治疗前后 MRI

注:A. 射波刀治疗时增强 MRI;B. 射波刀治疗后 2 年,增强 MRI 显示肿瘤缩小,患者的症状改善;C、D. 射波刀治疗后 6 年,肿瘤进一步缩小。

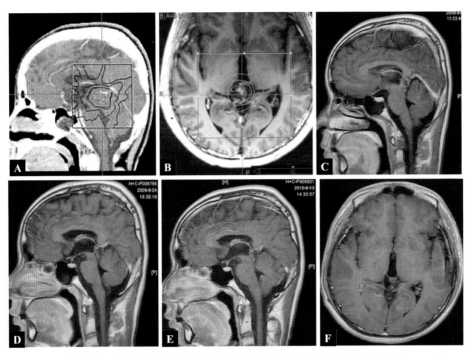

图 137‐46 松果体区肿瘤脑室腹腔分流术后,射波刀治疗前后 MRI

注:A、B. 射波刀治疗时 CT 和 MRI 增强;C. 射波刀治疗后 9 个月,肿瘤缩小;D. 射波刀治疗后 1 年 8 个月,肿瘤保持在缩小状态;E、F. 射波刀治疗 32 个月,肿瘤仍保持在缩小状态。已经随访 7 年,患者无不适。

肿瘤缩小或保持稳定,而分次治疗不良反应较轻。华山医院应用射波刀治疗了 50 余例颈静脉孔区神经鞘瘤,肿瘤 5 年控制率 93%,治疗后肿瘤缩小,后组脑神经的反应较轻(图 137‐47)。

颈静脉球瘤是一种少见的肿瘤,其发病率为 1/(100~130)万,占全身肿瘤的 0.03%,占头颈部肿瘤的 0.06%。手术治疗时出血多,后组脑神经损伤较重。目前的治疗方式有显微手术切除、栓塞联合外科手术、常规放疗和放射外科治疗。射波刀分次照射具有照射剂量高、不良反应轻和肿瘤控制良好的优势。华山医院应用射波刀治疗了 15 例此类肿瘤,初步结果提示:治疗效果好、不良反应轻(图 137‐48)。

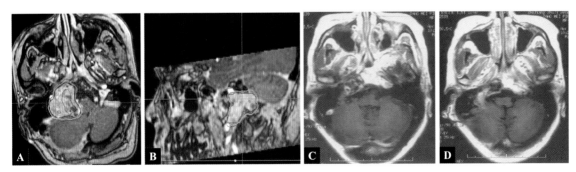

图 137‐47 右侧颈静脉孔区神经鞘瘤手术后残留射波刀治疗前后 MRI

注:A、B. 射波刀治疗时增强 MRI 水平位与矢状位;C、D. 射波刀治疗后 2 年,MRI 增强显示肿瘤缩小;患者听力丧失,无面瘫。

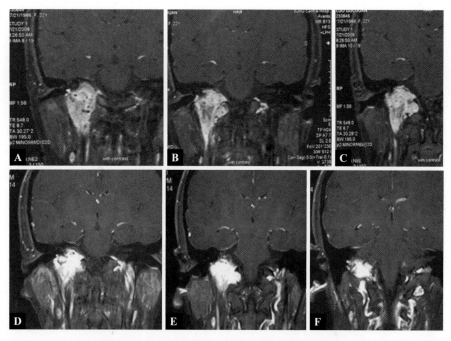

图 137 - 48　右侧颈静脉球瘤射波刀治疗前后 MRI

注:A~C. 射波刀治疗前增强 MRI;D~F. 射波刀治疗后 2 年,肿瘤缩小 40% 左右;患者无面瘫,无声音嘶哑,正常生活。现已经随访 5 年以上。

137.5.9　青少年鼻咽部纤维血管瘤

青少年鼻咽部纤维血管瘤是好发于青少年的良性肿瘤。由于肿瘤血供丰富,手术切除时出血凶猛,切除不完全肿瘤易复发。射波刀治疗鼻咽部纤维血管瘤有其独特优越性,可实施分次射波刀治疗,并获

得了良好效果。Deguchi 等报道用射波刀分 3 次照射鼻咽部纤维血管瘤,照射剂量为 45 Gy,治疗后 7 个月肿瘤几乎消失,随访 2 年未见肿瘤复发。华山医院射波刀治疗了 5 例鼻咽部纤维血管瘤,治疗后肿瘤缩小或消失(图 137 - 49),患者症状改善,无其他不良反应。

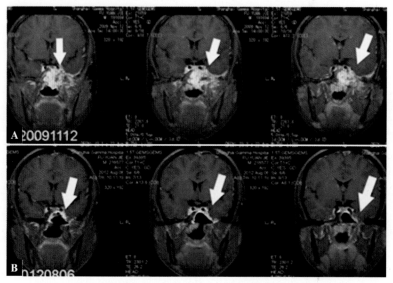

图 137 - 49　鼻咽部纤维血管瘤术后残留射波刀治疗前后 MRI

注:A. 射波刀治疗前;B. 射波刀治疗后 3 年肿瘤消失(戴嘉中教授提供图像)。

137.5.10　脊柱、椎管内和脊髓肿瘤

椎管内脊髓外良性肿瘤以手术治疗为主，但是椎管内小的多发神经纤维瘤是射波刀治疗的良好适应证。射波刀治疗后，多数肿瘤得到控制未再增大，1/3 肿瘤缩小。椎管内外沟通神经纤维瘤术后残留也是射波刀治疗的良好适应证，治疗后肿瘤缩小。脊柱（椎体）转移瘤的射波刀治疗不仅能局部控制肿瘤，而且可减轻患者疼痛。脊髓肿瘤首选手术治疗，但是部分肿瘤术后残留者可选择射波刀治疗。脊髓内血管母细胞瘤手术无法切除者进行射波刀分次治疗的初步疗效满意。

137.6　速锋刀和双模四维直线加速器

速锋刀即 Edge™，是瓦里安（Varian）公司最新的一款产品，为图像引导的精确放射治疗系统，同时可以实施放射外科治疗。它使用 6 MV（可选配 10 MV）直线加速器，剂量率为 1 400～2 400 MU/min，高于射波刀的剂量率（1 000 MU/min），因此可缩短治疗时间。基于蒙特卡罗算法进行剂量计算，针对颅内放射外科，速锋刀具有独特的放射外科限光筒准直器和 2.5 mm 精细多叶光栅（MLC）叶片为束流塑形，可以通过锥形束 CT 和兆伏级成像实时跟踪，实现直接靶区定位；通过全自动操控精准定位的六维治疗床来满足放射外科非共面聚焦照射的要求。目前速锋刀主要用于体部放射外科，部分用于颅内恶性肿瘤的放射外科治疗。由于临床应用时间短，其对颅内良性肿瘤治疗效果有待长期随访。

双模四维直线加速器即 Versa HD™，是医科达公司生产的体部肿瘤放射外科治疗设备。其结构和原理类似速锋刀。它集精确放疗和颅内放射外科治疗于一身，具备常规放疗和体部放射外科治疗的作用。这里不作详细介绍。

137.7　质子和重离子治疗

带电粒子束放射外科是利用同步加速器或回旋加速器产生的带有电荷的粒子束（如质子束、碳离子束）对颅内病灶进行立体定向放射外科治疗。带电荷粒子中比氖离子轻的称为轻粒子，如质子、氦离子，而氖离子、碳离子称为重离子。带电粒子束为质

子束时，称为质子束放射外科（proton beam radiosurgery）。带电粒子束为重离子束时，称为重离子束放射外科。目前使用的重离子为碳离子。

带电粒子束治疗始于 1954 年。当时使用同步加速器产生的 184MV 氢离子束进行垂体去势，抑制垂体激素分泌，从而达到治疗乳腺癌转移的目的。经过 40 多年物理学、神经放射学和计算机科学的发展，质子束技术亦得到较大的改进，特别是 1991 年美国加州 Loma Linda 大学医院成功地安装一台医学专用质子装置，正式宣告质子治疗进入临床医学领域。1999 年 Harvard 大学医院安装的第 2 台质子放疗设备，使质子束治疗进入一个崭新时代。2004 年 11 月，山东淄博万杰医院在国内引进了比利时 IBA 公司的质子治疗系统并投入使用。全套设备由质子加速器、束流输运系统（beam transport system）、束流配送系统（beam delivery system）、剂量检测系统、患者定位系统、控制系统、辅助系统以及与其配套的软件系统组成。

质子来源于氢原子，氢原子经电离成为质子（H⁺），质子经过回旋加速器的加速，达到光速并产生 230MeV（或 160MeV）恒定能量的质子束，再用电偏转将质子束从加速器中引出来，然后经过质子束输运系统将质子束输送到各个治疗室。质子束治疗（质子刀）不仅用于治疗颅内肿瘤和 AVM，还可用于全身其他部位肿瘤的治疗。质子刀对颅内病灶进行立体定向放射外科治疗的优势主要基于这类射线的物理特性——Bragg 峰效应。带电粒子束进入组织时，很少释放能量，形成低剂量区，但当其穿透到一定深度，并逐渐停止运动之前，几乎释放全部能量，形成一高剂量区，如图 137 - 50 所示，这种效应称为 Bragg 峰效应。在射线穿透的末端，该部位组织接受高的放射剂量，周围组织接受的剂量小而免受损伤，所以几乎没有剂量从对侧穿出。Bragg 峰的宽度仅几个毫米。为了调整 Bragg 峰的宽度和穿透深度使其符合颅内病灶的治疗，在质子束路径上增加补偿物（质子束吸收物质），使 Bragg 峰变宽（扩展 Bragg 峰）。同样使用塑形模板、旋转桨片，使高剂量分布形态与病灶形态吻合。

质子刀放射外科采用立体定向面膜系统将患者头部精确定位。可采用 CT、MRI 或 DSA 进行治疗靶点定位。质子刀在治疗颅内肿瘤和 AVM 过程中，质子束处于静止状态，治疗床在水平面上沿 Z 轴作弧形旋转，同时可沿 X 轴左右旋转。在治疗身体

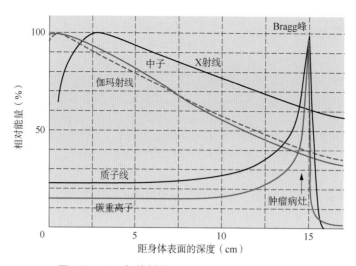

图 137-50　各放射物进入组织深处的能量变化

注:质子束和碳重离子束进入组织时,很少释放能量,形成低剂量区,但当其穿透到一定深度,并逐渐停止运动之前,几乎释放全部能量,形成一高剂量区,称为Bragg峰效应。

其他部位肿瘤时发射质子束的机架可进行 360°旋转,质子束随同机架旋转,如同直线加速器所进行的放射治疗。根据颅内病灶的大小和形状,质子束均需要调整穿透深度范围、扩展 Bragg 峰、增加组织等效补偿物和应用相应形状的光栅,使穿透病灶的每束射线的高剂量区都在靶区内,达到 90% 等剂量曲线覆盖病灶的边缘,从而使产生的高剂量分布区和病灶的三维形状一致,相邻近正常脑组织接受很少辐射剂量。虽然其突出的物理剂量分布和放射生物学特性,有较好的临床应用前景,但由于造价昂贵,需要大量工程技术人员的维护。进入 21 世纪,许多国家建立了质子治疗中心。截至 2020 年底,全球有99 家质子治疗中心,12 家碳重离子治疗中心(其中11 家同时具备质子治疗系统),累计治疗超过 25.8万例患者。上海质子重离子医院引进德国西门子碳离子治疗系统,此系统可以产生质子和碳离子,于2015 年投入临床使用。

(王恩敏　王　鑫　汤旭群)

参考文献

[1] 王鑫,王恩敏,刘晓霞,等. 射波刀分次治疗海绵窦海绵状血管瘤的中长期结果[J]. 中华外科杂志,2015,53(10):767-771.

[2] 王鑫,王恩敏,梅广海,等. 射波刀治疗脑动静脉畸形的靶区勾画和疗效分析[J]. 中华医学杂志,2014,94(37):2902-2906.

[3] 潘力. 立体定向放射外科[M]//周良辅. 现代神经外科学. 2版. 上海:复旦大学出版社,2015:1450-1456.

[4] DING D, STARKE R M, KANO H, et al. Radiosurgery for unruptured brain arteriovenous malformations: an international multicenter retrospective cohort study [J]. Neurosurgery, 2017,80(6):888-898.

[5] FRISCHER J M, GRUBER E, SCHÖFFMANN V, et al. Long-term outcome after Gamma Knife radiosurgery for acoustic neuroma of all Koos grades: a single-center study [J]. J Neurosurg, 2019,130(2):388-397.

[6] HASEGAWA T, KATO T, YAMAMOTO T, et al. Long-term hearing outcomes after gamma knife surgery in patients with vestibular schwannoma with hearing preservation: evaluation in 92 patients with serial audiograms [J]. J Neurooncol, 2018,138(2):283-290.

[7] KALANI M A, CHOUDHRI O, GIBBS I C, et al. Stereotactic radiosurgery for intramedullary spinal arteriovenous malformations [J]. J Clin Neurosci, 2016,29:162-167.

[8] KONDZIOLKA D, LUNSFORD L D, MCLAUGHLIN M R, et al. Long-term outcomes after radiosurgery for acoustic neuromas [J]. N Engl J Med, 1998,339(20):1426-1433.

[9] LEVIVIER M, GEVAERT T, NEGRETTI L. Gamma Knife, cyberknife, tomotherapy: gadgets or useful tools

［J］. Curr Opin Neurol，2011，24(6)：616－625.

［10］ LINDQUIST C，PADDICK I. The leksell gamma knife perfexion and comparisons with its predecessors［J］. Neurosurgery，2008，62(Suppl 2)：721－732.

［11］ MCTYRE E，HELIS C A，FARRIS M，et al. Emerging indications for fractionated gamma knife radiosurgery［J］. Neurosurgery，2017，80(2)：210－216.

［12］ MONACO E A，GRANDHI R，NIRANJAN A，et al. The past，present and future of gamma knife radiosurgery for brain tumors：the Pittsburgh experience［J］. Expert Rev Neurother，2012，12(4)：437－445.

［13］ PAN L，ZHANG N，WANG E，et al. Pituitary adenomas：the effect of gamma knife radiosurgery on tumor growth and endocrinopathies［J］. Stereotact Funct Neurosurg，1988，70(Suppl 1)：119－126.

［14］ SHEEHAN J P，STARKE R M，KANO H，et al. Gamma knife radiosurgery for sellar and parasellar meningiomas：a multicenter study［J］. J Neurosurg，2014，120(6)：1268－1277.

［15］ SUH J H. Stereotactic radiosurgery for the management of brain metastases［J］. N Engl J Med，2010，362(12)：1119－1127.

［16］ WANG X，ZHU H G，KNISELY J，et al. Hypofractionated stereotactic radiosurgery：a new treatment strategy for giant cavernous sinus hemangiomas［J］. J Neurosurg，2018，128(1)：60－67.

［17］ YAMAMOTO M，SERIZAWA T，SHUTO T，et al. Stereotactic radiosurgery for patients with multiple brain metastases (JLGK0901)：a multi-institutional prospective observational study［J］. Lancet Oncol，2014，15(4)：387－395.

［18］ ZEVERINO M，JACCARD M，PATIN D，et al. Commissioning of the Leksell Gamma Knife® Icon™［J］. Med Phys，2017，44(2)：355－363.

 **脑功能结构影像学定位和术中监测**

人脑是自然界中最复杂的系统之一，不同的功能区域相互作用、互相协调，共同构成一个网络来发挥其功能。一般神经外科临床实践中所指的脑功能结构包括大脑功能皮质和与之联系的皮质下传导通路。大脑功能皮质包括运动皮质、感觉皮质、语言皮质、视觉皮质、听觉皮质、嗅觉皮质等；皮质下传导通路包括运动传导通路（皮质脊髓束）、语言传导通路（弓状束、下枕额束、扣带下束等）、视觉传导通路（视放射）、听觉传导通路（听放射）、一般感觉传导通路（丘脑皮质束）等。在累及脑功能结构的病灶的手术中，在尽可能保留正常神经功能的前提下全切除病灶是治疗的首要原则。因此，如何在手术中对重要脑功能结构进行实时、精确的定位和监测是提高病灶切除率，降低致残率的保证。目前在临床上常用的脑功能结构定位方法主要包括神经电生理方法和影像学方法。相比神经电生理方法，影像学方法具有简单、无创的优势，目前已成为脑功能区病变手术的术前计划、术中实时定位与监测的重要方法。

138.1 应用功能磁共振技术对脑功能结构的定位

138.1.1 脑组织血氧水平依赖法

（1）血氧水平依赖技术基本原理

脑组织血氧水平依赖（BOLD）法最早是由贝尔实验室的小川诚二等于 1990 年提出的，是目前功能磁共振（fMRI）基础研究和临床应用中最重要的技术领域。同时 BOLD 也是 fMRI 中相对成熟的技术。其原理是，脑组织内含有丰富的毛细血管，是脑组织与血液进行物质交换的部位。在脑组织毛细血管内含有含氧血红蛋白和脱氧血红蛋白，脱氧血红蛋白在高场磁体中具有磁化敏感效应，可使脑组织的 T_2W 信号下降，而含氧血红蛋白不具有磁化敏感效应，不使脑组织信号产生变化，这样，在含氧和脱氧血红蛋白之间造成了一个天然的信号对比。我们利用各种指令性行为活动或感官刺激，如肢体运动、语言活动、声音、闪光，甚至疼痛等，激发相应的脑皮质功能区。此时功能区的局部动脉血液供应就会相应增加。随之组织微循环内血流量增加的程度超过耗氧量,组织内含氧血红蛋白增加,脱氧血红蛋白的相对浓度降低。脱氧血红蛋白是一种强有力的顺磁性物质。相反,氧合血红蛋白则是抗磁性物质,与脑组织相似。因此在用对 T_2W 敏感的 MRI 成像序列时,脱氧血红蛋白就相当于一种内源性造影剂(BOLD contrast)。脱氧血红蛋白相对浓度的降低,磁化敏感效应下降,信号强度升高。这种信号强度的升高幅度在 3%～6%,还不足以在灰度阶图像上显示良好的图像对比度。这就需要在同一个扫描层面重复数十次,通过图像后处理技术,叠加后可以有效放大信号差。在最终输出的 BOLD 影像中,受激发的脑皮质功能区域表现为局部高信号的激活区。把有无功能活动的脑组织信号与之进行比较,就可以得到脑功能图像。因此,BOLD 影像上的激活区不是脑实质的形态结构变化,也不直接来自脑组织神经元的功能活动,而是间接来自功能活动引起的毛细血管网甚至是小静脉内的血流量及血液成分的变化。但 BOLD 影像上的激活区却对应于相关的脑皮质功能域。为了显示激活区的解剖学定位,还需要在 BOLD 扫描的同时,选择适当的 MRI 序列扫描进行解剖学结构成像。将 BOLD 影像覆盖在解剖影像上,就可以显示激活区的解剖学定位了。经国内外及华山医院广泛的临床和基础研究证实:基于任务态的 BOLD 技术应用于合作良好的个体,已可以准确定位激活的脑皮质功能区(包括运动、感觉、语言、视觉及情感认知等);BOLD 技术不仅适用于正常志愿者,同样也适用于多种颅脑疾病患者;BOLD 技术具有很高的敏感性和可重复性。

(2)任务态血氧水平依赖在运动皮质定位中的应用

基于特定运动任务的 BOLD 技术可以准确标记激活的脑皮质运动区的位置,并充分显示出激活区的个体化差异(图 138-1)。BOLD 成像可以应用于皮质运动区定位。目前,手-臂运动功能单元的定位精度和准确性最可靠。常用的运动激发模式主要有:①拇指与示指的对指运动;②拇指与另外四指的轮替对指运动;③手指叩击运动;④手指和手腕的协同动作。运动必须按照运动-静息-运动的交替顺序进行,以便图像后处理时,排除无关赝像。在各组运动任务激发下,BOLD 技术可以在脑皮质相应功能区标记出显著的激活区。

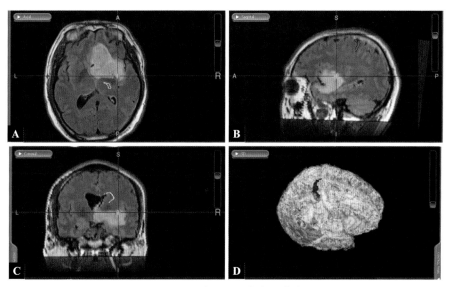

图 138-1　运动 BLOD 成像及功能导航

注:MRI T_2 FLAIR 序列横断位(A)、矢状位(B)、冠状位(C)上示肿瘤(高信号区域)、右侧中央前回运动区(红色区域)、锥体束(黄色区域)。

有研究显示,BOLD 激活区的涉及范围往往大于小矮人图上支配该项运动的随意肌(群)的皮质功能区。J. N. Sanes(1995)认为 BOLD 激活区往往是对应于该项运动模式的随意肌(群)运动支配、运动协调、运动拮抗、情绪、记忆、认知以及多种相关躯体感觉等功能域的集合。即 BOLD 成像定位的运动功能域与整个运动过程相关,而非局限于单一的随意肌(群)皮质运动中枢。S. G. Kim(1993)还发现:右利手受试者在执行右手运动模式时,左侧大脑运动皮质出现激活区的像素量明显高于右侧 30～40

倍;相反,该受试者执行左手运动模式时,双侧大脑运动皮质可以同时出现激活区,且像素量差别不大。而对于左利手受试者,情况可能相反。这提示优势大脑半球运动区可能同时支配双侧的随意肌运动。

BOLD 技术可以实现脑皮质特定运动区的影像学定位,显示激活区的个体化差异,标记肿瘤与皮质运动区之间的毗邻关系,其临床应用价值很高。脑皮质运动区肿瘤可以造成邻近皮质沟回的形态结构出现变形、移位,有时很难依据传统的体表解剖学标志去精确判定运动区的实际位置和相关范围。同时受病变的影响,皮质运动区还可能发生功能重塑(reorganization and plasticity)。此时,传统的解剖学经验反而可能对功能定位产生误导。应用 BOLD 技术就可以准确定位特定的皮质运动区。在明确了结构与功能的毗邻关系后,就可以在最大限度切除肿瘤的同时,确保特定的运动功能得到有效保护。BOLD 技术为脑皮质运动区肿瘤的个体化、最优化的手术方案设计提供了直接依据。与经典的电生理技术比较,BOLD 技术在临床应用中具有较明显的优势:无创伤;简便易行;可术前定位;可缩小手术暴露范围;可缩短手术时间;可适用于应用各类麻醉剂以及肌松剂的手术病例。

(3)任务态血氧水平依赖在语言皮质定位中的应用

语言是人类区别于其他动物所特有的高级神经功能。人类语言形成机制复杂,但其基本中枢定位还是位于偏利侧大脑皮质。经典语言皮质中枢包括运动性语言中枢(Broca 区)和感觉性语言中枢(Wernicke 区),两者通过弓状束(arcuate fasciculus, AF)联系。Wernicke 区被角回和缘上回(Geschwind 区)包围。当听到语音后,Wernicke 区将声音刺激与语义对应,角回和缘上回帮助整合不同的词汇属性(音、形、义),以提供完整的语言理解;说话时,上述过程正好相反,Wernicke 区搜寻合适词汇对应所欲表达的想法,合适词汇通过弓状束传递至 Broca 区,后者控制舌、嘴、颌及喉将词汇转化为语音。该模型被称为 Wernicke-Lichtheim-Geschwind 模型(图 138－2)。几十年来该模型被作为经典广为应用,可解释大部分失语,但仍存在不足:不能解释一部分复杂失语症状;语言学上标示不足(即对语法、语音、语义等阐述不足);解剖上标示不足(即现代研究表明基底节、右侧半球等部位均参与语言处理)(详见第 147 章"神经外科与脑计划")。

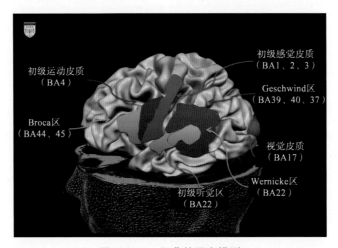

图 138－2 经典的语言模型

语言的处理过程极其复杂,目前在神经外科应用中,语言功能的定位还停留在基本的语言功能上,即目前传统意义上的运动性语言区和感觉性语言区的定位。任务态的 BOLD 即通过执行不同的语言任务寻找脑皮质的功能激活区,其作为无创的术前定位手段目前已在临床上得到了广泛应用。常用的语言任务包括默读、朗读、动词产生、图片命名(图 138－3A、B)、文字阅读等(Broca 区的定位)和语义判断、词汇理解、段落理解等(Wernicke 区的定位)。不同的语言任务会产生不同的激活区,任务刺激的方式可分为视觉性输入和听觉性输入,采用组块设计的任务模式(图 138－3C)。语言 fMRI 主要优势是:①安全、无创、经济、可重复;②除了应用于术前功能区的定位外,还可用于术后功能康复的研究。

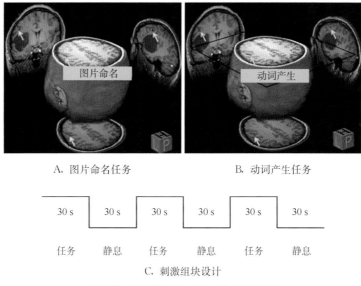

A. 图片命名任务　　　　　　B. 动词产生任务

30 s	30 s	30 s	30 s	30 s	30 s
任务	静息	任务	静息	任务	静息

C. 刺激组块设计

图 138 - 3　任务态 BOLD 定位语言区

尽管该技术在运动皮质的定位方面已经被证实是一种有效的方法,但也存在以下不足:①对语言皮质定位的可靠性一直无定论,且灵敏度和特异度差异很大(详见后文),这些差异的影响因素包括任务模式、个体差异(年龄、言语缺失的程度)、数据统计分析的可信度、评价电生理与激活区吻合与否的方法、肿瘤的特性(病理、级别、浸润、新生血管等);②对皮质敏感,对皮质下不敏感;③仅限于没有语言缺失的患者,对于语言缺失的患者无法分析。

虽然 fMRI 进行语言皮质的功能定位具有技术无创、可进行多任务等明显优势,但目前其最大的不足是通过直接皮质电刺激(DCS)和临床随访验证该方法有效性的证据不足(图 138 - 4)。Giussanie 等为了解术前语言 fMRI 对于脑肿瘤手术患者的可靠性,回顾了过去 10 年 9 项比较语言 fMRI 和 DCS 的外科研究,其中 3 项研究根据匹配标准的变化得到 fMRI 研究在检测语言区时的敏感性和特异性,敏感性 $59\%\sim100\%$,特异性 $0\sim97\%$。1 篇报道依据不同脑叶/任务的敏感性和特异性分别为 $96.2\%\sim100\%$ 和 $66.7\%\sim69.8\%$。这些研究其共性的发现有以下几点:①fMRI 能够识别 DCS 发现的大部分语言区,结合多种 fMRI 任务能够提高该技术的检出率,这意味着 fMRI 能够可靠地预测 DCS 阴性位点(即具有较高的阴性预测率);②fMRI 的激活区在范围和数量上都大于 DCS 确定的语言区,这也就意味着阳性预测价值有限;③fMRI 数据因个体、任

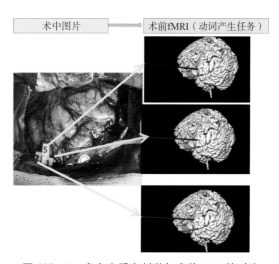

图 138 - 4　术中皮质电刺激与术前 fMRI 的对比

务和统计方法等不同差异巨大,因此无法制定统一的标准和规范。

对于 fMRI 与 DCS 之间存在的明显差异,可能的解释有:①2 种不同技术方法学上的本质不同造成了表面的差异。fMRI 可能显示了语言处理过程中的所有区域,这些区域既包括了构成语言的关键区域也包括了许多辅助区域如理解、注意、记忆等相关区域,那么是否可以设计一项任务只选择性地激活语言的关键区域呢? 这也正是难点所在。②大多数的手术团队进行 DCS 时首选的任务是命名和数数,选用该任务是由于该任务简单、易执行,且与临

床预后相关性好,但是只执行 1 或 2 种任务也就意味着只能发现与该任务相关的关键区域,这也就解释了多任务的 DCS 与 fMRI 匹配更好的原因。

此外,除了方法学差异,脑胶质瘤患者的 fMRI 还有一些其他缺点:①胶质瘤可使正常大脑发生病理改变,如病理性血管增生。高级别胶质瘤的血管性改变可引起 BOLD 信号减少。②胶质瘤可浸润正常脑实质,改变胶质瘤内部及其周围的生化环境和皮质神经递质水平,改变神经血管耦联。③大血管的血管效应可引起 fMRI 信号变异。④高级别胶质瘤快速增长引起的占位效应可使相邻血管结构压缩和 BOLD 效应减弱。⑤低级别胶质瘤还有其自身特点需要特别考虑。由于低级别胶质瘤生长缓慢,大脑皮质可发生重组和功能重塑。语言功能可在肿瘤内部持续,也可由肿瘤周围皮质或远隔区域代偿。这将使 fMRI 术前语言定位缺陷更明显。基于此,目前 fMRI 在语言区的定位方面还不能替代 DCS。目前 fMRI 主要用于制订术前个体化(patient-specific)手术方案,以及术中警示高风险区域(10~20 mm 半径)。单一 fMRI 还不能满足术中语言皮质中枢精确定位和语言功能实时保护要求,文献报道联合多种任务进行功能区定位,有助于提高定位的可靠性。

138.1.2 静态血氧水平依赖在脑功能皮质定位中的应用

近来研究发现,约 5% 能量耗于脑对环境刺激的可见反应中,大部分能量则耗于难以察觉的大脑自发的内在活动,即使在清醒静息、睡眠甚至麻醉状态下,人脑也存在活动。Biswal 等于 1995 年发现在混乱的 BOLD 信号波中,有一组自发、恒定的波动,它不同于一般呼吸、心跳或其他杂波或干扰波,它有一定波幅和频率,而且左右脑功能相似区存在同步性,提示一种明显的功能连接特性。进一步研究证明这种功能连接存在于运动系统、听觉系统、视觉系统,而且这种低频、同步、自发振荡的 BOLD 信号恰好反映了静态时的脑活动。这种功能磁共振技术称为静态 BOLD。

(1) 静态血氧水平依赖的基本原理

BOLD 技术通过检测脑小血管(特别是毛细血管)内脱氧血红蛋白浓度变化,来显示脑皮质活动范围的分布,它不是直接检测兴奋的神经元。因为,神经元本身不贮存也不产生能量,其活动所需能量全靠胶质细胞提供。当神经元兴奋时,通过血流动力

学反应,从血中析放出葡萄糖,并被胶质细胞吸收,后者制造出神经元兴奋所需的能量。由兴奋与未兴奋神经元附近的血管内氧化与脱氧血红蛋白的比值的变化,为 BOLD 技术提供显影的标志物。一般讲,BOLD 信号变化与脑血流有很好的相关性,神经元局部场电位比尖波活动电位更与血流有关。可是,由于神经元活动牵涉复杂的代谢过程,迄今无简便方法检测神经元电活动,从而来证实其与脑代谢和血流的相关性。近来有研究显示,神经元活动时脑血流增加与局部脑区代谢无因果关系,相反,血流增加是由谷氨酸盐、乙酰胆碱、5-羟色胺等神经介质所驱动。另外,在主要的 BOLD 信号波(称正 BOLD)前,可出现一个小的、向下的信号波(负 BOLD)。此负 BOLD 波更局限,与局部组织氧浓度降低相关性更大,可能真正反映神经元兴奋局部代谢增加。应用此负 BOLD 波能显示人类原发视皮质的优势柱,分辨率为 0.5 mm。可是,由于负 BOLD 波小而弱,必须用至少 3.0T 场强的 MRI 扫描仪才能捕捉到。

(2) 静态血氧水平依赖的与任务态血氧水平依赖的异同

1) 静态 BOLD 仅要求被试者在进行扫描时闭眼或者睁眼凝视某目标(常用十字符号),不进行特定思考,不进入睡眠,不完成任何任务。所以,对于不能配合任务 BOLD 扫描的患者,静态 BOLD 有其优势性。因此,静态 BOLD 可用于儿童、有认知功能障碍的患者及有视觉、运动、听觉等神经功能障碍不能完成任务的患者。

2) 研究表明,在麻醉状态下同样可以进行静态 BOLD 的扫描,进行自发脑活动的相关性分析。不同麻醉深度下,所得到的静态功能成像的效果也较为一致。所以静态 BOLD 可以对精神疾病患者、多动症儿童在进行镇静以后进行扫描成像。

3) 静态 BOLD 只需一次扫描就可以进行多个脑功能区的成像,包括感觉区、运动区、语言区、视觉皮质、默认网络等,比任务 BOLD 大大节省了扫描时间。

4) 任务 BOLD 的研究中,用相同的方法对同一患者进行多次扫描,成像的结果可有较明显的差异,但是静态 BOLD 具有较好的稳定性和重复性。

(3) 静态血氧水平依赖数据采集和数据分析方法

1) 静态 BOLD 数据采集:静态 BOLD 的数据采集无需患者配合任务,只需患者闭眼或者睁眼凝视

某目标(常用十字符号),不进行特定思考,不进入睡眠。扫描参数根据临床或科研要求,并不统一。目前华山医院进行静态 BOLD 扫描的参数如下:重复时间(TR)=2000 ms,回波时间(TE)=35 ms,层数=33 层,扫描野(FOV)=240 mm×240 mm,体素大小=3.3 mm×3.3 mm×4 mm,时间点=240 个。同时,进行脑结构像的扫描。整个扫描过程中,线圈中垫以海绵限制头部运动,以确保静态 BOLD 功能像与结构像的吻合。

2) 数据分析方法:静态 BOLD 成像是对静态 BOLD 信号通过数学计算和统计学推断获得的。静态 BOLD 的数据处理分为数据预处理、个体数据分析和按组的统计分析与假设检验 3 个步骤。个体数据分析分为不同脑区间自发振荡的同步性分析,即功能连接分析,以及脑区内部自发振荡的特性分析。

A. 脑区间功能连接分析:脑功能连接的概念最早出现在动物的电生理研究中。以后将其扩展到功能成像领域,并分为功能连接和效应连接。功能连接指两个空间上远离的脑区之间的时空相关性,亦即是脑区间是否存在连接关系以及连接关系的强弱。效应连接是脑区间的信息传递模式,亦即一个脑区如何对另一个脑区进行作用。目前静态 BOLD 主要研究的是功能连接。功能连接的分析方法有:①种子相关分析方法:利用该方法初步探讨了疾病对静态下脑区间功能连接的影响,得到的研究结果基本符合相应的病理学模型。②独立成分分析

(independent component analysis, ICA)方法:是近年来由盲源分离技术发展而来的一种数据驱动的信号处理方法,已经被大量应用于脑功能研究中检测激活脑区。最近也被用于检测静态 BOLD 数据中的功能网络,许多研究者将 ICA 的方法应用于疾病的研究中,同样获得了与病理学模型一致的结果。③图形网络立体图(graph network stereogram)分析法:是一种较为复杂网络的研究模型,研究功能网络的特点,适合于大脑网络的研究和功能网络与疾病之间的关系。

B. 脑区内部自发振荡的特性分析:目前,脑区局部自发振荡特性分析的方法主要有谱分析方法、静态下偶然自发激活法和局部一致性方法等。

(4) 静态血氧水平依赖的在神经外科手术中脑功能区定位的应用

Kokkonen 等对 8 名颅脑肿瘤患者和 10 名正常健康人进行了术前感觉运动区定位,发现个体中运动感觉功能区的时空性无明显差异。Zhang 等利用静态 BOLD 对 4 名接近运动功能区的脑瘤患者和 17 例正常志愿者进行了研究,发现对每名患者进行多次成像后,静态 BOLD 都表现出很好的稳定性,每次成像分析显示的运动感觉区都在同一部位。他们还发现,由于肿瘤的侵袭,有的患者在术前已经丧失运动功能,无法配合任务 BOLD 信号的采集,而静态 BOLD 却能非常清晰地显示出其感觉运动皮质所在的位置及其与病灶的关系(图 138-5)。

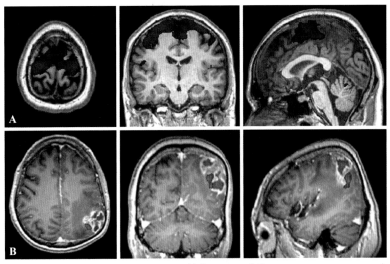

图 138-5 静态 BOLD 成像

注:A. 一例健康志愿者静态 BOLD 成像显示的 BA4、6 区(中央前回运动区);B. 一例左顶叶胶质瘤患者静态 BOLD 成像,显示 BA39 区(Wernicke 语言区)紧邻病灶。

138.1.3 功能磁共振技术存在的问题及注意事项

（1）各种功能磁共振技术在不同类型的功能皮质中定位的可靠性

前文所述，虽然 fMRI 技术的无创性、安全性、可重复性等优势明显。但真正在临床中用于指导手术时，可靠性是首要考虑的因素。华山医院将各种 fMRI 技术，包括语言任务态功能磁共振（L-fMRI）、运动任务态功能磁共振（M-fMRI）以及静态功能磁共振（R-fMRI）在语言、运动等功能区定位中的结果与术中 DCS 的结果进行了比较，fMRI 的准确性如下：R-fMRI 显示手或上肢运动区的敏感度和特异度分别为 90.91% 和 89.41%，受试者操作特征（ROC）曲线下面积为 0.89。M-fMRI 显示手或上肢运动区的敏感度和特异度分别为 78.57% 和 84.76%，ROC 曲线下面积为 0.82。2 种 fMRI 对运动功能区的敏感度和特异度无明显统计学差异（P 值分别为 0.319 8 和 0.143 1）（图 138-6 A）。

R-fMRI 显示语言皮质的敏感度和特异度分别为 47.7% 和 95.3%，ROC 曲线下面积为 0.69。L-fMRI 显示语言皮质的敏感度和特异度分别为 34.3% 和 88.1%，ROC 曲线下面积为 0.61。R-fMRI 和 L-fMRI 在显示语言皮质的结果之间无显著相关性（$P=0.101$）。将 R-fMRI 及 L-fMRI 2 种 fMRI 结合与 DCS 结果进行统计学分析后得到，其定位语言皮质的敏感度和特异度分别为 60.0% 和 83.5%，ROC 曲线下面积为 0.73（图 138-6 B）。由此得出，无论是任务态还是静态 fMRI，对运动区定位的准确性均相对较高，语言区定位的准确性均相对较低。如果将任务态 fMRI 和静态 fMRI 相结合，互为补充，共同作为脑功能定位的参考，将提高 fMRI 在脑功能定位（特别是语言区定位）中的可靠性。

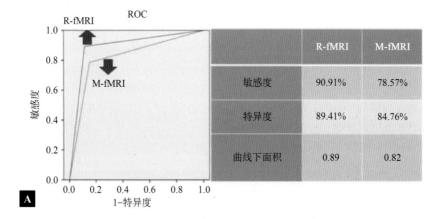

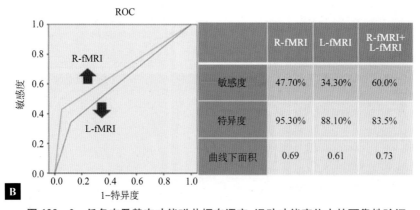

图 138-6 任务态及静态功能磁共振在语言、运动功能定位中的可靠性验证

注：A. 运动任务态功能磁共振（M-fMRI）及静态功能磁共振（R-fMRI）对运动区定位的可靠性验证；B. 语言任务态功能磁共振（L-fMRI）、静态功能磁共振及两者结合对语言区定位的可靠性验证。

（2）功能磁共振技术存在的统计学问题及未来改进的方法

近年来在 PubMed 上累计已经发表超过 40 000 篇与 fMRI 相关的文章。但是其中最常用和最为倚重的统计学方法却没有利用真实的数据加以验证。2013 年著名神经科学家 Craig Bennett 就有一个研究，利用 fMRI 对一只死的大马哈鱼进行扫描，发现给死的大马哈鱼展示图片时，软件检测出了它的大脑中具有统计学上的体素活动集群。此为各位研究者敲响了一个警钟，fMRI 数据处理可能存在错误，产生了较高的假阳性。

任务态 fMRI 分析是最常用参数统计方法，但是这种方法基于一系列的假设。2016 年 Eklund 等报道了一项研究。该研究用 499 名健康人的静态 fMRI 数据来开展 300 万次任务组分析。静态 fMRI 数据中，一些受试者可能显示出特定脑活动，比如移动腿部或是思考晚餐；但是总体而言，接受扫描的人脑中不应出现一致性的、系统性的信号。在理论上，研究人员应当只发现 5% 的假阳性率（显著性阈值为 5%），但是实际上，他们发现用于 fMRI 分析的最为常见的软件包（SPM、FSL 和 AFNI）能够产生相当高的假阳性率。这一发现对大约 4 万篇使用 fMRI 的研究论文的可信性提出了质疑，而且可能对理解神经成像结果产生重大的影响。参数统计方法显示出对于体素分析推断（voxelwise inference），结果很保守。然而对于聚群分析推断（clusterwise inference）不准确，其产生的整体误差（family wise error，FWE）校正的 P 值是错误的、虚假的，夸大了统计学差异。换言之，软件在判断某个体素是否显示出脑活动时非常谨慎，而聚群分析推断时却常常把一个没有进行脑活动的区域识别为表现出了脑活动，根据算法和使用的参数的不同，可得到高达 70% 的假阳性。研究结果认为聚群分析不正确的主要原因是空间的自我纠正功能并不服从高斯分布。相对而言，非参数的置换检验无论是体素分析推断还是聚群分析推断都有不错的结果。

在此项研究中，作者发现另一个非常严重的问题，在近期发表的 241 篇 fMRI 相关的文章，40% 没有对多重比较进行校正，这意味着文章的结果会有大于本文发现的 70% 假阳性率。根据最常见的体素集群阈值 80 mm³（10 个体素大小 2 mm×2 mm×2 mm），FWE 的估计值为 60%～90%。

fMRI 现有的分析方法，应该用更多的真实数据来验证。但是就现在的情况，已发表的文章几乎都没有共享他们的数据，不管是原始数据还是 3D 统计图，因此不可能重新分析之前有问题的结果。正因为没有一个统计方法是完美的，而且未来也肯定会发现新的问题和局限。Eklund 建议将来作者至少要将他们的统计结果分享在 NeuroVault. org，同时最好能将所有的原始数据共享在 OpenfMRI. org。这样可以为方法学的研究提供更多的依据，也能在将来 fMRI 数据分析方法改进后，重新分析先前的研究数据。目前更推荐使用非参数的置换检验，即使一个组分析需要重复计算 1 000～10 000 次，普通的计算机也就足以应付这个计算量了。同时荟萃分析在降低假阳性率上也有一定的作用。

138.1.4　MRI 各向异性弥散张量成像技术

（1）向异性弥散张量成像技术基本原理

弥散（diffusion）是机体生理过程中实现物质转运功能的一个基本物理现象，CO_2、O_2 和尿素等分子的转运都依赖单纯弥散方式自血液向组织细胞中的弥散。弥散遵循一般的物理学弥散原理，溶质分子从浓度高的地方向浓度低的地方扩散。然而在均质的水溶液中即使没有任何浓度梯度，水分子仍存在随机运动。这种结果就是某个分子随时间从起点开始位移，此过程就是水分子的自我弥散。

磁共振弥散张量成像（DTI）观察的是微观环境中的水分子弥散现象。如前所述，在均质的水中如不限定水分子活动的范围，水分子的弥散是一种完全随机的布朗运动，运动幅度是微米级的。此时水分子向各个方向的弥散运动幅度总体上是相等的，称为弥散的各向同性。但在人体组织细胞中，由于存在各种各样的屏障物，水分子的自由弥散就会受到影响。这些屏障不单来自组织液本身的成分，也来自各种细胞器官结构。在这样的环境下，水分子就不能自由自在地随机运动，而只能在有限的环境和范围内运动。进一步讲，水分子可能在某一方向上运动较多，运动幅度较大，而在另一个方向上运动受到限制。水分子的这种强烈依赖于弥散方向活动的特性称为各向异性。在脑白质纤维束中的水分子的弥散运动存在典型的各向异性。其中除了平行于神经突触长轴方向外，其他的各方向的运动均因受到轴突膜和细胞细丝骨架的限制，而幅度减弱。即水分子沿着髓鞘的弥散要明显多于横跨髓鞘的弥散。磁共振可以通过研究氢质子的磁化来标记分子而不干扰它的弥散过程，是一种理想的研究水分子弥散的方法。观察到的分子位移可以间接反映组织形态、结构及几何排列的信息。

在 MRI 上，弥散信号是通过弥散梯度来编码的。只有弥散位移通过梯度编码的方向才能采集到信号。可以通过改变弥散梯度的方向来观察各向异性的弥散。假设一组平行的神经纤维束，沿神经纤维束走行方向的弥散系数为 D'，垂直于神经纤维束走行方向的弥散系数为 D''，$D'>D''$，神经纤维与空间参照坐标系的 X、Y 轴成一定角度。如果在这个系统中的单位体积内（体素，在平面图像上以像素为对应单位）水分子能够被标记上，那么经过时间 t 后，可以观察到这些水分子弥散的情况。弥散运动的时间累积结果是沿神经纤维走行方向的椭圆形。也就是说，平均平方位移在沿神经纤维的方向上与 D' 成正比，在垂直神经纤维的方向上与 D'' 成正比。在一个方向的浓度梯度可以产生在垂直方向上的流动。比如，在 X 轴方向的浓度梯度会产生沿着神经纤维方向的流动。但是由于这种流动与 X 轴的浓度梯度成一定角度，因此它会在 Y 轴上产生分量。颗粒的流动 J 与浓度梯度并不平行。这与 Fick 定律不符。按 Fick 定律，J＝$-\triangle$C。在各向同性弥散中，流动矢量的方向与浓度梯度同向，当我们用张量 D 来代替 Fick 定律中的矢量 D 时，流动不必与浓度梯度方向相同。换言之，三维空间中的流动是由所有三方向中各自的浓度梯度决定的。弥散张量（Dt）因此有 9 个成分组成（公式 1），可表示为 D_{ij}。i 指流动分量，j 是指浓度梯度方向。i 与 j 取值均为 3 个。由于 D_{ij} 存在对称性，即 $D_{ij}=D_{ji}$，所以我们在测量定量时，只要得到其中 6 个不同成分就可以计算出 Dt 的值。

$$Dt = \begin{bmatrix} Dxx & Dxy & Dxz \\ Dyx & Dyy & Dyz \\ Dzx & Dzy & Dzz \end{bmatrix} \quad （公式 1）$$

Dxx，Dyy 和 Dzz 对应沿着 X、Y 和 Z 轴方向的弥散梯度。对角线两侧的符号代表某一方向的弥散和垂直方向分子位移的关系。由于 $Dxy=Dyx$、$Dzx=Dxz$、$Dzy=Dyz$，上述矩阵有 6 个未知的数量。每次 DTI 成像至少要沿着 6 个不同轴线方向施加弥散梯度磁场，进行 MRI 弥散加权（diffusion weight，DW）扫描，采集的信号数字化后

叠加计算 Dt。DTI 可获得每一个体素的微观结构及几何排列上的信息。弥散运动各向异性的测量系数有多种：①平均弥散，表示分子的总的位移平方及总的弥散障碍特性，在生物体内用近似弥散系数或表观弥散系数（ADC）表示；②各向异性程度（diffusion anisotropy，DA），描述分子位移在空间上的不一致，这与方向性结构有关；③主要弥散方向，反映组织结构的空间方向。脑组织的各向异性程度可用弥散张量示踪值（Trace［D］），相对异性值（relative anisotropy，RA）或分数各向异性（fractional anisotropy，FA）来描述，其中主要采用 2D FA 图显示脑白质纤维束解剖结构图像。

如何测量弥散过程？弥散过程可在非均一的磁场（空间上不均匀的磁场，例如梯度磁场）环境下测量。在磁场梯度中，水分子的随机运动获得随机的相位变化，导致自旋回波信号因重新聚焦失败而信号衰减。评价弥散位移高斯分布特性、信号衰减的公式如下：

$$\ln (S/S_0) = -bD \quad （公式 2）$$

S、S_0 分别为有及没有磁场梯度下所测信号强度，b 为扫描时的弥散权重，D 为弥散系数。

在梯度磁场较小时，水分子弥散而产生的磁共振信号改变作用是很微弱的。但当在三维空间（X、Y、Z 轴）任一方向上使用预先准备的用于空间定位的高场强梯度磁场时，水分子的弥散造成的磁共振信号改变就不再是微不足道的了，而可以成为 MRI 图像对比构成的要素。此时测量的 ADC 值依从于施加的梯度磁场方向与神经纤维束投射方向之间的角度。由于脑白质中水分子弥散的各向异性，弥散在某一方向存在总体优势。由于 Dt 同时具备特征值（弥散的各向异性的程度）和特征向量值（弥散的各向异性的方向），所以通过计量 Dt 可以从整体上描述神经纤维内水分子各向异性弥散的趋势，优于无向量的 ADC 值。确定 Dt 后，可以进一步提供 ADC、DA 和 FA 值，最终生成特征值影像（eigen-value image），其中 FA 图较为常用。FA 值是弥散张量的特征值，计算公式见公式 3～5。设定弥散编码强度系数 b 值（在弥散编码方向上）取 1 000 s/mm² 和 0 s/mm²（用作参考系数），以增加图像信噪比（signal to noise ratio，SNR）。输出阈值＝100，无单位，相当于信号强度值。最终生成相应的 FA 图（图 138－7），用以显示脑白质纤维

束结构。

$$FA = \sqrt{1 - \frac{D_{sur}^2}{3D_{avg}^2 - 2D_{sur}^2}}$$　（公式 3）

$$D_{sur} = \frac{1}{\sqrt{3}} \sqrt{D_1 D_2 + D_2 D_3 + D_3 D_1}$$

（公式 4）

$$D_{avg} = \frac{1}{3}(D_1 + D_2 + D_3)$$　（公式 5）

FA：各向异性分数（fractional anisotropy）

ADC：表 观 弥 散 系 数（apparent diffusion coefficient）

D_{sur}：表面 ADC 值（Surface ADC）。

D_{avg}：平均 ADC 值（Average ADC）。

D_1、D_2 和 D_3：特征弥散系数 D_1、D_2 和 D_3 分别表示最大、第二和最小的弥散张量特征值（trace diffusion coefficient）。

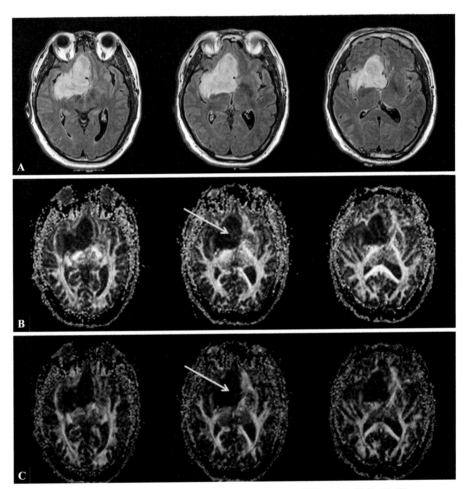

图 138-7　对照显示各层面的 T_2W FLAIR、FA 图和 RGB 彩色 FA 图

注：A. T_1W FLAIR 扫描显示右侧基底节区占位病变，术后组织病理学诊断为星形细胞瘤（WHO 2 级）。B. DTI 的 FA 图显示脑白质纤维束结构，其中肿瘤显示为不规则形低信号灶，肿瘤周围脑白质纤维束同时存在侵蚀破坏结构显影不清。黄色箭头所指之处为右侧内囊前肢额桥束及丘脑前辐射纤维受肿瘤侵犯而不显影。C. RGB 彩色 FA 图，红、绿、蓝三原色分别表示白质纤维束投射方向完全依顺正交轴 X-X、Y-Y、Z-Z 方向；混合色（例如桔黄或紫色等）表示白质纤维束投射方向与正交轴方向存在一定的角度。在 RGB 彩色 FA 图上可以更加清晰地分辩不同脑白质纤维束及其各自的三维投射方向。

（2）弥散张量成像时需要设定的几个重要参数

1）弥散编码方向：每一层都需要确定编码方向数量（最小 6，最大 55）。弥散编码方向越多，最终影像的 SNR 就越高。

2）扫描范围和层数：为了有效显示锥体束、视放射、内囊、外囊、胼胝体和辐射冠等主要白质纤维束结构，扫描范围须自桥延沟至顶叶脑皮质，采用 5 mm 层厚时，一般需要 19～25 层。

3）扫描层厚：为了增大扫描包绕范围，降低 SNR，提高图像分辨力，层厚过大或过小均不适宜。作者研究发现，扫描层厚取 5 mm 或 7 mm 时，生成的 FA 图质量均较好。

4）层面激励次数（NEX）：最新国内外研究都支持通过增加弥散编码方向数来代替增加 NEX 次数来提高最终图像的 SNR。

5）扫描序列：平面回波成像（EPI）是当今最快的 MRI 方法，是在梯度回波的基础上发展而来的。如果在 90°脉冲过后施加一个 180°射频（RF）脉冲，则会在后来的回波信号上出现一个自旋回波的包络，称为自旋回波 EPI（SE EPI）。EPI 序列可在一次激发后获得图像重建的全部数据，称为单次激发的 EPI（SS EPI）。Shimony 等多数学者认为 DTI 采用 SS SE EPI 序列扫描是目前观察弥散运动各向异性最快、最好的方法之一，机体组织的生理性运动（如脑脊液波动、血流、脑血管搏动及呼吸运动等）对成像干扰轻微。但其仍具有梯度回波共同的限制：首先是高度的磁敏感性伪影，要求主磁场的均匀性非常高。所以在每次 DTI 前，必须进行自动匀场。但对于组织结构所造成的磁场不均匀就很难控制，在脑组织与骨质及空气交界面由于局部磁场失均匀可造成一定程度的图像变形。有报道采用梯度和自旋回波读数技术或线扫描技术可以减小 DTI 的图像变形所造成的伪影。前者的缺点是 SNR 低于 EPI 序列。后者的图像质量和空间分辨率均较 SS SE EPI 序列优越，但扫描时间较长（30 min 左右），易为受试者内源性组织运动或头部移动干扰，且对于磁共振设备软、硬件要求高。其次，EPI 序列的图像 SNR 低于传统的磁共振扫描序列，因此推荐采用 1.5T 以上的高场强磁共振扫描机。

（3）白质纤维束示踪技术和锥体束示踪成像技术在运动通路定位中的应用

早先的 DTI 技术研究中，主要采用 DTI 的 2D FA 图来显示白质纤维束。近年来，DTI 影像后处理技术有了进一步的发展，其中白质纤维束示踪（fiber tracking）技术和示踪成像（tractography）是基于 DTI 发展起来的一个重要的 3D 成像新技术。纤维束示踪成像是在 DTI 成像基础上，依据神经解剖学描述，用种子（seed）法标记初始感兴趣区域，然后由种子区域始发，循各体素的有效弥散张量方向连续追踪的一种成像方法。以锥体束示踪成像为例——在 DTI 的 RGB 彩色编码 FA 图上，选择内囊后肢所在区域为种子区。从选定的种子区域内各体素开始，计算出各体素的弥散张量，沿该弥散张量方向连续追踪至毗邻的上下 2 个体素。重复此过程，双向追踪，即可形成连贯的示踪轨迹。直至各条示踪轨迹中最后一个体素的弥散张量小于阈值为止。此时生成的一系列成束状排列的示踪轨迹图，即为锥体束示踪成像。锥体束示踪成像可以逼真地显示锥体束的三维形态、空间结构和投射方向（图 138 - 8）。如果依据 Penfield 和 Rasmussen 的小矮人图进一步设定运动皮质上的目标区，还可以精确显示各个运动单元的投射纤维。纤维束示踪成像对于包括锥体束在内的白质纤维束显影极其精确逼真，应用前景令人瞩目。国际上已有多家学术研究中心开展基于纤维束示踪成像的功能神经导航技术研究，取得了初步的成效。自 2006 年开始，华山医院吴劲松等开展锥体束示踪成像的研究，并在国际上率先完成 DTI 影像导航手术治疗运动区脑肿瘤的大规模、前瞻性、随机化的临床对照试验研究，238 例运动区脑肿瘤功能神经导航手术结果证实 DTI 锥体束成像应用于运动区脑肿瘤的功能导航手术，可实现术中对皮质下运动通路的精确定位与实时保护，有效提高肿瘤全切除率（由 51.7％升至 72.0％），降低患者术后偏瘫率（由 32.8％降至 15.3％），使恶性脑胶质瘤中位生存时间由 14.0 个月延长至 19.3 个月。

（4）白质纤维束示踪技术在语言皮质下传导通路定位中的应用

语言皮质之间的结构连接研究可以追溯到 19 世纪后期，Dejerine 首先定义了弓状束，认为它是连接 Broca 区和 Wernicke 区的主要纤维束。现在，由于 DTI 技术的出现，使在体识别不同大脑区域的结构连接成为可能。目前研究发现脑内与语言相关的几个重要白质通路如下。①弓状束，其是上纵束（SLF）的一部分，起自颞上回的尾侧部分，绕过外侧裂。在豆状核和岛叶上外侧前后走行，在内囊外侧，

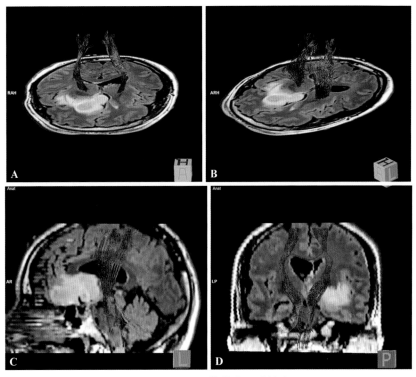

图 138-8   DTI 锥体束示踪技术

注:一例右侧基底节区低级别胶质瘤,在 T_2W FLAIR 结构影像上用 DTI 锥体束示踪技术显示追踪出的锥体束与肿瘤的关系。A、B. 横断位;C. 矢状位;D. 冠状位。

与其他上纵束一起终止于前额叶的背侧部分(BA 8 区和 46 区)。弓状束的主要功能是传导语音系统信号。②下枕额束,其起自枕叶及颞叶的后外侧区,向前走行在侧脑室颞角外侧壁的外上方,经过岛叶内侧外囊的前底,到达眶额及前额叶的背外侧。其功能是参与语义系统的传输。③扣带下束,内侧扣带下束的嘴侧部分位于额角外侧壁(Broca 区的深部),包含有由扣带回和辅助运动区向尾状核投射的纤维。该传导束损伤后通常会导致经皮质运动性失语。④额顶语言环路,作为发音的最后通路,通常位于口部运动区和前岛叶深部,电刺激会诱发发音障碍。

关于连接额叶皮质和颞叶皮质的纤维通路,目前文献普遍认同 2 个途径:背侧和腹侧通路。由 Hickok 和 Poeppel 首先提出的这种"双流模型(dual stream model)"是当前国际比较公认的言语处理模型。其中腹侧通路用于语音到语义的加工,背侧通路用于听觉到运动的整合。Saur 等采用确定性纤维跟踪的方法连接基于功能数据的终点构建了双通路:腹侧通路连接颞叶皮质与额叶眶部(BA 47 区)

和三角部(BA 45 区),支持语音到语义的映射;背侧通路即经典模型中的弓状束及上纵束,从背后方投射到顶叶,并最终到达额叶言语产生中枢(运动前区和岛盖部)。

目前神经外科的应用主要采用 DTI 纤维束示踪技术定位语言传导通路并用于手术导航,临床上最常用的是重建弓状束,包括直接纤维和间接纤维。弓状束的纤维追踪采用了 2 个种子点定位的方法。具体方法如下:①在 DTI 生成的 FA 彩色编码图的矢状位上选取一个感兴趣区(ROI),这个区域位于缘上回与侧脑室之间的白质。在这个区域弓状束围绕着外侧裂的后方进行转向。②ROI 选择颞上回及颞中回后部。接下来采用双 ROI 追踪法,将连接这 2 个 ROI 的纤维束追踪出来(图 138-9)。

语言通路的纤维追踪主要用于功能导航保护语言通路。Leclercq 等首次在 10 个低级别胶质瘤患者中采用直接皮质下电刺激验证了语言通路的可靠性。结果显示 17 个(81%)阳性刺激位点与 DTI 的纤维束吻合(位于纤维束 6 mm 的范围内);4 个阳性位点并未位于 DTI 的纤维束周围。因此,电刺激的

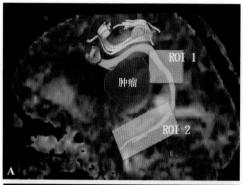

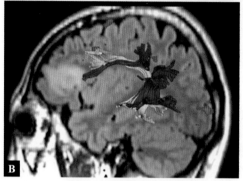

图 138 - 9   DTI 纤维束示踪技术重建弓状束

注:A. 弓状束种子点的选取方法;B. 弓状束的直接纤维和间接纤维,红色代表间接纤维的前支,蓝色代表间接纤维的后支,黄色代表直接纤维。

阳性位点与纤维束有较好的一致性,这意味着 DTI 的纤维束追踪技术是一种可靠的语言通路定位技术,但对于脑病变的患者来讲并不是最佳的手段,术中的皮质下电刺激仍是目前最可靠的语言通路定位手段。

近来随着纤维束追踪技术的发展,又有文献报道将语言通路的终端进行功能定位的新方法和新思路。2004 年 Henry 等首次报道了 1 例患者利用 DTI 纤维束追踪技术联合 DCS 定位语言区,通过 DCS 定位 8 个语言阳性位点,并据此作为 DTI 的 ROI,发现这些阳性位点之间均存在纤维联系。2009 年,Ellmore 等利用 AF 定位 10 例患者,其中 9 例术中行 DCS,结果发现 79% 的语言阳性位点与 AF 密切联系,59% 的语言阳性位点位于 AF 终末端 7.5 mm 半径以内。这些研究都为纤维束定位语言功能皮质提供了证据。2010 年,Henning Stieglitz 等通过对 13 例语言区附近病灶的患者行手术治疗,术前用 DTI 显示弓状束并据此定位语言功能区。其中 5 例与任务态 fMRI 结果相比较,发现吻合良

好。2012 年章捷等联合弓状束纤维示踪技术和任务态 fMRI,评价 AF 终末投影定位额叶语言皮质的临床可行性,8 例患者中有 7 例 AF 终末投影区域与任务态 fMRI 语言皮质激活区高度吻合。AF 投影区主要位于左侧中央前回腹侧部(87.5%)及左侧额下回(75%)。fMRI 激活区主要分布于左侧中央前回腹侧部(87.5%)、额中回(62.5%)及左侧额下回(50%)。AF 终末投影平均半径(R_1)= 12.4±5.3 mm;fMRI 语言任务激活区平均半径(R_2)= 10.9±4.6 mm;两者中心距离(D)=10.6±6.9 mm(图 138 - 10)。2013 年,华山医院用电生理验证了 AF 定位额叶语言皮质的可靠性(图 138 - 10),其终末端的灵敏度和特异度分别为 70.0% 和 97.6%,灵敏度并不高,但将其外扩 1 cm 范围进行定位的灵敏度和特异度都 >90%,其灵敏度明显提高,但特异度却未见明显下降。因此,弓状束纤维追踪定位额叶语言功能区是一项可行且可靠的技术,同时,这也是一项值得开展和推广的技术。

(5) 弥散谱成像技术

如前所述,弥散成像技术是目前能无创观测大脑白质纤维的唯一技术。临床应用最广泛的 DTI 技术其基本模型假设认为单个体素内水分子的弥散符合高斯分布(公式 2),且只有一个高斯扩散室,脑白质纤维追踪也是基于这一假设得到的结果。然而在实际情况中,单位体素内往往存在交叉纤维,以及弯曲缠绕等现象,而 DTI 在单位体素内得到的纤维方向只是平均值,它所依赖的单张量模型无法显示体素内的多个纤维方向,因此无法显示白质或复杂灰质结构中的纤维交叉。弥散谱成像(DSI)技术不依据模型假设,采用多 b 值、多方向的 q 空间成像,直接估算概率密度函数(probability density function,PDF)描述水分子扩散运动的完整空间分布,可以更好地反映白质纤维束交叉、弯曲、缠绕等复杂情况。DSI 弥补了 DTI 的不足,为辨别局部复杂交错的纤维走行提供了解决方案。目前 DSI 在临床应用中的主要困难在于对磁共振仪器的硬体要求较高,且扫描时间过长。后续研究通过优化扫描参数和采样(如部分采样、多频同步采集等)方法,以求减少扫描时间。

(6) 弥散谱成像技术在脑神经成像中的应用

虽然传统的磁共振结构影像如 T_1W、T_2W 影像可以对脑神经进行一定的定位和显示,但要实现三维的脑神经示踪和重建,则需要更高级的、拥有复

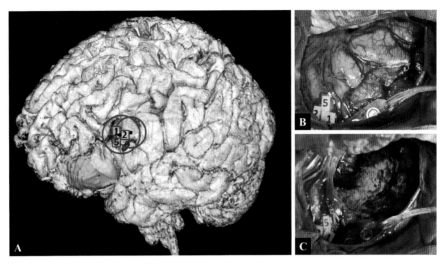

图 138 - 10　DTI 弓状束重建技术定位语言区的可靠性研究

注：典型病例。A. 多模态技术定位下的功能区关系图（绿色代表肿瘤；浅蓝色代表弓状束，深蓝色圆圈代表弓状束投射到脑表面的功能区范围，半径为 8.9 mm；红色代表 fMRI 的激活区，红色圆圈代表激活区投射至脑表面的范围，半径为 14.6 mm；黑色圆点代表 2 个圆圈的中心，圆点间的距离为 8.2 mm；1、2 代表经导航记录的语言流利度的电生理阳性位点，5 代表电生理下图片命名障碍的阳性位点）；B. 术中电生理定位手术野，对应于图 A 中的 1、2 和 5；C. 肿瘤切除后的术野，阳性位点保护好，肿瘤全切。

杂多方向神经轴索分辨率的弥散影像来实现。然而，传统的 DTI 技术在脑神经示踪方面存在以下局限性：①追踪角度有限，不能显示交叉纤维；②无法显示脑神经的脑干段；③DTI 的磁敏感伪影和部分容积效应，导致其脑神经示踪效果较差。要弥补这样的局限性，需要高角度分辨率成像技术及新的纤维束示踪算法

　　Yoshino 等报道了采用基于 DSI 影像的高分辨率纤维束示踪成像（high-definition fiber tractography，HDFT）技术来实现对复杂多重交叉神经纤维束的精确示踪与三维重建。该技术不仅可显示正常白质组织中的纤维传导束，还可以准确地重建受到肿瘤等占位性病变推挤移位的传导束。该团队将 HDFT 技术应用于正常志愿者和颅内肿瘤（包括下视丘胶质瘤、岩斜脑膜瘤、垂体大腺瘤）患者的所有 12 对脑神经的重建。结果显示所有脑神经的脑池段、视交叉、内侧纵束、三叉神经的脊束及脊束核、展神经的岩骨段、面神经的脑干段都能通过该技术较准确地定位并重建。在后组脑神经的示踪重建方面，HDFT 技术亦明显强于传统 DTI 示踪技术。此外，在脑肿瘤的病例中该技术被初步证实能较准确地显示被肿瘤推移的脑神经走向，从而有助于术前计划的制订。当然对颅底部位的弥散影像伪影的处

理，以及纤维束追踪参数的优化将是未来需要改进与解决的问题。

138.2　脑功能结构的术中实时影像学定位及监测

138.2.1　术中功能 MRI 技术在术中实时定位中的应用

　　尽管 BOLD-fMRI 得到美国 FDA 的批准并且在全球广泛应用，但是无法避免其固有的缺点，即无法纠正继发于手术操作后（主要原因有重力、脑脊液流失等）脑移位。文献报道即使仅打开颅骨未进行任何手术操作，脑移位最大可以达到 20 mm。由于肿瘤的切除边界和术前 fMRI 所确定的功能区的安全距离是 10 mm，所以脑移位可能会导致功能区受损，从而引起严重的偏瘫或失语。

　　为了克服术前 fMRI 的不足，实现术中脑功能结构的实时影像学定位，术中功能 MRI（intraoperative fMRI，i-fMRI）的概念在 1998 年首先被提出。i-fMRI 可以提供实时的功能定位信息并及时更新导航数据，进而帮助神经外科医师在硬脑膜打开后或部分切除肿瘤后直观地判断实时的肿瘤和功能区的

位置关系。Gasser 等首先报道了 i-fMRI 应用于临床的可行性。他们通过电刺激全麻下开颅患者的正中神经和胫神经成功地定位了感觉皮质。虽然 i-fMRI 已经证明其进行功能定位的潜力,但"真正意义"的 i-fMRI 的应用却进展缓慢。这可能是由于以下具体的原因:①低场强度磁体不能满足空间和时间分辨率的要求,也无法获得较高的信噪比;②在患者全麻的状态下,无法让患者自主地执行任务;③麻醉药物可能导致血流动力学改变,进而出现假阳性或假阴性结果;④开颅后会破坏原来颅内相对稳定的内环境,造成成像质量的下降。

如果在唤醒麻醉下进行 i-fMRI 则可以克服其中的重要不足。近年来,通过解决气道管理和铺巾等技术难题后,华山医院和全球其他的几个神经外科中心首先实现了唤醒麻醉和术中 MRI 的联合应用,这也就为唤醒麻醉下的术中任务态 fMRI ("awake" intraoperative fMRI, ai-fMRI) 提供了可能。ai-fMRI 一方面可以使清醒的患者在术中执行各种任务;另一方面避免了电生理刺激不良事件的发生(癫痫)。华山医院路俊锋等首次提出了 ai-fMRI 的概念,以此实现术中实时的功能区定位。他们通过 7 例唤醒患者的运动皮质的定位阐述了 ai-fMRI 在临床应用中的几个关键问题:①如何进行 iMRI 下的唤醒麻醉? ②如何采集 ai-fMRI 的数据? ③如何处理 ai-fMRI 的数据? 同时也通过电生理评价了 ai-fMRI 的可行性和可靠性(图 138-11)。该研究证实该技术在临床上是可行的和可靠的,但是由于技术较为复杂,未来在临床上进行推广和使用还有待进一步的改进和优化。

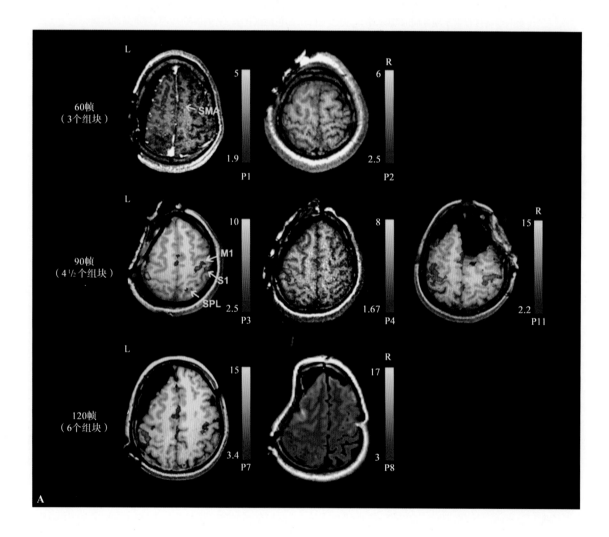

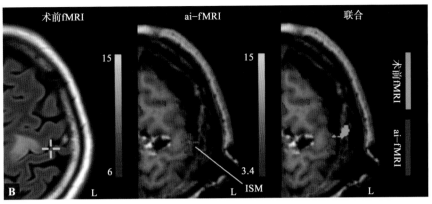

图 138 - 11 唤醒手术术中功能磁共振(ai-fMRI)

注：A. 激活图叠加在个体的结构像上(T₁ 或 T₂ FLAIR)。右侧的显示色条代表了该图像 *t* 值的阈值。在所有的 7 个患者中所有的感觉运动区(S1 和 M1)和辅助运动区都有激活，但其他层面的激活都未在本示例图中展示。第 1 排代表在 3 个重复时的激活图，第 2 排代表在 4.5 个重复时的激活图，最下一排是在 6 个重复时的激活图。P1、P2 等代表患者 1、2 等。B. 术前 fMRI 和 ai-fMRI 的激活结果的比较。术前(T₂ FLAIR，左图中的背景图)和术中(T₁ - MPRAGE，中间和右图中的背景图)的结构像进行配准，术前 fMRI(绿色)和 ai-fMRI(红色)叠加到右图中。蓝色的"十"字标代表术中电刺激定位(ISM)阳性位点(手运动)，这个位点通过更新的神经导航记录得到。中间图中 ISM 阳性位点的相同位置也标记到左图的对应位置，用黄色"十"字表示。由于脑移位，位于 ai-fMRI 激活区内的 ISM 的阳性位点落在了术前 fMRI 的激活区外。

138.2.2 近红外脑功能成像在术中实时定位中的应用

　　术中脑功能结构的定位，除了电生理技术、i-fMRI 技术外，最近有学者尝试采用功能性近红光谱(functional near-infrared spectroscopy，fNIRS)技术。fNIRS 通过利用近红外光谱内的氧合血红蛋白(O₂Hb)和脱氧血红蛋白(HHb)的不同光吸收谱来记录脑功能的变化。其原理是基于 O₂Hb 和 HHb 对近红外光光谱有不同的吸收，通过光谱变化来检测大脑功能活动。

　　近年来，fNIRS 已经在个体认知功能、社会交互心理模式、精神疾病、儿童心理健康、癫痫定位、脑功能图谱构建等研究领域取得大量新进展。近期，华山医院神经外科探索性地将该技术进行了改进，将 fNIRS 检测探头重新设计，将其改为分辨率更高、体积更小的探头，并进行了参数调整，使之能够用于术中皮质表面进行脑功能区的检测(图 138 - 12)。该研究发现，fNIRS 探头在术中置于皮质表面检测到的 O₂Hb 和 HHb 的信号十分稳定；而且按照不同的任务设计，基于语言任务和运动任务可以检测到大脑语言相关区域和运动相关区域的脑活动，并以术中 DCS 定位技术进行验证(图 138 - 13)。

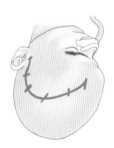
A. 开颅手术切口

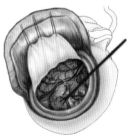
B. 术中 DCS 定位脑功能区

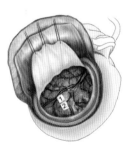
C. 脑功能区的标识

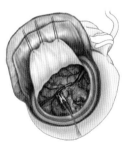
D. 术中 fNIRS 检测脑功能区

图 138 - 12 术中 fNIRS 检测示意图

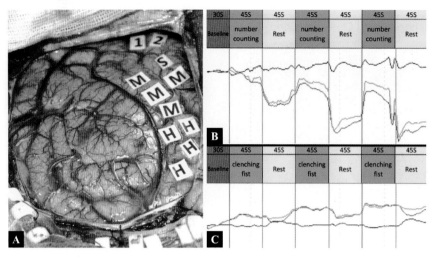

图 138-13 术中语言与运动区的 fNIRS 信号图

注：A. 术中脑语言与运动区定位；B. 语言相关脑区检测到的 fNIRS 信号；C. 运动相关脑区检测到的 fNIRS 信号。

目前 fNIRS 技术在术中的应用仍有一些局限性，包括敏感度和特异度仍需提高，探头仍不够轻便，也不能同时检测多个脑回，这些问题都有待于技术上的改进与发展。

由于手术本身就是有创的，因此就术中对于脑功能结构的实时监测而言，影像学技术的无创优势并不明显，而就可靠性和易用性而言，目前术中神经电生理监测（intraoperative neurophysiological monitoring，IONM）仍然是术中脑功能监测的金标准。

（庄冬晓 邱天明 路俊锋 周良辅）

参考文献

［1］庄冬晓,周良辅.脑功能结构影像学定位和术中监测[M]//周良辅.现代神经外科学.2版.上海:复旦大学出版社,2015,1457-1467.

［2］EKLUND A, NICHOLS T E, KNUTSSON H. Cluster failure: why fMRI inferences for spatial extent have inflated false-positive rates [J]. Proc Natl Acad Sci USA, 2016,113(28):7900-7905.

［3］FUKUDA M, TAKAO T, HIRAISHI T, et al. Cortico-cortical activity between the primary and supplementary motor cortex: An intraoperative near-infrared spectroscopy study [J]. Surg Neurol Int, 2015,6:44.

［4］IYENGAR S. Case for fMRI data repositories [J]. Proc Natl Acad Sci USA, 2016,113(28):7699-7700.

［5］KIM H Y, SEO K, JEON H J, et al. Application of functional near-infrared spectroscopy to the study of brain function in humans and animal models [J]. Mol Cells, 2017,40(8):523-532.

［6］MUELLER K, LEPSIEN J, MÖLLER H E, et al. Commentary: cluster failure: why fMRI inferences for spatial extent have inflated false-positive rates [J]. Front Hum Neurosci, 2017,11:345.

［7］QIU T M, GONG F Y, GONG X, et al. Real-time motor cortex mapping for the safe resection of glioma: an intraoperative resting-state fMRI study [J]. AJNR Am J Neuroradiol, 2017,38(11):2146-2152.

［8］TEFERA G B, ZHOU Y, JUNEJA V, et al. Evaluation of fiber tracking from subsampled q-space data in diffusion spectrum imaging [J]. J Magn Reson Imaging, 2013,31(6):820-826.

［9］WEDEEN V J, WANG R, SCHMAHMANN J D, et al. Diffusion spectrum magnetic resonance imaging (DSI) tractography of crossing fibers [J]. Neuroimage, 2008,41(4):1267-1277.

［10］YEH F C, WEDEEN V J, TSENG W Y. Estimation of fiber orientation and spin density distribution by diffusion deconvolution [J]. Neuroimage, 2011,55(3):1054-1062.

［11］YOSHINO M, ABHINAV K, YEH F C, et al. Visualization of cranial nerves using high-definition fiber tractography [J]. Neurosurgery, 2016,79(1):146-165.

 **虚拟现实技术及增强现实技术**

139.1 虚拟现实技术

虚拟现实(VR)技术是近年来出现的图形图像领域的高新技术,综合集成了计算机图形学、人机交互技术、传感技术、人工智能等领域的多项技术。它是由计算机生成逼真的三维虚拟图形界面,使人作为参与者通过适当装置,与虚拟世界进行互动和相互交流,产生身临其境的感觉。

139.1.1 虚拟现实技术的基本构成与特征

VR 系统由专业图形处理计算机、应用软件系统、输入设备和演示设备组成。具有以下基本特征:融入感(immersion)、多感知性(multi-sensory)、交互性(interaction)和联想性(imagination)。

(1) 融入感

融入感指用户借助各类先进的传感器进入虚拟环境之后,由于感受到的一切内容非常逼真,沉浸在虚拟环境中,具有和在真实环境中一样的感觉。

(2) 多感知性

多感知性指系统对多种感觉的模拟与反馈,包括视觉、听觉、触觉、力觉反馈,甚至包括味觉与嗅觉。

(3) 交互性

交互性指用户进入虚拟环境后,不仅可以通过传感器获得逼真的感受,而且可以用自然的方式对虚拟环境中的物体进行操作。

(4) 联想性

联想性由虚拟环境的逼真性与实时交互性而使用户产生更丰富的联想,可用以实现一定目标的用途。

139.1.2 虚拟现实技术在医学中的应用

作为一门新兴学科,VR 技术可以为医学提供人体复杂解剖结构的三维可视化 VR 模型。在此基础上,人-机交互技术的进一步发展即可以对三维可视化 VR 模型进行实时操作,从而建立可供手术计划和手术模拟的虚拟手术仿真系统。在对患者实施复杂手术之前,把通过 CT、MRI、数字减影血管造影(DSA)和正电子发射体层成像(PET)等技术获取的患者真实图像,或数字化医学图谱输入仿真系统,手术医师可以沉浸于虚拟场景中进行手术计划和操作演练,可以通过视、听、触觉体验实际手术中面临可能发生的各种复杂状况。虚拟手术仿真技术的应用可以缩短手术技能的培训时间,减少对实验动物和尸体标本的需求,降低临床实习手术对患者造成的潜在医疗风险。同时,由于 VR 技术基于医学计算机图形学和人-机交互技术,因此也可与手术导航(surgical navigation)、机器人辅助手术(robotics aided surgery)和远程手术(tele surgery)等计算机辅助手术(computer assisted surgery,CAS)新技术相结合,其发展和应用前景宽广。

139.1.3 虚拟现实技术在神经外科中的应用现状

在神经外科应用领域,VR 技术的不断发展将为神经外科医师构造出一系列逼真实用的虚拟手术仿真系统。在虚拟解剖、虚拟内镜、虚拟术前计划及虚拟手术培训等方面,VR 技术得到了充分应用。

(1)虚拟解剖

在个体化的计算机仿真解剖模型上,低年资外科医师可以操作虚拟手术器械,训练各种常规手术技巧。同样高年资外科医师也可应用 VR 技术模拟各类创新术式或入路。当前的多模式医学影像融合技术可以整合病例的多种医学影像数据源,提供传统动物模型和尸体标本所不具备的病理状态下的个体化结构与功能信息。Bernardo 和 Spetzler 等报道应用三维交互式虚拟解剖模型仿真经岩骨手术入路。该系统包括一台机器人操控的显微镜,用以手术计划和数据收集。将尸头逐层解剖并拍摄立体数字照片,然后迭合成三维虚拟解剖模型。该虚拟仿真系统还提供虚拟手术气钻,操作可以执虚拟气钻逐层磨除岩骨,显露其内的重要解剖结构。整个虚拟术野显露过程与实际解剖或手术入路过程相仿。

(2)虚拟内镜

虚拟内镜(virtual endoscope,VE)是一种独特的医学图像后处理技术。它是将 CT 和 MRI 获得的原始容积数据与计算机三维图形技术相结合,借助导航技术(navigator)或飞跃技术(fly through),以及伪彩色(pseudo color)技术来逼真地模拟人体空腔器官内镜检查和治疗的一种方法。目前,VE 在神经外科领域多用于脑室镜检查、脑室造瘘术和内镜辅助经鼻-蝶手术的模拟,也可用于脑血管病变(如脑动脉瘤)的辅助诊断。仿真血管内镜成像技术在诊断脑血管畸形和脑动脉瘤方面具有无创性、高

敏感性和准确性,它能初步显示血管腔内结构和瘤腔内血栓。与真实内镜技术相比,VE 具有其独特优势:①无接触式检查,不会给患者带来不适;②不受内镜观察角度和方位的限制,并能同时提供腔内和腔外的情况;③可以深入真实内镜无法探及的重要结构和生命禁区;④可任意重复或回放检查过程;⑤降低了内镜检查的复杂性、危险性和医疗成本;⑥可用于复杂内镜手术技能的培训;⑦可用于高风险内镜手术的计划和预演;⑧便于医患沟通。

(3)虚拟现实术前计划系统

新加坡的 VI(volume interactions)公司的 Dextroscope™ 系统是神经外科领域成熟的商品化虚拟手术仿真系统之一。华山医院神经外科于 2006 年引进 Dextroscope™ 系统,用于神经外科手术计划、演练和培训,积累了数千病例,取得了一定的应用体会。2019 年引进的 HTC 沉浸式虚拟现实系统提供了更加高清晰的图像,同时增加了多种虚拟工具,从而能够完成更加复杂逼真的手术模拟,优化术前计划(图 139 - 1)。

1)颅底肿瘤:Dextroscope™ 系统具有优越的多模式医学影像信息处理与融合技术,如软组织(MRI)、血管(MRA 和 MRV)、骨(CT)。对肿瘤的形态和范围、肿瘤与血管和颅底的关系的三维理解,较传统的二维成像有了显著提高。例如,对于鞍区肿瘤,我们可以重建出肿瘤与蝶鞍区所有的神经、血管、骨质及重要功能结构之间的相对空间关系(图 139 - 1),选择最优的个体化手术方案,在最大限度切除肿瘤的同时,避免损伤重要结构,提高了全切除率,降低了术中并发症与后遗症发生率。

2)脑血管病变:运用 CT 与 MRI、MRA 和/或 MRV 的图像融合,除了可 VR 模型显示病变的形态部位,更关键的是显示了与脑组织及骨性结构的毗邻关系。这点是单纯通过 DSA 无法达到的。例如,脑动脉瘤,可清楚地显示瘤颈的部位和大小,与载瘤动脉及颅底骨性结构的关系;对于脑动静脉畸形(AVM)、硬脑膜动静脉瘘(DAVF)等血管畸形,亦可显示供血动脉与引流静脉。

3)颅骨病变及颅底脑脊液漏:通过对 CT 和 MRI 图像的三维重建与融合,可显示三维立体的骨质连续性破坏,显示了骨性病灶与脑组织及神经的毗邻关系。VR 模型亦可以清晰地显示脑组织疝入骨折裂口,为颅底修补术中寻找瘘口提供帮助。

4)脑干、基底节、功能区病变:运用 RadioDexter

软件可以根据 MRI、弥散张量成像（DTI）等图像单独重建出脑干、基底节、运动功能区、锥体束等结构，显示病变与其之间的空间关系，降低术中损伤这些结构的概率，从而减少了手术并发症的产生。

5）脑室系统内病变：运用提取功能重建脑室系统和脑室内病变，了解其相互关系，并能简单模拟内镜手术过程。

6）面肌痉挛及三叉神经痛：将磁共振体层血管造影（MRTA）图像进行三维重建，运用提取工具将责任神经与血管提取出来，显示其毗邻关系，制订相应的术前计划。

（4）虚拟手术培训

应用虚拟手术仿真系统有助于加快外科住院医师的手术操作技能培训。与常规手术培训方法相比，加拿大国家研究委员会开发出一套神经外科虚拟现实仿真系统 NeuroTouch（图 139 - 2）。NeuroTouch 是综合了手术显微镜的立体影像与人体工程学集成平台，与内镜操作的二维间接图像相同。这套系统装备了 2 个触觉设备，为两手操作提供触觉反馈并能与虚拟组织进行互动。还包括一些实用工具，如普通吸引器、超声吸引、双极电凝、显微剪、内镜等，虚拟的组织甚至模拟了出血。5 种操作或手术被选为代表基础和高级神经外科技能：①脑室穿刺术；②鼻内镜定位；③肿瘤切除；④止血；⑤显微剥离。每种虚拟操作或手术包括目标学习、过程了解、难易程度及完成指标，难度可设置为容易、中等、高级，完成指标包括完成结果、效率及错误等项目，最终可根据综合结果进行评分。

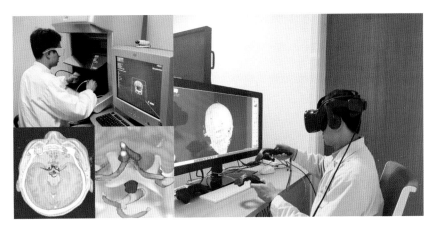

图 139 - 1　Dextroscope™ 系统与 HTC 沉浸式虚拟现实系统

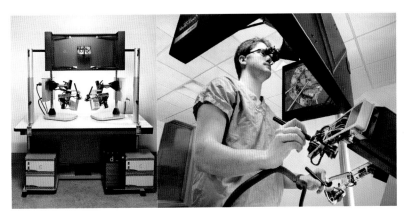

A. NeuroTouch 全貌　　　　　　　B. 受试者操作图

图 139 - 2　神经外科虚拟现实仿真系统 NeuroTouch

引自：DELORME S, LAROCHE D, DIRADDO R, et al. NeuroTouch: a physics-based virtual simulator for cranial microneurosurgery training [J]. Neurosurgery, 2012,71(Suppl 1):32 - 42.

139.2 增强现实技术

139.2.1 定义

增强现实(augmented reality, AR)是一种图形学领域的新技术,是在 VR 技术基础上发展起来的一种技术,也是近年来的研究热点。将计算机生成的虚拟模型或其他信息融合到真实场景中,使用者可从计算机描绘的虚拟模型中获得额外的信息,从而对真实环境进行"增强"。它具有三大特点:虚实结合、实时交互、三维匹配。现阶段 AR 技术能对 VR 技术起到辅助完善的作用,已开始广泛应用于医学领域。

139.2.2 增强现实技术与虚拟现实技术的关系与区别

AR 技术的出现与发展得益于图形学领域的 VR 技术,是 VR 技术的进一步发展,两者之间既存在不可分割的密切关系,又有着显著的差别。VR 系统强调用户在虚拟环境中的视觉、触觉、听觉等感官完全沉浸。而 AR 系统将计算机生成的虚拟环境和用户所处的真实环境有机结合,使它们看起来像一个整体;通过软、硬件合作,不仅不切断用户与现实世界的联系,反而更加强调用户在现实世界中的存在,并维持各感官的正常运作,能以自然方式与虚拟世界中的对象进行三维转换与交互操作。AR 具有较低的硬件要求、更高的注册精度及更具真实感。

139.2.3 增强现实技术在医学及神经外科中的应用

AR 技术将 VR 与真实世界连接起来,在各个领域都有广阔的应用前景,如军事、医学、机械、设计、娱乐等(图 139-3)。在神经外科手术中,通过 AR 技术,将患者术前或术中 CT 或 MRI 影像数据等医学图像三维重建得到虚拟模型,再将此虚拟模型和患者解剖结构准确融合,并在手术中实时更新显示,从而实现对手术的导航。外科医师可通过此技术对患者解剖结构的位置获取更多信息,使外科手术更快速、更精确、更安全。

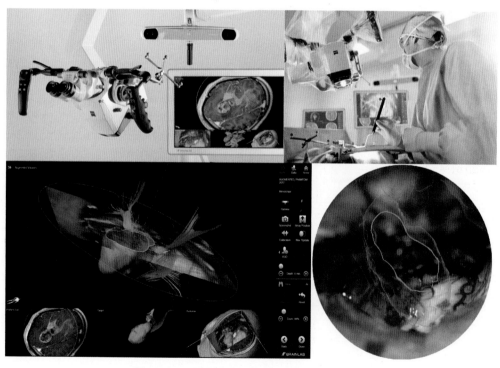

图 139-3 增强现实显微镜与导航系统的匹配

注:ZEISS KINEVO® 900 显微镜和 BrainLab 导航系统。

神经外科 AR 技术步骤：①采集处理数据和构建 3D 模型。采用 DICOM 格式存储 DSA、MRI 以及 CT 等影像学检查技术所获得的结果。选择面绘制或者体绘制方法来进行 3D 模拟重建。②显示 3D 模拟。现阶段的 3D 显示方法主要包括投射式显示、穿透式显示、视频式显示。为了让图像叠加的准确性显著提高，每种显示方法都需要跟踪定位术者眼位或者头部、显示屏及摄像头，让 3D 图像的显影准确性能显著提高。现阶段常用的跟踪定位方法主要为电磁跟踪和红外光学跟踪。③注册图像。在图像中准确叠加附加信息时，注册图像是最关键的一步。现阶段常用的方法为交互式注册方法，也就是在患者身上和 3D 模型上定位能辨别的标志物，通过对这些标志物进行重叠计算，来正确重叠全部图像。最后通过连接神经导航设备将虚拟模型投射至显微镜目镜中用来观察操作。

139.3 虚拟手术仿真系统的技术难点与发展前景

随着计算机图形技术和传感器技术的飞速发展，虚拟医学手术仿真系统的研究在结构模型的立体显示、器官组织纹理的制作与定位和触觉等生物传感等方面已经取得了长足的进步。但是这些应用仍存在很大的局限性，目前还没有一种 VR 或 AR 技术能够完全模仿神经外科领域的临床实际需求。VR 和 AR 技术的深入研究还需解决如下难点。

（1）结构模型的视觉逼真性

颅脑的解剖结构复杂、组织层次较多，尤其是神经传导束和血管网的逼真结构建模仍是目前研究的重点。颅脑组织视觉特性的仿真应包括色彩、光泽、表面反射率和透光度等。理想的结构模型应该达到使用户难以分辨真假的程度，即灵境感。

（2）虚拟组织器官的各种生物力学模型

即自主性的物理模型，包括在受到外力作用时的组织形变、手术切割面、组织搏动和血流动力学特性等。生物力学模型的建立对整个手术仿真系统的临场效果也至关重要。但复杂的模型也意味着更多的计算消耗。考虑到手术仿真系统必须提供实时动态交互，研究人员需要在计算速度和仿真的真实感之间求出最佳平衡点。

（3）多感知性

在 VR 环境中所提及的触觉包括本体感觉、前庭感觉、运动觉、触觉和位置觉在内的综合感觉。触觉反馈作用于体表，用来体察 VR 模型的细致特征，包括温度、表面纹理、光滑程度和弹性等。在医学手术中，精确的触觉反馈与直观的视觉反馈一样重要。理想的沉浸式 VR 系统（immersive VR system）应该提供人类所具有的多种感知反馈，甚至包括温度觉和嗅觉等，以实现最大限度的交互性。这需要依靠一系列的人工智能设备的研发。

（4）多模式医学影像融合

由于人体数据的复杂程度高、量大，采用现有数据组合生成最终虚拟手术使用的人体模型数据集的建模方法还有待研究。应用于虚拟手术仿真的"真实"人体模型应当集合了人体解剖、生理、生物化学、物理、病理乃至心理学的全面信息，而且还必须同时兼备信息的标准化和个体化。这一终极目标的实现需要多学科分工合作来完成。

（5）远程手术

远程手术是虚拟手术仿真系统在医学上的又一个重要应用。将装备有基于 VR 与 AR 技术的远程控制操作设备的遥控手术中心与边远地区建立起远程医疗 VR 系统。医师只需对虚拟患者的 VR 模型进行模拟手术，并通过高速宽带网络（5G 网络）将医师的动作传送到网络另一端的手术机器人，由机器人应用 AR 技术对患者进行真实手术。手术实际进展的图像也可通过机器人摄像机实时地传给医师的头盔立体显示器，以便医师实时掌握手术的情况并发出手术指令，使专家技能的发挥不受空间距离的限制。

（6）机器人手术

VR 与 AR 技术有助于实现手术机器人的遥控操作。目前神经外科手术机器人已能辅助实施立体定向穿刺手术、脑深部活检手术、神经内镜手术和血管缝合手术等操作。未来，手术机器人和 VR 技术整合对于神经外科手术的影响将如同计算机集成制造对于产品制造的影响一样广泛和深远。

（7）混合现实技术

混合现实（mixed reality，MR）是在 VR 和 AR 兴起的基础上提出的一项概念，可视为 VR 和 AR 的增强版。VR 技术可以创建虚拟环境，AR 技术则可以扩充环境信息使其更加逼真，MR 是合并现实和虚拟世界而产生的新的可视化环境。在新的可视化环境里物理和数字对象共存，并实时互动。这些新型的技术能够应用到神经外科领域，一旦发展成熟,神经外科手术规划与教学模式将会发生颠覆性变化。

（注:限于平面印刷技术的限制,本章所列图片未能充分展示 VR 技术的三维立体视觉效果。）

（张晓硌　吴劲松）

参考文献

[1] BESHARATI TABRIZI L B, MAHVASH M. Augmented reality-guided neurosurgery: accuracy and intraoperative application of an image projection technique [J]. J Neurosurg, 2015,123(1):206-211.

[2] CABRILO I, BIJLENGA P, SCHALLER K. Augmented reality in the surgery of cerebral aneurysms: a technical report [J]. Neurosurgery, 2014,10(2):252-260.

[3] CABRILO I, BIJLENGA P, SCHALLER K. Augmented reality in the surgery of cerebral arteriovenous malformations: technique assessment and considerations [J]. Acta Neurochir, 2014, 156(9): 1769-1774.

[4] CABRILO I, SCHALLER K, BIJLENGA P. Augmented reality-assisted bypass surgery: embracing minimal invasiveness [J]. World Neurosurg, 2015, 83 (4):596-602.

[5] DE RIBAUPIERRE S D, EAGLESON R. Editorial: challenges for the usability of AR and VR for clinical neurosurgical procedures [J]. Healthc Technol Lett, 2017,4(5):151.

[6] DELORME S, LAROCHE D, DIRADDO R, et al. NeuroTouch: a physics-based virtual simulator for cranial microneurosurgery training [J]. Neurosurgery, 2012,71(Suppl 1):32-42.

[7] HETTIG J, ENGELHARDT S, HANSEN C, et al. AR in VR: assessing surgical augmented reality visualizations in a steerable virtual reality environment [J]. Int J Comput Assist Radiol Surg, 2018,13(11): 1717-1725.

[8] HSIEH M C, LIN YH. VR and AR Applications in Medical Practice and Education [J]. Hu Li Za Zhi, 2017,64(6):12-18.

[9] KIM DH, KIM Y, PARK J S, et al. Virtual reality simulators for endoscopic sinus and skull base surgery: the present and future [J]. Clin Exp Otorhinolaryngol, 2019,12(1):12-17.

[10] KOCKRO R A, REISCH R, SERRA L, et al. Image-guided neurosurgery with 3-dimensional multimodal imaging data on a stereoscopic monitor [J]. Neurosurgery, 2013,72(Suppl 1):78-88.

[11] MARCHETTI C, BIANCHI A, BASSI M, et al. Mathematical modeling and numerical simulation in maxillo-facial virtual surgery (VISU) [J]. J Craniofac Surg, 2006,17(4):661-667.

[12] MAZUR T, MANSOUR T R, MUGGE L, et al. Virtual reality-based simulators for cranial tumor surgery: a systematic review [J]. World Neurosurg, 2018,110:414-422.

[13] NEUBAUER A, WOLFSBERGER S. Virtual endoscopy in neurosurgery: a review [J]. Neurosurgery, 2013,72(Suppl 1):97-106.

[14] WANG J, SUENAGA H, HOSHI K, et al. Augmented reality navigation with automatic marker-free image registration using 3-D image overlay for dental surgery [J]. IEEE Trans Biomed Eng, 2014,61 (4):1295-1304.

[15] WANG P, BECKER A A, JONES I A, et al. A virtual reality surgery simulation of cutting and retraction in neurosurgery with force-feedback [J]. Comput Methods Programs Biomed, 2006,84(1):11-18.

荧光造影、荧光染色在神经外科的应用

荧光技术是通过各种染料标记到所想要观察的目标(包括局部区域、细胞、血管、微生物等),然后通过特殊的显像技术(如荧光显微镜、波普分析仪等)显示所标记的观察目标的状态,是自然科学上广泛运用的技术。

在临床医学上,荧光造影、荧光染色技术在通过某个途径(一般是通过静脉途径)注射染色剂进入人体,然后通过荧光显微镜观察所想要观察的病变部位(如眼底、肝脏、肾脏、脑血流等)的染色情况,判断病变部位的状态,为进一步诊疗工作提供有用的信息。

140.1　吲哚箐绿

吲哚箐绿(indocyanine green, ICG)以其良好的免疫原性、合理的药物动力学成为临床工作中最常用的染色剂,主要用于测定心脏输出量、肝功能、肝血流、眼底血流等,在脑外科的手术中也广泛运用。本节主要介绍ICG的基本信息和其在脑外科的应用。

140.1.1　基本信息

ICG中文化学名:2,7-双[1,3-二氢-1,1-二

甲基-3-(4-磺丁基)-1,3,5-庚三烯单钠盐;英文化学名:sodium 4-[2-[(1E, 3E, 5E, 7Z)-7-[1,1-dimethyl-3-(4-sulfonatobutyl) benzo [e] indol-2-ylidene]hepta-1,3,5-trienyl]-1,1-dimethylbenzo[e]indol-3-ium-3-yl]butane-1-sulfonate。

ICG化学式:

$$\text{(化学结构式)}$$

140.1.2　药代动力学、毒性作用和不良反应

ICG经静脉注射后与血浆白蛋白和α1球蛋白结合,局限于血管系统且很快从血流中被清除,半衰期150~180 s,主要由肝脏摄取,排泄于胆汁,且无肠肝循环(不能被肠黏膜吸收),因此毒性作用极低。ICG在体内无代谢产物,以原形排出。从体内清除的半衰期3~4 min。不良反应很轻微,在一项

42 000人的临床观察中,最常见的不良反应为喉咙不适感和潮热感,过敏性休克、低血压、心率加速和失常、呼吸困难和荨麻疹仅在个案中发现。慢性肾功能不全的患者可能会出现严重不良反应。作为荧光染色剂,出现不良反应的概率大约在4.8%;死亡率很低,约1/222 222。其他有报道皮疹、恶心、晕厥等轻度反应约为0.2%,心律不齐、低血压、过敏性休克等重度反应约为0.05%。诱发因素如对过敏体质或曾经用过ICG,或为不明原因。术前皮试阳性有价值,但皮试阴性并不保证无不良反应。

ICG钠盐呈粉末形式,可溶解于各种溶剂中。ICG的吸收和荧光光谱近红外线区域,但主要取决于其溶剂和溶度,因此ICG在600~900 nm被吸收,在750~950 nm发出荧光,荧光谱较宽。与ICG匹配的溶剂中含5%碘化纳,因此患者应没有碘过敏史方可应用。ICG现配现用,其溶于水后不稳定,应在6 h内应用。剂量:2.5 mg(儿童)~5 mg(成人)。哺乳动物致死剂量(LD50)可达50~80 mg/kg,但是,根据心脏应用其最大剂量应<2 mg/kg。

140.1.3 临床应用

1957年,Mayo医学临床中心首次将ICG应用在人体上,并在1959年通过美国FDA认证。起初主要运用于肝功能和心脏功能测定,1964年开始运用于肾脏血流的检测。1969年开始探索其在观察眼底血管情况的价值。自从19世纪80年代起,随着照相技术的发展,解决了之前ICG在临床上运用的众多难题,以ICG为染色剂的眼底血管造影已经成为眼底血管检查的金标准。同时,在其他医学领域也逐步探索其应用价值。

ICG主要应用于:①眼底血管造影;②无创性监测肝脏和其他内脏器官的血流灌注;③观察组织和器官的血流灌注;④ICG导航的癌症前哨淋巴结活检术;⑤风湿性疾病的诊断;⑥检测高代谢细胞(特别是癌症细胞);⑦其他。

140.1.4 在脑外科的应用

ICG在中枢神经系统中的应用可以追溯到20世纪90年代初,当时用来初步测定局部脑血流灌注。然而由于当时显像技术的限制,ICG的运用十分有限。随着显像技术、计算机模拟技术的发展,以及实时成像技术难题的解决,ICG视屏造影(indocyanine green video angiography,ICG-VA)

技术随之诞生。临床上,ICG-VA技术已经在各个领域中广泛运用。2003年,A. Raabe等首次报道ICG-VA技术在脑外科术中监测脑血流中的运用,该技术的实时成像和无创性的特征,对脑外科开颅手术的重要性不言而喻,很大程度上替代术中数字减影血管造影(术中DSA),成为符合实际要求的术中造影技术。目前主流的神外显微镜均能搭载ICG-VA功能,并仍在不断优化和拓展中。

(1)脑血管病

1)动脉瘤(图140-1):A. Raabe(2005)等比较187次术中ICG-VA和术中/术后DSA在颅内动脉瘤开颅夹闭术中的应用,结果术中ICG-VA和术中/术后DSA一致性高达90%,剩下的10%中,7.3%ICG-VA显示轻微血管痉挛而DSA证实为严重血管痉挛,ICG-VA的失误率为2.7%。从此,ICG-VA以其无创性、实时性奠定了在开颅动脉瘤手术中的重要辅助地位。同年,J. Woitzik等在搭桥手术(其中11例复杂动脉瘤颅内外搭桥手术)中也运用了ICG-VA实时评估,ICG-VA能够在手术中良好地显示高流量搭桥的桥血管(大隐静脉)的狭窄和通畅程度,能够指导手术进行,减少搭桥失败率。可是,ICG-VA也有其局限性,监测动脉瘤夹闭手术的瘤颈残留的失误率高达6%(R. Dashti,2009),特别是巨大、复杂、深部的动脉瘤及动脉粥样硬化严重的载瘤血管。其后,ICG-VA在动脉瘤手术在各临床治疗中心广泛运用后,各中心得出的ICG-VA与术中DSA或其他技术比较的结果各不一致(表140-1)。随着术中DSA手术室(Hybrid手术室)的普及,目前主流观点认为ICG-VA可作为术中重要的补充手段,但不能作为独立判断动脉瘤夹闭情况的技术。

此外,术中ICG-VA在具有荧光显示功能的手术显微镜下完成图像观察和采集,其主要缺陷在于无法很好地观察到受载瘤动脉和动脉瘤遮挡的深部重要穿支是否受到影响。近年来,针对这一技术问题的改进措施相继有报道。Y. Nishiyama等(2012)在动脉瘤夹闭及ICA-VA后采用便携式反光镜(Yasargil movable mirror)观察夹闭后穿支动脉的影响情况。随后荧光内镜辅助ICG-VA开始应用于临床。J. Wilson(2012)、V. Rohde(2014)和G. Fischer(2018)报道,采用荧光内镜辅助,可以清晰准确地观察动脉瘤夹闭、载瘤动脉及深部重要穿支动脉的通畅情况,特别对瘤颈判断,内镜辅助

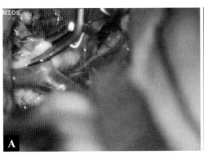
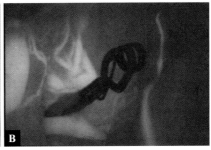

图 140 - 1　ICG - VA 在动脉瘤手术中的应用

注:A. 大脑中动脉动脉瘤夹闭后;B. ICG - VA 显示载瘤动脉通畅,动脉瘤不显影。

表 140 - 1　各中心应用 ICG - VA 结果汇总

项　目	J. Li (2009)	R. Dashti (2009)	E. Ozgiray (2013)	Washington CW(2013)	Sharma (2014)	J. Fandino (2018)	J. H. Park (2019)
对照标准	术后 DSA	术后 DSA 和/或术后 CTA	术后 DSA+术中瘤腔穿刺 + 术中超声	术中/后 DSA	术后 DSA	术中 3D - DSA	术中 DSA
例数	108	190	109	49	112	120	54
ICG - VA 符合例数(符合率,%)	100 (92.8)	161 (84.7)	102 (93.5)	37 (75.5)	107 (95.5)	113 (94.1)	45 (83.3)
血管痉挛漏诊例数	1	NA	NA	NA	NA	NA	NA
瘤颈残留漏诊例数	3	14	1	3	7	5	2
血管狭窄漏诊例数(包括载瘤动脉和穿支动脉)	4	15	NA	4	3	2	2
瘤腔内血流检测误诊例数	NA	NA	5	NA	NA	NA	NA

注:NA,没法获得。

ICG - VA 明显高于显微镜 ICG - VA(88.9% *vs* 69.4%)。这些在动脉瘤手术中的辅助技术,一定程度上弥补了 ICG - VA 的不足,提高了手术安全性。

2) 动静脉畸形(AVM):开颅 AVM 切除手术所面临的最主要的挑战是 AVM 病灶的定位和病灶全切除。残留的 AVM 病灶可能再次破裂出血。神经导航技术的运用一定程度上解决了病灶定位的问题,然而它的局限性在于无法准确区分供血动脉以及动脉化的引流静脉,以及判断病灶的残留。术中造影技术能够很好地弥补这一个缺点。

ICG - VA 能够很清楚地显示 AVM 的动脉期和静脉期,对外科医师切除 AVM 有很好的指导意义。根据 ICG - VA 过程中血管显影的先后,可以比较准确地判断和区分供血动脉和引流静脉。

为更加直观而精确地判断动、静脉,F. Faber 等 2011 年开发了一个基于 ICG - VA 的分析软件——Flow 800 software,能够半定量实时分析术中血管的流量。最初用来分析 2 例 AVM 的血流灌注,分析术中 AVM 的流入、流出道的血流动力学,以助调整手术策略。随着在 AVM 的治疗病例数累积越来越多(Takagi,2012;Kamp,2012;Y. P. Ng,2013;X. Ye,2013;Spetzler,2014;K. Iihara,2015 等)。Spetzler 团队回顾性分析发现,术中使用或不使用 ICG 造影辅助手术对预后影响区别不大,同时发现其局限性——对 AVM 的深部供血动脉显影不佳。因此,有学者推荐用于浅表 AVM 的手术。

笔者认为,随着软件更新进步和术中经验累积,软件运用在 AVM 手术中的应用价值会越发得到重视。

3) 硬脑膜动静脉瘘(DAVF):ICG-VA 能够直视地观察血流走向、明确供血动脉和动脉化的引流静脉,在术中能够完全暴露瘘的位置和引流静脉,以及瘘口是否完全闭合。目前文献上报道的数十例 DAVF 术中运用 ICG-VA 的有效性很高,接近 100%。然而,鉴于病例数尤其是复杂性 DAVF(如颅颈交界区 DAVF)数较少,有待进一步扩大病例加以验证其有效性。

4) 烟雾病(moyamoya disease,MMD)等血管重建手术中的应用:缺血性疾病主要包括烟雾病、血管狭窄闭塞等,颅内外搭桥(EC-IC 搭桥)是其最主要的治疗方式。早在 2005 年,J. Woitzik 等就在缺血性疾病上运用 ICG-VA 观察桥血管的通畅程度。也有报道,通过 ICG-VA 观察 EC-IC 吻合口部位的皮质灌注情况(MMD>非 MMD)。ICG-VA 在搭桥手术中主要观察吻合口及桥血管通畅程度,较术中多普勒超声更为直观和准确。

颈内动脉内膜剥脱术是治疗颈内动脉起始端狭窄/闭塞的主要方式,能够解决颈内动脉狭窄甚至再通的重要手术方式。ICG-VA 在内膜剥脱术中能够观察颈动脉血管通畅情况、血流动力学改变情况(颈内动脉再通手术),甚至能观察到是否有血栓形成。

(2) 脑肿瘤

ICG-VA 在神经系统肿瘤中的应用主要适应证是那些与颅内血管紧密联系的肿瘤,如血管母细胞瘤、巨大肿瘤包绕血管、大血管旁的肿瘤(如矢旁脑膜瘤)等。

对前两者,术中运用 ICA-VA 可以观察供血动脉,减少术中出血,甚至必要时可以运用动脉瘤夹夹闭供血动脉。

对大血管旁的肿瘤如矢旁脑膜瘤,术中运用 ICG-VA 主要是术中静脉的判断和保护。有文献报道,对脑膜瘤手术,在打开硬脑膜前用 ICG 成像,用来确定静脉窦、肿瘤部位、供血动脉等。对椎动脉颅外段旁的神经鞘瘤,也有报道用 ICG-VA 保护椎动脉的。

内镜技术在近几年来已经很成熟地运用在临床上;内镜技术配合 ICG-VA,能够创造比肉眼更佳的术中视野鉴别病变、病变区域的结构。Z. N. Litvack(2012)等运用 ICG 作为增强剂,配合神经内

镜下,能够直视下把垂体肿瘤及其周围结构区分开来。S. Tsuzuki(2013)等运用 ICG 作为染色剂,用内镜行脑室肿瘤活检术。

(3) 其他

功能神经外科手术中,也可用到 ICG 染色技术或 ICG-VA 技术,如在桥小脑微血管减压术的 ICG-VA 运用可保护血管。

在一些神经外科基础研究中,也发现 ICG 的应用。如功能磁共振中发现 ICG 造影剂能够富集到血流丰富的区域,如功能皮质等,帮助进行血流动力学和代谢研究。再如动物模型上通过 ICG 实时成像的特点观察血脑屏障破坏的过程,为化疗药物的进入提供新的观察思路。

140.2　5-氨基酮戊酸

5-氨基酮戊酸(5-aminolevulinic acid,5-ALA)是另一种在神经外科手术(尤其是恶性胶质瘤)中经常用到的荧光剂。本章主要介绍 5-ALA 的基本信息和其在神经外科中的应用。

140.2.1　基本信息

5-ALA 中文化学名:5-氨基-4-氧戊酸;英文化学名:5-amino-4-oxo-pentanoic acid。

5-ALA 化学式:

$$H_2N \overset{O}{\underset{}{\bigvee}} \overset{O}{\underset{}{\bigvee}} OH$$

物理性状:白色或淡黄色粉末,溶于水;易潮解;熔点 147～148℃。

140.2.2　生物功能简介

5-ALA 是一种内源性的生化物质,在体内经 ALA 脱水酶及一系列酶促作用,生成具有强光敏作用的原卟啉Ⅸ(PpⅨ)。

5-ALA 的代谢产物原卟啉Ⅸ在光照射后能够发挥细胞毒性的功能。机制如下:①光照后(波长 420～640 nm),能量转移过程中产生单态氧,达到一定浓度时可以破坏细胞;②光照射后激发态 PpⅨ直接与生物分子作用或将能量转移给氧和水,使之形成自由基,通过自由基引起生物分子的一系列连锁反应,造成细胞的死亡。

140.2.3 PpⅨ荧光

制造荧光需以波长 375～440 nm 的蓝色光激发 PpⅨ分子,可激发出波长为 635 nm,并在 704 nm 处有较小峰值的红色可见光。组织中自发荧光、光猝灭后的 PpⅨ光内源性卟啉,以及其他潜在卟啉也能发出这种 PpⅨ红光,并产生干扰。细胞中 PpⅨ含量越高,产生的荧光强度越强。

在蓝光下,可见的 PpⅨ荧光在 25 min 内衰退到原来荧光强度的 36%,在白光下,衰减到此程度则需 87 min。由于激发光穿透性差,光猝灭的影响较小。激发光仅照射一小部分区域,其他脑区的 PpⅨ受到血液或挡片的覆盖而不受影响。即使在荧光较低,甚至 PpⅨ荧光全部猝灭的区域,去掉这些区域的表层细胞仍有可能恢复荧光信号。

激发光的强度随距离增加而减弱,因此为了获得最大效果,光源应该距离颅腔尽可能近一些。尽管理论上 PpⅨ能够使正常脑组织变得光敏感,但正常脑中极低量的 PpⅨ也可能在脑组织发生光敏前因偶然出现的光而猝灭。此外,目前使用的荧光显微镜装置产生的能量较低,尚不会使正常脑组织受到光毒性损伤。

140.2.4 临床价值

实验证明,5－ALA 在体内转化成内源性 PpⅨ,其分布具有高选择性,肿瘤细胞及某些增殖较快的细胞转化率特别强,因而细胞内 PPⅨ的含量也较其他细胞高。基于 5－ALA 代谢产物 PpⅨ的细胞毒性及分布特征,光动力综合疗法〔又称艾拉光动力综合疗法(photodynamic therapy,PDT)〕以及光动力综合诊断(photodynamic diagnosis,PDD)在 20 世纪末作为一种新的治疗/诊断肿瘤的方法逐渐开展起来(Kennedy、Pottier 和 Press,1990)。

目前临床上,PDT 主要在皮肤科学上运用比较广泛,如基底细胞癌、Paget 病、鳞状细胞癌等皮肤肿瘤,以及一些癌前皮肤病变如角化病、Bowen 病。在其他器官、组织(肺、膀胱、口腔、食管、子宫内膜和脑)的恶性肿瘤治疗中,PDT 也得到逐渐开展起来。在一些非恶性病变的妇科疾病中,PDT 也作为一种可供参考的治疗手段,如功能失调性子宫出血病及内膜增生(Lang、Lehmanu、Bolsen、Ruzicka 和 Fritsch,2001)。

PDD 是一种基于 ALA 的荧光诊断技术,可用于诊断膀胱癌、子宫内膜异位症、宫颈上皮内瘤变和肺癌,同时结合高分辨率的显像技术有助于术中判断乳腺和颅内恶性肿瘤的边界。

140.2.5 在脑外科的运用

相比于其他荧光剂只能通过血脑屏障渗透到脑肿瘤细胞中,5－ALA 的代谢产物 PpⅨ的浓度只与肿瘤细胞的活性程度密切相关,荧光显微镜观察的效果更为直接,因此在脑恶性肿瘤术中运用 5－ALA 具有独特的优势。

(1) PpⅨ荧光的测量

术中荧光显微镜使用的激发光源有较宽的蓝色光谱和允许较广范围的光通过的滤光片,允许波长 440 nm 以上的光进入目镜。激发光光谱和发射光谱有少量重叠,允许正常脑组织的蓝色荧光和胶质瘤的红色 PpⅨ荧光同时被看到(图 140－2)。因此

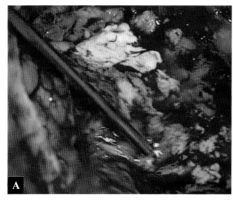
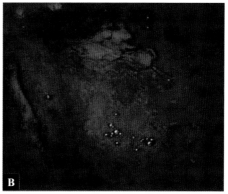

图 140－2 PpⅨ荧光在脑外科的运用

注:A. 常规显微镜下所见;B. 蓝色提示正常脑组织,红色为胶质瘤组织。
引自:STEPP H, STUMMER W. 5－ALA in the management of malignant glioma. Lasers Surg Med,2018,50(5):399－419.

能够看到正常组织包绕着的恶性组织（红光），而不需要切换单色滤片。而这两者光谱重叠的多少决定着蓝光和红光之间的平衡，是否有足够的蓝光抑制住红色的组织自发荧光，而同时又不影响真正的红色荧光以取得对图像细节的最大化。

为了增加敏感性，手术室的灯光应该调暗，关闭霓虹灯（含大量红色光），并且将手术灯光（通常过滤后剩下红光或红外线）移离颅腔。如果不采取这些措施，则手术室灯光中的红色成分会使正常脑组织误呈红色。

缺陷：对低级别胶质瘤、深部肿瘤组织荧光不明显，荧光强度还不能定量测量；即使无荧光组织，通过病理学确认发现仍有一半概率是胶质瘤（B. Kiesel，2018）。对此，J. T. C. Liu 等（2019）提出研发新的光谱学显微镜和共聚焦显微镜可能是解决的办法，能更有效地利用 5 - ALA，提高手术疗效。

（2）PpⅨ确定切除范围

手术切除的成功依赖于 PpⅨ荧光强度和对脑功能区解剖的熟知。动态的切除过程包括在白光和 PpⅨ激发的可见蓝光之间的反复切换。激发光不能穿透组织，因此直到到达肿瘤并且去掉了阻挡荧光的组织碎片和血液后，才能看见荧光。蓝色激发光仅仅能够激发那些直接被照射的 PpⅨ，这样直接在蓝光下观察整个颅腔非常重要。最常见的肿瘤残留及未被切除的原因是肿瘤被垂下的组织边缘遮盖，或者存在卫星结节，没有被激发光照到，因此没有发出荧光。

PpⅨ最好的用途是作为一种辅助的模式，将其与其他信息相融合，包括术前影像学和临床查体、功能 MRI、PET 和电生理检查，并且仍需要与完美的手术技巧相结合。在脑功能区如果看到微弱荧光，应该避免切除，因为这样的荧光不太可能是肿瘤的延续，而实际上可能是浸润到功能脑白质区或皮质区散在的瘤细胞。5 - ALA 能够从数字框架的角度使胶质瘤的延续部分显示的更清楚，但这不意味着所有肿瘤的切除都是安全的。对神经解剖的熟悉掌握和对神经认知功能区域的准确立体定位仍很重要。近来，MET - PET 和 FET - PET 在诊疗胶质瘤方面的作用愈发明显，多模式融合精准切除胶质瘤是融合 PET/CT 也时有报道：W. Stummer（2019）融合 5 - ALA、^{18}F - FET - MET 和增强磁共振，而 J. Coburger 等（2019）则融合 5 - ALA、MET - PET 和增强磁共振切除高级别胶质瘤。

重要研究都提到术前服用类固醇（地塞米松 12 mg，每日 1 次，至少服用 2 d），能够减少肿瘤 PpⅨ 的外流和减低肿瘤周边的荧光。而另外一些研究组则不经常使用类固醇。贝乏单抗由于能够拮抗血管内皮生长因子，可能会有同样的效果。

A. Potapov（2019）发现抗癫痫药物可能降低 5 - ALA 在肿瘤内荧光程度，但也有数据（G. Widhalm，2020）认为抗癫痫药物和激素不影响 5 - ALA 术中荧光程度。具体需要更多数据去验证。

放疗和化疗如何影响 PpⅨ荧光尚不清楚，但有一些证据显示：复发的胶质母细胞瘤的荧光并不强烈。

神经外科手术用的由 PpⅨ荧光引导切除的荧光显微镜市场上有售，包括德国的 Zeiss、Leica 和 Moller-Wedel 等。

（3）5 - 氨基酮戊酸剂量

常用的 5 - ALA 颅内肿瘤的荧光剂量是 20 mg/kg 体重。欧洲药品管理局药物剂量研究报告指出：在 3 个测试剂量中比较（0.2、2、20 mg/kg），此剂量对于显示肿瘤荧光的质量和范围是最好的，且已经得到Ⅲ期前瞻性临床试验的数据支持（W. Stummer，2017）。过高的剂量会增加低级别胶质瘤的荧光水平，减低浸润区的细胞密度，目前仅有光谱方法可以检测。高的剂量如 30、50 和 60 mg/kg 在人类中曾有应用，不仅有各种各样潜在的不良反应，得到的结果类似于 20 mg/kg，也没能显著提高总生存期（OS）（J. W. Cozzens，2019）。然而，20 mg/kg 5 - ALA 的优势是它产生了充足的 PpⅨ荧光，能够进行有效地探测并在较少不良反应的情况下切除高级别的胶质瘤。

5 - ALA 经口服用，溶于 50 ml 饮用水中，血浆浓度 4 h 达到峰值，48 h 回零。不到 3 h 就可在肿瘤中探到荧光，6 h 后在肿瘤中达到最高。然而 Stummer 等报道在服用 5 - ALA 后 12～16 h 仍观察到 PpⅨ荧光，且强度没有丝毫减弱。最常推荐的时间是麻醉前 3 h 服用药物，麻醉诱导后 3 h 可达到最大肿瘤荧光强度，这样可以在明确肿瘤切除期别前有充足的时间达到理想的荧光。近来，W. Stummer（2019）的手术数据表明，5 - ALA 的荧光时间最长可持续 8～9 h，根据实时荧光强度测定，他推荐术前 4～5 h 给药。

（4）不良反应

服用 5 - ALA 后如果受到太阳直射达 24 h 可以

出现日光性皮炎(晒伤),手术中眼睛及皮肤应该避免手术灯照射、直接阳光或者其他明亮集中的光线照射。在摆置体位、铺单过程中允许较暗的灯光,但应该避免强烈的手术灯光照射到患者皮肤上。如果采取了这些措施,则很少有严重晒伤发生,但有几例皮肤发红,仅持续 2~3 d。

在有遗传性或获得性卟啉症的患者或怀孕时,ALA 不应该与其他潜在的光毒性物质同时服用(例如四环素、磺胺类药物、氟喹诺酮类,能生成卟啉类的药物等)。在体外,由氨甲蝶呤导致的共内源性卟啉原氧化酶的活性及表达水平的增高引起了 PpⅨ 水平的直接增高。而氨甲蝶呤也轻度降低了亚铁螯合酶的表达,并减少了铁离子与 PpⅨ 的螯合和 PpⅨ 转变为非荧光性血红素时的消耗。临床上氨甲蝶呤对于 PpⅨ 荧光的影响尚未确定。

被报道的不良反应还有恶心、呕吐以及轻度低血压,肝功能异常较常见。而对于之前有肝功异常的患者并没有关于禁止使用 ALA 的警告,但是对于肝功能指标超过正常 2.5 倍的患者不使用 ALA。一例患者在应用 ALA 后出现了无法解释的水肿。

(5)临床运用

国外,5-ALA 应用比较早、病例数比较多的主要在欧洲。2017 年 6 月通过美国 FDA 认证后,近 2 年来美国神经外科的病例也逐渐多起来。目前 5-ALA 在神经外科的应用主要是高级别胶质瘤的术中辅助,确定切除范围,提高切除率,甚至改变手术策略。M. T. Lawton(2019)系统回顾和荟萃分析,对比常规导航技术,5-ALA 的应用能显著提高误差范围(EOR)。T. H. Schwartz(2020)等通过荟萃系统分析 iMRI 技术和 5ALA 技术对 GBM 手术患者的 EOR、无进展生存期(PFS)和 OS 的影响,在纳入的 11 组患者数据中,2 个技术都能够有效的提高 EOR(iMR:*OR* 4.99,95% *CI* 2.65~9.39,*P* < 0.001;5-ALA:*OR* 2.866,95% *CI* 2.127~3.863,*P* < 0.001),然后采用贝叶斯网络分析(Bayesian network analysis)对 2 个技术进行对比,5-ALA 和 iMRI 之间发现无显著性差异。C. R. Wirtz(2019)纳入 22 组数据进行系统回顾和荟萃分析得到的结论类似。Y. Hayashi(2010)等提出靠近侧脑室的 GBM,术中 5-ALA 荧光若发现侧脑室壁荧光阳性,考虑 GBM 细胞可能有脑脊液播散,可能引起术后迟发性交通性脑积水。建议术中行脑室引

流术。W. Stummer 等(2006 和 2011)发布的 Ⅲ 期临床试验证实 5-ALA 术中辅助切除高级别胶质瘤,有助于提高患者的 PFS,不过同时可能增加颞叶功能损伤的风险。

其他一些运用:

1)对于影像学弥漫浸润而增强后阴形的胶质瘤病灶,若术中 5-ALA 荧光阳性,可鉴别该病灶为高级别胶质瘤(G. Widhalm,2010)。

2)在脑膜瘤特别是不典型脑膜瘤中的应用,有助于发现肿瘤残余,提高全切除率(Y. Kajimoto,2007)。

3)在血母切除中,若囊壁有 5-ALA 荧光阳性,建议切除(S. Utsuki,2010)。

4)脑肿瘤活检手术中,取 5-ALA 强荧光的病灶组织阳性率极高(>95%),能够显著有效减少手术时间及取病灶次数,可能降低术后出血概率(G. Widhalm,2020;R. Grossman,2019)。

5)转移瘤:术中 5-ALA 荧光阳性的患者,预后更差,可考虑作为预后生物指标(M. Sabel,2019;G. Widhalm,2019)。

140.3 荧光素钠

国内应用比较多的是荧光素钠(Fluorescein Sodium/FLS),本节主要介绍荧光素纳的基本信息和在神经外科中的运用。

140.3.1 基本信息

FLS 分子式:$C_2OH_1ONa_2O_5$。

FLS 化学式:

140.3.2 临床应用

FLS 主要用于测定血液循环时间、眼底血管造影、胆囊与胆管造影,角膜、结膜损伤与异物的检查,泪道狭窄或阻塞的检查,并用于佩戴眼接触镜是否合适的检查等。

140.3.3 在脑外科的运用

(1) 原理

荧光素钠是一种具有强黄绿色荧光的荧光剂。荧光素钠是非靶向示踪剂，并不能像 5 - ALA 进入肿瘤细胞内与其特异性结合。且分子量大，一般不通过血脑屏障。由于高级别胶质瘤和其他浸润性生长的肿瘤(如转移癌)，在生长过程中侵袭周边血管，血管内皮超微结构受损，血管壁通透性改变，血脑屏障被破坏，荧光素钠得以通过，在肿瘤组织内蓄积。黄绿色荧光在波长 560 nm 的光线下易于观察(图140 - 3)。在搭载 YELLOW 560 的神经外科显微镜下，可以定位胶质瘤的组织边界，帮助安全切除边缘。虽然病理学结果显示，依赖血脑屏障破坏的FLS 荧光不如依赖肿瘤代谢的 5 - ALA 荧光的精准(T. Iwama, 2017)，但是临床实用性差别却不大。

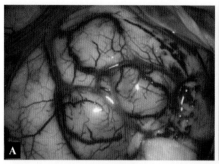
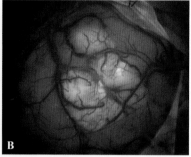

图 140 - 3　荧光素钠在脑外科的运用

注：A. 常规显微镜下所见；B. 在 YELLOW560 黄荧光下清楚的显示肿瘤边界。
引自：HONG J, CHEN B, YAO X, et al. Outcome comparisons of high-grade glioma resection with or without fluorescein sodium-guidance. Current Problems in Cancer, 2019, 43(3), 236 - 244.

(2) 给药方法、用量及时间

荧光素钠的不良反应罕见，不过临床操作前，建议做皮试。取荧光素钠溶液 0.05 ml 进行皮下注射，15 min 后观察，有无皮肤红肿及其他不良反应。

荧光素钠给药方式为静脉用药；需要一段时间通过血脑屏障，从血管中清除，使其尽可能蓄积在肿瘤组织内。如果给药时间过早或剂量过小，则显影不充分；若给药过迟或剂量过大，则会造成血管内存积过多，术中切除肿瘤时损伤血管后，造成荧光素钠外溢，也会影响术野清晰度。现阶段临床上荧光素钠的应用剂量不一，缺乏统一的用药规范和共识，这也是目前此技术的不足之处。国内一般建议使用小剂量 1~4 mg/kg，术前 2 h 静脉推注。

(3) 临床使用

荧光素钠本身特有的黄绿色荧光在波长560 nm 光线下易于观察，在蓝色灯光下显示为醒目的绿色，在黄色光源下荧光显影的色彩也会更清晰，术中可以通过切换普通白光及有色光源辅助观察。蓝光下从肿瘤组织中心到边界及周围水肿带，荧光强度递减，由强荧光逐渐减弱，至无荧光。现在主流神经外科显微镜都能搭载 YELLOW 560 黄荧光软件。

准确率：Acerbi(2014)报道 20 例恶性胶质瘤，使用荧光素钠进行手术，根据荧光显影情况留取病理，通过比较病理发现灵敏度为 94%，特异性为 89.5%。

手术效益：2019 年天津环湖医院回顾性分析了 82 例(42 例荧光组 *vs* 40 例非荧光组)胶质瘤手术患者，结果荧光组在手术出血率、手术时间上显著优于非荧光组，胶质瘤切除程度上荧光组明显高于非荧光组(85.7% *vs* 62.5%，$P = 0.02$)，复发率也低于非荧光组(11.9% *vs* 25.0%，$P = 0.01$)。

经济效益：Eljamel 和 Mahboob(2016)对 HGG切除手术中各项辅助技术(5 - ALA、荧光素钠、术中MRI、术中超声)的临床文献进行荟萃分析显示，切除率分别为 69.1%、84.4%、70.0%、73.4%，通过模型校对后，各辅助技术之间彼此无显著统计学差异；不过值得注意的对应的费用分别是 16 218、3 181、32 954、6 049 美元，荧光素钠费用最低。由此可见，荧光素钠有利于减轻患者经济负担，是一种性价比极高的技术，值得在国内推广。

（蔡加君　朱　巍　毛　颖　周良辅）

参考文献

［1］蔡加君,朱巍,周良辅. 荧光造影、荧光染色在脑外科的运用[M]//周良辅. 现代神经外科学. 2版. 上海:复旦大学出版社. 2014.

［2］FOSTER C H, MORONE P J, TOMLINSON S B, et al. Application of indocyanine green during arteriovenous malformation surgery: evidence, techniques, and practical pearls [J]. Front Surg, 2019, 6:70.

［3］HONG J, CHEN B D, YAO X, et al. Outcome comparisons of high-grade glioma resection with or without fluorescein sodium-guidance [J]. Curr Probl Cancer, 2019, 43(3):236 – 244.

［4］RIVA M, AMIN-HANJANI S, GIUSSANI C, et al. Indocyanine green videoangiography in aneurysm surgery: systematic review and meta-analysis [J]. Neurosurgery, 2018, 83(2):166 – 180.

［5］SCHEBESCH K M, BRAWANSKI A, HOHENBERGER C, et al. Fluorescein sodium-guided surgery of malignant brain tumors: history, current concepts, and future project[J]. Turk Neurosurg, 2016, 26(2):185 – 194.

［6］STEPP H, STUMMER W. 5 – ALA in the management of malignant glioma[J]. Lasers Surg Med, 2018, 50(5): 399 – 419.

141 颅骨和颅底重建

141.1　颅骨重建

141.1.1　简史

颅骨缺损重建,即颅骨成型术(cranioplasty)与颅骨环钻术(trepanantion)一样古老。考古发现,在史前新石器(公元前10000—前7000)出土的颅骨旁,找到与钻孔大小相仿的金银片,代表了古代人类的颅骨成形术。

用骨来进行颅骨成形术始于19世纪和20世纪初。von Walther(1821)开创人类自体骨移植的先河。Macewen(1873)报道用消毒骨片再植来修补颅骨缺损,5年后他又进行异体骨移植。此后出现使用带骨膜的腓骨移植(Seydel,1889),带血管蒂的颅骨外板修补(Muller,1890),劈分肋骨(Brown,1917)及劈分髂骨(Mauclaire,1914)作为修补材料。1917—1919年,Sicard、Dambrin和Roger报道用尸体骨移植修复颅骨缺损。

在过去的20世纪,也有各种塑料和金属材料应用于颅骨成型。例如,赛璐珞(Fraenkel,1890)曾一度广泛试用,后因材料的不良反应,在组织内发生生物降解而停用,其他材料如铝(Booth和Curtis,1892)、铂(Cornioley,1925)、银(Luesma Uranga,1936)等先后被尝试用作修补颅骨缺损材料。第二次世界大战开始后,异质材料被广泛应用,钽最早由Carney和Burch(1940)用作外科修复材料,Pudenz(1942)将其用于颅骨成形术。1940年,Kleinschmidt用甲基丙烯酸树脂修补颅骨,很快得到普及。随着时代进步,颅骨修补材料也发生了根本性变化,有机玻璃、骨水泥、硅橡胶等先后用于颅骨修补,目前最常用的颅骨修补材料是钛合金网和聚醚醚酮(polyetheretherketone,PEEK)。

近年来,骨组织工程学的发展为完美修复颅骨缺损带来了希望。利用基因工程技术对基因进行克隆、表达,产生具有成骨活性的细胞因子与材料相结合进行颅骨缺损修复是该领域新的研究方向。依据组织工程学的原理,应用纳米技术制备新型纳米级颅骨修补及诱导材料——羟基磷灰石,再将体外培养的颅骨成骨细胞、蛋白种植在颅骨修补材料中,然后再植入患者体内。由于术前的成形技术,修补材料在植入初期即可达到外观解剖塑形,当颅骨修补完成后,随着成骨细胞和蛋白的成骨,周围骨细胞通过修补材料的骨传导和骨诱导作用,使修补材料与自体骨成为一体。

141.1.2 颅骨缺损病因

（1）颅脑外伤

颅脑外伤是最常见的原因,以青少年多见,主要有以下类型:

1）交通事故、工伤和日常生活意外等所致的颅骨损伤和清创手术后所致颅骨缺损。

2）火器伤,但因多伴有致命的脑损伤,患者少存活而需颅骨重建。

3）生长性骨折:指儿童（通常＜3岁）闭合性线性骨折伴硬脑膜裂伤。由于脑组织疝入、脑室扩大和脑室穿通畸形,经4～6个月骨折缝进行性扩大。

（2）去骨瓣减压术后

颅内各种占位性病变、脑缺血或弥漫性脑损伤的脑水肿及脑肿胀等,因治疗所需,造成颅骨缺损。

（3）骨髓炎

如化脓性颌骨骨髓炎或开颅的骨瓣发生骨髓炎。

（4）颅骨肿瘤

原发者如肉瘤、骨瘤、脊索瘤、嗜酸性肉芽肿,继发者如转移瘤,其他如脑膜瘤侵犯等所致的颅骨缺损。

（5）颅骨先天性畸形

如狭颅症或脑膜脑膨出。

141.1.3 适应证

颅骨缺损修补适应证如下。

（1）缺损大小

直径≥3 cm的大脑凸面的颅骨缺损需要修补。因为:①大的颅骨缺损令一些患者可能产生严重的心理问题,颅骨成形术可以缓解他们的心理压力。②无颅骨保护的脑存在受伤危险。③大型颅骨缺损可引起大脑半球塌陷和严重的神经系统障碍。有报道未获颅骨支持的头皮和硬脑膜在大气压的直接作用下,可压迫脑组织,腰椎穿刺压力可升高,由于头皮和硬脑膜的移位使蛛网膜下腔消失,脑皮质灌注减少,加重脑损害。对这些患者行颅骨成形术可改善临床症状。④儿童颅骨缺损可因脑组织不对称生长致脑膨出,早期修补术可防止颅骨和脑不对称生长,而且手术比发生脑膨出后修补容易。

（2）缺损部位

前额部颅骨缺损虽小但影响美观,应修补。位于颞和枕部的小颅骨缺损因有肌肉和头发遮盖,可以不修补。

（3）"环钻术"综合征

患者主诉浑身不适、搏动性和随环境变化的头痛等。这些不适与神经心理因素有关,而与颅骨缺损大小无关,颅骨成形术可减轻患者的症状,增强患者的自信心。

（4）癫痫

有关癫痫与颅骨缺损之间的关系还存在争论。20世纪上半叶,许多神经外科医师认为颅骨缺损的患者继发癫痫是由于皮肤、硬脑膜和脑皮质之间有瘢痕粘连,因此颅骨成形术是首选治疗措施。1939年,Grant报道27例癫痫患者行颅骨成形术,术后18例有改善,7例不变,2例加重。Weiford和Gardner也报道10例颅骨缺损患者,6例在颅骨修补后10～48个月内无癫痫发作,但在这6例中有3例患者在颅骨修补时同时进行了皮质切除术。而1945年Mayfield和Levithch及1952年Lockhart均认为颅骨成形术对癫痫患者无益。1963年,Walker和Ereulei随访273例头外伤的男性患者,68例颅骨缺损未修补,205例行修补术,发现2组患者外伤后癫痫发作无差异。1984年,Stula通过记录术前和术后的脑电图,发现20例患者中11例脑电图有改善,其中6例癫痫患者中5例有临床改善。目前认为,颅骨修补术不是治疗癫痫的可靠方法。

141.1.4 时机

1）原发性或继发性颅骨肿瘤切除后,可一期修复颅骨缺损;若不能一期修复,通常在伤口愈合1～3个月后即可行颅骨成形术。

2）下列情况应延迟颅骨修补:①伴脑积水、脑肿胀所致颅内压增高的患者,必须待颅内压正常和神经系统症状稳定后,才可行颅骨成形术。②有明显或潜在感染的患者。如有头皮感染、局灶性骨髓炎、脓肿存在,颅骨缺损区与鼻旁窦相通,后者在头颅平片上有积气。尽管感染后颅骨成形术的最佳时机仍未统一,但大多数外科医师认为至少应在感染痊愈后再等待6～12个月。③头皮的愈合不良,如头皮薄或血供差。

3）4岁以下儿童如果硬脑膜外层的骨膜完整,可观察1年,因为有颅骨再生可能。

141.1.5　材料和方法

临床上颅骨修补材料包括:自体骨、异体或异种骨和异源性骨替代材料。目前对于大面积颅骨缺损修复,异源性骨替代材料较为常用。理想的颅骨替代材料应具备以下条件:①来源容易,可进行大面积修补;②生物相容性好;③塑形容易;④有生命力和抗感染力,可与颅骨发生骨性愈合;⑤不传热、无毒性、无磁性、无放射性;⑥可透放射线,便于进行检查;⑦质地坚固不易碎裂;⑧质量轻,消毒方便。

(1) 自体骨移植

自体骨作为移植物是否成活,取决于毛细血管的长入和周围骨的成骨。当移植骨放到缺损处后,产生局部炎症反应,来自周围板障、硬脑膜、头皮的毛细血管于手术后第1周渗入移植床,第2周纤维肉芽组织增生、成骨开始。当血管床长入移植骨,原始间质细胞分化为骨原细胞,这些骨原细胞进一步分化为成骨细胞,发育成新骨并取代坏死骨。多孔的移植骨、丰富板障血管和良好的固定有助于移植骨成活。相反,如果自体骨放在脂肪或肌肉上与周围骨无直接接触,最终将被吸收。因此,移植失败与下列因素有关:①移植骨固定差;②硬脑膜被筋膜或人工硬脑膜替代,减少了毛细血管的增生;③周围骨板障止血使用大量骨蜡;④头皮菲薄且血供差。

自体骨移植过程中,以下几点必须注意:①移植骨取下后包裹在浸泡血液的海绵里,4～6 h可用;②超过6 h后,骨组织可以储存在3℃的由10%人血浆和90%平衡液组成的消毒混合液中;③如果移植骨暴露在空气中超过30 min或温度超过42℃,细胞生存能力将明显下降;④长时间浸泡在生理盐水中是有害的;⑤应避免使用抗生素,如杆菌肽、新霉素等,因为它们有杀伤细胞作用。

移植骨长期保存方法:①浸泡于乙醇、汞或采用高温消毒。这些方法均破坏主要的骨结构蛋白、胶原、多肽生长因子和化学连接剂,导致移植骨容易被吸收,增加了感染的可能性。②深低温(-70℃)是比较好的保存方法,但仍存在移植后易吸收的缺点。③将骨瓣埋在腹壁皮下。这种方法快捷、方便,但是缺点有:需做2次手术,产生较大的腹壁瘢痕以及骨移植后仍可被吸收。

自体移植骨主要可分为膜化骨、软骨化骨和带血管蒂的骨瓣三大类。

1) 膜化骨:

A. 来源于自体颅骨瓣:是目前最佳的自体膜化骨材料。优点是:①原位再植不需另取材料及塑形;②头皮反应性水肿和皮下积液少或无;③保持原有头颅外形,能骨性愈合,即使头颅生长增大,修补部位也不会变形;④无免疫排斥。特别是在额眶成形术时美观效果比较好。骨瓣的固定可用钛片、缝线、金属丝等。钛片固定较好、皮肤刺激小、不影响MRI检查。不锈钢丝价廉、固定牢,但对CT和MRI检查有一定影响,不宜用于头皮薄的患者,有时钢丝会穿破头皮;丝线价廉、使用方便,但固定欠稳定。

术时暴露颅骨缺损要注意皮瓣血供。额颞去骨瓣缺损时颞肌通常萎缩,且粘连在硬脑膜上,因此必须将颞肌与硬脑膜小心分离。前者妥善固定,以防止颞肌进一步萎缩,保证颅骨成型,改善美观效果。

B. 颅盖骨移植(图141-1):如果原来颅骨瓣不能利用,可利用患者其余部位的颅骨。通常在发际后区域取骨,可得到较大的骨片又不影响美观。尽量利用一个头皮切口暴露修补区和取骨区。在取骨区做游离骨瓣,并将颅骨外板与内板分开,一层用于原位重建,另一层用作移植骨。另一种方法无须开颅,只要将颅骨外层骨整块凿下备用即可。在顶枕部平坦的区域,用此法可以取得6～8 cm宽的骨片。

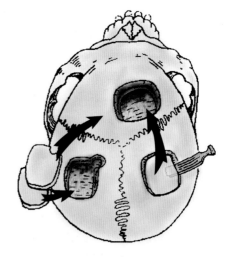

图 141-1　自体颅盖骨移植修复颅骨缺损

注:左侧示取下游离骨瓣,将颅骨外板与内板分开,内层用于原位重建,外层用作移植骨;右侧示将取骨区颅骨外层骨整块凿下,覆盖颅骨缺损区。

2）软骨化骨：

A. 肋骨：从横突到肋软骨的整块肋骨可以取下，先纵向劈开分成两面，一面为皮质骨，另一面为松质骨，再切成段后排列塑型，固定于缺损处，可用于修补较大的颅骨缺损。一次切除邻近的2～3根肋骨不会影响胸廓运动功能。但颅骨缺损修补表面常不平整（近半数患者），影响美观。

B. 髂骨：由于髂骨的形状和大小合适，修补额眶区能较好地解决美观问题。成人可以取到10～20 cm^{2}的髂骨片，若劈开重新排列塑型，可以获得更大的面积。缺点是取材处出血多、术后伤口疼痛、修复的颅盖表面欠平整等。年幼儿童不宜用髂骨，可能会影响位于髂骨翼的骨生长中心。

上述肋骨和髂骨均存在较颅骨易吸收（快3～4倍）、又增加额外手术及其并发症的可能。

3）带血管蒂的骨瓣：带血管蒂的骨瓣虽然较其他骨移植技术难度大，但适用于软组织血供差的受区，如经过放疗的部位。小的缺损可用带骨膜的邻近骨的外层皮质来修补。较大的缺损可用直接或间接附着于颞肌的骨瓣来修复。这种骨瓣常用来修补额眶缺损或前颅底缺损，尤其是在缺乏或没有成骨能力的部位。使用这种颞肌骨瓣可以提高移植存活率。

少数情况下，放疗部位局部无可用的带血管蒂的骨瓣，可考虑用游离的肌骨瓣。虽然手术复杂、费时较长，但可以明显减少感染和移植骨被吸收的危险性。

（2）异体材料

多种异体材料可用于颅骨修补，主要有金属、甲基丙烯酸树脂、硅橡胶等。它们共同的优点是已商品化，购买、保存和使用非常方便，修补缺损的面积不受限制。但是研究表明，异体材料多无成骨作用，植体与受体骨界面之间是纤维连接，手术后有引起感染的可能，脓肿形成、窦道、局部皮肤破损、硬脑膜外肉芽肿等并发症均有报道，尤多见额眶区。严重并发症时需要取出移植物。额眶区修补时，放置修补材料前额窦要处理好，否则可能增加感染的机会。少数异体材料有引起组织恶变之虞。

1）有机玻璃板：有机玻璃板即聚甲基丙烯酸甲酯（polymethyl methacrylate，PMMA），是由单体甲基丙烯酸甲酯（methyl methacrylate，MMA）聚合而得，其自然条件下老化发展缓慢，80℃开始软化，105～150℃塑性良好，可进行成形加工；但有一定的组织反应，时间久后可老化变脆，硬度不足。

2）硅橡胶涤纶网：20世纪80年代中期，我国开始应用硅胶涤纶网片作为颅骨修复材料，该网片为甲基乙烯基硅橡胶铸成的形如半个颅骨的壳，其间夹有一层涤纶丝网，分左右两半，上面有很多小孔，利于纤维组织长入；组织相容性好，价廉，但过于柔软是其不足。

3）骨水泥：目前有无机及有机两类，即丙烯酸酯骨水泥及磷酸钙骨水泥（CBPC）。丙烯酸酯骨水泥为粉状聚甲基丙烯酸甲酯和液状丙烯酸类的混合多聚体，现配现用，其化学成分与有机玻璃相似，均能抗酸碱。不同的是，有机玻璃已充分聚合，是经受高热、高压制成的平板产品；而丙烯酸酯则是在自凝牙托粉和自凝牙托水混合调匀变为固体后才聚合完成。CBPC又称羟基磷灰石骨水泥，它是指一类以各种磷酸钙盐为主要成分，在生理条件下具有自固化能力、降解活性及成骨活性的无机材料。与其他骨缺损修复材料相比，CBPC除具有高度的生物相容性外，可临时塑形及自固化是其突出特点。

4）钛网：与其他颅骨修补材料相比，钛网具有明显的优点，性能好、无毒性、无炎性、无过敏性、排异反应少，钛导热、导电性均接近人体。在高温环境无明显不适及烧灼感，比重轻，磁场内不磁化，术后进行MRI检查其影像分析不受影响。目前通过计算机系统将三维CT扫描的图像数据进行处理后，利用健侧的数据做镜像比对，可以精确设计修补材料的大小及生理弧度（图141-2）。缺点是其不透X线，影响血管造影和CT检查，少数患者有过敏反应。

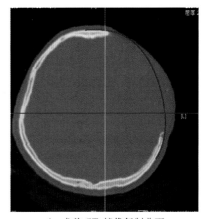

A. 术前CT，镜像复制曲面

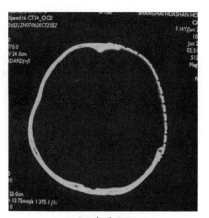

B. 术后 CT

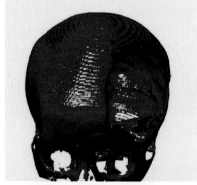

C. 术前 CT 三维重建

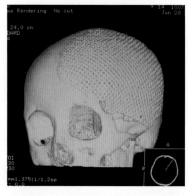

D. 术后 CT 三维重建

图 141－2　肽网修复颅骨缺损

5）PEEK：PEEK 是一种人工合成的高分子材料，具有组织相容性好、化学性质稳定等特点，且其弹性模量与皮质骨接近，碰撞后不会出现凹陷或变形，2013 年获美国 FDA 批准上市。通过 CT 数据获得颅骨缺损处的图像数字信息，再利用该信息 3D 打印个性化的 PEEK 颅骨（图 141－3）。PEEK 对 X 线为半穿透性，并且无磁性，不产生影像学伪影，便于术后 CT 和 MRI 检查。而且，植入体内的 PEEK 具有绝热特性，避免产生同钛网材料一样的导热情况。

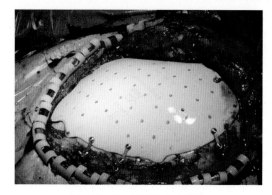

图 141－3　PEEK 术中植入

（3）骨移植替代物

构成骨的矿物成分中主要有天然羟基磷灰石和含有碳酸盐、柠檬酸盐和其他离子的替代形式。随着合成羟基磷灰石和磷酸钙的发展，寻找一种理想的骨移植替代物（可诱导成骨）已成为可能。

1）磷酸钙陶瓷：是一种广泛试验的骨替代物，它没有骨诱导性，但是有骨传导性，可以为新骨的血管生长提供框架，该材料与受体骨界面具有真正的骨连接。大多数磷酸钙陶瓷在植入手术后头几个月内被吸收，但会出现一些陶瓷样物质和新骨结构。

2）陶瓷羟基磷灰石：较磷酸钙陶瓷具有更好的骨传导性，在羟基磷灰石颗粒内的新生骨排列更紧密、质量更好。新骨从缺损的边缘，沿着移植物生长，形成骨桥和羟基磷灰石。但是它会缓慢降解、变脆弱，目前仅用于填充小的骨缺损。

3）碳纳米管羟基磷灰石：是应用骨组织的主要无机成分羟基磷灰石为基质，应用纳米技术添加碳纳米管而制备成功的多孔隙修复材料，并将其与颅骨成骨细胞联合培养，用于修补颅骨缺损。但是，羟基磷灰石因为易碎性、低抗拉强度和高感染率被限制使用。

（4）材料应用前景

传统的颅骨成形方法是术前依据缺损大小及形状先制成具有一定大小形态的植片，术中再根据具体情况进一步整修，以达到尽可能适应骨缺损形状的目的。对于复杂情况下的颅骨成形，植片的塑形较为困难。计算机技术的应用可帮助我们较好地解决这一难题。术前运用 CT 三维成像技术对颅骨缺损进行三维成像，设计出理想的材料形状，有望取得较好的修复效果。新技术 3D 打印是以影像数据为基础，利用塑料颗粒、生长因子、金属粉末及陶瓷等元素为源材料，通过材料的逐层精确堆积，快速制造任意构型的数字化成型技术。3D 打印技术通过控制孔隙率、孔隙分布及孔径尺寸，使植入材料拥有多孔结构，更接近人体骨组织的弹性模量，减少应力遮挡效应。从而促进自体骨与植入材料更好地融合，提高生物组织相容性。

近来，从去除矿物质的骨中分离出的骨诱导因子如骨形态生成蛋白(bone morphogenetic proteins，BMP)，具有较强的刺激成骨作用，如能把它与具有传导成骨的替代材料结合，制成复合人工颅骨材料，将使颅骨修补变得非常简单，不仅不需要额外的取骨手术，降低使用异体材料的感染机会，而且可通过自然形成的新骨来填充缺损和随颅骨生长而增大。

141.1.6 并发症及其防治

颅骨重建的手术死亡率很低，大组病例报道接近零，但是手术并发症却较高，有切口感染、皮下积液、硬脑膜破溃、脑内血肿、蛛网膜下腔出血、伤口顽固性疼痛、排异反应和移植物外露，以及供区(如胸或髂部)并发症如气胸或血胸等。

皮下积液是颅骨修补术后最常见的并发症，术中悬吊硬脑膜减少硬脑膜与修补材料间的死腔。如术中硬脑膜破溃，应严密缝合，可加用小块肌肉缝合或用胶粘住漏口，必要时可放置闭合式引流，以减少皮下积液的发生。术后发现皮下积液量较大，可局部穿刺抽液加压包扎，一般经 2~3 次抽液后可治愈。对于因为颅骨修补材料局部刺激所致的伤口顽固性疼痛，一般可予对症止痛和局部理疗。如果是因为修补材料固定脱落刺激局部软组织，则需要重新手术固定。

排异反应表现为头皮变薄、皮下积液、皮肤破溃和伤口流出黄色稀薄液体，细菌学培养阴性，清创缝合后会再次破溃。目前对此不同修补材料排异反应的具体机制不详，其中钛合金材料引起的过敏反应要引起重视。钛合金颅骨修补材料虽然具有优异的生物相容性和耐腐蚀性等特点，但有时也会发生钛过敏反应。其发生可能原因：组织液会使钛板释放金属离子与内源性的蛋白质相结合，产生一种会激活人体免疫系统的金属-蛋白质复合物，导致过敏反

应的发生。皮肤斑贴试验是一种很好的确定不同金属敏感性的方法，在颅骨修补治疗后产生金属过敏，均应通过皮肤斑贴试验检查是否有变应原性金属材料的存在。将金属粉末置于斑试器上，用乙醇清洁受试者背部脊柱两侧皮肤，待乙醇挥发后，用不致敏的胶布将斑试器固定，轻轻按压排除空气使之贴紧，保持 48 h，测试部位皮肤出现红斑、浸润、丘疹、水疱者判为阳性，无反应者为阴性。确定含何种抗原金属后去除该修复体并可采用抗原脱敏疗法。如合并感染并发伤口不愈合，则应去除修补材料，伤口清创缝合或二期缝合，感染控制半年后选用其他材料进行修补。

141.1.7 儿童颅骨成形术

处于生长发育的儿童，其额眶缺损修复较困难。手术时固定的异体材料随着周围骨的生长而松动、移位，修补材料的应用可能会延迟眶的正常发育，产生新的容貌缺陷。因此，年幼儿童颅骨成形术常用颅盖骨、肋骨、髂骨等自体骨移植，可望有周围骨成骨，一般不用异体材料。

较理想的儿童颅骨修补的材料除具有成人颅骨修补材料的特点外，最好还能与儿童颅骨的生长同步扩展面积。生物降解可吸收修补材料，为解决金属材料在婴幼儿患者中使用时影响颅骨发育等方面的不足而研究开发。目前临床应用较多的是聚乙交酯、聚丙交酯、聚丁酯等，其在体内降解时间为 3~24 个月，代谢分解成单体形式，与体内其他正常代谢途径产生的产物一起通过三羧酸循环等方式降解成二氧化碳和水排出体外。临床观察证明其生物相容性良好，不影响颅骨及神经系统的生长发育，可安全用于儿童患者，且在 X 线、CT 和 MRI 等影像学检查中均不产生伪影。但在承受应力和固定稳定性上，与钛合金材料有一些差距。纳米量级的含碳酸根的羟基磷灰石也可作为骨诱导介质应用于儿童颅骨修补。其最大的优点是通过新生的血管、骨小管等细微结构构成的骨组织网络通道，进行营养成分与代谢废物的交换与转运，参与人体正常的新陈代谢过程。实验发现羟基磷灰石填补于骨缺损处 3 年之内可有新生骨与其融合，对处于生长发育旺盛阶段的儿童尤为适合。

141.1.8 特殊情况下颅骨修补

对于各种原因去骨瓣减压手术治疗方法以缓解

颅内压增高,已经得到一致认可。但去骨瓣减压术后出现颅骨缺损伴脑积水及脑软化、囊变等相关并发症的概率较高。合并脑积水时,由于存在减压窗的缓冲作用,脑积水一般为慢性起病,可为交通性脑积水、常压性脑积水、阻塞性脑积水或低压性脑积水。对常压性脑积水[颅内压 0.59~1.76 kPa(60~180 mmH$_2$O)]者,减压窗软,不隆于骨窗外,可择期补颅骨。但是,应注意有些患者,特别是自发蛛网膜下腔出血伴昏迷者,临床表现:①康复比较缓慢或好转后又变差。②表现无欲、缄默、少动或烦躁不安、四肢肌张力增高却无明显解剖原因解析。③CT/MRI 见脑室大,且进行加重,具有蛛网膜下腔不成比例扩大的脑积水(DESH)征,胼胝体夹角<90°。④腰椎穿刺压力在正常范围,放脑脊液后临床表现有改善。这类患者不仅要补骨,还应做分流术(详见第 104 章"脑积水")。对高颅压者(>180 mmH$_2$O),传统的治疗方法多为一期行脑室-腹腔分流术(V-P分流术)以缓解脑积水,待脑积水改善后,再择期行颅骨修补术。M. Christian 荟萃分析了 7 组病例共1 635 个颅骨修补患者,发现较单纯颅骨修补,存在分流管的颅骨修补患者具有较高的并发症发生率,主要表现为术后感染和自体骨吸收。同时行颅骨修补和 VP 分流术的患者与分次手术患者相比较,同时手术的患者具有更高的硬脑膜下积液、感染、硬脑膜下血肿等术后并发症发生率。可见,由于目前无循证医学高级别研究,难以确定颅骨修补和分流术的先后或同期手术的优劣。但是,要明确的是需根据患者具体情况分别对待。例如,患者去骨瓣仅为缓解颅内压增高,不伴颅内出血、感染,术后颅内压缓解,患者恢复好,又无脑积水表现,可早期补骨。如患者伴颅内出血、感染等并发症,则不宜过早补骨,应对脑积水的发生、发展进行观察。T. Finger(2017)报道 99 例大脑中动脉闭塞行大骨瓣减压,术后脑积水发生率为 10%。其中颅骨早补(术后 108±52 d)发生脑积水是晚补(术后 164±104 d)的 4.2 倍。

去骨瓣减压术后出现的低颅压,此时颅骨修补,由于处理不当可引起致命的严重脑肿胀,其原因可能是大脑自我调节功能受损与长期施加在大脑上的大气压消失有关。详见第 36 章"低颅内压"。

141.2　颅底缺损重建

颅底缺损重建(reconstruction of skull base

defects)主要涉及颅底术后,为防止脑脊液漏、脑膜膨出而进行的颅底硬脑膜、骨板缺损的修复,是当今颅底外科的难点之一。本节主要介绍颅底硬脑膜及颅骨缺损的重建材料、重建方法,有关的生物力学研究和笔者在前颅底缺损重建方面的经验。

141.2.1　重建材料

重建材料包括硬脑膜的替代物和颅骨的替代物,按性质可分为两大类:一为自体材料;二为异体材料。按用途可分为硬脑膜替代物、骨结构替代物、腔隙填充物及辅助黏合固定物等。自体材料无组织排异反应,应用较为广泛,但受到诸如手术部位、缺损大小、取材困难或增加患者痛苦等因素限制。异体材料在保存、携带、裁剪等方面较为方便,但它们与被修补者之间种系差异越远,结构差异越大,越容易引起强烈的组织排异反应,因而必须经过严格的理化处理才能应用。非生物材料则存在与人体组织相容性等问题。

(1)硬脑膜缺损的重建材料

1)自体组织:自体筋膜组织是公认的最理想的硬脑膜修补材料,如颅骨膜、颞肌筋膜等取材方便,常带有血管蒂,抗感染能力强,常用于修补较小缺损;阔筋膜可修补较大缺损,它强度高、易存活,但需另作手术切口。

2)异体材料:用于修补硬脑膜缺损,必须符合下列要求:①灭菌可靠;②与人体组织相容性好;③有一定弹性,表面光滑;④便于取材、消毒、保存。

异体材料有以下两类。①异体硬脑膜。徐邦宗等用胎儿硬脑膜修复动物实验性硬脑膜缺损,8 只犬观察 4~7 个月,生存良好。G. Cantore(1987)用经 γ 线消毒、乙醇保存的人硬脑膜行 804 例硬脑膜修补术,755 例无并发症,经过 18 年临床观察效果良好。硬脑膜可储存 18 年保持无菌,植入体内早期宿主即有纤维细胞和血管长入。周晓平等(1992)将冻干人体硬脑膜进行动物实验和临床应用后认为:冻干人体硬脑膜能严密封闭硬脑膜缺损,无排异反应,容易存活,能长期保存,使用方便,是目前较理想的异体硬脑膜修补材料。②特制生物膜。徐邦宗等用戊二醛处理过的猪腹膜制成生物膜,进行动物实验和临床应用,初步认为该膜对机体无损害、组织反应小,与脑组织无粘连,但强度较弱。

3)生物医学材料:①涤纶、尼龙、硅橡胶膜等,来源容易,但材料硬度大,可塑性差,抗感染能力差,有时异物反应明显,临床已较少使用;②聚四氟乙烯(Gore Tex),质地柔软、舒适,组织相容性好;③人工脑膜,应用时可以使硬脑膜张力更低,更安全,但是现有材料常会与脑组织产生一定程度的黏附,并且部分患者还会出现组织排斥。

(2) 颅底骨缺损的重建材料

颅底骨板缺损有时需行修复,常用的骨替代物有以下两类。

1) 自体组织:自体髂骨、肋骨、颅骨外板均有报道用来移植重建颅底,修复成功率高,无组织排异反应,但取材要造成新的创伤,增加手术风险。

2) 人工合成材料:钛合金筛孔板修复颅骨,组织相容性好,术后不影响脑电图、MRI检查;钴铬钼合金,即生物合金筛板;离子键水泥聚合物、聚甲基丙烯酸甲酯珊瑚人工骨、有机玻璃等。

141.2.2 重建方法

由于颅底手术后造成的颅底缺损范围、类型不一,因而重建方法多种多样。多层重建、恢复原有解剖层次结构是颅底重建的技术要求。Jackson指出:硬脑膜缺损的大小决定于颅底重建的复杂程度。如果术中硬脑膜破损很小,可将此破口用丝线直接严密缝合;如果破损较大,则要采用替代材料来修补。对前颅底中线≤3 cm骨缺损者,用"三明治"软组织修复,即游离筋膜修补硬脑膜缺损,其外填放游离脂肪组织碎片,最外层取带蒂骨膜覆盖,胶水加固,不必植骨。经生物力学研究和长期临床随访,不会发生脑脊液漏和脑膜脑膨出。对侧方缺损,可酌情将移植骨置于2层肌筋膜瓣中间(图141-4、141-5)。

(1) 自体带血管蒂组织

1) 颅骨膜瓣、帽状腱膜瓣:血供来源于前方的眶上动脉、滑车上动脉,侧方主要来源于颞浅动脉的分支。它们血供丰富,取材方便,适用于各种颅底缺损重建。Snyderman报道30例患者行前颅底肿瘤切除术后用颅骨膜瓣、帽状腱膜颅骨膜瓣或帽状腱膜瓣修补前颅底,无一例持续脑脊液漏、脑膜炎或脑膜膨出。国内周良辅、彭子成、王政刚等也有类似报道。

2) 额肌瓣:是以颞浅动脉为主要供血动脉的额部组织瓣。该瓣坚强有力、表面光滑、成活良好。彭子成等设计了带颞浅动脉的全额肌皮瓣,修复了8例前颅底缺损达6 cm×5 cm~7.5 cm×6.5 cm的患者,有效地防止了脑膜脑膨出和脑脊液漏。

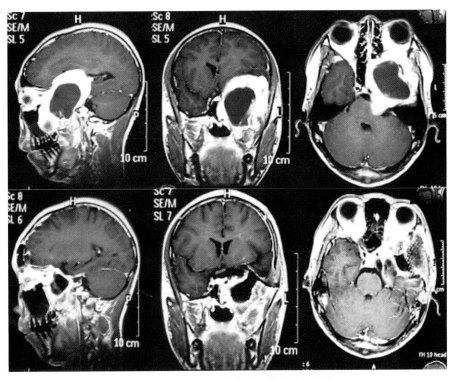

图 141-4 中颅底肿瘤术后钛网重建颅底

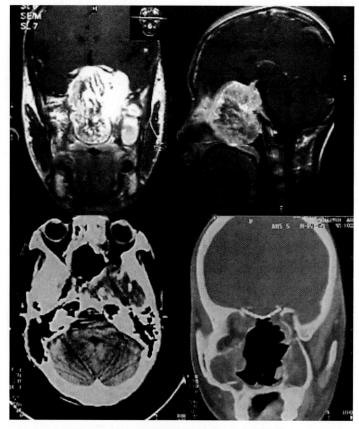

图 141 - 5 前颅底肿瘤术后钛网重建颅底

3) 颞肌复合组织瓣:有颞肌瓣、颞肌筋膜瓣、颞肌骨膜瓣、帽状腱膜颞肌瓣等。供血动脉为颞浅动脉,只要保留一条深部分支,肌瓣即可成活。可对同一术野的额部、眶部、颅底前部等面部上 2/3 及前颅底大缺损作一期修复。

4) 鼻中隔黏膜瓣,中、下鼻甲黏膜瓣:鼻内黏膜瓣最主流的方法是鼻中隔带蒂黏膜瓣,这种黏膜瓣的运用大大降低了经鼻手术后脑脊液漏的概率。

5) 胸大肌复合组织瓣:Sasaki 将胸大肌皮瓣用于 8 例前颅底肿瘤术后大面积缺损修复,可靠地封闭蛛网膜下腔。优点为此肌皮瓣能携带骨组织,不需更换体位即可一期修复,缺点为距离远、长度受限。

6) 背阔肌皮瓣:Jackson 用背阔肌皮瓣修复颅底及硬脑膜中度缺损,尤其是修复颞骨术后局部缺损,女性用此法不影响胸部形态。

7) 斜方肌复合组织瓣:Rosen 用向后扩展的斜方肌复合组织瓣修复头面部缺损及前侧颅底缺损,优点为肌肉血管蒂较长、旋转弧度大,可达面上部或眶上缘,可一期完成手术;缺点为术中需改变患者体位,先预制组织瓣而后切除颅底肿瘤。Jackson 认为此瓣修复中度颅底和硬脑膜缺损较好。

(2) 吻合血管游离组织瓣移植

带蒂游离大网膜:优点为血供丰富,对各种创面适应性好,有较强的抗感染能力;缺点为需行开腹手术。

(3) 可吸收封闭胶、胶水

不管是运用上述何种材料进行颅底修补,可吸收封闭胶、胶水的运用对于组织之间的贴合至关重要。

尽管颅底重建的方法多种多样,临床实际应用时,应尽可能采用简单方便、成功率高、患者痛苦少的方法。无脑脊液漏的修补可仅运用人工合成替代材料,额外再使用游离黏膜或者脂肪可以增加修补强度。对于低流量脑脊液漏,带血管蒂与不带血管蒂的材料使用并无差异。对于高流量脑脊液漏的修补,则是推荐带血管蒂材料以及多层修补。对于胸大肌复合组织瓣、背阔肌皮瓣、斜方肌复合组织瓣和吻合血管游离组织瓣移植等难度较高,有一定失败可能的方法,应当严格掌握相应的适应证(如肿瘤广泛侵犯颅内外结构,以致局部无可利用的修复组织;手术后复发性肿瘤,或放射治疗后局部血供差等)。

迄今对颅底骨的重建仍有分歧。一部分学者认为应用移植骨重建颅底,如 Schuller 认为,颅底骨板缺损直径达 1.5~6 cm 时,均需移植骨等较坚固物,以防止颅底脑膜脑膨出。另一部分学者认为可不必用骨片修复颅底,因为采用自体游离骨组织移植,有产生死骨、游离骨被吸收的可能,特别是前颅底等部位,与有细菌的上呼吸道直接相通,健康软组织少,容纳和营养移植骨的能力有限,致使移植骨难以成活,易诱发颅内感染、异体材料有排异反应等问题。

Snyderman 指出只要硬脑膜严密缝合,颅骨膜或帽状腱膜颅骨膜瓣已可足够支撑颅内容物,术后不会发生脑组织疝入鼻腔。Sekhar 和周良辅等同样报道不采用游离骨移植成功修复前颅底的方法,认为无血供组织移植可能导致细菌过度繁殖,增加感染机会。王政刚等报道采用阔筋膜修复硬脑膜,如颅底骨板缺损直径<3.0 cm,采用带蒂帽状腱膜颅骨膜被覆加固缝合即可,缺损直径在 4.0~7.0 cm者,需用转移额肌皮瓣修补。临床应用 10 例患者,无 1 例发生脑膜脑膨出。该方法具有取材方便、坚固有力、操作简单、减少因颅底植骨造成的相对手术复杂性等优点。彭子成等也有类似报道,且提出骨缺损直径<3.5 cm 时,硬脑膜修补完整即可。当颅底骨板缺损直径>3.5 cm 时,即使硬脑膜完整也应采用颅骨膜瓣、额肌瓣等进行加强修复,以防脑膜脑膨出。Origitino 报道头颅外伤时,伤口局部污染,前颅底直径为 4 cm 的骨缺损不宜采用植骨修复,仅使用带血管蒂的自体筋膜瓣修复,术后愈合情况良好。

141.2.3　颅底缺损重建的生物力学研究

颅底手术后骨缺损是否需要重建,分歧的双方系基于临床经验,但缺乏科学实验证据。笔者从生物力学角度研究了颅底缺损及其重建有关问题,以求指导临床实践。

任何一种材料,在一定的应力作用下,会产生应变(即单位长度的拉长变形)。人体硬脑膜由致密结缔组织构成,细胞成分少,主要由胶原纤维和少量弹性纤维构成。胶原纤维具有韧性,略有弹性,柔软易弯、抗牵引力强,而弹性纤维有弹性。所以硬脑膜属于生物材料中的粘弹性材料。粘弹性材料的应变由突然加载时的初始应变和以后随时间而增加的应变两部分组成。在一定应力作用下应变随时间而增加,这种现象称为蠕变。柔度(单位应力下的应变)是反映一种材料蠕变性能的客观指标,柔度越小,抗膨出性能越好。

通过生物力学测试,可以分析和比较人硬脑膜及其部分替代物的蠕变特性。研究发现,人体硬脑膜的蠕变特征为:在生理状态下,初始应变和所加的应力大体呈线性关系;蠕变应变随时间缓慢增加。由此推得,表示人体硬脑膜及其替代材料蠕变特性的柔度公式的一般形式为:$J(t) = J_0 + kf(t)$ [J_0 为初始柔度,$(f)t$ 关于时间的函数,k 为常数]。经测试分析,新鲜人硬脑膜的初始柔度为 $0.6 \times 10^{-7}/Pa$,冻干人硬脑膜为 $0.72 \times 10^{-7}/Pa$,新鲜人颅骨为 $0.64 \times 10^{-7}/Pa$,颞肌筋膜为 $0.48 \times 10^{-7}/Pa$,牛心包人工膜为 $1.92 \times 10^{-7}/Pa$,硅橡胶膜为 $2.54 \times 10^{-7}/Pa$,而涤纶片的初始柔度达到 $5.53 \times 10^{-7}/Pa$,相当于人体新鲜脑膜的 9 倍。因此,新鲜人硬脑膜、冻干人硬脑膜、新鲜人颅骨膜、颞肌筋膜的蠕变柔度较接近,是较好的硬脑膜修复材料;牛心包人工膜、硅橡胶膜、涤纶片的柔度较差,从颅底重建防止脑膜脑膨出的角度看则不宜采用。

通过动物实验,比较颅骨缺损区硬脑膜与非缺损区硬脑膜的蠕变性能,发现实验动物颅骨缺损区硬脑膜的初始应变,术后 1 个月时减少约 28%,术后 3 个月时达 40%,以后基本不变。

颅底缺损时硬脑膜的膨出问题在生物力学上可以归结为覆盖于颅底缺损孔上的硬脑膜在颅内压作用下发生蠕变变形产生挠度,硬脑膜的膨出量可以理解为孔中心的最大挠度值。根据硬脑膜的蠕变特性,可以推导出它的中心挠度公式为:

$$\omega_{max} = 1.1\alpha \left\{ \frac{caq\left[J_0 + kf(t)\right]^{1/3}}{2h} \right\}$$

式中:a 为圆孔半径,h 为膜厚度,q 为均布载荷,$J_0 + kf(t)$ 为脑膜柔度函数,c 为由材料决定的常数。经模拟实验及动物实验证明,此公式是基本正确的,即可建立预测颅底骨缺损脑膜膨出量的力学模型。

根据上述公式,可以推导出颅底缺损直径分别为 3、4 和 5 cm 时,在正常颅内压作用下,理论预测正常人硬脑膜的中心膨出量在 1 年后分别达 1.39 mm、2.04 mm 和 2.75 mm。由此可见,只要将颅底正常硬脑膜保持完整或修补完整,术后颅内压不高,在通常的颅底缺损范围内,从理论上讲一般不会发生明显的脑膜脑膨出。

141.2.4 前颅底缺损筋膜重建

华山医院神经外科采用扩大前颅底硬脑膜外入路,对 78 例前颅底手术缺损者行额底硬脑膜直接修复及带蒂颅骨膜瓣加强的方法,而不重建颅底骨缺损,随访 50 例显示疗效满意。切除的病变包括巨型侵袭性垂体瘤(25 例)、嗅神经母细胞瘤(2 例)、骨化纤维瘤(8 例)、肉芽肿(1 例)、脑膜瘤(5 例)、脊索瘤(7 例)、鼻咽癌(2 例)。病变全部位于前颅底,部分侵犯鼻腔、鼻咽、斜坡、中颅底等部位。

手术造成的前颅底缺损主要在中线区,包括筛板、蝶骨平板及鞍结节、蝶鞍前壁、鞍底,往侧方至双侧眶板。按术中记录(或由术后 CT 推算出)的前颅底缺损大小范围为:前后径 2~6 cm(平均 3.5 cm),左右径 2~5 cm(平均 2.8 cm)。若按照缺损的横径大小(左右径)可分为:2~3 cm 38 例,3~4 cm 10 例,4~5 cm 2 例。

前颅底缺损重建时需注意:①翻皮瓣时,留取足够长的带蒂颅骨膜瓣(12 cm 左右)。②在鸡冠和双侧嗅沟处的颅底硬脑膜破损一般不大,可用丝线直接缝合;若破损较大或前颅底硬脑膜已被肿瘤侵犯

必须切除时,则取自体筋膜(颞肌筋膜或大腿阔筋膜)修补,严密间断缝合,以保持颅底硬脑膜完整。少数深部缝合不满意处,可用肌片及医用胶水进行加强。③颅底肿瘤切除结束后,颅底空腔用自体脂肪及含庆大霉素的明胶海绵填塞,将上面保留的带蒂额部骨膜瓣翻下,覆盖在颅底骨缺损上,细线固定或生物胶黏着,不行游离植骨。

所有患者出院后定期门诊随访或信访。本组随访时间为术后 3 个月至 5 年(平均 2 年)。50 例患者均无术后持续脑脊液漏及严重颅内感染发生,随访期内亦无脑膜脑膨出的临床症状。其中 32 例患者的随访 CT 或 MRI 检查显示:前颅底骨缺损处,没有脑膜脑膨出的征象(图 141-6、141-7)。

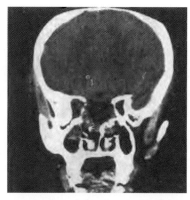

图 141-6 前颅底肿瘤术后 2 年头部 CT 冠状位
注:示前颅底骨缺损(横径为 3.4 cm),未见脑膜脑膨出。

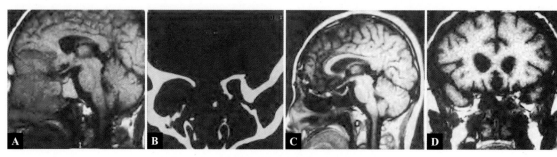

图 141-7 前颅底缺损筋膜重建术前后 MRI 影像
注:前颅底脑膜瘤切除后,取颞肌筋膜修补前颅底硬脑膜缺损,带蒂额骨膜瓣重建前颅底,不行骨移植。A. 术前 MRI 示前颅底巨大脑膜瘤;B. 术后 CT 冠状位骨窗示前颅底骨缺损;C、D. 术后 5 年随访 MRI 矢状位及冠状位,示肿瘤未复发,前颅底无脑膜脑膨出。

这组病例资料研究提示,通常情况下(术后局部脑组织常有不同程度的软化、粘连及颅内压得到控制),只要将颅底正常硬脑膜修补完整,或选用适当的替代材料(强度不小于硬脑膜)进行修补,已足够

支撑中小缺损处的颅内容物。鉴于临床实际的复杂性及少数病例的缺损较大,通常笔者还采用带蒂颅骨膜瓣披覆等方法加强颅底重建,不仅保证了足够的强度,还因为颅骨膜瓣有良好的血供,可以很好地

促进缺损局部的组织愈合,有利于抗感染。同时该方法简便易行、损伤较小。

因此,前颅底缺损横径不大于 4 cm 时,采用的前颅底缺损只重建硬脑膜不重建骨的方法是安全可靠的,术后不会发生脑膜脑膨出。由于缺损短径＞4 cm 者属较大缺损,且本组资料尚少(仅 2 例),有待进一步观察总结。

(徐宏治　周良辅)

参考文献

[1] 周庆,黄毅.3D 打印技术在脑外科中的临床应用[J].中国医学工程,2017,25(4):21 - 25.

[2] 徐宏治,周良辅. 颅骨和颅底重建[M]//周良辅. 现代神经外科. 2 版. 上海:复旦大学出版社,2015:1480 - 1488.

[3] 颅底内镜技术临床应用专家共识编写组. 中国神经外科颅底内镜临床应用技术专家共识(2014 版)[J]. 中华神经外科杂志,2014,30(10):1069.

[4] HACHEM R A, ELKHATIB A, BEER-FURLAN A, et al. Reconstructive techniques in skull base surgery after resection of malignant lesions: a wide array of choices [J]. Curt Opin Otolaryngol Head Neck Surg, 2016,24(2):91 - 97.

[5] HONEYBUL S, DAMODARAN O, LIND C R P, et al. Malignant cerebral swelling following cranioplasty [J]. J Clin Neurosci, 2016,29:3 - 6.

[6] MUSTROPH C M, MALCOLM J G, RINDLER R S, et al. Cranioplasty infection and resorption are associated with the presence of a ventriculoperitoneal shunt: a systematic review and meta-analysis [J]. World Neurosurg, 2017,103:686 - 693.

[7] PUCCI J U, CHRISTOPHE B R, SISTI J A, et al. Three-dimensional printing: technologies, applications, and limitations in neurosurgery [J]. Biotechnol Adv, 2017. 35(5):521 - 529.

[8] SIGLER A C, D ANZA B. LOBO B C, et al. Endoscopic skull base reconstrnction: an evolution of materials and methods [J]. Otolaryngol Clin North Am,2017,50(3):643 - 653.

[9] TERASAKA S, TAOKA T, KURODA S, et al. Efficacy and safety of non-suture dural closure using a novel dural substitute consisting of polyglycolic acid feIt and fibrin glue to prevent cerebrospinal fluid leakage—A noncontrolled, open-1abel, multicenter clinical trial [J]. J Mater Sci Mater Med, 2017,28(5):69.

[10] ZENGA F, TARDIVO V, PACCA P, et al. Nanofibrous synthetic dural patch for skull base defects: preliminary experience for reconstruction after extended endonasal approaches [J]. J Neurol Surg Rep, 2016,77 (1):E50 - E55.

142 神经重建和再生

自1992年科学家们首次从小鼠脑内分离培养出神经干细胞(NSC)后,神经科学领域经过近30年的发展,目前就有关成年脑内存在神经再生(neurogenesis)的观点已达成共识。神经再生是成年啮齿类动物大脑中的普遍现象,这与成体神经干细胞有着密切的关系,并形成特定的迁移流。而在灵长类猕猴和人类成人脑内亦存在神经干细胞和神经再生现象,但是其缺少特定的迁移路径。成年脑内神经干细胞的发现以及神经再生现象对于许多神经损伤性脑疾病来说,无疑具有非常重要的临床意义。现已知,由成体神经干细胞生成的神经元不论是在体外培养还是在宿主体内都具有相应的电生理功能,成体神经干细胞还表达外源神经递质和神经营养因子,这些都有助于神经损伤后的神经再生和神经修复以及神经功能重建。

脑损伤性疾病包括脑外伤和脑卒中等,以及神经退行性疾病(如帕金森病)等,都会造成患者遗留神经功能障碍,影响生活质量和增加家庭经济负担。目前尚无有效的治疗方法来解决这些问题。研究表明,在脑损伤后,病灶附近的神经干细胞被激活,将会迅速扩增并迁移以实现神经修复。其机制包括神经干细胞在损伤局部分化为有功能的神经细胞,并与周围组织形成突触联系;同时,神经干细胞可以分泌营养因子改善局部神经细胞代谢,以帮助损伤的神经组织进行修复或再生。因此,利用神经干细胞来修复受损的脑组织无疑是一种可行的策略。

针对上述这一原理,科学家们开始尝试从外部去启动或促进该进程。而外源性神经干细胞移植即是一种通过外部手段扭转因脑损伤或者神经退变所造成的损失而进行细胞替代(cellular replacement)治疗方式。目前,科学家们已开展了多项有关该法治疗神经系统疾病的研究,本章将重点介绍几种疾病模式。目前用于细胞移植治疗的干细胞来源包括胚胎神经干细胞、成体神经干细胞、其他组织来源的干细胞及诱导多能干细胞等。在本章中,笔者将重点介绍成体神经干细胞和诱导多能干细胞的临床应用进展。

142.1 成年脑内神经干细胞与神经再生

目前关于成年脑内存在神经再生的观点已被科学家们认同,但经历了一个曲折过程。传统的观点认为成体脑内是没有神经再生的。1992 年,Reynolds 和 Weiss 等从成年小鼠脑纹状体中分离出能在体外不断分裂增殖,且具有多种分化潜能的细胞群,并正式提出了神经干细胞的概念,从而打破了认为成年脑内不能神经再生的传统理论。Mckay 在 1997 年将神经干细胞的概念总结为:具有分化为神经元、星形胶质细胞及少突胶质细胞的能力,能自我更新并能提供大量脑组织细胞的细胞。成年脑内神经干细胞的发现为成年脑内神经再生提供了直接的证据。

142.1.1 成年脑内神经干细胞的分布

目前一致的观点是,成年侧脑室的脑室下区(SVZ)和海马齿状回的颗粒下区(subgranular zone,SGZ)是神经干细胞聚集区(图 142 - 1)。正常情况下神经再生伴随于成年动物的一生,但随着年龄增长,其神经再生水平和能力有下降趋势。在啮齿类动物(小鼠和大鼠)的脑内,SVZ 的神经干细胞不断沿着嘴侧延长区向嗅球迁移,构成了嘴侧迁移流(rostral migratory stream,RMS),并最终分化为嗅球的中间神经元。这是啮齿类动物脑内神经再生特有的现象(图 142 - 1)。

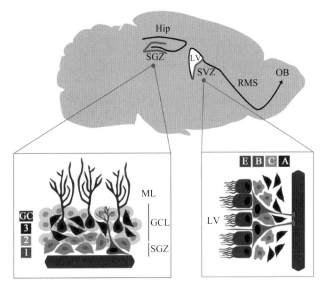

图 142 - 1 啮齿类动物成年脑内神经干细胞的聚集区和迁移流

注:成年啮齿类动物脑内存在 2 个神经干细胞聚集区:侧脑室 SVZ 和海马 SGZ。SVZ 区的细胞分为 4 种类型:E 细胞、B 细胞(分为 B$_1$ 和 B$_2$ 2 种细胞)、C 细胞和 A 细胞。Hip,海马;SGZ,颗粒下区;LV,侧脑室;SVZ,脑室下区;RMS,嘴侧迁移流;OB,嗅球;ML,分子层;GCL,颗粒细胞层。
引自:ESTEVES M, SERRA-ALMEIDA C, SARAIVA C, et al. New insights into the regulatory roles of microRNAs in adult neurogenesis [J]. Curr Opin Pharmacol,2020,50:38 - 45.

那么,在成年灵长类动物猕猴及人类大脑内哪些区域存在神经再生现象呢? 是否可以从中分离培养出成年神经干细胞? 这是干细胞研究者和神经科学家们极为关注的问题。研究发现,在成年猕猴脑内,SVZ 产生的新生神经元细胞不断地经 RMS 迁移到 OB,这一点与啮齿类动物相似。但人类大脑与啮齿类动物的大脑有明显不同,人类大脑前额叶高度发达,而啮齿类动物的嗅脑则相对很大。2011 年,Yang 团队研究发现,在成年脑内 SVZ 也有神经再生,也存在类似的 RMS。Zhu 等在 2001 年从开放性脑外伤破碎的脑组织中分离出神经细胞,包括来自前额叶深部腹侧区域(inferior prefrontal subcortex, IPS)的脑组织,从这一区域分离克隆出的细胞更具有神经干细胞特征。进行单克隆分析和群体克隆和分化后发现是全能的神经干细胞。因此,推测可能在人类大脑中除了脑室下区和海马外,还存在着其他神经干细胞聚集区,部位之一可能就位于前额叶深部腹侧区。现已知在其他中枢神经系统区域也能够分离出神经干细胞,如小脑、脑干、下丘脑等。

142.1.2 成年啮齿类动物脑内神经干细胞

首先看看在胚脑发育阶段的神经发生过程。脑室区是一个神经上皮细胞高度增殖的区域,神经上皮细胞不断对称分裂而自我更新,同时还进行不对称分裂以产生子代细胞。随着神经组织不断增加,神经上皮细胞开始变长,其细胞突起从脑室表面(接触脑脊液)延伸到皮质表面(接触血管)。这些神经细胞称为放射状胶质细胞(radial glia),是胚脑时期神经发生的主要细胞来源(图142-2A)。放射状胶质细胞进行不对称分裂以维持自我更新,并产生成神经细胞,这些成神经细胞在放射状胶质细胞突起的帮助下向其最终位于皮质中的位置迁移(图142-2A)。

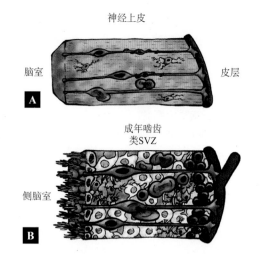

神经上皮

脑室　　　　　　　皮层

A

成年啮齿
类SVZ

侧脑室

B

图 142 - 2　成年啮齿类动物 SVZ 细胞分布示意图

注:A. 成神经细胞沿着放射状胶质细胞向皮质迁移。B. 成年啮齿类动物 SVZ 4 种细胞分布示意(从左到右,金色的为 E 细胞,蓝色的为 B_1 细胞,绿色的为 C 细胞,红色的为 A 细胞)。

引自:MATARREDONA E R, PASTOR A M. Neural stem cells of the subventricular zone as the origin of human glioblastoma stem cells. Therapeutic implications [J]. Front Oncol, 2019,9:779.

在胚脑发育后期或者出生后,放射状胶质细胞也成为星形胶质细胞和少突胶质细胞的来源,这些细胞形成了不同脑结构,并且形成脑室表面的室管膜细胞。现在的观点认为,位于 SVZ 的星形胶质细胞样 NSC 来自胚胎时期的放射状胶质细胞。在啮齿类动物脑内,SVZ 的 NSC 含有一部分星形胶质细胞(即 B_1 星形胶质细胞),这些细胞与另一部分非神经发生相关性星形胶质细胞(即 B_2 星形胶质细胞)不同。B_1 星形胶质细胞位于室管膜细胞(E 细胞)下方,部分 B_1 星形胶质细胞含有一个短的顶端突起(含有单纤毛凸向脑脊液),以及一个底部突起(接触 SVZ 血管丛)(图 142-2B)。这种分布形式使得 B_1 细胞能够接受来自脑脊液和血液的信号,正如放射状胶质细胞在胚脑发育时期一样。最终,B_1 细胞不对称分裂形成短暂扩增的神经祖细胞(C 细胞),然后再产生神经母细胞(A 细胞)(图 142-2B)。新生的神经母细胞沿着 RMS 向 OB 不断迁移,到达 OB 后,这些不成熟神经元分化为中间神经元,并与局部神经环路整合。

142.1.3 成人脑内神经干细胞

成人脑内 SVZ 的组织构架与上述啮齿类动物不一样。在发育的过程中,SVZ 的放射状胶质细胞产生神经元和巨胶质细胞,这 2 种细胞不断丰富形成脑组织。人类主要的区别在于存在一种外层 SVZ,其中也含有放射状胶质细胞,进行神经发生,使得脑皮质不断发育。这是构成人类大脑更复杂结构的基础。SVZ 的神经发生中心和外层 SVZ 在人出生后仍保持增殖能力,产生新的神经元,扩充形成前额皮质,也就是嗅球。在 2 岁的时候,SVZ 的神经发生停止,SVZ 形成一个与啮齿类动物不一样的结构(图 142-3)。Quiñones-Hinojosa 等详细研究了人类 SVZ 包括 4 层,第 1 层由室管膜细胞组成,它与脑室腔接触;紧挨这一层的是脱细胞层(第 2 层),在生后形成,由神经母细胞耗竭造成。这一层含有大量星形胶质细胞的突起,与连接复合物和一些小胶质细胞相连接。这一层显然是星形胶质细胞相互之间,以及星形胶质细胞与室管膜细胞之间进行信号交换的区域。紧邻此层的是第 3 层,这一层含有大量的星形胶质细胞丝带(ribbon),形态各异。此层框架类似于围绕在 SVZ 迁移的神经母细胞周围的胶质细胞网络结构。唯一的区别在于成年脑内此胶质细胞网络结构内不含神经母细胞。第 4 层是一个过渡区域,含有少量细胞,与其下方的脑实质相似。

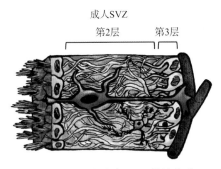

成人SVZ

第2层　第3层

图142-3　成人脑内 SVZ 的结构分层

引自:MATARREDONA E R, PASTOR A M. Neural stem cells of the subventricular zone as the origin of human glioblastoma stem cells. Therapeutic implications [J]. Front Oncol, 2019,9:779.

通过 Ki67 和 PCNA 染色可以发现,成人 SVZ 有些星形胶质细胞仍可自我增殖,但如前所述,成人 SVZ 和 RMS 均找不到神经母细胞。实际上,在成人嗅球已基本没有新生神经元的再生。有趣的是,成人脑内新生的神经细胞大多数是少突胶质细胞,而不是神经元,这说明少突胶质细胞突起和髓鞘的维持在成人脑内更有意义。因此,成人脑内的 NSC 存在于 SVZ,但是其功能尚未完全阐明。

142.1.4　成年脑内神经再生的调控机制

如前所述,成年脑室的 SVZ 和 SGZ 是 2 个神经干细胞聚集区(niche)(图 142-1),维持着成年脑内神经再生,以及在脑受伤后进行神经修复和神经功能重建。成年脑内神经再生调控非常复杂,概括起来可分为内源性和外源性 2 种调控机制。内源性调控是指 NSC 自身的转录因子及其他功能蛋白对其的调控;而外源性调控则是指 NSC 所处的微环境对其的调控,包括细胞因子、细胞间直接接触作用及细胞外基质等,这些分子可通过特定的信号途径影响 NSC 的增殖、分化等。NSC 的内源性调控目前研究最多的是 *bHLH* 基因,它表达碱性螺旋-环-螺旋转录子(basic helix-loop-helix, bHLH)。*bHLH* 基因是决定神经细胞分化命运的重要功能基因之一,包括神经原素(*neurogenins*)(*Ngn1* 和 *Ngn2*)、*NeuroD* 及 *Mash1* 基因等。而外源性调控机制则包括以下几个因素。

(1)细胞外基质

细胞外基质(extracellular matrix, ECM)对调控 NSC 有重要作用。研究发现 ECM 遍布在脑实质内,但在某些区域含量集中,比如富有层粘连蛋白(laminin)的基底层(包围在血管周围)。在 SVZ,有种特定的 ECM 产物可通过直接接触 NSC 来调控神经再生。在缺少 ECM 或者 ECM 受体的小鼠脑内,NSC 从聚集区脱离,并逃脱局部环境信号的约束,例如 Notch 信号导致 NSC 过度增殖和快速耗竭;又比如,成年 NSC 表达高水平的整合素(integrin)受体亚单位 β_1,与很多 ECM 相互作用。成年 NSC 中整合素 β_1 敲除后导致 SGZ 的组织结构严重紊乱。类似的研究发现,阻断 NSC 和层粘连蛋白(基底层中的重要成分)的相互作用,导致 SVZ 结构紊乱,增殖加速。但是 ECM 的调控作用不只限于影响 SVZ 和 SGZ 的结构。研究发现,将整合素下游因子 IIK 敲除,不会影响干细胞发生区的结构,而是增加了干细胞发生区 NSC 的增殖。这些研究也表明了 ECM 是维持 NSC 处于静止状态非常重要的因素。

(2)局部细胞束缚信号

干细胞发生区内的细胞可通过与位于其细胞表面或者跨膜的信号分子的相互作用来影响 NSC 的命运,其中最重要的是 Notch 信号。研究发现,Notch 信号对于维持 SVZ 和 SGZ 的 NSC 处于静止状态非常关键,将细胞内 Notch 的效应子 RBP JK 敲除,导致 NSC 大量增殖,爆发神经发生。SVZ 的 NSC 表达 3 种 Notch 受体——Notch1、Notch2 和 Notch3,都通过相同的细胞内信号通路激发 RBP JK 依赖性基因表达。Notch2 和 Notch3 丢失将激活 NSC 增殖,而 Notch1 缺失则损害 NSC 自我更新。这表明了不同 Notch 信号对 NSC 有不同的功能作用。

(3)远隔部位信号分子

其他远隔 NSC 的细胞也可以分泌信号分子通过渗透扩散来影响 NSC 的生物学行为。这些信号分子在其他组织干细胞中也起相似的作用,而且不同组织的干细胞对这类信号分子起反应的方式亦类似。比如,骨形态发生蛋白(BMP)使得 NSCs 处于静止状态,而 Wnt 促进 NSC 增殖。Sonic hedgehog(Shh)信号对 SVZ NSC 的维持和增殖亦有一定的作用,但是对 SGZ NSC 的作用尚未阐明。

(4)神经递质

除了上述信号分子外,NSC 的增殖还受到神经递质的调控。在 SVZ 和 SGZ,5-羟色胺(血清素)、多巴胺、谷氨酸、γ-氨基丁酸（GABA）、乙酰胆碱、神经肽Y及去甲肾上腺素等伸进递质均可影响NSC增殖和神经再生。这方面的研究较多，在此不做一一介绍，请读者查阅相关文献。

142.2 神经干细胞在神经系统疾病治疗中的应用

神经系统疾病包括脑、脊髓损伤，脑缺血、脑出血，脑肿瘤以及神经退行性疾病（如帕金森病）等。研究显示，脑损伤时，病灶附近的内源性NSC将会迅速扩增并迁移进行神经再生，以实现神经修复以及功能重建。神经修复机制包括NSC在损伤局部分化为有功能的神经细胞，并与宿主细胞形成突触联系，同时，NSC可以分泌神经营养因子改善局部神经细胞代谢，以帮助损伤神经组织进行修复。针对这一特点，科学家们开始尝试从外部去启动或促进该进程。而利用外源性NSC移植就是一种通过外部手段扭转因脑损伤或其他神经系统疾病所造成的脑损害而进行细胞替代治疗方式（图142-4）。目前，研究人员已在临床上开展了多项干细胞移植治疗神经系统疾病的研究。

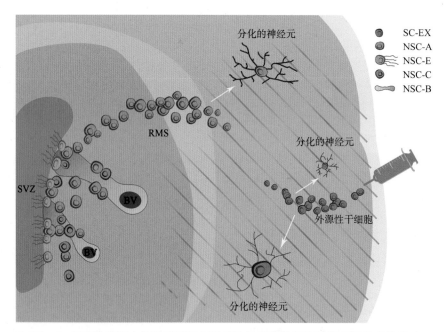

图142-4 脑损伤诱导内源性神经干细胞增生和利用外源性神经干细胞移植治疗

注：脑损伤时（脑外伤和脑卒中），SVZ的内源性神经干细胞被激发不断增殖，形成新生的神经元向病灶区域迁移，以修复受损的脑组织；另一种策略是利用移植外源性神经干细胞来修复受损的脑损伤区域。SVZ，脑室下区；RMS，嘴侧迁移流；BV，血管；SC-EX，外源性干细胞。

142.2.1 颅脑损伤

脑外伤是严重影响人类生命和生活质量的疾病，其所带来的社会问题和经济损失也极为显著。但是目前医学界对于严重颅脑损伤所致的永久性神经功能障碍仍然缺乏有效的治疗手段。2001年，华山医院周良辅和朱剑虹团队在遵守医学伦理的情况下，不仅首次在世界上培养出成人NSC，而且利用患者的自体NSC移植治疗开放性脑外伤，取得令人满意的治疗效果。具体方法是从开放性脑外伤患者破碎的脑组织中分离出NSC，在体外培养扩增，然后移植回脑损伤区域，移植方案见图142-5。

然而在临床移植前，还需要做大量的前期工作，以评估NSC移植的安全性和有效性。通过对啮齿类动物、猕猴脑外伤模型的临床前期研究发现，颅脑创伤后1个月内移植的NSC在损伤区存活的概率最大，因此提出了NSC移植的时间窗理论，为临床NSC移植提供了治疗时机。在安全性方面，没有观

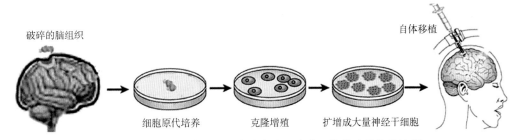

图 142 - 5 自体神经干细胞脑内移植治疗开放性脑外伤的流程

察到 NSC 产生肿瘤的情况,证明这项技术是安全的,这是 NSC 临床移植非常慎重的问题。另外,为了研究成人 NSC 脑内移植后新产生的神经元是否具有电生理功能,研究人员使用绿色荧光蛋白(GFP)基因标记成体 NSC,在移植到体内 3 个月后进行移植区脑片的膜片钳检测,从而记录到 GFP 阳性神经细胞的动作电位和 Na$^+$、K$^+$ 电流,并利用免疫电镜观察到外源性 NSC 和宿主细胞间形成突触的情况。从而证明了移植的 NSC 在损伤局部是有神经功能的。而且,采用自体 NSC 移植可以避免由免疫系统引起的排斥反应,且移植的干细胞来源于同一个体,细胞相容性好、存活时间长,且更易迁移并产生细胞间联系。

华山医院周良辅和朱剑虹团队经过完善的体内外安全性观察后,对开放性脑外伤患者进行了自体 NSC 移植治疗,同时以损伤情况相似的患者作为对照,进行了对照研究。在移植 2 年后的随访过程中,通过正电子发射体层成像(PET)、功能核磁共振成像(fMRI)、运动诱发电位(MEP)等客观技术评价发现自体移植 NSC 可促进患者损伤区代谢改善和功能恢复。

总之,干细胞应用于临床必须确保安全、可靠、有效,这就要求将干细胞用于临床移植治疗时,最好能够无创性观察到移植干细胞在脑内的行为和功能。为了在体内示踪干细胞,在动物实验方面可通过体外标记的荧光染料如胸腺嘧啶类似物(BrdU)、转基因(如 LacZ 基因、Luc 基因、GFP)或免疫组织化学等方法来评估干细胞在动物体内的命运,但是这些方法显然无法使用在临床活体研究中。

华山医院周良辅和朱剑虹团队在上述自体 NSC 移植治疗脑外伤患者的基础上,率先开展了纳米磁性粒子标记 NSC 脑内移植后的临床示踪研究,通过 MRI 检测结果说明,实体观察 NSC 在人脑内的迁移

运动是可行的,首次实现了干细胞临床移植后的无创性示踪,为开展移植后疗效评价提供了依据。磁共振分子影像标记示踪研究的一个关键问题就是要找到一种具有高度弛豫时间的且对磁共振信号有很大影响的 MRI 对比剂。目前最常使用的是超顺磁性氧化铁(super paramagnetic iron oxid, SPIO),并可在比自身大得多的范围内改变磁场的均匀性,故能获得良好的示踪结果。研究发现,利用磁性纳米粒子标记 NSC 并不影响细胞本身的生存、迁移和分化能力或改变神经元电生理特征,移植的 NSC 对周围环境信号有反应,并会按部位特异性进行定向分化。简言之,无创性 NSC 示踪技术的应用将指引今后临床干细胞移植策略。

142.2.2 脊髓损伤

脊髓损伤(SCI)常导致严重的运动障碍和感觉缺损,因为 SCI 后神经再生能力有限且损伤后的环境不适宜细胞生长。近年来利用外源性干细胞移植治疗 SCI 受到极大关注,干细胞移植被认为可能是唯一有效的方法补充损伤的细胞及组织缺损。目前许多细胞类型在 SCI 移植治疗中得到研究,但其中最主要的还是 NSC 的移植治疗较为有效。

SCI 干细胞移植治疗的临床研究同样需要对潜在风险及收益进行评估。为了保证 SCI 临床研究得到正确的引导,研究人员制订了基于临床研究合理引导的标准共识(International Campaign for Cures for SCI Paralysis, ICCP)。基于人类胚胎干细胞来源的少突胶质祖细胞临床前研究报道其在实验性 SCI 中促进了髓鞘再生及神经保护。Geron 公司获美国 FDA 批准于 2010 年发起了一项胸段完全 SCI 的多中心研究,将少突胶质祖细胞于伤后 14 d 注射至 SCI 处。但是,该公司在 4 位患者接受移植后宣布不再继续该临床项目,具体原因不详。2010 年 12

月由 Stem Cells 发起的 I/II 期临床研究,利用人类胎脑来源干细胞在小动物 SCI 模型中分化为髓鞘形成性少突胶质细胞及突触形成性神经元促进功能恢复,该项研究设计为胸段 SCI 后 3～12 个月不同瘫痪程度的 12 位患者评估安全性和前期有效性,于 2011 年 6 月获得批准。患者直接于损伤处接受细胞移植并短暂予以免疫抑制治疗。移植后患者接受为期 12 个月的安全性监测,并同时观察感觉、运动及肠道和膀胱的功能情况。在此基础上进行为期 4 年的独立观察研究。

近年来,基于干细胞的 SCI 治疗研究逐渐得到推进,干细胞结合生物相容性材料及可以引入/释放生长因子的基因疗法对于 SCI 后刺激神经组织再生非常重要。一系列临床前研究证明 SCI 干细胞治疗的有效性取决于以下几个因素:①选择最合适的干细胞类型;②对干细胞进行特征标记和扩增,得到移植所需量的优质干细胞;③建立微创且高效的移植方法;④适宜的移植数量;⑤合适的移植时间;⑥减少干细胞治疗的风险,增加安全因素的介入;⑦受体内移植干细胞的存活情况;⑧移植的有效性,修复损伤或缺损的特殊细胞类型的能力。

142.2.3 脑卒中

在现代社会,脑卒中已是全球范围内致死和致残的主因之一。尽管科学家已对其进行了长达半个世纪的调查和研究,但直到现在也还没有一种真正有效的疗法可对抗由脑卒中引起的脑损伤和神经功能障碍。正因为如此,人们较早地就将干细胞疗法运用于脑卒中患者。Kondziolka 等通过对 12 名缺血性脑卒中患者进行干细胞移植的临床 I 期试验,未发现有任何不良反应。紧接着,该课题组又开展临床 II 期试验,在一组包含 18 名脑卒中患者的试验中,研究者再次证实了干细胞移植的安全性,但遗憾的是,没有显著的结果表明患者神经功能在接受干细胞移植后得到了恢复。不过,Savitz 等和 Bang 等却相继报道了鼓舞人心的结果,他们通过长达 4 年的随访,不仅发现接受过干细胞移植的患者神经功能随时间呈现逐步恢复的趋势,还证明异体干细胞也可用于修复受损的神经。基于上述结果,"干细胞移植是安全的"这一观点开始被人们所接受。现在越来越多的研究还证明,在脑卒中区域出现新生的神经元,这为神经干细胞移植脑卒中进一步提供了理论依据(见图 142-4)。

142.2.4 脑肿瘤

人类高级别胶质瘤是最常见的大脑原发性恶性肿瘤,其预后极差,经手术、放疗和化疗正规治疗的患者 5 年存活率仍不足 10%。目前,这种疾病是神经系统疾病中的治疗难点,一直困扰着临床医生。

在过去的十几年里,干细胞作为一种治疗手段在人类高级别胶质瘤的治疗中引起人们极大兴趣。其原理是因为干细胞在体内可以不受血脑屏障的限制迁移或定向于脑肿瘤,并被基因修饰而表达各种治疗介质。而且,干细胞具有内在的免疫抑制特性。正是这些特点使干细胞目前被用于胶质瘤治疗的细胞载体。目前有 3 类干细胞可作为胶质瘤治疗的载体,即胚胎干细胞、NSC 和间充质干细胞。

NSC 作为胶质瘤治疗的细胞载体具有以下优势:NSC 在体内可趋向脑肿瘤;可穿过血脑屏障;经基因修饰后在体内的存活时间长。而 NSC 最大的优势是它与脑组织具有很好的相容性。目前,应用 NSC 治疗脑肿瘤 4 个方面的治疗策略是细胞因子、代谢酶、病毒粒子和基质金属蛋白酶。

142.2.5 神经退行性疾病

帕金森病(PD)是临床上最常见的中枢神经系统退行性疾病(neurodegenerative diseases),NSC 的发现及其临床应用为 PD 患者的治疗带入崭新阶段。有研究者将 8～9 周人胚分离出的多巴胺能前体细胞移植入 PD 患者的一侧纹状体中,发现这些神经元不仅能在人脑中存活下来而且使患者脑内的多巴胺水平明显提高,进而缓解了患者的震颤症状。

目前在阿尔茨海默症(AD)中神经再生的水平是有争议的。动物实验发现,在淀粉样前体蛋白(amyloid precursor protein,APP)突变的 AD 小鼠模型中,神经再生的水平是下降的;而在转基因小鼠模型[含有不同突变的早老蛋白(presenilin)]中,神经再生有增加也有减少。野生型早老蛋白和可溶性 APP 都与神经再生相关,但它们的表达下调可能与 AD 中神经再生变化部分相关。

研究发现,在死亡 AD 患者中 SGZ 的细胞增殖是增加的;PD 患者 SGZ 和 SVZ 的细胞增殖是减少的;而在亨廷顿病(HD)患者 SVZ 的细胞增殖是增加的。在上述这些神经系统退行性疾病中神经再生的变化,可能是由于特定神经细胞选择性死亡和炎症造成的。因此,神经再生在这些疾病中的应用仍有待进一步的深入研究。

142.3　诱导多能干细胞及其应用

近年来,关于诱导多能干细胞(induced pluripotent stem cell,iPS 细胞)的研究不断取得重大突破,它被认为是生命科学领域中新的里程碑。这一成果更新了人们对细胞分化的传统观点,并为体细胞核转移技术提供了一个崭新的策略。iPS 细胞技术具有可利用性和稳定性,因此在基础和临床研究中具有很大的潜力。

在介绍 iPS 细胞之前,先简单回顾一下胚胎干细胞(embryonic stem cell,ESC)和体细胞核转移技术等几个概念。一般来讲,干细胞分为胚胎干细胞和成体干细胞。ESC 起于哺乳动物胚囊的内细胞团(inner cell mass,ICM),具有全面的分化潜能(能分化为胚胎的 3 个胚层)和自我更新能力。目前 ESC 已用于脑损伤、脑卒中、神经退行性疾病等疾病的细胞替代治疗。经典的 ESC 建系技术比如体细胞核转移等,是通过将体细胞的细胞核转移到卵细胞(去核)的胞质中,这也是克隆技术的基础,这些都涉及卵母细胞或者卵细胞的使用。卵母细胞的来源很困难,而且其中的伦理学问题限制了研究的开展。因此,建立一种全新的、不需使用卵母细胞的 ESC 建系方法,无疑将具有重大意义。

细胞重编程(reprogramming)技术是指使已分化细胞发生去分化或者脱分化(de-differentiation),恢复到全能/多能性状态。如上所述,将供体核移入未受精卵细胞,或者将分化细胞与干细胞融合,都可以使分化细胞发生去分化。表明在卵细胞或干细胞中存在一组关键物质能完成去分化作用。据此,在分化细胞中表达这组特定因子,就有可能使分化细胞发生重编程而回复到多能状态。2006 年,日本的 Yamanaka 研究小组将这一假设变成了现实。

2006 年,日本科学家 Takahashi 和 Yamanaka 通过特定的因子成功地将已分化的体细胞转变成多能性细胞,建立了一种新的体细胞核重编程的方法。他们将此多能性细胞命名为 iPS 细胞,目前它已成为干细胞研究领域中新的焦点。随后,iPS 细胞技术得到高度关注和迅猛发展,其研究成果层出不穷且技术不断突破。2007 年,Yamanaka 等在人类高度分化细胞中表达外源性干细胞因子亦成功诱导获得了与 ESC 特性十分近似的 iPS 细胞(图 142-6)。在本节中,笔者将介绍 iPS 细胞的发展过程,探讨目前 iPS 细胞的技术限制和今后的研究方向,以及初步探讨 iPS 细胞应用于神经系统疾病的前景。

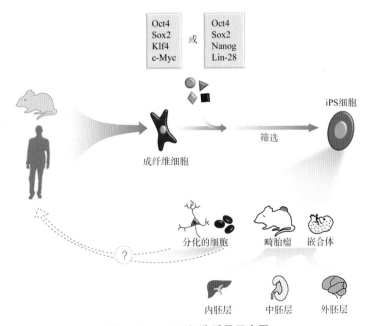

图 142-6　iPS 细胞诱导示意图

引自:WELSTEAD G G,SCHORDERET P,BOYER L A. The reprogramming language of pluripotency. Curr Opin Genet Dev,2008,18(2):123-129.

142.3.1 人类诱导多能干细胞的建系

（1）Yamanaka 小组的工作

2006 年,来自日本的 Yamanaka 研究小组将 4 种因子 Oct4、Sox2、c-Myc 和 Klf4 转入到小鼠的皮肤成纤维细胞中,成功地将皮肤成纤维细胞重编程为诱导多能干细胞,这是世界首例 iPS 细胞建系,轰动全世界。随后,在 2007 年他们又将 Oct4、Sox2、c-Myc 和 Klf4 转导入 3 种不同的人类成体细胞系,经条件培养基培养 25 d 以上,获得了类 ESC 的人类 iPS 细胞克隆。实验证明,人类 iPS 细胞系在形态学、增殖特性、培养基的选择、细胞表面标志物的表达、端粒酶活性、组蛋白修饰等许多方面都表现出与人类 ESC(hESC)一致的特性;而基因组甲基化模式和基因表达谱则与 hES 细胞不完全相同。在体外,类胚体和畸胎瘤形成实验表明,该细胞系可分化形成三胚层。后来,该小组用不含 c-Myc 的 3 因子组合诱导人类 iPS 细胞建系也获成功。他们这一系列研究直接奠定了 iPS 细胞的应用基础。

（2）Thomson 小组的工作

在同一年,来自美国的 Thomson 小组的研究人员在未经基因修饰的人类胎儿成纤维细胞系 IMR90 和人类新生儿包皮成纤维细胞系中,通过慢病毒(lentivirus)转导 *Oct4*、*Sox2*、*Nanog* 和 *Lin-28* 基因,经形态学筛选也得到了类 ESC 的人类 iPS 细胞克隆。在长期传代培养中,这 2 种人类 iPS 细胞系均稳定地表现出一系列 hESC 的特性,比如表达 hESC 的表面标志物 SSEA-3、SSEA-4、Tra-1-60 和 Tra-1-81。类胚体和畸胎瘤形成实验表明,这 2 种人类 iPS 细胞系可分化形成三胚层。但是,该小组所得到的人类 iPS 细胞系也存在多种缺陷,例如在人类 iPS 细胞系中,仍可检测到外源 *Oct4* 基因的表达。

上述 2 个研究小组的独立工作在 iPS 细胞研究的发展史中具有里程碑式的意义,对今后 iPS 细胞的临床应用产生了极大的推动作用。这 2 组实验还表明,在重编程过程中可能还有其他的因子组合发挥作用。国际干细胞协会主席 Daley 教授及其同事发现,hTERT 和 SV40 large T 因子能提高 Oct4、Sox2、c-Myc 和 Klf4 转导的人类 iPS 细胞产生的效率,这些结果对于指导疾病特异性 iPS 细胞有重要的意义。但不管如何,人类 iPS 细胞的建系对今后利用自体干细胞治疗人类疾病来说无疑是巨大的利好。

142.3.2 诱导多能干细胞在脑、脊髓损伤中的初步应用

人类 iPS 细胞系的建立是干细胞领域中的重大突破。但是,在将 iPS 细胞应用于人类疾病治疗之前,还有很多问题需要解决。iPS 细胞用于临床治疗的思路是:①将患者的细胞诱导重编程为 iPS 细胞进行培养;②将 iPS 细胞在体外诱导分化为所需的细胞类型;③移植回患者自体以发挥治疗作用。这一设想如能实现,将解决干细胞来源困难和免疫排斥问题,为干细胞在再生医学中应用提供更诱人的前景。循着这一思路,Jaenisch 研究小组首次对人类镰状细胞贫血病小鼠模型的治疗进行了尝试并取得初步成功。但是,对于 iPS 细胞临床应用的安全性,仍应当非常谨慎。对供体细胞的基因操作和逆转录病毒转导的外源基因整合仍是临床应用的不安全因素,科学家们正为解决这一问题而努力。

如上所述,细胞核转移或重编程的最终目的是获得患者疾病特异性的供体细胞用来进行细胞替代治疗。利用 4 种因子的组合 Oct4、Sox2、c-Myc、Klf4 或 Oct4、Sox2、Nanog、Lin-28 从动物或人体皮肤细胞生成 iPS 细胞,可以解决 ESC 移植治疗的免疫学排斥和伦理学问题。从某种疾病患者身上获取 iPS 细胞可以为这种疾病提供大量的特定细胞类型,这些细胞可以用来进行疾病造模、新药研发和自体细胞替代治疗。Jaenisch 研究小组还从小鼠获得 iPS 细胞,在体外将其分化为神经前体细胞,并进一步产生神经元和神经胶质细胞,然后移植入帕金森模型胎鼠脑内,发现其在宿主脑内能广泛迁移,并形成谷氨酸能和 GABA 能等神经元。电生理记录和形态学检测表明,移植的神经元具有成熟神经元的活性,能与宿主脑区形成功能整合,并改善帕金森模型小鼠的症状。Daley 等从各种遗传性疾病患者获得 iPS 细胞,包括 PD、HD、青少年糖尿病(JDM)、唐氏综合征(DS)等。这些疾病都很难,甚至不可能用动物模型进行研究,而重编程的细胞为科学家们研究这些疾病的分子基础提供了新工具,这些细胞可能还将对候选药物的筛选有所帮助(图 142-7)。

华山医院的朱剑虹团队利用 iPS 细胞定向分化为 NSC,将其移植于脑损伤大鼠脑内以及脊髓损伤的猴子体内,经过一段时间的观察和评估,发现损伤动物的运动能力较对照组有显著的恢复(图 142-8)。

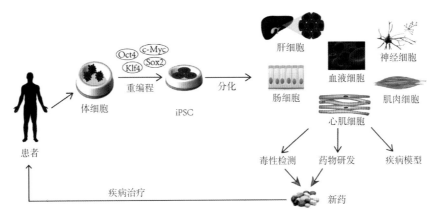

图 142 - 7　iPS 细胞的应用领域示意图

引自：AMIN N，TAN X，REN Q，et al. Recent advances of induced pluripotent stem cells application in neurodegenerative diseases. Prog Neuropsychopharmacol Biol Psychiatry，2019，95：109674.

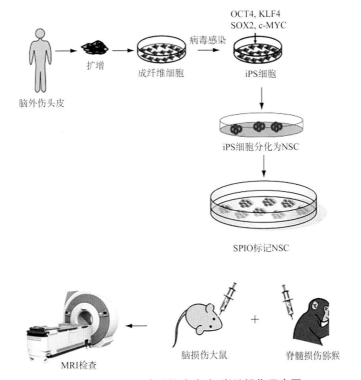

图 142 - 8　iPS 细胞移植治疗脑、脊髓损伤示意图

iPS 细胞技术的出现为细胞重编程策略提供了崭新的观点,疾病特异性 iPS 细胞系的建立更是为将来的临床应用描绘了美好的蓝图。但是,这不等于说 iPS 细胞可以完全取代 ESC。作为 ESC 功能上的等同物,iPS 细胞的研究和应用在相当长的一段时间内仍然需要和 ESC 一起为攻克人类疾病造福。

142.3.3　诱导型神经元细胞

iPS 细胞的出现,使得在不使用胚胎或卵母细胞的前提下制备用于疾病研究或治疗的多能干细胞成为可能,并为获得患者自身遗传背景的功能细胞提供了一个新的途径。但是,iPS 细胞因在转化过程中引入了致癌因子(如 c－Myc),而且具有分化的多能性,固有潜在的致瘤性缺陷,这阻碍了人类对 iPS 细胞的应用研究。尽管如此,伴随 iPS 细胞所建立的外源因子诱导细胞重编程的方法仍是整个干细胞生物学和再生医学领域带来了革命性的影响。笔者期望能够利用转录因子诱导体细胞重编程技术获得一种新的、安全的、可用于细胞治疗基础研究和远期应用的功能性细胞,解决细胞来源和排斥反应的难题。

2010 年,美国斯坦福大学医学院的 Wernig 等在 Nature 上报道,诱导细胞重编程可绕过 iPS 细胞这一步骤,通过表达 3 种转录因子(Brn2、Ascl1、Myt1l)可直接在体外将小鼠的胚胎和成体皮肤细胞转变为诱导型神经元细胞(iN 细胞)。与 iPS 细胞技术相比,这种新的功能细胞制备技术不需经过多能干细胞(iPS 细胞)这一步骤,转化方法更简单;不使用肿瘤相关因子,且所获神经细胞不会在体内形成畸胎瘤,具有更好的安全性。在这个研究基础上,Wernig 等假设哺乳动物细胞在涉及谱系决定的调控网络中享有大量的共性。这意味着,在小鼠等模式生物中能成功实现成纤维细胞向神经元细胞转变,在人类细胞上也极易实现的可能。在细胞类型转换的进程中,某些关键转录因子是"多米诺骨牌阵列"中的第一张,一经撬动,细胞重编程的阀门就将打开,并在其他基因产物的帮助下,向着不同的分化方向发展,而这些因子在不同物种中是有所不同的。因此,寻找到在人类神经系统发育中具有重要作用,或在表观遗传学意义上的重新编程过程中被牵涉的基因群中最关键的启动因子,实现成人体细胞向神经元细胞转变,获取到人的诱导型神经元细胞系,具有验证假设、获得新知的意义。

2011 年,Wernig 等成功实现了从人的细胞获得有功能的 iN 细胞。通过表达 Brn2、Ascl1、Myt1l 和 NeuroD1,他们从人的胚胎和出生后的成纤维细胞获得 iN 细胞,这些细胞具有典型的神经元形态,可表达多种神经元表面标志物,并且能产生动作电位。人类 iN 细胞的获得将为许多人类疾病研究开辟崭新的途径,这也为人类疾病的再生医学发展带来了很好的前景。

华山医院朱剑虹课题组从神经系统疾病患者的皮肤细胞开始,通过 iN 细胞技术,获得大量患者自身的重编程神经细胞。这些细胞可能会带有疾病的遗传特征或特征性分子标志,有助于从细胞水平寻找疾病的发病机制或诊断标志,还可以将这种神经

细胞用于临床药物的筛选和开发。与在体内测试相比,它更加安全;与现今常用的非自身神经细胞筛选相比,它更加敏感和精确,更具个性化治疗的潜力。朱剑虹认为,要真正完整评价重编程细胞的功能,除了体外检测,还更应该在体内获得有说服力的数据。因此,朱剑虹课题组开展在体内检测人 iN 细胞移植于动物模型后的生理学特征和生物学功能的相关研究,在体内检验该类细胞的生物学特性并评估其对神经功能修复作用的影响,具体涉及提供一套可有效评价外源神经细胞移植于哺乳动物体内后其特征和功能的技术方法。通过这一衔接动物实验与临床试验的技术体系,有望为功能性重编程神经细胞应用于临床治疗神经系统疾病打下一定的基础,也将为干细胞和再生医学研究带来一些新的路径。

iN 细胞技术的发展可谓日新月异,科学家们不断突破这一细胞重编程技术领域(图 142－9)。最近,Wernig 等还利用直接谱系重编程获得了少突胶质细胞,这曾经被认为是重编程中的难点。他们通过表达 Sox10、Olig2 和 Zfp536 3 个因子将小鼠和大鼠的成纤维细胞转变为少突胶质细胞祖细胞(oligodendrocyte precursor cell,OPC),这些少突胶质细胞祖细胞可以产生成熟的少突胶质细胞。实验发现,这些少突胶质细胞能够帮助宿主轴突生成髓鞘,这将为神经退行性疾病(脱髓鞘疾病)的治疗带来突破。

142.3.4　诱导多能干细胞与类脑器官

iPS 细胞的发展可谓日新月异,其在疾病模型研究(特别是神经退行性疾病,比如 AD、PD、HD 等)、药物筛选及干细胞替代治疗等领域展示出令人鼓舞的前景和优势。在过去的 10 年内,大脑研究也从 2D 层面发展到现在的 3D 体系,目的是更好地研究脑结构和脑疾病发生机制。目前在 3D 体系研究脑结构最常用的就是 iPS 细胞,3D 人脑培养体系是由 iPS 细胞分化的神经细胞丛而来或者形成更为复杂的类脑器官。Lancaster 等利用这个技术获得了迷你脑,其中含有不同的脑区结构。但是,类脑器官也有缺陷,因为这种疾病模型还不能涵盖所有人脑疾病,因此将来需要更加深入研究,来模拟人类神经退行性疾病模型,以期找到这些疾病的治疗方法。

与 iPS 细胞一样,类脑器官使科学家能更好地理解中枢神经系统疾病的发生机制,并为药物筛选和治疗策略提供了更好的研究工具(图 142－10)。

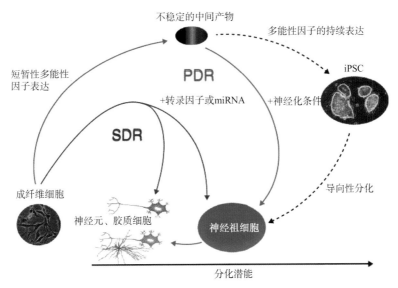

图 142-9 直接谱系重编程为神经细胞的方法

注:在体细胞特定因子介导的直接重编程(SDR)中,神经谱系特异性因子(如转录因子或小 RNA)被引入到待重编程细胞中。这些细胞引入因子后将快速地直接转变为所需的神经细胞种类,而不需要进行细胞分裂。而在多能性细胞特异性因子介导的直接重编程(PDR)中则采用 iPSC 重编程因子(Oct4、Sox2、Klf4 和 c-Myc)和神经细胞化条件(包括生长因子、小分子等),以加速谱系转变。在这种方式中,多能性因子介导了待重编程细胞的表观活性;之后,所产生的不稳定的中间细胞在神经细胞化条件下将向神经细胞谱系发展。

引自:KIM J, AMBASUDHAN R, DING S. Direct lineage reprogramming to neural cells. Curr Opin Neurobiol, 2012, 22(5): 778-784.

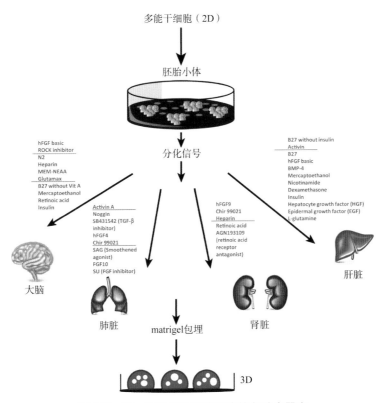

图 142-10 基于 iPS 细胞形成的各种类器官

最早利用类脑器官来研究的疾病是神经发育性疾病，特别是从患者身上获得 iPS 细胞，通过类脑器官可以研究某些复杂的神经发育疾病，比如自闭症、小头畸形等，来鉴定这些疾病的脑发育异常及新的基因靶点。最近，利用 3D 体系及基因修饰技术获得的类脑器官还可以制作脑肿瘤模型，来研究这类肿瘤的生物学特征和研发新的药物治疗策略。当然，目前类脑器官在研究神经退行性疾病中非常热门。

类脑器官对研究神经退行性疾病包括阿兹海默症、帕金森病、亨廷顿舞蹈病等是很有价值的，同时还可以筛选药物治疗。Raja 等从 AD 患者（含有 *APP* 基因拷贝重复）的身上获得 iPS 细胞形成 3D 脑体系结构，其中含有 AD 疾病重要的发病机制，即 αβ 聚集与 Tau 磷酸化，这个体系被证明可以用来筛选分泌酶抑制剂。目前对于 PD 疾病来说只有一个类脑器官模型，含有 *G2019S LRRK2* 突变，它强调突触传递功能紊乱是 PD 发病中的一个重要因素。对于亨廷顿舞蹈病来说，3D 类脑器官可以用来研究亨廷顿蛋白（huntingtin）突变对神经发育的影响，比如异常的细胞结构重组等。

142.4 小结与展望

在啮齿类和灵长类动物模型研究中，用 ESC 来源的神经细胞移植治疗脑外伤、脑缺血等中枢神经系统疾病取得一定疗效，但面临着 ESC 所带来的免疫排斥反应问题。ESC 移植不可避免地面临着伦理学、供体组织缺乏、移植组织存活率低等问题，从而限制了其临床应用。而自体 NSC 在一定程度上克服了这些缺点，成为治疗研究的主要细胞来源，是今后临床干细胞移植的主要研究方向。

目前，成体 NSC 临床应用越来越受到重视，但成人 NSC 应用于临床时应谨慎。采用自体 NSC 移植可以避免由免疫系统引起的排斥反应，而且移植的细胞来源于同一个体，移植后细胞与宿主相容性好，干细胞可以长期存活，更易进行迁移和产生细胞间的联系。华山医院周良辅和朱剑虹课题组在进行了大量的体外细胞研究和体内动物模型移植实验后，经医院医学伦理委员会批准和患者知情同意，自 2001 年开始，开展了自体 NSC 移植治疗开放性颅脑外伤的临床研究，移植后经过 2 年的随访观察发现，PET 显示移植区脑细胞代谢有显著增加，诱发电位明显恢复，患者的神经功能显著恢复。为了研究移植 NSC 在体内的迁移和存活情况，用纳米粒子——SPIO 标记 NSC，成功地示踪了神经干细胞在患者脑内的迁移，为客观评价 NSC 移植治疗颅脑损伤患者的有效性及安全性提供了新的研究途径。

目前，外源性 NSC 移植应用于临床前仍有许多问题亟待解决，比如，移植 NSC 还是移植干细胞诱导分化后的神经元，何者更为有效？NSC 迁移及与宿主细胞融合的细胞内、外环境调节控制机制尚不清楚；NSC 移植是否有产生肿瘤的风险等，这些都是在移植前必须回答的问题。但是 NSC 的研究和应用已经为人脑再生医学开辟了新的路径，这些研究的进展将推动人类对自身大脑的生物学特征认识的深入和临床神经科学的发展。

iPS 细胞技术的出现为细胞重编程策略提供了崭新的观点，疾病特异性 iPS 细胞系的建立更是为将来的临床应用描绘了美好的蓝图。但是，这不等于说 iPS 细胞可以完全取代 ESC。作为 ESC 功能上的等同物，iPS 细胞的研究和应用在相当长的一段时间内仍然需要和 ESC 一起为攻克人类疾病造福。特别是近年来基于 iPS 细胞的类脑器官的出现，使科学家们能更好地理解中枢神经系统疾病的发生机制，并为药物筛选和治疗策略提供了更好的研究工具。

（汤海亮　朱剑虹）

参考文献

[1] ABBOTT L C, NIGUSSIE F. Adult neurogenesis in the mammalian dentate gyrus [J]. Anat Histol Embryol, 2020, 49(1): 3 - 16.

[2] AMIN N, TAN X, REN Q, et al. Recent advances of induced pluripotent stem cells application in neurodegenerative diseases [J]. Prog Neuropsychopharmacol Biol Psychiatry, 2019, 95: 109674.

[3] BACIGALUPPI M, SFERRUZZA G, BUTTI E, et al. Endogenous neural precursor cells in health and disease [J]. Brain Res, 2020, 1730: 146619.

[4] BERNSTOCK J D, PERUZZOTTI-JAMETTI L, YE D, et al. Neural stem cell transplantation in ischemic stroke: a role for preconditioning and cellular engineering [J]. J Cereb Blood Flow Metab, 2017, 37(7): 2314 - 2319.

[5] BINELLO E, GERMANO I M. Stem cells as therapeutic vehicles for the treatment of high-grade

gliomas [J]. Neuro Oncol, 2012,14(3):256 – 265.

[6] BORDONI M, REY F, FANTINI V, et al. From neuronal differentiation of iPSCs to 3D neuro-organoids: modelling and therapy of neurodege-nerative diseases [J]. Int J Mol Sci, 2018,19(12):3972.

[7] CHANG Y H, WU K C, HARN H J, et al. Exosomes and stem cells in degenerative disease diagnosis and therapy [J]. Cell Transplant, 2018,27(3):349 – 363.

[8] CUMMINGS B J, UCHIDA N, TAMAKI S J, et al. Human neural stem cells differentiate and promote locomotor recovery in spinal cord-injured mice [J]. Proc Natl Acad Sci USA, 2005,102(39):14069 – 14074.

[9] DEKMAK A, MANTASH S, SHAITO A, et al. Stem cells and combination therapy for the treatment of traumatic brain injury [J]. Behav Brain Res, 2018, 340:49 – 62.

[10] DILLEN Y, KEMPS H, GERVOIS P, et al. Adult neurogenesis in the subventricular zone and its regulation after ischemic stroke: implications for therapeutic approaches [J]. Transl Stroke Res, 2020, 11(1):60 – 79.

[11] DUTTA D, HEO I, CLEVERS H. Disease modeling in stem cell-derived 3D organoid systems [J]. Trends Mol Med, 2017,23(5):393 – 410.

[12] ESTEVES M, SERRA-ALMEIDA C, SARAIVA C, et al. New insights into the regulatory roles of microRNAs in adult neurogenesis [J]. Curr Opin Pharmacol, 2020, 50:38 – 45.

[13] FIETZ S A, LACHMANN R, BRANDL H, et al. Transcriptomes of germinal zones of human and mouse fetal neocortex suggest a role of extracellular matrix in progenitor self-renewal [J]. Proc Natl Acad Sci USA, 2012,109(29):11836 – 11841.

[14] GHOSH H S. Adult neurogenesis and the promise of adult neural stem cells [J]. J Exp Neurosci, 2019, 13:1179069519856876.

[15] GROCHOWSKI C, RADZIKOWSKA E, MACIEJEWSKI R. Neural stem cell therapy-brief review [J]. Clin Neurol Neurosurg, 2018,173:8 – 14.

[16] HANNA J, WERNIG M, MARKOULAKI S, et al. Treatment of sickle cell anemia mouse model with iPS cells generated from autologous skin [J]. Science, 2007,318(5858):1920 – 1923.

[17] HANSEN D V, LUI J H, PARKER P R, et al. Neurogenic radial glia in the outer subventricular zone of human neocortex [J]. Nature, 2010, 464 (7288): 554 – 561.

[18] HOCHEDLINGER K, JAENISCH R. Nuclear reprogramming and pluripotency [J]. Nature, 2006, 441(7097):1061 – 1067.

[19] JIN K L, WANG X M, XIE L, et al. Evidence for stroke-induced neurogenesis in the human brain [J]. Proc Natl Acad Sci USA, 2006, 103 (35): 13198 – 13202.

[20] KATSIMPARDI L, LLEDO P M. Regulation of neurogenesis in the adult and aging brain [J]. Curr Opin Neurobiol, 2018,53:131 – 138.

[21] KIM J, AMBASUDHAN R, DING S. Direct lineage reprogramming to neural cells [J]. Curr Opin Neurobiol, 2012,22(5):778 – 784.

[22] LANCASTER M A, KNOBLICH J A. Generation of cerebral organoids from human pluripotent stem cells [J]. Nat Protoc, 2014,9(10):2329 – 2340.

[23] LANCASTER M A, RENNER M, MARTIN C A, et al. Cerebral organoids model human brain development and microcephaly [J]. Nature, 2013, 501 (7467): 373 – 379.

[24] LUI J H, HANSEN D V, KRIEGSTEIN A R. Development and evolution of the human neocortex [J]. Cell, 2011,146(1):18 – 36.

[25] LUJAN E, CHANDA S, AHLENIUS H, et al. Direct conversion of mouse fibroblasts to self-renewing, tripotent neural precursor cells [J]. Proc Natl Acad Sci USA, 2012,109(7):2527 – 2532.

[26] LUPO G, GIOIA R, NISI P S, et al. Molecular mechanisms of neurogenic aging in the adult mouse subventricular zone [J]. J Exp Neurosci, 2019, 13:1179069519829040.

[27] MALLETT C L, SHUBONI-MULLIGAN D D, SHAPIRO E M. Tracking neural progenitor cell migration in the rodent brain using magnetic resonance imaging [J]. Front Neurosci, 2019,12:995.

[28] MATARREDONA E R, PASTOR A M. Neural stem cells of the subventricular zone as the origin of human glioblastoma stem cells. Therapeutic implications [J]. Front Oncol, 2019,9:779.

[29] MORALES A V, MIRA H. Adult neural stem cells: born to last [J]. Front Cell Dev Biol, 2019,7:96.

[30] MORANTE-REDOLAT J M, PORLAN E. Neural stem cell regulation by adhesion molecules within the subependymal niche [J]. Front Cell Dev Biol, 2019, 7:102.

[31] NEMIROVICH-DANCHENKO N M, KHODANOVICH M Y. New neurons in the post-ischemic and injured

brain: migrating or resident [J]. Front Neurosci, 2019,13:588.

[32] OBERNIER K, ALVAREZ-BUYLLA A. Neural stem cells: origin, heterogeneity and regulation in the adult mammalian brain [J]. Development, 2019, 146 (4):dev156059.

[33] PARK I H, ARORA N, HUO H G, et al. Disease-specific induced pluripotent stem cells [J]. Cell, 2008, 134(5):877 – 886.

[34] QUIÑONES-HINOJOSA A, SANAI N, SORIANO-NAVARRO M, et al. Cellular composition and cytoarchitecture of the adult human subventricular zone: a niche of neural stem cells [J]. J Comp Neurol, 2006,494(3):415 – 434.

[35] RAMIREZ-CASTILLEJO C, SANCHEZ-SANCHEZ F, ANDREU-AGULLO C, et al. Pigment epithelium-derived factor is a niche signal for neural stem cell renewal [J]. Nat Neurosci, 2006,9(3),331 – 339.

[36] ROSSI G, MANFRIN A, LUTOLF M P. Progress and potential in organoid research [J]. Nat Rev Genet, 2018,19(11):671 – 687.

[37] SANAI N, TRAMONTIN A D, QUIÑONES-HINOJOSA A, et al. Unique astrocyte ribbon in adult human brain contains neural stem cells but lacks chain migration [J]. Nature, 2004,427(6976):740 – 744.

[38] SHIN J E, JUNG K, KIM M, et al. Brain and spinal cord injury repair by implantation of human neural progenitor cells seeded onto polymer scaffolds [J]. Exp Mol Med, 2018,50(4):39.

[39] TAKAHASHI K, TANABE K, OHNUKI M, et al. Induction of pluripotent stem cells from adult human fibroblasts by defined factors [J]. Cell, 2007,131(5): 861 – 872.

[40] TAKAHASHI K, YAMANAKA S. Induction of pluripotent stem cells from mouse embryonic and adult fibroblast cultures by defined factors [J]. Cell, 2006, 126(4):663 – 676.

[41] URBÁN N, BLOMFIELD I M, GUILLEMOT F. Quiescence of adult mammalian neural stem cells: a highly regulated rest [J]. Neuron, 2019, 104 (5): 834 – 848.

[42] VIERBUCHEN T, OSTERMEIER A, PANG Z P, et al. Direct conversion of fibroblasts to functional neurons by defined factors [J]. Nature, 2010, 463 (7284): 1035 – 1041.

[43] WANG C M, LIU F, LIU Y Y, et al. Identification and characterization of neuroblasts in the subventricular zone and rostral migratory stream of the adult human brain [J]. Cell Res, 2011,21(11):1534 – 1550.

[44] WANG P, ZHANG H L, LI W G, et al. Generation of patient-specific induced neuronal cells using a direct reprogramming strategy [J]. Stem Cells Dev, 2014,23 (1):16 – 23.

[45] WELSTEAD G G, SCHORDERET P, BOYER L A. The reprogramming language of pluripotency [J]. Curr Opin Genet Dev, 2008,18(2):123 – 129.

[46] WESTON N M, SUN D. The potential of stem cells in treatment of traumatic brain injury [J]. Curr Neurol Neurosci Rep, 2018,18(1):1.

[47] WILMUT I, SCHNIEKE A E, MCWHIR J, et al. Viable offspring derived from fetal and adult mammalian cells [J]. Nature, 1997,385(6619):810 – 813.

[48] YANG N, ZUCHERO J B, AHLENIUS H, et al. Generation of oligodendroglial cells by direct lineage conversion [J]. Nat Biotechnol, 2013, 31 (5): 434 – 439.

[49] YU J Y, VODYANIK M A, SMUGA-OTTO K, et al. Induced pluripotent stem cell lines derived from human somatic cells [J]. Science, 2007, 318 (5858): 1917 – 1920.

[50] ZHAO C M, DENG W, GAGE F H. Mechanisms and functional implications of adult neurogenesis [J]. Cell, 2008,132(4):645 – 660.

[51] ZHU J H, ZHOU L F, XINGWU F G, et al. Tracking neural stem cells in patients with brain trauma [J]. N Engl J Med, 2006,355(22):2376 – 2378.

[52] ZHU J, WU X, ZHANG H L. Adult neural stem cell therapy: expansion in vitro, tracking in vivo and clinical transplantation [J]. Curr Drug Targets, 2005,6(1): 97 – 110.

[53] ZIGOVA T, SANBERG P R. The rising star of neural stem cell research [J]. Nat Biotechnol, 1998,16(11): 1007 – 1008.

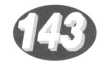 **神经外科的止血及其他**

维持正常的凝血功能对神经外科患者的安全极为重要。凝血功能异常将导致神经外科患者发生出血或血栓形成,严重影响患者预后。引起凝血功能紊乱的病因很多,除了自身凝血功能异常如血友病A和B,它还与手术复杂程度、术中出血量的大小、出血速度、颅脑外伤、脑肿瘤,以及抗凝和抗血小板药物的使用有关。在这一章中,笔者将介绍人体正常凝血机制、神经外科围手术期凝血功能异常的发生机制、临床和实验室评估及监测和治疗。

143.1　止血的现代观点

止血,即形成血液凝块的过程,涉及血小板、内皮细胞、血液流动、凝血级联反应,以及纤维蛋白之间的一系列协调而复杂的相互作用。过去经典的理论把它分成2个步骤,近来发现它至少涉及以下3个步骤。

143.1.1　初级止血

初级止血主要涉及单层血小板凝聚于血管破口处。由于血管破裂使血管内皮下的基质裸露于血液中,一系列膜受体介导血小板吸附于基质的反应启动,加之血管性血友病因子(von Willebrand factor,vWF)、多聚体等的协同作用,促使和加强血小板凝聚于破口处的基质上。

143.1.2　次级止血

次级止血涉及一系列酶原(未激活的凝血因子)的连续激活而成为酶(激活的凝血因子),加固血小板聚集,并提供进一步形成血凝块的框架纤维蛋白网。在血小板凝聚过程中,血小板会释放其内颗粒如腺苷二磷酸(ADP)、vWF 和纤维蛋白原受体(糖蛋白Ⅱb和Ⅲa)激活与纤维蛋白原结合,并对称性与2个血小板连接,形成更耐血流冲击的3D凝血块。同时,凝血系统激活,产生凝血酶。在体外凝血酶能启动内源性和外源性凝血通路(图143-1)。其中组织因子与Ⅶ因子交互作用是凝血级联反应的启

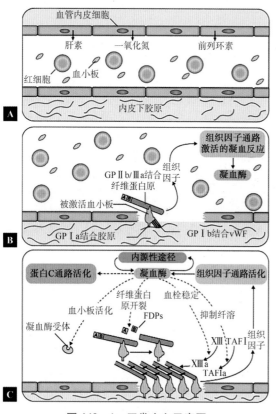

图143-1 正常止血示意图

注:A. 正常血管内血液畅通机制:血管内皮细胞产生一氧化氮、前列环素和肝素,防止血小板和白细胞黏附于血管壁。血小板和凝血因子处于非激活状态。B. 原发止血:早起凝血反应,血小板黏附,在内皮细胞损伤部位,内皮下胶原暴露,少量组织因子释放。血小板通过糖蛋白Ⅰa(GPⅠa)与胶原结合,导致形态变化,并通过GPⅠb、GPⅡb/Ⅲa与vWF和纤维蛋白原结合。此时组织因子通路激活,产生少量凝血酶。C. 次级止血:纤维蛋白栓子形成,血小板活化聚集,血小板膜介导稳定的纤维蛋白栓子形成。吸附后的血小板受多重通路激活,包括ADP、胶原、凝血酶和腺苷。环氧化酶通路将血小板膜表面的花生四烯酸转化为血栓素A2,导致血小板进一步聚集。活化的血小板释放颗粒内容物,进一步促进凝血反应。凝血酶在控制凝血过程中发挥重要作用:组织因子通路中产生的少量凝血酶大量扩增;内源性途径激活,凝血酶进一步大量产生。凝血酶通过分裂纤维蛋白原,使后者转变为纤维蛋白,纤维蛋白单体通过原Ⅷ因子产生交联,为最终形成稳定的纤维蛋白栓子。凝血酶通过以下2个途径起作用:①蛋白C道路激活(天然抗凝剂),可减少过度凝血;②凝血酶激活的纤溶抑制剂(TAF1),可减少过度纤溶。

动,Ⅶa因子又激活Ⅺ因子。凝血酶还可以加强血小板凝聚;携带2个裂解的纤维蛋白原与其受体结合,产生纤维蛋白及凝块;与内皮细胞表面受体结合,激活蛋白C,形成主要的抗凝蛋白-活化蛋白C。

143.1.3 高级止血

高级止血又称终末止血。纤维蛋白凝块形成是止血过程中的最重要步骤,也是最后一步,因为伴随它的是一系列化学事件协调地发生。如不能有序进行,将导致临床发生严重出血。①血凝块交链:非等价相互连接的纤维蛋白分子不紧密,不仅不能抵抗物化力量,且易崩裂。Ⅷa通过形成等价连接使纤维蛋白分子紧密交链。②纤维蛋白溶解系统激活:血凝块形成促使血管内皮释放组织型纤溶酶原激活剂(t-PA)。t-PA能使失活纤溶酶原变成纤溶酶,后者溶解蛋白质。纤维蛋白酶原和纤维蛋白在结构上相似,被纤溶酶裂解为FDP/fdp。一旦FDP/fdp升高,提示纤溶激活,不发生凝血。纤溶酶也能裂解血小板表面的蛋白使血小板失活。③控制凝血过程:防止过度或不当的凝血很重要。可通过抗凝血酶Ⅲ等抑制剂或失活Ⅴ和Ⅷ因子(凝血酶形成的重要共同分子)或激活蛋白C等。

血小板在维持血管内皮细胞完整性中起到非常关键的作用。它们持续地发挥止血作用,封住毛细血管内皮中的微小缺口,以及向凝血因子提供黏附的表面。严重的血小板减少症(血小板计数<20×10^9/L)可引起多处瘀斑出血或自发性脑内出血。在正常的血管中,血流呈层流,红细胞在中心,与红细胞相邻的是白细胞,外面是血小板,而血小板与内皮细胞之间有血浆隔离。正常情况下,血小板在血液中以盘状(非活跃)形式循环。在各种刺激下,它们被激活产生伪足,变形为球形。血管内皮的破坏,使其下胶原裸露。通过特异的血小板表面糖蛋白受体GPⅠb-V-Ⅸ和vWF,血小板黏附到胶原蛋白上。黏附之后,血小板很快便释放血栓素A2(thromboxane A2,TXA2)和其颗粒内容,如ADP、组胺、5-羟色胺、vWF、钙、凝血因子和血小板源生长因子进一步激活血小板和加强其凝聚。血管损伤所伴有的血管痉挛是由TXA2和5-羟色胺这两种有力的血管收缩物质所致。血小板聚集发生于纤维蛋白原与通过GPⅡb/Ⅲa结合而造成血小板之间的框架上,为原发止血栓子的骨干,并提供了进一步凝血的平台。

在黏附和聚集之后,血小板会辅助启动凝血过程,通过结合血浆中受损组织释放的富含组织因子的囊泡,其暴露表面为带负电的磷脂,使其释放出颗粒内储存的凝血因子,利于钙介导的凝血因子结合产生促凝血微粒。凝血级联反应包含了一系列连续的酶反应,它们逐级增强以产生凝血酶,一种强大的能够催化纤维蛋白原形成纤维蛋白的酶。凝血级联反应传统上被分成外源性凝血途径[由凝血酶原时间(prothrombin time,PT)评估]和内源性凝血途径[由部分促凝血酶原激酶时间(partial thrombo-plastin time,PTT)评估],两者到后面有最终共同途径(PT和PTT),这是基于体外对反应的研究(图143-2)。

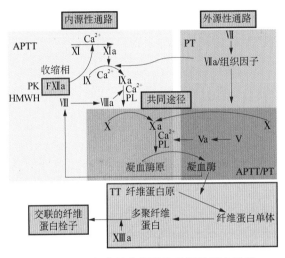

图143-2　经典的内源性和外源性凝血途径

143.2　凝血功能异常的临床表现

获取全面的病史是诊断凝血功能异常的第一步。神经外科住院患者应当询问关于异常出血或凝血的个人及家族史,如容易出现牙龈出血、瘀斑或者经血过多。此外,还应该辨别是否有深静脉血栓形成(deep vein thrombosis,DVT)、血栓性静脉炎或肺栓塞的病史,以及患者是否有心房颤动或正在服用华法林等影响止血的药物。随着中国人口老龄化的加速,神经外科高龄患者越来越多,这些患者通常会服用一些影响凝血系统或血小板功能的药物。可能与凝血功能障碍有关的体格检查包括瘀点、瘀斑、血肿、关节血肿和黏膜出血。因此,在入院时若能有

针对性地问一些问题,就能够帮助评估患者的出血史,并了解可能与凝血系统及血小板功能相互作用的药物使用情况。表143-1提供了标准化出血倾向评估问卷。

表143-1　出血倾向的术前评估问卷

序号	问　题
1	你鼻子经常出血吗?即使是在没有明确诱因的情况下
2	你经常发生瘀块吗?即使是在没有撞到任何东西的情况下?如果你回答"是"请告知这些症状是否在躯干或身体其他不平常的地方发生
3	嚼口香糖的时候会出血吗,即使没有明显诱因
4	你每周会出现至少一次或两次的出血或瘀肿么
5	割伤或擦伤(例如刮胡子)时你的出血时间比以前更长吗
6	你曾经有过术后或术中严重出血或出血延长的情况吗
7	你在拔牙期间或之后有出现过出血时间延长或严重出血的情况吗(例如,扁桃腺摘除、阑尾切除或生孩子)
8	你在手术中有接受过血液或血液制品吗?请报告手术的类型
9	你的家族存在出血倾向吗
10	你在服用镇痛药或抗风湿药吗?如果这样,请写下药名
11	你在服用其他药物吗?如果这样,请写下药名
	下面的问题仅适用于女性:
12	你的月经时间会延长吗(>7 d),或者更换卫生棉的频率很高吗

注:如果其中有一个问题的答案为"是",则患者的出血史被评估为阳性(注:问题11针对抑制凝血的药物)。

143.3　凝血功能异常的实验室检测

标准凝血功能检查仍然是神经外科患者术前常规检测,通常包括PTT、PT、纤维蛋白原,以及血小板计数。图143-2展示了经典的血浆凝固模型,它对于凝血异常的常规筛查很有帮助。对于那些具有异常筛选结果的个体,需要进一步的检查,包括特定的凝血因子测定、出血时间、血栓弹力图、血小板聚集试验,以及凝血因子V、蛋白C、蛋白S、抗凝血酶Ⅲ和同型半胱氨酸分析。表143-2总结了凝血功能的实验室检测方法。

表 143 - 2   用于评估凝血障碍的实验室检测

酶促凝血	纤维蛋白溶解	血小板
INR/PT	D-二聚体	血小板计数
PTT	纤维蛋白原裂解产物	出血时间
纤维蛋白原	纤溶酶原激活物抑制剂-1	血小板功能分析
凝血酶时间（TT）	血栓弹性图	快速血小板功能试验
抗凝血酶Ⅲ复合体		全血阻抗法血小板聚集测定
凝血酶原降解片段1+2		血栓弹性图
血栓弹性图		

注：INR，国际化标准比值。

143.3.1   血小板

血小板计数是全血细胞计数的常规内容之一。具有临床意义的血小板减少症通常定义为血小板计数＜100×10⁹/L，但正常的血小板计数并不能排除血小板功能异常。总的来说，血小板计数＞20×10⁹/L 时不会发生自发性出血，但血小板计数在（20～50）×10⁹/L 之间可能与手术或创伤引起的出血相关。

针对抗凝治疗日益普遍的情况，以护理点（point of care，POC）的方式来评估血小板的功能逐渐受到重视。血小板功能分析、快速血小板功能检验、全血阻抗法和 VerifyNow 分析仪用于监测血小板在不同条件下形成原始血凝块的能力。其目的是快速识别血小板功能抑制，以便在术前或紧急情况下诊断和纠正抗血小板治疗的影响。

抗血小板药物（如阿司匹林或氯吡格雷）导致的血小板功能障碍无法通过血小板数量进行检测，但可以通过标准化问卷予以发现。有阳性史者则需要进行进一步检测。PFA-100 可用于检测血管性血友病综合征和阿司匹林导致的血小板功能异常，但它不能发现氯吡格雷导致的血小板功能异常。这一点很重要，因为越来越多的患者存在冠状动脉支架植入，需要进行双联抗血小板治疗。与 PFA-100 相反，VerifyNow 分析仪除了能够检测阿司匹林的效果，还能监测 P2Y12 受体相关抗血小板药物（氯吡格雷、普拉格雷、替格瑞洛）与 GPⅡb/Ⅲa 受体阻断剂（阿昔单抗、埃替非巴肽、替罗非班）的效果。

VerifyNow 分析仪能量化抗血小板药物的效果，确定对抗血小板治疗无反应的人群，VerifyNow 曾用于检测氯吡格雷口服效果，结果发现 28% 的患者其血小板功能不能被抑制，输注血小板可增加非必要的输血风险；而且还发现自发性颅内出血患者服用阿司匹林后血小板功能下降与脑室内出血和死亡率的增高相关。因此，在紧急神经外科手术的时候应该进行即时血小板功能分析，最好是采用 VerifyNow 分析仪，从而判断抗血小板药物的影响。这一点在颅内出血、患者病史和用药背景未知的情况下尤其重要。

143.3.2   凝血酶原时间/国际标准化比率

PT 用于评估组织因子途径以及最终共同途径的完整性。由于凝血活酶试剂的敏感性不同造成 PT 的变异性，因此国际标准化比率（INR）用于标准化 PT。INR 是从 PT 和测定试剂的国际敏感指数（ISI）推算出来的，INR＝(患者 PT/正常对照 PT)×ISI，采用 INR 使不同实验室和不同试剂测定的 PT 具有可比性。PT 是凝血因子Ⅶ、Ⅴ、Ⅹ、Ⅱ和纤维蛋白原消耗和/或功能障碍的敏感指标。PT 延长（或 INR 升高）提示凝血因子（FⅡ、FⅤ、FⅦ、FⅩ、纤维蛋白原）缺乏、肝脏合成能力不足、维生素 K 缺乏、抗凝治疗（维生素 K 拮抗剂、凝血酶抑制剂），或是稀释性及消耗性凝血病。

143.3.3   部分促凝血酶原激酶时间

PTT 是内源性或接触活化途径的标准检测指标，对凝血因子Ⅺ、Ⅸ和Ⅷ消耗和/或功能障碍敏感。PTT 延长可能是由于凝血因子缺乏〔FⅡ、FⅤ、FⅧ（血友病 A、血管性血友病综合征）、FⅨ（血友病 B）、FⅩ、FⅪ、FⅫ、纤维蛋白原、前激肽释放酶、高分子量激肽原（high molecular weight kininogen，HMWK）〕、应用普通肝素（UFH）或直接凝血酶抑制剂（水蛭素、阿加曲班）进行治疗，以及肝合成功能损伤、维生素 K 缺乏、稀释性或消耗性凝血障碍、抗磷脂酶抗体（狼疮抗凝物）等因素。

143.3.4   纤维蛋白溶解系统

纤溶活性最主要是测定纤溶蛋白原的降解产物（fibrin/fibrinogen degrodation products，FDP）和 D-二聚体。D-二聚体是测定降解产物最常用的指标。尽管 D-二聚体是纤溶活性的敏感指标，但在创伤患者中,组织损伤使 D-二聚体普遍升高,因此限制了其应用价值。

143.3.5　高凝状态的评估

相对于出血倾向的评估,高凝状态常常难以进行评估,因为除了通过病理学证明在中小血管内有血栓存在外没有可靠的指标。抗凝血酶和纤维蛋白原片段 1+2 是凝血系统活化的指标,但并不一定意味着存在高凝状态。同样,纤溶酶-抗纤溶酶复合体(PAP)反映的也是纤溶蛋白原降解的活性。血栓弹力图(thromboelastography,TEG)则把体液、细胞

和纤溶系统考虑在内,所以通过 TEG 可以对低凝和高凝状态进行精确的评估。

143.3.6　血栓弹力法用于评估高凝和低凝状态

在血凝块形成过程中,TEG 可以通过评估血液的黏滞性实时提供有关血凝块形成的动力学及其稳定性信息(图 143-3)。它能全面测量止血功能(包括细胞、体液和纤溶过程),并能识别低凝和高凝这两种状态。TEG 为止血治疗的效果提供实时评估,目前被应用于心脏外科、肝胆外科和神经外科等诸多领域。

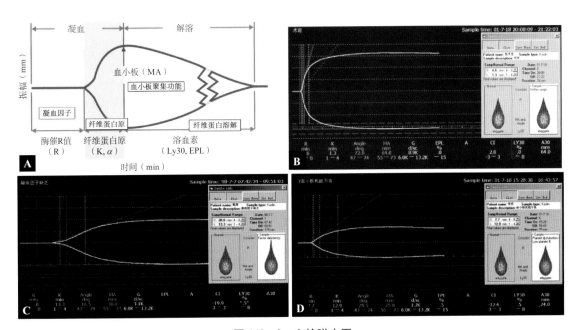

图 143-3　血栓弹力图

注:A. TEG 描记的曲线是一个在基线基础上上下对称的纺锤形曲线。曲线的振幅表示血块大小。从实验开始到血块形成,振幅达到 2 mm 之间的基线为 R 值,是凝血因子激活后纤维蛋白形成过程;从 2 mm 到振幅最大,曲线最高点的垂直距离为纤维蛋白网及纤维蛋白血小板凝块形成过程,以 K 及 a 参数描述;对称曲线最高点之间距离表示血小板聚集功能,凝血与纤溶达到平衡;从最高点至重新回落的基线之间表示纤维蛋白溶解过程,以参数 LY30 和 EPL 来描述。TEG 描述了从最初的纤维蛋白形成到纤维蛋白织网,并与血小板结合到血块消融,即从凝血到纤溶的整个过程。通过测量各阶段的凝血情况可以分析出凝血系统是否平衡。这个检测反映了凝血因子、纤维蛋白原、血小板聚集和纤维蛋白溶解及它们之间相互作用的结果。B. 凝血因子缺乏的图形。C. 低纤维蛋白原的图形。D. 低血小板或血小板功能不良的图形。

需要强调的是,无论从医学角度或是法律角度来讲,常规凝血检查并不能明确地允许或否决一个神经外科手术。然而,择期手术应该只有在检测结果正常的情况下进行,如果检测结果有异常,需进一步检查,并请血液科凝血专家会诊。

143.4　凝血功能异常的处理

143.4.1　遗传性凝血因子缺乏的处理

如果围术期未发现并加以合理的治疗,遗传性

凝血因子的缺陷将导致严重甚至致命的术中出血。有一系列的先天性缺陷都可以影响内源性及外源性凝血级联反应。因子Ⅷ和因子Ⅸ缺乏症(血友病A和B)是最常见的获得性出血性疾病。因子Ⅷ和Ⅸ形成复合物,为因子Ⅹ激活所需;当因子Ⅷ或Ⅸ缺乏时,血凝块形成延迟,凝血酶生成不足伴有纤维蛋白交联不稳定,结果是形成的血小板栓子和血凝块松软易碎,只能产生有限的支撑作用。目前对于遗传性凝血因子缺乏,替代治疗已经成为标准的治疗方案。因子Ⅷ和Ⅸ的水平应当在神经外科手术之前进行优化。对于血友病A,首先输注 50~75 IU/kg 负荷量因子Ⅷ浓缩剂(通常是重组的),接着 24 h 内连续输注 2~4 IU/(kg·h),以维持因子Ⅷ>1 000 IU/L,然后连续输注2~3 IU/(kg·h)5~7 d以维持水平>500 IU/L,之后 5~7 d 维持于>300 IU/L。或选择每 8~12 h 给予 25 IU/kg 来维持凝血因子"谷"水平。对于血友病B,首先输注 120 IU/kg 负荷量因子Ⅸ浓缩剂,接着 5~7 d 每 12~24 h 用 50~60 IU/kg 来维持因子Ⅸ>400 IU/L,然后再维持>300 IU/L 7 d。

因子Ⅺ缺乏症(血友病C)是一种与轻至中度出血相关的常染色体显性遗传病。由于没有现成的因子Ⅺ浓缩剂,新鲜冷冻血浆(FFP)常用于治疗因子Ⅺ缺乏症。输注 1 IU/kg 的血浆可以使得血浆浓度上升 2%,故输注 10~15 ml/kg FFP 可以达到血浆水平的 20%~30%,足以控制中度出血。

因子Ⅶ缺乏症患者可以导致自发性脑出血。在这些患者中,PT 显著增长,而 PTT 正常。重组因子Ⅶa 可用于替代疗法,20 mg/(kg·h)的连续输注可维持因子Ⅶ活性水平于(13~70)×10³ IU/L。研究推荐大型手术时预防性应用 40~50 mg/(kg·h)的重组因子Ⅶa 来维持其血浆浓度为(40~50)×10³ IU/L。

因子Ⅹ缺乏症是一种罕见的常染色体显性疾病。在这些患者中,PT 和 PTT 都延长了。因子Ⅹ的水平可以通过输注 FFP 或者凝血酶原复合物来提升。

因子Ⅴ缺乏症是常染色体隐性遗传病,且可以导致轻至中度出血。PT 和 PTT 在该缺乏症中是延长的。每 12 h 给予 10 ml/kg FFP 是唯一的治疗选择。

因子Ⅰ(纤维蛋白原)缺乏症是一种罕见的常染色体隐性遗传病。PT、PTT 和凝血酶原时间增长。在没有消耗性凝血病的情况下,测量纤维蛋白原水平具有诊断意义。治疗可选择 FFP 或者冷沉淀剂。纤维蛋白原水平应维持>600 mg/L,每袋冷沉淀含 100~150 mg 纤维蛋白原。

因子Ⅷ(纤维蛋白稳定因子/转谷氨酰胺酶)缺乏症导致继发于纤维蛋白交联失败后的血凝块不稳定。在因子Ⅷ缺乏症患者中,常规检查如 PT、PTT 和 INR 的结果正常。确诊需要一种特定的因子Ⅷ检查,它在尿素中检测血凝块的稳定性,且能进行定量分析。延迟出现的淤青、脐带残端出血史、伤口愈合差以及自发性流产是常见的病史特征。用 FFP 或冷沉淀可以纠正,而长期的替代治疗是必要的。大部分经历过自发性脑出血的患者每 3~6 周需要输注 FFP 或冷沉淀治疗,间隔时间取决于因子Ⅷ的代谢。FFP 含量为 10 IU/L,冷沉淀含量为每袋 75 IU。应维持其血浆浓度为 2%~3% 活性水平。

抗纤溶酶和纤溶酶原激活抑制物缺乏症导致纤溶酶产生增多和纤维蛋白凝块过早溶解。常规检查(PT、PTT、INR)结果在这些患者是正常的。2-抗纤溶酶和纤溶酶原激活抑制物的特殊分析可以检测,可用 FFP 治疗。

接触因素(因子Ⅻ、激肽释放酶原和高分子量激肽原)能延长 PTT,但不与出血性疾病相关,且不需要因子替代疗法,即使是大型外科手术也不需要。

血管性血友病(VWD)是最常见的遗传出血性疾病,人群发生率为 1%~2%。VWD 有几个变种,包括 1 型(85%)、2A、2B、2M、2N、血小板或假性-VWD,以及 3 型。简单来说,vWF 储存于血小板 α-颗粒和内皮细胞 Weibel-Palade 小体。在止血过程中,血管壁受损后,vWF 黏附到内皮下基质。结合后,vWF 构象发生改变,使得血小板通过糖蛋白Ⅰb 受体黏附 vWF,随后血小板激活。vWF 同时也是因子Ⅷ的载体蛋白。VWD 表现为黏膜出血、流鼻血、月经过多,以及术后出血的病史。尽管 VWD 患者出血和 PT 延长,其凝血功能的检查结果也可以表现为正常。VWD 检查包括 vWF 抗原、vWF 活性分析、血浆因子Ⅷ活性、vWF 多聚体法和血小板计数(2B 型或假性 VWD)。VWD 治疗的主要目的是提升 vWF 和因子Ⅷ的水平。1 型 VWD(最常见)的治疗包括运用去氨升压素(DDAVP)诱导 vWF 从内皮细胞中释放出来,通常静脉注射 0.3 mg/kg 可增加

vWF 和Ⅷ因子浓度 3～5 倍。然而对＜3 岁的患儿，应避免使用，因为其可以导致水潴留、低钠血症和抽搐。非 1 型 VWD 可能需要用血浆来源的 vWF 浓缩剂或重组 vWF 来替代治疗。

143.4.2 抗凝治疗患者的术前处理

对于抗凝治疗的患者，实施神经外科手术是一项具有挑战性的任务。神经外科医师必须权衡术中严重出血或术后血肿的潜在严重后果，以及疾病本身的风险（神经功能缺损），以决定是否推迟手术。纠正受损凝血功能的时间框架取决于神经外科患者治疗的紧迫性及相关凝血干扰因素。通过血栓弹力图和 VerifyNow 分析仪进行即时监测，评估凝血能力和血小板功能，有助于风险评估和治疗决策的进行。表 143-3 总结了逆转抗凝药物和抗血小板药物的有效措施。

表 143-3 抗凝血药物/抗血小板药物及其紧急逆转方案

抗凝/抗血小板药物	逆 转	实验室检查	备 注
华法林	(1) 维生素 K, 5～10 mg Ⅳ (2) 3-因子 PCC, 4 000 IU (3) 低剂量 rFⅦa, 1.0 mg	PT/INR	(1) FFP, 10～15 ml, 如果没有 PCC (2) 慢速静注维生素 K, 0.5～1 mg/min (3) 给药后 24 h 内每 6 h 监督 INR 是否反跳
普通肝素	(1) 停止输注 (2) 硫酸鱼精蛋白, 1 mg 每单位活性肝素	PTT	(1) FFP 禁忌证 (2) 慢速给药（＜5 mg/min），以防止鱼精蛋白引起的支气管狭窄和低血压
低分子量肝素	(1) 硫酸鱼精蛋白, 1 mg 每 1 mg LMWH (2) 考虑活化 PCC (3) 考虑 rFⅦa	抗Ⅹa 试验	鱼精蛋白只提供部分逆转
直接凝血酶抑制剂	(1) 无特定解药 (2) DDAVP, 0.3 μg/kg (3) 考虑冷沉淀剂	PTT	在使用 DDAVP 时注意低钠血症、抽搐、颅内压升高
戊糖	(1) rFⅦa, 30～90 μg/kg	抗Ⅹa 试验	
阿司匹林	(1) 输注 1 IU 血小板 (2) 考虑 DDAVP, 0.3 μg/kg (3) 考虑 rFⅦa, 30～90 μg/kg	考虑 PFA-100	
氯吡格雷或噻氯吡啶	(1) 输注 2 IU 血小板 (2) 考虑 DDAVP, 0.3 μg/kg (3) 考虑 rFⅦa, 30～90 μg/kg	考虑血小板聚集仪	在使用 DDAVP 时注意低钠血症、抽搐、颅内压升高

注：PCC，凝血酶原复合物；LMWH，低分子量肝素；DDAVP，醋酸去氨加压素。

（1）抗血小板药物

据统计，47% 术后出血的患者进行过抗血小板药物治疗。因此，抗血小板药物治疗是最常见的术后出血危险因素。大多数抗血小板药物对血小板功能的抑制是不可逆，因此术前 7～10 d 必须停止用药。VerifyNow 可在数分钟内评估血小板的功能。该检测系统对阿司匹林、氯吡格雷以及 GPⅡb/Ⅲa 受体拮抗剂都敏感。

对于抗血小板药物治疗的患者，术前应备好血小板，当出现明显术中出血倾向时，应立刻输注血小板。对于血液阻抗集合度测定血小板功能未受影响的患者，或者简单的手术，如慢性硬脑膜下血肿钻孔引流术，可以不进行输血。对于大手术，可输 1 IU 的单采血小板或 5 IU 的多采血小板，输后能够提供 $(20～30) \times 10^9/L$ 血小板。血小板功能依赖于浓缩血小板的保存时间。

另外，对于逆转抗血小板药物（包括阿司匹林、氯吡格雷及 GPⅡb/Ⅲa 受体拮抗剂），可以用 0.3 μg/kg 的 DDAVP 静脉输注＞30 min，根据血小板功能监测结果，每 12 h 重复 1 次，最多 6 次。其主要作用机制是 DDAVP 能够诱导 vWF、凝血因子Ⅷ血浆水平的增加，缩短 PTT 和出血时间。该药对血小板计数或聚集没有任何效果，但能增强血小板对血管壁的黏附。其主要不良反应是快速耐受性。

（2）非类固醇消炎药

非类固醇消炎药 NSAID 通过抑制环氧酶导致凝血功能异常。可逆性抑制血小板功能的时间随药物使用的不同而不同。吡罗昔康抑制血小板功能的持续时间是 3 d 左右，萘普生、吲哚美辛、双氯芬酸药效持续时间为 2 d，布洛芬药效持续时间<24 h。对于使用非类固醇消炎药后血小板功能评估而言，血液阻抗集合度测定是一种有效的工具。

（3）维生素 K 依赖性凝血因子抑制剂

此种抗凝药物的发现可追溯至 20 世纪 30 年代，当时的科学家发现牛食用一种特殊的三叶草就会死于出血性疾病。随后，人们从中分离出了可抑制血液凝固的香豆素。如今，华法林已经成为临床上最常用的口服抗凝药物，但其可能会增加颅内出血（ICH）的发病率和病死率。华法林能够抑制肝脏中维生素 K 依赖性凝血因子，包括因子Ⅱ、Ⅶ、Ⅸ、Ⅹ以及蛋白 C 和蛋白 S。华法林属于一种 4-羟基香豆素，可以抑制维生 K 环加氧还原酶，进而抑制了上述凝血因子。此类药物还包括醋硝香豆素、苯丙香豆素及茴茚二酮，它们的半衰期为 18 h 至 10 d。香豆素药效水平可通过 INR 评估。

拮抗香豆素抗凝作用的策略依患者病情的紧急性而定。在非紧急情况下，可选择皮下注射维生素 K（1~2 mg），每 12 h 1 次，拮抗香豆素抗凝作用。除在严重出血患者中外，没有证据表明静脉给药更具优越性。一般维生素 K 的拮抗作用在初次注射 2 h 内起效，并在 12~16 h 达到拮抗效果。口服维生素 K 可在 24 h 内达到拮抗香豆素的作用。

在紧急情况下，使用 FFP 或凝血酶原复合物（PCC）可以达到很好的快速拮抗作用。PCC 中的凝血因子浓度比 FFP 高 60 倍，可以起到更持久的拮抗作用。PCC 包含了失活的血源性因子Ⅱ、Ⅶ、Ⅸ、Ⅹ以及蛋白 C 和蛋白 S，它们可以通过替代维生素 K 依赖性凝血因子，达到快速逆转抗凝血药物的作用。PCC 的缺点在于其可导致高凝状态，使患者处于动脉血栓或静脉血栓的高危状态。即使维生素 K 和 FFP 常规用于逆转抗凝血，但两者均不能快速逆转患者 INR。因此，可以在适当的情况下选择应用 PCC 和 rFⅦa 等其他替代产品。

如果患者需要紧急手术，可以使用 rFⅦa 快速逆转患者的抗凝状态。rFⅦa 是一种维生素 K 依赖性糖蛋白，可通过激活外源性凝血途径而达到止血作用。rFⅦa 可以快速起效，半衰期为 2~3 h。颅内出血患者使用 rFⅦa 剂量的研究结果显示，建议初始给药剂量为 80 μg/kg。使用 rFⅦa 后，需联合使用 FFP 或 PCC 以及维生素 K，这一点十分重要。因为 rFⅦa 的拮抗作用不会持续太久，rFⅦa 不能替代被华法林抑制的凝血因子。目前还没有研究明确 rFⅦa 的给药频率。但需要注意的是，rFⅦa 可能会导致急性血栓。Mayer 等发现 80 μg/kg 的 rFⅦa 会使患者动脉血栓的发生率提高 5%。

接受口服抗凝治疗的患者在决定择期神经外科手术后，应立即停止用药。同时，在手术前和围术期，应该给这些患者使用 UFH 或低分子量肝素（LMWH），并且根据心脏科医生或神经科医生的建议来决定 UFH 或 LMWH 的剂量。应在手术开始前，根据患者指征（如既往有脑卒中或静脉血栓栓塞、心房颤动等）对 PT 予以纠正。在手术前 12~24 h 停止 UFH 或 LMWH 抗凝，并在手术后 24 h 重新启动抗凝治疗。然而，对这些患者的管理和用药非常困难。因为，对于何时停止和重新开始治疗的问题，只有非常有限的证据。

（4）肝素和低分子量肝素

UFH 是住院患者中最常用的抗凝血药物，特别是血管介入外科和神经外科介入手术。它通过结合抗凝血酶发挥抗凝作用，诱导其发生构象改变，从而抑制凝血酶（FⅡa）和 FⅩa。只有肝素分子量>18 个多糖单位才能抑制凝血酶，比这小的分子，也就是 LMWH，无法同时结合凝血酶和抗凝血酶，但保留了抑制 FⅩa 的能力。大部分 UFH 制剂抑制 FⅡa 要多于 FⅩa，LMWH 主要抑制 FⅩa。

据估计仅有 1/3 的肝素分子具有能够结合抗凝血酶必需的戊糖序列，而且每一个分子的抗凝血能力是由其长度所决定。大分子可结合激活的内皮细胞、血小板、巨噬细胞和血浆中的高分子如纤维蛋白酶原或 vWF，因此比小分子要清除得更快。为了保证不要过度抗凝或抗凝不足，需要经常测量 PTT。值得注意的是，PTT 只能估计 UFH 对抗凝血酶的能力而非对 FⅩa 的抑制。由于 UFH 半衰期短（1~2 h），需要不断地输注才能达到抗凝疗效。可以通过停止输注就可以简单迅速地逆转其效应。

硫酸鱼精蛋白是最常用于逆转 UFH 的药物，它是一种富含精氨酸和来源于鱼精细胞核的阳离子基本肽的混合物。鱼精蛋白与肝素结合形成一种稳定的盐，通过血液循环被清除。鱼精蛋白应当缓慢地静脉注射(不能超过 5 mg/min)以防组胺释放造成支气管痉挛和低血压。鱼精蛋白本身在没有肝素时具有抗凝特性,过量的鱼精蛋白可以引发更多的出血。它的使用剂量必须经过严密计算,1 mg 硫酸鱼精蛋白可以中和 90 IU 美国药典(USP)牛肝素和115 IU 猪肝素。大部分临床医师用 1 mg 硫酸鱼精蛋白中和 100 IU UFH 的算法。如果静脉注射肝素后 30 min 至 1 h,每 100 IU 肝素应当给予 0.5 mg 硫酸鱼精蛋白,如果超过 2 h,应当每 100 IU 肝素给予0.25~0.375 mg 的硫酸鱼精蛋白。对于持续接受输注时发生出血的患者,需要足够的鱼精蛋白来中和过去 1 h 内接受的肝素剂量,加上之前的 1 h 中所接受肝素的 1/2 剂量加上再往前 1 h 接受的肝素的1/4 剂量。如一个持续每小时输注 1 000 IU 肝素的患者发生了出血,需要逆转 1 000 IU + 500 IU +250 IU = 1 750 IU 的肝素,因此这名患者需要17.5 mg 鱼精蛋白来逆转肝素的作用。FFP 不应当用来逆转肝素,因为它提供了更多的抗凝血酶,可能会进一步加强肝素的抗凝作用并使出血更严重。

　　LMWH 来源于标准商用级 UFH,通过酶或化学解聚的过程来产生更小的片段。平均而言,LMWH 是 UFH 分子的 1/3 大小。这些片段不能催化凝血酶的失活,也就是说它们不能同时结合凝血酶和抗凝血酶。然而,它们保留着 F X a 的活性,这是其抗凝作用的基础。因此,PTT(对凝血酶活性敏感但对 F X a 不敏感)不能用来监测其抗凝作用。LMWH 对血浆蛋白和内皮细胞的亲和力也有所下降,这增加了其生物利用度和可靠的剂量效应。LMWH 的半衰期要长于 UFH,且在肾衰竭患者体内更长,其平均半衰期是 4 h,但抗 F X a 活性可能会持续更长时间。

　　鱼精蛋白可用于逆转 LMWH 的某些抗凝作用。平均而言,可达到抗 F X a 活性的 40%~50%逆转,建议剂量为 4 h 内每 1 mg LMWH 给予 1 mg鱼精蛋白。有文献报道在 LMWH 治疗中出现难治的出血时可应用 rF Ⅶ a。在血栓弹力图的评估下,rF Ⅶ a(剂量为 90~270 μg/kg)可逆转 LMWH 的作用,也可以考虑应用 PCC。

　　(5) 抗癫痫药物
　　一些证据显示抗癫药物也会诱发一些不良反应,如血栓、血细胞减少症、血小板功能障碍、血管性血友病综合征或凝血因子Ⅷ活性降低。这些不良反应主要与丙戊酸钠的使用有关。其病理生理机制尚

不清楚。在儿童中,与丙戊酸钠有关的凝血功能障碍的发病率近 4%。因此,对抗惊厥药物治疗的儿童出现凝血功能障碍必须高度重视。

143.4.3　凝血功能障碍的术中处理

　　全血容量大约占体重的 6% 或者 60 ml/kg,其中 60% 为血浆,剩余 40% 为血细胞。神经外科围术期失血量可以非常大,尤其是在创伤或者术中大出血背景下。美国外科学院根据失血量的百分比将急性失血分成 4 类:Ⅰ 类,失血量<15%,轻微的血容量不足的表现;Ⅱ 类,失血量 15%~30%,脉率增加(>100 次/分),血压正常,尿量 20~30 ml/h;Ⅲ 类,失血量 30%~40%,脉搏>120 次/分,标志着低血容量休克伴血压下降和尿量下降的开始;Ⅳ 类,失血量>40%,预示循环衰竭和显著的低血压、少尿和器官衰竭。失血量超过 40% 是致命的,大量出血将引起消耗性凝血功能障碍。同时,在复苏过程中,高容量地补充替代品(晶体、胶体、右旋糖酐和淀粉溶液)将导致稀释性凝血功能障碍。

　　从头皮切开开始一丝不苟的术中止血是避免围手术期出血的先决条件,必须强调外科止血操作的基本功训练,特别在基层医院。与其他手术科室不同,神经外科可用于术中止血的手段是有限的,如果双极电凝止血遇到困难,只能采取轻微按压的方式止血。同血管残支出血不同,弥漫的广泛出血是凝血功能障碍的特征。在失血量大的神经外科手术中,与麻醉团队密切合作和交流非常关键。在大量出血中,应经常评估凝血参数,这包括检查血细胞比容、血小板计数以及 PT/PTT。基于血栓弹力图的即时诊断和全血阻抗法血小板聚集试验对于检查出潜在的凝血功能障碍很有帮助,并且有助于即时的目标性治疗。如果术中实验室检测结果显示 PTT 延长、PT 延长、纤维蛋白原或血小板数值降低、止血能力下降,那么在麻醉科医生和神经外科医生会诊后,应该采取相应的替代疗法。尤其是在无法充分止血以及不断渗血的情况下,要想到有凝血功能异常的可能性,应积极采取替代疗法,其指征和原则将在下面详细叙述。

　　(1) 血小板
　　成人正常血小板浓度为 (150~400) × 10^9/L。血小板 < $30 × 10^9$/L 的患者存在出血风险,应该输注血小板。对于侵入性操作(手术插管、组织活检、深静脉穿刺等),应维持血小板数值不低于 $50 × 10^9$/

L。由于输入血小板存在引起败血症和血栓形成的风险，因此利用 ROTEM 对血小板功能进行监测，如果血凝块足够稳定且血小板功能达标，低血小板数值也是可以接受的。对于择期神经外科手术患者，其血小板含量至少应该达到 $100×10^9$/L，即使对血小板功能正常的患者也是如此。已经证明，血小板减少的患者（$<150×10^9$/L）出现术后血肿的风险增加 3 倍。

（2）纤维蛋白原

目前认为血液中纤维蛋白原浓度低于 1.0～1.5 g/L，建议进行纤维蛋白原替代治疗。术后出血的神经外科手术患者术前纤维蛋白原显著低于没有出血的患者。纤维蛋白原<1.5 g/L，术后出血的风险增加 2.5 倍。给予纤维蛋白原浓缩物能够将术后出血减少 32%，且没有明显的不良反应。最新的研究显示，胶体液［尤其是羟乙基淀粉（HES）］能干扰纤维蛋白的聚合，降低血凝块的硬度，它可以通过输注浓缩纤维蛋白原进行逆转。另外，研究证明，HES 溶液能显著干扰常规克劳斯法或 PT 法测量纤维蛋白原浓度，这将导致 HES 稀释的血液样品中纤维蛋白原浓度被高估 21%～92%，尤其是低纤维蛋白原水平的情况下。择期手术的神经外科手术患者，其围手术期纤维蛋白原水平不应低于 1.5～2.0 g/L。纤维蛋白原水平更高可以补偿血小板减少或血小板功能异常所导致的血凝块稳定性减少。

（3）FⅩⅢ

FⅩⅢ<60% 的神经外科手术患者其术后出血率增高 6.4 倍。而纤维蛋白原含量（<1.5 g/L）和血小板含量（$<150×10^9$/L）也低的患者，其术后出血的风险更高（分别为 12 倍和 9.7 倍）。一项针对择期手术术中出现不明原因凝血障碍的前瞻性研究显示，这些不明原因出血的患者任何时间点（术前、术中、术后）凝血酶 FⅩⅢ 都低于凝血功能正常患者。由于神经外科手术中，FⅩⅢ 平均降低 20%，因此对于术前活性<60% 的患者应该考虑替代治疗。FⅩⅢ 活性在 60%～80% 的患者，术中是否采取替代疗法需要遵从外科医生对于止血和失血量的权衡决定。如果可行，应该采用血栓弹力图即时测量。

（4）凝血酶原复合物

凝血酶原复合物，德语国家将之称为取自封闭凝血因子的首字母（PPSB），包括维生素 K 依赖的凝血因子Ⅱ、Ⅶ、Ⅸ、Ⅹ 以及抗凝蛋白 C 和 S。

PCC 主要应用在紧急口服抗凝药的逆转（ACR）。此外，PCC 还可用于香豆素中毒、维生素 K 缺乏、肝功能不全、肝移植，或与大量输血有关的显著出血。研究证明，FFP 纠正无效的情况下，应用 PCC 能迅速、有效地纠正凝血功能异常。根据经验，要使某个凝血因子活性增加 1%，则需要 1～1.6 IU/kg PCC。在严重出血的情况下（INR 为 1.5～3.0），推荐 PCC 初始剂量为 15～30 IU/kg，单次剂量不应该超过 40 IU/kg。

相比于 FFP，PCC 对于凝血功能异常患者来说，主要优势在于作用迅速、有效，凝血因子活性的增加可计算，所需剂量也较小。FFP 使患者凝血因子活性显著升高需要很高的血浆输注量（20～30 ml/kg，也就是说 80 kg 体重的人需要 1.6～2.4 L FFP）。因此，PCC 可以避免出现输注大量 FFP 引起的循环超负荷（transfusion-associated circulatory overload，TACO）和输血相关急性肺损伤（transfusion-related acute lung injury，TRALI）。

总的来说，与输入 FFP 相比，用 PCC 治疗在纠正维生素 K 依赖的凝血因子缺乏上更有效。使用凝血因子浓缩物可以避免输入 FFP 的主要风险，如输血相关性急性肺损伤、输血相关性循环高负荷和错输。同 rFⅦa 相比，PCC 的安全性更好，且药物成本更低。尤其结合应用纤维蛋白原浓缩物后，PCC 疗法能够显著减少 FFP 的输入率，最小化严重出血风险和减少需要大量输血患者的 TRALI、TACO 及错输的风险。

（5）重组 FⅦa

rFⅦa 主要用于 A 型和 B 型血友病患者，存在Ⅷ（FⅧ）或Ⅸ（FⅨ）抑制性抗体患者，以及遗传性 FⅦ 缺乏、血小板无力症患者的手术预防。研究显示，这些患者使用 rFⅦa 是安全有效的，不会增加血栓栓塞的风险。最近发现，即使没有出血倾向的患者，应用 rFⅦa 能在棘手的术中出血发生时拯救患者的生命。rFⅦa 主要的不良事件是血栓栓塞，包括 DVT、心肌缺血、脑缺血或梗死。

除了用于控制传统止血方法 FFP 无法控制的术中出血外，rFⅦa 还被用于存在凝血功能障碍、外伤、颅内出血和蛛网膜下腔出血的患者。人工心脏瓣膜、心房颤动或有静脉栓塞史口服抗凝药而存在医源性凝血功能异常的患者，rFⅦa 也能有效地纠正凝血功能的异常，但在大部分国家，PCC 才是一线用药。rFⅦa 使用剂量存在很大差异，而各种情况的最佳使用剂量尚未确定。由于 rFⅦa 的半衰期很短,建议剂量为 90～120 μg/kg,2 h 后重复给药。有的学者建议通过重复给予小剂量 rFⅦa(20 μg/kg)滴定。在使用 rFⅦa 前,必须明确 rFⅦa 有效作用的条件(pH>7.2、血小板>50×10⁹/L、纤维蛋白原>1 g/L,还需要排除肝素的影响和纤溶亢进情况),从而避免 rFⅦa 的无应答,同时建议使用血栓弹力图检查 rFⅦa 的使用条件和效果。

（6）抗纤溶药物

在神经外科,抑肽酶已被成功地用于接受深低温和心搏停止的脑血管手术患者,并被认为是安全且有效的。抑肽酶能够通过预防低温相关的凝血功能障碍,减少这些患者的失血。一项随机双盲对照试验表明,抑肽酶麻醉时注射 30 000 激肽释放酶抑制单位（KIU）/kg,直到手术完成,持续注射 10 000 KIU/(kg·h),最多持续注射 8 h,将减少脑膜瘤、听神经瘤患者一半的术中失血;抑肽酶并未增加血栓栓塞性事件。研究发现纤溶氨甲环酸[10～15 mg/kg 初始剂量,1～5 mg/(kg·h)]有助增加止血的效果。最近的一项研究表明,与 6 h 内持续输注 1 g 氨甲环酸相比,对颅内出血的患者快速单剂量使用氨甲环酸(25 mg/kg,10 min 输注完毕)能够显著降低颅内血肿进展的发生率。

143.4.4　脑外伤后凝血系统异常的处理

颅脑损伤(TBI)患者常出现凝血指标异常。笔者在 2004 年开始的华东六省一市颅脑损伤流行病调查的基础上,对 TBI 凝血功能障碍进行了一系列研究,发现 TBI 患者约 17% 存在凝血功能异常,而在重型 TBI 患者中则高达 50%,同时发现 PT 延长与 TBI 严重程度和预后不良密切相关。Harhangi 等进行荟萃分析发现有 32.7%(10%～97.3%)的 TBI 患者发生凝血功能障碍,这一结果与笔者发现是一致的。凝血功能障碍与出血和缺血性损害密切相关,还与病死率增加有关。TBI 后凝血功能障碍的潜在机制仍知之甚少。目前的证据表明它是一个动态的过程,该过程涉及继发于高凝状态之后的出血倾向。目前,普遍接受的 TBI 后凝血功能障碍的发病机制包括继发于组织因子(tissue factor,TF)的释放、弥散性血管内凝血(DIC)、局部血小板功能障碍、系统性凝血与纤溶途径的改变,以及继发于低灌注状态的蛋白质 C 的激活。引起创伤后凝血功能障碍的常见原因,如低体温、血小板和凝血因子稀释

等在 TBI 凝血功能障碍中并不重要。因此,对这一现象更好的理解有助于识别高危患者及指导进一步的治疗,以减少继发性损害的发生。

TBI 患者出现的凝血功能异常在总体上属于创伤性凝血病的一种,与其他部位创伤所致的凝血功能异常基本相似。但 TBI 患者的凝血功能异常有其特殊性,因为脑组织是人体含组织因子最丰富的组织,TBI 时由于脑组织的损伤及血脑屏障功能的破坏,凝血物质大量释放并进入血液循环而导致凝血功能的异常。脑外伤后凝血功能障碍的病理基础是:在脑外伤发生后,凝血激酶大量释放入血液循环中,首先激活因子Ⅶ,从而触发外源性凝血途径;在 Ca^{2+} 存在情况下,再通过活化因子 X 和因子 V,促使凝血酶原转化为凝血酶,在凝血酶作用下纤维蛋白原向纤维蛋白转化。此外,TBI 患者在合并缺氧、酸中毒、细菌感染或休克时,由于血管内皮细胞受损,又可触发内源性凝血途径和血小板聚集,发生血液的高凝状态,这种情况在重型 TBI 患者伤后 6 h 即可发生。脑挫伤时的神经体液因素如儿茶酚胺、皮质激素的释放,也促进了血小板聚集。TBI 后凝血功能障碍以高凝状态先出现,但是在凝血系统被激活的同时纤溶系统也被激活,出现继发性纤溶亢进,其原因包括因高凝状态消耗大量凝血因子及血小板而出现凝血异常;纤溶酶原与纤维蛋白结合后,提高了对纤溶酶原激活物的敏感性,或因组织纤溶酶原被激活,引起纤溶亢进;在大脑动脉脉络膜丛及脑膜血管之间,含有大量的纤溶酶活化素,当以上组织受损时即可引起纤溶亢进。高凝状态后的纤溶亢进具有双重意义。一方面,高凝状态所形成的血凝块可以通过纤溶过程得以溶解、清除;另一方面,纤溶亢进也可引起脑出血及 DIC 的发生,迟发性颅内血肿、开颅术后颅内血肿均与此有关。血小板降低的原因主要是高水平的凝血酶使纤维蛋白原转化为纤维蛋白,后者可与血小板表面 GPⅡb/Ⅲa 结合而介导血小板聚集,使得血小板消耗性减低。

TBI 后,几乎所有凝血功能参数的改变都与出血性病变的进展有关,并且会增加病死率。TBI 临床试验预后分析国际行动(IMPACT)的研究表明(2007),入院时 PT 延长是 TBI 后期不良预后的独立风险因素。其他研究把入院时 INR、APTT、血小板或纤维蛋白降解产物,以及 D-二聚体异常作为 TBI 患者不良预后的预测指标。凝血功能障碍的危险因素包括格拉斯哥昏迷量表(GCS 评分)<8 分、

年龄＞75岁和存在低血压病史。凝血功能障碍患者可能有较长的重症监护治疗时间和住院时间,需要进行去骨瓣减压手术的概率更高、插管时间更长。

在TBI患者中,与凝血功能障碍相关的继发性损伤在随访的影像学上表现为原始损伤的进展或新发损害(图143-4)。在对253例TBI患者回顾时发现,在入院时存在凝血异常者,有85％出现出血进展或新发生的缺血性损害等继发性损伤;而凝血指标正常者仅有31％出现继发性损伤。TBI后首个24 h内发生凝血异常是出血性损伤进展的最大危险因素。风险最高的凝血指标是PTT延长,进展发生率为100％。血小板减少(＜100×10⁹/L)与90％的出血进展有关,PT延长则与75％的出血进展有关。

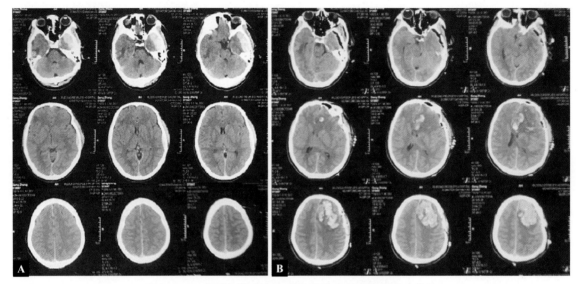

图143-4　颅脑创伤后凝血功能障碍患者进展性脑内出血

注:26岁男性患者,车祸伤,无意识障碍。创伤早期,头部CT平扫显示左颞急性硬脑膜外血肿(A)。早期在急诊室测得INR为1.2。手术清除急性硬脑膜外血肿后复查头部CT显示左侧额叶脑内血肿(B)。手术期间,患者出现严重脑肿胀和弥漫性出血。术中测得INR为1.6,血小板计数27×10⁹/L。

大多数研究认为,PT、INR、PTT和血小板计数中,当至少有一个指标出现异常时即可诊断为TBI性凝血功能障碍。目前,TBI后凝血功能障碍的诊断标准尚未公认。参考目前文献,大多数Ⅰ级创伤中心都以INR＞1.2,APTT＞40 s,血小板计数＜120×10⁹/L,满足其中一项即可诊断为凝血功能障碍。

由于凝血病对创伤预后有着重大的影响,2008年国际上发起"创伤大出血的教育倡导(EICBT)",旨在提高创伤救治人员对创伤后凝血病的认识和救治水平。这一行动对TBI后凝血功能障碍的救治也有一定的借鉴作用和指导意义。

(1) 总体指导思想的更新

针对严重创伤大出血,近年来提出"损伤控制复苏(damage control resuscitation,DCR)"的概念。

DCR的主要内容包括允许性低血压复苏、识别和预防低体温、纠正酸中毒、早期立即纠正凝血病。DCR的核心内容是将凝血病的防治提早到创伤复苏中至关重要的位置,强调要在创伤极早期处置的同时就积极采取系列措施来纠治凝血病。过去传统的在早期通过输注晶体液和浓缩红细胞来进行休克复苏,输注一定数量红细胞后才补充血浆、血小板等凝血底物,但这样会加重凝血病、酸中毒和低体温。针对创伤大出血和凝血病,专家们建议各救治单位应该制订和执行"大量输血方案(massive transfusion protocol,MTP)",这已被证明能够减少创伤感染和多脏器功能衰竭的发生,降低血制品使用量和医疗费用。

(2) 控制出血

积极处理原发创伤,控制出血,避免继续失血而加重休克、酸中毒和血液的稀释。尽快有效地止血是救治的关键，要积极采取各种辅助检查手段，按照标准的创伤评估方案，尽快确定出血部位。对外出血可使用局部加压包扎、填塞压迫、使用止血带，以及必要时结扎血管等方法止血。活动性内出血应尽快行血管介入或手术止血，切不可一味地为等待血流动力学稳定而丧失手术机会。实施 DCR 策略，以最简单的方法在最短时间内实现止血和去污染。临床医师必须牢记，在严重创伤大出血的急性期，尽快有效地止血是关键。此时必须打破常规思维，对危及生命的再出血应当机立断地采取一些极端的措施，如对颅底出血可经颈外动脉介入等，以实现止血的目的，才有可能挽救伤员的生命。

（3）液体复苏

液体复苏的主要理念是保证重要脏器如脑、心脏等组织的灌注，补充液体维持平均动脉压于 65～70 mmHg，直至手术控制出血。在选择复苏液时应注意两个原则：①避免大量补充晶体液，以免血液稀释而导致凝血病加重，进而发生更为严重的出血；②积极纠正凝血病，包括积极纠正全身低灌注、酸中毒、低体温及合理应用血液制品等。在液体的选择上，等渗盐水和林格液大量使用时容易导致高氯性酸中毒，会加重凝血病而增加用血量，一般主张使用乳酸林格液。人工胶体制剂可能通过降低 von Wilebrand 因子和Ⅷ因子水平、抑制血小板功能、干扰纤维蛋白原作用等机制而加重凝血病，临床上应注意其用量。小容量高渗盐水是休克复苏中比较理想的液体，但有研究提示会抑制凝血功能、增加出血量，特别是在凝血底物被显著稀释的阶段要引起注意。

（4）积极纠正酸中毒

代谢性酸中毒对凝血因子活性有较大影响，pH <7.0 的严重酸中毒对凝血活性有很大的抑制作用。严重多发伤所致的代谢性酸中毒与难治性休克密切相关，凝血功能障碍引起出血不止又是休克不能纠正的重要原因，两者互为因果，形成恶性循环，并加剧凝血病的病理生理过程。阻断上述过程的关键是纠正循环功能衰竭。由于体外检测的凝血因子活性是模拟生理情况下进行的，即温度为 37℃，pH 为 7.4，故不能正确反映体内低体温和酸中毒等病理情况下凝血系统的功能状况。因此，临床医师不能被临床检测所左右，须根据临床情况，对凝血系统的功能状况作出正确评估，加大抗休克和纠正酸中

毒的力度。

（5）注意体温的监测和维护

低体温是重症创伤患者的一个严重问题，不仅影响凝血因子的活力，而且对循环和内环境稳定有严重影响。因此，对于需要大量液体复苏的患者其输注液体要进行预加温，有条件的单位应购置输液加温设备。另外，做好患者的保温措施也非常重要，必要时可应用电热毯等加温设备。首选血管、膀胱、食管或直肠内探头测量体温。控制和减少出血是避免低体温的关键，还要去除患者身上潮湿的衣物，减少非损伤部位的暴露，使用毛毯等包裹患者，保持环境温度，对静脉用液体或血液制品进行加热。美军在伊拉克战场上推行标准的低温防范措施后，患者到达战地医院时低体温的发生率从 7% 降至 1% 以下。

（6）早期积极补充各种凝血底物

凝血因子的消耗和稀释是导致创伤性凝血病的重要原因。对于创伤大出血患者[24 h 内丢失一个自身血容量；或 3 h 内丢失 50% 自身血容量；或成年人出血速度达到 150 ml/min；或出血速度达到 1.5 ml/(kg·min) 超过 20 min]，需要大量输血[1 h 内需要持续输血 4 IU 浓缩红细胞(PRBC)，或者血液丢失 >150 ml/min 且伴有血流动力学不稳定]，应尽早启动。

早期识别需要 MTP 的患者可以通过以下 4 个参数值的 0 或 1 来评估：贯通伤（penetrating mechanism）、创伤超声重点评估（focu sed assessment sonography in trauma，FAST）中液体试验阳性、收缩压 <90 mmHg 和脉率 >120 次/分。分值 ≥2 考虑为阳性，其敏感性和特异性分别为 75% 和 85%。在急诊科患者接受非交叉配血 PRBC 是接受大量输血可能性的 3 倍。在军事创伤中，伤员出现 4 个参数中任意 2 个阳性（心率 >110 次/分、收缩压 <110 mmHg、碱缺失 <-6、血红蛋白 <110 g/L）有 54% 的概率需大量输血。最近，大量输血评分（massive transfusion score，MTS）、创伤性出血严重程度评分（traumatic bleeding severity score，TBSS）和创伤相关的严重出血评分（trauma associated severe hemorrhage scores，TASH）已经被使用。MTS 用以下参数计算：收缩压 <90 mmHg，碱缺失 <-6，体温 <35.5℃，INR >1.5，血红蛋白 <110 g/L。TBSS 分值评定基于年龄、快速输注 1L 晶体液后收缩压、FAST 扫描发现、骨盆骨

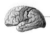

折类型及乳酸。TBBS＞15对预测大量输血具有高灵敏度和特异性（97％敏感性和96％特异性）。TASH基于临床和实验室数据，包括性别、血红蛋白、碱缺失、收缩压、心率、FAST阳性、不稳定型骨盆骨折和开放性或脱位的股骨骨折。

2013年，前瞻、观察性、多中心严重创伤输血研究（prospective observational multicenter major trauma transfusion, PROMMTT）证实，临床医生常常在患者入院后几分钟内按1∶1∶1（血浆∶血小板∶红细胞）或1∶1∶2给患者输血，而这大大提高了患者受伤后6 h的存活率。在此基础上，实用的、随机的最佳血小板和血浆比率（pragmatic, randomized optimal platelet and plasma ratios, PROPPR）试验探讨了1∶1∶1相较于1∶1∶2比例输血的有效性和安全性。结果显示，两种比例的输血在24 h或30 d时的病死率方面无显著差异，安全性方面也相似，而1∶1∶1组24 h内止血率更高、失血所致死亡更少。该研究在美国12家创伤中心纳入了680例需要大量输血的严重创伤患者。从事故现场到达医院后，患者被随机给予某一比例（1∶1∶1或1∶1∶2）的输血。24 h内，1∶1∶1组12.7％的患者死亡，另一组为17％；30 d时，两组病死率分别为22.4％和26.1％，差异均无统计学意义。在最初的24 h内，1∶1∶1组因失血过多而导致死亡的患者比例明显少于1∶1∶2组（9.2％ vs 14.6％，P＝0.03）。1∶1∶1组更多的患者得以止血（86％ vs 78％）。安全性方面，尽管1∶1∶1组输注的血浆、血小板更多，患者安全却并未受损，两组并发症的发生率没有区别。考虑到失血致死率的降低和无差别的安全性，PROPPR试验的研究人员建议临床医生使用1∶1∶1的输血方案。

PCC是临床上常用的补充凝血因子的药物，对于大量输血的患者，建议每输注1 000 ml红细胞悬液补充400 IU的PCC；新鲜血浆富含凝血因子，也是治疗创伤性凝血病的重要手段；冷沉淀是浓缩的凝血因子，可以和PCC同时使用，加强疗效，建议每输注1 000 ml红细胞悬液补充冷沉淀5～10 IU。

很少注意到输注红细胞能改善凝血功能。红细胞含有的ADP能激活血小板的环氧化酶，并促进血栓噁烷A2的生成。红细胞加强凝血的另一个机制是促进血小板在血管内边流，以便使血小板能更好地黏附、聚集于受损血管。有研究显示，血细胞比容＞0.35时的出凝血时间明显短于较低血细胞比容

者，但用以防治创伤性凝血病理想的血细胞比容和血红蛋白浓度目前尚无定论。而可以肯定的是严重贫血可加重创伤性凝血病。因此，对于这类患者应积极将血细胞比容提高至0.30或以上。

根据欧洲关于重大创伤后出血的治疗指南，应该使用替代治疗来实现以下最低生理指标：血红蛋白70～90 g/L，血小板100×10⁹/L，纤维蛋白原＞1.5 g/L。一些患者可能需要更高的血纤维蛋白原水平，以达到止血效果。对于怀疑或发现存在纤溶亢进的患者，为了停止纤溶，应先给予氨甲环酸来替代纤维蛋白原和凝血因子。

（7）早期恰当使用各种止血药物

在TBI领域，尚未对抗纤溶治疗进行广泛的研究。最近进行了创伤后抗纤溶剂氨甲环酸和安慰剂的CRASH-2对照研究。在这项大样本多中心随机对照试验中，普通创伤后出血的患者应用氨甲环酸明显降低了病死率，但在TBI患者没有发现其有利作用。快速给予氨甲环酸与严格地控制血压也被用来阻止自发性脑实质内出血的进展。在神经外科，抗纤溶剂抑肽酶已被用于复杂的脊柱手术和低体温条件下复杂动脉瘤的搭桥手术。然而，由于在心脏手术患者中，它与较高的终末器官衰竭和病死率有关，因而其安全性成为近来关注的问题。TBI后，纤溶亢进状态评估有助于进行针对性治疗。

rFⅦa通过与暴露的组织因子结合而启动血栓形成，最初被开发用来作为血友病患者的替补治疗。现已证明rFⅦa对阻止创伤患者因凝血病所致的致命性出血疗效显著。近来，出版发表了多项有关TBI后给予rFⅦa的研究结果，其中包括一项行业赞助的研究，显示TBI后给予rFⅦa可减少血肿增大，但无临床收益。相对于FFP，rFⅦa可快速纠正异常的INR，可以安全应用。对于高危患者，rFⅦa限制了出血性病变的进展，从而使得快速进行神经外科干预。Stein研究发现，在INR＞1.4的凝血病患者，相对于使用FFP，rFⅦa可显著缩短术前纠正治疗时间，并减少血制品的使用量。另外，相对于用FFP的标准治疗，使用rFⅦa可降低总的住院费用。

合成的精氨酸升压素类似物DDAVP可能在创伤患者中有应用前景。DDAVP可以促进内皮细胞释放von Willebrand因子，增加血小板表面糖蛋白受体数量和血液中Ⅷ因子浓度。更详细的凝血因子制品的种类和用法可参考表143-4。

表 143 - 4　凝血因子制品的种类和用法

产品	凝血因子	剂量
FFP	Ⅰ（纤维蛋白原）、Ⅱ、Ⅴ、Ⅶ、Ⅸ、Ⅹ、Ⅺ、Ⅻ、抗凝血酶	10～15 mg/kg,如果恢复理想,可使凝血因子水平提高15%～20%
冷沉淀物	Ⅰ、Ⅷ、Ⅻ、vWF	1～2 IU/10 kg
PCC	Ⅱ、Ⅸ、Ⅹ（少量Ⅶ因子）	测定Ⅸ因子活性
Bebulin VH(Baxter) Profilnine SD(Grifols)		Bebulin 和 Profilnine 都是含有 3 种凝血因子的 PCC,同时具有相当于大约 1/10 Ⅸ因子活性的Ⅶ因子活性;相对于Ⅸ因子,Ⅱ因子和Ⅹ因子的含量存在差异,Bebulin 为Ⅹ＞Ⅱ＞Ⅸ,Profilnine 为Ⅱ＞Ⅹ＞Ⅸ; 治疗Ⅸ因子缺乏症时,1 IU/kg 可提高 1%的活性
NovoSeven RT (Novo Nodisk)	重组活化Ⅶ因子	大剂量时血栓栓塞并发症风险增高; 治疗存在抑制剂的血友病 A 或 B 患者时,90 μg/(kg·2 h); 治疗Ⅶ因子缺乏症患者时,15～30 μg/[kg·(4～6 h)]
Ⅷ因子浓缩剂	Ⅷ	每 1 IU/kgⅧ因子可使血清Ⅷ因子水平提高 2%(在通常情况下,50 IU/kg 可使Ⅷ因子水平提高 100%)
血浆提取 　Alphanate（Grifols） 　Huamate-P（CSL-Behring） 　Koate-DM(Bayer) 　Wilate（Octapharma） 免疫亲和提纯 　Hemofil-M(Baxter) 　Monarc-M(Baxter) 　Monoclate-P（CSL-Behring） 重组 　Advate(Baxter) 　Helixate FS（CSL-Behring） 　Kogenate FS（Bayer） 　Recombinate（Baxter） 　Xyntha(Wyeth)		
Ⅸ因子浓缩剂	Ⅸ	每 1 IU/kg Ⅸ因子可使血清Ⅸ因子水平提高 1%(在通常情况下,100 IU/kg 可使血清Ⅸ因子水平提高 100%)
血浆提取 　Alphanine SD(Grifols) 　Mononine(Baxter) 重组 　BeneFix(Wyeth)		

（8）凝血功能检测指导下的纠正

标准的凝血功能监测如 PT、PTT、INR、血小板计数和纤维蛋白原通常需要 30～60 min 获得结果。对于需要急性干预的患者,结果可能不能准确反映凝血功能。使用床旁黏弹性监测（如 TEG）和血栓弹性测量术（thromboelastometry，ROTEM）正成为评估创伤诱发凝血功能障碍的组成部分。方案和输血策略可以指导以核心模式适当的复苏创伤患者,同时减少创伤患者对异体血液制品的暴露。例

如,通过使用由浓缩纤维蛋白原和 PCC 浓缩制剂进行的 ROTEM 引导的止血治疗,Schochl 等能够减少出血创伤患者对异体血液制品的暴露,而不增加发病率和病死率。Moore 和 Cotton 等已表明黏弹性测试的结果可预测创伤患者的输血需求。

这些床旁凝血测定提供了全血由于凝血进程和在杯与针之间形成纤维蛋白链引起的黏弹性变化位移图。血凝块强度由于低纤维蛋白原血症、血小板减少、FⅩⅢ降低或凝血酶生成减少而降低。快速

TEG(通过添加组织因子启动凝血)比高岭土 TEG 给出结果更快。TOTEM、EXTEM(使用重组组织因子激活凝血)和 FIBTEM(测量纤维蛋白原对血凝块强度的影响)可鉴别诊断血小板减少症和低纤维蛋白原血症。从 TEG/ROTEM 获得的关键参数是最大振幅/最大凝块硬度(MA/MCF),其反映凝血酶介导的血小板活化和纤维蛋白聚合的程度。血浆纤维蛋白原水平可以通过对 TEG(功能性纤维蛋白原)和 ROTEM(FIBTEM)的纤维蛋白特异性测试来估计。

使用 TEG/ROTEM 不能排除需要评估 PT/INR 和血小板。TEG 和 ROTEM 对维生素 K 因子缺乏没有特别好的敏感性。动态细胞比容变化也可影响 MA/MCF;原发性凝血功能异常如 von Willebrand 病不能用 ROTEM/TEG 测定,阿司匹林和氯吡格雷对血小板的影响也不影响结果。影响糖蛋白 II b/III a 受体的血小板聚集抑制剂可以在高剂量下降低凝块强度。虽然有诸多限制,联合黏弹性试验的输血策略仍被用于欧洲 1 级创伤中心以上的大出血创伤患者,并且在美国和其他国家越来越多地被使用。

143.5 高凝状态和术后静脉血栓栓塞的处理

143.5.1 遗传性血栓性疾病

仔细地获取病史对于判断患者是否易发异常高凝状态是非常有帮助的。对于有 DVT 或肺栓塞(PE)家族史或个人病史的患者,应当更进一步检查。由高凝状态引起的神经外科疾病包括静脉窦血栓、脑卒中、硬脑膜动静脉瘘。这些患者应当进行高凝状态标记物的检查。遗传性血栓形成倾向的患者可能具有变异的蛋白 C、蛋白 S、抗凝血酶 III、纤溶酶原、V Leiden 因子、凝血酶原基因突变(G20210A),以及同型半胱氨酸浓度升高。常规实验室检查不能识别遗传性血栓形成倾向,如果临床上怀疑,则需要用特定的检查来分析这些蛋白。

在术前,对于血栓性疾病家族史的患者密切关注高凝状态的实验室指标,同时进行下肢静脉超声来保证没有亚临床的 DVT。已知高凝状态的患者需在术后密切监视,并且尽早地开始服用抗凝药物。

高凝状态的患者表现为症状性静脉窦血栓形成时,应立即进行化验,同时用静脉注射肝素治疗。例行 CT 血管成像(CTA)或磁共振血管成像(MRA),如果观察到静脉窦闭塞则进行常规血管造影检查。症状表现为癫痫发作或脑实质出血的患者可以进行介入治疗物理破碎血凝块或者将微导管植入静脉窦血凝块局部注入肝素进行溶解。

143.5.2 术后静脉血栓栓塞预防、监测和治疗

对于神经外科的患者,静脉血栓栓塞(VTE)的风险很大程度上取决于患者自身、诊疗的过程方法以及用来预防血栓的方式。虽然有许多文章提到过神经外科手术的 VTE 及其预防,但指导预防血栓形成的高质量研究却较少。在这样的限制条件下,笔者讨论开颅手术、非外伤性颅内出血和脊柱手术患者 VTE 的发生率、危险因素及预防措施,并为这类患者预防 VTE 提供建议。建议摘自最近的"血栓预防指南",并对其进行扩充,指南包括美国胸内科医师学会(ACCP)、国际健康与护理研究所等的指南。

(1) 开颅手术患者

接受开颅手术的患者其 VTE 发生的风险会增高,其原因包括恶性肿瘤、手术时间长、活动减少或瘫痪以及组织凝血活酶及脑组织等促凝血因子的直接释放。美国外科医师学会国家外科质量改善计划(ACS - NSQIP)于 2006—2011 年提到,1.7% 的神经外科患者存在 VTE。ACS - NSQIP 2011—2012 年一项研究分析,共收录 10 477 例开颅手术患者,其 VTE 的发生率为 3.2%。另一项回顾性研究,收录了 2 593 名患不同疾病的神经外科手术患者,每周 2 次用多普勒超声对 DVT 进行监测,发现 9.7% 的患者有 DVT,即使使用间歇性充气加压泵(IPC)和小剂量肝素(LDH)进行 DVT 常规预防,其发生率也在 7.4%。ACS - NSQIP 2006—2010 年数据库的回顾性分析表明,神经外科 VTE 的发生率为 3.5%,其中 1.4% 为肺栓塞,2.6% 为 DVT。

1) 术前、术中和术后的危险因素包括急诊医院转运[比值比(OR)3.31];术前脓毒症(OR 3.06);急诊病例(OR 2.99);相关的功能状态(OR 2.87);60 岁及以上(OR 1.56);肿瘤(OR 1.49);肿瘤手术(OR 1.42);≥4 h 的手术以及术后并发症[肺炎(OR 6.38)、术后机械通气 48 h(OR 6.04)、尿路感染(OR 3.82)和二次手术(OR 2.68)]。

2) 开颅手术患者发生 VTE 的危险因素有:脑

部肿瘤手术、下肢萎缩、手术时间长及缺乏血栓预防（表143-5）。近期研究表明，接受脑肿瘤手术的患者发生 VTE 的风险特别高。一项收录了 1 148 名脑瘤切除手术成年患者的单中心回顾研究，DVT 的发生率为 14%，肺栓塞的发生率为 3%，只有约 10% 的患者使用抗凝剂预防血栓。没有针对于未接受血栓预防患者的多元风险评估模型，从而用以指导神经外科患者血栓预防的应用。

表143-5　VTE 的风险和神经外科术后 VTE 的危险因素

确定的危险因素	不一致或不确定的危险因素
肿瘤——原发性或转移性	以前的 VTE
围手术期不动/运动无力	肥胖
年龄	类固醇的使用
手术时长	移动性
缺乏血栓预防	感染

3）开颅手术 VTE 的预防：针对神经外科手术患者各种血栓预防方法的随机试验，部分荟萃分析和 2012 年美国胸科医师学会临床实习指南对其进行了评估。纳入的实验中，多为小型、非盲且大于 15 岁，忽略了常规物理性血栓预防，更多关注于临床 VTE 的替代结局（如无临床症状的 DVT）。实际上，对过去 10 年的临床调查，仅检索到一篇关于神经外科手术血栓预防的随机试验。一项最新的回顾性分析，共纳入了 207 名神经外科患者，表明在术中和术后使用 IPC、分级加压弹性长袜（GCS）以及术后 24～48 h 使用 LMWH 使 DVT 的发生率从 9.9% 降至 3.5%，使用 IPC 使肺栓塞的发病率从 2.5% 降低到 1.2%。一项神经外科患者的随机试验表明，在降低无症状 DVT 方面，使用便携式小腿加压装置比常规的血栓预防要更有优势，但只有 30% 的患者使用它超过 50% 的时间，23% 的患者则过早停止使用。经反复证实，患者对运用物理方法预防血栓的依从性低，多常常不能忍受。

经多次证实，使用抗凝剂 LMWH 或 LDH 预防血栓形成，对神经外科患者是有效的，并且在运用物理方法预防血栓的基础上合并使用 LMWH 比单纯使用物理方法更有效。一项最近的荟萃分析比较了 LMWH 或 LDH 与无肝素控制组（用或不用物理方法预防血栓），使用 LMWH/LDH 且不使用物理方

法预防血栓使 VTE 的风险降低 0.42（95% CI 0.24～0.75），使用物理方法预防血栓则使 VTE 的风险降低 0.64（95% CI 0.48～0.85）。总之，系统回顾表明使用物理方法或者抗凝剂（LMWH 或 LDH）预防血栓比不使用物理方法预防的效果要好。

在不接受抗凝剂预防血栓形成的患者中，颅内出血的发生率为 1%～1.5%。开颅手术的患者中，使用抗凝剂与使用物理方法预防静脉血栓相比，其颅内出血（ICH）的风险可能会有小幅度的增加。然而，一项包含 746 例开颅手术患者的前瞻性研究表明，术后 1 d 开始常规应用 LMWH 预防血栓仅 1% 出现颅内出血。在神经外科 ICU 中，接受 LDH 治疗的 213 名患者与另外 309 名仅接受物理方法预防 VTE 的患者相比，没有脑出血以及任何类型出血的差别。一项随机试验的荟萃分析中，比较 LMWH 和物理血栓预防，其 ICH 的发生没有明显的统计学差异。在 6 个随机试验中，通过比较使用 LDH/LMWH 与未进行血栓预防以及物理方法预防的神经外科患者，发现所有分组的 ICH 发生率都低，且抗凝剂预防血栓的随机试验表明脑出血的风险没有升高。抗凝剂预防血栓开始的时间会影响术后出血的发生率。如果术后不久就开始使用抗凝剂预防血栓形成，出血的发生率比滞后使用抗凝剂要高，尽管笔者没有试验直接对开始时间的不同进行比较。基于现有文献，评估包括颅内出血在内的临床上重要出血的发生率均非常低，并且在充分止血的证据下，术后第 1 天开始使用抗凝药预防血栓导致出血的发生率增加的情况是不存在的。因此，对于接受开颅手术的患者，进行血栓预防应该获得患者同意或者根据术前的出血或者血栓风险决定。推荐择期病例术前及急诊病例收治后即开始使用物理方法 IPC 和/或 GCS 预防血栓。对于发生 VTE 的高危患者（如恶性肿瘤开颅手术、长时间的操作过程或活动减少）和已经被证实发生原发颅内出血（多基于 CT）的患者，笔者建议同时使用 LMWH 或 LDH 以及物理方法预防血栓形成。

（2）非外伤性颅内出血

显然，曾经有过脑出血的患者患 VTE 的风险很高，应该进行血栓预防。在 695 名蛛网膜下腔出血（SAH）或者自发性颅内出血的患者中，入院时检测到症状性 VTE 的发生率分别为 6.7% 和 2.9%。在 16 000 名经夹闭或血管内栓塞治疗的 SAH 患者中，

VTE 的发生率为 4.4%(3.5% DVT,1.2% 肺栓塞)。两项研究,均约每 5 d 常规应用多普勒超声,分别发现在 198 名患者中 21% 有无症状性 DVT,在 125 名患者中 24% 有 SAH。在 196 名患 SAH 且存活超过 72 h 患者中,接受 IPC 和 LDH 预防血栓,在第 4 天以及接下来的每周使用多普勒超声检测发现 10% 有 DVT。

在其他开颅手术(除了 ICH 患者中极少见的高活性癌症)的患者中,对于年龄的增长、不动或瘫痪、住院时间以及减少或推迟使用抗凝药物预防血栓的患者,其 VTE 的危险因素似乎是相似的。虽然关于 ICH 患者预防 VTE 的研究甚少,但预防的方法与其他开颅手术患者却是相似的,尽管复发性出血通常会导致使用抗凝剂预防血栓的开始时间推迟。我们仅仅查阅到了 2 篇关于 ICH 患者血栓预防的随机对照试验,两篇中均使用物理途径进行评估。第 1 篇随机选择 151 例创伤性或自发性脑出血患者,单独使用 GCS 或与 IPC 联合应用,超声筛查发现,单独使用的患者 16% 有 DVT 而联合使用物理方法预防血栓的患者($P \frac{1}{4} 0.03$)仅 5%。在多中心 CLOTS 3 试验中,376 名固定的出血性卒中患者被随机分配到 IPC 组(IPC 长及大腿)和不使用 IPC 组,分别在第 7 天和第 10 天使用超声筛查,使用 IPC 组中有 6.7% 的患者查出有 DVT,而在未使用 IPC 的患者中有 17%。

虽然 ICH 患者常规使用抗凝药物预防血栓,但并没有有力的证据说明这个方法会使再次出血概率增加。一项包含 247 例硬脑膜下血肿患者的回顾性分析,术后 1 d 开始每日 1 次使用依诺肝素 40 mg,不是复发性慢性硬脑膜下血肿(SDH)的独立预测因素。最后,一项包括 86 名患者的回顾性研究,比较静脉低剂量使用肝素及皮下注射低剂量肝素,没有患者出现新发出血。

建议出现 ICH 且活动减少的患者,入院后尽快使用 IPC 物理方法进行血栓预防。建议有其他危险因素的患者,至少在几天后使用,尽管没有前瞻性的证据证明何时开始加用(或者替换)抗凝剂预防血栓是合适的。建议动脉瘤再次破裂引起的二次 SAH 患者,在动脉瘤夹闭或者填塞前应禁止使用抗凝剂预防血栓。"美国心脏协会/美国卒中协会、重症监护协会和欧洲卒中组织临床实践指南"提到,常规使用 IPC 和/或 GCS 是被允许的。同样推荐在 ICH 后或者动脉瘤稳定后延迟 LMWH 或 LDH 的使用时

间。显然,为了预防血栓的时间以及治疗周期最合适,需要进行严谨的方法学实验去衡量其治疗的有效性和安全性。

(3)脊柱手术

与开颅手术相比,接受脊柱手术的患者患 VTE 的风险一般较低。2005—2011 年 ACS-NSQIP 数据库中有 27 730 名患者接受脊柱手术,术后 30 d 仅 0.7% 发生 DVT、0.4% 发生肺栓塞。同样在 430 名脊柱融合术的患者中,仅 0.4% 被确认为 VTE。1 346 例脊柱手术患者中有 1.1% 的患者术后 30 d 内被诊断为症状性 DVT(择期手术中为 0.6%,急诊手术中为 4.2%)。几乎一半的脊柱手术患者栓塞事件发生在出院后。在 459 名脊柱手术患者同时接受物理性血栓预防时,术后 7~10 d 常规使用超声筛查,没有发现有症状的 DVT,仅有 1 例出现症状性肺栓塞,不到 1% 的患者出现近端 DVT。

脊柱手术患者发生 VTE 的危险因素有癌症、术前或术后的活动受限、复杂或多层级和持续时间较长的操作以及较大的年龄。其他潜在的未确定的危险因素,包括已经存在的 VTE、肥胖、肾功能不全、胸腰椎手术、直视与微创手术以及缺乏血栓预防。脊柱手术后 VTE 的预测模型已经提出,但没有得到证实。

文献研究仅调查了 5 项已经出版的血栓预防的试验(1997 年后)。所有的研究都存在一定的方法学局限性,并且使用不同的方法来筛查无症状 DVT 患者。一项有 4 383 名脊柱手术患者预防血栓的回顾性研究指出,DVT 发病率与预防方法的关系如下:未进行血栓预防 DVT 发病率为 5.8%,物理方法预防后的发病率为 1.8%,物理方法合并 LMWH 治疗的患者发病率低于 0.01%。一项基于 25 个关于脊柱手术血栓预防试验(质量不同)的回顾性研究报道合并 DVT 发生率如下:未预防 2.7%、GCS 2.7%、IPC 4.6%、GCS 合并 IPC 1.3%、抗凝剂预防 0.6%。对 1 919 例接受低分子肝素治疗的脊柱外科患者进行回顾性研究,有症状的 DVT 报告仅占 0.05%。一项基于常规预防血栓形成的前瞻及回顾研究(包含 Cox 等)发现,941 例用不同方式预防血栓脊柱手术患者中 DVT 发生率为 2.7%,992 例使用 IPC 和 LDH 预防血栓的患者发生率为 1.0%。

在非常有限的证据面前,抗凝剂预防血栓后脊柱旁血肿的问题仍然存在争议。然而,硬脊膜外血

肿的发生率非常低(0.2%),似乎并未表明与预防血栓的方式有关。当前,许多脊柱择期手术都是日间手术或者仅住院1d,术后患者活动较少。没有关于脊柱手术患者人群的血栓预防临床试验。对于这些患者,除了早期活动,没有推荐使用的血栓预防方法。北美脊柱学会推荐单独使用物理办法预防血栓,只有在合并其他 VTE 的危险因素时,复合使用抗凝剂预防血栓,危险因素包括长时间复杂的手术、瘫痪、癌症、脊髓损伤或高凝状态。与在脊柱手术中使用抗凝剂的方法相比,"ACCP 指南"也推荐使用物理方法预防血栓,特别是 IPC。对于高危患者,ACCP 建议一旦止血完成则追加 LMWH 或 LDH,这一点与本文推荐一致。除了早期活动,VTE 高危人群(由于癌症、运动不足、长时间的固定或复杂的手术程序)中需要住院至少2d的患者,笔者推荐在院内使用 IPC 和/或 GCS 预防血栓,可以延迟使用 LMWH(通常术后24h开始)。如果使用物理方法预防血栓,应该在术前开始应用(或者急诊入院后开始),并且应该保证使用方法恰当,并且持续使用。如果使用了抗凝剂预防血栓,应该在术后使用,除非有发生原发性出血的临床证据。如果术中或术后出血风险大幅度增加,建议进一步推迟。

(4) 推荐

1) 开颅手术患者:①如果使用 IPC,应在外科手术前或入院时应用,持续使用(除非患者能下地行走),并且频繁监测以优化依从性(1C 级)。②如果使用了 LMWH 或低剂量普通肝素(LDUH),建议术后至少24h后推迟开始使用(2C 级)。③开颅患者尤其合并 VTE 的高风险因素时(其他的危险因素包括恶性肿瘤、肌肉萎缩、手术时长过长),应早期开始物理预防血栓形成,包括 IPC,当术后认为出血风险降低后应复合使用 LMWH 或 LDUH(2C 级)。④建议血栓预防应该持续到出院(2C 级)。

2) 非外伤性颅内出血患者:①建议使用 IPC 预防血栓(2C 级)。②推荐入院时开始应用,连续使用(除非患者能行走)并且密切监测,尽可能使依从性最大化(1C 级)。③对于非外伤性脑出血患者,建议当预计出血风险低时,考虑开始使用 LMWH 或 LDUH。④建议持续预防血栓,直到患者可正常活动(2C 级)。

3) 脊柱手术:①对于没有危险因素的患者,建议尽早活动不积极介入预防血栓(2C 级)。②对于存在附加危险因素(活动受限、肿瘤生长活跃、复杂

外科手术)的脊柱手术患者,推荐术前开始使用 IPC 物理方法预防血栓(1C 级),并且当预计出血风险低时,建议加用 LMWH(2C 级)。③如果已经使用过 LMWH,推荐术后至少24h后无活动性出血时开始持续使用(1C 级)。④对于高危患者建议持续进行血栓预防直至出院(2C 级)。

对于脊髓损伤或者严重运动损害的患者,建议延长住院时间,延长预防血栓的时间(2C 级)。

143.6 结论和展望

引起神经外科止血问题的原因多种多样,其诊断和具体治疗相当复杂。颅内病变的类型和紧急程度决定了纠正由创伤、药物抗凝治疗等原因引起的凝血功能异常的时间框架。因此,在危及生命的神经外科紧急情况下所有替代治疗都应迅速有效直至达到完全的凝血功能正常,防止术后再出血引起的继发性脑损伤。易于操作的床边诊断如 TEG 和全血阻抗聚集试验能够在30~45min内检测出潜在的凝血功能障碍,并由此确定止血药物和凝血因子浓缩剂快速靶向治疗方案,并进行有效纠正。

对于择期手术的神经外科手术患者,应当在术前通过彻底的病史评价和标准检查排除任何凝血功能障碍。如果有疑问,手术应当推迟直至止血专家会诊排除了出血倾向为止。已知凝血功能异常的患者在整个围手术期都需进行充分的替代治疗。术后合理的物理和药物措施预防 VTE,不会增加术后血肿的风险。除了用于围手术期出血治疗外,TEG 还可以辅助评价神经外科手术后的高凝状态,从而降低由此产生的血栓栓塞事件的相关风险。

附:"欧洲严重创伤后出血的管理指南" (2019 版)

"欧洲临床实践指南"最初发表于2007年,并于2010、2013、2016年分别进行了更新,当前为第5版,也是欧洲"STOP the Bleeding Campaign"的一部分。过去的3年全球发表了大量研究,加深了对创伤性凝血病病理生理学的理解,填补了关于创伤治疗策略的机制和功效之间的重要知识空白,并且提供了个体化的目标导向治疗能够改善严重创伤患者结局的证据。这些新的信息已经在当前版本的指南中得到体现。本指南的推荐分级是基于 GRADE 标

准,其中1级代表推荐,2级代表建议;而A、B、C则反映证据的级别分别从高到低。推荐的意见包括9部分共39条,具体如下。

1　初步复苏和预防进一步出血

1.1　缩短救治时间

R1:推荐将严重创伤患者直接转送至合适的创伤中心(1 B),尽量缩短受伤至出血控制之间的时间(1 A)。

1.2　局部出血处理

R2:推荐采用局部压迫以控制危及生命的出血(1 A)。推荐在手术前对开放性肢体损伤使用止血带,以制止危及生命的出血(1 B)。对于可疑的骨盆骨折,推荐手术前使用骨盆带,以制止危及生命的出血(1 B)。

1.3　通气

R3:推荐避免低氧血症(1 A)。推荐对创伤患者进行正常通气(1 B)。当出现脑疝迹象时,建议使用过度通气(2 C)。

2　出血的诊断和监测

2.1　初步评估

R4:推荐临床医师应根据患者的生理状况、损伤解剖类型、致伤机制以及对初始复苏的反应,综合评估创伤出血的严重程度(1 C)。建议使用休克指数(SI)来评估低血容量性休克的程度(2 C)

2.2　立即处理

R5:对于有明显出血部位的患者,以及在四肢或可疑部位出血的失血性休克患者,推荐应立即进行止血操作(1 C)

2.3　进一步评估

R6:对于不需要紧急控制出血或未能明确出血部位的患者,推荐立即采取进一步评估(1 C)

2.4　影像学评估

R7:对于躯干创伤的患者,推荐使用创伤重点超声评估(FAST)来检查体腔的游离积液(1 C)。推荐早期进行全身增强CT检查(WBCT),以发现并确定受伤类型和潜在的出血来源(1 B)。

2.5　血红蛋白

R8:推荐将低的初始血红蛋白水平视为与凝血病相关的严重出血的指标(1 B)。推荐重复检测血红蛋白作为出血的实验室指标,因为初始正常范围的血红蛋白可能会掩盖出血(1 B)。

2.6　血清乳酸和碱缺失

R9:推荐将血清乳酸和/或碱缺失作为估计和监测出血与休克程度的敏感性指标(1 B)。

2.7　凝血功能监测

R10:推荐将早期和重复的凝血功能检测作为日常的规范,可采用传统的实验室指标(PT、血小板计数、纤维蛋白原水平),和/或床旁检验法的PT/INR,和/或血栓弹力图(1 C)。推荐对服用或可疑服用抗凝药物的患者进行实验室筛查(1 C)。

2.8　血小板功能监测

R11:对于可疑血小板功能不全的患者,建议使用床旁血小板功能检测作为标准实验室和/或床旁检测凝血功能的辅助手段。

3　组织氧合、容量、液体及体温管理

3.1　组织氧合

R12:对于没有脑损伤的患者,在受伤后的早期阶段推荐实施允许性低血压策略,目标为收缩压80～90 mmHg(平均动脉血压50～60 mmHg),直到大出血停止(1 C)。对于严重创伤性脑损伤的患者(GCS评分≤8分),推荐维持平均动脉压≥80 mmHg(1 C)。

3.2　限制性容量复苏

R13:推荐使用限制性容量复苏策略以达到目标血压,直到出血得到控制(1 B)。

3.3　血管升压药和正性肌力药

R14:对于危及生命的低血压,除了液体之外,推荐给予血管升压药以维持目标血压(1 C)。如果存在心肌功能不全,推荐给予正性肌力药(1 C)。

3.4　液体类型

R15:对于创伤出血引起的低血压,推荐使用等渗晶体液进行初始的液体复苏(1 A)。推荐使用平衡电解质溶液,避免使用生理盐水(1 B)(如果使用,最大用量为1～1.5 L)。对于严重颅脑损伤的患者,推荐避免使用乳酸林格氏液等低渗液体(1 B)。由于对凝血功能有不良影响,推荐限制使用人工胶体液(1 C)。

3.5　红细胞

R16:推荐血红蛋白的目标值为70～90 g/L(1 C)。

3.6　体温管理

R17:为优化凝血功能,推荐早期采取措施以减少体热丢失,对低体温患者进行加温以达到并维持正常体温(1 C)。

4　快速控制出血

4.1　控制损伤手术

R18:对于严重损伤的患者,如出现严重失血性休克、存在持续出血和凝血功能障碍,推荐采取控制损伤手术(1 B)。其他应该考虑进行控制损伤手术的情况,包括存在低体温、酸中毒、难以处理的严重解剖损伤、需要接受费时的操作、合并腹外严重损伤等(1 C)。对于血流动力学稳定且无上述情况的创伤患者,推荐进行一期确定性手术治疗(1 C)。

4.2　闭合和稳定骨盆环

R19:对于骨盆环破坏且伴有失血性休克的患者,推荐紧急闭合与稳定骨盆环(1 B)。

4.3　填塞、栓塞及手术

R20:对于尽管充分稳定了骨盆环而血流动力学不稳定的患者,推荐尽早进行手术止血和/或腹膜外填塞和/或血管造影栓塞(1 B)。建议对骨盆骨折的患者仅在极端情况下为进一步采取合适的止血措施赢得时间才使用主动脉球囊阻断(2 C)。

4.4　局部止血措施

R21:对于实质脏器损伤相关的静脉或中度的动脉出血,推荐使用局部止血药物联合其他外科措施或填塞的方法进行止血(1 B)。

5　出血及凝血功能障碍的初始处理

5.1　抗纤溶药物

R22:对于出血或存在严重出血风险的创伤患者,推荐尽快且在受伤后 3 h 内使用氨甲环酸,负荷剂量为 1 g(给药时间至少 10 min),然后继续给药 1 g 并持续 8 h 以上(1 A)。推荐在处理创伤出血患者的方案中,考虑在转送至医院的途中给予首剂的氨甲环酸(1 C)。推荐不要等到血栓弹力图结果才给予氨甲环酸(1 B)。

5.2　凝血功能支持

R23:推荐患者到达医院时应立即采取措施,监测和支持凝血功能(1 B)。

5.3　初始凝血复苏

R24:对于预期发生创伤大出血患者的初始处理,推荐采用以下两种方法之一:①输注 FFP 或灭活的 FFP,与红细胞的比例至少为 1∶2(1 C);②输注纤维蛋白原和红细胞(1 C)。

6　进一步目标导向的凝血管理

6.1　目标导向治疗

R25:推荐在标准的实验室凝血指标和/或血栓弹力图指导下,采用目标导向策略继续进行复苏(1 B)。

6.2　基于新鲜冷冻血浆的管理

R26:如果采用基于 FFP 的凝血复苏策略,推荐应在标准实验室凝血指标(PT 和/或 APTT>正常的 1.5 倍)和/或血栓弹力图提示凝血因子缺乏的指导下进一步使用 FFP(1 C)。如果没有大出血,推荐避免输注 FFP(1 B)。推荐避免使用 FFP 治疗低纤维蛋白原血症(1 C)。

6.3　基于浓缩凝血因子的管理

R27:如果采用基于浓缩凝血因子的策略,建议在基于标准实验室凝血指标和/或血栓弹力图提示功能性凝血因子缺乏的情况下,使用浓缩凝血因子进行治疗(1 C)。如果纤维蛋白原水平正常,推荐根据血栓弹力图提示凝血启动延迟的证据而给予凝血酶原复合物(PCC)(2 C)。建议将Ⅷ因子的监测纳入凝血支持的流程中,对存在功能性Ⅷ因子缺乏的出血患者补充Ⅷ因子(2 C)。

6.4　补充纤维蛋白原

R28:如果大出血伴有低纤维蛋白原血症,即血栓弹力图提示功能性纤维蛋白原缺乏或血浆纤维蛋白原水平≤1.5 g/L,推荐使用纤维蛋白原浓缩物或冷沉淀物进行治疗(1 C 级)。建议初始的纤维蛋白原治疗量为 3~4 g。这相当于 15~20 IU 单个供体的冷沉淀或 3~4 g 纤维蛋白原浓缩物。重复使用的剂量应在血栓弹力图和实验室测定纤维蛋白原水平的指导下给予(2 C)。

6.5　血小板

R29:推荐输注血小板以维持血小板计数>$50×10^9$/L(1 C)。对于持续出血和/或创伤性脑损伤的患者,建议维持血小板计数>$100×10^9$/L(2 C)。如需输注血小板,建议初始剂量为 4~8 IU 血小板或一份单一供血源的血小板(2 C)。

6.6　钙剂

R30:推荐在大量输血期间监测离子钙水平并保持在正常范围内(1 C)。建议使用氯化钙纠正低钙血症(2 C)。

6.7　重组活化凝血因子Ⅶ(rFⅦa)

R31:不推荐将 rFⅦa 作为一线止血治疗药(1

B)。建议只在尝试所有其他控制出血的努力和最优化使用常规止血措施后,大出血和创伤性凝血病持续存在,才考虑超说明书使用 rFⅦa(2 C)。

7 逆转抗血栓药物

7.1 抗血栓药物的逆转

R32:对于持续出血的创伤患者,推荐逆转抗血栓药物的作用(1 C)。此类药物包括维生素 K 依赖的抗凝药、抑制Ⅹa 因子的口服抗凝药、抑制凝血酶的口服抗凝药、抗血小板药。

7.2 逆转维生素 K 依赖的口服抗凝药

R33:在创伤出血患者中,推荐早期使用 PCC 和静脉注射 5 mg 维生素 K_1 以紧急逆转维生素 K 依赖的口服抗凝药(1 A)。

7.3 直接口服抗凝药——Ⅹa 因子抑制剂

R34:对于口服或怀疑口服直接抗Ⅹa 因子的药物如阿哌沙班、依度沙班或利伐沙班之一治疗的患者,建议测量血药水平(2 C)。建议针对特定抗凝药物检测抗Ⅹa 因子的活性。如果无法检测,建议寻求血液专家的建议(2 C)。如果存在危及生命的出血,建议静脉输注氨甲环酸(15 mg/kg 或 1 g),并考虑使用 PCC(25~50 IU/kg),直到获得特定的拮抗剂(2 C)。

7.4 直接口服抗凝药——直接凝血酶抑制剂

R35:建议对于口服或怀疑口服达比加群酯的患者,使用稀释凝血酶时间测量达比加群酯的血浆水平(2 C)。如果无法检测,建议测量标准凝血酶时间,以定性评估是否服用达比加群酯(2 C)。如果出血危及生命,推荐静脉给予 5 g 依达赛珠单抗(B),建议静脉输注氨甲环酸(15 mg/kg 或 1 g)(2 C)。

7.5 抗血小板药

R36:对于服用抗血小板药且持续出血的患者,如存在血小板功能障碍,建议输注浓缩血小板(2 C)。对于服用抗血小板药伴颅内出血且需要手术的患者,建议输注血小板(2 B)。对于服用抗血小板药伴颅内出血但不需要手术的患者,建议避免输注血小板(2 B)。对于服用抗血小板药物或血管性血友病患者,建议考虑使用去氨加压素(0.3 μg/kg)(2 C)。

8 血栓预防

R37:对于不能活动且有出血风险的患者,建议使用间歇性充气加压装置进行早期机械性血栓预防

(1 C)。建议在出血控制后 24 h 内联合药物和间歇性充气加压装置进行血栓预防,直到患者可活动为止(1 B)。不建议使用梯度弹力袜进行血栓预防(1 C)。不建议常规放置下腔静脉滤器进行血栓预防(1 C)。

9 指南实施与质量控制

9.1 实施指南

R38:推荐各地实施基于循证医学的指南来处理创伤出血患者(1B)。

9.2 评估出血控制和结局

R39:推荐各地的临床质量和安全管理系统应设立指标,以评价控制出血的关键措施和结局(1 B)。

(吴 惺 胡 锦 周良辅)

参考文献

[1] BAR-NATAN M, HYMES K B. Management of intraoperative coagulopathy [J]. Neurosurg Clin N Am, 2018,29(4):557 – 565.

[2] FRONTERA J A, LEWIN J J, RABINSTEIN A A, et al. Guideline for reversal of antithrombotics in intracranial hemorrhage: a statement for healthcare professionals from the neurocritical care society and society of critical care medicine [J]. Neurocrit Care, 2016,24(1):6 – 46.

[3] HOLCOMB J B, TILLEY B C, BARANIUK S, et al. Transfusion of plasma, platelets, and red blood cells in a 1:1:1 vs a 1:1:2 ratio and mortality in patients with severe trauma: the PROPPR randomized clinical trial [J]. JAMA, 2015,313(5):471 – 482.

[4] HUIJBEN J A, VAN DER JAGT M, CNOSSEN M C, et al. Variation in blood transfusion and coagulation management in traumatic brain injury at the intensive care unit: a survey in 66 neurotrauma centers participating in the collaborative european neurotrauma effectiveness research in traumatic brain injury study [J]. J Neurotrauma, 2018,35(2):323 – 332.

[5] JOSEPH B, PANDIT V, KHALIL M, et al. Use of prothrombin complex concentrate as an adjunct to fresh frozen plasma shortens time to craniotomy in traumatic brain injury patients [J]. Neurosurgery, 2015,76(5):601 – 607.

[6] MAEGELE M, SCHÖCHL H, MENOVSKY T, et

al. Coagulopathy and haemorrhagic progression in traumatic brain injury: advances in mechanisms, diagnosis, and management [J]. Lancet Neurol, 2017, 16(8):630 - 647.

[7] RODGERS G M. Evaluation of Coagulation in the neurosurgery patient [J]. Neurosurg Clin N Am, 2018, 29(4):485 - 492.

[8] SPAHN D R, BOUILLON B, CERNY V, et al. The European guideline on management of major bleeding and coagulopathy following trauma: fifth edition [J].

Crit Care, 2019,23(1):98.

[9] YUAN Q, SUN Y R, WU X, et al. Coagulopathy in traumatic brain injury and its correlation with progressive hemorrhagic injury: a systematic review and meta-analysis [J]. J Neurotrauma, 2016, 33 (14): 1279 - 1291.

[10] YUAN Q, WU X, DU Z Y, et al. Low-dose recombinant factor Ⅶa for reversing coagulopathy in patients with isolated traumatic brain injury [J]. J Crit Care, 2015,30(1):116 - 120.

144 神经外科疾病的康复

144.1 概述

神经外科疾病的种类很多。为了说明这类疾病的康复医学相关内容,本章试以颅脑损伤(TBI)为例,介绍如何对神经外科患者进行康复医学的评估和治疗。其他如颅脑肿瘤术后的康复、脑血管病变出血致颅内高压的减压手术后的康复等,所需解决的功能障碍大同小异,与颅脑损伤后康复的基本原则是基本相同。故重点介绍颅脑损伤后的康复评估和治疗。

第二次世界大战以后,颅脑损伤后的康复受到了人们的重视,当时主要是火器、枪弹的穿透伤。脑组织受伤的情况与功能障碍的程度同脑血管意外后出现的功能障碍很相似。

在和平时期颅脑损伤绝大多数为闭合性的,主要原因是车祸。强烈的头颅碰撞可能引起脑组织多处弥漫性的损害,因此除出现肢体运动、言语、吞咽等功能障碍外,还会造成精神和行为能力的损害。随着交通事故等发生的增多,颅脑损伤的发生率在逐年上升,颅脑损伤已成为一种常见创伤。

颅脑损伤发生的类型和严重程度不同,结局也有很大不同,可以从完全恢复到死亡。一些轻症患者如果没有发生其他并发症,几天后可以恢复到正常活动;另一些轻症患者,则会出现脑损伤后遗症,包括头痛、易疲劳、记忆力差、眩晕、情绪不稳、行为异常和烦躁等,影响正常的工作与生活。一般这种情况会长达数月,也有报道其中少数患者的后遗症可达数年。

康复医学的主要工作是针对颅脑损伤后出现功能障碍的患者。这些颅脑损伤患者根据损伤的严重程度,结局也很不一样。据统计大约有50%的患者因抢救无效而死亡,其余生存下来的又大致可分成植物状态、重度伤残、中度伤残和较好恢复,即使是恢复较好的患者仍然会有明显的心理障碍或行为障碍,这些障碍可能会影响功能的进一步恢复和患者参与社会活动的能力。

严重颅脑损伤后这部分幸存者中遗留了不同程度的神经功能障碍,包括运动功能障碍、焦虑、抑郁、记忆缺损和人格改变等认知、行为和心理方面的障碍,以及大脑综合能力的障碍。

颅脑损伤后的高致残率给患者、家庭及社会均造成很大的伤害和压力。功能障碍的严重程度是脑组织损伤的程度、治疗经过及创伤后并发症等多种因素的结果。故积极开展颅脑损伤后的早期康复,预防并发症,减少后遗症及尽可能恢复患者的各种功能很有必要。

颅脑损伤后的康复是指通过评估患者出现的功能障碍的特点,综合利用各种康复治疗技术,包括药物、物理治疗、作业治疗、言语治疗、心理及认知治疗、支具矫形器以及按摩、针灸等方法,旨在改善颅脑损伤患者的各种功能障碍,提高患者的生活质量,最大可能地帮助患者回归社会。

144.2　颅脑损伤后的功能评定

功能评定能了解颅脑损伤的严重程度、患者功能障碍的程度、预后结果,并能以此为依据制订出合理的康复方案。通过康复治疗前后的评定比较,可确定康复的疗效并调整康复治疗方案。

144.2.1　意识障碍的评估

意识障碍包括昏迷、植物状态(VS)和微意识状

态(MCS)等。临床上常采用格拉斯哥昏迷评分量表(GCS)、修订版昏迷恢复量表(CRS-R)、盖尔维斯顿定向遗忘试验(Galveston orientation and amnesia test,GOAT)、持续性植物状态评分等方法来确定颅脑损伤的严重程度。

(1) 格拉斯哥昏迷评分量表

GCS用于脑损伤后意识障碍的检查和损伤严重程度的判断,主要用于评估患者的醒觉程度,脑损伤后可以立即使用。该量表包括睁眼反应、运动反应和言语反应3项(见表4-1),最高分为15分,最低分为3分。3~8分为重型,9~12分为中型,13~15分为轻型。

(2) 修订版昏迷恢复量表

CRS最早由Giacino等发表于1991年,用于区分神经行为功能方面的细微差别,监测意识的恢复情况,CRS-R于2004年修订完成。CRS-R由6个子量表构成,涉及听觉、语言、视觉、交流、运动和觉醒水平,是目前唯一一标准化的神经心理学评估量表,可用于区分VS和MCS,MCS和脱离MCS;更易于明确预后,制订有效的康复治疗计划及精确评估患者对治疗的反应。CRS-R(见表5-1)可以作为预后判断的预测指标,临床研究中的结果测量指标,也可以作为神经影像诊断学和电生理学有效性研究的参考。

(3) 盖尔维斯顿定向遗忘实验

目前认为GOAT是评定创伤后遗忘(post traumatic amnesia,PTA)的客观可靠的方法。它主要通过向患者提问的方式了解患者的连续记忆是否恢复。该项检查满分为100分,患者回答错误时按规定扣分,将100减去总扣分为GOAT实际得分。75~100分为正常;66~74分为边缘;少于66分为异常。一般达到75分才可以认为脱离了PTA。

PTA是颅脑损伤后记忆丧失到连续记忆恢复所需的时间。对于患者是否仍处于PTA之中,还是已恢复了连续记忆,常用GOAT来确定(表144-1)。根据PTA时间的长短,将颅脑损伤的严重性分为以下4级:PTA<1 h为轻度;PTA在1~24 h为中度;PTA在1~7 d为重度;PTA>7 d为极重度。该项检查可作为受伤严重性的重要参考,还可用来推测颅脑损伤患者的预后。

表144-1 盖尔维斯顿定向遗忘试验检查表

姓名 性别:男 女 出生日期: 年 月 日
诊断:
检查时间: 受伤时间:

1. 你叫什么名字(姓和名)?(2分)
   你什么时候出生?(4分)
   你现在住在哪里?(4分)
2. 你现在在什么地方:城市名(5分)
   在医院(不必陈述医院名称)(5分)
3. 你在哪一天入这家医院的?(5分)
   你是怎么被送到医院里的?(5分)
4. 受伤后你记得的第一件事是什么(如苏醒过来等)?(5分)
   你能详细描述一下你受伤后记得的第一件事吗?(如时间、地点、伴随等)(5分)
5. 受伤前你记得的最后一件事是什么?(5分)
   你能详细描述一下你受伤前记得的最后一件事吗?(如时间、地点、伴随情况等)(5分)
6. 现在是什么时间?(最高分5分。与当地时间相差半小时扣1分,以此类推,直至5分扣完为止)
7. 今天是星期几?(最高分5分。与正确的相差1天扣1分,直到5分扣完为止)
8. 现在是几号?(最高分5分。与正确的相差1天扣1分,直到5分扣完为止)
9. 现在是几月份?(最高分15分。与正确月份相差1月扣5分,最多可扣15分)
10. 今年是公元多少年?(最高分30分。与正确年份相差1年扣10分,最多可扣30分)

(4) 植物状态评分

1996年,我国 VS 确定的诊断标准为:①认知功能丧失,无意识活动,不能执行命令;②保持自主呼吸和血压;③有睡眠-觉醒周期;④不能理解或表达语言;⑤能自动睁眼或在刺激下睁眼;⑥可有无目的性眼球跟踪运动;⑦丘脑下部及脑干功能基本保存。植物状态持续1个月以上才能诊断为持续性植物状态(PVS)。PVS 评分通过对眼球运动、执行命令、肢体语言、语言、吞咽、情感反应6项分别检查,每项按0~3分四级评分,然后累加计算出 PVS 评分(表144-2)。

表144-2 持续性植物状态(PVS)评分

运动	项目	评分
眼球运动	无	0
	偶有眼球跟踪	1
	经常眼球跟踪	2
	有意注视	3

续 表

运动	项目	评分
执行命令	无	0
	微弱动作	1
	执行简单命令	2
	执行各种命令	3
肢体运动	无	0
	刺激后运动	1
	无目的运动	2
	有目的运动	3
语言	无	0
	能哼哼	1
	能说单词	2
	能说整句	3
吞咽	无	0
	吞咽流质	1
	吞咽稠食	2
	能咀嚼	3
情感反应	无	0
	偶流泪	1
	能苦笑	2
	正常情感反应	3

PVS 评分总分为18分,≤3分为完全植物状态(CVS);4~7分为不完全植物状态(IVS);8~9分为过渡性植物状态(TVS);10~11分为脱离植物状态;≥12分为意识基本恢复。

144.2.2 认知功能的评定

认知(cognition)是指人们认识与知晓(理解)事物过程的总称,包括感知、识别、记忆、概念形成、思维、推理及表象过程。认知障碍是脑外伤后的主要功能障碍之一,如记忆丧失或减退、注意力不集中、思维和解决问题能力差等。故其评定主要涉及以上的内容可有单项评定和成套测验等。初期可采用认知功能水平的分级(RLA 标准,表144-3)和简易精神状态检查(MMSE)进行初测和筛选(表144-4),以后根据临床需要选择有关的评定量表,如蒙特利尔认知评定(MoCA,表144-5)量表、Loeweistein 作业疗法认知评定(LOTCA)等。

(1) 简易精神状态检查

MMSE 由20个问题,共30项组成。每项回答正确或完成评1分,错误或不知道评0分,不适合评9分,拒绝回答或不理解评8分。在积累总分时,8分和9分均按0分计算。最高分30分。全部30项

表 144 - 3　认知功能水平的分级(RLA 标准)

分级	反应
Ⅰ级	无反应 患者处于深昏迷,对任何刺激完全无反应
Ⅱ级	非特异性反应 对刺激的反应无特异性、不恒定、也无目的
Ⅲ级	部分特异性反应 对刺激的反应有特异性,但延迟,且不恒定
Ⅳ级	烦躁反应 活动性提高但伴有信息处理能力严重缺陷,言语不连贯或与环境不适应;短期或长期记忆缺失;患者出现虚构的、无目的和不相干的行为;自理需要最大限度地帮助(穿衣、饮食)
Ⅴ级	错乱反应 言语功能不全;记忆注意仍受损,能对简单的命令发生一致恒定的反应,无躁动;常能在帮助下完成自理活动,在帮助指导下可进行饮食
Ⅵ级	适当反应 言语功能不全;近事记忆有问题,可以重复学习以前学过的东西,但不能学新的作业,患者表现出有针对目的的行为,但需依赖外界的传入与指导
Ⅶ级	自主反应 言语、认知轻度障碍,行为自动和适当,言语能力仍不如病前,近事记忆浅淡,能以低于正常的速度学习新事物,但判断仍受损。在熟悉或组织好的环境中能自动地完成每日常规的活动
Ⅷ级	有目的反应 言语能力仍不如病前,能回忆和综合过去和目前的事而无困难,但抽象推理能力仍较病前差,患者机灵有定向力,行为有明确的目的

注:一般昏迷患者相当于Ⅰ级或Ⅱ级,植物状态相当于Ⅱ级,微弱意识状态相当于Ⅲ级和Ⅳ级,清醒状态则属于Ⅴ～Ⅷ级。

的得分相加即为总分。评分为痴呆的标准依文化程度而不同:文盲<17 分,小学程度<20 分,中学以上程度<24 分。如表 144 - 4 所示。

(2) 蒙特利尔认知评定

MoCA 量表是一种对轻度认知障碍进行快速筛查的评定工具(表 144 - 5),是由纳斯尔丁(Nasreddine)等根据临床经验及 MMSE 的认知项目设置和评分标准制定的,于 2004 年 11 月确定最终版本。分别从注意与集中、执行功能、记忆、语言、视结构技能、抽象思维、计算和定向力等 8 个认知维度 11 项内容进行测量,总分 30 分;英文原版的测试结果显示正常值为≥26 分。

(3) Loeweistein 作业疗法认知评定

LOTCA 内容包括定向力、视知觉、空间知觉、动作运用、视运动组织、思维操作、注意力及专注力等 20 个检查项目,总分 91 分,评分越高表示患者认知功能越好。在脑损伤患者中对其认知功能障碍的评估具有较高的效度。

(4) 神经行为认知状态检查

NCSE 由 Mueller 等 1983 年编制而成,该量表采用分量表的形式对各认知领域进行分析,主要包括定向、注意(数字重复)、语言(理解并执行简单和复杂的指令、背诵句子、看图命名)、结构(积木测验)、记忆、计算、相似性、判断力共 8 项。

(5) 认知功能单项评定

经过筛查后可通过专项检查进行单项认知功能的评定,包括以下内容:

1) 注意障碍单项评定:注意障碍可分为持续性注意障碍、转移性注意障碍、分配性注意障碍等。持续性注意实验包括划消测验、单音计数测验、持续作业测验;转移性注意包括符号-数字测验、连线测验;选择性注意包括 Stroop 字色干扰任务;分配性注意可进行日常注意成套测验。

2) 记忆障碍单项评定:常见的为韦氏记忆量表和韦氏记忆量表修订版、临床记忆量表、Rivermead 行为记忆测验(RBMT)、再认记忆测验 RMT 等。韦氏记忆测验是国内应用较为广泛的量表,有甲、乙两式,方便进行前后比较;韦氏记忆量表测试内容包括 10 项分测验,A - C 测长时记忆,D - I 测短时记忆,J 测顺势记忆;MQ 表示记忆的总水平。

3) 知觉障碍检查:最常见的知觉障碍为失认症和失用症。失认症包括视觉失认,一般常用图形辨别、图形分类、触觉命名等方法评定,听觉失认和视空间认知障碍常用画图试验、划消实验、二等分试验进行评定。失用症检查常要求被试者按照测试者指令完成相应动作,如用吹火柴、伸舌头等动作判断是否为意念运动性失用,用完成一项简单操作判断是否为意念性失用,用拼图或画钟试验判断是否为结构性失用。

144.2.3　运动功能的评定

相对于脑卒中来说,脑外伤后的运动功能恢复较快,恢复水平也较高,而且不受时间的限制。对脑外伤后的运动功能障碍可用 Brunnstrom 运动功能

表 144-4　简易精神状态检查(MMSE)

项　目		得分
定向力	现在是什么日期?(年份)(季节)(月份)(几号)(星期几)	/5
	我们现在是在哪里?(省)(市)(区县或乡镇)(什么医院)(第几层楼)	/5
记忆力	现在我会说三样东西的名称,说完之后,请你重复一次。请记住它们,因为几分钟后,我会叫你再说出来给我听。[苹果][报纸][火车]	/3
	现在请你说出这三样东西给我听。(每样东西1 s,一个1分,以第一次的表现进行打分;然后重复物体,直至全部三样都记住,至多重复6次)	/3
注意力和计算力	请你用100减7,然后再减7,一路减下去,直至我叫你停为止。(减5次后便停)	
	(口头表达困难者,可手写代替,但要求每写出一个答案,测试者须将其遮掩起来不能让受试者看到)	/5
	(　　)(　　)(　　)(　　)(　　)	
	现在我读几个字给你听,请你倒转讲出来。[祝 出 入 平 安](　　)	/5
	现在我读几个数字给你听,请你倒转讲出来。[4 2 7 3 1](　　)	/5
回忆力	我之前叫你记住的三样东西是什么?	/3
命名	(出示铅笔、手表)这个是什么东西?	/2
复述	请你跟我讲这句话"非如果,还有,或但是"	/1
	请你跟我讲这句话"四十四只石狮子"	/1
3级指令	我给你一张纸,请你按我说的去做,现在开始:"用你的右手(若右手不能,可用左手代替)拿起这张纸,将它对折,并放在地上。"	/3
阅读	请你看看这句话,并且按上面的意思去做。"张开你的嘴"	/1
	请你看看这句话,并且按上面的意思去做。"闭上你的眼睛"	/1
书写	你给我写一个完整的句子。	/1
临摹	这里有一幅图,请你照着它一模一样地画。	/1

注:MMSE是目前世界上最有影响、最普及的认知缺损筛查工具。其测试内容包括定向力、即刻记忆力、注意力和计算力、回忆能力、语言能力5个项目,完成测试所需时间为5~10 min。

表 144-5　蒙特利尔认知评定(MoCA)筛查量表

视空间/执行能力		画钟表(11点过10分)	得分
		[　] [　] [　] 轮廓　数字　指针	___/5
命名			___/3

续　表

记忆 朗读右侧词语,之后由受试者复述,不论第一次复述是否完全正确,重复朗读两遍词语,并提醒受试者 5 min 后回忆		面孔	丝绒	寺庙	菊花	红色	不计分
	第 1 次						
	第 2 次						

注意	读出下列数字,请受试者重复(每秒 1 个)　　顺背[　]2 1 8 5 4　　倒背[　]7 4 2	＿/2
	读出下列数字,每当数字 1 出现时,受试者必须用手敲一下桌面,错误数大于或等于 2 个不给分 [　]5 2 1 3 9 4 1 1 8 0 6 2 1 5 1 9 4 5 1 1 1 4 1 9 0 5 1 1 2	＿/1
	100 连续减 7　　　[　]93　[　]86　[　]79　[　]72　[　]65 4～5 个正确给 3 分,2～3 个正确给 2 分,1 个正确给 1 分,全都错误为 0 分	＿/3

语言	复述:我只知道今天小张来帮忙[　] 　　　　狗在房间时,猫总躲在沙发下面[　]	＿/2
	流畅性:1 min 之内尽可能多说出以"yi"同音的字开头的词语 　　　　　　　　　　　　　　　　　　　　　　[　]个/min	＿/1

抽象	词语相似性:如香蕉—橘子＝水果　[　]火车—自行车　[　]手表—直尺	＿/2

延迟回忆	回忆时 不能提示	面孔 [　]	丝绒 [　]	寺庙 [　]	菊花 [　]	红色 [　]	仅根据 非提示 回忆计分	＿/5
选项	第一次							
	第二次							

定向力　[　]日期　[　]月份　[　]年　[　]星期几	[　]地点　[　]城市	＿/6

分类提示:　　　　　　　　多选提示:
面孔:身体的一部分　　鼻子　面孔　手掌
丝绒:一种纺织品　　　麻布　棉布　丝绒
寺庙:一座建筑物　　　学校　寺庙　医院
菊花:一种花　　　　　牡丹　玫瑰　菊花
红色:一种颜色　　　　红色　蓝色　黄色

注:MoCA 是一个快速筛查认知功能异常的评价量表,其内容包括注意与集中、执行功能、记忆、语言、视结构技能、抽象思维、计算和定向力 8 个认知领域,共 11 个项目。

恢复阶段分级来评定(表 144-6),了解患者的功能水平和恢复的进程。另外,还常用简式 Fugl-Meyer 评定法(表 144-7、144-8)来评定其运动功能障碍的程度,也可使用其中的分量表测量相关的部位或专项功能,如上肢功能或平衡等。用 Wolf 运动功能评价量表(WMFT,表 144-9)、Berg 平衡量表(BBS,表 144-10)、Ashworth 量表(表 144 11)等分别针对脑损伤后出现的痉挛、协调和平衡障碍进行评定;步行能力可选用 10 m 步行评定步行速度,6 min 步行评定步行耐力。

表 144-6　Brunnstrom 偏瘫运动功能恢复分级

分　级	上　肢	手	下　肢
Ⅰ级	弛缓,无任何运动	弛缓,无任何运动	弛缓,无任何运动
Ⅱ级	出现联合反应,不引起关节运动的随意肌收缩,出现痉挛	出现轻微屈指动作	出现联合反应,不引起关节运动的随意肌收缩,出现痉挛
Ⅲ级	痉挛加剧,可随意引起共同运动或其成分	能全指屈曲,钩状抓握,但不能伸展,有时可由反射引起伸展	痉挛加剧 (1)随意引起共同运动或其成分 (2)坐位和立位时髋、膝可屈曲

续　表

分　级	上　肢	手	下　肢
Ⅳ级	痉挛开始减弱,出现一些脱离共同运动模式的运动 (1)手能置于腰后 (2)上肢前屈90°(肘伸展) (3)屈肘90°,前臂能旋前、旋后	能侧方抓握及拇指带动松开,手指能半随意、小范围伸展	痉挛开始减弱,开始脱离共同运动出现分离运动 (1)坐位,足跟触地,踝能背屈 (2)坐位,足可向后滑动,使其背屈大于0°
Ⅴ级	痉挛减弱,共同运动进一步减弱,分离运动增强 (1)上肢外展90°(肘伸展,前臂旋前) (2)上肢前平举并上举过头(肘伸展) (3)肘呈伸展位,前臂能旋前、旋后	(1)用手掌抓握,能握圆柱状及球形物,但不熟练 (2)能随意全指伸开,但范围大小不等	痉挛减弱,共同运动进一步减弱,分离运动增强 (1)立位,髋伸展位能屈膝 (2)立位,膝伸直,足稍向踏出,踝能背屈
Ⅵ级	痉挛基本消失,协调运动大致正常 Ⅴ级动作的运动速度达健侧2/3以上	(1)能进行各种抓握 (2)全范围的伸指 (3)可进行单指活动,但比健侧稍差	协调运动大致正常。下述运动速度达健侧2/3以上: (1)立位伸膝位髋外展 (2)坐位,髋交替地内、外旋,并伴有踝内、外翻

表 144-7　简式 Fugl-Meyer 运动功能评定量表

姓名:　　　　性别:　　　　年龄:　　　岁　　诊断:　　　　评价日期:

评分内容/评分	0分	1分	2分
Ⅰ.上肢			
坐位与仰卧位			
1.有无反射活动			
(1)肱二头肌	不引起反射活动		能引起反射活动
(2)肱三头肌	不引起反射活动		能引起反射活动
2.屈肌协同运动			
(3)肩上提	完全不能进行	部分完成	无停顿地充分完成
(4)肩后缩	完全不能进行	部分完成	无停顿地充分完成
(5)肩外展≥90°	完全不能进行	部分完成	无停顿地充分完成
(6)肩外旋	完全不能进行	部分完成	无停顿地充分完成
(7)肘屈曲	完全不能进行	部分完成	无停顿地充分完成
(8)前臂旋后	完全不能进行	部分完成	无停顿地充分完成
3.伸肌协同运动			
(9)肩内收、内旋	完全不能进行	部分完成	无停顿地充分完成
(10)肘伸展	完全不能进行	部分完成	无停顿地充分完成
(11)前臂旋前	完全不能进行	部分完成	无停顿地充分完成
4.伴有协同运动的活动			
(12)手触腰椎	没有明显活动	手仅可向后越过髂前上棘	能顺利进行
(13)肩关节屈曲90°,肘关节伸直	开始时手臂立即外展或肘关节屈曲	在接近规定位置时肩关节外展或肘关节屈曲	能顺利充分完成
(14)肩0°,肘屈90°,前臂旋前、旋后	不能屈肘或前臂不能旋前	肩、肘位正确,基本上能旋前、旋后	顺利完成

续　表

评分内容/评分	0分	1分	2分
5. 脱离协同运动的活动			
(15) 肩关节外展 90°,肘伸直,前臂旋前	开始时肘就屈曲,前臂偏离方向,不能旋前	可部分完成此动作或在活动时肘关节屈曲或前臂不能旋前	顺利完成
(16) 肩关节前屈举臂过头,肘伸直,前臂中立位	开始时肘关节屈曲或肩关节发生外展	肩屈曲中途、肘关节屈曲、肩关节外展	顺利完成
(17) 肩屈曲 30°～90°,肘伸直,前臂旋前、旋后	前臂旋前旋后完全不能进行或肩肘位不正确	肩肘位置正确,基本上能完成旋前旋后	顺利完成
6. 反射亢进			
(18) 检查肱二头肌、肱三头肌和指屈肌 3 种反射	至少 2～3 个反射明显亢进	1 个反射明显亢进或至少 2 个反射明显活跃	活跃反射≤1 个,且无反射亢进
7. 腕稳定性			
(19) 肩 0°,肘屈 90°时,腕背屈	不能背屈腕关节达 15°	可完成腕背屈,但不能抗拒阻力	施加轻微阻力仍可保持腕背屈
(20) 肩 0°,肘屈 90°时,腕屈伸	不能随意屈伸	不能在全关节范围内主动活动腕关节	能平滑地不停顿地进行
8. 肘伸直,肩前屈 30°时			
(21) 腕背屈	不能背屈腕关节达 15°	可完成腕背屈,但不能抗拒阻力	施加轻微阻力仍可保持腕背屈
(22) 腕屈伸	不能随意屈伸	不能在全关节范围内主动活动腕关节	能平滑地不停顿地进行
(23) 腕环形运动	不能进行	活动费力或不完全	正常完成
9. 手指			
(24) 集团屈曲	不能屈曲	能屈曲但不充分	能完全主动屈曲
(25) 集团伸展	不能伸展	能放松主动屈曲的手指	能完全主动伸展
(26) 钩状抓握	不能保持要求位置	握力微弱	能够抵抗相当大的阻力
(27) 侧捏	不能进行	能用拇指捏住一张纸,但不能抵抗拉力	可牢牢捏住纸
(28) 对捏(拇、示指可夹住一根铅笔)	完全不能	捏力微弱	能抵抗相当的阻力
(29) 圆柱状抓握	不能保持要求位置	握力微弱	能够抵抗相当大的阻力
(30) 球形抓握	不能保持要求位置	握力微弱	能够抵抗相当大的阻力
10. 协调能力与速度(手指指鼻试验连续 5 次)			
(31) 震颤	明显震颤	轻度震颤	无震颤
(32) 辨距障碍	明显的或不规则的辨距障碍	轻度的或规则的辨距障碍	无辨距障碍
(33) 速度	较健侧长 6 s	较健侧长 2～5 s	两侧差别<2 s
Ⅱ. 下肢			
仰卧位			
1. 有无反射活动			
(1) 跟腱反射	无反射活动		有反射活动
(2) 膝腱反射	无反射活动		有反射活动
2. 屈肌协同运动			
(3) 髋关节屈曲	不能进行	部分进行	充分进行
(4) 膝关节屈曲	不能进行	部分进行	充分进行

续　表

评分内容/评分	0分	1分	2分
（5）踝关节背屈	不能进行	部分进行	充分进行
3. 伸肌协同运动			
（6）髋关节伸展	没有运动	微弱运动	几乎与对侧相同
（7）髋关节内收	没有运动	微弱运动	几乎与对侧相同
（8）膝关节伸展	没有运动	微弱运动	几乎与对侧相同
（9）踝关节跖屈	没有运动	微弱运动	几乎与对侧相同
坐位			
4. 伴有协同运动的活动			
（10）膝关节屈曲	无主动运动	膝关节能从微伸位屈曲,但屈曲<90°	屈曲>90°
（11）踝关节背屈	不能主动活动	能部分背屈	能充分背屈
站位			
5. 脱离协同运动的活动			
（12）膝关节屈曲	在髋关节伸展位时不能屈膝	髋关节0°时膝关节能屈曲,但<90°,或进行时髋关节屈曲	能自如运动
（13）踝关节背屈	不能主动活动	能部分背屈	能充分背屈
仰卧			
6. 反射亢进			
（14）查跟腱、膝、膝屈肌3种反射	2~3个反射明显亢进	1个反射明显亢进或至少2个反射明显活跃	活跃的反射≤1个且无反射亢进
7. 协调能力和速度(跟-膝-胫试验,快速连续做5次)			
（15）震颤	明显震颤	轻度震颤	无震颤
（16）辨距障碍	明显不规则的辨距障碍	轻度规则的辨距障碍	无辨距障碍
（17）速度	比健侧长6 s	比健侧长2~5 s	比健侧长2 s

表 144-8　FMA 运动评分的临床意义

运动评分	分　级	临床意义	运动评分	分　级	临床意义
<50	Ⅰ	严重运动障碍	85~95	Ⅲ	中度运动障碍
50~84	Ⅱ	明显运动障碍	96~99	Ⅳ	轻度运动障碍

表 144-9　Wolf 运动功能评价量表

项目号	项目内容	得　分	得　分
1	前臂放到桌子(侧面)		
2	前臂由桌子放到盒子(侧面)		
3	在桌面上伸肘(侧面)		
4	在桌面有负荷伸腕(侧面)		
5	手放到桌子(正面)		
6	手由桌子放到盒子(正面)		

项目号	项目内容	得 分	得 分
7	在桌面屈肘拉回 0.45 kg 的物体		
8	拿起易拉罐到嘴边		
9	从桌面上拿起铅笔		
10	从桌面拿起曲别针(回形针)		
11	叠放 3 个棋子		
12	翻转 3 张纸牌		
13	在锁中转动钥匙		
14	叠毛巾		
15	提 1.35 kg 篮子到旁边桌子上		
总分/总耗时			
日期			
评定者			

表 144-10 Berg 平衡量表(BBS)

姓名: 性别: 年龄: 岁 诊断:

评价项目/日期	评分标准	评 分
1. 由坐到站	受试者体位:患者坐于治疗床上 测试命令:请站起来 4 分:不用手帮助即能够站起且能够保持稳定 3 分:用手帮助能够自己站起来 2 分:用手帮助经过几次努力后能够站起来 1 分:需要较小的帮助能够站起来或保持稳定 0 分:需要中度或较大的帮助才能够站起来	
2. 独立站立	受试者体位:站立位 测试命令:请尽量站稳 4 分:能够安全站立 2 min 3 分:能够在监护下站立 2 min 2 分:能够独立站立 30 s 1 分:经过几次努力能够独立站立 30 s 0 分:没有帮助不能站立 30 s	
3. 独立坐	受试者体位:坐在椅子上,双足平放在地上、背部要离开椅背 测试命令:请将上肢交叉抱在胸前并尽量坐稳 4 分:能够安全地坐 2 min 3 分:能够在监护下坐 2 min 2 分:能够坐 30 s 1 分:能够坐 10 s 0 分:没有支撑则不能坐 10 s	
4. 由站到坐	受试者体位:站立位 测试命令:请坐下 4 分:用手稍微帮助即能够安全地坐下 3 分:需要用手帮助来控制身体重心下移 2 分:需要用双腿后侧抵住椅子来控制身体重心下移 1 分:能够独立坐在椅子上但不能控制身体重心下移 0 分:需要帮助才能坐下	
5. 床-椅转移	先在治疗床旁边准备一张有扶手和一张无扶手的椅子 受试者体位:患者坐于治疗床上,双足平放于地面	

评价项目/日期	评分标准	评　分
	测试命令:请坐到有扶手的椅子上来,再坐回床上;然后再坐到无扶手的椅子 　　　　上,再坐回床上 4分:用手稍微帮助即能够安全转移 3分:必须用手帮助才能够安全转移 2分:需要监护或言语提示才能完成转移 1分:需要一个人帮助才能完成转移 0分:需要两个人帮助或监护才能完成转移	
6. 闭眼站立	受试者体位:站立位 测试命令:请闭上眼睛,尽量站稳 4分:能够安全站立10 s 3分:能够在监护下站立10 s 2分:能够站立3 s 1分:闭眼时不能站立3 s,但睁眼站立时能保持稳定 0分:需要帮助以避免跌倒	
7. 双足并拢站立	受试者体位:站立位 测试命令:请将双脚并拢并且尽量站稳 4分:能够独立的将双脚并拢并独立站立1 min 3分:能够独立的将双脚并拢并在监护下站立1 min 2分:能够独立的将双脚并拢但不能站立30 s 1分:需要帮助才能将双脚并拢但双脚并拢后能够站立15 s 0分:需要帮助才能将双脚并拢且双脚并拢后不能站立15 s	
8. 站立位上肢前伸	受试者体位:站立位 测试命令:将手臂抬高90°,伸直手指并尽力向前伸,请注意双脚不要移动 (注:进行此项测试时,要先将一根皮尺横向固定在墙壁上。受试者上肢前伸 时,测量手指起始位和终末位对应于皮尺上的刻度,两者之差为患者上肢前伸 的距离。如果可能的话,为了避免躯干旋转受试者要两臂同时前伸) 4分:能够前伸>25 cm的距离 3分:能够前伸>12 cm的距离 2分:能够前伸>5 cm的距离 1分:能够前伸但需要监护 0分:当试图前伸时失去平衡或需要外界支撑	
9. 站立位从地上 拾物	受试者体位:站立位 测试命令:请把你双脚前面的拖鞋捡起来 4分:能够安全而轻易地捡起拖鞋 3分:能够在监护下捡起拖鞋 2分:不能捡起但能够到达距离拖鞋2~5 cm的位置并且独立保持平衡 1分:不能捡起并且当试图努力时需要监护 0分:不能尝试此项活动或需要帮助以避免失去平衡或跌倒	
10. 转身向后看	受试者体位:站立位 测试命令:双脚不要动,先向左侧转身向后看,然后再向右侧转身向后看 (注:评定者可以站在受试者身后手拿一个受试者可以看到的物体以鼓励其更 好的转身) 4分:能够从两侧向后看且重心转移良好 3分:只能从一侧向后看,另一侧重心转移较差 2分:只能向侧方转身但能够保持平衡 1分:当转身时需要监护 0分:需要帮助及避免失去平衡或跌倒	
11. 转身一周	受试者体位:站立位。 测试命令:请转1圈,暂停,然后在另一个方向转1圈 4分:能两个方向用4 s或更短的时间安全地转1圈 3分:只能在一个方向用4 s或更短的时间安全地转1圈	

续　表

评价项目/日期	评分标准	评　分
	2分:能够安全地转1圈但用时超过4 s 1分:转身时需要密切监护或言语提示 0分:转身时需要帮助	
12. 双足交替踏台阶	先在受试者前面放一个台阶或一只高度与台阶相当的小凳子 受试者体位:站立位 测试命令:请将左、右脚交替放到台阶/凳子上,直到每只脚都踏过4次台阶或凳子 4分:能够独立而安全地站立且在20 s内完成8个动作 3分:能够独立站立,但完成8个动作的时间超过20 s 2分:在监护下不需要帮助能够完成4个动作 1分:需要较小帮助能够完成2个或2个以上的动作 0分:需要帮助以避免跌倒或不能尝试此项活动	
13. 双足前后站	受试者体位:站立位 测试命令:(示范给受试者)将一只脚放在另一只脚的正前方并尽量站稳。如果不行,就将一只放在另一只前面尽量远的地方,这样,前脚后跟就在后脚足趾之前 (注:要得到3分,则步长要超过另一只脚的长度且双脚支撑的宽度应接近受试者正常的支撑宽度) 4分:能够独立地将一只脚放在另一只脚的正前方且保持30 s 3分:能够独立地将一只脚放在另一只脚的前方且保持30 s 2分:能够独立地将一只脚向前迈一小步且能够保持30 s 1分:需要帮助才能向前迈步但能保持15 s 0分:当迈步或站立时失去平衡	
14. 单腿站立	受试者体位:站立位 测试命令:请单腿站立尽可能长的时间 4分:能够独立抬起一条腿且保持10 s以上 3分:能够独立抬起一条腿且保持5~10 s 2分:能够独立抬起一条腿且保持3~5 s 1分:经过努力能够抬起一条腿,保持时间不足3 s,但能够保持站立平衡 0分:不能够尝试此项活动或需要帮助以避免跌倒	
得分		

注:BBS总分为56分,得分低于40分表明有摔倒的危险。评分标准:0~20分,限制使用轮椅;21~40分,辅助下步行;41~56分,独立步行。

表 144 - 11　改良 Ashworth 量表

分　级	症　状
0级	肌张力不增加,被动活动患侧肢体在整个范围内均无阻力
1级	肌张力稍增加,被动活动患侧肢体到终末端时有轻微的阻力
1⁺级	肌张力稍增加,被动活动患侧肢体时在前1/2关节活动度(ROM)中有轻微"卡住"感觉,后1/2ROM中有轻微的阻力
2级	肌张力轻度增加,被动活动患侧肢体在大部分ROM内均有阻力,但仍可以活动
3级	肌张力中度增加,被动活动患侧肢体在整个ROM内均有阻力,活动比较困难
4级	肌张力高度增加,患侧肢体僵硬,阻力很大,被动活动十分困难

144.2.4 吞咽功能的评定

重症颅脑损伤意识障碍的患者保证其营养的充分支持是非常必要的,一般给予鼻胃管进行营养的支持;颅脑损伤后清醒的患者需要综合评估是否要拔除鼻胃管,一般结合其认知障碍及行为异常情况,自我对饮食的要求,采用反复唾液吞咽试验、饮水试验(表144-12)和电视荧光吞咽试验等确定其吞咽的能力和吞咽障碍的严重程度确定营养供给和进食途径、食物性状等。

表 144-12 饮水试验分级

分级	表现
Ⅰ级	可一次喝完,无噎呛
Ⅱ级	分两次以上喝完,无噎呛
Ⅲ级	能一次喝完,但有噎呛
Ⅳ级	分两次以上喝完,且有噎呛
Ⅴ级	常常噎呛,难以全部喝完

注:饮水试验的判断标准为:①正常,Ⅰ级,5 s 内完成;②可疑,Ⅰ级,5 s 以上完成;Ⅱ级;③异常,Ⅲ、Ⅳ、Ⅴ级。

144.2.5 言语交流能力的评定

颅脑损伤患者会出现言语交流障碍,主要可表现为言语错乱、听理解障碍、口语表达障碍、言语失用、阅读障碍、书写障碍、构音障碍和命名障碍等。常见的言语功能障碍为失语症和构音障碍两种。失语症的评估一般采用波士顿诊断性失语检查(BDAE),并确定失语症的严重程度,它是目前应用较为普遍的一种失语症评估方法,此外还有西方失语成套测验(WAB)、北京医科大学汉语失语成套测验(ABC)等。构音障碍是由于构音器官结构异常,或由于神经肌肉功能障碍所致的发音障碍,或不存在任何的结构、神经肌肉功能障碍所致的言语障碍。构音障碍的评估一般采用 Frenchay 构音障碍评估量表。对患者的构音器官的检查和构音评定以确定是否存在运动型构音障碍、器质性构音障碍还是功能性构音障碍。

144.2.6 情绪和行为障碍的评定

对于患者的情绪和心理也可常规采用汉密尔顿焦虑和抑郁量表来对患者进行评定。但颅脑损伤的患者更多存在的是行为和情感控制异常。重症患者

在脱离昏迷和 PTA 期后可出现激越行为,表现为具有攻击性或威胁行为等。另外还可出现一些典型的行为障碍,如发作性失控、额叶攻击行为、负性行为障碍、行为依赖、意志力差等。颅脑损伤患者常见行为障碍见表 144-13。

表 144-13 颅脑损伤患者常见的行为障碍

性质	表现
Ⅰ 正性	A 攻击
	B 冲动
	C 脱抑制
	D 幼稚
	E 反社会性
	F 持续动作
Ⅱ 负性	A 丧失自知力
	B 无积极性
	C 自动性
	D 迟缓
Ⅲ 症状性	A 抑郁
	B 类妄想狂
	C 强迫观念
	D 循环性情感(躁狂-抑郁气质)
	E 情绪不稳定
	F 癔病

144.2.7 活动和参与能力的评定

颅脑损伤后常导致活动受限和参与局限性,目前可用国际功能、残疾和健康分类(ICF)的临床用表评定这方面的情况。日常生活活动能力评定量表最常用的有 Barthel 指数(表 144-14),此量表对生活中的 10 个项目,包括大小便控制、洗漱、穿衣和转移、行走等进行评分,总分 100 分。根据所得分数对日常生活活动障碍程度进行分级,0~20 分为功能严重障碍,患者日常生活完全依赖;21~40 分为重度依赖,患者生活需要很大帮助;41~60 分为中度依赖,患者生活需要中等程度帮助;>60 分为轻度依赖,患者生活大部分能自理;100 分为正常,患者基本生活独立自理。另外也有使用功能独立性测定(FIM)来进行评定,如数据要在国外公开发表,使用前需在美国医疗康复统一数据库系统注册和接受培训。笔者也编制了综合功能评定(FCA,表 144-15)对患者的各项功能进行综合评定,也获得很好的临床应用。

表 144-14　Barthel 指数评定内容与评分标准

项　目	评分标准	项　目	评分标准
进食	0 分:较大依赖或完全依赖他人 5 分:稍依赖(夹菜、盛饭、切面包、抹黄油) 10 分:自理	控制小便	0 分:完全失控 5 分:偶尔失控 10 分:可控制
洗澡	0 分:较大依赖或完全依赖他人 5 分:自理	上厕所	0 分:较大依赖或完全依赖他人 5 分:需部分辅助 10 分:自理
修饰	0 分:较大依赖或完全依赖他人 5 分:独立洗脸、梳头、刷牙、剃须	床椅转移	0 分:完全依赖别人 5 分:较大依赖 10 分:稍依赖 15 分:自理
穿衣	0 分:较大依赖或完全依赖他人 5 分:依赖依赖 10 分:自理(系、开纽扣,开闭拉链和穿鞋等)	行走(平地 45 m)	0 分:完全依赖 5 分:较大依赖 10 分:稍依赖 15 分:独立步行
控制大便	0 分:失禁或昏迷 5 分:偶尔失禁(每周>1 次) 10 分:能控制	上下楼梯	0 分:较大依赖或完全依赖他人 5 分:稍依赖 10 分:自理

表 144-15　综合功能评定(FCA)

评定内容		评分标准
自我照料	进食(6分)	包括取碗、用筷子/调羹、将饭菜送入口、咀嚼、吞咽等 5 个步骤(20%/步)
	修饰(6分)	包括洗脸、洗手、刷牙、梳头、修面或化妆等 5 个步骤(20%/步)
	沐浴(6分)	包括洗头、洗颈、洗胸、洗腋部、洗腹部、洗背部、洗上肢、洗下肢、洗阴部、洗肛门 10 个步骤(10%/步)
	穿上衣(6分)	包括取衣服、穿一侧袖、穿另一侧袖、整理妥当(穿入头部)、解/系纽扣(整理妥当)5 个步骤(20%/步)
	穿下衣(6分)	包括取裤裙、穿裤裙、系腰带或系扣(整理妥当)3 个步骤(33%/步)
排泄功能	上厕所(6分)	包括脱裤、便后处理、穿裤 3 个步骤(33%/步)
	膀胱括约肌控制(6分) 肛门括约肌控制(6分)	6 分:不需他人的帮助,也不需器械、药物等帮助,每月少于 1 次失禁 5 分:有排空困难,不需他人帮助,但需器械、药物帮助,每月可 1 次失禁 4 分:需接触身体的帮助,但自己能完成的在 75% 以上,每月 2 次失禁 3 分:需接触身体的帮助,自己能完成的为 50%~75%,每月有 3~6 次失禁 2 分:需接触身体的帮助,自己能完成的为 49% 以下;每周有 2~4 次失禁 1 分:不能控制,每周超过 4 次,几乎每日均失禁
转移	床 → 椅(轮椅)(6分) 坐厕→轮椅(6分) 进出浴盆、淋浴间(6分)	6 分:不需要他人帮助,也不需器械等的帮助 5 分:不需他人的帮助,但需器械等的帮助 4 分:需接触身体的帮助,但自己能完成的在 75% 以上(轻扶) 3 分:需接触身体的帮助,自己能完成的为 50%~75%(中扶) 2 分:需接触身体的帮助,自己能完成的仅为 49% 以下(重扶下患者自行移动脚步) 1 分:完全不能完成
行走	行走或使用轮椅(6分) 上、下楼梯状态(6分)	6 分:独立安全地行走 50 m 5 分:用支具能行走 50 m 或独立行走 17 m(轮椅代步起评分为 5 分) 4 分:用手杖行走 17 m 或有人轻扶持行 50 m 3 分:中等扶持,自己完成 50%~70% 2 分:重度扶持,自己完成 25%~50% 1 分:不能行走

评定内容		评分标准
言语功能	视听理解（6分，每个小问题0.6分）	口头回答问题（回答是或不是） ① 你叫张华吗 ② 马比狗大吗 听词指物 ③ 钥匙和梳子 执行口头命令 ④ 先指认门，然后指认窗 ⑤ 把纸翻到正面，然后把纸放到书上 阅读或看图后回答是非题 ⑥ 房门是关着的吗 ⑦ 吃香蕉要先剥什么 阅读辨物 （阅读词，再指出与之相应的物体） ⑧ 铅笔与杯子 执行书面命令 ⑨ 拿起笔，点三下再放回原处 ⑩ 挥手再见
	言语表达（6分，每个小问题0.6分）	口语表达 复述 ① 吃完饭去散步 实物命名 ② 纸和铅笔 ③ 钥匙和火柴 朗读词汇和句 ④ 人类 ⑤ 地球在转动 书写表达 复写 ⑥ 电话铃响了 向患者展示实物，写出实物名称 ⑦ 杯子、牙刷 ⑧ 梳子、剪刀 听写词或句子 ⑨ 动物 ⑩ 世界在前进
社会认知	社会交往（6分，每个小问题0.6分）	① 能较主动地与周围的人交往而不畏缩 ② 有应有的礼貌 ③ 言谈举止能考虑自己对周围人群的影响，不引起他人反感 ④ 能恰当地表达自己的要求，而不让他人感到自私和过分 ⑤ 能了解他人的需求，并能在可能的范围内予以满足 ⑥ 对他人不淡漠 ⑦ 与他人相处能控制情绪，不轻易发怒 ⑧ 不向他人提出不合理的要求 ⑨ 对别人的缺点能够谅解和容忍 ⑩ 能接受他人的批评
	问题解决能力（6分，每个小问题0.6分）	逻辑思维能力：让患者填空 ① 所有金属都能导电，铜是金属，所以铜也能_____ （天黑了，屋里暗，要开_____） ② 香蕉只有在成熟的时候才是香的，这只香蕉不香，所以它是一只_____的香蕉。 （下雨天，要带_____，穿_____。）

续　表

评定内容		评分标准

社会认知　问题解决能力（6
分，每个小问题
0.6分）

组织与归类能力
③ 有两套卡片共计6张，先打乱此顺序，呈现给患者，让患者按应有的顺序排列好
　（每次评定做两套中的一套）
④ 14种小图片放于患者前面，让患者根据自己的标准分类，然后问其分类的标准是什么（每
　次评定做两组图片中的一组）
组1：动物（鲸＋羊＋牛＋狮＋鹰＋龟）＋衣物＋人物（15张）
组2：交通工具＋蔬菜＋动物（长颈鹿＋松鼠＋鳄鱼＋猫）＋植物（15张）
推理能力
⑤ 比较推理：让患者看图1或图2，提问患者：哪个最重，哪个最轻
⑥ 几何推理：让患者看图1或图2，提问患者
数字问题解决能力（心算或笔算均可，每次评定做左右两组题目中的一组）
⑦ 9＋19＝　　　　　17＋8＝　　　　⑧ 27－9＝　　　　　36－7＝
⑨ 20×10＝　　　　　30×40＝　　　⑩ 100÷5＝　　　　　20÷4＝

记忆（6分，每个
小问题0.6分）

瞬时记忆
① 数字复述：从两位数开始，以每秒一数的速度念下列各行数字，每念完一列即让患者复
　述，直到失败为止。能复述5～7位数字为正常（每次评定做左右两组中的一组）
3－7　　　　　　　　　　　　4－2
7－4－9　　　　　　　　　　3－6－7
8－5－2－7　　　　　　　　4－2－9－0
2－9－6－8－8－3　　　　　1－8－4－3－2－5
5－7－2－9－4－6　　　　　4－6－9－0－2－5
8－1－5－9－3－6－2　　　3－5－2－8－5－1－4
3－9－8－2－5－1－4－7　3－5－7－1－4－6－5－8
7－2－8－5－4－6－7－3－9　2－0－6－3－8－5－1－0－7
短时记忆
听短时记忆：
② 让患者记住不熟悉的人名，然后主试者与之交谈无关内容，1 min后让患者说出该人名
视短时记忆：
③ 出示图片1，让患者看1 min，并让其尽量记住，然后主试者收回图片，继续出示图片2和
　3，让患者从图片2和3中认出在图片1中看到过的东西。能认出3个为正常
短时运动记忆：
④ 向患者演示梳头或喝水的动作，然后让患者重做。正常应能完成
长时记忆（属于呈现对象出现后开始回忆的时间＞2 min的记忆）
⑤ 主试者向患者演示刷牙动作，有5个环节：取牙膏、打开牙膏盖、取牙刷、将牙膏挤到牙刷
　上、刷牙，让患者记住，等2 min后让患者复述
⑥ 指给患者看抽屉内的剪刀，数分钟后提问患者，剪刀在何处
间隔时间长达数小时或数月的回忆
⑦ 问患者早饭吃什么，或下午测试时间患者上午做了什么治疗（由第三方证实）
⑧ 问患者是否上过小学
⑨ 问患者出生年月日
⑩ 问患者家庭有几口人

注：此量表共计18大项，每个项目最高评分6分，最低评分1分，总分108分，最低总分18分。满分为综合功能独立能力正常；
107～90分为基本正常；89～72分，轻度障碍；71～54分，中度障碍；53～36分，重度障碍；35～19分，极重度障碍；18分综合功能
完全障碍。

144.2.8　颅脑损伤的结局评定

对于颅脑损伤患者的恢复及预后评定，临床上常用的有格拉斯哥（Glasgow）结局量表（GOS，见表30-6）和残疾等级评分量表（DRS，表144-16）。

表 144－16　残疾等级评分量表

分　级	项　目	评　分	分　级	项　目	评　分
Ⅰ（睁眼）	自发睁眼	0	Ⅳ（进食、入厕、梳洗方面的认知能力）	完好	0
	呼唤睁眼	1		部分完好	1
	疼痛刺激睁眼	2		极少	2
	无反应	3		无	3
Ⅱ（言语）	回答正确	0	Ⅴ（功能水平）	完全独立	0
	回答错误	1		特定环境中独立	1
	语言不恰当	2		轻度依赖	2
	不可理解	3		中度依赖	3
	无反应	4		重度依赖	4
				完全依赖	5
Ⅲ（运动）	执行指令动作	0	Ⅵ（工作能力）	不受限制	0
	疼痛时定位	1		选择地工作	1
	疼痛时回撤	2		保护的工作	2
	屈曲反应	3		不能工作	3
	伸直反应	4			
	无反应	5			

注:DRS总分0分无残疾,1分为轻微残疾,2~3分为轻度残疾,4~6分为中度残疾,7~11分为中重度残疾,12~16分为重度残疾,17~21分为极重度残疾,22~24分为植物状态,25~29分为永久植物状态,30分即死亡。

144.3　颅脑损伤后的急性期康复治疗

颅脑损伤患者的生命体征稳定,特别是颅内压持续24 h稳定在2.7 kPa(20 mmHg)以内即可进行康复治疗。特别是患者存在包括意识、认知、行为、言语、情绪及运动和感觉等方面的功能障碍时都是康复治疗的适应证。颅脑损伤的急性期康复重点是对已发生的昏迷和运动功能障碍等患者的姿势管理、促醒治疗、呼吸及运动功能维护、吞咽和营养的支持,以及预防并发症。

144.3.1　姿势管理

颅脑损伤较严重时,常需较长时间的卧床,由于大脑皮质高级中枢的受损,会出现一些异常的姿势,如去大脑强直和去皮质强直状态。异常的卧位姿势和强直易加重患者运动功能的障碍,如肌肉挛缩和关节的挛缩,以致影响日后的运动功能恢复。故对于昏迷或不能完全主动移动的患者来说,必须保持正确的体位以及规律地变换体位。正确体位可以预防由于长期制动导致的关节挛缩、畸形、压疮及吸入性肺炎的发生,使患者感觉舒适,为进一步康复创造条件。整个治疗过程中要尽可能避免长时间处在躯

体伸展反应模式下的颈伸仰卧位,做到2 h翻身至颈中立位的侧卧位,这时使患者的颈部、躯干和四肢会变得更加容易屈曲,以减少痉挛的发生,减少骶尾部压力;交替地变换体位也利于肺部内分泌物的排出。应注意翻身过程中尽量为有能力参与活动的患者提供主动参与机会。对于深昏迷患者,治疗师需要帮助患者被动翻身;病情稳定的情况下,有条件的可以尽早地在监护下进行床头抬高坐起,逐渐转移至床旁坐位,进行床椅转移或者床旁站立训练。必要时可以运用辅助矫形器进行正确体位的维持,如足下垂内翻矫形器、腕指屈曲矫形器等。相应的康复对策及常见的异常姿势表现见表144－17及图144－1。

144.3.2　意识障碍的康复治疗

重度颅脑损伤患者会出现不同程度的昏迷、昏睡或嗜睡等。除临床上应用药物促进脑细胞代谢、改善脑的血液循环,必要时施行手术降低颅内压力以外,还可以给予各种感觉刺激、电刺激及高压氧治疗等,同时做好必要的家属及长期照顾者的心理安抚和健康宣教,使之充分了解与患者交流对于促醒的重要性,更利于全方位地对患者做好心理支持,综合地利用各种方法帮助患者苏醒,恢复意识。

表 144 - 17   矫正异常体位的对策

异　常　表　现	合　理　姿　势
踝内翻,足严重跖屈,爪状趾	使用足托板,置患足和足趾于背屈位,纠正踝内翻
头转向左或右	置头于颈部中线
头前屈,上肢屈肌痉挛,下肢伸肌痉挛	置头于后伸位
仰卧位伸肌痉挛和下肢内收,俯卧位屈肌痉挛	仰卧位使髋关节外展和膝关节下置软枕,少用或不用仰卧位
健侧用力时,病侧出现痉挛	避免健侧过于用力和做阻抗活动
仰卧位一侧上肢屈肌痉挛,同侧下肢伸肌痉挛	仰卧位略垫高患肩,置患肩外展 45°,肘微曲,腕稍背伸,五指微屈。髋内旋,膝稍屈,踝背屈稍外翻

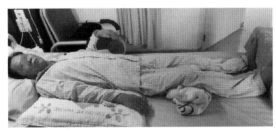

A. 仰卧位

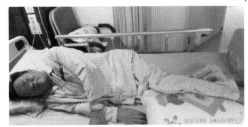

B. 患侧卧位

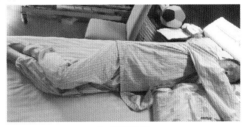

C. 健侧卧位

图 144 - 1   合理体位摆放姿势

（1）听觉刺激

听觉刺激主要包括音乐疗法和语言交流。音乐疗法中乐曲的选择应首选患者受伤前最喜爱的曲目。可以挑选高昂激越与抒情优美的乐曲交替播放。播放音乐时应经常观察患者反应、心率和呼吸节律变化。如出现烦躁不安,应做分析,排除呼吸道不适、发热等不利因素后,应考虑可能受音乐的影响,必要时做适当调整。家属和长期照顾者随时说简单的语言或呼喊患者的名字,也可选择患者先前喜欢、关心的话题,也可挑选讲故事、读报等形式,每日多次,每次几分钟与患者交流;同样应注意患者的各种微小反应,包括面部及身体其他方面的变化,观察患者对各种听觉刺激的反应,并予以正性的鼓励。

（2）视觉刺激

可以利用色彩物体或者光源放置在患者可平视的范围里,由远及近、由内向里移动刺激和诱导追踪;另更经典的,如在患者头上放置五彩灯,通过不断变换的彩光刺激视网膜、大脑皮质。上述治疗每日 2 次,每次 30～60 min。

（3）肢体运动觉和皮肤感觉刺激

鼓励患者家属对患者进行安全范围里的抚触以及在治疗师指导下的适度的、简单的四肢关节的活动,利用毛巾、毛刷等从肢体远端至近端进行皮肤刺激。这些都被认为是良好的肢体关节位置觉、皮肤触觉刺激,对患者的大脑皮质有一定的刺激作用。

（4）针灸、推拿

针灸、推拿具有疏通经络、运行气血和醒脑开窍等作用,可增加组织血液供应、促进神经元突触的再生与神经功能重建、促进脑内血肿的吸收和损伤的周围神经再生、激活脑干-网状系统、提高神经细胞的兴奋性。一般选用头针刺激感觉区、运动区、百会、四神聪、神庭、人中、合谷、内关、三阴交、劳宫、涌泉、十宣等穴位，采用提插泻法，并连接电针仪加用电刺激，有助于解除大脑皮质的抑制状态，对意识障碍患者的促醒有帮助作用。采用推拿手法，以刺激头面部腧穴和十宣、十二井、合谷、内关等开窍醒脑的穴位和督脉为主，手法刺激强度偏大。

（5）电刺激

对于生命体征稳定，颅内无活动性出血，无严重心血管疾病伴心功能不全或心脏起搏器植入，无外伤后频发癫痫或有癫痫病史的重型颅脑损伤后意识障碍患者，应早期应用电刺激促醒治疗方法。研究证明，正中神经刺激（MNS）治疗是通过数字频率合成技术，将有效的治疗电流通过体表电极，无创地由周围神经引入中枢神经系统，增强脑电活动，使脑干网状上行系统及大脑皮质保持兴奋状态，同时神经电刺激信号可通过脑干网状结构和纹状体到达脑的血管舒张中枢，引起脑血管扩张，提高脑病灶的局部血流量，从而起到改善昏迷患者意识水平的作用。另外，深部脑刺激（DBS）和脊髓刺激（SCS）技术，具有微创、可调控的特点，对意识障碍的促醒治疗取得肯定的治疗效果。

（6）高压氧治疗

高压氧治疗能提高氧浓度，增加脑组织的氧含量，改善脑缺氧所致的脑功能障碍，保护损伤病灶周围的缺血半暗区的神经细胞，促进侧支循环形成，从而促进脑功能的恢复。特别是高压氧下颈动脉系统血管收缩，血流量减少，但椎动脉血流量反而增加，因此，网状激活系统和脑干部位的血流量和氧分压相对增加，激活网状结构上行激活系统的兴奋性，有利于昏迷患者的觉醒和生命活动的维持。一般治疗每天 1 次，每次 90 min，10～20 d 为 1 个疗程，可连续数个疗程。

144.3.3 呼吸与运动功能管理

急性期患者普遍都存在运动功能障碍以及独立存在或伴发存在的呼吸功能障碍，甚至利用机械通气以维持生命。患者通气不足，进而可能会引起痰液潴留、肺不张、肺炎等肺部并发症，故在急性期必须关注患者的运动不足和障碍的存在（包括呼吸肌运动的不足和障碍），采取适度的呼吸训练、肢体运动和前述的体位摆放等治疗措施，以增加吸气量促进肺膨胀、提高局部通气量、减少气道阻力和优化肺的顺应性，减少机体全身肌群的萎缩和废用以及关节的僵硬。

（1）呼吸训练与排痰

呼吸运动在一定程度上受大脑皮质支配，因此可进行主动训练，通过对呼吸运动的控制和调节来改善呼吸功能。对于无意识障碍的患者诱导完成呵气和咳嗽等用力呼气技术，增加呼气流量。对于呼气肌无力或疲劳的患者可以使用胸腹部压迫进行徒手辅助咳嗽（图 144-2）。可以使用辅助咳痰机来改善吸气肌/呼气肌功能，以及患者的咳嗽能力。对于插管和机械通气的患者，许多技术如徒手或机械过度通气、呼气末正压通气、体位引流、胸腹部压迫、辅助咳痰机和中央气道抽吸等都有助于清除呼吸道的分泌物。颅脑损伤的患者只有掌握了正确的呼吸技术，才能最终改善换气，增加咳嗽机制的效率，改善呼吸肌的协调能力，并建立有效的呼吸方式。

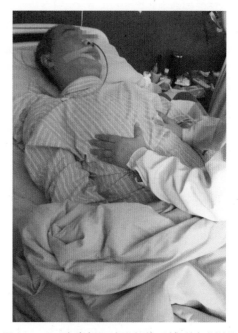

图 144-2 胸腹部压迫进行徒手辅助咳嗽训练

（2）床旁训练

昏迷及不能主动配合的患者均应尽早采用被动活动四肢及躯干，牵伸易于挛缩的肌群，做好体位管理，可以利用被动床旁自行车或者神经肌肉电刺激补充卧床患者运动的不足（图 144-3）。经证明这些都是心血管呼吸系统负荷最小、最安全的治疗手段。

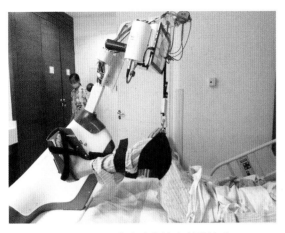

图 144-3 床旁功能性电刺激治疗

床旁被动关节活动训练有利于保持肌肉的生理长度和张力，维持正常关节的形态、功能、活动范围；维持关节周围结缔组织的延展性和韧带强度；维持和恢复因组织粘连和肌肉痉挛等多因素引发的关节功能障碍。患者在放松体位下，治疗师轻柔缓慢地有节律地完成从肩到肘及手指、从髋到膝及足趾的被动活动，完成颈到腰部及骨盆的被动活动；被动活动过程中加强对患者的语言命令和引导，结合局部牵伸抑制肌肉的挛缩，结合感觉刺激诱导主动运动的产生，并给予足够的正性鼓励。一般每一动作重复 10～20 次，每天训练 2～3 次。

床旁肌肉力量训练有利于不便较长时间离床但具有一定主动运动能力而肌力不足的患者，可尽早进行相关肌群的力量训练，宜采用神经促通技术、神经肌肉电刺激、针灸、推拿、运动再学习、生物反馈技术、运动想象技术等措施来增加肌力。

（3）翻身和转移训练

结合体位转换的护理要求，加以主被动翻身训练，可预防关节挛缩畸形，避免压疮的发生，改善循环，保持脊柱的活动性，改善呼吸功能，预防颈源性疼痛，降低过高的肌张力，预防周围神经损伤，让患者习惯移动和体位的改变。治疗师应尽力、尽早地在监护下被动将患者移至坐位。注意床边坐位，需使患者的双脚平放在地板上，保证安全以及对患者本体感觉的输入。有条件的，可使用电动直立病床将患者缓慢地从平卧位遥控至 30°斜卧位站立，直至直立；注意双上肢和头颈部在良好的固定位置，以及全身稳定固定，保证双足站立于站立板上。监测患者的血压和呼吸，防治体位性低血压的存在。每天

训练 2～3 次，每次根据患者耐受能力进行 10～20 min 的治疗。注意所有的活动要对患者和家属做好提前告知和解释，转移过程中宜缓慢、安静、轻柔地进行，不宜惊吓到患者，而诱发患者心率、呼吸频率的改变，肌张力的增高和痉挛的发生等。

144.3.4 吞咽障碍的康复治疗与营养管理

吞咽是口腔、咽腔、喉腔及食管的复杂运动；吞咽的过程可分为口腔期、咽期和食管期 3 期。吞咽障碍是指由于下颌、双唇、舌、软腭、咽喉、食管的结构和/或功能受损，不能安全有效地把食物正常送到胃内的过程。吞咽障碍是重度颅脑损伤后的一种常见问题。成年重度颅脑损伤患者中约 60% 存在吞咽障碍。吞咽障碍直接会影响到患者能量和蛋白质的摄入，是导致颅脑损伤患者营养不良的原因。为维持营养，保持水和电解质平衡，颅脑损伤患者和意识障碍患者急性期一般均会应用鼻饲管留置，所提供的热量宜根据功能状态和消化功能逐步增加，蛋白质供应量每天每千克体重在 1 g 以上，以维持正氮平衡。可逐步开始进行间接吞咽训练，如冰刺激、舌唇运动等。如意识清醒，应鼓励及反复训练患者主动进食，半流质食物宜先厚后薄、先少后多，逐步延长两次进食的间隔时间。患者进食时需取坐位，下颌微收；如只能仰卧位，则至少抬高头部，避免气道过度开放。经评估患者已具备主动吞咽能力，可试拔管。如患者病情较重、神志不清进入持续植物状态，或者吞咽功能严重受损，建议行胃造瘘，以降低肺部感染发生概率，改善患者鼻饲管置入不适感。

144.3.5 二便障碍的管理

重型颅脑损伤患者常伴有膀胱和肠道功能障碍，其中最常见的就是神经性膀胱功能失调所导致的尿潴留和尿失禁，需留置导尿管。长时间卧床加导尿管留置，患者很容易发生尿路感染。主要的预防措施是定时用 0.9% NaCl 溶液冲洗膀胱和促进膀胱自主排尿功能恢复。导尿管白天应夹闭，定时开放，使无张力性膀胱导尿转变为张力性膀胱导尿，可防止小膀胱。夹住导尿管的时间应从短逐渐延长。通常认为膀胱充盈到 400 ml 有利于膀胱自主收缩功能的恢复，故需要记录每天的进水总量和每次放导尿管后的排尿量。对于有意识的尿失禁患者要进行规律的膀胱训练，根据不同的失禁类型采用

不同的方法,如盆底肌训练、尿意习惯训练、激发技术、Valsalva 屏气法、Grede 手压法等。若发现膀胱饱满而留置导尿管处有尿液自动漏出时,可以考虑试行拔除导尿管。如患者长期不能完全自主排尿,如患者本人或家属配合,可采用间断清洁导尿法,即用较细的导尿管消毒后,插入尿道导尿后拔出。间歇性导尿可由本人或陪护人员完成,每天导尿 3～5 次,同时进行饮水管理以便更好地完成导尿。重型颅脑损伤患者肠道的功能障碍,主要可能因为长期卧床及无规律的排便造成便秘和大便失禁等,对于便秘严重的患者适当给予一定剂量的缓泻剂,而对于大便失禁患者要注意保护肛门周围皮肤,以避免发生皮肤溃疡。

144.4　颅脑损伤后的恢复期康复治疗

颅脑损伤的急性期过后,生命体征已稳定 1～2 周后,病情已稳定,即可开始转入康复病房进入恢复期全面的康复治疗。颅脑损伤后引起的功能障碍是多种多样的,因此需要针对患者存在的功能障碍问题,有计划、有针对性地进行康复治疗。恢复期的康复治疗作用主要是尽力把患者存在的各种功能障碍包括躯体运动功能和认知能力改善到最佳水平,尽可能提高患者的生活质量,力争使患者生活自理和回归社会。

颅脑损伤后恢复期为了进行全面的康复,首先应及时对其神经功能做更全面的评定,并对评定项目进行综合,制订出相应的康复治疗计划及康复的近、远期目标。此期的康复治疗内容主要有:①运动功能训练;②感知觉和认知训练;③日常生活活动能力及就业前训练;④大脑综合认知能力训练。

144.4.1　运动功能障碍的康复治疗

颅脑损伤后躯体运动功能方面的障碍通常表现为一侧或双侧的肢体瘫痪,运动功能的训练主要由物理治疗师和作业治疗师协同完成,利用各种物理治疗技术和作业治疗技术如神经促通技术、改善肌力和关节活动度的技术、平衡和协调训练以及行走能力训练等来增强肌力,维持正常的关节活动度,控制肌痉挛和异常的运动模式,最终恢复手功能,使平衡、协调和步行等各项运动能力和日常生活活动能力提升,提高生活质量。

(1) 物理治疗技术

颅脑损伤后运动功能的恢复基本遵循 Brunnstrom 六阶段恢复理论,对肌力的影响,始终要考虑伴随肌张力的变化,是下降、亢进还是肌痉挛,也同时要考虑主动肌与拮抗肌之间的协调性。颅脑损伤后患者是否应该加强肌力训练尚有一定的争议。有学者认为,单纯的肌力训练会干扰运动控制的协调,特别是痉挛性。过多强调肌力训练,反而会加重肌肉的痉挛模式,影响肢体功能的恢复。有的学者认为,神经损伤所致肌肉瘫痪表现为肌肉不同程度的萎缩、肌力的减退。对这部分减退的肌力进行康复训练仍然是不可缺少的,但要注意在肌痉挛存在的情况下,只训练痉挛肌的拮抗肌群,尽量避开可能加重痉挛肌群的肌力训练。结合放松练习进行肌力训练的时间不宜过长,以免部分患者因过度疲劳而诱发肌痉挛。

1) 相当于 Brunnstrom 运动功能障碍恢复在第Ⅰ～Ⅱ阶段:患者的偏瘫侧肢体主要表现为迟缓性麻痹,没有随意的肌肉收缩,或仅出现轻微的联合反应,在进行药物治疗的同时进行早期康复治疗。此期康复治疗的基本目的和方法同急性期:进行正确体位的摆放,维持关节活动度训练,自我牵伸等预防并发症,为日后主动参与功能训练打好基础。

2) 相当于 Brunnstrom 运动功能障碍恢复在第Ⅲ～Ⅳ阶段:患者瘫痪侧肢体逐渐出现痉挛、腱反射亢进、异常的姿势反射和异常的运动模式,以及分离运动的出现。此阶段主要的治疗目的是利用各种治疗技术抑制协同运动模式,诱发分离运动,提高各关节的协调性和灵活性,帮助患者建立分离运动模式,并尽早地将获得的功能在日常生活中运用强化。包括坐位训练、坐站转移训练、站立及平衡训练、步行及步态训练及局部需强化的各类控制训练技术等。

A. 卧位下主动诱导及控制训练:加强对局部运动功能的评估,灵活运用神经促通技术、运动再学习技术以及强制性运动训练技术等加强肩胛带、肩关节、肘关节和腕指关节从被动到主动的运动控制(图 144-4),加强躯干及骨盆的运动控制(图 144-5),加强髋关节、膝关节和足踝及足趾的运动控制能力训练,强化薄弱的肌群,抑制趋于痉挛的肌群,促进运动的协调和正常化。期间要给予患者足够的动作分析、充分的辅助和适合的活动难度来减少痉挛的

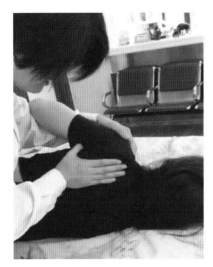

图 144-4　肩胛骨被动及主动控制训练

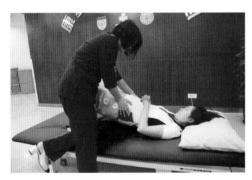

图 144-5　躯干及骨盆控制的全桥运动

的体位,可从端坐位站起(图 144-7)、高床站起、从不同高度的椅坐位站起,确保首次站立的成功,以给患者足够战胜困难的信心。

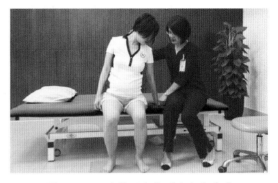

图 144-6　坐位下身体重心左右移动

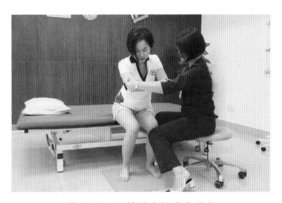

图 144-7　从端坐位准备站起

出现。

B. 卧坐转移训练:应尽早鼓励患者起床达到卧坐位及床边坐位的能力,特别是对于存在感觉障碍、单侧忽略及认知障碍的患者,要教会患者学会矫正自己的姿势,即在坐位下保持头、肩、髋和骨盆在正确的体位下。头控能力和脊柱的稳定性是正常步行和上肢选择性技巧活动的前提。

C. 坐位训练:包括坐位平衡、坐位下上下肢和躯干的控制训练等。逐步加强坐位下身体重心左右移动(图 144-6)、前后移动的能力,训练患者坐位下由静态平衡过渡到自动态平衡,最终达到动态平衡。期间注重选择性屈伸腰椎的活动以促进站起并为后期获得步行能力打好基础。

D. 坐站转移训练:根据患者的不同情况,尽早地创造条件使患者站立起来是很有必要的,包括早期站立床的使用。这个阶段要做好患者站立能力的评估,确定好辅助的程度,选择好患者辅助主动站起

E. 站立位训练:包括站立位平衡训练、站立位下准备迈步训练等,逐步加强站立位下身体重心左右移动、前后移动的能力,训练患者站立位下由静态平衡过渡到自动态平衡,最终达到他动态平衡。可采取站立时足保持不动,身体交替向侧方、前方或后方倾斜并保持平衡;也可以身体交替向左右转动并保持平衡、左右侧下肢交替负重;站立时足保持不动来触碰治疗师手中的物体、抛接球、伸手拿物等;练习上下台阶。可通过在不同支撑面上进行站立平衡训练。尽早进行下肢的负重训练,在站立床上训练患侧肢体的本体感觉及膝关节的控制训练等。

F. 步行训练:根据患者的功能可以选择减重步行训练(机器人步行训练,图 144-8),可通过悬吊和保护装置承担患者部分甚至全部体重,帮助下肢不能负担全部体重的患者处于直立状态,在设备和治疗师的辅助下进行步行周期全套动作的练习,以提

高步行能力,必要时也可以借助跑步机进行训练。现实场景下可进行治疗性步行,对具备较好的平衡能力和上肢支撑能力的,可借助辅助器具(拐杖或助行架等)进行步行训练,并逐步进行环境适应性训练,完成家庭内步行、社区步行等步行的独立能力。

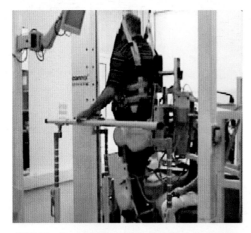

图 144-8 减重状态下康复机器人步行训练

3) 相当于 Brunnstrom 运动功能障碍恢复在第 Ⅴ ~ Ⅵ阶段:本阶段患者的痉挛渐渐减轻,复杂分离运动越来越明显,运动的随意性和协调性逐渐接近正常,此期的主要治疗目标是加强双侧肢体运动功能协调性,加强身体耐力,加强动态平衡稳定性,并提高运动精准性和速度。此期的运动训练在前期的基础上可根据患者功能评估结果和设备的可获得性进行相应功能的强化训练。

A. 任务导向性训练(task-oriented approach):是以目标为导向的功能行为的运动控制训练。治疗师选择有意义的和功能性的活动进行训练。在上肢功能训练、步态训练和肌力训练中均推荐使用任务导向性训练。推荐的训练方法包括坐位够物训练、上下肢功能性任务训练、任务导向性够物训练、躯干控制训练及躯干旋转反馈练习、负重训练等。

B. 强制性运动疗法(constraint induced movement therapy,CIMT):是以中枢神经系统可塑性理论为基础发展起来的一种康复治疗技术,是指通过限制患者健侧上肢的活动,鼓励患侧进行满负荷、成千上万次的可塑性重复功能性任务或日常生活活动训练以增加患肢的使用,从而促进患肢功能的恢复。

C. 机器人及计算机辅助运动功能训练:利用智能设备以达到增加训练的趣味性和最大化的重复塑

形训练,是一种利用高科技技术的新兴治疗方法。机器人及计算机复组运动训练系统能够更精准地控制和量化训练强度、客观地测量在训练过程中的运动学和力量的变化,提供肢体高强度、重复性、任务导向性和交互式的治疗。

D. 悬吊训练(sling exercise training,SET):是运用悬吊训练装置结合神经肌肉促通技术、骨关节活动度训练和肌力训练等进行主动、被动或助力治疗和康复训练的一种新兴的物理治疗方法。通过悬吊设备,使人体排除重力的影响后,在不稳定的状态下或用平衡软垫、软球等进行主动训练,促进人体躯干核心肌肉收缩增强躯体核心稳定性,提高感觉运动控制能力,提高肌力及耐力和步行能力。

4) 物理因子治疗:低频电刺激治疗、生物反馈治疗以及功能性电刺激都是可以根据患者的功能状况进行选择应用,并能起到相应的治疗作用。

A. 生物反馈疗法:一般较多用肌电生物反馈法,以肌电信号作为反馈信息。其原理是将所采得的肌电信号,经过放大、滤波、双向整流、积分,用积分电压驱动声、光、电、数码等显示器件。由于积分电压与肌紧张成正比关系,以借此能直接观察到肌紧张或松弛水平。因为骨骼肌是受随意神经控制的,所以肌电自身调节比较容易学会,治疗方法也较容易被患者接受,而且疗效可靠,是目前临床应用范围最广、最成功的一种反馈疗法。放松性肌电生物反馈疗法,治疗时依病情选择相应的肌肉,将肌电生物反馈仪的皮肤电极安放在肌张力过高的肌肉肌腹部位,治疗开始,先在 10 min 的静息状态下,测量出该肌的基准肌电电位数值,并记录下仪器发出的声音响度以及指示灯显示的颜色。使患者能够清楚地看到和听到仪器上显示的这些信号。然后训练患者主动设法降低该肌的张力,同时注意仪器荧光屏上肌电电位 μV 数值的下降、声音响度和指示灯颜色的变化。治疗师要不断地启发患者努力通过主观意念去放松肌肉,以使痉挛肌肌张力下降。为使患者对仪器上的信号变化易于认识,可先将电极置于健侧的正常肌肉上,通过肌肉的活动来熟悉信号的变化,然后再用同法对病侧进行训练。

B. 功能性电刺激(functional electrical stimulation,FES):是使用低频电流刺激失去神经控制的肌肉,使其收缩,以替代或矫正器官及肢体已丧失的功能,如偏瘫患者的足下垂、脊柱侧弯;FES 在刺激神经肌肉的同时,也刺激传入神经,加上不断重复的运动模式信息,传入中枢神经系统,在皮质形成兴奋痕迹,逐渐恢复原有的运动功能。辅助站立和步行:最早应用单侧单通道刺激,用以纠正足下垂。其原理是:在患侧摆动相开始时,足跟离地,放在鞋后跟里的开关接通,电流刺激腓神经或胫骨前肌,使踝背屈。进入站立相后,开关断开,电刺激停止。控制上肢运动:应用 4～8 通道的 FES 系统刺激手和前臂肌肉,可使患者完成各种抓握动作。因为手和前臂肌肉较小,一般用植入式电极,通过同侧肩部肌肉或对侧上肢来控制开关。利用 FES 频率为 20 Hz,波宽0.3 ms,通断比 1：3,逐渐增大电流强度和治疗时间,可替代支具,吊带治疗由于颅脑损伤后冈上肌、三角肌失神经支配导致的无力和肩关节半脱位、肩痛及上肢肿胀等。

（2）作业治疗技术

作业治疗技术关注患者的日常生活活动（ADL）能力,关注获得的运动能力在日常生活中的应用。颅脑损伤的患者上肢和手的运动功能是严重受限的,存在更为严重的认知障碍、单侧忽略、ADL 能力受限。故应根据患者的需求和功能不同的阶段,尽早开始相应的作业能力训练。

1）上肢功能训练:颅脑损伤患者中即使患侧上肢潜在的功能完全丧失,其非患侧也可能存在很多的废用和失用,故应加强双侧上肢和手的运用和代偿能力。活动内容多考虑多样化运动模式与多种选择性活动的组合动作。

2）手的功能训练:手的功能训练目标首先是引导获得全手指的同时抓握（联合屈曲）和同时伸展（联合伸展）,控制腕、指（特别是拇指）的过度屈曲痉挛模式,逐步引导出现拇指和其他各指在日常活动中的随意抓握能力、伸展能力和对掌功能。

3）作业活动训练:作业活动是指经过精心选择的、具有针对性的、有目的和有意义的活动。其目的是维持和提高患者的功能,预防功能障碍和残疾的加重,提高患者的生活能力和生存质量。作业治疗师根据针对患者的治疗目的不同设计不同的作业活动训练内容,如打扑克牌、机器辅助下上肢运动功能训练、线上和线下互动游戏类活动等。

4）ADL 能力训练:ADL 是指人们为了维持生存及适应生存环境而每天必须反复进行的、最基本的、具有共同性的身体活动,即包括围绕生活的各项活动,如穿衣、洗漱、化妆、如厕、上下楼梯、购物、进食和社会活动参与能力等的基本动作和技巧。

144.4.2　吞咽障碍的康复治疗

由于下颌、唇、舌、软腭、咽喉、食管括约肌或食管功能受损,不能安全有效地把食物由口送到胃内以取得足够营养和水分的进食困难,称为吞咽障碍,多见于脑损伤患者,如脑卒中、脑外伤和帕金森病等。表现为饮水呛咳,液体或固体食物滞留口腔,吞下过程障碍或哽噎。吞咽障碍的治疗目的主要是恢复或提高患者的吞咽功能,改善身体的营养状况;改善因不能经口进食所产生的心理恐惧与抑郁;增加进食的安全性,减少误咽,误吸入肺的发生概率,减少吸入性肺炎等并发症的发病率。主要方案包括口部运动训练、间接吞咽训练、摄食训练、电刺激、球囊扩张术等。

（1）口部运动训练

口部运动训练旨在加强唇、舌、下颌运动及面部肌群的力量及协调性,从而提高吞咽功能。包括感官刺激和吞咽器官的肌肉力量训练。

（2）间接吞咽训练

间接吞咽训练包括改善咽反射的训练、声门闭锁练习。

（3）摄食训练

让患者取躯干 30°仰卧位,头前屈,辅助者位于患者健侧,选择患者合适的进食姿势、适宜的食物的性状和质地,用最适于吞咽的每次摄食入口量即"一口量"直接训练进食。过程中可以运用吞咽辅助手法,主要包括声门上吞咽法、用力吞咽法和门德尔松吞咽法,以增加患者口、舌、咽等结构本身的运动范围,增加运动力度,增加患者对感觉和运动协调性的自主控制,利于有力地完成吞咽过程。一口量:正常人液体为 1～20 ml,浓稠泥状食物为 3～5 ml,布丁或糊状食物为 5～7 ml,固体食物为 2 ml。一般对患者进行摄食训练时,如果一口量过多,会导致食物从口中漏出或引起咽部残留引起误咽;一口量过少,则会因刺激强度不够,难以诱发吞咽反射。一般先从少量（＞1 ml）尝试,然后酌情增加。进食稀流食时,应用力快速吞咽;进食糊状、半固体食物时,需慢速进食,确认前一口已吞完,方可进食下一口。如患者出现呛咳,应停止进食。

（4）电刺激

利用低频电刺激咽部肌肉,可以改善脑损伤引起的吞咽障碍。将治疗用的电极放在咽喉部表面。当电流刺激咽喉部肌肉时,迫使患者完成吞咽动作。

近年来,国外发展起来的表面肌电生物反馈技术可以更好地改善吞咽功能障碍,适用于遵从指令、主动配合的患者。

（5）球囊扩张术

对颅脑损伤后环咽肌失弛缓症患者可选用不同型号的导管,经鼻腔或口腔自上而下插入,通过环咽喉肌后注入适量的水,使球囊直径增大,通过增大的球囊对环咽喉肌进行扩张。

（6）其他

针灸治疗、辅助器具口内矫治和手术治疗对具有相应适应证的患者有益。口腔辅助具可适用于双侧舌下神经麻痹导致软腭上抬无力、影响进食吞咽功能的患者。对于环咽肌不能松弛且保守治疗无效的患者,采用环咽肌切断术等。

144.4.3 认知障碍的康复治疗

颅脑损伤的患者可能出现以下一些认知方面的功能障碍:意识障碍、定位障碍、记忆缺失、学习能力下降、智力下降、缺乏逻辑思维、判断能力差、主动性差、无决断能力、注意力分散、易疲劳、概括能力下降、计算障碍、行动速度下降、协调能力下降、立体定位差、认知觉障碍、听觉障碍、自体部位失认、疾病失认,以及触、听和视觉的部分缺损等。

归纳起来大致可划分成以下几类障碍:

（1）感觉障碍

颅脑损伤后患者的肢体可出现轻重程度不同的感觉功能下降。感觉功能障碍表现在痛温觉和触觉的浅感觉、位置觉的深感觉和综合感觉能力方面。感觉功能的训练主要有这样几种方法:用一定强度力的毛刷子轻轻地重复刷患侧肢体,从远端向近端刷。用各种不同尖锐度的针去刺激患侧肢体皮肤,针可以是木质、骨质、有机玻璃的或金属的,选择刺激程度从尖锐到不尖锐。温度刺激可选用 $0\sim45$℃ 的温度,反复刺激患侧肢体。位置觉的训练可取两点或多点同时刺激的方法,以及患侧肢体纵向负重或挤压法训练。综合感觉能力可让患者用患肢触摸不同形状物体,同时不断在睁眼与闭眼的情况下加以辨别、判断与识别,从而提高综合感觉能力。

（2）感知障碍

感知障碍的康复可针对各种失认症和失用症,如地理定向障碍、物体视觉失认、视觉空间失认、体像失认、手指失认、结构性失用、穿衣失用等,采用反复多次的训练,让患者从睁眼熟悉,反复记忆到闭眼

触摸去猜想。如果时有意识欠清发生,则可加强音乐治疗、增加亲人对话、反复强化刺激患者,促进感知的恢复,还可同时做头部按摩和针灸催醒治疗。

1) 失认症:包括视觉失认及空间障碍、触觉失认、单侧忽略等。

A. 视觉失认:康复治疗应注重提高患者视敏度,将图表放大或用放大镜增加视觉刺激,也可增加背景板或是用鲜明的标记提示患者;注重家中的环境改造,选择适合的光照度;家中减少杂物摆放,避免环境干扰。

B. 触觉失认:康复治疗应增加患者的感觉刺激,用粗糙的物品从患者手掌向指尖移动,或对手掌进行压力感受器进行感觉训练。

C. 单侧忽略:康复治疗应以作业治疗为主,一要改善忽视的行动本身,可应用视觉扫描训练;二是因忽视引起的不能执行的应用动作,可应用日常生活活动能力训练强化。

2) 失用症:主要指临床所有诊断的限度内,没有麻痹、感觉丧失、共济失调等状况下不能完成有目的的运动,包括运动性失用、意念运动性失用、意念性失用和结构性失用及穿衣失用。康复治疗中常见穿衣失用,在训练前应先令患者感受衣服的重量、形态,确认衣服的左右和前后。让患者在注视下穿上患侧袖子,再穿上健侧袖子;在系扣子的时候应令患者照着镜子边看边系。在过程中应给予语言的提示。患者仍然不能正常操作,可在衣服上做不同的标记,或作固定的顺序,重复训练。

（3）认识能力障碍

认识能力障碍主要表现有判断、记忆、推理、抽象思维、排列顺序的障碍等,在训练中可结合完成日常生活的动作来进行。把复杂动作简化成几步,最后再连起来重复考虑、反复重复、反复操练。在记忆训练中可结合视、听、嗅、触多种感觉输入来配合训练互相补偿。利用读报形式来训练概括、分析、推理能力,可以先简单后复杂,并尽量选择一些患者感兴趣的话题。

1) 注意障碍的康复治疗:注意指人们集中于某种特殊内外环境刺激而不被其他刺激分散的能力,将知觉集中于一个刺激、思想或行为上,同时忽略其他不相关的刺激、思想或行为的能力。主要包括注意的集中、维持、选择、转移及分配。中枢神经受损后,常出现进行工作时不能保持注意的现象称为注意障碍。常见的康复有以下几项:

A. 认知功能训练:治疗师在治疗前应注意给予患者口令、建议、提供信息或改变活动时频率,应确信患者有注意。同时治疗环境尽量避免干扰,应与患者及家属提前沟通一起制订目标和训练计划。注意训练的设定应先进行目光注视训练、穿珠训练,提高患者的注意保持。如是儿童,可进行感觉统合训练,增加治疗的乐趣。当患者能够保持一段时间的注意力后可进行互动性注意力训练,比如轮流与人堆积木。当患者可以很好完成后,可进行注意分配和注意转换的训练。治疗师可依据患者的自身条件进行计算机辅助训练,如玩打地鼠、找异同、视觉追踪游戏等。

B. 家庭辅助训练:注意障碍的患者可多与家属进行电话交流。在电话中交流比面对面谈话更易集中患者注意力,因为电话提供的刺激更专一,应鼓励与不同住的家人、亲友和朋友打电话聊天。

C. 针灸治疗:配合针刺神门、内关、四神聪、颞三针、脑三针等穴位,辅助治疗。

D. 药物治疗:一线药物神经兴奋剂有哌甲酯、盐酸哌甲酯控释片(专注达);二线药物三环类抗抑郁药如丙咪嗪等。

2) 记忆障碍的康复治疗:颅脑损伤记忆障碍包括记忆减退、遗忘、错构、虚构。相应的康复治疗有内部策略和外部策略两种。

A. 内部策略:包括重复训练法、联想记忆法、视觉形象技术、PQRST 记忆法、丰富环境与强化性学习训练、图片刺激法和无错性学习法,可灵活选择应用。

B. 外部策略:①借助外部辅助记忆工具的康复治疗,如笔记本、时间表、地图、神经传呼机;②环境修改,如设计自动关闭装置的电水壶、佩戴眼镜的老人把眼镜架系上线绳挂在脖子上;③虚拟现实技术,是指利用电脑模拟产生一个三维空间的虚拟世界,提供给使用者关于视觉、听觉、触觉等感官的模拟,如同进入真实的空间。

C. 其他方法:①药物治疗,如乙酰胆碱酯酶抑制剂(多奈哌齐、石杉碱甲)、多巴胺相关药物(金刚烷胺、溴隐亭)、麦角碱类。②经颅磁刺激和经颅直流电刺激。重复经颅磁刺激通过线圈产生高磁通量磁场无衰减地穿过颅骨,对神经组织产生刺激作用,促使大脑皮质区网络活跃,改善记忆。经颅直流电刺激则是另一种非侵入性脑刺激技术,其作用原理是将微弱直流电通过固定在头皮上的电极透入脑组织,对皮质神经元产生兴奋或抑制作用。

144.4.4 言语交流障碍的康复治疗

颅脑损伤后言语障碍基本包括失语症和构音障碍两大类。

(1) 失语症的康复治疗

失语症是由于大脑皮质(优势半球)语言中枢病损,不能下达命令而致患者不能讲话,可大致分为运动性失语、感觉性失语、混合性失语及命名性失语等。运动性失语(Broca 失语)是颅脑损伤患者大脑皮质运动性语言网络受损,患者丧失语言表达能力,不会说话,但能理解别人说的话,并可用手势或点头等正确回答问题。感觉性失语(Wernick 失语)是大脑皮质感觉性语言网络受损,导致患者听不懂别人说话的意思,其说出的话也不易被人理解。如同时损伤运动言语中枢和感觉言语中枢,患者自己不会说话,又不理解别人说话内容等,称为混合性失语。命名性失语患者基本能正常交流,唯独有时会叫不出物品的名称,是由于病损优势半球颞叶后部和顶叶下部所致。

失语症的康复治疗应根据患者失语症的类型和严重程度有针对性进行;注重口语,如果听说读写口语和书写语言有多方面的受损,要进行综合训练,但治疗重点和目标应放在口语康复训练上。因人施法,循序渐进,要适合患者文化水平及兴趣,先易后难,由浅入深,由少到多,逐步增加刺激量;配合心理治疗,方式灵活多样。当治疗取得进展时,要及时鼓励患者,使之坚定信心;患者精神饱满时,可适当增加难度。对陪护者和家属做好必要的家庭指导和对语言环境进行适当的调整,使之配合治疗,效果会更佳。对有某种言语障碍的患者,要区别轻重缓急,分别治疗。言语的训练是一种特殊的训练法,其效果取决于言语中枢病损的程度与失语的类型。一般来说,运动性失语相对容易康复,而感觉性失语因不理解说话的内容,相对而言康复较难些。

失语症的训练目的主要是依靠训练恢复语言功能。语言的训练方法多从听、读、说 3 个方面进行,刺激语言中枢恢复其语言功能。语言训练必须从发音开始,如从单音、单词到短句发音练习,以及简单对话,唱自己熟悉的歌曲,逐步增加词汇量和语言范围。①训练患者说出日常生活用语、物品及熟悉的器官如鼻、耳、眼的名称等;②患者能够发音后,反复练习并主动与他人说话;③连接性训练:治疗师、家属或陪练人令患者听前半句话,让其说出后半句话;④复述性训练:让患者重复别人说过的单词、词汇或句子,由短到长,由简单到复杂等,锻炼听理解能力和说话能力。

1)听理解障碍训练:包括注意力训练、语词听觉辨认训练、执行指令训练、短时记忆训练、顺序记忆训练和语句听理解训练。

2)阅读理解障碍训练:包括视知觉训练、语词理解训练、短文理解训练和功能阅读理解训练。

3)语言表达障碍训练:包括完全性失语的训练、语词表达训练、语句表达训练和交流能力训练。

语言功能的训练是一个艰难而复杂的锻炼过程,患者和陪练者或言语治疗师都要有耐心和毅力,持之以恒,反复练习,患者的语言能力才能得到有效的提高。

(2)构音障碍的康复治疗

构音障碍是由于发音器官肌力减弱或协调不良,或肌张力改变所致的语言形成障碍而说话不清或不能说话。颅脑损伤后的构音障碍一般不会单独发生,可以与其他语言障碍同时存在,如失语症合并构音障碍。

1)松弛训练:咽喉肌群紧张,肢体肌肉张力增高时,通过放松肢体的肌紧张可使咽喉部肌群也相应地放松。治疗时要求保持安静和松弛的气氛。通过一系列的运动达到松弛状态,取放松体位,闭目,精力集中于放松的部位,如足、腿、臀部的放松,腹、胸和背部的放松,手和上肢的放松,肩、颈、头的放松等。

2)呼吸训练:呼吸是构音的动力,必须在声门下形成一定的压力才能产生理想的发声和构音。应调整坐姿,如果患者可以坐稳,应做到躯干要直,双肩水平,头保持正中位。如果患者呼气时间短且弱,可采取卧位,由治疗师帮助进行。这种训练也可以结合发声、发音一起训练。

3)构音改善的训练:下颌、舌、唇的训练。当口不能闭合时,可用手拍打下颌中央部位和颞颌关节附近的皮肤,促进口的闭合,防止下颌的前伸。可利用下颌反射的方法帮助下颌的上抬,逐步使双唇闭合;训练唇的展开、闭合、前突、后缩运动,使患者由于口唇运动障碍而致发音歪曲或置换成其他音的障碍得到改善;训练舌的前伸、后缩、上举和侧方运动等,轻症者可主动完成,重症者可利用压舌板和手法帮助完成以上动作;用冰块摩擦面部、口唇和舌可促进口唇的闭合和舌的运动,每次1~2 min,每天3~4次。

4)重度构音障碍因无法进行自主运动或自主运动很差,可通过手法介入促进患者逐步自主完成构音运动,配合呼吸被动完成发音训练、治疗师戴上指套或用压舌板协助患者舌的运动、唇的运动。

(3)非言语交流方法的应用与训练

对于重度的失语症和构音障碍患者言语功能严重损害,言语治疗师可依据每个患者的具体情况和未来交流的实际需要,选择设计替代言语交流的一些方法(如扩大与替代沟通)予以训练。目前国内常用且简单易行的有图画板、词板、句子板等。随着电子科学技术的高速发展和广泛应用,许多发达国家已研制出了多种体积小便于携带和操作的交流仪器,具有专门软件系统的计算机也逐步用于患者的交流。

144.4.5 行为障碍的康复治疗

颅脑损伤后的行为障碍比较难管理,是严重阻碍功能恢复的原因之一。行为障碍主要表现为顺行性遗忘、失抑制、情绪不稳定、攻击行为及静坐不能等。对于颅脑损伤患者的行为障碍,其治疗目的在于设法消除患者不正常、不为社会所接受的行为,促进其亲近社会的行为。对于创伤后遗忘症患者,可通过视觉记忆、地图作业、彩色积木块排列、日常生活活动安排等进行适当的训练;对于认识混乱、极度情感不稳定、运动与活动过度、有身体或言语性攻击倾向的躁动不安的患者,需尽可能排除引起躁动不安的原因,进行环境管理,给予必要的药物应用和行为治疗。

144.4.6 心理障碍的康复治疗

颅脑损伤患者的心理障碍多表现为消极、抑郁、悲观甚至轻生。对此,要多给患者以体贴和关心,及时进行思想疏导。治疗采用心理学技术和方法使患者的心理功能得到不同程度的补偿,减轻或消除症状,改善情绪,调整心理状态,以达到全面康复的目标。包括运用认知疗法、行为疗法、生物反馈疗法、人本主义疗法、家庭心理治疗、集体心理治疗等。集体心理治疗是一种为了某些共同的目的将患者集中起来进行心理治疗的方法,是一个相对个别心理治疗形式的治疗。通常情况下,由一位或两位治疗者主持,治疗对象可为6~20人,甚至更多。治疗者采用各种心理治疗理论与技术并利用集体成员间的相互影响,以达到消除患者心身症状的目的。颅脑外伤患者集体心理治疗可从如下几个方面进行:健康教育、应激管理、心理支持等。

144.5 颅脑损伤后遗症期的康复治疗

中枢神经损伤后的功能障碍一般都会留有后遗症。颅脑损伤患者通过急性期和恢复期积极的康复治疗,各种功能已有不同程度的改善,但部分患者还会成为持续植物状态,部分患者仍然在运动、语言、情感、记忆或行为等方面遗留有不同程度的功能障碍,其回归家庭和社会,仍需要长期的康复治疗,并学会应付功能不全状况。轻度障碍患者需要重新获得丧失的功能,中、重度障碍患者应学会用新的方法来代偿功能不全,增强在各种环境中的独立和适应能力,回归社会。

(1)养成良好的生活习惯,持之以恒加强运动能力和日常生活活动能力训练

按照治疗师的康复宣教,加强局部和整体的居家训练;加强所获得功能在自我照料和日常生活中的运用防止退化,提高生活质量。逐步加强与外界社会的直接接触,学习乘坐交通工具、去超市购物、看电影等,争取早日回归社会。

(2)继续维持或强化认知、言语等障碍的功能训练

留有认知功能障碍的患者,可将家庭或社区环境进行适度的改造以适宜患者安全居住;同时尽可能开展力所能及的语言训练,如读书、看电视、表达训练和唱歌等,挖掘患者的最大潜能,预防其功能退化。

(3)辅具适配与训练

在治疗师的指导下,适度应用矫形支具或辅助具来帮助无法很好恢复的功能,以达到功能的独立,如足下垂内翻影响行走的患者可佩戴足托,使用自助具帮助抓握完成吃饭,使用手杖帮助独立安全步行等。

(4)继续加强心理疏导

颅脑损伤患者在后遗症期,功能恢复趋于缓慢甚至是平台期,患者和家属往往都比较容易出现焦虑、痛苦、抑郁等不良情绪,担心自己成为家庭和社会的负担,丧失对生活的信心。家属应积极配合,调动患者的乐观精神,必要时寻求社区和专业人员的

心理疏导,让患者树立重新生活的信心和战胜疾病的勇气,挖掘患者的最大潜能,达到最大康复。

(5)职业前技能训练

颅脑损伤的患者中大部分是青壮年,其中不少患者在功能康复后尚要重返工作岗位,部分可能要转变工作性质。当患者的躯体运动功能恢复得较好时,可同时进行就业前的专项技术技能的训练,包括驾车、电脑操作、汽车修理、机械装配和货物搬运等,均可在模拟情况下练习操作,也可把复杂过程分解成几个较为简单的动作,反复操练后,再综合协调练习。为满足有些工种的特殊需要,也可为患侧的上下肢配装一定的工具义肢以利于重返工作岗位。

144.6 颅脑损伤后并发症的康复治疗

颅脑损伤后由于中枢神经的损伤,或者长期制动废用的问题,或者误用的问题,患者可能出现深静脉血栓、肺炎、癫痫、压疮、异位骨化、肩关节半脱位、肩痛、肩手综合征及痉挛和挛缩等并发症,这些并发症将严重影响患者的功能恢复,延迟和干扰康复治疗的进程,需要引起足够的重视,并前瞻性地预防和及时行康复干预。本节着重介绍肩关节问题的康复治疗及痉挛和挛缩的康复治疗,其余部分不再赘述。

144.6.1 疼痛的康复治疗

疼痛可能使颅脑损伤后的康复过程变得相对复杂,可干扰到运动训练、认知及睡眠,甚至加重患者的行为障碍。颅脑外伤患者出现疼痛的原因多种多样,如外伤时合并有骨折、外伤性神经病变和内脏损伤等,恢复过程的长期性和曲折性,产生高张力、痉挛及挛缩、异位骨化等都可能导致疼痛的产生。医师必须具体原因具体分析,综合利用手术治疗、药物治疗、物理治疗、作业治疗及辅助支具等尽早缓解疼痛。

(1)肩痛

颅脑损伤后出现肩痛严重影响患者的休息和训练。表现为肩部疼痛、麻木感、烧灼样痛或难以忍受的感觉异常等,使肩关节活动明显受限。可在早期或发病几个月后出现。安静时可没有疼痛,仅在活动肩关节时出现,肩部运动后加重。患侧上肢下垂有沉重感,平均在上肢前平举 $100°$、侧平举在 $70°\sim100°$ 时发生;撞击征阳性;肩关节被动外旋时疼痛最明显,疼痛可从肩放射到上肢外侧。

预防和治疗：①取抗痉挛体位；②控制痉挛手法，恢复正常肩肱节律；③增加关节活动范围训练；④类固醇、抗痉挛药物口服和局部注射；⑤局部理疗，经皮神经电刺激和超声波治疗等。

（2）肩手综合征

脑外伤患者在恢复期患手突然水肿、疼痛及患侧肩关节疼痛，并使手运动功能受限制，称为肩手综合征（shoulder-hand syndrome，SHS）。临床表现分为3期。Ⅰ期：患者的手突然水肿，且很快发生运动范围明显受限制，且常终止于腕关节及近端，触及患手有柔软感及膨胀感；手的颜色发生改变，呈橘红或紫色，当手处于下垂位时表现特别明显；手有微热及潮湿感，指甲变得苍白不透明；患侧肩关节及腕关节疼痛，关节活动范围受限，腕关节背屈受限更为显著。Ⅱ期：肩痛、运动障碍和手的水肿减轻，血管运动性变化，患手皮肤和肌肉明显萎缩；常可出现手掌腱膜肥厚和手指呈爪形及手指挛缩。Ⅲ期：水肿和疼痛完全消失，手的活动能力丧失，造成永久性后遗症，成为固定的特征性畸形手，即腕屈曲偏向尺侧，背屈受限，掌骨背侧隆起固定无水肿；前臂外旋受限，拇指和示指间部分萎缩、无弹性；远侧及近侧指骨间关节固定于轻度屈曲位，即使能做屈曲也是在很小范围内；手掌呈扁平状，拇指和小指显著萎缩；压痛及血管运动性变化消失。

预防和治疗：正确保持患侧上肢及手的位置，避免腕关节处于过度掌屈位，影响手部静脉回流造成水肿。从卧位到坐位过程中应注意肩关节及腕关节的保护，坐位腕关节置于胸前的搁板上。避免长时间患侧上肢侧方支撑训练；避免被动关节活动中手指的过度伸展。保护好肩关节，防止肩关节半脱位。尽量不用患手背静脉输液，减少输液时间。防止患手的任何外伤。康复治疗主要有：①主动或辅助运动。尽可能设计和完成患侧上肢及手的主动运动或主动辅助运动，可刺激肌肉的收缩，促进静脉回流而减轻水肿，减少接触性疼痛。②被动运动。动作缓慢柔和地进行腕指关节和肩关节可活动范围的运动，以促进静脉回流。③向心性缠绕压迫手指。用直径1~2 mm的绳子从远端向近端缠绕患手每一指及手掌，由远到近至腕关节止，然后再一一解开，每天可反复进行。④冰水浸泡法。患手浸泡在冰水中，冰与水之比为2∶1；浸泡时间以患者能从容忍受的时间为好，也可以患者正常的手所能忍受的时间为宜。⑤冷水-温水交替浸泡法。10℃左右冷水

和40℃左右温水交替浸泡，先浸泡温水10 min，然后浸泡冷水20 min 每天1~2次。⑥皮质激素类药物口服治疗和颈部星状神经节封闭，被证实对部分患者有效。

（3）肩关节半脱位

颅脑损伤后运动功能障碍的患者可出现肩关节半脱位，可伴有或不伴有肩部的疼痛。一般认为主要由于肢体肌张力下降或者过高的患者，在肌张力低下的恢复早期，临床上主要表现为肩胛带下沉伴方肩畸形，在肩峰与肱骨之间可出现凹陷；肩胛骨的内侧缘被拉离胸壁，成为"翼状"肩胛。从后面看，肩胛骨靠近脊柱，肩胛下角内收明显并且比另一侧低。冈上肌、冈下肌及三角肌的后部明显萎缩。

预防和治疗：保持正确的姿势，避免不恰当的护理。肩和上肢正确地进行被动活动，在活动过程中一定要避免牵拉，并应注意随时保护肩关节。康复治疗中可利用运动疗法修正肩胛骨和肱盂窝的位置，纠正、恢复肩关节的固锁机制。包括利用小桌板、吊带等支撑患侧上肢，避免牵拉肩关节，预防肩关节囊及韧带的松弛延长；在不损伤肩关节及周围组织的条件下，被动完成无痛性全关节范围活动；利用各类神经促通技术、针灸和经皮神经肌肉电刺激等刺激肩关节周围稳定肌群的活动及张力，从而提高肩关节的稳定性。

144.6.2 痉挛的康复治疗

颅脑损伤后的痉挛是影响患者活动能力的重要因素之一，与脑血管意外、脑神经变性疾病等导致的肌肉痉挛的机制基本相似，多数为上运动神经元损伤所致的痉挛性瘫痪，其特征是由于牵张反射的兴奋性增高，导致速度依赖性的张力性牵张反射亢进，伴随腱反射的亢进。痉挛可能伴随或者导致严重的异常运动模式和疼痛的存在，使患者无法行走、无法进食和无法交流，从而严重限制患者的日常生活活动能力和社会参与能力。痉挛可以累及全身肌群，进行康复治疗前必须对患者的各肌群张力、肌力和肌耐力情况，各关节活动度、疼痛、日常生活活动能力及累及的相关肌群功能进行详细的评估，选择具有针对性的治疗方案。

对抗肌痉挛方法的原则是放松，从发病开始既注重正确的姿势，注重康复治疗中手法正确，给予患肢适当的负重，避免不恰当的照护。具体方法有促进肌力增强和控制痉挛手法平衡运用；加强运动控

制和感觉训练;局部肌群牵伸技术和放松技术的应用;正确的日常生活活动指导和运用;口服药物治疗;肉毒毒素注射;鞘内巴氯芬(ITB)注射;外科治疗等。在痉挛的治疗中综合利用各类技术非常重要,注意随时评定痉挛的变化,与患者或家属有效沟通,及时调整或者修改方案,促进患者痉挛的控制,保持良好的生活状态。

(1) **物理治疗**

主要是控制痉挛的手法,包括放松练习、牵伸技术和协调训练等。这里主要介绍各种放松练习。放松练习的基本方法是患者在舒适稳定的体位下做肢体的延伸下垂、旋转或摆动练习,还可以用以下一些物理治疗技术的方法促进放松。

1) 正确体位及负重训练:前面已经描述过正确体位及正确体位的重要性,应在生活中注重避免加重痉挛的体位。加强对痉挛肢体的负重训练,如患上肢体侧撑坐、站立床、站立斜板等,均可较好地抑制上肢腕关节屈曲痉挛和下肢的伸肌痉挛。

2) 被动运动和助力运动:由治疗师或患者的健侧手帮助患侧肢体完成关节屈伸活动,也可利用棍棒、滑轮或其他特制器械进行。次数同被动运动。由治疗师或患者的健侧手去活动患者挛缩和粘连的关节。用力要有力而平稳缓和,不应引起明显的关节疼痛感。切忌突然使用暴力。当患者不能完成肢体的主动与助力运动时,患侧肢体的每个关节都需被动活动。当患侧肢体出现部分活动时,必须鼓励患者充分地主动运动,对不能完成的运动可逐步给予适度辅助进行助力运动。每个动作每次至少全幅屈伸活动 10～20 次,每天 2～3 次。

3) 主动运动:患侧肢体各关节做各个轴位和各个方向的主动运动,逐步扩大运动幅度。

4) 各类神经促通技术的灵活应用:比如利用本体感觉促通技术加强痉挛肌强力主动收缩然后转入放松,故要求患者先做用力的等长收缩,紧接着做主动放松,同时配合呼气,如此反复进行,可以放松痉挛肌群,同时可以获得痉挛肌群的主动控制能力;利用各种病理反射加强痉挛肌拮抗肌的力量训练,以促进肌群间的肌力、肌张力间的平衡协调,也起到控制肌痉挛的目的;利用各种原始反射控制痉挛,如利用屈髋反射,即当患者下肢出现紧张性的伸肌紧张,不能主动完成屈膝时,可被动屈曲该侧的趾关节和趾骨间关节,能降低伸肌紧张,促进屈膝;利用对称性颈反射,指头颈后伸时可促进两侧上肢屈肌放松,有利于伸展,同时也促进两下肢伸肌放松,有利于屈曲;利用非对称性颈反射,指当头向患侧努力旋转时,可促进患侧上下肢的屈肌放松,有利于伸展等。

5) 牵伸技术和关节牵引技术的灵活应用:治疗师用手法或者教会患者利用自身体重或者各种支撑方法自行完成相关痉挛肌的持续被动牵伸,一般在感受到肌肉等软化组织抵抗时,在此位置至少持续 15 s 后放松,重复有节律进行。当关节挛缩、活动度明显变小时,可应用关节牵引技术,进行挛缩关节和肌肉的牵伸。在舒适的体位固定需牵引的肌群或者关节的近端,在另一端以适当的重量直接或通过滑轮改变方向作关节持续牵引(图 144 - 9)。一次牵引的时间为 10～15 min。施加牵引力量的大小,以牵引后引起适度的酸痛,但可以从容忍受为度。在牵引的同时,可在关节挛缩的一侧软组织表面施以热疗,称为加热牵引,改善关节活动度的效果会更好。热疗的方法可以是热敷或红外线加热,如果患者同时有感觉障碍,则热疗要十分谨慎,以防烫伤。

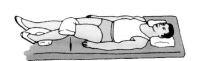

A. 膝关节挛缩的治疗

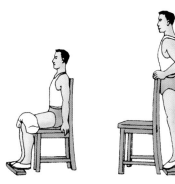

B. 踝关节挛缩的治疗

图 144 - 9 防止关节挛缩的间断牵引治疗

6) 暗示法：是心理治疗的一种方法，类似于传统的放松气功练习，是一种利用安静的环境、舒适的姿位、平稳的呼吸、轻松的音乐或一定的语言来诱导全身肌肉放松的一种治疗方法。

7) 肌电生物反馈的治疗：通过采集肌电信号，并将肌电信号转换成声音、图形等方式反馈给患者，用来增加肌肉的收缩、痉挛肌的主动抑制和减轻肌肉僵硬。治疗时将生物反馈仪电极片贴在相应肌肉的肌腹处，仪器将采集到的表面肌电信号扩大并转换成声音和/或视觉表现形式，给患者提供其肌肉表现活动的有用信息。治疗师根据患者的肌肉信号制订相应训练方案，强调患者主动进行肌肉控制（收缩或放松）。患者达到一定的目标后，仪器再给予肌肉电刺激增强效果。随着患者的恢复，外界的反馈刺激须逐渐减少，以促进其内在反馈系统作用以及主动运动。

8) 热疗或冷疗：对痉挛肌群均有放松作用。热疗在运动前后均可进行，可用蜡疗、红外线和热敷等方法。冷疗以冷水浴和冷敷为主，冷水浴一般可将手足置于冰水中 15 s 左右，然后擦干，反复 5～6 次致皮肤发红；冷热敷一般进行 20 min 左右，并注意预防局部的烫伤或冻伤。

9) 推拿：用轻柔的揉法、滚法、抹法、擦法、搓法、掌切法等按摩痉挛肌和相应的穴位，有放松作用。

10) 水浴：温水浸浴也有利于肌痉挛的松解，通常水温宜在 27～30℃。

（2）作业治疗

颅脑损伤后患者痉挛的肢体会影响到其日常生活的很多方面，所以在作业治疗中由易到难加强日常活动，尽早在稳定的情况下从床边开始，利用环境和辅助设施尽可能地提高患者的自理能力，包括穿衣、洗漱、进食和转移等。

（3）矫形器的应用

长期的痉挛可因姿势异常而出现挛缩，支具和矫形器可以帮助预防和纠正挛缩。一般认为利用各种方法减轻痉挛后联合运用矫形器是有效的获得长期控制痉挛的方法。对于颅脑损伤后，患侧肢体诸关节出现屈曲或伸直位挛缩的患者，严重影响其运动功能，可在功能训练结束后的间歇期用石膏或塑料托板固定挛缩的关节，有利于减少关节内外胶原纤维组织的弹性回缩。固定时石膏或塑料托板不宜过紧，要衬好软物，以免损伤皮肤，造成压疮。

（4）药物治疗

常用的控制痉挛口服药物有 ITB、盐酸乙哌立松片（妙纳）等。

（5）注射治疗

用如普鲁卡因或利多卡因等进行局部麻醉，也有利用乙醇（60％～100％）和石碳酸（5％～6％苯酚）进行神经传导阻滞。由于这两种技术容易产生注射部位疼痛、肌无力及中枢抑制等不良反应，目前临床较多用的痉挛注射技术是鞘内 ITB 注射和肉毒毒素注射。

（6）手术松解

各种非手术治疗均不能有效控制痉挛，严重影响患者活动能力的时候，可以考虑外科手术治疗。痉挛的外科手术方法包括选择性脊神经背根切断术、周围神经切除术、矫形手术和脑神经电刺激植入等。

（朱玉连　吴　毅）

参考文献

[1] 中华医学会神经外科学分会,中国神经外科重症管理协作组. 中国重型颅脑创伤早期康复管理专家共识(2017)[J]. 中华医学杂志,2017,97(21):1615-1623.

[2] 刘惠林,胡惜权. 神经疾患康复治疗技术[M]. 北京:人民卫生出版社,2019.

 **脑死亡、心死亡与器官捐赠**

　　死亡是生命的悲剧性结束,但是器官捐赠让人们对此悲剧事件的关注点转移到有意义的一面,即延长另一位也可能面临死亡患者的生命。事实上,器官捐赠不仅使受赠人获得巨大收益,而且也给逝者带来荣誉,并能够减轻捐赠者亲属和朋友的悲痛。

　　传统观念的死亡是指呼吸和心跳停止。由于当今医学可以使用复苏技术,所以即使患者昏迷、大脑活动消失,药物和呼吸机可以维持心脏跳动和呼吸,从而使部分患者获救或延缓死亡。脑死亡这一概念是在 20 世纪下半叶随着生命支持技术的发展而开始出现的一个相对较新的概念。脑死亡是指全脑包括脑干不可逆损害,虽然心跳存在,但脑功能永不恢复,患者意识无法恢复,在没有特别干预的情况下,这些患者通常会在 1 周内死于心搏停止。脑死亡

后,心血管和内分泌等系统会变得不稳定,各组织器官功能和组织结构也相继走向不可逆损害。

145.1　脑死亡概念的演变

　　脑死亡概念在哲学和伦理上等同于人体死亡,这一概念经过半个多世纪的发展,逐渐被人们所接受。虽然在脑死亡后心脏功能经复苏可以恢复,但由于患者大脑和脑干已经发生不可逆的损伤。为此,Mollaret 和 Goulon 于 1959 年提出"coma dépassé(不可逆性昏迷)"这一术语,并在尸检时发现,依赖呼吸机的脑死亡者(如心搏骤停)大脑呈液化,即"呼吸机脑"。

　　为了鉴别脑死亡与非脑死亡昏迷患者,1968年,哈佛特设审查委员会发表了第一个广为采纳的

哈佛脑死亡标准(表145-1)。以后在美国和世界各国相继出现各种相应的标准,如英国的脑干死亡标准(Pallic C,1990)。1979年,美国制定统一的脑死亡判定法案之前,医疗界、法律界和政府代表人物花了10年时间才慢慢接受这些标准。美国医学、生物医学及行为学研究伦理问题总统委员会于1981年公布了《统一的死亡判定法案》,该法案将死亡定义为循环与呼吸功能的不可逆性丧失,或大脑和脑干活动的不可逆丧失。该法案成了50个国家撰写关于脑死亡方面立法时参考的模型。当前,美国宣布脑死亡的标准就是证明大脑和脑干活动的丧失。在国际上,脑死亡立法是一个趋势。目前联合国成员国中已有80个国家承认脑死亡标准。相比之下,我国除台湾、香港地区以外,迄今尚无脑死亡法律的正式文本。目前有关这方面的法规有2006年3月16日卫生部发布的《人体器官移植技术临床应用管理暂行规定》和2007年3月21日国务院审议通过的《人体器官移植条例》。2013年,国家卫生健康委员会脑损伤质控评价中心发表了《脑死亡判定标准与技术规范(成人、儿童)(质控版)》。从此,中国有了脑死亡判定行业标准,标志着我国人体器官移植已走上法治化道路。我国是发展中国家,要用世界上1‰的卫生资源为22%的人口服务,需要提高医疗效率;但目前中国没有脑死亡立法,脑死亡标准也是在近几年被提出的,临床医师并未广泛接受脑死亡,家属也不认为脑死亡者已故。因此,脑死亡后毫无意义的"抢救"和其他一切安慰性、仪式性的医疗活动给患者家庭带来了沉重的经济负担和精神压力,也给国民经济及卫生资源造成了巨大的浪费。据粗略估计,我国每年为此支出的医疗费用高达数亿元。

表145-1 哈佛诊断脑死亡的最初标准

标准	临床检测、检测结果
不可逆性与无反应性	对疼痛刺激无反应
无运动,无呼吸	医师观察患者在至少1 h内无自发运动;停止使用呼吸器3 min患者就无法呼吸
无反射	瞳孔固定散大,无眼前庭反射,不眨眼,无姿势,无法吞咽,打呵欠或发声,无角膜反射或咽反射
平坦脑电图	获得的标准等电位数:10～20 min内,50 $\mu V/mm$ 或 25 $\mu V/5$ mm

1995年,美国神经病学学会(The American Academy of Neurology,AAN)为脑死亡的诊断制定了指南。这些指南象征着临床实践的正规化,其中也包含了哈佛标准。2000年,加拿大重症监护协会公布了"脑死亡诊断指南",这个新指南大量参照了美国制定的指南。

虽然医学界积极地确立脑死亡的概念,但是一些非专业的公众,特别是一些宗教团体仍然混淆这一概念,而且不清楚脑死亡是否表示患者不可逆死亡。1994年,针对脑死亡器官捐赠者和非捐赠者家庭开展的一项类似研究结果发现,这些人对脑死亡的误解程度类似。

临床上诊断脑(干)死亡患者和宣布死亡患者一样,因为这类患者不可能恢复知觉功能,并且脑干死亡后相对较快地会发生心搏骤停,所以想要成功地移植器官,要求在宣布脑死亡和启用器官摘取计划之间存在一段简短的时间为器官切除做充分准备。起初,宣布脑死亡之前要求间隔24 h由两位医师各自进行一次与脑死亡有关的临床检查。研究证明,严格开展的临床检查可以明确鉴定不可逆性脑死亡的患者。第2个检查目的在于验证第1个检查是否精确开展。现在人们认为可以在1 h内进行两次检查,因为脑死亡和脑干死亡后很快就会导致体内稳态失衡。脑死亡患者几乎都会接受机械通气治疗,并有自发心跳,患者的皮肤温度存在,看似仅仅处于睡眠状态。因此在开始切取器官前,患者必须满足脑死亡的所有标准。

2003年卫生部发布了《脑死亡判定标准(成人)》(征求意见稿)、《脑死亡判定技术规范》(征求意见稿),2009年和2013年卫生部再次修订了上述标准和规范。脑死亡标准的建立,有助于人们树立科学的死亡观,节约医疗卫生资源,减轻患者家属的经济负担,推动器官移植工作更好地开展。目前脑死亡来源的捐献者主要来自车祸和心脑血管意外。我国每年有10.9万人死于车祸,260多万人死于心脑血管意外,潜在的脑死亡器官捐献数量庞大。

145.2 脑死亡的诊断

145.2.1 脑死亡的相关诊断指南

脑死亡的定义为涵盖脑干在内的脑组织功能发生不可逆的丢失。尽管仍然存在心跳和脊髓功能,但是脑死亡就意味着死亡。2010年美国神经病学学会发表了脑死亡的诊断指南,描述了脑死亡的临床诊断标准(表145-2)。后期诸多学者通过系统分析等循证医学手段对脑死亡的定义和诊断作出了论述,仍然认为脑死亡的认定需要证实不可逆的意识丧失(无反射的昏迷)、脑干反射的消失以及呼吸能力丧失。

表 145-2　美国神经病学学会判定的成年人脑死亡参数(AAN,2010)

类　别	标　准	说　明
A	前提:证明不存在排除标准	已知造成昏迷或脑功能异常的可逆因素医疗状况复杂,药物中毒,体核温度≤32℃
B1	昏迷或无反应	不会对眼窝压力引起的疼痛产生无脑运动反应
B2	没有脑干反射	瞳孔:中位(直径5~7 mm),对强光无反应 眼球运动 无眼脑反射(颈椎不稳定) 无前庭反射(冷热交替) 脸部知觉和脸部运动反应 无角膜反射,对剧痛无反应 无颌反射 无咽反射和器官反射(未呕吐或咳嗽)
B3	呼吸暂停	开始时$PaCO_2=40$ mmHg而$PaO_2≥200$ mmHg,去除患者的呼吸机通过吸入导管注射8~10 L/min的氧气,其中导管头置于龙骨处最佳密切观察呼吸运动,测定呼吸暂停试验结束时(8~10 min)的PaO_2和$PaCO_2$及pH。如果看到呼吸或发生血液动力学不稳定现象,则重新接上呼吸器,正面结果要求把$PaCO_2$提高至60 mmHg以上,比基准值高出20 mmHg
C	验证性试验(几乎没必要)	$^{99m}TcHM-PAO$脑部扫描。"空头盖骨"现象血管造影术——颈动脉分叉处没有大脑内填充物或Willis环、脑电图——根据脑死亡最低技术标准鉴定30 min[n]内无任何活动,TCD低值的收缩期峰压和舒张期血流

注:根据此表确保:①不存在A中的所有排除标准;②存在B(前三点)中的各个标准;③不清楚情况时才需要验证性试验。TCD,经颅多普勒超声;$^{99m}TcHM-PAO$,锝-99m六甲基丙烯氨基酸;n,脑死亡的最低技术标准。

145.2.2　脑死亡的具体诊断标准

脑死亡判定可分为以下3个步骤:第1步进行脑死亡临床判定,符合判定标准(深昏迷、脑干反射消失、无自主呼吸)的进行下一步;第2步进行脑死亡确认试验,至少2项符合脑死亡判定标准的进行下一步;第3步进行脑死亡自主呼吸激发试验,验证自主呼吸消失。2次完成上述3个步骤并均符合脑死亡判定标准时,方可判定为脑死亡(图145-1)。

在建立脑死亡临床标准前,必须排除一些可能混淆的因素,主要包括五大类:①中枢神经系统镇静剂;②严重代谢功能紊乱;③体温严重降低(体温低于35℃);④严重低血压(平均动脉压<60 mmHg或收缩压<100 mmHg);⑤可引发运动性麻痹的药物服用史(神经肌肉阻滞剂)或疾病,具体见表145-3。例如,代谢性脑病变引起的深度昏迷或者只是因为脊椎严重受损而导致呼吸困难者不应诊断为脑死亡。

表 145-3　脑死亡检测中必须被排除的混淆药剂和条件

药剂/条件	例　子
药物	麻醉剂,麻痹剂,安眠酮,巴比妥酸盐,苯甲二氮卓,溴苄胺,氯安眠酮,阿密替林,眠尔通,三氯乙烯,乙醇等
代谢	肝性脑病 尿毒症性脑病 高渗性昏迷 低磷血症
温度	体温过低:<32℃
血管	休克或低血压
感染	脑干脑炎 吉兰-巴雷综合征

其中排除服用中枢神经系统镇静药物而确诊脑死亡的方法有：①当患者服用镇静药物常规剂量，而药物本身不会能引发昏迷时，不认为该药物与无反应、无反射性昏迷有关，如肠内使用苯巴比妥、苯妥英钠、可乐定、右旋美托咪定及吗啡。②停药后等待 4～5 个服用镇静药物的半衰期时间，并同时证明患者是按常用剂量规律服用，建议辅助脑血流量检测以辅助脑死亡诊断。当患者静脉使用巴比妥类药物时，脑血流图像为强制措施。③针对肝衰竭、肾衰竭及曾经接受过低温治疗患者，在估算停药和开始脑死亡程序间隔时间时，应考虑肝、肾功能不全可能对时间造成的影响。这种情况下应检测血清药物浓度，同时脑血流量检测也是强制性的。

去大脑强直和去皮质强直通常都与严重创伤性脑损伤有关，但是它们的存在表示大脑并没有死亡。脑死亡之后，仍然会存在深部肌腱反射等脊髓反射。在脑死亡情况下偶尔会发现脊髓放松的现象（包括颤抖、鸡皮疙瘩、用力呼气，以及一些手臂动作），但是这并不排除脑死亡。

（1）大脑及脑干功能的丧失

不可逆的意识丧失，无反射的昏迷（图 145-1），在排除上述干扰因素后，面对出现脑死亡的患者时，医生必须十分谨慎。即使十分清楚该患者的现病史，也要寻找所有导致脑死亡情况发生的药物或其他病因。如果存在任何疑问，必须把观察期限延长 12～24 h（分别花费 12～24 h 的时间开展 2 次脑死亡检测）。

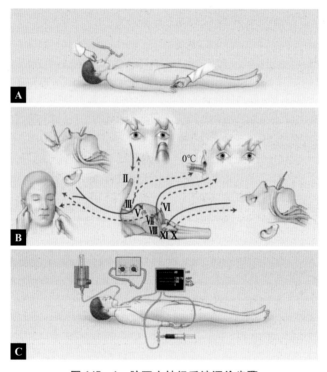

图 145-1　脑死亡神经系统评价步骤

注：A. 疼痛刺激导致的睁眼或眼球运动消失；B. 瞳孔反射、角膜反射、咽喉反射、头眼反射、眼前庭反射消失证明脑干反射消失；C. 呼吸暂停试验证明呼吸驱动消失。

1）大脑功能的丧失：在一些植物状态下会发现大脑功能丧失，只有同时发生脑干功能丧失才可以将患者视为脑死亡。在脑死亡情况下，不应具有任何自发运动、睁眼反应、呼吸，以及对任何听觉、视觉或疼痛刺激产生反应。应将疼痛刺激应用于脸部（尤其是眼眶），以排除脊髓损伤或脊髓介导的反射性活动等可能性。

2）脑干功能的丧失：可以通过相关临床检验评估脑干的功能。脑干功能丧失可以通过以下几方面来验证，即缺乏：①瞳孔反射；②角膜反射；③呕吐和咳嗽反射；④眼脑反射；⑤眼前庭反射（冷热交替）；⑥呼吸费力（呼吸暂停试验）；⑦运动反应。临床上应先证明脑神经反射消失,然后再开展呼吸暂停试验。如果脑干功能存在,就不需要开展任何其他验证试验。

3)建议:排除所有造成昏迷的可逆性因素,并确认标准刺痛发生时,脊髓上运动反射消失。

（2）脑干反射消失（呼吸除外）

1)瞳孔反射(第Ⅱ、Ⅲ对脑神经介导):脑死亡患者瞳孔固定(通常被固定于中间位置),对光反射消失(即在暗室中连续用强光照射各只眼睛后,瞳孔未发生任何变化)。

2)角膜反射[第Ⅴ对脑神经(传入神经)和第Ⅶ对脑神经(传出神经)介导]:用棉花纤维触摸角膜后不引发眼睑运动,则证明缺乏角膜反射。

3)咽喉反射[由第Ⅸ对脑神经(传入神经)和第Ⅹ对脑神经(传出神经)介导]:用压舌板轻触摸咽喉部或轻摇移动气管插管,如果没有出现腭垂运动或恶心、呕吐,则证明呕吐和咳嗽反射消失。呕吐反射由第Ⅸ、Ⅹ对脑神经介导。

4)头眼反射:脑死亡患者的头眼反射("娃娃眼"),眼球不会快速地向头部两侧运动。在检测期间,应把患者的头部抬高距仰卧处30°的位置,以把半规管置于最佳位置。这一反射由第Ⅲ、Ⅳ和Ⅵ对脑神经,以及内侧纵束(MLF)介导。排除创伤性患者的颈椎损伤,应检验患者的"娃娃眼"反射,如颈椎损伤扭动可能会加重神经损伤。

5)眼前庭反射:对颈椎受损的患者可开展交替冷热试验,脑死亡患者不应具有任何眼前庭反射("冷热交替"反射)。方法:将患者大脑置于距仰卧处30°处,用50 ml冰水连续刺激各鼓膜后,眼球不应出现任何运动。在展开本试验前,患者的外耳道必须没有盯聍,而鼓膜必须完好无损。这一反射由第Ⅲ、Ⅳ、Ⅵ和Ⅷ对脑神经及内侧纵束介导。

6)疼痛反射:脑死亡患者对疼痛的刺激(如压眼、压胸骨柄)没有任何运动反应。

建议:一旦无反应的昏迷发生,所有脑神经的反射都应予以检查,并通过标准化检测判定是否发生呼吸停止。

（3）呼吸暂停试验

开展呼吸暂停试验前,要求患者具备如下几个先决条件:体核温度≥36.5℃,收缩压>90 mmHg,血流动力学稳定,$PaCO_2$为正常水平或稍高于正常水平(即35~40 mmHg)。在开始呼吸暂停试验前,必须监测动脉血气,以确定基线值。用100%的

FiO_2预先给患者输入氧气,使PaO_2≥200 mmHg,同时调节呼吸速度和呼吸量,让$PaCO_2$≤50 mmHg。然后,将患者与呼吸器分开,并通过一根超出气管内管末端1~2 cm,但仍在隆突上方的氧气插管以8~12 L/min的速度输入氧气,以加快呼吸暂停时的氧化作用。利用脉搏血氧仪测定氧饱和度。使用上述的补氧方案时,通常不会发生氧饱和度下降。一般8~10 min,患者的$PaCO_2$水平会升高至60 mmHg以上,如没有发现任何自发呼吸的迹象为呼吸暂停试验阳性,提示脑死亡。如果患者在呼吸暂停试验期间出现喘息或其血流动力学变得不稳定,应立即把呼吸器重新与患者相接。

建议:该试验不建议超过10 min,并由医师在床旁完成。当自主呼吸功能缺失造成$PaCO_2$≥55 mmHg时,该试验可被认为是阳性的;$PaCO_2$<55 mmHg时,应重复该试验。

这些检查结果均需要专业人员来分析。给患者做这些检查的医生需认识到,这些检查的差异和检查可能会出现的假阳性情况(即试验提示脑死亡,但是患者不符合临床诊断标准)。若临床所见不可靠时,医生可以决定暂停宣布脑死亡,而不是预约辅助检查。

（4）验证性试验

在绝大多数情况下,宣布脑死亡时都没有必要开展验证性试验。需要缩短观察时间(如准备捐赠器官的不稳定型患者、更年轻的患者)和某些原因或条件加大临床脑死亡检测难度的情况下可以展开验证性试验(表145-4)。

表145-4　鉴定脑死亡的辅助性试验

类别或试验	具体试验方法
神经元电活动	脑电图 诱发电位
颅内血流的评估	四血管脑血管造影 数字减影血管造影技 氙增强的计算机体层成像 磁共振血管成像 经颅多普勒研究

验证性试验评估神经功能的丧失或评估颅内血流的停止情况。脑电图是评估神经功能的最佳方式,死亡的大脑不再能够维持细胞膜电位或细胞间

存在的电信号。因此,死亡的大脑中记录而来的脑电图呈平直线,完全处于电静息状态。脑电图是最低脑死亡技术要求,并且至少运行 30 min,以证明脑电的电静息现象。此外,也可测定诱发电位。但是因为这些电位的特异性较低,所以相对心电图而言,脑电图不易被广泛使用。

颅内血流的检测方面,四血管脑血管造影可以直接反映脑血流的情况。其他试验相对不敏感(如CTA、经颅多普勒研究)。核医学的脑血流测定也日益被作为验证性试验指标之一,因为可以把该设备引入重症监护病房,为此不论是否存在放射性示踪剂都能提供颅顶内的影像(图 145-2)。人们利用氟代脱氧葡萄糖进行正子体层(PET)扫描,以评估脑代谢,这种方式最近有所进展,有望成为验证脑死亡的替代方法。但是,这种试验还未被普遍接受。

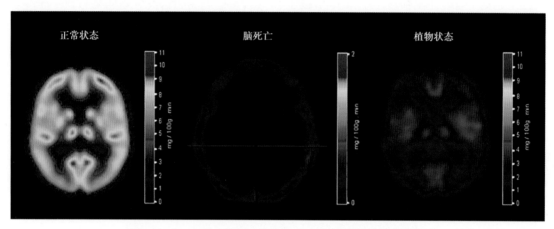

图 145-2 正常、脑死亡、植物状态大脑 PET 脑代谢的差异

注:颅盖内缺乏示踪剂这一研究发现与颅内血流异常一致,表现为典型的"空颅腔征"。
引自:LAUREYS S. Death, unconsciousness and the brain [J]. Nat Rev Neurosci, 2005,6(11):899-909.

145.2.3 脑死亡的其他临床处理

(1)判定昏迷是不可逆的及其直接原因

昏迷的原因通常可以从病史、查体、神经影像和实验室检查中获得。通过病史、药物筛查、运用药物5倍半衰期时间进行清除率的计算(假设肝、肾功能是正常的),或者是在条件允许的情况下监测血药浓度明确其低于有效范围等手段,排除中枢神经系统抑制剂的作用。此前应用过低温疗法(如心脏骤停行心肺复苏后)的患者,药物代谢时间可能延长。将驾驶员的法定酒精极限值(血酒精浓度 0.08%)作为阈值,在低于该值的情况下进行脑死亡的诊断是合理的。不能有近期内或是持续使用神经肌肉接头阻滞剂(可以通过最大限度刺激尺神经后出现成串的 4 次肌肉颤动来界定)。不能有严重的电解质、酸碱或内分泌紊乱(可以通过严重的酸中毒或实验室检查提示明显偏离正常值来明确)。

(2)维持正常体温

大部分患者需要电热毯来升高体温,保持体温在正常或接近正常的水平(>36℃)。在动脉 CO_2 和中央静脉 CO_2 混合达到初始平衡后,$PaCO_2$ 急剧上升,但当随后体内代谢增加 $PaCO_2$ 时,其上升显著变缓。为了避免 $PaCO_2$ 的迟发性升高,在呼吸暂停过程中最好保证正常或是接近正常的体核温度。

(3)保证正常的收缩压

周围血管张力消失或是低血容量(尿崩症)导致的低血压很常见,通常需要升压药或是血管升压素。收缩压≥100 mmHg 或平均动脉压≥60 mmHg 情况下进行的神经系统查体结果一般是可靠的。

(4)进行一次神经系统查体

如果脑损伤发生已有一段时间(通常是数小时),为排除神经系统恢复的可能,进行一次神经系统查体就足以诊断脑死亡。所有诊断脑死亡的医生需要熟悉脑死亡的诊断标准,并且具备胜任复杂查体的能力。

(5)记录

病历中要记录脑死亡时间。$PaCO_2$ 达到目标值时即为死亡时间。中断呼吸停止试验的患者的死亡时间,为其辅助检查结果被正式宣布的时候。医生需要填写一张表格,记录时间并签名,且死亡证明只有医生可以签署。

145.2.4　中国国家卫生和计划生育委员会脑损伤质控评价中心脑死亡的标准(成人修订版,2013)

(1) 定义

脑死亡是包括脑干在内的全脑功能不可逆转的丧失,即死亡。

(2) 判断标准

1) 判定的先决条件:①昏迷原因明确;②排除了各种原因的可逆性昏迷。

2) 临床判定:①深昏迷;②脑干反射消失;③无自主呼吸(靠呼吸机维持,自主呼吸激发试验证实无自主呼吸)。以上3项必须全部具备。

3) 确认试验:①正中神经短潜伏期躯体感觉诱发电位(short latency somatosensory evoked potential,SLSEP)显示 N9 和/或 N13 存在,P14、N18 和 N20 消失(图 145 - 3);②EEG 显示电静息(图 145 - 4);③经颅多普勒超声(TCD)显示颅内前循环和后循环呈振荡波、尖小收缩波或血流信号消失(图 145 - 5)。以上3项中至少2项阳性。

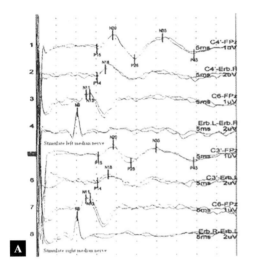
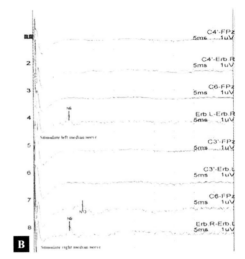

图 145 - 3　脑死亡的确认

注:A. 正常 SLSEP;B. 双侧 N9 和一侧 N13 存在,双侧 P14、N18 和 N20 消失,符合 SLSEP 脑死亡判定标准。

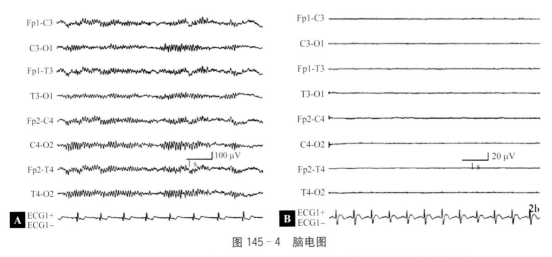

图 145 - 4　脑电图

注:A. 正常脑电图;B. 全部导联电静息(脑电波活动≤2 μV),符合脑电图脑死亡判定标准。

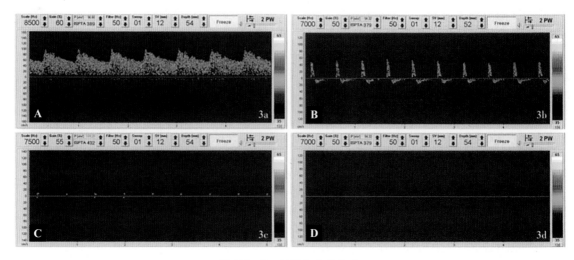

图 145-5 经颅多普勒超声

注:A. 血流信号正常;B. 振荡波,符合 TCD 脑死亡判定标准;C. 收缩早期尖小收缩波,符合 TCD 脑死亡判定标准;D. 血流信号消失,符合 TCD 脑死亡判定标准。

4) 判定时间:临床判定和确认试验结果均符合脑死亡判定标准者可首次判定为脑死亡。首次判定12 h 后再次复查,结果仍符合脑死亡判定标准者,方可最终确认为脑死亡。

实验表明,仔细开展 2 次检查足以诊断脑死亡,所以几乎不需要进行验证性实验室试验(用动脉血气证明呼吸系统对严重呼吸性酸中毒无反应的情况除外)。虽然针对大脑和脑干的脑电图、血管造影术、经颅多普勒和放射性核素脑灌流扫描可以确定脑死亡和脑干死亡,但是它们无法为合理开展临床检验提供任何别的信息。并且如果不确定患者深度昏迷的病因或无法确定临床标准时,这些验证性研究可能有所帮助。

145.2.5 我国儿童脑死亡的判定

对比 2011 年美国儿科学会发布"婴幼儿和儿童脑死亡判定指南"(表 145-5),我国制定了自己的儿童脑死亡判定标准,适用年龄范围:29 d 至 18 岁。

1) 判定先决条件:明确昏迷原因,排除各种可逆性昏迷。

2) 临床判定:深昏迷,脑干反射消失,无自主呼吸(靠呼吸机维持通气,呼吸自主试验证实无自主呼吸),必须同时满足。

3) 确认试验:脑电图、经颅多普勒、SLSEP,正中神经 SLSEP 显示 N9 和/或 N13 存在,P14、N18 和 N20 消失;至少符合 2 项。

表 145-5 儿童脑死亡的评估指南(美国儿科学会婴幼儿和儿童脑死亡判定指南,2011)

评估要素	评论/具体细节
病史	排除造成昏迷的可逆因素(表 145-3)
临床检测	没有意识,不能发声,也缺乏意志 标准呼吸暂停试验失败 没有脑干功能: 瞳孔位于中位,完全固定性散大 没有自发眼球运动、前庭反射和眼脑反射 后组脑神经不运动 肌肉阻滞不运动(咽、喉、小舌,包括呕吐或咳嗽) 没有角膜、吸吮和觅食反射 张力松弛,没有自发或诱发运动(脊髓反射除外) 在整个检测阶段的结果必须一致
针对特定年龄阶段的观察和重新检查	7 日龄至 2 月龄:2 次检测和脑电图(时间间隔为 48 h) 2 月龄至 1 岁龄:2 次检测和脑电图(时间间隔至少为 24 h);或核医学研究证明没有脑血流之后开展初始检测和等电位脑电图检测 1 岁以上:2 次检验(持续时间各自不低于 12 h),可以选择但建议开展脑电图检测和核医学血流研究

4) 判定时间:在满足脑死亡判定先决条件的前提下,3 项临床判定和 2 项确认试验结果均符合脑死亡判定标准可首次判定为脑死亡;如果脑干反射

缺项,需增加确认试验项目(共 3 项)。29 d 至 1 岁以内婴儿,需在首次判定 24 h 后复判,结果仍符合脑死亡判定标准,方可最终确认为脑死亡。1～18 岁儿童,需在首次判定 12 h 后复判,结果仍符合脑死亡判定标准,方可最终确认为脑死亡。严重颅脑损伤或心跳、呼吸骤停复苏后,应至少等待 24 h 再行脑死亡判定。

145.3　心死亡

长期以来,把心脏停止跳动和呼吸停止作为死亡的定义和标准,已沿袭了数千年之久。循环死亡后捐献(donation after cardiac death,DCD)是指:公民在心脏死亡后进行的器官捐献,以往也称之为无心跳器官捐献(non-heartbeating organ donation,NHBOD)。由于可用于移植器官的持续短缺已促使许多国家重新引入 DCD 方案,不仅是为了肾脏摘除,而且越来越多地是为了对热缺血耐受性较低的其他器官,如肝脏、胰腺和肺的摘除。DCD 在许多重要方面与目前的标准死亡捐献模型,即脑死亡后捐献形成对比。DCD 在实践中所面临的挑战包括如何判断患者是否为合适的 DCD 捐献者,如何获得死者家属的信任,以及如何以一种专业上、伦理上、法律上可接受的方式处理热缺血的影响。通过增加对促进达成 DCD 伦理和法律专业的共识,许多可控制和不可控制 DCD 实施相关问题正在得到解决。在一些国家,积极的 DCD 占所有器官捐献死者的比例较大。越来越多的人赞同器官和组织捐献程序应在重症监护室和急诊室被引进。

145.3.1　循环死亡后捐献的分类

DCD 在世界各地有多种版本和实施方案。目前,国际上通常采用 1995 年荷兰马斯特里赫特(Maastricht)国际会议定义的 DCD 的分类标准(表 145 - 6),分类 V 近来被提议作为其他四类的补充。

Ⅰ类、Ⅱ类和 V 类描述意外和不可逆心脏骤停后进行的器官摘除(不可控制 DCD),而Ⅲ类和Ⅳ类指有计划地撤除维持生命的心肺支持而导致死亡后进行的器官摘除(可控制 DCD)。不可控制 DCD 只能发生在器官灌注和摘除设施就近的中心(即在移植中心附近或里面),而几乎所有的重症监护室或急诊室应能够支持可控制 DCD。利用 DCD - N 评分

标准,具体包括角膜反射消失(1 分),呛咳反射消失(2 分),运动/伸肌反射消失(1 分),氧合指数增加大于 3(1 分),可有效预测患者是否在 1 h 内死亡。如果评分所有项目都满足,仅有 10% 患者存活时间超过 1 h(图 145 - 6)。

表 145 - 6　DCD 的改良 Maastricht 分类和主要实施地点

类　别	描　述	DCD 类型	实施地点
Ⅰ	入院前死亡	不可控制	移植中心的 ER
Ⅱ	心肺复苏失败	不可控制	移植中心的 ER
Ⅲ	有计划地等待心脏骤停	可控制	ICU 和 ER
Ⅳ	脑死亡患者发生心脏骤停	可控制	ICU 和 ER
Ⅴ	ICU 患者发生意外的心脏骤停	不可控制	移植中心的 ICU

注:ICU,重症监护室;ER,急诊室。

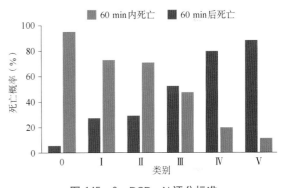

图 145 - 6　DCD - N 评分标准

145.3.2　中国脑、心死亡捐赠的双重标准

为尊重国情,我国在试点中创新采用了心死亡和脑死亡两套标准可同时存在,创新性制定出中国 DCD 标准,提出了《中国心脏死亡器官分类标准》分为脑死亡器官捐献、心死亡器官捐献和脑心双死亡器官捐献。在试点捐献分类比例上,脑死亡捐献占 9%,心死亡捐献占 47.5%,脑心双死亡捐献占 43.5%。

2011 年 2 月,中国人体器官移植技术临床应用委员会通过并公布了中国人体器官捐献分类标准:

1) 中国一类(C-Ⅰ):国际标准化脑死亡器官捐献(donation brain death,DBD),即脑死亡案例,经过严格医学检查后,各项指标符合脑死亡国际现行

标准和国内最新脑死亡标准,由通过卫生部委托机构培训认证的脑死亡专家明确判定为脑死亡;家属完全理解并选择按脑死亡标准停止治疗、捐献器官;同时获得案例所在医院和相关领导部门的同意和支持。

2) 中国二类(C-Ⅱ):国际标准化心脏死亡器官捐献(DCD),即包括 Maastricht 标准分类中的Ⅰ~Ⅳ类案例。

3) 中国三类(C-Ⅲ):中国过渡时期脑-心双死亡标准器官捐献(donation brain death awaiting cardiac death,DBCD),与 Maastricht 标准的Ⅳ类相似,属可控制类型,符合脑死亡诊断标准。由于脑死亡法尚未建立,且家属不能接受在心脏跳动状态下进行器官捐献。对于此类供者,应按 DCD 程序施行捐献,即撤除生命支持,待心脏停搏后实施捐献。C-Ⅲ符合中国国情。

145.4 器官捐赠

器官捐献,是指自然人生前自愿表示在死亡后,由其执行人将遗体的部分捐献给医学科学事业,或生前未表示是否捐献意愿的自然人死亡后,由其直系亲属将遗体的全部或部分捐献给医学科学事业的行为。如果重症监护室的工作人员完全把心死亡或脑死亡的宣布与器官捐赠的介绍分离开来,那么多数家属就能更清楚地了解器官捐赠过程。心死亡通常是由车祸等意外造成,具有突发性,时间相对短;而脑死亡患者可以有较长的病程,因此家属可有相对充足的时间来理解并接受脑死亡和器官移植的概念和意义。因此,首先要在家属面前判定脑死亡或心死亡,以让他们有时间消化这些信息。撤销生命支持前,器官获取组织(organ procurement organization,OPO)代表提出了器官捐献的要求。把脑死亡宣布过程与器官捐献请求隔离开来,这可以使家属容易接受捐献器官。

近年来,随着现代医学技术的发展,使得大量内脏器官受损的患者仍然活着,他们都在等待人们捐赠健康的器官。随着免疫抑制治疗和外科技术的进步,人们的生存、移植和生活方式都有所改进。世界人口的膨胀,等待移植的患者数量也成指数级别增加,但是可获得的捐赠器官数仅呈直线趋势增长。

为了获取更多的捐献器官,各个国家制定了多项政策,这些政策包括扩充合适捐赠者的数量、对公

民有关器官捐赠意义的教育、争取供体亲属的理解和支持,以及提高对无心跳供体的利用。从 2015 年 1 月 1 日起,中国全面停止使用死囚器官作为移植供体来源,公民逝世后自愿器官捐献将成为器官移植使用的唯一渠道。

创伤群体提供了大量潜在的供体,因为遭受严重脑损伤者身体的其他器官损伤相对可以较轻,但患者可发生脑死亡。有关器官捐赠的经验表明,曾经被认为不合适的捐赠者可以提供优质的实体移植器官。器官捐赠的总体要求有:①愿意捐赠;②医学方面合适;③心理方面合适;④充分了解作为捐赠没有强迫;⑤捐赠和移植风险;⑥充分了解给予受赠者的风险和好处;⑦必须衡量给捐赠者和受赠者的好处。当前,甚至接受 80 岁老人的器官捐赠。器官捐赠只有两个绝对禁忌证就是全身性癌症和弥漫性病毒感染(诸如狂犬病、艾滋病病毒或西尼罗河病毒感染)。对抗生素敏感的细菌感染仅仅是相对禁忌证。

145.4.1 器官捐献工作组人员组成和职责

研究表明,将器官捐赠请求和亲属死亡(或脑死亡)的探讨分离开来不仅容易得到家属的理解,而且可获得家属的主动支持器官捐赠。医疗人员应与家属探讨病情,如介绍患者已经遭受了严重性脑损伤,而且将会通过试验诊断脑死亡。之后,重症监护室工作人员告知家属有关脑死亡检测的结果。如果证明该患者脑死亡,则要给予亲属时间理解和接受亲人死亡的事实。遗体器官捐赠通则:①社会促进器官捐赠的好处;②切取器官时,遗体内脏捐赠者必须脑死亡;③绝对禁止主动安乐死;④完全向公众公开政策和程序性协议;⑤要求有知情同意书;⑥尊重捐赠者及其家属的意愿。

器官捐献工作组人员包括捐献者的主管医师、器官捐献协调员、OPO 成员及手术、麻醉等相关辅助人员,医院器官捐献委员会/医院器官移植伦理委员会成员等。上述人员组成器官捐献工作组,共同参与器官捐献实施过程,各尽职责,分工协作,共同讨论协商决定关键操作程序。

(1) 捐献者的主管医师

捐献者的主管医师参与除器官切取以外的整个捐献过程。主要负责:发现潜在捐献者,初步评估潜在捐献者是否符合捐献条件;负责告知家属患者的病情,在家属提出终止治疗意愿后,联系省级

人体器官捐献委员会(provincial organ donation committee，PODC)，提交潜在捐献者的基本资料；协助器官捐献协调员，与家属共同探讨器官捐献事宜；与家属协商决定撤除心肺支持治疗，并具体实施，确认并宣布捐献者死亡；捐献前对捐献者进行必要的医疗干预；填写器官捐献相关记录，组织回顾病例，上报医院器官捐献委员会/医院器官移植伦理委员会备案。

(2) 器官捐献协调员

器官捐献协调员主要负责与家属共同探讨器官捐献事宜，获得捐献知情同意等法律文件。器官捐献协调员由红十字会负责培训，并认定资质。

(3) 器官获取组织小组

OPO小组主要负责器官切取，不参与撤除心肺支持治疗过程。

(4) 医院器官捐献委员会/医院器官移植伦理委员会

医院器官捐献委员会/医院器官移植伦理委员会监管与捐献相关的法律文件是否完善，捐献过程是否符合知情同意原则；监督器官捐献上报病历，备案管理。

(5) 其他相关人员

其他相关人员包括器官切取所需麻醉师、手术室工作人员等，主要协助OPO小组完成器官切取工作。

145.4.2　器官捐献工作程序及要点

(1) 供者选择

根据世界卫生组织和国际器官移植协会相关规定，捐献者被分为：可能捐赠者、潜在捐赠者、有资格捐赠者、可实施捐赠者及已实施捐赠者。

1) 器官捐献者条件：由主管医师确认患者处于如下状态时，可将其视为潜在捐献者。

A. 患者处于需要机械通气和/或循环支持的严重神经损伤和/或其他器官衰竭状态，无法避免发生心脏死亡。对于此类患者，主管医师需评估患者撤除心肺支持治疗后短时间发生心脏死亡的可能性，如果预计患者在撤除心肺支持治疗之后60 min内死亡，则可将其视为潜在捐献者。推荐参考美国器官资源共享网络(UNOS)评估标准和/或美国威斯康星大学标准(UW标准)评分系统进行评估。如果在评估过程中必须进行某些检查，主管医师应该告知患者家属，并将交谈内容和患者家属的知情同意

作详细记录。

B. 患者符合脑死亡标准：根据中国三类器官捐献标准，脑死亡者严格按照心脏死亡捐献流程实施器官捐献，即在患者生前或家属提出终止治疗，并同意捐献的情况下，先撤除心肺支持治疗，等待心脏停搏，在心脏停搏后观察2~5 min，根据心脏死亡判定标准宣告患者心脏死亡，之后方可进行器官获取。

C. 具备器官捐赠者的一般条件(表145-7)，即：①捐献者身份明确，存在如下情况一般不予考虑：在被拘捕或羁留于政府部门期间死亡、在精神病院内发生的死亡个案、中毒导致死亡、与医院有医疗纠纷、死亡原因需要公安司法部门进一步调查等；②年龄一般不超过65岁；③无人类免疫缺陷病毒(HIV)感染；④无药物滥用、无静脉注射毒品、无同性恋或双性恋等高危活动史；⑤无恶性肿瘤病史，无人类T细胞白血病淋巴瘤病毒感染史，但部分中枢神经系统肿瘤和一些早期的恶性肿瘤在经过成功的治疗后可以考虑；⑥无活动性、未经治疗的全身性细菌、病毒或者真菌感染；⑦血流动力学和氧合状态相对稳定；⑧捐献器官功能基本正常。

表145-7　器官捐献者评估内容

评估内容	检查
血型	ABO血型
血清	抗-HIV、HTLV-I和II、HBsAg、抗-HBc、抗-HBS、抗-HCV、巨细胞病毒、美洲锥虫病、弓形体病、性病的实验室检查
血液学	血细胞、血小板的计数
电解质	钠、钾、镁、磷
肺捐赠者	血气分析和胸部影像学
心脏捐赠者	肌钙蛋白、肌酸激酶同工酶(CK-MB)、心电图、超声心动图以及心导管实验(>45岁)
肾脏捐赠者	尿常规、血肌酐和尿素氮
肝脏捐赠者	谷草转氨酶(GOT)、谷丙转氨酶(GPT)及胆红素
胰腺捐赠者	淀粉酶和血糖
感染患者	2次血培养，培养物来自感染处
肿瘤患者	育龄女性需检查β-人绒毛促性腺激素(β-HCG)

D. 其他DCD实施前需完成的准备工作：向家属、亲属或代理人解释所有相关操作流程；签署放弃

支持治疗的知情同意书;签署器官捐献知情同意书;根据患者需要予以阿片类或镇静药物,并向家属征求意见;得到家属支持;宣布死亡医师需与该操作无道德上的反对,且不参与器官获取团队。

E. 捐赠器官需经过特殊筛查,方可达到捐赠条件。

2) 决定撤除心肺支持治疗:主管医师发现潜在器官捐献者后,应进行会诊讨论,明确患者预后不良,目前医疗手段无法使其避免死亡。在主管医师告知家属患者的病情后,其家属对于患者的病情有充分的理解并接受,决定撤除心肺支持治疗。关于撤除心肺支持治疗的讨论与器官捐献的讨论应该相互分开。

3) 正式上报PODC:主管医师在明确潜在捐献者符合相关条件,并且在家属提出终止治疗后,应该把潜在器官捐献者的相关情况上报到PODC。PODC指派器官捐献协调员组织捐献工作,并通知OPO成员准备器官获取工作。

4) 器官捐献的禁忌证:对于受体,被传染其他疾病风险大于可能获得的益处,其中以感染和肿瘤最为重要。

(2) 劝捐工作

1) 获得知情同意:器官捐献应该成为高质量的临终医疗护理的一部分,因此应该向所有可能适合捐献的患者和/或家属提出捐献的问题,详细解释DCD的意义和具体实施过程。在患者和/或家属同意进行器官捐献后,器官捐献协调员应该和捐献者家属深入讨论DCD的所有相关问题,并签署正式的知情同意书(家属是指患者的配偶、成年子女、父母,或患者通过法律途径正式授权的委托人),如果家属中有一方反对器官捐献,即使潜在捐献者生前有捐献意愿,也不应进行器官捐献。

如果家属在决定撤除心肺支持治疗之前自行提出器官捐献,或患者清醒时提出捐献意愿,需要在医疗记录上详细记录。在器官捐献协调员与家属签署正式的知情同意书时,医师应在病史中详细记录与家属的讨论过程及知情同意结果。

2) 上报备案:将捐献者材料上报医院器官捐献委员/医院器官移植伦理委员会备案。医院器官捐献委员会/医院器官移植伦理委员会负责监管器官捐献过程,确定知情同意等法律程序是否完备。同时上报到省级人体器官捐献办公室(provincial organ donation office, PODO)。

(3) 供者管理

在知情同意书签署之后,应为准备组织器官捐献开展供者的综合评估及医疗干预。综合评估应包括整理收集捐献者的相关临床资料,包括患者的一般资料、详细的个人史、既往史及实验室检查等。医疗干预的目的是保证捐献器官的质量,因此必须遵守知情同意和无害原则,即医疗干预只有在捐献者(清醒状态)和/或家属知情同意的情况下才能进行,同时医师必须要为捐献者的利益着想,并避免伤害捐献者,不应该限制或者减少能减轻捐献者痛苦的措施,不应该应用加快捐献者心脏死亡的措施。医疗干预应尽量采用有明确证据证明有效的医疗干预措施,如无足够证据证明其有效性,但无不合法的操作,并且得到家属的知情同意,可以在主管医师的慎重选择下实行。必须详细记录应用的所有干预措施。

(4) 终止治疗、宣布死亡及器官获取

1) 终止治疗:切取器官或移植的团队不能参与终止治疗过程。如果捐献者家属希望在撤除心肺支持治疗的时候在场,应该满足其要求。死亡过程不能应用加速患者死亡的药物。应准确记录撤除心肺支持治疗的时间。在撤除心肺支持后,应该连续记录捐献者的生命体征,包括心率、呼吸频率、血压、血氧饱和度与尿量等,准确记录热缺血时间(热缺血时间是指终止治疗至低温灌注开始前的一段时间)。各器官耐受热缺血的时间建议分别为:肾脏1 h,肝脏30 min,胰脏1 h,肺脏1 h。

捐献者在撤除心肺支持治疗后,60 min内心跳未停止者,应终止器官捐献。

2) 宣布死亡:临床上符合脑死亡或心脏死亡的判定标准即刻宣布死亡。由于患者宣布死亡后器官切取对于时间的限制,需要运用监测或检验来快速而准确地判断循环的停止。在可能的情况下,可以应用有创动脉血压监测和多普勒超声进行确认。判定死亡时,由于在循环停止后的几分钟里心电活动仍可能存在,不应以心电监测为准。

为确定循环停止的不可逆性或永久性,应观察一段时间再宣布死亡。观察期至少为2 min,不能多于5 min。由主管医师宣布死亡,详细记录死亡过程及死亡时间(移植医师或OPO成员不能在场)。一旦宣布死亡,就不能采取恢复循环的措施。为了防止吸入和继发的肺损伤,允许重新气管插管。在宣布死亡后,可以进行器官切取的有关活动。一旦宣布捐献者死亡,家属应立即撤离,主管医师及器官捐献协调员负责对家属进行安慰关怀。

3) 器官切取:宣布患者死亡后,OPO成员方可介入,尽快开始切取手术,以尽量缩短器官的热缺血时间。切取前应协调好切取的手术团队,联系手术室的人员和麻醉师,做好切取术前准备。应准确记录手术开始时间、插管灌洗时间、每个捐献器官切取时间、手术结束时间。器官切取手术完成后,应妥善处理捐献者的遗体。

4) 器官保存与修复:供者器官切取后,一般采取单纯低温保存。如条件允许,建议对热缺血时间较长的供者器官及扩大标准的供者器官采取低温机械灌注。

5) 器官评估:应综合供者/供者器官的特点进行评估,包括供者的年龄、身高、体重、死亡原因、重症监护时间及治疗过程等,以及供者器官的质量、热缺血时间等。必要时可行病理检查,如有条件,可结合机械灌注及微量透析技术进行器官评估,以保证移植器官的质量与受者的安全。

DCD实施时间节点示意图见图145-7。

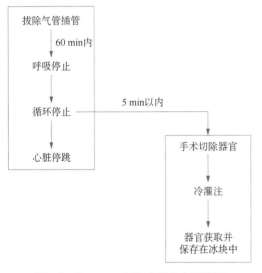

图145-7　DCD实施时间节点示意图

145.4.3　无心跳者器官捐赠(特殊情况)

制定无心跳器官移植(NHBOD)器官获取协议,可以增加可获取的捐赠器官的数量。在某种情况下,患者遭受严重不可逆性脑损伤,但仍留有一些脑干反射(即脑未死亡),而其家属决定撤除生命支

持宣布死亡,这类患者就成了器官供体。最常见的情况就是给患者撤除通气支持,并给患者注射镇静和镇痛剂,使患者死于呼吸和心搏骤停。给患者注射镇静剂和镇痛剂的目的在于根据双重效应伦理原则确保患者不再遭受更多痛苦。双重效应原则表明,虽然镇痛剂和镇静剂可能会作为次级效应加快死亡,但它们的主要用途在于让患者在没有疼痛、恐惧和忧虑的情况下死亡,所以这些药物的注射合乎伦理道德。

通常医护人员在手术室撤除NHBOD患者的生命支持,也可以在重症监护室或邻近手术室的病房进行。心脏死亡后,医生在手术室切取捐献者器官。患者停止心跳后,一般会留2 min的心脏停搏时间来确保在患者转移到手术室切取捐献者器官前确已死亡。

匹兹堡大学密切观察15例NHBOD患者的支持撤除和器官捐赠过程,结果表明,血液循环停止超过1 min后,患者的心脏没有自发地重新发挥作用。因此,De Vita等建议,在血液循环停止后等待2 min,以证明心跳和脉搏停止。这2 min可以确保患者的心、肺死亡,同时减少捐赠肝、肾的热缺血时间。很多研究认为,多数实体器官能够忍受的最长热缺血时间是45 min。

NHBOD不是安乐死。为了避免利益冲突,麻醉师要在移植小组开始切取器官之前宣布患者死亡。如果患者的心跳和呼吸仍然很强,而且在1 h内没有死亡,则要取消器官的切取,并把患者转回至重症监护室。在停止呼吸机机械通气后是否拔除患者气管插管取决于当地医院的惯例。同样,是否静脉注射阿片类药物和镇静剂作为安乐法使用也取决于当地医院放弃支持晚期绝症患者的习惯。但是,在生命结束时停止呼吸机支持的同时注射镇静剂和镇痛剂是一个行之有效的做法,而且受到医学伦理学家认同。为了预防死后血栓形成阻碍器官循环必须及时注射肝素。因为酚妥拉明可以预防交感神经系统的血管收缩,许多医疗机构注射酚妥拉明来预防重要器官中的血管收缩,但酚妥拉明可能会造成全身性血管舒张而加快死亡速度,所以人们对它的使用存在争议。

145.4.4　重症监护病房对脑死亡器官捐赠者的管理

一旦把重症监护患者鉴定为潜在的器官捐赠者

并宣布其脑死亡,管理决策的目的则在于确保潜在可移植器官能够以最佳的方式存活。为给器官捐赠者提供最佳护理,要求维持器官灌注、氧分输送、具有正常体温,以及血清钠正常。Boyd 等建议根据器官捐赠者的稳定性对他们进行分类,以便临床医师优先管理。稳定的患者在等待手术室和移植小组(器官分配和多次切取)到来的同时可以接受重症监护室的进一步管理,而且不破坏患者器官的功能。中度稳定的具有血管收缩反射的患者在器官组织分型和受赠者兼容性过程中可以继续待在重症监护室。但是要立即把对治疗过程中产生不良反应的中度不稳定患者,以及治疗无任何反应的不稳定患者快速转移到手术室。适合器官切取过程的实体器官仅包括肝、肾和胰。心脏和肺不能容忍缺血症状(最大忍受冷缺血时间为 4~6 h)。因此,器官的快速切取并不适用于心肺移植,因为潜在的受赠者在切取器官之时必须已经在医院并且准备到手术室,以提高器官存活的概率。

某些宣布的脑死亡捐赠者在器官切取之前要经过短时间的优化治疗。在这些患者中需要简单的容量复苏,以满足"飞利浦 100 准则"(Phillip rule of hundreds),即收缩压 > 100 mmHg,PaO_2 > 100 mmHg,尿量>100 ml/h。中度稳定患者被划分成 2 种类型:①对容量负荷和升压具有良好反应且能够达到"飞利浦 100 准则"的患者,以及对容量负荷和升压具有瞬态反应的患者;②患者通常需要通过升压疗法来维持舒张压。此外,严重不稳定患者无法满足"飞利浦 100 准则",对于此类患者,最需要及时抢救可移植器官。

除"飞利浦 100 准则"外,其他围手术期监测的指标有:①心血管方面,通过充分水化和收缩能/压力支持维持灌注压力,或治疗心律不齐。②肺部方面,维持正常血气 PaO_2 100~150 mmHg,$PaCO_2$ 35~40 mmHg,pH 值 7.35~7.45,吸入气氧浓度(FiO_2)≤0.40。③内分泌方面,治疗尿崩症,持续计算尿量,使用去氨加压素(DDAVP)或垂体后叶素,使尿量控制在 2~3 ml/(kg·h)。④血液学方面,预防贫血症,将血细胞密度维持在 30%左右,降低凝血病。

145.5 前景和结语

虽然 30 多年以来都将脑死亡作为确定死亡的一项标准,但是一些临床医师仍然对这些概念表示怀疑。因此,将来很可能会对脑死亡标准进行重新评价,并对诊断予以细化。此外,必须让公众知道脑死亡不等同于个体有知觉部分的死亡,虽然可以通过一些人工手段让一些组织(如心、肺、肝、肾、胰、肠和皮肤)存活,脑死亡的宣布等同于患者的死亡。医疗专业人士也必须向公众强调脑死亡和持续性植物状态之间的区别。

各国医学研究者至少花费了 10 年左右的时间来寻找脑死亡的化学标志物,但毫无发现。Dimopoulou 等最近鉴定了一种血清蛋白(S-100b),脑死亡患者中的这种血清蛋白含量上升。研究者发现,临床诊断的脑死亡患者中这种蛋白的中位数水平比没有脑死亡的患者高($P<0.000\ 1$)。S-100b 蛋白对中枢神经系统损伤具有很高的特异性,在患者受到损伤后一段时间会被释放出来,半衰期短,而且不存在任何显著的年龄或性别差异。血清中的 S-100b 升高时,表明脑细胞受到损坏,而血脑屏障通透性增强。虽然目前还需要进一步研究来确定这种蛋白在临床诊断上的价值。有实验结果表明,可以使用评价心肌标志物(如肌钙蛋白)的方式来评价 S-100b,而且 S-100b 浓度可以提示发生脑损伤(神经细胞死亡)的程度。虽然 S-100b 的研究引起人们极大的兴趣,但是目前尚不能把这些研究应用于临床诊断脑死亡的血清学标准。

体内各种组织或器官的死亡是一个复杂的渐进的过程,并不是在整个人体中瞬间发生的事件。代谢要求较低的皮肤细胞比人体内的多数其他细胞存活的时间更久,中枢神经系统中神经元的缺血耐受性最弱,而一些神经元(即海马神经元)可能是其中缺血耐受性最差的。在通过机械通气的临床创伤性患者中,脑死亡和脑干死亡代表一系列器官中会最先死亡的器官。通过当前的理解和未来在神经生理学和神经科学方面的研究,将来我们可能给予脑死亡新的定义,大脑中某些关键结构死亡可能就是脑死亡。

据粗略估计,我国每年为此支出的医疗费用高达数亿。一项调查显示,重症监护患者的费用是普通病房患者的 4 倍,在重症监护室抢救无效而死亡的患者的费用又是抢救成活患者的 2 倍。把大量的资源浪费于 100%不可救活者,这同要达到的卫生改革目标是不相称的。以脑死亡为死亡标准提出相关立法,将能大幅度减少卫生资源的浪费,同时为器官捐献提供大量的供体。在我国,人们对脑死亡患者捐赠器官的需求不断增加,因为器官移植学的发展让人们可以选择治疗不同类型的器官衰竭。虽然在天津、深圳已较早开展脑死亡供体移植,上海、江苏等其他省市目前也同步进行,但我国目前还没有提出关于脑死亡和器官捐献的法律条文。提高器官捐赠量的策略包括为提高捐赠器官的脑死亡患者百分比而实行的社会教育,以及接受更广泛年龄范围捐赠者和更不完美器官,增强活体供体的捐赠,以和非心跳者供体的利用等来增加可接受器官的数量。目前我国规定捐献器官由各省红十字会负责接收和协调,红十字会开展器官捐献工作的授权来自卫生部于 2010 年 1 月 25 日发出的一份委托函(卫医管函【2010】25 号)。卫生部以公函方式将人体器官捐献工作委托中国红十字总会,委托函中列出了 4 项具体任务,包括:①负责全国人体器官捐献的宣传动员、报名登记、捐献见证、缅怀纪念、救助激励等工作;②负责建立人体器官捐献工作队伍并负责开发和维护国家人体器官捐献登记管理系统,建立国家人体器官捐献者资料数据库;③负责设立并管理人体器官捐献基金;④负责指导各级红十字会开展人体器官捐献相关工作。

(虞 剑 胡 锦)

参考文献

[1] 国家卫生健康委员会脑损伤质控评价中心. 中国儿童脑死亡判定标准与操作规范[J]. 中国儿科杂志,2019,57(5):331 - 335.

[2] 虞剑,胡锦,脑死亡[M]//周良辅. 现代神经外科学. 2 版. 上海:复旦大学出版社,2015:1927 - 1940.

[3] BRASIL S, BOR-SENG-SHU E, DE-LIMA-OLIVEIRA M, et al. Role of computed tomography angiography and perfusion tomography in diagnosing brain death: a systematic review [J]. J Neuroradiol, 2016, 43 (2): 133 - 140.

[4] DOMÍNGUEZ-GIL B, MURPHY P, PROCACCIO F. Ten changes that could improve organ donation in the intensive care unit [J]. Intensive Care Med, 2016, 42(2):264 - 267.

[5] FOREST S J, FRIEDMANN P, BELLO R, et al. Cardiac transplantation from infected donors: is it safe [J]. J Card Surg, 2015,30(3):288 - 295.

[6] FUDIM M, DAVIS M E, JENKINS C, et al. Marginal donor use in patients undergoing heart transplantation with left ventricular assist device explantation [J]. Ann Thorac Surg, 2015,100(6):2117 - 2126.

[7] GONZÁLEZ-GÓMEZ J M, MORALES MARTÍNEZ A, CAMACHO ALONSO J M, et al. Apnea test in brain death. Is it safe to perform with CPAP using conventional respirators [J]. Med Intensiva, 2016, 40 (1):60 - 61.

[8] KILIC A, EMANI S, SAI-SUDHAKAR C B, et al. Donor selection in heart transplantation [J]. J Thorac Dis, 2014,6(8):1097 - 1104.

[9] MULLER E, BARDAY Z, MENDELSON M, et al. HIV-positive-to-HIVpositive kidney transplantation—results at 3 to 5 years [J]. N Engl J Med, 2015,372 (7):613 - 620.

[10] PRIETO D, CORREIA P, BAPTISTA M, et al. Outcome after heart transplantation from older donor age: expanding the donor pool [J]. Eur J Cardiothorac Surg, 2015,47(4):672 - 678.

[11] ROIG E, ALMENAR L, CRESPO-LEIRO M, et al. Heart transplantation using allografts from older donors: multicenter study results [J]. J Heart Lung Transplant, 2015,34(6):790 - 796.

[12] SPINELLO I M. Brain death determination [J]. J Intensive Care Med, 2015,30(6):326 - 337.

[13] WESTPHAL G A, GARCIA V D, SOOZA R L, et al. Guidelines for the assessment and acceptance of potential brain-dead organ donors [J]. Rev Bras Ter Intensiva, 2016,28(3):220 - 255.

146 生物医学数据库

146.1　概述

生物医学数据的管理对于疾病诊治、医学研究、信息分享有着极其重要的作用。计算机及信息技术在医学领域中的应用使得医学数据得到科学化的管理。由此,近年来逐渐形成了现代医学中一个新兴的学科——医学信息学(medical informatics,MI),并成为现代生物医学工程学的重要支柱。生物医学数据涵盖了疾病诊治、医学研究过程中的文字、图像、参数等一系列内容,这些数据在计算机和数据库技术的支持下,已成为医学领域实施科学管理和研究的重要资源。数据库的建立和数据的挖掘为医务人员及科研人员利用医学数据进行科学管理、决策和开展高质量科学研究提供了有力的技术工具。目前,国内外的医学中心、科研院所、生物技术企业均逐步建立了不同类型的生物医学数据库,不少已获

得可喜的回报。生物医学数据库将在医学领域显示更加重要的实用价值和广阔的发展前景。

生物医学数据库大致可分为以下几大类型:①医学文献检索数据库,涵盖国内外各类医学文献,题录文摘或者全文数据库,可以根据检索内容获取相关文献,并了解生物医学领域的前沿动态,指导医学实践,寻找科学问题;②数值和事实型数据库,包括分子生物学数据库和临床医生事实型数据库;③多媒体型数据库,包括影像数据库、病案数据库、数字切片库、生物样本库等。“大数据”时代的转化医学研究模式是“让数据说话”(show me the data),引导未来个体化医学(personalized medicine)进步的是基于实证的原始数据,不单纯是经验医学,也不单纯是传统理论体系在医疗实践过程中施加的影响。基于循证医学原则实施医疗决策,将使得医学更科学、更规范、更有效。

146.2　医学文献检索数据库

146.2.1　医学文献检索数据库的特点

（1）文献收录范围广泛

数据库均提供广泛的医学文献资源,涵盖医学、生物、护理、卫生经济等内容,用户可以获取医学相关的各类文献资料。

（2）学术期刊的电子化

随着医学信息技术的迅速发展,学术期刊可以在网上迅速发表并被获取,网络期刊数据库已成为获取医学文献的主要渠道。电子化期刊具有跨时空性、可检索性、高整合性和易存储性等特点。

（3）文献检索功能强大

目前国内外有诸多医学文献检索平台,都具备强大的检索功能,可根据用户要求检索到需要的文献。

（4）检索平台提供原始链接

随着医学文献检索系统的完善和逐渐强大,几乎所有文献均可被检索到,所有的医学文献检索平台均提供文献的原始链接。用户可循原始链接查找更详细的文献信息。

（5）文献取用即时方便

文献所富含的文字、表格、图片、影音等信息可在网上即时获取,信息捕捉简洁、快速、全面。

146.2.2　国外主要医学文献检索数据库

（1）MEDLINE 和 PubMed

MEDLINE 数据库是美国国立医学图书馆(the National Library of Medicine,NLM)开发的当今世界上最具权威性的医学文献数据库。数据库内容与以下 3 种印刷型检索工具对应:美国医学索引(*Index Medicus*)、国际护理索引(*International Nursing Index*)和牙科文献索引(*Index to Dental Literature*)三大检索工具的内容,后来又有更多的子文档加入,如 AIDS - HIV、Bioethics、Biotechnology 等数据库。MEDLINE 收录了自 1966 年以来世界上 70 多个国家约 4 800 多种生物医学期刊上发表的论文的题录或文摘,其中大约有 75% 的文献为英文文献。目前 MEDLINE 的记录数已经超过了 1 100 多万条,每月平均入库记录近 4 万条,内容覆盖了基础医学、临床医学、护理学、牙科学、兽医学、卫生保健、营养卫生、职业卫生、卫生管理等。数据库不提供全文,大多数文献都带有英文文摘(1975 年以前的文献无文摘)。网上 MEDLINE 数据每周更新,光盘数据每月更新。

PubMed 系统是由 NLM 的国家生物技术信息中心(National Center for Biotechnology Information,NCBI)开发的用于检索 MEDLINE、PreMedline 数据库的网上检索系统(图 146-1)。从 1997 年 6 月起,PubMed 在网上免费向用户开放。它具有收录范围广泛、更新速度快、检索系统完备、链接广泛的特点。PubMed 系统包含 3 个数据库:MEDLINE、PreMedline 和 Record supplied by Publisher。

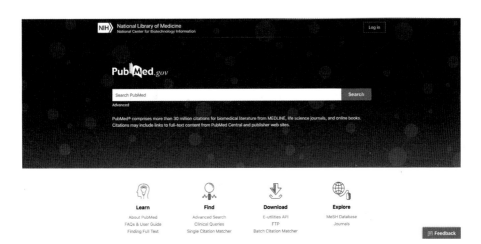

图 146-1　PubMed 数据库页面(https://pubmed. ncbi. nlm. nih. gov)

（2）ClinicalKey 临床精钥

ClinicalKey 临床精钥是爱思唯尔公司推出的临床决策支持工具（图 146 - 2）。它是一个临床知识解决方案，旨在通过广泛而深入的可靠内容，帮助医疗专业人员和学生适时找到正确答案。ClinicalKey 以不同格式为医疗保健专业人员和学生提供各专业的最新证据，包括全文参考书和期刊、床旁专著、药物信息、视频、实践指南、定制患者教育讲义等。它通过提供快速、可信的答案，帮助医师更好地治疗；使护士能够拥有可靠的临床答案资源；使药剂师能够推荐最佳药物治疗；为医科教师和学生提供所须知识。

ClinicalKey 具备三大特性：①快，贴近临床医师的使用习惯，运用模糊查询、智能推荐等功能，帮助医师快速查询临床答案；②精，本产品将提供临床专家根据前沿国内外指南编写的疾病主题专论，并以本地化语言、简洁易懂的方式进行展现，帮助医师精准确认治疗方案；③准，准确地匹配用户需求，并利用机器学习技术和高度结构化内容提升检索结果的准确性。

ClinicalKey 的核心内容有：①智能临床搜索引擎（可以根据疾病、症状、检查与检验、药物名称（商品名及通用名）等进行查询，帮助医师快速解决临床问题）；②快速的内容交互参考（提供疾病综述、专科图书、药品信息之间快速链接，为医师提供了深入学习和研究的平台）；③相互作用，配伍禁忌查询（基于中国本地药品信息提供合理用药分析药物之间相互作用和配伍禁忌，为医师提供临床用药参考建议，提高患者用药安全）；④提供权威、可靠的诊疗信息（基于临床专家根据前沿国内外指南编写的疾病主题专论，爱思唯尔经典专科图书全文内容，帮助医师精确确认诊疗方案）；⑤医学计算工具（打开手机应用即可获取随时使用近 400 种医学计算公式、评分工具等，帮助医师进行临床评估和制订治疗方案）；⑥全面的药品信息（涵盖超过 25 000 种药品说明书及合理用药信息，包括特殊人群用药禁忌、肝肾功能不全用药禁忌等）。

因此，ClinicalKey 临床精钥能帮助医师快速获取准确、简洁、世界前沿的循证医学知识，从而快速解决临床问题、提升诊疗水平，并启发循证和科研意识。

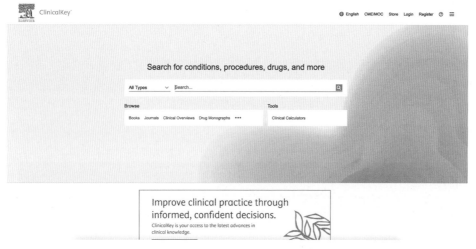

图 146 - 2　ClinicalKey 页面（https://www.clinicalkey.com/）

（3）EMBASE 数据库

EMBASE.com 是出版公司 Elservier 在 2003 年推出的针对生物医学和药理学领域信息所提供的基于网络的数据库。作为全球最大、最具权威性的生物医学与药理学文献数据库，EMBASE.com 将 *EMBASE*（荷兰医学文摘）（1974 年以来）的 900 多万条生物医学记录与 600 多万条独特的 MDELINE（1966 年以来）的记录相结合。收录文献内容广泛，不仅包括基础和临床医学，还包括与医学相关的许多领域，如药物研究、药理学、配药学、药剂学、药物不良反应、毒物学、生物工艺学、保健策略与管理、药物经济学、医疗公共政策管理、公共职业与环境卫生、药物依赖性及滥用、精神科学、替代与补充医学、法医学和生物医学工程等（图 146 - 3）。尤其是它所

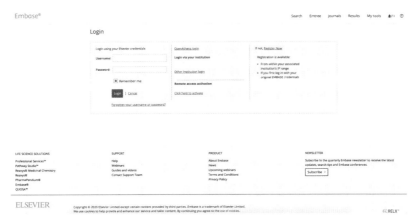

图 146‐3　EMBASE 数据库页面(https://www.embase.com)

涵盖的大量欧洲和亚洲医学刊物,是医学研究和科技查新不可或缺的工具,真正满足生物医学领域的用户对信息全面性的需求。

最新版本的 EMBASE 提供如下功能:①同步检索超过 1 800 万条 EMBASE+MEDLINE 记录,且结果无重复;②每天新增 2 000 多条记录,每年新增记录达到 600 000 条;③EMBASE 记录在收到原始刊物后 10 个工作日内即会出现;④涵盖 70 多个国家/地区出版的 7 000 多种刊物;⑤80% 的记录都包含摘要;⑥EMTREE 包含超过 50 000 条药物与医学术语、10 000 条代码和大约 200 000 条同义词。

(4) OVID 数据库

OVID,即 Ovid Technologies,其是全球数据库提供商,由 Mark Nelson 于 1984 年创建于纽约,于 2001 年 6 月与美国银盘(SilverPlatter Information)公司合并,组成全球最大的电子数据库出版公司(图 146‐4)。目前 OVID 平台包涵生物医学的数据库有临床各科专著及教科书、循证医学、MEDLINE、EMBASE 以及医学期刊全文数据库等。其 Databases@Ovid 包括 300 多种数据库,并可直接链接全文期刊和馆藏。Journals@Ovid 包括 60 多个出版商所出版的超过 1 000 种科技及医学期刊的全文。其中 Lippincott, Williams & Wilkins (LWW) 乃世界第二大医学出版社,出版的期刊以临床医学与护理学方面最具代表性。Books@Ovid 收录 LWW 出版的内科、外科、肿瘤、妇产科等各类英文医学权威图书 50 余种,可进行检索、浏览。

OVID 的特点是:①容量大。其包含 300 多个数据库,1 000 多种权威期刊及其他资源。②资料更新及时且来源权威,包括 LWW 出版社、英国医学会、牛津大学出版社(OUP)、德国蒂墨出版社等。③资源相互链接且检索方便。OVID 将资源集中在一个单一的平台上,并透过资源间的链接为用户提供一个功能强大的检索平台。在该平台上,采用图形操作界面,操作十分方便。数据库更新后,可自动将更新数据发送到用户的电子邮箱。

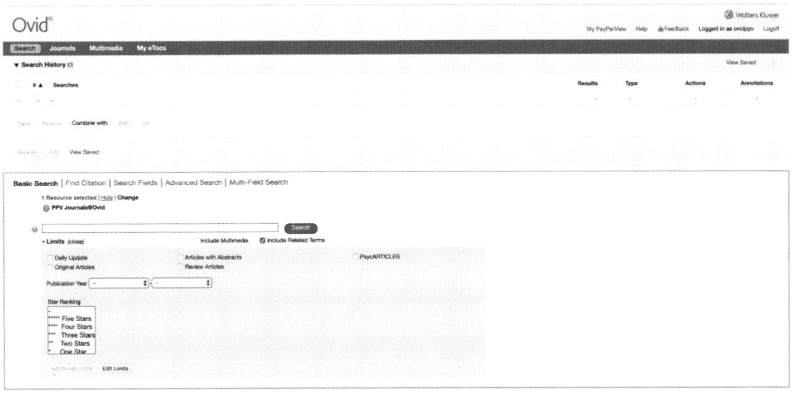

图 146‐4　Ovid 数据库页面(https://ovidsp.ovid.com/ovidweb.cgi)

（5）临床决策支持系统

Up To Date 是基于循证医学原则的临床决策支持系统，帮助全世界的医师在诊疗时做出正确决策。Up To Date 公司开发了 Up To Date 的中文产品——Up To Date 临床顾问。Up To Date 临床顾问不仅在内容上与 Up To Date 保持一致，还将国内药物专论数据库整合至专题中，帮助中国医师了解实用临床用药信息，促进国内合理用药与合理医疗。Up To Date 并非单纯汇总或报告新近的研究成果，而是基于循证医学原则，持续不断地将现有的医学证据、世界专家的临床经验结合起来，经过多层多轮的筛选、消化、吸收，原创性地向用户展现高水平的实用医学信息。

特别重要的是，Up To Date 还在综合性地整合研究证据的基础上，根据循证医学的 GRADE 原则给出了分级诊疗推荐意见（graded recommendations），并且这些意见都能够运用于临床实践。

Up To Date 的优势在于其基于循证医学原则的分级推荐意见，汇集了全世界 6 000 余名知名医师作者、编辑和同行评议者的智慧。他们恪守严谨的编辑流程，将最新的医学信息整合至 Up To Date 的专题内容中。许多研究表明，Up To Date 能改变临床决策、提高医疗质量，包括缩短住院时间、降低不良并发症发生率和病死率。目前遍布全球 180 多个国家的 110 万名医务人员和 32 000 家医疗机构使用 Up To Date 来提高医疗质量。

146.2.3　中国主要医学文献检索数据库

（1）中国生物医学文献数据库

中国生物医学文献数据库（China Biology Medicine disc，CBMdisc）是由中国医学科学院医学信息研究所于 1994 年研制开发的综合性中文医学文献数据库，收录了 1978 年以来 1 600 多种中国生物医学期刊以及汇编、会议论文的文献题录，总计 400 余万条记录，年增长量约 40 万条。学科范围涉及基础医学、临床医学、预防医学、药学、口腔医学、中医学及中药学等生物医学的各个领域。全部题录均根据美国国立医学图书馆最新版《医学主题词表》（MeSH 词表）和中国中医研究院图书情报研究所新版《中医药学主题词表》进行了主题标引，并根据《中国图书资料分类法》进行分类标引。

CBMdisc for Windows（CmbWin）是基于 Windows 的检索软件，分单机版和网络版。CBMdisc for Internet（CBMWeb）是基于网络的检索软件，可直接利用 Internet 进行检索（图 146-5）。

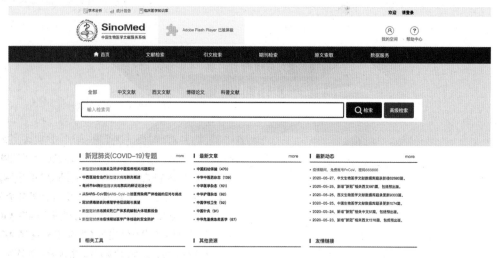

图 146-5　CBMdisc 数据库页面（http://www.sinomed.ac.cn/）

（2）其他中文期刊数据库

中文数据库多是综合的数据库，但大多包含医学类数据库。其中有以下几大综合数据库：

1）中国知网：中国知识基础设施工程（China National Knowledge Infrastructure，CNKI）是由清华同方光盘股份有限公司、清华大学中国学术期刊电子杂志社、光盘国家工程研究中心联合建设的综合性文献数据库。目前,CNKI 已建成了中国期刊全文数据库、优秀博硕士学位论文数据库、中国重要报纸全文数据库、重要会议论文全文数据库、科学文献计量评价数据库系列光盘等大型数据库产品,中国期刊全文数据库为其主要产品之一。CNKI 中国期刊全文数据库(Chinese Journal Full text Database,CJFD)收录了 1994 年至今的 6 600 种核心期刊与专业特色期刊的全文,积累全文文献 618 万篇。中国医院知识仓库(China Hospital Knowledge Database,CHKD),是为我国各级各类医院(包括综合、专科、中医、卫生防疫等医疗卫生机构)的信息化建设而设计的大型全文知识仓库。CHKD 由国家新闻出版总署批准,清华大学和中华医学会共同主办。CHKD 也是 CNKI 工程的重要知识仓库之一。

2) 中文科技期刊数据库/维普数据库:中文科技期刊数据库源于重庆维普资讯有限公司 1989 年创建的中文科技期刊篇名数据库,其全文和题录文摘版一一对应,经过 13 年的推广使用并完善。全文版的推出受到国内广泛赞誉,同时成为国内各省市高校文献保障系统的重要组成部分。该数据库收录了 1989 年以来 8 000 余种中文期刊的 830 余万篇文献,并以每年 150 万篇的速度递增。维普数据库按照《中国图书馆图书分类法》进行分类,所有文献被分为 7 个专辑:自然科学、工程技术、农业科学、医药卫生、经济管理、教育科学和图书情报,7 个专辑又进一步细分为 27 个专题。

3) 中国科学引文数据库(Chinese Science Citation Database,CSCD):创建于 1989 年,1999 年起作为中国科学文献计量评价系列数据库之 A 辑,由中国科学院文献情报中心与中国学术期刊(光盘版)电子杂志社联合主办,并由清华同方光盘电子出版社正式出版。通过清华大学和中国科学院资源和技术的优势结合与多年的数据积累,CSCD 已发展成为我国规模最大、最具权威性的科学引文索引数据库——中国的"科学引文索引",为中国科学文献计量和引文分析研究提供了强大工具。

146.3　数值和事实型数据库

数值和事实型数据库,包括分子生物学数据库和临床医生事实型数据库。

146.3.1　分子生物学数据库

(1) 基因数据库

1) 美国基因组数据库(The Genome Database,GDB):是由美国 Johns Hopkins 大学医学院维护的一个数据库,以支持国际合作的人类基因组计划。该主页有一个可供查询的界面,可通过名字、关键词,DNA 序列 ID 进行查询。此外还有最新进展、GDB 介绍、帮助、报告、资源等超链接。

2) 美国基因组研究所(The Institute for Genomic Research,TIGR)数据库:TIGR 是一个非营利的研究单位,研究重点放在病毒、真菌、致病菌及真核细胞(植物与动物),包括人类的基因组及基因产物的结构、功能与比较分析。数据库包括了微生物、植物与人类的 DNA 和蛋白质序列,以及基因表达、细胞的作用、蛋白质系族及分类数据。由该页面可进入以下数据库:微生物库、人类基因索引、老鼠基因索引、水稻基因索引、人类基因组排序项目、人类 cDNA 图项目、表达的基因结构库等。

3) 美国国家基因组资源中心(NCGR)的基因组序列数据库(Genome Sequence Database,GSDB):是基因组序列库,收集了 DNA 序列数据和有关的信息。由该主页可进入 NCGR 主页、基因组序列库、几套完整的细菌基因组等。

4) 美国基因组研究所的微生物数据库(MDB):列出了已完成的 14 个和正在研究的 40 个微生物基因组,包括名称、信息量、研究单位、资金来源及发表在何处等。已完成的基因组大部分可通过超链接进入该数据库进行查询。

5) 中国脑胶质瘤基因组图谱(CGGA)数据库:2019 年,该数据库发布了 2 000 例中国脑胶质瘤样本的功能基因组学数据,并向全世界研究者免费开放(图 146 - 6)。经过 15 年的临床标本和组学数据积累,该数据库日臻完善。据不完全统计,已有美国、欧洲多家知名研究机构的近 200 篇 SCI 论文引用该数据库。这个数据库中包含了详尽的临床数据,包括患者性别、年龄、放疗和化疗情况、完整随访数据等;针对不同组学数据特点,研究团队还开发了不同的在线分析工具,包括脑胶质瘤突变图谱绘制、基因表达及其 DNA 甲基化的分布模式展示、相关性分析以及生存分析结果可视化等。该数据库的建立有助于描绘中国人群脑胶质瘤的基因组及分子遗传学特征,探寻脑胶质瘤发生、发展过程中的重要分子机制。

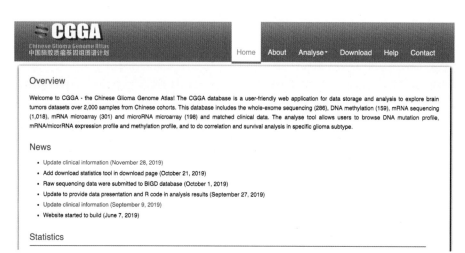

图 146－6　中国脑胶质瘤基因组图谱（CGGA）数据库（http://www.cgga.org.cn/）

（2）核酸数据库

1）美国核酸数据库（The Nucleic Acid Database，NDB）：收集和传播核酸的结构信息。该主页有如下超链接：NDB 的镜像站点、直接存放、对 NDB 库的查询、NDB 档案文件、某些 NDB 结构图、一般信息、蛋白质查找、大分子晶体信息文件。

2）印度生物信息学核酸结构数据库（Bioinformatics Nucleic Acid Structure Database，BNASDB）：是印度 Pune 大学生物学信息中心提供的一个核酸结构查询界面，可免费查询，也可递交数据。

（3）蛋白质数据库

1）美国蛋白质数据库（Protein Data Bank，PDB）：是一个实验测定的生物大分子三维结构数据库，向全球的科研、教育工作者开放。它由布鲁克海文国家实验室维护。在我国北京大学物理化学研究所有它的镜像站点。

2）英国蛋白质的结构分类数据库（Structural Classification of Proteins，SCOP）：由英国分子生物 MRC 实验室与蛋白质工程中心创建的蛋白质结构分类数据库，目的是对所有已知结构的蛋白质提供其结构与演化关系的综合性描述。

3）约翰·霍普金斯大学生物信息 Web 服务器（The Johns Hopkins University BioInformatics Web Server）：由此主页可进入一些重要的蛋白质库的查询页面，如蛋白质序列库、序列-结构库、蛋白质识别资源库、酶分类库等。

146.3.2　临床医生事实型数据库

最著名的是美国临床医生保健数据库（Healthcare Series），是美国 Micromedex 公司出版的临床实践事实信息系列数据库。该数据库的最大特点是不以查找期刊或图书中的文献信息为最终目的，而是考虑到临床医药专业人员的实际需要，提供临床医学相关的药物咨询、急救咨询和毒理学咨询的事实型信息，是新一代的临床决策支持系统，可以设置在临床医师或药剂师的案头，作为他们在医疗实践中遇到疑问时即查即用的参考咨询系统或解决工具。虽然该库提供的数据信息量不大，但提供的信息或数据的可利用价值很高。数据库更新周期为季度更新。该数据库分五大类，共 23 个子库，每一个专门数据库可查找某些特定信息。

1）药物咨询数据库（Drug Information Databases），包括药品报道（DRUGDEX）、药物间的相互作用（DRUG REAX）、针剂与胶囊的区别（IDENTIDEX）、混合注射指南（IV index）、全球药物字典（Index Nominum）、药事委员会报告（P&T QUIK Reports）、药品参考指南（USP DI）、治疗性药物监测（KINETIDEX）、特别药典（MARTINDALE）、给药及治疗工具（Dosing & Therapeutic Tools）、医师药物参考书（PDR）。

2）毒理学信息数据库（Toxicology Information Databases），包括毒物、药品及生物产品鉴定及管理系统（POISINDEX），毒理学、职业医学及环境系列（TOMES），物质对生殖系统的及胎儿的影响（REPRORISK）。

3）疾病医学数据库（Disease Information Databases），包括疾病咨询数据库（DISEASEDEX

General Medicine System）、急诊医学数据库（DISEASEDEX Emergency Medicine System）。

4）另类医学数据库（Complementary and Alternative Medicine Information），包括另类药品咨询数据库（AltMedDexTM System）、病患照护（AltCareDexTM System）、草药药典（Herbal Medicines）；交互作用（专家版）（AltMed REAXTM for the Professional）、交互作用（病患版）（AltMed REAXTM for the Patient）。

5）病患卫教数据库（Patient Education Information），包括患者教育咨询系统（CareNotes System）、外伤及疾病自我护理指南（AfterCare Instruction）。

146.4 多媒体型数据库

146.4.1 影像数据库

随着数字化信息时代的来临，诊断成像设备中各种先进计算机技术和数字化图像技术的应用为医学影像信息系统的发展奠定了基础。历经逾百年发展，医学影像成像技术也从最初的 X 线成像发展到现在的各种数字成像技术。采用数字化影像管理方法解决这些问题已经得到公认。随着计算机和通信技术发展，为数字化影像和传输奠定了基础。目前，国内外各大医院及研究中心普遍使用的医学影像数据库就是影像归档和通信系统（picture archiving and communication systems，PACS）。它把日常产生的各种医学影像（包括 MRI、CT、超声、各种 X 线机，以及各种红外仪、晶微仪等设备产生的图像）通过各种接口（模拟、DICOM、网络）以数字化的方式海量保存起来，当需要的时候在一定的授权下能够很快地调回使用，同时增加一些辅助诊断管理功能。它在各种影像设备间传输数据和组织存储数据具有重要作用。目前的 PACS 已扩展到所有的医学图像领域，如心脏病学、病理学、眼科学、皮肤病学、核医学、超声学及牙科学等。

PACS 的优点在于：①减少物料成本。引入 PACS 系统后，图像均采用数字化存储，节省了大量的介质（纸张、胶片等）。②减少管理成本。数字化存储带来的另外一个好处就是不失真，同时占地小，节省了大量的介质管理费用。③提高工作效率。数字化使得在任何有网络的地方调阅影像成为可能，

比如借片和调阅患者以往病历等原来需要很长周期和大量人力参与的事情现在只需轻松点击即可实现，大大提高了医师的工作效率。医师工作效率的提高就意味着每天能接待的患者人数增加，给医院带来效益。④提高医院的医疗水平。通过数字化，可以大大简化医师的工作流程，把更多的时间和精力放在诊断上，有助于提高医院的诊断水平；同时各种图像处理技术的引进使得以往难以察觉的病变变得清晰可见，方便以往病历的调阅，还使得医师能够参考借鉴以前的经验做出更准确的诊断。数字化存储还使得远程医疗成为可能。⑤为医院提供资源积累。对于一个医院而言，典型的病历图像和报告是非常宝贵的资源，而无失真的数字化存储和在专家系统下做出的规范报告是医院的宝贵技术积累。⑥充分利用本院资源和其他医院资源。通过远程医疗，可以促进医院之间的技术交流，做到互补互惠互利，促进双方发展。

各国的 PACS 研究和发展各具特点：美国 PACS 的研究和开发是在政府和厂商的资助下进行的；欧洲的 PACS 由跨国财团、国家或地区的基金来支持，研究小组倾向于与某个主要厂商合作，着重于 PACS 建模和仿真及图像处理部件的研究；日本将 PACS 研究和开发列为国家计划，由厂商和大学医院共同完成，厂商负责 PACS 的系统集成和医院安装，医院负责系统临床评测，而且系统技术指标固定，没给医院研究人员留有多少修改的空间。韩国的 PACS 是在大型私营企业资助下完成的。我国的 PACS 严格遵守国际技术标准的系统设计和完全开放式的体系结构，具有良好的兼容性，基于 Internet 技术的网络结构，支持局域网（LAN）、广域网（WAN），可用于远程会诊；提供容错、纠错能力及更好的数据安全性和灾难恢复能力，有高性能数据压缩技术；系统界面友好，有强大的中文支持能力，易学易用；有语音、图像和数据的传输等多种技术的无缝整合；有完整的系统解决方案，系统利于维护和技术支持。

华山医院在医院 PACS 外还建立了胶质瘤影像库，该影像库依托本单位超高场强术中磁共振一体化神经外科手术中心（3T iMRI integrated neurosurgical suite），建立数字化图像处理工作站，与本单位 PACS 联网，同时还建立了影像库标准作业程序，为影像信息的采集、利用提供了专业平台。

146.4.2 病案数据库

随着医院的信息化建设,数字化病案库已逐步替代纸质病案,它不仅是医院病案管理、医护交流病案信息的重要工具,也可以是随访患者、科学研究的重要渠道。

病案数据库是以数字化病案系统为核心,统一建立数据池,通过数据挖掘和数据采集技术,对医院病案包括病案首页在内的各项数据进行采集、病案全页面扫描及图片存储、病案数据与图片数据索引编排等一系列病案数字化功能。数字化病案库实现了病案数据的统一管理、网络传输与共享应用,并能够对这些数据进行优化、整理、挑错等功能,提高医院病案数据的准确度。

病案数据库的优势在于:①集合患者所有的多媒体信息;②安全的病案储存媒介;③提高医护人员的工作效率,利于医师的诊治;④便于病例随访和统计;⑤便于科学研究。

病案数据库的功能在于:①病案信息检索;②病案信息及病案影像浏览;③病案数据库日志管理;④数据库的数据维护和备份;⑤打印管理和防伪技术;⑥随访信息登记和病例跟踪。

华山医院近年来成功设计并应用了胶质瘤病案数据库(图146-7),该库是利用计算机网络技术、数据库技术和信息管理程序对患者临床资料与病例随访进行工作流程优化的系统管理软件。它同时多点连接一个共同的数据库,能方便地在医院局域网或因特网上导入或输入病例资料,并且可以随时在查找到的病例界面中直接进入随访工作状态和资料录入。其系统功能共有六大基本模块:数据录入模块、用户权限管理模块、数据导入导出模块、智能统计分析模块、数据查询模块、随访计划模块,既方便了患者临床资料的日常管理工作,又确保了病例随访工作的按时、可靠和高效。为病患和临床医师提供更多优质的人性化服务,为国内开展大样本多中心随机对照试验(RCT)搭建数据交汇平台。

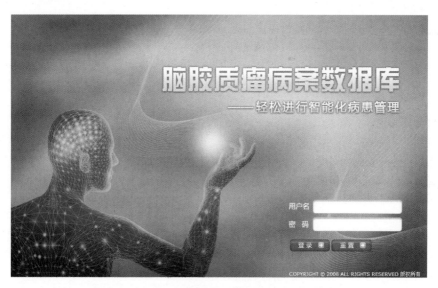

图146-7 华山医院神经外科脑胶质瘤病案数据库

目前病案数据库建设已逐步成为医院信息化建设的重要组成部分,其工作流程不断改进,程序设计不断优化,病案管理不断完善,服务内容不断增加,使得病案数据库发挥更大的临床和科研价值。

146.4.3 数字切片库

数字切片是利用全自动显微镜扫描系统,结合虚拟切片软件系统,把传统玻璃切片进行扫描、无缝拼接,生成一整张全切片图像(whole slide image,WSI)的数字切片(也称虚拟切片)。在病理学医、教、研实践中,数字切片具有传统切片的所有功能,并具有不受空间与时间限制的优点。数字切片并非一张静态图片,它包含了玻璃切片上的所有病变信息,在计算机上如同在显微镜下,可进行不同倍率(4、10、20、40、100倍等)观察,并在一定范围内实现无级连续变倍浏览切片;而将这些海量的数字切片统一进行分类、归档并存储在服务器中,就形成了数字切片库。通过计算机与网络系统,进行数字切片库的管理,相对于传统的玻璃切片管理方式具有巨大的优势,其不受空间与时间限制,使用更方便、功能更强大、应用更广泛。数字切片库的产生,给教学、病理诊断、远程会诊、科学研究等注入了全新的应用方向。

随着 WSI 技术和产品的推广,数字切片在病理诊断中得到了广泛应用,原国家卫生部率先采用以 WSI 为核心的数字病理远程会诊平台,成立了"卫生部病理质控中心",平台浏览技术采用了 Silverlight 浏览和 HTML 浏览两种方式。

卫生部门利用该平台技术针对"肿瘤的规范化诊治"进行的病理图像远程专家诊断、复诊和质控评价。该技术的实施,可有效地解决基层医院病理诊断困难而导致的诸多临床技术问题,从而对提高基层医院的整体医疗技术水平发挥重要作用。

各基层医院试点单位利用该平台,将病理切片通过 WSI 扫描成数字化切片后,随同病理数据资料,利用网络远距离传送到网络会诊服务平台,专家通过此平台,可随时随地进行病理会诊,在计算机上进行 WSI 阅片,如同在显微镜下进行观察、诊断,为病理医师提供了足够的诊断信息。这种方式与传统病理远程会诊相比较,解决了静态图片会诊方式时切片视野选样误差和图像质量等问题,也解决了动态实时遥控显微镜会诊方式受限于图像质量、时间与空间等。且若网络条件合适,结合数字切片远程会诊和实时远程遥控显微镜模式,实现常规、疑难病例病理和冷冻切片的及时诊断。

146.4.4 生物样本库

随着基因组学和蛋白质组学的发展,医学生物研究进入了以分子生物医学为主导的时代。基础和临床研究中,高质量的生物样本的保存及完整而健全的病例资料数据库的建立必不可少。每一份生物样本可视为一个小型的遗传信息平台,经过标准、规范的保存,并且拥有完整病例信息的生物样本是临床和基础研究珍贵的资源宝库。

生物样本库(biobank)是系统收集和存储手术切除的人体正常和病理组织、血液样品,以及完整病例信息、治疗效果、预防等方面的信息平台。国内外均已逐步建立完备的生物样本库。

(1) 国内外生物样本库的现状、水平和发展趋势

生物样本库是众多重要科研成果快速产业化,并应用到临床,实现转化医学的重要保证,美国、欧洲及国际卫生组织都投入了大量费用建立大型生物样本库。

英国生物样本库(UK biobank)由英国卫生部、医学研究委员会、苏格兰政府和 Wellcome Trust 的医疗慈善机构资助建立。同样也受到威尔士议会政府、一些医疗研究慈善机构和国家医疗系统的资助。它的启动资金是 6 200 万英镑(约 1 亿美元),总部设在曼彻斯特大学,与全英国 20 个大学合作。英国生物样本库指导委员会代表了来自这些大学的研究人员,对项目的科学设计和执行予以负责。指导委员会、董事会和投资方接受来自国际科学顾问委员会的科学指导。英国生物样本库的研究活动经由英国西北研究伦理委员会审核和批准,并设立独立的伦理和管理委员会给予指导和监督。英国生物样本库的目标是研究年龄在 40~69 岁 50 万个英国本国人群的健康状况,分析来自他们生活习惯、环境和遗传因素对健康的影响。这一项目的目的是在对许多疾病(如癌症、心脏病、糖尿病、老年痴呆和关节炎等)进行预防、诊断和治疗,提升人群的健康水平。

美国国家癌症研究所(NCI)是根据 1937 年颁布的美国国家癌症研究所法建立的,是美国癌症研究的主要机构。1971 年,美国国家癌症研究所法修改扩展了 NCI 的工作范围和职责,并设立了美国国家癌症项目。多年来法律的修改保持了 NCI 的权利和职责,增加了新的信息传播的任务及要求,评估国家最先进的癌症治疗方法并纳入到临床实践中去。美国国立卫生研究院(NIH)为美国的组织生物样本库提供各种支持,特别是在癌症领域 NCI 发挥了作用。高质量的样本为研究的成功提供了帮助。在发展生物样本库作为研究工具方面 NIH 和 NCI 发挥了重要作用。将生物资源聚集是一个重要的对高度分散的战略资源进行采集的模式。在 NCI 的支持下各种生物样本资源进行了聚集。NCI 通过其下属的生物样本库和生物样本研究办公室(OBBR)推动 21 世纪癌症研究,正在领导一个国内首创的系统地处理和解决最困难问题之一:如何获得数量有限的受到控制的高质量的样本及其相关重要信息,并且拥有广泛的知情同意。这一问题被科学界反复讨论,被视为后基因组癌症研究的一大障碍。NCI

被要求去解决这一问题,他们采取多层面的方法在控制之下解决这些问题,并提供更方便的策略。

泛欧洲生物样本库与生物分子资源研究平台(BBMRI)致力于协调生命科学研究开发相关生物样本资源的获取,以促进欧洲范围内国家对疾病的预防、诊断和治疗,提升人们的健康水平。来自欧洲24个国家超过200个机构加入了这一平台,有超过1 000万例样本的资源。BBMRI的任务:建立一个欧洲乃至世界范围的生物医学和生物学研究平台。这个平台是基于现有的设施、资源和技术,并结合欧洲的伦理、法律和社会框架;使欧洲的医疗保健和医学研究受益,最终使欧盟公民的健康受益;为欧洲的样本库设施提供一个可持续发展的法律和金融的概念框架;提升欧洲生命科学研究的有效性和科学性;扩大和确保在全球范围内的欧洲研究和行业的竞争力,特别是在生物和医学领域。

国内社会化的生物样本库类型包括保存造血干细胞、脐带血、精子的单一样本库,如中华骨髓库已经建立100万份患者资料库,提供样本的储存和配型;脐血库目前卫生部通过审核批注的有10家(北京脐带血造血干细胞库、山东省脐带血造血干细胞库等)。保存血液、组织等样本类型的生物样本库,目前只有单家医院或几家医院联合成立的中小型生物样本库,如以首都医科大学牵头联合地坛医院、天坛医院、佑安医院、安贞医院、宣武医院等建立的重大疾病临床数据和样本资源库;以上海交通大学牵头联合附属新华医院、瑞金医院、第六人民医院等建立的小型联合样本库。中国人类遗传资源平台(NICGR)于2003年7月建设,是国家自然科技资源共享平台的重要组成部分。人类遗传资源是指含有人体基因组、基因及其产物的器官、组织、细胞、血液、制备物、重组脱氧核糖核酸(DNA)构建体等遗传材料及相关的信息资料。我国人类遗传资源主要包括我国特有民族构成的民族遗传资源、长期生活在特殊自然环境且具有特定生理体质或亚健康体质的人群构成的遗传资源、封闭人群和特殊表型家系遗传资源、健康体质遗传资源和环境与人体交互作用遗传多样性资源等(包括慢性疾病、常见遗传性疾病、新发传染病)。因此,人类遗传资源平台是在分析遗传因素和环境因素在民族进化、生理和亚健康体质及重大疾病发生和发展中的作用的基础上,采集和保存相应的人类学、民族学、医学生理学以及疾病临床体征等数据和信息,以正常健康人群、亚健康人群和重大疾病人群为研究对象,以实物标本为基础所建立的专有生物遗传信息库。上海已逐步建立重大疾病临床生物样本实体库及信息共享服务系统,同时华山医院建立了神经系统肿瘤临床生物样本实体库。

(2)生物样本库伦理管理

临床生物样本作为基础研究与临床研究的宝贵资源,是转化医学研究的基石。转化医学的迅速发展使人们对高质量生物样本的需求越来越大。随着我国生物样本库建设项目的逐步推进,其涉及的伦理问题和信息化问题越来越引起人们的重视。必须制定有序而缜密的生物样本库访问规则,加强生物样本库的伦理管理。在推进转化医学研究和生物样本库建设的同时,必须重视由此带来的生命伦理及信息安全问题。

为规范和统一上海重大疾病临床生物样本库的建设、管理及运作,保障生物样本库参与者的合法权益,促进医学发展,增进人民健康福祉,上海医药临床研究中心被确定为上海重大疾病临床生物样本库第三方管理规范研究单位,并组建上海重大疾病临床生物样本库中心伦理委员会,同时制订了"上海重大疾病临床生物样本库伦理管理指南"。

(3)生物样本库的特点

1)规范化和标准化:美国是世界上最早成立专门组织库的国家,全美组织库及其产品由美国FDA负责管理,各医疗机构必须在FDA进行注册,FDA负责对其进行考察。美国组织库协会于1976年成立,致力于保证用于移植的同种异体组织都是安全和高质量的,并于1984年制订了一部针对组织库的、权威性的产业化标准,目前已是第12版,涵盖了对组织库行为的要求和组织库功能的界定。欧洲也在1991年成立了统一的欧洲组织库协会,对全欧盟国家的组织标本采集和利用进行统一的指导和管理,并不断吸纳其他国家的会员。

2)专业化和职能化:随着对生物资源认识的不断提高,生物样本库包含的内容也逐渐广泛,诸如肿瘤库、眼库、骨库、胚胎库、脑组织库、干细胞库等,目前骨库、肿瘤库、脑组织库发展体系较为完善。华山医院在2009年成立了标准化的胶质瘤组织库(glioma tissue bank, GTB),建立了冷冻管理系统、样本收集规范与流程,并使之与胶质瘤病案库进行了关联。

3)产业化和信息化:美国生物样本库协会规模

最大,产业化也最成功,已拥有 100 多个子会员组织库,1 100 多个独立会员,每年有超过 30 000 个捐献者提供 150 万份组织标本。美国和欧洲的组织库标本库形成了完备的生物信息网络,并实现了供体的资源共享。美国的组织库实行公司化运营。

生物样本库的建立是长期的系统工程,但仍需提高我国医疗机构及医务人员对生物医学资源利用的认识,结合实际情况,建立并做好具有我国特色的生物样本库。

（4）脑库建设

脑科学研究是当今的科技前沿,也是认识、理解自然及人类本身的"终极疆域"。2013 年初,美国与欧盟各自结合自身优势及前期研究基础,先后启动了人类大脑研究计划,韩国、日本、澳洲和中国也紧随其后,各自发挥本国优势,开展大规模的脑研究计划。时至今日,以欧美为代表的人类脑计划在曲折中前进,成绩斐然。为更好地研究脑疾病,最好的研究素材便是各类脑疾病及正常捐献者的大脑。而脑库作为收集、保存人类大脑的实体组织,是脑科学及脑疾病研究的重要平台。为了研究脑疾病及人脑认知功能而进行的人脑采集,最早始于 19 世纪末。而规范化、系统化的人脑采集、保存则起源于 20 世纪 60 年代的美国。经过半个多世纪的发展,目前,脑库主要集中在欧美等西方国家,为人类脑科学、脑疾病的研究立下了汗马功劳。在 21 世纪之初,依托各国脑库平台,欧美等西方国家先后推出了自己的"脑计划",其中包括美国的"深蓝计划",欧洲的"人类脑计划"等,浩浩荡荡地进军人类大脑。

我国脑库建设起步较晚。截至目前,国内脑库建设水平距离欧美等国家相去甚远,比较成熟的脑库主要有北京协和医学院脑库、浙江大学大脑库、湘雅医学院脑库等。上海脑库于 2016 年开始筹建,目前,基本框架已经搭建完成。国外的脑库,为了扩大捐献规模,增加病种数量,往往建立起国内脑库联盟,或者国际脑库网络。如美国国立卫生研究院神经生物库下属的迈阿密大学脑库联盟、哈佛大学脑库联盟、马里兰大学脑库联盟及欧洲脑库网络等。这些脑库联盟、网络的建立,能够形成优势互补,尤其是为一些罕见病种的研究,提供最大规模的全脑标本。此外,各个脑库之间的交流合作更加紧密,能够很好地统一全脑采集、处理、保存标准,优化脑库建设,为脑科学及脑疾病研究提供更加优质的生物样本。

上海脑库的筹建准备工作早已开始,这也为本研究的顺利进行打下了坚实的基础。上海脑库依托华山医院和复旦大学上海医学院,能够很好地募集各类脑疾病患者,为脑疾病、脑科学的研究提供坚实的平台。上海脑库在数据标准制定、数据采集技术、数据库软硬件建设上采用国际标准,采集全维度数据,围绕"一套规范、一支队伍、一批成果",建立"五库一体系",包括正常组织库、全脑库、疾病组织库、临床信息库、影像库及质量管理体系（图 146 - 8）;利用入选捐献者样本和样本相对应的临床信息,用于疾病发生及观察疾病进展及治疗的研究,进而有效地推进中国脑功能、神经科学科研进展,促进神经系统及精神疾病相关的生物医药研究。

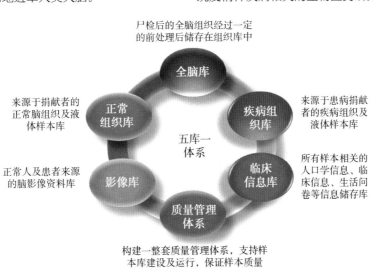

图 146 - 8　上海脑库建设体系

146.5 临床试验数据库

临床试验指任何在人体(患者或健康志愿者)进行的系统性研究,以证实或揭示试验药物或技术的疗效和安全性。临床试验遵循随机、盲法、对照三大原则,必须公正、尊重人格、力求使受试者最大程度受益和尽可能避免伤害。为了了解目前国内外临床试验信息,或者注册新的临床试验,就要从一些专业数据库中进行检索或注册。目前,国内外有一些用于检索并注册的临床试验数据库。

146.5.1 美国临床试验数据库

美国临床试验数据库(ClinicalTrials.gov)是一个基于网络的数据库(图146-9),为患者和他们的家庭成员、卫生保健专业人员、研究人员和公众提供了一个易于访问临床试验的信息平台,提供公共或个人支持的各类疾病的临床研究信息。该网站由NIH的国家医学图书馆维护。ClinicalTrials.gov由申办方或临床研究的主要研究者提供和更新。研究一般在开始时提交至网站(即注册),在整个研究过程中更新研究的信息。在某些情况下,研究结束后提交研究结果。该网站和临床研究数据库通常称为"登记和结果数据库"。

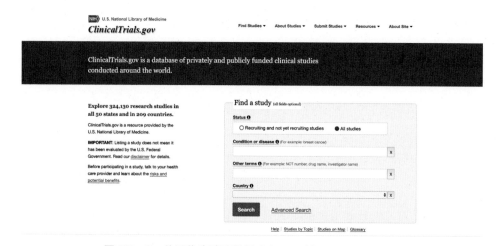

图146-9 美国临床试验数据库(https://clinicaltrials.gov)

ClinicalTrials.gov包含人类志愿者的医学研究信息。ClinicalTrials.gov大部分记录并描述临床试验(也称为干预性研究)。临床试验是一项试验性研究,在该研究中,根据方案(或计划)将志愿者分配至干预组(如医疗产品、行为或程序),然后评价对生物医学或健康结局的影响。ClinicalTrials.gov还包含描述观察性研究和项目的记录,这些研究和项目提供了临床试验以外的试验用药物(扩大使用)。数据库中列出的研究在美国所有50个州和209个国家进行。

ClinicalTrials.gov除了向社会大众提供临床试验信息的查询外,还是一个临床试验资料注册机构。美国政府有关条例规定,由国立卫生研究院资助且正在进行的临床研究项目与成果须经由ClinicalTrials.gov网站注册;美国食品药品监督管理局1997年的现代化法案要求所有验证治疗危及生命或严重疾病的新药疗效的临床试验必须在ClinicalTrials.gov网站注册;2004年,ClinicalTrials.gov资料库开始对国际上的临床试验开放。ClinicalTrials.gov注册资料库是目前符合国际医学期刊编辑委员会(International Committee of Medical Journal Editors,ICMJE)标准的5家注册库中的一家,同时也被包括在世界卫生组织国际临床试验注册平台(WHO International Clinical Trial Registration Platform,WHO ICTRP)的搜索入口中,在业界最有影响力。

ClinicalTrials.gov的主旨有:①向患者、医疗卫生人员和社会大众提供临床试验信息的查询服务;②向医学科研人员和机构提供临床试验注册服务。ClinicalTrials.gov是目前国际上最重要的临床试注册机构之一,其注册和查询临床试验均为免费。

146.5.2 中国临床试验注册中心数据库

中国临床试验注册中心(Chinese Clinical Trial Registry,ChiCTR)是由卫生部指定代表我国参加世界卫生组织国际临床试验注册平台的国家临床试验注册中心(图 146-10),是世界卫生组织国际临床试验注册平台的一级注册机构,是一个非营利的学术机构。

中国临床试验注册中心的注册程序和内容完全符合 WHO ICTRP ICMJE 的标准。中国临床试验注册中心接受在中国和全世界实施的临床试验注册,将临床试验的设计方案及一些必要的研究信息向公众透明;将注册试验信息提交 WHO ICTRP 供全球共享。

截至 2019 年 12 月,在 ChiCTR 注册的临床试验已达 27 500 余个,包括治疗性研究 14 918 个,观察性研究 6 519 个,相关因素研究 2 007 个,诊断试验 1 449 个,流行病学研究 373 个。其中不仅接受了来自我国的临床试验注册,还接受了来自巴基斯坦、俄罗斯、泰国、美国、韩国等国外医学中心的临床试验注册。

ICMJE 于 2016 年 1 月 20 日发布了关于临床试验数据共享的倡议,要求从 2019 年起在注册临床试验时必须申明原始数据共享计划(statement of individual participant data sharing plan)。中国临床试验注册中心从 2016 年 3 月 14 日起实行必须提供原始数据共享计划的规定。原始数据共享计划包括两方面:一是预计共享的开始时间,ICMJE 要求不迟于试验结果发表后的 6 个月内开始共享;二是共享的途径,可以通过邮件索要,也可以通过专业公共网络平台共享。

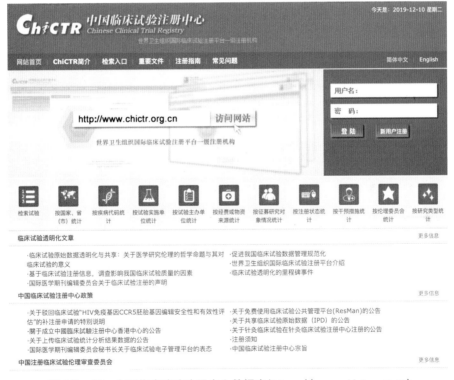

图 146-10 中国临床试验注册中心数据库(https://www.chictr.org.cn)

146.6 神经外科与大数据

近年来,我国逐步并加速建设网络强国、数据中国、智慧社会,并推动互联网、大数据、人工智能和实体经济深度融合,将大数据、人工智能等上升为国家的最高战略。"大数据(big data)"一词最初是由美国国家航空航天局(NASA)的科学家在 1997 年提出,当时他们试图描述太大而无法存储在计算机主存中的数据集。后来又逐步成为信息技术(IT)的行业术语,在维克托·迈尔·舍恩伯格及肯尼斯·库克耶编写的《大数据时代》中定义的大数据是指不用随机分析法(抽样调查),而对所有数据进行分析处理,而这些数据的规模在获取、储存、管理、分析方面大大超出了传统数据库软件工具能力的范围,这样的数据集合则为大数据。

随着神经外科疾病的诊治、病因机制的探索、流行病学调查等方面研究的发展逐步走向更深入、更精准,各类医学信息所体现的特征逐步向大数据方向发展。如何更好地获取、储存、管理、应用、监督神经外科大数据,是目前亟待解决的关键问题。

146.6.1 医学大数据的特征

近年来,大数据的概念迅速扩展并应用到其他各个行业,包括经济金融、生物医学、政府管理、城市规划等各大领域。起初,其特征主要体现在"3 V",即数据量大(volume)、产生的速度快(velocity)和数据多样性(variety)。然而,在生物医学领域,大数据既具有广义的大数据特征,又有其医学上的独特性。总体而言,将医学大数据概括为"8 V"特征:

1) 海量的医学数据(volume)。数据大大超出了以往普通研究的范围,达到了传统的存储、管理、分析工具难以处理的规模。

2) 数据种类的多样性(variety)。医学大数据涵盖患者的症状与体征等数据、多模态影像数据、组织和分子病理数据、生物遗传学信息、治疗方案涉及的各类数据等。这些数据既有结构性数据,又有非结构性数据;既有数值型数据,又有图像型数据;既有可以横向比较的客观数据,又有难以比较的来自患者或者研究者的主观数据,等等。

3) 数据产生的迅速性(velocity)。随着数字化病案系统的出现及各类数据转化能力的提升,数据产生的速度也大大高于以往。这对于获取数据并储存数据都提出了更高的要求。

4) 数据及数据处理方法的可变性(variability)。由于数据的不断更新,不断有新的数据需要覆盖旧的数据,更准确的数据覆盖以往欠准确的数据,更高效、更准确的分析处理方法替代低效、欠佳的分析处理方案,这些对于数据的监督管理都提出了新的要求。

5) 数据的真实性(veracity)。真实的数据是得

出正确分析结果、给出准确临床策略的重要基石。临床数据的真实性直接影响科学研究的可靠性和临床决策的准确性。因此,在原始数据获得时就需要进行监督管理。

6) 低价值密度到高价值产出的特性(value)。滴水成海,聚沙成塔。任何单一的原始医学数据大多都是低价值的,只有整合、分析、应用好这些低价值密度的大数据,才能使这些数据有更大的价值产出。因此,大数据和人工智能、神经网络分析、互联网等高新技术密不可分。

7) 数据长期获取、储存、分析的可行性(viability)。神经外科相关的海量数据的应用需要长期、持续、专门地获取、储存和分析,这需要有制度、人力、财力的保障,在建立大数据的数据库之前,首先要分析和评估其可行性。

8) 数据的多功能性(versatility)。医学大数据不仅用于疾病病因和机制的探索,也用于一大类疾病临床决策的制定;不仅用于群体水平的科研探索,也用于单个患者的个体化治疗;不仅可以从宏观角度进行流行病学调查,也可以在微观领域进行分子水平的基础研究。因此同一批,甚至同一个数据可发挥其多功能、多用途的特性。

146.6.2 医学大数据在神经外科的应用

大数据的高效应用已成为现代精准医学的基础,不仅有利于人类对疾病本身的认识,更有利于疾病的防治。当大数据结合人工智能、互联网、云计算、移动医疗等高新技术,人们可以实现这些新技术应用和新兴医疗产业相互驱动,建立高度智能化、集群化、精准化的现代医疗全新的生态系统。作为神经外科工作者应及时更新观念,加快知识储备,寻求跨学科合作,将大数据尽快应用到神经外科的智慧医疗中来。

目前,已有越来越多的国内外医疗机构开始建立大数据库用于疾病的诊治。例如,美国纪念斯隆·凯瑟琳医院与IBM合作开发的Watson系统建立的大数据库包含150万份病历和诊断图像,200万页的文字记录、文献,通过构建肿瘤识别模型,提升筛查的准确率。美国Emory大学构建人工神经网络模型,构建神经外科危重症患者死亡风险评估和预测系统,建立的大数据库包含患者的生命体征、血氧饱和度、颅内压等大量数据与患者危险评分及治疗预后相结合,个体化对患者进行风险评估。日

本开展的 J-ASPECT 研究从与诊断程序关联的支付系统中获得大数据,对卒中治疗的真实环境进行全国性调查。J-ASPECT 研究表明,在日本,卒中综合治疗能力与卒中干预的医院规模之间存在显著相关性;此外,它还表明,卒中综合治疗能力与住院死亡率降低相关。该研究旨在使用大数据从日本的"真实世界"神经外科实践和卒中治疗中创造新的证据和见解,其最终目的是开发有效的方法来弥补急性卒中医疗的循证医学和真实实践的差距。日本另一研究机构为了明确原发性恶性脑肿瘤住院患者治疗的当前趋势和医疗资源的使用情况,他们收集了日本神经外科学会培训项目纳入的 370 家核心医院和分支医院 2013—2014 年所有住院患者的诊断程序组合(diagnostic procedure combination,DPC)数据,共评估了 6 142 例原发性恶性脑瘤患者。他们分析了患者基础信息、诊断信息、治疗方案和医疗资源使用等情况,计算了平均住院天数,平均医疗费用;使用化疗药物替莫唑胺(TMZ)的直接平均医疗费用以及其伴随的其他治疗的平均医疗费用,这是日本 TMZ 时代关于原发性恶性脑瘤住院患者治疗的最新趋势和医疗资源使用的第 1 份报告。

另外,在美国利用全州、国家甚至国际的神经外科实践和研究数据库越来越受欢迎。最近发表的 2 篇系统综述显示,在过去 10 年里,3 份美国《神经外科杂志》上使用大数据的论文数量呈指数级增长:从 2010 年的 8 篇增长到 2016 年的 78 篇。神经外科医师的机会很多:①全支付方(如卫生保健利用项目、Vizient 临床数据库)或私人支付方(如 PearlDriver、Premier Healthcare 和 MarketScan)管理数据库;②外科注册表,记录术后 30 d 的手术结果(如国家外科质量改进计划);③全国神经外科注册的长期患者报告结果(如质量结果数据库、数据质量);④患者满意度调查(如医院消费者对医疗服务提供者和系统的评估);⑤癌症发病率和生存率癌症登记处(如国家癌症数据库和监测、流行病学和最终结果计划)。数据质量登记是一个成功数据库的范例,有超过 100 个参与中心(私人和学术的)和成千上万的患者登记在与退行性颈椎或腰椎疾病、脊柱畸形以及神经血管和神经肿瘤疾病相关的模块中。

2018 年 5 月 5 日,中国医师协会成立智慧医疗专业委员会,旨在借助当前人工智能、大数据和互联网等技术,建立智能化、信息化的现代医疗系统。目前,我国多家神经外科中心已经开展了大数据的管理、人工智能开发、构建临床决策系统等。华山医院正在构建人工智能病案系统、胶质瘤多中心云平台等;北京天坛医院不仅利用大数据和人工智能进行中枢神经系统疾病的诊断,还利用大数据进行医院管理和医疗政策的决策部署;北京协和医院利用人工神经网络技术建立了协和库欣综合征人脸识别系统,该系统具有良好的诊断价值,特别是筛查价值。

146.6.3 医学大数据的局限和面临的挑战

(1)大数据复杂多样的格式

以往,电子数据具有可预测的格式,大部分数据都是结构化的,这意味着它可以很容易地制成表格并进行分析。如今,数据的格式出现多样化,复杂化,包含文本、图像、音频、视频和传感器派生的信息等各种形式。目前 80%~90% 的数据是用非结构化格式生成的。比如神经外科患者的多模态医学影像、电生理信息、手术视频、各类治疗方案时间轴等。这些多样、复杂、非结构化的数据的采集、储存、联合建模分析,统一建库管理都是难点。

(2)大数据的滥用

由于大量数据的采集,即使在缺乏临床相关性的情况下,大样本量也很容易被赋予统计学意义,从而得出没有意义或者不准确的结果,导致获得错误的结论,甚至最终导致临床决策错误。因此,在使用大数据前,仍应以临床问题为先导,科学合理设计分析大数据。

(3)大数据的同质性和准确性

由于大数据往往来源于不同的途径,有时来源于不同人的采集,甚至可能包含一定的主观性。如何保证大数据的准确性和同质性,是值得研究的课题。

(4)大数据的保密性和伦理管理

神经外科大数据存储中心往往来源于多个终端的数据呈递,同时又可能输出到多个终端。因此,如何保护这些大数据相关患者的个人隐私,如何限定使用者的权限,如何应对可能涉及的伦理问题,都是需要长期思考和切实解决的问题。

(5)大数据的共享问题

由于大数据多数只有在整合分析后才能体现其价值,那么,对于提供原始数据的工作者、负责设计实验的研究人员、最后分析数据的科研工作者,也将大大多于普通的科研项目,因此,如何界定大数据产出的背后贡献,如何建立大数据共享机制,都是大数据应用过程中面临的挑战。

综上所述,大数据及相关前沿技术是未来医学科技发展的重要工具,神经外科医师应不断学习并熟练掌握流行病学、生物统计学,甚至是具备一定的编程能力,将大数据、人工智能、云计算、互联网等技术切实应用到神经外科的疾病探索及精准防治中。

(邱天明　吴劲松)

参考文献

［1］王任直.利用人工智能技术促进神经外科学科发展[J].中国微侵袭神经外科杂志,2018,23:241-243.

［2］米娜瓦尔·阿不都,郝园,孔翔瑜,等.中国临床试验注册十年:现状与问题[J].中国循证医学杂志,2018,1(18):1-5.

［3］吴丹,常峰,邵蓉.美国临床试验数据库的信息建设及检索服务的研究[J].中国职业药师,2011,4(8):24-27.

［4］邱天明,吴劲松.生物医学数据库[M]//周良辅.现代神经外科学.2版.上海:复旦大学出版社,2015:1541-1550.

［5］BYDON M, SCHIRMER C M, OERMANN E K, et al. Big data defined: a practical review for neurosurgeons [J]. World Neurosurg, 2020, 133: e842-e849.

［6］CACCIOLA A, CONTI A, TOMASELLO F. Big data analysis: the leap into a new science methodology [J]. World Neurosurg, 2020,133:97-98.

［7］CHEN C E, HARRINGTON R A, DESAI S A, et al. Characteristics of digital health studies registered in ClinicalTrials.gov [J]. JAMA Intern Med, 2019,179(6):838-840.

［8］DURHAM T A. How did these data get here? recommendations for the analysis of data from ClinicalTrials.gov[J]. Ther Innov Regul Sci, 2018,53(5):639-640.

［9］JAFFE S. 21st century cures act progresses through US congress [J]. Lancet, 2015,385(9983):2137-2138.

［10］KARHADE A V, LARSEN A M G, COTE D J, et al. National databases for neurosurgical outcomes research: options, strengths, and limitations [J]. Neurosurgery, 2018,83(3):333-344.

［11］KEREZOUDIS P, DEVIN C J, GONCALVES S, et al. The Role of Clinical Registries in Health Care [M]//GUILLAVME D J HUNT M A. Quality and safety in neurosurgery. [S.I.]: Academic Press, 2018, 53-67.

［12］KEREZOUDIS P. Big data in neurosurgery: harder, better, faster, stronger [J]. World Neurosurg, 2020, 133:398-400.

［13］LANERA C, MINTO C, SHARMA A, et al. Extending PubMed searches to ClinicalTrials.gov through a machine learning approach for systematic reviews [J]. J Clin Epidemiol, 2018,103:22-30.

［14］MENGER R P, GUTHIKONDA B, STOREY C M, et al. Neurosurgery value and quality in the context of the Affordable Care Act: a policy perspective [J]. Neurosurg Focus, 2015,39(6):E5.

［15］MICHAEL L M, KLIMO P. Outcomes research in neurosurgery: do administrative databases hold the answers [J]. World Neurosurg, 2015, 84(5):1193-1195.

［16］NISHIMURA A, NISHIMURA K, KADA A, et al. Status and future perspectives of utilizing big data in neurosurgical and stroke research [J]. Neurol Med Chir, 2016,56(11):655-663.

［17］ORAVEC C S, MOTIWALA M, REED K, et al. Big data research in neurosurgery: a critical look at this popular new study design [J]. Neurosurgery, 2018,82(5):728-746.

［18］PRADHAN R, HOAGLIN D C, CORNELL M, et al. Automatic extraction of quantitative data from ClinicalTrials.gov to conduct meta-analyses [J]. J Clin Epidemiol, 2019,105:92-100.

［19］STERGIOPOULOS S, GETZ K A, BLAZYNSKI C. Evaluating the completeness of ClinicalTrials.gov [J]. Ther Innov Regul Sci, 2018,53(3):307-317.

［20］TSE T, FAIN K M, ZARIN D A. How to avoid common problems when using ClinicalTrials.gov in research: 10 issues to consider [J]. BMJ, 2018, 361:k1452.

［21］YOSHIMOTO K, KADA A, KUGA D, et al. Current trends and healthcare resource usage in the hospital treatment of primary malignant brain tumor in japan: a national survey using the diagnostic procedure combination database (J-ASPECT study-brain tumor) [J]. Neurol Med Chir, 2016,56(11):664-673.

［22］ZARIN D A, TSE T, WILLIAMS R J, et al. Trial reporting in ClinicalTrials.gov — the final rule [J]. N Engl J Med, 2016,375(20):1998-2004.

147 神经外科与脑计划

进化完善的大脑是人类标志性特征,是地球生命体最复杂的器官,因为它是一切意识、思维、情绪、语言、记忆、感觉和认知的起源。进入21世纪以来,脑科学被认为是自然科学研究的"最后疆域",成为各国竞相争夺的科技制高点。随着美国、欧盟、日本、韩国等脑计划的相继推出,中国脑计划也在2015年启动规划。中国科学家在2015年就对脑科学与类脑研究在中国"一体两翼"的部署达成了初步共识,即以阐释人类认知的神经基础(认识脑)为主体和核心(一体),同时展现"两翼":其中一翼是大力加强预防、诊断和治疗脑重大疾病的研究(保护脑);另一翼是在大数据快速发展的时代背景下,受大脑运作原理及机制的启示,通过计算和系统模拟推进

人工智能(artificial intelligence, AI)的研究(模拟脑)。在中国"一体两翼"的脑计划(图147-1)中,神经外科医生是唯一能与大脑直接接触和"对话"的研究者,具有得天独厚的优势。也正如美国国立卫生研究院在国家脑计划的《2025科学愿景》中所言,神经外科手术患者可提供极其罕见和珍贵的研究机会,可直接记录大脑的神经活动,同时也可以通过研发新型神经调控技术治疗更多的脑疾病。如何利用好我们直面大脑的机会,如何将计算神经科学、植入和记录设备、AI算法的巨大突破用于脑科学的研究,进而拓展传统神经外科的脑疾病治疗谱,这是神经外科界和神经科学界攻坚克难的方向。简言之,神经外科医生在脑科学研究中应该承担怎样的角色

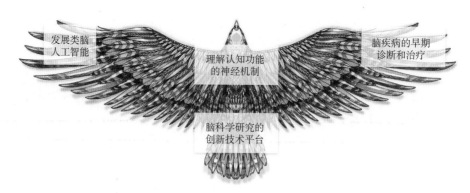

图 147-1 中国脑计划的"一体两翼"的部署

值得深入探讨。为此,本章笔者尝试从外科医生的视角,基于欧美和中国神经外科已经(或正在)开展的脑科学工作讨论神经外科与脑计划的相关内容。

147.1 神经外科与脑科学的历史和现在

脑科学包括脑解剖、生理学、心理学等,主要研究正常脑的解剖和功能;神经外科(也称脑外科)是研究以外科技术治疗有病的脑,两者相辅相成。

(1)脑科学的研究促进神经外科的启蒙

回顾世界神经外科的发展史,神经外科的每一点进步都离不开脑科学的发展。正是脑科学的不断进步才促使了神经外科的诞生和日益成熟。在新石器时代(7000—3000 BC),人类始祖群居,以打猎为生,草药治病。可是考古学家发现,在中国、南美洲和非洲出土的颅骨上存在孔洞,用现代放射衍视技术发现这些孔洞不是风化造成的,而是人为用工具凿出来的。这反映神经外科虽然在外科领域是一门年轻的学科,但它最基本的钻颅技术却是古老的。在古埃及纸莎草文稿(3000 BC)、中国《黄帝内经·素问》(722—721 BC)和甲骨文(1300 BC)都载有关于脑病的内容。希波克拉底(Hippocrates,460—370 BC)是西方公推钻颅术的第一人,他首先提出"脑立思,而非心脏"。虽然古埃及已有人体解剖,可是直到13世纪人体解剖才作为医学教材。古罗马帝国时代的医生兼解剖学家盖伦(Galen,130—200 AD),通过解剖,认为大脑主感觉、小脑主运动。

1664年,英国医生和解剖学家托马斯·威利斯(Thomas Willis)发表了《大脑解剖》一书,为19世纪末正式的开颅手术奠定了扎实的理论基础,那时的大脑解剖可以说是最早的脑科学探索研究。直到现

在,神经外科手术中所认可的基本常识,都离不开神经科学家历经数百年的探索。就以语言功能区为例,现代神经外科所公认的优势半球——环侧裂区域是语言功能区的位置所在,这个基本概念的形成大约经历了100多年。1808年,德国解剖学家Franz-Joseph Gall 将语言功能定位到大脑;1861年,法国外科医生 Paul Broca 通过解剖生前患有失语症患者 Tan 的大脑,提出额下回后部受损出现运动性失语;1874年,德国神经内科医生 Carl Wernicke 发现颞上回后部是语言理解的中枢;20世纪初,德国人 Ludwig Lichteim 描述7种不同的失语综合征;直到 1965 年 Geschwind 区域的确定,建立了 Wernicke-Lichteim-Geschwind(WLG)模型。尽管语言是一种整体性的高级认知功能,但精确的皮质定位、语言编码和脑网络对于语言控制起了关键作用。大量神经科学家、神经语言学家、神经病学家仍尝试着通过病灶学、行为学、影像学、电生理学等技术手段完善和丰富我们对大脑语言的认知,探索大脑处理语言的机制,为临床脑语言功能保护提供重要的理论依据。

(2)神经外科的进步促进脑科学的发展

研究脑结构与脑功能之间的联系,主要有两种方法:脑疾病模型和直接电刺激。前者是真损伤导致功能缺失;后者是假损伤暂时抑制功能。脑内病灶及脑外科的开颅优势进一步完善和发展了脑科学理论,使其得到验证和拓展。值得一提的是,写入教科书的经典的运动和感觉"小矮人图",是由加拿大蒙特利尔神经科学研究中心和医院的创始人、神经外科医生、世界神经外科癫痫之父——怀尔德·彭菲尔德(Wilder Penfield,图 147-2)通过对数百例癫痫患者进行术中电刺激所构建的运动和感觉分布

图,这也是神经外科医生进行脑科学研究的里程碑。除了运动和感觉分布图的建立,他还进一步验证了过去一个世纪根据疾病损伤模型提出的语言理论假设。例如,他通过术中皮质电刺激,发现传统Wernicke区(感觉性语言中枢)不仅在优势半球的颞上回区,还可以在颞中回、颞下回(Penfield and Roberts,1959)。其他神经神经外科医生通过神经外科手术发现优势半球前颞叶也参与语言功能。如前颞叶切除引起命名障碍(Heilman,1972),电刺激前颞叶皮质引起命名中断(Ojemann,1983)。

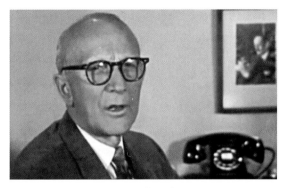

图 147 - 2　怀尔德·彭菲尔德(Wilder Penfield)

1927 年春天,彭菲尔德在赴加拿大蒙特利尔任职之前,去德国拜访了奥特弗里德·福斯特(Otfrid Foerster)。福斯特的学生包括巴宾斯基(Joseph Babinski)等神经病学先驱向其展示了自创的脑部手术中电刺激感觉运动定位方法。自此彭菲尔德开启了窥探癫痫患者的大脑奥秘之门,通过电刺激(Foerster-Penfield法),精确定位大脑主要感觉和运动区。20 世纪 30 年代,彭菲尔德开始制作人脑功能图谱,全面而详细地绘制出大脑皮质的功能图谱,显示人体不同的功能是由不同的大脑区域所控制的。1954 年,彭菲尔德首次提出了中央叶大脑感觉运动分布图谱,即“小矮人图”。1956 年,彭菲尔德出版了《语言和脑机制》一书。受美国洛克菲勒基金会资助,彭菲尔德在蒙特利尔创建了神经外科研究所(Montreal Neurological Institute,MNI)。MNI日后成为全世界的功能神经外科学摇篮。在1934—1954 年的职业生涯期间,彭菲尔德亲自进行了 1 000 余例癫痫患者的手术,其中有一半患者完全治愈,还有 25%的患者病情得到了改善。彭菲尔德的一生即是现代医学史的一段传奇。他强调

团队协作,认为没有一个人可以独自发展一门学科。这是几代大师的传承,并一定需要神经病理学、神经心理学、神经生理学、神经解剖学、神经生物学、神经内科、神经外科等多学科知识的融合。

近 30 年,随着现代科技的飞速进步,研究大脑的有创和无创手段日新月异。通过彭菲尔德等神经外科先驱创立的直接皮质电刺激技术(DCS),我们可以“对话”大脑,研究各类脑功能,探索大脑工作机制。DCS 已经成为脑科学研究越来越重要的技术。从 1989 年到 2017 年,从英语到法语到汉语,神经外科医生绘制了越来越精细的语言功能分布图,使语言中枢的功能分区更为精确,也逐步颠覆了 150 年前 Broca 提出的额下回是运动性语言中枢的理论。神经外科医生还利用皮质下电刺激对各种神经通路进行功能验证,研究大脑的功能连接,提出了基于“金标准”的人脑功能连接拓扑模型(图 147 - 3),为脑科学研究提供了重要的依据。此外,电刺激技术也是研究其他高级认知功能的重要手段,例如对工作记忆、默认网络、视空间相关脑区的电刺激使患者出现相应的短暂的功能障碍,为高级认知的探索开辟了新的思路和途径。

147.2　有创神经记录下的脑科学研究

147.2.1　基于皮质脑电和立体定向脑电的编码机制研究

除了大脑功能定位的金标准(术中皮质电刺激)以外,利用癫痫或术中唤醒的患者定位癫痫灶和功能区的独特机会,通过皮质脑电图(ECoG)记录大脑的神经活动进而实现功能定位是另一种侵入性脑功能定位技术,可以在术前和术中快速、安全地实现脑功能定位。它的原理是,在让患者从事与语言或运动等相关任务的同时,通过皮质表面电极直接记录其大脑表面的 γ 频率的神经电活动。迄今为止,有限的研究探索了其可行性和临床效用。最近的一项荟萃分析总结了 ECoG 与电刺激对术前语言定位诊断的有效性,发现不同研究的灵敏度(0.23~0.99)和特异度(0.48~0.96)差异很大。现有证据证明该技术可以作为围手术期定位的重要补充,但不能替代术中电刺激。

尽管电刺激与 ECoG 之间的一致性不高,但ECoG 尤其是高密度 ECoG 由于兼备空间和时间高

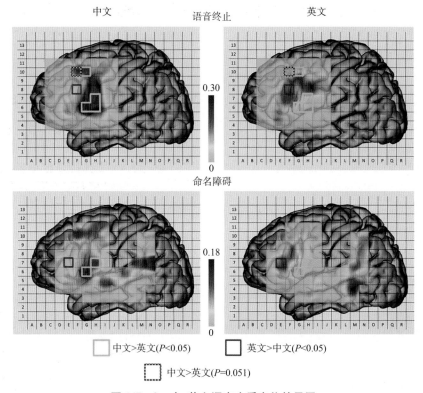

图 147-3 中、英文语言皮质定位的异同

注:中文和英文的语音终止和图片命名障碍情况下,电刺激功能定位阳性区域的伪彩色 2D 概率图。绿色和蓝色(蓝色虚线)概述了说汉语的人和说英语的人在语言产生区域上的显著差异。右侧面板中的数字是根据 Sanai 等的研究修改的。

引自:WU J S, LU J F, ZHANG H, et al. Direct evidence from intraoperative electrocortical stimulation indicates shared and distinct speech production center between Chinese and English languages [J]. Human Brain Mapping, 2015, 36(12):4972 - 4985.

分辨率,仍然被应用于基础的语言或其他认知的神经机制研究。在过去的几年中,高密度 ECoG 的出现提供了一种独特而直接的神经活动记录方法,使我们能够更加深入探究人类大脑的功能组织结构和表征。

以言语产生为例,构音是言语生成的最终输出阶段,需要精准地协调、控制 100 多块发音器官的肌肉。为了理解不同发音器官的功能表现,Bouchard 等在让受试者朗读辅音-元音音节的同时,使用高密度 ECoG 记录描绘了腹侧感觉运动皮质(vSMC)的空间分布。他们发现发音器官的表征是在 vSMC 上遵循着躯体拓扑学的规律,并且发现了单独的喉部运动区域[背侧喉运动皮质(dLMC)和腹侧喉运动皮质(vLMC)]。在进一步的研究中,他们证实 dLMC 选择性地编码声带而控制声音的音高。这些发现为理解构音和音高的表征提供了重要的依据。

言语感知是使用高密度 ECoG 的另一个重要研究领域,其主要集中于颞上回(STG)。Chang 等基于语音的特征性和一致性的皮质神经活动模式,揭示了 STG 中的语音类别感知的模式。然后,通过记录被试听取两个同步声音任务时的 STG 信号来证明"鸡尾酒会问题"的神经机制。他们发现,人类的大脑选择了有关演讲者的感知,同时抑制了无关的竞争性言语。此外,还有其他两个关于语音感知的最先进技术的主要发现。首先,STG 的皮质活动反映了语音特征而不是音素本身。其次,在 STG 上存在着选择性地编码语言韵律的神经元,并且这些音高的表征依赖于相对音高的编码,而不是绝对音高的编码。总之,这种宝贵的有创神经记录技术为研究大脑的各类神经机制提供了绝佳的时空特征。

癫痫患者立体定向电极植入(SEEG)技术也为研究大脑皮质下深部结构的各种认知机制提供了重要的途径。前期有大量的研究采用 SEEG 技术聚焦于记忆、语言等的机制研究。相较于皮质电极,

SEEG 的优势在于可以记录大脑深部结构的局部场电位,同时可以进行深部核团或皮质电极的电刺激调控,为探索各种功能性神经疾病的治疗靶点提供了机会。

147.2.2 运动和语言的解码研究和脑机接口

脑机接口又叫脑机交互,从信号采集的角度,可以分为侵入性、半侵入性和非侵入性。此处重点围绕侵入性和半侵入性的手段进行论述。侵入性指的是将电极植入大脑皮质。例如 2019 年 7 月,Neuralink 公司推出手术机器人,向大脑内植入 4~6 μm 的柔性电极属于侵入性;犹他电极的植入也属于侵入性的范畴。半侵入性一般指的是神经外科的 ECoG 技术,放置在硬脑膜下脑表面,并不造成脑组织的损伤。侵入性和半侵入性手段的最大优势就是可以在大脑表面或脑内直接采集信号,一方面提高了数据采集的空间分辨率,另一方面信号质量更高。

从 20 世纪 70 年代开始,脑机接口开始成形。过去的半个世纪,大部分的侵入性脑机接口工作主要围绕着神经假肢的控制而展开,即在人类的运动皮质植入阵列,实现对机械臂从简单到复杂的控制,以及进一步实现触觉的反馈等。此外还有一部分工作开展脑机接口下的视觉假体系统,帮助失明的患者恢复视力。2019 年,UCSF 神经外科医生 Edward Chang 团队开发了借助自然语言处理的解码器,将人脑的神经信号转化为语音,首次证实了语言脑机接口的可行性。

未来的脑机接口不仅需要革新植入设备和 AI 算法;而且需要突破非侵入技术,这有赖于神经外科、神经科学、计算机科学、机器学习、工程、微电子、信号处理、材料等多种交叉学科的密切合作(详见第 129 章"脑机连接及其应用")。

147.3 神经调控

147.3.1 深部脑刺激技术

深部脑刺激(DBS)是神经外科治疗帕金森病等的常用工具。它也在脑计划当中具有两个非常重要的作用:一个是利用深部电极进行记录,用于深入理解特定神经环路的神经机制;另一个是治疗各类神经精神疾病,扩大其适应证,寻找神经精神疾病的作用靶点。最新研发的闭环深部脑刺激技术可以同时

记录神经电信号,可以完成各种任务下的神经电活动采集,同时可以预测疾病的发生并提前进行干预。另外,DBS 用于慢性疼痛、老年痴呆和意识障碍等各类疾病的临床试验也正在开展和探索中,为未来难治性疾病提供神经调控的技术方案。

147.3.2 经颅磁刺激

经颅磁刺激(TMS)既是神经刺激工具,又是神经调节技术。它对刺激区和远隔功能连接区可产生长效持久和累积作用,具有加强正常脑功能和治疗病脑功能的作用,如改善认知功能等。重复性经颅磁刺激(rTMS)的低频刺激治疗失语是通过脑网络发挥作用,已见报道。新一代 TMS 仪附带神经导航功能,有助于提高 TMS 的准确性。

147.3.3 经颅直流电刺激

经颅直流电刺激(tDCS)是近十年出现的神经调节装置。它同 TMS 一样是无创性技术,但它应用恒定的低强度直流电(1~2 mA)调节大脑皮质神经元活动。已证实 tDCS 安全,不会引发癫痫。对正常脑功能,它有强化作用;对疾病脑,如失语、瘫痪,它有改善作用(Fiori,2018)。近来,用 3D 数字成像技术,提高了 tDCS 定位的准确性(Chen,2019)。

147.3.4 神经调控方法的评价

目前,上述方法均显示有一定的调控和治疗作用,且安全可行。但是存在下列问题:①研究报告多为回顾性病例报告;②应用的方案、技术参数和观察指标差异大,难以比较,缺乏共识和指南。今后应开展随机对照试验(RCT)或比较效果研究(CER)。规范各种治疗研究方案和应用参数。鉴于 TMS 和 tDCS 只作用于脑皮质,DBS 作用于脑深部结构,可开展两种技术的联合应用,开拓脑网络研究新方向。

在对卒中失语的治疗上,荟萃分析显示 TMS 和 tDCS 无显著差别,但需大样本验证(Shah-Basak,2016)。在设备功效上,tDCS 具下列优点:①体积小,可手提;②经济,患者负担得起;③易操作,居家可用。

综上所述,一方面神经外科可以通过直接"对话"和"调控"大脑,研究大脑的工作机制;另一方面,神经外科独特的疾病模型,譬如脑肿瘤局灶性损伤模型、脑创伤所致的昏迷和微意识模型等,都为阐释

人类认知的神经基础(认识脑)的研究提供了重要的临床资源。

以下分别以"意识与自我意识"和"脑网络的重塑与验证"为例,展开讨论。

147.4　意识与自我意识

意识是脑功能研究中最困难的领域之一,至今仍缺乏严格精确的定义。一般它指人脑对于客观物质世界和自我的认知。从古至今,人类从未停止过对意识本质的探索。现今,人们对意识本质的问题还存有诸多疑问与不解。当前意识本质研究的困境,一方面在于难以在一项刺激下抽离出觉知与复杂的大脑活动进行独立的确切的关联分析;另一方面在于难以证明脑活动是如何引起认知活动的。因此,意识研究的突破有赖于神经科学的发展,并将心理学与计算机科学有机结合起来,才有望找到突破口。

自我意识的定义是自我的觉知,认识自己并将自己与环境和其他个体区分开的能力,包括一个个体如何自觉地认识并理解自身的特质、情感、行为与欲望。现阶段,我们人类对于大脑结构和意识,尤其是自我意识还所知甚微,这也是目前人工智能飞速发展的同时面临的瓶颈所在——无法赋予机器自我意识。

147.4.1　功能磁共振成像在自我意识研究中的应用

功能磁共振成像(fMRI)技术已成为认知神经科学领域最具影响力的技术之一。利用 fMRI 技术,Taylor 等研究发现,额上回和额中回皮质的激活与镜前自我观察的持续时间以及对自我面孔的评估有显著关联;Sui 和 Han 的研究也发现,与他人面孔识别相比,自我面孔识别与前额叶和顶叶密切相关。但也有文章指出,相比于大脑的其他区域,自我识别使得右侧边缘叶、左侧前额叶和左侧颞顶皮质有更大程度的激活。

这些研究中,很少有研究的结果是可以重复或复制的。一个原因可能是自我具有不同子系统,其他原因可能包括技术手段有限,在任务类型、刺激呈现方式、被试(患者、健康人)等方面又缺乏系统性和完整性,更无统一标准,有点像"盲人摸象",各说各的。

传统的 fMRI 主要用于特定任务模式下大脑皮质的兴奋性(正性)或抑制性(负性)激活。与之不同的是静息态 fMRI,后者不需要受试者执行任何任务或接受任何任务刺激,主要用于宏观脑网络的功能连接分析。磁共振弥散张量成像(DTI)可以用于大脑白质纤维束活体成像,这是宏观脑网络的结构基础。无创性是各类 fMRI 成像的主要优点之一,但只能提供宏观脑网络的间接证据,而直接证据还需要神经外科医生在各类脑疾病模型的手术中,采用"直接对话"的方式获得。

147.4.2　经颅磁刺激在自我意识研究中的应用

认知神经学家通过 fMRI 和 PET 得到了人脑活动的图像,但这些方法都有缺陷:它们只能展现认知活动和脑活动之间的联系,不能证明脑活动引起了认知活动(Sack,2006)。例如,当令人不安的照片引起被试的扣带回活跃,我们只能说其中存在关联,但不能说扣带回活动引起情绪体验。要支持这一假设,我们还需要对一些扣带回无法正常运行的人进行情绪体验评估。例如,通过研究扣带回损伤的患者,或者研究扣带回被"关闭"的健康人。

TMS 是关闭大脑皮质区域的一个方法,是利用定位在颅骨上方的线圈所产生的磁场来关闭皮质特定区域的技术。磁刺激暂时关闭了部分脑皮质区域,这时可评估其对认知和行为的中断影响。TMS 经常用来规避脑成像研究在确定因果关系上的难题。TMS 有高频和低频刺激模式,前者引起皮质兴奋,后者引起皮质抑制。

有研究采用高频率 rTMS 作用于被试双侧颞顶交界区和前额叶皮质,同时向被试呈现自我面孔和名人面孔的图像,结果发现当右侧颞顶交界处受刺激时,被试能较快识别出自我面孔。该研究认为右侧颞顶交界处可能构成对自我与他人进行区别,以及促进自我识别能力发展的神经基础。

147.4.3　头皮脑电记录在自我意识研究中的应用

头皮脑电图是脑整体电活动的一种测量手段。脑电图仪上有大电极,可以用来记录脑电活动。

过去的一些脑电生理研究表明,与熟悉面孔和陌生面孔刺激相比,自我面孔刺激引起头后部区域 N170 波幅和额中央区域 VPP 波幅增加,这种自我面孔优势效应也可见于头后部区域 P2 波幅和额中央区域 N2 波幅的减低,左右半球波幅差异较小;P300 波幅增高可能与自我相关的一些刺激有关,而自动吸引注意的刺激常具有较高的社会/适应价值。有研究比较个体对自我姓名和自我面孔刺激的行为反应及 P300 脑电波的变化。结果显示无论行为反应的时间,还是 P300 的波幅及潜伏期,自我姓名-自我面孔,名人姓名-名人面孔,陌生人姓名-陌生面孔这 3 组间均存在差异。这表明不同自我相关的线索可激活同等量的注意,其社会/适应价值也相同,这种刺激的意义在于其内含的是"我"而非身体特征。

147.4.4 皮质脑电图在自我意识研究中的应用

神经科学针对脑功能的研究,近几十年来多采用的是功能磁共振、头皮脑电图、PET/CT 等无创的影像学手段。诚然,这些技术的进步和取得的结果使得人类对脑功能的认识不断加深,并建立了一定的理论体系。但无创的影像学手段始终存在两个无法突破和实现的难题:首先是无法实现直接观测神经元电活动;其次是无法做到时间和空间分辨率的兼顾。皮质脑电技术则能够较好地填补上述两点不足,实现对人类大脑电活动的直接精准的记录。ECoG 能够避免硬脑膜、颅骨及头皮软组织等对信号采集的干扰,直接将皮质电极置于大脑皮质表面,通过精确设定和执行不同任务,即可对控制不同身体部位的脑区进行定位,如感觉运动区和语言功能区等。

在临床上 ECoG 的主要作用即对神经外科手术进行功能定位,尤其是癫痫灶、功能区定位,也用于功能区脑肿瘤手术的功能定位,包括胶质瘤、脑膜瘤、脑血管性病变(如动静脉畸形、海绵状血管瘤)等。

在进行功能区胶质瘤唤醒手术的过程中,ECoG 可定位功能区。在对患者进行皮质脑电监测的同时设计任务,并让患者完成相应的任务,分析脑电信号的变化,即可进行相关的功能区定位。Vansteensel 等用 ECoG 对 7 例患者进行初级运动皮质的功能定位,取得了较好的效果。对 8 例患者的语言功能也有效定位语言激活区,且与 fMRI 结果有较好的一致性。

仅仅在行为测试水平上研究意识是无法取得突破性进展的。目前越来越多的研究将行为测试与神经科学相结合,利用分辨率越来越高的 fMRI 技术和越来越精密的脑电记录手段,科研工作者们能够记录与自我意识关联的行为活动相关的脑组织激活情况。可是,目前尚未有人将 ECoG 应用于定位自我意识的研究中。自我意识的薄弱或紊乱也是皮质损伤后临床上会严重影响生活质量的症状之一。如双侧前额叶损伤或切除后,患者会出现性情大变,如反应迟钝、性格冷漠、麻木、木讷等。某些患者脑损伤后出现区分自我与他人图像的障碍。如果神经外科医生能够将术中 ECoG 与术中 DCS 技术,与无创性的 fMRI 技术相结合,定位并保护患者的自我意识相关区域,也有利于减少脑组织相关区域手术可能会产生的不良预后。同时,利用脑电图记录脑电波变化,fMRI 记录脑区活动,并结合 rTMS 和 tDCS 等技术,尝试进行无创的意识相关脑区定位。这些研究将有助于重新构建人类对自身在自然界中地位的理解。临床方面,为自我意识相关区域提供信度及效度高的评价手段,为神经外科手术中的自我意识相关脑区提供保护性研究,也将加深对各种精神疾病和神经疾病的认识,有助于诊疗。

147.5 脑网络的重塑与验证

147.5.1 从语言中枢、语言模型到语言网络

Broca 和 Wernicke 分别在 19 世纪发现运动性语言中枢和感觉性语言中枢,并被后人写入经典的教科书,他们的名字分别成为优势半球额下回后部皮质和颞上回后部皮质的同义词,沿用至今。近二三十年,随着科技发展,特别是高分辨无创性影像技术、图论(graph theory)和精准电生理技术的出现和应用,语言中枢的概念从被质疑到被语言网络取代。那么,对于这段医学史,我们应该如何看待? 从中要学到什么?

首先,我们应该清楚地认识到,由于 19 世纪科学技术发展的限制,Broca 和 Wernicke 两位开创性的研究仅限于观察和尸检。虽然他们自己已经指出,在相应损伤的脑皮质下,可能存在深部结构的损伤。甚至 Wernicke 还提出网络的设想,并画出草图。可是受时代的限制,他无法加以证实。同时代的 Lichteim(1845—1928)更进一步描绘出"网络图",即 Wernicke-Lichteim 模型,可预测 5 种失语:Broca 失语、Wernicke 失语、传导性失语、经皮质运动性失语和经皮质感觉性失语。到 20 世纪,美国神

经内科医生 Geschwind(1926—1984)在前人的基础上，提出 Wernicke-Lichteim-Geschwind 模型，即词字声音的信号经听觉通道到听皮质，再到 Wernicke 区处理，产生词义，形成音素，经弓状纤维到 Broca 区编码构音，最后由运动皮质协调声带及喉头肌肉群，输出语言。上述两个语言模型，虽然勾画了语言网络的雏形，但是它们是局部的。Broca 和 Wernicke 区的解剖定位不清晰，仍缺乏客观证据支持。许多患者的临床表现还难以纳入这两个语言模型。例如电刺激优势半球的梭状回前部（没有影响 Wernicke 区）却可引起严重的词字和语句理解障碍（Luder，1991）。弓状纤维完全断裂，患者的复述能力保留，或虽然有影响但能完全恢复（Shuren，1995）。Broca 区皮质完全损坏，仅引起暂时或不完全性运动性失语。癫痫手术时电刺激缘上回皮质可引起传导性失语（Quing，1999）。在原发性进行性失语病例中，严重词字理解障碍与颞叶前部或非后部有关。前颞叶从未归入 Wernicke 语言模型中（Snowden，1989；Mesulam，2013）。经典的 Wernicke 区病损仅引发语句理解障碍，多无词字理解障碍，后者多可见于左颞极或其邻近前颞叶皮质损伤。语句理解障碍除颞顶区外，还涉及 Broca 区、运动前区的背侧皮质。对词字和语句的理解，Wernicke 周边皮质和其下白质和 Wernicke 区皮质一样重要（Mesulam，2015）。最令人瞩目的是 Broca 最早报告的 2 例患者的脑标本良好地保存在巴黎博物馆。用 1.5 T 磁共振对它们进行检查和分析，发现除额下回后部皮质有病损外，其下白质和上纵束也有明显病损（Dunker，2007）。

通过对人类和灵长类动物和神经影像的观察研究，Hickok 和 Poeppel（2004）提出基于现代网络新的语言模型，即著名的双流（dural stream）模型（图147-4）。①腹流：双侧半球参与，从颞叶前和中部到颞枕皮质的基部，负责语义的理解。②背流：优势半球，从颞上回后部经弓状纤维和颞顶交界区，分别到额下回皮质和前运动皮质，负责语音的输出。虽然双流模型来自正常解剖，不是来自病变。但是，它得到临床病例如卒中后失语等的验证。而且不同皮质的病损可引起相似的失语，反映相同的语言网络受损。近来一篇报道涉及对 99 例持续获得性失语患者采用高分辨率神经影像结构图分析其语言障碍与解剖的关系。除了证实外侧裂上区域声音产生与背流一致，外侧裂下区与声音识别与腹流一致外，还发现语义的产生和理解障碍涉及非外侧裂区。其中前颞叶与语义错误有关。额叶与其他脑区的白质连接——钩束、下额枕束和丘脑前放射，在近额叶处汇合成瓶颈样白质区（峡部），即使有非断裂损伤亦即产生语义理解障碍。而其他脑区要产生相应语义障碍，需广泛的病损（Mirman，2015）。这里涉及图论中的节点与网络关系中的枢纽（hub）和干线。在双流模型中就存在这些枢纽和干线：腹流中的主要枢纽有颞上回、颞上沟、颞中回、颞下回及颞极；背流有

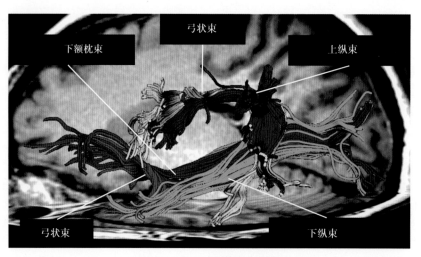

图 147-4　双流模型示意图

注：腹流，双侧半球参与，直接通路（浅蓝色下额枕束）和间接旁路（绿色下纵束＋紫色钩束）；
背流，优势半球，直接通路（黄色弓状束）和间接旁路（红色上纵束前支＋深蓝色上纵束后支）。

额下回、前中央回腹侧部、岛叶前部、岛叶后部、缘上回腹部、侧裂顶颞区。它们的主传导束，腹流有外囊、下额枕束、下纵束和钩束；背流有弓状束和上纵束前、后支（Nasions，2019）。

可是双流模型仍不完善，表现为：①它没有把小脑纳入。小脑病变可引发失语（De Smet，2013）。小脑参与广泛的认知、情感和语言活动（Euell，2018）。②丘脑和基底节参与语言活动。③PET 和 fMRI 研究显示非经典区参与语言活动，如右半球、小脑等，提出语言活动涉及全脑。脑网络理论部分支持了功能整体学说，但也不完全反对定位论。

147.5.2 主干网络和次要网络

在过去的 20 年中，高场强磁共振的发明和神经功能影像技术的发展使得脑网络的认识愈加清晰。通过高分辨率成像和弥散张量成像可以直观地重建脑皮质和白质纤维，展现脑结构网络。认知科学和图论的发展更提高了学者对神经连接进行空间和拓扑组织研究分析的能力。通过功能实验设计，执行相近功能的脑区得以划分，脑功能网络的概念被诠释。甚至发现，在需要外界注意的任务时，广泛分布在皮质的特定区域会受到抑制，而在价值判断、情景记忆和未来设想时，这些区域却处于活跃状态，默认网络的概念被建立。

在结构网络的重建证据下，功能学实验发现不同位置的皮质和白质纤维可以参与相似功能的执行。例如，语言网络研究的"金标准"——术中电刺激提示腹侧语义通路包括一条直接通路（下额枕束）和一条间接旁路（下纵束和钩束）。直接通路下额枕束连接了枕叶后部到前部额叶皮质，而旁路的下纵束连接了视区到颞极，钩束再连接颞极到额下回的眶部。再如运动网络研究中，功能影像技术提示复杂运动学习过程中顶叶皮质-外侧运动前区-小脑之间的通路产生空间动作引导作用。平行的通路也参与运动引导，即辅助运动区-基底神经节-内侧颞叶系统通路。急性脑损伤疾病模型和大脑功能区胶质瘤术后可以观察到，破坏腹侧语义通路的旁路后，患者的语义理解功能没有明显障碍，但是直接通路离断后，功能受到明显损伤。运动网络的初级运动区明显缺损，或初级运动区与辅助运动区连接受到损伤，无论简单动作执行还是复杂运动处理都非常困难。所以我们有理由认为，脑结构网络和功能网络中存在数个极其重要的中枢节点（hub），中枢节点之

间存在极为重要的连接纤维，相连的中枢构成某个功能网络的主干网络；而中枢节点和部分外周节点之间的纤维形成侧支或功能旁路，组成了功能网络的次要网络。

图论研究曾提出相似的概念，认为神经网络既不符合规则网络，也不符合完全随机网络，而是介于两者之间的具有小世界统计属性的网络，通过概率模型把部分节点归类到相同子网络中，按照子网络的执行功能分为运动网络、视觉网络、听觉网络等。后续研究发现这些功能子网络内部也存在类似的连接和分布模式。而由多个广泛分布的区域集群组成的默认网络，最新观点也认为默认网络内部不是单一网络而是至少由两个以中线结构前部和后部为集合点的、空间具有显著区别的独立网络组成。虽然两个子网络在思维理论任务和记忆任务表现出异质性，但是两个子网络被认为可能共享一致的功能模式，具有强中心度的枢纽负责信息交互和任务引导。有研究认为这是一组沿中线结构排列网络枢纽。还有研究通过给恒河猴注射纤维示踪剂推测海马旁回和后扣带回三角区是默认网络的中枢。默认网络是建立于功能研究结果的一种功能网络。这些研究不仅为其找到结构基础并提供主干网络和次要网络的证据，而且与人类高度同源的灵长类动物脑结构也提示存在网络干支的可能。

147.5.3 神经可塑性

神经可塑性，亦可称为脑可塑性（plasticity），指神经系统具有改变它本身环路的能力，从而随时改变信息处理进程。神经可塑性描述了个体一段时期内的持续性变化。过去认为婴幼儿时期大脑具有可塑性潜能，然而目前证实在特定条件下，无论成年时期或幼年时期，脑结构或功能均可发生可塑性改变。这不仅依赖生物个体本身潜能，而且受环境刺激和思维情绪影响，所以我们把神经功能和结构因内外环境变化而发生的适应性改变的过程称为重塑（reorganization）。重塑的重要意义不仅在于正常生理过程，如婴幼儿发育和学习记忆，更在于病理状态下，如皮质损伤或皮质下纤维损伤后代偿。通过功能影像技术可以衡量临床疾病损伤后代偿的位置和进展。比如，Chollet 首次通过 PET 观察到卒中偏瘫后的缺血侧血流代偿性增加，大脑半球对侧的感觉运动区血流同样增加。Daffau 在胶质瘤手术中观察到左侧颞极的后上部切除后，与顶下小叶的功能

连接可能因脑结构重塑代偿。围手术期发现除了病灶周边激活代偿，还观察到远处脑区（左侧缘上回和额下回三角部）发生了功能代偿。Gili 的团队发现卒中后失语症患者的右侧大脑半球内多处区域的功能连接增加，并显示右侧半球腹侧运动前区和腹侧颞中回的高特征向量中心性（eigenvector centrality）与功能改善存在相关。根据以上实验结论，可以发现重塑不仅发生于病灶的周边结构，而且在空间位置较远处也可以被观察到。所以关于重塑的描述可以延伸到脑网络的尺度。然而在临床中经常观察到，初级运动区和锥体束损伤或枕叶视皮质和视束结构破坏，可能出现不可逆的、永久性的运动偏瘫或视野缺损。因此，可以发现功能网络的主干网络和次要网络的重塑潜能具有异质性。如何准确定位主干网络和次要网络不仅关系到保护主干网络免受器质性损伤造成永久性障碍，还关系到利用次要网络间的重塑实现最大程度的功能康复。

卒中失语症研究中常见语言区皮质损伤和失语症的关系，按照语言功能损伤类型对失语症作出分类。后续文献也指出皮质语言中枢损伤后，替代性皮质中枢出现，并代偿一部分受损功能。而一些手术病例报道中曾提出，语言通路的白质纤维损伤造成的失语症更严重，白质纤维的破坏可能造成永久性失语症。我们认为代偿性的区别可能并不在于灰质或白质的可塑性，而在于前述的功能网络的主次性。了解主干网络和次要网络的重塑差异，不仅为康复治疗理论和新兴康复治疗技术如无创的 TMS 提供治疗新靶点，也为术中验证及保护功能主干网络的中枢节点提供了依据。

运动网络的初级运动区、辅助运动区和运动前区都是重要的节点。Bestmann 首次在卒中后偏瘫的患者中利用 TMS 在对侧运动前区给予高频易化刺激，随之观察到患侧半球的运动传出信号更易下传至脊髓。这表明网络节点的重塑效能在施加外界干预后可以提高。Naeser 曾纳入额叶卒中后 5 年以上长期失语的患者，在右侧半球同源 Broca 区施加 rTMS 疗程 10 d，结果显示 2 个月内患者对图片命名的能力逐渐提高。此后多项同类研究均表示有效。然而 TMS 的治疗并不是无适应证，不是功能障碍都适用 TMS 促进重塑，应取决于脑网络的修复进程和自身修复性。例如，急性期患侧半球已处于最大程度的代偿进程，反复施加 TMS 的干预可能抑制代偿；卒中患者长期康复后原受损皮质的功能被其他

位置的皮质取代，此时行 TMS 就像施加于无功能皮质，不存在促重塑作用。所以利用功能磁共振确定残存功能区或脑网络结构，再导航 TMS 干预位置，或纵向动态观察脑网络确定干预的时间窗。主干网络和次要网络在 TMS 后所表达的重塑活跃度和重塑疗效是今后的研究话题。

神经功能网络的主次性不只存在于感觉运动网络或语言网络，也存在于高级认知网络，如前述的默认网络，但是目前关于高级认知网络的重塑还存在研究空白。通过人脑连接组方法展示的病变网络映射，可以确定引起类似精神症状的脑不同部位是否位于同一个脑网络。这是对传统病变分析的一个进步。其观点认为，一个复杂的认知行为是脑区域多个连接的综合表现，这些区域中的任何一个部位的损伤都可以破坏正常行为并导致认知障碍或精神症状。随后学者通过功能影像学研究认为，认知损伤代偿是对症状的补偿，而不是其结构变化。这种变化的目的可能在于抑制某一区域信号异常激活，防止症状恶化。这个推断不仅解释了高级认知网络的重塑，而且将脑网络重塑的定义从结构性重塑延展到功能性重塑。

主干网络和次要网络的重塑性差异为功能预后和治疗提供了理论依据。依靠术中神经电生理监测（IONM）可以实现术中结构和功能验证，术中 DCS 既可行术中皮质功能定位，又可行皮质下神经传导通路的功能监测与追踪，是目前脑功能区定位的金标准。过去常用的通过任务态 fMRI 确定激活脑区或"种子点"并寻找功能连接可以为术中 DCS 验证提供有效靶点。例如 fMRI 的手脚运动任务和图片命名任务可确定激活的脑皮质区，术中唤醒麻醉下，DCS 过程中患者执行运动或语言任务，出现任务中断或执行错误时可标记皮质功能区。

147.5.4 术中验证

初级运动皮质区（M1）-锥体束-脊髓的信号传出通路可确定是运动网络的主要网络。扩散张量成像重建可见后顶叶存在纤维连接至运动前区。利用 TMS"三重线圈"模式，在后顶叶皮质和腹侧运动前区（PMv）分别给予连续单脉冲，观察 M1 上的第三脉冲表现。结果提示发生了 PMv-M1 抑制作用的逆转，据此推断顶叶与运动前区的连接纤维对 M1 的运动启动起调节作用。随后术中通过刺激中央沟前和中央沟后之间的"U"形纤维可以观察到运动行

为的改变。但事实表明顶叶肿瘤的切除并不会引起严重运动障碍，证明这是运动次要网络。再如功能影像观察到运动指令发出后双侧运动前区（PM）可同时出现激活信号。双侧激活的 PM 到单侧激活的 M1 的信号传导中，辅助运动区（SMA）起到重要作用。纤维追踪和功能影像提示 SMA 的发出信号主要流向同侧 M1，但也有经胼胝体至对侧 SMA 和 M1 的投射，这种跨半球的投射中大多是抑制性信号。Duffau 曾报道用术中电刺激单侧的 SMA 可能会破坏双手的协调运动，可能引起负性运动反应。但事实证明对侧 SMA 的皮质切除并不会造成同侧肢体的全瘫，所以跨半球网络经术中验证被认为是运动调节的次要网络。

语言网络目前有两个公认为相互作用的两条通路，即双流（dural stream）模型：背侧语音流与腹侧语义流。最初基于无创的功能影像手段确定的激活区域可以为术中验证提供靶点。TMS 技术发现，通过刺激频率的调节可产生不同效应。低频 TMS 通常会干扰大脑功能，从而形成"虚拟损伤"而抑制脑功能。在 TMS 刺激前，做语言任务态 fMRI，通过导航将 TMS 的"虚拟损伤"放置在基于语言任务引导的目标皮质区域。实验结果提示左侧背侧和腹侧语言流通路成分及其对语音处理的作用。此外，TMS 结果还解释了语言通路与 M1 所支配唇肌区域之间的联系，证明了语音相关的大脑连接和网络，特别是左背侧语音流通路成分的重要性。基于影像和 TMS 的结论，术中刺激连接颞叶后部（主要是颞中回和颞下回）到额下回（主要是岛盖部）的弓状束可产生传导性失语，即语音表达障碍和重复障碍。这两个区域正是 Wernicke-Lichteim 模型中的 Broca 区和 Wernicke 区，我们认为 Broca 区－弓状束－Wernicke 区构成了语音处理的主要网络。然而术中电刺激还发现刺激上纵束（SLF）的外侧部分（也有人认为是 SLF 第 3 支）会出现构音障碍，其连接了颞上回的后部（认为接受了感觉运动区和听觉的信息）和缘上回-运动前区腹侧部。这个验证结果完善了语音处理的主要网络模型。语义通路被认为和实词重复和姓名检索有一定关联。通过纤维追踪可以发现语义处理的相关白质纤维。术中验证观察到枕叶后部－下额枕束（inferior frontal occipital fascicle，IFOF）-前额叶皮质的通路被刺激后可引起语义性失语，在无法避免的情况下对这条通路的手术毁损可引起语义处理障碍。然而旁路的下纵束（ILF）和钩束（UF）术中验证发现不一定造成语义性失语症，但可能会引起非语言性的语义障碍。有些研究认为，IFOF 和 UF 在图片命名效应上的不同在于终点不同，这些都有待术中电生理技术证明。然而根据术中验证结果，我们有理由相信 ILF、UF 及其所连接的皮质构成了语义处理网络的次要网络。

语言表达中还有一个要素是语法处理。早期通过电刺激左侧弓状束（连接左额下回和左颞中回后部）出现了语法障碍。句法错误和命名错误是分离的，表明语法通路可能与语音通路、语义通路互相平行。通过人工语法模仿生成语法的可能规则，发现 Broca 区存在激活，但术中对语法处理相关脑区的激活与否还有待验证。语法与语义不同，只要处理的言语结构化序列遵循普遍语法规则，就认为是婴儿可习得的自然语言，并不依赖结构改变。语法处理是否加入语言网络的主干网络还有待研究证明。通过 ECoG 观察双侧颞中回、颞上回和运动皮质参与语言音调的处理。皮质电刺激非模式处理系统（前额叶皮质、前扣带回和尾状核团等）可引起双语种（bilingual）者切换语种的障碍。这些语言相关功能虽然不影响语言产生，但对语言的产生过程起到调节作用，可认为是语言网络的次要网络。

术中电生理技术虽然被认为是功能验证的"金标准"，但仍存在局限性：①手术部位和骨窗限制，刺激的范围有限；②术中唤醒患者可以执行的功能任务有限；③深部皮质需要病灶切除后才得以暴露。但是术中电生理技术的空间解剖准确性是目前其他有创和无创技术无法替代的，因此它为神经功能网络的主次性验证提供了直接手段。通过神经网络主次性之间的重塑潜能差异，协助制订外科手术策略，指导功能康复预后。术中电生理技术和神经外科医生在神经网络的研究中具有不可替代的地位。随着功能网络的主次性被清晰认识，我们还得意识到大脑在处理复杂任务时，不是简单地将任务分配或拆零，而是主次网络平行执行的集合。神经网络的主次性、重塑潜能和验证需要神经外科医生的参与和推进。

147.6 类脑研究与神经外科的协同作用

类脑研究包括两方面：模仿人脑的解剖和功能，研发治疗芯片；模仿人脑的活动功能，研发新的算法。它又叫类脑智能或类脑计算：一种说法是

"brain-like",顾名思义,通过研究复制或者部分复制人类的大脑。但这个说法忽略了如何复制大脑。另外一种说法是"brain inspire",即受脑启发的智能或人工智能,或者受脑启发的计算,简称类脑。各国的脑计划有各自的侧重点,美国的脑计划重点在于突破大脑的观察和测量技术的限制,希望能够看到单个神经元的活动;欧盟脑计划则主要开展对大脑的模拟,为新一代的信息处理研究提供依据;日本的脑计划则重点关注脑疾病;中国的脑计划相对更加广泛,除了脑科学和脑疾病的诊疗外,类脑计算和设备开发是另一项重要的研究内容。

类脑研究本质上是脑启发的人工智能。人工智能从 20 世纪 50 年代发展至今,随着深度学习和大数据的出现迎来了飞速的发展,在语音识别、图像识别、自然语言处理等领域都达到了产品可用的阶段。人工智能目前被广泛应用于各种场景,包括神经外科的诊疗。然而,目前的人工智能包括 AlphaGo® 等都属于弱人工智能或非通用型人工智能。弱人工智能只能解决特定领域的问题,无法像人类大脑一样可以在不同的领域进行切换。人类大脑可以胜任多重任务,完成多感觉的整合,归纳和决策,这是目前人工智能还不能实现的。人类的大脑是迄今最为有效的信息处理系统,重量 1 300 g,功耗却只有 30 W,用来支撑 860 亿神经元的活动。在类脑研究中有许多方向值得向人脑学习。鉴于目前人工智能的数据依赖,因数据而胜败,是造成目前人工智能发展的瓶颈。从年幼动物(包括人)不依靠数据认识和适应世界的成长方式寻找线索,开发不依靠或少依靠数据的新算法,可能是方向。美国 IBM(2011)模仿人脑神经突触和神经元,开发出具有 5 300 亿神经元的神经形态自适应可扩张电子系统——SyNAPSE(2013)。现在具有模拟生物神经元和突触功能的类脑芯片已用于鼠、猴模型,可恢复这些动物的记忆。2019 年 8 月,清华大学类脑计算研究中心施路平团队研发的"天机芯"向人工通用智能迈出了重要的一步,也是神经科学导向和计算机科学导向的人工智能的融合。此外,人脑的认知模型以及神经可塑性等都是类脑研究的重要领域。

神经外科应该紧紧把握住类脑研究发展的重要机遇,一方面利用神经外科独特的技术更加深入地阐明大脑的认知神经机制,为类脑研究提供神经科学理论基础;另一方面也应该利用好类脑研究的最新进展,将其应用于神经外科疾病的诊疗中。脑肿瘤、颅脑损伤、脑出血、脑血管病及脊髓、脊柱等疾病都是类脑智能可以应用的场景。研究的终极目标是期望突破弱人工智能,进入强人工智能(通用人工智能)神经外科时代,实现类脑研究与神经外科的学科间协同发展。

(诸言明　龚方源　路俊锋　吴劲松　周良辅)

参考文献

[1] 中国医师协会神经外科分会神经电生理监测专家委员会. 中国神经外科术中电生理监测规范(2017 版)[J]. 中华医学杂志,2018,98(17):1283 - 1293.

[2] 中国抗癫痫协会. 临床诊疗指南:癫痫病分册[M]. 北京:人民卫生出版社,2015.

[3] 吴劲松,周良辅. 脑胶质瘤的外科手术近代观点[J]. 复旦学报(医学版),2017,44(6):724 - 732.

[4] 吴劲松. 重视术中脑语言功能的定位与保护研究[J]. 中华神经外科杂志,2012,27(12):1189 - 1190.

[5] 张楠,路俊锋,吴劲松. 功能磁共振成像用于脑语言区定位的研究进展[J]. 中华外科杂志,2016,54(2):157 - 160.

[6] 路俊锋,吴劲松. 术中脑语言功能定位的新理论与新技术[J]. 中华外科杂志,2012,50(2):181 - 183.

[7] ARYA R, HORN P S, CRONE N E. ECoG high-gamma modulation versus electrical stimulation for presurgical language mapping [J]. Epilepsy Behav, 2018,79:26 - 33.

[8] BESTMANN S, SWAYNE O, BLANKENBURG F, et al. The role of contralesional dorsal premotor cortex after stroke as studied with concurrent TMS - fMRI [J]. J Neurosci, 2010,30(36):11926 - 11937.

[9] BOUCHARD K E, MESGARANI N, JOHNSON K, et al. Functional organization of human sensorimotor cortex for speech articulation [J]. Nature, 2013,495 (7441):327 - 332.

[10] BREEN N, CAINE D, COLTHEART M. Mirrored-self misidentification: two cases of focal onset dementia [J]. Neurocase, 2001,7(3):239 - 254.

[11] CHANG E F, RIEGER J W, JOHNSON K, et al. Categorical speech representation in human superior temporal gyrus [J]. Nat Neurosci, 2010, 13 (11): 1428 - 1432.

[12] DECETY J, CHAMINADE T. When the self represents the other: a new cognitive neuroscience view on psychological identification [J]. Conscious Cogn, 2003,12(4):577 - 596.

［13］ DICHTER B K，BRESHEARS J D，LEONARD M K，et al. The control of vocal pitch in human laryngeal motor cortex［J］. Cell，2018，174（1）：21 - 31. e9.

［14］ GILI T，FIORI V，DE PASQUALE G，et al. Right sensory-motor functional networks subserve action observation therapy in aphasia［J］. Brain Imaging Behav，2017，11（5）：1397 - 1411.

［15］ HUANG Z R，ZHANG J，WU J S，et al. Decoupled temporal variability and signal synchronization of spontaneous brain activity in loss of consciousness：an fMRI study in anesthesia［J］. Neuroimage，2016，124 （Pt A）：693 - 703.

［16］ HUANG Z R，ZHANG J，WU J S，et al. Disrupted neural variability during propofol-induced sedation and unconsciousness［J］. Hum Brain Mapp，2018，39（11）：4533 - 4544.

［17］ KEYES H，BRADY N，REILLY R B，et al. My face or yours? Event-related potential correlates of self-face processing［J］. Brain Cogn，2010，72（2）：244 - 254.

［18］ KIRCHER T T，SENIOR C，PHILLIPS M L，et al. Recognizing one's own face［J］. Cognition，2001，78（1）：B1 - B15.

［19］ MESGARANI N，CHANG E F. Selective cortical representation of attended speaker in multi-talker speech perception［J］. Nature，2012，485（7397）：233 - 236.

［20］ MORITA T，SAITO D N，BAN M，et al. Self-face recognition shares brain regions active during proprioceptive illusion in the right inferior fronto-parietal superior longitudinal fasciculus Ⅲ network［J］. Neuroscience，2017，348：288 - 301.

［21］ MULLER L，HAMILTON L S，EDWARDS E，et al. Spatial resolution dependence on spectral frequency in human speech cortex electrocorticography［J］. J Neural Eng，2016，13（5）：056013.

［22］ RECH F，HERBET G，MORITZ-GASSER S，et al. Disruption of bimanual movement by unilateral subcortical electrostimulation［J］. Hum Brain Mapp，2014，35（7）：3439 - 3445.

［23］ SACK A T. Transcranial magnetic stimulation，causal structure-function mapping and networks of functional relevance［J］. Curr Opin Neurobiol，2006，16（5）：593 - 599.

［24］ SARUBBO S，LE BARS E，MORITZ-GASSER S，et al. Complete recovery after surgical resection of left Wernicke's area in awake patient：a brain stimulation and functional MRI study［J］. Neurosurg Rev，2012，35（2）：287 - 292.

［25］ SUI J，HAN S H. Self-construal priming modulates neural substrates of self-awareness［J］. Psychol Sci，2007，18（10）：861 - 866.

［26］ TACIKOWSKI P，NOWICKA A. Allocation of attention to self-name and self-face：an ERP study［J］. Biol Psychol，2010，84（2）：318 - 324.

［27］ TANG C，HAMILTON L S，CHANG E F. Intonational speech prosody encoding in the human auditory cortex［J］. Science，2017，357（6353）：797 - 801.

［28］ TAYLOR M J，ARSALIDOU M，BAYLESS S J，et al. Neural correlates of personally familiar faces：parents，partner and own faces［J］. Hum Brain Mapp，2009，30（7）：2008 - 2020.

［29］ VANSTEENSEL M J，BLEICHNER M G，DINTZNER L T，et al. Task-free electrocorticography frequency mapping of the motor cortex［J］. Clin Neurophysiol，2013，124（6）：1169 - 1174.

［30］ WANG Y J，FIFER M S，FLINKER A，et al. Spatial-temporal functional mapping of language at the bedside with electrocorticography［J］. Neurology，2016，86（13）：1181 - 1189.

［31］ WU J S，LU J F，ZHANG H，et al. Probabilistic map of language regions：challenge and implication［J］. Brain，2015，138（3）：E337.

［32］ WU J S，LU J F，ZHANG H，et al. Direct evidence from intraoperative electrocortical stimulation indicates shared and distinct speech production center between Chinese and English languages［J］. Human Brain Mapping，2015，36（12）：4972 - 4985.

［33］ ZHANG N，XIA M R，QIU T M，et al. Reorganization of cerebro-cerebellar circuit in patients with left hemispheric gliomas involving language network：a combined structural and resting-state functional MRI study［J］. Hum Brain Mapp，2018，39（12）：4802 - 4819.

148 人工智能在神经外科的应用

在人类文明发展史中，划时代的工业革命有 3 次：蒸汽机引领的第 1 次工业革命、电动机引领的第 2 次工业革命和计算机引领的第 3 次工业革命。现在，人工智能（AI）正引领第 4 次工业革命。目前，AI 以前所未有的姿态深入各行各业和我们的日常生活。它不仅服务人类，也引起人类恐慌：在不远的将来，具有 AI 的机器人将控制或取代人类。就此问题，本章围绕 AI 在神经外科的应用，讨论 AI 在医学领域的发展现状和未来及我们对 AI 的认识和思考。

148.1　人工智能在医学领域的发展史

AI 始于 20 世纪 50 年代。1950 年，马文·明斯基（Marvin Minsky）与邓恩·埃德蒙（Dean Edmond）建造了世界第一台神经网络计算机，可以看作是 AI 的一个起点，马文·明斯基因此被称为"AI 之父"。同年，"计算机之父"阿兰·麦席森·图灵（Alan Mathison Turing）提出了"图灵测试"，即如

果一台机器能够与人类开展对话而不被辨别出机器身份，那么这台机器就具有智能。这项伟大的理论贡献至今仍然被当做 AI 水平的重要测试标准之一。1955 年，在美国汉诺思小镇的达特茅斯学院（Dartmouth College）举办了一次学术会议，会议主题是"达特茅斯夏季 AI 研究计划"，会议发起人、著名计算机专家约翰·麦卡锡（John McCarthy）第 1 次正式提出机器人的"智能（AI）"一词，标志着 AI 的诞生。约翰·麦卡锡也和马文·明斯基共同创建了世界上第一座 AI 实验室——MIT AI Lab。

正如任何新生事物的发展不会一帆风顺，在 AI 发展史上，起码也出现 3 次沉浮。特别在 20 世纪 80 年代，AI 处于发展高潮，人们对其寄托了大量希望：证实人不能证实的理论、在棋类比赛中打败人类等。可惜，太多期望重压下，AI 无法实现，以至于当时把从事 AI 研究的人称为"疯子"。直到 50 年后，这诸多希望中仅少数几项实现。例如，AlphaGo 击败中韩围棋高手。现在，AI 又处于发展高峰，在工厂、企业、翻译界、证券业等大显身手，但在医学领域的发

展和应用相对落后。

　　其实 AI 在医学领域的应用早有先例,最具代表性的就是计算机辅助诊断。1959 年,美国学者 Ledley 等首次提出计算机辅助诊断数学模型,成功诊断了一组肺癌病例,开创了计算机辅助诊断的先河,并且在 1966 年首次提出"计算机辅助诊断"(computed-aided diagnosis, CAD)的概念,这也是目前许多机器学习辅助诊断临床疾病的理论和实践基础。1976 年,美国斯坦福大学 Short-Liffe 等开发了用于细菌感染鉴别和治疗的医学专家系统——MYCIN,建立了一整套专家系统的开发理论。在此基础上,美国匹兹堡大学 Miller 等于 1982 年发表了著名的 Internist-I 内科计算机辅助诊断系统。但是,由于早期 AI 所用方法是基于计算机编程,因此诊断的灵敏度、特异度、准确度、阳性确诊率等不高于医学专家。例如在乳腺癌钼靶 X 线筛查中,AI 的应用仅增加了乳腺癌的活检率,诊断特异度、准确度和阳性确诊率均无明显提高甚至下降。因此 20 世纪 AI 在医学的应用举步维艰。直到 21 世纪,由于基于算法的 AI 和高性能计算机的出现,AI 在医学的应用迎来了春天,从 PubMed 检索有关 AI 在医学的应用论文,进入 21 世纪呈大量增加(图 148-1)。

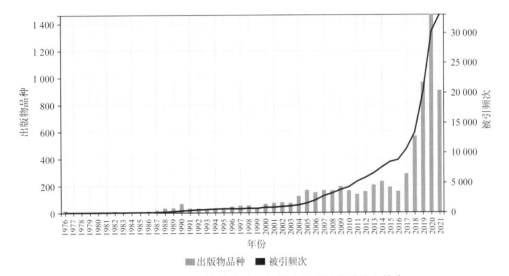

图 148-1　1976—2021 年人工智能应用于医学的论文检索

148.2　人工智能在神经外科中的应用场景

148.2.1　疾病诊断、治疗和预后预测

　　(1)人工智能的经典分类

　　AI 在技术方法上可以分为早期统计学方法和现代机器学习方法两大类。早期统计学方法包括回归分析、聚类分析、离群点检测、度量学习和因果分析,主要采用经典统计学方法建模进行结局的预测;现代机器学习方法包括监督学习、非监督学习、半监督学习、集成学习、深度学习、强化学习。监督学习是利用已有的数据集进行算法的训练,数据集的数据往往已经做过标记,目的是解决一些分类和回归的问题,但标记数据的过程需要耗费大量人力、物力,相关数据的获取成本昂贵。非监督学习则是利用非标记的数据,让算法对这些数据进行特征提取,再进行聚类分析。半监督学习介于两者之间,对一部分数据进行标记,训练算法,再将算法扩展到整个数据集,最终预测目标结局。强化学习则是利用行为主义原则(激励和惩罚),生成一个算法,通过不停的激励和惩罚使得算法的代表性更强,获得更为准确的预测结果。深度学习是目前最先进的机器学习方法,可以解决小样本、数据不均衡等数据处理难题。

　　(2)人工智能的常见算法和评价指标

　　无论是监督学习还是非监督学习,都需要选择和应用合适的算法,才能够生成有科学意义的结论。目前比较常见的算法包括逻辑回归(LR)、支持向量机(SVM)、卷积神经网络(CNN)、深度神经网络

（DNN）、决策树（DT）、随机森林（RF）、朴素贝叶斯（NB）。逻辑回归多用于两分类计算。支持向量机则弹性较大，可以反映复杂因素之间的关联，但是容易造成过拟合（overfitting）现象。卷积神经网络由多个神经元组成，神经元之间通过加权联系进行信息共享，是一种非常经典而又有效的监督学习算法，可以对海量数据当中的非线性复杂关系进行准确计算，其准确度超过线性关系模型。为了避免过拟合，

卷积神经网络的训练需要针对最优化的结局进行最佳参数选择，这种做法可能会限制其应用的广泛性。而深度神经网络是在卷积神经网络基础上的扩展，融合了更多的隐藏网络层和神经元，解决了对特殊病例结局预测的普适性问题，因此更适用于医学影像分析。当然不同的算法存在各自的优缺点（表148－1），必须根据不同的研究和临床目的来选择合适的算法。

表 148－1　常见的 AI 算法

AI 算法	机　制	优　点	缺　点
人工神经网络（监督学习）	受脑神经网络启发； 由互连的节点层组成； 输入层和输出层中的节点分别代表输入特征和目标输出； 隐藏层和输出层中节点的数值基于它们收到的所有输入	可以对输入特征和输出之间非常复杂的关系建模； 无须对数据生成机制建模； 对噪声和数据不完整的情况比较鲁棒	难以解释输入特征和结果之间的显性关系； 容易过拟合； 训练时间长； 需要大量内存和处理能力才能处理大型数据集
SVM（监督学习）	SVM 通过计算理想的"分离超平面"对输入特征上的数据点进行分类； SVM 选择距最近的数据点（"支持向量"）最大距离的超平面； 内核函数是一种数学技巧，可为数据增加额外的维度； 不可分离的二维数据可以在三维空间中分类	可以对输入要素和输出之间的非常复杂的关系建模； 有效处理高维数据； 对噪声鲁棒和不易过拟合； 快速拟合程序	难以理解输入特征和结果之间的显式关系； 选择内核函数需要仔细微调； 需要大量的内存和处理能力
决策树（监督学习）	决策树使用分叉的特征空间，基于多个输入特征进行预测或分类； 在每个分支的划分中，根据特定功能的类或值来划分训练示例； 在机器学习中，算法用于查找进行分割的最佳特征以及在数字特征情况下的最佳值	容易解释； 快速； 强大的抗噪能力并且对不完整的数据较鲁棒； 竞争对手中通常具有较高的精度	复杂的决策树很难解释； 数据的微小差异可能导致不同的决策树； 在小的训练数据集上效果不佳； 容易过拟合
CNN（监督学习）	该算法将具有未知类别的数据点与其最近的 K 个邻居进行比较，并将其类别确定为其邻居中最常见的类别； 对于值 K＝1，算法会将示例与单个最近邻居进行比较	容易解释； 类不需要线性可分； 自然地处理多分类和回归； 强大的训练数据抗噪能力； 仅在评估时需要计算	在高维数据集上表现不佳； 必须定义一个有意义的距离函数（距离函数确定将哪些数据视为最接近）； K 的值对该模型的行为有很大的影响
朴素贝叶斯（监督学习）	朴素贝叶斯根据输入特征和先验概率计算最可能的输出； 某个结果的概率是各个特征给出的概率的乘积； 假定某个特征的存在（或不存在）与任何其他特征的存在无关	容易解释； 易于构造； 快速； 不易过拟合	在低维数据上表现欠佳； 它假定某个特征的存在与其他特征的存在无关，这在生活中很少见

　　一旦建立了适用的算法，任何一种预测模型必须经过训练、校准、验证和同行评议 4 个步骤，模型的有效性则通过一些统计学指标来评价，包括准确度（accuracy）、灵敏度（sensitivity）、特异度（specificity）、阳性预测值（PPV）、阴性预测值

（NPV）、ROC 曲线下面积（AUC）等，这些指标将用来评估和比较不同预测模型之间的优劣性。

　　Sethi 等收集 70 篇代表性已发表论文，系统分析 AI 在神经外科临床诊疗中的应用，平均每项研究纳入病例 120 例、使用算法 2 项。其中逻辑回归、神

经网络、支持向量机是最常用到的 3 种算法,所占比例分别达到 40%、35%、29%;准确度和 AUC 是最常用的评价指标,分别占 57% 和 50%,灵敏度和特异度则占 39% 和 36%,还有 22% 的研究用到了阳性预测值和阴性预测值。不同算法的有效性比较显示,以 AUC 作为指标,86% 研究显示神经网络要优于其他所有算法;进一步比较了神经网络、逻辑回归、支持向量机 3 种算法,以准确度、AUC、灵敏度、特异度作为评价指标,发现神经网络在准确度上明显优于逻辑回归,但是和支持向量机差异无统计学意义,在特异度上神经网络也具有优势,支持向量机次之,提示神经网络可能是一种更为有效的算法,未来有望推广至临床应用。

(3) 人工智能在神经外科的具体应用

AI 技术非常适用于神经外科,而神经外科也是较早从机器学习中获益的医学学科之一。与其他医学领域比,神经外科的疾病种类并不繁多,总体包括脑肿瘤、脑血管病、功能性脑疾病、脑外伤、脊髓脊柱疾病等几大类,但是疾病诊疗的过程非常复杂,会应用到大量仪器设备和诊疗手段,产生海量的图像和数据,这些数据和图像的分析处理对于医生来讲是费时伤神的劳动,容易出差错。对 AI 来讲却是拿手好戏,犹如"小菜一碟"。一般,根据不同结局需求,建立相应的 AI 模型,就可以帮助神经外科医生提高工作效率和诊疗质量。Smith 等对 23 项利用 AI 的神经外科研究进行了总结,以准确度和 AUC 为考核指标,将 AI 和临床专家进行比较,结果发现 AI 能够提高 13% 结局预测的准确率,而在预设的 61 个结局预测中,58% 的 AI 优于临床专家,36% 无差异,只有 6% 临床专家优于 AI,但如果 AI 结合临床专家,将显著提高结局预测的准确率,体现了专家联合 AI 的优势。AI 在神经外科领域的应用可总结如下:

1) 疾病诊断。神经外科疾病诊断的应用包括术前诊断、术中快速实时诊断、癫痫病灶定位三方面,主要应用的输入信息为医学影像数据,如 CT、MRI,也包括病理切片、病史文字、临床表现等,影像数据的应用将在后一章节影像组学中进行详细介绍。华山医院课题组利用 AI 对鞍区肿瘤(颅咽管瘤、垂体瘤、Rathke 囊肿)、高级别胶质瘤和淋巴瘤等常规影像学难以鉴别的脑疾病进行鉴别诊断,准确率可以高达 90% 以上;同时 AI 也可以广泛用于脑胶质瘤的病理诊断(组织病理和 WHO 分级)和分子诊断(IDH1/2、MGMT、1p19q、BRAF 等)。AI

和质谱分析仪、拉曼光谱、显微镜结合,能够在术中实施快速(150 s 内)、实时、多维度的肿瘤样本病理诊断,准确率高达 94.6%,高于一般组织病理诊断的 93.9%。另外,基于 AI 算法还能对高通量脑电图进行高效的分析,帮助神经外科医生定位癫痫起源病灶和发作区域,制订手术计划,提高癫痫手术治愈率;而用 AI 处理癫痫患者功能磁共振数据,可以使优势半球语言区定位准确度等同于有创的 Wada 试验。

2) 术中治疗。术中应用主要涉及脑功能的定位、脑电极植入位点判断和术中电生理监测。术中唤醒伴皮质电刺激是目前定位脑功能区的"金标准",广泛用于功能区脑肿瘤手术和癫痫手术当中,术中唤醒电刺激要求患者配合,可是患者有时难以配合,加之电刺激易诱发癫痫,特别见于耗时的唤醒电刺激,采用 AI 预处理术前静息态磁共振数据定位患者的语言和运动功能网络,术中皮质电刺激仅进行验证,不仅能够无创、准确地定位语言和运动功能区(AUC 分别达到 0.89 和 0.76),且能缩短皮质电刺激的时间,操作更加安全。需要接受深部电刺激(DBS)的帕金森病患者,对于电极植入丘脑底核(STN)位置的精确性要求很高,STN 区的精准定位决定了治疗的效果。采用术中电生理监测判断 STN 区特异性脑电信号,据此反复调整电极位置,是目前的常规做法,但这种方法对术者的经验有着很高的要求,而且耗费大量时间。通过建立 AI 模型可以快速识别微电极记录到的 STN 区特异性波形,明确解剖定位,大大缩短了手术时间和减少不确定性。7.0T MRI 被证实可以非常清晰地成像 STN 的位置,这一技术无疑给 DBS 手术带来福音,但 7.0T MRI 价格昂贵,大部分医院没有此设备。Kim 等报道了采用 AI 的方法将 7.0T MRI 上 STN 定位信息配准到普通 3.0T MRI 数据上,明显提高了常规磁共振下的 STN 定位准确率,具有很强的可推广性。此外,术中体感诱发电位(SEP)的监测是神经外科医生高度依赖的一种术中监测手段,由于一些非手术的干扰,比如血压、麻醉等,往往造成 SEP 基准线不稳定,从而作出假阳性和假阴性报警;采用 AI 的方法可以对历史数据进行分析,建立一个动态的基准线模型,应用到实际手术病例,阳性报警率显著提高。

3) 术后管理及预后预测。对患者术后结局的预测是目前 AI 在医学诊疗中应用最为广泛的一个

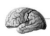

领域。已知的可以应用于神经外科的 AI 模型：预测脑胶质瘤患者临床预后和放化疗敏感性；预测听神经瘤术后面神经功能恢复的可能性；预测癫痫手术后治愈率；预测动脉瘤破裂后血管痉挛的可能性及预后；预测腰椎间盘突出术后植入物的稳定性和长期生活质量；预测脑外伤患者术后的预后；预测 DBS 术后患者运动症状持续改善的有效时间等。正是由于神经外科疾病预后判断的指标非常明确，且这些指标多为定性指标，因此这些判断预后的指标通常运用于 AI 模型的建立和计算，最终应用于临床。当然也存在很多尚需解决的问题，许多研究仅仅关注了输入因素与输出因素点对点的关系，没有纳入其他多因素的考量，所以相关的结论仅能作为参考和借鉴，目前还没有一项预测模型得出的结论及指标能够纳入临床指南和行业标准。利用这些可预测的结局指导术后管理的研究也非常多，例如脑外伤术后颅内压（ICP）的管理、脑胶质瘤患者术后放化疗的管理、癫痫患者术后药物治疗的管理等，但同样存在上述问题，尚没有前瞻性、大样本、随机对照试验发布 AI 指导临床术后管理的权威证据，大量的结论仅停留在研究层面，离临床应用还有很长的距离。

148.2.2　手术机器人在神经外科中的应用

神经外科在外科系统中，最早采用手术机器人的学科，例如用工业用的机械臂进行脑穿刺活检。可是手术机器人在神经外科应用发展缓慢，不如其他外科。究其原因是神经外科手术操作空间狭小、深在，手术器械繁多，手术操作需要高精准度，脑组织脆嫩且富有血管，对机器人要求高（触觉反馈、实时神经影像、高清 3D 术野图像等）。总体来看，手术机器人主要分为主动式机器人（active robotics）、半主动式机器人（semi-active robotics）和被动式机器人（passive robotics）。究其主要功能来看，主动式机器人基本可以替代医生完成部分甚至全部手术操作，医生扮演监督者的角色；半主动式机器人则是基于医生提供的判断和技术操作，完成许多精细、大量重复的工作；被动式机器人则是辅助外科医生开展相关手术操作。

（1）主动式机器人

射波刀是迄今唯一成功上市的全自动机器人，它由直线加速器、机器人机械臂、治疗床、靶区定位追踪系统、呼吸追踪系统、治疗计划系统、计算机网络集成与控制系统组成。在医生和技术员发出指令

后，它能独立完成整个治疗操作。目前主要应用于头、颈、脊柱及胸腹部肿瘤手术。随着技术设备和功能的不断更新和升级换代，目前已推出第六代射波刀。截至 2019 年 12 月底，华山医院神经外科应用第五代射波刀治疗中枢神经系统病变 6 260 例，取得良好的疗效（详见第 80 章"中枢神经系统肿瘤的放射外科治疗"）。

（2）半主动式机器人

1）加拿大卡尔加里（Calgary）大学研究和生产的 NeuroArm 机器人，为磁共振兼容，配套神经外科操作器械，如双极和吸引器，整个占地面积小，完全适用于术中磁共振单元。这款机器人分为两部分，一部分是位于手术室内的机械臂部分，还有一部分是位于手术室外的操控台，神经外科医生在操控台控制机械臂进行手术操作。操控台包括一个具有触感反馈式的遥控器，一个 3D 磁共振等影像显示屏（附带图像处理工具），一个真实的手术视野显示屏，一个虚拟的操作者图像。NeuroArm 机器人的优势在于：

A. 与术中磁共振兼容，可以通过术中实时结构-功能影像导航，纠正脑漂移，帮助规划合适的手术路径，建立狭窄的手术通道，最小可达 25 mm×50 mm×50 mm。在保证最大范围安全切除的前提下，手术通道越窄意味着脑损伤越小，同时机械臂稳定的操作使得非通道区域"误伤"的概率减少，提高了手术的安全性。

B. 机器系统拥有低通滤波器，可以自动过滤掉高频（>6 Hz）的颤抖，这样使得操作者的适应性更强，手术精度更高，术者还可以根据自己的操作习惯和左右手交替等情况来自行设置颤抖过滤器的阈值。根据加拿大 Foothills 医院的经验报道，阈值在 2 Hz 是一个广泛适用的数值。

C. 手术器械在三维空间中的活动角度是可以调节的，分别为 103°、62°和 112°，手术器械施加在脑组织上的力最大为 1.37 N（X 轴），1.84 N（Y 轴）和 2.01 N（Z 轴），在一次 2 000 s 的手术操作步骤中，最大施加合力为 2.45 N。术者还可以通过手术臂前段感受器传回来的数值体验到正常脑组织和病变组织的质地。

D. 术者可以通过机器的扩展运动来调节实际操作和机器操作之间的比例，比如 10∶1，即术者手动 1 mm，机器运动 0.1 mm，这样使得操作的精度更高了。

E. 由于机器臂可以呈多角度旋转运动,无视野遮挡,如果配合可弯曲的手术器械,甚至可以绕过重要神经解剖结构来切除病灶。

F. 一般手术过程中,有时候术者会长时间处于一个不舒服的体位,容易造成疲劳,而疲劳则会导致技术动作变形。反之,机器人操作时,术者坐在一个符合人体工程学的操作椅上,舒适地操控机器人。

目前这项机器人技术已经在医院内开展近 100 例手术治疗,病例涉及脑胶质瘤、脑膜瘤、海绵状血管瘤、神经鞘瘤等,肿瘤多位于表浅,安全性和有效性得到验证,但目前由于设备昂贵和技术原因,尚不能推广。

2) 机器人辅助脑血管介入治疗平台:机器人辅助介入治疗在心血管和人体其他大血管疾病中已经有很成功的尝试。由于脑血管管径较小、脉管结构复杂,对机器人辅助治疗平台要求高,故迄今尚未开展。目前机器人辅助系统治疗脑血管病主要有机器人血管造影和自动化栓塞系统,其中机器人血管造影最具应用前景。常规血管造影时,神经外科医生暴露在射线下,长时间操作有可能危害医生的健康。机器人血管造影系统包括一个手术室内的机械推动系统,确保导管顺利前进,另一个是手术室外的远程操作系统,神经外科医生坐在防辐射的操控室就能够完成所有的介入操作。在体外和动物模型上已经证实机器人血管造影系统能够成功完成常规造影的每一个步骤,包括导管输送、造影、栓塞、放置支架,几乎没有任何操作相关并发症,如造影剂外泄、血管损伤、血栓形成等;最大的优势就是可以精准导航并且定点放置极小规格的器件。Wang 等报道了采用机器人血管造影治疗动脉瘤,手术结果好,无任何伴发的并发症。Murayama 等报道了一种含有多轴 C 臂机的血管造影机器人系统,能够完成实时三维旋转成像,这样能够让医生更清楚地看到复杂的血管结构,制订下一步治疗方案;由于 C 臂机较为灵活,还可以推出手术室,确保随时能够进行开颅手术,选择性更多。目前 II 代机器人造影系统正在临床前期的研究中,可以进一步解决患者暴露于辐射的危险,完全基于多模态术前影像来重建脑血管系统,在虚拟现实的环境中实时呈现导管的位置和走形。当然,机器人系统也存在应用上的缺陷,且成本较高,医生学习曲线长,不适用于急诊手术。

(3) 被动式机器人

神经导航系统:目前神经导航系统都必须在术前完成从影像到真实患者的相关配准注册,依据操作人员的熟练程度,注册时间短的 3～5 min,长的可达 10～20 min,而且导航精度因人而异。一款叫作 6D - PKM 的导航机器人除导航功能外,还有自动注册系统,可自动在医学图像上测量标记点和感兴趣区的坐标,然后输入计算机系统。机器人凭借自带摄像头主动找到基准标记点并测量其坐标,进一步完成导航注册,整个过程耗费时间不超过 1 min,导航误差在 1 mm 以内,不受患者体位限制,对于神经外科医生的操作友好度非常高。机器人辅助导航系统还可以扩展应用到颅内病灶穿刺活检、脊柱内固定钉植入等多项实际操作当中。

机器人辅助鼻内镜颅底手术系统:手术机器人的优势之一是最大程度缩小手术通道,这一优势非常适用于鼻内镜颅底手术,但是相关临床报道却并不多,主要原因还是受限于操作器械,但作为鼻内镜的辅助功能,机器人具有很积极的作用。目前最常见的是一种杂交机器人辅助鼻内镜操作系统,该系统由一个小型机器人、内镜抓手和定位臂 3 个部分组成,定位臂基底位于手术床,远端连接内镜抓手,其本身有两个可活动关节,术者可以使用脚控指挥定位臂在鼻腔内任意活动,保证在没有助手的情况下腾出双手进行操作。Zappa 等对 30 名五官科医生和神经外科医生进行测试,让他们在内镜模拟训练器上完成两个动作,分别是图钉的抓取和模拟鼻黏膜瓣的复位,一部分人使用机器人辅助内镜,一部分人采用传统内镜方法;结果显示在抓取图钉的动作上两者相差不大,但是使用机器人可以提高操作的效率,而在复位黏膜瓣的动作上,使用机器人辅助内镜可以明显提高操作效率,再次说明机器人辅助手术操作同样能应用于内镜手术。

其他外科机器人:ROBOCAST (欧盟,2010)、ROSA (Medtronic, 2007)、NISS 和 NeuroMate 等,主要应用于立体定向活检、置放电极或药物(详见第 129 章"脑机接口及其应用")。

148.3　影像组学技术在脑肿瘤中的应用

基因组学在肿瘤的诊断、治疗和预后判断上有重要意义,可是它是有创的、静态的;影像组学则是无创的、动态的,它旨在将医学影像结合基因和临床信息,利用机器学习的方法挖掘与疾病诊断、治疗、预后的相关信息,从而辅助临床决策和判断临床预后。

148.3.1 人工智能在脑肿瘤诊断中的应用

基于 AI 的脑肿瘤研究应用于临床诊断主要包括以下部分：

（1）脑胶质瘤诊断

Hsieh 等经授权从癌症基因图谱（TCGA）和癌症影像档案（TCIA）数据库获得 34 例胶质母细胞瘤（GBM）和 71 例低级别神经胶质瘤（LGG）的 2D T_1 增强 MRI 图像，从中提取肿瘤局部和全脑灰质度、组织质地等体素特征，用双逻辑回归分类训练和活检病理金标准比对，再用留一法交叉验证（leave-one-out cross-validation，LOO-CV），产生 AI 诊断模型。然后，比较 AI 与 3 名医生（神经外科、一般放射科和放射科住院医生）对高级别胶质瘤的诊断率。结果提示，在诊断准确度、灵敏度、特异度、阳性预测、阴性预测和 ROC 曲线下面积，AI 与医生无显著差异。但是，医生加 AI，则 ROC 曲线下面积值显著比单 AI 或单医生要高。说明 AI 可以帮助医生提高诊断水平。这项研究仅用 T_1 增强一种图像，不同于临床规范的多种磁共振序列读片诊断程序，但不影响研究的目的和结果。

（2）病理诊断

WHO 中枢神经系统肿瘤分类（2016）第 1 次把分子生物学的诊断纳入，推动了脑瘤的诊断水平，开创了脑瘤病理诊断的新方向。可是它仍不完善。表观遗传学如 DNA 甲基化是一种很好的检测方法，可追踪到初始细胞，重复性好。为此，德国病理学家发动多国参与、基于 DNA 甲基化的中枢神经系统肿瘤分类的研究，用甲基化芯片（450K）分析 3 000 份中枢神经系统肿瘤标本和对照组标本，建立随机森林分类。用监督法学习甲基化特征，无监督法验证。最后与 WHO 分类对比，结果显示 AI 分类和甲基化分类的一致性为 60.4%，在一致的范围内 AI 能够分出亚型比例的达到 15.5%。在不一致的 12.6% 病例中，经进一步分析如基因测序后，92.8% 是 AI 正确。在不能分类的 11.5% 病例当中，进一步分析发现 1/3 是罕见病，可能是样本太少，学习不够。这项研究告诉我们，AI 有助于 WHO 病理分类；AI 显示的优势是在有专科知识的专家监督下取得的。

（3）分子诊断

华山医院课题组利用 T_2 FLAIR MRI 提取包含肿瘤位置、图像灰度、肿瘤形状、肿瘤纹理和小波变换在内的 671 个高通图像特征，然后利用最大相关、最小冗余方法筛选出与 IDH1 基因最相关的少数特征，最后建立分类模型对肿瘤 IDH1 基因突变进行预测，并与分子病理对比，预测结果 ROC 曲线下面积达到 0.86。在此基础上，华山医院团队进一步采用不同于传统方法提取固有的影像组学特征，而是提取脑胶质瘤分割网络中的深层图像特征，用于 IDH1 分类判断。为得到维度相同的肿瘤特征，该方法利用 Fisher 投影将肿瘤特征编码为 16 000 个全局特征。然后对特征筛选分类。最终在单模态和多模态结合的情况下，ROC 曲线下面积分别达到了 0.92 和 0.95。

148.3.2 人工智能在脑肿瘤治疗和预后预测中的应用

主要包括以下方面：

（1）制订治疗方案

为利用影像组学评估脑胶质瘤抗血管生成治疗的效果，德国海德堡大学纳入 172 名复发胶质母细胞瘤患者，所有患者都接受了贝伐单抗治疗，回顾性分析这批患者的 MRI 数据，从 4 842 个影像学特征中筛选出与贝伐单抗治疗敏感的 72 个影像特征集，提示哪些患者能够从贝伐单抗治疗中获益，帮助医生制订脑胶质瘤术后个体化治疗方案，可提高患者的无进展生存期（PFS）和总生存期（OS）。

（2）预测预后

Macyszyn 等通过提取包括术前肿瘤的形状、大小、位置，灰度值的一阶统计量、二阶统计量和临床信息在内的 60 个特征建立机器学习模型预测脑胶质瘤整体生存期和分子亚型。结果显示下列影像学特征与预后、分子亚型有关：肿瘤浸润、细胞密度、微血管床、血脑屏障破坏等。Prasanna 等研究了瘤周水肿区域对肿瘤预后生存期的影响，从 T_1、T_2 和 T_2 FLAIR 3 个序列 MRI 图像中提取 420 个高通量特征，然后利用最大相关最小冗余方法进行特征筛选，最后用随机森林分类，实验结果显示瘤周水肿区域对肿瘤长短生存期的预测具有重要作用。Liu 等提出肿瘤的生长会影响大脑的网络结构和功能连接，因此分别从 DTI 和 rs-fMRI 图像中提取大脑结构和功能特征对脑胶质瘤进行预后预测。首先从两种图像中提取 2 797 个特征，然后用有监督的方法进行特征筛选，最后用支撑向量机分类。在长短生存期二分类预测中,功能特征、结构特征和临床特征结合时预测效果最好,准确率达到 75%。上述影像组学方法都是基于监督或半监督学习法。Nie 等利用无监督的深度学习方法,从多模态 MR 图像中提取图像深层特征,预测较高级别胶质瘤术后总生存期的准确率可以达到 90%。这些结果提示医学影像包含着大量的生物学信息,与患者治疗敏感性和预后有着密切的关系;采用基于 AI 的影像组学方法能够帮助临床医生作出更好的个体化的判断。

148.3.3 基于人工智能影像组学的工作流程

在利用基于 AI 的影像组学技术服务临床之前,必须要建立完善的工作流程和技术验证,经典影像组学技术往往包含肿瘤分割、特征提取、特征筛选和模型建立 4 个方面,具体如下。

（1）脑肿瘤图像分割

传统方法主要包括区域生长、图割算法、水平集算法和分水岭等方法。近年来,随着 AI 的不断发展,基于 CNN 图像分割方法已成为医学图像分割的主流方法。Pereira 等首先设计了一种基于 CNN 的端到端肿瘤分割方法,不仅提升了脑肿瘤分割的效率,分割精度比传统方法明显提升。在卷积网络的基础上,Myronenko 提出基于 3D Unet 网络的脑肿瘤分割,通过跳层连接结构融合不同图像尺度的信息,进一步提升分割性能,分割结果戴斯系数达到 0.90 以上。在最近研究中,数据扩增、网络级联和网络融合等技术被引入 3D Unet 网络模型进一步提升分割精度。华山医院团队则采用将卷积神经网络模型与条件随机场进行结合,通过训练的条件随机场模型对分割结果进行优化,从而提高了胶质瘤的分割精度。

（2）提取高通量特征

常用的脑肿瘤影像组学特征主要包括位置特征、灰度特征、形状特征、纹理特征和小波特征等。除此之外,字典学习和栈式自编码器等机器学习方法在影像组学特征提取上也被证实准确、有效。

（3）筛选特征

提取的高通量特征存在冗余信息,不仅增加了后续分类诊断的复杂性,还给分类精度带来了不利的影响,因此特征筛选策略是影响建模效率的关键因素。常用的特征筛选方法主要有 t 检验 P 值比较、稀疏表示、遗传算法、空间映射递归排序等方法。

（4）构建模型

建立筛选后影像特征与所研究临床问题标签之间的分类模型或回归模型。常用的建模方法主要有决策树、支持向量机(回归)、随机森林等方法。

148.4 挑战和应对

148.4.1 人工智能与神经外科医生

目前,在神经外科领域对 AI 的应用研究呈爆炸式增长,所获得的相关成果也令人惊喜,但它要全面应用于临床常规诊疗过程尚需时日,特别是在稳定性、通用性、可解释性等方面还存在许多不确定性因素和需要解决的瓶颈问题。首先需要解决的就是确保输入数据的数量和质量问题。无论哪一种算法,都需要用大数据进行训练,称之为信息哺育,如果样本量过小,会造成特征提取的不平衡,最终导致预测结局的不准确和代表性缺乏。目前大量 AI 研究都是基于单中心,缺少大样本、前瞻性、多中心的研究,而拥有独立测试集的研究甚少,这也使得很多研究的结果并不被认可,只能作为科学参考。同样,数据的质量也非常关键,需要充分考虑入组样本的完整性、多维度、丰富性和代表性,包括不同年龄段、不同性别、不同人群、不同地域、不同生活习惯、不同居住环境等。数据信息的丰富程度也是提高计算模型鲁棒性的重要因素,如华山医院神经外科课题组采用影像组学的方法预测较低级别胶质瘤 $IDH1/2$ 基因突变情况,基于一个模态(T_1 增强)的磁共振数据,准确率达到 83%;如果引入多一个模态(T_2 FLAIR),其准确性就可以提升到 90%;再增加一个模态(T_2 加权),准确率可以达到 95% 以上。还有很多研究将影像组学作为一个变量,与临床信息结合进行建模和分析,这样往往能够获得最优化的预测结局。当然这里还是要重点提到数据本身的完整性,医学影像只是数据的一部分,完整的神经外科数据还必须包含病史文本、认知评估、实验室检查、病理分析、脑电图、临床预后等。目前国际上比较公认的做法是多组学的融合,从而实现微观-宏观整体的 AI 诊疗体系。当然,要获得如此庞大的有质量的数据,还牵涉两个问题:一个是伦理问题。任何开展 AI 医学研究的医疗机构,都必须获得患者的授权,因为所有的数据都是患者个人隐私,在数据处理的过程中必须进行数据洗脱,去掉敏感和隐私信息;另外,从数据安全的角度出发,要确保原始数据不泄露,多中心合作研究或者涉及商业公司合作的项目,需要签订保密协议。第二个问题就是不同医疗机构的数据格式不统一。由于不同医疗机构所采用的病史记录系统、后台管理系统、影像归档和通信系统(PACS)等均可能存在品牌和型号的不同,这就要求建立一个统一的数据采集格式标准和内容标准,使得多中心数据分析能够彼此兼容。

除了数据本身,目前 AI 医疗系统还没有在广泛意义上应用于常规临床操作的主要原因是,医务工作者还不信任 AI 算法得出的结果。普遍的观点是 AI 操作流程简单归纳为数据输入-算法-数据输出,但是输出的结论是如何获得的尚无法解释,这个过程被称为黑箱问题。以影像组学为例,作为最后用来分类的提取特征组,很多研究有成千上万个特征,这就可能造成过拟合,在过拟合情况下得到的预测结局往往不够稳定,准确性也无法经受独立验证集的考验。同样,得到的特征如何能够从医学角度进行解释,这个还是 AI 现在无法解决的瓶颈问题,即 AI 的可解释性。目前的医学问题更多的还是通过分子生物学的方法来解释。这方面华山医院神经外科课题组采用神经导航下穿刺活检,尝试验证 AI 影像组学数据与生物样本分子生物学特征的关联性,初步结果显示两者存在高度一致,这为利用 AI 解释医学科学问题提供了一个很好的案例。美国 Deepmind 公司使用 AI 网络进行训练,发现网络中有些节点的特性是之前生物大脑中没有见过的,这些节点可能与多巴胺作用机制有关;反过来,在老鼠脑中记录这些神经元的放电,结果确认这些神经元真的与多巴胺作用机制相关。这项最新研究也证实了 AI 工作中所使用的算法和大脑使用的算法是一致的,对 AI 的可解释性提供了很好的佐证。

AI 在神经外科中的应用还必须体现出类似于多学科合作的精神与工作模式,需要有神经外科医生、算法科学家、软件开发工作者、数据处理人员、芯片研发人员、机械工程师、伦理学家等共同参与,特别是集成芯片的开发。面对海量的数据,传统中央处理器(CPU)已经无法应对,目前较为普遍的是使用图形处理器(GPU)处理,但成本较高,目前仅限于科学研究,尚无法普及,最近美国最先采用张量处理器(TPU)进行 AI 的数据处理和计算,体现出强大的工作效率。诊疗速度的提高无疑是未来 AI 能否应用于临床一线的一道生命线,设计和开发具有专项功能的集成芯片,将其安装于磁共振、神经导航、脑电监测、手术机器人中,将将大大提高神经外科医生的工作效率和准确性,这是神经外科医生无法解决的问题,需要有更高层次的多学科合作才能实现。

AI 在过去的 30 年得到了快速的发展,特别在医学领域的应用展现出了极大的潜力与优势,神经外科也从中获益良多。未来,神经外科医生将会更多地参与 AI 技术的开发和应用研究,因为 AI 将会越来越密切地与脑科学研究相结合,这也是中国脑计划提出"认识脑、保护脑、模拟脑"的一部分。我们也看到 AI 正在逐步地应用到临床诊疗的第一线,改善和提高临床医疗质量与效率,降低了社会公共卫生的成本。作为精准医学的代表,神经外科与 AI 的结合大有可期,但无论科技进展如何,神经外科医生的培养轨迹并不能就此忽略,不能以机器替代神经外科医生,必须提倡机器+神经外科医生的理念,这样才能更大程度发挥 AI 的优势和作用。

148.4.2　人工智能与人类

按照图灵测试,AI 可分弱(单一)AI、强(通用)AI 和超级 AI。当前,AI 处于弱 AI 阶段,已显示它超人类的智商和记忆力。在医学方面,前述已展现其非凡的功能。但是,从本质上,弱 AI 即便加上了强 AI,还只是工具,是人类创造出的、可控的工具,它服务于人类,服从于人类。由于 AI 是机器智慧,非人脑,它没有情商,因此在临床医学上,它替代不了医生。因为临床医学诊治患者除技术外,还需人文关怀。正如很多年前美国医生特鲁多(E. L. Trudeau)的墓志铭所写:有时治愈(to cure sometimes)、常常帮助(to relieve often)、总是安慰(to comfort always)。而且,即使在临床诊疗上,AI 作出判断,还需由具有专业知识的医生把关后,才能用到患者身上。因为,AI 不是神,它还会出差错。但是,对于超级 AI,由于它比最聪敏的人还强千百倍,它已不是工具,而是变成神或恶魔。因为它有操纵人类命运的大权。如果它对人类好,人类可永生;否则将灭绝。关于超级 AI 是否会实现,是否会到来,争论不休。已故英国物理学家斯蒂芬·威廉·霍金(Stephen William Hawking)和美国微软公司创始人比尔·盖茨(Bill Gates)均认为,超级 AI 不仅会实现,而且在本世纪就会到来。反对派则认为,超级 AI 不会实现,更不会到来。鉴于当前弱 AI 在军事等方面的应用已显示出不可忽视的巨大潜在风险,还何谈强 AI 和超级 AI。因此,我们应如何对待 AI,是不休地争论还是居安思危,防患于未然。显然,答案就在我们的面前。

（史之峰　周良辅）

参考文献

[1] BUCHLAK Q D, ESMAILI N, LEVEQUE J C, et al. Machine learning applications to clinical decision support in neurosurgery: an artificial intelligence augmented systematic review [J]. Neurosurg Rev, 2020,43(5):1235 - 1253.

[2] CAPPER D, JONES D T W, SILL M, et al. DNA methylation-based classification of central nervous system tumors [J]. Nature, 2018,555(7697):469 - 474.

[3] CHAN F, KASSIM I, LO C, et al. Image-guided robotic neurosurgery — an in vitro and in vivo point accuracy evaluation experimental study [J]. Surg Neurol, 2009,71(6):640 - 647.

[4] CHEN X, TONG Y S, SHI Z F, et al. Noninvasive molecular diagnosis of craniopharyngioma with MRI-based radiomics approach [J]. BMC Neurol, 2019,19(1):6.

[5] DABNEY W, KURTH-NELSON Z, UCHIDA N, et al. A distributional code for value in dopamine-based reinforcement learning [J]. Nature, 2020,577(7792):671 - 675.

[6] DIAN J A, COLIC S, CHINVARUN Y, et al. Identification of brain regions of interest for epilepsy surgery planning using support vector machines [J]. Conf Proc IEEE Eng Med Biol Soc, 2015:6590 - 6593.

[7] FAN B, LI H X, HU Y. An intelligent decision system for intraoperative somatosensory evoked potential monitoring [J]. IEEE Trans Neural Syst Rehabil Eng, 2016,24(2):300 - 307.

[8] FENTON J J, TAPLIN S H, CARNEY P A, et al. Influence of computer-aided detection on performance of screening mammography [J]. N Engl J Med, 2007,356(14):1399 - 1409.

[9] FERRIGNO G, BARONI G, CASOLO F, et al. Medical robotics [J]. IEEE Pulse, 2011,2(3):55 - 61.

[10] HOLLON T C, PANDIAN B, ADAPA A R, et al. Near real-time intraoperative brain tumordiagnosis using stimulated Raman histology and deep neural networks [J]. Nat Med, 2020,26(1):52 - 58.

[11] HSIEH K L, TSAI R J, TENG Y C, et al. Effect of a computer-aided diagnosis system on radiologists' performance in grading gliomas with MRI [J]. PLoS One, 2017,12(2):E0171342.

[12] KAJITA Y, NAKATSUBO D, KATAOKA H, et al. Installation of a neuromate robot for stereotactic surgery: efforts to conform to Japanese specifications and an approach for clinical use-technical notes [J]. Neurol Med Chir, 2015,55(12):907 - 914.

[13] KAUSHIK A, DWARAKANATH T A, BHUTANI G. Autonomous neuro-registration for robot-based neurosurgery [J]. Int J Comput Assist Radiol Surg, 2018,13(11):1807 - 1817.

[14] KICKINGEREDER P, GÖTZ M, MUSCHELLI J, et al. Large-scale radiomic profiling of recurrent glioblastoma identifiesan imaging predictor for stratifying anti-angiogenic treatment response [J]. Clin Cancer Res, 2016,22(23):5765 - 5771.

[15] KIM J, DUCHIN Y, SHAMIR R R, et al. Automatic localization of the subthalamic nucleus on patient-specific clinical MRI by incorporating 7 T MRI and machine learning: application in deep brain stimulation [J]. Hum Brain Mapp, 2019,40(2):679 - 698.

[16] KWOH Y S, HOU J, JONCKHEERE E A, et al. A robot with improved absolutepositioning accuracy for CT guided stereotactic brain surgery [J]. IEEE Trans Biomed Eng, 1988,35(2):153 - 160.

[17] LI Z J, WANG Y Y, YU J H, et al. Deep learning based radiomics (DLR) and its usage in noninvasive IDH1 prediction for low grade glioma [J]. Sci Rep, 2017,7(1):5467.

[18] LI Z J, WANG Y Y, YU J H, et al. Low-grade glioma segmentation based on CNN with fully connected CRF [J]. J Healthc Eng, 2017,2017:9283480.

[19] LIU L Y, ZHANG H, REKIK I, et al. Outcome prediction for patient with high-grade gliomas from brain functional and structural networks [J]. Med Image Comput Comput Assist Interv, 2016, 9901:26 - 34.

[20] LIU T, WU G, YU J, et al. A mRMRMSRC feature selection method for radiomics approach [J]. Conf Proc IEEE Eng Med Biol Soc, 2017,2017:616 - 619.

[21] LOTAN E, JAIN R, RAZAVIAN N, et al. State of the art: machine learning applications in glioma imaging [J]. AJR Am J Roentgenol, 2019,212(1):26 - 37.

[22] LU C F, HSU F T, HSIEH K L, et al. Machine learning-based radiomics for molecular subtyping of gliomas [J]. Clin Cancer Res, 2018, 24(18):4429 -

4436.

[23] MACYSZYN L, AKBARI H, PISAPIA J M, et al. Imaging patterns predict patient survival and molecular subtype in glioblastoma via machine learning techniques [J]. Neuro Oncol, 2016,18(3):417 - 425.

[24] MADDAHI Y, GAN L S, ZAREINIA K, et al. Quantifying workspace and forces of surgical dissection during robot-assisted neurosurgery [J]. Int J Med Robot, 2016,12(3):528 - 537.

[25] MITCHELL T J, HACKER C D, BRESHEARS J D, et al. A novel data-driven approach to preoperative mapping of functional cortex using resting-state functional magnetic resonance imaging [J]. Neurosurgery, 2013,73(6):969 - 982.

[26] MURAYAMA Y, IRIE K, SAGUCHI T, et al. Robotic digital subtraction angiography systems within the hybrid operating room [J]. Neurosurgery, 2011,68 (5):1427 - 1432.

[27] MYRONENKO A. 3D MRI brain tumor segmentation using autoencoder regularization [C]//International MICCAI Brainlesion Workshop. BrainLes 2018: Brainlesion: glioma, multiple sclerosis, stroke and traumatic brain injures. Cham: Springer, 2018: 311 - 320.

[28] NIE D, ZHANG H, ADELI E, et al. 3D deep learning for multi-modal imaging-guided survival time prediction of brain tumor patients [J]. Med Image Comput Comput Assist Interv, 2016,9901:212 - 220.

[29] PANESAR S, CAGLE Y, CHANDER D, et al. Artificial intelligence and the future of surgical robotics [J]. Ann Surg, 2019,270(2):223 - 226.

[30] PEREIRA S, PINTO A, ALVES V, et al. Brain tumor segmentation using convolutional neural networks in MRI images [J]. IEEE Trans Med Imaging, 2016,35 (5):1240 - 1251.

[31] PRASANNA P, PATEL J, PARTOVI S, et al. Radiomic features from the peritumoral brain parenchyma on treatment-naïve multi-parametric MR imaging predict long versus short-term survival in glioblastoma multiforme: preliminary findings [J]. Eur Radiol, 2017,27(10):4188 - 4197.

[32] SENDERS J T, ARNAOUT O, KARHADE A V, et al. Natural and artificial intelligence in neurosurgery: a systematic review [J]. Neurosurgery, 2018,83(2): 181 - 192.

[33] SENDERS J T, ZAKI M M, KARHADE A V, et al. An introduction and overview of machine learning in neurosurgical care [J]. Acta Neurochir, 2018,160(1): 29 - 38.

[34] SHIN H C, ORTON M R, COLLINS D J, et al. Stacked autoencoders for unsupervised feature learning and multiple organ detection in a pilot study using 4D patient data [J]. IEEE Trans Pattern Anal Mach Intell, 2013,35(8):1930 - 1943.

[35] SUTHERLAND G R, WOLFSBERGER S, LAMA S, et al. The evolution of neuroArm [J]. Neurosurgery, 2013,72(Suppl 1):27 - 32.

[36] TAGHVA A. An automated navigation system for deep brain stimulator placementusing hidden Markov models [J]. Neurosurgery, 2010,66(Suppl 1):108 - 117.

[37] VALLIÈRES M, FREEMAN C R, SKAMENE S R, et al. A radiomics model from joint FDG - PET and MRI texture features for the prediction of lung metastases in soft-tissue sarcomas of the extremities [J]. Phys Med Biol, 2015,60(14):5471 - 5496.

[38] WANG K D, CHEN B, LU Q S, et al. Design and performance evaluation of real-time endovascular interventional surgical robotic system with high accuracy [J]. Int J Med Robot, 2018,14(5):E1915.

[39] WU G Q, SHI Z F, CHEN Y S, et al. A sparse representation-based radiomics for outcome prediction of higher grade gliomas [J]. Med Phys, 2019, 46(1): 250 - 261.

[40] YU J H, SHI Z F, LIAN Y X, et al. Noninvasive IDH1 mutation estimation based on a quantitative radiomics approach for grade Ⅱ glioma [J]. Eur Radiol, 2017,27(8):3509 - 3522.

[41] ZAPPA F, MATTAVELLI D, MADOGLIO A, et al. Hybrid robotics for endoscopic skull base surgery: preclinical evaluation and surgeon first impression [J]. World Neurosurg, 2020,134:E572 - E580.

附　录

附录 1　世界卫生组织中枢神经系统肿瘤分类(第五版,2021)

神经胶质瘤、胶质神经元肿瘤和神经元肿瘤

成人型弥漫性胶质瘤

星形细胞瘤,IDH 突变型

少突胶质瘤,IDH 突变和 1p/19q 共缺失型

胶质母细胞瘤,IDH 野生型

儿童型弥漫性低级别胶质瘤

弥漫性星形细胞瘤,*MYB* 或 *MYBL1* 变异型

血管中心型胶质瘤

青年人多形性低级别神经上皮肿瘤

弥漫性低级别胶质瘤,MAPK 通路变异型

儿童型弥漫性高级别胶质瘤

弥漫性中线胶质瘤,H3 K27 变异型

弥漫性半球胶质瘤,H3 G34 突变型

弥漫性儿童型高级别胶质瘤,H3 野生型和 IDH 野生型

婴儿型半球胶质瘤

局限性星形细胞胶质瘤

毛细胞星形细胞瘤

有毛细胞样特征的高级别星形细胞瘤

多形性黄色瘤型星形细胞瘤

室管膜下巨细胞型星形细胞瘤

脊索样胶质瘤

星形母细胞瘤,*MN1* 变异型

胶质神经元和神经元肿瘤

神经节细胞胶质瘤

婴儿促纤维增生性神经节细胞胶质瘤/婴儿促纤维增生性星形细胞瘤

胚胎发育不良性神经上皮肿瘤

有少突胶质瘤样特征和核簇集的弥漫性胶质神经元肿瘤

乳头状胶质神经元肿瘤

伴菊形团形成的胶质神经元肿瘤

黏液样胶质神经元肿瘤

弥漫性软脑膜胶质神经元肿瘤

神经节细胞瘤

多结节和空泡状神经元肿瘤

小脑发育不良性神经节细胞瘤(Lhermitte-Duclos 病)

中枢神经细胞瘤

脑室外神经细胞瘤

小脑脂肪神经细胞瘤

室管膜肿瘤

幕上室管膜瘤

幕上室管膜瘤,*ZFTA* 融合阳性型

幕上室管膜瘤,*YAP1* 融合阳性型

颅后窝室管膜瘤

颅后窝室管膜瘤,PFA 组

颅后窝室管膜瘤,PFB 组

脊髓室管膜瘤

脊髓室管膜瘤,*MYCN* 扩增型

黏液乳头状型室管膜瘤

室管膜下室管膜瘤

脉络丛肿瘤

脉络丛乳头状瘤

非典型性脉络丛乳头状瘤

脉络丛癌

胚胎性肿瘤

髓母细胞瘤

髓母细胞瘤分子分型

髓母细胞瘤,WNT 活化型

髓母细胞瘤,SHH 活化和 *TP53* 野生型

髓母细胞瘤,SHH 活化和 *TP53* 突变型

髓母细胞瘤,非 WNT/非 SHH 活化型

髓母细胞瘤组织学分型

其他中枢神经系统胚胎性肿瘤

非典型性畸胎样/横纹肌样肿瘤

筛状神经上皮肿瘤

有多层菊形团的胚胎性肿瘤

续 表

中枢神经系统神经母细胞瘤，*FOXR2* 活化型

伴有 *BCOR* 内部串联重复的中枢神经系统肿瘤

中枢神经系统胚胎性肿瘤

松果体肿瘤

松果体细胞瘤

中分化松果体实质性肿瘤

松果体母细胞瘤

松果体区乳头状肿瘤

松果体区促纤维增生性黏液样肿瘤，*SMARCB1* 突变

颅神经及椎旁神经肿瘤

神经鞘瘤

神经纤维瘤

神经束膜瘤

混合型神经鞘膜瘤

恶性黑色素神经鞘膜瘤

恶性周围神经鞘膜瘤

副神经节瘤

脑膜瘤

脑膜瘤

间叶性非脑膜上皮来源肿瘤

软组织肿瘤

成纤维细胞和肌成纤维细胞肿瘤

孤立性纤维性肿瘤

血管源性肿瘤

血管瘤和血管畸形

血管母细胞瘤

骨骼肌来源的肿瘤

横纹肌肉瘤

未定分类

颅内间叶性肿瘤，*FET-CREB* 融合阳性型

CIC 重排肉瘤

原发性颅内肉瘤，*DICER1* 突变型

尤文肉瘤

软骨及骨肿瘤

软骨源性肿瘤

间叶性软骨肉瘤

软骨肉瘤

脊索肿瘤

脊索瘤（包括分化差的脊索瘤）

黑色素细胞肿瘤

弥漫性脑膜黑色素细胞肿瘤

脑膜黑色素细胞增生症和脑膜黑色素瘤病

局限性脑膜黑色素细胞肿瘤

脑膜黑色素细胞瘤和脑膜黑色素瘤

续 表

血液淋巴肿瘤

淋巴瘤

中枢神经系统淋巴瘤

中枢神经系统原发性弥漫大 B 细胞淋巴瘤

免疫缺陷相关的中枢神经系统淋巴瘤

淋巴瘤样肉芽肿

血管内大 B 细胞淋巴瘤

其他中枢神经系统罕见淋巴瘤

硬脑膜 MALT 淋巴瘤

其他中枢神经系统低级别 B 细胞淋巴瘤

间变性大细胞淋巴瘤（*ALK*＋/*ALK*－）

T 细胞和 NK/T 细胞淋巴瘤

组织细胞肿瘤

Erdheim-Chester 病

罗赛-多夫曼病

幼年黄色肉芽肿

朗格汉斯细胞组织细胞增生症

组织细胞肉瘤

生殖细胞肿瘤

成熟型畸胎瘤

未成熟型畸胎瘤

畸胎瘤伴体细胞恶变

生殖细胞瘤

胚胎癌

卵黄囊瘤

绒毛膜癌

混合性生殖细胞肿瘤

鞍区肿瘤

成釉细胞瘤型颅咽管瘤

乳头状型颅咽管瘤

垂体细胞瘤、鞍区颗粒细胞瘤和梭形细胞嗜酸细胞瘤

垂体腺瘤/垂体神经内分泌肿瘤

垂体母细胞瘤

中枢神经系统转移瘤

脑和脊髓实质转移性肿瘤

脑膜转移性肿瘤

注：IDH，异柠檬酸脱氢酶；NK，自然杀伤细胞；类型和基因符号以斜体表示，蛋白质和基因家族（如 IDH 基因家族）不以斜体表示。

附录 2　世界卫生组织中枢神经系统肿瘤分类(第五版)解读

WHO 中枢神经系统(CNS)肿瘤分类(第五版)(以下简称第五版)于 2021 年 6 月发布,是针对脑和脊髓肿瘤分类国际标准的第五次修订。基于 2016 年第四版修订版和中枢神经系统肿瘤分类的分子信息及实践方法联盟(clMPACT-NOW)发布的分类更新,第五版进一步强调了分子诊断在 CNS 肿瘤诊断和分类中的作用,对临床病理诊断报告提出了新的要求,即纳入分子诊断信息的整合报告和分层报告。同时,由于分子诊断技术的不断更新,从第 1 代(Sanger)测序,到第 2 代测序,再到 RNA 测序,以及最新的甲基化测序,帮助我们对许多原先无法诊断的 CNS 肿瘤进行了再分类,因此第五版对这些肿瘤有了新的定义。总体而言,第五版分类标准不仅仅对很多肿瘤的诊断提出了新的标准,更重要的是它是一个教程,要求无论是神经病理科医生、神经外科医生、神经肿瘤科医生、神经影像科医生还是神经放疗科医生等都需要进一步学习分子诊断在 CNS 肿瘤诊断中的作用和价值,以利于更好地诊治患者和预后判断,即精准医学的个体化诊治,也利于更均质地选择研究患者,促进新疗法的开发。

1.　一般变化

第五版要点的变化归纳为 4 个部分:①肿瘤类型和亚型的定义更为清晰,越来越多的分子标志物或者遗传信息加入肿瘤的定义和命名中;②CNS 肿瘤的分级标准向其他部位的肿瘤分级标准靠拢,提出在肿瘤类型下进行分级的概念;③提倡对于个体病例的整合诊断和分层报告,对肿瘤的描述更为具体;④在肿瘤诊断中引入适于推广的新技术。可以说,这些改变的最终目标都是为了更精准地定义 CNS 肿瘤的类型和亚型,为后续的个体化治疗奠定基础,特别是靶向治疗和免疫治疗,当然这些工作也

是为后续更精准的病理诊断起过渡作用。

1.1　肿瘤类型和亚型的定义及命名

第五版更重视对分子标志物的应用,在 30 个肿瘤类型中加入了分子诊断信息,特别强调多组学的重要价值,包括 DNA 变化、融合基因、拷贝数变化、甲基化水平等。例如,在星形细胞瘤中,*IDH* 基因突变是经典的 DNA 水平变化;在毛细胞星形细胞瘤中 *KIAA1549-BRAF* 融合基因是重要诊断标准;同时在 7 号染色体和 10 号染色体拷贝数变化(+7/-10)是鉴别 IDH 野生型星形细胞瘤和胶质母细胞瘤的辅助指标。

对于肿瘤的命名,第五版的原则是强调简洁、明了,尽可能挑选具有重要诊断价值的临床信息、分子信息作为命名的核心要素,其他则不予以再分类。例如,第 3 脑室脊索样胶质瘤虽然具有好发于第 3 脑室的特征,但并非所有具有好发部位的肿瘤都要进行位置命名。例如,髓母细胞瘤好发于第 4 脑室,就不能称为"第 4 脑室髓母细胞瘤"。为了避免类似混淆,第五版中保留了关键位置信息,如脑室外神经细胞瘤和中枢神经细胞瘤。另外,由于新的分级系统的引入,"间变性"之类临床非常熟悉的词语将被去除。

1.2　肿瘤的分级系统

肿瘤的分级系统是第五版中最大的变化,这些变化来源于脑瘤分子分型研究不断深入,使得肿瘤异质性对于预后的影响越来越清晰。从形式上来看,过去分级采用罗马数字,这一版则全部换成阿拉伯数字,主要原因是向其他部位肿瘤的分级看齐。从内容上来看,强调肿瘤类型下分级的重要性。过去分级是建立在跨肿瘤类型的基础上,如有Ⅲ级胶质瘤,也有Ⅲ级脑膜瘤,可能是因为Ⅲ级患者的预期

生存期相仿,但并不意味着它们的临床生物学特性也相仿。以肿瘤类型分级,这些差别就能更灵活得到解释。例如,星形细胞瘤分为2、3、4级,脑膜瘤分为1、2、3级,在这样的框架下,胶质瘤的2级与脑膜瘤的2级不一样了,前者是低度恶性,后者是恶性。当然这当中有一个概念不能混淆,因为随着分子诊断和治疗方法改进,同一肿瘤可能存在不同预后,如髓母细胞瘤(WNT亚型)对目前治疗反应好,临床预后较好,患者长期存活,但不能就此定义它为WHO 1级,它仍然是WHO 4级肿瘤。

在这次分类标准中,还有一个分类系统值得我们关注,就是不像过去必须依赖特征性组织学变化来定义WHO分级,而是可以加入分子诊断信息,形成组织/分子分级系统。例如,过去胶质母细胞瘤(GBM)是基于组织学诊断,分IDH突变型(10%)和野生型(90%)两种,虽都属GBM型,但它们生物学特性和预后差别大。第五版对于IDH突变型星形细胞瘤的分类,只要存在CDKN2A/B纯合性缺失,就可以诊断为星形细胞瘤WHO 4级;同样,IDH野生型弥漫性星形细胞瘤如果存在EGFR扩增、TERT启动子突变、7号染色体扩增和10号染色体丢失(+7/−10),就可以诊断为GBM WHO 4级。这些肿瘤哪怕存在低级别胶质瘤组织学特征或无高级别胶质瘤组织学特征,也要诊断为高级别胶质细胞肿瘤,分别为"星形细胞瘤,IDH突变型(WHO 4级)"和"GBM,IDH野生型(WHO 4级)"。

1.3 整合报告和分层报告

由于分子信息在病理学诊断中的价值越来越高,整合不同维度的信息成为一份报告,包含组织学、遗传学和临床特征,成为整合报告或者分层说明报告。这样的整合得到国际神经病理学学会"哈勒姆共识指南"和国际癌症报告合作组织的强烈推荐。报告的格式通常是:①整合诊断(结合组织学和分子诊断);②组织学诊断;③CNS WHO分级;④分子信息。例如,过去"少突胶质细胞瘤WHO Ⅱ级"是我们很熟悉的病理诊断报告形式,但是在整合报告中就变成"少突胶质细胞瘤,IDH突变和1p19q共缺失型,WHO 2级,IDH1突变、1p19q共缺失、TERT启动子突变、MGMT启动子甲基化"。这就使临床医生能够更全面地了解肿瘤的特征,做出有针对性的预判。

由于受条件的影响,不是所有医疗机构都有条件发布整合报告,也不是所有肿瘤都能够符合目前的诊断标准,因此在整合报告中还是应用未能分子学诊断(NOS)和未能归类(NEC),如"幕上室管膜瘤,NOS"(表示室管膜瘤,WHO 3级,福尔马林固定石蜡包埋组织中提取的核酸质量不足以进行测序,且没有足够的组织用于FISH检测)。

1.4 病理诊断新技术

第五版更新很大程度依赖于分子诊断技术和组织蛋白组学技术的应用,目前第1代测序、基因组合测序、DNA荧光原位杂交、RNA表达谱等技术已经比较普及,但是在实际诊断中仍然有一定缺陷,还是有一小部分肿瘤即使完成了分子诊断,依然无法被定义和分类。所以在这一版中特别推荐了甲基化组谱分析这一新技术,以此来确定DNA甲基化模式。DNA甲基化的组谱分析是一种非常强大的CNS肿瘤的分类工具,拷贝数变化也能够从甲基化检测中获得,如1p19q。甲基化组谱分析能够对具有同一组织学或者生物学特征的肿瘤进行区分,也能将不同类型的肿瘤进行聚类,是识别某些罕见肿瘤类型和亚型的唯一方法。

但是,甲基化组谱分析目前仍存在一些技术问题,还不能够被广泛推广,包括诊断阈值的界定。由于大多数脑肿瘤可由组织病理、免疫组化和常规分子病理检测做出诊断,甲基化组谱检查仅用于少数疑难性、罕见病例的诊断。另外,甲基化分析还不能指导靶向治疗,因此不能用它作为标志物来设计临床试验。

2. 成人型弥漫性胶质瘤

由于主要发生于成人和主要发生于儿童的弥漫性胶质瘤存在临床和分子遗传学差异,第五版将弥漫性胶质瘤分为成人型和儿童型。使用"主要"一词是因为儿童型肿瘤有时可能发生于成人,尤其是年轻人身上,而成人型肿瘤也可能发生于儿童,但非常少。这样分类的目的是希望能够改善儿童和成人CNS肿瘤患者的治疗。第五版中成人型弥漫性胶质瘤的主要变化如下。

2.1 简化了常见的成人型弥漫性胶质瘤分类

在第四版修订版分类中,成人常见的弥漫性胶质瘤分为15个肿瘤实体,造成这么多实体的原因有：①不同的组织学级别分配给了不同的肿瘤实体（如间变性少突胶质瘤被认为是与少突胶质瘤不同的类型）；②NOS被定义为不同的肿瘤实体（如弥漫性星形细胞瘤，NOS）。第五版简化为3个类型：星形细胞瘤，IDH突变型；少突胶质瘤，IDH突变和1p/19q共缺失型；胶质母细胞瘤，IDH野生型。

2.2 星形细胞瘤（IDH突变型）的命名和分级

在第四版修订版分类中，IDH突变型弥漫性星形细胞瘤根据组织学特征分为3种不同的肿瘤类型（弥漫性星形细胞瘤、间变性星形细胞瘤和GBM）。第五版中所有IDH突变型弥漫性星形细胞肿瘤都归为同一类型（星形细胞瘤，IDH突变型），然后再分级为WHO 2、3和4级。并且分级不再完全取决于组织学特征，即使没有微血管增生或坏死，只要存在CDKN2A/B纯合性缺失也可以诊断为WHO 4级。这是由于CDKN2A/B纯合性缺失是WHO 4级IDH突变型弥漫性星形细胞瘤预后不良的生物学标志物，与患者较短的生存期直接相关。目前WHO 2、3、4级分类的依据如下：①WHO 2级的星形细胞瘤（IDH突变型）主要与第四版修订版中弥漫性星形细胞瘤（IDH突变型）一致，组织学形态分化良好，缺乏或仅有低度的有丝分裂活性，无微血管增生或坏死等间变特征。②WHO 3级的星形细胞瘤（IDH突变型）主要与第四版修订版中间变性星形细胞瘤（IDH突变型）一致，表现是局灶性或散在的间变的组织学形态，有明显的有丝分裂活性，但缺乏微血管增生或坏死等特征。③WHO 4级的星形细胞瘤（IDH突变型）主要与第四版修订版中GBM（IDH突变型）一致，诊断的依据要有微血管增生、坏死或CDKN2A/B纯合性缺失，或者同时出现上述多种情况。这类肿瘤大多有低级别的胶质瘤病史，与继发性GBM一致。由于此类肿瘤与IDH野生型GBM具有不同的驱动基因和分子特征，预后显著不同，因此不再命名GBM，尽管他们具有相似的组织学形态。

2.3 胶质母细胞瘤（IDH野生型）

多个研究表明成人型弥漫性星形胶质瘤IDH野生型存在3个遗传学特征的1项或多项（TERT启动子突变、EGFR基因扩增、＋7/－10），可以定义为4级。第五版将这3个遗传学特征作为诊断

GBM（IDH野生型）的标准。因此，在成人发生的IDH野生型弥漫性星形细胞胶质瘤中，如果存在微血管增生或坏死或TERT启动子突变或EGFR基因扩增或＋7/－10，应诊断为GBM（IDH野生型）。但是，如果IDH野生型弥漫性星形细胞瘤发生于较年轻成年人，应考虑为不同类型的儿童型弥漫性胶质瘤。

2.4 少突胶质瘤（IDH突变和1p/19q共缺失型）

根据其组织学形态特征，将少突胶质瘤分为两个级别：①WHO 2级具有良好的分化，预后良好；②WHO 3级肿瘤具有间变特征。此类肿瘤最高的级别是3级，即使组织学形态出现微血管增生、坏死等4级的组织学形态，也列为3级。

3. 儿童型低级别和高级别弥漫性胶质瘤

第五版分类重要的变化之一是增加了两个新的肿瘤类型，反映了在实践和概念方面区分儿童型胶质瘤和其他胶质瘤的重要性，分别是儿童型弥漫性低级别胶质瘤和儿童型弥漫性高级别胶质瘤。低级别组包括4个肿瘤类型，其特征是在脑内弥漫性生长，具有相互重叠和特征性较差的组织学表现，但分子检查有助于各类型的区分。高级别肿瘤家族也包括4种类型：弥漫性中线胶质瘤，H3 K27变异型；弥漫性半球胶质瘤，H3 G34突变型；弥漫型儿童型高级别胶质瘤，H3野生型和IDH野生型；婴儿型半球胶质瘤。后3型是新类型。

1）儿童型神经上皮肿瘤在组织学形态上与成人型较为相似，但分子表型完全不同，新版肿瘤分类指出，发病年龄是儿童型神经上皮肿瘤的生物学特征之一，但并非诊断标准。儿童型肿瘤同样可发生于成人，尤其是青年。

2）第五版修改了1种肿瘤类型，即弥漫性中线胶质瘤，H3 K27变异型。因有多种分子机制参与，故将H3 K27M突变修改为H3 K27变异。除了以前认识到的H3 K27M基因突变外，其他分子变异（如EZHIP蛋白过度表达）也可以诊断为这个肿瘤类型。

3）儿童型弥漫性低级别胶质瘤：多见WHO1、2级，依靠分子生物学特征整合组织病理学，可做出分层诊断。与局限性星形细胞瘤一起构成最常见的儿

童原发性脑瘤。外科手术和靶向治疗效果好。

A. 弥漫性星形细胞瘤(*MYB* 或 *MYBL1* 变异型)(WHO 1 级)

发生 *MYB* 扩增的患儿与未发生 *MYB* 扩增的患儿相比,无进展生存期(PFS)更长,故将发生 *MYB* 扩增的肿瘤纳入低风险组,可予以相对保守的治疗。

B. 血管中心型胶质瘤(WHO 1 级)

该型肿瘤细胞以同心圆或假"菊形团"方式排列在皮质血管周围,以浸润性形式生长。该类胶质瘤通常发生于儿童和年轻成人,常表现为癫痫发作,故需参照致病灶切除标准进行手术。虽然血管中心型胶质瘤最常发生于幕上,但也有报告 *MYB - QKI* 融合的脑干血管中心型胶质瘤。

C. 青年人多形性低级别神经上皮肿瘤(PLNTY,WHO 1 级)

具有独特的 DNA 甲基化特征,常发生 *BRAF* 突变或 *FGFR2/3* 融合(两者相互排斥)。这些肿瘤在组织学上与少突胶质细胞相似,也易引起癫痫,好发于儿童和青年,也有成人诊断为该类型的报道。肿瘤细胞及其周围区域神经元 CD34 表达异常,可见丝裂原激活蛋白激酶(MAPK)信号转导通路异常激活。

D. 弥漫性低级别胶质瘤(MAPK 通路变异型)(未分级)

由于罕见,新版肿瘤分类未给出具体的 WHO 分级。有学者认为靶向药物可以作为潜在的治疗方法。有研究显示,使用 *BRAF* 抑制剂治疗可减少肿瘤细胞。

4) 儿童型弥漫性高级别胶质瘤

发生率仅次于儿童型弥漫性低级别胶质瘤。

A. 弥漫性中线胶质瘤(H3 K27 变异型)(WHO 4 级)

该类患儿预后很差,此类肿瘤具有发生于中线位置、弥漫性生长、具有胶质瘤病理学特征和 H3 K27 变异共 4 项特点,这 4 项特点在诊断时缺一不可。由于除 H3 K27 突变外,其他变异如 EZHIP 蛋白质过表达也可以引起,因此,新版肿瘤将 2016 年的分类中"弥漫性中线胶质瘤,H3 K27M 突变型"修改为"弥漫性中线胶质瘤,H3 K27 变异型"。本型肿瘤对各种治疗均不敏感。

B. 弥漫性半球胶质瘤(H3 G34 突变型)(WHO 4 级)

一种成熟组蛋白 H3.3 第 34 位发生错义突变的大脑半球弥漫性 IDH 野生型胶质瘤。其致病机制与成熟组蛋白 H3.3 发生错义突变相关,即第 34 位甘氨酸被精氨酸或缬氨酸取代(H3.3 G34 突变)。预后比中线肿瘤略好些。

C. 弥漫性儿童型高级别胶质瘤(H3 野生型和 IDH 野生型)(WHO 4 级)

该型是被特指的一类 H3 和 IDH 基因家族均为野生型的肿瘤,与许多其他 CNS 肿瘤类型一样,需要分子遗传学特征以及组织病理学和分子信息的整合才能进行诊断。

D. 婴儿型半球胶质瘤(WHO 4 级)

发生于新生儿和婴儿,约占儿童原发脑瘤的 2%,又称先天性 GBM,为第五版新增类型,具有独特的分子特征,融合基因包括 *ALK*、*ROS1*、*NTRK1/2/3* 或 *MET*。

4. 局限性星形细胞胶质瘤

第五版中分为 6 种亚型,其中最常见的毛细胞星形细胞瘤(PA)10 年的生存率>90%,见于肿瘤全切除者,不全切除者局部复发率 10%~20%。儿童很少 IDH 突变,多见 *KIAA-BRAF* 融合基因和 *BRAF* 基因突变。近来认识到 PA 复杂的组织病理变化,把既有 PA 组织特征,又有 *CDKN2A/B* 和 *ATRX* 突变及 MAPK 通路 BRAF 改变的间变性星形细胞瘤分类为有 PA 特征的高级别星形细胞瘤。虽然儿童脑瘤中诸多的遗传学特征的变化是亚型分型和预后判断的主要手段,但是对临床医生提出新的挑战,因为不同亚型(特别是罕见类型)要求不同的靶向治疗研究。

5. 其他肿瘤

5.1 室管膜瘤

第五版对室管膜肿瘤有较多的更新:①根据肿瘤所在的解剖部位(幕上、颅后窝和脊髓)分为 3 类。②每一部位分类包含不同的基因分型,如幕上室管膜瘤,根据基因融合情况分为 *ZFTA* 融合阳性型和 *YAP1* 融合阳性型;颅后窝室管膜瘤根据 DNA 甲基化程度不同,分为 PFA 组和 PFB 组;脊髓室管膜瘤、黏液乳头状型室管膜瘤的分级由 I 级(第四版修订版)改为 2 级,根据独特的 DNA 甲基化谱,又单独分出了 MYCN 扩增型。③每一种新分型与临床治疗或预后相关;如 ZFTA 融合阳性型是幕上室管膜瘤最常见的融合类型,包括常见的 ZFTA-RELA 融合,也包括 ZFTA-MAML2、ZFTA-NCOA1/2 和 ZFTA-MN1 融合等,好发于儿童,主要位于额、顶、颞叶皮质,多数为 WHO 3 级。手术切除程度和病理级别影响患者预后。YAP1 融合阳性型发生率虽较低,好发于女性,主要位于幕上脑室内或脑室旁,但预后比 ZFTA 融合阳性型要好,YAP1 融合可能成为未来治疗的靶点。PFA 组呈 DNA 甲基化谱的高甲基化状态,同时伴 H3 K27me3 不表达,好发于低龄儿童,主要发生于小脑外侧,肿瘤细胞呈侵袭性生长,预后相对较差,具有染色体 6q 的 5 年无进展生存期比+1q 还差。而 PFB 组呈 DNA 甲基化谱的低甲基化状态,伴表达 H3 K27me3,好发于儿童和青年,主要发生于中线部位,肿瘤细胞少见侵袭性生长,预后相对较好。MYCN 扩增型是一组发生于脊髓的具有独特 DNA 甲基化谱、拷贝数变异(CNV)分析显示其具有较高水平的 MYCN 扩增的室管膜瘤,比其他发生于脊髓的室管膜瘤(如脊髓黏液乳头状型室管膜瘤或室管膜瘤)预后要差。且比预后差的其他类型,如幕上室管膜瘤(ZFTA 融合阳性型和颅后窝室管膜瘤 PFA 组)总生存期无明显差异。可是上述分型对治疗的影响仍不清楚。

5.2　髓母细胞瘤

　　髓母细胞瘤是一种临床表现和生物学异质性较大的肿瘤,第五版进行了不小的改动:保留了第四版修订版中 WNT 活化型及提示预后的 SHH 活化型和 TP53 突变型、野生型 3 种类型,不再强调非WNT/非 SHH 活化型的 Group 3 型和 Group 4 型的两种临时类型,而统称非 WNT/非 SHH 活化型。这可能为将来更细化的分型做铺垫。此外,由于第五版肿瘤分类简表中不再列出亚型,因此将髓母细胞瘤的 4 种不同组织学亚型(经典型、促纤维增生/结节型、广泛结节型和大细胞型/间变性)统称为一类髓母细胞瘤组织学分型。然而,肿瘤的不同组织学亚型是临床不可少的预后指标,如大细胞型/间变性预后最差;促纤维增生/结节型预后最好。故第五版肿瘤分类建议,髓母细胞瘤的整合诊断应包括组织病理学分类、WHO 分级和分子诊断信息;对于无法行分子诊断或不符合现有类型定义者,可标注

NOS 或 NEC 后缀。第五版对髓母细胞瘤的细分有利于诊断,但是带来选择理想靶向治疗的挑战。

5.3　其他中枢神经系统胚胎性肿瘤

　　除髓母细胞瘤外,第五版肿瘤分类对其他 CNS胚胎性肿瘤也有较大的更新。保留非典型性畸胎样/横纹肌样肿瘤(AT/RT),删除有多层菊形团的胚胎性肿瘤(C19MC 变异型),并入有多层菊形团的胚胎性肿瘤的一种亚型中。新增 3 种类型:CNS 神经母细胞瘤(FOXR2 活化型)、有 BCOR 内部串联重复的 CNS 肿瘤及筛状神经上皮肿瘤。此外,确立了 3 种 AR/RT 的分子亚型和具有 DICER1 变异的有多层菊形团的胚胎性肿瘤(ETMR)(除了较常见的 C19MC 类型)。3 种新类型肿瘤中,CNS 神经母细胞瘤(FOXR2 活化型)和有 BCOR 内部串联重复的 CNS 肿瘤都来自于对 CNS 原始神经外胚层肿瘤进行全基因组 DNA 甲基化分析时发现的 4 个新肿瘤类型。前者由于其 FOXR2 复杂的染色体间和染色体内重排导致肿瘤 FOXR2 水平上升,好发于儿童,预后中等,部分病例可生存 10 年且无复发,为该肿瘤降低治疗强度提供了依据。后者具有独特的 BCOR 外显子 15 内部串联重复杂合性变异,好发于儿童,可发生于中枢神经系统任意部位,多数预后较差。筛状神经上皮肿瘤是发生 SMARCB1(INI-1)基因表达缺失的罕见非横纹肌样肿瘤,好发于婴幼儿,比 AT/RT 具有较好的预后。

　　同其他 CNS 肿瘤一样,胚胎性肿瘤的诊断也建议采取分层整合诊断模式,尽可能确切地描述肿瘤的组织学和分子特征,从而有助于理解肿瘤的发病机制并进一步优化临床诊断与治疗策略。

5.4　松果体肿瘤

　　第五版保留松果体细胞瘤、中分化松果体实质性肿瘤(PPTID)、松果体母细胞瘤及松果体区乳头状肿瘤(PTPR),新增加了松果体区促纤维增生性黏液样肿瘤(SMARCB1 突变型)。后者是一种罕见的缺乏恶性组织病理学特征的 SMARCB1 突变肿瘤,多发生于成人,平均发病年龄为 40 岁,无性别偏向性。全基因组 DNA 甲基化分析结果与 AT/RT-MYC 型和低分化脊索瘤相近,表明该肿瘤与非典型性畸胎样/横纹肌样肿瘤关系密切,但预后相比较好。

　　分子研究在松果体肿瘤的诊断和生物学行为中

发挥重要作用。如 KBTBD4 框内插入是 PPTID 诊断的理想标准。使用甲基化组谱,可以将松果体母细胞瘤分成 4 种分子亚型:①儿童的松果体母细胞瘤,miRNA 处理变异 1 和 miRNA 处理变异 2 均为特征性的 DICER1、DROSHA 或 DGCR8 突变,miRNA 处理变异 2 最常见于年龄大的儿童,预后相对好。②松果体母细胞瘤,MYC/FOXR2 活化型和 RB1 变异型。③松果体母细胞瘤,MYC/FOXR2 活化型,有 MYC 活化和 FOXR2 过表达。④松果体母细胞瘤,RB1 变异型,发生于婴儿,与视网膜母细胞瘤相似。

5.5 脑膜瘤

第五版与第四版修订版一样,仍将脑膜瘤分为 15 种亚型,但第五版强调对所有亚型应该用相同的标准来确定非典型性或间变性(WHO 2 和 3 级)。有几种分子生物标志物与脑膜瘤的分类和分级有关,包括 SMARCE1(T 透明细胞亚型)、BAP1(横纹肌样和乳头状亚型)、KLF4/TRAF7(分泌亚型)突变;TERT 启动子突变和 / 或 CDKN2A/B 纯合性缺失(WHO 3 级);H3 K27me3 核失表达(潜在的较差预后)和甲基化组谱(预后亚型)。此外,比起 WHO 1 级脑膜瘤,脊索样和透明细胞脑膜瘤有较高的复发率,病理被升到 WHO 2 级。横纹肌样和乳头状形态符合 WHO 3 级标准,与恶性肿瘤任何其他指征无关。虽然乳头状和横纹肌样特征常与其他侵袭性特征相结合,但最近的研究表明,这些肿瘤的分级不应仅基于横纹肌样细胞学或乳头状结构。

5.6 间叶性非脑膜上皮来源肿瘤

第五版中间叶性非脑膜上皮来源肿瘤的术语与 WHO 软组织与骨肿瘤分类第五版(2020)中的对应肿瘤术语保持一致。淘汰了"血管外皮细胞瘤"及第四版修订版的混合术语"孤立性纤维瘤/血管外皮细胞瘤",而称为孤立性纤维性肿瘤。增加的 3 个新类型是颅内间叶性肿瘤(FET-CREB 融合阳性型)(暂定)、CIC 基因重排肉瘤和原发性颅内肉瘤(DICER1 突变型)。

CIC 基因重排肉瘤类型主要发生于青年,多位于骨外的四肢和躯干深部软组织,颅内 CIC 重排肉瘤的诊断应遵循软组织肿瘤的原则,大多数发生于颅内者的伙伴基因为 NUTM1。常表现为播散性疾病进展,有较强的化疗抵抗性,总生存率低于尤文肉瘤。

颅内间叶性肿瘤(FET-CREB 融合阳性)(暂定)主要发生于青年人,好发于脑实质外硬脑膜,有局部复发倾向,偶尔播散或转移致死亡。是否不同基因融合导致预后不同尚待进一步研究。

原发性颅内肉瘤(DICER1 突变型)好发于儿童,主要位于幕上,存在 DICER1 基因 1 种或多种致病性变异,可为胚系变异或体细胞变异,包括 DICER1 RNase Ⅲ b 热点突变和缺失,还可伴其他基因(如 TP53、ATRX)及 MAPK 通路等胚系变异或体细胞变异。

第五版分类现在也只涵盖那些在 CNS 中独特出现的实体,或者虽然与软组织同类肿瘤相似,但在 CNS 中经常遇到的那些实体。一些常见软组织肿瘤(如平滑肌瘤)可偶发于 CNS,因其诊断与对应软组织肿瘤相同,故不在第五版中讨论。

5.7 神经肿瘤

第五版分类中,由于副神经节瘤来源于交感和副交感神经系统的特异性神经内分泌细胞,这些肿瘤现在被分类在神经肿瘤内。此外,鉴于免疫组织化学和 DNA 甲基化差异及缺乏家族关联,马尾/终丝区域的副神经节瘤现在被认为是与其他部位更常见的副神经节瘤不同的肿瘤类型。此外,以前指定的"黑色素神经鞘瘤"是一种非常独特且常具有侵袭性的肿瘤类型,具有独特的遗传基础,可将其与所有其他神经鞘膜瘤(包括神经鞘瘤)区分开来。根据软组织分类,其名称已更改为恶性黑色素神经鞘膜瘤。最后,神经纤维瘤章节中增加了一种新的亚型:生物潜能未定的非典型神经纤维瘤性肿瘤(ANNUBP)是一种 NF-1 相关性肿瘤,具有恶性转化特征,但目前仍不足以确诊为恶性周围神经鞘膜肿瘤(MPNST)。

5.8 鞍区肿瘤

第四版修订版中牙釉质瘤型颅咽管瘤和乳头状型颅咽管瘤被归类为颅咽管瘤的亚型(变异型)。第五版中,鉴于不同的临床人口统计学、影像学特征、组织病理学特征、遗传改变和甲基化特征,它们被归类为不同的肿瘤类型。另一方面,垂体细胞瘤、鞍区颗粒细胞瘤和梭形细胞嗜酸细胞瘤作为一组相关肿瘤类型被分类在同一个章节中,虽然它们可能代表同一肿瘤的形态学变异,但患者人口统计学和临床结果各不相同,因此它们仍被单独分类。对于垂体腺瘤,新版也包括了 WHO 内分泌组提议的"垂体神经内分泌肿瘤(PitNEN)"这个新的术语。垂体母细胞瘤是一种罕见的婴儿的胚胎性肿瘤,由原始的胚基细胞、神经内分泌细胞和 Ranthke 上皮组成,作为一种肿瘤类型增加到第五版中。

5.9　其他变化较少的肿瘤

5.9.1　淋巴瘤和组织细胞肿瘤

第五版仅包括了相对常见的淋巴瘤和组织细胞肿瘤实体,当它们发生于 CNS 内具有特异的组织学或分子特征。

5.9.2　转移瘤

转移性肿瘤分为优先发生于脑和脊髓实质的肿瘤与优先影响脑膜的肿瘤。由于颅外原发肿瘤治疗的进展,其有助于诊治的免疫组化和分子诊断标志物也有助于 CNS 转移瘤的诊治。

5.9.3　遗传性肿瘤综合征

尽管遗传性肿瘤综合征不是 WHO 分类的一部分(不在附录 1 中),但那些以神经系统肿瘤为特征的肿瘤综合征包含在第五版 WHO CNS 肿瘤分类中,并包括以前肿瘤分类中未涵盖的 8 种综合征。

5.9.4　脉络丛肿瘤

脉络丛肿瘤的分类在很大程度上保持不变。由于该肿瘤家族有显著的上皮分化特性,它已与原发性神经上皮肿瘤的类别分开,后者具有更多的神经胶质和/或神经元分化及较少的上皮分化。

总之,CNS 肿瘤分类将与时俱进,不断更新,不断完善。机遇与挑战并存,由于对 CNS 肿瘤的发生、发展及其分子生物学变化尚未完全理解和掌握,因此在此基础上权衡分子靶向治疗的利弊,取得较理想的平衡点是巨大的挑战。相信随着知识的积累,包括肿瘤信号通路、免疫和微环境及潜在的肿瘤促发基因、表观遗传因素等新的 CNS 肿瘤分类将不断出现,不论是更细化还是更简化,其终极目标都是更准确、更可靠地做出诊治,更好地为广大患者服务。

(史之峰　路俊锋　邱天明　王潇文　陈亮
周良辅)

参考文献

[1] BARONI L V, SUNDARESAN L, HELED A, et al. Ultra high-risk PFA ependymona is characterized by loss of chromosome 6q [J]. Neuro Oncol, 2021, 23(8): 1360 - 1370.

[2] LOUIS D N, PERRY A, WESSELING P, et al. The 2021 WHO classification of tumors of the central nervous system: a summary [J]. Neuro Oncol, 2021, 23(8): 1231 - 1251.

[3] WEN P W, PACKER R J. The 2021 WHO classification of tumors of the central nervous system: clinical implication [J]. Neuro Oncol, 2021, 23(8): 1215 - 1217.

现代医学系列书目

《现代神经外科学》（第三版，上、下册） 周良辅 主编
《现代骨科运动医学》 陈世益 冯华 主编
《现代健康教育学》 余金明 姜庆五 主编
《现代手外科手术学》 顾玉东 王澍寰 侍德 主编
《现代真菌病学》 廖万清 吴绍熙 主编
《现代胆道外科学》 顾树南 主编
《现代医学影像学》 冯晓源 主编
《现代呼吸病学》 白春学 蔡柏蔷 宋元林 主编
《现代计划生育学》 程利南 车焱 主编
《现代临床血液病学》 林果为 欧阳仁荣 陈珊珊 王鸿利 余润泉 许小平 主编
《现代肿瘤学》（第三版） 汤钊猷 主编
《现代胃肠道肿瘤诊疗学》 秦新裕 姚礼庆 陆维祺 主编
《现代心脏病学》 葛均波 主编
《现代营养学》 蔡威 邵玉芬 主编
《现代骨科学》 陈峥嵘 主编
《现代肾脏生理与临床》 林善锬 主编
《现代肝病诊断与治疗》 王吉耀 主编
《现代泌尿外科理论与实践》 叶敏 张元芳 主编
《现代实用儿科学》 宁寿葆 主编
《现代法医学》 陈康颐 主编
《现代功能神经外科学》 江澄川 汪业汉 张可成 主编
《现代小儿肿瘤学》 高解春 王耀平 主编
《现代耳鼻咽喉头颈外科学》 黄鹤年 主编
《现代泌尿外科和男科学》 张元芳 主编
《现代外科学》（上、下册） 石美鑫 张延龄 主编
《现代内镜学》 刘厚钰 姚礼庆 主编
《现代皮肤病学》 杨国亮 王侠生 主编
《现代精神医学》 许韬园 主编
《现代糖尿病学》 朱禧星 主编
《现代神经内分泌学》 谢启文 主编
《现代医学免疫学》 余传霖 叶天星 陆德源 章谷生 主编
《现代妇产科学》 郑怀美 主编
《现代感染病学》 翁心华 潘孝彰 王岱明 主编

图书在版编目(CIP)数据

现代神经外科学/周良辅主编. —3 版. —上海：复旦大学出版社，2021.12
ISBN 978-7-309-15947-9

Ⅰ.①现… Ⅱ.①周… Ⅲ.①神经外科学 Ⅳ.①R651

中国版本图书馆 CIP 数据核字(2021)第 184490 号

现代神经外科学(第三版)
周良辅 主编
出 品 人/严 峰
责任编辑/魏 岚 王 瀛 江黎涵

复旦大学出版社有限公司出版发行
上海市国权路 579 号 邮编：200433
网址：fupnet@ fudanpress.com http://www.fudanpress.com
门市零售：86-21-65102580 团体订购：86-21-65104505
出版部电话：86-21-65642845
上海盛通时代印刷有限公司

开本 787 × 1092 1/16 印张 134.5 字数 4257 千
2021 年 12 月第 3 版第 1 次印刷

ISBN 978-7-309-15947-9/R · 1907
定价：1280.00 元